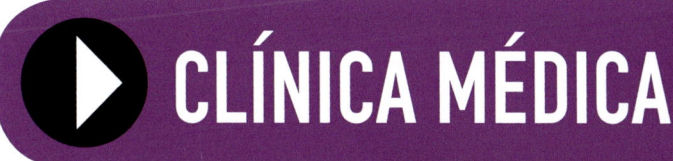

Nota: A Medicina é uma ciência em constante evolução. À medida que novas pesquisas e a própria experiência clínica ampliam o nosso conhecimento, são necessárias modificações na terapêutica, onde também se insere o uso de medicamentos. Os autores desta obra consultaram as fontes consideradas confiáveis, num esforço para oferecer informações completas e, geralmente, de acordo com os padrões aceitos à época da publicação. Entretanto, tendo em vista a possibilidade de falha humana ou de alterações nas ciências médicas, os leitores devem confirmar estas informações com outras fontes. Por exemplo, e em particular, os leitores são aconselhados a conferir a bula completa de todo medicamento que pretendam administrar, para se certificar de que a informação contida neste livro está correta e de que não houve alteração na dose recomendada nem nas precauções e contraindicações para o seu uso. Essa recomendação é particularmente importante em relação a medicamentos introduzidos recentemente no mercado farmacêutico ou raramente utilizados.

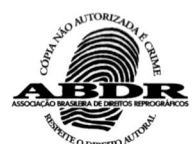
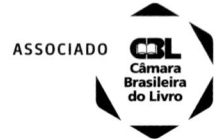

C641   Clínica médica : consulta rápida / Organizadores, Stephen Doral Stefani, Elvino Barros. – 5. ed. – Porto Alegre : Artmed, 2020.
xx, 668 p. : il. ; 25 cm.

ISBN 978-85-8271-582-6

1. Clínica médica. I. Stefani, Stephen Doral. II. Barros, Elvino.

CDU 616-07

Catalogação na publicação: Karin Lorien Menoncin – CRB 10/2147

STEPHEN DORAL STEFANI
ELVINO BARROS
ORGANIZADORES

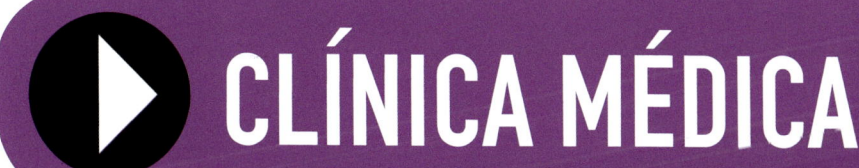

CONSULTA RÁPIDA

5ª EDIÇÃO

Reimpressão 2021

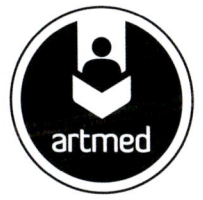

Porto Alegre
2020

© Artmed Editora Ltda., 2020.

Gerente editorial
Letícia Bispo de Lima

Colaboraram nesta edição

Editora
Mirian Raquel Fachinetto

Capa
Tatiana Sperhacke – TAT Studio

Ilustrações
Gilnei da Costa Cunha

Preparação de originais
Greice Santini Galvão, Heloísa Stefan, Marquieli de Oliveira

Leitura final
Magda Regina Schwartzhaupt

Projeto gráfico
TIPOS – design editorial e fotografia e Tatiana Sperhacke – TAT Studio

Editoração eletrônica
Kaéle Finalizando Ideias

Reservados todos os direitos de publicação à
ARTMED EDITORA LTDA., uma empresa do GRUPO A EDUCAÇÃO S.A.
Av. Jerônimo de Ornelas, 670 – Santana
90040-340 – Porto Alegre – RS
Fone: (51) 3027-7000 – Fax: (51) 3027-7070

SÃO PAULO
Rua Doutor Cesário Mota Jr., 63 – Vila Buarque
01221-020 – São Paulo – SP
Fone: (11) 3221-9033

SAC 0800 703-3444 – www.grupoa.com.br

É proibida a duplicação ou reprodução deste volume, no todo ou em parte, sob quaisquer formas ou por quaisquer meios (eletrônico, mecânico, gravação, fotocópia, distribuição na Web e outros), sem permissão expressa da Editora.

IMPRESSO NO BRASIL
PRINTED IN BRAZIL

AUTORES

STEPHEN DORAL STEFANI Médico. Preceptor da Residência Médica do Hospital do Câncer Mãe de Deus. Especialista em Medicina Interna e em Oncologia Clínica pelo Hospital de Clínicas de Porto Alegre (HCPA). Ex-*Fellow* da University of San Francisco/Standord, EUA. *Board* da Americas Health Foundation.

ELVINO BARROS Médico nefrologista do HCPA. Mestre em Nefrologia pela Universidade Federal do Rio Grande do Sul (UFRGS). Doutor em Nefrologia pela Escola Paulista de Medicina da Universidade Federal de São Paulo (EPM/Unifesp).

ADÃO MACHADO Médico pediatra infectologista. Coordenador da Comissão de Controle de Infecção Hospitalar (CCIH) do Hospital Padre Jeremias – Fundação Universitária de Cardiologia do Rio Grande do Sul. Especialista em Pediatria e Medicina Intensiva Pediátrica pela Associação Médica Brasileira (AMB). Mestre em Pediatria pela UFRGS.

ALICE LANG SILVA Médica otorrinolaringologista. *Fellowship* em Otologia e Implante Coclear pelo HCPA.

AMANDA VEIGA CHEUICHE Médica residente do Serviço de Endocrinologia do HCPA.

ANA AMÉLIA OLIVEIRA RAUPP Médica nuclear. Especialista em Medicina Nuclear e PET-CT pelo Colégio Brasileiro de Radiologia e Diagnóstico por Imagem (CBR) e pela Sociedade Brasileira de Medicina Nuclear (SBMN).

ANA CAROLINA PEÇANHA ANTONIO Médica intensivista. Membro da Comissão de Suporte Nutricional do HCPA. Especialista em Medicina Intensivista pela Associação de Medicina Intensiva Brasileira (AMIB). Doutora em Ciências Pneumológicas pela UFRGS.

ANA CLAUDIA DE SOUZA Médica neurologista.

ANA CRISTINA FENILI Médica hematologista. Especialista em Hematologia e Hemoterapia pelo Hospital Nossa Senhora da Conceição.

ANA LUISA SILVEIRA VIEIRA Médica nefrologista. Preceptora da Residência de Clínica Médica do Hospital Regional Barbacena Dr. José Américo/Fundação Hospitalar do Estado de Minas Gerais (HRBJA/FHEMIG). Professora da disciplina de Ultrassonografia Point of Care da Faculdade de Medicina de Barbacena. Instrutora de Ultrassonografia Point of Care certificada pelo WINFOCUS. Professora de Urgência e Emergência da Faculdade de Medicina de Barbacena. Mestra em Saúde pela Universidade Federal de Juiz de Fora (UFJF).

ANA PAULA CAVALHEIRO Médica infectologista. Implementadora de Programas em HIV/TB/Hepatite no Médicos Sem Fronteiras. Mestra em Saúde Global pelo Karolinska Institutet, Estocolmo.

BRUCE B. DUNCAN Médico internista. Professor titular de Medicina Social da Faculdade de Medicina da UFRGS. Especialista em Medicina Interna e em Medicina Preventiva pela University of North Carolina System, EUA. Mestre em Saúde Pública pela Johns Hopkins University, EUA. Doutor em Clínica Médica pela UFRGS.

CAMILA BERGONSI DE FARIAS Médica.

CARISI A. POLANCZYK Médica cardiologista. Professora associada do Departamento de Medicina Interna da Faculdade de Medicina da UFRGS. Coordenadora e pesquisadora do Instituto Nacional de Ciência e Tecnologia de Avaliação em Tecnologias em Saúde (INCT-IATS)/CNPq. Mestra e Doutora em Cardiologia pela UFRGS.

CAROLINA FISCHINGER MOURA DE SOUZA Médica contratada do HCPA. Especialista em Genética Médica pela Sociedade Brasileira de Genética Médica (SBGM)/AMB. Mestra e Doutora em Ciências pela UFRGS. Presidente da SBGM (biênio 2016-2018).

CLAITON VIEGAS BRENOL Médico reumatologista. Professor adjunto do Departamento de Medicina Interna da Faculdade de Medicina da UFRGS. Chefe do Serviço de Reumatologia do HCPA. Mestre e Doutor em Ciências Médicas pela UFRGS.

CLARICE SPRINZ Médica nuclear. Gestora do Serviço de Medicina Nuclear e PET-CT do Hospital Mãe de Deus. Especialista em Medicina Nuclear pela SBMN e em PET-CT pela Universidade de Stanford, EUA. Pós-graduação em Radiologia Torácica pela Pontifícia Universidade Católica do Rio Grande do Sul (PUCRS). Doutora em Clínica Médica pela PUCRS.

CRISTIANO MACHADO DE OLIVEIRA Médico internista e cardiologista.

DAISSY LILIANA MORA CUERVO Médica neurologista. Pós-graduação em Neurologia Hospitalar pelo Hospital Moinhos de Vento. Mestranda em Ciências da Reabilitação da Universidade Federal de Ciências da Saúde de Porto Alegre (UFCSPA).

DANIELA LARENTIS Médica infectologista. Mestra em Ciências Médicas pela UFRGS.

DANIELLA BIANCA SORIANO EZEQUIEL MINUZZI Médica radiologista. Preceptora da Residência Médica SIR/Hospital Mãe de Deus. Especialista em Radiologia e Diagnóstico por Imagem pelo Hospital Mãe de Deus. Pós-graduanda em Diagnóstico por Imagem do Sistema Musculoesquelético do Hospital Albert Einstein. Membro titular do CBR.

DANIELE WALTER DUARTE Médica cirurgiã plástica do Hospital de Pronto Socorro de Porto Alegre. Preceptora do Serviço de Cirurgia Plástica do Hospital Ernesto Dornelles. Especialista em Cirurgia Crânio-Maxilo-Facial pelo HCPA. Mestra em Epidemiologia pela UFRGS. Doutoranda em Ciências Cirúrgicas da UFRGS.

DENER LIZOT RECH Médico internista e geriatra. Professor adjunto do Departamento de Clínica Médica: Geriatria da Universidade de Caxias do Sul (UCS). Mestre em Ciências da Saúde pela UCS.

DENISE ROSSATO SILVA Médica pneumologista. Professora adjunta de Pneumologia da Faculdade de Medicina da UFRGS. Mestra e Doutora em Ciências Pneumológicas pela UFRGS. Pós-doutorado pela Harvard University, EUA.

DIEGO SILVA LEITE NUNES Médico intensivista. Especialista em Nutrição Parenteral e Enteral pela Sociedade Brasileira de Nutrição Parenteral e Enteral (BRASPEN/SBNPE). Mestre em Clínica Médica pela UFRGS.

EDINO PAROLO Médico intensivista. Professor da Faculdade de Medicina da Universidade do Vale do Rio dos Sinos (Unisinos). Especialista em Clínica Médica e em Medicina Intensiva pelo HCPA e pela AMIB.

EDUARDO SPRINZ Médico infectologista. Professor adjunto do Departamento de Medicina Interna da Faculdade de Medicina da UFRGS. Mestre e Doutor em Ciências Médicas pela UFRGS.

EMILIO MORIGUCHI Médico geriatra. Professor adjunto da Faculdade de Medicina da UFRGS. Professor do Programa de Pós-graduação em Saúde Coletiva da Unisinos. Ph.D. em Medicina pela Tokai University School of Medicine, Japão.

FABIANI PALAGI MACHADO Médica nefrologista. Mestra em Clínica Médica pela UFRGS.

FABIANO DE OLIVEIRA POSWAR Médico geneticista contratado do Serviço de Genética Médica do HCPA. Mestre em Ciências da Saúde pela Universidade Estadual de Montes Claros (Unimontes). Doutorando em Genética e Biologia Molecular da UFRGS.

FÁBIO ANDRÉ SELAIMEN Médico otorrinolaringologista. Otologista do Sistema de Saúde Mãe de Deus. *Fellowship* em Otologia e Implante Coclear pelo HCPA. Mestrando em Ciências Cirúrgicas da UFRGS.

FÁBIO MUNHOZ SVARTMAN Médico pneumologista. Especialista em Clínica Médica, Pneumologia e Endoscopia Respiratória pelo HCPA. Doutorando em Pneumologia da UFRGS.

FERNANDA DIAS TOSHIAKI KOGA Médica otorrinolaringologista. Especialista em Otorrinolaringologia pelo Hospital de Reabilitação de Anomalias Craniofaciais da Universidade de São Paulo (USP).

FERNANDO HERZ WOLFF Médico gastrenterologista. Professor do Programa de Pós-graduação em Gastrenterologia e Hepatologia da UFRGS. Coordenador clínico do Centro de Doenças do Fígado do Hospital Moinhos de Vento. Especialista em Endoscopia pela Sociedade Brasileira de Endoscopia Digestiva (SOBED). Doutor em Ciências Médicas pela UFRGS. Pós-doutorado em Epidemiologia pela UFRGS e em Avaliação de Tecnologias em Saúde pelo IATS/CNPq/HCPA.

FERNANDO PIVATTO JÚNIOR Médico cardiologista. Pós-graduação em Clínica Médica e Cardiologia pelo HCPA. Especialista em Cardiologia pela Sociedade Brasileira de Cardiologia (SBC). Mestre em Cardiologia pela UFRGS.

FERNANDO SCHMIDT FERNANDES Médico residente do Serviço de Reumatologia do HCPA.

FILIPPO VAIRO Médico. Especialista em Genética Médica pela SBGM. Mestre em Ciências Médicas: Medicina pela UFRGS. Doutor em Genética e Biologia Molecular pela UFRGS. Pós-doutorado pela Mayo Clinic, MN, EUA.

FLÁVIO ZELMANOVITZ Médico endocrinologista. Médico do Serviço de Medicina Nuclear do HCPA. Mestre em Medicina Interna pela UFRGS. Doutor em Endocrinologia pela UFRGS.

GILBERTO BRAULIO Médico anestesiologista do HCPA. Doutor em Ciências Médicas pela UFRGS.

GUILHERME LEVÍ TRES Médico reumatologista. Especialista em Reumatologia pelo HCPA.

GUSTAVO COSTA FERNANDES Médico neurologista. Mestre em Ciências Médicas pela UFRGS.

GUSTAVO GOMES THOMÉ Médico nefrologista contratado do Serviço de Nefrologia do HCPA e sócio do Instituto de Doenças Renais. Especialista em Nefrologia pelo HCPA.

JAIRO ALBERTO DUSSÁN SARRIA Médico anestesiologista. Especialista em Tratamento da Dor e Medicina Paliativa pelo HCPA. Doutor em Ciências Médicas pela UFRGS.

JOANA RODRIGUES MARCZYK Médica residente do Serviço de Psiquiatria do HCPA. Especialização em Saúde de Família e Comunidade pela Universidade Federal de Pelotas (UFPel).

JOÃO BATISTA SALDANHA DE CASTRO FILHO Médico internista e nefrologista. Mestrando do Programa de Pós-graduação em Ciências Médicas da UFRGS.

JOÃO RICARDO HASS MASSENA Médico neurologista pediátrico. Mestre em Saúde Coletiva pela UFRGS.

JONATHAS STIFFT Médico gastrenterologista. Especialista em Endoscopia pela SOBED. Mestre em Gastrenterologia pela UFRGS.

JOSÉ M. PAZELI JR. Médico nefrologista e intensivista. Professor de Clínica Médica da Faculdade de Medicina de Barbacena. Preceptor da Residência de Clínica Médica do HRBJA/FHEMIG. Coordenador do WINFOCUS/Brasil. Mestre e Doutorando em Saúde da UFJF.

LEONARDO AUGUSTO CARBONERA Médico neurologista do Hospital Moinhos de Vento e do HCPA.

LETÍCIA SCHWERZ WEINERT Médica endocrinologista. Professora da Universidade Católica de Pelotas e preceptora da Residência Médica em Endocrinologia da UFPel. Doutora em Endocrinologia pela UFRGS.

LUCAS LOVATO Médico psiquiatra contratado do HCPA. Mestre em Psiquiatria pela UFRGS.

LUCAS PRIMO DE CARVALHO ALVES Médico. Doutorando em Psiquiatria: Transtornos de Humor da UFRGS.

LUCIANA CADORE STEFANI Médica anestesiologista. Professora adjunta do Departamento de Cirurgia da UFRGS e do Serviço de Anestesia e Medicina Perioperatória do HCPA. Doutora em Ciências Médicas pela UFRGS.

LUCIANA DOS SANTOS Farmacêutica hospitalar. Especialista em Farmácia Hospitalar pelo Instituto de Administração Hospitalar e Ciências da Saúde (IAHCS) e em Farmácia Clínica pela Sociedade Brasileira de Farmácia Hospitalar (SBRAFH). Mestra em Ciências Farmacêuticas pela UFRGS.

LUCIANA VERÇOZA VIANA Médica endocrinologista. Professora do Departamento de Medicina Interna da Faculdade de Medicina da UFRGS. Especialista em Nutrologia pela Associação Brasileira de Nutrologia (Abran). Pós-doutorado em Endocrinologia pela UFRGS.

LUIZA ROSSI Médica reumatologista.

MARCELO ARAÚJO QUEIROZ Médico radiologista do Serviço de Medicina Nuclear do Hospital das Clínicas da Faculdade de Medicina da USP e do Hospital Sírio-Libanês.

MARCELO BASSO GAZZANA Médico pneumologista. Professor do Curso de Pós-graduação em Ciências Pneumológicas da UFRGS. Chefe do Serviço de Pneumologia e Cirurgia Torácica do Hospital Moinhos de Vento. Especialista em Clínica Médica e Pneumologia pelo HCPA. Mestre e Doutor em Ciências Pneumológicas pela UFRGS.

MARCELO NICOLA BRANCHI Médico residente em Cardiologia do HCPA.

MARCELO R. DE ABREU Médico radiologista do Hospital Mãe de Deus e da Clinoson.

MARCIO DEBIASI Médico oncologista. Ex-*fellow* "Breast Cancer and Human Genetics" da University of Chicago, EUA. Mestre e Doutor em Epidemiologia pela UFRGS. Medical Advisor – Breast Internation Group, Bruxelas, Bélgica.

MÁRCIO MANOZZO BONIATTI Médico intensivista. Doutor em Ciências Médicas: Clínica Médica pela UFRGS.

MARCOS DOMINGOS ROCHA Médico nuclear. Título de especialista em Medicina Nuclear pela SBMN.

MARCUS G. BASTOS Médico nefrologista. Professor titular de Medicina da UFJF. Mestre em Ciências Médicas pela Universidade do Estado do Rio de Janeiro. Doutor em Nefrologia pela Unifesp.

MARIANA PORTO Médica residente em Cardiologia do HCPA.

MARIANA RANGEL RIBEIRO FALCETTA Médica residente em Endocrinologia do HCPA. Aluna de Doutorado do Programa de Pós-graduação em Endocrinologia da UFRGS.

MARLI MARIA KNORST Médica pneumologista. Professora titular do Departamento de Medicina Interna da Faculdade de Medicina da UFRGS e do Programa de Pós-graduação em Ciências Pneumológicas da UFRGS. Mestra em Pneumologia pela UFRGS. Doutora em Medicina pela Johannes Gutenberg Universität, Mainz, Alemanha.

MATHEUS XAVIER PROVIM Médico.

MAYDE SEADI TORRIANI Farmacêutica do Ambulatório de Onco/Hematologia do HCPA. Especialista em Farmácia Hospitalar pela SBRAFH. Mestra em Ciências Médicas pela UFRGS. Diretora financeira da Sociedade Brasileira de Farmacêuticos em Oncologia.

NUTIANNE CAMARGO SCHNEIDER Médica gastrenterologista e endoscopista. Especialista em Ecoendoscopista pela SOBED. Mestra em Clínica Médica pela PUCRS.

ODIRLEI ANDRE MONTICIELO Médico reumatologista. Professor adjunto do Departamento de Medicina Interna e do Programa de Pós-graduação em Medicina: Ciências Médicas da UFRGS. Mestre e Doutor em Ciências Médicas pela UFRGS.

OELLEN STUANI FRANZOSI Nutricionista clínica do HCPA. Especialista em Nutrição Parenteral e Enteral pela BRASPEN/SBNPE. Especialista em Nutrição Clínica pela Associação Brasileira de Nutrição (ASBRAN). Especialista em Pacientes Críticos pela Residência Integrada Multiprofissional em Saúde – Programa Adulto Crítico – do HCPA. Mestra e Doutoranda em Ciências Médicas da UFRGS.

OTÁVIO DE AZEVEDO MAGALHÃES Médico oftalmologista. Preceptor da Residência Médica em Oftalmologia do Hospital Banco de Olhos de Porto Alegre. Especialista em Transplante de Córnea pelo HCPA. Mestre em Ciências Cirúrgicas pela UFRGS. Doutorando do Programa de Pós-graduação em Genética e Biologia Molecular da UFRGS.

PATRICIA WAJNBERG GAMERMANN Médica anestesiologista. Chefe da Unidade de Residência e Pesquisa do Serviço de Anestesia e Medicina Perioperatória do HCPA. Título superior em Anestesiologia pela Sociedade Brasileira de Anestesiologia (SBA).

PAULA BORGES DE LIMA Médica.

PAULA TABBAL DA COSTA Médica hematologista. Médica assessora do Laboratório Weinmann – Grupo Fleury.

PEDRO ANTÔNIO SCHMIDT DO PRADO LIMA Médico psiquiatra. Mestre em Farmacologia pela UFCSPA. Doutor em Bioquímica pela UFRGS. Pesquisador do Instituto do Cérebro do Rio Grande do Sul (InsCer)/PUCRS.

RAFAEL AGUIAR MACIEL Médico infectologista. Mestre em Ciências Médicas pela UFRGS.

RAFAEL BARBERENA MORAES Médico intensivista do HCPA e do Hospital Fêmina. Médico executivo do Programa Intra-Hospitalar de Combate à Sepse do HCPA. Especialista em Intensivismo pela UFRGS. Mestre e Doutor em Endocrinologia pela UFRGS.

RAFAEL MENDONÇA DA SILVA CHAKR Médico reumatologista. Professor adjunto do Departamento de Medicina Interna da Faculdade de Medicina da UFRGS. Mestre e Doutor em Ciências Médicas pela UFRGS.

RAFAELA FENALTI SALLA Médica. Especialista em Medicina Interna pelo HCPA. Médica residente em Endocrinologia e Metabologia do HCPA.

RAFAELA KIRCHNER PICCOLI Médica residente em Oncologia do Hospital do Câncer Mãe de Deus.

RAFAELA KOMOROWSKI DAL MOLIN Médica hematologista e internista. *Fellow* em Medicina Hospitalar pela Society of Hospital Medicine, EUA.

RENAN RANGEL BONAMIGO Médico dermatologista. Professor associado da Faculdade de Medicina da UFRGS e preceptor da Residência em Dermatologia do HCPA. Supervisor da Residência em Dermatologia do Ambulatório de Dermatologia Sanitária, RS. Professor do Programa de Pós-graduação em Patologia da UFCSPA e chefe do Serviço de Dermatologia da Santa Casa de Porto Alegre. Qualificação em Doenças Sexualmente Transmissíveis. Mestre e Doutor em Ciências Médicas pela UFRGS. Titular da Sociedade Brasileira de Dermatologia (SBD).

RENATO GORGA BANDEIRA DE MELLO Médico geriatra. Professor do Departamento de Medicina Interna da Faculdade de Medicina da UFRGS. Professor do Programa de Pós-graduação em Endocrinologia da UFRGS. Preceptor dos Programas de Residência Médica em Geriatria e em Clínica Médica do HCPA. Especialista em Geriatria pelo Serviço de Geriatria do Hospital São Lucas da PUCRS. Titulação em Geriatria pela Sociedade Brasileira de Geriatria e Gerontologia (SBGG)/AMB. Doutor em Cardiologia e Ciências Cardiovasculares pela UFRGS. Diretor Científico da SBGG (biênio 2018-2020).

ROBERTA PERIN LUNKES Médica gastrenterologista. Especialização em Endoscopia Digestiva pelo HCPA.

ROBERTA RIGO DALLA CORTE Médica internista e geriatra. Professora adjunta do Departamento de Medicina Interna da Faculdade de Medicina da UFRGS. Título de Especialista em Geriatria pela SBGG. Título de Área de Atuação em Dor pela AMB. Mestra em Clínica Médica pela USP. Doutora em Medicina pela PUCRS.

ROSÂNGELA MINUZZI Médica anestesiologista. Mestra em Ciências Médicas pela UFRGS.

SADY SELAIMEN DA COSTA Médico otorrinolaringologista. Professor titular de Otorrinolaringologia da Faculdade de Medicina da UFRGS. Especialista em Otorrinolaringologia pelo HCPA. Mestre em Otorrinolaringologia pela USP-Ribeirão Preto. Doutor em Neurocirurgia pela USP-Ribeirão Preto.

SAMANTHA PEREIRA DE SOUZA GONÇALVES DE OLIVEIRA Médica internista e nefrologista contratada do HCPA.

SANDRA GRIJÓ BÚRIGO MAROCHI Médica geriatra. Concursada da Prefeitura de Criciúma, SC. Médica hospitalista do Hospital Unimed. Titulação em Geriatria pela SBGG/AMB.

SANDRA PINHO SILVEIRO Médica. Preceptora da Residência Médica em Endocrinologia do HCPA. Mestra e Doutora pelo Programa de Pós-graduação em Ciências Médicas: Endocrinologia pela UFRGS.

SANDRO CADAVAL GONÇALVES Médico cardiologista. Supervisor do Programa de Residência Médica em Cardiologia do Hospital Moinhos de Vento. Médico do Serviço de Cardiologia do HCPA. Especialista em Cardiologia Intervencionista pela Universidade de Ottawa, Canadá. Doutor em Cardiologia pela UFRGS.

SERGIO HENRIQUE LOSS Médico intensivista e nutrólogo. Especialista em Terapia Nutricional pela ABRAN/SBNPE. Mestre em Ciências Médicas pela UFRGS. MBA em Gestão em Negócios: Saúde pela ESPM.

SHEILA MARTINS Médica neurologista. Professora da Faculdade de Medicina da UFRGS. Especialista em Neurologia Vascular pelo HCPA. Mestra em Ciências Médicas pela UFRGS. Doutora em Neurologia pela Unifesp.

TACIANA DAL´FORNO DINI Médica dermatologista. Coordenadora da Cosmiatria da Residência de Dermatologia da PUCRS. Especialista em Dermatologia pela SBD. Doutora em Ciências Médicas pela UFRGS. Vice-presidente da Regional Rio Grande do Sul da SBD e assessora do Departamento de Laser desta.

THIAGO LISBOA Médico intensivista e executivo da CCIH do HCPA. Coordenador da Rede de Pesquisa e Inovação em Medicina Intensiva da Santa Casa de de Porto Alegre. Especialista em Medicina Intensiva pelo HCPA. Doutor em Ciências Pneumológicas pela UFRGS.

VERÔNICA VERLEINE HÖRBE ANTUNES Médica nefrologista contratada do Serviço de Nefrologia do HCPA. Mestra em Nefrologia pela UFRGS.

VINÍCIUS KNACKFUSS GONÇALVES Médico. Especialista em Oncologia Clínica pelo Hospital do Câncer Mãe de Deus.

VINÍCIUS LORANDI Médico oncologista.

PREFÁCIO

Estamos muito felizes com a publicação desta 5ª edição de *Clínica médica: consulta rápida*, que teve sua 1ª edição lançada há 22 anos, em 1997. Naquela época, era comum o uso, pelo médico, de cadernetas de consulta, que cabiam no bolso do jaleco, com informações úteis para o atendimento rotineiro dos pacientes, como fórmulas para calcular parâmetros médicos/laboratoriais, doses dos principais medicamentos, entre outros.

Mas as cadernetas já não estavam dando conta de contemplar as novas informações que surgiam com cada vez mais frequência.

Na ocasião, ainda se podia imaginar que depois de alguns anos de treinamento fundamental, esforço e alguma sensibilidade já era possível exercer uma das atividades mais fascinantes que acompanha a história da humanidade. Assim, a proposta original do *Clínica médica: consulta rápida* era a de estar perto do médico – caber no bolso do jaleco – com informações que permitiam busca simplificada e prática, de modo a substituir as tais cadernetas. A medicina, entretanto, mudou muito. Seria contraintuitivo imaginar que não mudaria. O que possivelmente mais impressiona é o ritmo dessa mudança. A incorporação de novas informações e a velocidade em que se dão passos de todos os tamanhos e para todas as direções tiveram efeitos colaterais. Um deles é a superespecialização do profissional na tentativa de dominar, pelo menos, algum ponto específico de atuação. Não é infrequente, dentro de uma especialidade, já termos dezenas de subespecialidades, levando o paciente a uma peregrinação de médicos que pode ser improdutiva e, sem dúvida, em muitos casos aumentar a impessoalidade. Outro problema inevitável é a incapacidade humana de acompanhar os desafios de aquisição de informação técnica em escala suficiente. Estimativas sugerem que, hoje, um médico deveria estudar 29 horas por dia para poder tomar conhecimento de todos os dados que são publicados em sua área, necessidade particularmente útil em cenários graves ou raros. É evidente que esse número é inatingível e, mesmo que fosse menor, seria inviabilizado pela falta de estrutura organizada dos dados disponíveis, ou seja, o conhecimento médico cresce de forma aleatória e não necessariamente na mesma direção. É uma espécie de conjunto de teias e novelos aglomerados para serem utilizados de forma racional. Algumas especialidades se tornaram segmentadas ao ponto de não ser incomum que pacientes sejam atendidos por meia dúzia de médicos. A própria especialidade Clínica Médica é construída em um ambiente de complexidade especial, a qual obriga o profissional a ter acesso a informações de várias áreas.

Outro aspecto que mudou nesse período foi a comunicação. A inquietação de uma geração que nasceu em um mundo digital fomentou um modelo de relação entre pacientes e médicos e entre médicos e médicos que deve dispor de uma agilidade incrível. Ao toque de um celular ou do recebimento de uma mensagem eletrônica, surgem diagnósticos e manejos. Muitas vezes, médicos e pacientes navegam em um perigoso mundo de informações cibernéticas não críticas.

Clínica médica: consulta rápida, que também nasceu e cresceu nesse mundo ágil, sempre se adaptou às necessidades dos seus leitores e, mesmo que o "bolso do jaleco" tenha mudado, o seu propósito de estar próximo a médicos, enfermeiros, estudantes, bioquímicos e todos os demais profissionais da saúde que passaram a adotá-lo como um fiel companheiro de suas atividades diárias permanece o mesmo.

Em novo formato, amplamente atualizada, com novos capítulos sobre Avaliação por imagem à beira do leito, Avaliação diagnóstica por imagem, Dor: diagnóstico e manejo nas situações agudas e crônicas e Perioperatório, a obra agora também conta com *QR Codes*, os quais rapidamente levam o leitor a informações adicionais sobre o assunto. E tudo isso com a segurança de informação cientificamente consistente, crítica e prática, referendada pela *expertise* dos coautores. O entusiasmo e empenho de todos os envolvidos nos brinda com a convicção do compromisso de lançar mais uma edição deste livro – que ultrapassa a espantosa quantidade de 60.000 mil exemplares espalhados pelo País. Agradecemos a todos que nos ajudam e inspiram. A todos que acreditam no conceito desta obra e nos prestigiam com sua atenção.

Boa leitura!

Stephen Doral Stefani
Elvino Barros
Organizadores

SUMÁRIO

1. **ANAMNESE E EXAME FÍSICO** 1
   Stephen Doral Stefani
   Elvino Barros

2. **AVALIAÇÃO POR IMAGEM À BEIRA DO LEITO** 7
   Marcus G. Bastos
   Ana Luisa Silveira Vieira
   José M. Pazeli Jr.

3. **RECEITUÁRIOS E ATESTADOS MÉDICOS** 13
   Luciana dos Santos
   Mayde Seadi Torriani
   Elvino Barros

4. **AVALIAÇÃO DIAGNÓSTICA POR IMAGEM** 21
   - 4.1 **RADIOGRAFIA** 22
     Paula Borges de Lima
     Marcelo R. de Abreu
   - 4.2 **ULTRASSONOGRAFIA** 29
     Paula Borges de Lima
     Daniella Bianca Soriano Ezequiel Minuzzi
     Marcelo R. de Abreu
   - 4.3 **TOMOGRAFIA COMPUTADORIZADA** 33
     Paula Borges de Lima
     Marcelo R. de Abreu
   - 4.4 **TOMOGRAFIA COMPUTADORIZADA POR EMISSÃO DE PÓSITRONS** 39
     Marcelo Araújo Queiroz
     Paula Borges de Lima
     Marcelo R. de Abreu
   - 4.5 **MEDICINA NUCLEAR: CINTILOGRAFIA** 45
     Ana Amélia Oliveira Raupp
     Marcos Domingos Rocha
     Flávio Zelmanovitz
     Clarice Sprinz
   - 4.6 **RESSONÂNCIA MAGNÉTICA** 57
     Paula Borges de Lima
     Marcelo R. de Abreu

5. **BIOESTATÍSTICA E EPIDEMIOLOGIA CLÍNICA** 67
   Marcio Debiasi
   Stephen Doral Stefani
   Daniele Walter Duarte
   Bruce B. Duncan

6. **CARDIOLOGIA** 81
   Sandro Cadaval Gonçalves
   Marcelo Nicola Branchi
   Fernando Pivatto Júnior

7. **DERMATOLOGIA** 113
   Taciana Dal'Forno Dini
   Renan Rangel Bonamigo

8. **DOR: DIAGNÓSTICO E MANEJO NAS SITUAÇÕES AGUDAS E CRÔNICAS** 131
   Luciana Cadore Stefani
   Gilberto Braulio
   Jairo Alberto Dussán Sarria

9. **ENDOCRINOLOGIA** 151
   Rafaela Fenalti Salla
   Mariana Rangel Ribeiro Falcetta
   Amanda Veiga Cheuiche
   Camila Bergonsi de Farias
   Letícia Schwerz Weinert
   Sandra Pinho Silveiro

10. **GASTRENTEROLOGIA** 193
    Nutianne Camargo Schneider
    Fernando Herz Wolff
    Jonathas Stifft
    Roberta Perin Lunkes

11. **GENÉTICA MÉDICA** 219
    Filippo Vairo
    Fabiano de Oliveira Poswar
    Carolina Fischinger Moura de Souza

12. **GERIATRIA** 233
    Emilio Moriguchi
    Renato Gorga Bandeira de Mello
    Roberta Rigo Dalla Corte
    Sandra Grijó Búrigo Marochi
    Dener Lizot Rech

13. **HEMATOLOGIA** 249
    Paula Tabbal da Costa
    Ana Cristina Fenili
    Rafaela Komorowski Dal Molin

14. **HIV** 269
    Ana Paula Cavalheiro
    Daniela Larentis
    Rafael Aguiar Maciel
    Eduardo Sprinz

15. **INFECTOLOGIA** 287
    Adão Machado

16. **NEFROLOGIA** 309
    Samantha Pereira de Souza Gonçalves de Oliveira
    João Batista Saldanha de Castro Filho
    Verônica Verleine Hörbe Antunes
    Fabiani Palagi Machado
    Gustavo Gomes Thomé
    Elvino Barros

17. **NEUROLOGIA** 347
Sheila Martins
Ana Claudia de Souza
Leonardo Augusto Carbonera
Gustavo Costa Fernandes
Daissy Liliana Mora Cuervo
João Ricardo Hass Massena

18. **NUTRIÇÃO NO PACIENTE HOSPITALIZADO** 377
Sergio Henrique Loss
Diego Silva Leite Nunes
Ana Carolina Peçanha Antonio
Oellen Stuani Franzosi
Luciana Verçoza Viana

19. **OFTALMOLOGIA** 399
Otávio de Azevedo Magalhães

20. **ONCOLOGIA** 403
Stephen Doral Stefani
Vinícius Lorandi
Vinícius Knackfuss Gonçalves
Rafaela Kirchner Piccoli

21. **OTORRINOLARINGOLOGIA** 431
Sady Selaimen da Costa
Fábio André Selaimen
Alice Lang Silva
Fernanda Dias Toshiaki Koga

22. **PNEUMOLOGIA** 451
Marcelo Basso Gazzana
Fábio Munhoz Svartman
Denise Rossato Silva
Marli Maria Knorst

23. **PERIOPERATÓRIO** 515
Luciana Cadore Stefani
Patricia Wajnberg Gamermann
Carisi A. Polanczyk

24. **PSIQUIATRIA** 537
Lucas Lovato
Lucas Primo de Carvalho Alves
Joana Rodrigues Marczyk
Matheus Xavier Provin
Pedro Antônio Schmidt do Prado Lima

25. **REUMATOLOGIA** 557
Fernando Schmidt Fernandes
Guilherme Leví Tres
Luiza Rossi
Rafael Mendonça da Silva Chakr
Odirlei Andre Monticielo
Claiton Viegas Brenol

26. **TERAPIA INTENSIVA** 585
Edino Parolo
Márcio Manozzo Boniatti
Rafael Barberena Moraes
Thiago Lisboa

APÊNDICE 1
MEDICAMENTOS E DILUIÇÕES 603
Luciana Cadore Stefani
Rosângela Minuzzi
Gilberto Braulio
Elvino Barros

APÊNDICE 2
PRESCRIÇÃO DE MEDICAMENTOS PARA O PACIENTE COM DOENÇA RENAL CRÔNICA 625
Verônica Verleine Hörbe Antunes
Stephen Doral Stefani
Elvino Barros

APÊNDICE 3
ADMINISTRAÇÃO DE ANTIMICROBIANOS EM PACIENTES EM USO DE DIÁLISE 633
Elvino Barros
Stephen Doral Stefani

 APÊNDICE 4
CÓDIGOS DA CLASSIFICAÇÃO INTERNACIONAL DE DOENÇAS (CID) 635
Cristiano Machado de Oliveira
Marcio Debiasi
Stephen Doral Stefani

ÍNDICE 643

Este apêndice também está disponível para *download* no *hotsite* da obra (apoio.grupoa.com.br/clinicamedica5ed) com informações preliminares da CID-11.

Para ler este *QR Code* e os demais incluídos ao longo do livro e ter acesso aos conteúdos adicionais, você precisará de um aplicativo específico em seu *smartphone*. Acesse *Play store* ou *Apple Store* e busque por "leitor de *QR Code*", instale-o e siga as orientações de uso.

DESCRIÇÃO DAS SIGLAS

A

A4	Janela apical de quatro câmaras
AAR	Aumento absoluto do risco
AAS	Ácido acetilsalicílico
ABC	Abacavir
ACOS	Anticoncepcionais orais
ACOSOG	American College of Surgeons Oncology Group
ACP	American College of Physicians
ACQ	Questionário de controle da asma (do inglês *Asthma Control Questionnaire*)
ACR	American College of Radiology
ACR	American College of Rheumatology
ACS	American College of Surgeons
ACSS	Sistema de Escore para Controle Abrangente da Asma (do inglês *Asthma Control Scoring System*).
ACT	Água corporal total
ACT	Teste de Controle da Asma (do inglês *Asthma Control Test*)
ACTH	Hormônio adrenocorticotrófico (do inglês *adrenocorticotropic hormone*)
AD	Água destilada
ADA	Adenosina deaminase
ADEM	Encefalomielite disseminada aguda
ADH	Hormônio antidiurético
ADQI	Acute Dialysis Quality Initiative
AE	Átrio esquerdo
AEPC	Association for European Paediatric and Congenital Cardiology
AEPC	European Paediatric and Congenital Cardiology
AFP	α-fetoproteína
AG	Aconselhamento genético
AG	Ânion *gap*
Aids	Síndrome da imunodeficiência adquirida
AINE	Anti-inflamatório não esteroide
AIQ	Amplitude interquartil
AIT	Ataque isquêmico transitório
AJCC	American Joint Commitee on Cancer
AKIN	Acute Kidney Injury Network
ALK	*Anaplastic lymphoma kinase*
ALT	Alanina aminotransferase
AMS	Atrofia de múltiplos sistemas
ANCA	Anticorpo citoplasma de antineutrófilos
Anti-CCP	Anticorpo antipeptídeo citrulinado cíclico
Anti-CLTA4	Do inglês *cytotoxic lymphocyte-associated protein 4*
Anti-HBe	Anticorpo contra o antígeno "e" do HBV
Anti-IGE	Anti-imunoglobulina E
Anti-VCA	Antígeno do capsídeo do vírus Epstein-Barr
Anvisa	Agência Nacional de Vigilância Sanitária
APD	Diálise peritoneal automatizada (do inglês *automated peritoneal dialysis*)
APOE ε4	Apolipoproteína variante ε4
AQE	Alta qualidade de evidência
AR	Artrite reumatoide
ARIA	Iniciativa Allergic Rhinitis and its Impact on Asthma
ARVS	Antirretrovirais
ASA	American Society of Anesthesiologists
ASAS	Assessment of Spondyloarthritis International Society
ASDAS	Do inglês *Ankylosing Spondylitis Disease Activity Score*
ASG	Avaliação subjetiva global
ASH	American Society of Hematology
ASLO	Anticorpo antiestreptolisina
ASPEN	American Society for Parenteral and Enteral Nutrition
ASRV	Alteração secundária da repolarização ventricular
AST	Aspartato aminotransferase
ATA	American Thyroid Association
ATC	Angiotomografia
ATP	Trifosfato de adenosina
ATR	Acidose tubular renal
ATV	Atazanavir
AVC	Acidente vascular cerebral
AVDS	Atividades de vida diária
AVEH	Acidente vascular cerebral hemorrágico
AVEI	Acidente vascular cerebral isquêmico
AVK	Antagonistas da vitamina K
AZT	Zidovudina

B

BAAR	Bacilo álcool-ácido resistente
BASDAI	Do inglês *Bath Ankylosing Spondylitis Disease Activity Index*
BAV	Bloqueio atrioventricular
BAVT	Bloqueio atrioventricular total
BCCs	Bloqueadores de canais de cálcio
B-CPOT	Do inglês *Brazilian Critical-Care Pain Observation Tool*
BIA	Bioimpedância elétrica
BIPAP	Pressão positiva em vias aéreas em dois níveis [do inglês *bilevel positive airway pressure*]
BK	Bacilo de Koch
BMN	Bócio multinodular tóxico
BNP	Peptídeo natriurético tipo B
BOOP	Bronquiolite obliterante associada à pneumonia em organização
Bpm	Batimentos por minuto
BPS	Escala Comportamental de Dor (do inglês *Behavioral Pain Scale*)
BQE	Baixa qualidade de evidência
BRA II	Bloqueadores dos receptores de angiotensina II
BRA	Bloqueadores dos receptores de angiotensina
BRASPEN	Brazilian Society of Parenteral and Enteral Nutrition

BRD	Bloqueios de ramo direito
BRE	Bloqueios de ramo esquerdo
BTB	Biópsia transbrônquica
BUN	Nitrogênio ureico sanguíneo (do inglês *blood urea nitrogen*)
BZDs	Benzodiazepínicos

C

Ca	Cálcio
CAD	Cetoacidose diabética
CAM	Do inglês *Confusion Assessment Method*
CAPD	Diálise peritoneal ambulatorial contínua (do inglês *continuous ambulatory peritoneal dialysis*)
CAS	Do inglês *Clinical Activity Score*
CAT	Teste de avaliação da DPOC (do inglês *COPD Assessment Test*)
CBG	Globulina ligadora de corticosteroides (do inglês *corticosteroid-binding globulin*)
cDFT	Degeneração lobar frontotemporal comportamental
CEA	Antígeno carcinogênico embrionário
CET	Central Estadual de Transplantes
CGMS	Monitoração contínua da glicose capilar (do inglês *continuous glucose monitoring system*)
CHAD	Concentrado de hemácias
CHC	Carcinoma hepatocelular
CHCM	Concentração de hemoglobina corpuscular média
CI	Calorimetria indireta
CID	Classificação internacional de doenças
CIDP	Polineuropatia desmienilizante inflamatória crônica (do inglês *chronic inflammatory demyelinating polyneuropathy*)
CIVD	Coagulação intravascular disseminada
CK	Creatina cinase
CMV	Citomegalovírus
CNEN	Comissão Nacional de Energia Nuclear
CNEP	Crises não epilépticas psicogênicas
CO	Monóxido de carbono
CO_2	Dióxido de carbono
COMT	Catecol-*O*-metiltransferase
COX	Enzima cicloxigenase
CPAP	Pressão positiva contínua nas vias aéreas (do inglês *continuous positive airway pressure*)
CPER	Colangiografia endoscópica retrógrada
CPIS	Escore Clínico de Infecção Pulmonar (do inglês *Clinical Pulmonary Infection Score*)
CPK	Creatina fosfocinase
CPK-MB	Isoenzima MB da creatina fosfocinase
CPNPC	Carcinoma de pulmão não de pequenas células
CPOT	Do inglês *Critical-Care Pain Observation Tool*
CPPC	Carcinoma de pulmão de pequenas células
CPPD	Depósito de cristais de pirofosfato de cálcio (do inglês *calcium pyrophosphate deposition disease*)
CPT	Capacidade pulmonar total
CRH	Hormônio liberador de corticotrofina (do inglês *corticotropin-releasing hormone*)
CRIO	Crioprecipitado
CrS	Creatinina sérica
CTLA-4	Do inglês *cytotoxic lymphocyte-associated protein 4*
CV	Capacidade vital
CVF	Capacidade vital forçada
CVL	Capacidade vital lenta
CVmáx	Capacidade vital máxima

D

D	Dáltons
DA	Doença de Alzheimer
DAAS	Antivirais de ação direta (do inglês *direct-acting antiviral*)
DAC	Doença arterial coronariana
DAG	Doença da arranhadura do gato
DALY	Anos de vida ajustados por incapacidade (do inglês *disability-adjusted life years*)
DAS 28	Do inglês *Disease Activity Score*
DASI	Do inglês *Duke Activity Status Index*
DB	Decibéis
DC	Doença celíaca
DCB	Degeneração corticobasal
DCCT	Do inglês *Diabetes Control and Complications Trial*
DCL	Demência por corpos de Lewy
DCO	Fator de transferência de monóxido de carbono
DCOc	Capacidade de difusão de monóxido de carbono corrigida pela hemoglobina
DCV	Doença cardiovascular
DDAVP	Desmopressina (do inglês *desamino-D-8 arginine vasopressin*)
DDVE	Diâmetro diastólico final do ventrículo esquerdo
DEXA	Densitometria por dupla emissão de raios X
DHEA	Desidroepiandrosterona
DHGNA	Doença hepática gordurosa não alcoólica
DILI	Lesão hepática induzida por medicamentos (do inglês *drug-induced liver injury*)
DIP	Doença inflamatória pélvica
DLFT	Degeneração lobar frontotemporal
DM	Diabetes melito
DM1	Diabetes melito tipo 1
DM2	Diabetes melito tipo 2
DMG	Diabetes melito gestacional
DMO	Densitometria mineral óssea
DN	Dor neuropática
DN4	Do inglês *Development a New Neuropathic Pain Diagnostic Questionnaire*
DNA	Ácido desoxirribonucleico (do inglês *deoxyribonucleic acid*)
DO	Declaração de Óbito
DO_2	Oferta tecidual de oxigênio (do inglês *delivery of oxygen*)
DOACS	Anticoagulantes orais diretos (do inglês *direct oral anticoagulants*)
DP	Doença de Parkinson
DPN	Diagnóstico pré-natal
DPN	Dispneia paroxística noturna
DPOC	Doença pulmonar obstrutiva crônica
DPPDS	Doenças pulmonares parenquimatosas difusas
DPT	Duodenopancreatectomia
DRC	Doença renal crônica
DRD	Doença renal do diabetes
DRESS	Síndrome cujo acrônimo deriva do inglês *drug rash with eosinophilia and systemic symptoms*

DRET	Doença renal em estágio terminal
DREZ	Zona de entrada da raiz dorsal (do inglês *dorsal root entry zone*)
DRGE	Doença de refluxo gastresofágico
DRV	Darunavir
DSVE	Diâmetro sistólico final do ventrículo esquerdo
DT	Depósito de tumor
DTG	Dolutegravir
DTPA-TC^{99M}	Ácido dietileno triaminopentacético-TC^{99M}
DUP	Doença ulcerosa péptica
DV	Demência vascular
DVW	Doença de von Willebrand

E

EACPR	European Association for Cardiovascular Prevention & Rehabilitation
EACS	European AIDS Clinical Society
EACTS	European Association for Cardio-Thoracic Surgery
EANM	European Association of Nuclear Medicine
EAO	Estenose aórtica
EAP	Edema agudo de pulmão
EAV	Escala analógica visual
EB	Esquema básico
EBUS	Ecobroncoscopia
EBV	Vírus Epstein-Barr
ECG	Eletrocardiografia
ECMO	Oxigenação por membrana extracorpórea (do inglês *extracorporeal membrane oxygenation*)
ECMO-VV	Oxigenação por membrana extracorpórea venovenosa
ECOG	Eastern Cooperative Oncology Group
ECR	Ensaio clínico randomizado
ECR	European College Radiology
EC-TC^{99M}	Etilenodicisteína-TC^{99M}
EDA	Endoscopia digestiva alta
EEG	Eletrencefalografia
EF-CHS	Escala de Fragilidade do Cardiovascular Health Study
EFZ	Efavirenz
EGFR	Do inglês *epidermal growth factor receptor*
EHH	Estado hiperosmolar hiperglicêmico
EHRA	European Heart Rhythm Association
EIMS	Erros inatos do metabolismo
ELA	Esclerose lateral amiotrófica
Elisa	Teste imonoenzimático (do inglês *enzyme-linked immunosorbent assay*)
EMAPO	Estudo multicêntrico de avaliação perioperatória
EMG	Eletromiografia
EMTN	Equipe multiprofissional de terapia nutricional
ENOG	Eletroneurografia
EP	Embolia pulmonar
EP	Erro-padrão
EPOS	European Position Paper on Rhinosinusitis and Nasal Polyps 2012
EPS	Encefalopatia hepática ou portossistêmica
	Separação septal do ponto-E (do inglês *E-point septal separation*)
	European Pressure Ulcer Advisory Panel
	Exame qualitativo de urina

ERAS	Enhanced Recovery after surgery
ERF	Escore de risco de Framingham
EROS	Espécies reativas de oxigênio
ERS	European Respiratory Society
ESC	European Society of Cardiology
ESGE	European Society of gastrintestinal Endoscopy
ESKD	Doença renal em estágio terminal (do inglês *end-stage-renal disease*)
ESPEN	European Society for Clinical Nutrition and Metabolism
ETR	Etravirina
EULAR	European League Against Rheumatism

F

FA	Fibrilação atrial
FA	Fosfatase alcalina
FAN	Fator antinuclear
FAP	Fração atribuível na população
FAST	Avaliação ultrassonográfica focada para o trauma (do inglês *focused assessment with sonography for trauma*)
FC	Frequência cardíaca
FCH-18F	Fluorcolina com flúor-18
FDA	Food and Drug Administration
FDG	Fluorodeoxiglicose
FDG/PET-CT	F-fluorodesoxiglicose combinada com TC de dose baixa
FDG-F18	fluorodesoxiglicose-18F
FDOPA-18F	Fluoro-di-hidroxifenilalanina
FENA	Fração de excreção de sódio
FENO	Fração de óxido nítrico exalado
FES	Flúor-17-β-estradiol-18F
FIGO	Federação Internacional de Ginecologia e Obstetrícia
FiO$_2$	Fração inspirada de oxigênio
FISH	Hibridização *in situ* por fluorescência (do inglês *fluorescence in situ hybridization*)
FODMAP	Alimentos monossacarídeos, dissacarídeos, polissacarídeos e polióis fermentados
FOO	Febre de origem obscura
FOP	Falência ovariana prematura
FOS	Fruto-oligossacarídeos
FPI	Fibrose pulmonar idiopática
FPP	Força de preensão palmar
FR	Fator reumatoide
FR	Frequência respiratória
FRAX	Do inglês *Fracture Risk Assessment Tool*
FSH	Hormônio folículo-estimulante (do inglês *follicle-stimulanting hormone*)
FSN	Fibrose sistêmica nefrogênica
FTA-ABS	Anticorpo treponêmico fluorescente absorvido (do inglês *fluorescent treponemal antibody absorption*)
FV	Fibrilação ventricular

G

G6PD	Enzima glicose-6-fosfato desidrogenase
Gap CO$_2$	Diferença venoarterial de CO$_2$
GASA	Gradiente de albumina sero-ascite
GDS-5	Escala de Depressão Geriátrica (do inglês *Geriatric Depression Scale*)

GEA	Gastrenterite aguda		Hp	*Helicobacter pylori*
GESF	Glomeruloesclerose segmentar e focal		HP	Hipertensão pulmonar
GGT	Gama-glutamiltransferase		HPN	Hemoglobinúria paroxística noturna
GH	Hormônio de crescimento (do inglês *growth hormone*)		HPP	Hiperparatireoidismo primário
			HPTC	Hipertensão pulmonar tromboembólica crônica
GIG	Grande para idade gestacional		HPV	Papilomavírus humano (do inglês *human papiloma virus*)
GLP-1	Peptídeo 1 similar ao glucagon (do inglês *glucagon-like peptide 1*)			
			HRS	Heart Rhythm Society
GNPE	Glomerulonefrite pós-estreptocócica		HSV	Vírus herpes simples
GnRh	Hormônio liberador de gonadotrofina (do inglês *gonadotropin-releasing hormone*)		HSV-1	Vírus herpes simples tipo 1
			Ht	Hematócrito
GOLD	Do inglês *Global Initiative for Chronic Obstructive Lung Disease*		HTLV	Vírus T-linfotrópico da célula humano ou vírus da leucemia de células T humanas (do inglês *Human T cell leukemia virus*)
GPD	Gradiente pulmonar diastólico			
GRADE	Do inglês *Grading of recommendations, assessment, development and evaluation*			

I

GTTK	Gradiente transtubular de potássio
GVA	Condutância das vias aéreas

H

HAP	Hipertensão arterial pulmonar
HAS	Hipertensão arterial sistêmica
HAV	Vírus da hepatite A
Hb	Hemoglobina
HbA1C	Hemoglobina glicada
HBeAg	Proteína do nucleocapsídeo viral do HBV
HBIG	Imunoglobulina humana contra hepatite B
HBOC	Síndrome de câncer de mama e ovário hereditário
HBPM	Heparina de baixo peso molecular
HBsAg	Antígeno de superfície para o HBV
HBV	Vírus da hepatite B
HCG	Gonadotrofina coriônica humana (do inglês *human chorionic gonadotropin*)
HCM	Hemoglobina corpuscular média
HCPA	Hospital de Clínicas de Porto Alegre
HCV	Vírus da hepatite C
HDA	Hemorragia digestiva alta
HDB	Hemorragia digestiva baixa
HDC	Hemodiálise contínua
HDE	Hemodiálise estendida
HDFVVC	Hemodiafiltração venovenosa contínua
HDGC	Síndrome do câncer gástrico difuso hereditário
HDI	Hemodiálise intermitente
HDV	Vírus da hepatite D
HDVVC	Hemodiálise venovenosa contínua
HFVVC	Hemofiltração venovenosa contínua
HE	Hematoxicilina-eosina
HER2	Do inglês *human epidermal receptor 2*
HEV	Vírus da repatite E
HFA	Heart Failure Association
HGT	Hemoglicoteste
HIC	Hipertensão intracraniana
HIO	Hiperalgesia induzida por opioides
HIV	Vírus da imunodeficiência humana (do inglês *human immunodeficiency virus*)
HLA	Antígeno leucocitário humano (do inglês *human leukocyte antigen*)
HLA-B27	Antígeno leucocitário humano B27
HNF	Heparina não fracionada

IAM	Infarto agudo do miocárdio
IAMCSST	IAM com supradesnivelamento do segmento ST
IASP	International Association for the Study of Pain
IBP	Inibidores da bomba de prótons
IC	Insuficiência cardíaca
IC	Intervalo de confiança
ICC	Insuficiência cardíaca congestiva
ICFER	Insuficiência cardíaca com fração de ejeção reduzida
ICT	Índice cadiotorácico
IDSA	Infectious Diseases Society of America
IECAs	Inibidores da enzima conversora da angiotensina
IEP	Insuficiência exócrina pancreática
IFs	Inibidores da fusão
IGA	Imunoglobulina A
IGE	Imunoglobulina E
IGF-I	Fator de crescimento insulina-símile I (do inglês *insulin growth factor I*)
IGG	Imunoglobulina G
IGIV	Imunoglobulina intravenosa
IGM	Imunoglobulina M
IGRA	Do inglês *interferon gamma release assay*
IGRT	Do inglês *image-guided radiation therapy*
IHH	Hipogonadismo hipogonadotrófico idiopático
IHS	International Headache Society
ILTB	Infecção latente pela tuberculose
IM	Via intramuscular
IMAOs	Inibidores da monoaminoxidase
IMC	Índice de massa corporal
IMRT	Do inglês *intensity-modulated radiation therapy*
INCA	Instituto Nacional do Câncer
INR	Índice normalizado internacional (do inglês *international normalized ratio*)
INSTI	Inibidores da integrase (do inglês *integrase-strang transfer-inhibitors*)
iPAP	Pressão inspiratória positiva nas vias aéreas (do inglês *inspirtory positive airware pressure*)
IPC	Índice proteinúria/creatininúria
IPMN	Neoplasia papilar intraductal mucinosa (do inglês *intraductal papillary mucinous neoplasm*)
IPs	Inibidores da protease
IRA	Insuficiência renal aguda
IRAS	Infecções relacionadas à assistência em saúde

IRA-SHR	Insuficiência renal aguda por síndrome hepatorrenal	MB-BQE	Muito baixa a baixa qualidade da evidência
IRPA	Insuficiência respiratória aguda	MDR	Tuberculose multirresistente (do inglês *multidrug-resistant tuberculosis*)
ISRSs	Inibidores seletivos da recaptação de serotonina		
ISS	Sistema internacional de estadiamento (do inglês *international staging system*)	MDRD	Modificação dietética na doença renal (do inglês *modification of diet in renal disease*)
ISTs	Infecções sexualmente transmissíveis	ME	Morte encefálica
ITB	Índice tornozelo-braquial	MEEM	Mini-Exame do Estado Mental
ITRN	Inibidores da transcriptase reversa análogos aos nucleosídeos	MELD	Do inglês *Model for End-Stage Liver Disease*
		MEN2	Neoplasia endócrina múltipla tipo 2
ITRNN	Inibidores da transcriptase reversa não análogos aos nucleosídeos	MET	Metionina-11C
		MF	Mielofibrose
ITRNT	Inibidores da transcriptase reversa análogos aos nucleotídeos	MGY	Exposição única à radiação
		MIBG-I^{131}	Metaiodobenzilguanidina-I^{131}
ITU	Infecção do trato urinário	MIP	Projeção de intensidade máxima (do inglês *maximum intensity projection*)
IU	Incontinência urinária		
IV	Via intravenosa	MMCD	Medicamentos modificadores do curso da doença
IVAS	Infecção em vias aéreas superiores	MMCDb	Medicamentos modificadores do curso da doença biológicos

J

JEG	Junção esofagogástrica	MMCDsae	Medicamentos modificadores do curso da doença sintéticos alvo-específicos

K

		MMCDsc	Medicamentos modificadores do curso da doença sintéticos convencionais
KDIGO	Do inglês *Kidney disease: improving global outcomes*	mMRC	Do inglês *Modified Medical Reseach Council*
		MOD	Moderado nível de evidência
KgF	Quilograma-força	MODY	Do inglês *maturity-onset diabetes of the young*
kV	Kilovoltagem	MPR	Reconstruções multiplanares

L

		MRSA	*Sthaphylococcus aureus* resistente à meticilina (do inglês *methicillin-resistant staphylococcus aureus*)
La	Anti-SSB		
LAM	Antígeno lipoarabinomannan	MS	Ministério da Saúde
LAM	Linfangioleiomiomatose	MSKCC	Memorial Sloan Kettering Cancer Center
LBA	Lavado broncoalveolar	MT	Membrana timpânica
LCS	Líquido cerebrospinal	mTOR	Do inglês *mammalian target of rapamycin*
LDH	Desidrogenase láctica	MTX	Metotrexato
LEC	Litotripsia extracorpórea	MVC	Maraviroque
LES	Lúpus eritematoso sistêmico		

N

LLA	Leucemia linfoblástica aguda	NASH	Esteato-hepatite não alcoólica (do inglês *nonalcoholic steatohepatitis*)
LLC	Leucemia linfocítica crônica		
LMA	Leucemia mieloide aguda	NCCN	National Comprehensive Cancer Network
LMC	Leucemia mieloide crônica	ND	Neuropatia diabética
LMP	Lesão miocárdica perioperatória	NE	Nitrogênio excretado
LMP	Leucoencefalopatia multifocal progressiva	NE	Nutrição enteral
LPEV	Líquido pulmonar extravascular	NET	Necrólise epidérmica tóxica
LR	Razão de verossimilhança (do inglês *likelihood ratio*)	NF	Neutropenia febril
		NGF	Fator de crescimento nervoso (do inglês *nerve growth fator*)
LT	Leishmaniose tegumentar		
LV	Leishmaniose visceral	NHGRI	National Human Genome Research Institute

M

		NIA	Nefrite intersticial aguda
MAA-TC^{99M}	Macroagregado de albumina humana marcada com tecnécio-99m	NICE	National Institute for Health and Clinical Excellence
		NIH	National Institute of Health
MAE	Meato acústico externo	NIPS	Pesquisa de DNA livre fetal no sangue materno (do inglês *noninvasive prenatal screening*)
MAG3-TC^{99M}	Mercaptoacetiltriglicina-TC99m		
MALT	Linfoma de baixo grau associado à mucosa	NMDA	N-metil-d-aspartato
MAN	Mini-Avaliação Nutricional	NMO	Neuromielite óptica
MAP	Polipose associada ao gene *MUTYH*	NNH	Do inglês *number needed to harm*
M-AQE	Moderada à alta qualidade da evidência	NNT	Número necessário para tratar
MASCC	Multinational Association of Supportive Care in Cancer	NO	Nitrogênio ofertado
		NOACS	Novos anticoagulantes orais
MAV	Malformação arteriovenosa	NORD	National Organization for Rare Disorders

NOTIVISA	Notificações em Vigilância Sanitária
NP	Nódulo pulmonar
NP	Nutrição parenteral
NPO	Nada por via oral (do latim *nil per os*)
NPS	Nódulo pulmonar sólido
NPT	Nutrição parenteral total
NRS	Do inglês *Nutritional Risk Screening*
NT	Nefrotoxicidade
NTA	Necrose tubular aguda
NT-proBNP	Fragmento N-terminal pro-BNP
NVP	Nevirapina
NVPO	Náuseas e vômitos no pós-operatório
NYHA	New York Heart Association

O

O_2	Oxigênio
OEDA	Otite externa difusa aguda
OMA	Otite média aguda
OMC	Otite média crônica
OME	Otite média com efusão
OMR	Otite média aguda recorrente
OMS	Organização Mundial da Saúde

P

P	Fósforo
PAAF	Punção aspirativa com agulha fina
PAC	Pneumonia adquirida na comunidade
PAF	Polipose adenomatosa familiar
PAM	Pressão arterial média
PAS	Pressão arterial sistólica
PAV	Pneumonia associada à ventilação
PAVM	Pneumonia associada à ventilação mecânica
PBE	Peritonite bacteriana espontânea
PCDT	Protocolos clínicos e diretrizes terapêuticas
PCR	Reação em cadeia da polimerase (do inglês *polymerase chain reaction*)
PCT	Procalcitonina
PCV	Ventilação com pressão-controlada a volume
PD-1	Do inglês *programmed cell death 1*
PD-L1	Do inglês *PD ligand 1*
PEEC	Janela paraesternal de eixo curto
PEEL	Janela cardíaca paraesternal de eixo longo
PEEP	Pressão positiva ao final da expiração (do inglês *positive end-expiratory pressure*)
PERC	Do inglês *pulmonary embolism rule-out criteria*
PESI	Índice de gravidade da embolia pulmonar
PET-CT	Tomografia computadozirada por emissão de pósitrons acoplada à tomografia computadorizada
PFC	Plasma fresco congelado
PFP	Paralisia facial periférica
PGD	Diagnóstico genético pré-implantacional (do inglês *preimplantation genetic diagnosis*)
PGS	Rastreamento genético pré-implantacional (do inglês *preimplantation genetic screening*)
PH	Pneumonite de hipersensibilidade
PIC	Pressão intracraniana
PINE	Pneumonia intersticial não específica
PIOPED	Do inglês *Prospective Investigation of Pulmonary Embolism Diagnosis*
PISA-PED	Do inglês *Prospective Investigative Study of Acute Pulmonary Embolism Diagnosis*
PIU	Pneumonia intersticial usual
PK/PD	Farmacocinética/farmacodinâmica (do inglês *pharmacokinetic/pharmacodynamic*)
PMAP	Pressão média da artéria pulmonar
PMN	Polimorfonucleares
POC	Pneumonite organizante criptogênica
PPD	Derivado proteico purificado (do inglês *purified protein derivation*)/teste de Mantoux
PPN	Probabilidade pós-teste negativo
PPP	Probabilidade pós-teste positivo
PPVE	Parede posterior do ventrículo esquerdo
PS	Índice de desempenho (do inglês *perfomance status*)
PSAP	Pressão sistólica da artéria pulmonar
PSP	Paralisia supranuclear progressiva
PSV	Pressão de suporte a volume
PTC	Perfusão por tomografia computadorizada
PTH	Paratormônio
PTHrP	Peptídeo relacionado ao paratormônio (do inglês *parathyroid hormone-related peptide*)
PTI	Púrpura trombocitopênica imune
PTT	Púrpura trombocitopênica trombótica
PTX	Pneumotórax
PV	Policitemia vera
PVC	Pressão venosa central

Q

QALY	Do inglês *quality-adjusted life years* – anos de vida ajustados por qualidade
QR	Quociente respiratório
QT	Quimioterapia

R

R	Rifampicina
RA	Risco atribuível
RAL	Raltegravir
RANK-L	Receptor ativador do fator nuclear kappa B
RAP	Risco atribuível na população
RAR	Redução absoluta do risco ou benefício absoluto
RASS	Do inglês *Richmond Agitation-Sedation Scale*
RC	Razão de chances
RCRI	Índice de risco cardíaco revisado
RCUI	Retocolite ulcerativa inespecífica
RD	Retinopatia diabética
RDC	Resolução da Diretoria Colegiada (Anvisa)
RHIG	Imunoglobulina Rh
RM	Ressonância magnética
RNA	Anti-ácido ribonucleico
ROTEM	Monitoração *point of care* com tromboelastograma (do inglês *rotational thromboelastometry*)
RP	Razão de prevalências
RR	Ressangramento
RR	Risco relativo
RRR	Redução relativa do risco ou benefício relativo
RS	Rinossinusite
RSA	Rinossinusite aguda
RSC	Rinossinusite crônica

RSR	Rinossinusite recorrente		STOPP	Do inglês *Screening Tool of Older Person's Prescriptions*)
RT	Radioterapia			
rtPA	Terapia trombolítica		SUS	Sistema Único de Saúde
RT-PCR	Reação em cadeia da polimerase em tempo real		SVA	Síndrome vestibular aguda
RTV	Ritonavir		SVD	Sonda vesical de demora
			SX	Janela subxifoide

S

T

SAHOS	Síndrome da apneia-hipopneia obstrutiva do sono		Tac	Tempo de aceleração do fluxo pulmonar
SAMPE	Serviço de Anestesia e Medicina Periopertória do Hospital de Clínicas de Porto Alegre		TAF	Tenofovir alafenamida
			TARV	Terapia antirretroviral
SARA	Síndrome da angústia respiratória aguda		TAVI	Tratamento percutâneo de estenose aórtica
SARS	Síndrome respiratória aguda grave		TB	Tuberculose
SBRT	Do inglês *stereotactic body radiation therapy*		TC	Tomografia computadorizada
SC	Via subcutânea		TC6	Teste de caminhada de 6 min
SCA	Síndrome coronariana aguda		TCAR	Tomografia computadorizada de tórax com cortes de alta resolução
SCACSST	Síndrome coronariana aguda com supradesnivelamento do segmento ST			
			TCE	Trauma craniencefálico
SCCM	Society of Critical Care Medicine		TCHI	Testes cutâneos de hipersensibilidade imediata
SCQ	Superfície corporal queimada		TCTH	Transplante de células-tronco hematopoéticas
SDHEA	Sulfato de desidroepiandrosterona		TDF	Tenofovir
SDRA	Síndrome do desconforto respiratório agudo		TDO	Tratamento diretamente observado
SERM	Do inglês *Selective Estrogen Receptor Modulator*		TE	Teste de esforço
SF	Solução fisiológica		TE	Trombocitemia essencial
SF-MPQ-2	Questionário de dor de Mcgill		TEG	Tromboelastografia
SG	Soro glicosado		TEP	Tromboembolia pulmonar
SGLT2	Inibidores do cotransportador de sódio-glicose (do inglês *sodium-glucose cotransporter 2*)		TEPT	Transtorno de estresse pós-traumático
			TET	Tubo endotraqueal
			TEV	Tromboembolia venosa
SHBG	Globulina ligadora de hormônio sexual (do inglês *sex hormone-binding globulin*)		TFG	Taxa de filtração glomerular
			TGF-β	Fator de transformação do crescimento β (do inglês *transforming growth factor beta*)
SHEA	Society for Healthcare Epidemiology of America			
SHU	Síndrome hemolítico-urêmica		TGI	Trato gastrintestinal
SIADH	Síndrome da secreção inapropriada de hormônio antidiurético (do inglês *syndrome of inappropriate antidiuretic hormone secretion*)		TGO	Transaminase glutâmico oxalacética
			TGP	Transaminase glutâmico pirúvica
			TIBC	Do inglês *total iron binding capacity*
			TIMI	Thrombolysis in Myocardial Infarction Study Group
SII	Síndrome do intestino irritável			
SIM	Sistema de Informações de Mortalidade		TIPS	*Shunt* portossistêmico intra-hepático via transjugular
SIRS	Síndrome da resposta inflamatória sistêmica			
SIV	Septo interventricular		TI-RADS	Do inglês *Thyroid Imaging, Reporting and Data System*
SLF	Síndrome de Li-Fraumeni			
SLT	Síndrome da lise tumoral		TMB	Carga mutacional (do inglês *tumor mutational burden*)
SMDS	Síndromes mielodisplásicas			
SMX/TMP	Sulfametoxazol+trimetoprima		TMO	Transplante de medula óssea
SN	Síndrome nefrótica		TNM	Padrão de estadiamento tumoral (tamanho do tumor, envolvimento linfonodal, metástase à distância)
SNC	Sistema nervoso central			
SNE	Sonda nasoenteral			
SOE	Sonda oroenteral		TNPS	Terapia nutricional parenteral suplementar
SOFA	Do inglês *Sequential Organ Failure Assessment Score*		TOC	Transtorno obsessivo-compulsivo
			TOT	Tubo ototraqueal
SOP	Síndrome dos ovários policísticos		TOTG	Teste oral de tolerância à glicose
SPECT	Tomografia por emissão de fóton único (do inglês *single photon emission computed tomography*)		TP	Tempo de protrombina
			TPO	Anticorpos antitireoperoxidase
SPHC	Síndrome de predisposição hereditária ao câncer		TPV	Tipranavir
SPJ	Síndrome de Peutz-Jeghers		TRH	Hormônio liberador de tireotrofina (do inglês *thyrotropin-releasing hormone*)
SRPA	Sala de recuperação pós-anestésica			
SS	Síndrome de Sjögren		TRS	Terapia renal substitutiva
SSJ	Síndrome de Stevens-Johnson		TS	Tempo de sangramento
START	Do inglês *screening tool to alert doctors to right treatment*)		TSH	Hormônio estimulante da tireoide, também conhecido como hormônio tireoestimulante ou tireotrofina (do inglês *thyroid-stimulating hormone*)
STIR	Imagens com saturação de gordura			

TSHoma	Adenoma hipofisário produtor de TSH		**VE**	Ventrículo esquerdo
TSV	Taquicardia supraventricular		**VEF1**	Volume expiratório forçado no primeiro segundo
TT	Tempo de trombina			
TTPa	Tempo de tromboplastina parcial ativada		**VEGF**	Do inglês *vascular endotelial growth factor*
TUG	Teste *timed up and go*		**VILI**	Lesão pulmonar induzida pela ventilação mecânica (do inglês *ventilation-induced lung injury*)
TV	Taquicardia ventricular			
TVC	Trombose venosa cerebral		**VM**	Velocidade de marcha
TVP	Trombose venosa profunda		**VNI**	Ventilação não invasiva
TVS	Taquicardias ventriculares		**VO**	Via oral
			VPN	Valor preditivo negativo

U

UH	Unidades de Hounsfield
UICC	International Union for Cancer Control
US	Ultrassonografia
USE	Ultrassonografia endoscópica
UST	Ultrassonografia de tórax
UTI	Unidade de terapia intensiva

VPP	Valor preditivo positivo
VPPB	Vertigem posicional paroxística benigna
VR	Via retal
VR	Volume residual
VRE	Enterococo resistente à vancomicina (do inglês *vancomycin-resistant enterococci*)
VSG	Velocidade de sedimentação globular
VSVE	Via de saída do ventrículo esquerdo
VVM	Ventilação voluntária máxima
VVZ	Vírus varicela-zóster

V

V/Q	Relação ventilação/perfusão
VA	Volume alveolar
VAS	Vias aéreas superiores
VCM	Volume corpuscular médio
VCV	Ventilação assisto-controlada a volume
VD	Ventrículo direito
VDRL	Do inglês *veneral disease research laboratory*

X

XDR	Tuberculose extensivamente resistente

Z

ZDV	Zidovudina

► CAPÍTULO 1 ◄

ANAMNESE E EXAME FÍSICO

STEPHEN DORAL STEFANI ◄
ELVINO BARROS ◄

► Anamnese 1
  ▪ Revisão de sistemas 1
  ▪ História médica pregressa 1
  ▪ Exame físico 1

A anamnese e o exame físico são instrumentos preciosos na prática da medicina. Com frequência, são suficientes para definir o diagnóstico e o manejo do caso. O registro das informações, de forma clara e ordenada, é tão importante quanto interrogar e examinar o paciente.

Existem vários métodos para organizar o registro da anamnese e do exame físico, sendo que cada médico cria, no decorrer do tempo, o seu estilo.

O objetivo deste capítulo é apresentar um roteiro que auxilie na organização desse registro. Em cada situação clínica, deve-se fazer uma abordagem diferente, mas, em linhas gerais, o uso de um modelo é um facilitador, a fim de que itens sejam lembrados e registrados de maneira adequada.

► ANAMNESE

IDENTIFICAÇÃO ► Nome completo, idade e data de nascimento, sexo, raça, local de nascimento, procedência, religião e profissão.

QUEIXA PRINCIPAL ► Motivo da consulta e/ou da internação hospitalar.

HISTÓRIA DA DOENÇA ATUAL ► Momento e modo de início das características dos sinais e sintomas presentes, evolução clínica e acontecimentos relacionados, outros sintomas do sistema envolvido (e sua cronologia), situação atual dos sintomas.

■ REVISÃO DE SISTEMAS

SINTOMAS GERAIS ► Febre, calafrios, sudorese, alterações de peso, astenia, anorexia, dor.

PELE E ANEXOS ► Surgimento e modificação de lesões cutâneas ou anexos, edema.

SISTEMA CIRCULATÓRIO E RESPIRATÓRIO ► Dor torácica (localização, caráter, duração, intensidade, irradiação, fatores de alívio e piora), palpitação (situação em que ocorre, duração), dispneia (situação em que ocorre, intensidade, tosse (seca ou produtiva, características da expectoração), hemoptise (frequência, quantidade).

SISTEMA DIGESTORIO ► Disfagia ou odinofagia, dor abdominal (incluindo local exato da dor, intensidade, fatores de alívio e piora, irradiações), hábito intestinal (número de evacuações e característica das fezes), sangramentos.

SISTEMA URINÁRIO E GENITAL ► Número de micções, volume urinário, disúria, hematúria, noctúria, impotência sexual, perda da libido, dispareunia.

SISTEMA LOCOMOTOR ► Motilidade, artralgias, edema localizado, capacidade física comparada com a de pessoas de sua idade (claudicação, mialgia, fraqueza ou câimbras).

SISTEMA NERVOSO ► Cefaleia, visão (incluindo acuidade, diplopia), tonturas, vertigens, desmaios ou quedas, tremores, parestesias ou déficits motores focais, disartrias e afasias.

■ HISTÓRIA MÉDICA PREGRESSA

ANTECEDENTES FISIOLÓGICOS ► Nascimento, desenvolvimento, antecedentes gineco-obstétricos (menarca, início das relações sexuais e número de parceiros, características e desfechos das gestações, menopausa).

ANTECEDENTES PATOLÓGICOS ► Doenças na infância, internações, cirurgias ou traumatismos no passado, alergias, doenças crônicas, uso de medicações (duração, posologia).

HISTÓRIA MÉDICA FAMILIAR ► Condição de saúde dos pais e irmãos (se falecidos, motivo e idade), doenças crônicas ou sintomas semelhantes aos do paciente na família.

PERFIL PSICOSSOCIAL ► Condição cultural (escolaridade e ocupações), condição socioeconômica (moradia, higiene, renda aproximada, relações familiares e sociais). Uso de cigarro, consumo de bebidas alcoólicas, comportamentos de risco e outros itens de revisão sistemática, vitais para o entendimento da história, devem obrigatoriamente fazer parte da história da doença atual.

■ EXAME FÍSICO

ASPECTO GERAL ► Estado geral bom, regular ou mau, estado nutricional, hidratação, alterações de cor (pálido, cianótico, ictérico); fácies (normal ou específica de alguma doença).

NÍVEL DO SENSÓRIO ► Alerta, torporoso, coma, orientação no tempo e no espaço.

MASSA CORPORAL ▶ Peso, altura, índice de massa corporal (peso/altura^2).

EXAME DA PELE ▶ Características das lesões elementares e dos anexos (distribuição de pelos, características dos cabelos, unhas).

OROSCOPIA ▶ Examinar dentes, gengiva, língua, orofaringe.

TIREOIDE ▶ Verificar tamanho, textura, presença de nódulos e suas características.

ADENOPATIAS ▶ Examinar os linfonodos cervicais, axilares, supraclaviculares, epitrocleares, inguinais, bem como a mobilidade cervical.

EXAME DAS MAMAS ▶ Verificar se há nódulos ou retrações.

CARDIOVASCULAR ▶

- **Pulsos:** carotídeo, radial, braquial, femoral, poplíteo, tibial posterior e pedioso, caracterizando frequência, ritmo, simetria e intensidade (classificados de 0-4+). Verificar sopros carotídeos. Determinar intensidade e caráter de pulso venoso jugular, com paciente em 45°, e refluxo hepatojugular.
- **Íctus:** em geral palpável no 5º espaço intercostal e na linha hemiclavicular esquerda, compreendendo duas polpas digitais, algumas vezes visível. Frêmitos ou impulsão paraesternal.
- **Ausculta:** auscultar focos da valva mitral (no íctus), tricúspide (borda esternal esquerda), aórtico e pulmonar (2º espaço intercostal e borda esternal direita e esquerda, respectivamente). Identificar B1 (representa fechamento das valvas mitral e tricúspide), B2 (fechamento das valvas aórtica e pulmonar), B3 (enchimento ventricular rápido) e B4 (contração atrial e distensão da parede ventricular na diástole). Identificar sopros, incluindo foco de origem e intensidade máxima (+ a 6+), tipo (**Quadro 1.1**), irradiação (axila, pescoço, outros focos). Atenção para atrito pericárdico. Definir frequência e ritmo cardíacos.
- **Pressão arterial:** descrever o braço usado na medida e a posição do paciente.

RESPIRATÓRIO ▶ Definir a frequência respiratória, o padrão (normal, Cheyne-Stokes, Biot, Kussmaul) (**Quadro 1.2**), o tipo (torácico, abdominal), a presença de sinais de sofrimento (batimento de asa do nariz, tiragem intercostal). Verificar

QUADRO 1.1 ▶ ACHADOS NO EXAME CARDIOVASCULAR E SUAS POSSÍVEIS CAUSAS

ANORMALIDADES	CAUSAS
PULSOS	
Parvus et tardus	Insuficiência cardíaca, hipovolemia, estenose aórtica
Martelo d'água	Insuficiência aórtica, arteriosclerose, hipertireoidismo
Bisferiens	Insuficiência aórtica grave, miocardiopatia hipertrófica
Alternante	Insuficiência ventricular esquerda
Bigeminado	Extrassístoles
Paradoxal	Tamponamento cardíaco, pericardite constritiva, enfisema
B1	
Hiperfonese	Estenose mitral, intervalo PR curto
Hipofonese	Estenose mitral grave, bloqueio atrioventricular de 1º grau, insuficiência cardíaca, miocardiopatia
Intensidade variável	Bloqueio atrioventricular de 3º grau, fibrilação atrial, dissociação atrioventricular
Desdobramento	Bloqueio de ramo direito
B2	
Hiperfonese de A2	Hipertensão arterial sistêmica
Hipofonese de A2	Estenose aórtica calcificada
Hiperfonese de P2	Hipertensão arterial pulmonar, congestão pulmonar, comunicação interatrial
Hipofonese de P2	Estenose pulmonar
Desdobramento amplo	Estenose pulmonar, bloqueio de ramo direito, insuficiência mitral
Desdobramento fixo	Comunicação interatrial
Desdobramento paradoxal	Bloqueio de ramo esquerdo, estenose aórtica

(*Continua*)

QUADRO 1.1 ▶ ACHADOS NO EXAME CARDIOVASCULAR E SUAS POSSÍVEIS CAUSAS (Continuação)

ANORMALIDADES	CAUSAS
SOPROS	
Sistólicos	
Mesossistólico	Estenose aórtica ou pulmonar, miocardiopatia hipertrófica, valva aórtica bicúspide, arteriosclerose, insuficiência mitral
Pansistólico	Insuficiência mitral ou tricúspide (sopro de Rivero-Carvalho), comunicação interventricular
Telessistólico	Prolapso da valva mitral
Diastólicos	
Protodiastólico	Insuficiência aórtica (sopro de Austin-Flint) ou tricúspide (sopro de Graham-Steel)
Ruflar diastólico	Estenose mitral ou tricúspide
Componente sistólico e diastólico	
Contínuo	Persistência do canal arterial
OUTROS RUÍDOS	
B3	Insuficiência cardíaca, insuficiência mitral e tricúspide
B4	Cardiopatia hipertensiva, estenose aórtica ou pulmonar, miocardiopatia hipertrófica, cardiopatia isquêmica, hipertensão arterial pulmonar
Estalido de ejeção	Estenose aórtica ou pulmonar congênita, valva aórtica bicúspide
Estalido sistólico	Prolapso da valva mitral de não ejeção
Estalido de abertura diastólico	Estenose mitral ou tricúspide
Atrito pericárdico	Pericardite, infarto agudo do miocárdio

QUADRO 1.2 ▶ DESCRIÇÃO DOS PADRÕES RESPIRATÓRIOS

PADRÃO	DESCRIÇÃO	IMPLICAÇÕES	
Normal	Frequência de 12-20/min. A expansão deve ser bilateralmente simétrica, de modo regular e sem dificuldade	Relação da frequência respiratória e cardíaca é aproximadamente de 1:4	∼∼∼∼∼
Cheyne-Stokes	Padrão regular de hiperventilação intercalado com apneia. A apneia é seguida por uma sequência em crescendo/decrescendo	No período de apneia, ocorre excesso de dióxido de carbono estimulando o centro respiratório a iniciar os movimentos respiratórios e diminuindo o dióxido no sangue	
Biot	Inspirações rápidas e curtas seguidas por períodos regulares ou irregulares de apneia	Sinal clínico indica prognóstico reservado ou grave comprometimento cerebral	
Kussmaul	Padrão respiratório de hiperventilação, profundo, rápido e trabalhoso	Associado a acidose metabólica, especialmente nos pacientes com cetoacidose diabética e naqueles com insuficiência renal	

expansibilidade (simetria), frêmito toracovocal (simetria), percussão (som claro pulmonar, timpanismo, submacicez, macicez). Determinar a qualidade dos sons respiratórios à ausculta (normal, ausente, bronquial) e a presença de ruídos adventícios (sibilos, crepitantes, roncos, sopro tubário ou atrito pleural) (Quadro 1.3).

ABDOME ▶ Descrever a forma (plano, escavado, em avental, globoso), cicatrizes, hérnias, movimentos. Identificar a presença de ruídos hidroaéreos ou sopros (aórtico, renal). Realizar palpação superficial (descrevendo pontos dolorosos ou saliências identificadas) e palpação profunda (descrevendo tamanho e textura do fígado, com ajuda da percussão, e a presença de outros órgãos palpáveis). Usar posição de Schuster para palpação do baço (normalmente impalpável). Pesquisar sinais de ascite (macicez móvel, piparote).

TOQUE RETAL ▶ O toque retal é importante para a pesquisa de massas e sinais de sangramento. Descrever o tamanho da próstata.

EXTREMIDADES ▶ Nas extremidades, pesquisar edema (local e intensidade), mobilidade ou sinais inflamatórios. Descrever a presença de veias varicosas ou sinais de insuficiência vascular.

EXAME NEUROLÓGICO ▶ Ver também Capítulo 12, Geriatria.

- Analisar tônus e trofismo, equilíbrio estático (sinal de Romberg), equilíbrio dinâmico e marcha.
- Força:
  - **0:** plegia.
  - **I:** apenas contração muscular.
  - **II:** mobiliza articulação, mas não vence gravidade.
  - **III:** vence gravidade, mas não vence resistência.
  - **IV:** vence pequena resistência.
  - **V:** força normal.
- Metria e disdiadococinesia.
- Reflexos profundos: bicipital, tricipital, estilorradial, patelar, aquileu; intensidade (+ hiporreflexia, ++ reflexos normais, +++ reflexos vivos e ++++ hiper-reflexia) e simetria.
- Reflexo cutaneoplantar: flexor plantar ou extensor plantar (sinal de Babinski presente).
- Reflexos primitivos.
- Sensibilidade tátil, dolorosa e proprioceptiva, comparando pontos distintos.
- Cognição: minimental.
- Nervos cranianos:
  - **I.** Olfatório: avaliar separadamente cada narina.
  - **II.** Óptico: campo visual, acuidade visual.
  - **III, IV e VI.** Oculomotor, troclear e abducente: pupilas (normalmente isocóricas e fotorreagentes), motricidade extrínseca dos olhos, presença de ptose.
  - **V.** Trigêmeo: musculatura da mastigação e sensibilidade da face.
  - **VII.** Facial: motricidade da mímica e sensibilidade especial do terço anterior da língua.
  - **VIII.** Vestibulococlear: acuidade auditiva e equilíbrio (provas de Rinne e Weber).
  - **IX e X.** Glossofaríngeo e vago: sensibilidade especial dos dois terços posteriores da língua, motricidade do palato e reflexo do vômito.

QUADRO 1.3 ▶ ACHADOS NO EXAME PULMONAR E SUAS POSSÍVEIS CAUSAS

ANORMALIDADES	CAUSAS
PERCUSSÃO	
Macicez	Derrame pleural, insuficiência cardíaca
Submacicez	Pneumonia lobar, atelectasia, hemotórax, derrame pleural, tumor, fibrose, empiema, infarto pulmonar
Hipersonoridade	Enfisema pulmonar, pneumotórax, tuberculose
Timpanismo	Grande pneumotórax, enfisema pulmonar
RUÍDOS ADVENTÍCIOS	
Pulmonares	
Crepitantes finos	Insuficiência cardíaca, fibrose, bronquite, bronquiectasia, atelectasia
Crepitantes bolhosos	Fibrose, pneumonite, pneumonia lobar ou intersticial, bronquite crônica
Sibilos	Asma, doença pulmonar obstrutiva crônica
Roncos	Bronquite aguda, doença pulmonar obstrutiva crônica, tumor, corpo estranho
Estridor	Obstrução parcial da laringe ou da traqueia, crupe
Pleurais	
Atrito pleural	Inflamação das pleuras
Sopro tubário	Consolidação pulmonar

Fonte: Adaptado de Barros e colaboradores.[1]

- **XI.** Acessório: motricidade do esternocleidomastóideo e do trapézio.
- **XII.** Hipoglosso: motricidade da língua.

Pesquisar:

- Sinais de irritação meníngea (rigidez de nuca, Kernig, Brudzinski e Levinson) e irritação radicular (Lasègue).
- Fundo de olho: descrever o aspecto da retina, da papila e dos vasos. Informações adicionais sobre exame de fundo de olho podem ser obtidas por meio do *QR Code* ao lado.

▶ REFERÊNCIA

1. Barros E, Albuquerque G, Pinheiro C, Czepielewski M. Exame clínico: consulta rápida. Porto Alegre: Artmed; 2013.

▶ LEITURAS RECOMENDADAS

Epstein O, Perkin GD, Bono DP, Cookson J. Exame clínico. 2. ed. Porto Alegre: Artmed; 1998.

Mangione S. Segredos em diagnóstico físico: respostas necessárias ao dia a dia em rounds, na clínica, em exames orais e escritos. Porto Alegre: Artmed; 2001.

Rosa AAA, Soares JLF, Barros E. Sintomas e sinais: consulta rápida. 2. ed. Porto Alegre: Artmed; 2019.

CAPÍTULO 2

AVALIAÇÃO POR IMAGEM À BEIRA DO LEITO

MARCUS G. BASTOS
ANA LUISA SILVEIRA VIEIRA
JOSÉ M. PAZELI JR.

- Ultrassonografia *point of care* na avaliação do trato urinário 7
- Ultrassonografia *point of care* na avaliação do tórax ... 8
  - Diagnóstico ultrassonográfico do pneumotórax......... 8
  - Diagnóstico ultrassonográfico da congestão pulmonar 9
  - Diagnóstico ultrassonográfico do derrame pleural 9
- Ultrassonografia *point of care* na avaliação do coração 10
  - Avaliação ultrassonográfica qualitativa do coração 10
    - Hipertrofia do ventrículo esquerdo 10
    - Disfunção sistólica do ventrículo esquerdo 10
    - Disfunção diastólica 11
    - Derrame pericárdico e tamponamento cardíaco.... 11

A ultrassonografia (US) à beira do leito, também denominada *point of care* (POCUS, do inglês *point of care ultrasound*) é aquela feita pelo médico-assistente para obtenção de respostas tipo "sim" ou "não", com o objetivo de incorporar imediatamente a informação obtida no raciocínio clínico para restringir as possibilidades diagnósticas, bem como orientar a realização de procedimentos, a fim de trazer mais segurança a estes.[1]

As imagens ultrassonográficas podem ser geradas nos modos B (ou 2D), M, ou de "movimento", nos diferentes modos de Doppler, *speckle tracking*, uso de contraste e visualização por 3D. Contudo, na maioria das vezes, na POCUS, a técnica utilizada é a 2D.

Para a obtenção de uma boa imagem na US, na maioria dos estudos de interesse do clínico, são necessários três conhecimentos básicos:[2]

1. **Escolher corretamente o transdutor, ou sonda de ultrassom:** com relação ao transdutor, quanto maior a frequência, maior a resolução da imagem e menor a penetração das ondas no organismo. Os transdutores de alta frequência são utilizados para o estudo e os procedimentos em estruturas superficiais. Quanto maior o comprimento da onda, maior a penetração no organismo e menor a qualidade da imagem. Os transdutores com grande comprimento de onda (convexo ou setorial) possibilitam o estudo e os procedimentos nas estruturas anatômicas profundas.

2. **Adequar o ganho de imagem:** o ganho de imagem refere-se ao sinal das ondas de ultrassom refletidas do organismo e captadas pelo transdutor. Um ganho de imagem muito alto ou muito baixo determina uma imagem muito clara ou muito escura, respectivamente.

3. **Ajustar a profundidade da imagem:** ao se ajustar a máquina de ultrassom para profundidade, é essencial que se centralize a imagem de interesse no monitor do aparelho.

A avaliação ultrassonográfica é realizada em três planos de estudo: sagital, transversal e coronal. Para a orientação da imagem nos diferentes planos, é importante posicionar o transdutor com o seu indicador apontado para a cabeça (planos sagital e coronal) e para a direita do paciente (plano transversal).

A aparência de uma determinada imagem à US 2D depende da impedância acústica. Estruturas com baixa impedância acústica (sangue ou líquido livre em cavidades) apresentam cor escura e são denominadas anecoicas. Estruturas com grande impedância acústica, como os ossos, aparecem brancas e são chamadas hiperecoicas. Os órgãos sólidos (p. ex., os rins, o fígado e o baço) aparecem com cor cinza e se denominam hipoecoicos. Os ossos e o ar (também hiperecoicos) geram artefatos denominados sombra acústica e constituem barreiras à US.

Para mais informações sobre a formação da imagem ultrassonográfica, ver Capítulo 4.2, Ultrassonografia.

A seguir, apresenta-se o uso da POCUS como extensão do exame físico na avaliação do trato urinário, do pulmão e do coração.

► ULTRASSONOGRAFIA *POINT OF CARE* NA AVALIAÇÃO DO TRATO URINÁRIO

Realizar US dos rins e da bexiga é relativamente fácil e permite ao clínico estender o seu exame físico. Para sua avaliação, utiliza-se a sonda convexa ou setorial. Idealmente, posiciona-se o paciente em decúbito dorsal, e a abordagem aos rins é realizada nos planos coronal e transverso.

O rim apresenta forma de feijão, com uma parte central hiperecoica, que corresponde ao sistema coletor colapsado e à gordura medular, a qual é circundada pelas pirâmides anecoicas, pelo córtex hipoecoico e, mais externamente, pela cápsula renal hiperecoica. O rim direito é visualizado no quadrante superior direito do abdome, e o esquerdo, no quadrante superior esquerdo. O rim direito é profundo e caudal relativamente ao fígado. O rim esquerdo é mais superior e posterior, utilizando-se o baço como janela acústica. É importante sempre avaliar os rins nos planos sagital e transversal.

O interesse do clínico pelo uso da POCUS no sistema urinário envolve duas condições clínicas frequentes e importantes: a hidronefrose e a retenção urinária.

A hidronefrose (**Fig. 2.1**) é a distensão do sistema coletor (pelve e cálices) e indica obstrução urinária, sendo uma condição clínica frequente nos serviços de urgência médica em pacientes com dor abdominal ou nos flancos.

Em tal contexto, a POCUS se apresenta como propedêutica essencial, pois facilita o diagnóstico imediato da hidronefrose. O estado de hidratação é importante na avaliação da hidronefrose, a qual pode não ser identificada em pacientes desidratados.

As principais vantagens da realização da POCUS em pacientes com suspeita de hidronefrose são diminuir o tempo de obstrução renal; auxiliar na avaliação do grau de obstrução urinária; excluir outras doenças mais graves, como aneurisma de aorta abdominal; e possibilitar o diagnóstico de hidronefrose com segurança em mulheres grávidas e crianças.[3]

A retenção urinária (por obstrução infravesical ou bexiga neuropática) também se constitui em uma condição clínica frequente nos serviços de urgência médica, com alto potencial de avaliação pelo médico-assistente. Uma vez identificada, a bexiga pode ser avaliada para retenção urinária, presença de urina antes da sondagem uretral em crianças e determinação do volume urinário pós-miccional. A bexiga é avaliada no plano transversal e longitudinal. O volume urinário aproximado, em centímetros cúbicos, pode ser determinado a partir das dimensões da bexiga por meio da seguinte fórmula: comprimento (cm) $\times$ largura (cm) $\times$ altura (cm) $\times$ 0,52.[4]

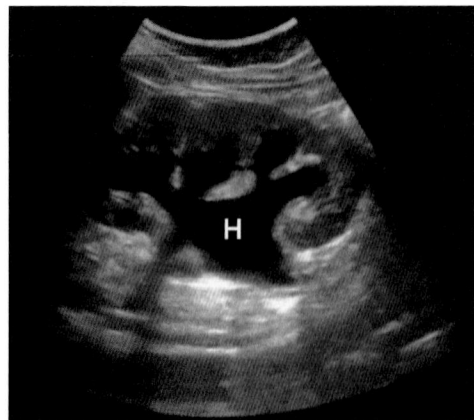

FIGURA 2.1 ▶ **HIDRONEFROSE.** // H, hidronefrose, imagem anecoica ocupando o hilo renal, normalmente hiperecoico.

▶ ULTRASSONOGRAFIA *POINT OF CARE* NA AVALIAÇÃO DO TÓRAX

US de tórax (UST) é o termo usado para englobar a avaliação ultrassonográfica tanto da pleura quanto do pulmão.[5] O estudo ultrassonográfico do pulmão e da pleura é realizado no modo B, ao passo que o modo M e a avaliação com Doppler raras vezes são necessários. Podem ser utilizados os transdutores linear, convexo ou setorial (ou cardíaco).

O transdutor deve ser posicionado com a marca de identificação voltada para cima (plano sagital). Nesse plano de estudo, é gerada a imagem artefatual da sombra acústica da costela superior e da inferior.[5] As pleuras parietal e visceral são visualizadas como uma linha horizontal hiperecogênica, brilhante e cintilante, identificadas a partir da borda inferior das costelas, e entre elas. O movimento da linha pleural, denominado deslizamento pleural, ou *lung sliding*, representa o deslizamento da pleura visceral contra a pleura parietal e coincide com os ciclos respiratórios. A pleura, por sua vez, funciona como um espelho, de forma que a imagem gerada inferiormente a ela é, na realidade, o espelhamento da parede torácica, essa sim real e localizada acima da linha pleural.[6]

A outra imagem observada em pulmão aerado é o artefato de reverberação denominado linha A. As linhas A são linhas horizontais hiperecoicas, paralelas e em intervalos equidistantes umas das outras que correspondem à distância entre a superfície da pele e a linha pleural.[5,6] Quando combinadas com o deslizamento pleural, as linhas A representam um sinal de conteúdo de ar normal ou excessivo no espaço alveolar (p. ex., na asma e no enfisema).

O outro artefato que pode ser observado à UST são as linhas B, ou "caudas de cometas". As linhas B são linhas verticais hiperecoicas que se originam na linha pleural, com aspecto semelhante a raio *laser*, que se movem sincronicamente com a respiração, estendem-se até a parte inferior da tela do ultrassom e apagam as linhas A (**Fig. 2.2**).

Nas bases do pulmão, ao nível dos quadrantes superiores direito e esquerdo do abdome, observa-se o artefato denominado "imagem em espelho". É um artefato visto quando uma superfície altamente refletora, como o diafragma, encontra-se no trajeto das ondas sonoras. A "imagem em espelho" do fígado ou do baço, em geral, é mais hipoecoica e borrada do que a estrutura original.

■ DIAGNÓSTICO ULTRASSONOGRÁFICO DO PNEUMOTÓRAX

Os acessos venosos centrais, particularmente através das veias subclávia e jugular interna, costumam ser realizados nas unidades de urgência e de tratamento intensivo. Nesse contexto, a avaliação ultrassonográfica é extremamente útil, afastando ou confirmando, à beira do leito, o diagnóstico de pneumotórax (PTX), além de apresentar sensibilidade e especificidade superiores às da radiografia torácica.[5,6]

A observação de deslizamento pleural e linhas B exclui o diagnóstico de PTX. Porém, a ausência do deslizamento pleural é compatível com o diagnóstico de PTX, pois pode ocorrer em outras

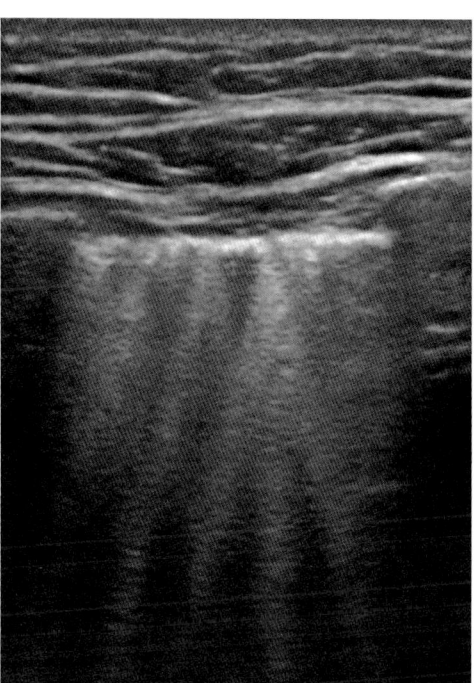

FIGURA 2.2 ▶ LINHAS B. // As linhas B são artefatos verticais hiperecoicos que se originam na linha pleural, movem-se sincronicamente com a respiração, estendem-se até a parte inferior da tela do ultrassom e apagam as linhas A.

condições clínicas (p. ex., intubação seletiva, trauma pulmonar seguido de aderência pleural, entre outros).

A necessidade absoluta de utilização do modo M no diagnóstico do PTX é discutida. No PTX, a imagem normal de "código de barras" (correspondente à imagem da pele até a pleura) e "areia de praia" (pulmão em movimento) acima e abaixo da linha pleural, respectivamente, é substituída por padrão único "código de barras".

O sinal mais específico no diagnóstico do PTX é a presença do ponto pulmonar observado à US, no modo B. Esse sinal corresponde à interface entre a presença e a ausência do deslizamento pulmonar normal e, quando identificado, confirma o diagnóstico de PTX com 100% de especificidade, porém com sensibilidade de apenas 66%.[7]

■ DIAGNÓSTICO ULTRASSONOGRÁFICO DA CONGESTÃO PULMONAR

A UST constitui um método propedêutico simples e rápido de avaliação da presença de líquido pulmonar extravascular (LPEV). O LPEV está relacionado com o grau de edema pulmonar, sendo resultado das variações de pressão hidrostática e de permeabilidade capilar pulmonar, em situações de edema congestivo ou inflamatório. No paciente em posição supina e com o transdutor orientado longitudinalmente entre duas costelas, a visualização de ≥ 3 linhas B em > 4 quadrantes torácicos (anterior-superior, anterior-basal, lateral-superior e lateral-basal, bilateralmente)

apresenta sensibilidade de 100% e especificidade de 70% para prever a ocorrência de LPEV.[5-7]

Um aspecto muito importante e interessante sobre as linhas B como marcador de LPEV é a velocidade de seu aparecimento ou desaparecimento em diferentes circunstâncias clínicas. Em pacientes hipervolêmicos em tratamento hemodialítico e submetidos à UST, antes, durante e depois da sessão de 4 h de diálise, foi mostrado que a quantidade de linhas B diminuiu ao longo do processo de ultrafiltração e se correlaciona com a quantidade de água removida.[8]

A monitoração das linhas B, na UST, também é útil na avaliação do grau de congestão pulmonar tanto durante a infusão de líquido, por exemplo, na ressuscitação volêmica do paciente, quanto durante a retirada de volume e estabelecimento de peso seco.

■ DIAGNÓSTICO ULTRASSONOGRÁFICO DO DERRAME PLEURAL

O derrame pleural é uma coleção de líquido pleural, ou sangue, acumulada no espaço virtual entre as pleuras parietal e visceral na cavidade torácica, constituindo-se, talvez, na aplicação mais clássica de US de pulmão.

A US pleural é realizada com os transdutores linear, convexo ou setorial, em posição longitudinal, no paciente sentado, ou de pé (posições ideais), ou em decúbito dorsal, dependendo, claro, da condição clínica do examinado.

O diagnóstico de o derrame pleural é feito pela identificação de imagem anecoica ou hipoecoica acima do diafragma, nas áreas em que normalmente se observa o artefato de "imagem em espelho" do fígado ou baço (**Fig. 2.3**). O derrame pleural pode ou não conter loculações ou septações. Com bastante frequência, é possível visualizar o parênquima pulmonar hiperecoico flutuando

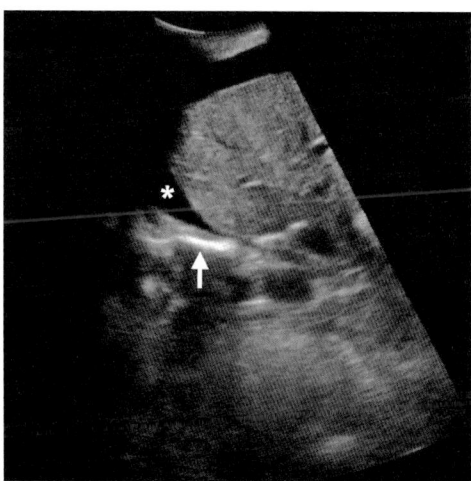

FIGURA 2.3 ▶ DERRAME PLEURAL À DIREITA. // O *asterisco* indica imagem anecoica acima do diafragma na área onde normalmente se observa o artefato de "imagem em espelho" do fígado; a *seta* mostra corpos vertebrais visualizados acima do diafragma em decorrência da condução do som ao longo do acúmulo de líquido no espaço pleural.

na coleção líquida anecoica devido à atelectasia, dando o aspecto de "mãos abanando".[5-7]

Outro sinal sugestivo de derrame pleural é a visualização de corpos vertebrais acima do diafragma, o que, em geral, não é possível devido à alta impedância acústica do ar no interior dos pulmões. Isso acontece porque o líquido – o derrame pleural – é um excelente condutor do som e permite a visualização dos corpos vertebrais (**Fig. 2.3**).[5-7]

▶ ULTRASSONOGRAFIA *POINT OF CARE* NA AVALIAÇÃO DO CORAÇÃO

Independentemente da queixa que motiva a visita do paciente ao médico, o exame físico tradicional do coração é realizado de rotina, pois possibilita a avaliação da condição do sistema circulatório nos estresses fisiológicos vigentes. A POCUS do coração, que é essencialmente qualitativa, permite estender a avaliação clínica do coração e, em consequência, ser incorporada pelo clínico na sua prática diária.[9]

Na US cardíaca, utiliza-se o modo B, para visualizar o movimento do coração durante o ciclo cardíaco; o modo M, para observar o movimento de uma determinada área do coração ao longo de uma linha, em relação ao tempo, e os diferentes modos de Doppler.

O transdutor mais usado na US cardíaca é o setorial, sendo o convexo reservado para a avaliação do coração nos pacientes com trauma abdominal.

À US, o coração é estudado através de janelas cardíacas. Na janela cardíaca paraesternal de eixo longo (PEEL), o transdutor setorial, com o seu indicador orientado para o ombro direito do paciente, deve ser posicionado imediatamente lateral ao esterno, no nível do terceiro ou quarto espaço intercostal. Na PEEL, é possível identificar o ventrículo direito (VD), o septo interventricular (SIV), o ventrículo esquerdo (VE), a parede posterior do VE (PPVE) a valva atrioventricular esquerda (bicúspide ou mitral), o átrio esquerdo (AE), a raiz da aorta e a valva aórtica.

A janela paraesternal de eixo curto (PEEC), obtida com o indicador do transdutor apontando para o ombro esquerdo do examinado, permite visualizar o VD, o VE, o SIV e, dependendo do posicionamento da sonda relativamente ao coração, a valva aórtica e a valva mitral, assim como os músculos papilares.

A janela apical de quatro câmaras (A4) é obtida com o transdutor posicionado no ponto de impulso máximo na parede torácica, com a marca de identificação direcionada para 2 ou 3 h. É uma janela bastante utilizada, pois permite a análise das valvas mitral e da valva atrioventricular direita (tricúspide), além da avaliação detalhada do tamanho e dos movimentos das quatro câmaras cardíacas relativamente umas às outras. A partir da A4, pode-se avaliar a valva aórtica, bastando, para isso, inclinar a sonda ligeiramente em direção à base do coração (janela apical de cinco câmaras).

A janela subxifoide (SX) é a preferencial para avaliar o paciente com trauma abdominal, como na abordagem da avaliação ultrassonográfica focada para o trauma (FAST, do inglês *focused assessment with sonography for trauma*). Na janela SX, o paciente deve estar em decúbito dorsal, e o transdutor setorial ou convexo (com o marcador de identificação direcionado para a esquerda) é posicionado imediatamente abaixo do apêndice xifoide. A janela SX permite avaliar as quatro câmaras cardíacas.

■ AVALIAÇÃO ULTRASSONOGRÁFICA QUALITATIVA DO CORAÇÃO

■ Hipertrofia do ventrículo esquerdo

A hipertrofia do VE pode ser avaliada tanto por US, 2D, quanto pela US de modo M. Após obter a imagem do coração através da janela PEEL, congela-se a imagem em período diastólico final (quando a valvas mitral e aórtica estão fechadas), procedendo-se às medidas do SIV e da PPVE. Valores acima de 10 mm (> 15 mm em pacientes hipertensos) ou relação SIV/PPVE > 1,3 são considerados anormalmente elevados (**Fig. 2.4**).[9,10]

■ Disfunção sistólica do ventrículo esquerdo

A avaliação qualitativa, ou *eyeballing*, da função sistólica do VE é muito importante no paciente com doença renal. A observação de disfunção do VE, mesmo quando assintomática, apresenta implicações diagnósticas, terapêuticas e prognósticas.[9]

É reconhecidamente boa a concordância entre a avaliação qualitativa da disfunção sistólica do VE pela POCUS e a ecocardiografia compreensiva. A estimativa visual (qualitativa) funcional do VE se baseia em achados relativos à contratilidade (aumento da espessura) da PPVE e do SIV, diminuição do diâmetro da cavidade do VE em sístole relativamente à diástole (nas janelas PEEL e PEEC) e da separação septal do ponto-E (EPSS, do inglês *E-point septal separation*).[9,10]

A EPSS é um método fácil e comumente utilizado na avaliação da função sistólica do VE e depende do movimento livre do folheto anterior da valva mitral em direção ao SIV observado na janela PEEL. De forma alternativa, a EPSS pode ser avaliada usando o modo M, e valores da distância entre o pico da onda "E" e o SIV > 7 mm são considerados anormais, indicando disfunção sistólica do VE (fração de ejeção < 55%). Contudo,

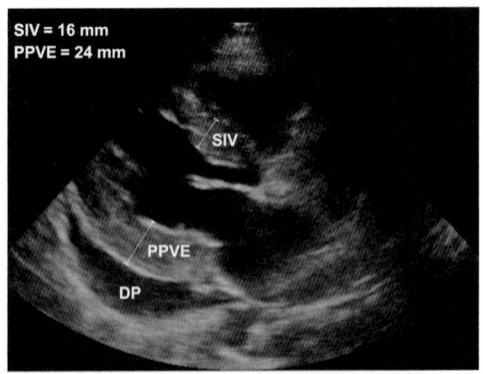

FIGURA 2.4 ▶ MIOCARDIOPATIA HIPERTRÓFICA E DERRAME PERICÁRDICO VISUALIZADO NA JANELA CARDÍACA PARAESTERNAL DE EIXO LONGO. // DP, derrame pericárdico; PPVE, parede posterior do ventrículo esquerdo; SIV, septo interventricular.

é importante observar que o comprometimento da valva mitral (estenose, calcificação), a insuficiência aórtica acentuada, a dilatação do anel mitral decorrentes de miocardiopatia dilatada e a hipertrofia do SIV podem interferir na avaliação da função sistólica do VE por meio da EPSS.[9,10]

Na prática, a função sistólica do VE pode ser simplificada em acentuadamente diminuída (correspondendo à fração de ejeção < 30%), leve-moderadamente diminuída (correspondendo à fração de ejeção entre 30 e 55%), normal (correspondendo à fração de ejeção > 55%) e hiperdinâmica (quando > 70% da fração de ejeção). Após alguma prática, é possível diferenciar, por meio da US, um coração com função sistólica normal de outro com disfunção sistólica grave de maneira semelhante ao cardiologista.

■ Disfunção diastólica

O diagnóstico qualitativo da disfunção diastólica do VE se baseia na avaliação do volume do AE e na amplitude do movimento da interseção do anel mitral com o SIV, ou PPVE.

O diagnóstico do aumento do AE pode ser reconhecido por meio de US, com 80% de acurácia, realizada por médicos residentes com treinamento breve, utilizando o diâmetro anteroposterior do AE igual a 4 cm como valor de referência.[3,6] A medida do volume do AE reflete os efeitos cumulativos da pressão de enchimento ao longo do tempo; é altamente factível e confiável, sendo a janela cardíaca PEEL a mais usada em sua avaliação.[10]

Alternativamente, pode-se comparar o diâmetro do AE com o da aorta ascendente, quase iguais em indivíduos normais, uma vez que as duas estruturas são adjacentes e facilmente observadas na janela PEEL. Assim, valores da relação diâmetro do AE/diâmetro da aorta maiores do que 1, avaliados em diástole, sugerem aumento do AE.[11]

A outra análise qualitativa da função diastólica envolve a avaliação visual do movimento descendente da base, ou seja, o deslocamento apical do anel valvar mitral durante a diástole. Normalmente, a observância de movimento amplo sugere relaxamento rápido no início da diástole e, por um lado, corresponde ao enchimento diastólico normal; por outro lado, um movimento descendente lento ou mínimo da base é consistente com disfunção diastólica.[9,10]

■ Derrame pericárdico e tamponamento cardíaco

O derrame pericárdico pode ser diagnosticado nas quatro janelas cardíacas mencionadas, embora a janela SX seja a preferida. À US, o derrame pericárdico é identificado como espaço anecoico ou escuro ao redor do coração (**Fig. 2.4**). Na janela PEEL, o derrame pericárdico é identificado anterior à aorta descendente, ao contrário do DP, o qual se localiza posterior à aorta descendente.

É importante ressaltar que o diagnóstico do tamponamento cardíaco é essencialmente clínico. Os achados ultrassonográficos de dilatação da veia cava inferior sem alteração do diâmetro com a respiração, a "dança" do coração no espaço pericárdico, o colapso do átrio direito durante a sístole e o colapso do VD durante a diástole reforçam o diagnóstico em um contexto clínico apropriado,[12,13] mas não deveriam ser utilizados como único meio diagnóstico.

Para concluir, pode-se afirmar que a POCUS é um exame versátil, extremamente útil e está se firmando na prática de médicos não especialistas em imagem em consequência dos recentes avanços tecnológicos, os quais permitiram aparelhos de ultrassom com maior portabilidade, de menor custo e com manutenção de imagens de alta qualidade. O seu uso na clínica possibilita estender o exame físico e responder a perguntas clínicas tipo "sim" ou "não". A incorporação da POCUS do coração, dos pulmões e do trato urinário permite a obtenção de informações clínicas valiosas à beira do leito e sem custo adicional, com enorme potencial para alterar o manejo e afetar desfechos em um grande número de doenças diagnosticadas pelo clínico.

▶ REFERÊNCIAS

1. Moore CL, Copel LA. Point-of-care ultrasonography. N Engl J Med. 2011;364(8):749-57.
2. Kossoff G. Basic physics and imaging characteristics of ultrasound. World J Surg. 2000;24(2):134-42.
3. Noble VE, Brown DF. Renal ultrasound. Emerg Med Clin North Am. 2004;22(3):641-59.
4. Hvarness H, Skjoldbye B, Jakobsen H. Urinary bladder volume measurements: comparison of three ultrasound calculation methods. Scandinavian J Urol Nephrol. 2002;36(3):177-81.
5. Volpicelli G. Point-of-care lung ultrasound. Praxis. 2014:103(12):711-6
6. Volpicelli G, Garganl L. How I do it: lung ultrasound. Cardiovascular ultrasound. 2014;12(25):1-10.
7. Lichtenstein DA. Ultrasound in the management of thoracic disease. Crit Care Med. 2007;35(5 Suppl):S250-61.
8. Noble VE, Murray AF, Capp R, Sylvia-Reardon MH, Steele DJR, Liteplo A. Ultrasound assessment for extravascular lung water in patients undergoing hemodialysis. Chest. 2009;135(6):1433-9.
9. Kimura BJ. Point-of-care cardiac ultrasound techniques in the physical examination: better at the bedside. Heart. 2017;103(13):987-94.
10. Weekes AJ, Quirke DP. Emergency echocardiography. Emerg Med Clin North Am. 2011;29(4):759-87.
11. Kimura BJ, Fowler SJ, Fergus TS, Minuto JJ, Amundson SA, Gilpin EA, et al. Detection of left atrial enlargement using hand-carried ultrasound devices: implications for bedside examination. Am J Med. 2005;118(8):912-6.
12. Grecu L. Cardiac tamponade. Int Anesthesiol Clin. 2012;50(2):59-77.
13. Shabetai R. Pericardial effusions: haemodynamic spectrum. Heart. 2004;90(3):255-6.

CAPÍTULO 3

RECEITUÁRIOS E ATESTADOS MÉDICOS

LUCIANA DOS SANTOS
MAYDE SEADI TORRIANI
ELVINO BARROS

- Tipos de receituários e notificações............................ 13
  - Receituários simples – situações especiais 13
  - Notificações de receita... 13
  - Receita de controle especial.................................... 15
  - Notificação de receita especial
    – substâncias retinoicas... 15
  - Notificação de receita especial
    – imunossupressores 17
  - Medicamentos antirretrovirais............................... 17

Os medicamentos, na sua maioria, são prescritos por profissionais legalmente habilitados em receituários comuns.[1,2] Para os casos de medicamentos controlados ou substâncias sujeitas a controle especial, devem-se utilizar receituários ou notificações específicas estabelecidas pelos órgãos competentes, a fim de garantir um maior controle sobre a dispensação dos produtos.

A Notificação de Receita é o documento que autoriza a dispensação de medicamentos entorpecentes ou psicotrópicos e deve estar acompanhada de receita comum. A receita deve ser legível e conter, além do nome do paciente e do médico, seus endereços, os nomes dos medicamentos recomendados e suas quantidades, as instruções de dispensação ao farmacêutico, as orientações de uso ao paciente e indicação de uso interno ou externo.

É obrigatória a utilização da denominação genérica dos medicamentos (denominação comum brasileira) nas receitas aviadas no âmbito do Sistema Único de Saúde (SUS). Além disso, esse documento deve estar datado e assinado pelo profissional habilitado e conter o número de registro no respectivo conselho profissional.

O **atestado médico**, da mesma forma que a receita, deve ser legível e conter a identificação do prescritor (número de registro no Conselho Regional de Medicina [CRM] e nome completo). É considerado um documento onde se materializa a constatação de um fato e suas possíveis consequências. O atestado médico é de direito inquestionável do paciente, não podendo ser negado; também é o paciente (ou outros dispositivos legais) que autoriza a colocação da Classificação Internacional de Doenças (CID). Atestado não é o mesmo que Declaração de Comparecimento; esta indica somente a comprovação de que o indivíduo compareceu a determinada consulta clínica ou odontológica no período ou turno indicado.

▶ TIPOS DE RECEITUÁRIOS E NOTIFICAÇÕES

■ RECEITUÁRIOS SIMPLES – SITUAÇÕES ESPECIAIS

A Agência Nacional de Vigilância Sanitária (Anvisa) incluiu os **antimicrobianos** – não os de uso exclusivo hospitalar – na lista de medicamentos que necessitam receita para dispensação, com o intuito de diminuir a sua utilização indiscriminada e minimizar a resistência bacteriana, a qual que vem aumentando com o uso não controlado desses medicamentos. Dessa forma, a Resolução da Diretoria Colegiada (RDC) 20/2011[3] da Anvisa orienta o seguinte:

- **Receituário:** os antimicrobianos devem ser prescritos em receituário comum (simples), em duas vias, com retenção da segunda via da receita pela farmácia e a primeira via devolvida ao paciente.
- **Dados do paciente:** a receita deve conter nome completo, idade e sexo do paciente (para fins epidemiológicos).
- **Validade:** a receita tem validade de 10 dias após a data de emissão.
- **Quantidade a ser dispensada:** deve-se promover o tratamento completo ao paciente.
- **Tratamento prolongado:** a receita poderá ser utilizada para aquisições posteriores dentro de um período de 90 dias (3 meses de tratamento) a contar da data de emissão, mas a receita deverá conter a indicação de "uso prolongado ou uso contínuo", com a quantidade a ser usada pelo paciente para cada 30 dias de tratamento.

Importante: O **oseltamivir** deve ser prescrito em receituário simples, em uma via, com distribuição gratuita pelo SUS.

■ NOTIFICAÇÕES DE RECEITA

Para as substâncias sujeitas a controle especial, a sua identificação e o tipo de receituário ou notificação a ser utilizado pelo prescritor podem ser consultados na lista da portaria nº 344/98[4] da Anvisa no *site* www.anvisa.gov.br.

Para cada categoria de substâncias psicoativas, há diferentes Notificações de Receita. A seguir, estão descritas as principais especificações para cada tipo.

NOTIFICAÇÃO DE RECEITA A ▶ A receita de cor amarela é personalizada e intransferível, devendo conter apenas uma substância, e serve para medicamentos das listas A1 e A3. Tem validade de 30 dias. Pode conter, no máximo, a quantidade de cinco ampolas ou 30 dias de tratamento. O receituário pode ser retirado na vigilância sanitária local pelo médico (**Fig. 3.1**).

Exemplos de medicamentos sujeitos à notificação de receita A (entorpecentes): metadona, morfina, metilfenidato, petidina, atomoxetina, buprenorfina.

Observações: Preparações à base de **codeína** e **tramadol**, inclusive as associadas a outros componentes, em que a quantidade não exceda 100 mg por unidade posológica (uma ampola ou um comprimido), devem ser prescritas em Receituário de Controle Especial C (branco), em duas vias. Da mesma forma, preparações de soluções à base de codeína, associada a outros componentes, desde que não ultrapassem 2,5% da concentração, devem ser prescritas em Receituário de Controle Especial C, em duas vias. Para comprimidos de liberação controlada contendo até 40 mg por unidade posológica de **oxicodona**, a prescrição deve ser realizada em Receituário de Controle Especial C, em duas vias.

NOTIFICAÇÃO DE RECEITA B ▶ A notificação de cor azul serve para medicamentos da lista B1 (psicotrópicos). Tem validade de 30 dias. Pode conter, no máximo, a quantidade de cinco ampolas ou 60 dias de tratamento. Pode ser retirada na vigilância sanitária local pelo médico. É impressa pelo profissional/instituição a partir de numeração fornecida pela vigilância sanitária local (**Fig. 3.2**).

Exemplos de medicamentos sujeitos à notificação de receita B1 (psicotrópicos): alprazolam, bromazepam, clobazam, clonazepam, diazepam, flunitrazepam, lorazepam, midazolam, nitrazepam, triazolam, triexifenidila.

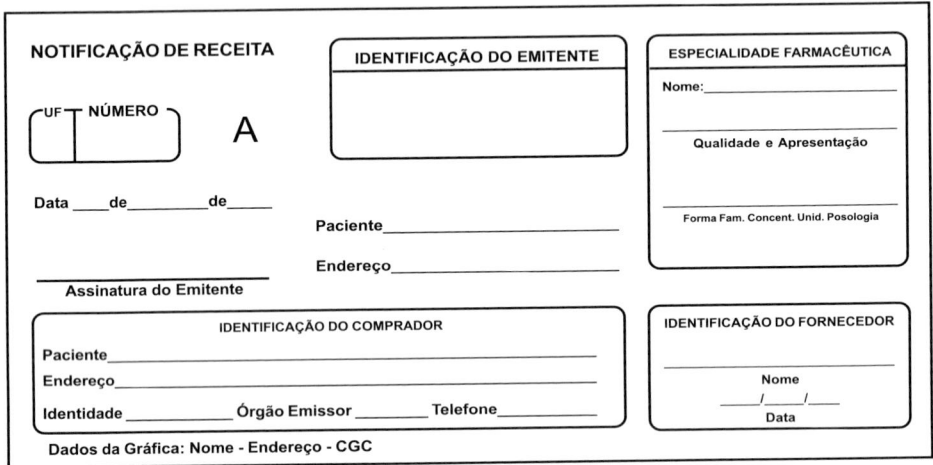

FIGURA 3.1 ▶ NOTIFICAÇÃO DE RECEITA A (AMARELA).

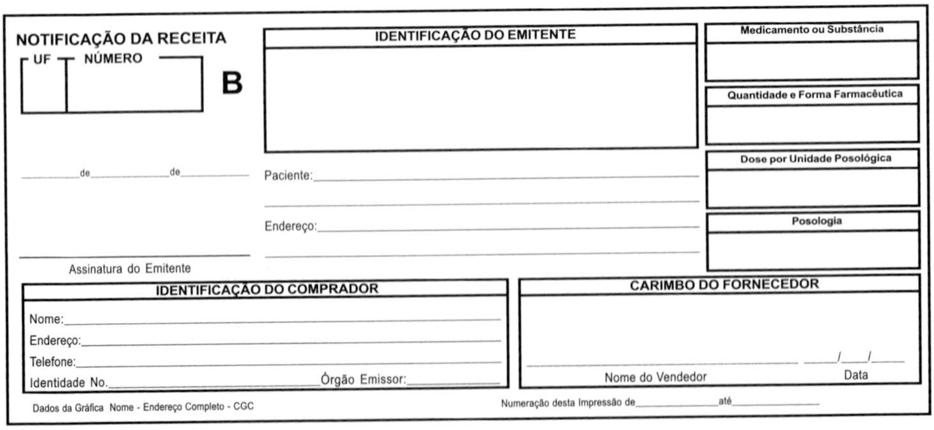

FIGURA 3.2 ▶ NOTIFICAÇÃO DE RECEITA B (AZUL).

Observações: O **fenobarbital** deve ser prescrito em Receituário de Controle Especial C (branco), em duas vias. Preparações à base de **zolpidem** e **zaleplona**, desde que não excedam 10 mg por unidade posológica (uma ampola ou um comprimido), devem ser prescritas em Receituário de Controle Especial C, em duas vias. Preparações à base de **zopiclona**, desde que não excedam 7,5 mg por unidade posológica, ficam sujeitas ao Receituário de Controle Especial C, em duas vias.

NOTIFICAÇÃO DE RECEITA B2 (PSICOTRÓPICOS ANOREXÍGENOS) ▶ A Notificação de Receita B2, de cor azul, tem validade de 30 dias e pode conter, no máximo, tratamento para 30 dias (exceto para o medicamento sibutramina, que poderá ter, no máximo, 60 dias de tratamento) (**Fig. 3.3**).

A RDC 133/2016[5] da Anvisa estabelece que, para dispensação dos medicamentos à base de anfepramona, femproporex, mazindol e sibutramina, são necessários a Notificação de Receita B2 e o Termo de Responsabilidade, em como estabelece suas doses diárias recomendadas – femproporex: 50 mg/dia; anfepramona: 120 mg/dia; fentermina: 60 mg/dia; mazindol: 3 mg/dia; e sibutramina: 15 mg/dia.

Para prescrição e monitoramento do uso de **sibutramina**, além do preenchimento pelo prescritor da Notificação de Receita B2, este deverá estar acompanhado de **Termo de Responsabilidade do Prescritor**, em três vias – a primeira deve ficar anexada ao prontuário do paciente, a segunda deve ficar retida na farmácia/drogaria e a terceira via deve ser entregue para o paciente. A quantidade de medicamento máxima por receituário deve ser igual a 60 dias de tratamento.

■ RECEITA DE CONTROLE ESPECIAL

Esta receita, de cor branca, serve para medicamentos das listas C1, C4 e C5. Tem validade nacional de 30 dias e deve ser preenchida em duas vias. Pode conter, no máximo, a quantidade de 60 dias de tratamento, e no máximo três substâncias das listas C1 e C5. Para os antirretrovirais (ARVs), no máximo cinco medicamentos da lista C4, com até 90 dias de tratamento. Sugere-se o fornecimento de receitas separadas para cada medicamento, pois o paciente pode ter de efetuar a retirada em locais diferentes e, dessa forma, a primeira via fica retida no estabelecimento (**Fig. 3.4**).

Exemplos de medicamentos sujeitos ao receituário de controle especial (lista C1): ácido valproico, amantadina, amitriptilina, aripiprazol, asenapina, biperideno, bupropiona, carbamazepina, celecoxibe, citalopram, clomipramina, clorpromazina, clozapina, desipramina, desvenlafaxina, divalproato de sódio, duloxetina, escitalopram, etoricoxibe, fenitoína, fenobarbital, fluoxetina, gabapentina, haloperidol, hidrato de cloral, imipramina, lamotrigina, levomepromazina, lítio, maprotilina, nortriptilina, olanzapina, oseltamivir, oxcarbazepina, parecoxibe, paroxetina, periciazina, pimozida, pregabalina, primidona, quetiapina, risperidona, selegilina, sertralina, tioridazina, topiramato, tranilcipromina, valproato sódico, venlafaxina, vigabatrina, ziprasidona.

Observações: Oseltamivir – o receituário tem validade de 5 dias após a data de emissão.

■ NOTIFICAÇÃO DE RECEITA ESPECIAL – SUBSTÂNCIAS RETINOICAS

Esta notificação serve para medicamentos da lista C2. Tem validade de 30 dias. Pode conter, no máximo, a quantidade de cinco ampolas ou tratamento para, no máximo, 30 dias. Deve ser impressa pelo profissional ou pela instituição. É necessário o Termo de Consentimento Pós-informação ou de Risco (**Fig. 3.5**).

Exemplos de medicamentos sujeitos à notificação de receita especial (lista C2): acitretina, adapaleno, bexaroteno, isotretinoína, tretinoína.

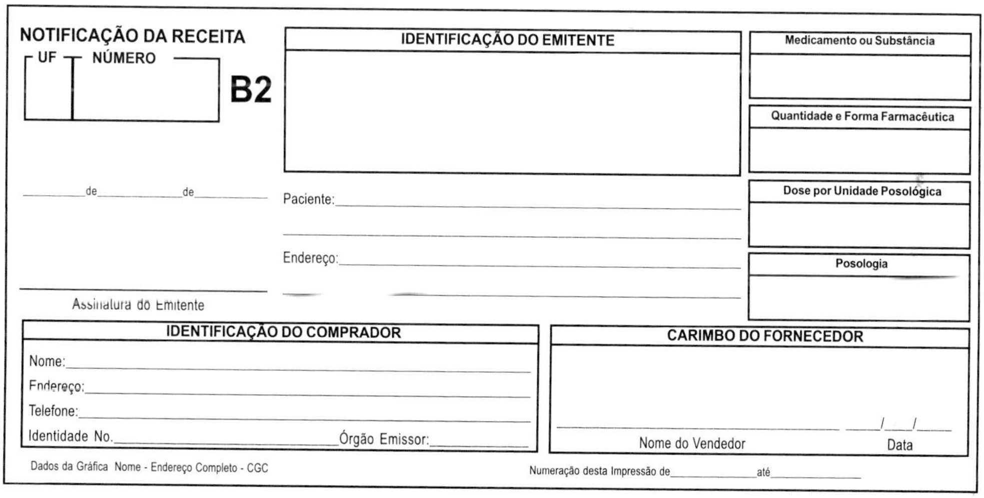
NOTIFICAÇÃO DA RECEITA
UF NÚMERO
B2
IDENTIFICAÇÃO DO EMITENTE
Medicamento ou Substância
Quantidade e Forma Farmacêutica
Dose por Unidade Posológica
Posologia
_____de_____de_____
Paciente:_____
Endereço:_____
Assinatura do Emitente
IDENTIFICAÇÃO DO COMPRADOR
Nome:_____
Endereço:_____
Telefone:_____
Identidade No._____ Órgão Emissor:_____
CARIMBO DO FORNECEDOR
Nome do Vendedor _____ Data ___/___/___
Dados da Gráfica Nome - Endereço Completo - CGC
Numeração desta Impressão de_____até_____

FIGURA 3.3 ▶ NOTIFICAÇÃO DE RECEITA B2 (AZUL).

RECEITUÁRIO CONTROLE ESPECIAL

IDENTIFICAÇÃO DO EMITENTE

Nome Completo____________

CRM __________ UF_____ No.________

Endereço Completo e Telefone_________

____

Cidade: _______________UF:_______

1a. VIA FARMÁCIA
2a. VIA PACIENTE

Paciente: ______________________

Endereço: ______________________

Prescrição: ______________________

____

____

____

____

____

IDENTIFICAÇÃO DO COMPRADOR

Nome ______________________

____

Ident.: __________ Órgão Emissor:______

End.:______________________

Cidade: _______________UF:______

Telefone:______________________

IDENTIFICAÇÃO DO FORNECEDOR

______________________ ___/___/__
ASSINATURA DO FARMACÊUTICO DATA

FIGURA 3.4 ▶ RECEITUÁRIO DE CONTROLE ESPECIAL.

NOTIFICAÇÃO DE RECEITA ESPECIAL
RETINÓIDES SISTÊMICOS
(Verificar Termo de Conhecimento)

UF | **NÚMERO**

Data ____**de**________**de**_____

____
Assinatura

IDENTIFICAÇÃO DO EMITENTE

Paciente______________________

Idade______________ **Sexo**______________

Prescrição Inicial ☐ **Subsequente** ☐

Endereço______________________

ESPECIALIDADE / SUBSTÂNCIA

Substância
☐ Isotretinoína
☐ Tretinoína
☐ Acitretina

GRAVIDEZ PROIBIDA! Risco de graves defeitos na face, nas orelhas, no coração e no sistema nervoso do feto

Posologia

IDENTIFICAÇÃO DO COMPRADOR

Nome______________________

Endereço______________________

Identidade No.__________Órgão Emissor__________Telefone__________

IDENTIFICAÇÃO DO FORNECEDOR

____
Assinatura

___/_____/_____
Data

Dados da Gráfica Nome - Endereço Completo - CGC

Numeração desta Impressão de____________até____________

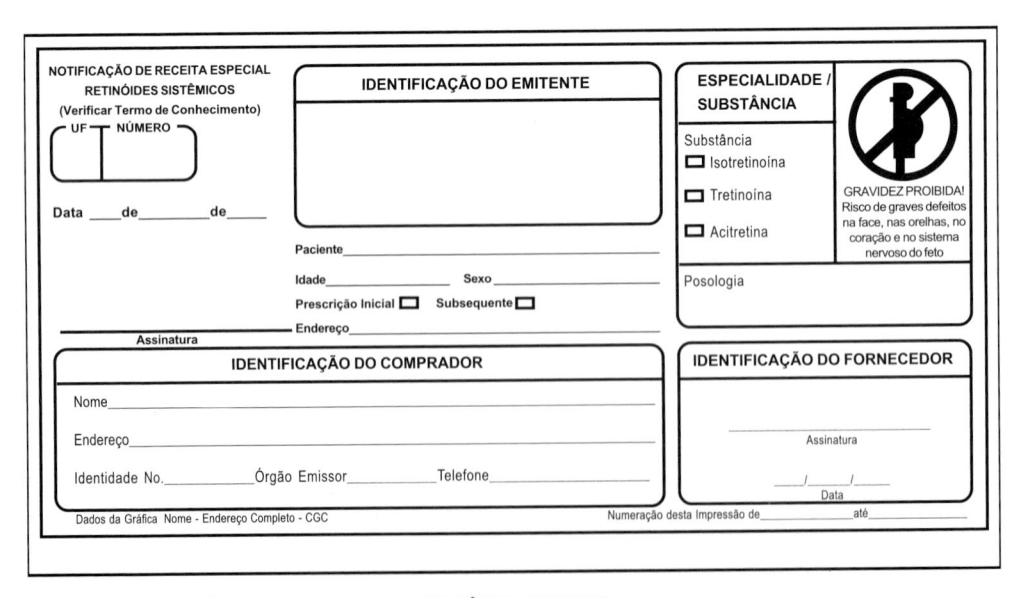

FIGURA 3.5 ▶ NOTIFICAÇÃO DE RECEITA ESPECIAL PARA SUBSTÂNCIAS RETINOICAS.

NOTIFICAÇÃO DE RECEITA ESPECIAL – IMUNOSSUPRESSORES

Esta notificação serve para medicamentos da lista C3. Tem validade de 20 dias e pode conter o tratamento para, no máximo, 30 dias. O talonário deve ser solicitado pelo prescritor à autoridade sanitária competente. É necessário o Termo de Responsabilidade/Esclarecimento.

Para a aquisição do talonário da Notificação de Receita Especial, o prescritor deverá ir pessoalmente à autoridade sanitária competente para preencher ficha cadastral, munido do documento de Registro no CRM, comprovante de endereço e carimbo contendo o número do CRM e nome completo.

A RDC 11/2011[6] estabeleceu normas para a dispensação do medicamento **talidomida**, tendo em vista seus efeitos teratogênicos. Os pacientes em uso de talidomida devem ser devidamente orientados sobre as contraindicações, reações adversas e cuidados de acesso por outros ao medicamento e, para tanto, devem receber do prescritor o **Termo de Responsabilidade/Esclarecimento**, devidamente assinado por ambos, em três vias – a primeira deve permanecer no prontuário do paciente, a segunda deve ser arquivada na unidade pública dispensadora e a terceira via deve ficar com o paciente. (Acesse os termos por meio do *QR Code* ao lado.) (Anexo V-A ou Anexo V-B). A Notificação de Receita Especial deve ser em duas vias, é individual, intransferível e exclusiva para talidomida. Quaisquer reações adversas ou problemas com o medicamento devem ser notificados à Anvisa, por meio do Sistema de Notificações em Vigilância Sanitária (Notiviva).

A RDC 191/2017,[7] da Anvisa, incluiu o medicamento lenalidomida na lista C3. A prescrição de medicamentos à base de lenalidomida deve ser feita por meio de Notificação de Receita acompanhada do Termo de Responsabilidade/Esclarecimento com quantidade para um ciclo de tratamento, não podendo ultrapassar o suficiente para 30 dias. Tem validade de 20 dias, contados a partir da data de sua emissão, em todo o território nacional. Para mulheres com potencial de engravidar, a notificação de receita terá a validade de 7 dias contados a partir da data de realização do teste de gravidez.

Exemplo de medicamento sujeito à notificação de receita especial (lista C3): talidomida (**Fig. 3.6**).

MEDICAMENTOS ANTIRRETROVIRAIS

Este formulário serve para medicamentos ARVs. Tem validade de 180 dias para a sua retirada, devendo estar acompanhado de uma via do Receituário do Programa para infecções sexualmente transmissíveis (ISTs)/Aids. Deve seguir o protocolo de HIV/Aids do Ministério da Saúde (MS), sendo dispensado para 30 dias de tratamento (**Fig. 3.7**).

Exemplos de medicamentos antirretrovirais: abacavir, atazanavir, darunavir, dolutegravir, efavirenz, enfuvirtida, estavudina, etravirina, lamivudina, lopinavir, maraviroque, nevirapina, raltegravir, ritonavir, tenofovir, tipranavir, zidovudina e outros.

Nas **Tabelas 3.1** e **3.2** estão apresentados os resumos dos principais dados sobre os receituários dos medicamentos controlados.

▶ REFERÊNCIAS

1. Conselho Federal de Medicina. Código de ética médica [Internet]. Brasília; 2010 [capturado em 08 out. 2018]. Disponível em: http://www.rcem.cfm.org.br/index.php/cem-atual.
2. Brasil. Ministério da Saúde. Protocolo de segurança na prescrição, uso e administração de medicamentos. Brasília; ANVISA; 2017 [capturado em 08 out. 2018]. Disponível em: https://www20.anvisa.gov.br/segurancadopaciente/index.php/publicacoes/item/seguranca-na-prescricao-uso-e-administracao-de-medicamentos.
3. Brasil. Ministério da Saúde. Informe técnico sobre a RDC n. 20, de 5 de maio de 2011 [Internet]. Brasília: ANVISA; 2011 [capturado em 08 out. 2018]. Disponível em: http://www.cff.org.br/userfiles/file/noticias/Informe%20T%C3%A9cnico%20Procedimentos%20RDC%20n%C2%BA%2020-2011.pdf.
4. Brasil. Ministério da Saúde. Portaria n. 344, de 12 de maio de 1998 [Internet]. Brasília; 1998 [capturado em 08 out. 2018]. Disponível em: http://bvsms.saude.gov.br/bvs/saudelegis/svs/1998/prt0344_12_05_1998_rep.html.
5. Brasil. Ministério da Saúde. RDC n. 133, de 15 de dezembro de 2016 [Internet]. Brasília: ANVISA; 2016 [capturado em 08 out. 2018]. Disponível em: http://portal.anvisa.gov.br/documents/10181/3136242/RDC_133_2016_.pdf/4f8401f3-b081-4b3e-ad38-bbf37d44f16f.
6. Brasil. Ministério da Saúde. RDC n. 11, de 22 de março de 2011 [Internet]. Brasília: ANVISA; 2011 [capturado em 08 out. 2018]. Disponível em: http://portal.anvisa.gov.br/resultado-de-busca?p_p_id=101&p_p_lifecycle=0&p_p_state=maximized&p_p_mode=view&p_p_col_id=column-1&p_p_col_count=1&_101_struts_ac-tion=%2Fasset_publisher%2Fview_content&_101_assetEntryId=3234764&_101_type=document.
7. Brasil. Ministério da Saúde. RDC n. 191, de 11 de dezembro de 2017 [Internet]. Brasília: ANVISA; 2017 [capturado em 08 out. 2018]. Disponível em: http://portal.anvisa.gov.br/documents/10181/3351931/RDC_191_2017_.pdf/a08ff846-09d0-4ee2-bc8f-1489f6f384da.
8. SICLOM. Formulário de Solicitação de Medicamentos – Tratamento [Internet] 2017 [capturado em 10 out. 2018.]. Disponível em: <http://azt.aids.gov.br/documentos/siclom_operacional/Solicitacao_Medicamento_SICLOM_nova%20vers%C3%A3o%20FEV_2017.pdf

▶ LEITURAS RECOMENDADAS

Brasil. Ministério da Saúde. Nota informativa n. 55/2018-CGAE/.DIAHV/SVS/MS [Internet]. Brasília; 2018 [capturado em 08 out. 2018]. Disponível em: http://www.aids.gov.br/pt-br/legislacao/nota-informativa-no-552018-cgaediahvsvsms.

Brasil. Ministério da Saúde. RDC n. 50, de 25 de setembro de 2014 [Internet]. Brasília: ANVISA; 2014 [capturado em 08 out. 2018]. Disponível em: http://portal.anvisa.gov.br/documents/33880/2568070/reprdc0050_25_09_2014.pdf/d04dec76-4dbb-4d04-a721-50bd191a1a9b?version=1.0.

Brasil. Ministério da Saúde. RDC n. 188, de 13 de novembro de 2017 [Internet]. Brasília: ANVISA; 2017 [capturado em 08 out. 2018]. Disponível em: http://portal.anvisa.gov.br/documents/33868/3233596/60+-+RDC+N%-C2%BA+188-2017-DOU.pdf/855d9dd1-07db-4c5e-ba22-d2197b546a09.

Brasil. Ministério da Saúde. RDC n. 192, de 11 de dezembro de 2017 [Internet]. Brasília: ANVISA; 2017 [capturado em 08 out. 2018]. Disponível em: http://portal.anvisa.gov.br/documents/33868/3233591/61+-+RDC+N%-C2%B0+192-2017-DOU.pdf/a1e4eff9-3d57-42a0-9633-4fc47beca2e3.

NOTIFICAÇÃO DE RECEITA DE TALIDOMIDA

Notificação de Receita de Talidomida

UF NÚMERO

CID

(ATENÇÃO)

"Proibida para mulheres grávidas ou com chance de engravidar"

"Talidomida causa o nascimento de crianças sem braços e sem pernas"

---

1 - IDENTIFICAÇÃO DO MÉDICO
Nome: _____ N°. do Cadastro: _____
End.: _____
Especialidade: _____
C.P.F.: _____ C.R.M.: n°: _____ UF: ___
Data: _____
Assinatura e Carimbo

---

2 – IDENTIFICAÇÃO DO PACIENTE
Nome: _____
Data de Nascimento: _____ Sexo: _____ Telefone (se houver): _____
Endereço: _____
Documento Oficial de Identificação n°: _____ Órgão emissor: _____

---

3 – IDENTIFICAÇÃO DO RESPONSÁVEL PELO PACIENTE (SE FOR O CASO)
Nome: _____
Endereço: _____ Telefone (se houver): _____
Documento Oficial de Identificação n°: _____ Órgão emissor: _____

---

4 – IDENTIFICAÇÃO DO MEDICAMENTO

Quantidade de comprimidos (em algarismos arábicos e por extenso):

Dose por Unidade Posológica: (Ex.: 100mg)

Posologia:

Tempo de tratamento:

Outras orientações (se houver):

---

5 – DADOS SOBRE A DISPENSAÇÃO
Quantidade (Comprimidos.): _____ n° do lote: _____
Nome do Farmacêutico Dispensador: _____ CRF n°: _____

Assinatura e Carimbo do Responsável Técnico
Data

6- CARIMBO DA UNIDADE PÚBLICA DISPENSADORA (nome, endereço completo e telefone)

Identificação da Gráfica: nome, endereço, CNPJ e n° da autorização concedido pela Autoridade Sanitária Competente.

(2 Vias) 1ª via: paciente; 2ª via: unidade pública dispensadora

FIGURA 3.6 ▶ NOTIFICAÇÃO DE RECEITA ESPECIAL PARA TALIDOMIDA.
Fonte: Brasil.[6]

Formulário de Solicitação de Medicamentos - Tratamento

1 - Nome do usuário (se Recém-Nascido colocar o nome do RN. Caso não tenha registro, informe o nome da mãe)	2 - Categoria do Usuário
	☐ HIV/AIDS - Adulto ☐ HIV/AIDS - Criança ☐ Gestante HIV+

3 - Este formulário tem a validade de: ☐ 30 dias ☐ 60 dias ☐ 90 dias ☐ 120 dias ☐ 150 dias ☐ 180 dias	4 - CPF

5 - Último Exame de Carga Viral em cópias/ml ☐ < 50 ☐ 50 – 1000 ☐ > 1000 - Data do Exame __/__/__	Realizado na: ☐ Rede pública ☐ Rede privada	6 - Nº do Prontuário	7 - Manter esquema ARV anterior: ( ) Sim ( ) Não

8 - Contraindicação do esquema de 1ª linha, justificativa:

9 - Contraindicação de dose fixa combinada 2 em 1 e 3 em 1 por necessidade de ajuste de dose do TDF devido à alteração na função renal? ☐ Sim ☐ Não
Contraindicação ao ATZ? ☐ Nefropatia ☐ Interação Medicamentosa
Última Taxa de Filtração Glomerular (TFG) ____mL/min, na data __/__/__

10 - Início de Tratamento?
☐ Não ☐ sim   Se SIM, é um usuário coinfectado com tuberculose? ☐ Não ☐ Sim

11 - Motivo para mudança no tratamento antirretroviral (TARV) ☐ Falha terapêutica ☐ Coinfecção com tuberculose ☐ Outro – especificar: ☐ Falta de medicamento ☐ Resistência ao Raltegravir ☐ Reação(ões) adversa(s) a(os) ARV: _____ ☐ Gestação sigla(s) do(s) ARV _____	12 – ARV de Uso Restrito ☐ Autorizado por câmara técnica ☐ Autorizado pelo MS	13 - Situação Especial ☐ Paciente em Protocolo de Pesquisa - Nº Protocolo

14 – Medicamentos ARV *(Preencher no quadrículo a QUANTIDADE de comp/caps/mL que deve ser usada diariamente)*

Esquema inicial preferencial (1ª linha adulto)	☐ Tenofovir 300mg (TDF) / Lamivudina 300mg (3TC) "2 em 1" + Dolutegravir 50mg (DTG)

ANTIRRETROVIRAL

DFC "3 em 1"	Tenofovir + Lamivudina + Efavirenz	comp. de 300mg + 300mg + 600mg/dia		
Inibidores da Transcriptase Reversa Análogos de Nucleosídeos/Nucleotídeos (ITRN/ITRNt)	Tenofovir + Lamivudina	comp. de 300mg + 300mg/dia		
	Zidovudina + Lamivudina	comp. de 300mg + 150mg/dia		
	Abacavir - ABC	comp. de 300mg/dia		mL de sol. oral 20mg/mL/dia
	Didanosina - ddI			mL de pó p/ sol. oral 4g/dia
	Estavudina - d4T			mL de pó p/sol. oral 1mg/mL/dia
	Lamivudina - 3TC	comp. de 150mg/dia		mL de sol. oral 10mg/mL/dia
	Tenofovir - TDF	comp. de 300mg/dia		
	Zidovudina - AZT	caps. de 100mg/dia	solução injetável 10 mg/mL/dia	mL de sol. oral 10mg/mL /dia
ITRNN	Efavirenz - EFZ	comp. de 600mg/dia	caps. de 200mg /dia	mL de sol. oral 30mg/mL /dia
	Nevirapina - NVP	comp. de 200mg/dia		mL de susp. oral 10mg/mL/dia
Inibidores de Protease (IP)	Atazanavir - ATV	caps. de 300mg/dia	caps. de 200mg /dia	
	Darunavir - DRV	comp. de 600mg/dia	comp. de 150mg /dia	comp. de 75mg /dia
	O DRV de 600mg, como resgate após primeira falha, só poderá ser prescrito a partir de Abril/2017			
	Fosamprenavir - FPV			mL de susp. oral 50mg/mL/dia
	Lopinavir + ritonavir - LPV/r	comp. de 200mg + 50mg/dia	comp. de 100mg + 25mg/dia	mL de sol. oral 80mg/mL + 20mg/mL /dia
	Ritonavir - RTV	comp. de 100mg/dia		mL de sol. oral 80mg/mL/dia
Inibidores de Integrase	Dolutegravir - DTG	comp. de 50mg/dia		
	Raltegravir - RAL	comp. de 400mg/dia	comp. de 100mg/dia	
Medicamentos de Uso Restrito	Darunavir - DRV	comp. de 600mg/dia	comp. de 150mg /dia	comp. de 75mg /dia
	Dolutegravir - DTG	comp. de 50mg/dia		
	Enfuvirtida - T-20	Frasco-amp. de 90mg/mL/dia		
	Etravirina - ETR	comp. de 100mg/dia		
	Maraviroque - MVQ	comp. de 150mg/dia		
	Tipranavir - TPV	caps. de 250mg/dia		mL de sol. oral 100mg/mL/dia

15 - Médico

Data: __/__/__   CRM: _____
                        (Carimbo e assinatura)

16 – Recibo (para preenchimento exclusivo da Unidade Dispensadora de Medicamento- UDM)

1ª dispensação Data __/__/__ Dispensação para ___ dias (Assinatura do farmacêutico) (Assinatura do usuário)	4ª dispensação Data __/__/__ Dispensação para ___ dias (Assinatura do farmacêutico) (Assinatura do usuário)
2ª dispensação Data __/__/__ Dispensação para ___ dias (Assinatura do farmacêutico) (Assinatura do usuário)	5ª dispensação Data __/__/__ Dispensação para ___ dias (Assinatura do farmacêutico) (Assinatura do usuário)
3ª dispensação Data __/__/__ Dispensação para ___ dias (Assinatura do farmacêutico) (Assinatura do usuário)	6ª dispensação Data __/__/__ Dispensação para ___ dias (Assinatura do farmacêutico) (Assinatura do usuário)

FIGURA 3.7 ▶ FORMULÁRIO PARA SOLICITAÇÃO DE ANTIRRETROVIRAIS.
Fonte: SICLOM.[8]

TABELA 3.1 ▶ RESUMO DOS PRINCIPAIS DADOS A SEREM OBSERVADOS NAS PRESCRIÇÕES DE MEDICAMENTOS CONTROLADOS

TIPO DE NOTIFICAÇÃO	NOTIFICAÇÃO DE RECEITA A	NOTIFICAÇÃO DE RECEITA B	NOTIFICAÇÃO DE RECEITA B2	NOTIFICAÇÃO DE RECEITA PARA RETINOIDES
Medicamentos	Entorpecentes	Psicotrópicos	Anorexígenos	Retinoides sistêmicos
Listas	A1, A2 e A3	B1	B2	C2
Abrangência	Em todo o território nacional	Na unidade federada onde for concedida a numeração		
Cor da notificação	Amarela (oficial)	Azul	Azul	Branca
Validade da receita a contar da data de emissão	30 dias	30 dias	30 dias	30 dias
Quantidade máxima por receita	Ampolas: 5 ampolas Demais formas farmacêuticas: quantidade necessária para 30 dias de tratamento	Ampolas: 5 ampolas Demais formas farmacêuticas: quantidade necessária para 60 dias de tratamento	Quantidade necessária para 30 dias de tratamento	Ampolas: 5 ampolas Demais formas farmacêuticas: quantidade necessária para 30 dias de tratamento
Termo de Responsabilidade/Consentimento	Não	Não	Sim (sibutramina)	Sim
Quantidade por período de tratamento	30 dias; acima disso, acompanha justificativa	60 dias	30 dias (60 dias para sibutramina)	30 dias
Quem imprime o talão da notificação	Autoridade sanitária	O profissional retira a numeração junto à autoridade sanitária e escolhe a gráfica para imprimir o talão às suas expensas		

Fonte: Elaborada com base em Brasil.[4]

TABELA 3.2 ▶ RESUMO DOS PRINCIPAIS DADOS DOS MEDICAMENTOS SUJEITOS À RECEITA DE CONTROLE ESPECIAL

MEDICAMENTOS	CONTROLE ESPECIAL	ANABOLIZANTES	ADENDOS DAS LISTAS
Listas	C1	C5	A1, A2 e B1
Abrangência	Todo o território nacional	Todo o território nacional	Todo o território nacional
Cor	A critério	A critério	A critério
Validade da receita a partir da data de emissão	30 dias	30 dias	30 dias
Quantidade máxima por receita	5 ampolas 3 medicamentos	5 ampolas	3 medicamentos
Período de tratamento	60 dias	60 dias	60 dias
Quem imprime o talão de receita	O profissional	O profissional	O profissional

Fonte: Elaborada com base em Brasil.[4]

LINKS ÚTEIS: BULAS DE MEDICAMENTOS, MEDICAMENTOS INJETÁVEIS E CID-10 NO MEDICINANET

CAPÍTULO 4

AVALIAÇÃO DIAGNÓSTICA POR IMAGEM

- 4.1 Radiografia 22
  - ▶ A física da formação da imagem radiográfica 22
  - ▶ Princípios de radioproteção 22
  - ▶ Efeitos biológicos da radiação 23
  - ▶ Indicações de radiografias 23
    - Radiografia de tórax 23
      - Derrame pleural 23
      - Pneumotórax 24
      - Cardiomegalia 25
      - Doença pulmonar obstrutiva crônica (DPOC) 25
    - Radiografia de crânio 25
      - Seios da face 25
    - Radiografia de abdome 25
      - Obstrução intestinal 26
      - Pneumoperitônio 27
      - Fecaloma 28
      - Ingestão de corpo estranho 28
  - ▶ Fluoroscopia 28
- 4.2 Ultrassonografia 29
  - ▶ A física da formação da imagem ultrassonográfica 29
  - ▶ O uso do Doppler 30
  - ▶ Riscos da ultrassonografia 30
    - Ultrassonografia obstétrica 30
  - ▶ Indicações de ultrassonografias 30
    - Ultrassonografia de abdome 30
      - Colelitíase 30
      - Apendicite 31
    - Ultrassonografia de bolsa escrotal 31
      - Torção de testículo 31
    - Outras indicações de ultrassonografia 32
- 4.3 Tomografia computadorizada 33
  - ▶ A física da formaçãoda imagem tomográfica 33
  - ▶ Segurança radiológica 34
  - ▶ Meios de contraste 34
    - Reações adversas aos meios de contraste 36
  - ▶ Indicações de TC 37
    - TC de abdome total 37
      - Nefrolitíase 37
      - Pneumoperitônio 38
    - TC de crânio 38
      - Acidente vascular cerebral 38
      - Pneumoencéfalo 38
    - Outras aplicações 38
- 4.4 Tomografia computadorizada por emissão de pósitrons 39
  - ▶ A física da formação da imagem 39
  - ▶ Radiofármacos utilizados em PET-CT 40
  - ▶ Limitações do método de imagem 40
  - ▶ Indicações de PET-CT 40
    - PET-CT neurológico 42
    - PET-CT oncológico 42
- 4.5 Medicina nuclear: cintilografia 45
  - ▶ Cardiovascular 45
    - Radiofármacos mais usados 46
    - Indicações e achados cintilográficos 46
      - Cintilografia de perfusão miocárdica 46
      - Ventriculografia radioisotópica sincronizada com eletrocardiograma (gatilhada) 48
  - ▶ Endocrinologia 49
    - Tireoide 49
      - Radiofármacos mais usados 49
      - Achados cintilográficos 49
    - Paratireoides 49
      - Achados cintilográficos 49
  - ▶ Gastrenterologia 50
    - Patologias gastrintestinais 50
      - Radiofármacos 50
      - Indicações mais comuns 50
    - Hepatopatias 51
      - Radiofármacos 51
      - Indicações mais comuns 51
  - ▶ Infectologia 51
    - Radiofármacos 51
    - Indicações 51
  - ▶ Nefrologia/urologia 51
    - Radiofármacos 51
    - Indicações, traçadores mais usados e achados cintilográficos 51
  - ▶ Neurologia 54
    - Perfusão cerebral 54

▪ Radiofármacos mais usados 54	▪ Interpretação 56
▪ Indicações mais comuns 54	▶ Pneumologia 56
▪ Interpretação 54	▪ Radiofármacos 56
▶ Oncologia 54	▪ Indicações 56
▪ Radiofármacos 54	▪ Interpretação 56
▪ Indicações 55	**4.6 Ressonância magnética** 57
▪ Interpretação 55	▶ Princípios da formação da imagem 57
▶ Osteoarticular 55	▶ Segurança na ressonância magnética 58
▪ Radiofármacos 55	▶ Uso de contraste e suas reações adversas 58
▪ Indicações 55	▶ Indicações de ressonância magnética 59

As imagens identificadas com o ícone estão disponíveis para *download* em cores no *hotsite* da obra (apoio.grupoa.com.br/clinicamedica5ed). Além disso, um PowerPoint traz imagens adicionais de achados imaginológicos que podem auxiliar na prática clínica.

▶ CAPÍTULO 4.1 ◀

RADIOGRAFIA

▶ **PAULA BORGES DE LIMA**
▶ **MARCELO R. DE ABREU**

- A radiografia, ou "exame de raio X", é um método de imagem do corpo humano que utiliza raios X para a realização de uma "fotografia" bidimensional (2D) dos órgãos em escala de cinza proporcional à densidade dos tecidos.

- O tubo utilizado emite um feixe de raios X, os quais atravessam os tecidos do corpo e interagem com um dispositivo receptor onde a imagem é formada (**Fig. 4.1.1**).

- É possível contrastar quatro tipos de densidades na radiografia:
  1. Ar (preto).
  2. Gordura (cinza escuro).
  3. Tecidos moles ou fluidos (cinza claro).
  4. Osso ou calcificações (branco).

- Limitações do método: locais de anatomia óssea complexa (p. ex., coluna, ossos da base do crânio) e avaliação de tecidos moles (p. ex., cartilagens, ligamentos).

▶ A FÍSICA DA FORMAÇÃO DA IMAGEM RADIOGRÁFICA

- Os fótons de raios X são um tipo de radiação eletromagnética, também chamada de radiação ionizante, que apresentam características muito semelhantes à luz, porém, com maior capacidade de penetração na matéria.

- O ajuste de algumas grandezas físicas durante o processo de formação da imagem exerce grande influência na qualidade e na visibilidade das estruturas desejadas, bem como controla a exposição à radiação: kilovoltagem (kV), miliamperagem (mA) e tempo de exposição (segundos).

▶ PRINCÍPIOS DE RADIOPROTEÇÃO

- Comissão Nacional de Energia Nuclear (CNEN): órgão público responsável por estabelecer os limites de dose absorvida de radiação, bem como por elaborar as Diretrizes Básicas de Radioproteção.

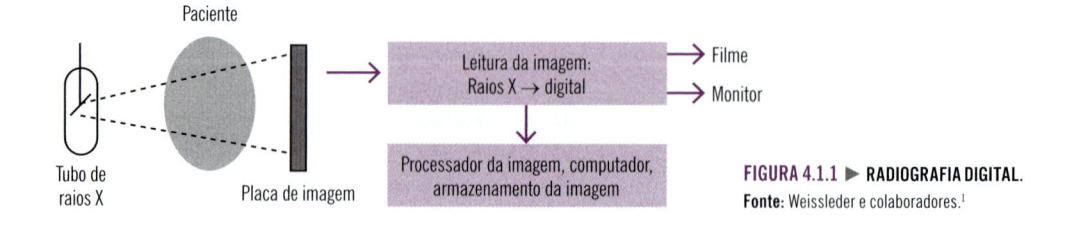

FIGURA 4.1.1 ▶ **RADIOGRAFIA DIGITAL.**
Fonte: Weissleder e colaboradores.[1]

- Uma forma de proteção à propagação das radiações é o uso de blindagens, que evitam a exposição desnecessária dos indivíduos envolvidos.
- Quanto à proteção aos pacientes, o Ministério da Saúde determina:
  - Portaria nº 453/1998, item 4.30 (b): deve-se colocar blindagem adequada com, pelo menos, 0,5 mm equivalente de chumbo, nos órgãos mais radiossensíveis, tais como gônadas, cristalino e tireoide, quando, por necessidade, eles estiverem diretamente no feixe primário de radiação ou até 5 cm dele, a não ser que tais blindagens excluam ou degradem informações diagnósticas importantes.[2]
- Quanto à proteção das **gestantes**:
  - O Ministério da Saúde determina:
    - Portaria nº 453/1998,[2] item 4.29: deve ser evitada a realização de exames radiológicos com exposição do abdome ou da pelve de mulheres grávidas ou que possam estar grávidas, a menos que existam fortes indicações clínicas:
      + Informação sobre possível gravidez deve ser obtida da própria paciente.
      + Se a mais recente menstruação esperada não ocorreu e não houver outra informação relevante, a mulher deve ser considerada grávida.
    - A Portaria nº 453/1998,[2] item 2.13 (b) determina que, para mulheres grávidas, devem ser observados os seguintes requisitos adicionais, de modo a proteger o embrião ou feto:
      + A gravidez deve ser notificada ao titular do serviço tão logo seja constatada.
      + As condições de trabalho devem ser revistas, para garantir que a dose na superfície do abdome não exceda 2 mSv durante todo o período restante da gravidez, tornando pouco provável que a dose adicional no embrião ou feto exceda cerca de 1 mSv nesse período.
  - O Ministério do Trabalho determina:
    - NR 32,[3] item 32.4.4: toda trabalhadora com gravidez confirmada deve ser afastada das atividades com radiações ionizantes, devendo ser remanejada para atividade compatível com seu nível de formação.

▶ EFEITOS BIOLÓGICOS DA RADIAÇÃO

- Mecanismos pelos quais a radiação pode danificar os tecidos humanos:
  - Destruição direta das células de DNA pela ionização dos átomos em sua estrutura molecular.
  - Criação de radicais livres que, por serem altamente reativos, participam de reações químicas, podendo alterar ou danificar as células de DNA.
- Os efeitos biológicos podem ser classificados da seguinte forma em relação ao tempo de exposição:
  - **Efeitos imediatos:** tempo de latência curto até o aparecimento da reação, estando normalmente relacionados a episódios de alta exposição em um curto espaço de tempo. Por exemplo, radiodermite.
  - **Efeitos tardios:** tempo de latência muito longo até o aparecimento da reação, podendo ser decorrentes de exposição à dose única ou fracionada. Por exemplo, câncer.

A **Tabela 4.1.1** apresenta os efeitos cutâneos após uma única exposição à radiação.

▶ INDICAÇÕES DE RADIOGRAFIAS

- Nos **Quadros 4.1.1** e **4.1.2**, são listadas algumas das principais indicações de radiografias.

■ RADIOGRAFIA DE TÓRAX

Exame realizado nas incidências posteroanterior e de perfil.

■ Derrame pleural

Os achados radiográficos incluem:

- Obliteração/borramento dos ângulos costofrênicos e cardiofrênicos (**Figs. 4.1.2** e **4.1.3**).
- Presença de fluido dentro das cissuras horizontal e oblíqua.
- Indefinição dos contornos da hemicúpula diafragmática quando realizado no leito (com incidência anteroposterior do raio).

TABELA 4.1.1 ▶ EFEITOS CUTÂNEOS APÓS UMA ÚNICA EXPOSIÇÃO À RADIAÇÃO

EFEITO	EXPOSIÇÃO ÚNICA À RADIAÇÃO (mGY)	INÍCIO DOS SINTOMAS	PICO DOS SINTOMAS
Eritema transitório precoce	2.000	Horas	24 h
Epilação temporária	3.000	3 semanas	–
Eritema	6.000	10 dias	2 semanas
Epilação permanente	7.000	3 semanas	–
Necrose	18.000	> 10 semanas	–
Ulceração secundária	20.000	> 6 semanas	–

Fonte: Mahadevappa.[4]

QUADRO 4.1.1 ▶ PRINCIPAIS INDICAÇÕES DE REALIZAÇÃO DE RADIOGRAFIAS	
LOCAL DE AVALIAÇÃO	INDICAÇÃO
Crânio	■ Trauma ■ Avaliação da anatomia dos seios da face ■ Avaliação de articulações temporomandibulares ■ Suspeita de craniossinostose
Via área superior	■ Avaliação inicial de abscesso retrofaríngeo ■ Inalação de corpo estranho
Tórax	■ Suspeita de infecção e/ou sua complicação ■ Inalação de corpo estranho (em inspiração e expiração, para avaliar aprisionamento aéreo ou colapso) ■ Trauma torácico ■ Pneumotórax ■ Derrame pleural ■ Avaliação de cardiomegalia e/ou dor torácica
Abdome	■ Abdome agudo (obstrução/perfuração intestinal) ■ Avaliação inicial de isquemia mesentérica ■ Pneumoperitônio ■ Ingestão de corpo estranho ■ Cálculos renais radiopacos ■ Posicionamento de sonda nasoentérica
Ossos	■ Trauma ■ Controle de fratura ■ Dor óssea ■ Deformidade óssea ■ Aumento de volume em articulação ■ Escoliose ■ Avaliação de idade óssea

QUADRO 4.1.2 ▶ PRINCIPAIS INDICAÇÕES DE RADIOGRAFIAS COM CONTRASTE	
EXAME	INDICAÇÃO
Urografia excretora	Avaliação da função qualitativa e patência do trato urinário superior (rins, ureter e bexiga)
Cistografia e uretrocistografia	Avaliação do trato urinário inferior (bexiga e uretra)
Esofagograma	Avaliação do trajeto e lúmen do esôfago
Gastrograma e trânsito intestinal	Avaliação de preenchimento e esvaziamento do estômago Trânsito intestinal
Mielografia	Avaliação de compressão medular
Histerossalpingografia	Avaliação da perviedade das trompas
Coração e vasos da base	Avaliação da anatomia aórtica e de cardiomegalias

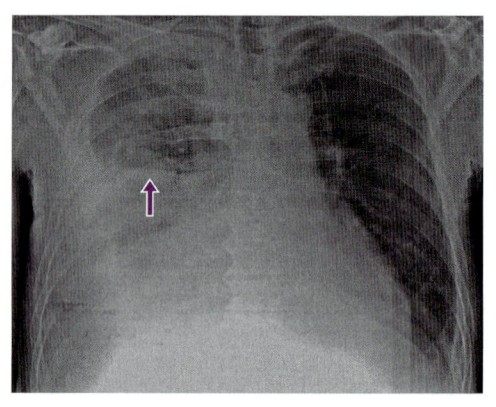

FIGURA 4.1.2 ▶ DERRAME PLEURAL À DIREITA.

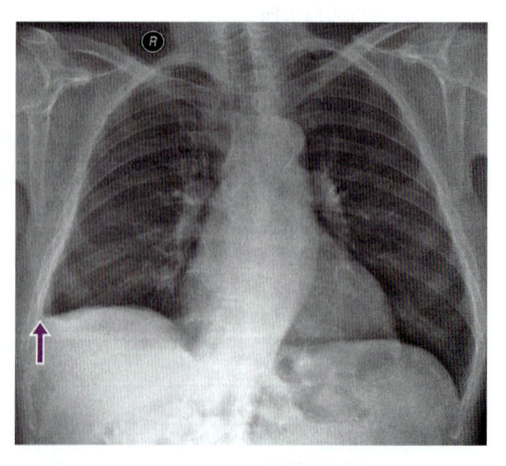

FIGURA 4.1.3 ▶ PEQUENO DERRAME PLEURAL À DIREITA.

■ Deslocamento do mediastino para o lado oposto do derrame quando este for muito volumoso.

Exame em decúbito lateral (obtido com o paciente deitado de lado, com o lado de suspeita do derrame para baixo e incidência de raios horizontais) pode evidenciar pequenas quantidades de fluido pendente sobre a pleural parietal, sendo considerada a técnica mais sensível para o diagnóstico de derrame pleural.

Grandes quantidades de fluido podem estar presentes em filmes na posição supina com mínimas mudanças de imagem, pois o fluido se acumula posteriormente.

■ **Pneumotórax**

Os achados radiográficos incluem:

- Borda da pleura visceral visível como uma fina linha branca (**Fig. 4.1.4**).
- Ausência de parênquima pulmonar na periferia da linha branca da borda pleural visceral, de modo que o espaço periférico é radiolucente em comparação com o pulmão adjacente.
- Pode haver colapso completo do pulmão.
- Se for pneumotórax hipertensivo, há desvio do mediastino para o lado contralateral.
- Enfisema subcutâneo e pneumomediastino também podem estar presentes.

Exame em decúbito lateral (obtido com o paciente deitado de lado, com o lado de suspeita do pneumotórax para cima e incidência de raios horizontais) pode proporcionar melhor visualização, pois o ar sobe e o pulmão se afasta da parede torácica.

Cardiomegalia

Na maioria dos casos, a radiografia de tórax é suficiente para reconhecer cardiomegalia por meio do uso do índice cardiotorácico (ICT):

- ICT > 0,5 é considerado anormal, mas pode ocorrer em pessoas saudáveis.
- ICT > 0,6 é um forte indício de insuficiência cardíaca, mas nem todos os pacientes com insuficiência cardíaca apresentam cardiomegalia (**Fig. 4.1.5**).
- As características da silhueta cardíaca indicam aumento predominante de determinadas câmaras cardíacas.
- Nos pacientes em que o exame é realizado no leito, em decúbito dorsal, os índices cardiotorácicos se alteram.

Doença pulmonar obstrutiva crônica (DPOC)

- Os achados de bronquite crônica na radiografia de tórax são inespecíficos.
- O enfisema se manifesta como hiperinsuflação pulmonar, com hemidiafragmas planos, coração alongado e possíveis alterações bolhosas (**Fig. 4.1.6**).
- Na radiografia lateral, um "tórax em barril", com diâmetro anteroposterior ampliado pode ser visualizado.
- O sinal "traqueia em bainha de sabre" refere-se ao estreitamento coronal acentuado da traqueia intratorácica (visão frontal) com o alargamento sagital concomitante (visão lateral).

■ RADIOGRAFIA DE CRÂNIO

■ Seios da face (Figs. 4.1.7 a 4.1.9)

- Formação de nível hidroaéreo é o achado de imagem mais típico (ver **Fig. 4.1.7**), contudo, se apresenta em apenas cerca de 25 a 50% dos pacientes com sinusite aguda.
- A opacificação com formação de nível hidroaéreo é melhor vista no seio maxilar. Contudo, ela não permite avaliar a extensão da inflamação e suas complicações.
- O exame padrão-ouro é a tomografia computadorizada, que permite melhor delineamento anatômico e avaliação da extensão da inflamação, suas causas e complicações.

■ RADIOGRAFIA DE ABDOME

A rotina para obtenção da imagem do abdome agudo inclui três etapas: radiografia anteroposterior em decúbito dorsal; outra em posição ortostática; e uma incidência posteroanterior do tórax.

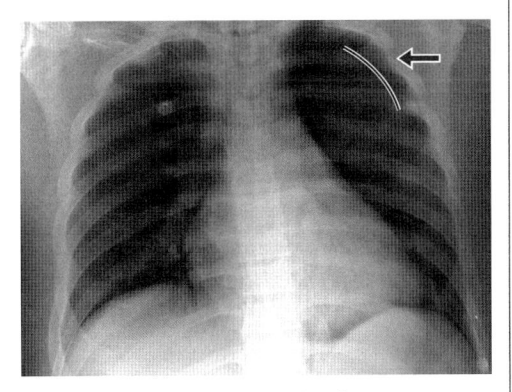

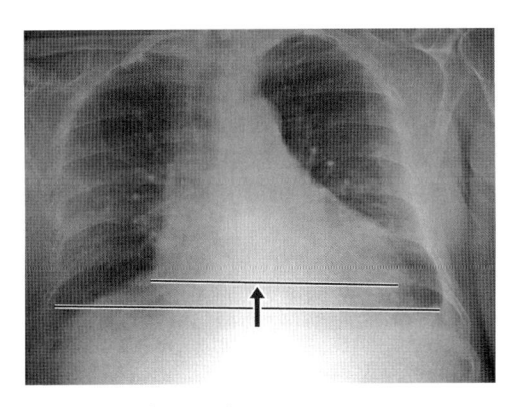

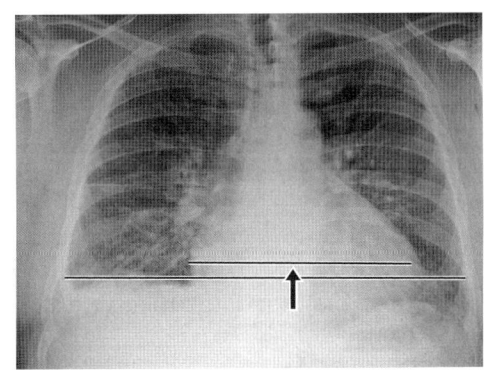

FIGURA 4.1.4 ▶ CÂMARA DE PNEUMOTÓRAX À ESQUERDA.

FIGURA 4.1.5 ▶ ÁREA CARDÍACA AUMENTADA.

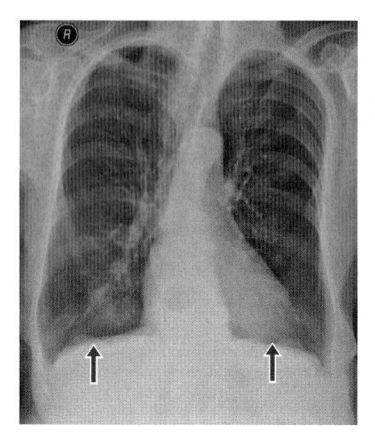

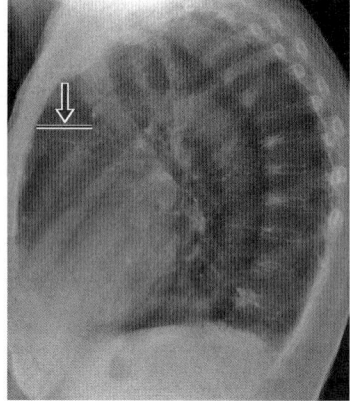

FIGURA 4.1.6 ▶ SINAIS DE HIPEREXPANSÃO PULMONAR COM RETIFICAÇÃO DAS HEMICÚPULAS DIAFRAGMÁTICAS E AUMENTO DO ESPAÇO AÉREO RETROESTERNAL, POSSIVELMENTE POR DOENÇA PULMONAR OBSTRUTIVA CRÔNICA.

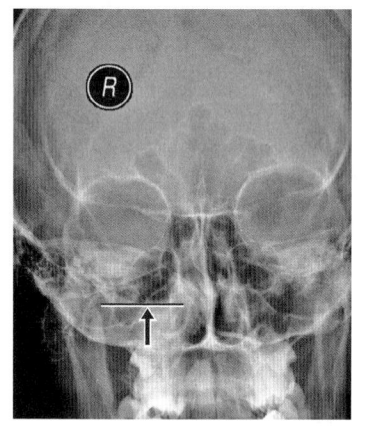

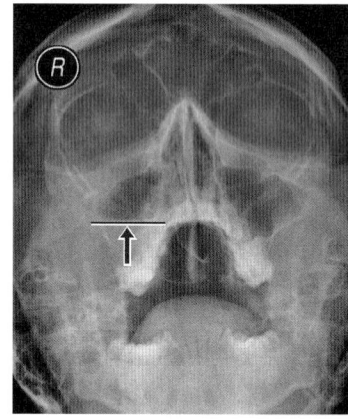

FIGURA 4.1.7 ▶ ESPESSAMENTO DO REVESTIMENTO MUCOSO DO SEIO MAXILAR DIREITO COM FORMAÇÃO DE NÍVEL HIDROAÉREO.

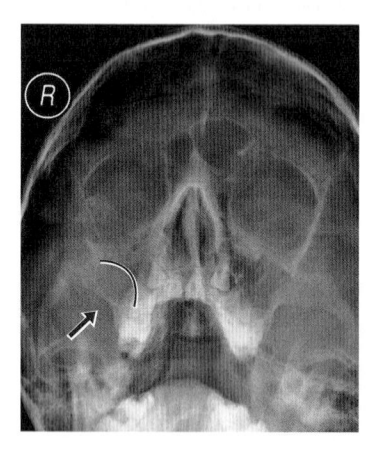

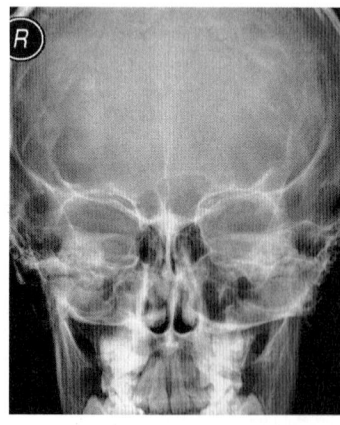

FIGURA 4.1.8 ▶ ESPESSAMENTO DO REVESTIMENTO MUCOSO, DE ASPECTO LOBULADO, NO SEIO MAXILAR DIREITO (PSEUDOCISTO DE RETENÇÃO).

- A maioria das informações é obtida por meio da incidência em decúbito dorsal.
- A incidência em ortostatismo acrescenta informações sobre a presença de níveis hidroaéreos.
- A incidência do tórax é a visão mais sensível para detecção de pneumoperitônio.

■ **Obstrução intestinal**

Cerca de 80% dos casos de obstrução mecânica do intestino acometido é referente ao delgado e apenas 20%, ao intestino grosso.

Apenas de 50 a 60% das radiografias abdominais são sensíveis para obstrução de intestino delgado.

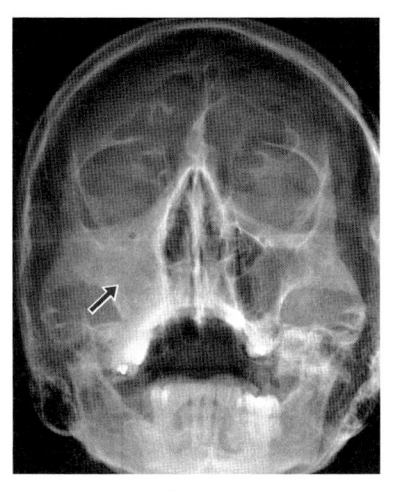

FIGURA 4.1.9 ▶ OPACIFICAÇÃO COMPLETA DO SEIO MAXILAR DIREITO.

Os achados, quando presentes, são os seguintes:
- Alças dilatadas do intestino delgado proximal à obstrução (**Figs. 4.1.10** e **4.1.11**).
- Alças dilatadas predominantemente no centro do abdome.
- Válvulas coniventes visíveis.
- Presença de níveis hidroaéreos na imagem em ortostatismo, especialmente se numa extensão de > 2,5 cm.

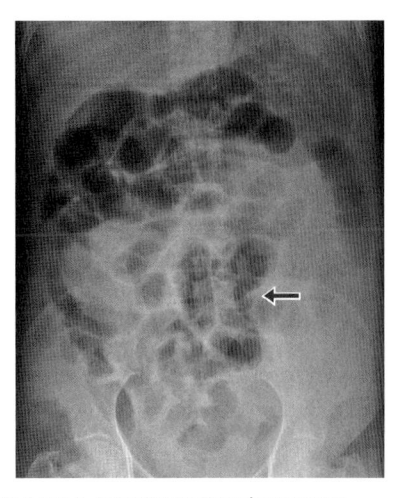

FIGURA 4.1.10 ▶ RADIOGRAFIA EM DECÚBITO DORSAL, COM DISTENSÃO DE ALÇAS DE INTESTINO DELGADO, SUGESTIVA DE SUBOCLUSÃO INTESTINAL.

■ **Pneumoperitônio**
- Presença de gás na cavidade abdominal.
- A radiografia de tórax em ortostatismo é provavelmente a radiografia simples mais sensível para a detecção de gás intraperitoneal livre.

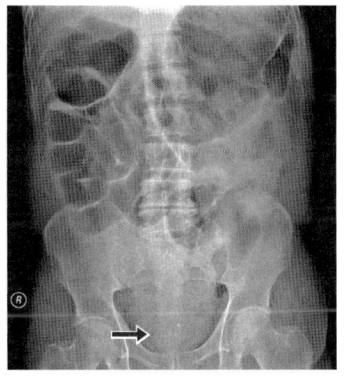

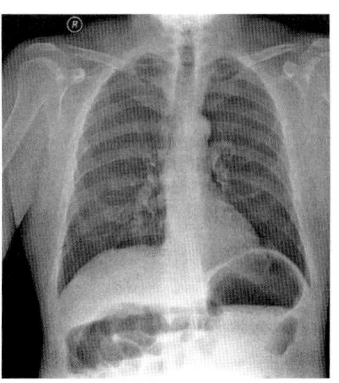

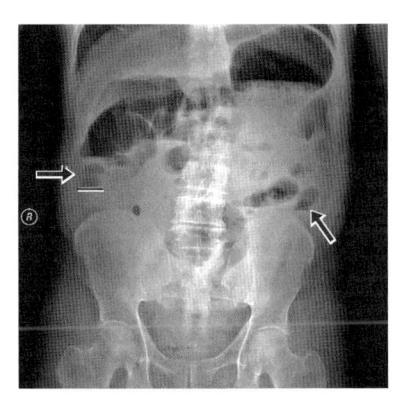

FIGURA 4.1.11 ▶ **RADIOGRAFIA DE ABDOME AGUDO.** // Distensão gasosa de alças intestinais, com formação de níveis hidroaéreos, não se observando ar no reto.

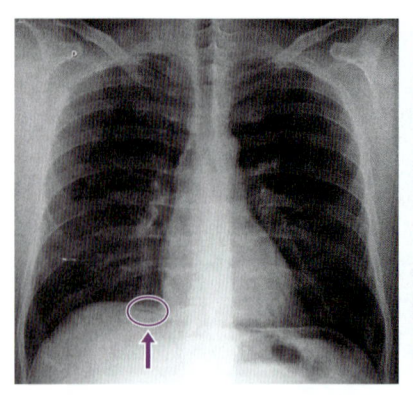

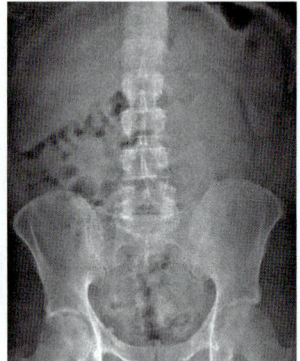

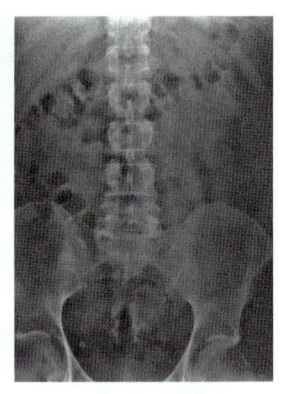

FIGURA 4.1.12 ▶ **RADIOGRAFIA DE ABDOME AGUDO.** // Pneumoperitônio visualizado na região subfrênica esquerda.

- Se um pneumoperitônio em grande volume estiver presente, ele pode se sobrepor ao pulmão normalmente aerado.
- Gás livre subdiafragmático é o sinal de cúpula (em filme supino) (**Fig. 4.1.12**).

▪ Fecaloma

- Presença de material fecal impactado com diâmetro igual ou maior do que o do cólon (**Fig. 4.1.13**).

▪ Ingestão de corpo estranho

Corpos estranhos ingeridos por crianças são comuns.

- Na prática, é realizada uma incidência simples de tórax ou de abdome para identificar o corpo estranho (**Fig. 4.1.14**).

▶ FLUOROSCOPIA

- A fluoroscopia é uma técnica que utiliza imagens de raios X em tempo real por meio do uso de um feixe de raio X contínuo ou pulsado sobre a região a ser avaliada e projeta a imagem em uma tela de computador.
- Ela é usada como guia para a realização de procedimentos intervencionistas na radiologia (p. ex., biópsia óssea).

▶ REFERÊNCIAS

1. Weissleder R, Wittenberg J, Harisinghani MG, Chen JW. Primer: diagnóstico por imagem. 5. ed. São Paulo: Revinter; 2014.
2. Brasil. Ministério da Saúde. Portaria n. 453, de 01 de junho de 1998 [Internet]. Brasília; 1998 [capturado em 01 out. 2018]. Disponível em: http://www.anvisa.gov.br/anvisalegis/portarias/453 _ 98.htm.

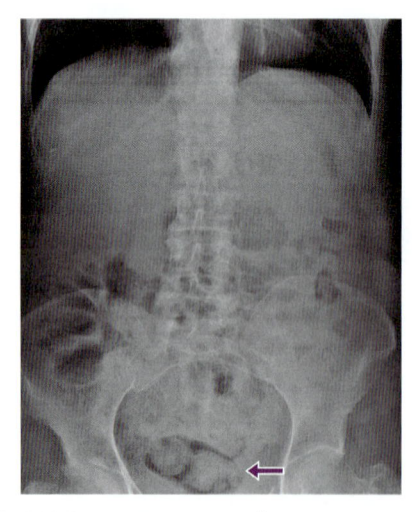

FIGURA 4.1.13 ▶ **RADIOGRAFIA EM DECÚBITO DORSAL COM PRESENÇA DE FECALOMA NO RETO.**

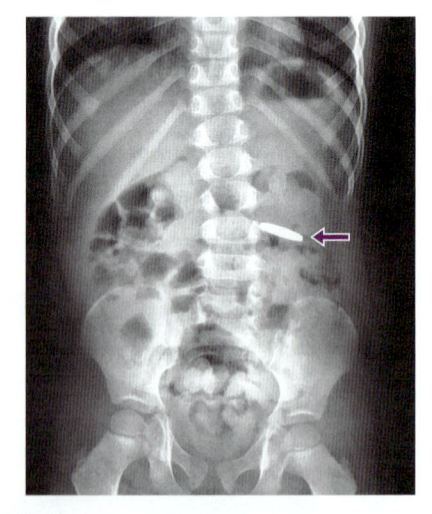

FIGURA 4.1.14 ▶ **RADIOGRAFIA EM ORTOSTATISMO MOSTRANDO INGESTÃO DE MOEDA.**

3. Brasil. Ministério da Ciência, Tecnologia e Inovação. Diretrizes básicas de proteção radiológica [Internet]. Brasília; 2014 [capturado em 01 out. 2018]. Disponível em: http://www.saude.df.gov.br/wp-conteudo/uploads/2018/04/Norma-CNEN-NN-3.01-mar%-C3%A7o-de-2014_Diretrizes-B%C3%A1sicas-de-Prote%-C3%A7%C3%A3o-Radiol%C3%B3gica..pdf.
4. Mahadevappa M. Fluoroscopy: patient radiation exposure issues. RadioGraphics. 2001;21(4):1033-45.

▶ LEITURAS RECOMENDADAS

Conaghan PG, O'Connor PJ, Isenberg DA. Musculoskeletal imaging. Oxford: Oxford University; 2010.

Oliveira RG, Pedroso ERP. Blackbook: clínica médica. 2. ed. Belo Horizonte: Blackbook; 2014.

Soares JACR. Princípios básicos de física em radiodiagnóstico. São Paulo: Colégio Brasileiro de Radiologia; 2002.

▶ CAPÍTULO 4.2 ◀

ULTRASSONOGRAFIA

PAULA BORGES DE LIMA ◀
DANIELLA BIANCA SORIANO EZEQUIEL MINUZZI ◀
MARCELO R. DE ABREU ◀

- A ultrassonografia (US) consiste em um método de imagem que utiliza ondas sonoras de alta frequência para produzir imagens das estruturas de tecidos moles do interior do corpo, em uma anatomia seccional passível de ser obtida em qualquer orientação espacial.
- Considera-se um método não invasivo, ou minimamente invasivo, em que não há exposição à radiação ionizante.
- As imagens são capturadas em tempo real, permitindo o estudo da hemodinâmica corporal, mostrando o movimento de órgãos internos, bem como do fluxo nos vasos sanguíneos com o auxílio do Doppler.

▶ A FÍSICA DA FORMAÇÃO DA IMAGEM ULTRASSONOGRÁFICA

- A imagem é produzida com base no reflexo de um feixe de ultrassom emitido pelo transdutor em contato com a pele ou dentro de uma abertura do corpo (**Fig. 4.2.1**).
- Na interface com as estruturas internas do corpo humano, as ondas desse feixe de ultrassom são refletidas e induzem os cristais piezoelétricos do transdutor a formarem uma corrente elétrica, que é a base do sinal ultrassonográfico.
- A força (amplitude) do sinal sonoro e o tempo que a onda leva para percorrer o corpo fornecem as informações necessárias para produzir uma imagem.
- As estruturas dos tecidos moles têm graus variados de impedância acústica:
  - Fluidos possuem baixa impedância acústica e transmitem o feixe de ultrassom através deles, criando um reforço acústico posterior. Por exemplo, cistos.
  - Estruturas densas refletem todo o feixe de ultrassom e produzem sombra acústica posterior. Por exemplo, ossos e calcificações.

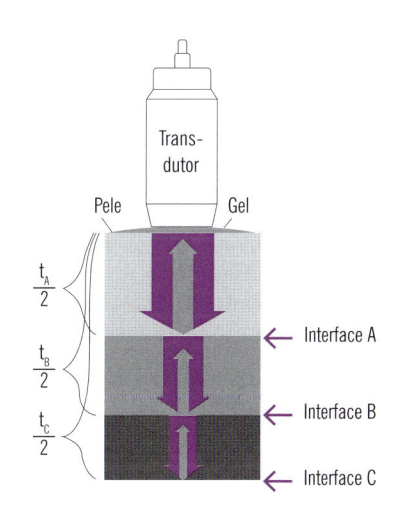

FIGURA 4.2.1 ▶ REPRESENTAÇÃO DOS "SALTOS DE IMPEDÂNCIA" QUE OCORREM NA INTERFACE ENTRE DOIS TECIDOS COM TRANSMISSÕES SONORAS DIFERENTES.
Fonte: Hofer.[1]

- O ar é considerado pobre condutor de ondas sonoras.
- **Limitações:** o ultrassom é considerado limitado para avaliação de tecidos com alta impedância acústica (p. ex.; ar e osso), bem como estruturas encapsuladas por osso (p. ex., parênquima cerebral dentro do crânio).
- A visualização dos tecidos moles depende também da organização do tecido conectivo. Ligamentos e tendões apresentam fibras de colágeno dispostas linearmente em camadas de forma organizada (**Fig. 4.2.2**), o que se traduz em múltiplas interfaces brilhantes na imagem ultrassonográfica quando comparados com a gordura adjacente, cuja estrutura interna é menos organizada.

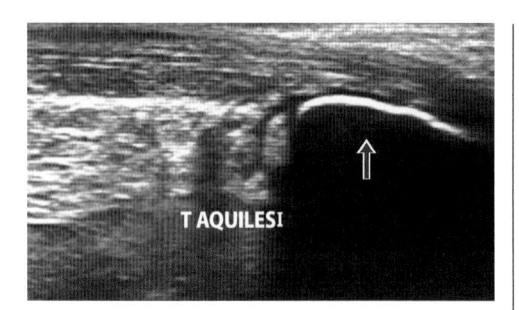

FIGURA 4.2.2 ▶ INSERÇÃO DAS FIBRAS DO TENDÃO DE AQUILES NO CALCÂNEO. O OSSO PRODUZ SOMBRA PRETA POSTERIOR A ELE.

▶ O USO DO DOPPLER

- O efeito Doppler se refere a uma alteração de frequência que ocorre em uma onda em movimento.
- O uso dessa ferramenta associada à US convencional fornece informações em tempo real sobre a arquitetura vascular e os aspectos hemodinâmicos dos vasos em diversos órgãos.
- A forma mais comum de Doppler utilizada nas aplicações ultrassonográficas é a formação da imagem com Doppler colorido. Nela, há vários volumes de amostragem dentro de uma região circunscrita (caixa colorida) e a informação sobre a variação de frequência é mostrada como uma característica da própria imagem (**Fig. 4.2.3**). O transdutor mede a mudança da frequência em todas as linhas na imagem e atribui uma cor definida a faixas específicas de frequência. O mais usual é o seguinte padrão:
  - **Vermelho:** fluxo em direção ao transdutor.
  - **Azul:** fluxo na direção contrária ao transdutor.

▶ RISCOS DA ULTRASSONOGRAFIA

- Embora a US geralmente seja considerada segura em razão dos seus baixos riscos, estes podem aumentar com a exposição desnecessariamente prolongada à energia ultrassônica, ou quando usuários não treinados operam o dispositivo.
- As ondas de ultrassom podem aquecer ligeiramente os tecidos e, em alguns casos, também podem produzir lesões mecânicas, como, por exemplo, pequenas bolhas gasosas em uma interface ar-água (cavitação). As consequências desses efeitos a longo prazo ainda são desconhecidas.
- Estudos sobre o efeito Doppler nos tecidos moles adjacentes à condutância óssea e nervosa demonstraram que há aumento significativo da temperatura quando o ultrassom Doppler for mantido por mais de 30 segundos.

■ ULTRASSONOGRAFIA OBSTÉTRICA

- O Instituto Americano de Ultrassom em Medicina defende o uso prudente da US na gravidez, tendo sido desencorajado o uso para fins não médicos, como a obtenção de vídeos de "lembrança" fetal. Imagens ou vídeos de lembranças são considerados razoáveis se forem produzidos durante um exame realizado por indicação médica e sem nenhuma exposição adicional.
- As altas frequências de ultrassom resultam em um risco potencial de aquecimento térmico, que é de grande preocupação na imagem fetal.

▶ INDICAÇÕES DE ULTRASSONOGRAFIAS

- A US é uma ferramenta que pode ajudar o médico a avaliar, diagnosticar e tratar certas condições clínicas, devendo ser empregada seguindo os princípios dos demais métodos de imagem, de minimizar a exposição do paciente e ao mesmo tempo manter a qualidade diagnóstica. As principais indicações de exames estão listadas no **Quadro 4.2.1**.

■ ULTRASSONOGRAFIA DE ABDOME

■ Colelitíase

A US é considerada o padrão-ouro para detecção de cálculos biliares (**Fig. 4.2.4**). Alguns dos achados principais da colelitíase incluem:

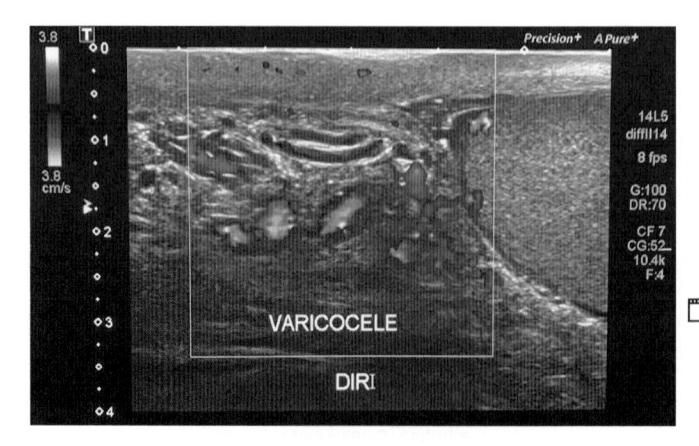

FIGURA 4.2.3 ▶ USO DE DOPPLER COLORIDO PARA AUXILIAR NA DETECÇÃO DE VARICOCELE. COLUNA DE CORES À DIREITA DA IMAGEM ORIENTA O SENTIDO DO FLUXO DE SANGUE.

QUADRO 4.2.1 ▶ INDICAÇÕES MAIS COMUNS DE ULTRASSONOGRAFIA	
TIPO DE EXAME	INDICAÇÃO
Abdominal	Vias biliares Avaliação inicial de aneurisma de aorta abdominal FAST Suspeita de apendicite
Fetal	Avaliação do feto durante a gestação/monitoração no pré-natal Suspeita de gestação ectópica
Ginecológico	Avaliação inicial de doenças ginecológicas Dor pélvica aguda ou crônica Sangramento uterino
Partes moles	Investigação de massas nos tecidos moles superficiais
Articulações	Avaliação de ligamentos e inserções tendinosas nos ossos envolvidos nas articulações Identificação de derrame articular ou sinovite Guia na aplicação de injeções, aspirações e biópsias
Mamário	Visualização do tecido mamário, rastreamento e diagnóstico
Doppler	Visualização de fluxo no vaso sanguíneo, nos órgãos ou em outras estruturas
Agulhamento guiado por US	Colocação de cateter em vasos sanguíneos ou agulhas em tecidos de interesse para marcação de local específico
Ecocardiográfico	Avaliação de condições de funcionamento do coração
Oftalmológico	Avaliação de estruturas oculares (p. ex., retina)

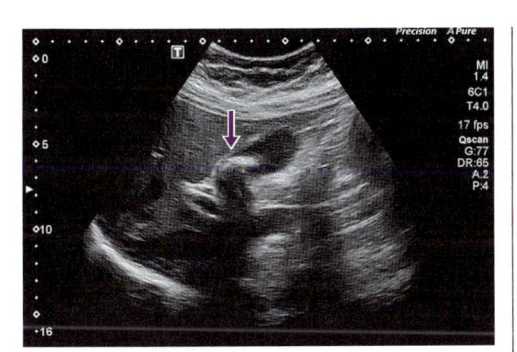

FAST, avaliação ultrassonográfica focada para o trauma (do inglês *focused abdominal sonography trauma*).

FIGURA 4.2.4 ▶ VESÍCULA BILIAR APRESENTANDO CÁLCULO SEM SINAIS DE COLECISTITE.

- Presença de imagens hiperecogênicas, formadoras de sombra acústica posterior (o sombreamento acústico é independente da composição e do conteúdo de cálcio).
- A mobilidade dos cálculos é frequentemente vista com a mudança de decúbito do paciente (**Fig. 4.2.5**).
- A microlitíase biliar refere-se a cálculos biliares com menos de 3 mm de diâmetro.

Os sinais de processo inflamatório da vesícula biliar (colecistite) são:

- Sinal de Murphy ultrassonográfico.
- Espessamento de parede da vesícula biliar (> 3 mm).
- Presença de líquido pericolecístico.
- Distensão da vesícula biliar.

Apendicite

A US, pela sua falta de radiação ionizante, é a primeira escolha na investigação de paciente jovens (**Fig. 4.2.6**).

Alguns dos achados que sustentam o diagnóstico incluem:

- Apêndice aperistáltico, não compressível e dilatado.
- Presença de apendicolito.
- Aparência em "alvo" na visualização axial.
- Apêndice com diâmetro > 6mm.

ULTRASSONOGRAFIA DE BOLSA ESCROTAL

Torção de testículo

Considerada uma emergência médica, essa situação indica a necessidade de procura por atendimento de emergência e avaliação por US Doppler, preferencialmente antes de completar 6 h do início dos sintomas.

Os achados ultrassonográficos são:

- Ausência de fluxo sanguíneo vascular no testículo e no epidídimo.
- Heterogeneidade da ecogenicidade testicular.
- Hidrocele reacional.

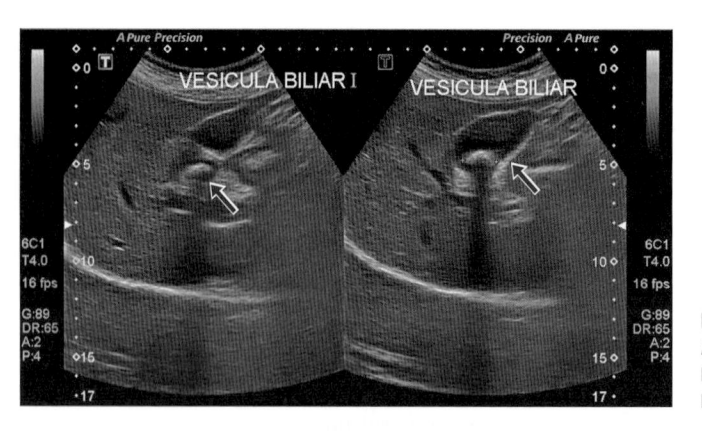

FIGURA 4.2.5 ► VESÍCULA BILIAR APRESENTANDO UM CÁLCULO MÓVEL E OUTRO APARENTEMENTE FIXO NO INFUNDÍBULO.

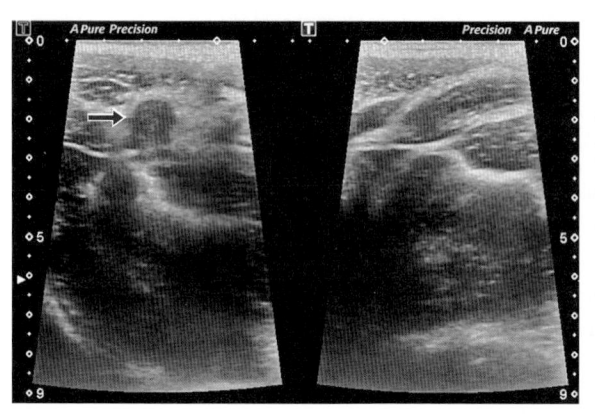

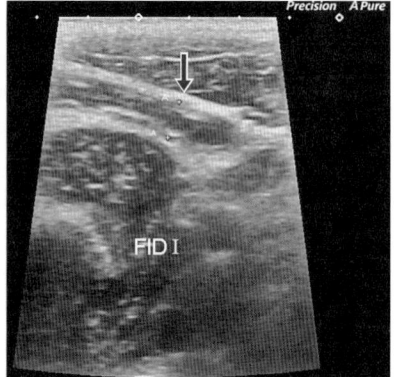

FIGURA 4.2.6 ► APÊNDICE CECAL COM SINAIS INFLAMATÓRIOS INICIAIS.

- Espessamento reativo da pele escrotal com hiperemia e aumento do fluxo no exame Doppler colorido.
- A parte mais importante do exame é comparar com o outro lado (**Fig. 4.2.7**).

■ OUTRAS INDICAÇÕES DE ULTRASSONOGRAFIA

- Visualização de vasos para passagem de guias vasculares ou catéteres (isso pode ser feito à beira do leito, inclusive).

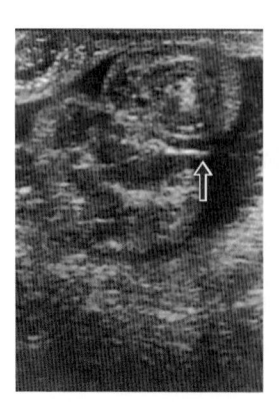

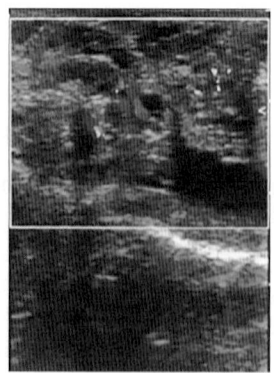

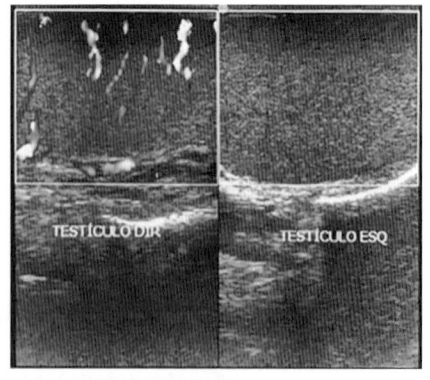

FIGURA 4.2.7 ► AUSÊNCIA DE FLUXO SANGUÍNEO NO TESTÍCULO ESQUERDO E PRESENÇA DE "NÓ VERDADEIRO" NO CORDÃO ESPERMÁTICO

- Biópsias guiadas por US: tireoide, fígado, rim, mama, lesões de tecidos moles.
- Biópsias com fusão de imagem com ressonância (p. ex., próstata).
- Punções articulares guiadas por US (p. ex., joelho, ombro, punho).
- US transfontanelar em prematuros.
- Intervenção para dor.

▶ REFERÊNCIA

1. Hofer M. Ultrassonografia: manual prático de ensino. 6. ed. São Paulo: Revinter; 2010.

▶ LEITURAS RECOMENDADAS

Callen PW. Ultrasonography in obstetrics and gynecology. 5th ed. Philadelphia: Saunders; 2008.

Conaghan PG, O'Connor PJ, Isenberg DA. Musculoskeletal imaging. Oxford: Oxford University; 2010.

Rumack CM, Wilson SR, Charboneau W, Levine D. Tratado de ultrassonografia diagnóstica. 4. ed. Rio de Janeiro: Elsevier; 2012.

US Food and Drug Administration. Ultrasound imaging [Internet]. Silver Spring: FDA; 2018 [capturado em 02 out. 2018]. Disponível em: https://www.fda.gov/radiation-emittingproducts/radiationemittingproductsandprocedures/medicalimaging/ucm115357.htm.

Weissleder R, Wittenberg J, Harisinghani MG, Chen JW. Primer: diagnóstico por imagem. 5. ed. São Paulo: Revinter; 2014.

▶ CAPÍTULO 4.3 ◀

TOMOGRAFIA COMPUTADORIZADA

PAULA BORGES DE LIMA ◀
MARCELO R. DE ABREU ◀

- O exame de tomografia computadorizada (TC) produz imagens seccionais do corpo humano, utilizando feixes de raios X, com boa capacidade de detalhamento anatômico, por não haver sobreposição das estruturas na imagem.
- As imagens tomográficas podem ser visualizadas de forma bidimensional (2D), nos planos axial, sagital ou coronal (**Fig. 4.3.1**), utilizando reconstruções multiplanares (MPR), ou ainda em forma tridimensional (3D), por meio de técnicas de pós-processamento da imagem.

▶ A FÍSICA DA FORMAÇÃO DA IMAGEM TOMOGRÁFICA

- O tomógrafo é constituído basicamente por um arco, chamado *gantry*, que circunda uma mesa de exame. Dentro desse arco, estão alojados o tubo, que emite os feixes de raios X, e as fileiras de detectores digitais, localizadas em oposição ao tubo, que detectam os fótons de raio X que passaram através do paciente durante a movimentação da mesa de exame pelo *gantry* (**Fig. 4.3.2**).

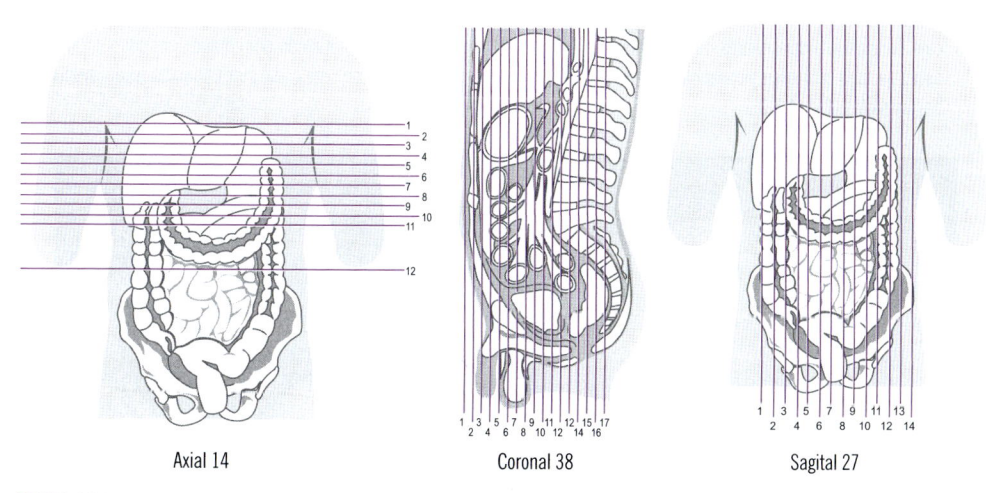

Axial 14 — Coronal 38 — Sagital 27

FIGURA 4.3.1 ▶ PLANOS DE CORTE DA TC PARA OBTENÇÃO DE IMAGENS NOS EIXOS AXIAL, CORONAL E SAGITAL.

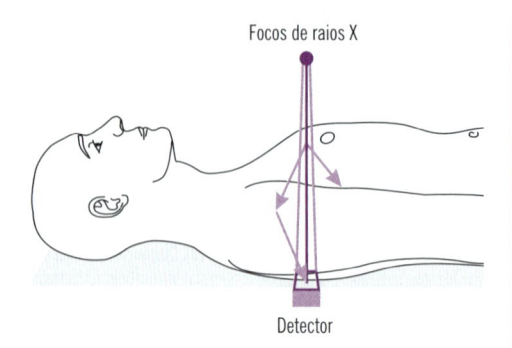

FIGURA 4.3.2 ▶ REPRESENTAÇÃO DO FEIXE DE RAIO X EM UM CORTE AXIAL DE TOMOGRAFIA COMPUTADORIZADA.

TABELA 4.3.1 ▶ DENSIDADE DOS TECIDOS NORMAIS	
TIPO DE TECIDO	DENSIDADE — UH
Ar	− 1.000
Pulmão	− 700 ± 200
Gordura	− 90 ± 10
Parênquima dos órgãos	+ 50 ± 40
Músculo	+ 45 ± 5
Osso trabecular	+ 130 ± 100
Osso cortical	> + 250

Fonte: Conaghan e colaboradores.[1]

- As imagens são construídas por processamento computadorizado, usando a técnica matemática conhecida como transformada de Fourier.
- Os tomógrafos frequentemente apresentam mais de uma fileira de detectores, sendo chamados de *multislice*. Por exemplo, angiotomografia de coronárias geralmente utiliza mais de 64 fileiras de detectores.
- Na imagem tomográfica, o contraste entre os tecidos é apresentado em uma escala de tons de cinza que é baseada na densidade dos tecidos (**Tab. 4.3.1**), medida em Unidades de Hounsfield (UH) e que varia de −1.000 a +1.000.
    - Quanto maior a densidade, mais branca e brilhante será a imagem.
    - Quanto menor a densidade, mais preta e escura é a imagem.
    - É possível utilizar o cursor na imagem e determinar uma área para medir o número de HU, avaliando, assim, a densidade e, com isso, o tipo de tecido mais provável.
    - O olho humano só consegue diferenciar 20 tonalidades de cinza, por essa razão, as imagens tomográficas são disponibilizadas como "janelas", exibindo estruturas cuja densidade esteja dentro de uma faixa de valores estabelecidos, por exemplo, janela óssea, janela para partes moles (**Fig. 4.3.3**).

▶ SEGURANÇA RADIOLÓGICA

- A TC, junto com a fluoroscopia e a arteriografia, é responsável por uma exposição relativamente alta de radiação para o paciente.
- Algumas medidas na técnica do exame podem ser adotadas na tentativa de redução da exposição à radiação, tais como:
    - **Espessura do corte tomográfico:** quanto mais fino, maior exposição à radiação.
    - **Velocidade de movimentação da mesa de exame:** quanto mais rápido o exame, menor a exposição à radiação.
    - **Ruído da imagem:** para pacientes magros e crianças, pode-se reduzir a dose de radiação ao aceitar uma imagem com um pouco mais de ruído, sem perda da qualidade nem da visualização de detalhes.

▶ MEIOS DE CONTRASTE

- Meios de contraste são substâncias radiodensas capazes de melhorar a definição das imagens obtidas em exames radiológicos por meio da sua capacidade de atenuação aos raios X.

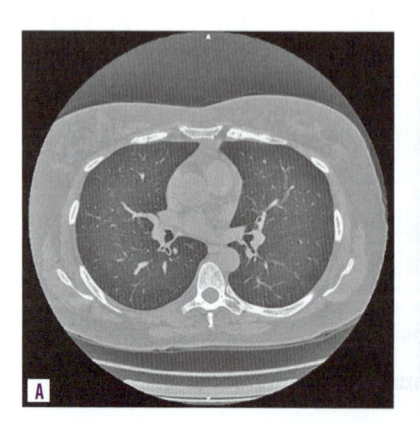

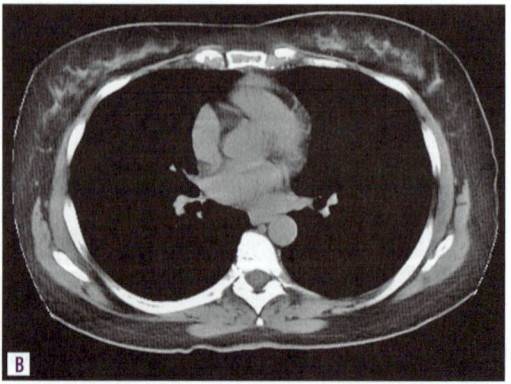

FIGURA 4.3.3 ▶ DIFERENTES JANELAS DE EXIBIÇÃO DA IMAGEM TOMOGRÁFICA. // (**A**) Janela para parênquima. (**B**) Janela para mediastino.

- Existem basicamente dois tipos de contraste: os agentes iônicos e os agentes não iônicos. Ambos contêm iodo.
- As vias de administração do contraste devem levar em consideração as estruturas anatômicas a serem estudadas.

CONTRASTE VIA ORAL (VO) ▶ É indicado na TC de abdome e pelve na diferenciação do trato gastrintestinal para as estruturas adjacentes (**Fig. 4.3.4**), sendo normalmente usado o sulfato de bário, exceto em situações de suspeita de fístula ou perfuração do lúmen intestinal, quando o adequado é um meio de contraste hidrossolúvel (gastrografina).

CONTRASTE ENDOVENOSO (EV) ▶ É indicado para distinção dos vasos sanguíneos em relação aos músculos e órgãos adjacentes (**Fig. 4.3.5**), fornecendo também informações adicionais sobre taxa de perfusão sanguínea em tecidos com alteração patológica (captação do meio de contraste pelo tecido), distúrbios da barreira hematencefálica, abscessos (impregnação nas bordas) e lesões indicativas de tumores (captação não homogênea).

CONTRASTE VIA RETAL (VR) ▶ Pode ser utilizado na TC de abdome e de pelve para opacificar o lúmen colônico (**Fig. 4.3.6**).

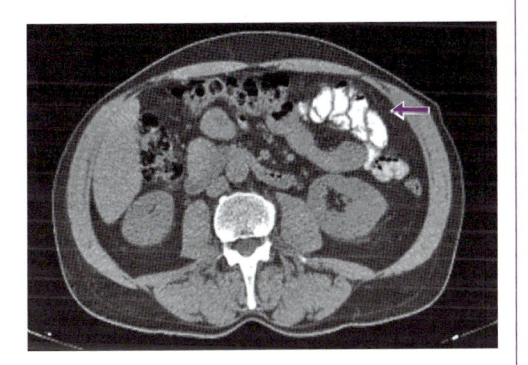

FIGURA 4.3.4 ▶ TC DE ABDOME TOTAL COM CONTRASTE VIA ORAL, OBSERVANDO-SE OPACIFICAÇÃO EM ALÇAS INTESTINAIS.

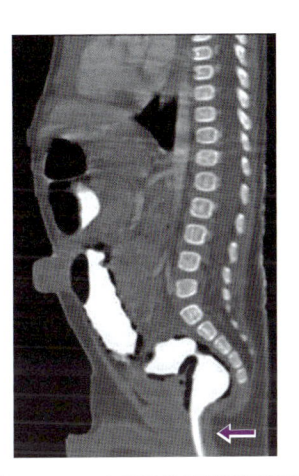

FIGURA 4.3.6 ▶ TC DE ABDOME TOTAL COM CONTRASTE VIA RETAL, OBSERVANDO-SE OPACIFICAÇÃO DO RETO NO PLANO SAGITAL DA IMAGEM.
Fonte: Radiopaedia.[2]

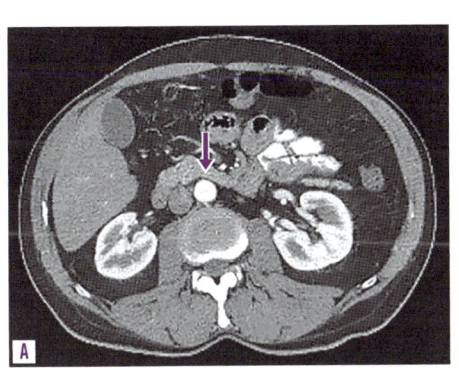

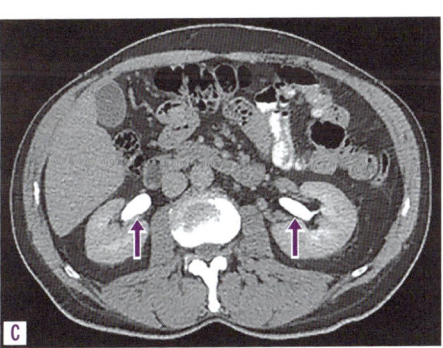

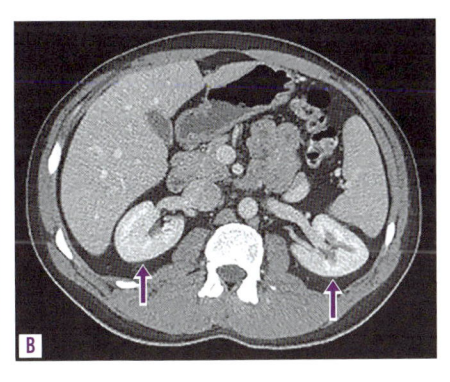

FIGURA 4.3.5 ▶ TC DE ABDOME TOTAL COM CONTRASTE ENDOVENOSO, OBSERVANDO-SE NA SEQUÊNCIA AS FASES ARTERIAL, VENOSA E TARDIA. // (**A**) Fase arterial: contraste brilha no córtex renal. (**B**) Fase venosa: contraste brilha no sistema porta. (**C**) Fase tardia: contraste brilha na pelve renal.

REAÇÕES ADVERSAS AOS MEIOS DE CONTRASTE

- O uso de contraste iodado não iônico tem se tornado mais frequente, principalmente por sua segurança e maior tolerabilidade pelos pacientes, com menor incidência de reações adversas desde a sua introdução.
- As situações que contraindicam o uso de meios de contraste ou que são indicativas de alta probabilidade de reações adversas são apresentadas a seguir.

FUNÇÃO RENAL ▶ Os meios de contraste de administração EV apresentam excreção pelos rins, podendo causar insuficiência renal aguda pós-contraste caracterizada por súbita deterioração da função renal nas 48 horas após a realização do exame contrastado. Para pacientes com algum grau de disfunção renal, a dosagem de creatinina é desejável antes da realização do exame. (Quadro. 4.3.1).

DIABETES ▶ Para pacientes com perda de função renal aguda ou crônica, o Colégio Americano de Radiologia recomenda suspender a metformina no dia do exame e nas próximas 48 h, reiniciando seu uso após nova dosagem de creatinina plasmática, no intuito de avaliar o risco de acidose lática.

HIPERTIREOIDISMO ▶ Paciente com história de hipertireoidismo pode desenvolver tireotoxicose após a administração de meio de contraste iodado. Devido à rara ocorrência desse evento, a restrição ao uso de contraste iodado é recomendada apenas em duas situações:

- Pacientes em crise tireotóxica aguda.
- Pacientes em tratamento com iodo radioativo.

ASMA ▶ Pacientes asmáticos têm risco aumentado de reações alérgicas à administração de contraste, com desenvolvimento de broncoespasmo. Recomenda-se realização de preparo antialérgico antes do exame e para pacientes com história de reação anafilática, considerar acompanhamento anestésico.

ANTECEDENTES DE REAÇÃO PRÉVIA AOS MEIOS DE CONTRASTE ▶ História de reações prévias aos meios de contraste é o principal fator de risco para predizer nova ocorrência de eventos adversos, bem como a gravidade da reação é muito significativa e deve ser levada em consideração. Os Quadros 4.3.2 e 4.3.3 mostram a classificação das reações, bem como seus tratamentos.

- Para pacientes com história de prurido ou urticária logo após a administração do meio de contraste, há recomendação de realização de preparo antialérgico.

QUADRO 4.3.1 ▶ DOSAGEM DE CREATININA PLASMÁTICA BASAL É RECOMENDADA PARA USO DE CONTRASTE

- Idade > 60 anos
- História de doença renal (diálise, transplante, rim único, câncer renal, cirurgia renal prévia)
- Hipertensão arterial sistêmica em tratamento
- Diabetes melito

Fonte: Adaptado de Hofer.[3]

QUADRO 4.3.2 ▶ CLASSIFICAÇÃO DAS REAÇÕES ADVERSAS AOS MEIOS DE CONTRASTE

ETIOLOGIA	TEMPO APÓS ADMINISTRAÇÃO DO CONTRASTE

1. **Reações anafilactoides = idiossincráticas** (imprevisível)
Também conhecidas como anafilaxia-*like* ou alérgica-*like* ou pseudoalérgica
2. **Reações não idiossincráticas** (dose dependente)
São inerentes ao meio de contraste e subdivididas em:
  a. **Efeitos tóxicos diretos**
    ☐ Osmotoxicidade
    ☐ Quimiotoxicidade
    ☐ Toxicidade direta órgão-específica
  Exemplos:
  ■ Neurotoxicidade
  ■ Cardiotoxicidade
  ■ Nefrotoxicidade
  b. **Ao meio de contraste** (ou vagais)
3. **Reações combinadas** (1+2)
	1. **Agudas**
	Início imediato até 1 h
	A maioria das reações ocorre nos primeiros 30 min, sendo 70% casos nos primeiros 5 min
	Exemplos:
	■ Urticária
	■ Edema facial ou laríngeo
	■ Broncoespasmo
	■ Crise convulsiva
	■ Edema pulmonar
	■ Hipertensão maligna
	■ Hipotensão com taquicardia ou bradicardia
	2. **Tardias**
	Iniciam entre 1 e 96 h
	Exemplos:
	■ Trombose venosa
	■ Necrose da pele
	■ Sintomas tipo resfriado comum
	■ Insuficiência cardíaca
	■ Arritmias

Fonte: Oliveira.[4]

QUADRO 4.3.3 ▶ TRATAMENTO DE REAÇÕES ADVERSAS		
INDICAÇÃO CLÍNICA	MEDICAMENTO	COMENTÁRIO
Urticária	Difenidramina ou hidroxizina	Tratar se sintomática ou se piora
Edema facial/laríngeo	Difenidramina ou hidrozina e/ou epinefrina	Proteger a via área, com oxigênio
Broncoespasmo	β-agonista Epinefrina Aminofilina	
Vasovagal	Salina isotônica Atropina	Elevar as pernas

Fonte: Weissleder e colaboradores.[5]

- Nos casos em que houve hipotensão ou colapso cardiovascular, os meios de contraste não deverão ser administrados inicialmente, devendo-se proceder com avaliação da indicação clínica, realização de preparo antialérgico e, em determinados casos, acompanhamento anestésico durante a realização do exame contrastado.

▶ INDICAÇÕES DE TC

- A TC apresenta algumas vantagens entre os exames radiológicos atualmente disponíveis, por ser um exame de baixo custo, que está disponível na maioria dos centros de diagnóstico por imagem, e por sua rápida execução.
- No Quadro 4.3.4 são listadas as principais indicações do exame.

■ TC DE ABDOME TOTAL

■ Nefrolitíase

Cerca de 99% dos cálculos ureterais são visibilizados na TC sem contraste. Embora a maioria dos cálculos seja radiopaca, eles variam consideravelmente a sua densidade conforme a composição (Fig. 4.3.7).

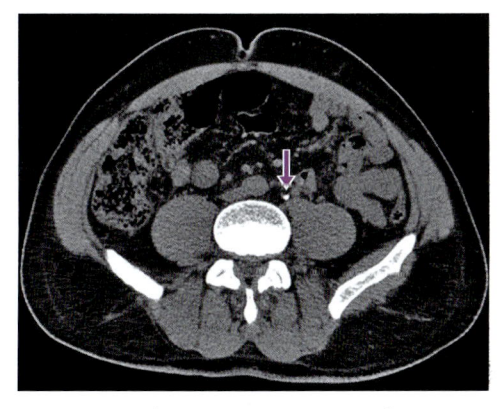

FIGURA 4.3.7 ▶ CÁLCULO OBSTRUTIVO NO TERÇO MÉDIO DO URETER ESQUERDO.

QUADRO 4.3.4 ▶ PRINCIPAIS INDICAÇÕES DE REALIZAÇÃO DE TC	
LOCAL DE AVALIAÇÃO	INDICAÇÃO
Crânio	■ Trauma craniencefálico ■ Acidente vascular cerebral ■ Cefaleia aguda ■ Avaliação inicial de tumores ■ Patologias infecciosas e vasculares ■ Malformações
Tórax	■ Trauma ■ Investigação de achado alterado na radiografia ■ Avaliação e controle evolutivo de processos inflamatórios/infecciosos ■ Nódulo pulmonar ■ Avaliação das estruturas do mediastino ■ Tumores ■ Planejamento de radioterapia
Abdome	■ Trauma ■ Hemorragia/infecção ■ Doenças vasculares ■ Tumores ■ Abdome agudo (apendicite, colecistite, abscesso, perfuração de vísceras ocas, entre outros) ■ Rins e vias urinárias (litíase, malformações e variações anatômicas) ■ Pâncreas (pancreatite/lesões focais – pseudocistos e neoplasias/coledocolitíase) ■ Fígado (lesões focais/hemangioma/cirrose)
Ossos	■ Trauma ■ Avaliação de fraturas complexas, fases de consolidação ■ Doenças discais na coluna ■ Artropatias inflamatórias, infecciosas ou degenerativas ■ Avaliação de oesteomielites

■ **Pneumoperitônio**

Presença de gás ou coleções de ar dentro da cavidade peritoneal (**Fig. 4.3.8**).

■ **TC DE CRÂNIO**

■ **Acidente vascular cerebral**

A TC sem contraste do cérebro continua sendo a base da geração de imagens no cenário de um acidente vascular cerebral (AVC) (**Figs. 4.3.9** e **4.3.10**). Os objetivos da TC no cenário agudo são:

- Excluir hemorragia intracraniana.
- Avaliar achados sugestivos de isquemia, como possíveis trombos visíveis (artéria cerebral média hiperdensa).
- Excluir outras patologias intracranianas que possam mimetizar um AVC.

Achados radiológicos possíveis ▶

- Um achado altamente sugestivo de TC é o segmento hiperdenso de um vaso.
- Perda de diferenciação da substância branco-acinzentada.
- Hipodensidade cortical com edema parenquimatoso associado.
- Infarto do parênquima pode não ser visível no cenário agudo.

■ **Pneumoencéfalo**

Presença de coleção de ar ou gás intracraniano na maioria das vezes de natureza pós-traumática (**Fig. 4.3.11**).

■ **OUTRAS APLICAÇÕES**

- Medida da perfusão dos órgãos por TC.
- TC no planejamento radioterápico.
- Artrotomografia: utilização de contraste intra-articular.
- Angiotomografia: utilização de contraste EV para estudo dos problemas vasculares, incluindo coronárias.
- TC óssea de corpo inteiro: estudo de metástases em pacientes com mieloma e seu controle.
- Procedimentos guiados por TC para manejo de dor, incluindo punções e injeções de medicamentos nas articulações, na coluna e nos tecidos moles.

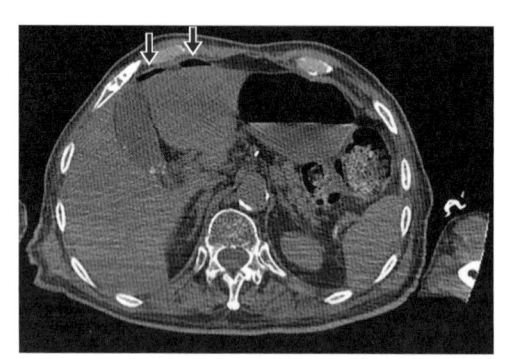

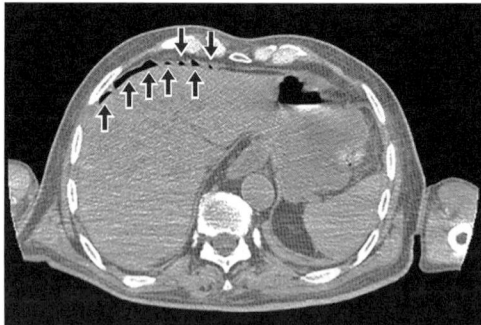

FIGURA 4.3.8 ▶ PRESENÇA DE PEQUENAS BOLHAS DE GÁS FORA DAS ALÇAS INTESTINAIS, LOCALIZADAS JUNTO À BORDA HEPÁTICA, RELACIONADAS A PNEUMOPERITÔNIO.

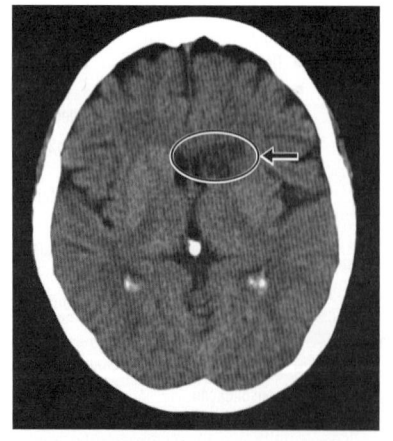

FIGURA 4.3.9 ▶ AVC ISQUÊMICO NO NÚCLEO CAUDADO À ESQUERDA, DEVENDO CORRESPONDER A EVENTO ISQUÊMICO SUBAGUDO.

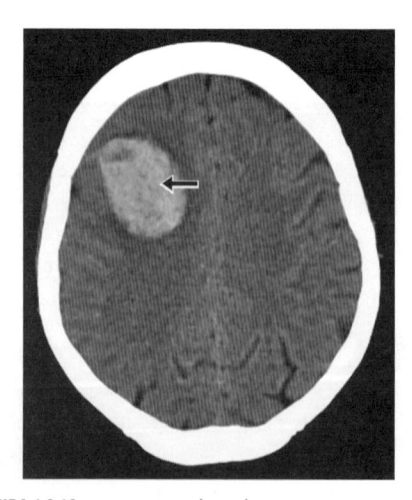

FIGURA 4.3.10 ▶ AVC HEMORRÁGICO É FACILMENTE RECONHECÍVEL NA TC COMO HIPERDENSIDADE.

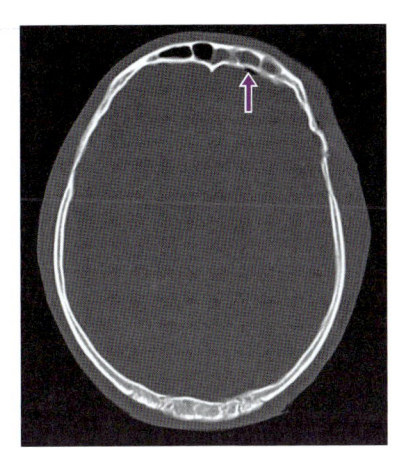

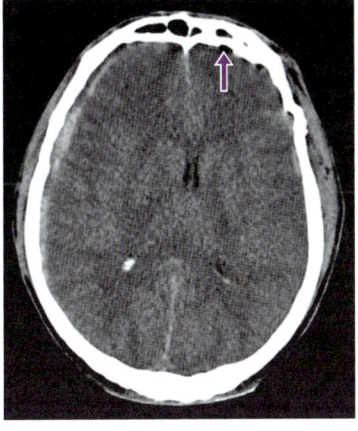

FIGURA 4.3.11 ▶ PRESENÇA DE PEQUENAS BOLHAS DE AR NA REGIÃO FRONTAL ESQUERDA RELACIONADAS A PNEUMOENCÉFALO.

▶ REFERÊNCIAS

1. Conaghan PG, O'Connor PJ, Isenberg DA. Musculoskeletal Imaging. Oxford: Oxford University; 2010.
2. Radiopaedia. From the case: pneumatosis coli [Internet]. c2018 [capturado em 02 out. 2018]. Disponível em: https://radiopaedia.org/images/22048.
3. Hofer M. Tomografia computadorizada: manual prático de ensino. Rio de Janeiro: Revinter; 2015.
4. Oliveira LA. Assistência à vida em radiologia: guia teórico e prático. São Paulo: Colégio Brasileiro de Radiologia; 2009.
5. Weissleder R, Wittenberg J, Harisinghani MG, Chen JW. Primer: diagnóstico por imagem. 5. ed. Rio de Janeiro: Revinter; 2014.

▶ LEITURAS RECOMENDADAS

Committee on Drugs and Contrast Media, American College of Radiology. ACR manual on contrast media: version 10.3 [Internet]. ACR; 2017 [capturado em 02 out. 2018]. Disponível em: https://www.acr.org/-/media/ACR/Files/Clinical-Resources/Contrast _ Media.pdf.

International Commission on Radiological Protection. The 2007 Recommendations of the International Commission on Radiological Protection. Ann ICRP. 2007;37(2-4).

Torigian DA, Hammell MK. Netter's correlative imaging: abdominal and pelvic anatomy. Philadelphia: Saunders; 2013.

▶ CAPÍTULO 4.4 ◀

Tomografia computadorizada por emissão de pósitrons

MARCELO ARAÚJO QUEIROZ ◀
PAULA BORGES DE LIMA ◀
MARCELO R. DE ABREU ◀

- A tomografia computadorizada por emissão de pósitrons (PET) é uma técnica de imagem não invasiva capaz de demonstrar atividade metabólica anormal (em nível molecular) em órgãos que ainda não demonstraram alteração morfoestrutural por meio da utilização de radiofármacos. Quando acoplado à tomografia computadorizada (PET-CT – hoje, essa associação é a única disponível comercialmente), o método apresenta aumento da especificidade diagnóstica.
- Os dados da PET-CT podem ser reconstruídos e exibidos como uma imagem tridimensional.

▶ A FÍSICA DA FORMAÇÃO DA IMAGEM

- Um composto biológico semelhante à glicose é marcado com um radiofármaco e injetado por via intravenosa (IV), distribuindo-se sistemicamente e ocupando espaço no metabolismo de proteína das células, onde sofrerá quebras e se transformará em outro composto. As células tumorais, em sua grande maioria, apresentam um alto metabolismo glicolítico se comparado aos tecidos normais, o que favorece que elas metabolizem o composto marcado.

- O radiofármaco mais comumente utilizado é a fluordesoxiglicose marcada com Flúor-18 (^{18}FDG), o qual é metabolizado pelas células tumorais, acumulando-se e concentrando-se nas células. Esse acúmulo é detectado e quantificado.
- A tomografia computadorizada é utilizada para correção da atenuação, localização anatômica e caracterização morfológica do local em que se evidencia a atividade do radiotraçador.
- A unidade de medida-padrão é "valor padronizado de captação" (SUV, do inglês *standardized uptake value*), que é calculado levando em consideração o peso corporal, e é capaz de determinar a atividade na imagem PET.
- É usada para medir a resposta de cânceres ao tratamento e é considerada um valor semiquantitativo, pois é vulnerável a outras fontes de variabilidades.
- Não existe um valor absoluto como ponto de corte para lesão maligna, porém, admite-se como suspeita uma lesão com grau de captação cerca de 2 vezes maior do que o *background* (captação fisiológica de alguns órgãos/estruturas, como fígado ou mediastino).
- Processos inflamatórios e infecciosos também poderão ter alto SUV (falso-positivo).

A Figura 4.4.1 mostra a vista frontal de um *Scanner* híbrido PET-CT.

▶ RADIOFÁRMACOS UTILIZADOS EM PET-CT

- Na PET-CT, são utilizados fármacos marcados com radionuclídeos emissores de prótons, como Carbono-11, Nitrogênio-13, Oxigênio-15, Flúor-18, Gálio-68 e Rubídio-82.
- O radionuclídeo Flúor-18 (^{18}F) é o mais utilizado para imagens de PET, pois apresenta características físicas adequadas e pode ser marcado por vários traçadores (Tab. 4.4.1).
- O radionuclídeo Carbono-11 é útil para avaliar tumores e perfusão do miocárdio.
- O radionuclídeo Amônia-13 é considerado padrão para estudos de perfusão do miocárdio.
- O radionuclídeo Oxigênio-15 é usado para estudos de perfusão cerebral.
- O radionuclídeo Rubídio-82 é usado para estudos de perfusão do miocárdio.

▶ LIMITAÇÕES DO MÉTODO DE IMAGEM

- Devido ao envolvimento da TC na PET-CT, a segurança radiológica segue os mesmos princípios da radiação ionizante já mencionados no tópico Princípios de radioproteção deste mesmo capítulo.
- **Artefatos:** os artefatos de movimento resultam em um registro impreciso dos estudos de PET e TC. Exemplos de alguns artefatos comumente envolvidos:
  - **Respiração:** relacionados ao movimento respiratório, causam o "efeito cogumelo", em que um artefato é visto nas bases pulmonares devido às diferentes fases do movimento respiratório.
  - **Implantes e próteses:** podem criar artefatos significativos em imagens PET, pois a correção de atenuação não consegue lidar com as altas densidades das próteses.
  - **Truncagem:** o campo de visão da TC é limitado, ao passo que o campo de visão de PET é geralmente maior; se os pacientes forem examinados com os braços ao longo do corpo, isso pode levar à reconstrução anormal das imagens.
- Nem toda captação de foco radioativo é indicativa de doença. Existem áreas de captação fisiológica normais, por exemplo, tecido cerebral, músculo esquelético pós-atividade extenuante, miocárdio, trato gastrintestinal, parede intestinal, trato geniturinário, gordura marrom, timo e medula óssea (ver Fig. 4.4.2 adiante).

▶ INDICAÇÕES DE PET-CT

- As principais utilizações são na oncologia, na neurologia e na cardiologia.
  - **Oncológico:** detecção, estadiamento, resposta ao tratamento, diferenciação entre radionecrose e recorrência de tumores.

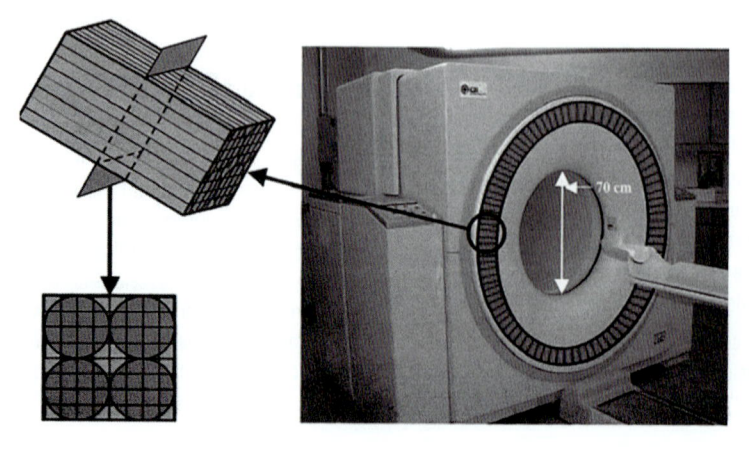

FIGURA 4.4.1 ▶ *SCANNER* **HÍBRIDO PET-CT.** // Vista frontal mostrando o sistema detector de anel do PET que pode ter até 250 blocos detectores no anel ao redor da mesa. O desenho mostra um bloco detector com 8×8 pequenos cristais de cintilação (retângulos) ligados a quatro tubos fotomultiplicadores (círculos).

Fonte: Kapoor e colaboradores.[1]

TABELA 4.4.1 ▶ EXEMPLOS DE RADIOFÁRMACOS UTILIZADOS EM PET-CT E SUAS INDICAÇÕES

RADIONUCLÍDEO	RADIOFÁRMACO	APLICAÇÃO E INDICAÇÕES
Flúor-18	Fluordesoxiglicose marcada com Flúor-18 (^{18}F-FDG, radiofármaco mais utilizado)	Metabolismo glicolítico Aplicabilidade na neurologia, na oncologia e na cardiologia Principais indicações: ■ Quadros demenciais ■ Epilepsia refratária ■ Câncer de pulmão não pequenas células ■ Linfoma ■ Câncer colorretal ■ Câncer de mama metastático ■ Câncer de cabeça e pescoço ■ Melanoma ■ Câncer de esôfago ■ Câncer de ovário ■ Câncer de tireoide ■ Nódulo pulmonar solitário
Flúor-18	Fluoreto marcado com Flúor-18 (^{18}F-FNA)	Metabolismo ósseo Aplicabilidade na área musculoesquelética para caracterização morfológica das lesões funcionais e diferenciação com maior acurácia de lesões benignas e metástases Principais indicações: ■ Avaliação de anormalidades esqueléticas ■ Metástases ósseas
Flúor-18	Fluorcolina com Flúor-18 (FCH-^{18}F)	Metabolismo pela síntese da acetilcolina Principais indicações: ■ Câncer de próstata ■ Adenoma de paratireoide
Flúor-18	Fluoro-di-hidroxifenilalanina (FDOPA-^{18}F)	Metabolismo da dopamina Principais indicações: ■ Tumores primários ou metástases de origem neuroendócrina ■ Doença de Parkinson
Flúor-18	Flúor-17-β-estradiol-^{18}F (FES)	Receptores de estrogênio Principais indicações: ■ Câncer de mama ■ Tumores uterinos (como carcinossarcoma)
Carbono-11	Pittsburgh *compound* B marcado com Carbono-11 (PIB-C^{11})	Aplicabilidade na neurologia Principais Indicações: ■ Diagnóstico diferencial da doença de Alzheimer
Carbono-11	Metionina-^{11}C (MET)	Metabolismo de aminoácidos Principal indicação: ■ Avaliação de proliferação tumoral ■ Extensão e viabilidade da neoplasia
Carbono-11	Acetato-^{11}C	Metabolismo oxidativo Principais indicações: ■ Câncer de nasofaringe ■ Câncer de pulmão não pequenas células ■ Câncer de colorretal ■ Câncer de próstata e ovários ■ Meningiomas, gliomas, linfomas e timomas ■ Viabilidade miocárdica
Carbono-11	Colina-^{11}C	Síntese acetilcolina Principais indicações: ■ Câncer de próstata ■ Tumores cerebrais

(Continua)

TABELA 4.4.1 ▶ EXEMPLOS DE RADIOFÁRMACOS UTILIZADOS EM PET-CT E SUAS INDICAÇÕES (Continuação)

RADIONUCLÍDEO	RADIOFÁRMACO	APLICAÇÃO E INDICAÇÕES
Carbono-11	Palmitato-^{11}C	Metabolismo oxidativo Principal indicação: ■ Agente de perfusão do miocárdio
Gálio-68	DOTATOC-^{68}Gálio	Receptores de somatostatina Principais indicações: ■ Detecção e estadiamento de tumores neuroendócrinos bem diferenciados (superior ao ^{18}FDG, que, por sua vez, é melhor para TNE pouco diferenciados – G3, Ki67 > 20%)
Gálio-68	PSMA-^{68}Gálio	Principais indicações: ■ Avaliação de recidiva bioquímica (detecção com baixos níveis de antígeno prostático específico [PSA]) ■ Detecção, estadiamento e avaliação de resposta terapêutica em câncer de próstata ■ Terapia com radiopeptídeos (como ^{177}Lu-PSMA)

Fonte: Barbosa e Bolognesi.[2]

□ **Neurológico:** diagnóstico precoce da doença de Alzheimer, localização do foco de convulsão, localização de áreas eloquentes (p. ex., fala, função motora).
□ **Cardíaco:** identificação de miocárdio hibernante.
■ No **Quadro 4.4.1**, estão listadas algumas das principais indicações da realização de PET-CT.

■ PET-CT NEUROLÓGICO

Observa a atividade metabólica fisiológica, de forma simétrica, no córtex cerebral, nos gânglios da base, no tálamo e no cerebelo (**Fig. 4.4.2**).

■ PET-CT ONCOLÓGICO

As regiões de captação estudadas estão descritas a seguir.

CABEÇA E PESCOÇO (INCLUI NEURO) ▶ Avalia a captação do traçador na substância cinzenta do córtex cerebral, nas glându-

QUADRO 4.4.1 ▶ INDICAÇÕES PARA REALIZAÇÃO DE PET-CT

- Estadiamento de neoplasia
- Avaliação de lesão indeterminada (p. ex., nódulo pulmonar solitário)
- Avaliação de lesão primária oculta (p. ex., manifestação não metastática de doença neoplásica)
- Quantificação de resposta à terapia
- Avaliação de suspeita de recidiva da doença (recidiva × doença residual)
- Avaliação da doença residual em pacientes já tratados e com imagem convencional negativa
- Guia para biópsia (p. ex., biópsia pleural para mesotelioma)
- Diferenciação entre necrose induzida por radiação e recorrência do tumor (p. ex., malignidade primária do SNC)

SNC, sistema nervoso central.
Fonte: Radiopaedia.[3]

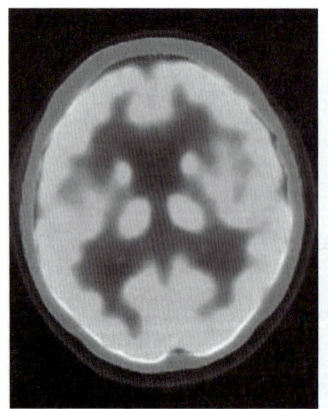

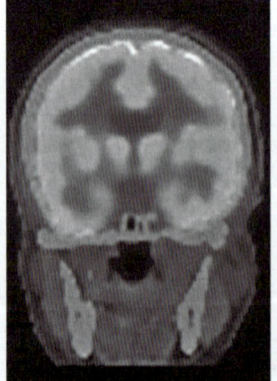

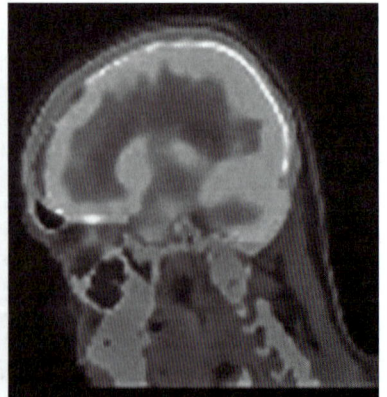

FIGURA 4.4.2 ▶ IMAGENS DE FUSÃO DE PET-CT MOSTRANDO CAPTAÇÃO NEUROLÓGICA NORMAL NOS PLANOS AXIAL, CORONAL E SAGITAL.

las salivares, na faringe, nos músculos oculares e nas cordas vocais, bem como a presença de linfonodos patologicamente aumentados ou hipermetabólicos. A intensa atividade fisiológica cerebral pode reduzir a sensibilidade da PET na detecção de processos patológicos encefálicos.

TÓRAX ▶ Investiga a presença de linfonodos patologicamente aumentados ou hipermetabólicos, as áreas de captação aumentada nos pulmões e a atividade cardíaca fisiológica (**Figs. 4.4.3 e 4.4.4**).

ABDOME/PELVE ▶ Avalia áreas de atividade fisiológica no metabolismo do fígado, do baço, do trato intestinal, das glândulas suprarrenais e do pâncreas, bem como sinais de linfadenopatias hipermetabólicas ou de doença peritoneal.

MUSCULOESQUELÉTICO ▶ Avalia a captação fisiológica no esqueleto axial e proximal apendicular e eventuais metástases ósseas (**Fig. 4.4.6**).

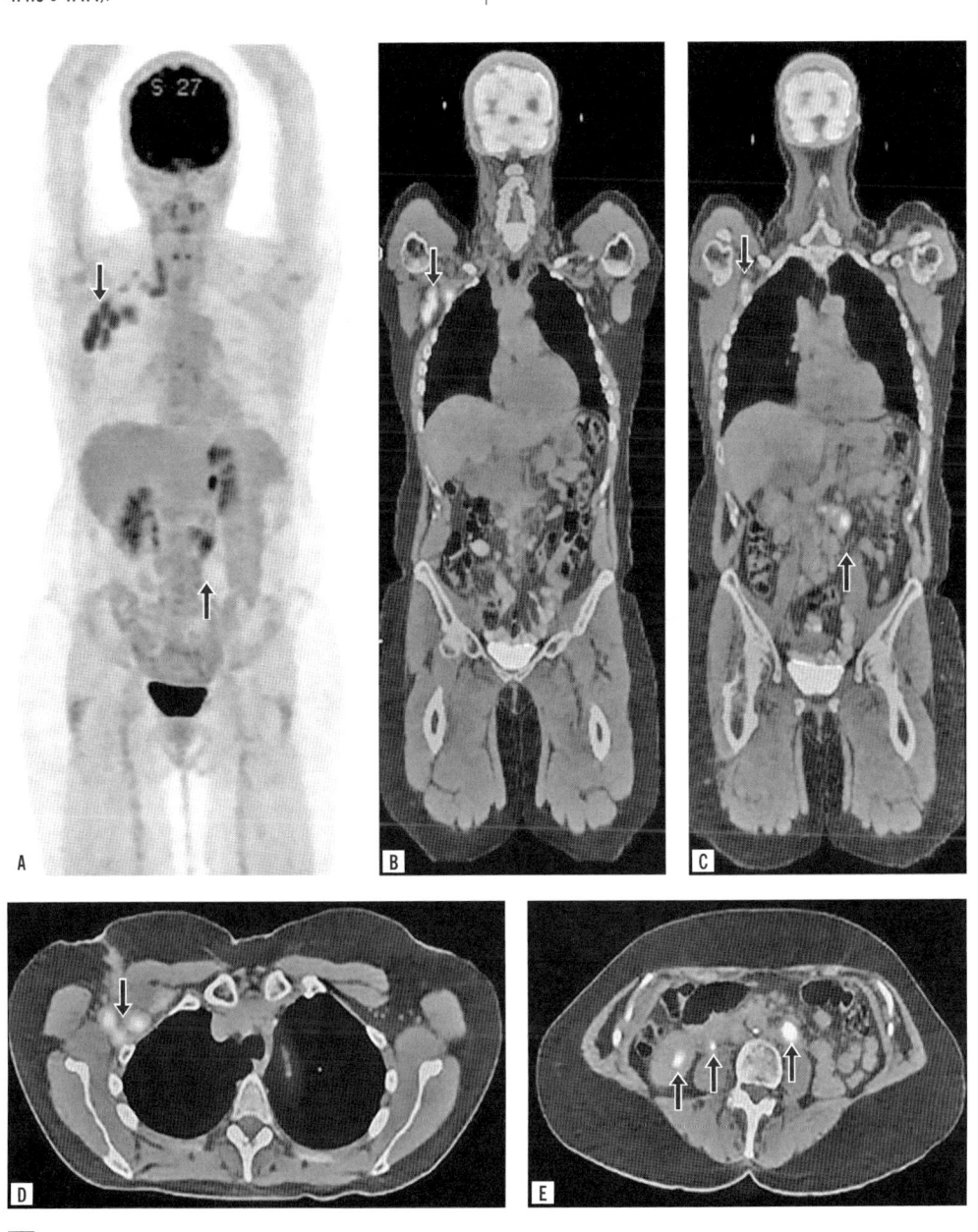

FIGURA 4.4.3 ▶ INVESTIGAÇÃO DE LINFONODOS. // Linfonodos hipermetabólicos em cadeias axilar e retropeitoral à direita, e no retroperitônio em cadeias interaortocavais e no mesentério, compatíveis com linfoma (diagnóstico: linfoma não Hodgkin).
(**A**) Reconstrução por projeção de intensidade máxima (MIP, do inglês *maximum intensity projection*). (**B, C, D, E**) Imagens da fusão com TC.

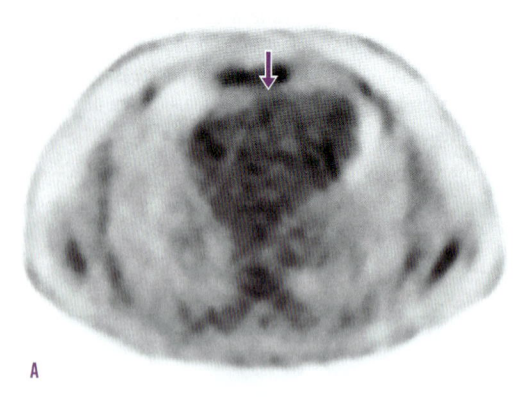

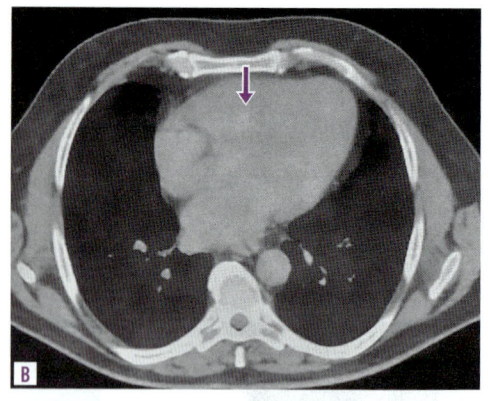

FIGURA 4.4.4 ▶ (A) CAPTAÇÃO FISIOLÓGICA DO ^{18}F-FDG NO MIOCÁRDIO VISTA NO PET. (B) IMAGEM DA FUSÃO COM TOMOGRAFIA COMPUTADORIZADA TIPO PET-CT.

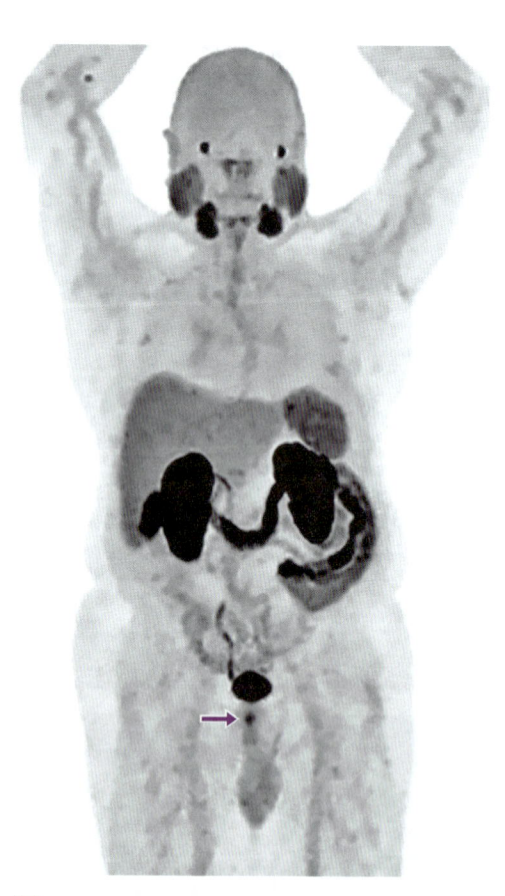

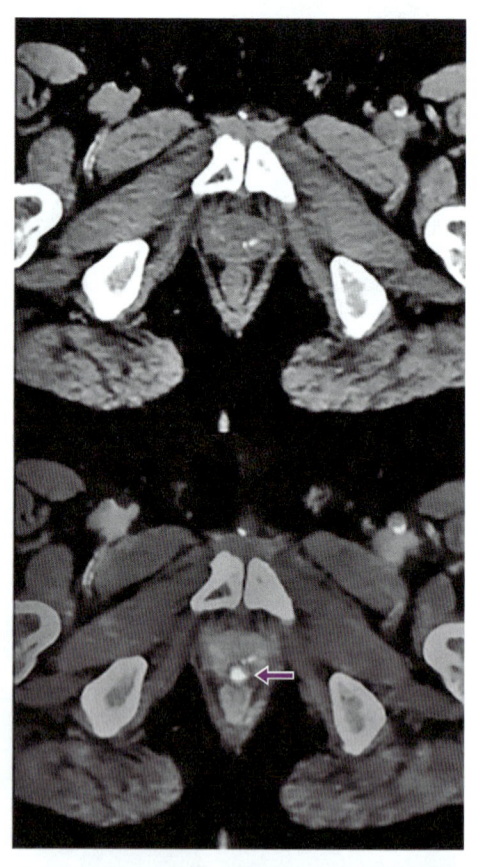

FIGURA 4.4.5 ▶ **ESTUDO POR PET-CT COM PSMA.** // Avaliação de recidiva bioquímica de neoplasia de próstata (PSA = 5,4 NG/mL) em paciente masculino, 67 anos, previamente tratado com radioterapia, evidenciando recidiva local neoplásica na zona periférica posterior mediana apical.

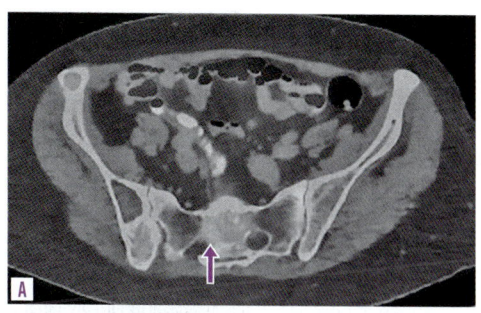

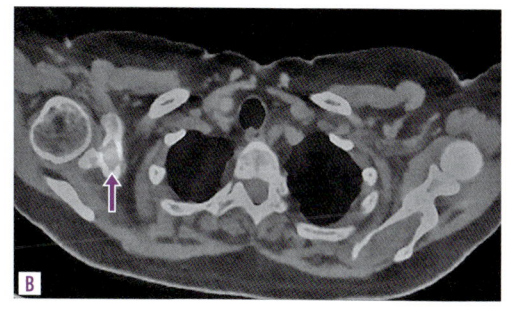

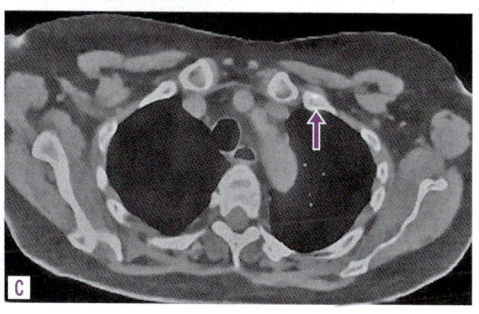

FIGURA 4.4.6 ▶ IMAGENS DA FUSÃO DE PET-CT MOSTRANDO LESÕES ÓSSEAS COM AUMENTO DO METABOLISMO. // **(A)** Na asa do ilíaco e no sacro à direita, **(B)** na escápula direita e **(C)** na porção anterior do primeiro arco costal esquerdo, compatíveis com envolvimento neoplásico em atividade (mieloma múltiplo).

▶ REFERÊNCIAS

1. Kapoor V, McCook BM, Torok FS. An introduction to PET-CT imaging. RadioGraphics. 2004;24(2):523-43.
2. Barbosa JF, Bolognesi L. Radionuclídeos utilizados em PET/CT e suas aplicações. Segunda Jornada Científica e Tecnológica; 2013; Botucatu. São Paulo; 2013.
3. Radiopaedia. PET-CT indications [Internet]. c2018 [capturado em 02 out. 2018]. Disponível em: https://radiopaedia.org/images/22048.

▶ LEITURAS RECOMENDADAS

Conaghan PG, O'Connor PJ, Isenberg DA. Musculoskeletal imaging. Oxford: Oxford University; 2010.

Hofer M. Tomografia computadorizada: manual prático de ensino. Rio de Janeiro: Revinter; 2015.

Weissleder R, Wittenberg J, Harisinghani MG, Chen JW. Primer: diagnóstico por imagem. 5. Ed. Rio de Janeiro: Revinter; 2014.

▶ CAPÍTULO 4.5 ◀

Medicina nuclear: cintilografia

ANA AMÉLIA OLIVEIRA RAUPP ◀
MARCOS DOMINGOS ROCHA ◀
FLÁVIO ZELMANOVITZ ◀
CLARICE SPRINZ ◀

O princípio básico da medicina nuclear é a administração intracorpórea de radioisótopos ou radiofármacos, cuja distribuição é regida pela sua farmacodinâmica seguindo as condições fisiológicas ou patofisiológicas vigentes. A emissão de ondas ou partículas radioativas partindo desses elementos será utilizada com finalidade terapêutica ou será captada por equipamentos (câmaras gama ou PET-CT) para formação de imagens com alto caráter funcional. O paciente seguirá emitindo radiação, mesmo após a aquisição das imagens, até que excrete esses marcadores radioemissores ou que a atividade radioativa se torne insignificante com o tempo (meia-vida). O exame de diagnóstico por imagem realizado pela medicina nuclear é também denominado cintilografia.

CARDIOVASCULAR

O registro das imagens pode ser realizado por meio de técnicas planares ou tomográficas (tomografia computadorizada com emissão de fóton único [SPECT] ou tomografia por emissão de pósitrons [PET]). É de grande utilidade o estudo sincronizado das imagens de perfusão miocárdica com eletrocardiograma (*gated*), pois permite uma avaliação simultânea da perfusão e da função cardíaca.

▶ RADIOFÁRMACOS MAIS USADOS

TRAÇADORES DE PERFUSÃO MIOCÁRDICA ▶ Embora tenham mecanismos de captação diferentes, apresentam resultados clínicos e interpretação similares.

Tálio-201 ▶ A captação inicial depende do fluxo sanguíneo miocárdico regional e da integridade da membrana celular (bomba de Na-K). O tálio-201 redistribui-se após 3 a 4 h, podendo diferenciar isquemia de necrose celular. É um dos principais radioisótopos para a investigação de viabilidade miocárdica (útil para prever a melhora na função cardíaca após revascularização).

Sestamibi-Tc^{99m} (Tecnécio-sestamibi) ▶ É captado pelo miocárdio proporcionalmente ao fluxo sanguíneo. Não apresenta redistribuição e, por isso, necessita injeções separadas para o esforço e para o repouso. Subestima o miocárdio viável (pobre diferenciação entre miocárdio hibernante e necrose). Pode ser utilizado somente na fase de repouso, para descartar síndrome coronariana aguda. A vantagem do Sestamibi sobre o Tálio-201 está relacionada a maior disponibilidade, melhor qualidade das imagens, menor exposição do paciente à radiação e menor custo.

Tetrofosmin-Tc^{99m} Tc^{99m} (1,2 bis [bis (2-etoxi etil) fosfino etanol]) ▶ Mecanismo de captação pelo miocárdio semelhante ao Sestamibi-Tc^{99m}. A reconstituição do tetrofosmin é muito mais simples, produzindo imagens de boa qualidade e com resultados comparáveis aos do Sestamibi-Tc^{99m} e do Tálio-201.

Amônia-^{13}N, H$_2$^{15}O e Rubídio-82 ▶ São emissores de pósitrons, utilizados nas imagens de PET.

TRAÇADOR DE METABOLISMO ▶

FDG-F^{18} (fluorodesoxiglicose-18F) ▶ Emissor de pósitrons, traçador do metabolismo da glicose. Combinado com imagens de perfusão (SPECT ou PET), é o padrão-ouro para pesquisa de viabilidade do miocárdio (diferencia necrose do tecido hibernante/isquêmico grave).

TRAÇADORES DO *POOL* SANGUÍNEO CARDÍACO ▶

Hemácias marcadas com Tecnécio-^{99m} ▶ O isótopo Tc^{99m} liga-se à hemoglobina das hemácias por meio do pirofosfato (agente redutor não radioativo).

▶ INDICAÇÕES E ACHADOS CINTILOGRÁFICOS

■ **CINTILOGRAFIA DE PERFUSÃO MIOCÁRDICA: SESTAMIBI-TC^{99M}, TETROFOSMIN-TC^{99M}, TÁLIO-201**

Identifica áreas de redução ou ausência de fluxo sanguíneo miocárdico associado à isquemia ou necrose por meio da injeção intravenosa (IV) do radiofármaco, em repouso e após estresse cardiovascular em esteira, bicicleta ou com medicações vasodilatadoras (adenosina, dipiridamol) ou ino/cronotrópicas (arbutamina, dobutamina). A reconstrução tomográfica, sincronizada com eletrocardiograma (ECG), permite a avaliação funcional das paredes de ventrículo esquerdo.

A cintilografia de perfusão miocárdica normal indica baixo risco de eventos cardíacos: infarto agudo do miocárdio (IAM) ou morte (menos de 1% ao ano).

INDICAÇÕES ▶ Diagnóstico de doença arterial coronariana suspeitada ou avaliação da extensão (miocárdio comprometido) de isquemia conhecida.

Permite avaliar:

- Presença e gravidade da lesão isquêmica (percentual de tecido hipoperfundido nas duas etapas compatível com necrose e percentual de reversibilidade – isquemia).
- Localização (sítio coronariano).
- Extensão (número de sítios vasculares comprometidos).
- Determinação da importância funcional da lesão anatômica detectada pela angiografia.
- Presença dos vasos colaterais na proteção do miocárdio que não pode ser bem determinada pela angiografia.

Avaliação da viabilidade miocárdica ▶

- Padrão-ouro: FDG-F^{18}.
- O radioisótopo mais disponível é o Tálio-201 com imagens obtidas após esforço-redistribuição-reinjeção ou em repouso-redistribuição.
- Permite a distinção entre isquemia severa e fibrose (frequentemente secundária a infarto). Estenoses coronarianas de alto grau podem, na ausência de infarto, causar hipoperfusão miocárdica regional em repouso, que melhora na redistribuição com, Tálio-201.
- Permite estimar a melhora na função ventricular esquerda após a revascularização miocárdica.

Avaliação do prognóstico ▶

- Após IAM, para pesquisa de isquemia residual.
- Pré-operatória, para identificação do risco para eventos coronarianos.

Monitoração após tratamento ▶

- Revascularização coronariana em pacientes com sintomas recorrentes.
- Terapia medicamentosa para insuficiência cardíaca congestiva (ICC) ou angina.

Avaliação da dor torácica aguda ▶

- Cintilografia com Sestamibi-Tc^{99m} em repouso na vigência da dor. Alto valor preditivo negativo (risco de evento cardíaco – IAM ou morte – < 1% ao ano). Na emergência, evita internações desnecessárias.

Diferenciar ▶ Isquemia e miocardiopatia idiopática em paciente com ICC.

ACHADOS CINTILOGRÁFICOS ▶ Quando a estenose coronariana (em geral > 50 ou 70%) é hemodinamicamente significativa, determina uma área de hipocaptação do radiofármaco em virtude de uma hipoperfusão relativa em relação às áreas sadias. Quando essa hipocaptação aparece após manobras de esforço e desaparece no repouso, é provável que a alteração esteja relacionada à isquemia (lesão reversível, **Fig. 4.5.1 IIB**). Se a área de hipocaptação permanecer inalterada, em repouso e após exercício, a lesão muito provavelmente representa necrose (lesão fixa, **Fig. 4.5.1 IIC**). Algumas lesões fixas podem representar obstrução de alto grau em zonas de miocárdio viável (hibernante). Nesses casos, o Tálio-201 com imagens tardias ou o Sestamibi-Tc^{99m} administrado após nitroglicerina pode auxiliar a fazer a diferenciação entre necrose e isquemia grave.

Apesar das variações anatômicas, o sítio coronariano acometido pode ser representado pelo esquema apresentado no **Quadro 4.5.1** e na **Figura 4.5.1 I**.

A **Figura 4.5.2** traz os três eixos apresentados na cintilografia de perfusão miocárdica, com o esquema anatômico sobrepondo os respectivos planos.

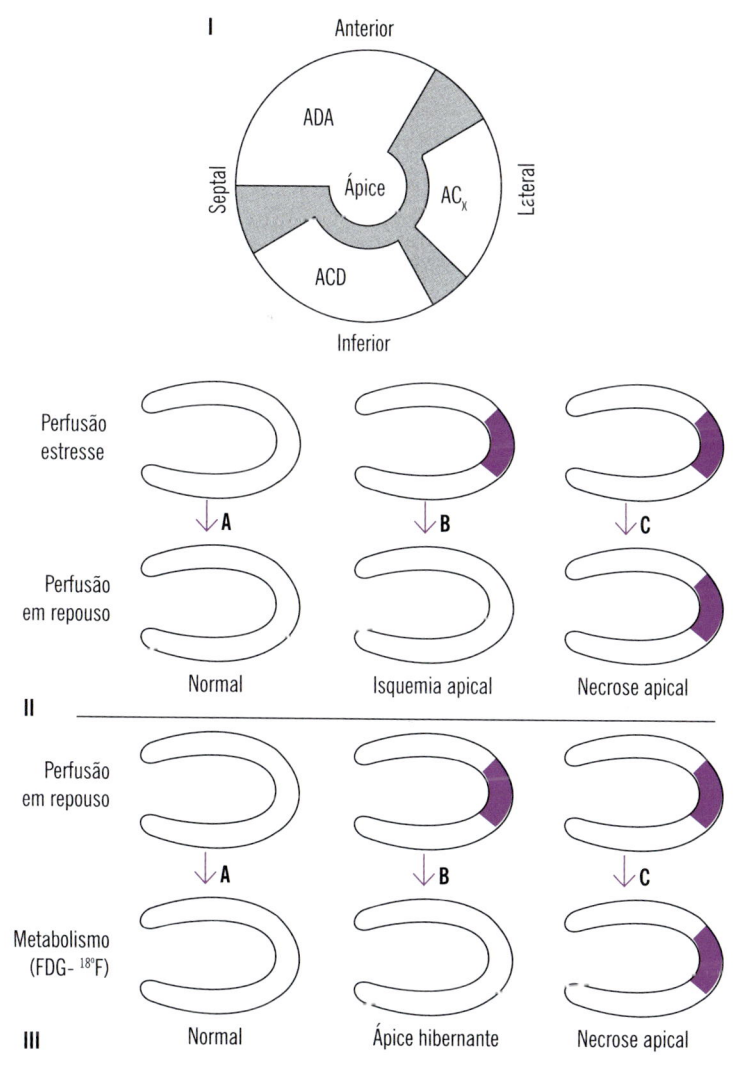

FIGURA 4.5.1 ▶ **O MIOCÁRDIO ENTRE OS SÍTIOS CORONARIANOS TÍPICOS (ÁREA SOMBREADA) PODE SER IRRIGADO POR AMBAS AS ARTÉRIAS OU PELA MAIS DOMINANTE DELAS.** // (I) Corte do eixo curto representando os territórios coronarianos típicos. (II) Cortes no eixo horizontal longo, após estresse e em repouso, representando teste normal (A), com isquemia (B) e com necrose (C). (III) Cortes no eixo horizontal longo, com marcador da perfusão e do metabolismo, representando teste normal (A), com isquemia grave ou hibernante (D) e com necrose (C). // ACD, artéria coronária direita; ACX, artéria circunflexa; ADA, artéria coronária descendente anterior esquerda.

QUADRO 4.5.1 ▶ LEITO CORONARIANO	
ARTÉRIA	SÍTIO
Artéria descendente anterior	Irriga o septo anterior, a parede anterior e, na maioria dos casos, o ápice Pode contornar o ápice e irrigar as porções mais apicais da parede inferior e lateral Em um corte do eixo curto (relógio), comumente irriga de 9 até 1 h
Artéria circunflexa	Irriga a parede lateral, em geral das 2 até as 4 h, em um corte do eixo curto
Artéria coronária direita	Irriga os segmentos laterais posteriores, os segmentos inferiores e o septo posterior Costuma irrigar das 5 até as 8 h em um corte do eixo curto

Artefatos ▶ Achados de concentração extracardíaca de Sestamibi ou Tálio em região torácica ou axilar podem estar associados com formações neoplásicas. Concentração pulmonar de Tálio está associada com ICC. Pacientes com alto índice de massa corporal, mamas volumosas ou significativa retenção da excreção hepática ou intestinal do radiotraçador próximo ao coração podem provocar artefatos de atenuação ou falsa-perfusão. Manobras posicionais ou correção de atenuação podem corrigi-los.

Metabolismo da glicose ▶ O miocárdio isquêmico, porém viável (hibernante), utiliza como substrato energético predominante a glicose, em vez dos ácidos graxos utilizados pelo miocárdio normal. Para pesquisa de viabilidade com a FDG (análogo da glicose), é necessária a comparação com estudos de perfusão.

No tecido normal, imagens de boa perfusão e boa captação da FDG concordam (Fig. 4.5.1 IIIA). Área não perfundida, porém com razoável captação da FDG, indica isquemia grave ou miocárdio hibernante (Fig. 4.5.1 IIIB). Imagem com defeito, tanto na perfusão quanto na captação com FDG, indica infarto (Fig. 4.5.1 IIIC).

■ VENTRICULOGRAFIA RADIOISOTÓPICA SINCRONIZADA COM ELETROCARDIOGRAMA (GATILHADA)

Por meio da marcação radioativa de hemácias, é possível adquirir imagens das câmaras cardíacas durante cada ciclo cardíaco e, utilizando a onda R do ECG como um gatilho, pode-se "empilhar" as imagens de cada fase do ciclo para obtenção de imagens funcionais e calcular função sistólica e diastólica. Para uma sincronização adequada com ECG, o paciente deve estar em ritmo regular.

INDICAÇÕES ▶

- Avaliação da função ventricular em pacientes com estenose valvar e/ou insuficiência, identificando o melhor momento para substituição de valva cardíaca.
- Avaliação sequencial da função cardíaca em pacientes que serão submetidos à quimioterapia cardiotóxica, visto a acurada reprodutibilidade de resultados.
- Análise de *shunts* (por meio da técnica de 1ª passagem).
- Investigação de doença arterial coronariana, ICC e anormalidades segmentares ou generalizadas do movimento das paredes ventriculares, incluindo aneurisma e acinesias. Essas informações também podem ser obtidas mediante cintilografia de perfusão miocárdica (Sestamibi-Tc^{99m} ou Tetrofosmin-Tc^{99m}), desde que sincronizada ao ECG, permitindo a obtenção da fração de ejeção do ventrículo esquerdo.
- Defeitos de condução eletromecânicos.

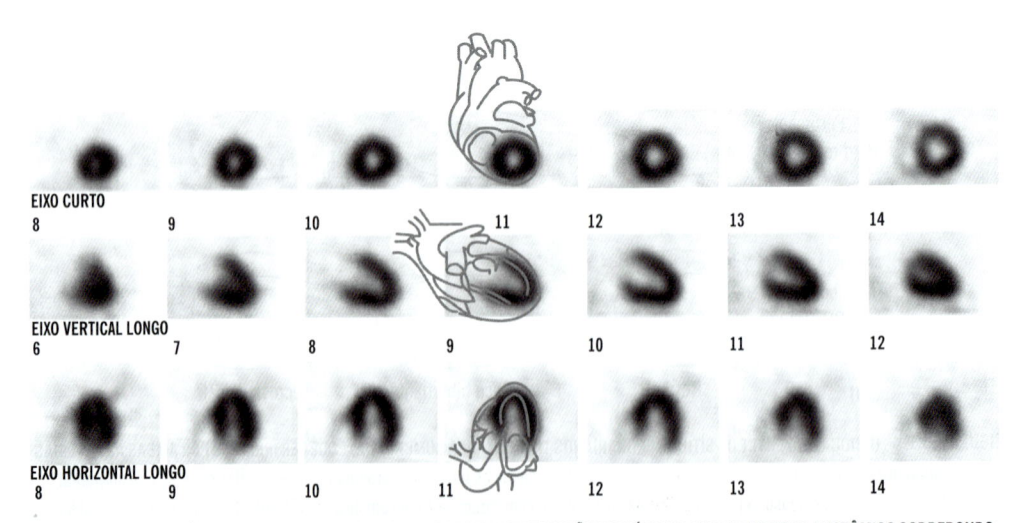

FIGURA 4.5.2 ▶ OS TRÊS EIXOS APRESENTADOS NA CINTILOGRAFIA DE PERFUSÃO MIOCÁRDICA, COM O ESQUEMA ANATÔMICO SOBREPONDO OS RESPECTIVOS PLANOS.

Nas indicações anteriores, a ventriculografia radioisotópica pode determinar o prognóstico a longo prazo, avaliar o risco pré-operatório e monitorar a resposta ao tratamento cirúrgico ou a outras intervenções terapêuticas.

ACHADOS CINTILOGRÁFICOS ▶ Baseiam-se na avaliação da contratilidade de cada segmento da parede do ventrículo esquerdo. Em repouso, acinesia ou hipocinesia focal geralmente indicam músculo infartado ou miocárdio gravemente isquêmico, ao passo que o movimento paradoxal sugere aneurisma. A fração de ejeção normal em repouso varia de 50 a 75% e deve aumentar com o esforço físico.

ENDOCRINOLOGIA

▶ TIREOIDE

■ **RADIOFÁRMACOS MAIS USADOS**

- **Tecnécio-99m (Pertecnetato, ou $^{99m}TcO4^-$):** é captado pela tireoide, mas não é organificado. Apresenta muitas vantagens em relação ao Iodo-131, como melhor resolução de imagem, menor radiação liberada, exame no mesmo dia e menor custo relativo.
- **Iodo-131 ou 123:** É captado e organificado pela tireoide. A qualidade da imagem é pior do que com o Pertecnetato, mas permite o cálculo do percentual de captação, que é utilizado para o diagnóstico e para orientar o tratamento. Em doses maiores, o Iodo-131 é eficaz como agente de radioterapia para carcinoma de tireoide e hipertireoidismo (Doença de Graves e bócio nodular tóxico).
- **Tálio-201 ou Sestamibi-Tc^{99m}:** Podem ser usados para rastreamento corporal total em pacientes com carcinoma de tireoide. A vantagem é que o paciente não precisa suspender o tratamento supressivo com T_4 antes de realizar o exame, pois a captação é independente do nível de hormônio tireoestimulante (TSH) circulante.

■ **ACHADOS CINTILOGRÁFICOS**

A **Tabela 4.5.1** mostra os resultados mais frequentes para as patologias mais comuns da tireoide.

▶ PARATIREOIDES

■ **RADIOFÁRMACO MAIS USADO**

Sestamibi-Tc^{99m}: o Sestamibi é captado tanto pela tireoide como pelas paratireoides, mas a depuração do fármaco é mais rápida na tireoide. As imagens planares são realizadas em 15 min e 2 a 3 h após a injeção; as tomográficas são obtidas entre 1 e 2 h.

■ **ACHADOS CINTILOGRÁFICOS**

Nas imagens tardias, visualiza-se importante redução de atividade na tireoide, com área focal de hiperatividade na projeção das paratireoides se houver adenoma ou hiperplasia (**Fig. 4.5.3**).

TABELA 4.5.1 ▶ RESULTADOS MAIS FREQUENTES PARA AS PATOLOGIAS MAIS COMUNS DA TIREOIDE

PATOLOGIA	TSH	FT$_4$	T$_4$	T$_3$	OUTROS	CINTILOGRAFIA
Doença de Graves	↓	↑	↑	↑	AAM⁺ em 60%	Captação ↑ e homogênea Tireomegalia ↑ lobo piramidal
Tireoidite de Hashimoto	↑	↓	↓	↓	AAM⁺ em 90%	Captação, tireoide ↑ e bocelada
Bócio multinodular tóxico	↓	↑	↑	↑	–	Captação ↑/N Vários nódulos quentes/frios
Bócio uninodular tóxico	↓	↑	↑	↑	–	Nódulo autônomo/quente, supressão do resto da tireoide
Tireoidite subaguda	N/↓	↑	↑	↑	↑VSG	Captação ↓/ não visualização da tireoide
Tireoidite aguda	N/↓	N/↓	N/↓	N/↓	–	Captação ↓/não visualização da tireoide
Deficiência de iodo	↑/N	↓/N	↓/N	↓/N	–	Captação ↑, tireomegalia multinodular
Propiltiouracil/tapazol	↑/N	↓	↓	↓	–	Captação ↓ ou não visualização da tireoide
Bócio multinodular não tóxico	N	N	N	N	–	Captação N ou ↓, glândula ↑, aspecto irregular e multinodular
Hipotireoidismo	↑	↓	↓	↓	–	Captação ↓, não visualização da tireoide

AAM, anticorpos antimicrossomais; VSG, velocidade de sedimentação globular.

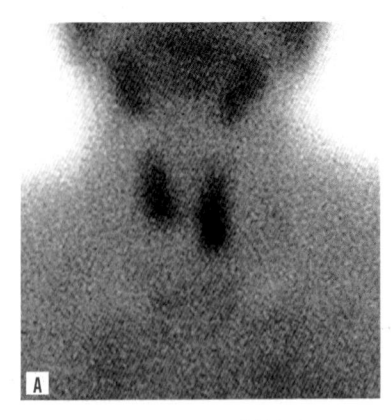

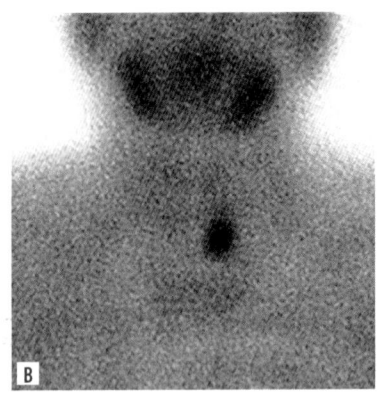

FIGURA 4.5.3 ▶ **ADENOMA DE PARATIREOIDES.** // **(A)** Imagem precoce. **(B)** Imagem tardia de 1 h.

GASTRENTEROLOGIA

▶ PATOLOGIAS GASTRINTESTINAIS

■ **RADIOFÁRMACOS**

■ **Enxofre coloidal-Tc^{99m}:** as partículas coloidais são fagocitadas pelas células de Kupffer em proporção à função do sistema reticuloendotelial e do fluxo sanguíneo regional.

■ **Hemácias marcadas com Tecnécio-99m:** é indicado especialmente para o diagnóstico dos hemangiomas hepáticos, pois são lesões que apresentam um aumento do volume sanguíneo e, portanto, concentram as hemácias marcadas. Também pode detectar sangramento gastrintestinal ativo e intermitente de 0,05 a 0,1 mL/min.

■ **Tecnécio-99m (Pertecnetato ou ^{99m}TcO4$^-$):** captado nas mucosas gástrica e gástrica ectópica.

■ **INDICAÇÕES MAIS COMUNS**

■ **Hemangioma cavernoso**

Hemácias marcadas com Tecnécio-99m. Fluxo sanguíneo normal ou reduzido e hiperconcentração das hemácias marcadas na lesão 3 h após a injeção.

■ **Cirrose hepática**

Fitato-Tc^{99m}. Fase inicial: normal ou aumento nas dimensões do lobo esquerdo do fígado (hipertrofia compensadora) e atrofia do lobo direito. Inversão da captação do radiocoloide com maior atividade na medula óssea e no baço (esplenomegalia). Fase avançada: redução nas dimensões do fígado, concentração do radiocoloide heterogênea e diminuída ou ausente, maior captação do traçador por medula óssea, baço, pulmões e *pool* sanguíneo.

■ **Adenoma hepático**

Fitato-Tc^{99m} ou enxofre coloidal. A lesão não concentra o radiofármaco (ausência de células de Kupffer).

■ **Hiperplasia nodular focal**

Fitato-Tc^{99m} ou enxofre coloidal. Cintilografia normal ou, em 40% dos casos, lesão hipercaptante, dependendo da maior ou menor concentração de células de Kupffer. Disida-Tc^{99m}. A lesão concentra e retém focalmente a disida nas imagens de 2 a 3 h, pois contém hepatócitos e ductos biliares.

■ **Pesquisa de divertículo de Meckel**

Tecnécio-99m (não ligado, ou Pertecnetato). A mucosa gástrica ectópica, presente em 25% dos divertículos de Meckel, concentra o Pertecnetato, assim como a mucosa gástrica normal, em 5 a 20 min após a injeção. A administração de cimetidina (20 mg/kg para pacientes pediátricos, e 300 mg, de 8/8 h, para adultos, 24 h antes do estudo) aumenta a sensibilidade do teste para um valor acima de 90%.

■ **Pesquisa de sangramento digestivo**

Hemácias marcadas com Tecnécio-99m. Acúmulo do radioisótopo no local do sangramento.

■ **Pesquisa de refluxo gastresofágico e avaliação do esvaziamento gástrico**

Fitato-Tc^{99m} ou enxofre coloidal-Tc^{99m} associado a leite é administrado via oral (VO). Aparecimento retrógrado do radiofármaco no esôfago indica o refluxo. As imagens tardias dos pulmões podem demonstrar aspiração. A velocidade de desaparecimento do radiofármaco, ligado a alimento líquido ou sólido, do estômago pode ser quantificada refletindo a cinética do esvaziamento gástrico.

■ **Pesquisa de trânsito esofágico**

Fitato-Tc^{99m} ou enxofre coloidal-Tc^{99m} associado a alimento líquido ou sólido é administrado VO e são feitas as imagens do trânsito esofágico após deglutição em decúbito e em ortostatismo.

■ **Pesquisa de baço acessório (esplenose) e asplenia funcional**

Enxofre coloidal-Tc^{99m}, ou Fitato-Tc^{99m}.

▶ HEPATOPATIAS

■ RADIOFÁRMACOS

Disida-Tc^{99m} (ácido diisopropil iminodiacético-Tc^{99m}): é captado pelos hepatócitos e excretado pelas vias biliares para o intestino delgado. Pode ser usado em pacientes com níveis de bilirrubina de até 30 mg/dL.

■ INDICAÇÕES MAIS COMUNS

■ Avaliação da suspeita de colecistite aguda

Disida-Tc^{99m}. Não visualização da vesícula biliar com captação hepática normal após administração de morfina ou nas imagens tardias de 3 a 4 h.

■ Avaliação dos distúrbios crônicos do trato biliar

Disida-Tc^{99m}. Visualização tardia da vesícula biliar na colecistite crônica, em 30 min após a administração de morfina ou em 3 a 4 h. Avaliação da discinesia da vesícula biliar com a possibilidade de cálculo da fração de ejeção após estímulo.

■ Avaliação da obstrução do ducto biliar comum

Disida-Tc^{99m}. Boa captação hepática do traçador, visualização da vesícula biliar e do ducto comum, sem fluxo para o intestino. Os ductos intra-hepáticos, biliar comum, vesícula e intestinos podem não ser visualizados.

■ Detecção da fístula biliar

Disida-Tc^{99m}. Localização do traçador fora das áreas de concentração fisiológica.

■ Avaliação das anormalidades congênitas da árvore biliar (atresia biliar)

Disida-Tc^{99m}. Ausência de visualização da árvore biliar e da excreção para o trato intestinal. Recomenda-se preparo com fenobarbital (5 mg/kg/dia, divididos em 2 doses/dia), por 5 dias antes do exame, para promover ativação das enzimas excretoras, o que aumenta a sensibilidade do teste.

INFECTOLOGIA

■ RADIOFÁRMACOS

- **Gálio-67:** nas lesões inflamatórias, o Gálio liga-se à lactoferrina nos neutrófilos. As bactérias também podem captar o Gálio. As imagens são adquiridas de 18 a 72 h após a injeção.
- **Leucócitos marcados com Índio-111 ou Tecnécio-99m HMPAO:** os leucócitos são marcados *in vivo* e reinjetados IV, migrando para as áreas de inflamação/infecção, onde permanecem. Menor disponibilidade na rotina clínica.

■ INDICAÇÕES

- Diagnóstico de osteomielite e discite. Em geral, a cintilografia com Gálio deve ser interpretada junto com a cintilografia óssea convencional.
- Gálio normal em pacientes não tratados exclui infecção/inflamação, e diminuição da captação de Gálio indica boa resposta ao tratamento.
- Rastreamento corporal total em pacientes com febre de origem desconhecida.

NEFROLOGIA/UROLOGIA

■ RADIOFÁRMACOS

Os radiofármacos mais usados são descritos a seguir.

DTPA-TC^{99M} (ÁCIDO DIETILENO TRIAMINOPENTACÉTICO-TC^{99M}) ▶ É filtrado pelos glomérulos, sendo o mais utilizado no nosso meio por sua maior disponibilidade e menor custo.

MAG3-TC^{99M} (MERCAPTOACETILTRIGLICINA-TC^{99M}) ▶ É depurado por secreção tubular e possui uma alta fração de extração pelos rins. É recomendado em pacientes com função renal diminuída e em neonatos (imaturidade renal), devido à melhor qualidade das imagens.

EC-TC^{99M} (ETILENODICISTEÍNA-TC^{99M}) ▶ Predominantemente depurado por secreção tubular, possui qualidade de imagem e parâmetros derivados do renograma semelhantes ao MAG3-Tc^{99m}.

DMSA-TC^{99M} (ÁCIDO DIMERCAPTOSSUCCÍNICO-TC^{99M}) ▶ Esse radiofármaco liga-se sobretudo às células dos túbulos proximais. Ocorre, portanto, uma grande captação do traçador pelo córtex renal (taxa córtex/medular 22:1) e, como é pouco excretado, permite imagens de ótima resolução do parênquima renal.

Observação: Na acidose tubular renal e nas tubulopatias, ocorre diminuição da concentração tubular do DMSA-Tc^{99m} e aumento de sua excreção na urina, diminuindo de forma significativa os valores de função renal absoluta.

■ INDICAÇÕES, TRAÇADORES MAIS USADOS E ACHADOS CINTILOGRÁFICOS

■ Pielonefrite aguda

DMSA-Tc^{99m}. Pode aparecer como defeito focal único ou múltiplo na captação cortical do traçador, com preservação do contorno renal, sem redução do volume renal ou da espessura do parênquima. Pode também ocorrer aumento do volume da área afetada ou aumento global do rim com múltiplos defeitos.

■ Cicatriz renal (pielonefrite crônica)

DMSA-Tc^{99m}. Associada à contração renal, pode se apresentar como um afilamento, achatamento ou defeito na captação cortical do traçador, em geral nos polos.

Anomalias no número ou na posição dos rins, no tecido renal ectópico

DMSA-Tc^{99m}. Ectopia renal cruzada, rins em ferradura, agenesia renal unilateral, rins supranumerários.

Determinação da função renal absoluta e relativa

- **Função renal absoluta:** determina a quantidade absoluta de DMSA-Tc^{99m} que se concentrou em cada rim. O índice de função renal absoluta é medido 6 h após a injeção do radiofármaco e varia de acordo com a metodologia empregada em cada serviço, mas, em geral, fica na faixa de 24-30% (percentual da dose total injetada que é captada por cada rim em condições normais). Reprodutibilidade muito dependente e limitada pela técnica utilizada.

- **Função relativa:** consiste em determinar o percentual de captação de DMSA-Tc^{99m} ou DTPA-Tc^{99m} ou MAG3-Tc^{99m} por um rim em relação ao outro. Logo, a soma das captações de ambos os rins é sempre igual a 100%. O valor normal varia de 44 a 56% da função total para cada rim. Subestima o déficit funcional quando bilateral e simétrico, portanto, mais bem interpretado quando correlacionado com a taxa de filtração glomerular.

Obstrução da junção pieloureteral ou ureterovesical

DTPA-Tc^{99m} ou MAG3- Tc^{99m} com furosemida. A furosemida é injetada IV, na dose de 1 mg/kg (dose máxima de 80 mg), quando é visualizada a máxima distensão da pelve renal, como estímulo diurético. Em pacientes com importante comprometimento da função renal (< 20% da depuração da creatinina endógena [DCE]), é difícil avaliar a resposta diurética à furosemida (efeito tubular) com o agente glomerular (DTPA-Tc^{99m}), por isso, é preferível o uso do MAG3-Tc^{99m}.

Diagnóstico pré-natal de hidronefrose pela ultrassonografia

Em recém-nascidos, é indicado MAG3-Tc^{99m} (ver Radiofármacos deste tópico) e furosemida.

Avaliação pós-operatória de um sistema previamente obstruído

DTPA-T^{99m}c ou MAG3-Tc^{99m} e furosemida.

Distensão do sistema calicinal como etiologia de dor lombar

DTPA-Tc^{99m} ou MAG3-Tc^{99m} e furosemida. Os achados cintilográficos deste e dos 3 itens anteriores se baseiam nas imagens, nas curvas (renograma) e nos padrões de resposta excretora ao estímulo diurético (meia-vida):

- **Estudo normal:** a ausência de obstrução é caracterizada pela excreção rápida e quase completa do traçador. O Tmeio de eliminação (tempo necessário para eliminar 50% do radiofármaco) é inferior a 10 min. Padrão de curva I (**Fig. 4.5.4**).

- **Resposta obstrutiva:** não se observa excreção do traçador mesmo após o estímulo diurético (Tmeio > 20 min). Padrão de curva II (**Fig. 4.5.4**).

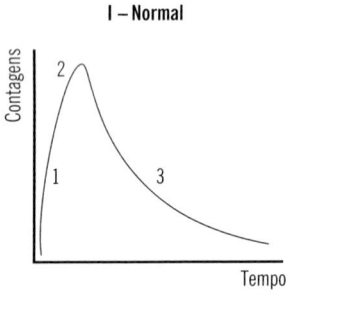

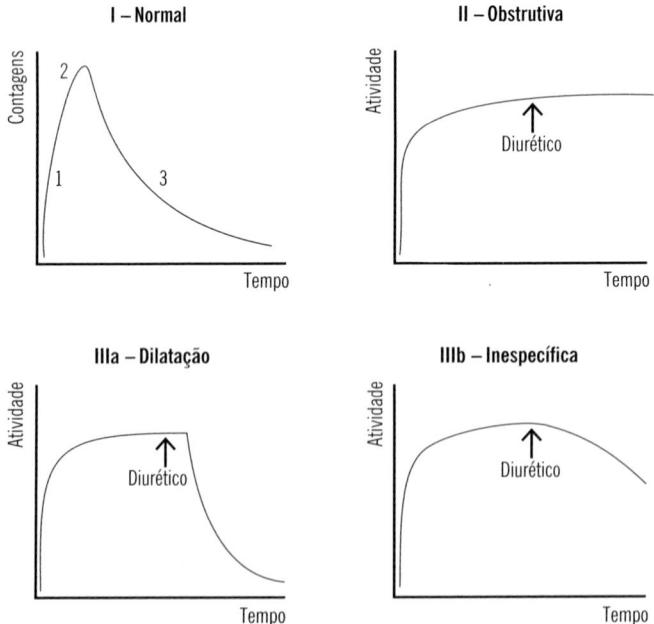

FIGURA 4.5.4 ▶ PADRÕES DA CURVA DO RENOGRAMA. // No **gráfico I**, observa-se o traçado normal das 3 fases da curva (**1**, fluxo arterial; **2**, captação cortical; **3**, clareamento), representando a excreção cortical e o clareamento do sistema coletor.

- **Dilatação do sistema coletor sem obstrução:** o aspecto da curva renográfica após o estímulo diurético pode diferenciar estase funcional de obstrução. A curva renal permanece ascendente até a injeção de furosemida, quando ocorre uma queda súbita da radioatividade renal, pela eliminação do traçador retido. Padrão de curva III (Fig. 4.5.4).

- **Estudo indeterminado:** Tmeio de 15 a 20 minutos, com excreção lenta do traçador pelo rim. Pode representar uma obstrução parcial ou resposta inadequada ao diurético por déficit de função renal (filtração glomerular < 16 mL/min) ou por dilatação excessiva do sistema coletor. Um sistema coletor não obstruído, mas muito dilatado, com função renal relativamente boa, pode demonstrar drenagem lenta do traçador (Tmeio > 20 min prolongado) mesmo sem obstrução. Padrão de curva IIIb (Fig. 4.5.4).

Diagnóstico da hipertensão renovascular

DTPA-Tc^{99m} (usado na rotina dos laboratórios) ou MAG3-Tc^{99m} (preferido em pacientes com creatinina elevada, por possuir secreção tubular). Realizado em duas fases (sob ação do captopril e em condições basais) em dias separados.

O critério diagnóstico mais específico para hipertensão renovascular são as alterações cintilográficas induzidas pelo captopril em comparação ao estudo basal. Os testes são classificados em baixa, intermediária e alta probabilidade de hipertensão renovascular.

- **Baixa probabilidade:** a cintilografia com captopril normal indica baixa probabilidade para hipertensão renovascular (< 10%) e exclui a necessidade do estudo basal para comparação.

- **Probabilidade intermediária:** a cintilografia renal basal é alterada, mas não se modifica após o uso de captopril. Neste grupo, estão incluídos alguns pacientes azotêmicos e hipertensos com atrofia renal e grave perda funcional.

- **Alta probabilidade:** a cintilografia renal com captopril demonstra importantes alterações, em comparação ao estudo basal, indicando alta probabilidade de hipertensão renovascular (> 90%). As alterações cintilográficas que caracterizam essa hipertensão são a piora da curva renográfica (Fig. 4.5.5 A), a redução na captação relativa do radiofármaco pelo rim afetado, o prolongamento do tempo de trânsito parenquimatoso renal e a redução do pico de atividade máxima após o uso do captopril.

Diagnóstico do refluxo vesicoureteral

Diagnóstico de refluxo vesicoureteral em pacientes com história familiar, em mulheres com infecção do trato urinário, avaliação após tratamento medicamentoso ou cirúrgico, avaliação seriada da disfunção vesical para refluxo (bexiga neurogênica).

A cistografia radioisotópica é realizada com radiofármacos que não são absorvidos pela mucosa vesical, como o enxofre-Tc^{99m} coloidal ou o DTPA-Tc^{99m}. Expõe 100× menos o paciente à radiação do que a uretrocistografia miccional com raio X e permite a realização de imagens contínuas durante o enchimento vesical, a micção e após a micção sem exposição adicional à radiação e com maior sensibilidade na detecção do refluxo.

Pode ser realizada com cateterização vesical (cistografia direta) e instilação do radiofármaco e da solução fisiológica (SF) até a distensão da bexiga ou por meio da injeção IV do radiofármaco (cistografia indireta) para avaliação da função renal, drenagem urinária e detecção do refluxo. A cistografia direta é o método de escolha na investigação do refluxo vesicoureteral. Embora apresente a vantagem de não necessitar de sondagem vesical, a cistografia indireta depende da cooperação do paciente e é menos sensível do que o método direto (41% de falso-negativo).

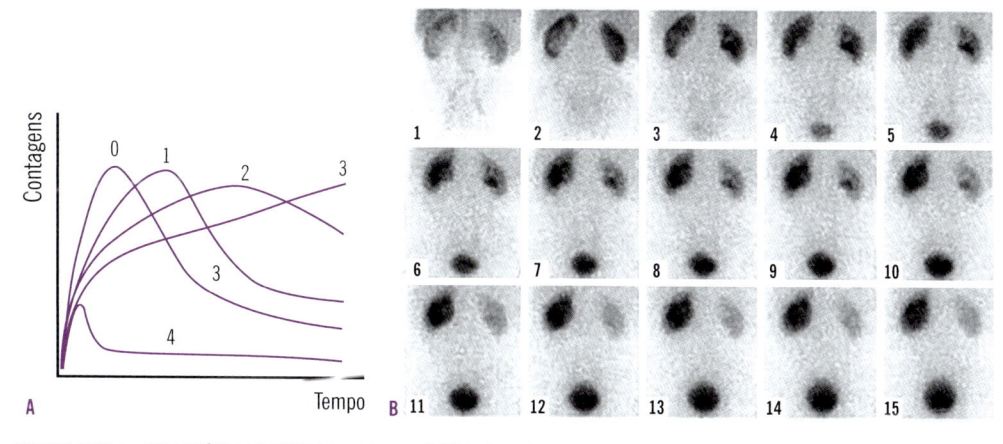

FIGURA 4.5.5 ▶ ALTERAÇÕES DA CURVA DO RENOGRAMA. // **(A)** Padrões de alterações da curva do renograma sob ação do IECA. // **0**, normal; **1**, insuficiência renal mínima com fase de captação e clareamento levemente retardadas; **2**, insuficiência renal acentuada com fase de captação retardada, mas com alguma função de clareamento; **3**, captação extremamente retardada, sem fase de clareamento; **4**, insuficiência renal sem fase de captação. **(B)** sequência de imagens ao longo do tempo mostrando a concentração progressiva do radiotraçador no rim esquerdo mesmo após o estímulo diurético (compatível com a curva 3 do gráfico).

DETECÇÃO PRECOCE DAS COMPLICAÇÕES DOS TRANSPLANTES RENAIS

Cintilografia do fluxo renal com dtpa-Tc^{99m} ▶ Deve-se realizar, de rotina, um estudo no 1º ou no 2º dia pós-operatório, considerado "estudo basal", com o qual são comparados os estudos subsequentes. Um único estudo isolado é, com frequência, inconclusivo, a não ser em situações específicas, como na trombose vascular e na fístula urinária.

Pode ser especialmente importante nos pacientes com alergia a contrastes iodados.

NEUROLOGIA

▶ PERFUSÃO CEREBRAL

■ RADIOFÁRMACOS MAIS USADOS

Cruzam a barreira hematencefálica intacta e concentram-se em proporção ao fluxo sanguíneo cerebral regional.

- HMPAO-Tc^{99m} (hexametilpropilenamina oxima).
- ECD-Tc^{99m} (etilcisteinato dímero).
- PET: FDG-F^{18}, traçador mais disponível. Além da informação metabólica fornecida pelo FDG-F^{18}, vários traçadores podem ser utilizados com a PET, capazes de avaliar o fluxo sanguíneo cerebral, o consumo de oxigênio, o metabolismo dos aminoácidos e a síntese lipídica, marcados com C^{11} ou F^{18}.

■ INDICAÇÕES MAIS COMUNS

- Detecção e avaliação de doença cerebrovascular.
- Avaliação de pacientes com suspeita de demência.
- Diagnóstico diferencial entre doença de Alzheimer e outras demências (incluindo demência vascular).
- Localização pré-cirúrgica do foco epileptogênico.
- Investigação de pacientes com esquizofrenia e depressão, síndrome de hiperatividade, usuários de drogas e álcool.
- Avaliação de pacientes após trauma craniencefálico (TCE).
- Confirmação do diagnóstico de morte cerebral.

■ INTERPRETAÇÃO

O Quadro 4.5.2 mostra os achados utilizados no diagnóstico diferencial da doença de Alzheimer nas imagens de PET com FDG-F^{18}.

ONCOLOGIA

■ RADIOFÁRMACOS

GÁLIO-67 ▶ A captação está relacionada à presença de receptores de transferrina, CD71 e lactoferrina. Nos tumores, o Gálio liga-se aos receptores de transferrina específicos na superfície celular. As imagens são realizadas de 48 a 72 h após a administração do traçador.

SESTAMIBI-TC^{99M}, OU TÁLIO-201 ▶ Em tumores, o Sestamibi liga-se às mitocôndrias, e o Tálio-201 é captado de forma análoga ao potássio.

MIBG-I^{131} (METAIODOBENZILGUANIDINA-I^{131}) ▶ É uma substância análoga à noradrenalina, apresentando mecanismo semelhante de captação e armazenamento nos neurônios pré-sinápticos do sistema nervoso autônomo e no tecido simpático da medula suprarrenal. Diversas substâncias, como os antidepressivos tricíclicos, as fenotiazinas, o labetolol, a cocaína, a efedrina e a fenilefrina, podem interferir na captação de MIBG e devem ser suspensas. Para bloquear a captação pela tireoide, recomenda-se administração prévia de solução de lugol VO.

QUADRO 4.5.2 ▶ ACHADOS UTILIZADOS NO DIAGNÓSTICO DIFERENCIAL DA DOENÇA DE ALZHEIMER

DEMÊNCIAS	ACHADOS NA PET
Doença de Alzheimer (DA)	Atividade diminuída no córtex parietotemporal bilateral. Os defeitos são frequentemente assimétricos no início da doença Não há envolvimento significativo de gânglios da base, tálamo, cerebelo e córtices motor e sensitivo primários
Vascular	Defeitos dispersos nas áreas corticais, subcorticais e no cerebelo
Demência frontotemporal (doença de Pick)	Atividade diminuída no córtex frontal, anterior temporal e temporal mesial, poupando os córtices sensitivo-motor e visual
Doença de Huntington	Atividade diminuída nos núcleos caudato e lenticular (precocemente) com comprometimento gradual e difuso do córtex
Doença de Parkinson com demência	Defeitos similares àqueles da DA, poupando mais a área temporal mesial e menos o córtex visual
Demência com corpos de Lewy	Defeitos similares àqueles da DA, poupando menos o córtex occipital e possivelmente o cerebelo

FDG-F¹⁸ (FLUORODESOXIGLICOSE-F¹⁸) ▶ Análogo à glicose, é captado proporcionalmente ao metabolismo regional da glicose em nível celular. Uma vez que as células neoplásicas, de forma geral, demonstram uma superexpressão de receptores de glicose na superfície celular e maiores níveis de hexocinase, há uma maior captação do FDG no tecido neoplásico em comparação ao normal.

▪ INDICAÇÕES

GÁLIO-67 ▶ Com o advento do FDG PET-CT, a indicação da investigação dos linfomas com Gálio-67 é efetuada apenas quando PET-CT não estiver disponível.

▪ **Linfomas:**
- Estadiamento inicial.
- Detecção de recorrência ou progressão.
- Avaliação de resposta ao tratamento, estudo de ínterim e após o término.
- Avaliação de prognóstico.

Observação: o estudo basal é recomendado para determinar a avidez do subtipo de linfoma pelo Gálio-67, ou FDG-PET, sempre que a avaliação de resposta ao tratamento for considerada.

▪ **Doença de Hodgkin**

Mesmo após o término do tratamento, muitos pacientes com linfoma de Hodgkin persistem com massas anatomicamente identificadas pela tomografia computadorizada (TC) ou ressonância magnética (RM). A cintilografia demonstra a viabilidade do tumor, ao contrário da TC/RM, que não diferencia a massa residual (fibrose) de neoplasia viável após tratamento.

▪ **Linfoma não Hodgkin**

Os linfomas de grau intermediário e alto demonstram bastante avidez pelo Gálio-67/FDG-F¹⁸. Ao contrário, os linfomas indolentes ou de baixo grau podem concentrar pouco ou mesmo não demonstrar captação do Gálio.

▪ **Carcinoma hepatocelular**

Diagnóstico diferencial entre nódulo de regeneração e/ou pseudotumor e hepatoma.

SESTAMIBI-TC⁹⁹ᴹ E TÁLIO-201 ▶

▪ **Carcinoma medular de tireoide e diferenciado de tireoide**

Captam Sestamibi-Tc⁹⁹ᵐ e Tálio, mesmo em vigência de tratamento supressivo. O Sestamibi apresenta maior sensibilidade do que o Iodo-131 no carcinoma folicular do subtipo Hürthle.

▪ **Carcinoma de mama**

Útil em mulheres jovens, com mamas densas e operadas, em que há menor sensibilidade na mamografia.

MIBG-I¹³¹ (METAIODOBENZILGUANIDINA-I¹³¹) ▶

▪ **Feocromocitoma suprarrenal e extrassuprarrenal**

Confirmação de achados inconclusivos na TC, identificação e localização dos sítios extrassuprarrenais, estadiamento, acompanhamento e detecção de recidivas após tratamento.

▪ **Neuroblastoma, carcinoide e paragangliomas**

FDG-F¹⁸ ▶ Ver Capítulo 4.4, PET-CT.

▪ INTERPRETAÇÃO

GÁLIO-67 ▶ É anormal a concentração aumentada fora das áreas de captação fisiológica do traçador (nasofaringe, glândulas lacrimais e salivares, mamas, timo, fígado, baço, intestino, rins e bexiga).

SESTAMIBI-TC⁹⁹ᴹ E TÁLIO-201 ▶ É anormal a captação aumentada fora das áreas de captação habitual (coração, glândulas lacrimais e salivares, fígado e vias biliares, intestino, rins e bexiga).

MIBG-¹³¹I ▶ Intensa concentração do radiotraçador, tanto no tumor primário como nas metástases. A captação cardíaca reduz a probabilidade da presença de doença nos feocromocitomas.

FDG-¹⁸F ▶ Ver Capítulo 4.4, PET-CT.

OSTEOARTICULAR

Registra a distribuição do traçador radioativo no sistema esquelético por meio de imagens de corpo inteiro e focadas planares ou tomográficas (SPECT) de uma região do esqueleto. A cintilografia de 3 fases inclui as imagens planares de fluxo sanguíneo, precoces (aporte sanguíneo tecidual) e tardias (fase óssea) 2 a 5 h após a injeção.

▪ RADIOFÁRMACOS

- **MDP-Tc⁹⁹ᵐ (Metileno difosfonado-Tc⁹⁹ᵐ):** é um análogo do fosfato que é incorporado pelos cristais de hidroxiapatita do osso.
- **Gálio-67, ou leucócitos marcados:** usados na avaliação dos processos infecciosos e/ou inflamatórios. Deve ser solicitado junto com cintilografia óssea convencional para comparação dos achados, aumentando a especificidade diagnóstica.

▪ INDICAÇÕES

- Detecção de metástases ósseas.
- Tumores ósseos primários malignos (sarcoma de Ewing, sarcoma osteogênico, condrossarcoma).
- Tumores ósseos primários benignos (osteoma osteoide, ilhotas ósseas, cistos, encondromas).
- Osteomielite e artrite séptica.
- Fraturas ocultas, traumáticas e de fadiga, pseudoartroses.

- Doenças osteometabólicas (Paget, osteomalacia, hiperparatireoidismo).
- Necrose óssea avascular, Legg-Perthes-Calvé, infartos ósseos, viabilidade de enxertos ósseos,
- Distrofia simpático-reflexa.
- Artrite reumatoide e outras patologias osteoarticulares inflamatórias e doenças articulares degenerativas.
- Detecção precoce das complicações em próteses articulares de quadril e joelho.

■ INTERPRETAÇÃO

- As lesões ósseas podem ser detectadas de forma precoce por meio da cintilografia, antes mesmo da identificação das alterações morfológicas pelos exames radiológicos convencionais, portanto, a radiografia normal não exclui lesão óssea em fase inicial. É anormal a captação aumentada ou diminuída em áreas fora daquelas que fisiologicamente demonstram distribuição do radiofármaco.
- A baixa especificidade do exame pode apresentar melhora significativa quando as alterações cintilográficas são comparadas com sinais e sintomas clínicos, radiografias, TC e RM.

PNEUMOLOGIA

■ RADIOFÁRMACOS

MAA-TC^{99M} (MACROAGREGADO DE ALBUMINA HUMANA MARCADA COM TECNÉCIO-99M) ▶ Essas partículas ficam retidas nas arteríolas pré-capilares pulmonares. Registram a distribuição do fluxo sanguíneo arterial pulmonar.

DTPA-TC^{99M}, OU FITATO-TC^{99M} ▶ Os aerossóis nebulizados de DTPA-Tc^{99m} seguem o fluxo de ar até as vias aéreas periféricas, onde se depositam nos bronquíolos terminais e nos alvéolos e são lentamente absorvidos pelo sangue capilar.

TECNEGAS ▶ Microesferas de carbono marcadas com Tc^{99m} em um gerador especial. Apresentam tamanho menor do que os aerossóis de DTPA, permitindo uma distribuição mais homogênea na periferia pulmonar e melhor avaliação das áreas ventiladas.

■ INDICAÇÕES

- Determinação da probabilidade de embolia pulmonar.
- Avaliação da perfusão pulmonar no término da anticoagulação, servindo esse exame para identificar a evolução do quadro perfusional pulmonar e para comparação na detecção de novos episódios de embolia.
- Indicação menos frequente para avaliações dos transplantes pulmonares, pré-operatórias e de *shunt* direito-esquerdo.

■ INTERPRETAÇÃO

- Na suspeita de embolia pulmonar, a cintilografia de perfusão anormal pode ser comparada à cintilografia inalatória e/ou a uma radiografia de tórax (obtida no mesmo dia do estudo perfusional). Em pacientes com embolias de repetição, é necessária a comparação com cintilografias anteriores.
- Em geral, suspeita-se de embolia pulmonar quando são visualizados defeitos perfusionais periféricos e em cunha, segmentares ou subsegmentares, sem anormalidades significativas na radiografia de tórax ou cintilografia inalatória (**Fig. 4.5.6**). Entretanto, qualquer obstrução ao fluxo sanguíneo arterial pulmonar pode causar um defeito na perfusão com ventilação normal na mesma área (embolia pulmonar aguda ou antiga, lesão expansiva obstruindo artéria pulmonar, vasculites, radioterapia).
- A cintilografia de perfusão/inalatória é classificada pela probabilidade de tromboembolia pulmonar (TEP):

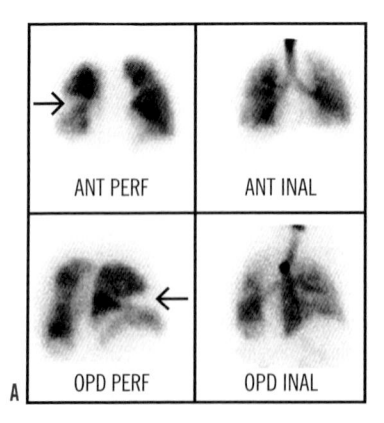

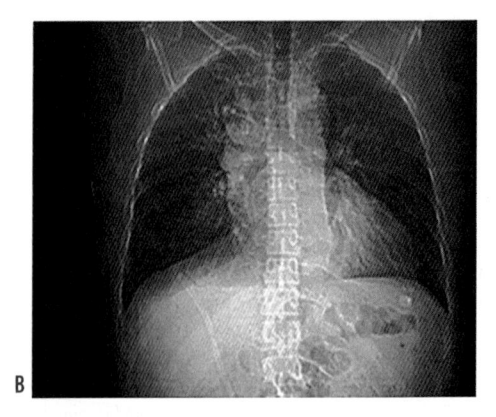

FIGURA 4.5.6 ▶ **SUSPEITA DE EMBOLIA PULMONAR.** // (**A**) Cintilografia perfusional (defeito em cunha com base na periferia e no ápice voltado para o hilo indicado pela seta) e inalatória (normal). (**B**) Radiografia de tórax recente (normal). // ANT, anterior; OPD, oblíqua posterior direita; PERF, perfusional; INAL; inalatória.

- **Normal:** exclui embolia pulmonar clinicamente significativa e a necessidade de anticoagulação.
- **Probabilidade baixa (risco de TEP ≤ 19%) e intermediária (20-79%):** é necessária a realização de investigação complementar de trombose venosa periférica e correlação com a probabilidade pré-teste para confirmar ou excluir TEP.
- **Alta probabilidade de TEP (risco ≥ 80%):** Quando associada à alta probabilidade clínica, confirma a doença.

▶ LEITURAS RECOMENDADAS

Hironaka FH, Sapienza MT, Ono CR, Lima MS, Buchpiguel CA. Medicina nuclear: princípios e aplicações. 2. ed. São Paulo: Atheneu; 2017.

Mettler FA, Guiberteau MJ. Essentials of nuclear medicine imaging. 6th ed. Philadelphia: Elsevier Health Science; 2012.

SITES RECOMENDADOS

AuntMinnie.com

Emedicine.medscape.com

Jnm.snmjournals.org

Nucmedinfo.com

▶ CAPÍTULO 4.6 ◀

Ressonância magnética

PAULA BORGES DE LIMA ◀
MARCELO R. DE ABREU ◀

- A ressonância magnética (RM) é um método de imagem que utiliza campo eletromagnético e ondas de radiofrequência para criar imagens multiplanares de órgãos e tecidos com finalidades diagnósticas.
- Em 1984, a Food and Drug Administration (FDA) nos Estados Unidos liberou o uso comercial dos equipamentos de RM e, desde então, esse procedimento teve notável crescimento.

▶ PRINCÍPIOS DA FORMAÇÃO DA IMAGEM

- O equipamento de RM consiste em um ímã supercondutor que produz um campo magnético com uma força de 1,5 a 3,0 Tesla, capaz de manipular os prótons de hidrogênio ligados aos diferentes tecidos e fluidos do corpo humano, criando imagens altamente contrastadas com base nas diferenças sutis no comportamento intrínseco desses prótons de hidrogênio.
- Bobinas de transmissão e recepção de ondas de radiofrequência são utilizadas no processo de mensuração da densidade de prótons de hidrogênio nos tecidos para posterior reconstrução em imagens em 2 ou 3 planos com tonalidades em escala de cinza.
- As imagens de RM são apresentadas em uma escala de cinza referente à intensidade de sinal:
  - **Baixa intensidade** de sinal dos tecidos = cinza escuro/preto.
  - **Alta intensidade** de sinal dos tecidos = cinza claro/branco.

- As imagens dos tecidos em escala de cinza podem ser capturadas em tempos de relaxamento T1 e T2, que distribuem diferentemente o brilho dos prótons de hidrogênio. Uma das principais diferenças entre T1 e T2 é a intensidade de sinal dos fluidos, que apresentam baixo sinal em T1 e alto sinal em T2 (**Tab. 4.6.1**). Existe ainda a sequência de pulso que reduz o sinal dos tecidos adiposos, conhecida como imagens com saturação de gordura (STIR)

TABELA 4.6.1 ▶ INTENSIDADE DE SINAL DOS TECIDOS (BRILHO NA ESCALA DE CINZA) NO T1 E NO T2

	T1	T2
Líquido	↓	↑↑
Líquido rico em proteína	↑	↑↑
Gordura	↑↑	↑
Hemorragia subaguda	↑↑	↑↑
Hemorragia crônica/hemossiderina	↓↓	↓↓
Fibrose/cicatriz	↓	↓ ou ↑
Cortical óssea	↓↓	↓↓
Ar	↓↓	↓↓

▶ SEGURANÇA NA RESSONÂNCIA MAGNÉTICA

- Embora a RM esteja livre de radiação ionizante, encontrada em radiografia simples e na tomografia computadorizada (TC), há algumas questões de segurança que devem consideradas como, por exemplo, o campo magnético, a radiofrequência e o gradiente.
- Os equipamentos que entrarão em contato com o magneto devem antes ser analisados e classificados em RM segura, não segura e condicional, como mostra o Quadro 4.6.1.
- Qualquer dispositivo médico eletrônico ou metálico (ativo) tem o potencial de causar danos em um ambiente de RM. Por esse motivo, existem listas de verificação e rastreamento dedicadas à identificação desses dispositivos (Quadro 4.6.2).
- Recomendações do American College of Radiology (ACR) para o caso de gestação:
  - **Profissionais de saúde grávidas:** têm permissão para trabalhar dentro e ao redor do ambiente de RM em todas as fases de sua gestação, não devendo, contudo, permanecer dentro da sala do equipamento durante a aquisição das imagens.
  - **Paciente gestante:** até o presente momento, não há nenhuma evidência definitiva de efeitos prejudiciais da realização de imagem por RM em pacientes gestantes. O ACR considera haver um risco relativo durante a gestação, não havendo recomendação especial em evitar a realização do exame no 1º trimestre na comparação com o 2º e o 3º trimestre. Contudo, cuidados devem ser tomados, devendo-se avaliar o risco-benefício da obtenção da imagem e preferencialmente esgotar as alternativas de investigação diagnóstica antes da realização do exame.
  - **Injeção de contraste:** os agentes de contraste para RM não devem ser rotineiramente fornecidos a pacientes grávidas. Segundo consta no *guideline* do ACR[5], estudos demonstraram que alguns dos agentes de contraste baseados em Gadolínio passam através da barreira placentária e entram na circulação fetal, sendo filtrados nos rins fetais e excretados no líquido amniótico. Não é conhecido o impacto da presença de tais íons de Gadolínio no líquido amniótico e se a deposição no feto em desenvolvimento levaria a possíveis efeitos adversos secundários. Sendo assim, o risco, para o feto, da administração de contraste à base de Gadolínio permanece desconhecido, devendo-se avaliar o risco-benefício para a sua utilização.

▶ USO DE CONTRASTE E SUAS REAÇÕES ADVERSAS

- O uso de meio de contraste representa uma tentativa de melhorar a sensibilidade e/ou especificidade do exame para, por exemplo, tentar diferenciar áreas de modificações inflamatórias ou viabilidade de tecidos tumorais.

QUADRO 4.6.1 ▶ CLASSFICAÇÃO DOS EQUIPAMENTOS QUE ENTRARÃO EM CONTATO COM O MAGNETO

RM SEGURA	RM NÃO SEGURA	RM CONDICIONAL
Considerada não perigosa em todos os ambientes de imagem por RM Por exemplo, *stents* vasculares	Contraindicada em qualquer ambiente de imagem por RM Por exemplo, prótese coclear metálica e aparelhos auditivos não removíveis, clipes de aneurisma cerebral ferromagnéticos	Compatível apenas com condições específicas de operação Por exemplo, marca-passo (há alguns tipos específicos que são compatíveis com RM).

QUADRO 4.6.2 ▶ RASTREAMENTO DE PACIENTES A SEREM SUBMETIDOS À RESSONÂNCIA MAGNÉTICA – AVALIAÇÃO DE SITUAÇÕES POTENCIALMENTE DE RISCO

- Suspeita de portar clipe de aneurisma intracraniano
- Histórico de exposição ocupacional à manipulação de metais
- Presença de implantes metálicos (a força do campo magnético pode deslocar implantes metálicos ou corpos estranhos)
- Tatuagens decorativas ou permanentes com uso de cosméticos contendo algum tipo de metal (podem aquecer e provocar queimaduras)
- Cirurgias prévias
- Suspeita de portar marca-passo cardíaco, cardiodesfibrilador implantável (CDI), marca-passo diafragmático, dispositivos ativados eletromecanicamente ou outros dispositivos eletricamente condutivos
- Presença de fragmentos metálicos no corpo (projétil de arma de fogo)
- Possível gestação
- *Status* de aleitamento materno

Fonte: American College of Radiology (ACR).

- Entre os agentes de contraste disponíveis, o mais comumente utilizado é o Gadolínio intravenoso (IV), que tem meia-vida de 2 h e é eliminado da corrente sanguínea em aproximadamente 24 h.
- As reações mais comumente relatadas associadas à injeção de Gd-DTPA são: dor de cabeça (6,5%), frio no local da injeção (3,6%), dor ou queimadura no local da injeção (2,5%) e náusea (1,9%).
- Pacientes que farão uso de contraste IV devem ser avaliados para fatores de risco predisponíveis à ocorrência de:
  □ **Fibrose nefrogênica sistêmica:** Doença rara, que ocorre semanas a meses após a administração de Gadolínio, que tem como fator de risco pacientes com redução moderada a acentuada da função renal. Envolve primariamente a pele e o tecido celular subcutâneo, com formação de placas endurecidas e áreas de hiperpigmentação, podendo também comprometer outros órgãos (pulmões, esôfago, coração e músculos), provocando contraturas em flexão e mobilidade reduzida. Pode levar à morte por parada respiratória.

QUADRO 4.6.3 ▶ CRITÉRIOS DE RASTREAMENTO PARA ADMINISTRAÇÃO DE GADOLÍNIO – PACIENTES QUE REQUEREM AVALIAÇÃO DA TAXA DE FILTRAÇÃO GLOMERULAR RECENTE (< 6 MESES)

- História de doença renal (rim único, transplante renal, tumor renal)
- Idade > 60 anos (ACR*) ou 70 anos (ECR**)
- Hipertensão
- Diabetes
- Doença hepática severa
- Transplante hepático prévio

Fonte: *American College of Radiology (ACR); **European College Radiology (ECR)

- Pacientes com redução da função renal de forma aguda ou crônica devem ter avaliação da taxa de filtração glomerular (TFG) para realização de exame com contraste (Quadro 4.6.3), considerando-se que TFG < 45 é indicação para realização de exame não contrastado.
- Existe ainda a possibilidade de aplicação de contraste intra-articular (artrografia), para avaliação de desorganização interna de grandes articulações, de modo a acessar a cartilagem e os ligamentos.

▶ INDICAÇÕES DE RESSONÂNCIA MAGNÉTICA

- A RM tem sido cada vez mais solicitada em virtude de:
  □ Ser um método que não utiliza radiação ionizante.
  □ As imagens poderem ser adquiridas em múltiplos planos (axial, sagital, coronal ou oblíquo) sem a necessidade de reposicionar o paciente, oferecendo o plano de corte de acordo com a investigação proposta.
  □ Caracterizar tipos específicos de tecidos a partir das diferentes intensidades de sinal, demonstrando contraste superior dos tecidos moles na comparação com a TC e a radiografia simples.
  □ Algumas imagens angiográficas poderem ser obtidas sem uso de meio de contraste.
  □ Servir de alternativa para pacientes com alergia a contraste iodado.
- Há a limitação para pacientes com alguns implantes metálicos e corpos estranhos, bem como as imagens são mais suscetíveis a artefatos que necessitam ser bem reconhecidos.
- No Quadro 4.6.4, são listadas as principais indicações de exame.

QUADRO 4.6.4 ▶ PRINCIPAIS INDICAÇÕES DE RESSONÂNCIA MAGNÉTICA

LOCAL DE AVALIAÇÃO	INDICAÇÕES	
Crânio	■ Acidente vascular cerebral ■ Avaliação de tumores ■ Patologias degenerativas	■ Patologias autoimunes ■ Avaliação de doença vascular
Tórax	■ Avaliação de neoplasia (invasão da parede torácica e de estruturas vasculares mediastinais) ■ Avaliação de doença vascular (aneurismas)	■ Avaliação do parênquima mamário (protocolo específico para mama)
Abdome	■ Avaliação de doenças inflamatórias/infecciosas ■ Avaliação de doenças vasculares ■ Morfologia de vísceras parenquimatosas ■ Avaliação de neoplasia	■ Doenças da via biliar ■ Quantificação do ferro e da gordura hepática ■ Avaliação da pelve feminina e masculina ■ Endometriose
Ossos	■ Avaliação da medula espinal ■ Desorganização interna da articulação ■ Tumores primários dos tecidos moles ou dos ossos	■ Lesões agudas ou crônicas dos tendões, dos ligamentos e dos músculos ■ Doenças na coluna ■ Avaliação de osteomielite e infecção dos tecidos moles

- Na sequência, o **Quadro 4.6.5** traz um glossário de termos associados a essa modalidade de exame.
- As **Figuras 4.6.1** a **4.6.7** apresentam exemplos de RM de crânio, ossos/musculoesquelética, de próstata, de enterorressonância e de colangiorressonância.

QUADRO 4.6.5 ▸ GLOSSÁRIO DE TERMOS RELACIONADOS À RESSONÂNCIA MAGNÉTICA

- **ADC (do inglês *apparent diffusion coeficient*)**: medida numérica que retrata a celularidade de um tecido. Muito útil na diferenciação entre tumores malignos × benignos
- **Aquisição paralela**: tecnologia de aquisição múltipla de sinal pelas bobinas, reduz significativamente o tempo de exame
- **Bobina**: antena que capta o sinal do corpo do paciente (*coil*)
- **Chemical shift**: artefato de RM que ocorre na interface entre água e gordura
- **Contraste**: diferença de tonalidade entre tecidos adjacentes
- **Densidade de prótons**: ou densidade de *spin*, é uma ponderação de RM na qual o sinal é proporcional à quantidade de hidrogênio presente nos tecidos
- **Dixon**: sequência que mede densidade de gordura de um tecido. Útil no diagnóstico e quantificação de esteatose e sarcopenia
- **Difusão**: sequência de pulso de RM que permite visualizar o movimento da água, podendo ver melhor AVC, tumores malignos ou benignos
- **Gadolínio**: contraste paramagnético usado na RM.
- ***Gap***: espaço entre uma imagem e outra
- **Gradiente**: sequência de pulso de RM que utiliza *flip angle* entre 10 e 80, sensível a sangue e partículas ferromagnéticas
- **Filtro**: *software* utilizado para melhorar a qualidade da imagem
- ***Flow void***: ausência de sinal do sangue em fluxo rápido nas artérias
- **FOV (do inglês *field of view*)**: é a área do campo de visão, medida em centímetros; pode ser quadrado ou retangular, por exemplo, 15 × 20 cm
- **Matriz**: conjunto de linhas perpendiculares que formam a imagem, os quadrados formados por sua intersecção são os valores bidimensionais da superfície do *voxel* (*pixel*).
- **Pixel**: representação bidimensional do *voxel* que é utilizada na criação da imagem, contém a média numérica do sinal do *voxel* (cubo)
- **Resolução espacial**: habilidade de diferenciar pequenas estruturas
- **Ruído**: granulação da imagem que ocorre quando há pouco sinal
- **Saturação de gordura**: supressão do sinal da gordura
- **Sequências de pulso**: regulagem do pulso de radiofrequência e do gradiente do campo magnético para obtenção de imagens de RM; geralmente feita por meio dos valores de TR, TE e *Inversion recovery*, dados em milissegundos (ms)
- ***Spin Echo* (SE)**: sequência de pulso de RM, geralmente utilizado no sistema musculoesquelético nas imagens ponderadas em T1
- **STIR**: sequência de RM utilizando *Inversion recovery*, que satura gordura homogeneamente e permite o brilho exclusivo do líquido
- **Sinal**: quantidade de informação contida em uma imagem
- **TR (tempo de repetição)**: tempo entre o início do pulso de radiofrequência e o pulso subsequente
- **TE (tempo de eco)**: tempo entre o pulso de radiofrequência e a leitura do gradiente
- **T1**: tempo de relaxamento longitudinal. $TR < 800$ ms e $TE < 40$ ms
- **T2**: tempo de relaxamento transversal. $TR > 800$ ms e $TE > 40$ ms
- **T2***: sequência gradiente ponderada em T2 (gradiente estrela)
- **Tesla**: unidade de campo magnético. 1.5T; 3T
- **Voxel**: pequenos cubos que compõem uma imagem e que contêm informações sobre o sinal. A imagem em Dicom da RM, da tomografia e da radiografia digital tem profundidade (3 dimensões), mesmo que seja visualizada em 2 dimensões
- **Volume parcial**: imagem artefatual de duas estruturas diferentes, adjacentes, que foram adquiridas em um mesmo corte, e que simulam lesões. Pode-se diminuir esse artefato aumentando a resolução

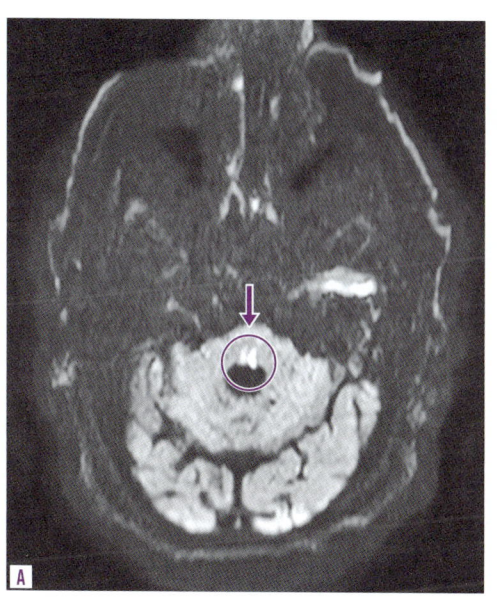

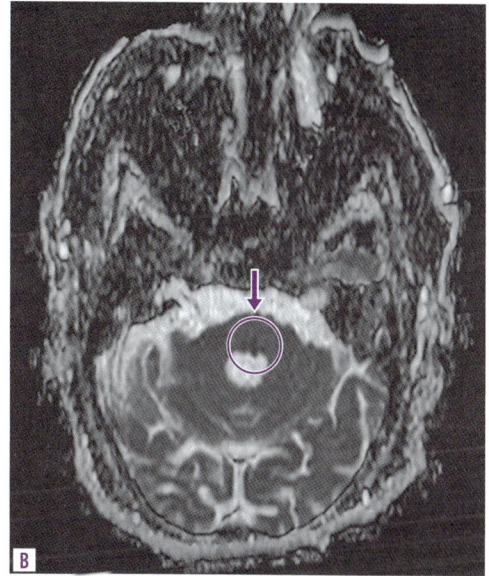

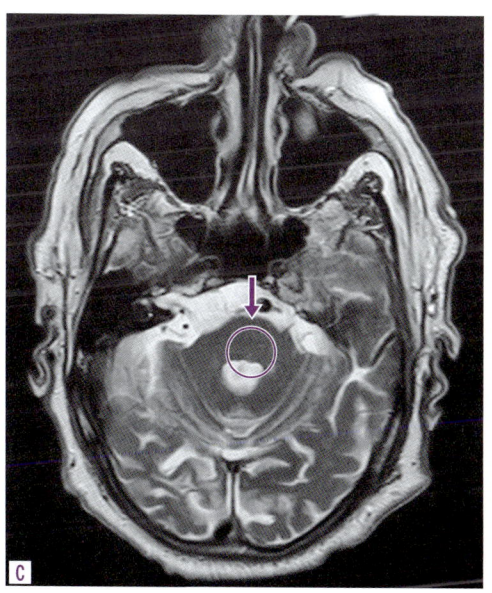

FIGURA 4.6.1 ▶ **RESSONÂNCIA MAGNÉTICA DE CRÂNIO.** // Focos de restrição à difusão na ponte, junto ao assoalho do 4º ventrículo, relacionados a infartos isquêmicos agudos. Nota-se que no AVC hiperagudo precoce, o núcleo infartado apresenta alto sinal na difusão (branco), baixo sinal no ADC (preto) e não aparece em outras sequências (sem alteração no T2). Sequências: (**A**) axial difusão, (**B**) axial mapa de ADC e (**C**) axial T2.

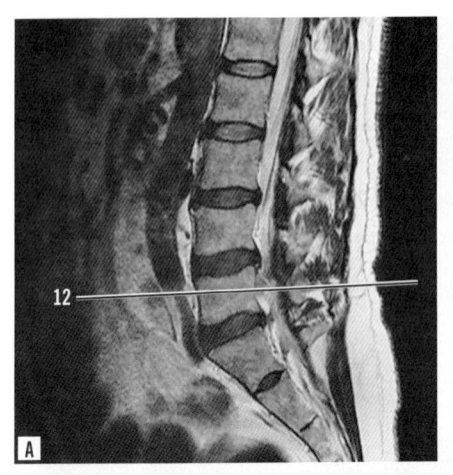

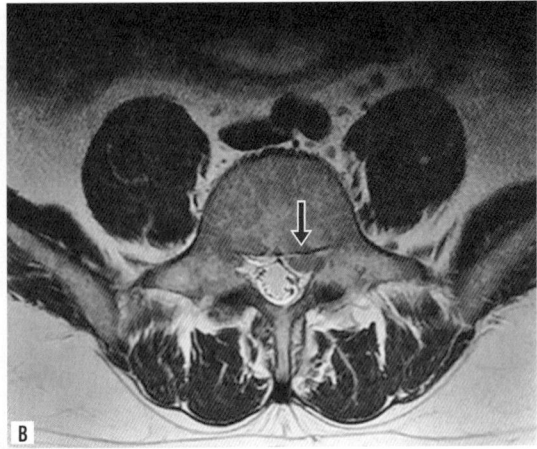

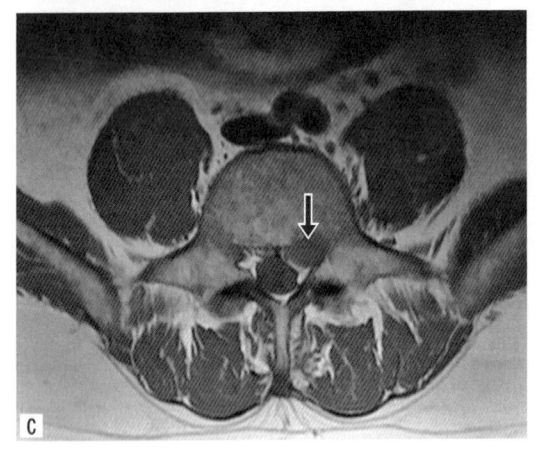

FIGURA 4.6.2 ▶ RESSONÂNCIA MAGNÉTICA LOMBAR. // Hérnia de disco lombar, junto ao recesso lateral esquerdo, comprimindo a raiz nervosa e o saco dural nesse nível. Sequências: **(A)** sagital (perfil) T2, **(B)** axial T2 e **(C)** axial T1.

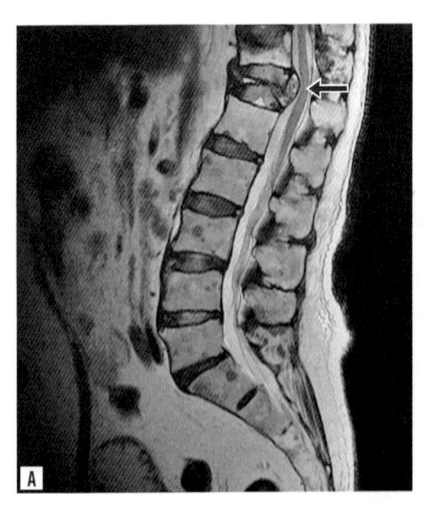

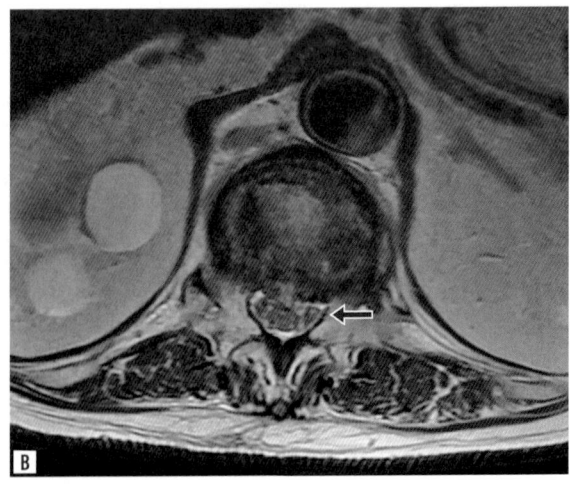

FIGURA 4.6.3 ▶ RESSONÂNCIA MAGNÉTICA DE COLUNA. // Colapso por fratura patológica do corpo das vértebras T11 e T12, com retropulsão de fragmento que bloqueia o espaço subaracnóideo e desloca a medula espinal nesses níveis. Notar também a diferença na escala de cinza das vértebras fraturadas diferenciando uma fratura recente de uma antiga. Sequências: **(A)** sagital (perfil) T2 e **(B)** axial T2.

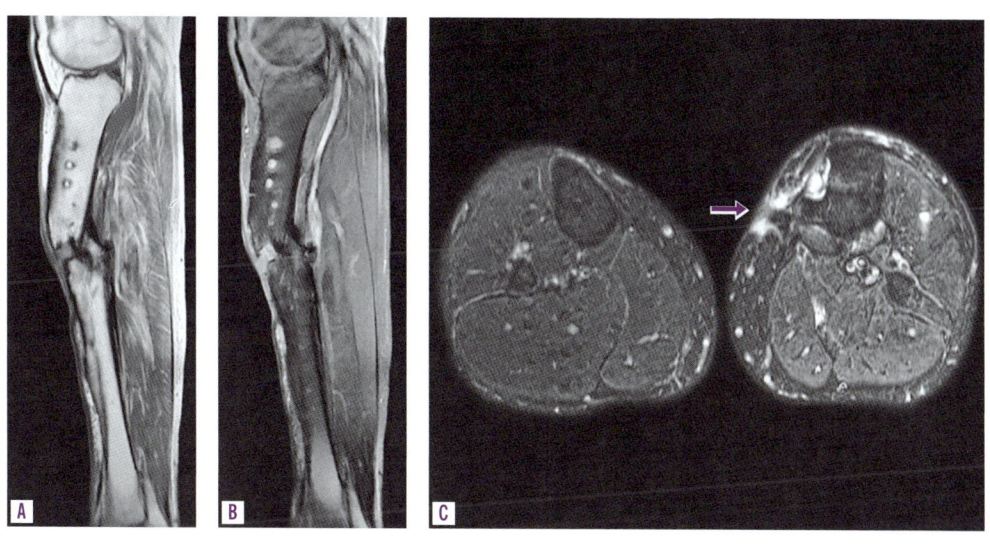

FIGURA 4.6.4 ▶ RESSONÂNCIA MAGNÉTICA DA PERNA. // Osteomielite crônica na tíbia esquerda. Observa-se coleção líquida localizada no aspecto ântero-medial do terço proximal da tíbia, junto ao foco de lesão óssea, que comunica o meio externo com a cavidade intraóssea. Infiltração dos tecidos moles adjacentes por inflamação. Sequências: **(A)** sagital T2, **(B)** sagital T2 com saturação de gordura, e **(C)** axial T2 com saturação de gordura.

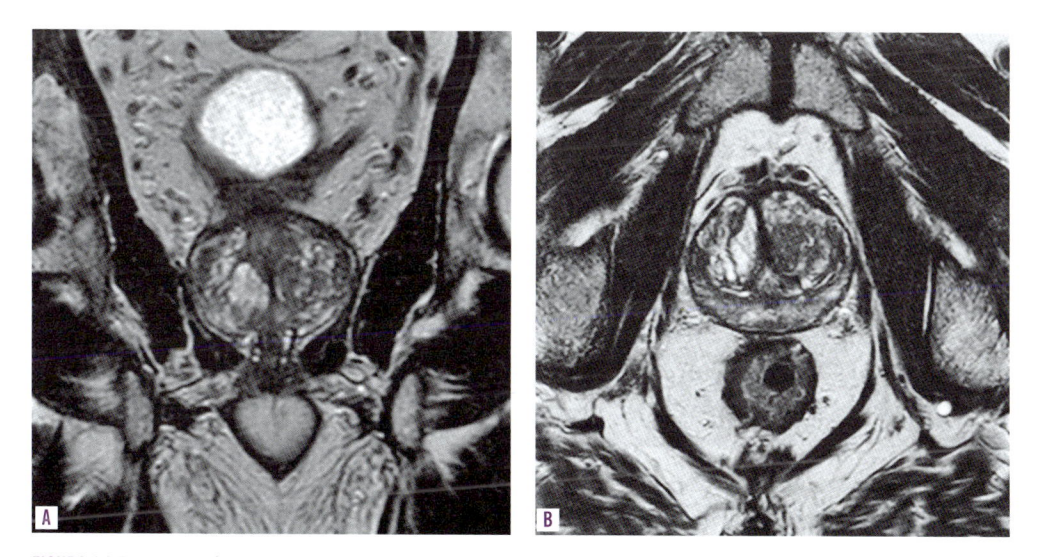

FIGURA 4.6.5 ▶ RESSONÂNCIA MAGNÉTICA DE PRÓSTATA. // Aumento das dimensões das zonas transicionais, à custa de imagens nodulares com dimensões e intensidade de sinal variados, de limites bem definidos, sugestivos de hiperplasia. Sequências: **(A)** coronal T2 e **(B)** axial T2.

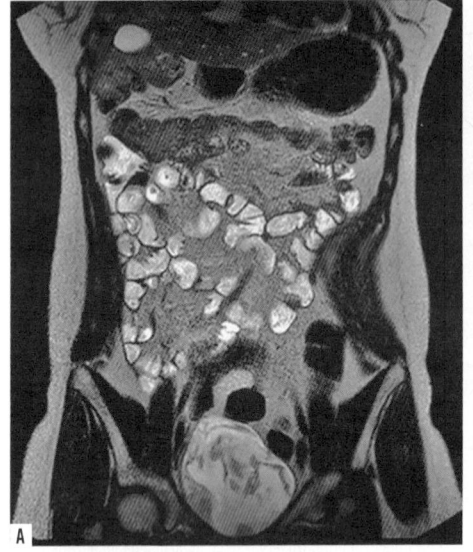

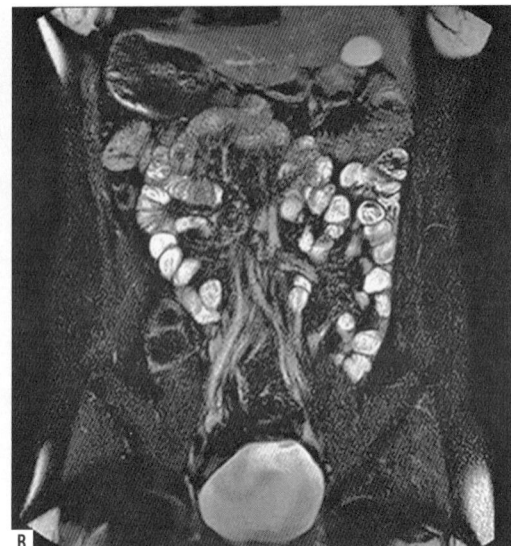

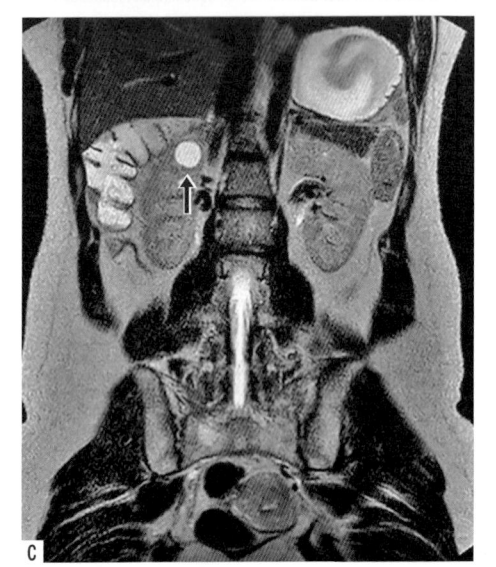

FIGURA 4.6.6 ▶ **ENTERORRESSONÂNCIA.** // Sinais de distensão de alças de intestino delgado, sem evidência de obstrução, pois o meio de contraste ingerido por via oral processou-se até os cólons. Pequeno cisto cortical simples no rim direito (seta). Sequências: **(A)** coronal T2 (frontal), **(B)** coronal T2 com saturação de gordura e **(C)** coronal T2.

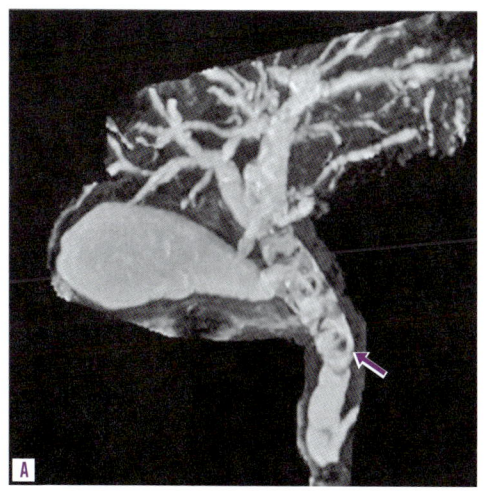

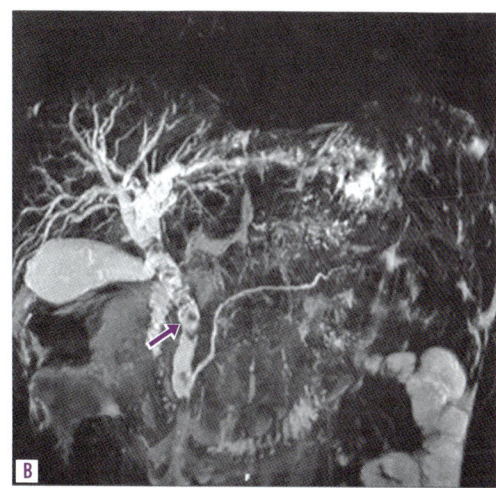

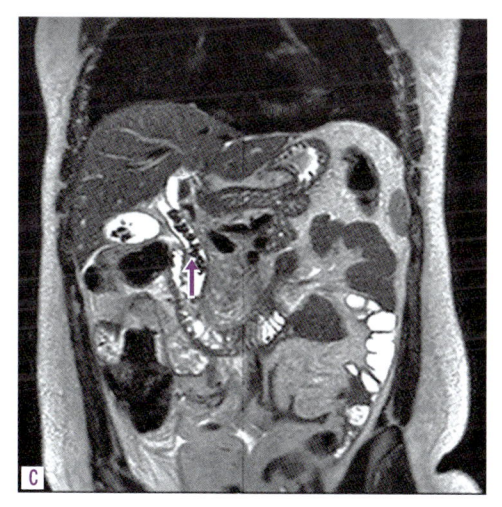

FIGURA 4.6.7 ▶ COLANGIORRESSONÂNCIA. // Coledocolitíase. Dilatação das vias biliares intra e extra-hepáticas, com várias imagens hipodensas em T2, muito sugestivas de cálculos, observando-se também no interior do ducto cístico. Vesícula biliar normalmente distendida e contendo alguns cálculos. Sequências: **(A)** T2 gradiente 3D com saturação de gordura, **(B)** coronal T2 com saturação de gordura e **(C)** coronal T2.

▶ REFERÊNCIAS

1. Conaghan PG, O'Connor PJ, Isenberg DA. Musculoskeletal Imaging. Oxford University Press, 2010.
2. Weissleder R, Wittenberg J, Harisinghani MG, Chen JW. Primer: diagnóstico por imagem. 5ª ed, Revinter, 2014.
3. Tsai LL, Grant AK, Mortele KJ, Kung JW, Smith MP. A Practical Guide to MR Imaging Safety: What radiologists need to know – RadioGraphics 2005; 35(6): 1722-1737.
4. Harley KG, Damon BM, Patterson GT, Long JH e Holt GE. MRI Techinques: A review and a Update for de orthopaedia sugeron – J Am Acad Orthop Surge 2012; 20: 775-787.
5. ACR Guidance Document on MR Safe Practices: 2013 - J. Magn. Reson. Imaging 2013; 37: 501–530.

CAPÍTULO 5

BIOESTATÍSTICA E EPIDEMIOLOGIA CLÍNICA

MARCIO DEBIASI
STEPHEN DORAL STEFANI
DANIELE WALTER DUARTE
BRUCE B. DUNCAN

- Bioestatística 67
  - Conceitos básicos 67
  - Distribuição normal (distribuição de Gauss) 68
  - Erros aleatórios: alfa, beta e poder 68
  - Hipótese de nulidade 68
  - Medidas de tendência central 68
  - Medidas de variabilidade ou de dispersão 69
  - Testes estatísticos 69
    - Definição e tipos de variáveis 69
    - Roteiro simplificado para aplicação de testes estatísticos 69
- Epidemiologia 70
  - Associação 70
  - Delineamentos e viéses 70
    - Estudo ecológico 70
    - Estudo transversal 70
    - Estudos de caso-controle 71
    - Estudos de coorte 71
    - Ensaio clínico randomizado 72
    - Revisão sistemática da literatura 72
      - Metanálise 72
    - Análise econômica em saúde 72
  - Validade de um estudo 73
  - Evidência e recomendação: medicina baseada em evidências 73
    - Passos para praticar a medicina baseada em evidências 74
    - Guia básico para análise de um artigo científico 74
  - Medidas de frequência: incidência x prevalência 75
  - Medidas de efeito 75
  - Medidas de associação 75
    - Medidas de benefício 76
    - Medidas de impacto 76
  - Testes diagnósticos 76
    - Tabela de contingência 76
- Acurácia x precisão 76
- Sensibilidade x especificidade 76
- Probabilidade pré-teste 78
- Probabilidade pós-teste ou valor preditivo 78
- Razão de verossimilhança 78

BIOESTATÍSTICA

▶ CONCEITOS BÁSICOS

CHANCES ▶ Razão entre a probabilidade de ocorrência de um evento e a probabilidade da não ocorrência.

$$\text{Chances} = \frac{\text{Eventos de interesse}}{\text{Total de eventos possíveis} - \text{Eventos de interesse}}$$

Por exemplo, considerando-se haver 6 faces numeradas de 1 a 6 em um dado, a chance de sair o número "3" ao se lançar o dado é de 1:5.

COEFICIENTE (OU TAXA) ▶ É o quociente entre a incidência de um evento e a população em risco. Esse indicador fornece uma estimativa de risco, pois existe, implícita ou explicitamente, a delimitação de um período de tempo e de uma área geográfica, que definem a população em risco. Por exemplo, coeficiente de mortalidade infantil no ano "X" = nº de óbitos em crianças com idade inferior a 1 ano no ano "X"/nº total de nascidos-vivos no ano "X" em um dado local. Multiplica-se o resultado por $10^K/10^K$ para facilitar a interpretação. Por exemplo, se o cálculo para o coeficiente de mortalidade infantil em uma dada localidade para o ano de 2010 resultou 0,02, multiplicando-se arbitrariamente por $10^3/10^3$, obtém-se o valor 20/1.000. Assim, esse indicador será interpretado como 20 óbitos em menores de 1 ano para cada 1.000 nascidos-vivos.

PARÂMETRO ▶ Um valor que resume, na população, a informação relativa a uma variável.

PROPORÇÃO ▶ Uma forma particular de razão na qual o numerador está incluído no denominador. O resultado numérico obrigatoriamente varia entre 0,0 e 1,0, sendo "zero" o evento impossível e "um" o evento certo. Por exemplo, indicador epidemiológico de óbito por causas externas = nº de óbitos por causas externas/nº total de óbitos. Para se obter o resultado em percentual, deve-se multiplicar por 100.

PROBABILIDADE ▶ Uma proporção na qual o valor numérico representa a possibilidade de ocorrência de um evento. Por exemplo, se 14 entre 20 convidados de um jantar desenvolvem intoxicação alimentar estafilocócica, diz-se que a probabilidade de um convidado apresentar intoxicação alimentar estafilocócica nesse jantar foi 0,7 (14/20, ou 70%, se o resultado for multiplicado por 100) (**Quadro 5.1**).

RAZÃO ▶ Numerador e denominador não têm, necessariamente, a mesma natureza, mas guardam uma relação lógica entre si (p. ex., indicador de produtividade em um centro de radiologia = nº de exames laudados em um mês/nº de radiologistas efetivos naquele mês).

RISCO ▶ A probabilidade de ocorrência de um evento desejado (ou não) durante um determinado intervalo de tempo.

▶ DISTRIBUIÇÃO NORMAL (DISTRIBUIÇÃO DE GAUSS)

Define-se uma distribuição como "normal" quando: (1) apresenta-se sob forma de uma curva em formato de sino, com as caudas assintóticas ao eixo "x" (isso significa que os valores variam de $-\infty$ a $+\infty$; na prática, porém, podem-se utilizar curvas normais com limites finitos); (2) a curva é simétrica em relação à perpendicular que passa pela média; (3) média, moda e mediana são coincidentes; (4) a área sob a curva totaliza 1 ou 100%; (5) média (μ) e desvio-padrão (σ) resumem os dados:

- Aproximadamente 68% dos valores de "x" situam-se entre os pontos $\mu \pm \sigma$.
- Aproximadamente 95% dos valores de "x" situam-se entre os pontos $\mu \pm 2\sigma$.
- Aproximadamente 99,7% dos valores de "x" situam-se entre os pontos $\mu \pm 3\sigma$.

QUADRO 5.1 ▶ **RELAÇÃO ENTRE CHANCES E PROBABILIDADE**

$$\text{Probabilidade} = \frac{\text{Chances}}{1 + \text{Chances}}$$

$$\text{Chances} = \frac{\text{Probabilidade do evento}}{1 - \text{Probabilidade do evento}}$$

▶ ERROS ALEATÓRIOS: ALFA, BETA E PODER

ERRO ALFA (α) (TIPO I) ▶ Consiste em rejeitar a hipótese de nulidade (H_0) quando ela é verdadeira. Ou seja, é inferir que existe diferença quando ela de fato não existe. A probabilidade de ocorrência desse erro é dada pelo **valor "p" ou "α"**. Em geral, o limiar de significância de um teste estatístico é arbitrariamente definido como menor do que 0,05 (5%), porém outros valores podem ser assumidos.

ERRO BETA (β) (TIPO II) ▶ Consiste em aceitar H_0 quando ela é falsa. Ou seja, é inferir que não existe diferença quando ela de fato existe. A probabilidade de ocorrência de erro é dada pelo valor "β".

Obs.: os erros α e β são considerados erros aleatórios, ou seja, ocorrem por força do acaso em virtude do processo de amostragem, sendo mensurados na análise estatística.

PODER ▶ Refere-se à probabilidade de rejeitar-se H_0 quando ela é de fato falsa (ou seja, a probabilidade de detectar-se uma diferença quando ela de fato existe). Assim, seu valor numérico é dado pelo complemento do erro β.

Poder = $1 - \beta$

		POPULAÇÃO	
		H_0 é FALSA	H_0 é VERDADEIRA
ESTUDO	Rejeita H_0	ACERTO	Erro α/tipo I
	Aceita H_0	Erro β/tipo II	ACERTO PODER

▶ HIPÓTESE DE NULIDADE

A H_0 assume a inexistência de diferença entre os parâmetros. A hipótese alternativa (H_1) é a hipótese contrária, que assume a existência de diferença entre os parâmetros.

▶ MEDIDAS DE TENDÊNCIA CENTRAL

MÉDIA ARITMÉTICA ▶ É o ponto de equilíbrio de uma distribuição, porém é muito sensível a valores extremos (altos ou baixos). É calculada somando-se todos os valores individuais de um conjunto de medidas e dividindo-se pelo número de medidas realizadas. Tem uso preferencial na apresentação de dados com distribuição simétrica.

MEDIANA ▶ É o valor que representa o meio da série, ou seja, 50% dos valores estão abaixo e 50% estão acima. Dessa forma, não é distorcida por valores extremos, pois não depende da magnitude absoluta das observações, mas apenas de sua posição relativa. Sinônimo para percentil 50. Tem uso preferencial na apresentação de dados com distribuição assimétrica.

MODA ▶ É o valor mais frequente de uma série de valores.

▶ MEDIDAS DE VARIABILIDADE OU DE DISPERSÃO

AMPLITUDE INTERQUARTIL (AIQ) ▶ "Quartis" são valores de "x" que dividem uma série ordenada em quatro grupos, cada um reunindo 25% das observações. A AIQ representa a distância entre o percentil 25 e o 75, contendo, assim, os valores centrais da distribuição. A mediana (percentil 50) está sempre incluída na AIQ. A AIQ é utilizada para descrever a dispersão de dados com distribuição assimétrica.

DESVIO-PADRÃO (DP OU "α", OU "S") ▶ Matematicamente, a raiz quadrada da variância. Expressa o grau de dispersão dos dados em torno da média. Utilizado para descrever dados com distribuição normal (**Fig. 5.1**).

Importante: Na prática, quanto maior o "n" amostral, em geral, menor é a variação dos dados em relação à média e, consequentemente, menores são a variância e o desvio-padrão.

ERRO-PADRÃO (EP) ▶ É uma estimativa do quanto as médias de diferentes amostras de uma mesma população oscilam entre si ao estimar o parâmetro. Também nesse caso, quanto maior o "n", menor costuma ser o EP (**Fig. 5.2**).

INTERVALO DE CONFIANÇA (IC) ▶ Intervalo estimado a partir dos dados amostrais dentro do qual, para um dado nível de confiança, acredita-se estar incluído o parâmetro populacional. Com frequência, utiliza-se 95% como nível de confiança aceito (**Fig. 5.3**).

Interpretação ▶ Se, para uma dada amostra de uma população, o IC 95% estimado a partir dos dados da amostra para a média da glicemia de jejum é 80-98 mg/dL, acredita-se, com 95% de confiança, que esse intervalo contemple o parâmetro populacional (média da glicemia de jejum da população). Não é correto afirmar que há 95% de probabilidade de a média populacional (μ) estar no intervalo calculado, porque μ é um parâmetro; e parâmetros não variam. Logo, não pode haver uma distribuição de probabilidades para um parâmetro. Pode-se, porém, afirmar que há uma probabilidade de 95% de que o intervalo obtido inclua a média populacional.

$$DP = \sqrt{\frac{[(x_1 - \bar{X})^2 + (X_2 - \bar{X})^2 + \ldots + (X_n - \bar{X})^2]}{n - 1}}$$

FIGURA 5.1 ▶ FÓRMULA PARA CÁLCULO DO DESVIO-PADRÃO.

$$EP = \frac{DP}{\sqrt{n}}$$

FIGURA 5.2 ▶ FÓRMULA PARA CÁLCULO DO ERRO-PADRÃO.

$$IC = \bar{X} \pm z_\alpha \times EP$$

FIGURA 5.3 ▶ FÓRMULA PARA CÁLCULO DO INTERVALO DE CONFIANÇA. // z_α, valor tabelado para z, em geral 1,96 ou 2,58, correspondendo a um IC de 95 ou de 99%, respectivamente.

Dicas:
Analisando-se a **Figura 5.3**, pode-se inferir que:
- O IC depende do "z_α", assim, estudos cujo valor de α é 5% apresentarão seus resultados com IC de 95%.
- Frequentemente, quanto maior o "n" amostral, menor a variância e, em consequência, menores o DP, o EP e, finalmente, o IC.

▶ TESTES ESTATÍSTICOS

Os trabalhos científicos são desenhados para testar hipóteses (H_0 e H_1). A partir de dados provenientes de amostras, utiliza-se a estatística inferencial (testes estatísticos) para tomar decisões a respeito dessas hipóteses (H_0 e H_1) e estimar o risco de erro que acompanha essas decisões ("α" e "β").

■ DEFINIÇÃO E TIPOS DE VARIÁVEIS

Antes de se examinarem os testes estatísticos, é mandatório conhecer a definição e os tipos de variáveis:

VARIÁVEIS ▶ Todas as características que, observadas em uma unidade experimental, podem variar entre os indivíduos. Subdividem-se em:

- **Qualitativas (categóricas):** designam condições apenas classificáveis em categorias:
  - **Nominais:** não existe hierarquia entre as categorias. Podem ser dicotômicas (p. ex., sexo) ou politômicas (p. ex., grupos sanguíneos no sistema ABO).
  - **Ordinais:** existe uma hierarquização entre as categorias inerente à variável. Por exemplo, escolaridade (em que curso superior completo pressupõe maior escolaridade do que ensino médio incompleto).
- **Quantitativas (numéricas):** designam condições descritas numericamente:
  - **Contínuas:** produzem respostas numéricas que advêm de um processo de mensuração, podendo situar-se em qualquer ponto da escala de mensuração. Por exemplo, glicemia de jejum.
  - **Discretas:** produzem respostas numéricas originadas de um processo de contagem, assumindo valores finitos de números inteiros. Por exemplo, número de pacientes falecidos em um dado período de seguimento de um estudo.

■ ROTEIRO SIMPLIFICADO PARA APLICAÇÃO DE TESTES ESTATÍSTICOS

FATOR EM ESTUDO: CATEGÓRICO/DESFECHO: CATEGÓRICO

Amostras independentes	Teste exato de Fisher
	Qui-quadrado (se tabela 2×2: utilizar a correção de Yates)
Amostras relacionadas	Teste de McNemar
	Teste "Q" de Cochran

FATOR EM ESTUDO: CATEGÓRICO DICOTÔMICO/DESFECHO: QUANTITATIVO

Desfecho simétrico	Amostras independentes	Teste "T" de Student para amostras independentes
	Amostras relacionadas	Teste "T" de Student para amostras pareadas
Desfecho assimétrico	Amostras independentes	Teste "U" de Wilcoxon-Mann-Witney
	Amostras relacionadas	Teste "T" de Wilcoxon

FATOR EM ESTUDO: CATEGÓRICO POLITÔMICO/DESFECHO: QUANTITATIVO

Desfecho simétrico	Amostras independentes	ANOVA *one way*
	Amostras relacionadas	ANOVA *repeted measures*
Desfecho assimétrico	Amostras independentes	Teste de Kruskall-Wallis
	Amostras relacionadas	Teste de Friedman

ANOVA, do inglês *analysis of variance*.

FATOR EM ESTUDO: CATEGÓRICO/DESFECHO: "TEMPO ATÉ EVENTO"

Esse é um tipo peculiar de análise, porém muito utilizado na literatura médica. Os dados frequentemente são apresentados nas Curvas de Kaplan-Meier, e o teste estatístico utilizado é o *log-rank test*.

FATOR EM ESTUDO: QUANTITATIVO/DESFECHO: QUANTITATIVO

Fator em estudo *e* desfecho simétricos	Correlação de Pearson
	Regressão linear simples
Fator em estudo *ou* desfecho assimétricos	Correlação de Spearman

MÚLTIPLOS FATORES EM ESTUDO ▶ Em virtude da alta complexidade que envolve os temas médicos, a maioria dos artigos atuais apresenta seus resultados considerando a complexa relação existente entre os fatores de risco e o desfecho por meio de análises multivariáveis. Esses modelos são, em geral, complexos e exigem utilização de *softwares*. Eles oferecem a vantagem de controlar fatores de confusão e avaliar a interação entre variáveis. Todavia, esse tipo de análise requer um "n" amostral maior (**Quadro 5.2**).

QUADRO 5.2 ▶ TIPOS DE DESFECHOS

DESFECHO QUALITATIVO E DICOTÔMICO
- Regressão logística: cálculos baseados na razão de chances
- Regressão de Poisson (com variância robusta): cálculos baseados em razões de riscos ou de prevalências

DESFECHO QUANTITATIVO
- Regressão linear múltipla
- ANCOVA

DESFECHO "TEMPO PARA EVENTO"
- Modelo de azares proporcionais de Cox

ANCOVA, do inglês *analysis of covariance*.

EPIDEMIOLOGIA

▶ ASSOCIAÇÃO

Quando se diz que duas variáveis são associadas entre si, cinco são as explicações possíveis: (1) acaso, (2) viés, (3) confundimento, (4) relação efeito → causa e (5) relação causa → efeito. Examinar criteriosamente o delineamento de um estudo, bem como a sua condução e análise estatística inferencial, é elemento fundamental para se determinar em qual(is) das cinco situações descritas a associação observada em um dado estudo se encontra.

▶ DELINEAMENTOS E VIÉSES

Nessa proposta, as revisões sistemáticas e metanálises atuam como métodos de avaliação das evidências que, apesar de guardarem um ranqueamento hierárquico, podem gerar diferentes níveis de evidência de acordo com a qualidade metodológica dos trabalhos (**Fig. 5.4**). Por exemplo, uma coorte bem conduzida pode gerar um dado mais confiável do que um ensaio clínico randomizado (ECR) com importantes erros metodológicos.

■ ESTUDO ECOLÓGICO

O fator em estudo e o desfecho clínico são descritos para grupos de indivíduos, e não para cada um dos indivíduos.
- **Unidade de pesquisa:** dados agrupados (populacionais).
- **Eixo de experimentação:** observacional.
- **Potencialidades:** baixo custo, rápida obtenção dos resultados.
- **Limitações:** "falácia ecológica" (associação expúria quando se faz uma inferência causal para indivíduos a partir de dados agregados); dificuldade de controlar para o efeito de múltiplos fatores que atuam em uma mesma associação.

■ ESTUDO TRANSVERSAL

Relação exposição-doença é examinada simultaneamente em uma determinada população em um dado momento: fornece um "retrato" dessa relação no momento do estudo.

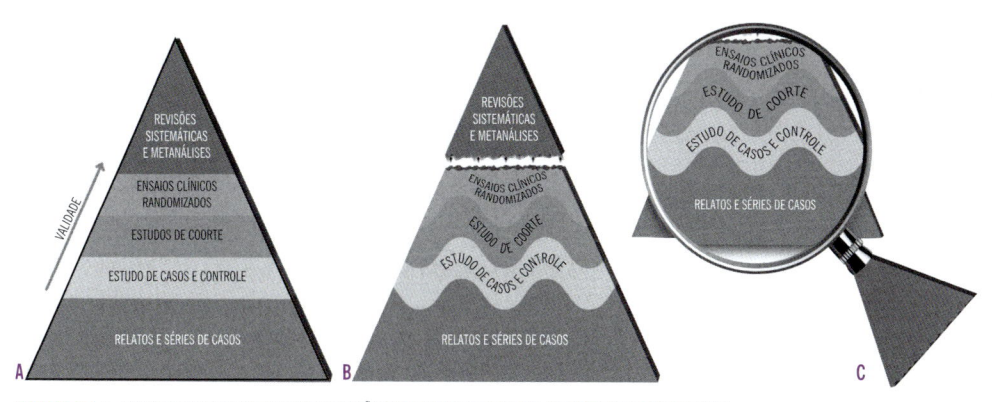

FIGURA 5.4 ▶ NOVA PROPOSTA DE HIERARQUIZAÇÃO SIMPLIFICADA DOS DELINEAMENTOS DE PESQUISA SEGUNDO O NÍVEL DE EVIDÊNCIA GERADO.
Fonte: Murad e colaboradores.[1]

- **Unidade de pesquisa:** dados referentes a cada indivíduo.
- **Eixo de experimentação:** observacional.
- **Potencialidades:** resultados rápidos, baixo custo, útil em descrever eventos e identificar casos e grupos de alto risco.
- **Limitações:** necessita "n" amostral elevado em situações de baixa prevalência; exposição atual pode não representar exposição passada; pacientes já curados e falecidos não são incluídos na amostra; ausência de nexo de causalidade temporal.

▪ ESTUDOS DE CASO-CONTROLE

Os grupos a serem comparados são determinados pela presença (ou ausência) do desfecho esperado para uma dada exposição (fator de risco), sendo o grupo dos casos constituído por aqueles que apresentam o desfecho, e o grupo dos controles, por aqueles que não apresentam. A exposição a um fator de risco (fator em estudo) é então pesquisada no passado dos indivíduos incluídos na pesquisa. É essencial que os grupos de casos e controles sejam comparáveis em relação aos demais potenciais confundidores conhecidos para o binômio exposição-desfecho investigado. Esse delineamento engloba tanto os estudos de casos incidentes quanto os estudos de casos prevalentes.

- **Unidade de pesquisa:** dados referentes a cada indivíduo.
- **Eixo de experimentação:** observacional.
- **Potencialidades:** menor custo quando comparado com estudos de coorte; menor tempo para obtenção dos resultados; útil para pesquisar fatores de risco em condições raras.
- **Limitações:** não permite medidas de incidência; mais suscetível a viéses do que os estudos de coorte (viés de seleção, viés de lembrança, fatores de confusão, entre outros).

▪ ESTUDOS DE COORTE

Nesse delineamento, os grupos de expostos e não expostos a um determinado fator de risco (fator em estudo) são observados ao longo do tempo para posterior registro da incidência dos desfechos (que eram desconhecidos no momento em que as exposições foram determinadas para a separação dos grupos dentro da amostra).

Importante: nenhum dos indivíduos pode ter experimentado o desfecho antes do início do seguimento.

Existem dois tipos de estudos de coorte: **coortes retrospectivas (históricas) e coortes prospectivas (contemporâneas)** (Quadro 5.3). Deve-se ter em mente que essas últimas geram evidência de menor qualidade em relação às primeiras, uma vez que o pesquisador não controla a qualidade das aferições realizadas, pois tanto a exposição quanto a aferição do desfecho ocorreram no passado.

QUADRO 5.3 ▶ TIPOS DE ESTUDOS DE COORTE

TIPO DE ESTUDOS DE COORTE	PASSADO	PRESENTE	FUTURO
Coorte histórica	Constituição da coorte (exposição)	O seguimento e a aferição dos desfechos são **retrospectivos**, verificados nos registros dos pacientes	–
Coorte contemporânea	–	Constituição da coorte (exposição)	O seguimento e a aferição dos desfechos são **prospectivos**, idealmente realizados pela equipe de pesquisa

- **Unidade de pesquisa:** dados referentes a cada indivíduo.
- **Eixo de experimentação:** observacional.
- **Potencialidades:** fornece medidas de incidência (cálculo de risco); exposição é determinada sem o viés de o desfecho já ser conhecido; estuda a sequência temporal entre fator e desfecho; permite estudar vários desfechos; possibilita a inferência causal.
- **Limitações:** alto custo; ineficiente para estudar doenças raras; demora até a obtenção dos resultados; suscetível a viéses de confusão, de suscetibilidade, de migração, de aferição, entre outros.

ENSAIO CLÍNICO RANDOMIZADO

Pacientes portadores de uma dada condição clínica são randomicamente separados em pelo menos dois grupos de prognósticos comparáveis: um grupo recebe a intervenção experimental, e o outro, o tratamento-padrão (placebo ou "controle-ativo"). Todas as demais intervenções devem ser iguais entre os grupos durante o seguimento. Então, o curso clínico dos grupos é comparado, e as diferenças significativas do ponto de vista estatístico passam a ser atribuídas à intervenção (exceto se falhas metodológicas comprometerem a validade dos resultados).

Constituem importantes aspectos metodológicos de um ECR: 1) definição clara de critérios de inclusão e exclusão; 2) método de alocação sigilosa; 3) "cegamento" de pacientes e investigadores para a intervenção recebida; 4) grupo-controle deve receber o tratamento considerado **padrão-ouro**; e 5) as análises do desfecho primário e de eventuais subgrupos devem ser estabelecidas *a priori* (análises *post hoc*, ou seja, aquelas conduzidas depois da obtenção dos resultados, são geralmente consideradas geradoras de hipóteses).

- **Unidade de pesquisa:** dados referentes a cada indivíduo.
- **Eixo de experimentação:** experimental.
- **Potencialidades:** melhor delineamento para comparar intervenções.
- **Limitações:** demora para a obtenção dos resultados e alto custo; voluntários altamente selecionados: nem sempre produz dados claramente generalizáveis aos pacientes da prática clínica diária.

FASES DOS ENSAIOS CLÍNICOS NO DESENVOLVIMENTO DE UM FÁRMACO ▶

- **Fase I:** objetiva identificar o intervalo de dose seguro e bem tolerado para um fármaco em fase inicial de desenvolvimento. Inclui um número pequeno de pacientes e não apresentam grupo-controle
- **Fase II:** tem por objetivo fornecer informação preliminar da eficácia do tratamento. Incluem um número pequeno de pacientes (porém comumente maior do que nos "estudos de fase I") e podem apresentar grupo-controle
- **Fase III:** são os grandes ECRs. A partir desses resultados, as agências reguladoras permitem o início da comercialização para novos fármacos ou aprovam novas indicações terapêuticas para fármacos que já estão no mercado
- **Fase IV:** é a vigilância para efeitos adversos raros, realizada em grande escala após o início da comercialização do fármaco (*post-marketing surveillance*)

REVISÃO SISTEMÁTICA DA LITERATURA

Método que visa coletar toda a evidência existente na literatura acerca de um tema definido. Para isso, utiliza critérios de elegibilidade claros e pré-definidos, a fim de responder a uma questão específica minimizando o potencial viés de seleção inerente ao método.

Metanálise

Técnica estatística para sumarizar os resultados de estudos independentes acerca de um mesmo tema, idealmente identificados a partir de uma revisão sistemática da literatura. Esse dado permite estimar os efeitos de uma determinada intervenção de forma mais precisa do que os estudos individualmente.

ANÁLISE ECONÔMICA EM SAÚDE (AES)

Coleção de técnicas descritivas e analíticas cujo objetivo é avaliar as intervenções terapêuticas inseridas no contexto da assistência em saúde. Valendo-se da correlação de dados populacionais, econômicos e desfechos clínicos, busca contribuir para que o dinheiro investido em uma intervenção possa oferecer o melhor resultado para o paciente como indivíduo e para o maior número de pessoas possível. A AES é sempre realizada a partir de alguma perspectiva (p. ex., gestor de saúde pública, gestor de operadora de saúde privada, indústria farmaceutica, etc.).

Os tipos de estudos de AES são:

- **Custo-efetividade:** razão entre a diferença de custos dos tratamentos e a diferença em desfechos dos tratamentos. Na mensuração da efetividade, podem ser utilizadas diferentes medidas de efeito. Expressa o quanto se paga a mais para alcançar a efetividade medida.
- **Custo-*utility*:** expressa o quanto se paga a mais pela "utilidade" do tratamento, integrando os benefícios advindos da prevenção de diversos desfechos. Assim, no denominador dessas razões, utilizam-se os indicadores QALY (do inglês *quality-adjusted life years* – anos de vida ajustados por qualidade) e DALY (do inglês *disability-adjusted life years* – anos de vida ajustados por incapacidade), que variam de 1 (paciente hígido) a 0 (óbito). O modelo de Markov é uma das ferramentas mais utilizadas nesse tipo de análise.
- **Custo-minimização:** estima e compara, globalmente, os custos de diferentes intervenções. É importante quando os resultados das intervenções são equivalentes, situação na qual passa a ser especialmente relevante considerar aquela que gera o menor custo.

▶ VALIDADE DE UM ESTUDO

A validade refere-se ao quanto uma observação reflete a "verdade" em relação ao fenômeno aferido. A validade interna refere-se ao grau em que os resultados do estudo estão corretos para a amostra de pacientes pesquisados. Depende do delineamento, da condução e da dánálise da pesquisa. Os **erros sistemáticos (viéses, *bias*)** podem comprometer a validade interna, sendo os seguintes os mais comuns:

- **Viés de seleção:** os grupos de pacientes diferem em relação a outros determinantes do desfecho além do fator em estudo. Comum em estudos de caso-controle.
- **Viés de aferição:** mensuração errônea das variáveis de interesse no estudo (potencializado pela captação de dados de forma não mascarada).
- **Viés de confusão:** existência de um fator que se associa, simultaneamente, com o desfecho e com a exposição, porém não sendo intermediário de uma cadeia de causalidade. Por exemplo, se um estudo populacional fictício identificasse associação entre o fator em estudo "cabelos brancos" e o desfecho "mortalidade", essa conclusão apenas poderia ser considerada válida depois de corrigida a análise para um importante fator de confusão: a "idade", uma vez que cabelos brancos são mais comuns em pessoas mais idosas e são as que de fato apresentam maior risco de morte. Provavelmente, nesse caso, a associação identificada deixaria de ser significativa após a correção para o fator de confusão.

A **validade externa** (ou capacidade de generalização) refere-se ao grau pelo qual os resultados de uma observação se mantêm verdadeiros em outras situações.

▶ EVIDÊNCIA E RECOMENDAÇÃO: MEDICINA BASEADA EM EVIDÊNCIAS

Inúmeros sistemas de hierarquização da evidência foram desenvolvidos, a fim de sumarizar, de forma clara e transparente, os achados de revisões sistemáticas para a elaboração de guias de prática clínica. Entre estes, destaca-se o sistema GRADE (do inglês *Grading of recommendations, assessment, development and evaluation*), que é o sistema mais utilizado internacionalmente.

Os **níveis de evidência** descrevem a qualidade científica referente ao corpo de evidência acerca de uma situação clínica específica. Eles variam não apenas conforme o delineamento dos estudos (em que ECRs recebem maior valoração), mas também segundo a sua consistência, precisão, rigor metodológico dos estudos individuais (presença de viéses, perdas diferenciais de seguimento, etc.) e desfecho utilizado (desfechos que respondem diretamente à questão clínica). Uma evidência é consistente quando diferentes trabalhos apontam para a mesma direção e magnitude de efeito (Quadro 5.4).

A partir da compilação e classificação da evidência (conforme os níveis de evidência descritos) e do julgamento clínico entre os potenciais maléficos e benefícios de uma intervenção, incluindo sua aplicabilidade prática e a existência de outras opções terapêuticas para o mesmo fim, são definidos os **Graus de recomendação no sistema GRADE**, que têm por objetivo orientar a tomada de decisão na prática clínica (Quadros 5.5 e 5.6).

QUADRO 5.4 ▶ NÍVEIS DE EVIDÊNCIA NO SISTEMA GRADE

NÍVEL	QUALIDADE DA EVIDÊNCIA	DEFINIÇÃO	FONTE
A	Alta	Há forte confiança que o efeito estimado seja próximo ao "verdadeiro"	1. ECRs* metodologicamente bem conduzidos e com resultados consistentes 2. Estudos observacionais (comumente coortes) muito bem conduzidos, com "n" amostral robusto e representativo da população, cujos resultados demonstram grande magnitude de efeito
B	Moderada	A confiança no efeito estimado é moderada. Assim, apesar de se considerar que o efeito estimado é provavelmente próximo do "verdadeiro", é possível que exista diferença substancial	1. ECRs* com limitações leves: problemas de condução, fonte indireta de evidência, imprecisão ou inconsistência dos dados, uso de desfechos substitutos 2. Estudos observacionais bem delineados e com resultados consistentes
C	Baixa*	A confiança no efeito estimado é baixa. O efeito estimado pode ser substancialmente diferente do "verdadeiro"	1. ECRs com importantes problemas metodológicos 2. Estudos de coorte com problemas metodológicos e estudos de caso-controle

* Existe ainda um quarto nível definido como "muito baixa" qualidade de evidência, mas frequentemente, em termos práticos, esse nível é considerado junto com o nível de "baixa" qualidade de evidência.

QUADRO 5.5 ▶ GRAUS DE RECOMENDAÇÃO NO SISTEMA GRADE

GRAU	DEFINIÇÃO
1	O julgamento clínico e o corpo de evidência existente acerca de uma situação clínica são suficientemente claros para **indicar** ou **contraindicar** uma conduta de forma quase inequívoca para a maior parte dos pacientes. Recomendação **forte**.
2	O julgamento clínico e o corpo de evidência existente acerca de uma situação clínica são claros o suficiente para **indicar** ou **contraindicar** uma conduta, porém com ressalvas, e o clínico deve considerar outras opções. Recomendação **fraca**.

QUADRO 5.6 ▶ FORÇA DA RECOMENDAÇÃO E QUALIDADE DA EVIDÊNCIA

FORÇA DA RECOMENDAÇÃO – QUALIDADE DA EVIDÊNCIA	IMPLICAÇÕES PARA A PRÁTICA
1A Fortemente recomendada, utilizando evidência de alta qualidade	A recomendação deve ser adequada para a grande maioria dos pacientes. De modo geral, os clínicos deverão seguir esta recomendação, a não ser que exista uma alternativa francamente melhor em uma situação específica
1B Fortemente recomendada, utilizando evidência de moderada qualidade	A recomendação deve ser adequada para muitos pacientes. Os clínicos deverão seguir a recomendação, a não ser que exista uma clara razão para que seja adotada outra opção
1C Fortemente recomendada, utilizando evidência de baixa qualidade	A recomendação é adequada para muitos pacientes, considerando-se não haver alternativa com melhores evidências. Costuma ocorrer em doenças/situações raras em que não há ECRs ou grandes coortes
2A Fracamente recomendada, utilizando evidência de alta qualidade	Seguir ou não a recomendação deverá depender das circunstâncias e dos valores que os pacientes e a sociedade atribuem aos resultados esperados com a intervenção. Costuma ocorrer quando um ECR de alto rigor metodológico demonstra efeito clinicamente pouco relevante e de difícil implementação
2B Fracamente recomendada, utilizando evidência de moderada qualidade	Outras opções podem ser melhores para determinados pacientes, dependendo das circunstâncias
2C Fracamente recomendada, utilizando evidência de baixa qualidade	Outras opções devem ser também consideradas, pois podem ser de valor semelhante ou superior

■ PASSOS PARA PRATICAR A MEDICINA BASEADA EM EVIDÊNCIAS

1. **Formular boas questões clínicas:** converter a necessidade de informação (sobre diagnóstico, tratamento, prevenção, etc.) em questão padronizada que possa ser efetivamente respondida.
2. **Rastrear a literatura em busca das evidências.**
3. **Analisar criticamente as evidências:** validades interna e externa, impacto (magnitude de efeito) e aplicabilidade no contexto clínico específico da questão.
4. **Aplicar a evidência na prática:** integrar experiência clínica e características específicas do paciente (aspectos culturais, financeiros e preferências).

■ GUIA BÁSICO PARA ANÁLISE DE UM ARTIGO CIENTÍFICO

1. **Indagação científica:**
   □ Verifique o quadro teórico e a hipótese.
   □ Identifique o objetivo do estudo, o fator em estudo e o desfecho clínico.
2. **Validade interna:**
   □ O delineamento utilizado para investigar a questão de pesquisa foi adequado?
   □ Houve muitas perdas?
   □ Análises de subgrupo foram definidas a *priori*.
   □ Viéses podem ser identificados? Em caso afirmativo, eles são a favor da hipótese de nulidade ou da sua rejeição?
   □ Se ECR: como foi procedida a randomização? Houve cegamento? Existem diferenças clinicamente significativas entre os grupos na linha de base? Houve *cross over* entre os grupos? Análise por intenção de tratar?
   □ Se metanálise: foi procedida revisão sistemática da literatura? Foi realizada avaliação quantitativa para viés de publicação? Existe homogeneidade? Foi realizada análise de sensibilidade?
3. **Inferência estatística:**
   □ Foi demonstrado cálculo de tamanho de amostra e foram definidos erro α e poder?
   □ Foram utilizados os testes estatísticos adequados para o delineamento do estudo e para as características das variáveis?
   □ Foram realizados métodos de controle para potenciais fatores de confusão? E para comparações múltiplas (caso indicado)?
   □ Valores de "p" e intervalo de confiança.

4. **Significância clínico-epidemiológica:**
   - A magnitude do efeito e o desfecho são clinicamente relevantes?
5. **Validade externa:**
   - Os dados podem ser extrapolados para o seu(s) paciente(s).
6. **Aplicabilidade:**
   - É possível implementar essa conduta no seu meio?
7. **Tire as suas conclusões e depois compare com as dos autores.**

▶ MEDIDAS DE FREQUÊNCIA: INCIDÊNCIA X PREVALÊNCIA

INCIDÊNCIA ▶ Número de novos eventos ocorridos ao longo de um determinado período de tempo dividido pelo número de pessoas em risco. Na incidência cumulativa, o cálculo é procedido ao longo de um período de tempo dentro do qual todos os participantes contribuem igualmente. Na incidência de densidade, calcula-se a incidência por pessoa-tempo, em que cada participante contribui para o cálculo proporcionalmente ao tempo em que foi acompanhado.

PREVALÊNCIA ▶ Frequência de casos existentes de uma determinada doença, em uma população selecionada e em um dado momento, divididos pela população em risco naquele mesmo momento. A prevalência pontual é calculada a partir da definição dos casos em um período específico (p. ex., um dia do ano), e a prevalência no período baseia-se em um intervalo cujo começo e término são distintos (p. ex., de 01/01/2017 a 31/12/2017).

$$\text{Incidência} = \frac{\text{Casos novos em um período de tempo}}{\text{População em risco}}$$

$$\text{Prevalência} = \frac{\text{Indivíduos que apresentam determinado desfecho}}{\text{População em risco}}$$

▶ MEDIDAS DE EFEITO

O **Quadro 5.7** apresenta um resumo de contingência para os possíveis resultados de pesquisas epidemiológicas.

▶ MEDIDAS DE ASSOCIAÇÃO

São medidas baseadas na razão entre os grupos ("expostos" x "não expostos" ou "tratamento experimental" x "tratamento controle"). Indicam a força da associação entre o desenvolvimento do desfecho e o tratamento ou a exposição, indicando proteção ou risco.

RAZÃO DE CHANCES (RC) ▶ É a razão entre duas probabilidades complementares (chances), ou seja, a razão entre a chance de um caso ter sido exposto a um determinado fator de risco e a chance de um controle ("não caso") ter sido exposto ao mesmo fator de risco (**Quadro 5.8**).

RAZÃO DE PREVALÊNCIAS (RP) ▶ Relação entre a prevalência do desfecho nos expostos e nos não expostos. Informa quantas vezes é mais provável que as pessoas expostas apresentem o desfecho em relação às não expostas (**Quadro 5.8**).

RISCO RELATIVO (RR) ▶ Razão entre a incidência do desfecho nos expostos e nos não expostos (**Quadro 5.8**).

QUADRO 5.7 ▶ CONTINGÊNCIA PARA RESULTADOS DE PESQUISAS EPIDEMIOLÓGICAS

		DESFECHO DO PROTOCOLO DE PESQUISA	
		PRESENTE	AUSENTE
Braço do estudo	Tratamento experimental (ou expostos)	A	B
	Tratamento-controle (ou não expostos)	C	D

QUADRO 5.8 ▶ CÁLCULO DAS MEDIDAS DE ASSOCIAÇÃO

	RC	RP	RR
Fórmula	$\dfrac{a \div c}{b \div d} = \dfrac{a \times d}{b \times c}$	$\dfrac{a \div (a+b)}{c \div (c+d)}$	$\dfrac{a \div (a+b)}{c \div (c+d)}$
Aplicação	Estudos de caso-controle*	Estudos transversais	Estudos de coorte e ECRs

*Quando o desfecho é raro (taxa de doença para não expostos < ~5/100), a RC pode ser considerada como uma aproximação do RR.
Interpretação e significância:
Em virtude de representarem razões, estas três medidas são interpretadas tendo-se como índice de igualdade o valor unitário:
> **1** indica risco
= **1** indica igualdade
< **1** indica proteção
Para que uma associação seja considerada estatisticamente significativa, tanto a "estatística-ponto" quanto o intervalo de confiança de 95% **não** podem incluir o valor unitário.
RC, razão de chances; RP, razão de prevalências; RR, risco relativo.

MEDIDAS DE BENEFÍCIO

BENEFÍCIO ABSOLUTO OU REDUÇÃO ABSOLUTA DO RISCO (RAR) ▶ Representa a redução em termos absolutos do risco no grupo que sofreu a intervenção de interesse em relação ao grupo-controle. Em outras palavras, expressa o número de eventos evitados pelo tratamento no grupo experimental (frequentemente expresso em percentual). É uma das principais medidas para avaliar o benefício das intervenções. Quando a relação é negativa, fala-se em aumento absoluto do risco (AAR) (**Quadro 5.9**).

BENEFÍCIO RELATIVO OU REDUÇÃO RELATIVA DO RISCO (RRR) ▶ Proporção relativa de eventos que deixam de ocorrer com o tratamento (**Quadro 5.9**).

NÚMERO NECESSÁRIO PARA TRATAR (NNT) ▶ Reflete o número de indivíduos que devem receber o tratamento experimental para que se evite um evento. Matematicamente, é o inverso da RAR e tem como vantagem o fato de ser uma expressão rápida e de fácil interpretação intuitiva. Quando a intervenção se associa a dano ou a aumento do risco de desfecho, fala-se em *number needed to harm* (NNH) (**Quadro 5.9**).

MEDIDAS DE IMPACTO

São medidas baseadas na diferença entre os grupos ("expostos" x "não expostos" ou "tratamento experimental" x "tratamento controle"). Indicam o impacto do tratamento ou da exposição. Toda medida de risco pressupõe um estudo prospectivo e relação de causa-efeito entre fator em estudo e desfecho.

RISCO ATRIBUÍVEL (RA) ▶ Representa o incremento, para além da linha de base, que um fator de risco produz na incidência do desfecho nos expostos. Indica quantos indivíduos apresentarão o desfecho, devido à exposição, para um dado número de expostos.

$$RA = \text{Incidência nos expostos} - \text{Incidência nos não expostos}$$

RISCO ATRIBUÍVEL NA POPULAÇÃO (RAP) ▶ Corresponde à parcelada incidência de um desfecho em uma população que pode ser atribuída a uma dada exposição. É interpretado como "em cada 100 pessoas da população, "x" apresentam o desfecho devido à exposição".

$$RAP = RA \times \text{Prevalência da exposição na população*}$$

*Comumente em %.

QUADRO 5.9 ▶ CÁLCULO DAS MEDIDAS DE BENEFÍCIO

$RAR = \left(\begin{array}{c}\text{Risco no grupo com}\\\text{intervenção (\%)}\end{array}\right) - \left(\begin{array}{c}\text{Risco no grupo-}\\\text{-controle (\%)}\end{array}\right)$	
$RRR = 1 - RR$	$NNT = 1/RAR$

FRAÇÃO ATRIBUÍVEL NA POPULAÇÃO (FAP) ▶ Estima a proporção da doença em uma população que pode ser atribuída à exposição a determinado fator de risco. Ao contemplar a incidência da doença na população, informa o quanto poderia possivelmente diminuir a ocorrência do desfecho nessa população caso fosse eliminada a sua exposição ao fator de risco em estudo, pressupondo que a associação é causal.

$$FAP = \frac{RAP}{\text{Incidência da doença na população}}$$

▶ TESTES DIAGNÓSTICOS

TABELA DE CONTINGÊNCIA

		DOENÇA (OU TESTE PADRÃO-OURO)	
		POSITIVO	NEGATIVO
TESTE EM VALIDAÇÃO	POSITIVO	"a" Verdadeiro +	"b" Falso +
	NEGATIVO	"c" Falso −	"d" Verdadeiro −

ACURÁCIA X PRECISÃO

ACURÁCIA ▶ Grau em que um valor resultante de uma mensuração representa o verdadeiro valor da variável que está sendo medida. Sinônimo para validade. Também pode ser compreendida como a proporção de todos os resultados corretos, tanto os positivos quanto os negativos, em relação ao total da população. Pode ser calculada pela fórmula a seguir:

$$\text{Acurácia} = \frac{a + d}{a + b + c + d}$$

PRECISÃO ▶ Extensão em que medidas de um fenômeno estável, repetidas por pessoas e instrumentos diferentes, em momentos e lugares diferentes, alcançam resultados semelhantes. Sinônimo para confiabilidade e reprodutibilidade (**Fig. 5.5**).

SENSIBILIDADE X ESPECIFICIDADE

SENSIBILIDADE ▶ Proporção de verdadeiros positivos entre doentes. Testes altamente sensíveis apresentam poucos falso-negativos, raramente deixando de identificar pessoas com a doença. Por isso, são utilizados quando o ônus de deixar de se fazer o diagnóstico é alto (p. ex., exame para rastreamento de agentes infecciosos transmissíveis por transfusão em doadores de sangue).

A - Baixa precisão;
alta validade

B - Baixa precisão;
baixa validade

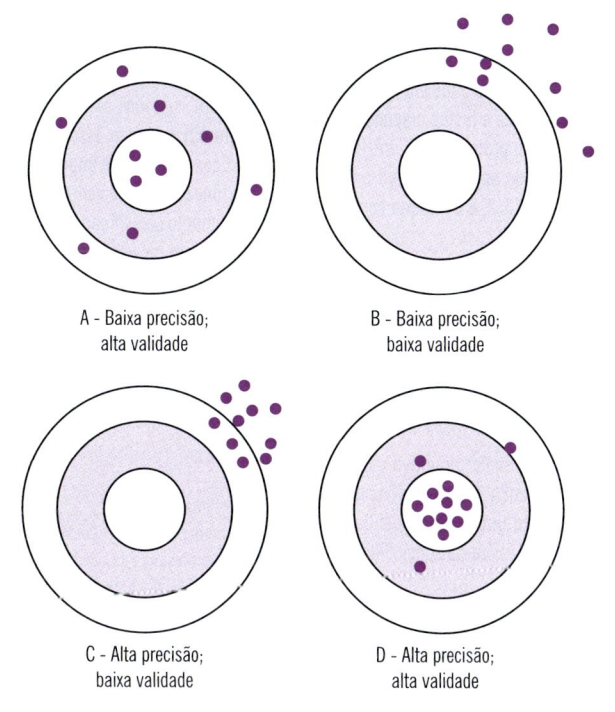

C - Alta precisão;
baixa validade

D - Alta precisão;
alta validade

FIGURA 5.5 ▶ **VALIDADE E PRECISÃO: A METÁFORA DO ALVO.**
Fonte: Hulley e colaboradores.[2]

$$\text{Sensibilidade} = \frac{a}{a + c}$$

ESPECIFICIDADE ▶ Proporção de verdadeiros negativos entre não doentes. Testes altamente específicos apresentam poucos falso-positivos, raramente classificando de forma errônea como doentes pessoas de fato sadias. Por isso, são utilizados quando o ônus de se firmar um diagnóstico erroneamente positivo é alto (p. ex., realizar teste específico (biópsia) para confirmar suspeita de diagnóstico de linfoma em um paciente com linfonodo cervical suspeito à palpação).

$$\text{Especificidade} = \frac{d}{b + d}$$

CURVA ROC ▶ A curva ROC (do inglês *receiver operator characteristic*) é uma apresentação visual da relação entre sensibilidade e especificidade (**Fig.5.6**).

Para construí-la, deve-se plotar a taxa de verdadeiro-positivos (sensibilidade) contra a taxa de falso-positivos (1 − especificidade). Os valores nos eixos representam medidas de probabilidade (variam de 0-1 ou de 0-100%).

A acurácia global de um teste pode ser descrita pela "área sob a curva": quanto maior a área sob a curva, maior a acurácia

do teste. Por isso, tem-se que os testes com maior poder discriminatório apresentam curvas cujos pontos se concentram no canto superior esquerdo da curva ROC.

Os testes de menor poder discriminatório têm curvas mais próximas à diagonal que corta o gráfico a partir da origem até a extremidade direita superior. Essa diagonal mostra a relação que se obteria com um teste que não contribui com informação diagnóstica, tendo seus resultados positivos e negativos ao mero acaso (50%).

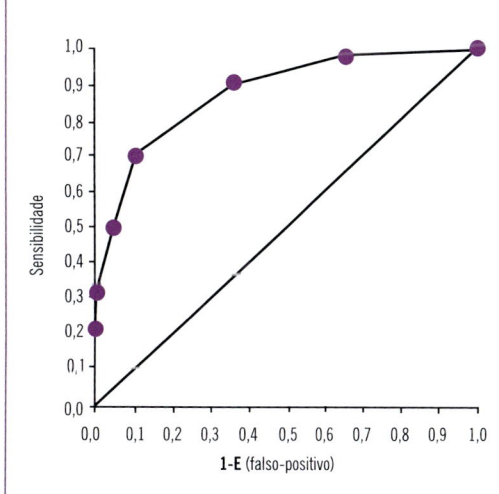

FIGURA 5.6 ▶ **EXEMPLO DE CURVA ROC.**

PROBABILIDADE PRÉ-TESTE

Na ausência de outros dados clínicos, representa a prevalência da doença na população da qual se origina o indivíduo. Entretanto, se outras técnicas propedêuticas e testes diagnósticos já foram aplicados, entende-se como probabilidade pré-teste a melhor estimativa de probabilidade de uma doença antes de aplicar um novo teste. Na tabela 2×2, é calculada como:

$$\text{Probabilidade pré-teste} = \frac{a + c}{a + b + c + d}$$

PROBABILIDADE PÓS-TESTE OU VALOR PREDITIVO

Define-se probabilidade pós-teste ou valor preditivo como a probabilidade de ocorrência da doença (ou da ausência da doença), tendo-se os resultados de um teste. Depende da prevalência da doença na população, além da sensibilidade e da especificidade do teste.

PROBABILIDADE PÓS-TESTE POSITIVO (PPP) OU VALOR PREDITIVO POSITIVO (VPP) ▶ Probabilidade de doença após um teste positivo.

PROBABILIDADE PÓS-TESTE NEGATIVO (PPN) OU VALOR PREDITIVO NEGATIVO (VPN) ▶ Probabilidade de **não** ocorrência da doença após um resultado negativo.

O Quadro 5.10 apresenta os métodos de cálculo de PPP e PPN.

Sensibilidade e **especificidade** são propriedades do teste, independentes da prevalência da doença na população e calculadas a partir de dados de indivíduos alocados nos estudos de validação do teste cujo *status* de saúde/doença era previamente conhecido. Assim, são úteis para decidir se um teste será ou não solicitado. Uma vez de posse do resultado do teste, é necessário estimar a probabilidade de doença no indivíduo. Para esse fim, utilizam-se as probabilidades PPP e PPN.

A relação de dependência entre PPP e PPN com a prevalência da doença pode ser verificada analisando-se as fórmulas matemáticas expostas, ou inferida a partir do seguinte raciocínio: ainda que um dado teste seja muito específico, desde que imperfeito (especificidade < 100%), se a prevalência de uma doença em uma população for igual a "zero", a probabilidade de doença frente a uma PPP é "zero". De forma análoga, ainda que um teste seja muito sensível, porém imperfeito (sensibilidade < 100%), a probabilidade de não doença frente a uma PPN será igual a "zero" se todos os indivíduos da população em estudo apresentarem a doença. Isso se deve ao fato de que os testes diagnósticos são sempre imperfeitos e sempre classificam de forma errônea alguns pacientes. Nesse grupo de indivíduos não adequadamente classificados, os resultados positivos e negativos distribuem-se ao acaso. Na eventualidade de a população apresentar alta prevalência de uma doença, os testes que foram ao acaso positivos provavelmente pertencerão a invivíduos doentes e serão classificados como verdadeiro-positivos, aumentando, assim, o VPP. O mesmo se aplica para a ocorrência de testes ao acaso negativos em situações de baixa prevalência.

> **DICA:**
> Frequentemente:
> - Um teste de alta sensibilidade, quando negativo, quase que exclui a presença da doença (apresenta alto VPN).
> - Um teste de alta especificidade, quando positivo, quase que confirma o diagnóstico (apresenta alto VPP).

RAZÃO DE VEROSSIMILHANÇA

Define-se razão de verossimilhança (*likelihood ratio* [LR] ou razão de probabilidades diagnósticas) como a probabilidade de ocorrência de um resultado de um teste em pessoas com a doença dividida pela probabilidade do **mesmo resultado** em pessoas não doentes. É uma das formas de expressar a relação entre sensibilidade e especificidade de um teste. Pode ser utilizada para o cálculo do VPP e do VPN. Caso o resultado do teste em questão seja **positivo**, determina-se a **LR positiva** (LR+). Da mesma forma, se o teste resultar **negativo**, tem-se **LR negativa** (LR−).

Quando utilizados testes de boa acurácia, a **LR+** expressa a razão da probabilidade de o teste ser positivo em um paciente doente em relação à probabilidade de o teste ser positivo em um não doente (assume valores > 1,0). De modo semelhante, a **LR−** representa a razão da probabilidade de o teste ser negativo em um doente em relação à probabilidade de o resultado do teste ser negativo em um não doente (assume valores < 1,0). Ou seja: ao multiplicar expressão da probabilidade pré-teste por valores > 1,0, a LR+ indica quantas vezes é mais provável que um indivíduo

QUADRO 5.10 ▶ MÉTODOS DE CÁLCULO DE PPP E PPN

TABELA 2×2	TEOREMA DE BAYES DE PROBABILIDADES CONDICIONAIS
$PPP = \dfrac{a}{a + b}$	$PPP = \dfrac{\text{Sens} \times \text{Prev}}{(\text{Sens} \times \text{Prev}) + [(1 - \text{Espec}) \times (1 - \text{Prev})]}$
$PPN = \dfrac{d}{c + d}$	$PPN = \dfrac{(1 - \text{Sens}) \times \text{Prev}}{[\text{Espec} \times (1 - \text{Prev})] + [(1 - \text{Sens}) \times \text{Prev}]}$

seja doente quando seu exame resulta positivo; ao passo que a LR−, ao multiplicar uma expressão da probabilidade pré-teste por valores < 1,0, aponta para o quão menos provável é a ocorrência da doença em um indivíduo cujo teste resultou negativo.

$$LR+ = \frac{Sensibilidade}{1-Especificidade} \quad LR- = \frac{1-Sensibilidade}{Especificidade}$$

A relação entre LR e probabilidade pós-teste é dada por:

$$Probabilidade\ pré\text{-}teste \times LR = Probabilidade\ pós\text{-}teste$$

▶ REFERÊNCIAS BIBLIOGRÁFICAS

1. Murad MH, Asi N, Alsawas M, Alahdab F. New evidence pyramid. Evid Based Med. 2016;21(4):125-7.
2. Hulley SB, Cummings SR, Browner WS, Grady DG, Newman TB. Designing clinical research. 4th ed. Philadelphia: Wolters Kluwer; 2013.

▶ LEITURAS RECOMENDADAS

Balshem H, Helfand M, Schünemann HJ, Oxman AD, Kunz R, Brozek J, et al. GRADE guidelines: 3. Rating the quality of evidence. J Clin Epidemiol. 2011;64(4):401-6.

Callegari-Jacques SM. Bioestatística: princípios e aplicações. Porto Alegre: Artmed; 2004.

Duncan BB, Schmidt MI, Giugliani ERJ, Duncan MS, Giugliani C. Medicina ambulatorial: condutas de atenção primária baseadas em evidências. 4. ed. Porto Alegre: Artmed; 2013.

Fletcher RW, Fletcher SE. Epidemiologia clínica: elementos essenciais. 5. ed. Porto Alegre: Artmed; 2014.

Guyatt GH, Oxman AD, Vist GE, Kunz R, Falck-Ytter Y, Alonso-Coello P, et al. GRADE: an emerging consensus on rating quality of evidence and strength of recommendations. BMJ. 2008;336(7650):924-6.

Higgins JPT, Green S, editors. Cochrane handbook for systematic reviews of interventions. West Sussex: Wiley-Blackwell; 2008.

Levine DM, Stephan DF, Krehbiel TC, Berenson ML. Estatística: teoria e aplicações. 5. ed. Rio de Janeiro: LTC; 2008.

Medronho RA, editor. Epidemiologia. 2. ed. São Paulo: Atheneu; 2008.

Rouquayrol MZ, Almeida Filho N, organizador. Epidemiologia e saúde. 6. ed. Rio de Janeiro: Medsi; 2003.

Sackett DL, Rosenberg WM, Gray JA, Haynes RB, Richardson WS. Evidence based medicine: what it is and what it isn't. BMJ. 1996;312(7023):71-2.

Schunemann HJ, Oxman AD, Brozek J, Glasziou P, Jaeschke R, Vist GE, et al. Grading quality of evidence and strength of recommendations for diagnostic tests and strategies. BMJ. 2008;336(7653):1106-10.

Siegel S. Estatística não paramétrica: para ciências do comportamento. São Paulo: Mc-Graw-Hill; 1975.

SITES RECOMENDADOS

- Acpjc.org
- Bestpractice.bmj.com
- Bvsalud.org
- Cebm.net
- Clinicaltrials.gov
- Elsevier.com
- Freebooks4doctors.com
- Ncbi.nlm.nih
- Nice.org
- Periodicos.capes.gov
- Scielo.br
- Uptodate.com

▶ CAPÍTULO 6 ◀

CARDIOLOGIA

SANDRO CADAVAL GONÇALVES ◀
MARCELO NICOLA BRANCHI ◀
FERNANDO PIVATTO JÚNIOR ◀

- ▶ Avaliação do eletrocardiograma 81
  - Aspectos básicos 81
  - Bloqueios de ramo direito e esquerdo 82
  - Critérios de Brugada 82
  - Critérios de Sgarbossa 82
- ▶ Avaliação de risco cardiovascular/prevenção primária 83
  - Métodos complementares de avaliação 83
- ▶ Arritmias 84
  - Extrassístoles 84
  - Bradiarritmias 84
  - Taquiarritmias 84
- ▶ Fibrilação atrial 85
- ▶ *Flutter* atrial 88
- ▶ Angina estável 88
- ▶ Dislipidemias 90
- ▶ Endocardite infecciosa 91
- ▶ Hipertensão arterial sistêmica 95
  - Emergência hipertensiva 96
- ▶ Insuficiência cardíaca 99
- ▶ Miocardiopatias 102
  - Miocardiopatia hipertrófica 102
  - Miocardiopatia dilatada 103
  - Miocardiopatia restritiva 103
- ▶ Pericardite aguda 103
- ▶ Síncope 104
  - Síncope reflexa (neuromediada) 104
  - Síncope devida à hipotensão ortostática 104
  - Síncope de origem cardíaca 104
- ▶ Síndrome coronariana aguda 105
  - SCA com supradesnivelamento do segmento ST ... 105
  - SCA sem supradesnivelamento do segmento ST ... 107
- ▶ Valvopatias 109
  - Valvopatias aórticas 109
  - Valvopatias mitrais 109

▶ AVALIAÇÃO DO ELETROCARDIOGRAMA

A **Figura 6.1** mostra o correto posicionamento dos eletrodos para derivações frontais, direitas e posteriores.

■ ASPECTOS BÁSICOS

A **Figura 6.2** indica a onda P (despolarização atrial), o completo QRS (despolarização ventricular) e a onda T (repolarização ventricular) do eletrocardiograma (ECG).

RITMO SINUSAL (NORMAL) ▶

- Onda P positiva nas derivações DI e DII.
- Cada onda P gera um QRS.
- Frequência cardíaca entre 60 e 99 batimentos/min (bpm).

RELAÇÃO ANATÔMICA NO ECG DE 12 DERIVAÇÕES ▶

- Parede anterior: V1 a V4.
- Parede ântero-septal: V1 a V3.
- Parede inferior: DII, DIII e aVF.
- Parede lateral: DI, aVL, V5 e V6.
- Parede lateral-alta: DI e aVL.
- Ventrículo direito:* V3R e V4R.
- Parede posterior:* V7 e V8.

* Não faz parte das derivações usuais.

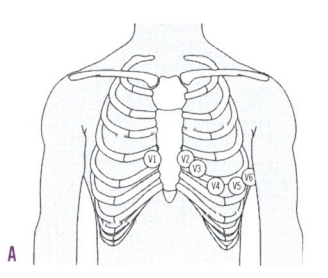

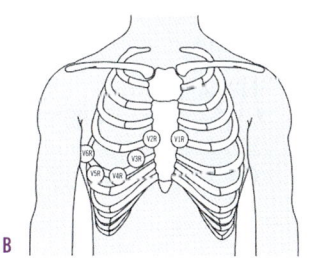

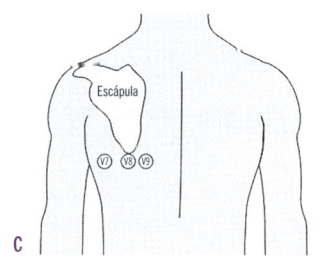

FIGURA 6.1 ▶ INDICAÇÃO DE POSICIONAMENTO DOS ELETRODOS PARA DERIVAÇÕES (A) FRONTAIS, (B) DIREITAS E (C) POSTERIORES.

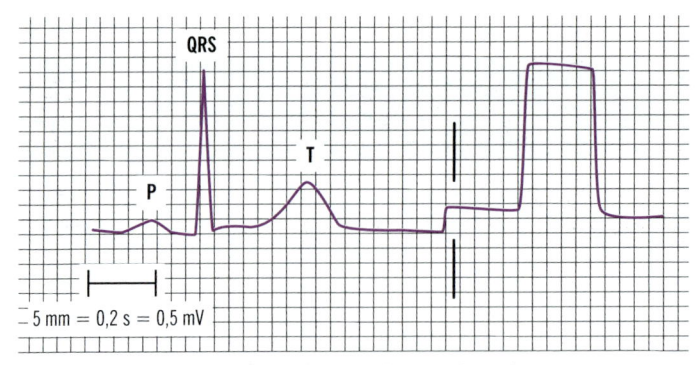

FIGURA 6.2 ▶ ONDAS DO ELETROCARDIOGRAMA (P-T) E COMPLEXO QRS.

Calibração-padrão: velocidade: 25 mm/s. Ganho: 10 mm/mV

5 mm = 0,2 s = 0,5 mV

■ **BLOQUEIOS DE RAMO DIREITO (BRD) E ESQUERDO (BRE)**

O **Quadro 6.1** apresenta os critérios para BRD e BRE, e a **Figura 6.3** apresenta suas características nas derivações V1 e V6.

■ **CRITÉRIOS DE BRUGADA**

São utilizados para diferenciar taquicardia supraventricular (TSV) com aberrância (**Fig. 6.4**) de taquicardia ventricular (TV).

■ **CRITÉRIOS DE SGARBOSSA**

A presença de BRE dificulta a visualização de supradesnivelamento do segmento ST nos pacientes com suspeita de infarto agudo do miocárdio (IAM). Dessa forma, podem-se utilizar esses critérios para verificar a possibilidade de IAM com supradesnivelamento do segmento ST (IAMCSST) nesses pacientes. A pontuação ≥ 3 eleva a especificidade para esse diagnóstico (**Fig. 6.5**).

QUADRO 6.1 ▶ CRITÉRIOS PARA IDENTIFICAÇÃO DE BLOQUEIOS DE RAMO DIREITO E ESQUERDO

CRITÉRIOS PARA BRD	CRITÉRIOS PARA BRE
■ QRS ≥ 0,12 s ■ Presença de R' em V1 ■ Onda S "empastada" em D1, V5 e V6	■ QRS ≥ 0,12 s ■ Onda R monofásica em D1, V5 e V6 ■ Ausência de onda Q em V5 e V6

Fonte: Morris e colaboradores.[1]

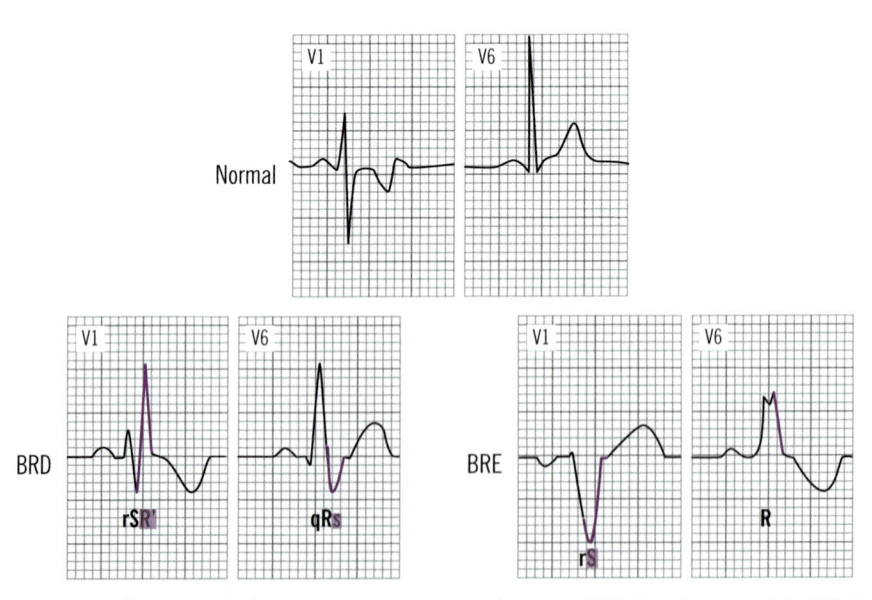

FIGURA 6.3 ▶ VISUALIZAÇÃO DAS CARACTERÍSTICAS DE BRD E BRE NAS DERIVAÇÕES V1 E V6. // BRD, bloqueio de ramo direito; BRE, bloqueio de ramo esquerdo.

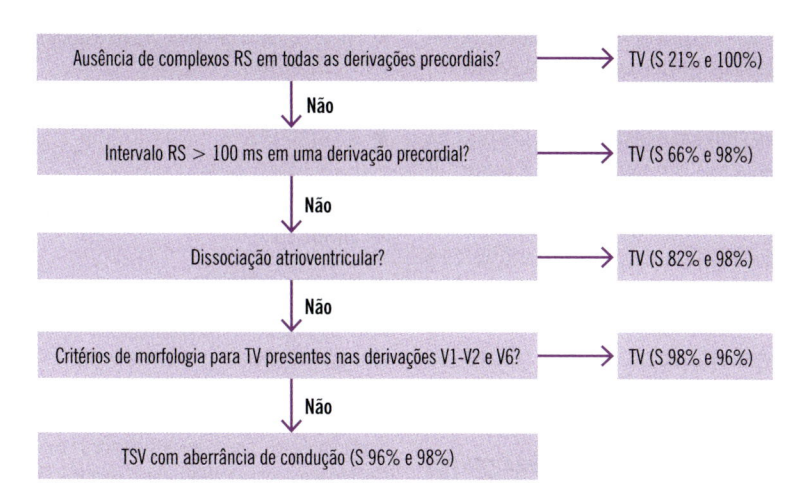

```
Ausência de complexos RS em todas as derivações precordiais? ──→ TV (S 21% e 100%)
                            │ Não
                            ▼
Intervalo RS > 100 ms em uma derivação precordial? ──→ TV (S 66% e 98%)
                            │ Não
                            ▼
Dissociação atrioventricular? ──→ TV (S 82% e 98%)
                            │ Não
                            ▼
Critérios de morfologia para TV presentes nas derivações V1-V2 e V6? ──→ TV (S 98% e 96%)
                            │ Não
                            ▼
TSV com aberrância de condução (S 96% e 98%)
```

FIGURA 6.4 ▶ **FLUXOGRAMA PARA IDENTIFICAÇÃO DE TAQUICARDIA SUPRAVENTRICULAR COM ABERRÂNCIA.** // TSV, taquicardia supraventricular; TV, taquicardia ventricular.
Fonte: Sousa e colaboradores.[2]

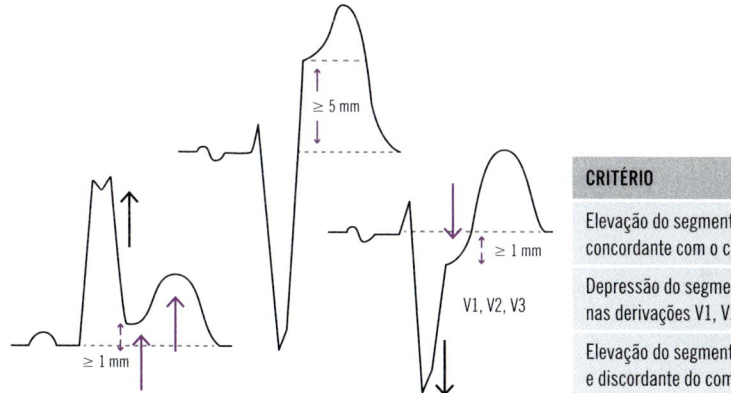

CRITÉRIO	PONTUAÇÃO
Elevação do segmento ST ≥ 1 mm concordante com o complexo QRS	5 pontos
Depressão do segmento ST ≥ 1 mm nas derivações V1, V2 e V3	3 pontos
Elevação do segmento ST ≥ 5 mm e discordante do complexo QRS	2 pontos

FIGURA 6.5 ▶ **CRITÉRIOS DE SGARBOSSA.**

▶ AVALIAÇÃO DE RISCO CARDIOVASCULAR/ PREVENÇÃO PRIMÁRIA

É a avaliação do risco da ocorrência de eventos cardiovasculares (IAM, morte por causa cardiovascular e acidente vascular cerebral [AVC]) e da estratégia de prevenção primária desses eventos.

É feita por meio de escores de risco que estimam o risco em até 10 anos, e a recomendação é para que sejam calculados para todos os adultos, principalmente nos com idade > 40 anos ou com ≥ 2 fatores de risco cardiovascular. O escore mais conhecido e mais utilizado é o Escore de Risco de Framingham (ERF), porém, desde 2013, o escore ASCVD (do inglês *Atherosclerotic Cardiovascular Disease*) vem tendo mais espaço.

■ MÉTODOS COMPLEMENTARES DE AVALIAÇÃO

PROTEÍNA C-REATIVA ULTRASSENSÍVEL ▶ Biomarcador inflamatório sistêmico associado à presença de aterosclerose clínica ou subclínica. Quando elevada, é considerada como fator de risco independente de eventos cardiovasculares. É indicada nos pacientes assintomáticos com risco intermediário.

Valores:

- **< 1 mg/L:** baixa probabilidade.
- **1 a 3 mg/L:** risco intermediário.
- **3 mg/L:** alta probabilidade (quando > 10 mg/L, pesquisar outras causas para o aumento).

ÍNDICE TORNOZELO-BRAQUIAL (ITB) ▶ Método utilizado para detectar aterosclerose subclínica. Quando alterado, é considerado como fator de risco independente de eventos cardiovasculares. Relação entre a pressão arterial sistólica do tornozelo e da braquial. Valores < 0,9 são correlacionados com maior mortalidade global e cardiovascular, morbidade cardiovascular e AVC.

MEDIDA DA ESPESSURA MÁXIMA DA MÉDIA-ÍNTIMA DA CARÓTIDA ▶ Feita pela ultrassonografia com Doppler de carótidas e considerada normal quando ≤ 0,8 mm. Considerada como manifestação de aterosclerose subclínica e fator de risco independente para doença arterial coronariana (DAC). Se a espessura > 1 mm, é associada a aumento do risco de infarto em adultos assintomáticos.

ESCORE DE CÁLCIO (TOMOGRAFIA COMPUTADORIZADA CORONARIANA) ▶ Exame que não necessita de contraste e com baixa dose de radiação. Avalia a carga aterosclerótica pela detecção de cálcio nas coronárias. Pode ser indicado para melhor avaliação do risco cardiovascular em pacientes assintomáticos e com risco intermediário ou naqueles com baixo risco e com história familiar de DAC prematura. Valores > 100 ou acima do percentil 75 para a idade configuram risco adicional para DAC.

▶ ARRITMIAS

■ EXTRASSÍSTOLES

Ver Quadro 6.2.

■ BRADIARRITMIAS

Entre as causas de bradiarritmias, destacam-se o uso de fármacos (β-bloqueadores, bloqueadores dos canais de cálcio não di-hidropiridínicos, digitálicos, amiodarona), aumento do tônus vagal (atletas, isquemia miocárdica), hipotireoidismo, doenças do sistema de condução ou do nó sinoatrial e doenças infiltrativas ou infecciosas do coração (Quadro 6.3).

■ TAQUIARRITMIAS

Ver Quadro 6.4.

QUADRO 6.2 ▶ ACHADOS NO ECG, CAUSAS E TRATAMENTO DE EXTRASSÍSTOLES

EXTRASSÍSTOLE	ECG	CAUSAS	TRATAMENTO
Supraventricular	Batimento prematuro, precedido de onda P, QRS estreito e semelhante aos batimentos sinusais	Fármacos, cafeína, tabagismo, febre, anemia, emoção, exercício, hipertireoidismo	Em geral, não requer tratamento específico; se o paciente for sintomático, considerar o uso de β-bloqueadores
Ventricular	Batimento prematuro, não precedido de onda P, QRS largo e diferente dos batimentos sinusais		Procurar causa específica. Em geral, não requer tratamento; se o paciente for sintomático, considerar o uso de β-bloqueadores ou amiodarona

QUADRO 6.3 ▶ ACHADOS NO ECG E TRATAMENTO DAS BRADIARRITMIAS

BRADIARRITMIA	ECG	TRATAMENTO
Bradicardia sinusal	Ritmo sinusal com frequência cardíaca < 50 bpm	■ Assintomática: não requer tratamento específico ■ Sintomática: atropina, isoproterenol ou marca-passo (sempre buscar causas reversíveis, como as citadas)
BAV de 1º grau	Intervalo PR > 200 ms	Igual ao da bradicardia sinusal
BAV de 2º grau Mobitz tipo 1 (Wenckenbach)	Aumento progressivo do intervalo PR até o bloqueio da condução (onda P não seguida de QRS)	Se sintomático, atropina, 0,5-1,0 mg, IV
BAV de 2º grau Mobitz tipo 2	Intervalo PR constante até repentino surgimento de bloqueio de uma onda P	Em geral, não responde à atropina, sendo necessário o uso de marca-passo
BAV 2:1	Presença de duas ondas P para cada complexo QRS	
BAV de 3º grau (total)	Dissociação entre as ondas P e os complexos QRS, com intervalos P-P e RR regulares	

BAV, bloqueio atrioventricular; bpm, batimentos por minuto; IV, intravenosa.

QUADRO 6.4 ▶ ACHADOS NO ECG, CAUSAS E TRATAMENTO DAS TAQUIARRITMIAS

TAQUIARRITMIA	ECG	CAUSAS	TRATAMENTO
Taquicardia sinusal	Ritmo sinusal com frequência cardíaca > 100 bpm	Fármacos (agonistas α-adrenérgicos), febre, insuficiência cardíaca, anemia, emoção, exercício, hipertireoidismo	Específico para cada causa
Taquicardia atrial	Ondas P com morfologia distinta da onda P sinusal	Intoxicação digitálica (taquicardia atrial com bloqueio), cardiopatias, distúrbios hidreletrolíticos, aminofilina	Procurar sempre tratar a causa de base; considerar β-bloqueador e BCC não di-hidropiridínicos
Taquicardia atrial multifocal	Ondas P de pelo menos 3 morfologias diferentes na mesma derivação	Geralmente associada a doenças pulmonares	Ver Taquicardia atrial
Taquicardia supraventricular	Em geral, possui complexos QRS estreitos com ondas P inseridas dentro do QRS (podem também estar logo antes ou logo após o QRS)	Taquicardia por reentrada nodal atrioventricular ou via acessória, síndrome de Wolff-Parkinson-White (pré-excitação + presença de onda delta)	■ Com instabilidade*: cardioversão elétrica ■ Sem instabilidade*: manobras vagais (massagem do seio carotídeo), adenosina, β-bloqueador ou BCC não di-hidropiridínicos IV (verapamil, diltiazem) ■ Prevenção: β-bloqueador, BCC não di-hidropiridínicos, amiodarona, propafenona. Ablação por radiofrequência costuma ser curativa
Taquicardia ventricular	Ritmo geralmente regular, com QRS alargado	Cardiopatia estrutural, doença arterial coronariana	■ Com instabilidade*: cardioversão (paciente com pulso) ou desfibrilação (paciente sem pulso = parada cardiorrespiratória) ■ Sem instabilidade*: cardioversão elétrica ou química

*Instabilidade clínica: presença ≥ 1 dos "4 Ds" = dor torácica (angina), dispneia, diminuição da pressão arterial ou diminuição do sensório.
BCC, bloqueadores dos canais de cálcio; bpm, batimentos por minuto; IV, intravenoso.

▶ FIBRILAÇÃO ATRIAL

Ver Quadro 6.5.

A classificação da fibrilação atrial (FA) é realizada de acordo com sua apresentação ou duração:

■ **Paroxística:** frequentemente autolimitada, duração < 1 semana (geralmente < 24 h). FA cardiovertida nos primeiros 7 dias deve ser considerada paroxística.

■ **Persistente:** duração > 7 dias, podendo se manter indefinidamente caso não haja cardioversão (nesse caso, pode

QUADRO 6.5 ▶ ACHADOS NO ECG, CAUSAS E TRATAMENTO DA FIBRILAÇÃO ATRIAL

ECG	CAUSAS	TRATAMENTO

Ausência de ondas P, intervalo RR irregular	Hipertensão arterial sistêmica, valvopatias, hipertireoidismo, libação alcoólica, cardiopatia isquêmica, insuficiência cardíaca, idade avançada, pós-operatório de cirurgia cardíaca ou torácica em geral	■ Com instabilidade:* cardioversão elétrica
		■ Sem instabilidade:*
		  ■ < 48 h início: cardioversão (elétrica/química) + anticoagulação com bólus de heparina
		  ■ > 48 h início ou indeterminado: anticoagulação + ecoTE para excluir presença de trombos. Programar cardioversão (elétrica/química); anticoagulação ≥ 4 semanas
		■ Anticoagulação: conforme CHA_2DS_2-VASc com AVKs ou NOACs
		■ Controle da FC: β-bloqueadores, BCCs não di-hidropiridínicos, digoxina
		■ Controle de ritmo: cardioversão elétrica ou química (amiodarona)

*Instabilidade clínica: presença ≥ 1 dos "4 Ds" = dor torácica (angina), dispneia, diminuição da pressão arterial ou diminuição do sensório.
AVKs, antagonistas da vitamina K (varfarina ou femprocumona); BCCs, bloqueadores dos canais de cálcio; ecoTE, ecocardiografia transesofágica; FC, frequência cardíaca; NOACs, novos anticoagulantes orais.

ser considerada "Persistente de Longa Duração" quando for persistente por > 1 ano, mas ainda são instituídas estratégias visando à reversão ao ritmo sinusal.

- **Permanente:** duração > 1 ano, mas principalmente quando se define que tentativas de reversão ao ritmo sinusal não serão mais instituídas.

O escore CHA_2DS_2-VASc (**Tab. 6.1**) é utilizado para avaliação do risco de AVC.

O **Quadro 6.6**, a **Figura 6.6** e a **Tabela 6.2** apresentam informações sobre o uso dos novos anticoagulantes orais (NOACs).

MAIS INFORMAÇÕES SOBRE FIBRILAÇÃO ATRIAL E SUAS OPÇÕES DE TRATAMENTO

TABELA 6.1 ▶ ESCORE CHA_2DS_2-VASc: AVALIAÇÃO DO RISCO DE ACIDENTE VASCULAR CEREBRAL

ACRÔNIMO	DESCRIÇÃO	PONTUAÇÃO
C	Insuficiência cardíaca/FEVE < 40%	1
H	Hipertensão arterial	1
A_2	Idade ≥ 75 anos	2
D	Diabetes	1
S_2	AVC ou AIT prévio	2
V	Doença vascular: infarto do miocárdio prévio, doença arterial periférica, placa aórtica complexa (ecocardiografia transesofágica)	1
A	Idade entre 65 e 74 anos	1
Sc	Sexo feminino	1
RISCO DE AVC	**BAIXO**	**INTERMEDIÁRIO**	**ALTO**
CHA_2DS_2-VASc	0 ponto	1 ponto	≥ 2 pontos

AIT, ataque isquêmico transitório; AVC, acidente vascular cerebral; FEVE, fração de ejeção do ventrículo esquerdo.
Fonte: Lip e colaboradores.[3]

QUADRO 6.6 ▶ INDICAÇÕES E CONTRAINDICAÇÕES DOS NOVOS ANTICOAGULANTES ORAIS EM PACIENTES COM FIBRILAÇÃO ATRIAL

CONDIÇÃO	ELEGIBILIDADE PARA NOACs
Valva protética mecânica	Contraindicado
Estenose mitral de valva nativa moderada a grave	Contraindicado
Estenose moderada a grave de outras valvas nativas	Possível
Valva protética biológica	Possível
Plastia valvar	Possível
Tratamento percutâneo de estenose aórtica (TAVI)	Possível
Miocardiopatia hipertrófica	Possível

Fonte: Sousa-Uva e colaboradores.[4]

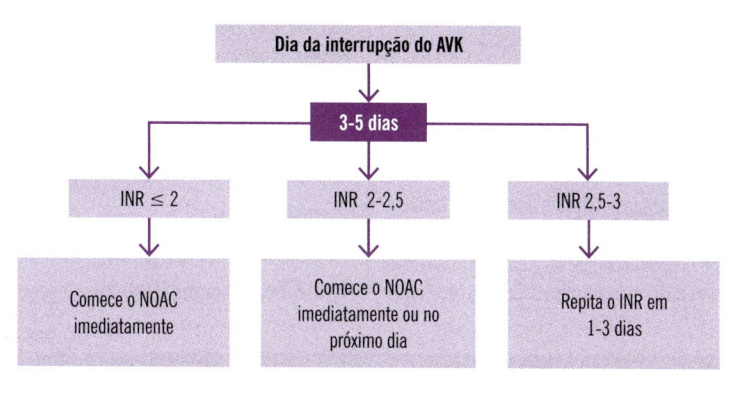

```
                    Dia da interrupção do AVK
                              │
                          3-5 dias
                              │
         ┌────────────────────┼────────────────────┐
       INR ≤ 2              INR 2-2,5            INR 2,5-3
         │                    │                    │
     Comece o NOAC        Comece o NOAC        Repita o INR em
     imediatamente        imediatamente ou no    1-3 dias
                          próximo dia
```

FIGURA 6.6 ▶ FLUXOGRAMA PARA SUBSTITUIÇÃO DE VARFARINA POR NOVOS ANTICOAGULANTES. // AVK, antagonista da vitamina K; INR, índice normalizado internacional. NOAC, novo anticoagulante oral.
Fonte: Sousa-Uva e colaboradores.[4]

TABELA 6.2 ▶ COMPARAÇÃO ENTRE OS NOVOS ANTICOAGULANTES

NOAC	DABIGATRANA	RIVAROXABANA	EDOXABANA	APIXABANA
Estudo principal	RE-LY	ROCKET-AF	ENGAGE-AF	ARISTOTLE
Ação	Inibidor da trombina	Inibidor do fator Xa	Inibidor do fator Xa	Inibidor do fator Xa
Meia-vida	12-17 h	5-9 h: jovens / 11-13 h: idosos	10-14 h	12 h
Antídoto	Idarucizumabe	Andexanet α	Andexanet α	Andexanet α
Tempo para suspender antes de cirurgia eletiva	12-96 h*	12-48 h*	12-48 h*	12-48 h*
Cirrose hepática				
Child A	Sem ajuste	Sem ajuste	Sem ajuste	Sem ajuste
Child B	Usar com cuidado	Não usar	Usar com cuidado	Usar com cuidado
Child C	Não usar	Não usar	Não usar	Não usar
Dose conforme ClCr				
> 95 mL/min	150 mg, 2×/dia *ou* 110 mg, 2×/dia**	20 mg, 1×/dia	60 mg, 1×/dia *ou* 30 mg, 1×/dia***	5 mg, 2×/dia *ou* 2,5 mg, 2×/dia****
50-95 mL/min	150 mg, 2×/dia *ou* 110 mg, 2×/dia**	20 mg, 1×/dia	60 mg, 1×/dia *ou* 30 mg, 1×/dia***	5 mg, 2×/dia *ou* 2,5 mg, 2×/dia****
30-50 mL/min	150 mg, 2×/dia *ou* 110 mg, 2×/dia**	15 mg, 1×/dia	30 mg, 1×/dia	5 mg, 2×/dia *ou* 2,5 mg, 2×/dia****
15-30 mL/min	Contraindicado	15 mg, 1×/dia	30 mg, 1×/dia	2,5 mg, 2×/dia
< 15 mL/min e diálise	Contraindicado	Contraindicado	Contraindicado	Contraindicado

*Conforme risco de sangramento do procedimento, possibilidade de hemostasia local e ClCr.
**Idade ≥ 80 anos; para pacientes com risco potencial aumentado de sangramento, por exemplo, com ≥ 1 fatores de risco como idade ≥ 75 anos, comprometimento renal moderado (ClCr 30-50 mL/min), tratamento concomitante com inibidores potentes da glicoproteína-P (amiodarona, verapamil), antiplaquetários ou com sangramento gastrintestinal prévio, fica a critério médico reduzir a dose diária.
***Peso ≤ 60 kg ou tratamento concomitante com inibidores potentes da glicoproteína-P, exceto amiodarona.
****Pacientes com ≥ 2 das seguintes características: idade ≥ 80 anos, peso ≤ 60 kg ou creatinina ≥ 1,5 mg/dL.
Células com fundo cinza indicam uso com cautela.
ClCr, *clearance* de creatinina.
Fonte: Steffel e colaboradores.[5]

▶ **FLUTTER ATRIAL**

Ver Quadro 6.7.

▶ **ANGINA ESTÁVEL**

Condição clínica caracterizada por desequilíbrio entre a oferta e a demanda de oxigênio no miocárdio, sendo, na maioria das vezes, causada pela presença de placas ateroscleróticas nas artérias coronárias, as quais causam obstrução ao fluxo. Outros mecanismos, isolados ou concomitantemente, podem causar isquemia, tais como espasmo coronariano ou disfunção da microcirculação. Na angina estável, os sintomas são reversíveis, sendo geralmente desencadeados por exercício físico ou por ou por emoções. As manifestações mais frequentes são dor/desconforto torácico (Tabs. 6.3 e 6.4, Quadro 6.8).

DIAGNÓSTICO ▶

- **História clínica:** dor torácica, conforme descrita acima.
- **Eletrocardiografia (ECG):** para todos os pacientes.

QUADRO 6.7 ▶ ACHADOS NO ECG, CAUSAS E TRATAMENTO DO *FLUTTER* ATRIAL

ECG	CAUSAS	TRATAMENTO

Ondas F (aspecto de "serrote"), intervalo RR regular	Sobrecargas atriais, valvopatias, hipertireoidismo	■ Com instabilidade*: cardioversão elétrica
		■ Sem instabilidade*:
		  • Controle da FC (pouco efetivo): β-bloqueador, BCC não di-hidropiridínicos, digoxina
		  • Controle de ritmo: cardioversão (elétrica ou química = menos eficaz), ablação por radiofrequência
		  • Anticoagulação: conforme CHA_2DS_2-VASc com AVK ou NOAC

*__Instabilidade clínica:__ presença ≥ 1 dos "4 Ds" = Dor torácica (angina), Dispneia, Diminuição da pressão arterial ou Diminuição do sensório. AVK, antagonistas da vitamina K (varfarina ou femprocumona); BCC, bloqueadores dos canais de cálcio; FC, frequência cardíaca; NOAC, novo anticoagulante oral.

TABELA 6.3 ▶ CLASSIFICAÇÃO DA DOR TORÁCICA

CLASSIFICAÇÃO DA DOR TORÁCICA	Nº DE CRITÉRIOS PRESENTES	CRITÉRIOS
Típica	3	1. Dor/desconforto retroesternal
Atípica	2	2. Desencadeada por esforço físico ou estresse emocional
Não cardíaca	0-1	3. Aliviada com repouso ou nitrato

Fonte: Montalescot e colaboradores.[6]

TABELA 6.4 ▶ PROBABILIDADE (%) PRÉ-TESTE DE DOENÇA ARTERIAL CORONARIANA CONFORME A IDADE E A APRESENTAÇÃO CLÍNICA

IDADE	ANGINA TÍPICA		ANGINA ATÍPICA		DOR NÃO ANGINOSA	
	HOMEM	MULHER	HOMEM	MULHER	HOMEM	MULHER
30-39	59	28	29	10	18	5
40-49	69	37	38	14	25	8
50-59	77	47	49	20	34	12
60-69	84	58	59	28	44	17
70-79	89	68	69	37	54	24
≥ 80	93	76	78	47	65	32
Probabilidade pré-teste	< 15%		Sem necessidade de avaliação complementar			
	15-65%		Ergometria ou, idealmente, exame de imagem para detectar isquemia			
	66-85%		Exame de imagem para detectar isquemia			
	> 85%		Considerar que doença arterial coronariana está presente: avaliação complementar visando à estratificação de risco apenas			

Fonte: Montalescot e colaboradores.[6]

QUADRO 6.8	GRADUAÇÃO DA ANGINA
CLASSE CCS	DESCRIÇÃO
I	Atividades habituais não provocam angina
II	Angina com pequena limitação às atividades habituais
III	Angina com marcada limitação às atividades habituais
IV	Incapacidade de qualquer atividade sem angina ou angina ao repouso

CCS, Canadian Cardiovascular Society.
Fonte: Montalescot e colaboradores.[6]

- **Ergometria:** método de escolha inicial, principalmente para pacientes sem revascularização prévia e com condições de caminhar (Quadro 6.9).

QUADRO 6.9 ▶ TESTE ERGOMÉTRICO: CRITÉRIOS DE ALTO RISCO

- Capacidade funcional < 5 METs
- Falha em elevar a pressão sistólica > 120 mmHg ou decréscimo sustentado > 10 mmHg
- Infradesnível de ST > 2 mm (padrão descendente, iniciado com < 5 min)
- Angina em baixa carga
- Taquicardia ventricular sintomática ou sustentada (> 30 s)
- Escore de Duke ≤ 11: tempo de exercício – (5× desvio ST) – (4× presença de angina)

- **Cintilografia miocárdica, ecocardiografia com estresse, ressonância magnética cardíaca:** nos casos de intolerância a exercício, BRE, síndrome de Wolff-Parkinson-White (WPW), marca-passo cardíaco ou ECG basal com infradesnível de ST > 1 mm.
- **Angiotomografia de coronárias:** desempenho semelhante aos outros testes não invasivos. Melhor desempenho em pacientes jovens. Recomendada em pacientes com características de risco baixo ou intermediário.
- **Cinecoronariografia:** geralmente solicitada quando há critérios de alto risco em teste não invasivo, ou revascularização percutânea ou cirúrgica recente.

DIAGNÓSTICOS DIFERENCIAIS ▶

- **Cardiovasculares:** pericardite, dissecção de aorta, miocardite.
- **Pulmonares:** tromboembolia pulmonar, pneumotórax, pneumonia.
- **Gastrintestinais:** refluxo gastresofágico, esofagite, espasmo esofágico, doenças biliares, pancreatite, úlcera péptica.
- **Parede torácica:** dor osteomuscular, herpes zóster (frequentemente antecedendo lesões cutâneas).
- **Transtornos psiquiátricos.**

ESTRATIFICAÇÃO DE RISCO – TESTES NÃO INVASIVOS ▶
Ver Tabela 6.5.

⬤ TRATAMENTO ▶ Ver Quadro 6.10.

TABELA 6.5 ▶ ESTRATIFICAÇÃO DE RISCO DA ANGINA ESTÁVEL CONFORME ACHADOS DE TESTES NÃO INVASIVOS

RISCO	MORTALIDADE CARDIOVASCULAR ANUAL	CRITÉRIOS
Alto	> 3%	- FE < 35% (repouso ou induzida por exercício) - Escore de Duke de alto risco - Grandes ou múltiplos defeitos de perfusão - Defeitos perfusionais fixos grandes, com dilatação transitória do VE ou aumento da captação pulmonar (tálio) - Anormalidade da motilidade de > 2 segmentos em baixa carga (≤ 10 μg/kg/min) ou baixa FC (< 120 bpm) - Evidência de extensa área isquêmica à ecocardiografia de estresse - Presença de estenoses de alto risco na angiotomografia: tronco de coronária esquerda, segmento proximal da descendente anterior, estenose trivascular em segmentos proximais
Intermediário	1-3%	- FE 35-50% - Escore de Duke de risco moderado - Moderados defeitos de perfusão - Anormalidades da motilidade exclusivamente em altas doses de dobutamina envolvendo ≤ 2 segmentos
Baixo	< 1%	- Escore de Duke de baixo risco - Cintilografia e ecocardiografia normais ou com pequenas alterações - Coronárias sem estenoses ou com apenas irregularidades parietais na angiotomografia

FC, frequência cardíaca; FE, fração de ejeção; VE, ventrículo esquerdo.

QUADRO 6.10 ▶ TRATAMENTO DE PACIENTES COM ANGINA ESTÁVEL

Fármacos para prevenção de crises de angina	β-bloqueadores, BCCs, nitratos
Fármacos para o tratamento agudo de crises de angina	Nitratos por via sublingual
Fármacos de segunda escolha para a prevenção de crises de angina	Trimetazidina, nicorandil, ranolazina
Revascularização miocárdica	Conforme resultado da cinecoronariografia, verificar a presença de lesões nas quais a revascularização traz benefício na redução de mortalidade, como lesões de tronco de coronária esquerda, de segmento proximal da descendente anterior, lesões em segmentos proximais de três vasos principais, bem como a presença de fatores determinantes, como redução da FEVE ou diabetes Indicada a discussão em equipe (*heart team**), além de considerar a opinião dos pacientes para a definição da abordagem em candidatos tanto para revascularização cirúrgica quanto percutânea. Escores de complexidade anatômica (SYNTAX) ou de risco cirúrgico (STS Score) podem ajudar a quantificar Devem-se considerar também condições como *expertise* e recursos locais
Mudanças do estilo de vida	Cessação do tabagismo, atividade física (30 min, 5×/semana), dieta controlada (< 5 g de sal; estimular ingestão de frutas, verduras e legumes, controle de gorduras ingeridas), controle da ingestão de bebidas alcoólicas
Pressão arterial	Limiar para iniciar tratamento: PA ≥ 130/80 mmHg Alvo de PA < 130/80 mmHg. Clortalidona é frequentemente o fármaco mais efetivo para o controle adequado da pressão. O uso de outros fármacos, frequentemente associados a diuréticos tiazídicos, é recomendado em alguns subgrupos de pacientes, como os IECAs (FEVE < 40%, DM e DRC) e os β-bloqueadores (síndrome coronariana aguda prévia ou disfunção ventricular esquerda)
Fármacos para prevenção secundária	Antiplaquetários: primeira escolha AAS, 81-160 mg/dia Estatina: em dose plena. Algumas diretrizes recomendam agentes de maior potência, sem alvo específico de colesterol LDL. Há diretrizes que recomendam alvo de colesterol LDL < 100 mg/dL ou até mesmo < 70 mg/dL
Outras medidas	Vacinação contra *Influenza*

* *Heart team* refere-se à equipe composta por cardiologista clínico, intervencionista e cirurgião cardíaco.
AAS, ácido acetilsalicílico; BCCs, bloqueadores dos canais de cálcio; DM, diabetes melito; DRC, doença renal crônica; FEVE, fração de ejeção do ventrículo esquerdo; IECAs, inibidores da enzima de conversão da angiotensina; LDL, lipoproteína de baixa densidade (do inglês *low-density lipoprotein*); PA, pressão arterial.

MAIS INFORMAÇÕES SOBRE DIAGNÓSTICO E TRATAMENTO DE ANGINA ESTÁVEL

▶ DISLIPIDEMIAS

CATEGORIAS DE RISCO ▶

Risco muito alto

- Doença cardiovascular (DCV) documentada em exames de imagem (p. ex., placas ateroscleróticas em ultrassonografia de carótidas), síndrome coronariana prévia, revascularização miocárdica, revascularização de arteriopatia periférica, AVC ou AIT.
- DM com dano em órgão-alvo (p. ex., proteinúria) ou associado a outros fatores de risco, como tabagismo, hipertensão e dislipidemia.

- Doença renal crônica (DRC) grave (taxa de filtração glomerular [TFG] < 30 mL/min/1,73m²).
- Escore calculado ≥ 10% para risco de morte por DCV em 10 anos (Fig. 6.7).

Risco alto

- Elevação acentuada de fator de risco único, particularmente colesterol total > 310 mg/dL ou PA ≥ 180/110 mmHg.
- DM sem critérios de risco muito alto.
- DRC moderada (TFG 30-59 mL/min/1,73m²).
- Escore calculado ≥ 5% para risco de morte por DCV em 10 anos.

Risco moderado

- Escore calculado ≥ 1% para risco de morte por DCV em 10 anos.

Risco baixo

- Escore calculado < 1% para risco de morte por DCV em 10 anos.

TRATAMENTO ▶ Ver Quadros 6.11 a 6.13 e Tabela 6.6.

▶ ENDOCARDITE INFECCIOSA

Infecção da superfície endotelial do coração, com acometimento principalmente valvar por uma vegetação constituída por fibrina, plaquetas, células inflamatórias e microrganismos.

CONDIÇÕES PREDISPONENTES ▶ Valvas protéticas, endocardite prévia, coarctação da aorta, cardiopatia congênita cianótica complexa, derivações cirúrgicas sistêmico-pulmonares, doença reumática, doença cardíaca degenerativa, miocardiopatia hipertrófica, prolapso mitral com regurgitação/espessamento valvar e outras cardiopatias congênitas.

Idade	Pressão arterial sistólica (mmHg)	Mulher – Não fumante					Mulher – Fumante					Homem – Não fumante					Homem – Fumante				
	Colesterol (mmol/L)	4	5	6	7	8	4	5	6	7	8	4	5	6	7	8	4	5	6	7	8
65	180	4	5	5	5	7	9	9	11	12	14	8	9	10	12	14	15	17	20	23	26
	160	3	3	4	4	5	6	6	7	8	10	5	6	7	8	10	10	12	14	16	19
	140	2	2	2	3	3	4	4	5	6	7	4	4	5	6	7	7	8	9	11	13
	120	1	1	2	2	2	3	3	3	4	4	2	3	3	4	5	5	5	6	8	9
60	180	3	3	3	4	4	5	5	6	7	8	5	6	7	8	9	10	11	13	15	18
	160	2	2	2	2	3	3	4	4	5	5	3	4	5	5	6	7	8	9	11	13
	140	1	1	1	2	2	2	2	3	3	4	2	3	3	4	4	5	5	6	7	9
	120	1	1	1	1	1	1	2	2	2	3	2	2	2	3	3	3	4	4	5	6
55	180	1	1	2	2	2	3	3	3	4	4	3	4	4	5	6	6	7	8	10	12
	160	1	1	1	1	1	2	2	2	3	3	2	2	3	3	4	4	5	6	7	8
	140	1	1	1	1	1	1	1	1	2	2	1	2	2	2	3	3	3	4	5	6
	120	0	0	1	1	1	1	1	1	1	1	1	1	1	2	2	2	2	3	3	4
50	180	1	1	1	1	1	1	1	2	2	2	2	2	3	3	4	4	4	5	6	7
	160	0	0	1	1	1	1	1	1	1	1	1	1	2	2	2	2	3	3	4	5
	140	0	0	0	0	0	1	1	1	1	1	1	1	1	1	2	2	2	2	3	3
	120	0	0	0	0	0	0	0	0	1	1	1	1	1	1	1	1	1	2	2	2
40	180	0	0	0	0	0	0	0	0	0	0	0	1	1	1	1	1	1	1	2	2
	160	0	0	0	0	0	0	0	0	0	0	0	0	0	1	1	1	1	1	1	1
	140	0	0	0	0	0	0	0	0	0	0	0	0	0	0	0	0	1	1	1	1
	120	0	0	0	0	0	0	0	0	0	0	0	0	0	0	0	0	0	0	1	1

Colesterol (mmol/L) — 150 200 250 300 mg/dL

FIGURA 6.7 ▶ **AVALIAÇÃO DE RISCO CORONÁRIO SISTEMÁTICO (ESCORE).** // Risco por morte cardiovascular em 10 anos.
Fonte: Catapano e colaboradores.[7]

QUADRO 6.11 ▶ ESTRATÉGIAS DE TRATAMENTO DE ACORDO COM O RISCO CARDIOVASCULAR E OS NÍVEIS DE COLESTEROL LDL

RISCO CARDIOVASCULAR	NÍVEIS DE LDL				
	< 70 MG/dL	70-100 MG/dL	100-155 MG/dL	155-190 MG/dL	> 190 MG/dL
Baixo	–	–	–	–	■ Orientação no estilo de vida ■ Considerar medicamento, se não controlado
Moderado	–	–	■ Orientação no estilo de vida ■ Considerar medicamento, se não controlado	■ Orientação no estilo de vida ■ Considerar medicamento, se não controlado	■ Orientação no estilo de vida ■ Considerar medicamento, se não controlado
Alto	–	■ Orientação no estilo de vida ■ Considerar medicamento, se não controlado	■ Intervenção no estilo de vida ■ Iniciar medicamento	■ Intervenção no estilo de vida ■ Iniciar medicamento	■ Intervenção no estilo de vida ■ Iniciar medicamento
Muito alto	■ Orientação no estilo de vida ■ Considerar medicamento, se não controlado	■ Intervenção no estilo de vida ■ Iniciar medicamento	■ Intervenção no estilo de vida ■ Iniciar medicamento	■ Intervenção no estilo de vida ■ Iniciar medicamento	■ Intervenção no estilo de vida ■ Iniciar medicamento

LDL, lipoproteína de baixa densidade.
Fonte: Catapano e colaboradores.[7]

QUADRO 6.12 ▶ ALVOS TERAPÊUTICOS PARA PREVENÇÃO CARDIOVASCULAR

- **Tabagismo:** cessação imediata
- **Dieta saudável** com baixa ingesta de gorduras saturadas com foco em grãos, vegetais, frutas e peixe
- **Atividade física:** 2,5-5 h de atividade física, pelo menos moderada, por semana, ou 30-60 min na maioria dos dias da semana
- **Peso**
  - IMC < 25 kg/m^2
  - Circunferência abdominal < 94 cm (homens) e 80 cm (mulheres)
- **Pressão arterial:** < 140/90 mmHg
- **Colesterol LDL**
  - Risco muito alto: < 70 mg/dL ou redução de pelo menos 50% do basal
  - Risco alto: < 100 mg/dL ou redução de pelo menos 50% do basal
  - Riscos médio e baixo: < 115 mg/dL
- **Diabetes:** HbA1C < 7%

HbA1C, hemoglobina glicada; IMC, índice de massa corporal; LDL, lipoproteína de baixa densidade.
Fonte: Catapano e colaboradores.[7]

QUADRO 6.13 ▶ RECOMENDAÇÕES PARA MONITORAÇÃO DE LIPÍDEOS E ENZIMAS EM PACIENTES COM TERAPIA MEDICAMENTOSA

PERIODICIDADE DE SOLICITAÇÃO DE PERFIL LIPÍDICO

- Antes de se iniciar qualquer tratamento, pelo menos duas mensurações devem ser realizadas em um intervalo de 1 a 12 semanas
- Após início do tratamento ou ajuste da dose, deve-se solicitar perfil lipídico em cerca de 8 semanas
- Após atingir alvo terapêutico, deve-se solicitar perfil lipídico anualmente

(Continua)

QUADRO 6.13 ▶ RECOMENDAÇÕES PARA MONITORAÇÃO DE LIPÍDEOS E ENZIMAS EM PACIENTES COM TERAPIA MEDICAMENTOSA (*Continuação*)

PERIOCIDADE DE SOLICITAÇÃO DE DOSAGEM DE ENZIMAS HEPÁTICAS

- Caso não haja alteração no exame, não se deve realizar controle de rotina durante o tratamento
- Se TGP, alterar < 3× o limite superior de normalidade: continuar terapia. Checar novo exame em 4-6 semanas
- Se TGP ≥ 3× o limite de normalidade:
    - Interromper o tratamento ou reduzir a dose e checar novo exame em 4 a 6 semanas
    - Reintroduzir o tratamento com cautela após normalização
    - Caso mantenha-se elevada, checar outras causas de lesão hepáticas não controladas

PERIOCIDADE PARA SOLICITAR DOSAGEM DE CREATINA CINASE

- Deve-se solicitar CK antes do início do tratamento e não há necessidade de monitoração
- Caso o paciente apresente mialgia, solicitar CK
- Se CK ≥ 10× o limite superior de normalidade:
    - Interromper tratamento, avaliar função renal e checar novo exame a cada 2 semanas
- Se CK 4-10×, com sintomas:
    - Suspender o tratamento e aguardar normalização para reiniciar com baixa dose de estatina
- Se CK 4-10×, sem sintomas:
    - Pode-se continuar o tratamento com monitoração de CK frequente
- Se CK < 4×, sem sintomas:
    - Continuar o tratamento
- Se CK < 4×, com sintomas:
    - Pode-se manter o tratamento com monitoração de CK frequente; caso não haja melhora, suspender a estatina e reavaliar em 6 semanas

CK, creatina cinase; TGP, transaminase glutâmico-pirúvica.
Fonte: Catapano e colaboradores.[7]

TABELA 6.6 ▶ ESTATINAS E SEU EFEITO NA REDUÇÃO DO COLESTEROL LDL, CONFORME DOSE TERAPÊUTICA

↓LDL	ATORVASTATINA	FLUVASTATINA	LOVASTATINA	PRAVASTATINA	ROSUVASTATINA	SINVASTATINA
10-20%	–	20 mg	10 mg	10 mg	–	5 mg
20-30%	–	40 mg	20 mg	20 mg	–	10 mg
30-40%	10 mg	80 mg	40 mg	40 mg	–	20 mg
40-45%	20 mg	–	80 mg	80 mg	5 mg	40 mg
46-50%	40 mg	–	–	–	10 mg	–
50-55%	80 mg	–	–	–	20 mg	–
56-60%	–	–	–	–	40 mg	–

↓, redução; LDL, lipoproteína de baixa densidade.
Fonte: Catapano e colaboradores.[7]

CLASSIFICAÇÃO ▶

- **Aguda:** início entre 2 a 6 semanas, com quadro de febre alta e sinais de toxemia.
- **Subaguda:** início insidioso (> 6 semanas), com febre baixa e sintomas constitucionais.

AGENTES PATOGÊNICOS ▶

- **Valva nativa:**
    - **Aguda:** *Staphylococcus aureus*, *Enterococcus*.
    - **Subaguda:** *Streptococcus viridans*, *Enterococcus*, *Streptococcus bovis* (associado à neoplasia intestinal), HACEK.
    - **Usuários de drogas injetáveis:** *Staphylococcus aureus* (geralmente acomete a valva atrioventricular direita [tricúspide]).
- **Valva protética:**
    - **Precoce (< 12 meses):** *Streptococcus epidermidis*, *Staphylococcus aureus*, bacilos gram-negativos, fungos.
    - **Tardio (≥ 12 meses):** semelhante aos de valva nativa.

DIAGNÓSTICO ▶

- **Ecocardiografia transtorácica:** abordagem inicial para todos os pacientes.

- **Ecocardiografia transesofágica:** maior sensibilidade, abordagem inicial nos pacientes de alto risco ou quando há suspeita clínica alta. Recomendada para identificação de complicações.

Os critérios de Duke modificados para o diagnóstico de endocardite infecciosa estão listados no Quadro 6.14.

TRATAMENTO

- **Tratamento empírico (culturas em andamento):**
  - **Valva nativa:** penicilina G cristalina, 2-3 milhões de UI, 4/4 h (ou ampicilina, 1,5 g, 4/4 h, + gentamicina, 1 mg/kg, 8/8 h – pacientes alérgicos à penicilina podem usar vancomicina, 15 mg/kg, 12/12 h).
  - **Valva protética:** vancomicina, 1 g, 12/12 h, + gentamicina, 1 mg/kg, 8/8 h.
- **Tratamento específico:**
  - ***Streptococcus viridans* ou *bovis*:** penicilina G cristalina, 2-3 milhões de UI, 4/4 h, ou ceftriaxona, 2 g/dia, por 4 semanas.
  - ***Enterococcus*:** penicilina G cristalina, 4 milhões de UI, 4/4 h, + gentamicina, 1 mg/kg, 8/8 h, por 4 a 6 semanas.
  - ***Staphylococcus* (valva nativa):** oxacilina, 2 g, 4/4 h, ou vancomicina, 1 g, 12/12 h, por 4 a 6 semanas.
  - ***Staphylococcus* (valva protética):** vancomicina, 1 g, 12/12 h + rifampicina, 300 mg, 8/8 h, por, no mínimo, 6 semanas + gentamicina, 1 mg/kg, 8/8 h, por 2 semanas.
  - **HACEK:** ceftriaxona, 2 g/dia, por 4 semanas.

PROFILAXIA PARA ENDOCARDITE

Condições cardíacas ▶ Prótese valvar, endocardite prévia, doenças cardíacas congênitas (cianótica não reparada; reparada com material protético ou dispositivo; reparada com defeitos residuais).

Procedimentos ▶ Todos os procedimentos dentários que envolvam manipulação do tecido gengival ou região periapical dentária ou perfuração da mucosa oral.

Antimicrobiano de escolha ▶

- Amoxicilina, 2 g (adultos), ou 50 mg/kg (crianças), 30 a 60 min antes do procedimento.
- Caso VO não esteja disponível (IM ou IV): ampicilina, 2 g (adultos), ou 50 mg/kg (crianças) ou cefazolina/ceftriaxona, 1 g (adultos), ou 50 mg/kg (crianças).

Alérgicos à penicilina ▶

- Cefalexina, 2 g (adultos), ou 50 mg/kg (crianças), ou clindamicina, 600 mg (adultos), ou 20 mg/kg (crianças), ou azitromicina/claritromicina, 500 mg (adultos), ou 15 mg/kg (crianças).
- Caso VO não esteja disponível (IM ou IV): cefazolina/ceftriaxona, 1 g (adultos), ou 50 mg/kg (crianças), ou clindamicina, 600 mg (adultos), ou 20 mg/kg (crianças).

INDICAÇÕES DE CIRURGIA ▶

- Estenose ou regurgitação valvar aguda com insuficiência cardíaca.

QUADRO 6.14 ▶ CRITÉRIOS DE DUKE MODIFICADOS

CRITÉRIOS MAIORES

- Hemoculturas positivas
  - Organismos típicos: *Streptococcus viridans* ou *bovis*, HACEK (*Haemophilus* spp., *Actinobacillus*, *Cardiobacterium hominis*, *Eikenella corrodens*, *Kingella kingae*), *Staphylococcus aureus*, *Enterococcus*
  - Bacteremia persistente: ≥ 2 hemoculturas positivas separadas por mais de 12 h; 3 culturas positivas ou a maioria de 4 ou mais culturas com intervalo de pelo menos 1 h entre a primeira e a última
  - Hemocultura positiva isolada de *Coxiella burnetti* ou IgG > 1:800
- Evidência de envolvimento do miocárdico
  - Novo sopro cardíaco ou ecocardiografia com evidência de vegetação, abscesso, perfuração de valva cardíaca, deiscência de prótese

CRITÉRIOS MENORES

- Condições predisponentes: prótese valvar, prolapso da valva atrioventricular esquerda (mitral), valva aórtica bicúspide, cardiopatia reumática ou congênita, uso de drogas injetáveis
- Febre > 38 °C
- Fenômenos vasculares: embolia arterial, infarto pulmonar séptico, aneurisma micótico, hemorragia intracraniana, hemorragias conjuntivais, lesões de Janeway (palmas e solas)
- Fenômenos imunológicos: glomerulonefrite, nódulos de Osler (polpas dos dedos), manchas de Roth (retina), fator reumatoide
- Evidência microbiológica: hemoculturas positivas, não preenchendo critério maior

DIAGNÓSTICO DEFINITIVO

- Critério patológico: microrganismos demonstrados por cultura ou histologia em vegetação, ou abscesso intracardíaco
- Critério clínico: 2 critérios maiores *ou* 1 critério maior + 3 menores *ou* 5 critérios menores

Fonte: Li e colaboradores.[8]

- Regurgitação valvar mitral ou aórtica aguda, com evidência de aumento das pressões de enchimento.
- Endocardite fúngica.
- Presença de BAVs, abscessos aórticos ou lesões penetrantes destrutivas.
- Embolia recorrente, apesar do tratamento antimicrobiano adequado.
- Endocardite em prótese com insuficiência cardíaca, deiscência, piora de valvopatia ou embolia recorrente.

▶ HIPERTENSÃO ARTERIAL SISTÊMICA

Doença prevalente e relacionada com outros fatores de risco cardiovasculares. Estima-se que a hipertensão arterial sistêmica (HAS) seja diagnosticada em 46% das pessoas com mais de 20 anos de idade por meio dos critérios diagnósticos mais recentes.

FATORES DE RISCO ASSOCIADOS EM PACIENTES COM HAS ▶ Ver Quadro 6.15.

CRITÉRIOS DIAGNÓSTICOS PARA HAS ▶

- **Normal:** < 120/80 mmHg.
- **Elevada:** 120-129/80 mmHg.
- **HAS estágio 1:** 130-139/80-89 mmHg.
- **HAS estágio 2:** ≥ 140/90 mmHg.

As situações especiais estão listadas no Quadro 6.16.

TAMANHO CORRETO DO ESFIGMOMANÔMETRO PARA ADULTOS ▶ Ver Quadro 6.17

"CHECKLIST" PARA A AFERIÇÃO CORRETA DA PA ▶

Passo 1 – Preparar o paciente adequadamente:

- Paciente relaxado, sentado em uma cadeira ≥ 5 min.

QUADRO 6.15 ▶ FATORES DE RISCO ASSOCIADOS EM PACIENTES COM HAS

FATORES DE RISCO MODIFICÁVEIS	FATORES DE RISCO NÃO MODIFICÁVEIS
- Tabagismo - Diabetes - Dislipidemia - Obesidade - Baixa atividade física - Dieta não saudável - Estresse emocional	- Doença renal crônica - História familiar - Idade avançada - Baixo *status* socioeconômico - Sexo masculino - Apneia obstrutiva do sono

Fonte: Whelton e colaboradores.[9]

QUADRO 6.16 ▶ SITUAÇÕES ESPECIAIS DE DIAGNÓSTICO PARA HAS

	LOCAL DE SAÚDE	DOMICÍLIO
Normotenso	Sem HAS	Sem HAS
Hipertensão sustentada	HAS	HAS
Hipertensão mascarada	Sem HAS	HAS
Hipertensão do jaleco branco	HAS	Sem HAS

HAS, hipertensão arterial sistêmica.
Fonte: Whelton e colaboradores.[9]

QUADRO 6.17 ▶ TAMANHO CORRETO DO ESFIGMOMANÔMETRO PARA ADULTOS

CIRCUNFERÊNCIA DO BRAÇO	TAMANHO COMUM DO ESFIGMOMANÔMETRO
22-26 cm	Adulto pequeno
27-34 cm	Adulto
35-44 cm	Adulto grande
45-52 cm	Adulto muito grande

Fonte: Whelton e colaboradores.[9]

- Paciente deve evitar ingesta de cafeína, exercício físico ou ter fumado pelo menos 30 min antes da mensuração.
- Assegurar-se de que o paciente urinou previamente à aferição.
- Retirar toda a roupa que cobre a área de aferição.

Passo 2 – Utilizar a técnica correta de aferição:

- Certificar-se de que o esfigmomanômetro esteja adequadamente calibrado.
- Repousar o braço do paciente em local com suporte adequado (p. ex., mesa).
- Posicionar o esfigmomanômetro na altura do átrio direito (próximo ao terço médio do esterno).
- Utilizar o tamanho correto do esfigmomanômetro.

Passo 3 – Avaliar adequadamente as mensurações para o diagnóstico:

- Na 1ª visita, avaliar a PA em ambos os braços, utilizando o braço com as maiores medidas para aferições futuras.
- Separar mensurações repetidas em 1 a 2 min.
- Para determinar o nível de pressão máximo inflado, utilizar palpação radial previamente à inflação. Deve-se inflar o aparelho 20-30 mmHg acima da palpação do pulso arterial.
- Para avaliação da ausculta, desinflar 2 mmHg por segundo e auscultar os sons de Korotkoff.

Passo 4 – Documentar de forma correta as leituras da PA:

- Anotar a PA sistólica e diastólica no surgimento do primeiro som de Korotkoff e em seu desaparecimento, respectivamente.

Passo 5 – Documentar a média das aferições:

- Utilizar a média de mais de duas leituras e em mais de duas ocasiões, a fim de estimar a PA correta do indivíduo.

Passo 6 – Informar ao paciente:

- Informar a PA ao paciente de forma verbal ou escrita.

CAUSAS ▶ Na maioria das vezes, a HAS surge por meio de fatores de risco ambientais, como obesidade, alterações no padrão de dieta, abuso na ingesta de sódio e álcool. Todavia, em 10% dos casos, causas específicas e remediáveis podem ser detectadas em adultos com esse diagnóstico. Dessa forma, deve-se realizar o rastreamento para HAS secundária nas seguintes situações:

- Resistência a medicamentos anti-hipertensivos.
- Surgimento abrupto de HAS.
- Diagnóstico de HAS em paciente com idade < 30 e > 65 anos.
- Exacerbação de HAS previamente controlada sem causa aparente.
- HAS acelerada/maligna.
- Surgimento de HAS diastólica em pacientes com idade > 65 anos.
- Hipocalemia associada.

As principais causas de HAS secundárias estão listadas na Tabela 6.7.

AVALIAÇÃO INICIAL PARA HAS PRIMÁRIA ▶

- **Testes básicos:**
  - Glicemia de jejum.
  - Hemograma completo.
  - Perfil lipídico.
  - Creatinina.
  - Sódio, potássio e cálcio.
  - Tireotrofina (TSH).
  - Exame qualitativo de urina (EQU).
  - ECG.
- **Testes opcionais:**
  - Ecocardiografia.
  - Ácido úrico.
  - Albumina urinária.

● TRATAMENTO E SEGUIMENTO ▶ Ver Figura 6.8 e Tabelas 6.8 e 6.9.

MODIFICAÇÕES NO ESTILO DE VIDA E VARIAÇÃO ESTIMADA DA PRESSÃO ARTERIAL ▶

- **Perda de peso:** ↓ 1 mmHg a cada 1 kg perdido.
- **Dieta saudável:** ↓ 11 mmHg.
- **Atividade física (90-150 min/semana):** ↓ 5-8 mmHg.
- **Dieta reduzida em sódio (< 1,5 g/dia):** ↓ 5 mmHg.
- **Ingesta moderada de álcool:** ↓ 4 mmHg.

ALVO DA PRESSÃO ARTERIAL ▶ Ver Quadro 6.18.

■ EMERGÊNCIA HIPERTENSIVA

Elevação grave da pressão arterial (> 180/120 mmHg) associada a dano em órgão-alvo. A mortalidade dos pacientes com essa condição atinge 79% dos casos em 1 ano.

TABELA 6.7 ▶ PRINCIPAIS CAUSAS DE HAS SECUNDÁRIA

CONDIÇÃO	%	CLÍNICA	EXAME FÍSICO	TESTES DIAGNÓSTICOS
Aldosteronismo primário	8-20%	■ HAS resistente com hipocalemia ■ Fraqueza muscular ■ Massa suprarrenal em exame de imagem	Arritmias secundárias à hipocalemia	■ Aldosterona plasmática ■ Teste de sobrecarga oral de sódio
Apneia do sono	25-50%	■ Relato de roncos noturnos ■ Sonolência diurna	Obesidade	■ Questionário de Epworth ■ Polissonografia
Feocromocitoma	0,1-0,6%	■ Crises paroxísticas de hipertensão associadas a palpitações, sudorese e cefaleia	Hipotensão ortostática	■ Mensuração de metanefrinas urinárias ■ Exame de imagem abdominal (para visualização de massa suprarrenal ou paraganglioma)
Cushing	0,1%	■ Ganho de peso rápido ■ Fraqueza muscular proximal ■ Depressão	Fáscies típicas, estrias violáceas, hirsutismo	■ Teste de supressão com dexametasona ■ Excreção urinária de cortisol em 24 h ■ Cortisol salivar noturno

Fonte: Whelton e colaboradores.[9]

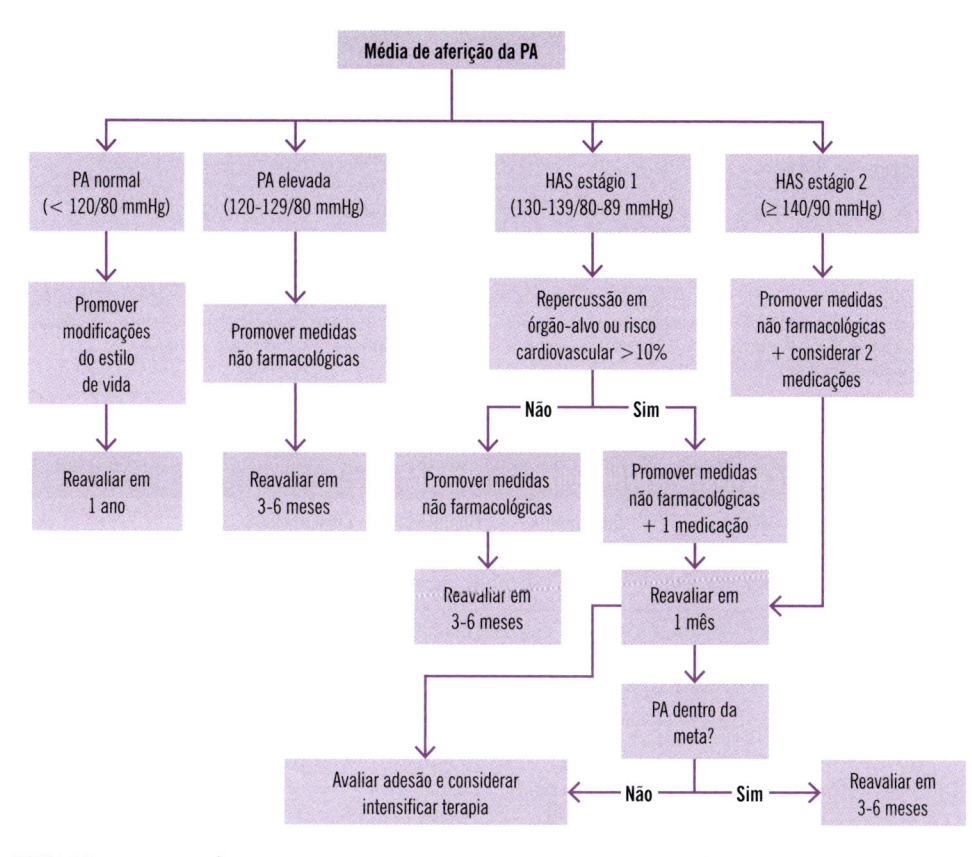

```
                         Média de aferição da PA
                                    │
       ┌────────────────┬───────────┴──────────┬────────────────┐
       ▼                ▼                      ▼                ▼
   PA normal        PA elevada           HAS estágio 1      HAS estágio 2
  (< 120/80 mmHg)  (120-129/80 mmHg)   (130-139/80-89 mmHg)  (≥ 140/90 mmHg)
       │                │                      │                │
       ▼                ▼                      ▼                ▼
   Promover                               Repercussão em     Promover medidas
  modificações      Promover medidas     órgão-alvo ou risco  não farmacológicas
    do estilo       não farmacológicas   cardiovascular >10%  + considerar 2
    de vida                                                      medicações
       │                │              ┌──Não─────Sim──┐
       ▼                ▼              ▼               ▼
   Reavaliar em     Reavaliar em    Promover medidas   Promover medidas
      1 ano           3-6 meses     não farmacológicas não farmacológicas
                                                       + 1 medicação
                                         │                    │
                                         ▼                    ▼
                                    Reavaliar em         Reavaliar em
                                     3-6 meses              1 mês
                                                              │
                                                              ▼
                                                         PA dentro da
                                                            meta?
                                                              │
                           Avaliar adesão e considerar  ◄─Não──Sim─►   Reavaliar em
                              intensificar terapia                       3-6 meses
```

FIGURA 6.8 ▶ RECOMENDAÇÕES PARA TRATAMENTO E SEGUIMENTO DE PACIENTES COM HIPERTENSÃO ARTERIAL SISTÊMICA. //
HAS, hipertensão arterial sistêmica; PA, pressão arterial.
Fonte: Adaptada de Whelton e colaboradores.[9]

TABELA 6.8 ▶ AGENTES ANTI-HIPERTENSIVOS ORAIS PRIMÁRIOS

CLASSE	MEDICAMENTO	DOSE	FREQUÊNCIA	COMENTÁRIOS
Diurético tiazídico	Clortalidona Hidroclorotiazida Indapamida	12,5-25 mg 25-50 mg 1,25-2,5 mg	1×/dia 1×/dia 1×/dia	■ Monitorar para hiponatremia e hipocalemia ■ Usar com cuidado em pacientes com gota
IECAs	Captopril Enalapril Lisinopril Ramipril	12,5-150 mg 5-40 mg 10-40 mg 2,5-20 mg	2-3×/dia 1-2×/dia 1×/dia 1-2×/dia	■ Não usar em combinação com BRA ■ Aumento do risco de hipercalemia em pacientes com DRC ■ Risco de IRA em pacientes com estenose bilateral de artérias renais ■ Evitar em gestantes ■ Não utilizar em pacientes com histórico de angioedema pelo fármaco
BRAs	Candesartana Losartana Olmesartana Valsartana	8-32 mg 50-100 mg 20-40 mg 80-320 mg	1×/dia 1-2×/dia 1×/dia 1×/dia	■ Não usar em combinação com IECA ■ Aumento do risco de hipercalemia em pacientes com DRC ■ Risco de IRA em pacientes com estenose bilateral de artérias renais ■ Evitar em gestantes ■ Não utilizar em pacientes com histórico de angioedema pelo fármaco

(Continua)

TABELA 6.8 ▶ AGENTES ANTI-HIPERTENSIVOS ORAIS PRIMÁRIOS (*Continuação*)

CLASSE	MEDICAMENTO	DOSE	FREQUÊNCIA	COMENTÁRIOS
BCC di-hidropiridínicos	Anlodipino Nifedipino	2,5-10 mg 30-90 mg	1×/dia 1×/dia	▪ Associados com edema de membros inferiores
BCC não di-hidropiridínicos	Diltiazem Verapamil	120-360 mg 120-360 mg	1×/dia 3×/dia	▪ Evitar uso em IC com FE reduzida (ICFER) descompensada ▪ Evitar associação com β-bloqueadores devido ao aumento do risco de BAV total

BAV, bloqueio atrioventricular; BCC, bloqueadores dos canais de cálcio; BRAs, bloqueadores dos receptores de angiotensina; DRC, doença renal crônica; FE, fração de ejeção; IC, insuficiência cardíaca; IECAs, inibidores da enzima conversora de angiotensina; IRA, insuficiência renal aguda.
Fonte: Whelton e colaboradores.[9]

TABELA 6.9 ▶ AGENTES ANTI-HIPERTENSIVOS ORAIS SECUNDÁRIOS

CLASSE	MEDICAMENTO	DOSE DIÁRIA	FREQUÊNCIA	COMENTÁRIOS
Diurético de alça	Furosemida Bumetanida	20-80 mg 0,5-2 mg	2×/dia 2×/dia	▪ São preferíveis aos tiazídicos nos casos de descompensação de insuficiência cardíaca
Diuréticos poupadores de potássio	Amilorida Eplerenone Espironolactona	5-10 mg 50-100 mg 25-100 mg	1-2×/dia 1-2×/dia 1×/dia	▪ Evitar em pacientes com TFG < 45 mL/min e hipercalemia ▪ Agentes úteis em HAS resistente ▪ Espironolactona pode gerar ginecomastia
β-bloqueadores	Atenolol Bisoprolol Metoprolol tartarato Succinato de metoprolol Nebivolol Nadolol Propranolol Carvedilol Labetalol	25-100 mg 2,5-10 mg 100-200 mg 50-200 mg 5-40 mg 40-120 mg 80-160 mg 12,5-50 mg 200-800 mg	2×/dia 1×/dia 2×/dia 1×/dia 1×/dia 1×/dia 2-3×/dia 2×/dia 2×/dia	▪ Agentes de segunda escolha, exceto se paciente com IC com FE reduzida
Inibidor direto da renina	Alisquireno	150-300 mg	1×/dia	▪ Não usar em combinação com IECAs e BRAs ▪ Risco de hipercalemia ▪ Pode gerar IRA em pacientes com estenose bilateral de artérias renais ▪ Evitar em gestantes
α_1-bloqueadores	Doxazosina Prazosina	1-16 mg 2-20 mg	1×/dia 2-3×/dia	▪ Associados à hipotensão ortostática ▪ Considerados em pacientes com hiperplasia prostática benigna associada
Fármacos de ação central	Clonidina Metildopa	0,1-0,8 mg 250-1000 mg	2×/dia 2×/dia	▪ Considerar como última escolha, devido à sua ação no sistema nervoso central ▪ Evitar a descontinuação abrupta da clonidina (hipertensão rebote)
Vasodilatadores diretos	Hidralazina Minoxidil	100-200 mg 5-100 mg	2-3×/dia 1-3×/dia	▪ Associados à taquicardia reflexa ▪ Hidralazina é associada a lúpus fármaco-induzido ▪ Minoxidil é associado a hirsutismo

BRAs, bloqueadores dos receptores de angiotensina; FE, fração de ejeção; HAS, hipertensão arterial sistêmica; IC, insuficiência cardíaca; IECAs, inibidores da enzima conversora de angiotensina; IRA, insuficiência renal aguda; TFG, taxa de filtração glomerular.
Fonte: Whelton e colaboradores.[9]

QUADRO 6.18 ▶ ALVO DA PRESSÃO ARTERIAL EM DIVERSAS CONDIÇÕES CLÍNICAS	
CONDIÇÃO CLÍNICA	META
■ Pressão arterial elevada + risco cardiovascular > 10% ■ Diabetes melito ■ DRC (incluindo pacientes pós-transplante renal) ■ Insuficiência cardíaca ■ Doença arterial coronariana estável ■ Prevenção secundária de acidente vascular cerebral ■ Doença arterial obstrutiva periférica	< 130/80 mmHg

Fonte: Whelton e colaboradores.[9]

● DIAGNÓSTICO E TRATAMENTO ▶ Ver Figura 6.9 e Tabela 6.10.

▶ INSUFICIÊNCIA CARDÍACA

CLASSIFICAÇÃO FUNCIONAL (NYHA) ▶

- **Classe I:** sem limitações para as atividades habituais.
- **Classe II:** assintomáticos em repouso, mas com pequena limitação para atividades habituais.
- **Classe III:** assintomáticos em repouso, mas com marcada limitação para atividades habituais.
- **Classe IV:** sem condições de realizar qualquer atividade sem desconforto ou com sintomas em repouso.

● TRATAMENTO CRÔNICO ▶

- **Diuréticos:**
  - **Tiazídicos e de alça:** indicados para alívio de sintomas, sem evidência de impacto na sobrevida.
- **Vasodilatadores:**
  - **Inibidores da enzima conversora da angiotensina (IECAs):** recomendação classe I em pacientes de qualquer estágio de IC por terem impacto na sobrevida.
  - **Bloqueadores do receptor da angiotensina (BRA):** utilizados nos casos de intolerância aos IECAs devido a efeitos adversos (tosse ou alergia), apresentado resultados comparáveis.
  - **Outros vasodilatadores:** associação de nitrato de isossorbida + hidralazina pode ser usada nos casos de intolerância aos IECAs, com evidência de melhora da capacidade funcional e da função ventricular. Em pacientes negros, a adição dessa combinação ao tratamento completo da IC apresentou redução da mortalidade.
- **β-bloqueadores:** recomendação de classe I para pacientes em qualquer estágio de IC por terem impacto na sobrevida (atentar

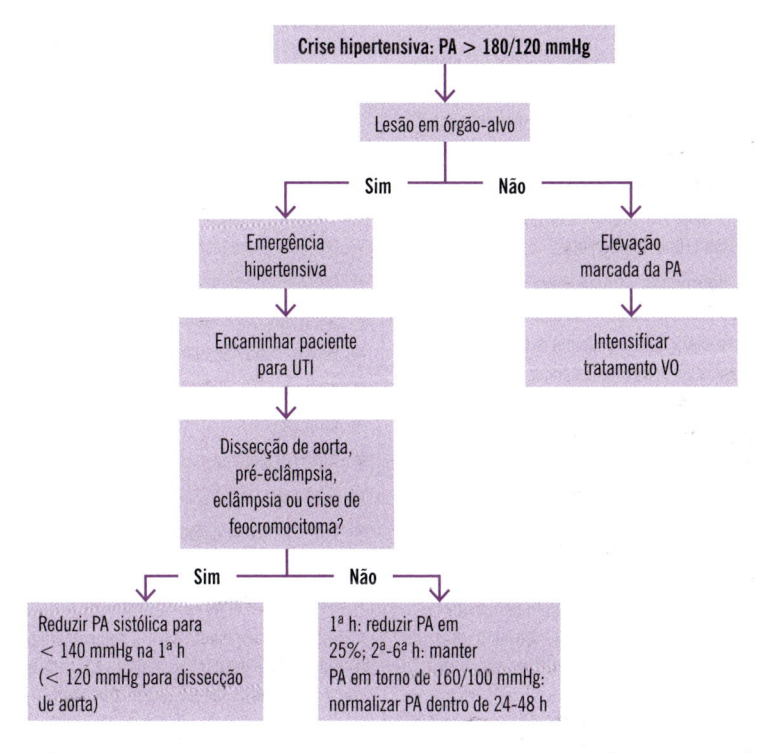

FIGURA 6.9 ▶ **DIAGNÓSTICO E MANEJO DA CRISE HIPERTENSIVA.** // PA, pressão arterial; UTI, unidade de terapia intensiva; VO, via oral.
Fonte: Adaptada de Whelton e colaboradores.[9]

TABELA 6.10 ▶ TRATAMENTO COM ANTI-HIPERTENSIVOS INTRAVENOSOS NAS EMERGÊNCIAS HIPERTENSIVAS		
EMERGÊNCIA	**MEDICAMENTOS**	**COMENTÁRIOS**
Dissecção de aorta	▪ Labetalol Iniciar com 0,3-1,0 mg/kg dose, máximo de 20 mg, em infusão IV lenta a cada 10 min até dose total cumulativa de 300 mg; essa dose pode ser repetida a cada 4-6 h ▪ Esmolol Dose de ataque de 500-1.000 μg/kg/min em 1 min, seguida de 50 μg/kg/min	Requer controle da PA sistólica para níveis < 120 mmHg rapidamente (ideal ≤ 20 min) β-bloqueadores devem ser utilizados antes de vasodilatadores
Edema agudo de pulmão	▪ Nitroglicerina Iniciar com 5 μg/min; aumentar dose em 5 μg/min a cada 3-5 min até dose máxima de 20 μg/min ▪ Nitroprussiato de sódio Dose inicial de 0,3-0,5 μg/kg/min; aumentar dose em 0,5 μg/kg/min até atingir ≤ PA desejada com dose máxima de 10 μg/kg/min	β-bloqueadores são contraindicados
Pré-eclâmpsia	▪ Hidralazina 10 mg, IV, em infusão lenta; repetir a cada 4-6 h, se necessário ▪ Labetalol Iniciar com 0,3-1,0 mg/kg dose, máximo de 20 mg, em infusão IV lenta a cada 10 min, até dose total cumulativa de 300 mg; essa dose pode ser repetida a cada 4-6 h	IECA, BRA e nitroprussiato de sódio são contraindicados

BRA, bloqueador do receptor da angiotensina; IECA, inibidor da enzima conversora da angiotensina; IV, intravenoso; PA, pressão arterial.
Fonte: Whelton e colaboradores.[9]

para não iniciar em fase de descompensação da doença, com sinais de congestão). Os β-bloqueadores testados em ensaios clínicos são: carvedilol, succinato de metoprolol e bisoprolol.

▪ **Digoxina:** indicada para pacientes sintomáticos por melhora de sintomas e redução de hospitalizações, mas sem impacto em sobrevida. Atentar para o nível sérico, que, idealmente, deve encontrar-se entre 0,8-1,0 ng/dL.

▪ **Antagonistas da aldosterona:** recomendados em pacientes classes II-IV com fração de ejeção < 35%, com redução de mortalidade nesse grupo de pacientes.

▪ **Inibidores da neprilisina:** a mais nova das medicações disponíveis, com impacto positivo na sobrevida. Ainda não possui indicação clara sobre o melhor momento para ser iniciada (no ensaio clínico na medicação, todos os pacientes haviam usado previamente IECA).

▪ **Terapia de ressincronização cardíaca (marca-passo biventricular):** cerca de um terço dos pacientes com IC apresenta distúrbios de condução intraventricular (bloqueios de ramo), o que favorece o aparecimento de assincronia no processo de contração e relaxamento. Essa perda da qualidade de coordenação contribui para a piora da função sistólica do ventrículo esquerdo (VE), e parece que, quanto maior o QRS, maior o grau de assincronia. A estimulação utilizando-se um eletrodo no ventrículo direito (VD) e outro no VE (ou na via de saída do VD) favoreceria a melhora do enchimento diastólico, reduzindo o grau de insuficiência mitral e melhorando o desempenho ventricular. Após a realização de estudos, pode-se concluir que em pacientes com IC e QRS alargado, a ressincronização com marca-passo biventricular reduziu a mortalidade por todas as causas e a hospitalização. Atualmente, a indicação de implante consiste em pacientes com classes funcionais III-IV, com disfunção sistólica (FE ≤ 35%) e QRS > 150 ms com dissincronia ventricular pelo ecocardiograma.

MANEJO DA INSUFICIÊNCIA CARDÍACA AGUDAMENTE DESCOMPENSADA ▶

Causas de descompensação:
▪ Má adesão ao tratamento.
▪ Ingesta excessiva de líquido/sal.
▪ Síndrome coronariana aguda (SCA)/isquemia miocárdica.
▪ Hipertensão não controlada.
▪ Arritmias: FA, *flutter* atrial, TV ou bradicardia importante.
▪ Infecção.
▪ Hipertireoidismo.
▪ Gestação.
▪ Estresse físico/emocional.
▪ Tromboembolia pulmonar.
▪ Medicações (inotrópicos negativos/retenção hídrica).

A **Figura 6.10** apresenta o perfil hemodinâmico do paciente com IC agudamente descompensada na chegada à emergência, bem como as medidas terapêuticas indicadas.

MANEJO DO EDEMA AGUDO DE PULMÃO (EAP) ▶

Medidas de suporte:
▪ Elevar a cabeceira.

- Garantir via aérea e acesso venoso adequados, preferencialmente com dois acessos venosos.
- Oxigênio suplementar com máscara de Venturi 50% (idealmente, coletar gasometria antes da instalação) → se houver disfunção respiratória importante, optar por ventilação mecânica não invasiva (pressão positiva na via aérea em dois níveis [BiPAP]/ pressão positiva contínua nas vias aéreas [CPAP]) ou, em casos mais graves, intubação orotraqueal.
- Monitoração dos sinais vitais.

Identificar possíveis fatores desencadeantes:
- Revisar história e exame físico.
- Conferir as medicações em uso e a adesão do paciente.
- Rever líquidos em infusão IV.
- ECG, radiografia de tórax e bioquímica (gasometria arterial, função renal e eletrólitos, troponina, nível sérico de digoxina).

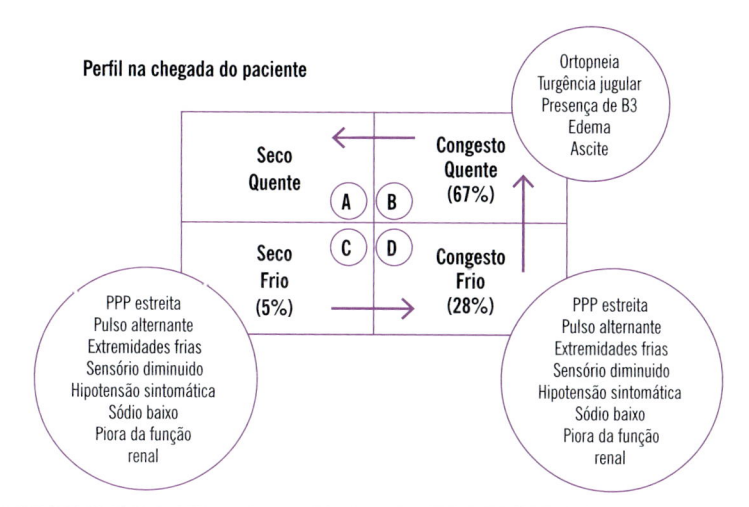

Perfil na chegada do paciente

	Seco Quente	Congesto Quente (67%)
	A	B
	C	D
	Seco Frio (5%)	Congesto Frio (28%)

Congesto Quente / Congesto Frio:
- Ortopneia
- Turgência jugular
- Presença de B3
- Edema
- Ascite

Seco Frio / Congesto Frio:
- PPP estreita
- Pulso alternante
- Extremidades frias
- Sensório diminuído
- Hipotensão sintomática
- Sódio baixo
- Piora da função renal

IC sem congestão e sem sinais de baixo débito (quadrante A)

IC com congestão sem sinais de baixo débito (quadrante B)
- Diuréticos IV (≥ 6 ampolas/dia)
- Manter IECA com objetivo de manter PA entre 90 e 110 mmHg
- Adicionar hidralazina + nitrato (sempre em pacientes negros ou para controle de PAS)
- Reduzir β-bloqueador
- Digoxina (dose baixa/nível sérico < 0,8 ng/mL)
- Espironolactona
- Controle diário da função renal e dos eletrólitos
- Peso diário antes do café da manhã
- Evitar AINEs
- Identificar desencadeante da descompensação

IC sem congestão com sinais de baixo débito (quadrante D)
- Diagnóstico difícil – o cateter de Swan-Ganz pode ser útil para avaliar volemia
- Se paciente hipovolêmico, administrar volume IV com atenção
- Sequência do tratamento: corrigir hipovolemia → vasodilatação para melhorar perfusão periférica → medidas do quadrante D (exceto diurético)

IC com congestão com sinais de baixo débito (quadrante C)
- Todas as medidas do quadrante B
- Suporte ventilatório: pressão contínua de via aérea
- Se PAS > 80 mmHg
  - Nitroprussiato de sódio em dose baixa inicialmente (em pacientes em que há suspeita da descompensação por isquemia, opta-se por nitroglicerina)
  - Linha arterial
  - Monitoração contínua da PA
  - Reavaliações periódicas
- Se PAS < 80 mmHg: inotrópico (somente até sair do choque)
  - Se estiver sem β-bloqueador: dobutamina
  - Se estiver com β-bloqueador: milrinona
  - Considerar substituição por nitroprussiato, quando possível

FIGURA 6.10 ▶ PERFIL HEMODINÂMICO DO PACIENTE COM INSUFICIÊNCIA CARDÍACA AGUDAMENTE DESCOMPENSADA NA CHEGADA À EMERGÊNCIA E MEDIDAS TERAPÊUTICAS INDICADAS. // AINEs, anti-inflamatórios não esteroides; IC, insuficiência cardíaca; IECA, inibidor da enzima conversora de angiotensina; IV, intravenosa; PA, pressão arterial; PAS, pressão arterial sistólica; PPP, pressão proporcional de pulso.

Manejo farmacológico:

- Se PAS > 90 mmHg e paciente sem sinais clínicos de choque:
  - Morfina, 1-5 mg, IV (observar sensório e padrão respiratório).
  - Nitroglicerina, 5-50 μg/min, ou nitroprussiato de sódio, 0,5-10 μg/kg/min.
  - Furosemida, 20-80 mg, IV.
- Se PAS entre 70 e 90 mmHg:
  - Sem sinais de choque: dobutamina, 2-20 μg/kg/min.
  - Com sinais de choque: vasopressor seguido de dobutamina.
- Se PAS < 70 mmHg: norepinefrina, 0,5-30 μg/kg/min.

MANEJO INVASIVO DA INSUFICIÊNCIA CARDÍACA ▶

Indicação de monitoração hemodinâmica com cateter de Swan-Ganz:

- Evidência de sobrecarga de volume na presença de PAS < 85 mmHg/deterioração da função renal.
- Sobrecarga de volume não responsiva a doses altas de diuréticos.
- Intolerância a IECAs devido à hipotensão pronunciada.
- Suspeita de hipovolemia com dificuldade de confirmação por outros métodos.
- Dispneia ao repouso refratária às medidas gerais.
- Angina instável ou diária, ou pressões pulmonares elevadas durante avaliação pré-transplante.

Colocação de balão de contrapulsação intra-aórtico:

- Indicada para ocorrência de choque cardiogênico ou IC aguda grave nos casos de:
  - Ausência de resposta à ressuscitação volêmica, aos vasodilatadores ou aos inotrópicos.
  - Complicação por insuficiência mitral grave ou ruptura do septo interventricular.
  - Isquemia miocárdica grave.
- Contraindicada nos casos de: dissecção aórtica, insuficiência aórtica grave.

MAIS INFORMAÇÕES SOBRE DIAGNÓSTICO E TRATAMENTO DE INSUFICIÊNCIA CARDÍACA

▶ MIOCARDIOPATIAS

■ MIOCARDIOPATIA HIPERTRÓFICA

DEFINIÇÃO ▶ Hipertrofia assimétrica do VE, mais comumente no septo interventricular.

EPIDEMIOLOGIA ▶ Cerca de 0,2% na população, com predomínio em adolescentes e adultos com idade > 35 anos.

ETIOLOGIA ▶ Genética por herança autossômica dominante (mutação nos genes das proteínas contráteis do sarcômero cardíaco).

FISIOPATOLOGIA ▶ Disfunção diastólica e obstrução da via de saída do VE (30% dos casos). Pode haver isquemia miocárdica por aumento da demanda.

SINTOMAS ▶ Maioria assintomáticos. Os sintomáticos costumam cursar com dispneia, angina, síncope, palpitações e morte súbita no esforço.

EXAME FÍSICO ▶ Sopro sistólico que aumenta com manobra de Valsava (nas formas obstrutivas, por aumento do gradiente da via de saída).

DIAGNÓSTICO ▶ ECG: sobrecarga de VE com alteração secundária da repolarização ventricular (ASRV).

- **Radiografia de tórax:** cardiomegalia.
- **Ecocardiografia:** relação septo/parede posterior > 1,5 mm; gradiente via de saída do ventrículo esquerdo (VSVE) > 30 mmHg ao repouso.

⬤ **TRATAMENTO** ▶ β-bloqueadores, BCCs, alcoolização septal, miectomia (em centros especializados).

PROGNÓSTICO ▶ Curso da doença tende a ser benigno (mortalidade 0,5-1%/ano). Os fatores de risco para morte súbita são:

- **Maiores:** parada cardiorrespiratória em fibrilação ventricular (FV)/taquicardia ventricular (TV) reanimada, TV sustentada espontânea, síncope inexplicada, história familiar de morte súbita em pessoa com idade superior a 50 anos, septo > 30 mm, TV não sustentada (< 30 s).
- **Menores:** fibrilação atrial, obstrução da VSVE, mutações de alto risco.

■ MIOCARDIOPATIA DILATADA

DEFINIÇÃO ▶ Dilatação idiopática do VE ou de ambos os ventrículos. É a miocardiopatia mais comum.

EPIDEMIOLOGIA ▶ Adultos entre 20 e 60 anos, sendo mais comum em homens e em negros.

ETIOLOGIA ▶ Genética, forma familiar (20-50%). Necessário excluir causas de dilatação, como miocardiopatia hipertensiva em fase dilatada, chagásica, alcoólica e isquêmica.

FISIOPATOLOGIA ▶ Disfunção sistólica do VE devido à dilatação das câmaras.

SINTOMAS ▶ IC (dispneia aos esforços, ortopneia, dispneia paroxística noturna, edema de membros inferiores, morte súbita), fenômenos tromboembólicos.

EXAME FÍSICO ▶ Edema de membros inferiores, ascite, turgência jugular, desvio do íctus.

DIAGNÓSTICO ▶ ECG: taquicardia sinusal, BRE, baixa voltagem.
- **Radiografia de tórax:** cardiomegalia importante.
- **Ecocardiografia:** FE < 45%, aumento do diâmetro diastólico do VE, hipocinesia difusa.

TRATAMENTO ▶ Manejo clínico de IC. Casos mais avançados: ressincronização, transplante cardíaco.

PROGNÓSTICO ▶ Varia conforme classe funcional, grau de disfunção diastólica e presença de arritmias ventriculares.

■ MIOCARDIOPATIA RESTRITIVA

DEFINIÇÃO ▶ Enrijecimento do miocárdio, levando à restrição do enchimento ventricular.

EPIDEMIOLOGIA ▶ Maior incidência em idosos.

ETIOLOGIA ▶ Amiloidose, sarcoidose, endomiocardiofibrose, idiopática/primária, hemocromatose.

FISIOPATOLOGIA ▶ Disfunção diastólica do VE com FE preservada.

SINTOMAS ▶ IC, angina e síncope.

EXAME FÍSICO ▶ Congestão pulmonar e sistêmica.

DIAGNÓSTICO ▶ ECG: baixa voltagem, distúrbios de condução.
- **Radiografia de tórax:** cardiomegalia.
- **Ecocardiografia:** disfunção diastólica moderada a grave, FE preservada.
- **Biópsia endomiocárdica:** permite o diagnóstico da doença de base.

TRATAMENTO ▶ Não há tratamento específico, deve-se tratar a doença de base. Casos mais avançados: transplante cardíaco.

PROGNÓSTICO ▶ Geralmente pior, tendo em vista o diagnóstico mais tardio.

▶ PERICARDITE AGUDA

DEFINIÇÃO ▶ Inflamação do pericárdio, com ou sem presença de tamponamento cardíaco.

CAUSAS ▶ Infecciosa/viral (mais comum), bacteriana (tuberculose), fúngica, autoimune, neoplasia, metabólica.

SINTOMAS ▶ Dor torácica retroesternal, de início súbito, em pontada ou facada, que piora com a inspiração e com a tosse e alivia quando o paciente senta inclinado para a frente, podendo irradiar para a mandíbula, o pescoço, os ombros e os braços.

EXAME FÍSICO ▶ Atrito pericárdico (maioria dos casos).

DIAGNÓSTICO ▶
- **História e exame físico** sugestivos.
- **ECG:** supradesnivelamento do segmento ST côncavo e difuso, infradesnivelamento do segmento PR.
- **Bioquímica:** elevação dos marcadores de inflamação (proteína C-reativa e velocidade de sedimentação globular [VSG]), leucocitose — em pacientes que se apresentam com miocardite concomitante, pode haver aumento de troponina.

DIAGNÓSTICO DIFERENCIAL ▶
- **Isquemia miocárdica:** dor torácica opressiva, que não muda conforme a posição, ausência de atrito pericárdico, pode cursar com sinais de congestão, ECG com supradesnivelamento do segmento ST convexo e localizado, sem infradesnivelamento do segmento PR.
- **Tromboembolia pulmonar (TEP):** dor torácica anterior, posterior ou lateral, que piora com a respiração e alivia com apneia.

SINAIS DE ALERTA ▶ Febre > 38 °C associada à leucocitose, imunodeprimidos, sinais de tamponamento cardíaco ou derrame pericárdico importante, uso de anticoagulantes orais, trauma agudo, falha no tratamento com anti-inflamatórios não esteroides (AINEs). Nesses casos é indicada a internação hospitalar.

TRATAMENTO ▶

- **Restrição de atividade física** até a resolução dos sintomas.
- **AINEs:** ácido acetilsalicílico (AAS) ou ibuprofeno por 1 a 2 semanas, com posterior redução da dose por mais 1 a 2 semanas (prescrever inibidor da bomba de prótons concomitantemente).
- **Colchicina:** em conjunto com AINEs, por 3 meses.
- **Corticosteroides:** segunda escolha, selecionados, para casos que não responderam a AINEs.

▶ SÍNCOPE

DEFINIÇÃO ▶ Perda transitória da consciência devida à hipoperfusão cerebral, caracterizada por surgimento repentino, de curta duração e recuperação completa de forma espontânea.

CLASSIFICAÇÃO ▶

- **Síncope reflexa (neuromediada)**
  - **Vasovagal**
    - **Ortostática:** ocorre após período em pé.
    - **Emocional:** secundária a estresse emocional, como medo e dor.
  - **Situacional**
    - Miccional.
    - Estímulo gastrintestinal (como ato de defecar).
    - Tosse e espirro.
    - Pós-exercício físico.
  - **Síndrome de compressão carotídea**
- **Síncope devida à hipotensão ortostática**
  - **Induzida por fármacos (causa mais comum)**
    - Por exemplo: vasodilatadores, diuréticos e antidepressivos.
  - **Depleção de volume**
    - Hemorragias, diarreia e vômitos.
  - **Falha autonômica primária**
    - Comum em idosos.
    - Associada a doenças neurológicas, como doença de Parkinson.
  - **Falha autonômica secundária**
    - Diabetes, amiloidose, injúrias raquimedulares, neuropatias paraneoplásicas.
- **Síncope de origem cardíaca**
  - **Arritmias são a principal causa:**
    - Bradicardias secundárias à disfunção do nó sinoatrial e a BAVs.
    - Taquicardias supraventriculares e ventriculares.
  - **Doenças cardíacas estruturais**
    - Estenose aórtica, infarto agudo do miocárdio, miocardiopatia hipertrófica.

DIAGNÓSTICOS DIFERENCIAIS ▶

- Epilepsia generalizada.
- Quedas sem perda completa da consciência.
- Cataplexia.
- Hemorragia intracerebral ou subaracnoide.
- AVC transitório.
- Síndrome do roubo subclávio.
- Alterações metabólicas (hipoglicemia, hipoxemia e hipercapnia).
- Intoxicações exógenas.
- Parada cardiorrespiratória.

Ao admitir-se um paciente com evento de perda da consciência, deve-se verificar se houve, de fato, evento sincopal ou se há diagnósticos diferenciais a serem feitos. Se a história sugerir síncope, o próximo passo é verificar se é necessário manter o paciente internado para a avaliação completa do evento ou se é possível realizar a investigação por via ambulatorial por meio da classificação de risco na síncope.

ESTRATIFICAÇÃO DE RISCO NA SÍNCOPE ▶

Evento sincopal ▶

- **Baixo risco:**
  - Associado a pródomos típicos de síncope reflexa (escotomas, náuseas e vômitos).
  - Após situações com algum cheiro específico, medo ou som.
  - Durante refeição.
  - Após tempo prolongado em pé.
  - Após rotação da cabeça ou pressão do seio carotídeo.
- **Alto risco:**
  - Surgimento de dor torácica, dor abdominal ou cefaleia.
  - Episódio após exercício físico ou em posição supina.
  - Precedido por palpitações.

História médica pregressa ▶

- **Baixo risco:**
  - Episódios prévios de síncope semelhantes, sem complicações.
  - Ausência de doença estrutural cardíaca.
- **Alto risco:**
  - Presença de doenças estruturais cardíacas, como IC e infarto prévio.

Eletrocardiograma ▶

- **Baixo risco:**
  - ECG normal.
- **Alto risco:**
  - Alterações condizentes com isquemia aguda.
  - BAVs graves.

□ Alterações suspeitas de cardiopatia congênitas e/ou adquiridas (padrão de síndrome de Brugada/displasia arritmogênica de ventrículo direito, prolongamento do intervalo QT).

Os pacientes que apresentam quaisquer dos critérios de alto risco devem ser mantidos hospitalizados para investigação, conforme a alteração encontrada.

● AVALIAÇÃO E TRATAMENTO DAS CAUSAS DE SÍNCOPE
▶ Ver Figura 6.11.

▶ SÍNDROME CORONARIANA AGUDA

DIAGNÓSTICO E MANEJO ▶ Para todos os pacientes, as indicações de diagnóstico e manejo estão listadas no Quadro 6.19 e na Figura 6.12.

■ SCA COM SUPRADESNIVELAMENTO DO SEGMENTO ST

No caso de supradesnivelamento de segmento ST > 1 mm em pelo menos duas derivações contíguas (> 2 mm em V2 e V3 em homens ou > 1,5 mm em mulheres) no ECG da chegada (ou nos subsequentes), o mais importante é garantir a reperfusão do vaso ocluído, ou com trombolítico, ou com angioplastia coronariana primária, o mais rápido possível (dentro das primeiras 1-2 h do início da dor).

A Tabela 6.11 apresenta a classificação de Killip-Kimball para pacientes com SCA com supradesnivelamento do segmento ST (SCACSST).

ANGIOPLASTIA CORONARIANA PRIMÁRIA ▶ A angioplastia coronariana primária tem sido recomendada principalmente nos seguintes casos: tempo porta-balão < 90 min; tempo porta-balão/porta-agulha < 60 min; edema agudo de pulmão ou choque cardiogênico; dúvida diagnóstica ou contraindicação à trombólise (Fig. 6.13).

Nos casos de choque cardiogênico, as últimas evidências mostram uma estratégia mais favorável à abordagem somente do vaso responsável, no procedimento-índice, com revascularização das demais lesões no decorrer da internação – a colocação de balão intra-aórtico e o seu melhor momento são definidos pelo hemodinamicista no momento do procedimento.

● **TROMBOLÍTICOS** ▶ O trombolítico é preferível nos casos em que o hospital onde é realizado o primeiro atendimento não dispõe de centro de hemodinâmica e em que a transferência para centro especializado leve mais do que 2 h (Tab. 6.12 e Quadro 6.20).

AVALIAÇÃO DA REPERFUSÃO ▶

■ Redução > 50% do supradesnivelamento do segmento ST (derivação com o maior supra).

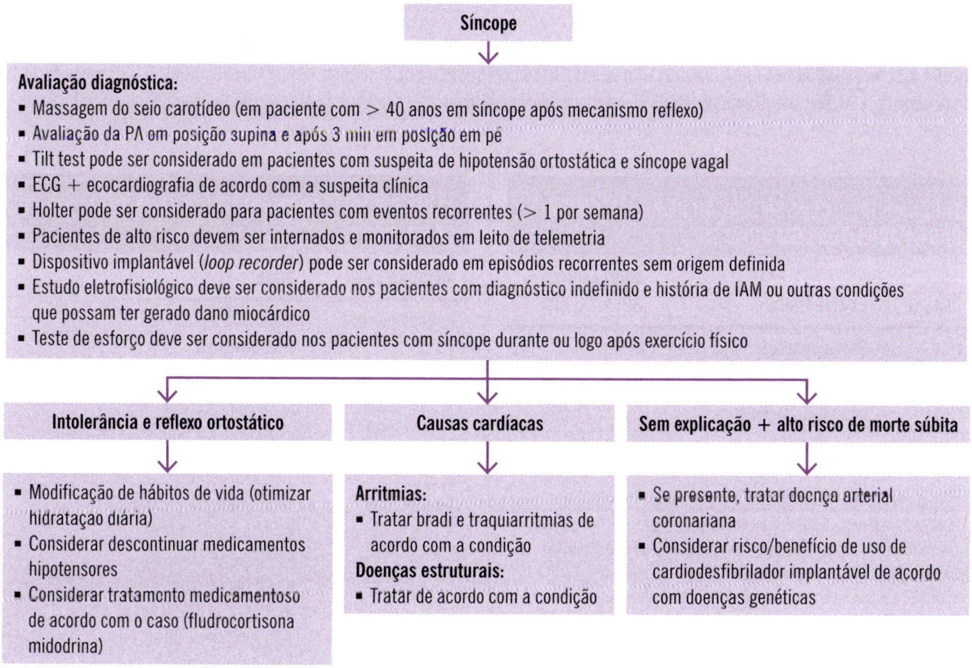

Síncope

Avaliação diagnóstica:
- Massagem do seio carotídeo (em paciente com > 40 anos em síncope após mecanismo reflexo)
- Avaliação da PA em posição supina e após 3 min em posição em pé
- Tilt test pode ser considerado em pacientes com suspeita de hipotensão ortostática e síncope vagal
- ECG + ecocardiografia de acordo com a suspeita clínica
- Holter pode ser considerado para pacientes com eventos recorrentes (> 1 por semana)
- Pacientes de alto risco devem ser internados e monitorados em leito de telemetria
- Dispositivo implantável (loop recorder) pode ser considerado em episódios recorrentes sem origem definida
- Estudo eletrofisiológico deve ser considerado nos pacientes com diagnóstico indefinido e história de IAM ou outras condições que possam ter gerado dano miocárdico
- Teste de esforço deve ser considerado nos pacientes com síncope durante ou logo após exercício físico

Intolerância e reflexo ortostático	Causas cardíacas	Sem explicação + alto risco de morte súbita
■ Modificação de hábitos de vida (otimizar hidratação diária) ■ Considerar descontinuar medicamentos hipotensores ■ Considerar tratamento medicamentoso de acordo com o caso (fludrocortisona midodrina)	**Arritmias:** ■ Tratar bradi e traquiarritmias de acordo com a condição **Doenças estruturais:** ■ Tratar de acordo com a condição	■ Se presente, tratar doença arterial coronariana ■ Considerar risco/benefício de uso de cardiodesfibrilador implantável de acordo com doenças genéticas

FIGURA 6.11 ▶ **FLUXOGRAMA PARA AVALIAÇÃO E TRATAMENTO DAS CAUSAS DA SÍNCOPE.**
Fonte: Brignole e colaboradores.[10]

QUADRO 6.19 ▶ DIAGNÓSTICO E MANEJO DE PACIENTES COM SÍNDROME CORONARIANA AGUDA

ECG 12 DERIVAÇÕES

Monitoração eletrocardiográfica e de sinais vitais contínua	
Acesso venoso periférico de bom calibre	Ver "Terapia medicamentosa"
AAS	
Inibidor da P2Y12	
Oxigênio	Apenas se saturação < 90%
Nitrato	SL: dinitrato de isossorbida 5-10 mg a cada 5 min (máximo: 3 doses) IV: nitroglicerina, se não houver alívio da dor, manifestações de isquemia persistente ou sintomas de IC – titular conforme PA permitir
Morfina	3-5 mg IV em bólus, até alívio da dor, sonolência ou hipotensão Contraindicada se houver suspeita de infarto do ventrículo direito associado
Exames complementares	Troponina, função renal e eletrólitos, hemograma com plaquetas, provas de coagulação, radiografia de tórax

AAS, ácido acetilsalicílico; ECG, eletrocardiograma; IC, insuficiência cardíaca; IV, intravenosa; PA, pressão arterial; SL, sublingual.

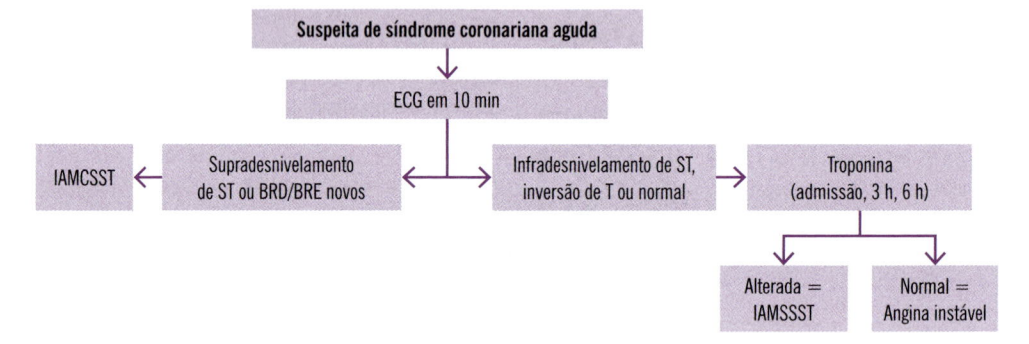

FIGURA 6.12 ▶ **FLUXOGRAMA PARA DIAGNÓSTICO DE PACIENTES COM SUSPEITA DE SÍNDROME CORONARIANA AGUDA.** // BRE, bloqueio de ramo esquerdo; ECG, eletrocardiograma; IAMCSST, infarto agudo do miocárdio com supradesnivelamento do segmento ST; IAMSSST, infarto agudo do miocárdio sem supradesnivelamento do segmento ST.

TABELA 6.11 ▶ CLASSIFICAÇÃO DE KILLIP-KIMBALL PARA PACIENTES COM SCACSST

CLASSE	EXAME FÍSICO	MORTALIDADE HOSPITALAR*
I	Sem alterações	0,5%
II	Estertores em menos de metade do pulmão	2,2%
III	Edema agudo de pulmão	19,2%
IV	Choque cardiogênico	61,3%

*Dados do estudo de Siniorakis e colaboradores[11]. As mortalidades do estudo original de Killip e Kimball[12] foram de 6, 17, 38 e 81% para as classes I, II, III e IV, respectivamente.
SCACSST, síndrome coronariana aguda com supradesnivelamento do segmento ST.
Fonte: Elaborada a partir de Siniorakis e colaboradores[11]; Killip e Kimball.[12]

TABELA 6.12 ▶ TROMBOLÍTICOS PARA TRATAMENTO DE SCACSST

MEDICAMENTO	DOSE
Estreptoquinase	1.500.000 de UI em 30-60 min
Alteplase	15 mg IV em bólus + 0,75 mg/kg em 30 min (máximo: 50 mg), seguido de 0,5 mg/kg em 60 min (máximo: 35 mg)
Tenecteplase	Bólus IV em dose única ■ 30 mg se < 60 kg ■ 35 mg se 60-70 kg ■ 40 mg se 70-80 kg ■ 45 mg se 80-90 kg ■ 50 mg se > 90 kg É recomendado 50% da dose se > 75 anos

Fonte: Ibanez e colaboradores.[13]

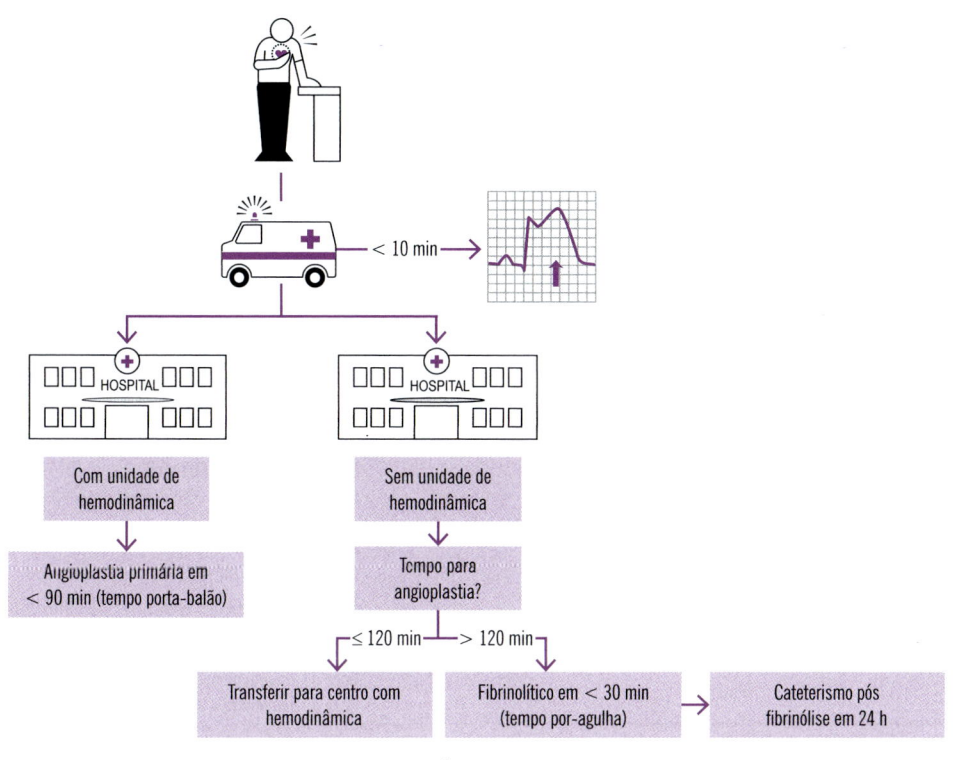

FIGURA 6.13 ▶ FLUXOGRAMA PARA MANEJO DO PACIENTE COM SÍNDROME CORONARIANA AGUDA COM SUPRADESNIVELAMENTO DO SEGMENTO ST.
Fonte: Adaptada de Ibanez e colaboradores.[13]

QUADRO 6.20 ▶ CONTRAINDICAÇÕES PARA USO DE TROMBOLÍTICOS

ABSOLUTAS
- Hemorragia intracraniana prévia
- Lesão vascular ou malformação vascular cerebral conhecida
- Neoplasia intracraniana primária ou metastática
- Acidente vascular cerebral isquêmico < 3 meses
- Sangramento interno ativo, exceto menstruação
- Suspeita de dissecção de aorta
- Trauma craniano ou trauma facial de grande porte < 3 meses

RELATIVAS
- Hipertensão não controlada (PA > 180×110 mmHg)
- Alterações intracranianas não incluídas nas contraindicações absolutas
- Ressuscitação cardiopulmonar prolongada (> 10 min) e traumática
- Discrasia sanguínea ou uso de anticoagulante oral
- Trauma recente (< 2-4 semanas)
- Cirurgia de grande porte < 3 semanas
- Punção vascular não compressível
- Sangramento interno recente (< 2-4 semanas)
- Uso prévio de estreptoquinase nos últimos 2 anos
- Gestação
- Úlcera péptica ativa

- Resolução da dor.
- Presença de arritmia de reperfusão.

CRITÉRIOS DE REPERFUSÃO ▶ Encaminhar a um centro com hemodinâmica para realizar cateterismo nas próximas 24 h.

FALHA NA REPERFUSÃO ▶ Encaminhar a fim de realizar angioplastia de resgate.

A escala *Thrombolysis in Myocardial Infarction Study Group* (TIMI) para avaliação da reperfusão é apresentada no Quadro 6.21.

⊖ **TRATAMENTO MEDICAMENTOSO** ▶ Ver Quadro 6.22.

■ **SCA SEM SUPRADESNIVELAMENTO DO SEGMENTO ST**

■ **Angina instável**

- **Angina em repouso:** dor torácica típica com duração > 20 min.
- **Angina de surgimento recente:** CCS III com início < 2 meses.
- **Angina de agravo recente:** angina previamente diagnosticada que se apresenta mais frequente, com episódios de maior duração ou com limiar menor.

QUADRO 6.21 ▶ ESCALA TIMI PARA AVALIAÇÃO DA REPERFUSÃO

TIMI	FLUXO
0	Ausência de fluxo
1	Mínima presença de contraste, sem perfusão do leito distal
2	Lento, com perfusão completa do vaso
3	Normal

QUADRO 6.22 ▶ MEDICAMENTOS UTILIZADOS PARA TRATAMENTO DE SCACSST

Ácido acetilsalicílico	Dose de ataque: 300 mg Dose de manutenção: 100 mg/dia (indefinidamente) Obs.: exceto se houver histórico de alergia	
Inibidor da P2Y12	Clopidogrel	Dose de ataque: 300-600 mg Dose de manutenção: 75 mg/dia (1 ano)
	ou	
	Ticagrelor	Dose de ataque: 180 mg Dose de manutenção: 90 mg, 2×/dia (1 ano)
	ou	
	Prasugrel	Dose de ataque: 60 mg Dose de manutenção: 10 mg, 1×/dia (1 ano)
Anticoagulantes	▪ Preferencialmente heparina não fracionada, 60 U/kg (manutenção conforme TTPa) ou enoxaparina, 30 mg/kg, IV (manutenção 1 mg/Kg, SC, 12/12 h) por uma semana ▪ Nos casos de angioplastia primária, o uso é feito durante o procedimento ▪ Manutenção de anticoagulante oral somente nos casos de outras indicações, como FA concomitante, TVP/TEP ou trombo no VE	
Inibidores da glicoproteína IIb/IIIa	Somente para casos selecionados, durante angioplastia primária	
IECA	Indicado nas primeiras 24 h do infarto, principalmente nos casos em que há manifestação clínica de IC, FE < 40% ou IAM anterior	
β-bloqueadores	Iniciar após as primeiras 24 h. Iniciar antes se hipertensão, estabilidade hemodinâmica e ausência de sinais de IC (Killip 1 somente)	
Estatina	Idealmente de alta potência e em alta dose, como atorvastatina 80 mg, ou rosuvastatina, 40 mg. Opção: sinvastatina, 40 mg/dia (moderada potência)	

AAS, ácido acetilsalicílico; FA, fibrilação atrial; IAM, infarto agudo do miocárdio; IC, insuficiência cardíaca; IECAs, inibidores da enzima conversora da angiotensina; TEP, tromboembolia pulmonar; TTPa, tempo de tromboplastina parcial ativada; TVP, trombose venosa profunda; VE, ventrículo esquerdo.

■ IAM sem supradesnivelamento do segmento ST

Diferentemente da angina instável, no IAM sem supradesnivelamento do segmento ST a troponina encontra-se alterada.

CLASSIFICAÇÃO DE RISCO ▶ Realizado de acordo com o Escore TIMI (ver Quadro 6.23).

AVALIAÇÃO ▶

Métodos não invasivos:

- Teste ergométrico: método inicial de escolha, em pacientes de baixo risco, antes da alta hospitalar:
  - **Exame anormal:** internação para avaliação e manejo.
  - **Exame normal:** alta para seguimento ambulatorial.

Cateterismo cardíaco: nos pacientes de alto risco, opta-se por uma estratégia mais invasiva:

- Angina em repouso.
- Troponina alterada.
- Infradesnivelamento do segmento ST.
- Angina recorrente com sintomas de IC associados.
- FE < 40%.
- Teste não invasivo sugestivo de isquemia.
- Instabilidade hemodinâmica.
- Taquicardia ventricular sustentada.
- Intervenção coronariana percutânea < 6 meses.

QUADRO 6.23 ▶ ESCALA TIMI PARA CLASSIFICAÇÃO DE RISCO DE PACIENTE COM SCASSST	
■ Idade > 65 anos ■ Presença ≥ 3 fatores de risco para cardiopatia isquêmica ■ Estenose coronariana conhecida > 50% ■ Alteração do segmento ST no ECG da admissão > 0,5 mm ■ ≥ 2 episódios de angina nas últimas 24 h ■ Troponina elevada ■ Uso de AAS nos últimos 7 dias	**Baixo risco:** 0-2 **Risco intermediário:** 3-4 **Alto risco:** 5-7

AAS, ácido acetilsalicílico; ECG, eletrocardiograma.
Fonte: Antman e colaboradores.[14]

- Cirurgia de revascularização miocárdica prévia.
- Escores de risco elevados.

TRATAMENTO MEDICAMENTOSO ▶ Seguir o mesmo tratamento indicado para pacientes com SCACSST.

▶ VALVOPATIAS

■ **VALVOPATIAS AÓRTICAS**
Ver Quadro 6.24.

■ **VALVOPATIAS MITRAIS**
Ver Quadro 6.25.

TRATAMENTO CIRÚRGICO ▶

Estenose aórtica ▶
- Estenose aórtica grave sintomática.
- Grave assintomática com FE > 50% e com outra indicação cirúrgica.
- Grave assintomática com indicadores de pior prognóstico e baixo risco cirúrgico ou com alto risco de progressão, presença de arritmias ventriculares complexas ou hipertrofia ventricular esquerda importante (15 mm).
- Moderada em pacientes com outra indicação cirúrgica (cirurgia de revascularização miocárdica [CRM], outra troca valvar).
- Pacientes com disfunção ventricular, gradientes baixos e reserva contrátil.

Estenose mitral ▶
- Grave sintomática.
- Moderada assintomática com hipertensão pulmonar (pressão sistólica da artéria pulmonar [PSAP] > 80 mmHg) não elegível para plastia.
- Moderada sintomática não elegível para plastia em classe funcional III-IV (nas classes II, a decisão é individualizada).

Insuficiência aórtica ▶
- Grave sintomática.
- Grave assintomática ou com FE > 50% e submetidos à outra cirurgia cardíaca ou com diâmetro diastólico final do ventrículo esquerdo (DDVE) > 75mm/diâmetro sistólico final do ventrículo esquerdo (DSVE) > 55 mm ou com DDVE 70-75 mm/DSVE 50-55 mm e resposta anormal ao exercício.

QUADRO 6.24 ▶ VALVOPATIAS AÓRTICAS

DESCRIÇÃO	ESTENOSE AÓRTICA	INSUFICIÊNCIA AÓRTICA CRÔNICA	INSUFICIÊNCIA AÓRTICA AGUDA
Epidemiologia	Homens > mulheres	Homens > mulheres	Variável
Etiologia	Valva aórtica bicúspide, degenerativa, reumática	Valva bicúspide, reumática, Marfan, dilatação da raiz aórtica, endocardite	Endocardite, dissecção de aorta, trauma
Sintomas	Angina, síncope ou IC	IC ou angina	IC aguda, EAP, choque cardiogênico
Exame físico	Pulso parvus e tardus, sopro mesossistólico de ejeção	Pulso em martelo d'água, sopro protodiastólico, sopro de Austin-Flint	B3, sopro diastólico, sopro de Austin-Flint, sinais de IC
ECG	SVE, BRE, ASRV	Taquicardia sinusal, SVE	Taquicardia sinusal
Radiografia de tórax	Dilatação da aorta ascendente, calcificação valvar	Cardiomegalia, dilatação da aorta ascendente	Congestão pulmonar

(Continua)

QUADRO 6.24 ▶ VALVOPATIAS AÓRTICAS (Continuação)

DESCRIÇÃO	ESTENOSE AÓRTICA	INSUFICIÊNCIA AÓRTICA CRÔNICA	INSUFICIÊNCIA AÓRTICA AGUDA
Ecocardiografia	Gradiente médio VE-Ao, função VE	Grau da regurgitação, dilatação e função VE	Etiologia, grau da regurgitação
Tratamento	Troca valvar, valvoplastia por balão, TAVI	Vasodilatadores, troca valvar	Vasodilatadores IV, cirurgia de urgência, antimicrobiano (se endocardite)
Prognóstico	Mortalidade de 50% em 2 anos quando sintomas de IC, 3 anos quando síncope, 5 anos quando angina	Sobrevida de 50% em 10 anos nas formas moderadas a graves	Mortalidade elevada quando não realizada cirurgia imediata

ASRV, alterações secundárias da repolarização ventricular; BRE, bloqueio de ramo esquerdo; EAP, edema agudo de pulmão; ECG, eletrocardiograma; IC, insuficiência cardíaca; IV, intravenosa; SVE, sobrecarga ventricular esquerda; TAVI, implante percutâneo de valva aórtica; VE, ventrículo esquerdo.

QUADRO 6.25 ▶ VALVOPATIAS MITRAIS

DESCRIÇÃO	ESTENOSE MITRAL	INSUFICIÊNCIA MITRAL CRÔNICA	INSUFICIÊNCIA MITRAL AGUDA	PROLAPSO MITRAL
Epidemiologia	Mulheres > homens	Homens > mulheres	Variável	Mulheres > homens
Etiologia	Reumática	Reumática, prolapso mitral, cardiopatia isquêmica, ruptura de cordoalha	Endocardite, IAM, ruptura músculo papilar	Degeneração mixomatosa, síndrome de Marfan, endocardite
Sintomas	IC, hemoptise, fenômenos tromboembólicos	IC, palpitações, embolia	IC, EAP, dor torácica	Palpitações, dor torácica atípica, fadiga
Exame físico	B1 hiperfonética, estalido de abertura, ruflar diastólico	Sopro holossistólico apical	Taquicardia, taquipneia, sopro holossistólico em ápice, crepitantes	Click ou sopro mesossistólico
ECG	SAE, SVD ou BRD	SAE, SVE	Taquicardia sinusal	Normal
Radiografia de tórax	Dilatação AE, VD e AP	Dilatação AE e VE	Congestão pulmonar	Normal
Ecocardiografia	Folhetos espessados, redução da área valvar	Grau da regurgitação, diâmetros e função VE, hipertensão pulmonar	Depende da etiologia: disfunções segmentares, flail, vegetações	Grau da regurgitação, prolapso clássico
Tratamento	Diuréticos, valvoplastia por balão, troca valvar	Vasodilatadores, diuréticos, plastia cirúrgica ou troca valvar	Vasodilatadores, BIA, cirurgia de urgência, ATB, se endocardite	β-bloqueador, AAS
Prognóstico	Sobrevida em 10 anos < 15% nos sintomáticos não operados	Sobrevida em 5 anos < 30% nos graves não operados	Mortalidade elevada quando não realizada cirurgia de urgência	Depende do grau de regurgitação mitral

AAS, ácido acetilsalicílico; AE, átrio esquerdo; AP, artéria pulmonar; ATB, antibiótico; BIA, balão intra-aórtico; BRD, bloqueio do ramo direito; EAP, edema agudo de pulmão; ECG, eletrocardiograma; IAM, infarto agudo do miocárdio; IC, insuficiência cardíaca; SAE, sobrecarga atrial esquerda; SVD, sobrecarga ventricular direita; SVE, sobrecarga ventricular esquerda; VD, ventrículo direito; VE, ventrículo esquerdo.

- Moderada em pacientes submetidos à outra cirurgia cardíaca.

Insuficiência mitral ▶

- Grave sintomática ou com FE > 30% e DSVE < 55 mm ou com possibilidade de preservação do aparelho subvalvar.
- Grave assintomática ou com FE < 60% e DSVE > 40 mm ou com hipertensão pulmonar importante, ou com fibrilação atrial de início recente.

ANTICOAGULAÇÃO ORAL EM PORTADORES DE PRÓTESE VALVAR ▶

- **Medicamento de escolha:** AVKs com ajuste da dose conforme INR para indivíduos com prótese mecânica. AVKs/NOACs para indivíduos com prótese biológica.
- **Biológica:** reservada apenas para pacientes que desenvolvem fibrilação atrial (alvo INR = 2,0-3,0) ou que possuam outra indicação para serem anticoagulados.
- **Mecânica:** anticoagulação oral indefinidamente.
  - **Valva aórtica:** alvo do INR = 2,0-3,0.
  - **Valva mitral:** alvo do INR = 2,5-3,5.

▶ REFERÊNCIAS

1. Morris F, Brady WJ, Camm J. ABC of clinical electrocardiography. 2nd ed. Massachusetts: BMJ Books; 2008.
2. Sousa PA, Pereira S, Candeias R, de Jesus I. The value of electrocardiography for differential diagnosis in wide QRS complex tachycardia. Rev Port Cardiol. 2014;33(3):165-73.
3. Lip GY, Nieuwlaat R, Pisters R, Lane DA, Crijns HJ. Refining clinical risk stratification for predicting stroke and thromboembolism in atrial fibrillation using a novel risk factor-based approach: the euro heart survey on atrial fibrillation. Chest. 2010;137(2):263-72.
4. Sousa-Uva M, Head SJ, Milojevic M, Collet JP, Landoni G, Castella M et al. 2017 EACTS Guidelines on perioperative medication in adult cardiac surgery. Eur J Cardiothorac Surg. 2018;53(1):5-33.
5. Steffel J, Verhamme P, Potpara TS, Albaladejo P, Antz M, Desteghe L et al. The 2018 European Heart Rhythm Association Practical Guide on the use of non-vitamin K antagonist oral anticoagulants in patients with atrial fibrillation. Eur Heart J. 2018;39(16):1330-93.
6. Montalescot G, Sechtem U, Achenbach S, Andreotti F, Arden C, Budaj A, et al. 2013 ESC guidelines on the management of stable coronary artery disease The Task Force on the management of stable coronary artery disease of the European Society of Cardiology. Eur Heart J. 2013;34(38):2949-3003.
7. Catapano AL, Graham I, De Backer G, Wiklund O, Chapman MJ, Drexel H, et al. 2016 ESC/EAS guidelines for the management of dyslipidaemias. Eur Heart J. 2016;37(39):2999-3058.
8. Li JS, Sexton DJ, Mick N, Nettles R, Fowler VG Jr, Ryan T et al. Proposed modifications to the Duke criteria for the diagnosis of infective endocarditis. Clin Infect Dis. 2000;30(4):633-8.
9. Whelton PK, Carey RM, Aronow WS, Casey DE Jr, Collins KJ, Dennison Himmelfarb C et al. 2017 ACC/AHA/AAPA/ABC/ACPM/AGS/APhA/ASH/ASPC/NMA/PCNA Guideline for the Prevention, Detection, Evaluation, and Management of High Blood Pressure in Adults: A Report of the American College of Cardiology/American Heart Association Task Force on Clinical Practice Guidelines. J Am Coll Cardiol. 2018;71(19):e127-e248.
10. Brignole M, Moya A, de Lange FJ, Deharo JC, Elliott PM, Fanciulli A et al. 2018 ESC Guidelines for the diagnosis and management of syncope. Eur Heart J. 2018;39(21):1883-1948.
11. Siniorakis E, Arvanitakis S, Voyatzopoulos G, Hatziandreou P, Plataris G, Alexandris A et al. Hemodynamic classification in acute myocardial infarction. Chest. 2000;117(5):1286-90.
12. Killip T 3rd, Kimball JT. Treatment of myocardial infarction in a coronary care unit. A two year experience with 250 patients. Am J Cardiol. 1967;20(4):457-64.
13. Ibanez B, James S, Agewall S, Antunes MJ, Bucciarelli-Ducci C, Bueno H, et al. 2017 ESC guidelines for the management of acute myocardial infarction in patients presenting with ST-segment elevation: the task Force for the management of acute myocardial infarction in patients presenting with ST-segment elevation of the European Society of Cardiology (ESC). Eur Heart J. 2018;39(2):119-77.
14. Antman EM, Cohen M, Bernink PJ, McCabe CH, Horacek T, Papuchis G et al. The TIMI risk score for unstable angina/non-ST elevation MI: A method for prognostication and therapeutic decision making. JAMA. 2000;284(7):835-42.

▶ LEITURAS RECOMENDADAS

ELETROCARDIOGRAMA ▶

Thaler MS. ECG essencial: eletrocardiograma na prática diária. 7. ed. Porto Alegre: Artmed; 2013.

ARRITMIAS ▶

Connolly SJ, Ezekowitz MD, Yusuf S, Eikelboom J, Oldgren J, Parekh A, Parekh A, et al. Dabigatran versus warfarin in patients with atrial fibrillation. N Engl J Med. 2009;361(12):1139-51.

Granger CB, Alexander JH, McMurray JJ, Lopes RD, Hylek EM, Hanna M, et al. Apixaban versus warfarin in patients with atrial fibrillation. N Engl J Med. 2011;365(11):981-92.

Patel MR, Mahaffey KW, Garg J, Pan G, Singer DE, Hacke W, et al. Rivaroxaban versus warfarin in nonvalvular atrial fibrillation. N Engl J Med. 2011;365(10):883-91.

Giugliano RP, Ruff CT, Braunwald E, Murphy SA, Wiviott SD, Halperin JL, et al. Edoxaban versus warfarin in patients with atrial fibrillation. N Engl J Med. 2013;369(22):2093-104.

García-Lledó A, Moya Mur JL, Balaguer Recena J, Díaz Caraballo E, García Pérez-Velasco J, Sanz Barrio A. Nonvalvular atrial fibrillation: the problem of an undefined definition. Rev Esp Cardiol. 2014;67(8):670-1.

Magalhães LP, Figueiredo MJO, Cintra FD, Saad EB, Kuniyishi RR, Teixeira RA, et al. II Diretrizes brasileiras de fibrilação atrial. Arq Bras Cardiol. 2016;106(4Supl.2):1-22.

Pastore CA, Pinho JA, Pinho C, Samesima N, Pereira-Filho HG, Kruse JCL, et al. III Diretrizes da Sociedade Brasileira de Cardiologia sobre análise e emissão de laudos eletrocardiográficos. Arq Bras Cardiol. 2016;106(4Supl.1):1-23.

Steffel J, Verhamme P, Potpara TS, Albaladejo P, Antz M, Desteghe L, et al. The 2018 European Heart Rhythm Association practical guide on the use of non-vitamin K antagonist oral anticoagulants in patients with atrial fibrillation: executive summary. Europace. 2018. [Epub ahead of print]

ANGINA ESTÁVEL ▶

Boden WE, O'Rourke RA, Teo KK, Hartigan PM, Maron DJ, Kostuk WJ, et al. Optimal medical therapy with or without PCI for stable coronary disease. N Engl J Med. 2007;356(15):1503-16.

Fihn SD, Gardin JM, Abrams J, Berra K, Blankenship JC, Dallas AP, et al. 2012. ACCF/AHA/ACP/AATS/PCNA/SCAI/STS guideline for the diagnosis and management of patients with stable ischemic heart disease: executive summary: a report of the American College of Cardiology Foundation/American Heart Association task force on practice guidelines, and the American College of Physicians, American Association for Thoracic Surgery, Preventive Cardiovascular Nurses Association, Society for Cardiovascular Angiography and Interventions, and Society of Thoracic Surgeons. Circulation. 2012;126(25):3097-137.

Douglas PS, Hoffmann U, Patel MR, Mark DB, Al-Khalidi HR, Cavanaugh B, et al. Outcomes of anatomical versus functional testing for coronary artery disease. N Engl J Med. 2015;372(14):1291-300.

ENDOCARDITE INFECCIOSA ▶

Baddour LM, Wilson WR, Bayer AS, Fowler VG Jr, Tleyjeh IM, Rybak MJ, et al. Infective endocarditis in adults: diagnosis, antimicrobial therapy, and management of complications: a scientific statement for healthcare professionals from the American Heart Association. Circulation. 2015;132(15):1435-86.

Habib G, Lancellotti P, Antunes MJ, Bongiorni MG, Casalta JP, Del Zotti F, et al. 2015 ESC guidelines for the management of infective endocarditis: the Task Force for the Management of Infective Endocarditis of the European Society of Cardiology (ESC). Endorsed by: European Association for Cardio-Thoracic Surgery (EACTS), the European Association of Nuclear Medicine (EANM). Eur Heart J. 2015;36(44):3075-128.

INSUFICIÊNCIA CARDÍACA ▶

Yusuf S, Pitt B, Davis CE, Hood WB, Cohn JN. Effect of enalapril on survival in patients with reduced left ventricular ejection fractions and congestive heart failure. N Engl J Med. 1991;325(5):293-302.

Hjalmarson A, Goldstein S, Fagerberg B, Wedel H, Waagstein F, Kjekshus J, et al. Effect of metoprolol CR/XL in chronic heart failure: Metoprolol CR/XL Randomised Intervention Trial in Congestive Heart Failure (MERIT-HF). Lancet. 1999;353(9169):2001-7.

Packer M, Coats AJ, Fowler MB, Katus HA, Krum H, Mohacsi P, et al. Effect of carvedilol on survival in severe chronic heart failure. N Engl J Med. 2001;344(22):1651-8.

Taylor AL, Ziesche S, Yancy C, Carson P, D'Agostino R Jr, Ferdinand K, et al. Combination of isosorbide dinitrate and hydralazine in blacks with heart failure. N Engl J Med. 2004;351(20):2049-57.

Felker GM, Lee KL, Bull DA, Redfield MM, Stevenson LW, Goldsmith SR, et al. Diuretic strategies in patients with acute decompensated heart failure. N Engl J Med. 2011;364(9):797-805.

McMurray JJ, Packer M, Desai AS, Gong J, Lefkowitz MP, Rizkala AR, et al. Angiotensin-neprilysin inhibition versus enalapril in heart failure. N Engl J Med. 2014;371(11):993-1004.

Ponikowski P, Voors AA, Anker SD, Bueno H, Cleland JGF, Coats AJS, et al. 2016 ESC guidelines for the diagnosis and treatment of acute and chronic heart failure: The Task Force for the diagnosis and treatment of acute and chronic heart failure of the European Society of Cardiology (ESC) Developed with the special contribution of the Heart Failure Association (HFA) of the ESC. Eur Heart J. 2016;37(27):2129-200.

Yancy CW, Jessup M, Bozkurt B, Butler J, Casey DE Jr, Colvin MM, et al. 2017 ACC/AHA/HFSA Focused Update of the 2013 ACCF/AHA Guideline for the Management of Heart Failure: A Report of the American College of Cardiology/American Heart Association Task Force on Clinical Practice Guidelines and the Heart Failure Society of America. Circulation. 2017;136(6):e137-61.

MIOCARDIOPATIAS ▶

Elliott PM, Anastasakis A, Borger MA, Borggrefe M, Cecchi F, Charron P, et al. 2014 ESC guidelines on diagnosis and management of hypertrophic cardiomyopathy: the task force for the diagnosis and management of hypertrophic cardiomyopathy of the European Society of Cardiology (ESC). Eur Heart J. 2014;35(39):2733-79.

PERICARDITE AGUDA ▶

Adler Y, Charron P, Imazio M, Badano L, Barón-Esquivias G, Bogaert J, et al. 2015 ESC guidelines for the diagnosis and management of pericardial diseases: the task force for the diagnosis and management of pericardial diseases of the European Society of Cardiology (ESC) Endorsed by: The European Association for Cardio-Thoracic Surgery (EACTS). Eur Heart J. 2015;36(42):2921-64.

RISCO CARDIOVASCULAR ▶

Goff DC Jr, Lloyd-Jones DM, Bennett G, Coady S, D'Agostino RB, Gibbons R, et al. 2013 ACC/AHA guideline on the assessment of cardiovascular risk: a report of the American College of Cardiology/American Heart Association task force on practice guidelines. Circulation. 2014;129(25 Suppl 2):S49-73.

Piepoli MF, Hoes AW, Agewall S, Albus C, Brotons C, Catapano AL, et al. 2016 European guidelines on cardiovascular disease prevention in clinical practice: the sixth joint task force of the European Society of Cardiology and other societies on cardiovascular disease prevention in clinical practice (constituted by representatives of 10 societies and by invited experts) Developed with the special contribution of the European Association for Cardiovascular Prevention & Rehabilitation (EACPR). Eur Heart J. 2016;37(29):2315-81.

SÍNDROME CORONARIANA AGUDA ▶

Ibanez B, James S, Agewall S, Antunes MJ, Bucciarelli-Ducci C, Bueno H et al. 2017 ESC Guidelines for the management of acute myocardial infarction in patients presenting with ST-segment elevation: the task force for the management of acute myocardial infarction in patients presenting with ST-segment elevation of the European Society of Cardiology (ESC). Eur Heart J. 2018;39(2):119-77.

Roffi M, Patrono C, Collet JP, Mueller C, Valgimigli M, Andreotti F, et al. 2015 ESC guidelines for the management of acute coronary syndromes in patients presenting without persistent ST-segment elevation: task force for the management of acute coronary syndromes in patients presenting without persistent ST-segment elevation of the European Society of Cardiology (ESC). Eur Heart J. 2016;37(3):267-315.

VALVOPATIAS ▶

Baumgartner H, Falk V, Bax JJ, De Bonis M, Hamm C, Holm PJ, et al. 2017 ESC/EACTS guidelines for the management of valvular heart disease. Eur Heart J. 2017;38(36):2739-91.

Nishimura RA, Otto CM, Bonow RO, Carabello BA, Erwin JP 3rd, Fleisher LA, et al. 2017 AHA/ACC focused update of the 2014 AHA/ACC guideline for the management of patients with valvular heart disease: A report of the American College of Cardiology/American Heart Association task force on clinical practice guidelines. J Am Coll Cardiol. 2017;70(2):252-89.

Tarasoutchi F, Montera MW, Ramos AIO, Sampaio RO, Rosa VEE, Accorsi TAD, et al. Atualização das diretrizes brasileiras de valvopatias: abordagem das lesões anatomicamente importantes. Arq Bras Cardiol 2017;109(6Supl.2):1-34.

SÍNCOPE ▶

Shen WK, Sheldon RS, Benditt DG, Cohen MI, Forman DE, Goldberger ZD, et al. 2017 ACC/AHA/HRS guideline for the evaluation and management of patients with syncope: a report of the American College of Cardiology/American Heart Association task force on clinical practice guidelines and the Heart Rhythm Society. J Am Coll Cardiol. 2017;70(5):e39-110.

► CAPÍTULO 7 ◄

DERMATOLOGIA

TACIANA DAL'FORNO DINI ◄
RENAN RANGEL BONAMIGO ◄

- ► A pele normal.. 113
  - Epiderme 113
  - Derme... 113
  - Hipoderme 114
- ► Lesões elementares 114
  - Alterações da cor 114
  - Lesões sólidas 114
  - Lesões de conteúdo líquido 114
  - Lesões hemáticas 114
  - Lesões por solução de continuidade 114
  - Lesões caducas 114
  - Sequelas... 114
- ► Morfologia e formato das lesões e diagnóstico 114
- ► Morfofisiologia anexial 114
- ► Dermatoses eczematosas 114
  - Eczema atópico.. 114
  - Eczema de contato 118
  - Eczema de estase 118
  - Eczema seborreico 119
- ► Dermatoses papulodescamativas 119
  - Líquen plano 119
  - Pitiríase rósea de Gibert........................... 119
  - Psoríase... 119
  - Artrite psoriásica 120
- ► Farmacodermias 120
  - Eritema multiforme 120
  - Erupção pigmentar fixa 122
  - Exantemas 122
  - Síndrome de Stevens-Johnson/necrólise epidérmica tóxica................................... 122
  - Síndrome DRESS 123
  - Urticária, angioedema e anafilaxia 123
- ► Infecções bacterianas 123
  - Celulite 123
  - Ectima 124
  - Erisipela... 124
  - Foliculite 124
  - Furúnculo.. 124
  - Impetigo.. 124
- ► Infecções fúngicas superficiais 125
  - Candidíase superficial.............................. 125
  - Dermatofitoses.. 125
  - Onicomicose 125
  - Pitiríase versicolor 125
- ► Infecções virais... 126
  - Vírus herpes simples 126
  - Vírus varicela-zóster 126
- ► Neoplasias cutâneas malignas..................... 127
  - Carcinoma basocelular 127
  - Carcinoma espinocelular......................... 127
  - Melanoma cutâneo 128
- ► Zoodermatoses 128
  - Escabiose 128
  - Ftiríase 128
  - Larva migrans 129
  - Pediculose do couro cabeludo 129

► A PELE NORMAL

A pele é constituída por três camadas: uma camada epitelial superficial (epiderme); uma camada vascularizada de tecido conectivo (derme) e uma camada mais profunda (hipoderme).[1,2] Ela apresenta vários anexos, que são os pelos, as unhas, os folículos pilosos e as glândulas sebáceas e sudoríparas. Os pelos recobrem toda a pele, com exceção das palmas e plantas.

■ EPIDERME

A epiderme é um epitélio estratificado que possui quatro tipos principais de células: os ceratinócitos, os melanócitos, as células de Langerhans e as de Merkel. É composta por quatro camadas celulares: basal, espinhosa, granulosa e córnea. Esta última, mais superficial, é formada por células mortas compactadas, não existindo nas mucosas.

■ DERME

A derme é a camada subjacente à epiderme, separada desta pela membrana basal. É composta por proteínas da matriz extracelular, como colágeno e elastina, vasos sanguíneos e linfáticos e nervos. É dividida em derme papilar (porção superior) e derme reticular (porção inferior).

HIPODERME

A hipoderme é formada por tecido gorduroso. Tem a função de termorregulação, reserva de nutrientes, regulação de mediadores metabólicos e proteção contra traumas mecânicos. Os lóbulos de gordura são separados por septos de tecido conectivo contendo vasos e nervos.

▶ LESÕES ELEMENTARES

ALTERAÇÕES DA COR

- **Mácula:** alteração da cor da pele < 0,5 cm.
- **Mancha:** alteração da cor da pele > 0,5 cm.

LESÕES SÓLIDAS

- **Pápula:** lesão elevada palpável < 0,5 cm.
- **Placa:** lesão elevada > 0,5 cm, geralmente vários centímetros.
- **Nódulo:** lesão hipodérmica > 0,5 cm, palpável na profundidade do tegumento.
- **Goma:** nódulo que evolui com quatro fases (infiltração, flutuação, ulceração e cicatrização).
- **Tubérculo:** lesão dérmica > 0,5 cm; quando involui ocasiona cicatrizes.
- **Tumoração:** lesão sólida > 3 cm, com crescimento e formação irregulares.
- **Vegetação:** lesão exofítica, com hipertrofia papilar; pode ser verrucosa (com hiperceratose) ou condilomatosa (sem hiperceratose).
- **Ceratose (ou hiperceratose):** espessamento da camada córnea, deixando a pele áspera e esbranquiçada.
- **Liquenificação:** lesão circunscrita, com espessamento da pele, que evidencia os sulcos naturais.
- **Infiltração:** espessamento circunscrito ou difuso da pele, com diminuição dos sulcos naturais.
- **Esclerose:** endurecimento da pele, com dificuldade de pregueamento.

LESÕES DE CONTEÚDO LÍQUIDO

- **Vesícula:** lesão circunscrita de conteúdo líquido seroso citrino < 0,5 cm.
- **Bolha:** lesão semelhante à vesícula, porém > 0,5 cm.
- **Pústula:** lesão de conteúdo purulento < 0,5 cm.
- **Abscesso:** lesão de conteúdo purulento > 0,5 cm.
- **Urtica:** lesão eritematosa de aparecimento rápido, de tamanho e formatos variados.
- **Edema:** aumento depressível da espessura da pele por acúmulo de líquidos.

LESÕES HEMÁTICAS

- **Petéquia:** lesão purpúrica puntiforme, em geral múltipla.
- **Víbice:** lesão purpúrica linear.
- **Equimose:** lesão purpúrica em lençol.
- **Hematoma:** grande coleção hemática, com abaulamento local.

LESÕES POR SOLUÇÃO DE CONTINUIDADE

- **Erosão:** lesão com perda de parte do epitélio.
- **Exulceração:** erosão que atinge a derme papilar.
- **Ulceração:** lesão com perda do epitélio, da derme e/ou da hipoderme.
- **Fissura ou rágade:** solução de continuidade linear e estreita.
- **Fístula:** solução de continuidade de trajeto linear, com eliminação de material necrótico ou purulento.

LESÕES CADUCAS

- **Escama:** lâmina epidérmica de dimensões variáveis, que se acumula e/ou se desprende da superfície cutânea.
- **Crosta:** decorrente do ressecamento de exsudato, que pode ser seroso, purulento ou hemático.
- **Escara:** ocorre por necrose dos tecidos, podendo atingir vários planos.

SEQUELAS

- **Atrofia:** diminuição da espessura da pele (epidérmica e/ou dérmica), que se torna fina e lisa.
- **Cicatriz:** proliferação de tecido fibroso após lesão da pele, podendo ser atrófica, hipertrófica ou queloidiana.

▶ MORFOLOGIA E FORMATO DAS LESÕES E DIAGNÓSTICO

Ver **Quadro 7.1**.

▶ MORFOFISIOLOGIA ANEXIAL

Ver **Quadro 7.2**.

▶ DERMATOSES ECZEMATOSAS

ECZEMA ATÓPICO

O eczema atópico se constitui em dermatite crônica recidivante associada a prurido intenso, com distribuição variável nas suas formas lactente, infantil e adulta. Na forma lactente, ocorre comprometimento das superfícies extensoras, do pescoço e da face (fronte, pálpebras, regiões malares, poupando zona centrofacial). Com o passar da idade, a inflamação crônica e a ocorrência flexural (principalmente nas regiões cubital

QUADRO 7.1 ▶ MORFOLOGIA DAS LESÕES CUTÂNEAS E DIAGNÓSTICOS PROVÁVEIS

MORFOLOGIA DAS LESÕES	DIAGNÓSTICOS PROVÁVEIS
Anular (em anel)	Granuloma anular, sarcoidose, lúpus vulgar
Circinada (em círculo)	Dermatofitose, eritemas figurados
Policíclica (confluência de círculos)	Urticária, dermatofitose, eritema multiforme, eritemas figurados
Numular (formato de moeda)	Eczema numular
Serpiginosa (em serpente)	Larva migrans, pioderma gangrenoso, elastose serpiginosa
Em alvo	Eritema multiforme
Gutata (em gotas)	Psoríase
Em placa (elevada e plana)	Psoríase, neurodermite
Puntiforme (em pontos)	Púrpura de estase
Corimbiforme (lembra explosão)	Verruga vulgar
Foliácea (descamação em folhas)	Pênfigo foliáceo
Discoide (em disco)	Lúpus eritematoso
Fungoide (lembra cogumelo)	Fase tumoral da micose fungoide
Arciforme (lembra arcos)	Sífilis terciária, sarcoidose, eritemas figurados
Girata (com giros)	Eritema *gyratum repens*
Poligonal	Líquen plano
Umbilicada (deprimida no centro)	Molusco contagioso
Pedunculada (lembra um saco)	Neurofibroma
Acuminada (pontiaguda)	Condiloma acuminado
Cribriforme (como peneira)	Pioderma gangrenoso

Fonte: Elaborado com base em Rivitti,[3,4] Bau e Bonamigo[5] e Azulay.[6]

QUADRO 7.2 ▶ ALTERAÇÕES EM GLÂNDULAS, PELOS E UNHAS E SUAS DENOMINAÇÕES

DISTÚRBIO	DENOMINAÇÕES
GLÂNDULAS SUDORÍPARAS	
Ausência, diminuição e aumento da secreção sudoral	Anidrose, hipoidrose e hiperidrose, respectivamente
Suor colorido	Cromidrose
Secreção com odor desagradável	Bromidrose
PELOS	
Ausência, diminuição e aumento de pelos	Atricose, hipotricose e hipertricose, respectivamente
Branqueamento	Canície
Fratura	Tricorrexe
Queda de cabelos	Alopecia
Queda de pelos dos supercílios no terço externo	Madarose
UNHAS	
Ausência	Aoníquia
Espessamento	Paquioníquia
Côncavas	Coiloníquia

(Continua)

QUADRO 7.2 ALTERAÇÕES EM GLÂNDULAS, PELOS E UNHAS E SUAS DENOMINAÇÕES (Continuação)

DISTÚRBIO	DENOMINAÇÕES
UNHAS	
Em forma de garra	Onicogrifose
Branqueamento	Leuconíquia
Desprendimento	Onicomadese
Descolamento	Onicólise
Estrias longitudinais excessivas	Onicorrexe
Em baqueta de tambor	Hipocráticas
Linhas ou sulcos transversais	Linhas de Beau
Sulco mediano longitudinal	Distrofia mediana canaliforme

Fonte: Elaborado com base em Rivitti,[3,4] Bau e Bonamigo[5] e Azulay.[6]

e poplítea) aumentam em prevalência. As lesões agudas são pápulas ou pequenas placas muito pruriginosas, que erodem pela coçadura e formam crostas. As subagudas são pápulas eritematosas agrupadas, encimadas por crostas e escamação. O eczema crônico, caracterizado por placas liquenificadas que podem estar presentes em qualquer região, é mais comum na forma do adulto, mas pode ocorrer em crianças (**Fig. 7.1**). A pele seca (xerodermia) é típica. Outros sinais de atopia podem estar presentes, como ceratose pilar, linhas de Dennie-Morgan, pitiríase alba, queilite, etc. Em geral, há história familiar ou pessoal de atopia (rinite, asma brônquica, eczema atópico). É comum o aumento de IgE sérica e eosinofilia. Há maior reatividade aos irritantes, às autoproteínas, aos alergênios, aos antígenos infecciosos e aos superantígenos. Pacientes com eczema atópico são mais propensos a infecções bacterianas (sobretudo *Staphylococcus aureus*) e virais (verrugas, molusco contagioso, herpes). O diagnóstico é clínico.

● **TRATAMENTO** ▶ Redução de fatores desencadeantes (produtos químicos, sabões alcalinos, ácaros, roupas sintéticas). O uso frequente de emolientes é a base do tratamento, pois a hidratação previne o prurido. Hidratantes adequados devem ser aplicados diariamente nos primeiros 3 min após o banho. Na fase aguda, usar compressas úmidas (**Tab. 7.1**), corticosteroides tópicos (**Quadro 7.3**) ou imunomoduladores tópicos (pimecrolimo ou tacrolimo) e anti-histamínicos via oral (VO) (sedativos) (**Tab. 7.2**). Em casos crônicos extensos, agudos graves e/ou muito resistentes à terapia convencional, considerar

QUADRO 7.3 POTÊNCIA DE CORTICOIDES TÓPICOS FREQUENTEMENTE UTILIZADOS

POTÊNCIA	CORTICOIDE
Muito alta	Propionato de clobetasol a 0,05%
	Fluocinolona a 0,1%
	Propionato de halobetasol a 0,05%
Alta	Dipropionato de betametasona a 0,05%
	Furoato de mometasona a 0,1%
	Propionato de fluticasona a 0,05%
	Desoximetasona a 0,25%
	Halcinonida a 0,1%
Média	Acetonido de fluocinolona a 0,025%
	Fluorandrenolida a 0,05%
	Valerato de betametasona a 0,1%
	Aceponato de metilprednisolona a 0,1%
	Prednicarbato a 0,1%
	Pivalato de flumetasona a 0,02%
Baixa	Desonida a 0,05%
	Acetato de hidrocortisona a 1%
	Acetato de dexametasona a 0,1%
	Acetonido de fluocinolona a 0,01-0,05%

Fonte: Elaborado com base em Rivitti,[7] Wiederberg e colaboradores[8] e Pereira e colaboradores.[9]

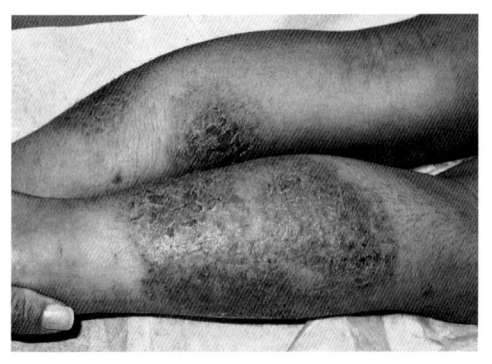

FIGURA 7.1 ▶ PLACAS DE ECZEMA ATÓPICO NAS PERNAS DE CRIANÇA DE 7 ANOS.

TABELA 7.1 ▶ SOLUÇÕES PARA COMPRESSAS

COMPRESSA	COMPONENTES	PROPRIEDADES
Soro fisiológico	Solução de NaCl a 0,9%	Descrostante
Água boricada	Água boricada a 2-3%	Antisséptico. Evitar áreas muito extensas
	Água destilada	
Água de Alibour	Sulfato de cobre a 1%	Antisséptico e adstringente
	Sulfato de zinco a 1,5%	
	Álcool canforado a 2,5%	
	Tintura de açafrão a 1%	
	Água destilada	
Permanganato de potássio	Solução aquosa de KMnO4 a 6% (diluição de 1:4.000-1:20.000 em água)	Adstringente para superfícies exsudativas, antisséptico e anti-inflamatório
Solução de Thiersch	Ácido bórico a 12%	Antisséptico, anti-inflamatório, antipruriginoso e descrostante
	Ácido salicílico a 2%	
	Mentol a 2%	
	Álcool	
	Água destilada	

Fonte: Elaborada com base em Bakos e Bakos.[10]

TABELA 7.2 ▶ FÁRMACOS COM EFEITO ANTI-HISTAMÍNICO

CLASSE	FÁRMACO	POSOLOGIA
Bloqueadores H1	Difenidramina (sedativo)	25-50 mg, 3-4×/dia
	Dexclorfeniramina (sedativo)	6 mg, 2-3×/dia
	Cetirizina e levocetirizina (sedativos, porém em grau menor)	5-10 mg, 1×/dia
	Hidroxizina (sedativo)	1-2 mg/kg/dia, 2-3×/dia
	Prometazina (muito sedativo)	12,5-25 mg, 3×/dia
	Astemizol	10-30 mg, 1×/dia
	Cetotifeno	1-2 mg, 2×/dia
	Loratadina	10 mg, 1×/dia
	Fexofenadina	120-180 mg, 1×/dia
	Desloratadina	5 mg, 1×/dia
	Epinastina	10-20 mg, 1× /dia
	Bilastina	20 mg, 1× / dia
Bloqueadores H2	Cimetidina (pouco indicado)	400 mg, 2-4×/dia
	Ranitidina (pouco indicado)	150-300 mg, 2×/dia
Antidepressivos tricíclicos	Doxepina (sedativo)	25-50 mg/dia
	Amitriptilina (sedativo)	25 mg, 2-4×/dia

Fonte: Adaptada de Bakos.[3]

fototerapia, corticosteroides (Tab. 7.3) e imunossupressores sistêmicos (ciclosporina, metotrexato, azatioprina ou mofetil micofenolato). Medicamentos biológicos, como o dupilumabe, também podem ser uma alternativa segura e eficaz, quando disponíveis. Apoio psicológico e intervenções educacionais são muito importantes, bem como a identificação e o tratamento das infecções secundárias.[11]

■ ECZEMA DE CONTATO

O eczema de contato se constitui em dermatites decorrentes do contato direto de um agente exógeno com a superfície da pele. Elas podem ser de dois tipos: alérgicas (ECA) ou irritativas (ECI), relacionadas à ocorrência de contato da pele com um alergênio ou irritante, respectivamente. O eczema de contato é uma reação restrita à área de contato com a substância causadora, e o teste de contato é o exame-padrão no diagnóstico de ECA.[12] Por isso, a distribuição e a localização são muito importantes (Fig. 7.2). Na face, é, em geral, causado por produtos cosméticos usados nessa ou em outras regiões do corpo. As pálpebras são as regiões mais sensíveis ao ECA. Outras áreas comumente afetadas são pescoço, axilas, pés e região anogenital. O eczema das mãos é muito comum, podendo ser de origem exógena (ECA ou ECI), estando relacionado à dermatite atópica ou ao eczema desidrótico. As lesões nas fases agudas são vesículas com base eritematosa, delimitadas às regiões de contato, muito pruriginosas, tendendo a liquenificar quando crônicas. O diagnóstico do ECA é feito por testes epicutâneos de contato, e o do ECI é clínico. As substâncias mais associadas ao ECA são níquel, cromo, neomicina, timerosal e formaldeído; e ao ECI, sabões, detergentes, alvejantes, desinfetantes, urina e fezes.

TRATAMENTO ▶ A medida mais importante é identificar e afastar o(s) alergênio(s)/irritante(s) responsável(eis). Nas ECA/ECIs ocupacionais, em que o alergênio/irritante não possa ser evitado, implementar medidas protetoras adequadas, como luvas, roupas, máscara, etc. Para o tratamento das crises, corticosteroides tópicos (ver Quadro 7.3) e substitutos de sabonetes e emolientes devem ser utilizados. Os imunomoduladores tópicos (pimecrolimo, tacrolimo) podem ser úteis. Nos casos extensos, podem-se usar corticosteroides via oral (VO) (ver Tab. 7.3). É preciso, primeiro, identificar qual o tipo de infecção secundária, para, depois, tratá-la com antimicrobianos tópicos (Quadro 7.4) ou sistêmicos.

■ ECZEMA DE ESTASE

O eczema de estase é uma dermatite que pode ocorrer devido a uma insuficiência crônica venosa das extremidades inferiores, comum nos idosos. O eczema frequentemente está associado a outros sinais de hipertensão venosa, como varicosidades, edema crônico, úlcera de estase, depósito de hemossiderina e lipodermatosclerose. Inicia em geral com xerodermia e

TABELA 7.3 ▶ EQUIVALÊNCIA DOS CORTICOIDES QUANTO À POTÊNCIA ANTI-INFLAMATÓRIA[6-8]

CORTICOIDE	DOSE EQUIVALENTE (MG)
Prednisona e prednisolona	5 mg
Cortisona	25 mg
Hidrocortisona	20 mg
Metilprednisona	4 mg
Dexametasona	0,75 mg
Betametasona	0,6 mg
Triancinolona	4 mg

Fonte: Elaborada com base em Rivitti,[7] Wiederberg e colaboradores[8] e Pereira e colaboradores.[9]

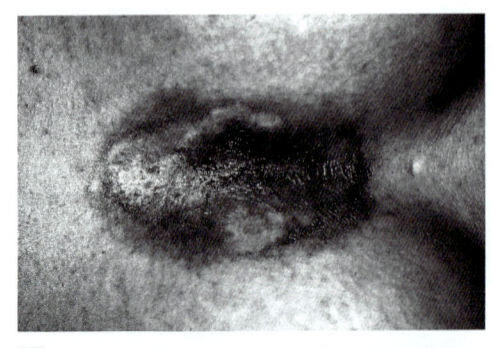

FIGURA 7.2 ▶ ECZEMA DE CONTATO ALÉRGICO POR NEOMICINA NA REGIÃO INTERMAMÁRIA.

QUADRO 7.4 ▶ ANTISSÉPTICOS E ANTIBIÓTICOS TÓPICOS

FÁRMACO	ESPECTRO DE ATIVIDADE
Álcool	Gram +/−, fungos e maioria dos vírus
Clorexidina	Gram +, maioria dos gram − e fungos
Derivados do iodo	Gram +, maioria dos gram −, vírus e fungos
Mupirocina	Gram +, alguns gram −
Ácido fusídico	*Staphylococcus sp.* (incluindo MRSA), atividade relativa contra *Streptococcus pyogenes*; inativo contra gram −
Neomicina	Maioria dos gram −, alguns gram +
Bacitracina	Gram +/−
Polimixina B	Alguns gram −; inativa contra maioria dos gram +
Sulfadiazina de prata	Maioria dos gram +/− (incluindo *Pseudomonas aeruginosa* e *Staphylococcus sp.*)

MRSA, *Staphylococcus aureus* resistente à meticilina.
Fonte: Elaborado com base em Barros e colaboradores.[13]

prurido nas regiões perimaleolares, evoluindo para eritema e descamação, podendo envolver toda a porção distal da extremidade inferior (Fig. 7.3). É comum complicar devido à superposição de ECA ou ser causa de eczema disseminado. Muito pruriginoso; as escoriações devido ao prurido podem levar à formação de úlcera de estase.

TRATAMENTO ▶ Identificar e tratar insuficiência venosa dos membros inferiores; compressas anti-inflamatórias (ver Tab. 7.1), corticosteroides tópicos (ver Quadro 7.3), imunomoduladores tópicos (pimecrolimo e tacrolimo) na doença refratária e emolientes tópicos; tratar infecção secundária com antimicrobianos tópicos (ver Quadro 7.4) ou sistêmicos.[14]

ECZEMA SEBORREICO

O eczema seborreico é uma forma de dermatite muito comum, leve e crônica, em geral limitada às regiões da pele com alta produção de sebo e às grandes dobras do corpo. Embora sua patogênese não esteja totalmente elucidada, existe uma ligação com a superprodução de sebo e a levedura *Malassezia furfur* (*Pityrosporum ovale*). Há uma tendência familiar. Existe a forma infantil e a do adulto. As lesões ocorrem sobretudo no couro cabeludo, nas orelhas, na face, na parte central do tronco e nas áreas intertriginosas. Suas características são placas eritematosas, bem delimitadas, com escamação e crostas amareladas, aderentes, com aspecto gorduroso. A escamação difusa do couro cabeludo ("caspa") é uma apresentação peculiar. A forma infantil inicia, em geral, uma semana após o nascimento, sendo a "crosta láctea" uma das apresentações.

TRATAMENTO ▶

- **Forma infantil:** banhos e aplicações de emolientes. Em casos mais extensos ou persistentes, cremes com cetoconazol a 2% ou corticosteroides de baixa potência (ver Quadro 7.3) por períodos curtos. Tratamentos intensivos devem ser evitados.
- **Forma do adulto:** queratolíticos à base de ácido salicílico (couro cabeludo), antifúngicos tópicos (imidazólicos em cremes e xampus), xampus de piritionato de zinco ou coaltar, ciclopirox olamina em xampus ou cremes, corticosteroides tópicos de baixa potência (solução capilar para couro cabeludo, cremes para a pele), imunomoduladores tópicos (pimecrolimo, tacrolimo). Tende a recidivar se não houver manutenção do tratamento.[15]

▶ DERMATOSES PAPULODESCAMATIVAS

LÍQUEN PLANO

O líquen plano é uma doença inflamatória crônica que ocorre principalmente em adultos por volta da 5ª ou 6ª décadas de vida. É caracterizado por pápulas planas, poligonais, violáceas, com discreta descamação, muito pruriginosas, em geral simétricas, que ocorrem com mais frequência na face

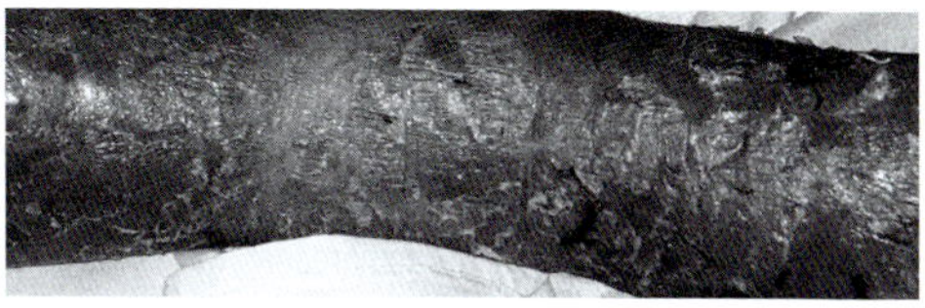

FIGURA 7.3 ▶ ECZEMA DE ESTASE NO MEMBRO INFERIOR.

flexora dos punhos, na região lombossacral, na parte inferior das pernas e nas regiões perimaleolares. Caracteristicamente, na superfície das lesões, se observa a presença de estrias esbranquiçadas denominadas "estrias de Wickham". Afeta também as mucosas oral e/ou genital em associação ou de forma isolada. Em menos de 10% dos casos, há acometimento das unhas e/ou dos folículos pilosos. O fenômeno de Köbner é um dos achados típicos, que ocorre sobretudo devido à coçadura. Diversas substâncias podem provocar erupções semelhantes ao líquen plano (erupções liquenoides).

TRATAMENTO ▶ Devido à etiologia desconhecida, o tratamento tem sido empírico. Muitas medicações se mostram úteis, mas nenhuma é eficaz em todos os casos. Por apresentar curso crônico recidivante e, frequentemente, regressão espontânea, há dificuldade na avaliação da eficácia dos tratamentos. Os mais utilizados são corticosteroides tópicos e orais (ver Quadro 7.3 e Tab. 7.3), imunomoduladores tópicos, análogos da vitamina D tópicos (calcipotriol, calcitriol), retinoides orais, metronidazol, sulfassalazina, griseofulvina, itraconazol, antimaláricos, dapsona, imunossupressores e fototerapia.[16] Nas erupções liquenoides, a principal medida é a retirada do fármaco implicado.

PITIRÍASE RÓSEA DE GIBERT

A pitiríase é uma erupção papuloescamosa autolimitada muito frequente. Tem como característica o surgimento do "medalhão", ou "placa-mãe" (lesão maior), seguido por lesões menores de formato oval, nas quais o maior eixo está alinhado com as linhas de força da pele, acometendo o tronco e as extremidades proximais. As lesões permanecem em geral por 6 semanas, mas períodos maiores são comuns. Costuma ser assintomática, podendo ser levemente pruriginosa. Ocorre sobretudo em adolescentes e adultos jovens. A patogênese é ainda desconhecida, porém tem sido sugerida etiologia infecciosa.

TRATAMENTO ▶ Devido à natureza autolimitada, não necessita tratamento. É importante orientar os pacientes sobre o comportamento benigno e a remissão espontânea. Nos casos extensos e muito sintomáticos, podem ser usados anti-histamínicos VO (ver Tab. 7.2), corticosteroides tópicos (ver Quadro 7.3), fototerapia e raramente corticosteroides VO.

PSORÍASE

A psoríase é uma doença crônica que resulta de predisposição genética combinada com fatores desencadeantes, como traumas, infecções, medicamentos (lítio, β-bloqueadores, antimaláricos, interferon), estresse emocional e alterações hormonais (diabetes melito e hipocalcemia). A apresentação mais comum são placas eritematosas descamativas (escamas lamelares prateadas) nitidamente demarcadas, que ocorrem no couro cabeludo, nos joelhos, nos cotovelos, nos pés, nas mãos e/ou na região pressacral (**Fig. 7.4**). Os tamanhos das lesões podem variar de uma pápula até uma placa de mais de 20 cm de diâmetro, com formato circular, oval ou policíclico. As lesões são assintomáticas ou levemente pruriginosas.

A curetagem das lesões (curetagem metódica de Brocq) revela três sinais característicos:

1. **"Sinal da vela":** finas escamas esbranquiçadas, lembrando cera de vela.
2. **"Sinal da membrana derradeira":** uma fina membrana que corresponde à epiderme que se destaca.
3. **"Sinal do orvalho sanguíneo" (ou Auspitz):** visualização de um pontilhado hemorrágico nas papilas dérmicas após o destacamento da epiderme.

Na psoríase, é comum o fenômeno de Köbner, isto é, traumas de várias naturezas podem levar ao aparecimento de novas lesões no local. A forma gutata (em gotas) é muito comum em crianças e adultos jovens e costuma surgir após infecção estreptocócica de vias aéreas superiores (títulos de anticorpo antiestreptolisina [ASLO] elevados). Clinicamente, as lesões são menores e disseminadas. Outras apresentações clínicas são menos comuns, como a eritrodérmica (eritema e descamação generalizados), a pustulosa (placas de pústulas generalizadas ou acometendo mãos e pés) e a invertida (em áreas de dobras cutâneas). A presença de alterações ungueais de caráter psoriásico, em geral onicólise, unha "em dedal" ou manchas amareladas, favorece o diagnóstico de psoríase em todas as formas.

ARTRITE PSORIÁSICA

A artrite psoriásica ocorre em 5 a 30% dos pacientes com psoríase. Pode se apresentar como oligoartrite mono e assimétrica, espondilite, sacroileíte, entre outras. A apresentação mais comum é o acometimento das articulações interfalângicas distal e proximal das mãos e dos pés, resultando no clássico "dedo em salsicha".

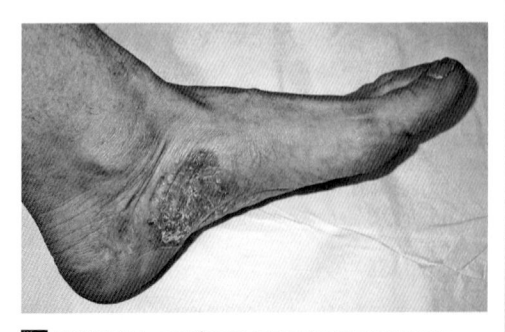

FIGURA 7.4 ▶ PSORÍASE PLANTAR EM PACIENTE ADULTO.

● TRATAMENTO ▶ Os corticosteroides tópicos de alta potência (ver **Quadro 7.3**) constituem o principal tratamento, que devem ser poupados associando-os a análogos da vitamina D (calcipotriol, calcitriol), preparados com coaltar, antralina e retinoides (tazaroteno) tópicos. O ácido salicílico pode ser usado como agente queratolítico. A fototerapia é uma alternativa em casos leves e moderados. Pacientes com casos extensos ou variantes mais graves (pustulosa generalizada e eritrodérmica) devem ser hospitalizados e tratados com metotrexato (10-25 mg/semana, VO), acitretina (25-50 mg/dia, VO) ou ciclosporina (2-5 mg/kg/dia, VO), conforme avaliação individualizada. O apremilaste, um inibidor da fosfodiesterase-4 intracelular, pode ser usado em pacientes com psoríase em placas moderada a grave, associada ou não à artrite psoriásica, resistentes aos tratamentos convencionais. As terapias biológicas estão indicadas para psoríase moderada a grave e/ou artrite psoriásica. Entre os agentes disponíveis, infliximabe, adalimumabe, etanercepte, ustequinumabe e secuquinumabe são os mais utilizados.[17]

▶ FARMACODERMIAS

São reações cutâneas associadas ou não a sintomas sistêmicos, desencadeadas de forma direta ou indireta pela administração oral ou parenteral de um fármaco. As reações medicamentosas podem ser tanto de etiologia imunológica (reações de hipersensibilidade, entre os tipos I e IV), como não imunológica (superdosagem, efeito colateral, intolerância e idiossincrasia, interações medicamentosas, efeito sobre a pigmentação, alterações metabólicas, desencadeamento ou exacerbação de doenças). Qualquer fármaco pode ser agente de farmacodermia e por meio de mecanismos imunológicos diferentes, mas há grupos com maior poder antigênico (**Quadro 7.5**).

AVALIAÇÃO DIAGNÓSTICA ▶ Sempre que houver suspeita de farmacodermia, devem ser questionados todos os agentes medicamentosos utilizados, a cronologia de uso, o aspecto das lesões cutâneas e os sinais e sintomas associados. Devem ser pesquisadas as reações cutâneas relacionadas com mais frequência a cada fármaco usado (**Quadro 7.5**). No diagnóstico diferencial, destacam-se as infecções virais e bacterianas, as colagenoses e as neoplasias.

ERITEMA MULTIFORME

O eritema multiforme tem início repentino, com lesões papulosas eritematosas e simétricas, que surgem em 24 h após a exposição ao fator desencadeante, que pode ser fármaco ou infecção viral, em geral pelo vírus herpes simples (HSV). As lesões em "alvo" são características e podem ser típicas ou atípicas. As típicas apresentam, pelo menos, três diferentes zonas. São concêntricas, com centro purpúrico ou vesiculoso, halo edematoso e eritematoso e borda bem definida. As atípicas apresentam duas diferentes zonas e/ou borda mal-definida. Nos casos relacionados ao HSV, as lesões em geral são localizadas nas mãos e nos pés e podem ser recidivantes. Nos casos associados

QUADRO 7.5 ▶ FORMA CLÍNICA DA FARMACODERMIA E MEDICAMENTOS MAIS ASSOCIADOS

FORMA CLÍNICA DA FARMACODERMIA	MEDICAMENTOS
Exantemática	Penicilina, ampicilina, sulfas, diuréticos, antidiabéticos, carbamazepina, hidantoína, anti-inflamatórios
Eczematosa	Aminofilina, parabeno, ácido acetilsalicílico, codeína, fenobarbital, eritromicina, isoniazida, vitamina B_1 e C
Esfoliativa	Metais pesados, sulfonamidas, antimaláricos, penicilinas, isoniazidas, fenilbutazona, sulfadiazina e fenitoína
Eritema pigmentar fixo	Sulfa, tetraciclinas, penicilinas, griseofulvina, nistatina, metronidazol, barbitúricos, benzodiazepínicos, dipirona, ácido acetilsalicílico, ibuprofeno
Ictiosiforme	Clofazimina, alopurinol, hidroclorotiazida
Pitiríase rósea-símile	Ouro, captopril, isotretinoína, barbitúricos, griseofulvina, penicilina, metronidazol, cetotifeno
Psoriasiforme	Lítio, β-bloqueadores, antimaláricos, anti-inflamatórios, ampicilina, morfina, codeína, inibidores da enzima conversora da angiotensina (IECAs), terbinafina, ciclosporina, ouro
Liquenoide	Cloroquina, quinacrina, ouro, quinidina, clordiazepóxido, β-bloqueador, captopril, carbamazepina, clorotiazida, tetraciclinas, griseofulvina, isoniazida, naproxeno, fenotiazina, fenilbutazona, hidantoína, espironolactona, estreptomicina, aminoglicosídeos
Púrpura	Barbitúricos, carbamatos, iodetos, sulfas, diuréticos, fenotiazina, quinidina, ouro, fenilbutazona, corticosteroides, anticoagulantes, heparina, quinina, carbamazepina, benzodiazepínicos
Vasculite	AAS, diclofenaco, ibuprofeno, indometacina, piroxicam, cloranfenicol, clindamicina, penicilina, sulfas, carbamazepina, hidantoínas, cloroquina, ouro, insulina, isoniazida, procainamida, tiouracil
Alterações pigmentares	Clorpromazina, hidantoínas, anticoncepcionais, antimaláricos, citostáticos, clofazimina, minociclina, amiodarona, imipramina, antidepressivo tricíclico, ouro
Acneiforme	Iodetos, brometos, fluoretos, corticosteroides, cianocobalamina, anticoncepcionais, lítio, hidantoínas
Pustular	Betalactâmicos, macrolídeos, cefalosporina, quinolonas, isoniazida, vancomicina, minociclina, cloroquina, terbinafina, itraconazol, paracetamol, carbamazepina, corticosteroides
Bolhosa	Vancomicina, ampicilina, cefalosporina, lítio, amiodarona, captopril, fenitoína, diclofenaco, penicilamina, penicilinas, rifampicina, hidantoína, glibenclamida, nifedipino, propranolol, furosemida, sulfassalazina, tiazídicos, anti-inflamatórios, clortalidona
Linfomatoide	Fenitoína, fenotiazinas, barbitúricos, β-bloqueadores, IECAs, bloqueadores de cálcio, antagonistas H1 e H2, benzodiazepínicos, antidepressivos
Eritema anular	Cloroquina, hidroxicloroquina, estrogênios, cimetidina, penicilina, salicilatos, piroxicam, hidroclorotiazida, espironolactona, fenotiazina, vitamina K
Lúpus eritematoso-símile	Bloqueadores dos canais de cálcio, procainamida, hidralazina
Alterações dos cabelos	Citostáticos, anticoagulantes, vitamina A, isotretinoína, etretinato, diazóxido, minoxidil, D-penicilamina, hidantoína, corticosteroides, androgênios, verapamil, tamoxifeno, cloroquina, cloranfenicol, quinolonas
Alterações ungueais	Metais pesados, antimaláricos, lítio, fenotiazinas, psoralenos, tetraciclinas, D-penicilamina, β-bloqueadores, anticoncepcionais orais, retinoides, quimioterápicos
Alterações orais	Antimaláricos, anticoncepcionais, fenitoína, ciclosporina, nifedipino, verapamil, diltiazem, ácido acetilsalicílico, mercúrio, citarabina, doxorrubicina, metotrexato, captopril, piroxicam, ouro, fenobarbital

AAS, ácido acetilsalicílico; IECAs, inibidores da enzima conversora da angiotensina.
Fonte: Elaborado com base em Criado,[18] Rivitti[19] e Pinto e Issa.[20]

a medicamentos, costumam ser mais difusas. É chamado de eritema multiforme maior quando apresenta grave envolvimento de mucosas e sintomas sistêmicos.

● **TRATAMENTO** ▶ A terapia tópica inclui antissépticos (ver **Quadro 7.4**), para lesões erodidas da pele, e enxaguatórios antissépticos e soluções anestésicas locais, para lesões nas mucosas. Cuidados oftalmológicos podem ser necessários. Quando causado por fármaco, a suspensão da medicação deve ser imediata. Na maioria dos casos de eritema multiforme, o tratamento sintomático é suficiente. Em casos recorrentes relacionados ao HSV, aciclovir (10 mg/kg/dia, VO), valaciclovir (500-1.000 mg/dia) ou fanciclovir (250 mg, 2×/dia), por, pelo menos, 6 meses, pode ser efetivo na diminuição do número de crises. Anti-histamínicos VO (ver **Tab. 7.2**) podem diminuir a sensação de picadas na pele.

■ **ERUPÇÃO PIGMENTAR FIXA**

Também chamada de reação fixa por drogas, a erupção pigmentar fixa é um tipo comum de reação por fármacos. É caracterizada pela presença de uma ou poucas manchas eritematosas, edematosas, bem delimitadas, com ou sem vesícula central, que erodem e deixam uma mancha acastanhada residual. Um achado característico é a reincidência sempre no mesmo local quando há exposição ao fármaco. Na primeira exposição, as lesões surgem 1 a 2 semanas após o início da medicação e, nas subsequentes, em 24 h. As regiões mais acometidas são lábios, face, mãos, pés e genitália.

● **TRATAMENTO** ▶ Identificar e suspender a substância causadora.

■ **EXANTEMAS**

Os exantemas são as mais frequentes entre todas as reações cutâneas a fármacos. As lesões podem ser escarlatiniformes ou morbiliformes. Iniciam-se pelo tronco, pelos membros superiores e/ou pelas áreas de pressão (**Fig. 7.5**). Apresentam tendência a confluir e acometer membros inferiores e face.

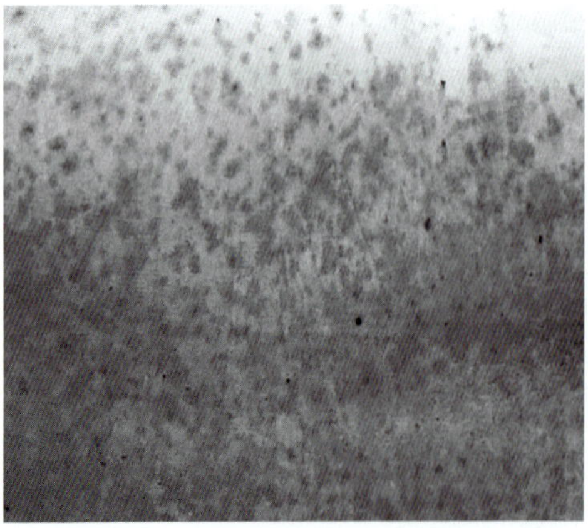

FIGURA 7.5 ▶ EXANTEMA MACULOPAPULAR MORBILIFORME.

O envolvimento de mucosas, palmas e plantas é variável. Costumam aparecer entre 4 e 21 dias após o início da medicação, porém podem surgir antes ou depois. Prurido, eosinofilia, artralgia, cefaleia e febre baixa podem acompanhar o quadro. O diagnóstico diferencial inclui outras causas de exantemas, como as viroses (mononucleose infecciosa, citomegalovirose, sarampo), a escarlatina e a toxoplasmose. Uma minoria pode evoluir para um quadro de eritrodermia.

● **TRATAMENTO** ▶ Suspensão do fármaco suspeito; corticosteroides tópicos (ver **Quadro 7.3**) oferecem alívio sintomático; anti-histamínicos VO (ver **Tab. 7.2**) podem melhorar o prurido. O uso de corticosteroides VO pode ser útil.

■ **SÍNDROME DE STEVENS-JOHNSON (SSJ)/ NECRÓLISE EPIDÉRMICA TÓXICA (NET)**

São duas raras reações cutâneas adversas a medicamentos de diferentes gravidades e potencialmente fatais, caracterizadas por sensibilidade mucocutânea e eritema, além de uma intensa esfoliação. Parecem ser variantes de um mesmo processo, ambas apresentando pródromos com sintomas do trato respiratório superior, febre, mal-estar, cefaleia e pele dolorosa. Surgem, de forma repentina, máculas eritematosas, confluentes, que formam, muitas vezes, as lesões em "alvo" com vesículas centrais e sinal de Nikolsky positivo. Erosões e ulcerações de duas ou mais mucosas são características da SSJ. Nos casos de NET, além do comprometimento de mucosas, toda a área de eritema e vesículas confluentes pode se soltar, formando grandes áreas de destacamento cutâneo. A SSJ é caracterizada por um desprendimento epidérmico de < 10% da área da superfície corporal, com sobreposição de 10 a 30% na SSJ-NET e em torno de > 30% na NET. Os medicamentos mais associados são os anti-inflamatórios não esteroides (AINEs), os antimicrobianos e os anticonvulsivantes, geralmente ocorrendo 7 a 21 dias após seu início. A idade do paciente, o grau de comprometimento sistêmico e o percentual de comprometimento cutâneo são os principais fatores prognósticos. A taxa de mortalidade média é de 1 a 5% para SSJ e 25 a 35% para NET.

● **TRATAMENTO** ▶ Requer diagnóstico precoce, a interrupção imediata do(s) medicamento(s) causador(es) e um tratamento de suporte em unidade de tratamento intensivo. O tratamento de suporte é similar àquele realizado em grandes queimados, com correção da hipovolemia, desequilíbrio eletrolítico, prevenção da insuficiência renal e da sepse. Áreas com pele destacada devem ser cobertas com curativos vaselinados. Áreas erodidas devem ser cobertas com curativos de silicone, mantidos até a reepitelização. Antimicrobiano tópico em pomada (p. ex., mupirocina; ver **Quadro 7.4**) deve ser aplicado em torno dos orifícios, como orelhas, nariz e boca. O uso de corticosteroides sistêmicos e ciclosporina permanece controverso no início do quadro. A imunoglobulina intravenosa (IGIV) em altas doses (> 2 g/kg), durante 3 a 4 dias, parece diminuir a progressão da doença. Mais recentemente, o etanercepte tem sido utilizado com bons resultados. Nenhuma terapia específica alcançou ainda padrões aceitos pela medicina baseada em evidência no tratamento de SSJ e NET.[21]

■ SÍNDROME DRESS

A síndrome DRESS (do inglês *drug rash with eosinophilia and systemic symptoms*) faz referência a uma reação cutânea com manifestações sistêmicas graves (antes era denominada síndrome de hipersensibilidade). Surge em 2 a 6 semanas após o início da medicação responsável. Febre e erupção cutânea ocorrem em 85% dos pacientes. As lesões cutâneas podem variar, porém costuma surgir um exantema morbiliforme com edema e acentuação folicular nos primeiros dias. Vesículas, bolhas ou lesões purpúricas podem acompanhar o *rash* cutâneo. Os locais iniciais de envolvimento são a face, a parte superior do tronco e os membros. O edema da face é um achado característico. Outros achados frequentes são adenopatias generalizadas e artralgias; eventualmente são encontradas tireoidite, alterações nefrológicas, cardiológicas, pneumológicas e hematológicas. Hepatite pode ocorrer simultaneamente e é a principal complicação associada ao óbito nesses pacientes (10% dos casos). Eosinofilia está sempre presente, por vezes acompanhada de uma linfocitose atípica. As medicações mais associadas são os anticonvulsivantes (p. ex., fenitoína, carbamazepina, fenobarbital), sulfonamidas, minociclina, alopurinol e sais de ouro.

● **TRATAMENTO** ▶ Medicações suspeitas devem ser suspensas; hospitalização, em casos leves; corticosteroides tópicos de alta potência (ver **Quadro 7.3**) e, em casos com envolvimento sistêmico, prednisona, 1 mg/kg/dia, VO, deve ser administrada.

■ URTICÁRIA, ANGIOEDEMA E ANAFILAXIA

■ Urticária

Surtos de urticária costumam representar uma reação de hipersensibilidade imediata a anticorpos IgE, em especial quando estão associados a angioedema e/ou à anafilaxia. Porém, a urticária também pode ser uma manifestação clínica de vasculite e/ou doença do soro. É caracterizada por placas eritematosas, edematosas, pruriginosas, de início rápido e de curta duração (ponfos), que podem aparecer em qualquer região do corpo. Caracteristicamente, quando se resolve, deixa uma pele de aparência normal. A exceção é a urticária vasculite, na qual as lesões podem durar mais de 24 h. As urticárias são consideradas "agudas", quando duram menos de 6 semanas, e "crônicas", quando duram mais. Os medicamentos são responsáveis por menos de 10% das urticárias, sendo os principais os antimicrobianos, como penicilinas, cefalosporinas e tetraciclinas.

■ Angioedema

É um reflexo do edema transitório dos tecidos profundos da derme e do subcutâneo. Está associado à urticária em 50% dos casos e pode ser complicado por uma anafilaxia fatal. Pode iniciar poucos minutos após a administração do medicamento responsável. O quadro clínico é um edema agudo, de tonalidade pálida ou rosada, em geral na face. O envolvimento da laringe pode levar rapidamente à obstrução das vias aéreas superiores. Os medicamentos mais associados são penicilinas, IECAs, anti-inflamatórios, meios de contraste radiográfico e anticorpos monoclonais.

■ Anafilaxia

Combina manifestações de urticária e/ou angioedema, com manifestações sistêmicas, como hipotensão e taquicardia. Pode levar ao choque cardiovascular e ser fatal. Costuma ocorrer minutos após a administração de medicação parenteral.

● **TRATAMENTO** ▶

- **Urticária:** interrupção do medicamento desencadeante, anti-histamínicos H1 de segunda geração (não sedativos) (ver **Tab. 7.2**). Na urticária crônica, as doses podem ser aumentadas em até quatro vezes a dose-padrão diária. Nos pacientes que não melhoram com doses elevadas de anti-histamínicos, considerar omalizumabe (anti-IgE). Corticosteroides VO (p. ex., prednisona, 20-50 mg/dia) podem ser utilizados na urticária aguda e nas exacerbações, mas não devem ser usados cronicamente (ver **Tab. 7.3**).[22]
- **Angioedema e anafilaxia:** interrupção imediata do medicamento desencadeante, epinefrina (1 mg/mL), 0,5-1 mL, via subcutânea (SC), 2/2 h, ou 1 mL diluído em 10 mL de solução fisiológica a 0,9%, via intravenosa (IV) lenta, corticosteroide IV, cuidado com as vias aéreas, reposição de volume isotônico.

▶ INFECÇÕES BACTERIANAS

■ CELULITE

A celulite é uma infecção bacteriana da derme profunda e do tecido subcutâneo, causada em geral por *S. pyogenes* e *S. aureus* em adultos imunocompetentes. Na infância, o maior causador é o *S. aureus* e, menos comumente, o *Haemophilus influenzae*. Bactérias gram-positivas e gram-negativas aeróbias e anaeróbias estão associadas à celulite das úlceras diabéticas e de decúbito. A ruptura da barreira natural da pele contra infecções é a maneira mais comum de contágio (traumas, intertrigo micótico). Pacientes com diabetes melito, alcoolistas, portadores de neoplasias ou usuários de drogas injetáveis são mais suscetíveis. Febre, calafrios e mal-estar geral com frequência estão presentes. Na pele, surgem placas edematosas, eritematosas, dolorosas, com calor local, podendo ocorrer linfangite ou bolhas simultâneas. As bordas das lesões não são definidas.

● **TRATAMENTO** ▶ Em casos moderados, antimicrobiano VO com boa cobertura para gram-positivos (p. ex., eritromicina, cefalexina), por 10 dias, ou penicilina G procaína, 400.000 U, via intramuscular (IM), 12/12 h. Em casos graves e/ou de celulite facial, hospitalização e terapia antimicrobiana IV. Cobertura de amplo espectro para celulite em úlceras diabéticas e de decúbito.

ECTIMA

É considerado uma forma ulcerada do impetigo não bolhoso, na qual a lesão inicial se estende intradermicamente produzindo uma úlcera superficial. Inicia como vesicopústula e, após alguns dias, cresce em diâmetro e desenvolve crosta hemorrágica. A úlcera tem aspecto de "saca-bocado" e uma base necrótica purulenta. É mais comum nos membros inferiores de idosos, crianças e imunocomprometidos.

TRATAMENTO ▶ Semelhante ao do impetigo, porém mais frequentemente necessita de terapia antimicrobiana sistêmica, sobretudo em pacientes imunodeprimidos.

ERISIPELA

A erisipela é, em princípio, uma infecção da derme. Tem envolvimento linfático, sendo causada, mais comumente, pelo *S. pyogenes*. É mais observada nos muito jovens, idosos, debilitados, com linfedema ou úlceras cutâneas crônicas. Ocorre sobretudo na face e nas extremidades inferiores, com início repentino de febre, calafrios, mal-estar e náuseas. Em poucas horas, uma pequena placa de eritema aumenta de forma progressiva, com bordas bem definidas e linfadenopatia regional. Podem ocorrer pústulas, vesículas, bolhas e pequenas áreas de necrose hemorrágica. A erisipela de repetição é frequente em pacientes propensos.

TRATAMENTO ▶ Cuidados locais com compressas anti-inflamatórias (ver **Tab. 7.1**) e repouso com elevação do local afetado. Penicilina procaína, 400-800 U, IM, 12/12 h, por 10 a 14 dias, é o tratamento de escolha para as erisipelas causadas pelo *S. pyogenes*. Em indivíduos alérgicos, a alternativa é a clindamicina. Em casos mais graves, o paciente deve ser hospitalizado e se indica o uso de penicilina cristalina em doses de 200.000 U/kg/dia, IV, dividida a cada 4 h, durante 10 a 14 dias.

PROFILAXIA ▶ A profilaxia naqueles com erisipelas de repetição deve ser feita com penicilina G benzatina, 1.200.000 U, IM, a cada 28 dias.

FOLICULITE

A foliculie é a infecção do folículo piloso. Ocorrem pústulas perifoliculares que surgem, em geral, sobre uma base eritematosa. O pelo pode ser observado no centro das lesões. Divide-se em superficial (osteofoliculite) ou profunda (hordéolo, sicose da barba). As formas superficiais são mais comuns, ocorrendo principalmente no couro cabeludo, nas pernas, na porção superior do tronco, nas axilas, nas nádegas e nas coxas. O hordéolo é a infecção dos folículos dos cílios ou das glândulas meibomianas dos olhos. A foliculite costuma ser causada por *S. aureus*. Outras foliculites entram no diagnóstico diferencial e são menos comuns: por gram-negativos, por *P. aeruginosa*, por dermatófitos, por *Pityrosporum*, por cândida, por *Demodex*, induzida por fármacos (erupções acneiformes). Coloração de Gram e culturas bacteriológicas podem auxiliar a identificar os microrganismos causadores.

TRATAMENTO ▶ Deve-se procurar reduzir a hiper-hidratação, a oclusão e a irritação. O tratamento inicial da foliculite bacteriana inclui peróxido de benzoíla tópico, antimicrobianos tópicos (ver **Quadro 7.4**) e antimicrobianos VO em casos mais extensos (p. ex., tetraciclinas e cefalosporinas).

FURÚNCULO

Furúnculo é uma infecção que envolve o folículo piloso e os tecidos circunvizinhos. Os fatores predisponentes englobam os portadores crônicos de *S. aureus*, como pacientes diabéticos, obesos e imunodeprimidos. Tende a ocorrer em adolescentes e adultos jovens. Inicia como uma pústula, que evolui para nódulo eritematoso, firme, doloroso e quente. Após alguns dias, começa a flutuar e elimina o material necrótico (carnicão). As regiões mais acometidas são nádegas, axilas e nuca. Furunculose é a ocorrência de furúnculos múltiplos e recorrentes, sendo a manifestação mais frequente associada ao MRSA.

TRATAMENTO ▶ Os furúnculos, muitas vezes, não necessitam tratamento, apenas compressas mornas que promovam a drenagem da lesão. Nas pequenas, antimicrobianos tópicos (ver **Quadro 7.4**). Lesões flutuantes requerem incisão e drenagem. A terapia antimicrobiana sistêmica está indicada em lesões:

- Localizadas em torno do nariz, dentro das narinas ou no conduto auditivo externo.
- Grandes e recorrentes.
- Com celulite associada.
- Não responsivas aos cuidados locais.

IMPETIGO

É uma infecção cutânea superficial, altamente contagiosa, ocorrendo sobretudo na infância. Pode se apresentar nas formas bolhosa ou não bolhosa, sendo esta última muito mais comum. O principal agente patogênico em ambas as formas é o *S. aureus* e, menos comumente, o *Streptococcus* β-hemolítico do grupo A (*S. pyogenes*). No impetigo não bolhoso, a infecção acontece em locais de pequenos traumas, como picadas de insetos, abrasões, queimaduras. Sua ocorrência é predominante na face e nos membros inferiores. Formam-se pequenas pápulas que, em seguida, viram pústulas e logo erodem, sendo recobertas por crostas meliceéricas. No impetigo bolhoso, as lesões podem surgir sem traumatismo prévio, com o aparecimento de pequenas vesículas disseminadas pelo tegumento que rapidamente viram bolhas purulentas.

TRATAMENTO ▶ Limpeza, aplicação de compressas úmidas (ver **Tab. 7.1**) para remoção de crostas, antimicrobianos tópicos (p. ex., mupirocina, ácido fusídico) em casos leves; antimicrobianos VO (cefalexina ou macrolídeos) em casos extensos.

▶ INFECÇÕES FÚNGICAS SUPERFICIAIS

■ CANDIDÍASE SUPERFICIAL

As leveduras do gênero *Candida* sp. são saprófitas que habitam a superfície cutânea e as mucosas e, eventualmente, tornam-se patogênicas. Fatores predisponentes para candidíase são diabetes melito, imunossupressão, gravidez, obesidade, uso de antimicrobianos de amplo espectro, anticoncepcionais, corticosteroides, maceração e umidade da pele. A candidíase superficial pode afetar mucosas, pele e unhas. As formas mais comuns são estomatite, intertrigo, vulvovaginite, balanite, perioníquia e onicomicose. A mais encontrada nas mucosas apresenta-se como lesões eritematosas com exsudato branco, que lembram "leite coalhado", a forma pseudomembranosa. Zonas intertriginosas (regiões inframamárias, região inguinocrural, pregas abdominais, interglúteo, interdígitos) são com frequência acometidas. As lesões na pele costumam apresentar eritema intenso, pequenas erosões que coalescem e lesões pustulosas satélites, sendo pruriginosas. O diagnóstico é clínico, confirmado pela presença de pseudo-hifas e esporos no exame micológico direto e pelo achado de *Candida* sp. no exame de cultura.

● **TRATAMENTO** ▶ Medidas para diminuição da umidade e do calor, principalmente nas áreas intertriginosas.

- **Candidíase cutânea:** polienos (nistatina), azólicos ou hidroxipiridonas (ciclopirox olamina), 2×/dia, por 4 semanas; itraconazol, 200 mg/dia, por 5 dias ou fluconazol, 100-200 mg/dia, por 7 dias nos casos resistentes aos tratamentos tópicos.
- **Candidíase oral:** nistatina, 100.000-400.000 IU/mL, 4-6 mL, VO, 4 a 5×/dia, por 7 a 14 dias; fluconazol, 200 mg, no primeiro dia, e após, 100 mg/dia, VO, por 7 a 14 dias.

■ DERMATOFITOSES

As dermatofitoses são infecções fúngicas causadas por três gêneros de fungos (*Microsporum*, *Trichophyton* e *Epidermophyton*) que se multiplicam nos tecidos queratinizados (cabelos, pele e unhas). Esses fungos são chamados de dermatófitos. Nomeando as infecções clínicas, a palavra "tinea" precede o nome latino do local do corpo acometido (*tinea corporis, tinea cruris, tinea manuum, tinea barbae, tinea faciei, tinea capitis, tinea pedis, tinea unguium*). Em geral, as lesões são placas eritemato escamosas anulares, com crescimento centrífugo, que vão poupando o centro à medida que se espalham. As bordas ativas podem apresentar escamas, crostículas, vesículas ou pústulas. Prurido, que pode ser intenso, está associado. O diagnóstico é confirmado pela presença de hifas hialinas septadas no exame micológico direto das lesões e pelo exame de cultura característico, dependendo da espécie isolada.

● **TRATAMENTO** ▶ Imidazólicos, ciclopirox ou terbinafina tópicos são efetivos para infecções localizadas, como *tinea corporis*, *cruris e/ou pedis*, por 3 semanas; para casos mais extensos e *tinea manuum*, tratamentos sistêmicos podem ser necessários (terbinafina, 250 mg/dia, por 2 semanas; fluconazol, 150 mg/semana, por 2 a 4 semanas; cetoconazol, 200 mg/dia, por 4 semanas); para *tinea capitis*, griseofulvina, 500 mg/dia, VO, por 4 a 6 semanas, ou terbinafina, 250 mg/dia, por 4 a 8 semanas, para adultos, e 10 a 20 mg/kg/dia, por 2 a 4 semanas, para crianças.

■ ONICOMICOSE

As onicomicoses podem ser causadas por dermatófitos (*tinea unguium*) em 80% dos casos, por espécies de cândida em 5 a 17% dos casos e, menos frequentemente, pelos chamados não dermatófitos, em 3 a 5% dos casos. A cândida, com frequência, está associada à paroníquia (edema e eritema da cutícula), sendo muito menos comum nos pododáctilos. A *tinea unguim* é classificada de quatro formas:

1. Distal e lateral.
2. Branca superficial.
3. Subungueal proximal.
4. Distrófica total.

As alterações ungueais mais sugestivas de onicomicose são onicólise, espessamento da lâmina ungueal, ceratose subungueal, leuconíquia ou presença de manchas amarelo-amarronzadas. A onicomicose branca superficial, que se caracteriza por leuconíquia na face proximal da lâmina ungueal, é sugestiva de imunossupressão. A forma subungueal distal e o acometimento da unha menor do que 80% facilitam o tratamento. É mandatória a realização de exame micológico direto e cultura para definição da terapêutica.

● **TRATAMENTO** ▶ Cortes frequentes das unhas com remoção dos dermatofitomas (bolsões subungueais), esmaltes à base de antifúngicos (ciclopirox, amorolfina) 1 a 2×/semana até melhora clínica; em geral, há necessidade de tratamento com antifúngicos VO (itraconazol, sob forma de pulsoterapia, 200 mg, 2×/dia, por 1 semana/mês, por 3 meses ou uso contínuo [diário], 100-200 mg/dia [mãos e pés, respectivamente], por 3 meses; fluconazol, 150-300 mg, 1×/semana, por 3 a 4 meses; terbinafina, 250 mg/dia, por 3 meses). O tratamento das unhas dos pés pode ser mais demorado.

■ PITIRÍASE VERSICOLOR

A pitiríase versicolor é uma infecção fúngica cutânea superficial, decorrente da colonização do estrato córneo por um fungo dimórfico lipofílico da microbiota normal da pele, conhecido pelo gênero *Malassezia*. Esse fungo está presente em maior quantidade no couro cabeludo. A infecção é mais frequente nos adolescentes de ambos os sexos, em países tropicais, nos meses de verão. As lesões são manchas ovaladas ou arredondadas assintomáticas, bem delimitadas, confluentes, de coloração variável (acastanhadas, róseas ou hipocrômicas) localizadas nas áreas seborreicas (parte superior do tronco, dorso do tórax e região cervical). Apresentam escamação fina característica à curetagem ou ao estiramento da pele (sinal de Zileri). O diagnóstico é clínico, mas pode ser confirmado pelo exame micológico direto (presença de esporos agrupados e pseudo-hifas).

● TRATAMENTO ▶ Imidazólicos ou terbinafina, 1×/dia, por 21 dias, em casos leves; xampu com ação antifúngica (cetoconazol a 2%, sulfacetamida sódica a 2%, sulfeto de selênio a 2,5%, ciclopirox olamina) para uso no couro cabeludo e no pavilhão auricular; em casos resistentes, tratamento VO (itraconazol, 200 mg/dia, por 5 dias; fluconazol, 150 mg/semana, por 3 semanas; cetoconazol, 200 mg/dia, por 10 dias). A recorrência é muito comum, e, por isso xampus antimicóticos podem ser utilizados como profiláticos.

▶ INFECÇÕES VIRAIS

■ VÍRUS HERPES SIMPLES

Produz principalmente as infecções orolabiais e genitais caracterizadas por erupções vesiculares recorrentes. A transmissão do HSV pode ocorrer nas fases assintomática e sintomática da replicação viral. A disseminação do HSV-1 ocorre sobretudo após o contato direto com saliva contaminada ou outras secreções infectadas, e o HSV-2 é disseminado em especial após contato sexual. O termo "infecção primária" ou primoinfecção herpética significa infecção inicial pelo HSV em indivíduos sem anticorpos preexistentes contra HSV-1 ou HSV-2. A "infecção recorrente" é descrita como a reativação do HSV após um período de latência em gânglios de pares cranianos ou na medula espinal. A primoinfecção herpética é subclínica na maioria das vezes, porém pode se manifestar como um quadro extenso, iniciando com pródromos (mal-estar, febre, dor ou queimação local) e, em seguida, aparecendo as vesículas agrupadas em "cacho" sobre base eritematosa, que progridem para pustulização ou ulceração. A infecção recorrente tem a mesma evolução, mas com sintomas mais brandos e lesões localizadas. Genitais e lábios são as áreas mais acometidas, mas pode atingir outras regiões, como nariz, nádegas e coxas.

● TRATAMENTO ▶ Ver Tabela 7.4.

■ VÍRUS VARICELA-ZÓSTER

O vírus varicela-zóster (VVZ) é o agente etiológico da varicela ("catapora") e do herpes-zóster ("cobreiro"). A varicela surge,

TABELA 7.4 TRATAMENTO DAS INFECÇÕES PELOS VÍRUS HERPES SIMPLES E DA VARICELA-ZÓSTER

INFECÇÃO	TRATAMENTO
Gengivoestomatite herpética	Aciclovir, 15 mg/kg, VO, 5×/dia, por 7 dias
Herpes simples primário (oral/genital)	Aciclovir, 400 mg, VO, 3×/dia, por 7-10 dias
	Valaciclovir, 1.000 mg, VO, 2×/dia, por 7-10 dias
	Fanciclovir, 250 mg, VO, 3×/dia, por 7-10 dias
Herpes simples recorrente (oral/genital)	Aciclovir, 400 mg, VO, 3×/dia, por 5 dias
	Valaciclovir, 500 mg, VO, 2×/dia, por 5 dias
	Fanciclovir, 125 mg, VO, 3×/dia, por 5 dias
Herpes simples (supressivo)	Aciclovir, 400 mg, VO, 2×/dia
	Valaciclovir, 1.000 mg, VO, 1×/dia
	Fanciclovir, 250 mg, VO, 2×/dia
Herpes simples (imunocomprometidos)	Aciclovir, 400 mg, VO, 3×/dia, por 14-21 dias
	ou 5 mg/kg, IV, 8/8 h, por 7 dias
	Fanciclovir, 500 mg, VO, 2×/dia, por 7 dias
Varicela (adultos)	Aciclovir, 800 mg, VO, 5×/dia, por 7-10 dias
Herpes-zóster (imunocompetentes)	Aciclovir, 800 mg, VO, 5×/dia, por 7-10 dias
	Valaciclovir, 1.000 mg, VO, 3×/dia, por 7 dias
	Fanciclovir, 500 mg, VO, 3×/dia, por 7 dias
Herpes-zóster (imunocomprometidos)	Aciclovir, 800 mg, VO, 5×/dia, por 7 dias
	Aciclovir, 10-12 mg/kg, IV, 3×/dia, por 7-14 dias (> 1 dermátomo, envolvendo nervo trigêmeo ou disseminado)

Fonte: Adaptada da Bakos e Bakos.[10]

em geral, como a manifestação inicial, e o herpes-zóster aparece mais tardiamente, como reativação de infecção latente. A varicela inicia com pródromos de febre baixa, mal-estar e mialgia, seguidos por uma erupção cutânea maculopapular que começa no couro cabeludo e na face, progredindo para tronco e extremidades. Há formação de vesículas disseminadas sobre base eritematosa que dessecam e viram crostas. No momento do diagnóstico, é comum se observarem lesões em vários estágios de evolução, inclusive nas mucosas. Em pacientes imunocomprometidos, esse vírus apresenta alta taxa de morbidade e mortalidade. Pode causar anormalidades fetais no primeiro semestre de gestação e ser fatal no período neonatal. O herpes-zóster pode surgir a qualquer momento depois da infecção primária pela varicela. Inicia com um pródromo de dor intensa, prurido, formigamento e hiperestesia na região acometida. Em seguida, ocorre erupção dolorosa de vesículas agrupadas em base eritematosa, com característica distribuição dentro de um dermátomo. É observado sobretudo no tronco, unilateralmente. As possíveis complicações são neuralgia pós-herpética, infecção bacteriana secundária, cicatrizes, úlceras córneas, meningoencefalite, paralisia motora, pneumonia e hepatite.

TRATAMENTO ►

- **Varicela:** em geral, é autolimitada e não requer tratamento específico. Antipiréticos, anti-histamínicos e loções de calamina são sintomáticos. Aciclovir, VO, diminui a duração e a gravidade quando prescrito nas primeiras 24 a 72 h, sendo indicado para adultos (ver **Tab. 7.4**). Ig para varicela-zóster deve ser administrada para contatos imunodeprimidos, gestantes e recém-nascidos. A vacina de vírus vivo atenuado é altamente eficaz. Ácido acetilsalicílico, VO, pode causar síndrome de Reye.
- **Herpes-zóster:** o ideal é o rápido início do tratamento nas 72 h após o aparecimento da primeira vesícula (ver **Tab. 7.4**).

► NEOPLASIAS CUTÂNEAS MALIGNAS

■ CARCINOMA BASOCELULAR

O carcinoma basocelular é a neoplasia maligna encontrada com mais frequência em humanos, sendo muito comum em brancos, com idade média de aparecimento de 69 anos. A incidência vem aumentando muito nos últimos anos. É um tumor epidérmico, que apresenta crescimento lento e invasão local. Metástases são muito raras. A mortalidade é baixa, e as regiões mais acometidas são a cabeça e o pescoço. Exposição à radiação ultravioleta é o principal fator de risco. Outros fatores de risco são exposição a arsênico, organofosforados, radioterapia e fototerapia. Imunodeprimidos apresentam incidência aumentada. São classificados em nodular (**Fig. 7.6**), superficial, infiltrante, micronodular e fibroepitelioma de Pinkus (raro). Os tipos menos agressivos são o nodular e o superficial. Clinicamente, costuma-se apresentar como lesão

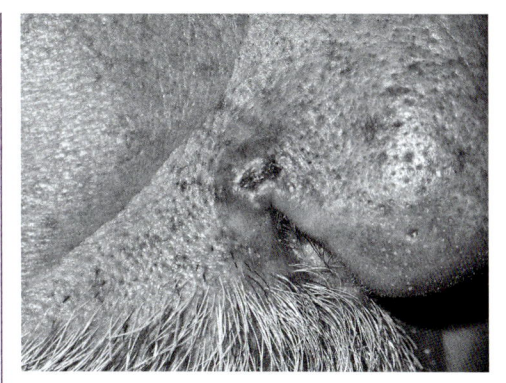

FIGURA 7.6 ► CARCINOMA BASOCELULAR NODULAR.

nodular de bordas peroladas e telangiectasias (nodular) ou como placa eritematosa plana e brilhante (superficial). Podem ser pigmentados. Os carcinomas basocelulares recidivados têm índices de recidiva muito maiores, tendem a ser mais agressivos e devem ser tratados de forma muito criteriosa. O diagnóstico anatomopatológico, com a definição do tipo histológico, permite a avaliação do prognóstico e do melhor tratamento.

TRATAMENTO ►
A maior chance de cura depende de um tratamento adequado, com remoção completa na primeira intervenção. Os tratamentos disponíveis são curetagem e eletrocoagulação, crioterapia, excisão cirúrgica, cirurgia micrográfica, radioterapia, terapia fotodinâmica, interferon intralesional, 5-fluorouracila tópico ou intralesional, imiquimode a 5% tópico, ou ingenol mebutato tópico. O vismodegibe, VO, pode ser indicado para casos avançados. A definição do tratamento deve ser avaliada conforme tipo histológico, localização, idade do paciente ou outros fatores individuais para cada caso.[14,23]

■ CARCINOMA ESPINOCELULAR

O carcinoma espinocelular, também chamado de carcinoma escamoso ou epidermoide, é um tumor maligno resultante da proliferação neoplásica dos ceratinócitos da epiderme. Pode originar metástases, primeiramente para linfonodos. Sua incidência está aumentando (15-25% dos cânceres de pele), sendo o segundo câncer de pele mais comum em brancos. O fator de risco mais importante é a radiação solar, mas outros, como pele clara, uso de arsênicos, imunossupressão e fototerapia, também são importantes. A ceratose actínica é uma lesão pré-maligna considerada precursora, porém não é possível detectar quando e qual lesão progredirá para carcinoma epidermoide. Este, em geral, inicia-se como uma lesão única, a partir de uma lesão pré-cancerosa, e aumenta de forma progressiva, ocorrendo sobretudo nas áreas cronicamente expostas ao sol, como cabeça, pescoço, antebraços e dorso de mãos. Pode ser *in situ*, invasivo ou metastático. O carcinoma epidermoide invasivo costuma se apresentar como lesão hiperceratótica, endurecida, infiltrada, com centro ulcerado. O diagnóstico é clínico, com confirmação anatomopatológica.

🔴 **TRATAMENTO** ▶ Erradicação completa do tumor por eletrocirurgia, crioterapia, cirurgia excisional, cirurgia micrográfica ou radioterapia.

■ MELANOMA CUTÂNEO

O melanoma cutâneo é a neoplasia maligna dos melanócitos cutâneos. Representa aproximadamente 4% dos cânceres de pele, mas sua incidência tem aumentado muito nas últimas décadas. É o câncer de pele de maior morbidade e mortalidade, sendo responsável por 79% dos óbitos por tumores cutâneos. Pode ocorrer em qualquer idade. Entre seus fatores de risco, destacam-se pele clara, olhos e cabelos claros, tendência à queimadura após exposição solar, presença de sardas, número alto de queimaduras solares durante a vida, presença de numerosos nevos melanocíticos ou nevos atípicos e história familiar ou pessoal de melanoma. Visto que em torno de 30 a 50% dos melanomas cutâneos se originam de nevos melanocíticos, qualquer mudança na simetria, nas bordas, na cor e no diâmetro (regra do ABCD) desses nevos deve ser avaliada (**Fig. 7.7**). O melanoma cutâneo apresenta-se, na maioria dos casos, como lesão pigmentada assimétrica, de bordas irregulares, com diversas cores e crescimento recente. Clínica e histologicamente, pode ser classificado em quatro tipos fundamentais: melanoma de disseminação superficial, melanoma nodular, melanoma lentiginoso acral e melanoma lentigo maligno.

MANEJO DAS LESÕES SUSPEITAS ▶ A detecção precoce é um objetivo importante no manejo do melanoma; a dermatoscopia é um exame que auxilia muito no diagnóstico, mas a confirmação deve ser anatomopatológica. Lesões suspeitas de melanoma devem ser biopsiadas para avaliação histológica o mais rápido possível. Deve-se dar preferência para biópsia excisional, com margens de 2 mm e profundidade até a camada superior do tecido adiposo. Após a confirmação pelo diagnóstico histológico, o sítio do melanoma primário deve ser reexcisado com uma margem apropriada. O tratamento cirúrgico adequado do melanoma de diagnóstico precoce pode curar os pacientes na maior parte dos casos. Determinados agentes imunobiológicos, como terapias-alvo, têm sido utilizados para casos de melanomas cutâneos metastáticos.

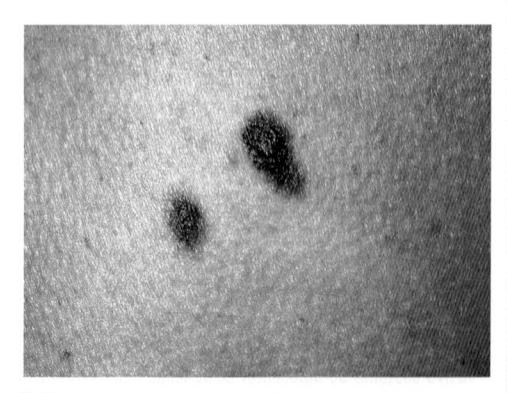

FIGURA 7.7 ▶ MELANOMA CUTÂNEO JUNTO A UM NEVO MELANOCÍTICO.

▶ ZOODERMATOSES

■ ESCABIOSE

A escabiose é uma dermatose muito comum, causada pelo ácaro *Sarcoptes scabiei*, sendo mais prevalente nas regiões tropicais e subtropicais. Transmitida por contato pessoal ou fômites, atinge proporções epidêmicas em regiões subdesenvolvidas. O período de incubação é cerca de 30 dias em indivíduos que nunca tiveram escabiose e 24 a 48 h nos casos de reinfestação. O sistema imune precisa de um período para sensibilizar-se aos ácaros ou a seus produtos, ocasionando prurido e lesões cutâneas. O prurido é muito intenso, especialmente à noite. Pequenas pápulas eritematosas encimadas ou não por crostículas hemáticas são as lesões iniciais. Os "túneis" escabióticos são as pápulas eritematosas lineares, consideradas as lesões patognomônicas. Os pilares axilares, interdígitos, a face anterior de punhos, antebraços, mamas, região periumbilical, flancos, pênis, escroto, face interna das coxas, as nádegas e o sacro são os sítios característicos. Na genitália masculina, nódulos são típicos e perduram por períodos pós-tratamento convencional. Face e pescoço costumam ser poupados, porém, em lactentes, lesões na face, no couro cabeludo e nas regiões palmares e plantares são comuns. Infecção secundária e eczematização são comuns. A história de prurido nos membros da casa ou em contatos íntimos, a distribuição, o tipo de lesão e o prurido intenso formam a base para o diagnóstico clínico. Os ácaros, ovos e/ou cíbalos (fezes) podem ser identificados ao microscópio efetuando-se leve escarificação das pápulas. A escabiose crostosa (sarna norueguesa) ocorre em indivíduos imunocomprometidos (p. ex., idosos, pacientes imunodeprimidos, como os infectados pelo vírus da imunodeficiência humana [HIV], transplantados) e naqueles com comprometimento das funções sensoriais (p. ex., em casos de hanseníase e paraplegia). Esses pacientes apresentam milhares de ácaros na superfície cutânea, por isso o quadro é intensamente contagioso. Apesar disso, apresentam prurido mínimo. Nesse caso, as lesões são ceratóticas, com escamas acinzentadas e amareladas.

🔴 **TRATAMENTO** ▶ Baseia-se no uso de escabicidas tópicos, que devem ser aplicados do pescoço para baixo e da cabeça aos pés em lactentes e idosos. A segunda aplicação visa a reduzir a reinfestação por fômites, além de assegurar a eliminação de qualquer parasita que tenha sobrevivido protegido pelo ovo. O tratamento dos contatos é muito importante, bem como o das infecções secundárias. Trocas e lavagens de roupas, lençóis e toalhas são importantes. A ivermectina, VO, é muito eficaz (**Tab. 7.5**).

■ FTIRÍASE

É a pediculose pubiana causada pelo *Phthirus pubis* ("chato"). O ectoparasita é encontrado na base, e as lêndeas ficam aderidas aos pelos. Há prurido intenso. Pode afetar outras áreas pilosas, como supercílios, cílios, bigode, barba, axila, etc.

TABELA 7.5 ▶ MANEJO DA ESCABIOSE

TERAPIA	ADMINISTRAÇÃO	RISCOS	EFICÁCIA
Permetrina a 5%	Aplicar 2 noites, deixar por 8-12 h e repetir em 1 semana	Eczematização	Boa
Lindano a 1%	Aplicar 2 noites, deixar por 8-12 h e repetir em 1 semana	Neurotoxicidade, contraindicado em menores de 2 anos, gestantes e lactantes	Baixa (resistência é muito comum)
Enxofre a 5-10%	Aplicar 3 noites, deixar por 8-12 h	Nenhum (indicado para lactentes e gestantes)	Não avaliada
Ivermectina, 0,2 mg/kg (1 cp de 6 mg a cada 30 kg)	VO nos dias 1 e 14	Potencial neurotoxicidade em < 15 kg, gestantes, lactantes	Muito alta

Fonte: Elaborada com base em Talhari e colaboradores[24] e Burkhardt e colaboradores.[25]

● **TRATAMENTO** ▶ A primeira escolha é a permetrina a 5%, por 2 noites, e repetida em 1 semana. Inspecionar todas as áreas pilosas. Ivermectina, VO (ver Tab. 7.6), pode ser considerada nos casos mais extensos ou no acometimento dos cílios. Deve-se tratar também os parceiros.

■ **LARVA MIGRANS**

A larva migrans, também chamada de "bicho geográfico", é uma erupção causada pela penetração na pele de larvas de helmintos do gênero *Ancylostoma,* provenientes das fezes de cães e gatos. As larvas são encontradas em terrenos arenosos, como praias e caixas de areia. São características as lesões papulosas, pruriginosas, lineares, serpiginosas, únicas ou múltiplas, preferencialmente em extremidades ou nádegas, que progridem 2 a 5 cm por dia.

● **TRATAMENTO** ▶ Tiabendazol a 10%, 2 a 4×/dia, por 15 dias em casos leves; albendazol, 400 mg, VO, por 3 dias, ou ivermectina, 0,2 mg/kg, dose única.

■ **PEDICULOSE DO COURO CABELUDO**

O ectoparasita do couro cabeludo é chamado *Pediculus humanus capitis*. Apresenta um tamanho aproximado de 2 a 3 mm e alimenta-se exclusivamente de sangue do hospedeiro. A transmissão ocorre por contato pessoal ou por fômites (pentes, escovas, acessórios de cabelos, travesseiro). Os ovos (lêndeas) aderem-se aos fios de cabelos próximos ao couro cabeludo. O principal sintoma é prurido intenso. É comum infecção secundária bacteriana. O diagnóstico é feito pelo achado de lêndea(s) e/ou piolho(s) no couro cabeludo.

● **TRATAMENTO** ▶ Após o tratamento (Tab. 7.6), remover as lêndeas mortas presas aos cabelos com ácido acético diluído à metade em água (1:2) e pente fino.

▶ REFERÊNCIAS

1. Aad.org [Internet]. Rosemont; c2018 [capturado em 09 out. 2018]. Disponível em: https://www.aad.org/.
2. Sociedade Brasileira de Dermatologia [Internet]. Rio de Janeiro; c2017 [capturado em 09 out. 2018]. Disponível em: http://www.sbd.org.br/.
3. Rivitti EA. A Observação semiológica: exame objetivo e anamnese. In: Rivitti EA, editor. Dermatologia de Sampaio e Rivitti. 4. ed. São Paulo: Artes Médicas; 2018. p. 105-7.
4. Rivitti EA. A Observação semiológica: semiologia e glossários dermatológicos. In: Rivitti EA, editor. Dermatologia de Sampaio e Rivitti. 4. ed. São Paulo: Artes Médicas; 2018. p. 108-17.
5. Bau AEK, Bonamigo RR. O exame da pele. In: Duncan B, Schmidt MI, Giugliani ERJ, Duncan MS, Giugliani C. Medicina ambulatorial: condutas de atenção primária baseadas em evidências. 4. ed. Porto Alegre: Artmed; 2013. p. 1682-7.

TABELA 7.6 ▶ MANEJO DA PEDICULOSE DO COURO CABELUDO

TRATAMENTO	APLICAÇÃO NOS DIAS 1 E 9 (CABELO SECO)	RISCOS	EFICÁCIA
Permetrina a 1%	10-20 min	Baixos	Baixa a moderada
Permetrina a 5%	8 h (com touca)	Nenhum	Baixa a moderada
Lindano a 1%	4 min	Neurotoxicidade; contraindicado em menores de 2 anos, gestantes e lactantes	Baixa
Ivermectina, 0,2 mg/kg	VO	Potencial neurotoxicidade em < 15 kg, gestantes, lactantes	Muito alta

Fonte: Elaborada com base em Talhari e colaboradores[24] e Burkhardt e colaboradores.[25]

6. Azulay. DR Lesões elementares e semiologia dermatológica. In: Ramos-e-Silva M, Castro MCR, editores. Fundamentos em dermatologia. Rio de Janeiro: Atheneu; 2009. p. 55-71.
7. Rivitti EA. A Terapêutica tópica. In: Rivitti EA, editor. Dermatologia de Sampaio e Rivitti. 4. ed. São Paulo: Artes Médicas; 2018. p. 1395-422.
8. Wiederberg S, Leopold CS, Guy RH. Bioavailability and bioequivalence of topical glucocorticoids. Eur J Pharm Biopharm. 2008;68(3): 453-66.
9. Pereira ALC, Bolzani FCB, Stefani M, Charlín R. Uso sistêmico de corticosteroides: revisão da literatura. Med Cutan Iber Lat Am. 2007;35(1):35-50.
10. Bakos L, Bakos RM. Dermatologia. In: Stefani SD, Barros E. Clínica médica: consulta rápida. 3. ed. Porto Alegre: Artmed; 2008. p. 109-33.
11. Wollenberg A, Barbarot S, Bieber T, Christen-Zaech S, Deleuran M, Fink-Wagner A, et al. Consensus-based European guidelines for treatment of atopic eczema (atopic dermatitis) in adults and children: part II. J Eur Acad Dermatol Venereol. 2018;32(6):850-78.
12. Uter W, Werfel T, White IR, Johansen JD. Contact allergy: are view of current problems from a clinical perspective. Int J Environ Res Public Health. 2018;15(6):2-39.
13. Barros E, Machado A, Sprinz E, organizadores. Antimicrobianos: consulta rápida. 5. ed. Porto Alegre: Artmed; 2013. 556 p.
14. Sundaresan S, Migden MR, Silapunt S. Stasis dermatitis: pathophysiology, evaluation, and management. Am J Clin Dermatol. 2017;18(3):383-90.
15. Borda LJ, Perper M, Keri JE. Treatment of seborrheic dermatitis: a comprehensive review. J Dermatolog Treat. 2018;24:1-12.
16. Atzmony L, Reiter O, Hodak E, Gdalevich M, Mimouni D. Treatments for cutaneous lichen planus: a systematic review and meta-analysis. Am J Clin Dermatol. 2016;17(1):11-22.
17. Kolios AG, Yawalkar N, Anliker M, Boehncke WH, Borradori L, Conrad C, et al. Swiss S1 Guidelines on the systemic treatment of psoriasis vulgaris. Dermatology. 2016;232(4):385-406.
18. Criado PR. Adverse drug reactions. In: Bonamigo RR, Dornelles SIT, editors. Dermatology in public health environments: a comprehensive textbook. Cham: Springer; 2018. p. 519-76.
19. Rivitti EA. Reações adversas a drogas. In: Rivitti EA, editor. Dermatologia de Sampaio e Rivitti. 4. ed São Paulo: Artes Médicas; 2018. p. 820-53.
20. Pinto JMN, Issa MCA. Erupções por drogas. In: Ramos-e-Silva M, Castro MCR, editores. Fundamentos em dermatologia. Rio de Janeiro: Atheneu; 2009. p. 483-94.
21. Schneider JA, Cohen PR. Stevens-Johnson syndrome and toxic epidermal necrolysis: a concise review with a comprehensive summary of therapeutic interventions emphasizing supportive measures. Adv Ther. 2017;34(6):1235-44.
22. Zuberbier T, Aberer W, Asero R, Abdul Latiff AH, Baker D, Ballmer-Weber B. The EAACI/GALEN/EDF/WAO guideline for the definition, classification, diagnosis and management of urticaria. Allergy. 2018;73(7):1393-414.
23. Clark CM, Furniss M, Mackay-Wiggan JM. Basal cell carcinoma: an evidence-based treatment update. Am J Clin Dermatol. 2014;15(3):197-216.
24. Talhari C, Nakajima S, Gontijo B. Parasitic and protozoal infections. In: Bonamigo RR, Dornelles SIT, editors. Dermatology in public health environments: a comprehensive textbook. Cham: Springer; 2018. p. 271-94.
25. Burkhardt CN, Burkhart CG, Morrell DS. Infestações. In: Bologna J, Jorizzo J, Schaeffer JV, editors. Dermatologia. 3. ed. Rio de Janeiro: Elsevier; 2015. p. 1423-34.

▶ LEITURAS RECOMENDADAS

Belda JW, Chiacchio DI N, Criado PR. Tratado de dermatologia. 2. ed. São Paulo: Atheneu; 2014.

Bonamigo RR, Dornelles SIT. Dermatology in public health environments. A comprehensive textbook. Cham: Springer Nature; 2018.

Menking TL, Burkhart CN, Burkhart CG, Elgart G. Infestações. In: Bolognia JL, Jorizzo JL, Rapini RP. Dermatologia. 2. ed. Rio de Janeiro: Elsevier; 2011. p. 1291-319.

Nesbitt Jr LT. Glicocorticoides. In: Bolognia JL, Jorizzo JL, Rapini RP. Dermatologia. 2. ed. Rio de Janeiro: Elsevier; 2011. p. 1923-34.

Wolff K, Johnson RA, Saavedra AP, Roh EK. Fitzpatrick's color atlas and synopsis of clinical dermatology. 8th ed. New York: McGraw-Hill; 2017.

As imagens identificadas com o ícone estão disponíveis para *donwload* em cores no *hotsite* da obra (apoio.grupoa.com.br/clinicamedica5ed).

► CAPÍTULO 8 ◄

DOR: DIAGNÓSTICO E MANEJO NAS SITUAÇÕES AGUDAS E CRÔNICAS

LUCIANA CADORE STEFANI ◄
GILBERTO BRAULIO ◄
JAIRO ALBERTO DUSSÁN SARRIA ◄

- Conceitos 131
- Anatomia e processamento da dor 131
- Avaliação do paciente com dor 132
- Dor aguda 132
  - Manejo da dor aguda 132
    - Tratamento da dor leve 134
    - Tratamento da dor moderada 135
    - Tratamento da dor intensa 137
  - Analgesia pós-operatória 137
    - Técnicas analgésicas preconizadas no pós-operatório 138
- Dor crônica 139
  - Dor lombar aguda 139
  - Dor lombar crônica 139
  - Dor neuropática 142
  - Dor oncológica 143
  - Tratamento da dor moderada a intensa 146

► CONCEITOS

DOR ► A dor é uma resposta fisiológica a um estímulo químico, térmico ou mecânico, que se manifesta como uma experiência sensorial e emocional desagradável, tendo como componentes aspectos sensorial-discriminativo, cognitivo-avaliativo e afetivo-motivacional. Quando sua duração ultrapassa 1 mês, pode desencadear alterações no sistema nervoso central (SNC) e periférico, conhecidos como sensibilização.

NOCICEPÇÃO ► Processamento do estímulo que gera lesão tecidual, ativando "receptores de dor" "nociceptores".

ANALGESIA ► Ausência de dor perante estímulo normalmente doloroso.

DOR CRÔNICA ► Duração superior a 3 meses acompanhada de alterações fisiopatológicas no SNC e periférico.

HIPERALGESIA ► Resposta aumentada ao estímulo normalmente doloroso. Por exemplo, dor experimentada em torno da ferida cirúrgica, na hora de retirar um curativo muito aderido.

ALODÍNIA ► Dor resultante de estímulos inócuos. Por exemplo, dor no contato da roupa com a pele queimada, ou no paciente com neuralgia pós-herpética.

DOR NOCICEPTIVA ► Ocorre por estímulo e sensibilização persistente dos nociceptores ou aferências. Pode ser somática (envolve ativação de nociceptores cutâneos ou musculoesqueléticos) ou visceral (ativação de órgãos inervados pelo sistema nervoso autônomo, motivo pelo qual é difusa e se associa a náusea, vômito, sudorese, alterações em frequência cardíaca e pressão arterial).

DOR NEUROPÁTICA ► Decorrente de lesão ou doença que afeta o sistema somatossensorial. Pode ser ocasionada por compressão de nervos, invasão tumoral, metástases, síndrome paraneoplásica, traumas, toxicidade, isquemia, inflamação. Os sintomas podem ser positivos (parestesias, disestesias, alodínea); ou negativos, sendo decorrentes da perda neuronal ou axonal, ocasionando déficits sensitivos táteis, térmicos, vibratórios e dolorosos (hiposestesia e anestesia).

DOR TOTAL ► A dor é mais do que um fenômeno físico. Aspectos psicológicos, sociais e espirituais precisam ser considerados.

$$\text{Dor total} = \text{Dor física} + \text{Dor emocional} + \text{Dor social} + \text{Dor espiritual}$$

► ANATOMIA E PROCESSAMENTO DA DOR

A lesão tecidual gera uma cascata de eventos que comunicam SNC e periférico. Esse processo se divide em transdução, transmissão, modulação e percepção (**Fig. 8.1**). O manejo multimodal da dor pressupõe o uso de estratégias que atuam nas diferentes etapas do processamento da dor. Por exemplo, anti-inflamatórios não esteroides (AINEs) inibem prostaglandinas e atuam na transdução periférica, anestésicos locais bloqueiam canais de sódio e impedem a transmissão do impulso nervoso

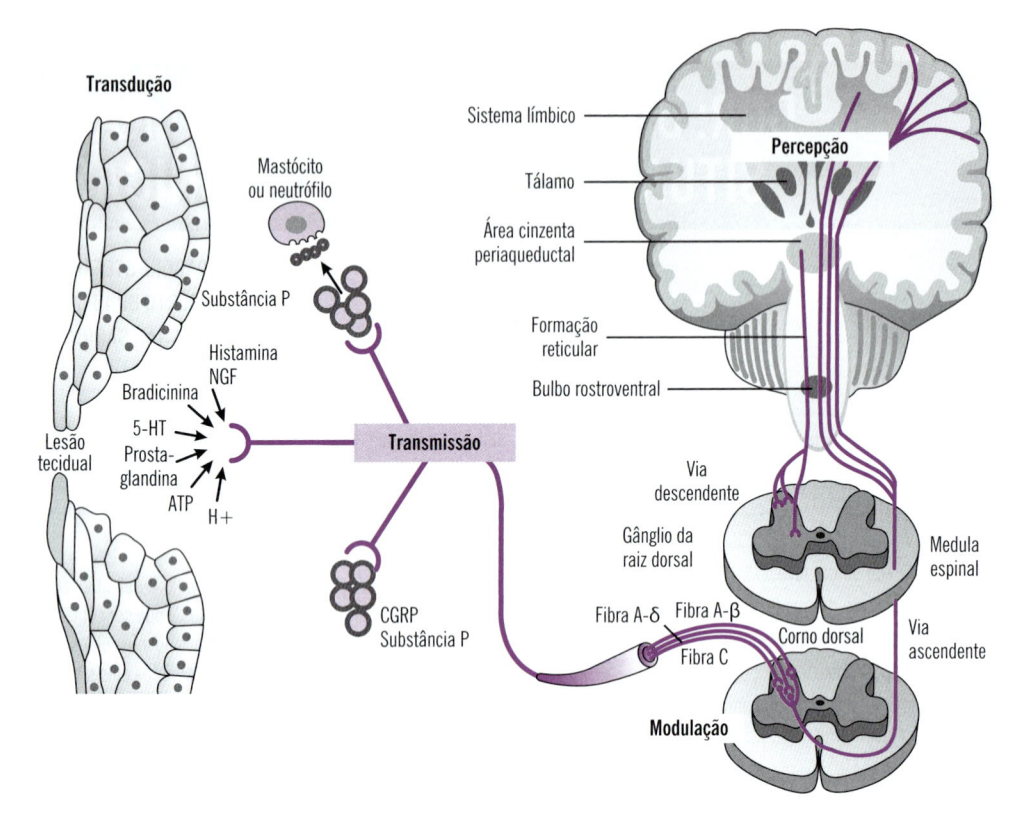

FIGURA 8.1 ▶ FASES DO PROCESSAMENTO DA DOR. // **Transdução:** o estímulo periférico é convertido em potencial de ação pelos nociceptores (terminações nervosas aferentes livres, fibras A-δ e C). **Transmissão:** condução do potencial de ação até o córtex somatossensorial, pelos neurônios de primeira, segunda e terceira ordem localizados no gânglio da raiz dorsal, no corno dorsal da medula e do tálamo, respectivamente. **Modulação:** ampliação ou inibição da transmissão neural aferente. **Percepção:** representação cerebral da dor em suas dimensões. // 5-HT, serotonina; ATP, trifosfato de adenosina; CGRP, peptídeo relacionado ao gene da calcitonina; NGF, fator de crescimento nervoso (do inglês *nerve growth factor*).
Fonte: Gamerman e colaboradores.[1]

e opioides atuam em receptores específicos encontrados nos níveis corticais, subcorticais e medulares.

▶ AVALIAÇÃO DO PACIENTE COM DOR

A avaliação da dor pressupõe identificar os diferentes elementos do Quadro 8.1 para a adequada identificação da dor, suas implicações na vida do paciente e planejamento do tratamento.

▪ INSTRUMENTOS PARA AVALIAR E TRATAR A DOR

A **escala analógica visual (EAV)** e a **escala verbal numérica** graduam o nível de dor de 0 (sem dor) a 10 (pior dor possível). A **escala verbal categórica** gradua o escore de dor como sem dor, leve, moderada, intensa e insuportável (Fig. 8.2).

Avaliar o impacto da dor sobre o sono, o humor, a mobilidade e as atividades diárias. É necessária reavaliação após cada medida de tratamento implementada.

A **escada analgésica da Organização Mundial da Saúde** (OMS) serve de base para a abordagem do paciente com dor (Fig. 8.3).

Na dor crônica, sobe-se a escada iniciando o tratamento com analgésicos comuns. Na dor aguda, desce-se a escada da OMS, usando técnicas invasivas e opioides fortes, geralmente por tempo limitado (48-72 h), a partir do qual se espera que a dor diminua, acompanhando a resolução do quadro agudo.

DOR AGUDA

▶ MANEJO DA DOR AGUDA

- Deve ser individualizado, focado na doença de base, considerando aspectos cognitivos, afetivos e emocionais, direcionado à restauração da condição funcional. O plano de tratamento deve incluir manejo contínuo após alta hospitalar.
- Recomenda-se envolver o paciente e seus familiares em detalhes do tratamento e expectativas, considerando a história natural da doença e as opções analgésicas.

QUADRO 8.1 ▶ ELEMENTOS QUE COMPÕEM A AVALIAÇÃO DO PACIENTE COM DOR AGUDA OU CRÔNICA

1. **Localização:** orienta quanto ao provável sistema envolvido no processo patológico. Na dor crônica, devido aos processos de sensibilização central e periférica, é difícil correlacionar a localização da dor com um órgão/sistema específico
2. **Intensidade:** identificada por meio de diferentes ferramentas: escala analógica visual (EAV); escala numérica de dor (0-10); escalas multidimensionais – inventário resumido da dor e questionário de dor de McGill (SF-MPQ-2); e escala para discriminar o mecanismo da dor (DN4)
3. **Qualidade:** queimação, fisgada, aperto. Quando descrita como agulhadas, choques, formigamento, parestesia, ferroadas e pontadas, há probabilidade de se tratar de dor predominantemente neuropática
4. **Tempo de início e frequência:** quadros com duração inferior a 30 dias (agudos) tendem a envolver características clínicas e fisiopatológicas diferentes dos quadros de dor crônica em que os sistemas nervosos central e periférico se modificam
5. **Irradiação**
6. **Situações que aumentam ou aliviam a dor:** tratamentos prévios, aparição durante certas atividades, dor à mobilização ou ao repouso
7. **Grau de comprometimento funcional:** informa sobre a gravidade do quadro. Indagar sobre o impacto da dor no humor, no afeto, na ansiedade, na capacidade de relacionamento, na ocupação e na atividade física. Na dor crônica, investigar comorbidades psiquiátricas, fatores psicossociais, risco de adição, funcionalidade
8. **Exame físico:** o exame físico, particularmente nos quadros de dor crônica, deve incluir avaliação neurológica completa (independentemente do local da dor referida). Avaliar força, amplitude de movimentos, sensibilidade e testes específicos conforme os sistemas envolvidos, incluindo movimentos compensatórios, e alterações na postura e na marcha

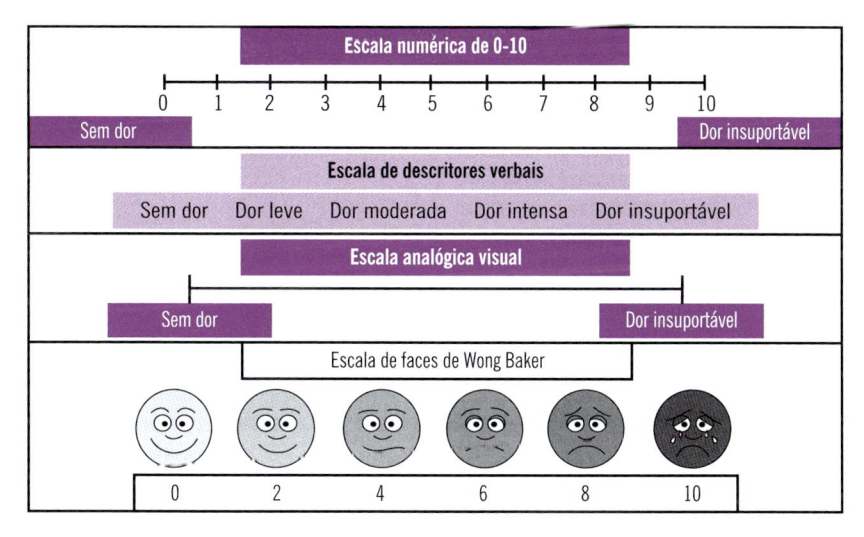

FIGURA 8.2 ▶ ESCALAS DE AVALIAÇÃO DA DOR.
Fonte: Gamerman e colaboradores.[1]

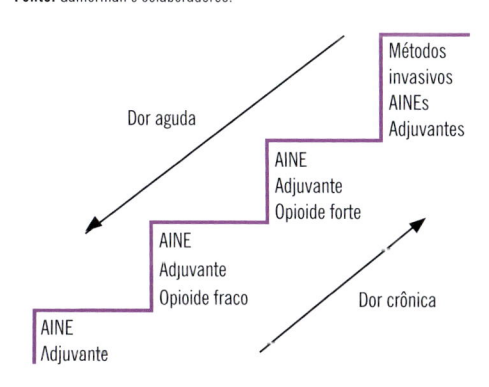

FIGURA 8.3 ▶ ESCADA ANALGÉSICA DA ORGANIZAÇÃO MUNDIAL DA SAÚDE.
Fonte: Gamerman e colaboradores.[1]

- Considerar a dor como o 5º sinal vital. Registrar intensidade, local e medidas realizadas para alívio, assim como a reavaliação após o tratamento.
- Dor aguda deve ser tratada rapidamente, pois o estímulo prolongado causa sensibilização central com recrutamento de vias normalmente não responsivas à dor, tornando mais complexo o tratamento.
- Tratamento analgésico eficaz é aquele que reduz a intensidade da dor em pelo menos 50%, propiciando melhora de sono e desempenho locomotor, desaparecimento de posturas antálgicas, realização de movimentos respiratórios e tosse efetiva.
- Considerar técnicas não farmacológicas para analgesia como curativos ou imobilizações.

- A ausência de diagnóstico não deve atrasar a administração de analgesia apropriada.
- O esquema de analgesia é composto por analgesia de base fixa e deve ter pelo menos um fármaco de resgate, de forma suplementar, para ser administrado conforme a demanda.
- A prescrição deve especificar parâmetros objetivos para a administração de analgésicos de demanda (intensidade da dor, intervalo mínimo de uso e/ou dose máxima diária).
- Opioides em formulações de longa ação (metadona, fentanil transdérmico, oxicodona) não são adequados para o tratamento da dor aguda e possuem risco de superdosagem, particularmente em pacientes virgens de opioides. O uso de opioides deve ser criterioso, especialmente na prescrição da alta devido aos efeitos adversos.
- Pacientes com dor crônica agudizada ou em pós-operatório devem manter o esquema habitual para o tratamento da sua dor acrescido ao esquema para dor aguda.

● A Tabela 8.1 sugere o esquema inicial de tratamento da dor aguda de acordo com a intensidade.

● TITULAÇÃO DA DOSE DE MORFINA NA DOR AGUDA ▶ A morfina é o opioide de escolha para uso sistêmico.

A dose inicial deve ser titulada até o alívio da dor, com reavaliações frequentes para identificar a dose eficaz e o desenvolvimento de efeitos adversos potencialmente graves, em especial sedação intensa e depressão respiratória (Quadro 8.2).

● HIPERALGESIA INDUZIDA POR OPIOIDES ▶ É um evento raro e deve ser suspeitada em pacientes que vêm recebendo opioide e que, de forma súbita e paradoxal, se tornam mais sensíveis à dor apesar do aumento das doses. A coadministração de antagonistas N-metil-D-aspartato (NMDA), como a cetamina em baixas doses, é efetiva como tratamento para a hiperalgesia induzida por opioides (HIO).

■ TRATAMENTO DA DOR LEVE

ANALGÉSICOS COMUNS ▶ Anti-inflamatórios não esteroides:

- Devem ser administrados por curto período de tempo. Risco de uso em pacientes com insuficiência cardíaca, contraindicado em insuficiência renal e sangramento do trato gastrintestinal. Em doses equipotentes, a eficácia dos diferentes AINEs é similar, porém a resposta individual pode variar (Tab. 8.2).
- Apresentam efeito poupador de opioides, reduzindo os seus efeitos adversos (íleo, náuseas e vômitos).
- A disfunção renal com uso de AINEs possui baixa incidência quando se selecionam pacientes de baixo risco. Devem ser evitados em pacientes com insuficiência renal preexistente, hipovolemia, hipotensão ou em uso de agentes nefrotóxicos. Ambas as classes apresentam o mesmo risco de disfunção renal.
- Os eventos cardiovasculares estão relacionados tanto aos AINEs como aos coxibes em pacientes de risco. Pacientes com baixo risco cardiovascular podem seguramente receber ambas as classes (exceto pacientes submetidos à cirurgia cardíaca)

TABELA 8.1 ▶ MANEJO DA DOR AGUDA DE ACORDO COM A INTENSIDADE

	DOR LEVE ESCORE: 1-3	DOR MODERADA ESCORE: 4-6	DOR INTENSA ESCORE: > 7
Fármacos em doses fixas	Paracetamol oral Dipirona AINE	Dipirona AINE Codeína ou tramadol	Morfina, 0,05-0,1 mg/kg, 3/3h, IV, ou 4/4 h, SC Dipirona, 1g, 6/6 h, IV AINE
Analgesia de resgate	Tramadol, 50-100 mg, 6/6 h, ou codeína, 30 mg, 6/6 h	Morfina, 0,025 mg/kg, 1/1 h, IV	Morfina: 50% da dose fixa calculada, até 1/1 h, nos intervalos
Reavaliação	60 min	60 min	30 min
Resultado satisfatório	Redução de 50% no escore de dor	Redução de 50% no escore de dor	Obtenção de escore ≤ 3 (equivalendo à dor leve)

QUADRO 8.2 ▶ TITULAÇÃO DA DOSE DE MORFINA NA DOR AGUDA

Titulação da dose inicial do paciente com dor: 2-4 mg, a cada 5-10 min, até EAV ≤ 4
Dose fixa: 0,05-0,1 mg/kg, 3/3 h, IV, ou SC, de 4/4 h
Cálculo da dose de resgate: 50% da dose calculada ou 5-15% da dose total diária, IV, até de 1/1 h se houver dor nos intervalos da dose fixa

Fonte: Macres e colaboradores,[2] Mahajan e Fishman,[3] Ruyter[4] e Agerson e Benzon.[5]

TABELA 8.2 ▶ POSOLOGIA DOS ANTI-INFLAMATÓRIOS NÃO ESTEROIDES ADMINISTRADOS POR VIA ORAL

FÁRMACO	DOSE	OBSERVAÇÃO
Naproxeno	250-500 mg, 12/12 h (naproxeno) 275-550 mg, 12/12 h (naproxeno sódico)	■ É o ideal para uso a longo prazo em pacientes com alto risco cardiovascular
Ibuprofeno	300-600 mg, 6/6 h	■ A dose de 200-400 mg apresenta efeito analgésico comparável a 650 mg de paracetamol ou AAS ■ Dose máxima: 2.400 mg/dia ■ Curta duração de ação ■ Alternativa útil ao naproxeno em pacientes que não apresentam risco cardiovascular ■ Antagoniza de forma irreversível a inibição plaquetária induzida pelo AAS; não deve ser usado em pacientes com risco cardíaco
Cetoprofeno	50 mg, 6/6 h, ou 75 mg, 8/8 h	■ A dose de 25 mg tem efeito analgésico comparável a 400 mg de ibuprofeno ■ Curta duração de efeito
Diclofenaco	50-75 mg, 8/8 h	■ Também está disponível em forma tópica e em gel para patologias musculares ■ Maior hepatotoxicidade
Indometacina	25-50 mg, a 8/8 h ou 12/12 h	■ Inibidor potente das prostaglandinas renais; mais frequentemente associada a efeitos do SNC ■ Alta incidência de efeitos colaterais (gastrite e lesão renal) ■ Usada para tratamento de gota e osteoartrite
Meloxicam	7,5-15 mg, 1×/dia	■ Longa duração de efeito; início lento de ação ■ Apresenta seletividade relativa para COX-2 com mínimos efeitos plaquetários em doses de 7,5 mg
Nimesulida	50-100 mg, 12/12 h	—
Piroxicam	10-20 mg, 1×/dia	■ Longa ação ■ Doses diárias maiores ou iguais a 20 mg apresentam risco de complicações gastrintestinais sérias ■ Usar gastroproteção concomitantemente
Celecoxibe	200 mg, diariamente, ou 100 mg, 12/12 h	■ Apresenta menor toxicidade gastrintestinal ■ Sem efeito na função plaquetária ■ A dose para a dor aguda é de 400 mg seguidos de 200 mg

AAS, ácido acetilsalicílico; SNC, sistema nervoso central.
Fonte: Reuben e colaboradores,[6] Tannenbaum e colaboradores,[7] Solomon,[8] Castellsague e colaboradores[9] e Drugs for pain.[10]

A **Tabela 8.3** apresenta a posologia dos AINEs administrados por via oral (VO), e a **Tabela 8.4**, a posologia para os de uso intravenoso (IV).

Paracetamol ▶ A combinação de AINEs com paracetamol é mais efetiva do que o paracetamol sozinho para o alívio da dor. Apresenta poucos efeitos adversos. O intervalo mínimo entre as doses deve ser de 6 h em pacientes com insuficiência renal. A dose máxima em adultos de 70 kg, tanto VO, como IV, é de 1 g, de 4/4 h ou de 6/6 h, não excedendo 4 g/dia. Tem potencial de hepatotoxicidade com doses excessivas. Deve ser usado com cautela e com redução de doses em pacientes com doença hepática ativa, emagrecidos ou que apresentam consumo pesado de álcool.

Dipirona ▶ Tem efeito analgésico e antipirético. No contexto da dor aguda, possui a mesma eficácia que os AINEs (número necessário para tratar [NNT] de 2,4 para a dose de 500 mg), podendo ser ainda mais efetiva na dose de 1 g. Possui alta eficácia, baixo custo e ampla margem de segurança, sobretudo em pacientes cardiopatas, hepatopatas e nefropatas. As doses recomendadas são de 30 mg/kg, IV, 6/6 h. A dose VO é de 0,5 a 1 g, 6/6 h. A agranulocitose, seu efeito colateral mais temido, é muito rara. Apresenta menos efeitos adversos do que os opioides e não mostra diferença em relação ao paracetamol ou aos AINEs.

▶ TRATAMENTO DA DOR MODERADA

Analgésicos opioides fracos: podem ser usados precocemente em pacientes com dor moderada sem tratamento prévio. Os principais representantes são a codeína e o tramadol. Devem ser administrados com analgésicos não opioides (**Quadro 8.3**).

TABELA 8.3 ▶ POSOLOGIA DOS ANTI-INFLAMATÓRIOS NÃO ESTEROIDES ADMINISTRADOS POR VIA INTRAVENOSA

FÁRMACO	DOSE	OBSERVAÇÃO
Cetorolaco	Idade < 65 anos e peso ≥ 50 kg: 15-30 mg, IV, 6/6 h Idade ≥ 65 anos ou peso < 50 kg: 15 mg, IV, 6/6 h	■ Tratamento a curto prazo da dor aguda ■ Usado como adjunto em outros tratamentos para dor intensa a moderada ■ Início de ação em 30 min ■ Duração da disfunção plaquetária: 24 h ■ Administrar como bólus IV com o menor volume possível ■ Risco de gastropatia e falência renal relacionada à dose e à duração do uso ■ O paciente deve estar bem hidratado e sem doença renal significativa (TFG > 60 mL/min) ■ Evitar em pacientes com história de cardiopatia isquêmica, AVC ou insuficiência cardíaca ■ Não exceder 5 dias de tratamento ■ Possui apresentação sublingual na dose de 10 mg, 4/4 h ou 6/6 h, não excedendo 40 mg/dia
Cetoprofeno	100 mg, IV, 12/12 h	
Tenoxicam	20-40 mg, IV, 1×/dia	■ Dose de tratamento da dor pós-operatória: 40 mg, 1×/dia
Ibuprofeno	400-800 mg, IV, 6/6 h	■ Tratamento a curto prazo da dor aguda ■ Adjunto em outros tratamentos para dor intensa a moderada ■ Início de ação em 30 min ■ Duração da disfunção plaquetária: 8 h ■ O paciente deve estar bem hidratado e sem doença renal significativa (TFG > 60 mL/min) ■ A infusão deve ser feita em 30 min em um volume de 100 mL para dose de 400 mg e de 200 mL para doses de 800 mg ■ Evitar em pacientes com história de cardiopatia isquêmica, AVC ou insuficiência cardíaca
Parecoxibe	20-40 mg, IV, 6/6 ou 12/12 h	■ Uso breve ou em dose única para dor pós-operatória ■ Pode ser usado antes da cirurgia (preemptiva) ■ Início de ação em 15 min ■ Disfunção plaquetária mínima ou ausente ■ Administrado em bólus IV rápido com mínimo volume ■ O paciente deve estar bem hidratado e sem doença renal significativa (TFG > 60 mL/min) ■ Aumento do risco de eventos tromboembólicos cardiovasculares e complicações de ferida operatória foram descritos em cirurgia de revascularização miocárdica ■ É um pró-fármaco ■ Contraindicado para pacientes de alto risco de eventos trombóticos cardiovasculares ■ Reduzir doses em idosos ou pacientes com < 50 kg

AVC, acidente vascular cerebral; TFG, taxa de filtração glomerular.
Fonte: Reuben e colaboradores,[6] Tannenbaum e colaboradores,[7] Solomon,[8] Castellsague e colaboradores[9] e Drugs for pain.[10]

TABELA 8.4 ▶ EFICÁCIA RELATIVA DOS ANALGÉSICOS FORNECIDOS EM DOSE ÚNICA NA REDUÇÃO DE MAIS DE 50% NA DOR MODERADA A INTENSA DO PÓS-OPERATÓRIO

FÁRMACO	NNT MÉDIO	IC 99%
Paracetamol, 1 g, VO	3,8	3,4-4,4
Ácido acetilsalicílico (600-650 mg), VO	4,4	4,0-4,9
Diclofenaco, 50 mg, VO	2,3	2,0-2,7
Diclofenaco, 100 mg, VO	1,9	1,6-2,2
Ibuprofeno, 600 mg, VO	2,4	1,9-3,3
Cetorolaco, 10 mg, VO	2,6	2,3-3,1
Cetorolaco, 30 mg, IM	3,4	2,5-4,9

(Continua)

TABELA 8.4 ▶ EFICÁCIA RELATIVA DOS ANALGÉSICOS FORNECIDOS EM DOSE ÚNICA NA REDUÇÃO DE MAIS DE 50% NA DOR MODERADA A INTENSA DO PÓS-OPERATÓRIO (Continuação)

FÁRMACO	NNT MÉDIO	IC 99%
Naproxeno, 550 mg, VO	2,7	2,3-3,3
Tramadol, 100 mg, VO	4,8	3,8-6,1
Codeína, 60 mg + paracetamol, 600-650 mg, VO	4,2	3,4-5,3
Codeína, 60 mg, VO	16,7	11-48
Morfina, 10 mg, IM	2,9	2,6-3,6

IC, intervalo de confiança; NNT, número necessário para tratar.
Fonte: Hurley e colaboradores.[11]

QUADRO 8.3 ▶ TRATAMENTO DA DOR MODERADA COM CODEÍNA

PRESCRIÇÃO PÓS-OPERATÓRIA DE CODEÍNA

Dose: 30-60 mg até de 4/4 h se a formulação contiver apenas codeína
Em combinações: Deve-se observar o intervalo do fármaco que estiver associado na formulação (geralmente de 6/6 h)
Dose máxima diária: 360 mg/dia
Apresentação:
- Comprimidos de 30-60 mg
- Em diversas associações, sua dose encontra-se entre 7,5, 30 e 50 mg

Fonte: Minson e colaboradores.[12]

Codeína: aproximadamente 10% da codeína são transformados em morfina, que é responsável por seu efeito analgésico. Sua potência analgésica é 1/10 da morfina. Seu efeito analgésico ocorre em 20 min. Não está indicada na via IV. Constipação (muito prevalente), náuseas e vômitos, tontura e sonolência são seus principais efeitos colaterais.

Tramadol: aumenta a liberação de serotonina e inibe a recaptação de noradrenalina. Por seu múltiplo mecanismo de ação, é adequado para casos que cursam com dor neuropática. Sua potência analgésica é de 1/6 a 1/10 da morfina. Está fortemente associado ao desenvolvimento de náuseas e vômitos. Quando prescrito por via venosa, recomenda-se sua administração em 100 mL de solução fisiológica (SF) a 0,9%, durante 30 a 60 min, associado à prescrição de um antiemético (Quadro 8.4).

▶ TRATAMENTO DA DOR INTENSA

ANALGÉSICOS OPIOIDES FORTES ▶

- Os opioides fortes são o suporte analgésico básico para pacientes com dor intensa. Não existe limite de dosagem, e a dose máxima é a que consegue o melhor balanço entre analgesia e efeitos colaterais.
- Utilizar opioides agonistas puros como primeira opção.
- A meperidina não é utilizada na escada analgésica devido à sua meia-vida ser muito curta e causar muitos efeitos no SNC.

QUADRO 8.4 ▶ USO DE TRAMADOL NO TRATAMENTO DA DOR MODERADA

Dose: 50-100 mg, IV ou VO, 6/6 a 8/8 h, ou 100-200 mg, 12/12 h
Dose diária máxima: 400 mg
Apresentação:
- Cápsulas de 50 mg
- Comprimidos de liberação lenta de 100 mg
- Ampolas de 50-100 mg
- Disponível em diversas associações de 50 e 100 mg

Fonte: Agerson e Benzon,[5] Minson e colaboradores[12] e Slover e colaboradores.[13]

- O uso parenteral dos opioides pode ser por via intravenosa (IV), subcutânea (SC) ou intramuscular (IM), sendo essa última via desencorajada por ser irritante, dolorosa e de absorção variável.
- Os metabólitos podem se acumular na doença renal crônica (DRC), sendo necessário o ajuste de doses nesses pacientes. O acúmulo de morfina-6-glicuronídeo causa náuseas, tonturas, vômitos e depressão respiratória. Não existe dose-teto; a dosagem máxima é limitada pelos efeitos colaterais.
- Titular a dose de morfina no paciente com dor aguda (ver Quadro 8.2).

A eficácia relativa dos analgésicos em dose única na redução de mais de 50% na dor moderada a intensa no pós-operatório está na Tabela 8.4.

▶ ANALGESIA PÓS-OPERATÓRIA

- O adequado controle da dor é parte fundamental da reabilitação pós-operatória. Preconizam-se técnicas anestésicas e analgésicas protetoras para redução da dor e para alcançar objetivos específicos de reabilitação (p. ex., fisioterapia em cirurgia de joelho, redução de íleo em cirurgias gastrintestinais).
- A terapia multimodal (mais de um fármaco, mais de uma via) proporciona:
  - Controle efetivo da dor pelo efeito aditivo ou sinérgico de dois ou mais analgésicos.

- Redução da quantidade individual de fármacos administrada, especialmente de opioides, e a redução da incidência, da intensidade e do potencial de efeitos adversos.
- A atenuação da resposta neuroendócrina e metabólica ao estresse cirúrgico.

■ TÉCNICAS ANALGÉSICAS PRECONIZADAS NO PÓS-OPERATÓRIO

- Na dor aguda, desce-se a escada da OMS, isto é, começa-se. sempre que possível, com os métodos invasivos (bloqueio neuroaxial e bloqueios periféricos).
- A analgesia contínua com anestésico local epidural a nível torácico reduz complicações pulmonares, cardíacas e íleo, permitindo a mobilização precoce e a facilitação da reabilitação.
- Exige equipe treinada e normas de segurança, com *backup* de atendimento de equipe médica devido aos potenciais efeitos adversos, como hipotensão e depressão respiratória. A morfina pode ser administrada via epidural ou subaracnoidea. Quando usar essa via, não administrar por IV concomitante pelo risco de depressão respiratória devido à longa ação de uma única dose no neuroeixo (12-24 h).
- Atentar para redução de doses de opioides em pacientes de risco, como portadores de DRC, doença pulmonar obstrutiva crônica (DPOC), apneia do sono e idosos.
- Quando a dor é desproporcional ao trauma cirúrgico ou quando não há resposta adequada ao tratamento multimodal, sugere-se:
  - Avaliar adesão de paciente e equipe ao tratamento proposto.
  - Melhorar posicionamento e conforto ambiental.
  - Avaliar se há piora do quadro clínico ou intercorrência.
  - Avaliar a presença de ansiedade de paciente, família e equipe.
  - Utilizar analgesia de resgate e revisar o esquema analgésico prescrito.
  - Considerar a existência de complicações pós-operatórias, como sinais de peritonismo, infecção de ferida cirúrgica, etc.
- Apesar de a dor ser subjetiva, sua intensidade esperada no pós-operatório pode ser prevista de acordo com o procedimento cirúrgico proposto, demonstrado no **Quadro 8.5**.
- A **Figura 8.4** ilustra um esquema proposto de tratamento de dor aguda pós-operatória com analgesia sistêmica sem uso de analgesia neuroaxial.

As diretrizes de manejo da dor pós-operatória da Sociedade Americana da Dor podem ser acessadas pelo *QR code* ao lado.

USO DE CETAMINA NO PERIOPERATÓRIO ▶ Cetamina em baixas doses pode ser usada como parte do esquema multimodal.

Indicações: cirurgia de grande porte sem anestesia regional, paciente com dor crônica prévia ou usuário crônico de opioides, alta possibilidade de dor crônica pós-cirúrgica (p. ex., cirurgia agressiva/com lesão de nervos, próxima a plexos), e presença de perfil psíquico complexo.

Condições de uso: é necessária monitoração contínua. Seu uso deve ser em doses subanestésicas, por profissionais capacitados, treinados no manejo de via aérea, preferencialmente em áreas que permitam monitoração (salas de recuperação ou unidade de cuidados intensivos).

Diluição: 100 mg/100 mL SF = 1 mg/mL

Infusão: 0,05 a 0,1 mg/kg/h (prescrever em velocidade de infusão – mL/h)

Importante: Os efeitos psicomiméticos (agitação psicomotora, alucinações, pesadelos, *delirium*) são os efeitos adversos mais frequentes da cetamina. O nível de sedação e/ou agitação deve ser avaliado rotineiramente. Administrar benzodiazepínico (diazepam, 2,5-5 mg, IV) antes de iniciar a infusão. Reavaliar 1 h após o início da infusão e no mínimo a cada 4 h após esse período. Utilizar esquema de analgesia concomitante multimodal.

QUADRO 8.5 ▶ ESTRATIFICAÇÃO DAS CIRURGIAS QUANTO À INTENSIDADE DA DOR PÓS-OPERATÓRIA

PREVISÃO DE DOR DE ALTA INTENSIDADE
- Cirurgias convencionais intra-abdominais
- Cirurgia torácica convencional
- Cirurgias ortopédicas maiores
- Cirurgias de cabeça e pescoço de grande porte
- Incisão tipo lombotomia (subcostal posterior)
- Craniotomia
- Cirurgias de coluna (fixação)
- Cirurgias de aorta e seus ramos (técnica convencional)
- Cirurgia cardíaca

PREVISÃO DE DOR DE INTENSIDADE MODERADA
- Cirurgias laparoscópicas maiores
- Apendicectomia aberta
- Herniorrafia inguinal aberta
- Histerectomia vaginal
- Cirurgia torácica laparoscópica
- Cirurgias oncológicas de mama
- Tireoidectomia
- Endarterectomia de carótida
- Cirurgias vasculares periféricas
- Partos com episiotomia

PREVISÃO DE DOR DE BAIXA INTENSIDADE
- Procedimentos laparoscópicos menores
- Procedimentos endoscópicos
- Cirurgias oftalmológicas
- Cirurgias otorrinolaringológicas
- de pequeno porte
- Cirurgias superficiais de mama
- Safenectomia
- Procedimentos cirúrgicos superficiais
- Partos sem episiotomia

```
                        ┌─────────────────────────┐
                        │  Dor aguda pós-operatória │
                        └─────────────────────────┘
```

Dor de alta intensidade EAV 7-10	Dor de moderada intensidade EAV 4-6	Dor de média-baixa intensidade EAV 1-3
Prescrição sugerida – primeiras 48 horas - Morfina, 0,05-0,1 mg/kg, IV, 3/3 h, fixo ou SC, 4/4h. Dose de resgate: 50% da dose calculada até 1/1 h se dor nos intervalos - Dipirona, 1.000 mg, IV, 6/6 h - Tenoxicam, 40 mg, IV, 1×/dia ou outro AINE IV (salvo contraindicações) - Paracetamol, 750 mg, VO, 6/6 h **Após 48 horas se a dor estiver controlada** **VO liberada** - Codeína, 30 mg, VO, 6/6 h, fixo - Dipirona, 1.000 mg, VO, 6/6 h, fixo - Paracetamol, 750 mg, VO, 6/6 h - Diclofenaco, 50 mg, VO, 8/8 h ou naproxeno, 500 mg, VO, 12/12 h - Resgate: morfina, 0,05 mg/kg, 3/3 h, S/N **VO não liberada** - Tramadol, 50-100 mg, IV, 6/6 h, fixo - Dipirona, 1.000 mg, IV, 6/6 h, em associação ou não a tenoxicam, 40 mg, IV, 1×/dia - Resgate: morfina, 0,025 mg/kg, IV, S/N	**Prescrição sugerida** **VO liberada** - Codeína, 30 mg, VO, 6/6h, fixo, associada a paracetamol, 750 mg, 6/6 h, fixo - Ibuprofeno, 400-600 mg, VO, 8/8h - Resgate: morfina, 0,025 mg/kg, IV, 1/1 h, S/N **VO não liberada** - Tramadol, 100 mg, IV, 6/6 h, fixo - Dipirona, 1.000 mg, IV, 6/6 h, fixo - Tenoxicam, 40 mg, IV, 1x/dia, fixo - Resgate: morfina, 0,025 mg/kg, IV, 1/1 h, S/N	**Prescrição sugerida** **VO liberada** - Dipirona, 1.000 mg, VO, 6/6 h, fixo - Paracetamol, 750 mg, VO, 6/6 h, fixo - Ibuprofeno, 400-600 mg, VO, 8/8 h - Diclofenaco, 50 mg, VO, 8/8 h - Resgate: codeína, 30 mg, VO, 6/6 h, S/N **VO não liberada** - Dipirona, 1.000 mg, IV, 6/6 h, fixo - Tenoxicam, 40 mg, IV, 1×/dia - Resgate: tramadol, 50-100 mg, IV, 6/6 h

FIGURA 8.4 ▶ ESQUEMA ADOTADO NO HOSPITAL DE CLÍNICAS DE PORTO ALEGRE DE PRESCRIÇÃO SISTÊMICA EM PACIENTES QUE NÃO ESTÃO RECEBENDO ANALGESIA NEUROAXIAL. // As doses devem ser individualizadas de acordo com as características do paciente. // EAV, escala analógica visual; S/N, se necessário; VO, via oral.
Fonte: Gamerman e colaboradores.[1]

Acesse o consenso da American Society of Regional Anesthesia and Pain Medicine pelo *QR code* ao lado.

DOR CRÔNICA

- Com duração superior a 30 dias, a dor crônica é classificada, segundo seu mecanismo, fisiopatológico em dor de predomínio nociceptivo, neuropático ou dor mista. É uma condição associada com sofrimento e incapacitação.

- Ao atender pacientes com dor crônica, documentar os tratamentos já realizados, o impacto da dor nas suas atividades, o novo plano de tratamento e as orientações e estratégias educativas firmadas. É fundamental envolver o paciente no seu cuidado como o agente modificador de sua saúde.

- A atividade física regular, a terapia cognitiva comportamental, o calor local ou a fisioterapia podem ser utilizados em pacientes com diferentes tipos de dor, conforme a capacidade física do doente e sob supervisão de profissional habilitado.

O Quadro 8.6 apresenta orientações diagnósticas e terapêuticas das principais síndromes dolorosas crônicas.

▶ DOR LOMBAR AGUDA

Dor lombar aguda é um problema de saúde pública em todo o mundo, sendo a grande responsável por incapacidades e custos para a sociedade. As possíveis causas de dor lombar aguda são listadas na Quadro 8.7, e as recomendações para o manejo estão na Quadro 8.8.

▶ DOR LOMBAR CRÔNICA

- Principal causa de dor crônica musculoesquelética. Uma das principais causas de absenteísmo. Envolve mecanismos fisiopatológicos mistos da dor: nociceptiva e neuropática (compressão de raízes nervosas, degeneração discal, inflamação nervosa).

- Avaliar de forma ativa a presença de sinais de alarme ("bandeiras vermelhas").

- Avaliar sinais de cronicidade ("bandeiras amarelas"): dor lombar no passado, presença de depressão, ansiedade, expectativas irreais no tratamento, demandas físicas elevadas, pouca satisfação laboral, estresse, pobre suporte social, baixa expectativa de retorno ao trabalho, Isolamento, desentendimentos entre pacientes, empregadores e cuidadores, problemas familiares.

QUADRO 8.6 ▶ PRINCIPAIS SÍNDROMES DOLOROSAS CRÔNICAS

SÍNDROME	DIAGNÓSTICO	TRATAMENTO
Dor mediada pelo simpático: síndrome dolorosa regional complexa (distrofia simpática reflexa, causalgia	Transtorno doloroso que envolve características inflamatórias, neuropáticas e autonômicas. A dor é contínua, desproporcional ao evento causal, sem outro diagnóstico que explique os sintomas. Critérios diagnósticos são firmados na presença de pelo menos um sintoma de quatro categorias: 1. **Sensorial:** hiperestesia ou alodinia 2. **Vasomotora:** assimetria de temperatura, alteração da cor da pele, cor assimétrica 3. **Sudomotor/edema:** atividade sudomotora na região da dor 4. **Motora/trófica:** redução da mobilidade, fraqueza, tremor, distonia, alterações tróficas: cabelo, unha, pele	▪ Interdisciplinar: considerar terapias farmacológicas de base, profilática e para dor incidental ▪ Associar antidepressivos, anticonvulsivantes e agentes tópicos ▪ Na presença de osteopenia, imobilidade ou mudanças atróficas: calcitonina (100-300 U/dia intranasal) ou bifosfonatos ▪ Manejo psicológico (técnicas de *biofeeedback*, relaxamento, terapia comportamental), fisioterapia ▪ Considerar terapia intervencionista com bloqueios por especialista em dor
Dor do membro fantasma	▪ A sensação do membro amputado ocorre em até 85% dos pacientes nas primeiras 3 semanas após o evento, e resolvendo sem tratamento após 2-3 anos ▪ A dor do membro fantasma é a que se apresenta no local do membro amputado, e ocorre entre 50-80% das amputações ▪ A dor do coto ocorre no membro residual que de fato existe	▪ Bloqueio nervoso prévio à amputação parece diminuir incidência de dor do membro fantasma ▪ Seguir princípios de tratamento da dor neuropática: terapia com antidepressivos, anticonvulsivantes, somados à terapia não farmacológica: estimulação elétrica transcutânea (excelentes resultados em 25% dos pacientes tratados), bloqueio de nervo, estimulação medular, estimulação cerebral invasiva e estimulação cortical não invasiva, injeção de toxina botulínica tipo A nos pontos-gatilho do coto.
Herpes-zóster e neuralgia pós herpética	▪ O diagnóstico é clínico. Pode se confirmar com culturas, imunofluorescência direta (sensibilidade 90%), DNA viral (sensibilidade e especificidade quase 100%, porém é caro) ▪ Reativação do vírus de varicela-zóster que se manifesta como o rash vesicular característico. Alguns pacientes apresentam dor neuropática persistente após a reativação do vírus. Atinge um único dermátomo em imunocompetentes, não cruza a linha média. Em imunocomprometidos, pode ter disseminação cutânea e visceral. Inicia com pródromos de fadiga, cefaleia, febre, mal-estar geral, náusea (3-7 dias antes do rash). As lesões maculopapulares progridem para confluência vesicular e base eritematosa. Em 7-10 dias evolui para rash pustular, que virará crosta. Em 2-3 semanas desaparecem as lesões. A dor é acompanhada por prurido, disestesias e alodinia. A dor aguda costuma desaparecer juntamente com a resolução das lesões. Quando a dor ultrapassa os 30 dias e persiste por, no máximo, 120 dias, ela é considerada subaguda. Quando se estende além dos 120 dias, é considerada neuralgia pós-herpética	▪ **Herpes-zóster:** aciclovir, 5×/dia, durante 7 dias – ajustar por função renal, ou foscarnet. Analgesia multimodal, seguindo os princípios de tratamento da dor aguda e a escada da OMS. Caso persista, usar gabapentinoides ou antidepressivos tricíclicos. Bloqueios de nervos, tanto perilesional, como epidural com corticosteroide e anestésico local são opções ▪ **Tratamento da neuralgia pós-herpética:** gabapentinoides (atentar para ajuste no nefropata, e no usuário de IECA – no caso da pregabalina). Lidocaína *patch* 5% (pode ocorrer eritema local); tramadol; antidepressivos tricíclicos; opioides (atentar ao uso crônico e seus riscos); capsaicina tópica

(Continua)

QUADRO 8.6 ▶ PRINCIPAIS SÍNDROMES DOLOROSAS CRÔNICAS (Continuação)

SÍNDROME	DIAGNÓSTICO	TRATAMENTO
Estados de dor central Dor associada a lesões no SNC (p. ex., dor nos níveis inferiores a uma transecção medular, e dor após AVC)	■ Na maioria dos casos, a dor é contínua (95%), de características variáveis, geralmente disestesias ■ Excluir outras causas de dor (viscerais e musculoesqueléticas)	■ Geralmente difícil de tratar ■ Avaliar e tratar espasticidade ■ Amitriptilina e gabapentina como primeira escolha ■ Opioides como segunda escolha, ponderando riscos e benefícios ■ Cetamina diminui dor espontânea e evocada ■ Após esgotar alternativas farmacológicas conservadoras, pode se considerar procedimentos como ablação da zona de entrada da raiz dorsal (DREZ, do inglês *dorsal root entry zone*), do trato espino-talâmico, cordotomia ou cordectomia ou estimulação medular
Fibromialgia Síndrome de dor crônica generalizada, acompanhada por alterações do sono, do humor, cognitivas (incluindo fadiga)	■ Os critérios do Colégio Americano de Reumatologia (2016)[14] consideram: 1. A presença e duração de dor nas áreas sensíveis em diferentes partes do corpo (tronco superior e inferior) 2. Sintomas de gravidade 3. Exclusão de diagnósticos diferencias relevantes (hipotireoidismo, polimialgia reumática, LES, síndrome de Sjögren, HCV) ■ Pode estar acompanhada de cefaleia, dismenorreia, alterações na articulação temporomandibular, síndrome do intestino irritável, cistite intersticial, endometriose ■ Também pode estar acompanhada de comorbidades psiquiátricas	■ Educação para o paciente e a família sobre a doença, incluindo higiene do sono e relevância de tratar comorbidades psiquiátricas (terapia cognitivo-comportamental) ■ Exercício aeróbico de intensidade gradativa e alongamento diário. Terapias complementares incluindo Tai Chi, yoga, balneoterapia. Estimulação cerebral não invasiva (estimulação transcraniana de corrente contínua, e estimulação magnética transcraniana) tem evidência de benefício ■ Farmacológico: ■ 1ª escolha: antidepressivo tricíclico, baixa dose ■ 2ª escolha: antidepressivos duais (duloxetina, 60 mg/dia [NNT=8], venlafaxina ou milnacipram). Alternativas: pregabalina, 300-450 mg/dia, ou gabapentina, 1.200-2.400 mg/dia ■ Associar analgésicos simples (paracetamol e/ou dipirona)
Síndrome de dor miofascial	■ Dor muscular associada à presença de pontos-gatilho (nodulações hiperirritáveis na musculatura) – esses pontos ocorrem em várias condições, geralmente associadas a sobreuso e sobrecarga emocional ■ O estímulo nociceptivo prolongado associado à dificuldade no manejo propiciam mecanismos de sensibilização periférica e central	■ Resolver fator desencadeante (alterações posturais, lesões estruturais, fatores emocionais), educar o paciente ■ Associar medidas físicas: calor local, alongamento diário, atividade física com orientação profissional, terapia física ■ Tratar deficiências nutricionais (deficiência de vitamina D está presente em 90% dos casos de dor musculoesquelética) ■ Procedimentos: injeções de anestésico local, acupuntura neurofuncional (agulhamento seco, efetivo em até 87% dos casos), eletroterapia ■ Farmacoterpia: AINEs, antidepressivos, anticonvulsivantes

AINEs, anti-inflamatórios não esteroides; AVC, acidente vascular cerebral; HCV, vírus da hepatite C; IECA, inibidores da enzima de conversão da angiotensina; LES, lúpus eritematoso sistêmico; NNT, número necessário para tratar; OMS, Organização Mundial da Saúde; SNC, sistema nervoso central.

QUADRO 8.7 ▶ CAUSAS DE DOR LOMBAR AGUDA

MECÂNICAS, INTRÍNSECAS DA COLUNA (80-90% DOS CASOS)	SISTÊMICAS (5-15% DOS CASOS)	DOR REFERIDA (1-2% DOS CASOS)

■ Distensão muscular
■ Doença degenerativa
  ■ Discal (espondilose)
  ■ Facetária (osteoartrose)
■ Espondilolistese
■ Herniação de disco
■ Estenose do canal medular
■ Osteoporose
■ Fraturas
■ Doenças congênitas
  ■ Cifose grave
  ■ Escoliose grave
  ■ Vértebras transicionais
■ Assimetria facetária
	■ Neoplasia
	  ■ Mieloma múltiplo
	  ■ Carcinoma metastático
	  ■ Linfoma e leucemia
	  ■ Tumores medulares
	  ■ Tumores retroperitoneais
	■ Infecção
	  ■ Osteomielite
	  ■ Discite séptica
	  ■ Abscesso paraespinal
	  ■ Abscesso epidural
	■ Artrites inflamatórias
	  ■ Espondilite anquilosante
	  ■ Espondilite psoriásica
	  ■ Artrite reativa
	  ■ Doença inflamatória intestinal
	■ Osteocondrose
	■ Doença de Paget
		■ Órgãos pélvicos
		  ■ Prostatite
		  ■ Endometriose
		  ■ Doença inflamatória pélvica
		■ Doença renal
		  ■ Nefrolitíase
		  ■ Pielonefrite
		  ■ Abscessos perinéfricos
		■ Aneurisma aórtico
		■ Doença gastrintestinal
		  ■ Pancreatite
		  ■ Colecistite
		  ■ Úlcera perfurada

QUADRO 8.8 ▶ RECOMENDAÇÕES PARA O MANEJO DA DOR LOMBAR AGUDA

RECOMENDAÇÃO CLÍNICA	NÍVEL DE EVIDÊNCIA
Avaliar sinais de alarme ("bandeiras vermelhas"): ■ **Dor associada a câncer metastático:** perda de peso, dor que não alivia com repouso ■ **Síndrome da cauda equina:** incontinência urinária ou fecal, déficit motor ou sensitivo progressivo ■ **Fratura:** idade avançada, osteoporose, história de trauma ■ **Infecção:** dor lombar intensa, história prévia de cirurgia lombar, febre, uso de drogas	C
Exames de imagem diagnósticos são indicados na suspeita de doenças específicas	C
Tratamento medicamentoso com AINEs como primeira escolha	A
Educação: evitar movimentos que agravam a dor, discutir a natureza benigna e a necessidade de retornar às suas atividades assim que possível	B
Exercícios físicos podem reduzir a chance de recorrência da dor	B
Manipulação espinal (quiropraxia) não possui benefício estabelecido	B
Repouso não deve ser recomendado	A

A, alta; B, moderada; C, baixa (ver Cap.5, Tab. 5.2, Níveis de evidência no sistema GRADE).

TRATAMENTO DA DOR LOMBAR CRÔNICA NÃO ESPECÍFICA ▶

- Educação e promoção do autocuidado. Orientação de manter atividades ou retorno precoce.
- Exercícios/massagem/acupuntura.
- AINEs.
- Antidepressivo de 1ª escolha: duloxetina.

Não há recomendação para uso de relaxantes musculares ou gabapentina. Paracetamol não apresenta benefício de acordo com últimos estudos. Opioides devem ser evitados pelos efeitos adversos.

Procedimentos intervencionistas e cirurgia são opções em casos selecionados, quando há diagnóstico específico e falha do tratamento conservador.

▶ DOR NEUROPÁTICA

Dor neuropática surge como consequência direta de uma lesão ou doenças que afetam o sistema somatossensorial.

- Causas importantes de dor neuropática periférica incluem radiculopatia lombar (ciática), neuralgia pós-herpética (dor persistente após um episódio de herpes), neuropatia diabética, neuropatia relacionada ao vírus da imunodeficiência humana (HIV) e à dor crônica pós-cirúrgica.

- A dor neuropática central pode surgir após um acidente vascular cerebral (AVC) ou lesão medular, na esclerose múltipla ou em outras condições neurológicas e metabólicas.
  - É caracterizada por sintomas desagradáveis, como dor em queimação, choques, parestesia e sensações difíceis de descrever.
  - Condições classicamente "não neuropáticas" (p. ex., osteoartrose ou dor oncológica) podem ter características de dor neuropática.
- Evidências de uma lesão nervosa, sensibilidade reduzida ou aumentada, dor em resposta ao toque leve são características.

O questionário DN4 pode ser utilizado para identificar o tipo de dor (Tab. 8.5).

▶ PRINCÍPIOS DO TRATAMENTO ▶

- Certificar-se do diagnóstico de dor neuropática (DN) e tratar a causa se possível (p. ex., diabetes).
- Identificar comorbidades que podem ser aliviadas ou exacerbadas pelo tratamento da DN ou que demandem ajuste de dose (p. ex., doença cardíaca, renal hepática, depressão).
- Explicar o diagnóstico e o plano de tratamento, estabelecendo expectativas realistas (p. ex., alívio de 50% da dor - sucesso terapêutico).

- O tratamento deve ser multidisciplinar, modulando-se estressores, humor e sono, e estimulando alongamentos e atividade física (conforme tolerância).
- Associar terapias farmacológicas e não farmacológicas, como eletroestimulação e acupuntura.
- É comum o tratamento simultâneo com diferentes fármacos. Recomenda-se iniciar com um grupo farmacológico de primeira escolha e titular. Após atingir máximo benefício com perfil aceitável de efeitos adversos, e se dor persistente (EAV > 4/10), associar um segundo medicamento de primeira escolha, e/ou terceiro grupo farmacológico. Opioides não são indicados na dor neuropática.
- Se houver refratariedade com medicamentos isolados ou em combinação – em doses eficazes, considerar tratamentos alternativos ou encaminhamento ao *expert* ou à equipe multidisciplinar em Centro de Dor.
- A escada analgésica não se aplica, e os medicamentos adjuvantes assumem o papel de protagonista.
- A Tabela 8.6 apresenta os principais fármacos usados no tratamento da dor neuropática.

▶ DOR ONCOLÓGICA

A dor está presente em 33% dos pacientes após tratamento curativo, 59% em pacientes em tratamento e em 64% dos

TABELA 8.5 ▶ QUESTIONÁRIO DN4 PARA IDENTIFICAÇÃO DE DOR NEUROPÁTICA

ENTREVISTA COM O PACIENTE

QUESTÃO 1: A SUA DOR TEM UMA OU MAIS DAS SEGUINTES CARACTERÍSTICAS?		
Queimação	( ) SIM	( ) NÃO
Sensação de frio dolorosa	( ) SIM	( ) NÃO
Choque elétrico	( ) SIM	( ) NÃO
QUESTÃO 2: HÁ PRESENÇA DE UM OU MAIS DOS SEGUINTES SINTOMAS NA MESMA ÁREA DA SUA DOR?		
Formigamento	( ) SIM	( ) NÃO
Alfinetada e agulhada	( ) SIM	( ) NÃO
Adormecimento	( ) SIM	( ) NÃO
Coceira	( ) SIM	( ) NÃO

EXAME DO PACIENTE

QUESTÃO 3: A DOR ESTÁ LOCALIZADA NUMA ÁREA ONDE O EXAME FÍSICO PODE REVELAR UMA OU MAIS DAS SEGUINTES CARACTERÍSTICAS?		
Hipoestesia ao toque	( ) SIM	( ) NÃO
Hipoestesia à picada de agulha	( ) SIM	( ) NÃO
QUESTÃO 4: NA ÁREA DOLOROSA, A DOR PODE CAUSADA OU AUMENTADA POR:		
Escovação	( ) SIM	( ) NÃO
Escore	Dor nociceptiva (< 4) ( )	Dor neuropática (≥ 4) ( )

Fonte: Bouhassira e colaboradores.[15]

TABELA 8.6 — FÁRMACOS USADOS PARA O TRATAMENTO DA DOR NEUROPÁTICA

FÁRMACO/MECANISMO	EFEITOS ADVERSOS	MODO DE ADMINISTRAÇÃO
PRIMEIRA ESCOLHA		
ANTIDEPRESSIVOS TRICÍCLICOS - NNT COMBINADO: 3,6 (3,0-4,4)		
Amitriptilina/nortriptilina Imipramina/desipramina Inibição não seletiva da recaptação de noradrenalina e serotonina, e bloqueio de canais de sódio. Benefício independente do efeito antidepressivo	Confusão, constipação, boca seca, visão turva, ganho de peso, retenção urinária, hipotensão ortostática, arritmia Evitar em pacientes com prolongamento do QTc. Amitriptilina causa mais efeitos anticolinérgicos Contraindicações: glaucoma de ângulo fechado, hipertrofia prostática, cardiopatia isquêmica Solicitar ECG de base; manter doses < 100 mg/dia para evitar cardiotoxicidade	**Dose inicial:** 10-25 mg/dia. Início dos efeitos após 1-2 semanas **Dose de manutenção:** 10-100 mg/dia
ANTICONVULSIVANTES		
Gabapentina NNT 6,3 (5,0-8,4)	Ganho de peso, sintomas cognitivos reversíveis, visão turva e edema periférico Ajustar doses em idosos e na insuficiência renal	**Dose inicial:** 300 mg/dia e aumento semanal de 300 mg **Dose habitual:** 300-1200 mg, 3×/dia **Dose máxima:** 3.600 mg/dia
Pregabalina NNT 7,7 (6,5-9,4)	Mesmo que gabapentina	**Dose inicial:** 75 mg/dia **Dose habitual:** 150-300 mg, 2×/dia **Dose máxima:** 600 mg/dia
Carbamazepina (primeira escolha para neuralgia do trigêmeo)	Tontura, visão turva, ataxia, cefaleia, náusea e *rash* Pode interação com outros fármacos como warfarin. Monitoração de hemograma e função hepática	**Dose inicial:** 100 mg/dia (aumento semanal de 100-200 mg/dia) **Dose habitual:** 200-400 mg, 3×/dia
Oxcarbazepina	Tem espectro similar à CBZ, porém mais segura e mais tolerada	**Dose inicial:** 300 mg **Dose habitual:** 300-2.400 mg/dia
INIBIDORES DA RECAPTAÇÃO DE SEROTONINA E NORADRENALINA – NNT COMBINADO 6,4 (5,2-8,4)		
Duloxetina Otimiza sistema inibitório endógeno da dor	Sedação, náusea, constipação, ataxia, boca seca	**Dose inicial:** 30 mg/dia (1 semana) **Dose de manutenção:** 60-120 mg/dia **Dose máxima:** 120 mg/dia
Venlafaxina	Pode causar náusea, tontura, hiperidrose, hipertensão	**Dose inicial:** 37,5 mg/dia com aumento semanal 37,5 mg **Dose habitual:** 150-225 mg/dia **Dose máxima:** 225 mg/dia
SEGUNDA ESCOLHA		
Capsaicina tópica 8%: NNT 10,6 (7,4-19) Estimula a liberação de substância P das fibras finas aferentes primárias, depletando suas reservas	Seu uso contínuo diminui a dor, porém sua aplicação causa sensação de queimação, limitando o seu uso	Aplicar fina camada na área afetada 3-4 ×/dia
Patch de lidocaína 5% (anestésico local bloqueador de canais de sódio)		*Patch* 5% ou gel aplicado na área dolorosa por 12 h em um período de 24 h
Tramadol NNT 4,7 (3,6-6,7) Opioide fraco, inibe receptação de serotonina e noradrenalina	Tontura, náuseas, vômitos, boca seca, sedação, sudorese, hipotensão ortostática. Causa constipação como a codeína Uso criterioso com outros fármacos inibidores da recaptação de serotonina	**Dose:** 50-100 mg, 6/6 h **Dose teto:** 400 mg/dia

(Continua)

TABELA 8.6 ▶ FÁRMACOS USADOS PARA O TRATAMENTO DA DOR NEUROPÁTICA (Continuação)

FÁRMACO/MECANISMO	EFEITOS ADVERSOS	MODO DE ADMINISTRAÇÃO
TERCEIRA ESCOLHA		
Opioide forte Morfina, oxicodona, metadona NNT 4,3 (3,4-5,8)	Náusea, vômito, sedação, tontura, retenção urinária, constipação (usar laxativos)	**Dose inicial de morfina:** 5-10 mg, VO, 4/4 h **Dose máxima:** regulada pelos efeitos colaterais Por meio do QR Code abaixo, acesse uma calculadora de equivalência de opioides. Após dose ajustada, converter para opioide de longa ação

Obs.: Canabinoides, inibidores seletivos da receptação da serotonina, lamotrigina, topiramato e ácido valproico, mexiletina e clonidina são considerados fármacos de quarta escolha para o tratamento da dor neuropática. Opioides devem ser prescritos em casos selecionados, são considerados tratamento de terceira escolha.
ECG, eletrocardiografia; NNT, número necessário para tratar; QTc, intervalo QT corrigido; VO, via oral.

pacientes com doença avançada ou terminal. Acessar e tratar a dor faz parte do cuidado global do paciente com câncer. A etiologia da dor no paciente com câncer é variada (**Quadro 8.9**). Outros sintomas são frequentemente associados à dor (p. ex., insônia, anorexia, constipação, sudorese, náuseas, dispneia, sintomas neuropsiquiátricos, paresias, entre outros).

● PRINCÍPIOS DO TRATAMENTO ▶

- A intensidade da dor e os resultados do tratamento devem ser avaliados regularmente e de forma consistente usando a EAV de dor considerando dor ao movimento e ao repouso, interferência no sono e em atividades diárias.
- Em pacientes com comprometimento cognitivo ou doença avançada, é necessária observação de comportamentos e desconfortos relacionados à dor.
- Realizar exame físico do sistema somatossensorial, neurológico e muscular.
- Os pacientes devem ser informados sobre o tratamento da dor e ser encorajados a assumir um papel ativo no seu manejo.
- Os analgésicos são apenas uma parte do tratamento da dor do câncer. Uma abordagem integrada, que incorpore técnicas não invasivas, como as psicológicas e as intervenções de reabilitação, é necessária para modificar a fonte da dor, alterar a percepção central da dor e bloquear a transmissão da dor para o SNC.
- O início da dor deve ser evitado por meio de medicações fixas, levando-se em conta a meia-vida, a biodisponibilidade e a duração de ação de diferentes fármacos.
- A VO deve ser defendida como a primeira escolha.
- Reavaliar diariamente o esquema analgésico.
- Respeitar a escada analgésica da OMS (ver **Fig.8.3**), iniciando com analgésicos comuns e fármacos adjuvantes, progredindo para opioides fracos (**Tab. 8.7**), após opioides fortes e, por último, utilização de técnicas invasivas.
- Orientação e prevenção dos efeitos adversos aos pacientes e aos cuidadores.

QUADRO 8.9 ▶ POSSÍVEIS ETIOLOGIAS DA DOR EM PACIENTES COM CÂNCER

DOR CAUSADA PELO CÂNCER	DOR RELACIONADA AO TRATAMENTO

▪ Dor óssea primária ou por doença metastática
▪ Plexopatias e neuropatias devido ao envolvimento tumoral do sistema nervoso periférico
▪ Cefaleias e dor facial relacionadas a lesões primárias ou metastáticas do cérebro, crânio ou nervos cranianos
▪ Dor visceral por invasão de órgãos abdominais ou obstrução
▪ Síndromes paraneoplásicas (fenômenos tromboembólicos, polimiosite, osteoartropatia)
	▪ Síndromes dolorosas pós-quimioterapia
	  ▪ Neuropatia periférica dolorosa (associada à platina, a taxanos e a alcaloides da vinca)
	  ▪ Necrose avascular de cabeça de fêmur ou úmero
	  ▪ Plexopatia associada a infusão intra-arterial
	  ▪ Mucosite
	▪ Dor associada à terapia hormonal
	  ▪ Ginecomastia com terapia hormonal para câncer de próstata (análogo GNRH)
	▪ Síndromes dolorosas pós-cirúrgicas
	  ▪ Dor pós-mastectomia
	  ▪ Dor pós-toracotomia
	  ▪ Dor pós-dissecção radical do pescoço
	  ▪ Dor do membro fantasma
	▪ Síndromes dolorosas pós-radioterapia
	  ▪ Plexopatias
	  ▪ Mielopatia crônica pós-radioterapia
	  ▪ Enterite e proctite crônica
	  ▪ Osteorradionecrose

GnRH, hormônio liberador de gonadotrofina.

TABELA 8.7	OPIOIDES FRACOS E ASSOCIAÇÕES DISPONÍVEIS			
FÁRMACO	DOSES	VIA	INTERVALO	DOSE MÁXIMA DIÁRIA
Codeína	30 mg	VO	4-6 h	240 mg
	15-60 mg	IM, SC	4-6 h	
Codeína 7,5 ou 30 mg + paracetamol 500 mg	1 cp	VO	4 h	6 cp
Codeína 50 mg + diclofenaco 50 mg		VO	8 h	3 cp
Tramadol	50-100 mg	VO, IM IV, SC	4-8 h	400 mg
Tramadol 37,5 mg + paracetamol 325 mg	1 cp	VO	4-6 h	8 cp

IM, intramuscular; IV, intravenosa, SC, subcutânea; VO, via oral.

- Prescrever fármacos adjuvantes que potencializem os opioides ou controlem seus efeitos colaterais.Tratam sintomas que exacerbam a dor e fornecem analgesia para tipos específicos de dor. Podem ser usados em qualquer degrau da escada analgésica (**Tab. 8.8**).
- Atenção às dores neuropáticas e metástases ósseas, pois são "morfinorresistentes" e exigem tratamento específico.

● TRATAMENTO DA DOR MODERADA A INTENSA ▶

- **Opioides fortes**
  □ São o suporte analgésico básico para pacientes com dor intensa. Não existe limite de dosagem, e a dose máxima é a que consegue o melhor balanço entre analgesia e efeitos colaterais.
  □ Utilizar opioides agonistas puros como primeira opção.
  □ Indicar a VO sempre que possível.
  □ Fatores que guiam a escolha do opioide: potência, meia-vida, toxicidade, vias de administração disponíveis, tipo de dor apresentada. Por exemplo, dor incidental frequente: opioides de curta ação (morfina), dor constante com componente neuropático: metadona.
  □ Dose de resgate: varia entre 5 e 15% da dose total diária de morfina, com intervalo de 1 a 2 h via oral.
  □ O ajuste de doses é feito somando-se as doses de resgate consumidas em 24 h e adicionando-se a dose total diária, redistribuindo nas 24 h.
  □ Conversão: a substituição de um opioide por outro ou a troca de via de administração deve considerar as doses equianalgésicas.

TABELA 8.8	FÁRMACOS ADJUVANTES PARA O TRATAMENTO DA DOR EM PACIENTES COM CÂNCER		
FÁRMACO	DOSE APROXIMADA DIÁRIA	VIA DE ADMINISTRAÇÃO	EFEITO ADJUVANTE
Corticosteroides			Dor associada à metástase cerebral, óssea, compressão medula espinal
Dexametasona	16-96 mg	VO, IV, SC	
Prednisona	40-100 mg	VO	
Anticonvulsivantes			Dor neuropática por compressão ou lesão de sistema nervoso, neuropatias induzidas por medicamentos ou síndromes paraneoplásicas
Gabapentina	900-3.600 mg	VO	
Carbamazepina	200-1.500 mg	VO	
Fenitoína	300-500 mg	VO	
Clonazepan	0,5-4 mg	VO	
Oxcarbazepina	150-900 mg	VO	
Antidepressivos			Melhora da qualidade de sono, potencialização analgésica, dor neuropática
Amitriptilina	12,5-50 mg	VO	
Imipramina			
Nortriptilina			
Neurolépticos			Atividade ansiolítica, antiemética, sedativa, relaxante muscular, modulação da percepção da dor e controle de transtornos psicóticos
Haloperidol	0,5-5 mg	VO, SC	
Clorpromazina	25-100 mg	VO, IV	
Psicoestimulante			Otimização da analgesia e controle da sedação
Metilfenidato	10-15 mg	VO	

IM, intramuscular; IV, intravenosa, SC, subcutânea; VO, via oral.

- Opioides de longa ação VO: morfina de liberação cronogramada, oxicodona de liberação controlada e metadona. Sempre prescrever analgésicos de liberação imediata para dose de reforço em caso de dor.
- Fentanil transdérmico: indicado para pacientes com dor estável, com dificuldade com via oral. Apresentação em adesivos de 25, 50, 75, 100 μg/h. Início de ação lento, deve ser substituído a cada 72 h.
- A meperidina não é utilizada na escada analgésica devido à sua meia-vida muito curta e por gerar muitos efeitos no SNC.
- Os metabólitos podem se acumular na doença renal crônica (DRC), sendo necessário o ajuste de doses nesses pacientes. O acúmulo de morfina-6-glicuronídeo causa náuseas, tonturas, vômitos e depressão respiratória. Não existe dose-teto; a dosagem máxima é limitada pelos efeitos colaterais. Suas características podem ser encontradas na Tabela 8.9.

■ **Rotação de opioides:** é uma técnica útil para restaurar a sensibilidade analgésica em pacientes altamente tolerantes, baseada na tolerância cruzada incompleta entre os opioides. Os cálculos de dose equianalgésica fornecem uma orientação para a dose dos opioides, não devendo ser seguidos rigorosamente. Sugere-se que, após se realizar o cálculo de conversão, a dose do novo opioide seja reduzida em 25 a 50% devido à sua tolerância incompleta.

Por meio do *QR Code* ao lado, acesse uma calculadora para conversão de opiáceos.

Prevenção e manejo dos efeitos adversos dos opioides ▶

Sedação:

- Prevenção: suspender outros medicamentos que possam causar sedação (bezodiazepínicos, anti-histamínicos, tricíclicos). Explicar para pacientes, familiares e cuidadores a possível aparição de sonolência alguns dias após início ou mudança na dose dos opioides, e sinais de alarme: sonolência exagerada desproporcionada.
- Manejo: mudar ou reduzir a dosagem atual de opioides; considerar metilfenidato ou modafinil. Associar terapias não farmacológicas (meios físicos, estimulação transcraniana por corrente continua).

Neurotoxicidade: avaliar fatores de risco, como doses elevadas de opioides, desidratação, insuficiência renal, *delirium* ou nível cognitivo limítrofe prévio, uso de outros psicoativos.

- Prevenção: suspender psicofármacos não essenciais (benzodiazepínicos).
- Manejo: resolver possíveis causas reversíveis (alterações metabólicas, insuficiência hepática ou renal, desidratação, hipercalcemia, doença cerebral orgânica). Ajustar dose de opioides ou fazer rotação. Associar sintomáticos (haloperidol). Evitar naloxona.

Depressão respiratória:

- Prevenção: monitorar sedação e estado ventilatório, titular a dosagem cuidadosamente, e considerar redução da dose ou rotação se sedação excessiva.
- Manejo: suspender opioides, O_2 suplementar, naloxona 0,04 mg, IV lento, a cada 2 a 3 min, até melhora do

TABELA 8.9 ▶ OPIOIDES FORTES

FÁRMACO	APRESENTAÇÃO	DOSE INICIAL (MG)	EQUIVALÊNCIA DOSE ORAL (MG)	EQUIVALÊNCIA DOSE PARENTERAL (MG)	INTERVALO (H)
Morfina	Cp 10 e 30 mg; Solução oral de 10 mg/mL (26 gt) Cáps 30, 60 e 100 mg	5-10 mg, VO, 4/4 h	30	10	4 h
Metadona	Cp de 5 e 10 mg/ amp 10 mg/mL	2,5-5 mg, VO, 8/8 h	20	10	8-12 h
Oxicodona Liberação lenta	Cp de 10, 20 e 40 mg	10 mg, VO, 12/12 h	20	–	12 h
Fentanil transdérmico	Adesivos com 12, 25, 50, 75 e 100 μg/h	25 μg/h	–	–	72 h
Buprenorfina	Adesivos com 35, 52,5 ou 70 μg/h	35 μg/h	–	–	A cada 96 h, no máximo, o adesivo deve ser substituído

VO, via oral.

sensório e estado respiratório (atenção: pode ser necessária infusão de naloxona, caso estivessem sendo administrados opioides de longa duração).

Náusea e vômitos:

- Prevenção: titular dose de opioides lentamente, sendo prescritos antieméticos simultaneamente.
- Manejo: afastar e tratar outras causas (constipação, oclusão intestinal, quimioterapia ou outros medicamentos). Antieméticos fixos. Associe adjuvantes e terapias não farmacológicas (fisioterapia, meios físicos).

Constipação:

- Prevenção: atividade física. Dieta rica em frutas, verduras e legumes. Farelo de trigo ou aveia (2-3 colheres/dia). Tomar 2 a 3 litros de líquido/dia. Tomar suplementos de fibra solúvel (*psyllium*) 1-3×/dia. Massagem abdominal circular no sentido horário. Evitar consumo de alimentos ricos em pectina e caseína, chá preto e chocolate. Comer em intervalos regulares. Ingerir pasta de ameixas hidratadas e amassadas em óleo de amêndoa doce, milho ou girassol. Incentivar evacuação sempre que sentir vontade. Aplicar calor local perineal.
- Tratamento: laxantes osmóticos ou emolientes, se persistir a constipação por 3 dias, supositório de glicerina ou *clisters*, laxantes estimulantes (bisacodil), lubrificantes (óleo mineral) ou agentes osmóticos (manitol). Se persistir constipação, realizar toque retal para descartar impactação fecal (não realizar toque se o paciente estiver neutropênico, trombocitopênico, ou em pós-operatório de cirurgia intestinal).
- Se tiver impactação, proceder desimpactação manual se fezes moles. Se fezes sólidas, amolecer com *fleet* enema antes da desimpactação (usar analgésicos de curta ação antes da desimpactação).
- Se não tiver impactação, o paciente ainda pode ter uma impactação alta. Considerar imagens abdominais e enemas VO.

▶ REFERÊNCIAS

1. Gamermann PW, Stefani LC, Felix EA. Rotinas em anestesiologia e medicina perioperatória. Porto Alegre: Artmed; 2017.
2. Macres SM, Moore PG, Fishman SM. Acute pain management. In: Barash PG, Cullen BF, Stoelting RK, Cahalan MK, Stock MC, Ortega R, et al. Clinical anesthesia. 6th ed. Philadelphia: Wolters Kluwer; 2009. p. 1473-504.
3. Mahajan G, Fishman SM. Major opioids in pain management. In: Benzon H, Raja SN, Molloy RE, Liu S, Fishman SM. Essentials of pain medicine and regional anesthesia. 2nd ed. Philadelphia: Elsevier; 2005.
4. Ruyter ML. Patient-controlled analgesia. In: Murray MJ, Harrison BA, Mueller JT, Rose SH, Wass CT, Wedel DJ. Faust's anesthesiology review. 4th ed. Philadelphia: Elsevier; 2014. p. 498-500.
5. Agerson AN, Benzon HT. Management of acute and chronic pain. In: Barash PG, Cullen BF, Stoelting RK, Cahalan MK, Stock MC, Ortega R, et al. Clinical anesthesia fundamentals. Philadelphia: Wolters Kluwer; 2015. p. 699-720.
6. Reuben SS, Ablett D, Kaye R. High-dose nonsteroidal anti-inflammatory drugs compromise spinal fusion. Can J Anaesth. 2005;52(5):506-12.
7. Tannenbaum H, Bombardier C, Davis P, Russell AS. An evidence-based approach to prescribing nonsteroidal antiinflammatory drugs. Third Canadian Consensus Conference. J Rheumatol. 2006;33(1):140-57.
8. Solomon DH. NSAIDs: therapeutic use and variability of response in adults [Internet]. Waltham: UpToDate; c2016 [capturado em 18 out. 2018]. Disponível em: http://www.uptodate.com/contents/nsaids-therapeutic-use-and-variability-of-response-in-adults.
9. Castellsague J, Riera-Guardia N, Calingaert B, Varas-Lorenzo C, Fourrier-Reglat A, Nicotra F, et al. Individual NSAIDs and upper gastrintestinal complications: a systematic review and meta-analysis of observational studies (the SOS project). Drug Saf. 2012;35(12):1127-46.
10. Drugs for pain. Treat Guidel Med Lett. 2013;11(128):31-42; quiz 2 p following 42.
11. Hurley RW, Murphy JD, Wu CL. Acute postoperative pain. In: Miller RD. Miller's Anesthesia. 8th ed. Philadelphia: Saunders; 2015. p. 2974-98.
12. Minson FP, Garcia JB, Oliveira JO Jr, Siqueira JT, Jales LH Jr. Tratamento farmacológico da dor oncológica. In: Minson FP, Garcia JB, Oliveira JO Jr, Siqueira JT, Jales LH Jr. II Consenso Nacional de Dor Oncológica. São Paulo: Moreira Junior; 2011. p. 66-91.
13. Slover R, Zieg JA, Clopton RG. Acute pain management. In: Duke JC, Keech BM. Duke's anesthesia secrets. Philadelphia: Elsevier; 2016. p. 460-6.
14. Wolfe F, Clauw DJ, Fitzcharles MA, Goldenberg DL, Häuser W, Katz RL, et al. 2016 Revisions to the 2010/2011 fibromyalgia diagnostic criteria. Semin Arthritis Rheum. 2016;46(3):319-29.
15. Bouhassira D, Attal N, Alchaar H, Boureau F, Brochet B, Bruxelle J, et al. Comparison of pain syndromes associated with nervous or somatic lesion and development a new neuropathic pain diagnostic questionnaire (DN4). Pain. 2005;114(1-2):29-36.

▶ LEITURAS RECOMENDADAS

Beattie WS, Badner NH, Choi P. Epidural analgesia reduces postoperative myocardial infarction: a meta-analysis. Anesth Analg. 2001;93(4):853-8.

Bennett M. The LANSS Pain Scale: the Leeds assessment of neuropathic symptoms and signs. Pain. 2001;92(1-2):147-57.

Bouhassira D, Attal N, Alchaar H, Boureau F, Brochet B, Bruxelle J, et al. Comparison of pain syndromes associated with nervous or somatic lesion and development a new neuropathic pain diagnostic questionnaire (DN4). Pain. 2005;114(1-2): 29-36.

Brasil. Ministério da Saúde. Portaria n. 1.083, de 2 de outubro de 2012 [Internet]. Brasília; 2012 [capturado em 09 out. 2018]. Disponível em: http://bvsms.saude.gov.br/bvs/saudelegis/sas/2012/prt1083_02_10_2012.html.

Caumo W, Braulo G, Stefani LP. Princípios do tratamento da dor aguda. In: Gamermann PW, Stefani LC, Felix EA. Rotinas em anestesiologia e medicina perioperatória. Porto Alegre : Artmed; 2017.

Caumo W, Ruehlman LS, Karoly P, Sehn F, Vidor LP, Dall-Ágnol L, et al. Cross-cultural adaptation and validation of the profile of chronic pain: screen for a Brazilian population. Pain Med. 2013;14(1):52-61.

Chou R, Deyo R, Friedly J, Skelly A, Weimer M, Fu R, et al. Systemic pharmacologic therapies for low back pain: a systematic review for an American College of Physicians Clinical Practice Guideline. Ann Intern Med. 2017;166(7):480-92.

Clauw DJ. Fibromyalgia: a clinical review. JAMA. 2014;311(15):1547-55.

Finnerup NB, Attal N, Haroutounian S, McNicol E, Baron R5, Dworkin RH, et al. Pharmacotherapy for neuropathic pain in adults: a systematic review and meta-analysis. Lancet Neurol. 2015;14(2):162-73.

Fishman SM, Ballantyne JC, Rathmell JP, editors. Bonica's management of pain. 4th ed. Philadelphia: Lippincott, Williams and Wilkins; 2010.

Fotiadis RJ, Badvie S, Weston MD, Allen-Mersh TG. Epidural analgesia in gastrintestinal surgery. Br J Surg. 2004;91(7):828-41.

Haanpää M, Treede RD. Diagnosis and classification of neuropathic pain. Pain: Clin Updates. 2010;18(7):1-6.

International Association for the Study of Pain. IASP Terminology [Internet]. Washington; 2017 [capturado 09 out. 2018]. Disponível em: http://www.iasp-pain.org/Education/Content.aspx?ItemNumber=1698#Pain.

Motov S, Strayer R, Hayes BD, Reiter M, Rosenbaum S, Richman M, et al. The treatment of acute pain in the emergency department: a white paper position statement prepared for the American Academy of Emergency Medicine. J Emerg Med. 2018;54(5):731-6.

O'Connell NE, Cook CE, Wand BM, Ward SP. Clinical guidelines for low back pain: a critical review of consensus and inconsistencies across three major guidelines. Best Pract Res Clin Rheumatol. 2016;30(6):968-80.

Pöpping DM, Elia N, Marret E, Remy C, Tramèr MR. Protective effects of epidural analgesia on pulmonary complications after abdominal and thoracic surgery: a meta-analysis. Arch Surg. 2008;143(10):990-9; discussion 1000.

Treede RD, Jensen TS, Campbell JN, Cruccu G, Dostrovsky JO, Griffin JW, et al. Neuropathic pain: redefinition and a grading system for clinical and research purposes. Neurology. 2008;70(18):1630-5.

Wong JJ, Côté P, Sutton DA, Randhawa K, Yu H, Varatharajan S, et al. Clinical practice guidelines for the noninvasive management of low back pain: a systematic review by the Ontario Protocol for Traffic Injury Management (OPTIMa) Collaboration. Eur J Pain. 2017;21(2):201-16.

Wu CL, Murphy JD. Epidural anesthesia-analgesia and patient outcomes: a perspective. Hindawi. 2014;48164

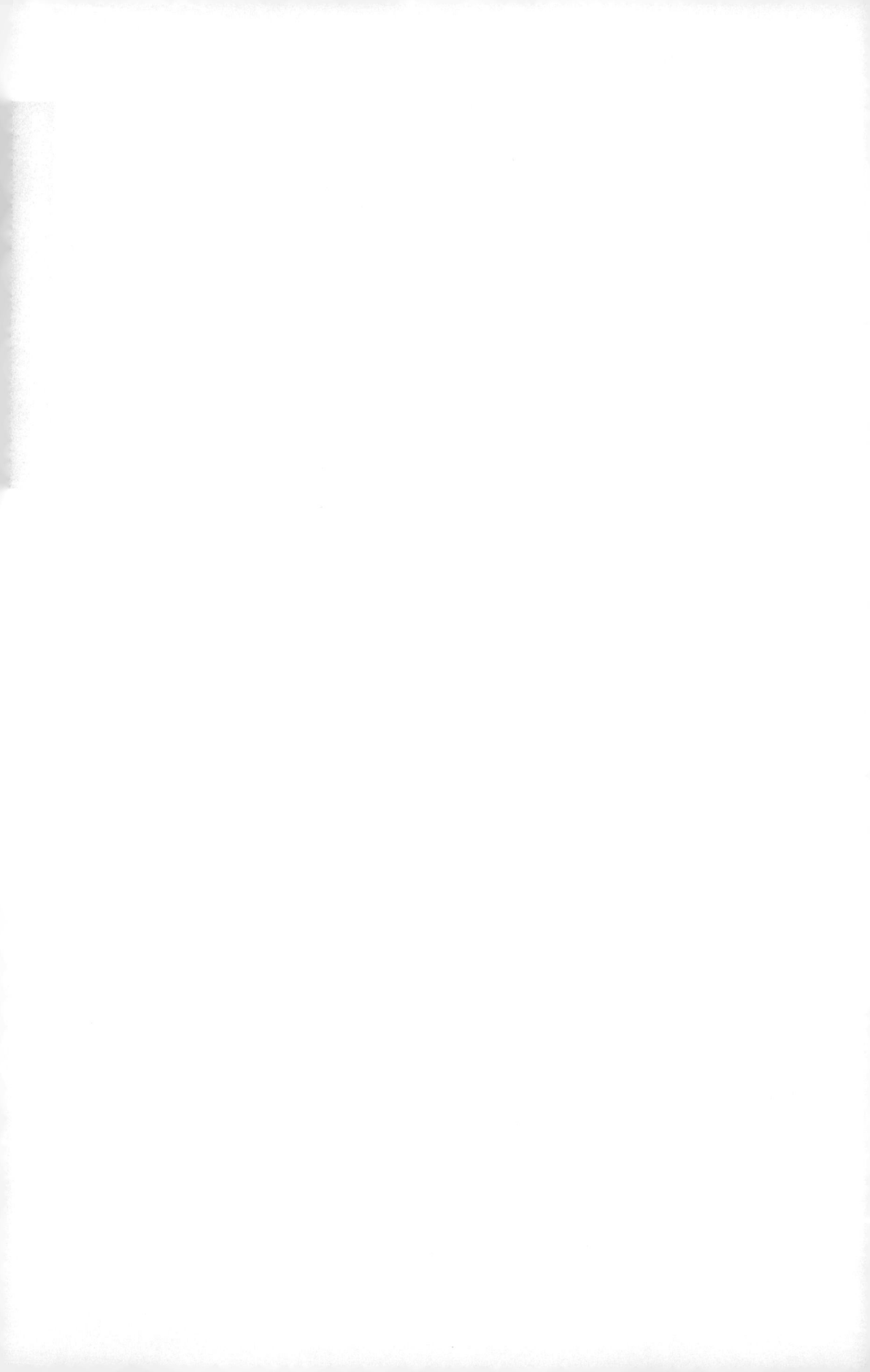

► CAPÍTULO 9 ◄

ENDOCRINOLOGIA

RAFAELA FENALTI SALLA ◄
MARIANA RANGEL RIBEIRO FALCETTA ◄
AMANDA VEIGA CHEUICHE ◄
CAMILA BERGONSI DE FARIAS ◄
LETÍCIA SCHWERZ WEINERT ◄
SANDRA PINHO SILVEIRO ◄

- ► Diabetes melito 151
  - Cetoacidose diabética e estado hiperosmolar hiperglicêmico 157
- ► Doença óssea 159
  - Osteoporose 159
- ► Gestação e endocrinopatias 160
  - Diabetes melito gestacional 160
  - Diabetes pré-gestacional 165
- ► Gônadas 166
  - Hipogonadismo feminino 166
    - Amenorreia 166
    - Climatério 168
  - Hipogonadismo masculino 168
  - Hiperandrogenismo 169
- ► Hipófise 171
  - Tumores de hipófise 171
  - Acromegalia 172
  - Hiperprolactinemia 172
  - Doença de Cushing 174
  - Hipopituitarismo 174
  - Diabetes *insipidus* 174
- ► Obesidade 175
- ► Paratireoide 176
  - Hipercalcemia 176
  - Hiperparatireoidismo primário 176
  - Hipocalcemia 176
- ► Suprarrenal 178
  - Síndrome de Cushing 178
  - Hiperaldosteronismo primário 179
  - Feocromocitoma e paraganglioma 181
  - Incidentaloma suprarrenal 182
  - Insuficiência suprarrenal 182
- ► Tireoide 184
  - Nódulos de tireoide 184
  - Câncer de tireoide 184
  - Hipotireoidismo 186
  - Hipertireoidismo 188
    - Doença de Graves 188
    - Oftalmopatia de Graves 188
    - Dermatopatia de Graves 188
    - Bócio multinodular tóxico 188
  - Crise tireotóxica 191
  - Tireoidites 191

► DIABETES MELITO

DEFINIÇÃO ► Grupo heterogêneo de distúrbios metabólicos que tem em comum a hiperglicemia, originada na redução da secreção de insulina, na resistência periférica à ação da insulina ou na combinação dos dois mecanismos.

RASTREAMENTO ► Adultos com índice de massa corporal (IMC) ≥ 25 kg/m² com pelo menos 1 dos seguintes fatores de risco: sedentarismo, história familiar (1º grau) de diabetes melito (DM), populações de alto-risco (p. ex., latinos, afro-americanos), história de doença cardiovascular, hipertensão, colesterol HDL < 35 mg/dL, triglicerídeos > 250 mg/dL, diabetes melito gestacional (DMG) prévio, síndrome dos ovários policísticos (SOP), acantose *nigricans*. Na ausência dos fatores citados, iniciar o rastreamento aos 45 anos. Se a primeira avaliação for normal, repeti-la em intervalos de 3 anos.

TESTES DIAGNÓSTICOS ► Os exames utilizados são glicemia de jejum (≥ 8 h de jejum), teste oral de tolerância à glicose (TOTG), com 75 g de glicose oral, e hemoglobina glicada (HbA1c). O TOTG deve ser realizado após um jejum mínimo de 8 h e depois de, pelo menos, 3 dias de dieta não restritiva (mais de 150 g de carboidratos) e atividade física normal. A HbA1c deve ser medida por método certificado pelo National Glycohemoglobin Standardization Program e padronizado pelo Diabetes Control and Complications Trial (DCCT) e não requer jejum. Discrepâncias grandes entre a HbA1c e a glicemia devem levantar a suspeita de interferentes no ensaio de HbA1c (p. ex., hemoglobinopatias, condições associadas a alto *turnover* de hemácias, como anemia hemolítica, gestação no 2º e 3º trimestres, hemodiálise, transfusão ou hemorragia recente e tratamento com eritropoietina). Nessas condições, apenas os critérios com glicemia devem ser utilizados. Critérios diagnósticos são apresentados no **Quadro 9.1**. Pacientes com pré-diabetes (HbA1c 5,7-6,4%, glicemia de jejum entre 100-125 mg/dL ou, após 2 h, TOTG entre 140-199 mg/dL) devem ser testados anualmente.

CLASSIFICAÇÃO ▶

- **DM tipo 1 (DM1):** 5 a 10% dos casos; destruição autoimune ou idiopática de células β-pancreáticas, pode estar associado a outras doenças autoimunes.
- **DM tipo 2 (DM2):** 90 a 95% dos casos; defeitos na ação e secreção da insulina e na regulação da produção hepática de glicose, associado à obesidade e história familiar positiva.
- **DM gestacional (DMG):** diabetes diagnosticado no 2º ou 3º trimestre da gestação.
- **Outros tipos específicos:** neonatal, MODY (do inglês *maturity-onset diabetes of the young*), induzido por fármacos (p. ex., glicocorticosteroide e antirretrovirais), pós-transplante, relacionado a doenças do pâncreas exócrina (fibrose cística, pancreatite, pancreatectomia, câncer de pâncreas), endocrinopatias (p. ex., acromegalia, síndrome de Cushing) e a outras síndromes genéticas (p. ex., Turner, Down, Klinefelter, Prader-Willi, Bardet-Biedl).

RASTREAMENTO DE COMPLICAÇÕES MICROVASCULARES
▶ Iniciar após 5 anos do diagnóstico em pacientes com DM1 e no momento do diagnóstico nos pacientes com DM2, com periodicidade anual se a avaliação inicial for normal.

- **Doença renal do diabetes (DRD):** dosagem de creatinina sérica para cálculo da taxa de filtração glomerular (TFG) estimada pela fórmula CKD-EPI (acesse pelo *QR Code* ao lado) e dosagem de albuminúria em amostra de urina (elevada se > 14 mg/L ou > 30 mg albumina/g creatinina (mg/g), sendo necessárias 2 de 3 amostras alteradas). Suspeitar de outra etiologia se albuminúria rapidamente progressiva em semanas, se declínio acelerado da TFG (> 5 mL/min/ano) ou na ausência de retinopatia.

QUADRO 9.1 ▶ CRITÉRIOS DIAGNÓSTICOS DE DIABETES MELITO

Glicose plasmática em jejum ≥ 126 mg/dL*
ou
Glicose plasmática após 2 h ≥ 200 mg/dL no TOTG 75 g de glicose*
ou
HbA1c ≥ 6,5%*
ou
Glicemia em qualquer horário ≥ 200 mg/dL com sintomas (poliúria, polidipsia, perda de peso)

HbA1c, hemoglobina glicada; TOTG, teste oral de tolerância à glicose.
*Na ausência de sintomas de hiperglicemia, deve-se confirmar com uma segunda medida.

- **Retinopatia diabética (RD):** fundo de olho, realizado com pupilas dilatadas.
- **Neuropatia diabética (ND):** realizar avaliação detalhada dos pés pelo menos anualmente e examinar os pés em todas as consultas; teste de sensibilidade tátil com monofilamento de 10 g (no hálux e na cabeça do 1º, 3º e 5º metatarsianos, sendo que ≥ 1 ponto alterado indica risco aumentado de ulceração e amputação); teste de sensibilidade vibratória com diapasão 128 Hz; teste de sensibilidade térmica e dolorosa; pesquisa do reflexo de Aquileu. Estudos eletrofisiológicos são indicados apenas em situações de neuropatia atípica. Outras causas de neuropatia devem ser excluídas (p. ex., álcool, quimioterapia, deficiência de vitamina B_{12}, hipotireoidismo, doença renal, mieloma múltiplo, vírus da imunodeficiência humana (HIV, do inglês *human immunodeficiency virus*), neuropatia inflamatória crônica desmielinizante, vasculites). Avaliação de sinais/sintomas de neuropatia autonômica (gastroparesia, constipação, diarreia, disfunção erétil, taquicardia em repouso, hipotensão ortostática, bexiga neurogênica).

RASTREAMENTO DE COMPLICAÇÕES MACROVASCULARES
▶ Avaliação de cardiopatia isquêmica não é recomendada para pacientes assintomáticos, podendo ser considerada em caso de sintomas atípicos (dispneia, desconforto torácico), sinais/sintomas de doença vascular (sopro carotídeo, acidente vascular cerebral [AVC], claudicação intermitente) ou alterações sugestivas de isquemia no eletrocardiograma (ECG). Palpar pulsos nos membros inferiores.

Rastreamento de doenças autoimunes: em pacientes com DM1, realizar rastreamento para hipotireoidismo com anticorpos antitireoperoxidase (anti-TPO) ao diagnóstico e tireotrofina (TSH) anualmente. Realizar também rastreamento para doença celíaca com anticorpo antitransglutaminase.

MONITORAÇÃO GLICÊMICA ▶

- **Glicemia de jejum e HbA1c (controle glicêmico nos últimos 2-3 meses):** medir de 3/3 meses se DM descompensado e de 6/6 meses se compensado.
- **Glicemia capilar:** deve ser realizada 3 ou mais ×/dia em todos os pacientes com DM1 e, naqueles com DM2, em uso de múltiplas doses de insulina, geralmente antes das refeições. Naqueles em uso de antidiabéticos orais, não é recomendada como rotina (**Tab. 9.1**).
- **Monitoração contínua da glicose capilar (CGMS, do inglês *continuous glucose monitoring system*):** pode ser indicada em casos selecionados, em pacientes motivados para seu uso, especialmente se houver hipoglicemias frequentes ou falta de percepção das hipoglicemias pelo paciente.

Hipoglicemia: manifesta-se por tremor, sudorese, ansiedade, irritabilidade, taquicardia, fome, alteração do sensório, convulsões nos casos graves. Considerada grave se necessitar de auxílio de outra pessoa para recuperação.

TABELA 9.1 ▶ ALVOS DO TRATAMENTO DE DIABETES MELITO EM ADULTOS NÃO GESTANTES*

TIPO	META
Glicemia pré-prandial	80-130 mg/dL
Glicemia pós-prandial**	< 180 mg/dL
HbA1c	< 7%

*Alvos devem ser individualizados, sendo aceitável HbA1c de 8% se houver comorbidades, presença de doença cardiovascular ou renal avançada, falta de percepção de hipoglicemia.
**Medida de 1 a 2 h após o início da refeição. É utilizada caso HbA1c estiver acima do alvo, apesar de glicemias pré-prandiais adequadas.

● A **Figura 9.1** apresenta o tratamento proposto para hipoglicemia.

● **TRATAMENTO** ▶ Multidisciplinar, realizado com dieta, exercício (mínimo de 150 min/semana de intensidade moderada), medicamentos orais e insulina.

● Tratamento da hiperglicemia ▶

- **Medicamentos orais:** indicados para DM2 (**Tab. 9.2**).
- **Insulinas:** indicadas para DM1 e DM2 em associação com antidiabéticos orais ou uso isolado (**Tab. 9.3**).

Observações sobre o uso de insulina ▶

- Sugestão de dose inicial:
  - **DM2:** iniciar com 0,1-0,2 UI/kg/dia de insulina de ação lenta ou intermediária (p. ex., insulina humana recombinante NPH), às 22 h. Sempre que possível, manter associação com metformina.
  - **DM1:** 0,5-0,7 UI/kg/dia, sendo 40 a 60% da dose em insulina basal (ação prolongada ou intermediária), e o restante em forma de insulina de ação rápida ou ultrarrápida, distribuída nas 3 refeições.
- Os pacientes com DM1 podem ser encaminhados para nutricionista para treinamento em contagem de carboidratos.

- A escolha do tipo de insulina deve ser individualizada. Para pacientes com DM2, não há vantagem no uso de análogos de insulina sobre a insulina humana. Para os pacientes com DM1, há menor taxa de hipoglicemias com uso dos análogos, porém sem evidência clinicamente relevante de benefício no controle da HbA1c. Os análogos de insulina apresentam maior facilidade de uso.
- Mudanças nas doses devem ser feitas a cada 2 ou 3 dias, conforme as glicemias capilares.
- Em caso de aplicação de NPH (aspecto leitoso) e insulina de ação rápida ou ultrarrápida (aspecto cristalino), coloca-se a de ação rápida/ultrarrápida primeiro na seringa. As insulinas glargina, detemir e degludeca não podem ser misturadas com outras insulinas na mesma seringa.
- Fatores que influenciam a absorção de insulina: local da injeção (absorção mais rápida no abdome, depois, no braço e na coxa e, mais lenta, no glúteo), massagem no local das injeções (aumenta velocidade de absorção), injeção muito superficial (absorção mais lenta) ou muito profunda (absorção mais acelerada). Fazer rodízio nos pontos de aplicação para evitar lipodistrofias.
- Em pacientes com insuficiência renal, atentar para o fato de que a insulina é eliminada pelo rim, então os ajustes devem ser feitos de acordo com os níveis de glicemia.

● Tratamento das complicações ▶

- **Doença renal do diabetes:** iniciar inibidor da enzima conversora de angiotensina (IECA) ou bloqueador do receptor de angiotensina (BRA); controlar pressão arterial combinando diuréticos e/ou antagonistas do cálcio e/ou vasodilatadores aos IECA ou BRA.
- **Retinopatia diabética:** encaminhar para oftalmologista os pacientes com qualquer nível de edema macular, retinopatia não proliferativa grave ou retinopatia proliferativa.
- **Neuropatia diabética:** pregabalina e duloxetina são os fármacos de escolha inicial para dor neuropática; outras opções incluem amitriptilina, nortriptilina, gabapentina, venlafaxina. O uso de opioides não é recomendado.

Hipoglicemia: glicemia < 70 mg/dL

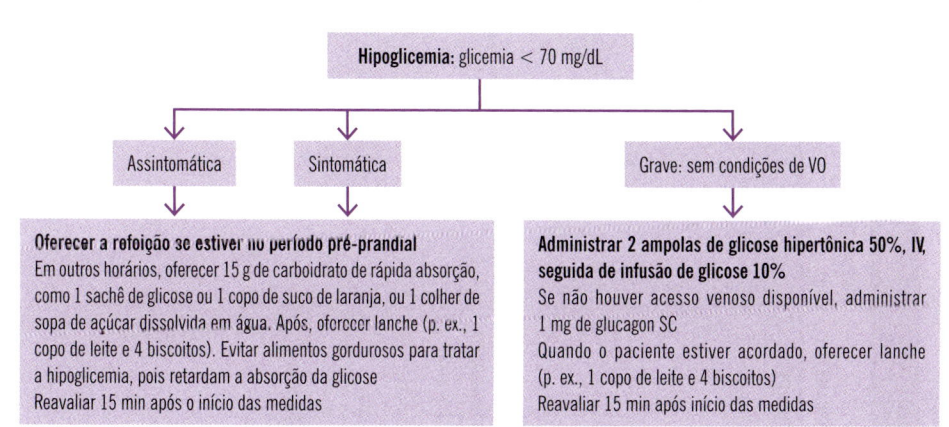

- **Assintomática / Sintomática**

  Oferecer a refeição se estiver no período pré-prandial
  Em outros horários, oferecer 15 g de carboidrato de rápida absorção, como 1 sachê de glicose ou 1 copo de suco de laranja, ou 1 colher de sopa de açúcar dissolvida em água. Após, oferecer lanche (p. ex., 1 copo de leite e 4 biscoitos). Evitar alimentos gordurosos para tratar a hipoglicemia, pois retardam a absorção da glicose
  Reavaliar 15 min após o início das medidas

- **Grave: sem condições de VO**

  Administrar 2 ampolas de glicose hipertônica 50%, IV, seguida de infusão de glicose 10%
  Se não houver acesso venoso disponível, administrar 1 mg de glucagon SC
  Quando o paciente estiver acordado, oferecer lanche (p. ex., 1 copo de leite e 4 biscoitos)
  Reavaliar 15 min após início das medidas

FIGURA 9.1 ▶ TRATAMENTO DA HIPOGLICEMIA. // IV, intravenosa; SC, subcutânea; VO, via oral.

TABELA 9.2 ▶ MEDICAMENTOS ORAIS PARA O TRATAMENTO DO DIABETES MELITO TIPO 2

MEDICAMENTO	APRESENTAÇÃO (mg)	DOSE (mg/DIA)	INTERVALO (×/DIA)	MECANISMO DE AÇÃO	DIMINUIÇÃO DA HbA1c	OBSERVAÇÕES
BIGUANIDA						
Metformina	500 e 1.000 (XR) e 850	500-2.000	1 (XR) ou 3	Diminuição da produção hepática de glicose (efeito mais importante) e aumento da sensibilidade periférica à insulina	1-2%	Primeira escolha Iniciar com doses baixas (500 mg com aumentos a cada 5 dias) e após a refeição para evitar sintomas gastrintestinais Contraindicações: insuficiência renal grave (suspender se TFG < 30), ICC descompensada, cirrose, DPOC ou asma grave, acidose metabólica, alcoolismo, doença intercorrente grave Efeitos benéficos: redução de eventos cardiovasculares e mortalidade geral. Não ocasiona ganho de peso ou hipoglicemia Efeitos adversos: diarreia, dor abdominal e náusea, acidose láctica (rara, se respeitadas as contraindicações), deficiência de vitamina B_{12}
SULFONILUREIA						
Glibenclamida	5	2,5-20	1-2	Aumento da secreção pancreática de insulina	1-2%	Utilizar antes da refeição Contraindicações: insuficiência renal (creatinina > 2 mg/dL ou TFG < 50) – exceto glipizida e gliclazida que podem ser usadas; insuficiência hepática Efeitos benéficos: redução de complicações microvasculares Efeitos adversos: hipoglicemia e aumento de peso (2-5 kg)
Gliclazida	30	30-120	1-2 (MR = 1)			
Glipizida	5	2,5-20	1-2			
Glimepirida	1, 2 e 4	1-8	1			
GLITAZONA						
Pioglitazona	15, 30 e 45	15-45	1	Aumento da sensibilidade periférica à insulina	0,5-1,4%	Contraindicações: insuficiência cardíaca e doença hepática; cautela em pacientes com insuficiência renal devido à tendência à retenção hídrica. Recomendação de dosagem de enzimas hepáticas antes do início do uso, de 2 em 2 meses no primeiro ano e regularmente após. Efeitos benéficos: diminuição de desfechos cardiovasculares combinados, redução de NASH. Efeitos adversos: aumento de peso, fratura óssea, edema e insuficiência cardíaca congestiva

(*Continua*)

TABELA 9.2 ▶ MEDICAMENTOS ORAIS PARA O TRATAMENTO DO DIABETES MELITO TIPO 2 (Continuação)

MEDICAMENTO	APRESENTAÇÃO (mg)	DOSE (mg/DIA)	INTERVALO (×/DIA)	MECANISMO DE AÇÃO	DIMINUIÇÃO DA HbA1c	OBSERVAÇÕES
INIBIDOR DA α-GLICOSIDASE						
Acarbose	50-100	150-300	3	Inibição competitiva da α-glicosidase intestinal com retardo na absorção de oligossacarídeos	0,6-0,8%	Efeito modesto Pode ser utilizado em combinação com outros medicamentos em pacientes com aumento da glicemia pós-prandial (jejum normal com HbA1c elevada) Deve ser ingerida junto com a refeição Contraindicação: doença inflamatória intestinal, insuficiência renal (TFG < 30) e cirrose Efeitos benéficos: reduz infarto do miocárdio na prevenção do DM, mas sem avaliação de desfechos em pacientes diabéticos Efeitos adversos: flatulência, dor abdominal e diarreia (com tendência à melhora com a continuação do uso)
GLINIDA						
Repaglinida	0,5, 1 e 2	1,5-16	2-4	Aumento da secreção pancreática de insulina (secretagogo de curta duração)	0,5-1,5%	Pode ser utilizado em monoterapia ou combinação (exceto com sulfonilureias) Deve ser utilizada nas refeições, com efeito na glicemia pós-prandial Contraindicação: hipersensibilidade. Iniciar com dose reduzida se TFG < 30 Efeitos benéficos: sem estudos com desfechos em longo prazo Efeitos adversos: aumento de peso e hipoglicemia (em menor escala do que as sulfonilureas)
Nateglinida	120	360	3			
INIBIDOR DPP-IV						
Vildagliptina	50	50-100	1-2	Inibição da enzima que degrada o GLP-1, resultando em aumento da secreção de insulina e redução do glucagon dependente de glicose	0,6-0,8%	Contraindicações: vildagliptina – disfunção hepática; pode ser utilizada em pacientes com lesão renal (metade da dose se TFG < 50); sitagliptina – ajustar dose para insuficiência renal (TFG 30-50: usar 50 mg/dia; TFG < 30: usar 25 mg/dia); saxagliptina – ajustar dose se TFG < 50: usar 2,5 mg/dia; linagliptina – não necessita ajuste na insuficiência renal Efeitos benéficos: ausência de ganho de peso, de efeitos colaterais gastrintestinais ou de hipoglicemia Efeitos adversos: infecções urinárias e nasofaríngeas, relatos de caso de pancreatite, possível aumento de risco de insuficiência cardíaca (saxagliptina e alogliptina)
Sitagliptina	25, 50 e 100	100	1			
Saxagliptina	2,5 e 5	2,5-5	1			
Linagliptina	5	5	1			

(Continua)

TABELA 9.2 ▶ MEDICAMENTOS ORAIS PARA O TRATAMENTO DO DIABETES MELITO TIPO 2 (Continuação)

MEDICAMENTO	APRESENTAÇÃO (mg)	DOSE (mg/DIA)	INTERVALO (×/DIA)	MECANISMO DE AÇÃO	DIMINUIÇÃO DA HbA1c	OBSERVAÇÕES
ANÁLOGO DO GLP-1						
Exenatida	Injeção 1,2 e 2,4 mL (60 doses)	5-20 µg, SC	2	Estimulação da secreção de insulina dependente de glicose, redução do glucagon, retardo do esvaziamento gástrico	0,5-1,4%	Exenatida deve ser aplicada dentro de 60 min antes da refeição; usar com cautela se TFG 30-50, e não usar se TFG < 30
Liraglutida	Injeção 3 mL (18 mg)	0,6-1,8, SC, 1×/dia	1			Dulaglutida: uso semanal Contraindicações: doenças gastrintestinais Liraglutida e dulaglutida: sem necessidade de ajuste de dose (pouca experiência na insuficiência renal grave) Efeitos benéficos: redução de mortalidade geral e cardiovascular com liraglutida, perda de peso e baixa taxa de hipoglicemia Segurança em longo prazo desconhecida Efeitos adversos: náusea em até 50% dos pacientes; vômitos; reação no local de aplicação, relatos de pancreatite
Dulaglutida	Injeção 0,75 e 1,5 mg	0,75-1,5, SC (semanal)	1			
INIBIDOR DO SGLT2						
Empagliflozina	10 e 25	10-25	1	Reduz reabsorção renal de glicose (aumenta glicosúria)	0,5-1%	Contraindicações: insuficiência renal – empagliflozina: não usar se TFG < 30; canagliflozina: usar 100 mg/dia se TFG entre 45-60 e evitar uso se TFG < 45; dapagliflozina: evitar uso se TFG < 60 Efeitos benéficos: redução de mortalidade geral e cardiovascular e redução de hospitalização por insuficiência cardíaca com empagliflozina, perda de peso (2-3 kg), redução da PA, muito baixa taxa de hipoglicemia Efeitos adversos: infecções genitais fúngicas, hipotensão ortostática Aumento do risco de amputações e fraturas identificado em estudo com canagliflozina
Canagliflozina	100 e 300	100-300	1			
Dapagliflozina	5 e 10	5-10	1			

DPOC, doença pulmonar obstrutiva crônica; GLP-1, peptídeo 1 similar ao glucagon (do inglês *glucagon-like peptide 1*); HbA1c, hemoglobina glicada; ICC, insuficiência cardíaca congestiva; NASH, esteato-hepatite não alcoólica (do inglês *non-alcoholic steatohepatitis*); PA, pressão arterial; SC, subcutânea; SGLT2, inibidores do cotransportador de sódio-glicose (do inglês *sodium-glucose cotransporter 2*); TFG, taxa de filtração glomerular (expressa em mL/min/1,73 m²).

TABELA 9.3 ▶ CLASSIFICAÇÃO DAS INSULINAS QUANTO AO TEMPO DE AÇÃO				
TIPO	INÍCIO	PICO	DURAÇÃO	POSOLOGIA
ULTRARRÁPIDA – ANÁLOGOS				
Lispro	5-15 min	30-120 min	4-5 h	Imediatamente antes ou após as refeições
Asparte	5-15 min	60-120 min	4-6 h	
Glulisina	5-15 min	30-120 min	3-4 h	
RÁPIDA				
Regular	30-60 min	2-3 h	5-8 h	30 min antes das refeições
INTERMEDIÁRIA				
NPH	2-4 h	4-10 h	12-18 h	1-3×/dia
PROLONGADA – ANÁLOGOS				
Glargina	2-4 h	Sem pico	20-24 h	1-2×/dia
Detemir	2-4 h	Sem pico	14-24 h	1-2×/dia
Degludeca	2 h	Sem pico	> 40 h	1×/dia

Tratamento da hiperglicemia intra-hospitalar ▶

- Definida como glicemia ≥ 140 mg/dL.
- Dosar HbA1c se não realizada nos 3 meses anteriores à internação (HbA1c ≥ 6,5% sugere DM prévio).
- **Na unidade de terapia intensiva (UTI):** insulina intravenosa (IV) contínua se hiperglicemia persistente, com objetivo de manter glicemia capilar entre 140 e 180 mg/dL, já que alvos abaixo de 120 mg/dL resultam em maior taxa de hipoglicemias. Monitorar tratamento por meio da realização de glicemia capilar até de 1/1 h durante uso da insulina IV.
- **Na enfermaria:** se paciente com instabilidade clínica ou em perioperatório, descontinuar os antidiabéticos orais e prescrever insulina em esquema fixo (0,4-0,5 UI/kg ou 0,2-0,3 UI/kg se idoso, sendo metade da dose em insulina basal 1-2×/dia e a outra metade em insulina de ação rápida/ultrarrápida dividida entre as refeições). Não há evidência de superioridade do uso de análogos de insulina para controle glicêmico do paciente internado. O esquema de "insulina conforme glicemia capilar" isolado não é recomendado. Entretanto, o ajuste de dose da insulina de ação rápida/ultrarrápida de acordo com a glicemia capilar pré-prandial pode ser realizado. Em caso de dieta por sonda enteral, sugere-se calcular dose total diária de insulina e aplicar metade da dose calculada em insulina basal e 1 UI de insulina rápida/ultrarrápida para cada 10-15 g de carboidrato contida no frasco (na infusão contínua, 4/4 h, se insulina ultrarrápida, ou 6/6 h, se insulina regular). Em pacientes estáveis, os antidiabéticos orais podem ser mantidos, se não houver contraindicação, como sepse, nada por via oral (NPO, do latim *nil per os*), insuficiência renal. O alvo da glicemia é abaixo de 140 mg/dL antes das refeições e abaixo de 180 mg/dL em outras ocasiões. A monitoração deve ser feita por meio da glicemia capilar antes de cada refeição e às 22 horas nos pacientes que estão se alimentado e se encontram em uso de insulina subcutânea (SC), instáveis ou em ajuste de dose de insulina. Pacientes em NPO podem ter a glicemia avaliada a cada 4 a 6 h. Pacientes estáveis, com DM compensado em uso de antidiabéticos orais, deverão realizar a glicemia capilar somente antes do café e se apresentarem sintomas de hipoglicemia.
- **NPO para cirurgia/procedimento:** para os pacientes que usam apenas 1 dose de insulina basal, sugere-se reduzir a dose em 20%. No uso de 2 doses de insulina basal, aplicar metade da dose da manhã do dia da cirurgia (dose da noite inalterada). Se o paciente usa insulina basal e rápida/ultrarrápida 2×/dia, somar as doses da basal e rápida/ultrarrápida da manhã e aplicar metade da dose apenas como basal, mantendo a dose das insulinas da noite inalterada. Caso se apliquem 3 doses de insulina basal/bólus/dia e a cirurgia for pela manhã, sugere-se omitir a dose de insulina rápida/ultrarrápida do café e almoço no dia e reduzir a dose da insulina basal da manhã em 20%. Se a cirurgia for realizada à tarde, omitir dose de insulina basal/bólus do almoço.

■ CETOACIDOSE DIABÉTICA E ESTADO HIPEROSMOLAR HIPERGLICÊMICO

A cetoacidose diabética (CAD) e o estado hiperosmolar hiperglicêmico (EHH) são as complicações agudas hiperglicêmicas do diabetes. A primeira geralmente ocorre em pacientes com DM1 (embora possa ocorrer no DM2 em situações extremas), sendo os fatores desencadeantes mais frequentes a má-adesão ao tratamento e as infecções. O EHH é uma complicação do DM2, com elevada mortalidade devido à idade mais elevada dos pacientes e à gravidade dos fatores precipitantes, como acidente vascular cerebral (AVC), infarto agudo do miocárdio (IAM), infecções, uso de glicocorticosteroides, pós-operatório e também má-adesão ao tratamento.

APRESENTAÇÕES CLÍNICAS ▶ Polidipsia, poliúria, enurese, hálito cetônico (se CAD), fadiga, visão turva, náusea e vômitos, dor abdominal e taquipneia. Pode haver desidratação grave e alterações neurológicas (redução do sensório, convulsões e coma) principalmente no quadro de EHH.

DIAGNÓSTICO ▶

- **CAD:** glicemia > 200-250 mg/dL; pH < 7,3, bicarbonato < 15 mEq/L; cetonúria e/ou cetonemia positiva, ânion gap > 10 (ânion gap = Na – (Cl + HCO3).

- **EHH:** hiperglicemia (em geral maior em relação à da CAD, > 600 mg/dL), osmolalidade sérica total > 320 mOsm/kg (fórmula da osmolalidade = 2× Na + glicose/18), pH > 7,3, cetonemia/cetonúria leves ou ausentes.

MANEJO ▶ Semelhante nas duas situações (**Fig. 9.2**).

Introdução da insulina SC após a suspensão da infusão de insulina ▶ Se o paciente já usava insulina, retornar às doses utilizadas; se a CAD é a primeira manifestação do DM ou o desencadeante for uma doença intercorrente, calcular a dose total de insulina regular utilizada na bomba de infusão nas últimas 24 h. A dose total de insulina corresponde aproximadamente a dois terços desse valor. Pode-se também calcular a dose de

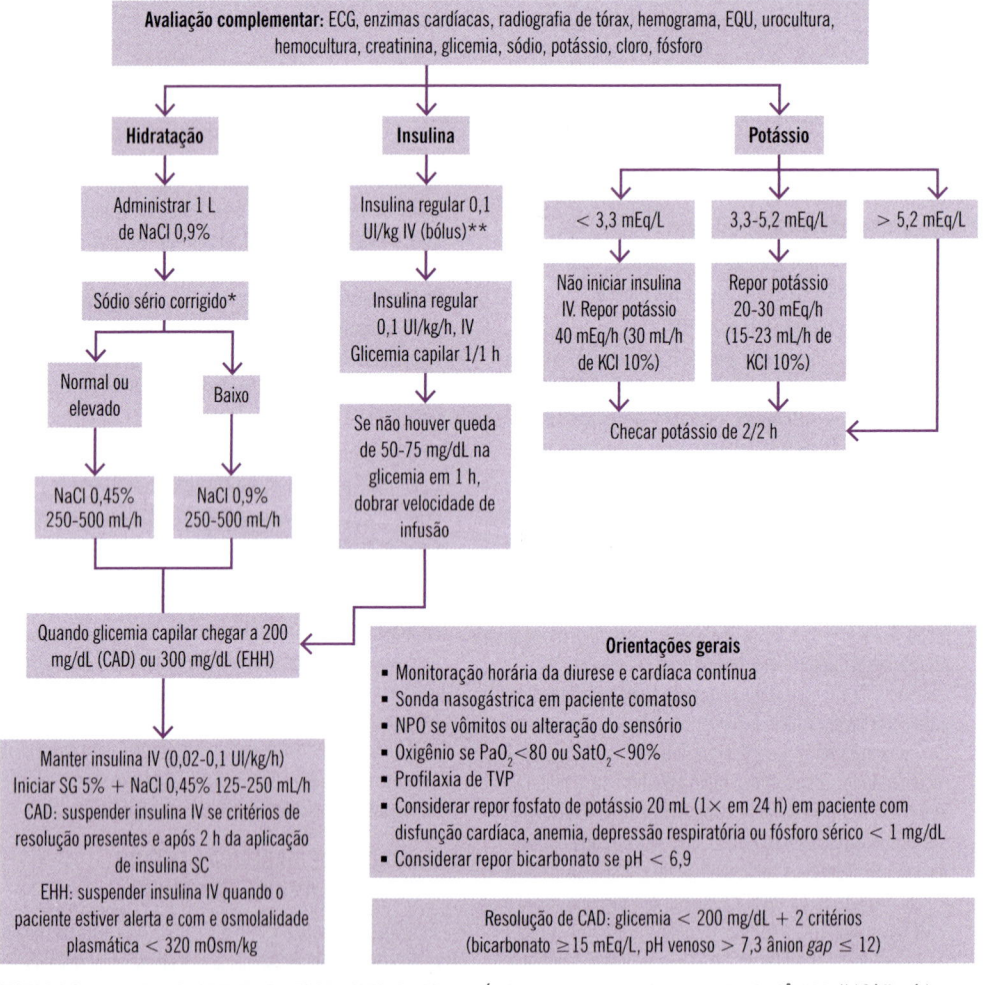

FIGURA 9.2 ▶ **MANEJO DO PACIENTE ADULTO COM CETOACIDOSE DIABÉTICA E ESTADO HIPEROSMOLAR HIPERGLICÊMICO.** // *Sódio sérico corrigido: aumentar 1,6 mEq/L do sódio para cada aumento de 100 mg/dL da glicemia acima de 100. // ** Opção de dose contínua de insulina 0,14 UI/kg/h sem bólus. // CAD, cetoacidose diabética; ECG, eletrocardiograma; EHH, estado hiperosmolar hiperglicêmico; EQU, exame qualitativo de urina; IV, intravenosa; NPO, nada por via oral; PaO_2, pressão arterial parcial de oxigênio; $SatO_2$, saturação de oxigênio; SC, subcutânea; SG, soro glicosado; TVP, trombose venosa profunda.

insulina como 0,5-0,8 UI/kg/dia dividida em basal e bólus. A bomba de infusão de insulina deve ser mantida por 1 a 2 h após a administração da primeira dose de insulina rápida SC. O paciente deve estar ingerindo líquidos e alimentos.

▶ DOENÇA ÓSSEA

■ OSTEOPOROSE

DEFINIÇÃO ▶ Doença metabólica óssea que se caracteriza por redução da massa óssea e deterioração da microarquitetura óssea. Resulta em fragilidade aumentada e maior risco de fratura.

FATORES DE RISCO PARA OSTEOPOROSE PRIMÁRIA ▶

- **Não modificáveis:** sexo feminino, idade avançada, brancos e asiáticos, história familiar de osteoporose, história de fratura prévia.
- **Modificáveis:** deficiência de estrogênio, menopausa prematura (< 40 anos), IMC < 19 kg/m^2, tabagismo, sedentarismo, corticoterapia por mais de 3 meses.

DIAGNÓSTICO ▶ Por meio da densitometria mineral óssea (DMO) da coluna lombar e do fêmur. Está presente quando os valores de massa óssea estão abaixo de 2,5 DP (escore T) do esperado para mulheres adultas normais jovens. Quando o escore Z (corrigido para idade do paciente) estiver alterado, sugere a presença de causas secundárias (Tab. 9.4). No rastreamento de causas secundárias, realiza-se investigação direcionada para suspeita clínica (Quadro 9.2). Devido à alta prevalência de causas secundárias, sendo muitas delas subclínicas, recomenda-se para todos os pacientes uma avaliação laboratorial mínima antes de se iniciar o tratamento: hemograma, cálcio, fósforo, fosfatase alcalina, função tireoidiana, dosagem de vitamina D (25OH D), calciúria de 24 h, radiografia simples lateral da coluna torácica e lombar e medida da DMO na coluna lombar e fêmur proximal

FRACTURE RISK ASSESSMENT TOOL **(FRAX)** ▶ Ferramenta eletrônica elaborada pela Organização Mundial da Saúde (OMS) para avaliar o risco de fratura osteoporótica maior em 10 anos, de pacientes acima de 50 anos, que não estejam em tratamento para osteoporose. São itens da calculadora: idade, sexo, peso, altura, fratura prévia, história familiar de fratura de quadril, tabagismo, uso de glicocorticosteroides, artrite reumatoide, osteoporose secundária, consumo de álcool e massa óssea do colo do fêmur. Acesse a calculadora *online* FRAX por meio do *QR code* ao lado. Diferentes organizações internacionais adotam distintos pontos de corte na calculadora FRAX para indicar tratamento.

RASTREAMENTO ▶ Mulheres acima de 65 anos e homens acima dos 70 anos, independentemente de fatores de risco. Mulheres pós-menopáusicas e homens acima de 50 anos com fatores de risco.

SEGUIMENTO ▶ Em homens e mulheres com DMO inicial normal, na presença de fatores de risco persistentes, repetir DMO a cada 2 anos. Em mulheres sem fatores de risco para perda óssea acelerada, repetir em 3 a 5 anos.

QUADRO 9.2 ▶ CONDIÇÕES ASSOCIADAS À OSTEOPOROSE

FATORES DO ESTILO DE VIDA
Baixa ingesta de cálcio, elevado consumo de álcool, tabagismo ativo ou passivo, sedentarismo, deficiência de vitamina D, imobilização

DOENÇAS GENÉTICAS
Fibrose cística, Ehler-Danlos, doença de Gaucher, homocistinúria, hemocromatose, osteogênese imperfeita, hipofosfatasia, hipercalciúria idiopática, porfiria

DOENÇAS ENDÓCRINAS
Hiperprolactinemia, hipogonadismo primário ou secundário, pan-hipopituitarismo, amenorreia, bulimia e anorexia, insuficiência suprarrenal, tireotoxicose, síndrome de Cushing, hiperparatireoidismo e DM

DOENÇAS GASTRINTESTINAIS
Doença celíaca, DII, cirrose biliar primária, má absorção, cirurgias disabsortivas (*bypass* gástrico)

DOENÇAS HEMATOLÓGICAS
Mieloma múltiplo, talassemia, anemia falciforme, leucemia, linfoma, hemofilia, mastocitose sistêmica

DOENÇAS REUMATOLÓGICAS
Artrite reumatoide, espondilite anquilosante, LES

MEDICAÇÕES
Anticoagulantes (heparina), quimioterápicos, agonistas do GnRh, inibidores da aromatase, anticonvulsivantes, lítio, ciclosporina e tacrolimo, depomedroxiprogesterona, corticosteroides (≥ 5 mg/dia de prednisona ou equivalente por mais de 3 meses)

DII, doença inflamatória intestinal; DM, diabetes melito; GnRh, hormônio liberador de gonadotrofina (do inglês *gonadotropin-releasing hormone*); LES, lúpus eritematoso sistêmico.

TABELA 9.4 ▶ AVALIAÇÃO DE MASSA ÓSSEA CONFORME FAIXA ETÁRIA

MULHERES NA PÓS-MENOPAUSA E HOMENS ACIMA DE 50 ANOS	ESCORE T
Normal	≥ −1
Osteopenia	−1 a −2,5
Osteoporose	≤ −2,5

MULHERES NA PRÉ-MENOPAUSA E HOMENS ABAIXO DE 50 ANOS	ESCORE Z
Baixa massa óssea	< −2

TRATAMENTO ▶

- **Atividade física supervisionada:** exercícios de fortalecimento do quadríceps e sustentação de peso devem ser recomendados para pacientes com osteoporose ou osteopenia. Demonstram redução no número de quedas, embora não existam evidências substanciais para redução de fraturas.
- **Ingestão de cálcio:** aumenta a massa óssea e reduz o risco de fraturas, porém não deve ser tratamento exclusivo da osteoporose, mesmo quando associado à vitamina D. Para adultos acima de 50 anos, recomenda-se ingestão diária de 1.200 mg de cálcio (preferencialmente na dieta + suplementação, se necessário). Existem calculadoras que ajudam a conhecer alimentos ricos em cálcio e a quantidade ingerida por dia (veja um exemplo por meio do *QR code* ao lado). Na Tabela 9.5, estão indicados os alimentos com maior teor de cálcio.
- **Vitamina D:** avaliar as concentrações plasmáticas de 25(OH)D antes de iniciar o tratamento. Se houver deficiência (< 20 ng/mL), realizar reposição semanal de 50.000 UI por 8 semanas e, então, reavaliar. Como dose de manutenção, recomendam-se doses diárias de 1.000 a 2.000 UI e valores séricos acima de 30 ng/mL.
- **Fármacos específicos:**
  - **Bisfosfonados** (alendronato, risedronato, ibandronato e ácido zoledrônico): tratamento de escolha para osteoporose. Inibem a reabsorção dos osteoclastos, aumentam a massa óssea e reduzem o risco de fraturas. Efeito colateral mais comum é esofagite. Mais raramente podem ocorrer necrose de mandíbula e fratura atípica de fêmur.
  - **Denosumabe:** anticorpo monoclonal com afinidade pelo ligante do receptor ativador do fator nuclear kappa B (RANK-L), também aumenta massa óssea e reduz risco de fraturas. Quando descontinuado, leva à perda de massa óssea. Não exige ajuste para função renal.
  - ***Selective estrogen receptor modulator* (SERM):** o raloxifeno é indicado apenas para prevenção e tratamento de osteoporose de coluna vertebral. Aumento de eventos tromboembólicos.
  - **Teriparatida:** indicado para tratamento inicial da osteoporose pós-menopausa em mulheres com alto risco de fraturas ou que tenham falhado ou não toleraram tratamento prévio para osteoporose. Tempo máximo de 2 anos.
  - **Calcitonina:** melhora a dor óssea relacionada às fraturas, melhora a massa óssea, mas não reduz o risco de fraturas.
  - **Reposição hormonal:** aumenta a massa óssea, previne a sua perda e reduz o risco de fraturas. Não deve ser recomendado para tratamento exclusivo de osteoporose, mas quando indicado na pós-menopausa, atua como agente terapêutico.

▶ GESTAÇÃO E ENDOCRINOPATIAS

A maioria dos parâmetros hormonais maternos modificam-se na gestação, alguns devido às mudanças fisiológicas, outros devido ao aumento da produção da proteína ligadora de hormônios pelo fígado ou à diminuição da albumina. O aumento da taxa de filtração glomerular (TFG), a redução da metabolização hepática e o metabolismo placentário também podem modificar parâmetros hormonais. A falha em reconhecer as alterações endócrinas fisiológicas da gestação pode resultar em investigação desnecessária e intervenções indevidas. Algumas das modificações hormonais fisiológicas são descritas no Quadro 9.3, e as doenças endócrinas mais frequentes na gestação são descritas na Tabela 9.6.

■ DIABETES MELITO GESTACIONAL

DEFINIÇÃO ▶

- **Diabetes melito gestacional (DMG):** gestante com hiperglicemia detectada pela primeira vez durante a gravidez, com níveis glicêmicos que não atingem os critérios diagnósticos para DM.
- **Diabetes melito diagnosticado na gestação (*overt diabetes*):** gestante sem diagnóstico prévio de DM, com hiperglicemia detectada na gravidez e com níveis glicêmicos que atingem os critérios para o DM na ausência de gestação.
- **Diabetes melito diagnosticado antes da gestação:** gestante com diagnóstico de DM prévio à gestação. Pode ser DM1, DM2 ou outro tipo específico.

FATORES DE RISCO ▶ Idade, IMC $\geq$ 25 kg/m^2, história familiar de DM em primeiro grau, SOP, hipertrigliceridemia, hipertensão arterial sistêmica (HAS), DMG em gestações anteriores, história obstétrica de polidrâmnio, macrossomia ou óbito fetal.

Diagnóstico ▶ Ver Figura 9.3.

TABELA 9.5 ▶ ESTIMATIVAS DA QUANTIDADE DE CÁLCIO NOS ALIMENTOS

ALIMENTO	QUANTIDADE	CÁLCIO
Leite desnatado	1 copo médio (200 mL)	248 mg
Iogurte	1 copo médio (200 mL)	240 mg
Queijo amarelo	1 fatia (30 g)	250 mg
Couve manteiga	1 xícara (60 g)	198 mg
Brócolis	1 xícara (100 g)	165 mg
Agrião	1 xícara (100 g)	168 mg
Amêndoas	1 xícara (100 g)	254 mg
Sardinha ou atum	2 médias (90 g)	321 mg

QUADRO 9.3 ▶ INTERFERÊNCIA DAS MODIFICAÇÕES FISIOLÓGICAS HORMONAIS DA GESTAÇÃO SOBRE A INVESTIGAÇÃO DE ENDOCRINOPATIAS

GLÂNDULA	HORMÔNIO	MODIFICAÇÕES FISIOLÓGICAS DA GESTAÇÃO
Hipófise		A adeno-hipófise aumenta cerca de um terço, principalmente devido à hiperplasia dos lactotrofos
	Prolactina	Aumento progressivo
	LH e FSH	Níveis supressos
	GH	Pode haver alteração da resposta aos testes provocativos. O IGF-I apresenta valores elevados na segunda metade da gestação
	TSH	Níveis mais baixos, principalmente no 1º trimestre
	ACTH	Aumento dos níveis séricos pela produção hipofisária e placentária
	Vasopressina	Sem alteração significativa
	Ocitocina	Aumento progressivo
Tireoide		No 1º trimestre, a tireoide pode estar aumentada, devido ao efeito tireotrófico do hCG. Pode haver hipertireoidismo bioquímico, porém transitório, no início da gestação
	T_{4T}	Níveis aumentados devido ao aumento da síntese hepática de TBG
	T_{4L}	Níveis normais de T_{4L}, embora possa haver redução dos níveis em alguns ensaios
Paratireoides	PTH	PTH intacto com valores dentro da referência. Placenta produz PTH *related protein*. O cálcio total diminui, em parte, pela hipoalbuminemia leve e mineralização óssea fetal, e o cálcio iônico mantém-se normal ou até um pouco elevado
Pâncreas	Insulina	Níveis baixos no 1º trimestre, porém aumenta a partir do 2º. Resistência insulínica neste período
Suprarrenal	Cortisol	Níveis elevados cerca de 3× no 3º trimestre, principalmente devido ao aumento na CBG, mas também ao aumento da produção
	Aldosterona	Renina, angiotensina e aldosterona encontram-se elevadas, mas não há repercussão clínica
	Testosterona	A testosterona total aumenta e encontra-se significativamente ligada à SHBG, resultando em concentração da testosterona livre até mesmo inferior à pré-gestacional
	SDHEA	Níveis reduzidos
	Metanefrinas e catecolaminas	Níveis inalterados

ACTH, hormônio adrenocorticotrófico; CBG, globulina ligadora de corticosteroides (do inglês *corticosteroid-binding globulin*); FSH, hormônio folículo-estimulante; GH, hormônio de crescimento (do inglês *growth hormone*); hCG, gonadotrofina coriônica humana; IGF-I, fator de crescimento insulina-símile I (do inglês *insulin growth factor I*); LH, hormônio luteinizante; PTH, paratormônio; SHBG, globulina ligadora de hormônio sexual; SHDEA, sulfato de desidroepiandrosterona; T_{4L}, tiroxina livre; T_{4T}, tiroxina total; TBG, globulina ligadora de tiroxina; TSH, tireotrofina.

TRATAMENTO ▶

- **Dieta:** calorias calculadas com base no peso ideal: 30 kcal/kg peso ideal, adicionada de 340 a 450 Kcal no 3º trimestre. restrição moderada de carboidratos (40-45% do valor calórico). Distribuir em 3 refeições (café, almoço e jantar) e 2 a 3 lanches
- **Atividade física:** leve a moderada, na ausência de contraindicações.
- ●**Tratamento medicamentoso:** se as metas não forem atingidas com medidas não farmacológicas (Tab. 9.7), deve ser instituída terapia farmacológica com insulina humana ou metformina. Insulina é considerada primeira opção por algumas diretrizes pela ausência de estudos com metformina em longo prazo.
- **Monitoração:** teste de glicemia capilar antes e após refeições (1 ou 2 h); US obstétrica para avaliação do crescimento fetal
- **Após o parto:** realizar TOTG 75 g (0 e 2 h) 6 semanas após o parto para avaliar estado glicêmico materno. Incentivar estilo de vida saudável para prevenção de DM futuro.

RISCOS ▶

- **Feto:** macrossomia, distocia de ombro, pequeno (PIG) ou grande para idade gestacional (GIG), hipoglicemia neonatal, morte fetal.

TABELA 9.6 ▶ PECULIARIDADES DAS DOENÇAS ENDÓCRINAS NA GESTAÇÃO

DOENÇA	DIAGNÓSTICO	TRATAMENTO	COMPLICAÇÕES	OBSERVAÇÃO
Hipertireoidismo	■ TSH < 0,1 mUI/L e T_{4L} e T_{4T} elevados (T_{4T}: o limite de referência superior deve estar elevado em 50%) ■ Diferenciar hipertireoidismo gestacional (transitório) da DG (hipertireoidismo persistente, história prévia, bócio, oftalmopatia e TRAb positivo)	■ PTU indicado para 1º trimestre, devido à aplasia cútis e à embriopatia do MM; dose 50-300 mg, 2-3×/dia ■ MM indicado a partir 2º trimestre, devido à hepatotoxicidade do PTU; dose 5-15 mg ■ Utilizar a dose mínima necessária de PTU e MM. Alvo: manter T_{4L} no limite superior. Reavaliar cada 2-4 semanas ■ Propranolol para sintomas; 20-40 mg, 6-8 h ■ Tireoidectomia para alergia ou contraindicação aos antitireoideanos, má-adesão ou falha ■ Iodo: contraindicado	■ Feto: prematuridade, aborto, baixo peso, restrição crescimento intrauterino ■ Hipertireoidismo fetal ou neonatal pela passagem placentária de TRAb (FC fetal > 170 bpm, restrição do crescimento, bócio, aceleração da maturação óssea, ICC e hidropsia fetal) ■ Hipotireoidismo fetal ou neonatal devido à passagem placentária dos antitireoideanos ■ Gestante: HAS e ICC	■ Causa mais comum: DG ■ Realizar monitoração fetal com US seriadas se TRAb 3× acima do normal ou hipertireoidismo materno descontrolado
Hipotireoidismo	■ TSH elevado para níveis de referência na gestação (TSH > 4 mUI/L) ■ Se T_4 normal: hipotireoidismo subclínico ■ Se T_4 baixo: hipotireoidismo clínico ■ Avaliar anti-TPO	Tratar se: ■ Hipotireoidismo clínico ■ Hipotireoidismo subclínico se: ■ TSH > 4 mUI/L ■ Considerar tratamento se TSH entre 2,5 e 4 mUI/L e anti-TPO reagente ■ Considerar tratamento se eutireoidismo com anti-TPO reagente e história prévia de aborto ■ Tratamento: LT4, VO ■ Alvo: TSH < 2,5 mUI/L	■ Feto: alteração do neurodesenvolvimento, baixo QI, parto prematuro, baixo peso, aborto ■ Gestante: HAS, preeclâmpsia ■ Anti-TPO reagente: associado a aborto e à prematuridade	■ Deficiência de iodo é a causa mais comum mundialmente; tireoidite de Hashimoto é a causa mais comum onde há adequada ingestão de iodo ■ No hipotireoidismo pré-gestacional, otimizar o tratamento antes da gestação para TSH < 2,5 mUI/L (preferencialmente < 1,5) e aumentar dose de LT4 em 30% logo que confirmada a gestação
Nódulo de tireoide	■ Avaliar o nódulo com TSH e US ■ PAAF: segue as indicações do período fora da gestação	■ Benignos: não necessitam tratamento, exceto se crescimento rápido e sintomas compressivos ■ Malignos: tireoidectomia pode ser adiada para o pós-parto ou realizada no 2º trimestre	■ O risco para a gestação é o da cirurgia	■ Pode aumentar o volume durante a gestação

(*Continua*)

TABELA 9.6 ▶ PECULIARIDADES DAS DOENÇAS ENDÓCRINAS NA GESTAÇÃO (Continuação)

DOENÇA	DIAGNÓSTICO	TRATAMENTO	COMPLICAÇÕES	OBSERVAÇÃO
Prolactinoma	■ Geralmente o diagnóstico é pré-gestacional durante investigação de sintomas típicos e infertilidade	A bromocriptina e a cabergolina devem ser suspensas se gestação é confirmada, porém são consideradas seguras ■ Microadenomas: avaliar sintomas de crescimento tumoral durante a gestação e solicitar RM* e campimetria se sintomas ■ Macroadenoma: avaliar sintomas e campimetria; realizar RM* se alterações ■ Se crescimento tumoral sintomático, iniciar bromocriptina (maior experiência na gestação). Se falha, cirurgia transesfenoidal	■ Risco de crescimento tumoral é de 2% para microadenoma; para macroadenoma, de 5% quando cirurgia ou radioterapia prévios, e 25% sem tratamento prévio	■ Mais comum dos adenomas de hipófise ■ O aumento fisiológico da hipófise na gestação dificulta sua avaliação
Apoplexia hipofisária (infarto hemorrágico do adenoma ou da hipófise aumentada)	■ Sintomas: cefaleia grave, alterações visuais e alterações em hormônios hipofisários ■ RM da hipófise*	■ Estabilização clínica, hidratação IV, glicocort costeroides ■ Em casos que permanecem instáveis, cirurgia descompressiva	■ Risco de morte materna e fetal devido ao hipopituitarismo	
Síndrome de Cushing	■ O aumento fisiológico de cortisol e de ACTH na gestação dificulta a avaliação ■ Solicitar RM* da hipófise ou US abdominal conforme a suspeita clínica	■ Doença de Cushing: cirurgia transesfenoidal no 3º trimestre ■ Síndrome de Cushing de etiologia suprarrenal: suprarrenalectomia próxima à 28ª semana	■ Feto: restrição do crescimento intrauterino, prematuridade e morte ■ Gestante: HAS, pré-eclâmpsia, DMG e infecções	■ A incidência de síndrome de Cushing devido à etiologia suprarrenal é mais elevada na gestação, chegando a 50% dos casos

(Continua)

TABELA 9.6 ▶ PECULIARIDADES DAS DOENÇAS ENDÓCRINAS NA GESTAÇÃO (Continuação)

DOENÇA	DIAGNÓSTICO	TRATAMENTO	COMPLICAÇÕES	OBSERVAÇÃO
Hiperplasia suprarrenal congênita	<ul><li>Diagnóstico materno antecede a gestação</li><li>A manutenção do tratamento com corticosteroide é importante para a adequada supressão dos androgênios e progesterona</li></ul>	<ul><li>Manter uso de corticosteroide na gestação: hidrocortisona 20-25 mg/dia ou prednisona 2,5-5 mg/dia</li><li>Pacientes com a forma perdedora de sal também necessitam de reposição mineralocorticosteroide</li><li>Ajustar doses para manter a testosterona no limite superior da normalidade</li><li>Utilizar hidrocortisona IV no parto</li><li>Preferir cesariana se foi realizada cirurgia de correção da genitália materna</li></ul>	<ul><li>Aborto</li><li>Há risco de o feto ser acometido: considerar testagem molecular do feto se irmão previamente acometido ou se pais são ambos portadores de mutação</li><li>Dexametasona: cruza a placenta e pode ser considerado como opção de tratamento precoce para casos em que os pais são portadores de mutação no gene CYP21A2, pois previne desenvolvimento anormal da genitália em fetos femininos afetados. Há possíveis efeitos colaterais desse tratamento e equipe especializada deve ser consultada</li></ul>	<ul><li>Algumas mulheres são inférteis por fatores como hiperandrogenismo, progesterona elevada, SOP, ou introito vaginal inadequado</li></ul>
Insuficiência suprarrenal primária	<ul><li>Difícil diagnóstico na gestação</li><li>Cortisol com níveis baixos (< 3 μg/dL) e ACTH elevado</li><li>Cortisol entre 3 e 19 μg/dL merece avaliação com teste do ACTH curto</li></ul>	<ul><li>Prednisona 5-10 mg/dia dose única ou fracionada; aumentar dose em 50% no 3º trimestre; e fludrocortisona 0,05-0,15 mg/dia</li><li>Momento do parto: hidrocortisona IV, 100-200 mg/dia em doses fracionadas</li><li>Monitoração: sintomas, eletrólitos e, em situações selecionadas, renina plasmática</li></ul>	<ul><li>Feto: unidade feto-placentária possui esteroidogênese autônoma e protege o feto. Prematuridade, baixo peso</li><li>Gestante: crise de insuficiência suprarrenal (principalmente no parto), e em especial se sem diagnóstico prévio</li></ul>	<ul><li>Etiologia autoimune é a mais frequente em mulheres em idade fértil</li></ul>

*O contraste com gadolínio não é recomendado para gestantes.

ACTH, hormônio adrenocorticotrófico; anti-TPO, anticorpo antitireoperoxidase; DG, doença de Graves; DMG, diabetes melito gestacional; FC, frequência cardíaca; HAS, hipertensão arterial sistêmica; ICC, insuficiência cardíaca congestiva; LT4, levotiroxina; MM, metimazol; PAAF, punção aspirativa com agulha fina; PTU, propiltiouracila; RM, ressonância magnética; SOP, síndrome dos ovários policísticos; T_4, Tiroxina; T_{4L}, tiroxina livre; T_T, tiroxina total; TRAb, anticorpo antirreceptor de TSH; TSH, tireotrofina; US, ultrassonografia.

Pré-natal

```
Primeira consulta: glicemia de jejum
  → Glicemia < 92 mg/dL: Normal → TOTG 75 g entre 24 e 28 semanas
  → Glicemia 92-125 mg/dL: DMG
  → Glicemia ≥ 126 mg/dL: DM (overt)
                              ↓
                         Tratamento
```

Normal:
Glicemia de jejum < 92 mg/dL e
Glicemia em 1 h < 180 mg/dL e
Glicemia em 2 h < 153 mg/dL

DMG: Pelo menos 1 de:
Glicemia de jejum 92-125 mg/dL
Glicemia em 1 h ≥ 180 mg/dL
Glicemia em 2 h 153-199 mg/dL

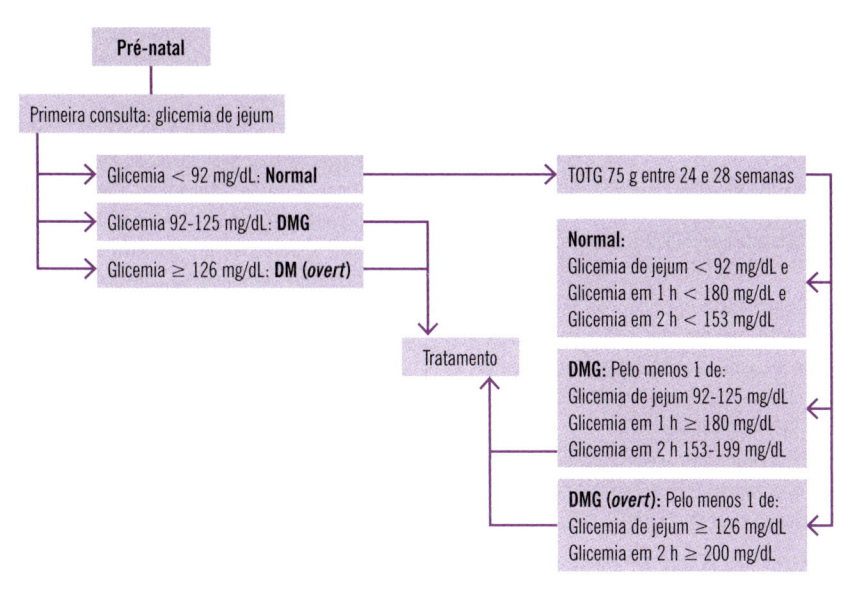

DMG (overt): Pelo menos 1 de:
Glicemia de jejum ≥ 126 mg/dL
Glicemia em 2 h ≥ 200 mg/dL

FIGURA 9.3 ▶ FLUXOGRAMA PARA O DIAGNÓSTICO DE DIABETES MELITO GESTACIONAL. // DM (overt), diabetes melito diagnosticado na gestação; DMG, diabetes mellito gestacional; TOTG, teste oral de tolerância à glicose.

TABELA 9.7 ▶ METAS DO CONTROLE GLICÊMICO

TIPO	METAS
Glicemia de jejum	< 95 mg/dL
Glicemia 1 h pós-prandial	< 140 mg/dL
Glicemia 2 h pós-prandial	< 120 mg/dL
Glicemia no parto	70-120 mg/dL
Circunferência abdominal fetal	< percentil 75

- **Gestante:** DM2 após o parto, HAS gestacional, pré-eclâmpsia, cesariana.

■ DIABETES PRÉ-GESTACIONAL

● TRATAMENTO ANTES DA GESTAÇÃO ▶ Otimizar tratamento antes da gestação: HbA1c recomendada é < 6%, se não houver aumento excessivo de hipoglicemias, ou < 6,5%, se a intensificação do tratamento resultar em hipoglicemia frequente. Avaliar nefropatia e retinopatia antes da gestação (fundoscopia, creatinina sérica, albumina/creatinina em amostra de urina), já que estas podem agravar-se. A retina deve ser avaliada trimestralmente na gravidez, e, após, no puerpério.
Buscar sinais de vasculopatia (ausculta de carótidas, palpação de pulsos periféricos) e encaminhar para especialista antes da gestação no caso de alteração detectada.
Otimizar tratamento da hipertensão com medicações liberadas para uso na gestante (metildopa), evitando uso de IECA, BRA, diuréticos e estatinas. Recomendar uso de ácido fólico.

● TRATAMENTO DURANTE A GESTAÇÃO ▶ Utilizar dieta (ver Diabetes melito gestacional), atividade física leve a moderada e insulina humana. Os análogos de insulina que podem ser utilizados são lispro, asparte (ação rápida), determir e glargina (ação longa).
A metformina também tem se mostrado segura e pode ser mantida durante a gestação, nos casos de DM2. Outros agentes orais devem ser descontinuados.

RISCOS ▶ Semelhantes às descritas para o DMG, adicionando-se o risco de perda fetal e malformação congênita.

MONITORAÇÃO ▶ Realizar testes de glicemia capilar antes e após as refeições, e ao deitar (ver Tab. 9.7.), ou realizar monitoração contínua da glicemia capilar. Hb1Ac pode ser solicitada a cada trimestre, embora seja menos útil durante a gestação; o alvo é abaixo de 6%, embora esse valor possa ser difícil de alcançar sem causar hipoglicemias (o alvo pode ser considerado 6,5 ou 7% em casos de excessiva hipoglicemia com tratamento mais intensivo).

PARTO ▶ Realizar monitoração da glicemia capilar a cada 2 a 4 h na fase latente e a cada 1 a 2 h na fase ativa. O alvo é glicemia entre 70 e 120, já que a hiperglicemia materna está associada à hipoglicemia neonatal. Para gestantes em esquema intensivo de insulina, pode-se manter o uso de insulina SC ou utilizar infusão venosa contínua de insulina. Em caso da manutenção do esquema SC intermitente, reduzir a dose da insulina basal (insulina lenta ou intermediária) matinal em 50%, utilizar insulina rápida para correção da hiperglicemia, e instalar SG a 5% se glicemia capilar abaixo de 140 mg/dia nas gestantes em NPO. Após o parto, a resistência insulínica diminui de forma importante, e a dose de insulina a ser utilizada (ou fármaco oral) é reduzida drasticamente, para evitar hipoglicemia materna.

▶ GÔNADAS

■ HIPOGONADISMO FEMININO

■ Amenorreia

Ausência de menstruação durante o período correspondente à menacme, que pode ser transitória ou permanente, decorrente de alterações no hipotálamo, hipófise, útero, ovário ou vagina (Quadro 9.4).

- **Amenorreia primária:** ausência da menarca até os 16 anos de idade em meninas com caracteres sexuais secundários presentes, ou ausência da menarca até os 14 anos de idade em meninas sem o desenvolvimento dos caracteres sexuais secundários.
- **Amenorreia secundária:** ausência de menstruação em mulheres que previamente já menstruavam, por um período de 6 meses ou equivalente a três ciclos consecutivos.

INVESTIGAÇÃO DE AMENORREIA PRIMÁRIA ▶

- Resultado de alguma anormalidade genética ou anatômica.
- Afastar gravidez e ausência de menstruação por bloqueio à saída (hímen imperfurado ou septo vaginal).
- Avaliar presença/ausência de caracteres sexuais secundários e útero, e níveis de hormônio folículo-estimulante (FSH, do inglês *follicle-stimulating hormone*):
  - Ausência de caracteres → atraso funcional do desenvolvimento puberal ou disgenesia gonadal.
  - Útero ausente ou vagina ausente/curta → agenesia mulleriana e insensibilidade androgênica (deve-se realizar cariótipo).
  - Presença de caracteres sexuais secundários e útero → causas de amenorreia secundária em período anterior à menarca.

INVESTIGAÇÃO DE AMENORREIA SECUNDÁRIA ▶ Inicia-se a investigação com solicitação de β-hCG para descartar a principal causa de amenorreia, a gravidez. Deve-se solicitar, ainda, prolactina – para excluir hiperprolactinemia – e TSH – para excluir principalmente hipertireoidismo ou hipotireoidismo. Se sinais de hiperandrogenismo, deve-se solicitar androstenediona, sulfato de desidroepiandrosterona (SDHEA) e testosterona. O fluxograma recomendado para esta investigação está apresentado na **Figura 9.4**.

Em um segundo momento, pode-se realizar o teste da progesterona para verificar a presença ou não de produção e circulação de estrogênio. São administrados 10 mg de acetato de medroxiprogesterona durante 10 dias. Após esse período, caso ocorra sangramento vaginal, o teste é considerado positivo, podendo-se concluir que há circulação de estrogênio pela proliferação endometrial e, consequentemente, há produção de estrogênio pelo eixo hipotálamo-hipófise-ovários. Portanto, a causa da amenorreia, nessa situação, é por anovulação. Caso o teste da progesterona seja negativo, ou seja, não houve sangramento vaginal, deve-se prosseguir a investigação para identificar a ausência da atividade estrogênica (hipogonadismo se estradiol < 30 pg/mL). Realiza-se, então o teste de estrogênio e progesterona, com administração de estrogênio por 21 dias e acetato de medroxiprogesterona nos últimos 5 dias. Caso não ocorra sangramento vaginal, o teste é dado como negativo e a causa é uterina (anatômica), principalmente pela síndrome de Asherman (sinequias uterinas), mais frequente em pacientes com história prévia de

QUADRO 9.4 ▶ PRINCIPAIS CAUSAS DE AMENORREIA PRIMÁRIA E SECUNDÁRIA*

ANORMALIDADES	CAUSAS
ANORMALIDADES ANATÔMICAS	
Alteração congênita no desenvolvimento mulleriano**	Defeito isolado
	Síndrome da insensibilidade androgênica
	Deficiência de 5-α-redutase
Defeito congênito do desenvolvimento do seio urogenital**	Agenesia vaginal
	Hímen imperfurado
Sinequia intrauterina	Síndrome de Asherman
	Endometrite tuberculosa
DISTÚRBIOS DO EIXO HIPOTÁLAMO-HIPÓFISE-OVARIANO**	
Disfunção hipotalâmica	
Disfunção hipofisária	
Disfunção ovariana	Disgenesia gonadal (síndrome de Turner, 46, XY**)
	Outras causas

*Sempre afastar possibilidade de gestação inicialmente. **Exclusivamente amenorreia primária. *** Ver Quadro 9.5.

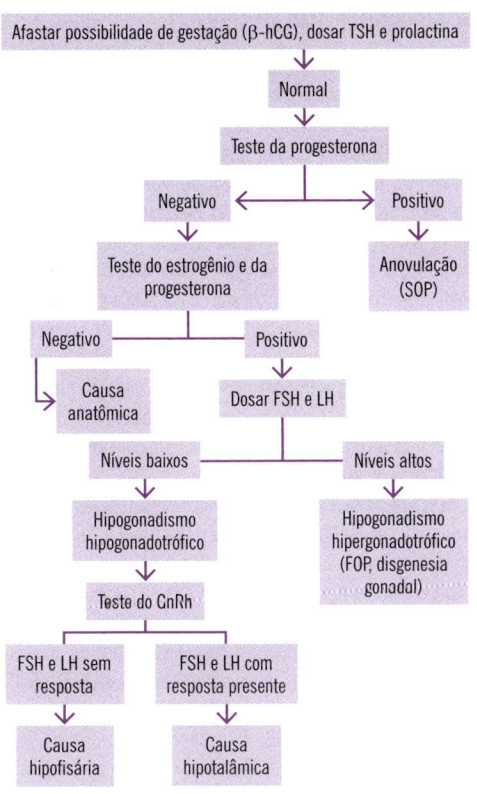

FIGURA 9.4 ▶ FLUXOGRAMA DE INVESTIGAÇÃO DE AMENORREIA. // β-hCG, gonadotrofina coriônica humana beta; FOP, falência ovariana prematura; FSH, hormônio folículo-estimulante; GnRH, hormônio liberador de gonadotrofina; LH, hormônio luteinizante; SOP, síndrome dos ovários policísticos; TSH, tireotrofina.

hemorragia pós-parto, infecção endometrial ou manipulação uterina (curetagem, histeroscopia cirúrgica). Por outro lado, se houver sangramento vaginal, o teste é dado como positivo. Ou seja, somente com o estímulo hormonal, o útero responde fisiologicamente, caracterizando uma deficiência na produção ovariana (hipogonadismo).

A partir disso, devem-se dosar FSH e LH para diferenciar a causa do hipogonadismo (central ou ovariana). Caso haja gonadotrofinas elevadas no exame, caracteriza-se o hipogonadismo hipergonadotrófico. A amenorreia em questão pode caracterizar um quadro de falência ovariana prematura (FOP), em que mulheres com menos de 40 anos deixam de produzir estrogênios e iniciam com sintomas climatéricos. Pode-se solicitar exame de cariótipo para possibilidade de disgenesia gonadal (síndrome de Turner). Entretanto, caso a dosagem de gonadotrofinas esteja baixa, caracteriza-se, então, um quadro de hipogonadismo hipogonadotrófico; ou seja, não há estímulo central – hipotálamo e/ou hipófise – para ocorrer o estímulo e a produção hormonal ovariana. Deve-se, então, realizar o teste do hormônio liberador de gonadotrofina (GnRh) com injeção IV de GnRh e coleta de sangue após 30 a 60 minutos para dosagem de FSH e LH, embora hoje esteja pouco disponível comercialmente o GnRh. Caso haja um aumento dessas gonadotrofinas, estamos diante de uma causa hipotalâmica para essa amenorreia secundária. Deve sempre ser avaliada a presença de hiperprolactinemia, que pode ser decorrente de tumor hipofisário produtor de prolactina ou do uso de medicações (Quadro 9.5). Além disso, mulheres com perda excessiva de peso (anorexia, bulimia), atividade física intensa e extenuante rotineira, estresse físico e emocional, ou fatores fisiológicos ou medicamentosos que alteram o eixo hipotálamo-hipófise por longo período (anticoncepção hormonal) também são passíveis de etiologias da amenorreia

QUADRO 9.5 ▶ CAUSAS DE AMENORREIA DE ORIGEM NO EIXO HIPOTÁLAMO-HIPÓFISE-OVÁRIO

ANORMALIDADE	CAUSAS
Disfunção hipotalâmica	<ul><li>Deficiência isolada de GnRh</li><li>Amenorreia hipotalâmica funcional<ul><li>Perda de peso, transtornos alimentares</li><li>Exercício físico excessivo (corrida, balé, ginástica)</li><li>Estresse</li><li>Doença grave ou prolongada</li></ul></li><li>Doença inflamatória ou infiltrativa</li><li>Tumores cerebrais (p. ex., craniofaringioma)</li><li>Irradiação cranial</li><li>Trauma craniano</li><li>Outras síndromes: Prader-Willi, Laurence-Moon-Biedl, mutação na leptina</li></ul>
Disfunção hipofisária	<ul><li>Hiperprolactinemia (tumoral ou funcional)</li><li>Outros tumores hipofisários: acromegalia, adenomas corticotróficos (doença de Cushing)</li><li>Outros tumores: meningioma, germinoma, glioma</li><li>Causas genéticas de hipopituitarismo</li><li>Síndrome da sela túrcica</li><li>Infarto hipofisário ou apoplexia</li></ul>
Disfunção ovariana	<ul><li>Insuficiência ovariana primária (falência ovariana precoce)</li><li>Síndrome de Turner, X frágil, quimioterapia ou radioterapia, defeitos somáticos cromossomais, autoimune, idiopático</li></ul>
Outros	<ul><li>Síndrome dos ovários policísticos</li><li>Hipertireoidismo</li><li>Hipotireoidismo</li><li>DM1 e DM2 não compensados</li><li>Uso de androgênio exógeno</li></ul>

DM1, diabetes melito tipo1; DM2, diabetes melito tipo 2; GnRH, hormônio liberador de gonadotrofina.

secundária. Porém, se os níveis de FSH e LH se mantiverem normais ou diminuídos, pode ser indicativo de causa hipofisária. Entre as causas, destacam-se os adenomas hipofisários e a síndrome de Sheehan, caracterizada por lesão das células hipofisárias após episódio hipotensivo decorrente de sangramento no parto com consequente pan-hipopituitarismo. Para tais diagnósticos, são necessários exames de imagem, como RM, preferencialmente, ou TC, além de dosagem dos demais hormônios hipofisários.

■ Climatério

DEFINIÇÃO ▶ Climatério é o período de transição entre a fase de idade reprodutiva e o estado não reprodutivo da mulher chamado de perimenopausa, que corresponde a modificações endócrinas, biológicas e clínicas até chegar à menopausa – reconhecida após 12 meses de amenorreia.

FISIOLOGIA ▶ A ocorrência da menopausa se deve pelo decréscimo do número de oócitos. Há duas fases principais: 1) uma chamada transição menopausal precoce, em que há um aumento de FSH, e consequentemente estradiol, gerando um encurtamento da fase folicular do ciclo menstrual. Dessa forma, os ciclos serão mais curtos sangramentos mais frequentes; 2) outra chamada de transição menopausal tardia, em que há redução da produção de androgênios, gerando menores níveis de estradiol (responsável pelos sintomas), com aumento do FSH. A partir desse hipoestrogenismo e da irregularidade menstrual, os ciclos começam a ser cada vez mais longos.

CLÍNICA ▶ Achados do climatério são os sintomas vasomotores, com ondas de calor (fogachos) e sudorese noturna, sinais de osteoporose, perda de libido, insônia, depressão, irritabilidade e atrofia genital.

AVALIAÇÃO ▶ Uma anamnese bem realizada e um exame físico adequado são suficientes para o diagnóstico de climatério. Caso haja dúvida diagnóstica, pode-se solicitar FSH. Além disso, exames rotineiros de cuidado da mulher devem ser realizados, como exame preventivo de câncer de colo uterino a cada 3 anos até os 64 anos, mamografia bianual em mulheres com mais de 50 anos e densitometria óssea para mulheres com mais de 65 anos, que tiveram menopausa precoce, IMC < 19 kg/m^2, ou com história familiar de osteoporose ou hiperparatireoidismo.

TRATAMENTO ▶ Recomendam-se mudanças de hábitos de vida com dieta adequada e alimentação saudável, exposição solar adequada (vitamina D), além da realização de exercícios físicos rotineiros. Para pacientes sintomáticas do climatério, sem história de sangramento vaginal não diagnosticado ou história prévia de neoplasia de mama ou endométrio, eventos tromboembólicos, doença arterial coronariana ou outra doença cardiovascular, pode ser usada terapia de reposição hormonal. Há opção de uso oral ou transdérmico de estrogênio ou combinado estrogênio + progesterona; estradiol vaginal (atrofia genital); ou, ainda, tibolona VO.

■ HIPOGONADISMO MASCULINO

A avaliação inicial de hipogonadismo masculino deve ser iniciada por anamnese e exame físico. Pergunta-se sobre uso de fármacos e presença de sinais e/ou sintomas sugestivos, como infertilidade, mudanças na voz, atividade/desejo sexual diminuído, perda de libido, alterações de humor, distúrbios do sono, tratamentos ou cirurgias pélvicas prévias, traumas testiculares, história de criptorquidismo e outras doenças na infância. Durante o exame físico, avalia-se a presença de testículos na bolsa escrotal, a sua consistência e seu volume, presença de ginecomastia, redução de pelos faciais e corporais. O hipogonadismo masculino é causado por deficiência androgênica. Pode ser dividido em duas formas principais: primárias (insuficiência testicular ou hipogonadismo hipergonadotrófico) e secundárias (disfunções hipotalâmicas-hipofisárias ou hipogonadismo hipogonadotrófico).

A investigação deve ser realizada com dosagem de testosterona e dosagem de FSH e LH. Conforme o **Quadro 9.6**, se a lesão é primariamente testicular, o FSH e o LH apresentam-se elevados (hipogonadismo hipergonadotrófico) e, se a lesão é hipotálamo-hipofisária, seus valores estão reduzidos (hipogonadismo hipogonadotrófico). Conforme a suspeita, exames de imagem para avaliação hipotálamo-hipofisária são realizados (**Fig. 9.5**). Da testosterona total, 65% é ligada à globulina ligadora de hormônio sexual (SHBG, do inglês *sex hormone-binding globulin*) e 35% é ligada à albumina, restando cerca de 2%

QUADRO 9.6 ▶ **FORMAS E CAUSAS DE HIPOGONADISMO MASCULINO**

FORMAS	PRINCIPAIS CAUSAS
HIPOGONADISMO HIPERGONADOTRÓFICO	
Formas congênitas	■ Síndrome de Klinefelter ■ Disgenesia testicular (criptorquidismo) ■ Anorquia congênita
Formas adquiridas	■ Neoplasia maligna testicular ■ Orquite ■ Medicações ■ Doenças sistêmicas ■ Anorquia adquirida
HIPOGONADISMO HIPOGONADOTRÓFICO	
Formas congênitas	■ Síndrome de Kallmann ■ Hipogonadismo hipogonadotrófico idiopático (IHH)
Formas adquiridas	■ Prolactinoma ■ Medicamentos ■ Doenças sistêmicas (falência renal, hemocromatose, hipotireoidismo, trauma, infecções) ■ Abuso de esteroides anabolizantes ■ Obesidade mórbida ■ Radioterapia

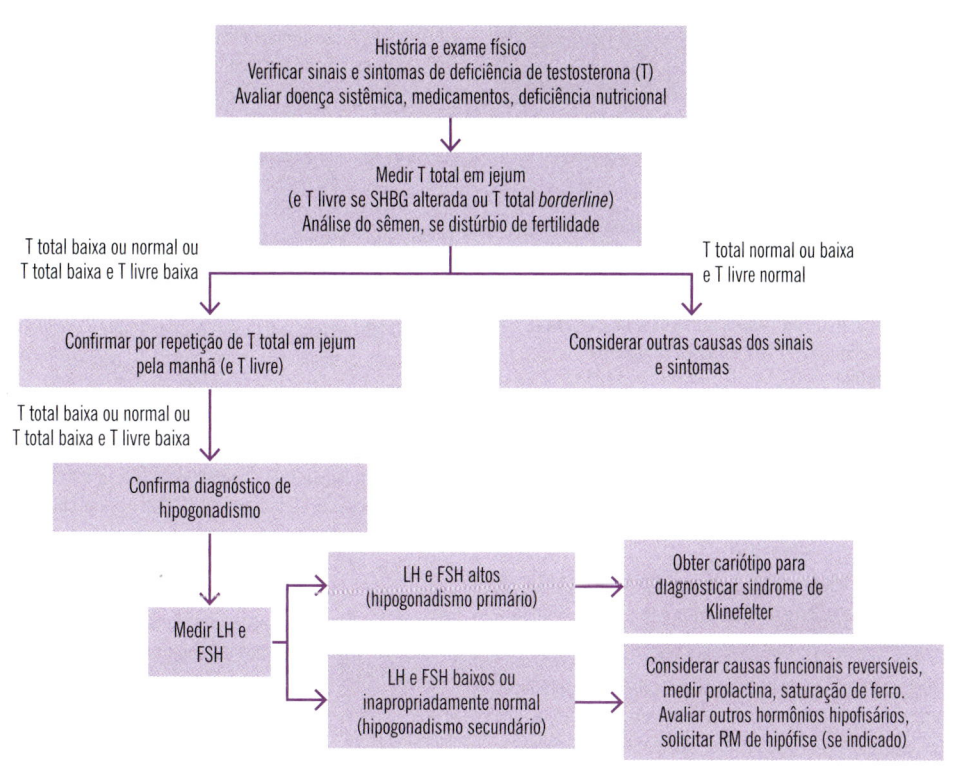

```
                    História e exame físico
        Verificar sinais e sintomas de deficiência de testosterona (T)
        Avaliar doença sistêmica, medicamentos, deficiência nutricional
                              ↓
                    Medir T total em jejum
        (e T livre se SHBG alterada ou T total borderline)
            Análise do sêmen, se distúrbio de fertilidade
```

T total baixa ou normal ou / T total baixa e T livre baixa → Confirmar por repetição de T total em jejum pela manhã (e T livre)

T total normal ou baixa e T livre normal → Considerar outras causas dos sinais e sintomas

T total baixa ou normal ou / T total baixa e T livre baixa → Confirma diagnóstico de hipogonadismo → Medir LH e FSH

- LH e FSH altos (hipogonadismo primário) → Obter cariótipo para diagnosticar síndrome de Klinefelter
- LH e FSH baixos ou inapropriadamente normal (hipogonadismo secundário) → Considerar causas funcionais reversíveis, medir prolactina, saturação de ferro. Avaliar outros hormônios hipofisários, solicitar RM de hipófise (se indicado)

FIGURA 9.5 ▶ INVESTIGAÇÃO DO HIPOGONADISMO MASCULINO. // FSH, hormônio folículo-estimulante; LH, hormônio luteinizante; RM, ressonância magnética; SHBG, globulina ligadora de hormônio sexual; T, testosterona.

na forma livre. Deve-se ficar atento, portanto, à presença de certas condições que podem reduzir os níveis da testosterona total por reduzir os níveis da SHBG (**Quadro 9.7**), ou o inverso, ocorrendo elevação da testosterona total em casos de aumento da SHBG, tornando necessária a avaliação da testosterona livre nesses casos, por meio de medida ou estimada em fórmulas (calculadoras *online*).

◗ TRATAMENTO ▶ O tratamento visa restabelecer os níveis fisiológicos de testosterona para uma melhora na qualidade de vida dos pacientes. Há indicação de reposição de testosterona em homens adultos com sinais e sintomas de hipogonadismo, associados a baixo nível de testosterona. A reposição pode ser realizada com testosterona injeção intramuscular (IM): cipionato de testosterona 200 mg, ou propionato de testosterona+fempropionato de testosterona+isocaproato de testosterona+decanoato de testosterona 250 mg, a cada 15 dias, ou undecilato de testosterona, a cada 3 meses; o gel de testosterona tópica 2% deve ser aplicado diariamente na axila. Os efeitos colaterais estão apresentados no **Quadro 9.8**.

■ HIPERANDROGENISMO

Os androgênios são fundamentais para o desenvolvimento dos pelos velos em pelo terminal. Sua síntese hormonal ocorre de duas formas:

1. Sob estímulo de LH nas células da teca, que converte o colesterol circulante em androstenediona (50%) e em testosterona (30%).

QUADRO 9.7 ▶ CONDIÇÕES QUE AFETAM A SHBG

DIMINUIÇÃO DA CONCENTRAÇÃO DE SHBG
- Obesidade
- Diabetes melito
- Uso de glicocorticosteroides, progestogênios e androgênios
- Síndrome nefrótica
- Hipotireoidismo
- Acromegalia
- Polimorfismo no gene de SHBG

AUMENTO DA CONCENTRAÇÃO DE SHBG
- Idade
- HIV
- Cirrose e hepatite
- Hipertireoidismo
- Uso de alguns anticonvulsivantes
- Uso de estrogênios
- Polimorfismo no gene de SHBG

HIV, vírus da imunodeficiência humana; SHBG, globulina ligadora de hormônio sexual.

QUADRO 9.8 ▶ POTENCIAIS EFEITOS ADVERSOS DA REPOSIÇÃO DE TESTOSTERONA

EFEITOS ADVERSOS NOS QUAIS HÁ EVIDÊNCIA DE ASSOCIAÇÃO COM ADMINISTRAÇÃO DA TESTOSTERONA
- Eritrocitose
- Acne ou pele oleosa
- Detecção de câncer de próstata subclínico
- Crescimento de câncer de próstata metastático
- Redução na produção espermática e na fertilidade

EFEITOS ADVERSOS INCOMUNS NOS QUAIS HÁ EVIDÊNCIA FRACA DE ASSOCIAÇÃO COM ADMINISTRAÇÃO DA TESTOSTERONA
- Ginecomastia
- Calvície
- Câncer de mama
- Indução ou piora de apneia obstrutiva do sono

2. A presença de hormônio adrenocorticotrófico (ACTH, do inglês *adrenocorticotropic hormone*), que estimula a suprarrenal produzindo androstenediona (50%) (**Fig. 9.6**).

O hiperandrogenismo pode ocorrer por uma maior produção suprarrenal ou ovariana e está relacionado, também, a uma maior sensibilidade tecidual (por aumento de 5α-redutase responsável pela conversão de testosterona em di-hidrotestosterona, ou por redução da 17-β-hidroxiesteroidesidrogenase, que converte testosterona e di-hidrotestosterona em metabólitos menos potentes) e a uma maior disponibilidade dos androgênios circulantes decorrente da redução de SHBG deixando maior quantidade de testosterona livre.

Em decorrência da maior circulação de testosterona, as manifestações clínicas do hiperandrogenismo vão se apresentar como hirsutismo (Escala de Ferriman, se ≥ 8 [**Fig. 9.7**]), acne, seborreia, alopecia androgênica, síndrome metabólica com obesidade, hipertensão, dislipidemia, distribuição central de gordura e intolerância à glicose/DM2; além de manifestações associadas a distúrbio menstrual e/ou de infertilidade, como anovulação, oligoamenorreia, hiperplasia endometrial e sangramento uterino disfuncional.

CAUSAS ▶ A causa mais comum de hiperandrogenismo é a SOP, de origem ovariana, em que ocorre hiperandrogenismo com anovulação crônica. Há interação genética e familiar com fatores ambientais e hábitos de vida. Além dos sinais e sintomas clássicos de hiperandrogenismo, a conversão periférica de androgênios vai ser responsável por alterações nos mecanismos moleculares de ação da insulina, gerando resistência insulínica e obesidade. O diagnóstico de SOP é dado por meio dos critérios definidos pelo Consenso de Roterdã, de 2003,[1] que determina que é preciso pelo menos dois dos seguintes critérios: anovulação oligo/amenorreia, alterações ovarianas ultrassonográficas com ovários contendo 12 ou mais folículos, medindo 2 a 9 mm de diâmetro e um volume maior do que 10 cm^3 (em um ou ambos os ovários) e hiperandrogenismo clínico ou laboratorial. A hiperplasia suprarrenal congênita não clássica (HSC-NC) é o principal diagnóstico diferencial de SOP. É caracterizada por deficiência da 21-hidroxilase (CYP21) e é a causa mais frequente de hirsutismo de origem suprarrenal. A partir dessa deficiência, há o acúmulo de 17-hidroxiprogesterona e de seus metabólitos – principalmente androstenediona. Em geral, seu início é peripuberal, mas pode surgir ainda mais cedo (pubarca precoce). O diagnóstico pode ser confirmado por duas formas: 1) pela 17-OHP sérica elevada (valores > 5 ng/mL); e/ou 2) com teste de estímulo com corticotrofina em solução aquosa, iniciando entre 7 e 8 h da manhã, seguindo com dosagem da 17-OHP e cortisol em tempo 0, 30 e 60 min, IV. Valores > 10 a 12 ng/mL são diagnósticos de HSC-NC. Suas manifestações clínicas incluem alterações no padrão menstrual, hirsutismo, obesidade, DM, infertilidade, entre outras. A presença de estrias púrpureas, obesidade central, hipertensão, fácies característico e DM favorecem o diagnóstico de síndrome de Cushing, que pode ser rastreado a partir da cortisolúria de 24 h e/ou teste de supressão com 1 mg VO de dexametasona às 23 h e dosagem de cortisol no próximo dia às 8 h: valor cortisol sérico > 1,8 µg/dL sugere o diagnóstico. Há alguns tumores suprarrenais secretores de androgênios (adenomas e carcinomas suprarrenais) que podem levar à anovulação e à virilização. São necessários exames laboratoriais, como testosterona sérica (> 150 ng/dL) e SDHEA (elevada se neoplasia suprarrenal), além de imagem como TC ou RM para localizar a origem do tumor.

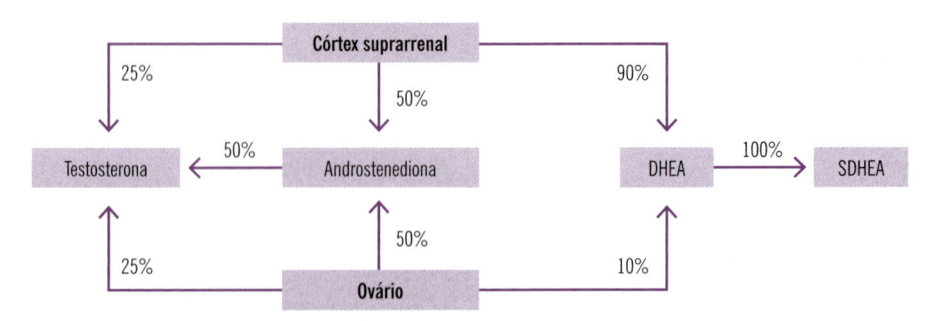

FIGURA 9.6 ▶ **FLUXOGRAMA DA PRODUÇÃO HORMONAL DE ANDROGÊNIOS.** // DHEA, desidroepiandrosterona; SDHEA, sulfato de desidroepiandrosterona.

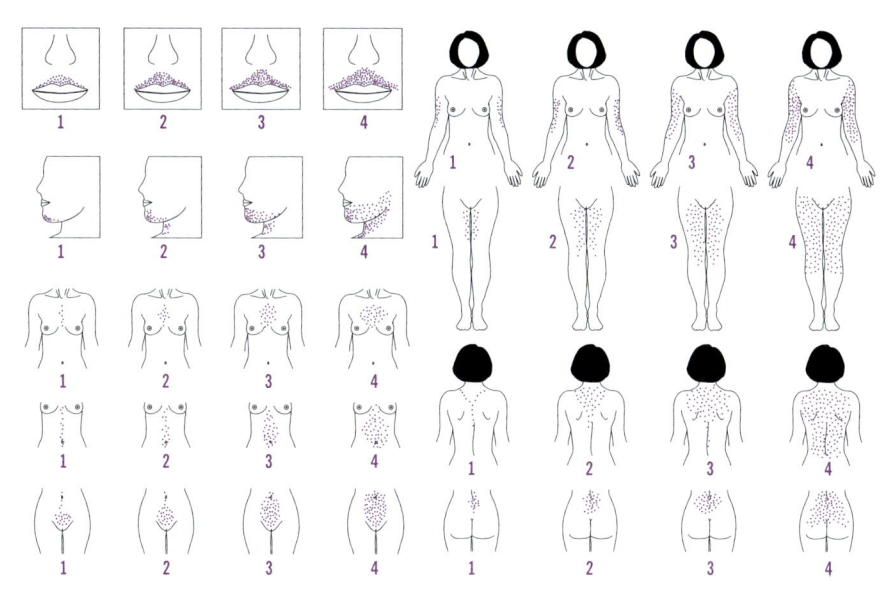

FIGURA 9.7 ▶ ESCALA DE FERRIMAN PARA AVALIAÇÃO DE HIRSUTISMO.

AVALIAÇÃO ▶ Além de anamnese e exames físico e ginecológicos completos, deve ser realizada uma avaliação laboratorial básica de hiperandrogenismo. É feita pela dosagem de testosterona total, 17-hidroxiprogesterona basal ou teste do ACTH curto (para HSC-NC), androstenediona, prolactina e TSH, perfil lipídico e glicemia, além de exame de imagem para avaliação ovariana de SOP. Se instalação abrupta do quadro, com virilismo associado, clitoromegalia e aumento da massa muscular, deve ser considerada a presença de tumor maligno de suprarrenal ou ovário. Nesses casos, a dosagem de SDHEA confirma a origem suprarrenal do tumor.

TRATAMENTO ▶ Cirurgia nos casos de tumores suprarrenais ou ovarianos. Nas demais situações, utilizam-se os antiandrogênios, mesmo na hiperplasia suprarrenal congênita tardia, os quais trazem melhores resultados do que o uso de corticosteroide. O tratamento busca alcançar uma produção androgênica próxima à normalidade, atenuar os sinais clínicos e prevenir as comorbidades metabólicas. Algumas medidas cosméticas como depilação a *laser* e tratamentos tópicos dermatológicos (cremes, sabonetes, ácido retinoico), aliviam os casos de hirsutismo, acne e seborreia. A mudança de hábitos de vida com realização de atividade física regular e alimentação saudável e equilibrada com dieta hipocalórica melhora os parâmetros metabólicos e aumenta o nível de SHBG, levando à queda nos níveis de testosterona livre. Além disso, há o tratamento farmacológico, que é composto principalmente por anticoncepcionais orais (ACOs) e antiandrogênios. Nas pacientes com SOP, os ACOs são a primeira linha de tratamento. Esses fármacos serão responsáveis por inibir a secreção ovariana de androgênios e aumentar a síntese hepática de SHBG (menor testosterona livre circulante). Caso haja contraindicação ao uso de ACO, usa-se metformina como alternativa por sensibilizar a ação da insulina, e apesar de não haver um efeito significativo sobre o hirsutismo e efeito de anticoncepção, a medicação melhora o distúrbio menstrual e as comorbidades metabólicas. Os antiandrogênios serão os responsáveis pela inibição da 5α-redutase – ocorrendo menor conversão de testosterona em di-hidrotestosterona – e pela competição com o androgênio endógeno pelo seu receptor. Os fármacos disponíveis, portanto, incluem: 1) anticoncepcionais orais com progestogênios não androgênios, como a ciproterona; 2) espironolactona: iniciar com 50 mg uma ou 2×/dia e aumentar conforme tolerância até 150 mg/dia. Atentar para efeitos teratogênicos, assim sempre associar método contraceptivo eficaz; 3) ciproterona: 12,5 a 100 mg como monoterapia. Risco de hepatotoxicidade; 4) finasterida: 5 mg/dia. Sempre associada com método contraceptivo seguro pelo risco de teratogenicidade; e 5) metformina até 2.000 mg/dia: papel na SOP.

▶ HIPÓFISE

A hipófise é uma glândula localizada no sistema nervoso central (SNC), na sela túrcica especificamente, sendo dividida em neuro-hipófise (ou hipófise posterior) e adeno-hipófise (hipófise anterior) e controla uma série de eixos hormonais no organismo, conforme apresentado a seguir.

■ TUMORES DE HIPÓFISE

DEFINIÇÃO ▶ Adenomas de hipófise representam a alteração mais comum da hipófise e são responsáveis por 10 a 15% de todos os tumores primários cerebrais. Em relação à classificação, podem ser microadenomas (< 1 cm) ou macroadenomas (> 1 cm).

EPIDEMIOLOGIA ▶ Até 10% da população pode apresentar um incidentaloma hipofisário, a grande maioria sendo classificado como microadenoma. Carcinoma de hipófise é bastante raro (< 0,1%) e geralmente está associado à secreção de ACTH ou prolactina. Em relação ao *status* funcional, podem ser:

- Prolactinoma (35-40%).
- Não funcionantes (30-35%).
- Produtores de hormônio de crescimento (GH) (10-15%).
- Produtores de ACTH (5-10%).
- Produtores de TSH (< 5%).

Incidentaloma é como são chamados adenomas achados incidentalmente em exames de imagem realizados por outro motivo e que, ainda assim, devem ser investigados quanto à produção hormonal, visto que a superprodução de qualquer um dos hormônios da hipófise pode ser deletéria ao indivíduo, inclusive com aumento de mortalidade e também pode haver redução da produção de algum hormônio. A avaliação de incidentaloma (*rastreamento* inicial) deve incluir: fator de crescimento insulina-símile I (IGF-I) (eixo somatotrófico), cortisolúria, cortisol à meia-noite ou teste de supressão pós-dexametasona, ACTH (eixo corticotrófico); prolactina (eixo lactotrófico); LH, FSH, testosterona ou estradiol (eixo gonadotrófico) e TSH e T_{4T} (eixo tireotrófico). Caso algum exame de *rastreamento* se apresente alterado, a investigação e o tratamento devem ser realizados conforme a doença relacionada. Campimetria visual também deve ser realizada.

■ ACROMEGALIA

DEFINIÇÃO ▶ Síndrome clínica decorrente da exposição crônica ao aumento de secreção de GH e consequente aumento da produção hepática de IGF-I pelo fígado.

EPIDEMIOLOGIA ▶ Raro, distribuição igual entre os sexos, com prevalência entre 40 e 86 casos/milhão.

ETIOLOGIA ▶ Adenoma hipofisário (> 99% dos casos); hiperplasia de células somatotrópicas, raríssimos casos de aumento de secreção hipotalâmica de GHRH ou GHRH ectópico (tumor carcinoide ou outros tumores neuroendócrinos).

APRESENTAÇÕES CLÍNICAS ▶ Ver Quadro 9.9.

DIAGNÓSTICO ▶ Dosagem de IGF-I elevada (conforme referência para idade e gênero) e TOTG para GH com valor maior do que 0,4 ng/mL. Alguns autores utilizam os valores de 0,33 e 0,14 ng/mL em qualquer momento do teste após a ingestão de 75 g de glicose – tempos do teste: 0, 30, 60, 90 e 120 min. Confirmada a alteração hormonal, exame de imagem deve ser realizado para avaliação de lesão hipofisária, que na maioria dos casos tem mais de 1 cm de extensão (macroadenoma). Campimetria também deve ser realizada para avaliação de comprometimento óptico.

TRATAMENTO ▶ Cirurgia transesfenoidal para ressecção é o tratamento de escolha. Os demais tratamentos só são opções quando não é obtida cura com a cirurgia ou o paciente tem contraindicação à cirurgia. O tratamento de segunda escolha

---

QUADRO 9.9 ▶ SINTOMAS E SINAIS DE ACROMEGALIA

SINTOMAS
- Sudorese excessiva > 80%
- Cefaleia
- Cansaço e letargia
- Dor articular
- Apneia obstrutiva
- Alteração no tamanho de anel e sapatos

SINAIS
- Alteração facial: feições brutas, pele oleosa, aumento do nariz, prognatismo, aumento do espaço interdental
- Aumento da língua e alteração no timbre da voz
- Aumento de pés e mãos, osteoartrose e miopatia
- Edema de partes moles, neuropatias como síndrome do túnel do carpo
- Hipertensão arterial, doença cérebro e cardiovascular, doença valvar cardíaca
- Alteração de campo visual, paralisia de pares cranianos
- Diabetes melito
- Bócio e organomegalias: rim, fígado, coração, pólipos colônicos

---

inclui a radioterapia da lesão hipofisária e medicamentos. Entre os medicamentos, estão disponíveis análogos da somatostatina (octreotide, lanreotide), agonistas dopaminérgicos (bromocriptina e cabergolina) e antagonistas dos receptores de GH (pegvisomant). Além do tratamento específico, as complicações e comorbidades devem ser adequadamente tratadas, visando à diminuição do risco cardiovascular, principal causa de óbito nesses pacientes.

SEGUIMENTO ▶ O seguimento é realizado conforme mostrado na Figura 9.8.

■ HIPERPROLACTINEMIA

DEFINIÇÃO ▶ Aumento de prolactina sérica circulante (maioria dos laboratórios > 20 ng/mL).

ETIOLOGIA ▶ A prolactina pode estar aumentada de forma fisiológica ou patológica ou, ainda, relacionada a alguns medicamentos (Quadro 9.10).

APRESENTAÇÕES CLÍNICAS ▶ Galactorreia e sintomas associados a hipogonadismo: redução da libido, amenorreia/oligomenorreia, anovulação, ginecomastia e impotência sexual em homens, e perda de massa óssea. Macroadenomas podem causar disfunções dos outros eixos hipofisários em razão de compressão do restante da hipófise e também podem causar compressão do quiasma óptico com alteração visual, além de compressão do terceiro ventrículo.

DIAGNÓSTICO ▶ Dosagem de prolactina e repetição quando houver alteração uma primeira vez; considerar a solicitação de diluição de prolactina para excluir efeito gancho (falsa redução

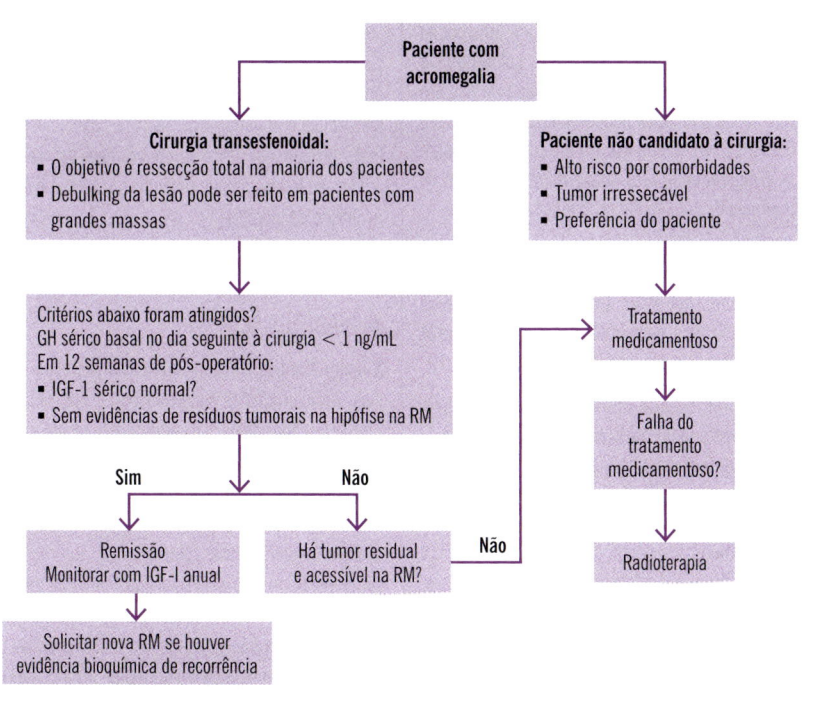

```
                    ┌─────────────────────┐
                    │    Paciente com     │
                    │    acromegalia      │
                    └──────────┬──────────┘
              ┌────────────────┴────────────────┐
              ▼                                 ▼
┌──────────────────────────────┐   ┌──────────────────────────────┐
│ Cirurgia transesfenoidal:    │   │ Paciente não candidato à     │
│ • O objetivo é ressecção     │   │ cirurgia:                    │
│   total na maioria dos       │   │ • Alto risco por comorbidades│
│   pacientes                  │   │ • Tumor irressecável         │
│ • Debulking da lesão pode    │   │ • Preferência do paciente    │
│   ser feito em pacientes com │   └──────────────┬───────────────┘
│   grandes massas             │                  │
└──────────────┬───────────────┘                  ▼
               ▼                         ┌─────────────────┐
┌──────────────────────────────┐         │   Tratamento    │
│ Critérios abaixo foram       │◄────────│  medicamentoso  │
│ atingidos?                   │         └────────┬────────┘
│ GH sérico basal no dia       │                  ▼
│ seguinte à cirurgia < 1 ng/mL│         ┌─────────────────┐
│ Em 12 semanas de             │         │   Falha do      │
│ pós-operatório:              │         │   tratamento    │
│ • IGF-1 sérico normal?       │         │  medicamentoso? │
│ • Sem evidências de resíduos │         └────────┬────────┘
│   tumorais na hipófise na RM │                  │
└──────┬──────────────┬────────┘                  │
    Sim│            Não│                          │
       ▼              ▼                           ▼
┌──────────────┐ ┌──────────────┐   Não    ┌─────────────┐
│   Remissão   │ │ Há tumor     │─────────►│ Radioterapia│
│ Monitorar com│ │ residual e   │          └─────────────┘
│  IGF-I anual │ │ acessível na │
└──────┬───────┘ │     RM?      │
       ▼         └──────────────┘
┌──────────────────┐
│ Solicitar nova RM│
│ se houver        │
│ evidência        │
│ bioquímica de    │
│ recorrência      │
└──────────────────┘
```

FIGURA 9.8 ▶ CONDUTA PARA SEGUIMENTO NOS PACIENTES COM ACROMEGALIA. // GH, hormônio do crescimento; IGF-I, fator de crescimento insulina-símile I; RM, ressonância magnética.

da prolactina em função da saturação de reação laboratorial por níveis de fato extremamente elevados de prolactina). Excluir causas secundárias de aumento de prolactina, especialmente hipotireoidismo primário (ver **Quadro 9.10**). Confirmando o diagnóstico bioquímico, exame de imagem da sela túrcica deve ser realizado para avaliar a presença de tumor hipofisário.

TRATAMENTO ▶ O objetivo do tratamento é restaurar a função gonadal e redução/prevenção do crescimento do tumor e será voltado para a causa-base da hiperprolactinemia.

No prolactinoma ▶

- **Tratamento medicamentoso:** agonistas dopaminérgicos (cabergolina e bromocriptina) são efetivos para supressão da prolactina na maioria dos pacientes e também reduzem tamanho tumoral na maioria dos casos. Iniciar dose mínima de bromocriptina (cp 2,5 mg, ou cápsula SRO 2,5 ou 5,0 mg): 1,25 mg ao deitar, com aumentos semanais de 1,25 a 2,5 mg até dose frequente de 5 a 7,5 mg e máxima de 20 mg/dia (SRO 1×/dia). Principais efeitos colaterais são

QUADRO 9.10 ▶ CAUSAS DE HIPERPROLACTINEMIA

CAUSAS FISIOLÓGICAS
- Gestação
- Amamentação
- Estimulação mamária
- Estresse
- Prática de atividade física/sexual

CAUSAS PATOLÓGICAS
- Prolactinoma
- Adenoma da hipófise comprimindo a haste
- Sela vazia
- Infiltração da hipófise/haste: sarcoidose, histiocitose
- Secção da haste
- Irradiação ao SNC

CAUSAS FUNCIONAIS
- Hipotireoidismo primário (TRH aumenta prolactina)
- Doença renal crônica
- Doença hepática grave

DIVERSOS
- SOP
- Lesões da parede torácica

MEDICAMENTOS E DROGAS
- Antagonista do receptor de dopamina: metoclopramida, domperidona
- Antipsicóticos: haloperidol, clorpromazina, risperidona, sulpirida
- Antidepressivos: IMAOs, tricíclicos, clomipramina
- Outros: verapamil, metildopa, reserpina, opiáceos, inibidores de protease, omeprazol, fibratos, antagonistas H_2, estrogênios, cocaína

IMAOs, inibidores da monoaminoxidase; SNC, sistema nervoso central; SOP, síndrome do ovário policístico; TRH, hormônio liberador de tireotrofina (do inglês *thyrotropin-releasing hormone*).

cefaleia, sonolência e vertigem. Cabergolina é uma opção melhor devido à menor proporção de efeitos colaterais e à facilidade da administração pela possibilidade de uso em 2×/semana. Iniciar com dose pequena de cabergolina (cp 0,5 mg): 0,25 mg 2×/semana até 1,5 mg 2 a 3×/semana. Se dose > 2 mg/semana, fazer ecocardiografia, a fim de avaliar ocorrência de doença valvar cardíaca.

- **Tratamento cirúrgico:** para casos refratários ao tratamento medicamentoso (sem alteração do tamanho ou níveis de prolactina, apesar de altas doses), efeitos adversos intoleráveis da medicação, pacientes mulheres com tumores maiores do que 3 cm que desejam gestar.

No uso de medicamentos que causam aumento da prolactina ▶ O tratamento ideal para esses pacientes seria a suspensão do medicamento que causa o aumento hormonal; contudo, nem sempre é possível. Estudos mais recentes orientam a reposição hormonal em homens (testosterona) e mulheres (estrogênios-progestogênio) em caso de uso de medicações que elevem a prolactina e não possam ser suspensas.

■ DOENÇA DE CUSHING

A doença de Cushing é causada por produção excessiva e autônoma de ACTH devido à lesão na hipófise, causando o quadro clínico da síndrome de Cushing, conforme abordado sob o tópico Suprarrenal neste Capítulo.

■ HIPOPITUITARISMO

DEFINIÇÃO ▶ Deficiência parcial ou completa dos hormônios produzidos na adeno-hipófise e/ou neuro-hipófise e pode ocorrer por doença primária da hipófise ou secundária à lesão hipotalâmica.

ETIOLOGIA ▶

- Tumores hipofisários.
- Tumores peri-hipofisários (craniofaringeomas, meningiomas, gliomas, metástases).
- Radioterapia.
- Sela vazia.
- Apoplexia hipofisária, síndrome de Sheehan.
- Infecções do SNC.
- Hemorragia subaracnoide.
- Hipofisite.
- Trauma/cirurgia.
- Outras causas mais raras: vasculite, síndromes genéticas.

APRESENTAÇÕES CLÍNICAS ▶ Depende de qual eixo hipofisário está acometido (p. ex., hipogonadismo, hipocortisolismo, hipotireoidismo, baixa estatura/deficiência de GH) (**Quadro 9.11**).

DIAGNÓSTICO ▶ História clínica, exame físico, dosagem dos níveis hormonais basais, tanto hipofisários quanto hormônios-alvo (p. ex., TSH, T_4T e T_4L; ACTH e cortisol, FSH/LH e estradiol ou testosterona, GH e IGF-I e prolactina. Quando houver suspeita de acometimento da neuro-hipófise, avaliar osmolaridade plasmática e urinária, sódio sérico e caso a suspeita seja forte, teste de restrição hídrica apropriado deve ser realizado. Havendo confirmação bioquímica, procede-se ao exame de imagem para avaliação da hipófise.

TRATAMENTO ▶ Reposição do(s) hormônio(s) deficiente(s).

■ DIABETES *INSIPIDUS*

A neuro-hipófise é responsável pela secreção de dois hormônios: antidiurético (arginina-vasopressina) (ADH) e ocitocina. Ambos os hormônios são produzidos no hipotálamo (núcleos supraventricular e supraóptico) e migram pelos axônios desses neurônios até a neuro-hipófise, onde serão secretados quando houver estímulo. A ocitocina tem papel pouco conhecido no homem, podendo estar relacionada à contração de vesículas seminais. Na mulher, tem papel na contração do útero gravídico e na ejeção de leite na amamentação. Apesar desses efeitos descritos, ainda não se conhecem todas as ações da ocitocina. A arginina-vasopressina é o hormônio responsável pelo balanço hídrico, conhecido também como ADH, que age no túbulo coletor renal reabsorvendo o excesso de água filtrada nos glomérulos.

DEFINIÇÃO ▶ Poliúria de grande monta (> 3 L/24 h ou 2 L/m^2/24 h em crianças) de urina diluída (osmolaridade urinária < 300 mOsm/kg).

ETIOLOGIA ▶ Central (deficiência de ADH); ou nefrogênico (resistência renal ao ADH).

QUADRO 9.11 ▶ APRESENTAÇÕES CLÍNICAS DO HIPOPITUITARISMO

HORMÔNIO DEFICIENTE	APRESENTAÇÕES CLÍNICAS
GH	Baixa capacidade para atividade física, redução da massa muscular, alteração de bem-estar, aumento do risco cardiovascular
LH/FSH	Ciclos anovulatórios, oligo/amenorreia, dispareunia, redução da libido, problemas de ereção, infertilidade, osteopenia/osteoporose
ACTH	Hipotensão, fraqueza, dor abdominal
TSH	Quadro clínico similar ao hipotireoidismo primário
PRL	Dificuldade na lactação
ADH	Poliúria e polidipsia (diabetes *insipidus*)

ACTH, hormônio adrenocorticotrófico; ADH, hormônio antidiurético (arginina-vasopressina); GH, hormônio de crescimento; FSH, hormônio folículo-estimulante; LH, hormônio luteinizante; PRL, prolactina; TSH, tireotrofina.

APRESENTAÇÕES CLÍNICAS ▶ Poliúria, polidipsia, noctúria, desidratação, hipernatremia (perda de água livre pela urina).

DIAGNÓSTICO ▶ Confirmar poliúria maior do que 3 L/dia, excluir DM descompensado, hipercalcemia como causa da poliúria. Baixa densidade urinária, hipernatremia, desidratação podem apontar para o diagnóstico, muitas vezes não necessitando teste confirmatório.

TESTE CONFIRMATÓRIO ▶ Teste de restrição hídrica.

⊖ TRATAMENTO (DIABETES *INSIPIDUS* CENTRAL) ▶ Desmopressina (análogo da arginina-vasopressina), em geral 1 a 2 jatos de 10 µg cada, 2×/dia. Monitoração do sódio e da osmolaridade sérica e urinária é fundamental para controlar tratamento.

▶ OBESIDADE

DEFINIÇÃO ▶ Acúmulo de tecido gorduroso localizado ou generalizado provocado por desequilíbrio nutricional, associado ou não a distúrbios genéticos ou endócrino-metabólicos.

DIAGNÓSTICO ▶ O IMC é o indicador epidemiológico para o diagnóstico de sobrepeso e obesidade. Os pontos de corte para adultos são identificados com base na associação entre IMC e doenças crônicas ou mortalidade. A aferição da circunferência abdominal, feita no ponto médio entre o rebordo costal inferior e a crista ilíaca, é o método antropométrico que reflete de forma indireta o conteúdo de gordura visceral. A combinação da medida da circunferência abdominal com o IMC oferece uma boa alternativa para a determinação de riscos. A Tabela 9.8 apresenta a classificação antropométrica de adultos conforme IMC, e a Tabela 9.9, os valores de circunferência abdominal.

ETIOLOGIA ▶ Doença complexa e multifatorial resultante da interação de genes, ambiente, estilo de vida e fatores emocionais. A forma mais comum de obesidade é a exógena, decorrente de um desequilíbrio entre ingesta alimentar e gasto calórico, porém,

TABELA 9.8 ▶ CLASSIFICAÇÃO DO ÍNDICE DE MASSA CORPORAL EM ADULTOS (19-59 ANOS DE IDADE)

IMC (KG/M²)	CLASSIFICAÇÃO	RISCO DE DOENÇA
< 18,5	Baixo peso	Normal ou elevado
18,5-24,9	Eutrofia	Normal
25-29,9	Sobrepeso	Pouco elevado
30-34,9	Obesidade grau I	Elevado
35-39,9	Obesidade grau II	Muito elevado
≥ 40	Obesidade grau III	Muitíssimo elevado

Fonte: WHO.[2]

TABELA 9.9 ▶ CLASSIFICAÇÃO DA CIRCUNFERÊNCIA ABDOMINAL EM ADULTOS (19-59 ANOS DE IDADE)

CIRCUNFERÊNCIA ABDOMINAL

Mulheres	Homens	Classificação
≥ 80 cm	≥ 94 cm	Risco aumentado*
≥ 88 cm	≥ 102 cm	Risco muito aumentado*

*Risco para desenvolvimento de doença cardiovascular.
Fonte: WHO.[2]

na avaliação do paciente, devem-se excluir outras causas de obesidade, como doenças endócrinas, transtornos psiquiátricos, síndromes genéticas e medicações (Quadro 9.12).

TRATAMENTO ▶

- **Atividade física:** recomenda-se atividade física de moderada intensidade > 150 minutos por semana.
- **Reeducação alimentar:** para ocorrer perda de peso, deve ocorrer um balanço energético negativo, com redução inicial de 500 Kcal/dia da dieta usual do indivíduo.
- **⊖ Tratamento medicamentoso:** indicado como adjuvante à atividade física e ao tratamento dietético em pacientes com IMC > 30 kg/m² ou > 27 kg/m² na

QUADRO 9.12 ▶ DOENÇAS E MEDICAMENTOS ASSOCIADOS À OBESIDADE

MEDICAMENTOS
- Antipsicóticos: tioridazina, olanzapina, clozapina, quetiapina, risperidona
- Antidepressivos: amitriptilina, clomipramina, imipramina, nortriptilina, doxepina, paroxetina, mirtazapina, carbonato de lítio
- Anticonvulsivantes: ácido valproico, carbamazepina, gabapentina
- Antidiabéticos: insulina, sulfonilureias, glinidas
- β-bloqueadores: propranolol, atenolol, metoprolol
- Hormônios esteroides: glicorticosteroides, progestogênios (acetato de megestrol, medroxiprogesterona)

DOENÇAS ENDÓCRINAS
- Síndrome de Cushing
- Hipotireoidismo
- Deficiência de hormônio do crescimento
- Lesão hipotalâmica (tumor, trauma, pós-cirúrgica, inflamatória)

SÍNDROMES GENÉTICAS E CONGÊNITAS
- Síndrome de Prader-Willi
- Síndrome de Cohen
- Síndrome de Alstrom
- Síndrome de Bardet-Biedl
- Síndrome de Biemond tipo 2
- Osteodistrofia hereditária de Albright
- Deficiência de leptina ou do receptor de leptina
- Deficiência da via melanocortinérgica

presença de comorbidades, após falha com tratamento não farmacológico. Considera-se sucesso no tratamento da obesidade a habilidade de atingir e manter uma perda de peso clinicamente útil, que resulte em efeitos benéficos sobre doenças associadas. Uma perda de peso de 5% mantida é um critério mínimo de sucesso, pois leva à melhora das doenças associadas. Os fármacos disponíveis no Brasil estão apresentados na **Tabela 9.10**.

- **Tratamento cirúrgico:** recomendado para pacientes com IMC > 40 kg/m^2 ou > 35 kg/m^2 na presença de comorbidades, após falha do tratamento clínico. Atualmente, estuda-se a cirurgia em pacientes com IMC entre 30 e 35 kg/m^2 com comorbidades graves relacionadas à obesidade. Antes de receber indicação de cirurgia, o paciente deve ser avaliado por equipe multidisciplinar (cirurgião, endocrinologista, nutricionista ou nutrólogo, psiquiatra ou psicólogo e, dependendo do caso, outras especialidades, como cardiologista e pneumologista) para definir se é candidato ao procedimento. A cirurgia bariátrica resulta em uma perda média de 50 a 60% do excesso de peso em longo prazo com *bypass* gástrico em Y-de-Roux e gastrectomia vertical (*sleeve*), e em torno de 70% com a derivação biliopancreática. A taxa de mortalidade é de aproximadamente 1% e de complicações pós-operatórias de até 17%. A suplementação recomendada para o paciente no pós-operatório está indicada na **Tabela 9.11**.

▶ PARATIREOIDE

São, em média, quatro glândulas localizadas na região cervical, próximas à glândula tireoide. Alterações de função, como hiperparatireoidismo e hipoparatireoidismo, provocam alterações nos níveis séricos de cálcio.

■ HIPERCALCEMIA

APRESENTAÇÕES CLÍNICAS ▶ Fadiga, depressão, confusão mental, ataxia, psicose, coma, fraqueza muscular, hipertonia, hipertensão arterial, bradicardia, QT curto, poliúria, acidose hiperclorêmica, nefrolitíase, nefrocalcinose, anorexia, náuseas, vômitos, constipação.

ETIOLOGIA ▶ A hipercalcemia representa um grupo heterogêneo de distúrbios, variando de detecção ocasional até condição com risco de vida. Em pacientes assintomáticos e em avaliação ambulatorial, o hiperparatireoidismo representa a principal causa. Nos internados, existe maior probabilidade de doenças malignas (**Quadro 9.13**).

AVALIAÇÃO ▶ A calcemia deve ser confirmada em nova coleta junto com albumina sérica (correção: somar 0,8 mg/dL à calcemia para cada 1 g/dL da albumina abaixo de 4 g/dL). A análise do metabolismo do cálcio inclui PTH, creatinina, fósforo, cloro sérico e calciúria de 24 h (hipercalciúria > 4 mg/kg/dia).

TRATAMENTO ▶ O nível de hipercalcemia, junto com a velocidade de aumento da concentração de cálcio sérico, em geral, determina os sintomas e a urgência do tratamento. Pacientes assintomáticos ou com sintomatologia leve e cálcio sérico < 12 mg/dL não requerem tratamento imediato. Aqueles com cálcio sérico acima de 14 mg/dL necessitam terapia agressiva, independentemente dos sintomas. A terapia inicial visa à correção da hipovolemia e à indução da natriurese com solução fisiológica (SF). Deve-se manter diurese de 100 a 200 mL/h. A associação de furosemida leva à diurese salina forçada, caso não seja possível apenas com a reposição volêmica. Em pacientes com hipercalcemia grave ou com insuficiência renal sem resposta diurética adequada, pode-se usar calcitonina (4-8 U/Kg, SC, 12/12 h), que inibe a reabsorção óssea e tem início de efeito em horas, porém com baixa potência (reduz 0,5 mg/dL da calcemia). O tratamento crônico deve ser realizado com pamidronato, dose única de 60 a 90 mg, IV (infusão lenta em 1 h), com resposta na calcemia em 4 a 5 dias. Glicocorticosteroides devem ser utilizados se a hipercalcemia for decorrente de intoxicação por vitamina D ou A, sarcoidose, mieloma múltiplo, linfoma ou insuficiência suprarrenal. O tratamento definitivo da hipercalcemia depende da etiologia.

■ HIPERPARATIREOIDISMO PRIMÁRIO

O hiperparatireoidismo primário (HPP) se caracteriza pela hipersecreção de PTH por uma ou mais das paratireoides.

ETIOLOGIA ▶ Os adenomas representam 80% dos casos, seguidos por hiperplasia (18%) e carcinoma de paratireoide (1-2%).

EXAMES ▶ O PTH é elevado, ocorre hipercalcemia, hipofosfatemia, relação cloro/fósforo aumentada (> 33) e taxa de reabsorção do fósforo (TRP) reduzida (normal $= 83\text{-}95\%$). Para cálculo do TRP $= 1 - [(\text{fósforo urinário/fósforo sérico}) \times (\text{creatinina sérica/creatinina urinária})]$. Confirmado o diagnóstico de HPP, exames de imagem do pescoço podem ser úteis na localização pré-operatória das paratireoides, especialmente cintilografia com sestamibi tecnécio-99 e US cervical.

TRATAMENTO ▶ Manejo da hipercalcemia conforme descrito. O tratamento definitivo é a paratireoidectomia quando: cálcio sérico > 1 mg/dL acima do limite superior do laboratório; TFG abaixo de 60 mL/min; osteoporose em qualquer local ou fratura prévia por fragilidade; pacientes abaixo de 50 anos; manifestações clínicas francas (nefrolitíase, nefrocalcinose, fraturas, doença neuromuscular). O tratamento da "fome óssea" após paratireoidectomia consiste em: após queda do cálcio sérico abaixo de 8,5 mg/dL, iniciar infusão IV de 1 mg de cálcio-elemento por kg/h e administração de vitamina D. Dosar calcemia de 6/6 h.

■ HIPOCALCEMIA

APRESENTAÇÕES CLÍNICAS ▶ Aumento da excitabilidade muscular (parestesias, cãibras, tetania, convulsões, sinal de Trousseau e de Chvostek), deposição de cálcio em partes moles (catarata e calcificações em núcleos da base) e QT longo no ECG.

TABELA 9.10 ▶ TRATAMENTO MEDICAMENTOSO DA OBESIDADE

MEDICAÇÃO	MECANISMO DE AÇÃO	DOSE	EFEITOS ADVERSOS	CONTRAINDICAÇÕES	COMENTÁRIOS
Sibutramina	ISRSN. Aumenta saciedade	10-15 mg/dia	Palpitações, taquicardia, HAS, dor torácica, edema, xerostomia, constipação	História de DM2 com outro fator de risco (HAS, dislipidemia, tabagismo, nefropatia), doença cardiovascular, HAS não controlada, crianças, adolescentes e idosos, transtorno alimentar, uso de outras medicações de ação central ou psiquiátrica	Receituário B2. Termo de responsabilidade do prescritor. Monitorar PA e FC. Iniciar com 10 mg e aumentar para 15 mg se não ocorrer diminuição de peso em 1 mês. Interromper uso de não houver perda de > 2 kg em 1 mês com dose de 15 mg/dia
Orlistate	Inibidor da lipase gastrintestinal. Reduz absorção de gordura da dieta	120 mg nas refeições (dose máxima: 360 mg/dia)	Diarreia e flatulência se alimentação gordurosa, evacuações oleosas, urgência ou incontinência fecal, má absorção de vitaminas lipossolúveis	Doenças disabsortiva, colestase, gestação	Uso durante ou até 1 h após a refeição. Pode ser necessária a prescrição de vitaminas A, D, E, K. Diminuição do risco de DM2
Bupropiona*	Inibidor da recaptação de noradrenalina e dopamina	100-400 mg/dia em 2 tomadas (1 tomada se XR – liberação prolongada)	Cefaleia, insônia, taquicardia, tonturas, xerostomia, náusea, diminuição do limiar para convulsões	História de convulsões/epilepsia, anorexia, bulimia, uso de IMAO	Aprovada para tratamento de depressão e tabagismo. Pacientes com enxaqueca podem ter aumento dos sintomas
Topiramato*	Anticonvulsivante. Atua em receptores GABA, modulando comportamento alimentar	25-200 mg	Parestesias, tonturas, dificuldade de concentração, sonolência, nefrolitíase	Hipersensibilidade à medicação, gestação	Iniciar com 25 mg/dia e aumentar gradativamente. Aumento do risco de ideação suicida em estudos — monitorar sintomas depressivos. Medicação aprovada para tratamento de epilepsia e profilaxia de enxaqueca
Liraglutida	Análogo do GLP-1. Redução do apetite	0,6 mg, até 1,8 mg/dia, SC	Náuseas, vômitos, diarreia, constipação, cefaleia, reação no local da injeção	História pessoal ou familiar de carcinoma medular de tireoide ou NEM-2, gestação	Relatos de pancreatite
Lorcasserina	Ativa os receptores de serotonina 5-HT2C, que estimulam os neurônios pró-opiomelanocortina no núcleo arqueado do hipotálamo. Aumento da saciedade	10-20 mg em 1 tomada se liberação prolongada e 2 tomadas se liberação rápida	Cefaleia, dificuldade de concentração, risco de síndrome serotoninérgica se usada com outros agentes serotoninérgicos	Hipersensibilidade à medicação, gestação	Se o paciente não apresentar perda de 5% ou mais do peso inicial após 12 semanas, descontinuar tratamento

*Uso para tratamento de obesidade é considerado *off-label*.

DM, diabetes melito; FC, frequência cardíaca; GABA, ácido γ-aminobutírico; GLP-1, peptídeo 1 similar ao glucagon (do inglês *glucagon-like peptide 1*); HAS, hipertensão arterial sistêmica; IMAO, inibidores da monoaminoxidase; NEM-2, neoplasia endócrina múltipla tipo 2; PA, pressão arterial; SC, subcutânea.

TABELA 9.11 ▶ SUPLEMENTAÇÃO PÓS-OPERATÓRIA PARA PACIENTES SUBMETIDOS À CIRURGIA BARIÁTRICA

SUPLEMENTO	DOSE
Multivitamínico	2 cp/dia
Cálcio	1.200-1.500 mg/dia
Vitamina D	3.000 UI/dia (alvo 25-hidroxi-vit D > 30 ng/mL)
Ferro	45-60 mg – incluído no multivitamínico
Ácido fólico	400-800 μg/dia – incluído no multivitamínico
Vitamina B_{12}	1.000 μg/mês, IM, ou 300-500 μg/dia, VO (alvo: nível sérico normal)

IM, intramuscular.

QUADRO 9.13 ▶ CAUSAS DE HIPERCALCEMIA

PTH-MEDIADO
- Hiperparatireoidismo primário
  - Esporádico
  - Familial (neoplasia endócrina múltipla/hipercalcemia hipocalciúrica familiar)
- Induzida por lítio

PTH-INDEPENDENTE
- Hipercalcemia da malignidade
  - Tumores produtores de PTH-rp (tumores sólidos e leucemias)
  - Metástases osteolíticas (leucemia, linfoma, mieloma múltiplo, câncer de mama)
  - Linfomas produtores de 1,25-di-hidroxicolecalciferol
- Intoxicação por vitaminas D e A
- Doenças granulomatosas crônicas (ativação da 1-α-hidroxilase extrarrenal)
- Medicações (diuréticos tiazídicos, teriparatida, toxicidade por teofilina)
- Miscelânea
  - Endocrinopatias: hipertireoidismo, acromegalia, feocromocitoma, vipoma, insuficiência suprarrenal
  - Doença renal crônica (hiperparatireoidismo terciário)
  - Imobilização
  - Nutrição parenteral
  - Síndrome leite-álcali

PTH-rp, peptídeo relacionado ao paratormônio (do inglês *parathyroid hormone-related peptide*).

ETIOLOGIA ▶ Geralmente decorrente de distúrbios no PTH e vitamina D.

- **PTH baixo (hipoparatireoidismo):** pós-cirúrgico (tireoidectomia, paratireoidectomia, dissecção radical da região cervical), desenvolvimento anormal da paratireoide, síntese anormal de PTH, mutações ativadoras do receptor sensor de cálcio, autoimune (síndrome poliglandular autoimune), infiltração da paratireoide (sobrecarga de ferro, doenças granulomatosas e metástases), radiação e infecção por HIV.
- **PTH elevado (hiperparatireoidismo secundário em resposta à hipocalcemia):** deficiência ou resistência à vitamina D, resistência ao PTH (pseudo-hipoparatireoidismo e hipomagnesemia), doença renal, hiperfosfatemia, lise tumoral, pancreatite aguda, metástase osteoblástica, sepse ou doença aguda grave, medicamentos (bisfosfonados, calcitonina, foscarnet, fenitoína), hipomagnesemia.

TRATAMENTO ▶ Varia conforme a gravidade e a causa subjacente. Na hipocalcemia sintomática aguda, especialmente se cálcio < 7,5 mg/dL, ou com tetania e convulsões, deve ser administrado gluconato de cálcio a 10%, IV, 20 mL, em 10 min, diluído em 100 mL de solução fisiológica (preferencialmente em veia central). Deve-se manter infusão contínua de cálcio 1-2 mg de cálcio elemento/Kg/h por, no mínimo, 6 h. Uma ampola de gluconato de cálcio a 10%, com 10 mL, tem 90 mg de cálcio-elemento. O objetivo do tratamento crônico da hipocalcemia é manter o cálcio sérico próximo ao limite inferior (8,5-9,0 mg/dL), a fim de evitar as complicações da hipocalcemia e da reposição excessiva com hipercalciúria. Para tratamento do hipoparatireoidismo, usa-se cálcio-elemento 1-3 g/dia (carbonato de cálcio tem 40% de cálcio-elemento); vitamina D (calcitriol) 0,25-1,0 μg/dia. Não é recomendada a manipulação de vitamina D devido ao alto risco de intoxicação.

▶ SUPRARRENAL

O córtex suprarrenal é responsável pela produção dos hormônios cortisol, aldosterona e esteroides sexuais (principalmente androgênios), ao passo que a medula suprarrenal é responsável pela produção de adrenalina e noradrenalina.

■ SÍNDROME DE CUSHING

DEFINIÇÃO ▶ Síndrome clínica decorrente da exposição prolongada ao excesso de cortisol, que pode causar efeitos deletérios no organismo, podendo resultar em óbito se não tratada adequadamente. Há diversas causas de hipercortisolismo e é importante identificar a causa correta para direcionar o tratamento adequado.

EPIDEMIOLOGIA ▶ Entre as causas endógenas, a mais comum em adultos é o adenoma de hipófise. Rara, mais comum em mulheres (3-15:1), qualquer faixa etária.

ETIOLOGIA ▶ Primeiramente, divide-se em relação à origem do glicocorticosteroides: se endógeno ou exógeno. O uso de glicocorticosteroides de forma crônica para manejo de outras comorbidades é a principal causa de síndrome de Cushing, e o uso dessas medicações deve ser sempre investigado no paciente. Quanto à etiologia da produção endógena de ACTH, podem-se dividir as causas de síndrome de Cushing em ACTH-dependente e ACTH-independente, conforme Tabela 9.12.

APRESENTAÇÕES CLÍNICAS ▶ A ectoscopia em geral é típica, porém, eventualmente, pode ser confundida com um paciente obeso ou com síndrome metabólica. Alto grau de suspeição é necessário para o diagnóstico correto (Tab. 9.13).

DIAGNÓSTICO ▶ Os testes diagnósticos estão apresentados na Tabela 9.14. Exame de imagem de sela (TC ou RM) só deve ser realizado após a comprovação de hipercortisolismo ACTH-dependente. A RM é o exame de escolha para avaliação da sela túrcica. Em casos com imagem negativa ou duvidosa, é realizado cateterismo de seio petroso.

- **Cateterismo de seio petroso:** cateterismo de ambos os seios petrosos em unidade de hemodinâmica com infusão de hormônio liberador de corticotrofina (CRH) ou desmopressina (DDAVP) (esse último utilizado no nosso meio) e dosagem de ACTH central e periférico nos tempos 0, 3, 5, 10 e 15 min e uma relação ACTH central/ACTH periférico maior do que 2 no basal e maior do que 3 no pico, confirma etiologia hipofisária da síndrome de Cushing. Em casos com

TABELA 9.12 ▶ ETIOLOGIA DA SÍNDROME DE CUSHING

ETIOLOGIA	PREVALÊNCIA
ACTH-DEPENDENTE	
Doença de Cushing (adenoma hipofisário produtor de ACTH)	70-80%
Síndrome de ACTH ectópico	5-10%
Síndrome de CRH ectópico	< 1%
ACTH-INDEPENDENTE	
Adenoma suprarrenal	15-20%
Carcinoma suprarrenal	5-6%
Hiperplasia macronodular primária	< 2%
Hiperplasia nodular pigmentada primária	< 2%
PSEUDO-CUSHING	
Alcoolismo	1%
Depressão grave	1%

ACTH, hormônio adrenocorticotrófico; CRH, hormônio liberador de corticotrofina (do inglês *corticotropin-releasing hormone*).

TABELA 9.13 ▶ SINAIS E SINTOMAS DE SÍNDROME DE CUSHING

SINAIS E SINTOMAS	PACIENTES COM ESSE SINAL OU SINTOMA
Obesidade centrípeta	95%
Fácies arredondada e pletora facial	90%
Hipertensão arterial	75%
Fragilidade capilar	75%
Disfunção gonadal	90%
Alterações menstruais/amenorreia	80%
Hirsutismo	75%
Dislipidemia	70%
Estrias violáceas	70-90%
Tolerância diminuída à glicose/diabetes melito	60%
Fraqueza proximal	60%
Osteoporose/osteopenia	50%
Transtornos do humor	70%
Giba/deposição de gordura supraclavicular	50-70%
Poliúria/polidipsia	30%

suspeita de síndrome de Cushing de origem suprarrenal, a TC com protocolo para suprarrenal é o exame mais indicado.

🟣 **TRATAMENTO** ▶ O tratamento curativo é cirúrgico e direcionado para o local do excesso de produção hormonal – se ACTH de origem hipofisária, a cirurgia transesfenoidal é o procedimento de escolha. Caso a origem seja tumor suprarrenal ou tumor produtor de ACTH ectópico, a cirurgia para retirada do tumor deve ser instituída. Em casos refratários ou que por algum motivo apresentem contraindicação à cirurgia, cetoconazol pode ser utilizado no tratamento clínico do hipercortisolismo. Outras medicações que controlam o hipercortisolismo, porém são menos utilizados no nosso meio, são metirapona, mifepristona e pasireotide.

PROGNÓSTICO ▶ Há mortalidade de 30 a 50% em 5 anos de pacientes não tratados; em pacientes que receberam tratamento, em geral, o prognóstico é favorável, porém ainda mais elevado do que a população em geral.

■ HIPERALDOSTERONISMO PRIMÁRIO

DEFINIÇÃO ▶ Produção excessiva e autônoma de aldosterona pelo córtex suprarrenal, causando supressão da renina. É a principal causa de hipertensão arterial secundária.

TABELA 9.14 ▶ TESTES DIAGNÓSTICOS NA SÍNDROME DE CUSHING				
	VALOR COMPATÍVEL COM SÍNDROME DE CUSHING	SENSIBILIDADE	ESPECIFICIDADE	COMO FAZER
TESTES DE PRIMEIRA ESCOLHA				
Overnight com 1 mg de dexametasona	Cortisol sérico > 1,8 µg/dL	> 95%	80%	Tomar 1 mg de dexametasona entre 23 e 24 h da véspera da coleta de sangue, a ser realizada no dia seguinte entre 8-9 h para cortisol sérico
Baixa dose estendida Dexametasona 0,5mg, 6/6 h, por 48 h	Cortisol sérico > 1,8 µg/dL	92-100%	92-100%	Tomar 0,5 mg de dexametasona, 6/6 h, por 48 h, e coletar cortisol sérico após
Cortisol salivar da meia-noite	> 0,3 µg/dL	88-100%	82-100%	Coletar entre 23 e 24 h colocando-se coletor de algodão entre gengiva e bochecha
Cortisolúria de 24 h	> 3-4 × LSN	90-98%	45-95%	Desprezar a primeira urina da manhã e coletar todas as demais até a urina da manhã do dia seguinte
TESTES DE SEGUNDA ESCOLHA				
Cortisol sérico meia--noite – paciente acordado	> 7,5 µg/dL	96%	100%	Coleta sérica realizada entre 23 e 24 h, paciente deve estar hospitalizado para realização
Cortisol sérico com CRH após baixa dose estendida de dexametasona	> 1,4 µg/dL	< 100%	< 100%	Dexametasona, 0,5 mg, 6/6 h por 48 h, após 2 h, infusão de CRH ovino e dosagem de cortisol sérico nos tempos −15, 0, 15, 30, 45, 60, 90 min após
Teste CRH (ACTH sérico, cortisol sérico)	Pico de ACTH > 54 pg/mL	91,3%	98,2%	Aplicação de CRH com dosagem de cortisol e ACTH nos tempos −15, 0, 15, 30, 45, 60, 90, 120 min após
Teste DDAVP	ΔACTH > 27 pg/mL	8 + 6,6-100%	92,8%	Aplicação de DDAVP IV e dosagem de cortisol e ACTH em −30, 0, 15, 30, 60, 90, 120 min após

Δ = pico – basal; ACTH, hormônio adrenocorticotrófico; CRH, hormônio liberador de corticotrofina; DDAVP, desmopressina (do inglês *desamino-D-8 arginine vasopressin*); IV, intravenosa: LSN, limite superior da normalidade.

EPIDEMIOLOGIA ▶ Até 10% dos pacientes hipertensos têm hiperaldosteronismo.

ETIOLOGIA ▶ As principais causas são hiperplasia suprarrenal bilateral idiopática (até 60% dos casos) e adenoma produtor de aldosterona (35% dos casos); são causas menos comuns: hiperplasia suprarrenal unilateral, carcinoma corticossuprarrenal produtor de aldosterona, hiperaldosteronismo familiar e adenoma ou carcinoma produtor de aldosterona ectópico.

APRESENTAÇÕES CLÍNICAS ▶ Hipertensão arterial geralmente refratária, pode haver hipopotassemia, poliúria, parestesias. Alguns distúrbios metabólicos possíveis são hipernatremia, hipomagnesemia e alcalose metabólica. Apesar da retenção hidrossalina, geralmente não há edema.

DIAGNÓSTICO ▶ Primeiramente, realiza-se o rastreamento em população de risco e, após, realizam-se testes confirmatórios.

Quem deve ser rastreado:

- Hipertensão resistente: três ou mais medicamentos.
- Hipertensão grau 2 ou 3.
- Hipertensão com hipopotassemia espontânea ou induzida por diurético.
- Hipertensão com incidentaloma suprarrenal.
- Hipertensão com história familiar de hipertensão em idade precoce ou AVC em idade precoce.
- Todos os familiares de primeiro grau de pacientes com hiperaldosteronismo primário.

Testes de rastreamento (não é necessário suspender o uso de medicações):

- Aldosterona plasmática (abaixo de 15 ng/dL é considerado negativo).
- Atividade de renina plasmática (costuma estar supresso em pacientes com hiperaldosteronismo).
- Relação aldosterona/atividade de renina plasmática (abaixo de 30 torna o diagnóstico pouco provável).

  Obs.: A medida de 1 ng/mL/h de atividade da renina plasmática é igual a aproximadamente 12 mU/L (ou 7,6 ng/L) da concentração direta da renina quando medida por quimioluminescência. Em pacientes que positivam em testes de rastreamento, é necessário realizar teste confirmatório, que podem ser os seguintes:

- **Sobrecarga oral de sódio:** aumentar a ingestão de sódio para > 6 g/dia por 3 dias (10-12 g/dia de NaCl), coletar urina de 24 h (aldosterona, creatinina, sódio) da manhã do 3º dia até a manhã do 4º dia. Durante o teste, o paciente deve ter o potássio dosado e receber suplementação, se necessário.
  - **Resultado:** aldosteronúria < 10 μg/24 h na ausência de insuficiência renal torna o diagnóstico de hiperaldosteronismo improvável. Aldosteronúria > 12 μg/24 h é forte indicativo de hiperaldosteronismo primário. Sódio urinário > 200 mEq/24 h confirma adesão do paciente ao teste; creatinina urinária > 15 mg/kg de peso ideal (7,5 mg/kg se > 50 anos) para mulheres e > 20 mg/kg peso ideal se homens (10 mg/kg se > 50 anos) confirma coleta de urina de 24 h adequada.

- **Teste de infusão salina:** paciente em posição supina, após repouso noturno de 8 h, iniciando o teste entre 8 e 9h30min, quando é realizada infusão de 2 L de SF a 0,9% em 4 h. Aldosterona, atividade de renina plasmática e potássio são coletados antes e após a infusão. Paciente deve permanecer deitado 1 h antes e durante todo o teste.
  - **Resultado:** aldosterona após a infusão: < 5 ng/dL – diagnóstico de hiperaldosteronismo pouco provável. Aldosterona após a infusão > 10 ng/dL – diagnóstico bastante provável. Aldosterona entre 5 e 10 ng/dL – teste inconclusivo. Se o K no final da infusão por < 3,5 mEq/L e a aldosterona estiver baixa, o resultado pode ser falso-negativo (K baixo leva à diminuição da aldosterona).

  Obs.: Para os testes confirmatórios, IECA, bloqueadores do receptor de aldosterona, β-bloqueadores, α$_2$-agonistas adrenérgicos centrais, antagonistas do canal de cálcio di-hidropiridínicos e AINEs devem ser suspensos 2 semanas antes do teste. Espironolactona e amilorida devem ser suspensas 6 semanas antes.

- **Imagem das suprarrenais:** TC de abdome ou RM para diagnóstico diferencial entre adenoma, hiperplasia, uni ou bilateral, ou outras causas.

TRATAMENTO ▶ Se adenoma ou hiperplasia unilateral, cirurgia para ressecção da suprarrenal acometida é o tratamento de escolha. Se hiperplasia bilateral, o uso de espironolactona 100 a 400 mg/dia deve ser considerado.

■ FEOCROMOCITOMA E PARAGANGLIOMA

DEFINIÇÃO ▶

Feocromocitoma: tumor originário de células cromafins da medula suprarrenal, secretor de catecolaminas (epinefrina, norepinefrina, dopamina).

Paraganglioma: tumor extrassuprarrenal originário de células de tecido nervoso simpático ou parassimpático, pode ou não secretar catecolaminas.

EPIDEMIOLOGIA ▶ Raro, < 0,1% dos casos de hipertensão, distribuição igual entre os sexos, mais comum entre terceira e quarta décadas de vida. Geralmente é benigno, mas pode ser maligno em 10%, assim como em 10% dos casos é bilateral, 10% têm localização extrassuprarrenal (paraganglioma), 10% das vezes ocorrem em crianças, 10% é familiar, 10% recorrem após a cirurgia.

APRESENTAÇÕES CLÍNICAS ▶ Hipertensão sustentada ou paroxística geralmente resistente às medicações convencionais, acompanhada da tríade clássica – cefaleia (90%), sudorese excessiva (71%) e palpitações (70%). Cada vez mais, os feocromocitomas têm sido achados de forma ocasional, sem evidência do quadro clínico clássico. Também pode acompanhar o quadro: intolerância ao calor, rubor facial, sensação de morte iminente, extremidades frias, náuseas, vômitos, dor torácica, dispneia. Fatores como atividade física, estresse, cirurgia ou manobra de Valsava podem desencadear a crise adrenérgica, assim como anestésicos, opioides, contraste, metoclopramida, etc.

DIAGNÓSTICO ▶ Baseia-se em demonstrar a hipersecreção de catecolaminas. Para isso, a dosagem de metanefrinas urinárias é o método-padrão, sendo subprodutos mais estáveis das catecolaminas e mais fáceis de serem mensuradas. Como a secreção desses hormônios ocorre em picos, normalmente se realiza mais de uma coleta de urina de 24 h para o diagnóstico correto e se sugere ao paciente coletar quando há crise, para aumentar sensibilidade do teste. Valores 2 vezes acima do limite superior de referência sugerem fortemente o diagnóstico. Diversas medicações e alimentos podem interferir com a dosagem de metanefrinas, conforme mostra o **Quadro 9.14**.

Após a confirmação de hipersecreção de catecolaminas (diagnóstico bioquímico), exames de imagem devem ser realizados para a localização do tumor com protocolo de suprarrenal. O achado de tumor com mais de 10 unidades de Hounsfield (UH) na TC ou hiperintensidade de sinal em T2 na RM são compatíveis com o diagnóstico. Caso a lesão não seja localizada nas suprarrenais com os exames mencionados, a cintilografia com metaiodobenzilguanidina (MIBG) auxilia na localização de paragangliomas ou feocromocitomas metastáticos. Rastreamento genético deve ser feito em paraganglioma, feocromocitoma

QUADRO 9.14 ▶ MEDICAMENTOS QUE ALTERAM AS DOSAGENS DE METANEFRINAS/CATECOLAMINAS

AUMENTAM NÍVEIS
- α-bloqueadores
- β-bloqueadores e fenoxibenxamina
- Levodopa, metildopa
- Descongestionantes
- Domperidona
- Diazóxido
- Hidralazina
- Nitroprussiato de sódio
- Nicotina
- Cafeína
- Anfetaminas
- Paracetamol
- Etanol
- Ácido acetilsalicílico

REDUZEM NÍVEIS
- IMAO
- Clonidina
- Guanetidina e outros bloqueadores neuronais adrenérgicos

EFEITO VARIÁVEL
- Levodopa
- Antidepressivos tricíclicos
- Fenotiazinas
- BCCs
- IECA
- Bromocriptina

BCCs, bloqueadores do canal de cálcio; IECA, inibidores da enzima conversora da angiotensina II; IMAO, inibidores da monoaminoxidase;

bilateral, ou unilateral com história familiar, ou unilateral em paciente jovem (< 30 anos) e achados clínicos sugestivos de síndromes genéticas.

TRATAMENTO ▶ Ressecção do tumor produtor de catecolamina. Para manejo da hipertensão, deve ser usada primeiramente uma medicação com ação de bloqueio dos receptores α:

- **Fenoxibenzamina:** dose de 20-40 mg/dia.
- **Doxazosina:** dose inicial de 0,5 mg/dia com incremento gradual.
- **Propranolol:** somente pode ser utilizada após o bloqueio α. Essa medicação pode auxiliar no controle da taquicardia secundária à liberação de catecolaminas.

CUIDADOS PRÉ-OPERATÓRIOS ▶ Prescrever dieta rica em sal, orientar o paciente a ingerir bastante líquido no pré-operatório, infundir 2 L nas 12 h que antecedem o procedimento, monitorar o paciente no transoperatório com atenção especial à pressão arterial. É muito comum pacientes entrarem em choque no momento da retirada do tumor, pois até então há liberação de grande quantidade de catecolaminas, que promovem vasoconstrição. Após a retirada, ocorre vasodilatação quase que instantânea.

■ INCIDENTALOMA SUPRARRENAL

DEFINIÇÃO ▶ Lesão suprarrenal > 1 cm de diâmetro encontrada ocasionalmente quando se realiza exame por outro motivo.

INVESTIGAÇÃO ▶ Na avaliação de incidentalomas, deve-se fazer duas perguntas: o tumor é funcionante? O tumor é maligno? E, para isso, segue-se o fluxograma da **Figura 9.9**. Devem ser sempre excluídos feocromocitoma e síndrome de Cushing, independentemente da presença de sinais e/ou sintomas compatíveis. Deve ser afastado hiperaldosteronismo se paciente hipertenso e também tumor produtor de androgênios se quadro clínico de hiperandrogenismo (hirsutismo, acne, alopecia). A TC pode evidenciar aspectos da lesão sugestivos de malignidade, como diâmetro > 4 cm, presença de calcificações, necrose, irregularidade dos bordos e presença de coeficiente de atenuação radiológica > 20 unidades Hounsfield (UH), além de *washout* < 50% em 10 min. Na RM, as lesões malignas apresentam-se hipointensas em relação ao fígado em T1 e com alta intensidade de sinal em T2. Atentar que o feocromocitoma mimetiza lesões malignas na TC e na RM.

■ INSUFICIÊNCIA SUPRARRENAL

DEFINIÇÃO ▶ Deficiência da produção de glico e/ou mineralocorticosteroides pelo córtex suprarrenal. Pode ser classificada em insuficiência suprarrenal primária quando ocorre por destruição do córtex da suprarrenal; secundária, quando há deficiência na secreção de ACTH; ou ainda terciária, quando há deficiência na secreção de CRH pelo hipotálamo.

APRESENTAÇÕES CLÍNICAS ▶ Apresentada no **Quadro 9.15**. Em casos de insuficiência suprarrenal secundária, não há hiperpigmentação nem hipercalemia.

ETIOLOGIA ▶ As causas de insuficiência suprarrenal primária são apresentadas no **Quadro 9.16**.

DIAGNÓSTICO ▶ Medidas de cortisol basal (8 h) < 3 μg/dL confirmam o diagnóstico; acima de 18 μg/dL, excluem; porém grande parte dos pacientes ficam dentro desse intervalo, devendo ser realizado exame adicional para diagnóstico (teste do ACTH curto).

QUADRO 9.15 ▶ APRESENTAÇÕES CLÍNICAS E LABORATORIAIS DA INSUFICIÊNCIA SUPRARRENAL

- Anorexia/perda de peso
- Dor abdominal
- Diarreia
- Hiperpigmentação cutânea*
- Fraqueza
- Hipercalemia*
- Hipotensão postural
- Hiponatremia
- Hipoglicemia
- Acidose metabólica*
- Artralgia/mialgia

*Exclusivamente na insuficiência suprarrenal primária.

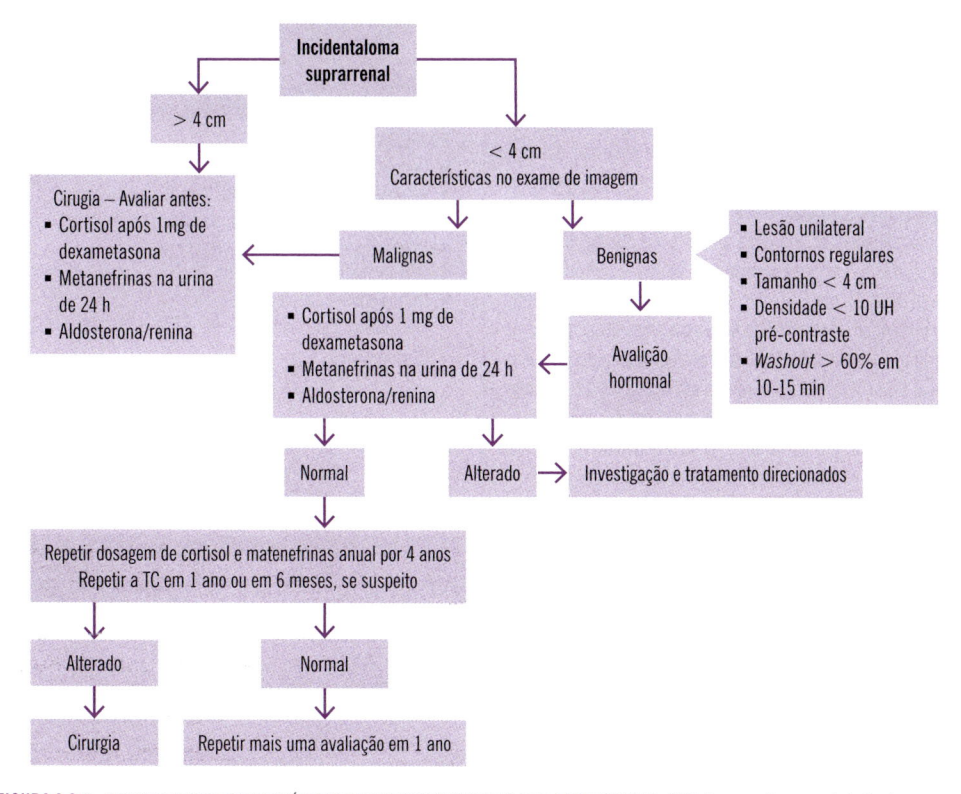

FIGURA 9.9 ▶ FLUXOGRAMA PARA DIAGNÓSTICO E MANEJO DE INCIDENTALOMA SUPRARRENAL. // TC, tomografia computadorizada.

QUADRO 9.16 ▶ CAUSAS DE INSUFICIÊNCIA SUPRARRENAL

CAUSAS DE INSUFICIÊNCIA SUPRARRENAL PRIMÁRIA
- Autoimune
- Neoplásica: tumor primário, metástases (mama, pulmão, melanoma)
- Infiltrativas: amiloidose, sarcoidose, hemocromatose
- Infecciosas: tuberculose, infecção fúngica, viral
- Isquêmicas/hemorrágicas
- Hipoplasia suprarrenal
- Adrenoleucodistrofia
- Hiperplasia suprarrenal congênita

CAUSAS DE INSUFICIÊNCIA SUPRARRENAL SECUNDÁRIA/TERCIÁRIA
- Tumor hipófise/hipotálamo, metástases, craniofaringioma
- Infecção: tuberculose
- Inflamação: histiocitose X, hemocromatose, hipofisite linfocítica
- Vasculares (síndrome de Sheehan)
- Iatrogênica: cirurgia/radioterapia
- Trauma
- Autoimune

- **Teste do ACTH curto:** dosagem aos 0, 30 e 60 min após a administração de 250 μg IV de ACTH sintético (Cortrosina®); considera-se resposta normal atingir o valor de 18 μg/dL (abaixo confirma insuficiência suprarrenal, acima exclui). Se cortisol basal baixo, valores normais de ACTH excluem insuficiência suprarrenal primária, já que, nessa última, o ACTH está bastante elevado.

- **Renina:** se eleva caso haja também deficiência de mineralocorticosteroide.

- **Teste da hipoglicemia insulínica:** empregado para diagnóstico de insuficiência suprarrenal secundária. Insulina regular é administrada na dose de 0,05-0,15 U/kg de peso, IV, para indução de hipoglicemia. Dosar cortisol aos 0, 30, 60, 90 e 120 min. O teste é considerado positivo quando se atinge uma glicemia de 40 mg/dL ou menos e o cortisol sobe a 18 μg/dL ou mais.

- **Exames de imagem:** sempre se deve realizar TC ou RMs das suprarrenais para investigação da etiologia da insuficiência suprarrenal. As glândulas estão aumentadas em doenças metastáticas ou infecciosas e diminuídas na doença autoimune. Se disponível, deve ser realizada a medida do anticorpo anti-21-hidroxilase, que confirma doença autoimune da suprarrenal. Pode-se considerar biópsia guiada por TC ou US, se lesão sugestiva de infecção, porém existe contraindicação se suspeita de malignidade. Para casos de insuficiência suprarrenal secundária ou terciária, realiza-se RM de sela para avaliação.

⬤ **TRATAMENTO** ▶ Reposição de hormônios suprarrenais – quando deficiência isolada de glicocorticosteroides, prednisona 2,5-5 mg/dia pela manhã; se associada à deficiência de mineralocorticosteroide, o paciente deve fazer uso de fludrocortisona 0,1 mg/dia, VO. A dose deve ser dobrada em estresse leve (infecção, gastrenterite). Em casos de estresse grave (cirurgias, traumas), é necessária a realização de hidrocortisona, IV, em dose de estresse 50 mg, 6/6 h, ou 100 mg, 8/8 h. Em crise suprarrenal aguda – hidrocortisona 100 mg, 8/8 h, IV, por 4 a 5 dias, após passar para o tratamento de manutenção, identificando sempre o fator precipitante da crise aguda. Para insuficiência suprarrenal secundária, apenas se deve repor glicocorticosteroides em doses de 2,5 a 5 mg/dia. Pacientes devem portar cartão ou placa de identificação anunciando que são portadores de insuficiência suprarrenal e que devem receber glicocorticosteroides parenteral em situações de estresse importante, como acidentes ou cirurgias.

▶ TIREOIDE

■ NÓDULOS DE TIREOIDE

DEFINIÇÃO ▶ Lesão circunscrita identificada por exame físico ou exame de imagem. Pode representar adenomas, cistos, carcinomas ou outras lesões focais da glândula.

PREVALÊNCIA ▶ A prevalência de nódulos tireoideanos detectados pela palpação é de 5% em mulheres e 1% em homens. Quando detectados por ultrassonografia (US), a prevalência pode aumentar para 20 a 70%, com frequência maior em mulheres e indivíduos mais velhos. É importante excluir câncer de tireoide, que corresponde a 5 a 10% dos casos. O risco de câncer é semelhante em nódulos palpáveis ou detectados apenas por exame de imagem.

AVALIAÇÃO CLÍNICA ▶ A maior parte dos nódulos é assintomática e detectada acidentalmente em exames de imagem realizados por razões diversas. Apesar de 95% serem benignos, a história e o exame físico são importantes para detectar características de alerta para malignidade (Quadro 9.17).

Avaliação complementar:

- **Provas de função tireoideana (TSH):** avalia o funcionamento da tireoide. Níveis suprimidos de TSH sugerem nódulos hiperfuncionantes e devem ter a investigação complementada com cintilografia de tireoide.
- **Anticorpos antitireoperoxidase (anti-TPO):** úteis para avaliar tireoidite de Hashimoto (suspeita de pseudonódulo).
- **US de tireoide:** deve ser realizada como método de eleição para avaliação de nódulos suspeitos por ser superior a métodos mais sofisticados como TC e RM. É útil para avaliar adequadamente as características do nódulo, determinar a suspeita de malignidade (Quadro 9.18), acompanhar o crescimento do nódulo e servir como guia para punção aspirativa. O volume do nódulo pode ser calculado pela fórmula de multiplicação: eixo transversal × eixo longitudinal × eixo anteroposterior × 0,52.
- **Punção aspirativa com agulha fina (PAAF):** método mais acurado para diferenciar nódulos benignos de malignos. Sensibilidade e especificidade elevadas, na dependência da experiência do examinador e do citopatologista. As indicações ultrassonográficas de punção orientadas pela American Thyroid Association (ATA) são descritas na Tabela 9.15. Mais recentemente, uma nova classificação vem sendo proposta pelo Colégio Americano de Radiologia para indicar a punção de nódulos de tireoide – Thyroid Imaging Reporting and Data System (TI-RADS), apresentada em esquema na Figura 9.10.

QUADRO 9.17 ▶ CARACTERÍSTICAS CLÍNICAS SUGESTIVAS DE CARCINOMA DE TIREOIDE EM NÓDULO SOLITÁRIO

SUSPEITA ELEVADA
- Nódulo de crescimento rápido
- História familiar de câncer de tireoide (especialmente carcinoma medular ou neoplasia endócrina múltipla)
- Irradiação prévia de cabeça e pescoço
- Nódulo muito endurecido e fixo às estruturas adjacentes
- Linfadenopatia cervical
- Metástases à distância

SUSPEITA MODERADA
- Idade < 20 anos ou > 70 anos
- Sexo masculino
- Nódulo > 4 cm
- Sintomas compressivos (rouquidão, disfagia, dispneia)

QUADRO 9.18 ▶ ACHADOS ULTRASSONOGRÁFICOS SUGESTIVOS DE MALIGNIDADE

NÓDULOS MALIGNOS
- Hipoecoico
- Contornos irregulares
- Halo periférico parcial/descontínuo ou ausente
- Microcalcificações
- Cistos com área sólida interna excêntrica
- Nódulo mais alto do que largo
- Fluxo central ao Doppler

CONDUTA ▶ A conduta conforme os achados laboratoriais e ultrassonográficos da avaliação do nódulo e seguindo o resultado da citopatologia pós-PAAF está sugerida nas Figuras 9.11 e 9.12.

■ CÂNCER DE TIREOIDE

Constitui uma neoplasia maligna incomum (< 1% do total de neoplasias), porém representa a neoplasia maligna mais comum do sistema endócrino. As células foliculares produtoras de tiro-

TABELA 9.15 ▶ INDICAÇÃO DE PUNÇÃO ASPIRATIVA COM AGULHA FINA CONFORME OS ACHADOS ULTRASSONOGRÁFICOS DE ACORDO COM AS DIRETRIZES DA AMERICAN THYROID ASSOCIATION 2015

PADRÃO ULTRASSONOGRÁFICO	ACHADOS	RISCO DE MALIGNIDADE (%)	TAMANHO DE CORTE PARA INDICAR PAAF (MAIOR DIMENSÃO)
Altamente suspeito	Nódulo sólido hipoecoico ou parcialmente cístico com componente sólido hipoecoico com ou sem um dos demais achados: margens irregulares, microcalcificações, mais alto do que largo, componente extrusivo ou evidência de EET	> 70-90	≥ 1 cm
Moderadamente suspeito	Nódulo sólido hipoecoico com bordos lisos sem microcalcificações, EET ou formato mais alto do que largo	10-20	≥ 1 cm
Pouco suspeito	Nódulo isoecoico ou hiperecoico ou parcialmente cístico com áreas sólidas excêntricas sem microcalcificações, margens irregulares, EET ou formato mais alto do que largo	5-10	≥ 1,5 cm
Muito pouco suspeito	Nódulo espongiforme ou parcialmente cístico sem nenhuma das características descritas nos nódulos altamente, moderadamente ou pouco suspeitos	< 3	Considerar PAAF se ≥ 2 cm. Observação sem PAAF também é uma opção razoável
Benigno	Nódulos puramente císticos (sem componente sólido)	< 1	Sem indicação de PAAF

EET, extensão extratireoideana; PAAF, punção aspirativa com agulha fina.
Fonte: Adaptado de American Thyroid Association Guidelines.[3]

COMPOSIÇÃO (escolha 1)		ECOGENICIDADE (escolha 1)		FORMATO (escolha 1)	
Cístico ou quase completamente cístico	0 pontos	Anecoico	0 pontos	Mais largo do que alto	0 pontos
Espongiforme	0 pontos	Hiperecoico ou isoecoico	1 ponto		
Misto sólido e cístico	1 ponto	Hipoecoico	2 pontos	Mais alto do que largo	3 pontos
Sólido ou quase completamente sólido	2 pontos	Marcadamente hipoecoico	3 pontos		

MARGENS (escolha 1)		FOCOS ECOGÊNICOS (todos que se aplicam)	
Lisas	0 pontos	Nenhum ou artefato em cauda de cometa	0 pontos
Mal definidas	0 pontos	Microcalcificações	1 ponto
Lobuladas ou irregulares	2 pontos	Calcificações preriféricas	2 pontos
Extensão extratireoideana	3 pontos	Focos ecogênicos puntiformes	3 pontos

Somar todas as categorias para definir o nível do TI-RADS (TR)				
0 pontos	2 pontos	3 pontos	4 a 6 pontos	7 pontos ou mais
TI-RADS 1	TI-RADS 2	TI-RADS 3	TI-RADS 4	TI-RADS 5
Benigno Sem PAAF	Não suspeito Sem PAAF	Pouco suspeito PAAF se ≥ 2,5 cm Seguimento se ≥ 1,5 cm	Moderadamente suspeito PAAF se ≥ 1,5 cm Seguimento se ≥ 1,0 cm	Altamente suspeito PAAF se ≥ 1 cm Seguimento se ≥ 0,5 cm

FIGURA 9.10 ▶ CLASSIFICAÇÃO DO COLÉGIO AMERICANO DE RADIOLOGIA PARA INDICAR A PUNÇÃO DE NÓDULOS DE TIREOIDE.
Fonte: Adaptada de Tessler e colaboradores.[4]

```
                    Nódulo
                  de tireoide
                       │
        ┌──────────── TSH ────────────┐
    Supresso                      Normal
                                  ou elevado
       │                              │
  Cintilografia                       US
   de tireoide                    de tireoide
       │                              │
   ┌───┴───┐                          ▼
Nódulo  Nódulo  ──────▶  1. Avaliar critérios indicativos
quente   frio                de PAAF (ATA/TI-RADS)
   │                      2. Se TSH elevado, avaliar
   ▼                         hipotireoidismo
Avaliar hipertireoidismo
Sem necessidade de PAAF
```

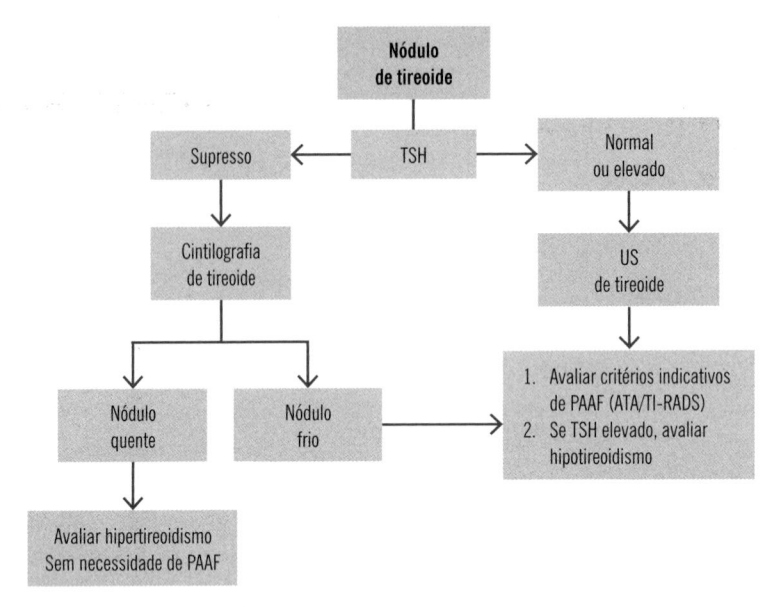

FIGURA 9.11 ▶ **INVESTIGAÇÃO E CONDUTA NO NÓDULO DE TIREOIDE.** // ATA, American Thyroid Association; PAAF, punção aspirativa com agulha fina; TI-RADS, Thyroid Imaging Reporting and Data System; TSH, tireotrofina; US, ultrassonografia.

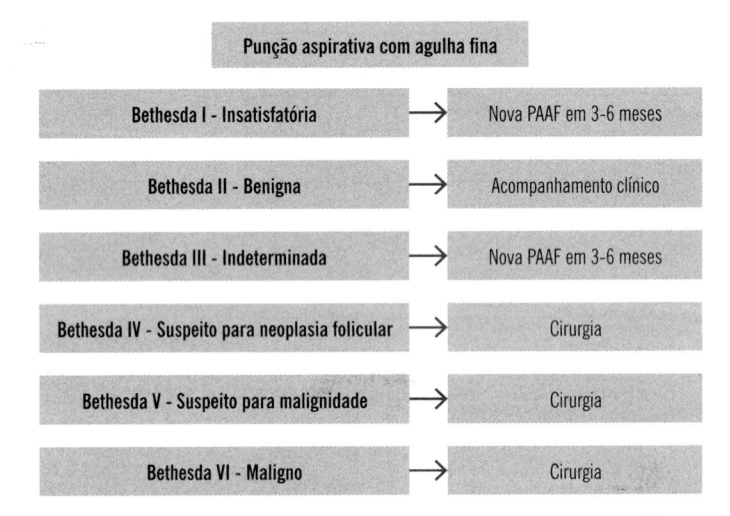

```
              Punção aspirativa com agulha fina

       Bethesda I - Insatisfatória        →  Nova PAAF em 3-6 meses
       Bethesda II - Benigna              →  Acompanhamento clínico
       Bethesda III - Indeterminada       →  Nova PAAF em 3-6 meses
       Bethesda IV - Suspeito para neoplasia folicular  →  Cirurgia
       Bethesda V - Suspeito para malignidade           →  Cirurgia
       Bethesda VI - Maligno                            →  Cirurgia
```

FIGURA 9.12 ▶ **CONDUTA NO NÓDULO DE TIREOIDE CONFORME O RESULTADO DA CITOPATOLOGIA.** // **Atenção:** NÃO está indicado tratamento supressivo com levotiroxina para redução do tamanho dos nódulos.

xina (T_4) e tireoglobulina originam os carcinomas diferenciados (papilar, folicular) e os indiferenciados. As células C produtoras de calcitonina originam o carcinoma medular (**Tab. 9.16**).

■ **HIPOTIREOIDISMO**

CLASSIFICAÇÃO E CAUSAS ▶

- **Hipotireoidismo primário – etiologia:** deficiência de iodo, ablação do tecido tireoideano (pós-tireoidectomia, iodo radioativo, radioterapia cervical, doenças infiltrativas), autoimune (doença de Hashimoto ou evolução da doença de Graves [DG]), induzido por fármacos (iodo, lítio, tionamidas, amiodarona), tireoidites (pode ser transitório), congênito, idiopático. Cursa com TSH elevado e hormônios periféricos (T_4, T_4 livre [T_{4L}] e tri-iodotironina [T_3]) reduzidos.

- **Hipotireoidismo secundário – etiologia:** redução na produção de TSH na adeno-hipófise. TSH estará reduzido/indetectável, mas pode apresentar-se elevado e os hormônios periféricos estarão reduzidos.

APRESENTAÇÕES CLÍNICAS ▶ São sistêmicas e descritas no **Quadro 9.19**.

TABELA 9.16 ▶ CARACTERÍSTICAS DAS NEOPLASIAS MALIGNAS DA TIREOIDE				
	PREVALÊNCIA (%)	FATORES DE RISCO	CARACTERÍSTICAS	TRATAMENTO
CARCINOMA BEM DIFERENCIADO				
Papilar	80-90	Radiação de cabeça e pescoço História familiar de câncer de tireoide em familiares de 1º grau	Multifocal Disseminação Linfática	Tireoidectomia + avaliar indicação de iodo radioativo
Folicular	5-10	Deficiência de iodo Mutações o gene *RAS*	Disseminação hematogênica	Tireoidectomia + avaliar indicação de iodo radioativo
OUTRAS MALIGNIDADES				
Carcinoma indiferenciado (anaplásico)	2-5	Carcinoma diferenciado de tireoide prévio	Massa de rápido crescimento	Cirurgia se ressecável + radioterapia e/ou quimioterapia
Carcinoma medular	10	História de NEM ou CMT familiar	Maioria esporádico Produz calcitonina	Tireoidectomia total Sem necessidade de tratamento supressivo com levotiroxina
Linfomas	< 2	Tireoidite de Hashimoto	Massa tireoideana de rápida expansão	Avaliar para radioterapia e quimioterapia

CMT, carcinoma medular de tireoide; NEM, neoplasia endócrina múltipla.

QUADRO 9.19 ▶ APRESENTAÇÕES CLÍNICAS DO HIPOTIREOIDISMO	
SISTEMA	APRESENTAÇÕES CLÍNICAS
Cardiovascular	Bradicardia, pressão de pulso reduzida (hipertensão diastólica), dislipidemia, aumento do risco cardiovascular
Metabólico	Intolerância ao frio, discreto aumento de peso, anorexia
Sistema nervoso central	Lentificação do raciocínio, comprometimento da memória (demência em casos avançados), sonolência e retardo mental (se não tratado no período neonatal)
Psiquiátrico	Nervosismo, ansiedade, depressão
Muscular	Fraqueza, mialgia, cãibras
Pele e fâneros	Pele seca, fria e pálida, edema palpebral e periférico. Cabelos quebradiços e com queda. Unhas fracas. Madarose, fácies leonina
Respiratório	Dispneia
Gastrintestinal	Constipação
Ósseo	Baixa estatura e atraso de idade óssea (em crianças sem tratamento adequado)
Hematológico	Anemia da doença crônica
Reprodutivo	Atraso puberal ou puberdade precoce. Redução da libido. Irregularidade menstrual, infertilidade
Cervical	Rouquidão e bócio

DIAGNÓSTICO ▶ Sugerido pelo quadro clínico e confirmado pela dosagem do TSH. Quando TSH elevado com hormônios periféricos normais, denomina-se hipotireoidismo primário subclínico. Medidas de autoanticorpos anti-TPO auxilia ao sugerir diagnóstico etiológico de tireoidite de Hashimoto. Atenção: os valores da normalidade do TSH variam conforme a faixa etária (**Tab. 9.17**).

TRATAMENTO ▶ Realizado com a reposição de levotiroxina em dose única diária. O tratamento do hipotireoidismo subclínico é controverso, mas a maioria dos autores concorda em tratar se TSH > 10 mUI/L, presença de anticorpos, gestantes, crianças e dislipidemia. Início da medicação: conforme **Tabela 9.18**. Em idosos com cardiopatia, iniciar com doses menores.

SEGUIMENTO ▶ No hipotireoidismo primário, o método de escolha é avaliação do TSH, no mínimo 6 semanas após início ou modificação da dose de levotiroxina. Depois de atingido o eutireoidismo, monitoração anual. Em gestantes, aumentar a dose em 30% após confirmação da gestação.

TABELA 9.17 ▶ VALORES NORMAIS DE TSH DE ACORDO COM A IDADE PARA NASCIDOS A TERMO

IDADE	TSH (mUI/L)
Sangue do cordão	2,2-10,7
1-4 dias	2,7-26,5
4-30 dias	1,2-13,1
1-12 meses	0,6-7,3
1-5 anos	0,7-6,6
6-10 anos	0,8-6,0
11-18 anos	0,6-5,8
> 18 anos	0,4-4,2

TSH, tireotrofina.
Fonte: Adaptada de Silveiro e Satler.[5]

TABELA 9.18 ▶ DOSES DE REPOSIÇÃO DE LEVOTIROXINA CONFORME FAIXA ETÁRIA

IDADE	DOSE (µG/KG/DIA)
0- 1 mês	10-15
1-6 meses	8-10
7-11 meses	6-8
1-5 anos	5-6
6-10 anos	3-4
11-20 anos	2-3
Adultos	1-2

■ HIPERTIREOIDISMO

DEFINIÇÃO ▶ Hipertireoidismo é todo quadro de tireotoxicose originado do hiperfuncionamento da glândula tireoide, com produção excessiva de tiroxina. Tireotoxicose, por sua vez, é o quadro clínico e bioquímico decorrente do excesso de hormônios tireoideanos em nível tecidual, independentemente da etiologia (hipertireoidismo, tireoidites, factícia, etc.).

ETIOLOGIA ▶ Doença de Graves (DG) (bócio difuso tóxico) é a principal causa de tireotoxicose (60-80%), seguido do bócio multinodular tóxico (10-30%). Adenoma tóxico, hashitoxicose, fenômeno de Jod-Basedow, hipertireoidismo mediado pela gonadotrofina coriônica humana (hCG, do inglês *human chorionic gonadotropin*) (hiperêmese gravídica, mola hidatiforme, coriocarcinoma, neoplasia testicular) e adenoma hipofisário produtor de TSH (TSHoma) são causas menos frequentes.

■ Doença de Graves

Doença autoimune, que acomete geralmente mulheres jovens, sendo considerada a causa mais comum de hipertireoidismo abaixo dos 40 anos. A patogênese envolve o estímulo da tireoide pelo anticorpo antirreceptor de TSH (TRAb, do inglês *thyroid receptor antibody*), presente em 90 a 100% dos pacientes antes do tratamento. É caracterizada por bócio difuso, com sopro e frêmito na área da tireoide. Os pacientes podem apresentar outras manifestações da doença, como oftalmopatia e dermopatia de Graves.

■ Oftalmopatia de Graves

Doença inflamatória ocular associada a doenças autoimunes da tireoide. Em 90% dos casos se associa com a doença de Graves atual ou no passado. Ocorre pela deposição de glicosaminaglicanos na musculatura extraocular e gordura retro-ocular. Aproximadamente um terço dos pacientes com DG apresenta algum sinal/sintoma de oftalmopatia, porém apenas 5% desenvolvem doença ocular moderada a severa. Os fatores de risco são tabagismo, uso de iodo radioativo, altos níveis de TRAb e trauma. A avaliação de atividade pode ser realizada pelo *Clinical Activity Score* (CAS). A oftalmopatia de Graves é considerada ativa quando CAS ≥ 3 (**Tab. 9.19**). A severidade é mais bem avaliada pelo escore *Graves' Orbitopathy Severity Assessment* (**Tab. 9.20**).

■ Dermopatia de Graves

O mixedema pré-tibial é raro e caracteriza-se por edema hiperpigmentado, cor rósea, e não compressível da região pré-tibial. Pode haver formação de placas e nódulos nas lesões crônicas.

■ Bócio multinodular tóxico

Bócio multinodular (BMN) que adquire autonomia, causando sinais e sintomas de hipertireoidismo. Mais comum em mulheres com faixa etária mais elevada do que naquelas com DG. O diagnóstico é definido pela presença de bócio ao exame físico, US com BMN e anticorpos negativos.

APRESENTAÇÕES CLÍNICAS ▶ Estão descritas no **Quadro 9.20**. Lembrar que idosos podem apresentar hipertireoidismo com sintomas menos proeminentes, muitas vezes manifestados por alterações cardiológicas, como arritmias cardíacas (fibrilação atrial) e insuficiência cardíaca, perda de peso ou fraqueza e astenia (hipertireoidismo apático).

DIAGNÓSTICO ▶ TSH suprimido, T_4 e T_3 elevados. O hipertireoidismo subclínico caracteriza-se por TSH suprimido com T_4 e T_3 normais em paciente assintomático.

EXAMES COMPLEMENTARES ▶

- **Anticorpos:** TRAb positivo indica DG, porém a presença de oftalmopatia de Graves dispensa a realização do anticorpo. Anti-TPO elevado acima do valor de referência indica a presença de autoimunidade e está presente na DG e na hashitoxicose.
- **US de tireoide:** para avaliação do tamanho da glândula e da presença de nódulos.
- **Captação de iodo em 24 h:** para diagnóstico diferencial entre DG (captação alta: > 70%) e tireoidite subaguda (captação baixa: < 5%).
- **Cintilografia de tireoide:** no caso de suspeita de adenoma tóxico (nódulo único hipercaptante com supressão da captação do restante da glândula).

TABELA 9.19 ▶ AVALIAÇÃO DA OFTALMOPATIA DE GRAVES – *CLINICAL ACTIVITY SCORE*

ELEMENTOS	CADA AVALIAÇÃO	COMPARAÇÃO COM AVALIAÇÃO PRÉVIA	PONTOS
Dor retro-ocular nas últimas 4 semanas	X		1
Dor durante movimentação ocular	X		1
Hiperemia palpebral	X		1
Hiperemia conjuntival	X		1
Edema palpebral	X		1
Edema de conjuntiva (quemose)	X		1
Inflamação de carúncula	X		1
Aumento da proptose ≥ 2 mm		X	1
Redução dos movimentos oculares ≥ 5º em qualquer direção		X	1
Redução da acuidade visual ≥ 1 na cartilha de Snellen		X	1

Fonte: Adaptada de American Thyroid Association.[2]

TABELA 9.20 ▶ AVALIAÇÃO DA OFTALMOPATIA DE GRAVES – *GRAVES' ORBITOPATHY SEVERITY ASSESSMENT*

GRAU	RETRAÇÃO PALPEBRAL	ENVOLVIMENTO DE TECIDOS MOLES	PROPTOSE*	DIPLOPIA	EXPOSIÇÃO CORNEANA	NERVO ÓPTICO
Leve	< 2 mm	Leve	< 3 mm	Transitória ou ausente	Ausente	Normal
Moderado	≥ 2 mm	Moderado	≥ 3 mm	Inconstante	Leve	Normal
Severo	≥ 2 mm	Severo	≥ 3 mm	Constante	Leve	Normal
Visão ameaçada	–	–	–	–	Severa	Compressão

*Refere-se à variação acima do limite superior do normal para etnia e sexo. Afro-americanos (F/M = 23/24 mm); brancos (F/M = 19/21 mm); asiáticos (F/M = 16/17 mm).
Fonte: Adaptada de American Thyroid Association.[2]

QUADRO 9.20 ▶ APRESENTAÇÕES CLÍNICAS DA TIREOTOXICOSE

CARDIOVASCULAR
Palpitação, taquicardia, hiperfonese de B1, arritmias (fibrilação atrial), hipertrofia ventricular

METABÓLICO
Intolerância ao calor, emagrecimento e hiperglicemia

SISTEMA NERVOSO CENTRAL
Tremor fino de mãos e língua, nervosismo, labilidade emocional, insônia e fadiga, hipercinesia. Em crianças, pode mimetizar déficit de atenção e hiperatividade

OFTALMOLÓGICO
Retração palpebral, olhar fixo e brilhante, atraso palpebral (*lid lag*): não confundir com oftalmopatia de Graves, que tem componente inflamatório

MUSCULAR
Emagrecimento e perda de massa muscular. Fraqueza (sobretudo proximal) e fadiga. Pode haver paralisia periódica hipocalêmica

PELE E FÂNEROS
Pele quente e úmida. Cabelo fino e quebradiço, unhas friáveis e onicólise (unhas de Plummer)

RESPIRATÓRIO
Dispneia na tireotoxicose grave

GASTRINTESTINAL
Aumento do apetite, polievacuações.
Pode haver disfunção hepática

ÓSSEO
Osteoporose e hipercalcemia

HEMATOLÓGICO
Tendência à leucopenia devido à neutropenia

REPRODUTIVO
Irregularidade menstrual e infertilidade em mulheres. Disfunção erétil e ginecomastia em homens

CERVICAL
Bócio

● TRATAMENTO ▶

Sintomático ▶ Repouso e β-bloqueadores (sugere-se propranolol 20-40 mg, 8/8 h pelo maior tempo de experiência com o medicamento). Em pacientes com contraindicações ao uso de β-bloqueadores, os antagonistas dos canais de cálcio, como verapamil e diltiazem, são uma opção.

Medicamentos antitireoideanos ▶ Podem ser utilizados como primeira escolha na DG em pacientes com baixo risco de recidiva (Tab. 9.21). O risco de recidiva é mais elevado em homens, idosos, tabagistas, com altos títulos de T_3 ou TRAb, ou bócio volumoso. O TSH mantém-se suprimido nos primeiros meses de tratamento, e o monitoramento deve ser realizado pela dosagem de T_4 inicialmente. Manter o tratamento por no mínimo 12 meses, para reduzir o risco de recidiva, com suspensão após a normalização do TSH. No BMN tóxico, podem ser utilizados de forma transitória, melhorando o estado clínico do paciente antes do tratamento definitivo com iodo radioativo ou cirurgia.

- **Iodo radioativo:** tratamento de escolha para a maioria dos pacientes com DG, especialmente se bócio > 40 g, idade > 40 anos e comorbidades que sejam empecilho para tratamento com antitireoideanos ou tratamento cirúrgico (doenças hepáticas, insuficiência cardíaca, hipertensão pulmonar, etc.). Caso o paciente esteja em uso de antitireoideanos, esses devem ser suspensos 2 a 3 dias antes da dose de iodo. Como a terapia com iodo leva à exacerbação transitória do hipertireoidismo, uso de β-bloqueadores deve ser considerado mesmo em pacientes assintomáticos. Nos pacientes com risco mais elevado, retomar o uso de antitireoideanos por 3 a 7 dias após a dose de iodo pode ser uma alternativa.

$$\text{Cálculo da dose de iodo radioativo (mCi)} = \frac{200 \, \mu\text{ci} \times \text{peso da tireoide (g)}}{\text{Captação de 24 h}/100} \times 1.000$$

Para DG, em geral, recomenda-se 10 a 15 mCi. Para bócio uni ou multinodular tóxico, a dose fixa recomendada é 15 mCi.

- **Glicocorticosteroide:** pacientes com oftalmopatia de Graves ativa moderada a grave, ou mesmo leve acrescida de fatores de risco para piora da oftalmopatia, que serão tratados com radioiodo devem utilizar prednisona 0,3-0,5 mg/kg/dia, VO, 1 a 3 dias após a dose de radioiodo, por 3 meses (dose em redução).

- **Seguimento:** T_4 e TSH a cada 8 semanas após dose de iodo. Quando houver queda da tiroxina para níveis de hipotireoidismo, iniciar reposição com levotiroxina em dose baixa (25-50 µg/dia). O TSH pode permanecer suprimido até 1 ano após o tratamento.

- **Contraindicação:** gestação (avaliar β-hCG 48 h antes do tratamento). Mulheres devem aguardar até o eutireoidismo para engravidar ou 6 meses após a dose. Para homens, sugere-se adiar a concepção por 3 a 4 meses até que ocorra o *turnover* da produção de esperma. Em mulheres que estejam amamentando, não se recomenda interromper a amamentação. Se possível, preferir outra via terapêutica. Entretanto, se não houver outra via terapêutica disponível e o tratamento não puder ser adiado, recomenda-se interromper a lactação por 6 semanas antes da dose de iodo para reduzir a concentração no tecido mamário.

- **Efeitos adversos:** hipotireoidismo, agravamento da oftalmopatia de Graves.

Cirurgia ▶ Para casos selecionados, como pacientes com oftalmopatia de Graves grave e ativa com falha na resposta aos antitireoideanos, gestante não controlada com medicamentos antitireoideanos, bócio volumoso ou suspeita de neoplasia de tireoide. Antitireoideanos devem ser iniciados antes da cirurgia, para atingir controle metabólico. Iodeto de potássio ou lugol podem ser utilizados antes da cirurgia, com início mínimo 7 dias antes para redução da glândula. Efeitos adversos: hemorragia, hipotireoidismo, hipoparatireoidismo transitório ou definitivo e disfonia (lesão do nervo laríngeo recorrente).

● Tratamento da oftalmopatia de Graves ▶

Para os casos leves, medidas gerais, como suspensão do tabagismo, elevação da cabeceira ao dormir, lágrimas artificiais várias vezes ao dia. Controlar o hipertireoidismo e evitar o hipotireoidismo. Para casos moderados e graves, tratamento com glicocorticosteroides, preferencialmente em pulsoterapia. Radioterapia pode ser associada para prevenir recorrência. Em caso de compressão do nervo óptico, cirurgia de urgência está indicada.

TABELA 9.21 ▶ PRESCRIÇÃO DOS MEDICAMENTOS ANTITIREOIDEANOS				
MEDICAMENTO/ APRESENTAÇÃO	**DOSE INICIAL**	**DOSE MÁXIMA**	**EFEITOS COLATERAIS COMUNS**	**EFEITOS COLATERAIS GRAVES****
Metimazol 5 e 10 mg	Casos leves: 10 mg Casos graves: 30 mg Crianças: 0,4-0,8 mg/kg/dia 1 dose diária	60 mg/dia	Febre, *rash*, leucopenia, artralgia, sintomas gastrintestinais	Agranulocitose e colestase
Propiltiouracila* 100 mg	100-200 mg, 8/8 h	1.200 mg/dia	Semelhantes	Agranulocitose e hepatite

*Risco de hepatotoxicidade, uso restrito ao 1º trimestre da gestação e crise tireotóxica grave.
**Suspender a medicação se febre ou dor de garganta devido ao potencial risco de agranulocitose.

CRISE TIREOTÓXICA

Sintomas de tireotoxicose grave, acompanhada de um fator desencadeante (infecção grave, cirurgia, trauma, evento cardiovascular ou sobrecarga de iodo). Potencialmente fatal se não tratada de maneira adequada. O diagnóstico baseia-se na supressão do TSH com elevação de T_4 e T_3 somados aos sinais e sintomas avaliados pelo escore de Burch e Wartofsky (Quadro 9.21).

MANEJO DA CRISE TIREOTÓXICA ▶ Repouso absoluto no leito, monitoração em UTI, hidratação (atentar insuficiência cardíaca congestiva [ICC]) e tratamento da febre com paracetamol. Não usar AAS (liga-se liga à globulina ligadora de tiroxina [TBG, do inglês *thyroxin binding globulin*] e aumenta os níveis de hormônio livre circulante) (Tab. 9.22).

TIREOIDITES

São caracterizadas por reação inflamatória da glândula, decorrente de diferentes etiologias e com cursos clínicos distintos (Tab. 9.23).

QUADRO 9.21 ▶ CRISE TIREOTÓXICA – ESCORE CLÍNICO DE BURCH E WARTOFSKY

TEMPERATURA AXILAR (°C)
- 37,2-37,7: 5 pontos
- 37,8-38,3: 10
- 38,4-38,8: 15
- 38,9-39,4: 20
- 39,5-39,9: 25
- > 40: 30

FREQUÊNCIA CARDÍACA (bpm)
- 99-109: 5 pontos
- 110-119: 10
- 120-129: 15
- 130-139: 20
- > 140: 25

FIBRILAÇÃO ATRIAL
- Ausente: zero
- Presente: 10

INSUFICIÊNCIA CARDÍACA
- Ausente: zero
- Discreta (edema pedioso): 5
- Moderada (estertores): 10
- Grave (edema agudo de pulmão): 15

ALTERAÇÃO NEUROLÓGICA
- Ausente: zero
- Leve (agitação): 10
- Moderada (*delirium*): 20
- Grave (convulsão/coma): 30

ALTERAÇÃO GASTRINTESTINAL OU HEPÁTICA
- Ausente: zero
- Moderada (diarreia, náuseas, vômitos, dor abdominal): 10
- Grave (icterícia): 20

FATOR DESENCADEANTE
- Ausente: zero
- Presente: 10

ESCORE
- **> 45:** altamente sugestivo de crise tireotóxica
- **25-44:** possível
- **< 25:** improvável

TABELA 9.22 ▶ MEDICAMENTOS INDICADOS PARA TRATAMENTO DE CRISE TIREOTÓXICA

MEDICAMENTO	DOSE	COMENTÁRIO
Propranolol	60-80 mg, VO, 4/4 h	Tratamento dos sintomas adrenérgicos. Bloqueia conversão de T_4 em T_3 em altas doses
Propiltiouracila	500-1.000 mg dose de ataque. Após, 250 mg, VO, 4/4 h	Medicamento de escolha. Bloqueia síntese hormonal e conversão periférica T_4 em T_3
Metimazol	60-80 mg/dia	Bloqueia síntese hormonal
Hidrocortisona	300 mg dose de ataque. Após, 100 mg, IV, 8/8 h	Bloqueia conversão de T_4 em T_3. Evita possível crise suprarrenal. Alternativa: dexametasona
Iodeto de potássio *ou* Lugol	3 gotas, VO, 2×/dia 10 gotas, VO, 2×/dia	Não iniciar antes de 1 h da administração dos antitireoideanos. Bloqueia liberação de T_4 e T_3 pela tireoide. Bloqueia produção hormonal

T_3, tri-iodotironina; T_4, tiroxina.

TABELA 9.23 ▶ CLASSIFICAÇÃO DAS TIREOIDITES

TIPO	CAUSA	QUADRO CLÍNICO	FUNÇÃO TIREOIDEANA	OUTROS EXAMES	CAPTAÇÃO DE I^{131} EM 24 H
AGUDA					
Supurativa aguda	Infecciosa (bacteriana)	Dor e sinais flogísticos locais	Normal	Leucocitose Aumento de VSG	Normal
SUBAGUDA					
Granulomatosa (de Quervain)	Infecciosa (viral)	Dolorosa Precedida por fase prodrômica	Hipertireoidismo e após pode haver eutireoidismo seguido de hipotireoidismo	Aumento importante de VSG Aumento de PCR Aumento de tireoglobulina	Baixa (< 5%)
Linfocítica (espontânea) ou pós-parto	Autoimune	Indolor	Hipertireoidismo, hipotireoidismo ou normal	Histopatológico com infiltrado linfocítico	Baixa (< 5%)
CRÔNICA					
Hashimoto	Autoimune	Indolor	Normal ou hipotireoidismo	Anticorpos anti-TPO elevados em 80-99% dos pacientes	Normal ou baixa
Riedel	Fibrose	Indolor Bócio endurecido Infiltra tecidos adjacentes	Normal ou hipotireoidismo	Biópsia a céu aberto: histopatológico demonstrando fibrose intensa	Normal

Anti-TPO, anticorpo antitireoperoxidase; PCR, proteína C-reativa; VSG, velocidade de sedimentação globular.

▶ REFERÊNCIAS

1. Rotterdam ESHRE/ASRM-Sponsored PCOS Consensus Workshop Group. Revised 2003 consensus on diagnostic criteria and long-term health risks related to polycystic ovary syndrome. Fertil Steril. 2004;81(1):19-25.
2. World Health Organization. Physical status: the use and interpretation of anthropometry. Geneva: WHO; 1995.
3. American Thyroid Association. ATA guidelines development [Internet]. Falls Church; 2018 [capturado em 06 nov. 2018]. Disponível em: https://www.thyroid.org/professionals/ata-professional-guidelines/.
4. Tessler FN, Middleton WD, Grant EG, Hoang JK, Berland LL, Teefey AS, et al. ACR Thyroid Imaging, Reporting and Data System (TI-RADS): White Paper of the ACR TI-RADS Committee. J Am Coll Radiol. 2017;14(5):587-95.
5. Silveiro SP, Satler F. Rotinas em endocrinologia. Porto Alegre: Artmed; 2015.

▶ LEITURAS RECOMENDADAS

American Diabetes Association. Standards of medical care in diabetes: 2018. Diabetes Care. 2018;41(Suppl 1).

Bhasin S, Brito JP, Cunningham GR, Hayes FJ, Hodis HN, Matsumoto AM, et al. Testosterone therapy in men with hypogonadism: an endocrine society clinical practice guideline. J Clin Endocrinol Metab. 2018;103(5):1715-44.

Bornstein SR, Allolio B, Arlt W, Barthel A, Don-Wauchope A, Hammer GD, et al. Diagnosis and treatment of primary suprarrenal insufficiency: an Endocrine Society Clinical Practice Guideline. J Clin Endocrinol Metab. 2016;101(2):364-89.

Dick SM, Queiroz M, Bernardi BL, Dall'Agnol A, Brondani LA, Silveiro SP. Update in diagnosis and management of primary aldosteronism. Clin Chem Lab Med. 2018;56(3):360-72.

Machado MC, Fragoso MC, Moreira AC, Boguszewski CL, Vieira L Neto, Naves LA, et al. Recommendation of the Neuroendocrinology Department of the Brazilian Society of Endocrinology and Metabolism for the diagnosis of Cushing's Disease in Brazil. Arch Endocrinol Metab. 2016;60(3):267-86.

Maraka S, Ospina NMS, Mastorakos G, and O'Keeffe DT. Subclinical hypothyroidism in women planning conception and during pregnancy: who should be treated and how? J Endocr Soc. 2018;2(6):533-46.

Martin KA, Anderson RR, Chang RJ, Ehrmann DA, Lobo RA, Murad MH, et al. Evaluation and treatment of hirsutism in premenopausal women: an endocrine society clinical practice guideline. J Clin Endocrinol Metab. 2018;103(4):1233-57.

Melmed S, Polonsky KS, Larsen PR, Kronenberg HM, editors. Williams textbook of endocrinology. 13th ed. Philadelphia: Elsevier; 2016.

Organização Pan-Americana da Saúde. Rastreamento e diagnóstico de diabetes mellitus gestacional no Brasil. Brasília; 2017 [capturado em 13 nov. 2018]. Disponível em: https://www.diabetes.org.br/profissionais/images/pdf/diabetes-gestacional-relatorio.pdf.

Radominski SC, Bernardo W, da Paula AP, Albergaria B, Moreira C, Borba VZC, et al. Diretrizes brasileiras para o diagnóstico e tratamento da osteoporose em mulheres na pós-menopausa. Rev Bras Reumatol. 2017;57(S2):S452-66.

Ryan DH, Kahan S. Guideline recommendations for obesity management. Med Clin North Am. 2018;102(1):49-63.

CAPÍTULO 10

GASTRENTEROLOGIA

NUTIANNE CAMARGO SCHNEIDER
FERNANDO HERZ WOLFF
JONATHAS STIFFT
ROBERTA PERIN LUNKES

- Avaliação do paciente com alteração de enzimas hepáticas 193
- Endoscopia digestiva 194
  - Colangiografia endoscópica retrógrada 194
  - Colonoscopia 194
  - Endoscopia digestiva alta 194
  - Ultrassonografia endoscópica 195
- Cirrose hepática 195
  - Cirrose descompensada 195
  - Complicações 196
    - Ascite 196
    - Carcinoma hepatocelular 196
    - Encefalopatia hepática ou portossistêmica 196
    - Hemorragia digestiva varicose 197
    - Insuficiência renal aguda e síndrome hepatorrenal 197
    - Peritonite bacteriana espontânea 198
    - Varizes esofagogástricas 198
- Colangite 198
- Colecistite aguda 198
- Coledocolitíase 199
- Colite microscópica 199
- Colite pseudomembranosa (*Clostridium difficile*) 199
- Diarreia aguda 200
- Disfagia orofaríngea 200
- Dispepsia funcional 201
- Diverticulite aguda 201
- Doença celíaca 202
- Doença do refluxo gastresofágico 202
- Doença hepática gordurosa não alcoólica 203
- Doença inflamatória intestinal 203
- Doença ulcerosa péptica 205
- Dor torácica não cardíaca 206
- Esofagite eosinofílica 206
- *Helicobacter pylori* 206
- Hemorragia digestiva alta 206
  - Hemorragia digestiva alta não varicose 208
  - Hemorragia digestiva alta varicose 209
- Hemorragia digestiva baixa 209
- Hepatites virais 210
  - Hepatite A 210
  - Hepatite B 211
  - Hepatite C 211
- Pancreatite aguda 212
  - Complicações 213
    - Coleções pancreáticas e pseudocisto 213
    - Necrose infectada 213
    - Necrose pancreática 214
- Pancreatite crônica 214
- Parasitoses 214
- Síndrome do intestino irritável 214

▶ AVALIAÇÃO DO PACIENTE COM ALTERAÇÃO DE ENZIMAS HEPÁTICAS

Estudos mostram que cerca de 20% da população apresenta transaminase glutâmico oxalacética (TGO/AST), transaminase glutâmico pirúvica (TGP/ALT), ou enzimas canaliculares, como fosfatase alcalina (FA) e gama-glutamiltransferase (GGT), alteradas em exames de rotina. A magnitude e a duração da alteração enzimática detectada estão pouco associadas ao prognóstico. É necessária uma investigação para diferenciar casos agudos potencialmente graves daqueles autolimitados e daqueles crônicos com risco de evolução para cirrose (Quadro 10.1).

TGO e TGP podem estar alterados em exames de rotina como resultado de intercorrências agudas (infecção respiratória, uso de medicação sintomática, etc.). Nas outras situações, sugere-se que seja iniciada uma investigação direcionada a definir sempre que possível a etiologia e a gravidade do quadro.

Anamnese e exame físico devem buscar sinais sugestivos de doença hepática crônica, tais como: eritema palmar, aranhas vasculares e alterações à palpação hepática (hepatomegalia, borda romba, aumento da rigidez, irregularidade da superfície) e esplenomegalia.

A investigação etiológica da alteração de enzimas hepáticas deve incluir exames laboratoriais (Quadro 10.2) e US abdomi-

QUADRO 10.1 ▶ ITENS DA HISTÓRIA CLÍNICA NA INVESTIGAÇÃO ETIOLÓGICA DE ALTERAÇÃO DE ENZIMAS HEPÁTICAS

HISTÓRIA CLÍNICA	COMENTÁRIO
Consumo de álcool	Consumo > 20 g/dia ou 140 g/semana em mulheres e > 40 g/dia ou 280 g/semana em homens está associado ao desenvolvimento de hepatopatia
Medicações de uso contínuo e utilizadas esporadicamente, fitoterápicos, chás e suplementos (incluindo vitaminas, *whey-protein*, etc.)	Associação frequente com alteração de enzimas hepáticas: carbamazepina, metildopa, minociclina, antimicrobianos macrolídeos, nitrofurantoína, estatinas, sulfonamidas, terbinafina, clorpromazina e metotrexato
Local de origem e viagens recentes	Local de origem e viagens indicam a necessidade de investigar-se doenças endêmicas na região (p. ex; hepatite B na Ásia oriental e Amazônia, hepatite E na Amazônia)
Comorbidades: diabetes, dislipidemia, obesidade, hipertensão arterial, insuficiência cardíaca, doenças autoimunes, DII, HIV/Aids	Outros componentes da síndrome metabólica contribuem para a suspeita de DHGNA; congestão hepática na IC é causa de alteração de enzimas hepáticas; outras doenças autoimunes e DII são fatores de risco para hepatite autoimune e CEP, respectivamente
História familiar de doença hepática	Considerar hemocromatose e doença de Wilson
Quadros prévios de icterícia	Icterícia recorrente leve, sem outros sinais ou sintomas, com predomínio de bilirrubina indireta, sugere a presença de doença de Gilbert

Aids, síndrome da imunodeficiência adquirida; CEP, colangite esclerosante primária; DHGNA, doença hepática gordurosa não alcoólica; DII, doença inflamatória intestinal; HIV, vírus da imunodeficiência humana; IC, insuficiência cardíaca.

QUADRO 10.2 ▶ AVALIAÇÃO LABORATORIAL EM PACIENTES COM ALTERAÇÃO DE TRANSAMINASES EM EXAME DE ROTINA

EXAME	DOENÇA INVESTIGADA
HBsAg	Hepatite B
anti-HCV	Hepatite C
FAN e AML	Hepatite autoimune
AMA	Colangite biliar primária
Saturação da transferrina	Hemocromatose
Ceruloplasmina	Doença de Wilson
α_1-antitripsina	Deficiência de α_1-antitripsina

AMA, anticorpos antimitocôndria; AML, anticorpo antimúsculo liso; anti-HCV, anticorpos para hepatite C; FAN, fator antinuclear; HBsAg, antígeno de superfície para hepatite B.

nal. Em casos nos quais predominam as alterações de enzimas canaliculares (FA e GGT) em relação às hepatocelulares (TGO e TGP), pode ser necessário complementar a investigação com avaliação da via biliar.

É necessário avaliar a gravidade do quadro. A encefalopatia hepática é o melhor indicador clínico de insuficiência hepática, ao passo que albumina, bilirrubinas e tempo de protrombina (TP) são os exames laboratoriais utilizados para avaliação da função hepática. Entre esses, o TP é a medida que sofre menos interferências de fatores não relacionados à função hepática. Em situações em que o TP não é considerado confiável, a quantificação do fator V é uma opção para avaliação da função hepática.

▶ ENDOSCOPIA DIGESTIVA

■ COLANGIOGRAFIA ENDOSCÓPICA RETRÓGRADA

Indicada para o tratamento de doenças biliopancreáticas, para drenagem da via biliar, tanto maligna (neoplasias) quanto benigna (principalmente coledocolitíase). A colangiografia endoscópica retrógrada (CPER) tornou-se essencialmente terapêutica devido ao avanço dos exames diagnósticos (TC, RM e US endoscópica) e à morbidade do exame.

COMPLICAÇÕES ▶ Pancreatite, sangramento, perfuração, colangite.

■ COLONOSCOPIA

DIAGNÓSTICA ▶ Em doenças do trato gastrintestinal (TGI) inferior, anemia ferropriva, emagrecimento, febre de origem obscura, história familiar de neoplasia colorretal, seguimento de pólipos colônicos, entre outros.

TERAPÊUTICA ▶ Polipectomia, descompressão colônica, colocação de endoprótese, retirada de corpo estranho, tratamento do volvo de sigmoide e no sangramento digestivo, entre outras.

Necessita limpeza do cólon prévia ao procedimento, que pode ser por via anterógrada ou retrógrada. Nos casos de suboclusão intestinal, deve-se utilizar a via retrógrada.

CONTRAINDICAÇÕES ▶ Obstrução e perfuração intestinais, megacólon tóxico e na fase aguda da diverticulite.

■ ENDOSCOPIA DIGESTIVA ALTA

DIAGNÓSTICA ▶ Em doenças do TGI superior, anemia ferropriva, deficiência de vitamina B_{12}, diarreia crônica, emagrecimento, entre outros.

Terapêutica: Colocação de sonda nasoenteral (SNE), de gastrostomia, hemostasia, ligadura elástica de varizes esofágicas, tratamento da obesidade (colocação de balão intragástrico), endopróteses, dilatações de estenoses, entre outros. Pode ser realizada em caráter emergencial na hemorragia digestiva alta (HDA) e na suspeita de corpo estranho.

■ ULTRASSONOGRAFIA ENDOSCÓPICA

A US endoscópica é um exame que associa endoscopia digestiva com US, permitindo o estudo da parede do TGI e de estruturas adjacentes.

DIAGNÓSTICA ▶ Avaliação de lesões subepiteliais do TGI, do espessamento da parede gástrica; estadiamento de neoplasias (esôfago, estômago, pancreas, via biliar, reto e pulmão) e definição de ressecabilidade; diagnóstico de microlitíase vesicular e coledocolitíase, estudo etiológico da pancreatite aguda idiopática, diagnóstico de pancreatite crônica, avaliação de nódulo e lesões císticas pancreáticas, investigação de icterícia, avaliação de massas mediastinais, de lesões precoces (definição para mucosectomia), reestadiamento pós-terapia neoadjuvante das neoplasias.

TERAPÊUTICA ▶ Realização de punção aspirativa com agulha fina (PAAF) permite o diagnóstico patológico de massas mediastinais, linfonodos, lesões pancreáticas, lesões subepiteliais, espessamentos de parede e cistos; drenagem de coleções, drenagem de pseudocistos e cistos pancreáticos, neurólise do plexo celíaco, anastomoses bilio e pancreatodigestivas por meio da colocação de próteses e drenos (hepaticogastrostomia, pancreatogastrostomia, pancreatoduodenostomia).

▶ CIRROSE HEPÁTICA

A cirrose é a via comum da evolução de qualquer hepatite crônica. No Brasil, as principais causas em adultos são a hepatite C, a doença hepática alcoólica, a DHGNA e a hepatite B.

As principais formas de classificar a cirrose quanto à sua gravidade são pela Classificação de Child-Pugh e o *Model for End-Stage Liver Disease* (MELD) (Tab. 10.1 e Fig. 10.1). O MELD vem sendo usado como método de classificação de gravidade para pacientes em lista para transplante hepático.

DIAGNÓSTICO ▶ Realizado por meio de biópsia hepática por US abdominal, por métodos não invasivos, como elastografia hepática, ou em um contexto clínico, pelos achados de exames complementares, como varizes esofagogástricas na endoscopia digestiva alta (EDA), fígado diminuído e com superfície irregular em exame de imagem, esplenomegalia ou ascite.

SEGUIMENTO ▶ Não há tratamento específico, entretanto, o controle ou a eliminação das causas da cirrose podem levar à estabilização ou mesmo à regressão da cirrose. Portadores de cirrose devem ser acompanhados a cada 3 ou 4 meses, para detecção precoce de complicações (ascite, encefalopatia) ou de piora da função hepática ou renal nos exames laboratoriais. Todo paciente portador de cirrose deve realizar rastreamento de carcinoma hepatocelular (CHC) com US hepática a cada 6 meses. Rastreamento de varizes esofagogástricas deve ser feito anualmente com EDA.

■ CIRROSE DESCOMPENSADA

A descompensação da cirrose apresenta alta mortalidade, e as primeiras horas de manejo são decisivas para o prognóstico.

$$MELD = 3,8 \, [\log BT \, (mg/dL)] + 11,2 \, [\log INR] + 9,6 \, [\log \text{creatinina} \, (mg/dL)] + 6,4$$

FIGURA 10.1 ▶ FÓRMULA PARA CÁLCULO DO MODEL FOR END-STAGE LIVER DISEASE (MELD).

TABELA 10.1 ▶ **CLASSIFICAÇÃO DE CHILD-PUGH**

	1 PONTO	2 PONTOS	3 PONTOS
Ascite	Ausente	Pequeno/médio volume ou controlada com diuréticos	Volumosa
Encefalopatia hepática	Ausente	Leve a moderada (graus 1 ou 2)	Acentuada (3 ou 4)
Bilirrubina total (mg/dL)	< 2	2-3	> 3
Albumina (g/dL)	> 3,5	2,8-3,5	< 2,8
TP (em segundos acima do controle)	< 4 s (ou INR < 1,7)	4-6 s (ou INR 1,7-2,3)	> 6 s (ou INR > 2,3)

Soma das pontuações em cada item:
5-6 pontos: Child-Pugh A
7-9 pontos: Child-Pugh B
10-15 pontos: Child-Pugh C

INR, índice normalizado internacional; TP, tempo de protrombina.

O atendimento inicial exige a estabilização hemodinâmica e respiratória. Devido à vasodilatação crônica, o alvo pressórico nos pacientes cirróticos é mais baixo, tolerando-se pressão sistólica entre 90 e 100, e diastólica, entre 55 e 60 mmHg.

As causas mais frequentes de descompensação devem ser pesquisadas: hemorragia digestiva, infecção (urinária, respiratória, pele, peritonite bacteriana), consumo de álcool ou medicações potencialmente hepatotóxicas, distúrbio eletrolítico e insuficiência renal e hepatocarcinoma. Nessa avaliação, deve-se incluir:

- Exame físico detalhado: inclui toque retal para avaliação de sangramento, e avaliação neurológica, para detecção de encefalopatia hepática.
- Avaliação laboratorial: hemograma, plaquetas, creatinina, ureia, sódio, potássio, TGO, TGP, FA, GGT, albumina, bilirrubinas, TP e exame qualitativo de urina (EQU).
- US abdominal com ênfase na detecção de ascite e hepatocarcinoma.
- Paracentese diagnóstica na presença de ascite, com contagem total e diferencial de células, albumina, proteínas totais, cultura aeróbia e anaeróbia (a inoculação no frasco de cultura deve ser feita à beira do leito para aumento da sensibilidade).
- Radiografia de tórax e culturas dependendo da apresentação inicial.

COMPLICAÇÕES

Ascite

É a forma mais frequente de descompensação da cirrose. Mesmo com o diagnóstico presumido ou conhecido de cirrose, deve-se confirmar a etiologia da ascite. Paracentese diagnóstica é indicada em todo paciente com ascite nova ou em qualquer paciente com descompensação da cirrose. A avaliação do gradiente de albumina sero-ascite (GASA = albumina sérica − albumina da ascite) permite determinar que a hipertensão porta é o fator etiológico da ascite quando o resultado é $\geq$ 1,1 g/dL, sendo a acurácia de 97%. Nesses casos, a cirrose é o principal fator etiológico.

Na avaliação de pacientes que desenvolvem ou pioram a ascite, deve-se descartar a presença de infecção pela contagem diferencial de células no líquido de ascite. A contagem de neutrófilos $\geq$ 250 células/uL é suficiente para o diagnóstico de peritonite bacteriana espontânea (PBE).

O manejo da ascite sem PBE envolve:

- Restrição de sal na dieta a < 2 g/dia: restrições maiores não são indicadas devido ao risco de redução da ingesta proteicocalórica.
- Diuréticos: furosemida, 40 a 160 mg/dia, e espironolactona, 100 a 400 mg/dia. Ambos prescritos em tomada única pela manhã. Em geral, a dose desses diuréticos é aumentada ou diminuída paralelamente. Tenta-se aumentar a dose progressivamente a cada 3 ou 5 dias até alcançar o controle da ascite, ou até observar-se piora da função renal (elevação da creatinina) ou encefalopatia hepática. O aumento do potássio sérico pode ser um limitante ao uso da espironolactona, e cãibras podem limitar o uso de furosemida.
- Paracentese de alívio: nos casos em que a resposta ao diurético é insatisfatória, é indicada paracentese de alívio. Pacientes não colaborativos, com grande distensão de alças intestinais, com lesões de pele nos locais de paracentese, gestantes ou coagulopatia não associada à cirrose, exigem medidas específicas, como paracentese guiada por US, sedação ou correção do distúrbio de coagulação. Paracenteses de grande volume apresentam risco de desencadear complicações, tais como insuficiência renal, hiponatremia e encefalopatia. Para diminuir esse risco, paracenteses com drenagem acima de 5 L exigem a expansão de volume plasmático por infusão IV de albumina 20% na dose de 6 a 8 g/L de ascite drenado. A infusão deve, obrigatoriamente, iniciar logo após o término da drenagem e ser realizada em poucas horas (1-2 h). A apresentação mais comum da albumina é em frascos de 50 mL com albumina a 20% (10 g de albumina por frasco); sendo assim, quando um paciente cirrótico realiza drenagem de 10 L de ascite, deve receber de 6 a 8 frascos (60-80 g) de albumina IV. Parecenteses < 3 L normalmente não requerem reposição de albumina. Nas drenagens entre 3 e 5 L, não está estabelecido o uso de albumina.
- Em casos de ascite não controlável com diuréticos e exigindo paracenteses de alívio frequentes, a realização de TIPS e transplante hepático devem ser considerados.

Carcinoma hepatocelular

Paciente com cirrose por qualquer etiologia tem risco aumentado de desenvolverem carcinoma hepatocelular (CHC), para o qual deve ser realizado rastreamento semestral com US para sua detecção precoce. A α-fetoproteína não é considerada um método eficaz para o rastreamento de CHC.

Todo paciente com hepatopatia crônica com novo nódulo hepático, especialmente se hipossônico à US, deve ser encaminhado para realização de exame contrastado dinâmico. A TC abdominal é uma opção frequentemente empregada devido à disponibilidade e ao custo. A RM demonstrou-se superior à TC para avaliação de nódulos hepáticos. Devido à alta acurácia dos métodos de imagem para o diagnóstico de CHC, a realização de biópsia hepática é contraindicada na rotina diagnóstica, sendo utilizada apenas excepcionalmente. Entre as opções terapêuticas com intenção curativa estão a cirurgia, as terapias locorregionais (alcoolização e ablação térmica) e o transplante hepático. Em casos avançados, quimioterapia sistêmica oral está associada ao aumento de sobrevida, ainda que a magnitude desse efeito seja pequena.

Encefalopatia hepática ou portossistêmica

É uma disfunção cerebral causada por insuficiência hepática e/ou *shunts* portossitêmicos que se apresenta por variadas manifestações neuropsiquiátricas, desde subclínicas até o coma. A encefalopatia hepática ou portossistêmica (EPS) pode ser classificada segundo: sua causa predominante (insuficiência hepática, *shunts* portossistêmicos, mista); a temporalidade (episódica, recorrente ou persistente); a presença ou não de fatores precipitantes (espontânea ou secundária); e a sua intensidade (Quadro 10.3).

O diagnóstico da EPS é clínico, devendo ser considerado em pacientes com manifestações características em um contexto de cirrose avançada ou *shunts* portossistêmicos conhecidos, na ausência de outra causa evidente para a alteração neuropsiquiátrica. A dosagem de amônia sérica raramente é utilizada na avaliação da EPS. Entretanto, valores normais de amônia na vigência de alterações neuropsiquiátricas são úteis para afastar esse diagnóstico. Entre os diagnósticos diferenciais, devem ser considerados: alterações relacionadas ao consumo de álcool (intoxicação aguda, abstinência, Wernicke), uso de medicamentos (intoxicação por benzodiazepínicos, opioides), drogas ilícitas, acidente vascular cerebral (AVC), trauma cranioencefálico (TCE), demência, hipoglicemia, cetoacidose, infecções e tumores do sistema nervoso central (SNC), alterações hidroletrolíticas, uremia e demência.

Devem ser buscados potenciais fatores desencadeantes para o surgimento ou a piora da EPS. Os principais desencadeantes são: infecções (incluindo PBE), hemorragia digestiva, uso de diuréticos com ou sem insuficiência renal aguda (IRA) e distúrbio eletrolítico e constipação. Parte dos casos pode não ter fator desencadeante identificado, podendo-se atribuir à EPS a própria evolução da insuficiência hepática.

O manejo da EPS envolve o tratamento de fatores desencadeantes, proteção de via aérea e monitoração intensiva em pacientes comatosos. A lactulose, um dissacarídeo não absorvível, é o tratamento de primeira escolha em episódios agudos ou na prevenção de recorrência de EPS. A dose varia entre 20 e 30 mL, VO, 2-3×/dia (40-90 mL/dia), ajustando-se a dose de modo a alcançar 2 a 3 evacuações amolecidas por dia. O uso de enema com lactulose não é indicado. Rifaximina – um antimicrobiano com baixa absorção por VO – 550 mg, 12/12 h, pode ser acrescentada em caso de resposta ausente ou incompleta à lactulose, tanto no manejo agudo quanto na prevenção de episódios recorrentes de EPS. Na indisponibilidade da rifaximina, o metronidazol, 250 mg, VO, 8/8 h, pode ser usado como alternativa.

Pacientes sem condições de VO devem receber as medicações via enteral por sonda precocemente, para garantir aporte nutricional adequado (35-40 Kcal/kg de peso ideal por dia, e 1,2-1,5 g/kg de peso ideal por dia).

▪ Hemorragia digestiva variceal

Ver tópico Hemorragia digestiva.

▪ Insuficiência renal aguda e síndrome hepatorrenal

Pacientes cirróticos apresentam risco aumentado de deterioração da função renal. A descompensação da cirrose pode levar à piora da função renal (p. ex., HDA e consequente lesão renal pré-renal), assim como episódios de piora da função renal podem desencadear descompensação hepática (p. ex., lesão pré-renal por desidratação levando à encefalopatia hepática). Por esse motivo, algumas definições e critérios específicos se aplicam a essa população. Define-se a IRA no cirrótico como aumento da creatinina sérica (CrS) ≥ 0,3 mg/dL em 48 h ou aumento de 50% da CrS em relação à CrS basal. São condutas básicas para IRA em um cirrótico:

- Suspensão dos diuréticos e β-bloqueadores.
- Retirada ou correção de fatores precipitantes (p. ex., infecção, desidratação, medicamentos potencialmente nefrotóxicos).
- Reposição de volume proporcional à condição do paciente e conforme o fator desencadeante.
- Paracentese de alívio em casos de ascite tensa com concomitante administração de albumina na dose de 6 a 8 g/L de ascite drenada, mesmo para volumes < 5 L.

Nos casos em que não é identificado evidente fator desencadeante, considerar a hipótese de IRA por síndrome hepatorrenal (IRA-SHR). Nesses casos, deve ser administrada albumina, IV, 1 g/kg de peso (até no máximo 100 g) por 2 dias consecutivos. A hidratação associada à infusão de albumina pode corrigir a alteração renal, sugerindo um componente pré-renal como causa da IRA, em vez de SHR.

QUADRO 10.3 ▶ CRITÉRIOS DE WEST HAVEN (WHC) PARA INTENSIDADE DA ENCEFALOPATIA PORTOSSISTÊMICA

GRAUS DE EPS	QUADRO CLÍNICO
Mínima	Alterações detectáveis somente por testes psicométricos ou neuropsiquiátricos
I	Perda de atenção, alternância de humor, alteração do ciclo sono-vigília
II	Letargia, desorientação no tempo, alteração de personalidade e comportamento, dispraxia (fala "arrastada"), asterixis (*flapping*)
III	Sonolência mais profunda, confusão mental, desorientação do tempo e espaço, responde a estímulos
IV	Coma, sem resposta a estímulos dolorosos

EPS, encefalopatia hepática ou portossistêmica

A SHR é definida como uma lesão renal funcional secundária à vasoconstrição intrarrenal em pacientes com cirrose (geralmente com ascite), insuficiência hepática aguda ou hepatite alcoólica.

O tratamento de pacientes com SHR inclui a administração de vasoconstritores esplâncnicos (terlipressina, p. ex.) com objetivo de melhorar a perfusão renal. A terlipressina é iniciada na ausência de resposta à infusão de albumina por 48 h. Sugere-se a administração IV em bólus, 0,5-1 mg, a cada 4-6 h, aumentando a dose em caso de ausência de resposta até 2 mg, 4/4 h, ou até que surjam efeitos adversos intoleráveis, como eventos isquêmicos ou arrítmicos. A administração concomitante de 20 a 40 g de albumina (2-4 frascos da solução 50 mL 20%) deve ser mantida durante o tratamento com terlipressina. O esquema é mantido até a reversão do quadro (CrS < 1,5 mg/dL) ou até 14 dias. Norepinefrina, 0,5-3 mg/h, IV, é alternativa à terlipressina, especialmente em pacientes internados em unidades de tratamento intensivo.

Peritonite bacteriana espontânea

Pacientes podem apresentar dor abdominal e febre, entretanto, muitos se apresentam sem qualquer sintoma abdominal específico, observando-se apenas piora recente da ascite, encefalopatia, piora do estado geral ou perda de função renal. O diagnóstico de peritonite bacteriana espontânea (PBE) é realizado na presença de contagem de neutrófilos no líquido de ascite ≥ 250 células/mm^3.

A cultura do líquido de ascite, ainda que útil para orientação do tratamento antimicrobiano, não é necessária para o diagnóstico e não deve retardar o início do tratamento empírico. Todo paciente com PBE deve receber albumina para prevenção de SHR na dose de 1,5 g/kg de peso no momento do diagnóstico e, nova dose de 1 g/kg de peso após 48 h, não superando 100 g de albumina por dose. O principal determinante do esquema a ser utilizado é o perfil de resistência local. Geralmente, o esquema indicado para PBE em pacientes que adquiriram a infecção no domicílio utiliza uma cefalosporina de 3ª geração (p. ex., cefotaxima) ou piperacilina/tazobactan. Em pacientes com PBE adquirida em ambiente hospitalar, caso haja resistência aos esquemas locais de primeira escolha, sugere-se o emprego de carbapenêmicos como primeira escolha. A duração do tratamento é de 5 a 10 dias, devendo ser realizado descalonamento conforme culturais. A realização de paracentese de controle após 48 h de tratamento é recomendada em casos graves ou de melhora duvidosa. Espera-se uma redução da contagem de neutrófilos no líquido de ascite > 25% nesse período. A ocorrência de PBE é um fator de mau prognóstico na cirrose, sendo uma indicação de avaliação para transplante hepático.

Varizes esofagogástricas

Pacientes com cirrose devem realizar endoscopia digestiva para rastreamento de varizes esofagogástricas.

Uma vez identificadas varizes de médio ou grande calibre, deve ser iniciada profilaxia primária de sangramento com β-bloqueador não seletivo (propranolol) em dose suficiente para manter a frequência cardíaca entre 50 e 60 bpm. Hipotensão (PA diastólica < 90 mmHg), perda de função renal (Cr > 1,5 mg/dL) e hiponatremia (Na < 130 mmol/L) podem ser limitantes ao uso dos β-bloqueadores. Nesses casos ou na intolerância aos β-bloqueadores, está indicada a erradicação das varizes esofágicas por ligadura elástica endoscópica. A profilaxia secundária (após um episódio de sangramento variceal) deve ser realizada com uso combinado de β-bloqueadores e terapia endoscópica (ligadura elástica no esôfago e escleroterapia com cianoacrilato em varizes gástricas).

▶ COLANGITE

DEFINIÇÃO ▶ Corresponde à infecção bacteriana da bile decorrente da obstrução da via biliar, na grande maioria das vezes por cálculo no colédoco. Obstruções malignas e estenoses benignas (cirúrgicas, congênitas, autoimunes e parasitárias) são causas menos frequentes de colangite.

DIAGNÓSTICO ▶ Cólica biliar, acompanhada por icterícia e febre com calafrios (tríade de Charcot). Evolui com confusão mental e choque séptico (pêntade de Reynold) se não tratada rapidamente.

Leucocitose, marcadores inflamatórios elevados proteína C-reativa, hiperbilirrubinemia direta, elevação de transaminases, FA e GGT.

Germes mais comuns: *Escherichia coli* (em via biliar não invadida), *Enterococcus* sp., *Klebiella* sp., *Pseudomonas aeruginosa* (na presença de endoprótese na via biliar).

Exame de imagem (US, TC, colangio-RM) que demonstre obstrução/dilatação da via biliar.

Graus de gravidade da colangite:
- **Grau 1:** colangite que responde ao tratamento inicial;
- **Grau 2:** colangite que não responde ao tratamento inicial, mas não apresenta disfunção orgânica;
- **Grau 3:** colangite que não responde ao tratamento inicial e apresenta disfunção orgânica.

TRATAMENTO ▶ Drenagem da via biliar por CPER idealmente nas primeiras 24 h. Caso a CPER não tenha sucesso, pode-se drenar por via percutânea ou por US endoscópica.

Terapia antimicrobiana (ciprofloxacino, 400 mg, IV, 12/12 h; ou ampicilina-sulbactam, 3 g, IV, 6/6 h) – idealmente coletar hemoculturas antes de iniciar o uso de antimicrobiano.

▶ COLECISTITE AGUDA

DEFINIÇÃO ▶ É a principal complicação da colelitíase. Na maioria das vezes, é causada por obstrução transitória ou permanente do ducto cístico por impactação de um cálculo.

DIAGNÓSTICO ▶ Dor em cólica no quadrante superior direito ou epigastro, em geral com duração de cerca de 30 min, às vezes acompanhada por náuseas/vômitos e febre baixa. Os sintomas geralmente são precipitados por refeição rica em gorduras. Ao exame físico, identifica-se defesa à palpação do hipocôndrio direito e dor à inspiração profunda durante a palpação dessa região (sinal de Murphy). Leucocitose. Elevação discreta de transaminases. US abdominal é o exame de escolha, pois identifica os cálculos biliares e sinais inflamatórios (espessamento da parede da vesícula e líquido perivesicular). TC abdominal: pode auxiliar na detecção de complicações como colecistite enfisematosa e gangrenosa.

TRATAMENTO ▶ Jejum e hidratação parenteral. Terapia antimicrobiana (ciprofloxacino, amoxacilina-clavulonato, ampicilina/sulbactam ou piperacilina/tazobactam). Colecistectomia videolaparoscópica idealmente dentro das primeiras 72 h do diagnóstico.

▶ COLEDOCOLITÍASE

DEFINIÇÃO ▶ Ocorre em 10 a 15% dos pacientes com colelitíase, geralmente por migração de cálculos da vesícula biliar para o colédoco, mas pode ocorrer por formação de novos cálculos no interior da via biliar após colecistectomia.

QUADRO CLÍNICO ▶ Dor localizada no quadrante superior direito do abdome com ou sem irradiar para o dorso, náuseas, vômitos, com ou sem icterícia associada. Elevação de transaminases (em 90% casos), FA (em 77% casos) e GGT e bilirrubinas. US abdominal é o exame inicial, porém tem acurácia limitada no diagnóstico. Uma US abdominal com dilatação do colédoco aumenta a suspeita clínica. Colângio-RM é indicada na suspeita de coledocolitíase, quando não evidenciada pela US. A US endoscópica apresenta sensibilidade e especificidade elevadas para o diagnóstico de coledocolitíase (comparáveis à colângio-RM), principalmente na suspeita de microlitíase (cálculos < 5 mm).

TRATAMENTO ▶ Pacientes colecistectomizados com coledocolitíase assintomática e sintomática devem ser submetidos à CPER para extração dos cálculos.

Pacientes com colelitíase e coledocolitíase associada podem ser submetidos à CPER preferencialmente antes da colecistectomia videolaparoscópica.

▶ COLITE MICROSCÓPICA

DEFINIÇÃO ▶ Diarreia crônica aquosa de início geralmente insidioso, em pacientes ≥ 60 anos em uso de polimedicação. É responsável por 7,5% das diarreias crônicas. A dor abdominal está presente em 50% dos pacientes. Os achados laboratoriais são inespecíficos. Há dois subtipos de colite microscópica: a colite colagênica e a colite linfocítica.

DIAGNÓSTICO ▶ Em geral, a colonoscopia tem aspecto macroscópico normal e o diagnóstico é histológico por meio de biópsias (realizadas principalmente no cólon direito e transverso). Medicamentos com alta probabilidade de colite microscópica: anti-inflamatórios não esteroides (AINEs), ácido acetilsalicílico (AAS), ticlopidina, inibidores da bomba de prótons (IBPs), ranitidina, inibidores seletivos da recaptação de serotonina (ISRS) (p. ex., sertralina).

TRATAMENTO ▶ Budesonida, 9 mg/dia, por 8 semanas, é a primeira escolha de tratamento. Cerca de 2/3 dos pacientes terão recidiva da diarreia e deverão manter terapia com budesonida, 6 mg/dia, por 6 meses, ou 3 mg/dia, por 12 meses. Outros medicamentos que podem ser usados para o tratamento são mesalazina, 3 g/dia, ou corticosteroide sistêmico. Não há evidências para o uso de probióticos na colite microscópica.

▶ COLITE PSEUDOMEMBRANOSA (*CLOSTRIDIUM DIFFICILE*)

DEFINIÇÃO ▶ É a colite causada pelo bacilo gram-positivo *Clostridium difficile*. Há um aumento da incidência em pacientes hospitalizados e ambulatoriais, assim como um aumento da sua morbi-mortalidade (colite fulminante, perfuração colônica, megacólon). Cepas mais virulentas estão sendo identificadas (NAP1 ou ripotipo 027) como hiperprodutoras das toxinas A e B devido à deleção do gene controlador *tcdC*. Geralmente, apresenta-se como diarreia em paciente hospitalizado, institucionalizado ou paciente que fez uso de antimicrobiano prévio. Quase todas as classes de antimicrobianos podem estar associadas à colite pseudomembranosa, mas as cefalosporinas, as quinolonas, os carbapenêmicos e a clindamicina são as classes de antimicrobianos consideradas de alto risco para infecção por *Clostridium difficile*.

DIAGNÓSTICO ▶ Pode ser feito por colonoscopia com visualização das "pseudomembranas" na mucosa colônica ou por meio dos exames de fezes. A pesquisa da toxina A e B nas fezes tem sensibilidade entre 39 e 51% e especificidade de 99 a 100%. A pesquisa do DNA para *Clostridium difficile* (reação em cadeia da polimerase em tempo real [RT-PCR]) tem sensibilidade de 93,5% e especificidade de 94%, com valor preditivo positivo de 73% e valor preditivo negativo de 98,8%. A pesquisa do DNA não deve ser utilizada para controle de tratamento, pois pode persistir positivo por pelo menos 2 semanas. A cultura toxigênica é considerada o padrão-ouro para o diagnóstico, mas é pouco utilizada pela demora no resultado.

TRATAMENTO ▶ Descontinuar o uso de antimicrobiano tão logo seja possível. Isolamento de contato. Terapia antimicrobiana empírica deve ser iniciada na suspeita de colite pseudomembranosa fulminante ou em situações em que não há disponibilidade para o exame rápido de fezes para diagnóstico. Guideline recente (2018) da Infectious Diseases Society of America (IDSA) aponta a vancomicina VO como primeira opção de tratamento nas diversas apresentações clínicas (**Tab. 10.2**).

TABELA 10.2 ▶ OPÇÕES DE TRATAMENTOS DISPONÍVEIS		
	DEFINIÇÃO DA GRAVIDADE	RECOMENDAÇÃO DE TRATAMENTO
Episódio inicial não grave	Leucocitose ≤ 15.000 céls./mL e creatinina ≤ 1,5 mg/dL	Vancomicina, 125 mg, VO, 4×/dia, por 10 dias Metronidazol, 500 mg, 3×/dia, VO, por 10 dias, se vancomicina não estiver disponível
Episódio inicial grave	Leucocitose > 15.000 céls./mL e creatinina > 1,5 mg/dL	Vancomicina, 125 mg, VO, 4×/dia, por 10 dias
Primeiro episódio de colite fulminante	Hipotensão ou choque, íleo, megacólon	Vancomicina, 500 mg, 4×/dia, VO, ou por SNE. Metronidazol, 500 mg, 8/8 h, IV, junto com a vancomicina. Se íleo, considerar adicionar instilação retal (enema) de vancomicina
Primeira recorrência		Vancomicina, 125 mg, 4×/dia, por 10 dias, se metronidazol foi usado no episódio inicial Usar regime de vancomicina, 125 mg, 4×/dia, por 10-14 dias; seguido de 125 mg, 2×/dia, por 1 semana; 125 mg, 1×/dia, por 1 semana e a cada 2 ou 3 dias, por 2-8 semanas
Duas ou mais recorrências		Vancomicina, 125 mg, 4×/dia, por 10 dias; seguido de rifaximina,* 400 mg, 3×/dia, por 20 dias Transplante de microbiota fecal (reservado para pacientes com várias recorrências)

*Medicamento ainda não disponível no Brasil.
IV, intravenoso; SNE, sonda nasoenteral; VO, via oral.

PREVENÇÃO ▶ Restringir o uso de quinolonas, clindamicina e cefalosporinas (exceto para profilaxia pré-operatória) com base nos dados epidemiológicos locais. Há evidências insuficientes na literatura médica para descontinuação de IBP ou uso de probióticos como conduta para prevenção da infecção por Clostridium difficile.

▶ DIARREIA AGUDA

DEFINIÇÃO ▶ Aumento anormal no número de evacuações com fezes semissólidas ou líquidas com duração < 14 dias (podendo se estender até 29 dias – diarreia persistente). A partir de 30 dias, já é considerada diarreia crônica. A diarreia aguda pode ser dividida em não inflamatória (aquosa) e diarreia inflamatória (disenteria).

QUADRO CLÍNICO ▶ A etiologia mais comum da diarreia aguda é infecciosa. A gastrenterite aguda é geralmente associada a achados clínicos como náuseas, vômitos, cólicas abdominais, distensão abdominal e flatulência. Febre alta, sangue ou muco nas fezes, idosos, imunossupressos, desidratação/hipovolemia e > 10 evacuações/24 h são sinais de maior gravidade. A coprocultura para o diagnóstico etiológico está indicada nesses pacientes e também naqueles com sintomas com duração > 7 dias. No entanto, seu rendimento diagnóstico é baixo.

TRATAMENTO ▶ A maioria dos casos apresenta curso autolimitado, com recuperação completa em 5 a 7 dias, necessitando apenas tratamentos sintomáticos. O uso de terapia antimicrobiana empírica para gastrenterite aguda (GEA) adquirida na comunidade deve ser desencorajado. Estudos mostram que a maioria dos casos é de etiologia viral (*norovirus, rotavirus* e *adenovirus*) e o tempo de doença não é diminuído pelo uso de terapia antimicrobiana. Recomenda-se hidratação oral para todos os casos, com o consumo de sopas, caldos, bolacha com água e sal, isotônicos, alimentos grelhados e assados. Aconselha-se evitar leite e derivados até que haja melhora sintomática. Na diarreia do viajante (viagem há ≤ 15 dias), disenteria ou diarreia com febre alta persistente (≥ 38 °C) sem melhora após 72 h, está indicado uso empírico de terapia antimicrobiana (azitromicina, 1 g, dose única, em pacientes sem disenteria; ou 500 mg/dia, por 3 dias, para os pacientes com disenteria e febre) (**Quadro 10.4**). Para pacientes alérgicos ou intolerantes aos macrolídeos, as quinolonas podem ser usadas (ciprofloxacino, 750 mg, dose única; ou 500 mg, 12/12 h, por 3 dias; levofloxacino, 500 mg, dose única; ou 500 mg/dia, por 3 dias). É recomendado evitar o uso de quinolonas, principalmente em pacientes internados, pela associação com colite por *Clostridium difficile*. O uso de probióticos ou prebióticos para o tratamento da diarreia aguda no adulto não está indicado.

Colite pseudomembranosa é a principal causa de diarreia aguda em pacientes hospitalizados. Fator de risco é o uso de terapia antimicrobiana alterando a microbiota.

▶ DISFAGIA OROFARÍNGEA

DEFINIÇÃO ▶ Consiste no distúrbio da deglutição, caracterizado por dificuldade de mastigar e engolir o alimento, com estase oral, engasgos, tosse, sensação de alimento "preso" na garganta,

QUADRO 10.4 ▶ PRINCIPAIS AGENTES PATOGÊNICOS DA DIARREIA AGUDA E SEUS QUADROS CLÍNICOS

	DIARREIA NÃO INFLAMATÓRIA (DIARREIA AQUOSA)	DIARREIA INFLAMATÓRIA (DISENTERIA)
Etiologia	Viral	Bacteriana ou toxinas produzidas por bactérias
Quadro clínico mais frequente	Náuseas, vômitos, afebril, cólicas abdominais, grande volume de evacuações aquosas, ausência de sangue ou muco	Febre, cólicas abdominais, tenesmo, menor volume de fezes líquidas, presença de sangue e muco nas fezes
Laboratório	Leucócitos fecais negativos	Leucócitos fecais positivos
Agentes patogênicos mais comuns	Norovirus, Rotavirus, Adenovirus, Escherichia coli enterotoxigênica, Clostridium perfringens, Bacilus cereus, Staphylococcus aureus, Giardia, Clyptosporidium, Vibrio cholerae	Salmonella, Shigella, Campylobacter, Yersinia, Entamoeba histolytica, E. Coli enteroinvasiva, E. Coli produtora de toxina SHIGA
Evolução	Doença leve. Risco maior é desidratação, especialmente em população mais vulnerável (idosos, desnutridos, imunocomprometidos)	Quadro clínico mais grave. Necessidade de investigação com coprocultura. A terapia antimicrobiana está recomendada na maioria dos casos

regurgitação nasal/oral e pneumonias aspirativas, sempre desencadeados pelo processo da deglutição. Geralmente causada por doenças neuromusculares como AVC, demências, TCE, esclerose múltipla, síndrome de Guillian-Barré, miastenia grave, entre outras.

DIAGNÓSTICO ▶ O diagnóstico é confirmado pelo videodeglutograma (estudo da deglutição).

TRATAMENTO ▶ O tratamento é realizado por meio de exercícios de reabilitação da deglutição. Quando não houver condições para alimentação oral, a colocação de sonda de gastrostomia está indicada.

▶ DISPEPSIA FUNCIONAL

DEFINIÇÃO ▶ O critério de Roma IV define dispepsia funcional como qualquer combinação de quatro sintomas: saciedade precoce, plenitude pós-prandial, dor epigástrica ou queimação epigástrica, severa o suficiente para interferir com as atividades usuais e ocorrendo pelo menos 3 dias por semana, nos últimos 3 meses, com início há pelo menos 6 meses. Esses sintomas não devem ser acompanhados de evidência de doença orgânica, sistêmica ou metabólica. O exame físico nesses casos é inexpressivo. Em média, 75% dos pacientes que apresentam sintomas dispépticos são portadores de dispepsia funcional (Quadro 10.5).

TRATAMENTO ▶ Os pacientes com dispepsia funcional devem ser testados para infecção por *Helicobacter pylori* (Hp) nas biópsias gástricas por EDA ou por métodos não invasivos naqueles sem indicação de EDA. Pacientes que forem Hp positivo devem receber tratamento de erradicação. Nos pacientes Hp negativo ou que persistem sintomáticos após a erradicação, está indicado um teste terapêutico com IBP por 4 a 8 semanas. Nos pacientes não respondedores, as opções terapêuticas são procinéticos e antidepressivos tricíclicos em doses baixas.

▶ DIVERTICULITE AGUDA

DEFINIÇÃO ▶ É a evidência clínica de inflamação macroscópica de algum divertículo colônico. A diverticulite aguda ocorre em aproximadamente 4% dos pacientes com doença diverticular. Cerca de 15% desses pacientes terão doença diverticular complicada (abscesso, perfuração, fístula ou obstrução colônica), e 15 a 30% irão apresentar novo episódio de diverticulite.

DIAGNÓSTICO ▶ Dor em quadrante inferior esquerdo do abdome, febre (em idosos, pode não aparecer febre) e leucocitose. A TC abdominal total é o exame de escolha para confirmar diagnóstico e avaliar se há complicações (microperfuração, abscesso e fístula). A colonoscopia está contraindicada na fase aguda. Deve ser realizada apenas 6 a 8 semanas após a resolução do quadro para excluir neoplasia.

TRATAMENTO ▶ Evidências recentes mostram que a diverticulite aguda é muito mais uma doença inflamatória do que infecciosa. O uso de terapia antimicrobiana deve ser individualizado (uso seletivo e não rotineiramente) em casos de diverticulite aguda não complicada. Antimicrobianos devem ser reservados para casos graves/complicados e pacientes idosos

QUADRO 10.5 ▶ INDICAÇÕES DE ENDOSCOPIA DIGESTIVA ALTA NOS PACIENTES COM DISPEPSIA

- Idade ≥ 60 anos
- Pacientes < 60 anos com:
  - Perda de peso significativa (> 5% do peso em 6-12 meses)
  - Sangramento digestivo evidente
  - Sinais/sintomas de alerta: disfagia progressiva, odinofagia, anemia ferropriva, vômitos persistentes, massa palpável ou linfadenomegalias, história familiar de câncer do trato gastrintestinal

Fonte: Longstreth e Lacy.[1]

ou imunossupressos. Dieta rica em fibras e recomendação sobre exercício físico regular estão indicadas após o primeiro episódio de diverticulite aguda. O uso de mesalazina ou recomendação para evitar sementes e grãos não demonstrou redução na recidiva da diverticulite aguda. O uso de probióticos também não está indicado. A cirurgia está indicada nos casos de diverticulite aguda complicada.

▶ DOENÇA CELÍACA

DEFINIÇÃO ▶ A doença celíaca (DC) é uma enteropatia autoimune crônica que afeta o intestino delgado de indivíduos geneticamente predispostos (complexo principal de histocompatibilidade [MHC, do inglês *major histocompatibility*] classe II HLA-DQ2 e HLA-DQ8), precipitada pela exposição ao glúten, presente no trigo, no centeio e na cevada. A prevalência é de 0,3 a 1% na população em geral.

QUADRO CLÍNICO ▶ A forma clássica da DC caracteriza-se por diarreia crônica, distensão abdominal e perda de peso. No entanto, a maioria dos adultos pode apresentar a forma atípica com ausência de diarreia, dispepsia, constipação, anemia ferropriva, deficiência de vitamina B_{12}, osteoporose, abortos de repetição, infertilidade, irregularidade do ciclo menstrual, dermatite hepertiforme, elevação das enzimas hepáticas, aftas recorrentes, neuropatia periférica, miopatia, ataxia, epilepsia e artralgias.

DIAGNÓSTICO ▶ O anticorpo antitransglutaminase tecidual (anti-tTG IgA) com imunoglobulina A (IgA) sérica total é o teste sorológico com maior sensibilidade e especificidade para o diagnóstico de DC em adultos. Em pacientes com deficiência de IgA, poderá ser solicitada a antigliadina IgG deaminada. A EDA com biópsias do bulbo e da segunda porção duodenal é indicada em adultos com testes sorológicos positivos para a confirmação histopatológica. Pacientes com sorologia negativa, mas com alta probabilidade de DC, poderão realizar a EDA com biópsias. O teste genotípico HLA-DQ2 e HLA-DQ8 pode ser realizado nos casos em que há conflito entre os achados da biópsia e os testes sorológicos.

TRATAMENTO ▶ Dieta isenta de glúten para toda a vida e tratamento das deficiências nutricionais. Recomenda-se pesquisar deficiência de vitaminas (A, D, E e B_{12}), cobre, zinco, caroteno, ácido fólico, ferritina/perfil do ferro bem como densitometria óssea. Realizar a reposição de cálcio e vitamina D nos casos de osteopenia ou tratamento da osteoporose até a melhora da reabsorção do cálcio.

▶ DOENÇA DO REFLUXO GASTRESOFÁGICO

DEFINIÇÃO ▶ É a condição que se desenvolve quando há retorno (refluxo) do conteúdo gastroduodenal para o esôfago.

QUADRO CLÍNICO ▶ Pirose e regurgitação são sintomas clássicos; porém, pode haver sintomas atípicos, como disfagia, dor torácica, náusea, *globus histericos* e sintomas extraesofágicos (asma, tosse crônica, disfonia, fibrose pulmonar, bronquiectasias, pneumonias de repetição, pigarro, rouquidão, laringospasmo, faringite, entre outros).

DIAGNÓSTICO ▶ Baseia-se nos sintomas clínicos de pirose e regurgitação. O exame físico é inexpressivo. Sinais e sintomas de alerta, como disfagia, odinofagia, emagrecimento, anemia, vômitos recorrentes e história familiar de neoplasia digestiva alta, indicam investigação adicional. A EDA está indicada nos sinais e sintomas de alerta e sintomas refratários ao tratamento após 4 a 8 semanas de IBP. A EDA deve ser realizada para pesquisa de esôfago de Barrett nos pacientes com fatores de risco (Quadros 10.6 e 10.7).

TRATAMENTO ▶ Em pacientes com sintomas infrequentes (até 2×/semana), está indicado o uso de antiácidos e mudança do estilo de vida. Perda de peso e redução da circunferência abdominal estão associadas à redução dos sintomas da doença do refluxo gastresofágico (DRGE). Pacientes com sintomas noturnos se beneficiam ao elevar a cabeceira da cama para dormir. O consumo de alimentos comumente associados à DRGE, como café, chimarrão, álcool, frutas cítricas e alimentos gordurosos/temperados/condimentados, deve ser desestimulado.

Nos pacientes com sintomas frequentes (> 2x/semana), está indicado o tratamento com IBP. Para eficácia máxima, devem ser tomados 30 a 45 min antes da refeição. Metanálise de estudos com várias formulações de IBP encontrou diferenças insignificantes entre as suas eficácias. Não há benefício de aumentar a dose para mais de 2×/dia. Pacientes com sintomas

---

QUADRO 10.6 ▶ **INDICAÇÕES DE ENDOSCOPIA DIGESTIVA ALTA NOS PACIENTES COM DOENÇA DO REFLUXO GASTRESOFÁGICO**

- Sem resposta sintomática ao tratamento empírico por 4-8 semanas com IBP em dose dobrada
- Disfagia
- Pacientes com fatores de risco para esôfago de Barrett
- Seguimento de pacientes com EDA inicial com esofagite severa (classificação de Los Angeles C e D) após pelo menos 2 meses de tratamento

EDA, endoscopia digestiva alta; IBP, inibidor da bomba de prótons.
Fonte: American Gastroenterological Association.[2]

QUADRO 10.7 ▶ **FATORES DE RISCO PARA ESÔFAGO DE BARRET**

- Idade ≥ 50 anos
- Pessoas brancas
- Sexo masculino
- Hérnia de hiato
- Obesidade
- Distribuição de gordura intra-abdominal

Fonte: American Gastroenterological Association.[2]

refratários ao tratamento inicial ou com complicações (como p. ex., esôfago de Barrett, estenoses e úlceras) devem ser encaminhados ao gastrenterologista (Tab. 10.3).

▶ DOENÇA HEPÁTICA GORDUROSA NÃO ALCOÓLICA

DEFINIÇÃO ▶ A doença hepática gordurosa não alcoólica (DHGNA) é a causa de hepatopatia crônica e cirrose que mais cresce no mundo. Esteatose é a presença de gordura no fígado, ao passo que a presença de esteatose em mais de 5% dos hepatócitos define a DHGNA. A esteato-hepatite (NASH) é a hepatite, ou seja, a lesão celular causada pela esteatose.

HISTÓRIA NATURAL ▶ A DHGNA está associada ao aumento de mortalidade, especialmente pelo aumento de doenças cardiovasculares. O risco de evolução para cirrose é de 1 a 3% em não diabéticos e de 8 a 10% em diabéticos com DHGNA. Entre os indivíduos com NASH, esse risco é significativamente maior: de 10 a 15% em não diabéticos e de 20 a 25% em diabéticos. Há também risco de evolução para hepatocarcinoma, mesmo na ausência de cirrose.

DIAGNÓSTICO ▶ A US abdominal é o primeiro exame a sugerir o diagnóstico. Métodos de imagem, como a elastografia, são usados para quantificar a esteatose e a presença de fibrose hepática. A biópsia hepática permanece como padrão-ouro para o diagnóstico.

TRATAMENTO ▶ Perda de peso é a principal conduta. Diminuição de 5% do peso está associada à resolução da esteatose; e redução de 10%, à regressão de fibrose hepática. Nenhuma dieta específica se mostrou melhor do que outra. É importante o controle de outros fatores de risco cardiovasculares, como diabetes, hipertensão, dislipidemia, tabagismo. O uso de vitamina E, pioglitazona e ácido obeticólico, mostraram-se associados à melhora histológica em ensaios clínicos randomizados. A decisão de iniciar o tratamento e com qual medicação leva em conta, especialmente, o grau de fibrose e os efeitos adversos das medicações. Recente diretriz da AASLD detalha o tratamento da DHGNA.

TABELA 10.3 ▶ DOSE DOS INIBIDORES DE BOMBA DE PRÓTONS

INIBIDOR DE BOMBA DE PRÓTONS	DOSE MÁXIMA
Omeprazol	40 mg, VO, 12/12 h
Esomeprazol	40 mg, VO, 12/12 h
Lanzoprazol	30 mg, VO, 12/12 h
Dexlansoprazol	60 mg, VO, 1×/dia
Pantoprazol	40 mg, VO, 12/12 h

VO, via oral.

▶ DOENÇA INFLAMATÓRIA INTESTINAL

DEFINIÇÃO ▶ Doença autoimune que pode afetar todo o TGI (doença de Crohn) ou ser restrita ao cólon (retocolite ulcerativa [RCU]). A etiologia desta doença está baseada em fatores genéticos, microbiota intestinal e imunorregulação da mucosa gastrintestinal. Há um risco maior de neoplasia colorretal do que a população em geral.

DIAGNÓSTICO ▶ Na RCU, a manifestação clínica mais comum é diarreia crônica com muco ou sangue com ou sem tenesmo, frequentemente acompanhada de cólica abdominal durante a evacuação. Na doença de Crohn, a dor abdominal recorrente, periumbilical ou na fossa ilíaca direita, muitas vezes sem diarreia, é a apresentação clínica mais frequente. É importante realizar diagnósticos diferenciais (p. ex., doenças infecciosas, neoplasia e colite medicamentosa) antes de firmar o diagnóstico de DII.

Após o diagnóstico, é importante avaliar a extensão da doença e o seu grau de atividade inflamatória. Atualmente são usados quatro métodos distintos para avaliação inicial e seguimento do paciente: avaliação por imagem (enterorressonância ou enterotomografia); biomarcadores (proteína C-reativa e calprotectina fecal > 200 µg/kg); avaliação endoscópica (endoscopia e colonoscopia com múltiplas biópsias) com os escores de atividade da doença e histologia (avaliação remissão histológica).

MANIFESTAÇÕES EXTRAINTESTINAIS ▶ Mais de 50% dos pacientes com DII irão apresentar pelo menos uma manifestação extraintestinal ao longo da vida, e 25% das manifestações extraintestinais irão preceder o diagnóstico de DII (Quadro 10.8).

As formas de tratamento da doença de Crohn podem ser conhecidas no Quadro 10.9.

São apresentadas no Quadro 10.10 as opções de tratamento da RCU.

Pacientes com RCU que alcançaram remissão com mesalazina deverão realizar manutenção com 1,2-2,4 g/dia e espaçar os enemas para 3 g/semana. A azatioprina é recomendada para pacientes com retocolite ulcerativa inespecífica (RCUI) leve a moderada, mas com recidiva após resposta inicial à mesalazina, bem como para pacientes corticodependentes e pacientes que tiveram resposta inicial à ciclosporina após internação por colite severa. Pacientes com colite moderada refratária à azatioprina deverão iniciar terapia biológica, com ou sem azatioprina, ou vedolizumabe (anti-integrina). O vedolizumabe (anti-integrina) foi aprovado para uso como primeira escolha para tratamento de pacientes com RCU moderada a grave ou para os pacientes que não respondem à terapia com anti-fator de necrose tumoral (anti-TNF) anti-TNF (infliximabe, adalimumabe). Pacientes que não respondem aos tratamentos já descritos e com doença de longa data deverão ser encaminhados para colectomia total.

QUADRO 10.8 ▶ PRINCIPAIS MANIFESTAÇÕES EXTRAINTESTINAIS CORRELACIONADAS COM DOENÇA INFLAMATÓRIA INTESTINAL

Hematológica	▪ TVP e outros eventos tromboembólicos são comuns nesses em pacientes ▪ É indicada profilaxia para TVP nos internados
Cardiovascular	▪ Inflamação sistêmica predispondo à aterosclerose prematura. Discreto aumento em DAC, AVCi e isquemia mesentérica nesses pacientes
Neurológica	▪ Neuropatia periférica é raramente associada à DII. Pode decorrer de deficiência nutricional (p. ex., vitamina B_{12}) ou efeito adverso farmacológico (p. ex., metronidazol). Doença desmielinizante pode ocorrer em associação com DII
Musculoesqueléticas	▪ Evidência radiológica de sacroileíte ocorre em 20-50% dos pacientes; progressão para espondilite anquilosante ocorre em 1-10%. Ressonância magnética é o exame de escolha ▪ Artralgia é mais comum do que artrite periférica (pequenas e grandes articulações) ▪ Osteopenia/Osteoporose induzido pelo uso de corticosteroide
Oftalmológicas	▪ Uveíte anterior e episclerite (uveíte posterior é muito rara)
Otorrinolaringológicas	▪ Perda auditiva sensorioneural; pseudopólipos nasais; úlceras orais, edema labial
Pele	▪ Eritema nodoso; pioderma gangrenoso; *sweet* síndrome (pode ser precedido por trauma – patergia); lesões psoriásicas e eczematosas induzidas pelos medicamentos biológicos
Hepato-bilio--pancreática	▪ Colangite esclerosante primária: cerca de 30% dos pacientes com DII têm alterações nas provas hepáticas; CEP é a doença hepática mais comum (4-5% pacientes) – cerca de 70-80% dos pacientes com CEP têm DII – complicações associadas à CEP incluem colangite, prurido, colangiocarcinoma, carcinoma colorretal ($4\times$ aumento no risco de câncer colorretal); osteoporose, deficiência de vitamina D, coledocolitíase e colecistite aguda. Nenhum tratamento medicamentoso mostrou redução da mortalidade, do colangiocarcinoma ou do tempo para transplante hepático nos pacientes com CEP ▪ DILLI; hepatite autoimune; trombose portal e mesentérica; abscesso hepático; amiloidose hepática; hepatite granulomatosa; NASH ▪ Pancreatite aguda induzida por azatioprina ou 6-mercaptopurina

AVCi, acidente vascular cerebral isquêmico; CEP, colangite esclerosante primária; DAC, doença arterial coronariana; DII, doença inflamatória intestinal; DILLI, lesão hepática induzida por medicamentos (do inglês *drug-induced liver injury*) NASH, esteato-hepatite não alcoólica (do inglês *nonalcoholic steatohepatitis*); TVP, trombose venosa profunda;

QUADRO 10.9 ▶ TRATAMENTO DA DOENÇA DE CROHN

Doença de Crohn ileocecal	Budesonida, 9 mg/dia, para indução da remissão nos casos de doença de Crohn leve a moderada. Corticosteroide (prednisona, 40 mg/dia) nos casos moderados a graves como "ponte" até início do efeito dos imunossupressores, como azatioprina, 2-2,5 mg/kg, ou terapia biológica (infliximabe, adalimumabe, vedolizumabe ou ustequinumabe). Metotrexato, 15-25 mg/semana, SC ou IM, é uma alternativa. Os imunossupressores não são efetivos para indução da remissão porque demoram 8-12 semanas para terem efeito terapêutico. Budesonida não está indicada como terapia de manutenção
Doença de Crohn colônica	Leve a moderada em paciente oligossintomático: sulfassalazina, 3-6 g/dia. Antimicrobianos (metronidazol ou ciprofloxacino) não devem ser usados. Para casos graves, corticosteroide VO e terapia biológica poderão ser considerados para indução da remissão, e azatioprina, para manutenção com ou sem terapia biológica
Doença de Crohn fistulizante/penetrante Doença de Crohn moderada a grave	Pacientes jovens (< 16 anos) na ocasião do diagnóstico; doença perianal grave; doença com maior comprometimento do intestino delgado, em associação ou não com TGI superior, é considerada de pior prognóstico e alto risco para progressão para doença fistulizante/fibrosante. Esses pacientes deverão ser considerados para início precoce de terapia biológica com ou sem imunossupressor associado (azatioprina, 1,5 mg/dia, ou metotrexato, 15 mg/semana, SC ou IM, como coadjuvantes no tratamento para diminuição da imunogenicidade)
Doença perianal/ fistulizante	Avaliação com proctologista para exame sob anestesia, drenagem de abscesso e colocação de sedenho antes de iniciar tratamento medicamentoso. A terapia biológica está indicada como primeira escolha em pacientes com doença perianal moderada a grave. O infliximabe é o agente biológico mais estudado na doença de Crohn perianal fistulizante. Para sepse perianal associada a fístulas complexas, está indicado o uso de antimicrobianos (metronidazol, 500 mg, 8/8 h, + ciprofloxaxino, 500 mg, 12/12 h, por 4-8 semanas)

(Continua)

QUADRO 10.9 ▶ TRATAMENTO DA DOENÇA DE CROHN (Continuação)	
Manejo da doença de Crohn pós-operatório/pós--ressecção ileocólica em pacientes em que a cirurgia induziu remissão	Baixo risco de recorrência: sem doença penetrante/primeira cirurgia: poderá manter seguimento observacional e realizar colonoscopia em 6 meses. Se a doença for ativa (recorrência endoscópica Rutgeerts ≥ i2): iniciar terapia biológica e/ou azatioprina Risco intermediário de recorrência: doença penetrante (fistulizante)/primeira cirurgia sem tratamento medicamentoso anterior: poderá iniciar com azatioprina (2-2,5 mg/kg) ± metronidazol, 20 mg/kg, por 3 meses, e avaliar resposta com nova colonoscopia em 6 meses. Se a doença for ativa (recorrência endoscópica Rutgeerts ≥ i2): iniciar ou adicionar terapia biológica Alto risco de recorrência: uma ou mais cirurgias prévias/necessidade de cirurgia independente do tratamento medicamentoso: iniciar terapia biológica após 4 semanas cirurgia ± azatioprina

IM, intramuscular; SC, subcutânea; TGI, trato gastrintestinal; VO, via oral.

QUADRO 10.10 ▶ TRATAMENTO DA RETOCOLITE ULCERATIVA	
Proctite ulcerativa (classificação E1 de Montreal – doença restrita ao reto)	Mesalazina, 1 g, supositório, 1×/dia, é o tratamento inicial. Uso de mesalazina tópica + mesalazina oral em pacientes sem resposta inicial. Proctite ulcerativa refratária: uso de corticosteroide sistêmico, imunossupressor e terapia biológica
RCU cólon esquerdo (classificação E2 de Montreal – doença até o ângulo esplênico)	Doença leve a moderada: tratamento inicial com mesalazina enema (≥ 1 g/dia) + mesalazina, VO, ≥ 2,4 g/dia. Budesonida, 9 mg/dia pode ser considerada naqueles casos com doença leve a moderada refratários à mesalazina. RCU severa é indicação de internação hospitalar para terapia com corticosteroide, IV
Pancolite ulcerativa (classificação E3 Montreal – doença além do ângulo esplênico)	Doença leve a moderada: tratamento inicial com mesalazina enema (≥ 1 g/dia) + mesalazina, VO ≥ 2,4 g/dia. Corticosteroide VO (prednisona, 40 mg/dia) deve ser considerada em pacientes com doença leve a moderada, refratários ao tratamento inicial com mesalazina. RCU severa é indicação de internação hospitalar para terapia com corticosteroide IV
RCUI severa/grave (≥ 6 evacuações com diarreia com sangue ao dia e qualquer sinal de toxicidade sistêmica: FC > 90 bpm; temperatura > 37,8 °C; hemoglobina < 10 mg/L; VSG > 30 mm/h ou proteína C-reativa > 30 mg/L Pacientes com > 60 anos têm maior mortalidade	Internação hospitalar para iniciar tratamento com terapia com corticosteroide IV. Monoterapia com ciclosporina, 2 mg/kg/dia, é uma alternativa em casos de eventos adversos graves ou contraindicação ao uso de altas doses de corticosteroide. Hidratação IV, reposição hidreletrolítica (evitar hipocalemia e hipomagnesemia) Realizar profilaxia para TVP. Avaliação conjunta do gastrenterologista e do coloproctologista desde o início da internação. Metilprednisolona, 60 mg, IV, 24/24 h; ou hidrocortisona, 100 mg, 4×/dia. Retossigmoidoscopia com biópsias para excluir CMV e amostra de fezes para pesquisa de *Closdridium difficile* devem ser realizadas. Tratamento com imunossupressor deve ser interrompido. A resposta ao corticosteroide deve ser avaliada no terceiro dia. Pacientes que não respondem ao tratamento: iniciar terapia biológica com infliximabe, 5 mg/kg, IV, ou ciclosporina, 2 mg/kg/dia, IV. Colectomia, como terapia de resgate, é recomendada se não houver melhora em 4-7 dias

CMV, citomegalovírus; FC, frequência cardíaca; IV, intravenoso; RCU, retocolite ulcerativa; RCUI, retocolite ulcerativa inespecífica; TVP, trombose venosa profunda; VO, via oral; VSG, velocidade de sedimentação globular.

Todos os pacientes com DII deverão realizar o exame de derivado de proteína purificada (PPD), ou quantiferon GOLD, e radiografia de tórax antes de iniciarem terapia biológica.

🛈 Se o diagnóstico de tuberculose latente for feito, deverão fazer profilaxia por pelo menos 30 dias antes de iniciar o tratamento com imunossupressor/terapia biológica. É recomendado encaminhar os pacientes para vacinação para pneumococo 13 e 23; vacinação sazonal da gripe e H1N1 e checar o *status* da hepatite B (HBsAG, anti-HBs, antia-HBcTotal). Pacientes com o vírus da hepatite B (HBV) podem fazer uma recidiva da doença e evoluírem para hepatite fulminante.

▶ DOENÇA ULCEROSA PÉPTICA

DEFINIÇÃO ▶ A úlcera é definida como uma quebra de mucosa com 5 mm ou mais, com profundidade significativa na endoscopia ou com evidência histológica de extensão submucosa.

ETIOLOGIA ▶ As principais etiologias da doença ulcerosa péptica (DUP) são infecção por Hp e uso de AINEs. Adenocarcinomas e linfomas podem se apresentar como úlceras gástricas. Até 30% das úlceras gástricas são idiopáticas.

QUADRO CLÍNICO ▶ O principal sintoma da DUP é dor epigástrica. Os sintomas dispépticos (estufamento e plenitude) também são comuns. Usuários crônicos de AINEs e pacientes idosos podem se apresentar com sangramento digestivo ou perfuração sem sintomas anteriores importantes.

DIAGNÓSTICO ▶ A EDA é o método diagnóstico de escolha. As bordas de úlcera gástrica devem ser biopsiadas para excluir neoplasia (presente em 5% das úlceras gástricas). Biópsias gástricas para pesquisa de Hp devem ser realizadas.

⊜ **TRATAMENTO** ▶ Todos os pacientes com infecção por Hp devem ser tratados. Nos pacientes com úlcera gástrica ou úlceras duodenais complicadas (estenose, sangramento, perfuração), é recomendado o tratamento com IBP por 4 a 8 semanas após a erradicação da infecção. Pacientes com úlceras associadas ao uso de AINEs devem ser tratados com IBP por pelo menos 8 semanas. Nos pacientes que mantêm o uso de AINEs ou AAs, deve-se realizar tratamento de manutenção com IBP.

SEGUIMENTO ▶ Pelo baixo risco de malignidade associado à úlcera duodenal, a EDA não é a recomendação de rotina após o tratamento inicial, a menos que os sintomas persistam ou recorram. Nas úlceras gástricas, a EDA deve ser realizada nos pacientes que permanecem sintomáticos, em pacientes sem etiologia clara e naqueles em que a úlcera não foi biopsiada na primeira EDA. Nos pacientes com a Hp positiva, a erradicação deve ser confirmada após, pelo menos, 4 semanas do tratamento.

▶ DOR TORÁCICA NÃO CARDÍACA

Geralmente é secundária à DRGE, podendo ser consequência de espasmo esofágico difuso e de acalásia. Excluir doenças musculoesqueléticas. Após a exclusão de doença cardíaca, a EDA é o primeiro exame a ser realizado. A EDA com achado de esofagite confirma DRGE e indica o uso de IBP. Estudos manométrico e pHmétrico do esôfago podem ser realizados para elucidação diagnóstica.

▶ ESOFAGITE EOSINOFÍLICA

Doença inflamatória do esôfago, caracterizada pela infiltração de eosinófilos na mucosa esofágica.

ETIOLOGIA ▶ A etiologia ainda é indefinida, mas parece estar relacionada à hipersensibilidade a alérgenos alimentares e aéreos. A maioria dos pacientes queixa-se de crises de disfagia e episódios de impactação alimentar recorrentes.

DIAGNÓSTICO ▶ Os achados endoscópicos são variáveis. O diagnóstico é confirmado pelo achado histológico de infiltração de eosinófilos na mucosa esofágica.

⊜ **TRATAMENTO** ▶ O tratamento se baseia no uso de corticosteroides tópicos e sistêmicos, no uso de antagonistas dos receptores de leucotrienos e na retirada de possíveis alimentos alergênicos.

▶ HELICOBACTER PYLORI

DEFINIÇÃO ▶ A *helicobacter pylory* (Hp) é uma bactéria gram-negativa, de forma espiral. A infecção por Hp é a infecção crônica mais prevalente no mundo. A sua prevalência global é > 50%, sendo maior nos países subdesenvolvidos. Sua transmissão é de humano para humano, porém seu modo de transmissão é desconhecido.

DIAGNÓSTICO ▶ O método diagnóstico não invasivo de escolha é o teste respiratório com carbono-13, porém sua disponibilidade no Brasil é limitada. Uma alternativa é a pesquisa do antígeno fecal por teste imunoenzimático (Elisa), com sensibilidade e especificidade acima de 92%. Para os pacientes com indicação de EDA, o teste rápido da urease é um método barato, rápido e fácil de realizar, com sensibilidade aproximada de 95% e especificidade entre 87 e 95%. Porém a histologia é considerada o padrão-ouro para o diagnóstico da infecção por Hp.

⊜ **TRATAMENTO** ▶ São indicações absolutas de erradicação a dispepsia funcional, a úlcera péptica, o linfoma de baixo grau associado à mucosa (MALT), o câncer gástrico precoce e a história familiar de neoplasia gástrica de primeiro grau. Outras indicações de erradicação: anemia ferropriva e deficiência de vitamina B_{12} sem etiologia definida, púrpura trombocitopênica idiopática, pacientes de alto risco para DUP em uso de AINEs (idade $\geq$ 65 anos, tabagismo, combinação de AINEs, uso de antiplaquetários ou anticoagulantes).

Apesar da crescente resistência à claritromicina, no Brasil, a terapia tripla-padrão por 14 dias ainda é considerada o tratamento de escolha.

A confirmação da erradicação deve ser realizada pelo menos 4 semanas após o tratamento (**Tabs. 10.4** a **10.6**).

▶ HEMORRAGIA DIGESTIVA ALTA

DEFINIÇÃO ▶ Sangramento digestivo alto é aquele causado por patologias proximais ao ângulo de Treitz. Os pacientes geralmente se apresentam com hematêmese (vômito de sangue vivo ou borráceo) e/ou melena (fezes pretas e mal-cheirosas). Sangramentos digestivos altos de grande volume podem se apresentar com enterorragia (evacuação de sangue vivo), geralmente acompanhados por algum sinal de instabilidade hemodinâmica. Causas mais comuns da hemorragia digestiva alta (HDA): DUP, gastrite/duodenite erosiva, varizes esofagogástricas, síndrome de Mallory Weiss, neoplasias, malformações vasculares.

AVALIAÇÃO ▶ Para determinar a gravidade do sangramento e sua possível localização/etiologia: buscar na história clínica as características do sangramento, doenças prévias, ingesta de álcool, uso de medicações, principalmente anticoagulantes, antiagregantes, AAS, AINEs. Exame físico com foco na hemodinâmica (pressão arterial [PA], e frequência cardíaca [FC]) e no nível de consciência (**Tab. 10.7**).

TABELA 10.4 ▶ TRATAMENTOS DE PRIMEIRA ESCOLHA PARA INFECÇÃO DA HELICOBACTER PYLORI

REGIME	MEDICAMENTOS	DOSE	DURAÇÃO
Terapia tripla padrão	IBP Claritromicina Amoxicilina	Dose máxima de 12/12 500 mg, 12/12 h 1 g, 12/12 h	14 dias
Terapia quádrupla com bismuto	IBP Subcitrato de bismuto Tetraciclina Metronidazol	Dose máxima de 12/12 h 120 mg, 6/6 h, ou 240 mg, 12/12h 500 mg, 6/6 h 400 mg, 8/8 h	10-14 dias
Terapia concomitante sem bismuto	IBP Amoxicilina Tetraciclina Metronidazol ou Tinidazol	Dose máxima de 12/12 h 1 g, 12/12 h 500 mg, 12/12 h 500 mg, 8/8 h	14 dias

IBP, inibidor da bomba de próton.
Fonte: Coelho e colaboradores.[3]

TABELA 10.5 ▶ TRATAMENTOS DE SEGUNDA E TERCEIRA ESCOLHAS EM CASO DE FALHA DA TERAPIA-PADRÃO

REGIME	MEDICAMENTOS	DOSE	DURAÇÃO
Terapia tripla com levofloxacino	IBP Levofloxacino Amoxicilina	Dose máxima de 12/12 h 500 mg, 1×/dia 1 g, 12/12 h	10-14 dias
Terapia quádrupla com bismuto	IBP Subcitrato de bismuto Tetraciclina Metronidazol	Dose máxima de 12/12 h 120 mg, 6/6 h, ou 240 mg, 12/12 h 500 mg, 6/6 h 400 mg, 8/8 h	10-14 dias

Fonte: Coelho e colaboradores.[3]

TABELA 10.6 ▶ TRATAMENTOS DE ESCOLHA NOS PACIENTES ALÉRGICOS À PENICILINA

REGIME	MEDICAMENTOS	DOSE	DURAÇÃO
Terapia tripla com levofloxacino	IBP Levofloxacino Amoxicilina	Dose máxima de 12/12 h 500 mg, 1×/dia 1 g, 12/12 h	14 dias

Fonte: Coelho e colaboradores.[3]

TABELA 10.7 ▶ ESTIMATIVA DA PERDA SANGUÍNEA NA HEMORRAGIA DIGESTIVA ALTA

	PRESSÃO ARTERIAL	FREQUÊNCIA CARDÍACA	PERDA SANGUÍNEA ESTIMADA
Leve	Queda 20 mmHg em ortostatismo	Aumento 20 bpm em ortostatismo	< 1.000 mL
Moderada	90-100 mmHg	≃ 100 bpm	≃ 1.500 mL
Grave	< 90 mmHg	> 120 bpm	> 2.000 mL

● **TRATAMENTO** ▶ Todos os pacientes com suspeita de HDA devem receber suporte básico de via aérea e hemodinâmica conforme a necessidade. Intubação orotraqueal deve ser realizada nos pacientes com hematêmese ativa, encefalopatia, agitação ou risco de aspiração.

A decisão de transfusão de concentrado de hemácias (CHAD) deve ser individualizada. Artigos compararam estratégias liberais de transfusão (transfusão com hemoglobina < 9-10 g/dL) com estratégias restritivas de transfusão (transfusão com hemoglobina < 7-8 g/dL). Em metanálise recente, que incluiu cinco ensaios clínicos randomizados, os pacientes que receberam a estratégia restritiva de transfusão tiveram menor mortalidade geral (risco relativo [RR] 0,65; intervalo de confiança [IC] 0,44-0,97) e menor risco de ressangramento (RR 0,56; IC 0,4-0,84). Pacientes com sangramento ativo e plaquetas abaixo de 50 mil/μL devem receber transfusão de plaquetas.

A suspensão de anticoagulantes e a correção da coagulopatia antes da EDA estão indicadas. Nos pacientes que estão recebendo os novos coagulantes orais (NOACs), estes medicamentos devem ser temporariamente suspensos. Como seu tempo de meia-vida é relativamente curto, o tempo é o melhor antídoto. Vitamina K ou plasma fresco congelado não devem ser utilizados.

Os pacientes em uso de dose baixa de AAS para prevenção secundária cardiovascular não devem suspender a medicação antes da EDA. Estudos mostraram menor mortalidade por todas as causas nos pacientes que mantiveram o uso de AAS e o ressangramento em 30 dias não foi significativamente maior.

Todos os pacientes devem iniciar IBP, intravenoso (IV), antes da EDA, pois reduz as taxas de ressangramento nos pacientes com DUP. O IBP em bólus intermitente, IV, parece tão efetivo quanto o IBP em infusão contínua. As doses recomendadas são: omeprazol ou pantoprazol, 80 mg, IV, seguido de 40 mg, IV, 12/12 h.

A administração de eritromicina pode ser utilizada para melhorar a visualização endoscópica, reduzindo a necessidade de segunda EDA. A lavagem ou a aspiração nasogástrica ou orogástrica não deve ser realizada de rotina.

Os pacientes não cirróticos devem ser submetidos à EDA em até 24 h da admissão hospitalar. A EDA deve ser realizada nas primeiras 12 h nos pacientes com suspeita de sangramento variceal, instabilidade hemodinâmica persistente após ressuscitação volêmica, hematêmese no hospital ou contraindicação à suspensão da anticoagulação.

■ HEMORRAGIA DIGESTIVA ALTA NÃO VARICEAL

É a causa mais comum de sangramento digestivo alto. Suas causas são úlceras pépticas (úlcera duodenal entre 17 e 37% e úlcera gástrica entre 11 e 24%), doença erosiva do esôfago, estômago e duodeno, síndrome de Mallory-Weiss e malignidades.

A estratificação de risco pode ajudar a identificar os pacientes que necessitam intervenção mais urgente. Existem várias escalas criadas com esse fim, sendo a mais utilizada e validada a escala de Glasgow-Blatchford (**Tab. 10.8**).

Nos pacientes com HDA por DUP, a escala de Forrest diferencia estigmas endoscópicos de alto e de baixo risco para ressangramento (**Tab. 10.9**). Para o caso de úlceras com sangramento ativo ou porejante, vaso visível ou coágulo aderido, deve-se realizar hemostasia endoscópica e manter o IBP, IV, por 72 h. Os demais pacientes podem iniciar IBP, VO, após a EDA. Deve ser realizada a pesquisa para Hp. Quando o resultado for positivo, deve ser tratado, e sua erradicação, documentada.

TABELA 10.8   ESCALA DE GLASGOW-BLATCHFORD

	PONTOS
PRESSÃO ARTERIAL SISTÓLICA, mmHG	
100-109	1
90-99	2
< 90	3
NITROGÊNIO UREICO SANGUÍNEO (BUN), mmol/L	
6,5-7,9	2
9-9,9	3
10-24,9	4
≥ 25	6
HEMOGLOBINA PARA HOMENS, g/dL	
12-12,9	1
10-11,9	3
< 10	6
HEMOGLOBINA PARA MULHERES, g/dL	
10-11,9	1
< 10	6
OUTRAS VARIÁVEIS	
Frequência cardíaca ≥ 100	1
Melena	1
Síncope	2
Doença hepática	2
Insuficiência cardíaca	2

Fonte: Blatchford e colaboradores.[4]

Nos pacientes com indicação de anticoagulação a longo prazo, o seu reinício deve ser individualizado. Reiniciar cumarínicos entre 7 e 15 dias após o sangramento parece seguro e efetivo em prevenir complicações tromboembólicas. Em pacientes de alto risco trombótico (fibrilação atrial crônica com evento tromboembólico prévio, escore de CHADS > 3, valva cardíaca mecânica, trombose venosa profunda [TVP]/tromboembolia pulmonar [TEP]) nos últimos 3 meses, hipercoagulabilidade

TABELA 10.9   ESCALA DE FORREST

CLASSIFICAÇÃO	DESCRIÇÃO	TAXA DE RESSANGRAMENTO SEM TRATAMENTO
Ia	Sangramento ativo	100%
Ib	Porejamento de sangue	10-27%
IIa	Vaso visível	Até 50%
IIb	Coágulo aderido	8-35%
IIc	Hematina na base da úlcera	< 8%
III	Úlcera de base limpa	< 3%

Fonte: Rahman e Saeian.[5]

conhecida) que necessitam o reinício da anticoagulação na primeira semana após o evento, deve ser considerado o uso de terapia-ponte com heparina não fracionada ou de baixo peso molecular (**Fig. 10.2**).

■ HEMORRAGIA DIGESTIVA ALTA VARICEAL

Sangramento variceal agudo representa aproximadamente 70% dos casos de sangramento digestivo alto em pacientes com cirrose. O restante dos casos é geralmente por DUP. A mortalidade por sangramento digestivo variceal com os tratamentos atuais é em torno de 15%.

Antimicrobianos profiláticos devem ser instituídos na admissão. O antimicrobiano prescrito deve basear-se nas características do paciente e na suscetibilidade antimicrobiana local. Pode-se usar uma quinolona, como norfloxacino, 400 mg, 12/12 h, ou ceftriaxona, 1 g, 24/24 h, nos pacientes com cirrose avançada, em hospitais com alta prevalência de resistência a quinolonas ou em pacientes em uso prévio de profilaxia com quinolona.

Medicamentos vasoativos devem ser iniciados assim que possível e antes da EDA. Essas medicações devem ser mantidas por até 5 dias. Após esse momento, os pacientes devem iniciar profilaxia secundária (**Tab. 10.10**).

O tratamento endoscópico deve ser feito preferencialmente nas primeiras 12 h da admissão após a estabilização hemodinâmica. Em sangramentos não controlados com as terapias endoscópicas, pode ser necessária a passagem do balão de Sengstaken-Blackmore.

A realização precoce de *shunt* portossistêmico intra-hepático via transjugular (TIPS) está indicada em pacientes com sangramento não controlado com tratamento endoscópico e farmacológico e em pacientes de alto risco de falha ao tratamento endoscópico-padrão (Child C entre 10-13 e Child B com sangramento ativo no momento da EDA).

▶ HEMORRAGIA DIGESTIVA BAIXA

DEFINIÇÃO ▶ É o sangramento digestivo distal ao ligamento de Treitz. Em geral, manifesta se como enterorragia/hematoquezia e menos frequentemente como melena. Cerca de 20% dos casos de sangramento do TGI são de hemorragia digestiva baixa (HDB). As causas mais comuns de HDB

Hemorragia digestiva alta em paciente usando agentes antiplaquetários

↓

Endoscopia digestiva alta demonstra sangramento não variceal (úlcera péptica)

↓

Estigmas de alto risco de sangramento (classificação de Forrest Ia, Ib, IIa, IIb)

↓

Antiplaquetário usado para profilaxia primária
- Suspender a dose baixa de AAS
- Reavaliar riscos e benefícios de manter doses baixas de AAS
- Retornar com medicação após a cicatrização da úlcera ou antes, se necessário

↓

Antiplaquetário usado como profilaxia secundária (paciente com doença cardiovascular conhecida)
1. Paciente com AAS em baixas doses:
   - Retomar medicação após 3 dias da EDA
   - Revisão endoscópica (*second look*)
2. Paciente com dupla antiagregação
   - Manter AAS (não interromper)
   - Reavaliação cardiológica para definir suspensão ou manutenção do segundo agente
   - Revisão endoscópica (*second look*)

Estigmas de baixo risco de sangramento (classificação de Forrest IIc e III)

↓

Antiplaquetário usado para profilaxia primária
- Suspender a dose baixa de AAS
- Reavaliar riscos e benefícios de manter doses baixas de AAS
- Retornar após a alta hospitalar, se necessário

↓

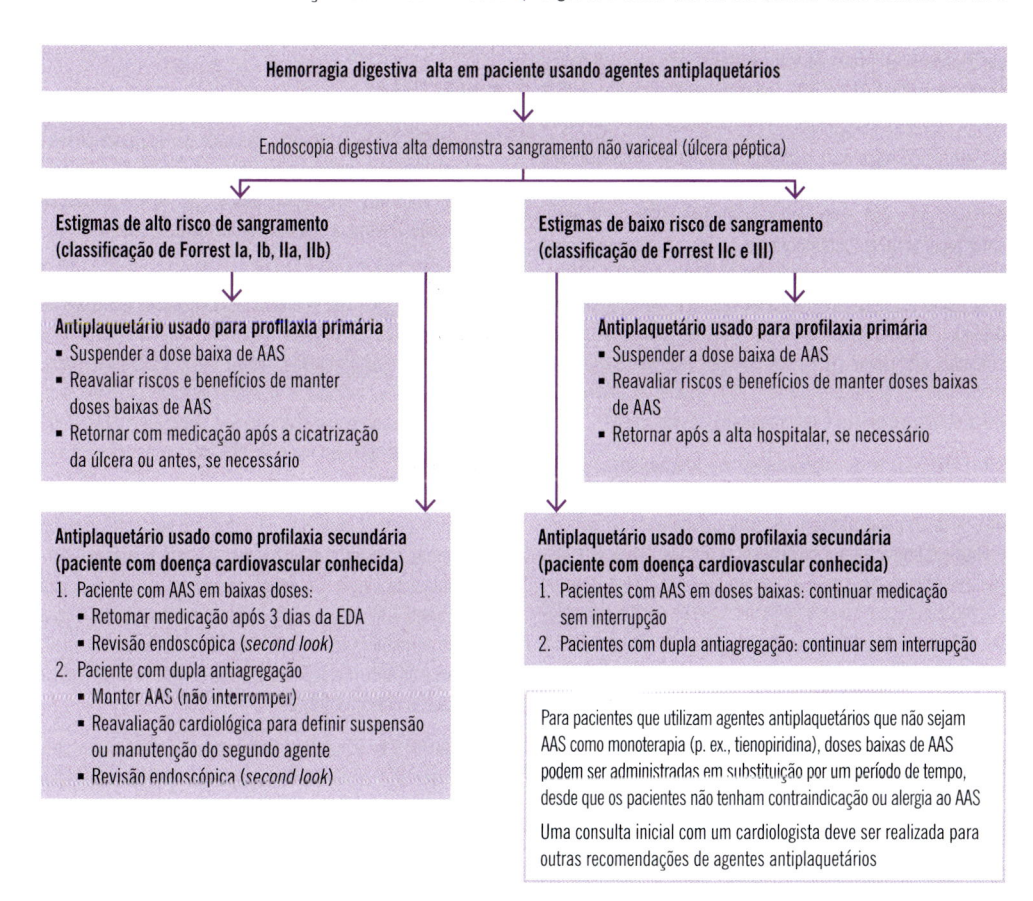

Antiplaquetário usado como profilaxia secundária (paciente com doença cardiovascular conhecida)
1. Pacientes com AAS em doses baixas: continuar medicação sem interrupção
2. Pacientes com dupla antiagregação: continuar sem interrupção

Para pacientes que utilizam agentes antiplaquetários que não sejam AAS como monoterapia (p. ex., tienopiridina), doses baixas de AAS podem ser administradas em substituição por um período de tempo, desde que os pacientes não tenham contraindicação ou alergia ao AAS

Uma consulta inicial com um cardiologista deve ser realizada para outras recomendações de agentes antiplaquetários

FIGURA 10.2 ▶ FLUXOGRAMA PARA O MANEJO DE PACIENTES COM SANGRAMENTO DIGESTIVO ALTO EM USO DE AGENTES ANTIPLAQUETÁRIOS.
Fonte: Gralnek e colaboradores.[6]

TABELA 10.10	DOSES DOS MEDICAMENTOS VASOATIVOS NO SANGRAMENTO VARICEAL	
MEDICAMENTO	DOSE DE ATAQUE	DOSE DE MANUTENÇÃO
Somatostatina	50 μg, IV, em bólus – pode ser repetido na 1ª h se mantiver sangramento ativo	250-500 μg/h, IV, contínuo, por até 5 dias
Octreotide (análogo da somatostatina)	50 μg, IV, em bólus – pode ser repetido na 1ª h se mantiver sangramento ativo	50 μg/h, IV, contínuo, por até 5 dias
Terlipressina (análogo da vasopressina)	2 mg, IV, 4/4 h até o controle do sangramento por até 48 h	1 mg, IV, 4/4 h, por até 5 dias

Fonte: Garcia-Tsao e Bosch.[7]

são: diverticulose, angiectasias, pós-polipectomia, colite isquêmica, neoplasias ou pólipos colorretais, DII e condições anorretais, como proctite actínica, doença hemorroidária e úlcera retal solitária.

AVALIAÇÃO ▶ História e exame físico para determinar a gravidade do sangramento e possível localização/etiologia. Na anamnese, buscar comorbidades (doença cardiovascular, pulmonar, renal e hepática), uso de anticoagulantes, antiplaquetários e AINEs, história prévia de sangramento digestivo, radioterapia prévia e realização recente de procedimento endoscópico. Enterorragia com instabilidade hemodinâmica pode ser indicativa de HDA: considerar realização de EDA (cerca de 15% dos pacientes com suspeita de HDB têm HDA).

Os fatores de risco para desfecho desfavorável na HDB são marcadores de instabilidade hemodinâmica na avaliação inicial (hipotensão, taquicardia e síncope); idade > 60 anos; sangramento ativo (hematoquezia, sangue vivo no toque retal ou nova enterorragia); anemia (hematócrito inicial < 35%); ≥ 2 comorbidades; creatinina elevada e história de doença diverticular ou angiectasias. Esses pacientes precisam de cuidados intensivos (UTI); reanimação volêmica vigorosa e realização de colonoscopia em < 24 h. Avaliação do cirurgião geral ou proctologista é recomendada nesses casos.

TRATAMENTO ▶ A colonoscopia tem função diagnóstica e terapêutica. O rendimento diagnóstico da colonoscopia é entre 48 e 90%. Os pacientes com baixo risco poderão ser internados e iniciar o preparo para colonoscopia eletiva. Deve-se evitar realizar colonoscopia sem o preparo prévio do cólon (taxa de chegada ao ceco é baixa e há maior risco de perfuração colônica). Não se suspende o uso do AAS em pacientes que fazem uso para profilaxia cardiovascular secundária. Também não se suspende a dupla antiagregação plaquetária em pacientes com síndrome coronariana recente (< 90 dias). Sangramento ativo, vaso visível e coágulo aderido à mucosa são indicativos de tratamento endoscópico.

Pacientes com sangramento ativo que não tenham condições de realizar o preparo para colonoscopia ou que não responderam à reanimação volêmica inicial devem ser considerados para arteriografia de urgência, a fim de localizar o sangramento e realizar embolização seletiva.

▶ HEPATITES VIRAIS

Vários agentes infecciosos podem causar hepatite, sendo os vírus hepatotrópicos da hepatite A (HAV), da hepatite B (HBV), da hepatite C (HCV), da hepatite D (HDV) e da hepatite E (HEV) os mais conhecidos. Entretanto, outros agentes podem causar hepatite e sua investigação deve ser considerada conforme o quadro clínico e a epidemiologia local, tais como citomegalovírus (CMV), vírus herpes simples (HSV), vírus Epstein-Barr (EBV), *Toxoplasma gondii*, *Treponema pallidum*, vírus da febre amarela e HIV.

■ HEPATITE A

TRANSMISSÃO ▶ Fecal-oral, tanto de pessoa para pessoa como pela ingesta de alimentos ou água contaminados. A eliminação de vírus nas fezes ocorre desde o período de incubação até cerca de 1 semana após o surgimento da icterícia.

QUADRO CLÍNICO ▶ O período de incubação é, em média, de 28 dias (15-50 dias). A maioria das infecções em crianças é assintomática ou oligossintomática. Adultos costumam apresentar anorexia, náusea, fadiga e dor abdominal. Após, surgem colúria e hipocolia. A icterícia coincide com o início da diminuição dos sintomas sistêmicos. A doença é autolimitada e com curso benigno em mais de 99% dos casos.

DIAGNÓSTICO ▶ Anticorpos da classe imunoglobulina M (IgM) contra o HAV (anti-HAV IgM) já estão presentes quando os sintomas iniciam e permanecem por até 6 meses, indicando infecção aguda. Os anticorpos da classe imoglobulina G (IgG) (anti-HAV IgG) surgem quando a icterícia começa a diminuir, permanecendo e conferindo imunidade permanentes. A presença do anti-HAV IgG na ausência do anti-HAV IgM indica vacinação ou infecção prévias.

TRATAMENTO ▶ O manejo é sintomático. A internação hospitalar é indicada excepcionalmente, para manejo da desidratação e comorbidades secundariamente descompensadas. Dieta e atividade física são orientadas conforme a tolerância, não havendo restrição específica. Bebidas alcoólicas devem ser evitadas.

PREVENÇÃO ▶ A vacinação universal é indicada pela Sociedade Brasileira de Pediatria aos 12 e 18 meses. Adultos podem ser vacinados com duas doses da vacina com intervalo mínimo de 2 meses. A vacinação é especialmente indicada para portadores de outras hepatopatias crônicas, profissionais da saúde, homens que fazem sexo com homens, usuários de drogas e viajantes para áreas de risco.

■ HEPATITE B

TRANSMISSÃO ▶ Vertical (final da gestação, parto ou amamentação), por exposição ao sangue ou a secreções corporais contaminadas, incluindo contato sexual.

QUADRO CLÍNICO ▶ A maioria dos pacientes tem infecção assintomática. Porém, sintomas comuns para a maioria das hepatites podem ocorrer, tais como náusea, prostração, dor abdominal, icterícia, colúria e hipocolia. Esses sintomas ocorrem após o período de incubação de 1 a 4 meses. Crianças apresentam menos sintomas e têm maior risco de tornarem-se portadoras crônicas, ao passo que adultos imunocompetentes, mais frequentemente, sao sintomáticos na fase aguda e raramente se tornam portadores crônicos do HBV. Portadores de hepatite B crônica apresentam risco de evolução para cirrose e carcinoma hepatocelular (CHC).

DIAGNÓSTICO ▶ Na fase aguda, há elevação de TGO e TGP ($>$ 1.000 mg/dL), e na infecção crônica as transaminases variam de normais a até cerca de $5\times$ o limite superior da normalidade. Na avaliação de pacientes com suspeita de hepatite B aguda, devem ser pesquisados o antígeno de superfície para o HBV (HBsAg) e o anticorpo para o antígeno do core (Anti-HBc) da classe IgM, que quando positivos simultaneamente indicam infecção aguda ou, com menos frequência, reativação (*flaire*) em portador de hepatite B crônica. A detecção do HBsAg por mais de 6 meses confirma o diagnóstico de hepatite B crônica. A presença isolada de anticorpos para o antígeno de superfície (anti-HBs) indica vacinação prévia e imunidade, e a presença simultânea do anti-HBs e anti-HBc IgG indica infecção passada. Outros marcadores como os antígenos e anticorpos para o antígeno E (HBeAg, anti-HBe) e a quantificação do HBV-DNA (carga viral) têm aplicação em portadores de hepatite B crônica para caracterizar a fase da infecção e definir a indicação de tratamento.

TRATAMENTO ▶ Na fase aguda, é realizado apenas com sintomáticos. Portadores de hepatite B crônica têm indicação de tratamento com antivirais (tenofovir ou entecavir), dependendo do risco de evolução para cirrose e CHC. Esse risco é maior em homens com mais de 40 anos, casos com elevação de transaminases, casos com quantificação viral elevada e na presença de fibrose hepática identificada por biópsia ou métodos não invasivos.

PREVENÇÃO ▶ A vacinação universal está indicada aos 0, 30 e 180 dias. Adultos não vacinados devem ser encaminhados para vacinação, especialmente se estiverem em grupos de risco (profissionais da saúde, homens que fazem sexo com homens, profissionais do sexo, usuários de drogas, portadores de outras hepatopatias). Filhos de mães HBsAg positivas devem receber imunoglobulina humana contra hepatite B (HBIG) logo após o nascimento.

■ HEPATITE C

TRANSMISSÃO ▶ Exposição a sangue ou materiais contaminados com sangue. O risco de transmissão vertical é de aproximadamente 5%. Transmissão em relações sexuais vaginais é extremamente rara, porém, nas relações anais, homo ou heterossexuais, o risco é significativo.

QUADRO CLÍNICO ▶ A infecção aguda é assintomática na maioria dos casos. O período de incubação é de 2 a 24 semanas. Quando sintomática: náusea, prostração, dor abdominal, icterícia, colúria e hipocolia. Cerca de 20% dos indivíduos resolvem a infecção espontaneamente, ao passo que os demais se tornam portadores de hepatite C crônica. Portadores crônicos do HCV apresentam cerca de 20% de risco de evolução para cirrose.

DIAGNÓSTICO ▶ Na fase aguda, pode ocorrer elevação de TGO e TGP $>$ 1.000 mg/dL, e na infecção crônica, as transaminases variam de normais a até cerca de 5 vezes o limite superior da normalidade. Em caso de suspeita ou de rastreamento, deve ser realizada pesquisa de anticorpos anti-HCV. A confirmação da infecção ocorre pela detecção do HCV-RNA (carga viral). A persistência do HCV-RNA por mais de 6 meses indica infecção crônica. O anti-HCV reagente na ausência de carga viral do HCV indica cura da infecção, porém não confere imunidade. O diagnóstico de hepatite C ocorre quando, em um indivíduo anti-HCV negativo há menos de 6 meses, é detectada HCV-RNA ou soroconversão para anti-HCV positivo.

TRATAMENTO ▶ Casos de hepatite C aguda devem ser tratados caso persistam com carga viral detectável por mais de 12 semanas, ou caso a carga viral não apresente queda de pelo menos 100 vezes após 4 semanas da infecção. Todo indivíduo portador de hepatite C crônica tem indicação de tratamento visando à cura da infecção. Diferentes combinações de medicamentos antivirais de ação direta (DAAs) estão disponíveis e alcançam taxas de cura $>$ 95% em não cirróticos e de mais de 90% em cirróticos. A escolha do esquema e a duração de tratamento (8-16 semanas) dependem do genótipo do HCV, da presença ou não de cirrose, do tratamento prévio e das comorbidades (especialmente insuficiência renal).

PREVENÇÃO ▶ Não há vacina para hepatite C. A transmissão por transfusões de sangue e derivados foi quase eliminada. Usuários de drogas devem ser estimulados a não compartilhar seringas e agulhas. Outras potenciais fontes de contaminação incluem o compartilhamento de objetos de higiene pessoal (alicates de unha, escovas de dente, lâminas de barbear/depilar) e tatuagem. Profissionais da saúde devem utilizar óculos de proteção e máscaras sempre que houver risco de exposição. Pacientes em hemodiálise também estão em risco aumentado de contaminação.

▶ PANCREATITE AGUDA

DEFINIÇÃO ▶ Pancreatite aguda é a inflamação do pâncreas caracterizada clinicamente pela presença de dor abdominal em região epigástrica, muitas vezes com irradiação em faixa para o dorso, associada a náuseas e vômitos. Apresenta mortalidade geral de 10%, podendo atingir 50% na pancreatite aguda grave (Quadro 10.11).

ETIOLOGIA ▶ Litíase biliar (incluindo microlitíase e barro biliar) e abuso de álcool são responsáveis por cerca de 80% das causas de pancreatite aguda. Causas menos frequentes de pancreatite aguda: metabólicas (hipercalcemia, hipertrigliceridemia > 1.000 mg/dL), infecções virais (CMV, caxumba, coxsackievírus, hepatite B, HIV, varicela-zóster, HSV), infecções bacterianas (micoplasma, *legionella*, leptospira, *salmonella*), infecções fúngicas (*aspergilus*), parasitas (toxoplasma, *cryptosporidium*, ascaris), pancreas *divisum*, trauma abdominal, neoplasias pancreáticas sólidas, císticas e periampulares, gestação, autoimune, pós-CPER, vasculares (isquemia, vasculites) e medicamentos (didanosina, pentamidina, metronidazol, tetraciclina, furosemide, tiazídicos, sulfassalazina, azatioprina, ácido valproico, salicilatos, cálcio, estrogênio, AINEs, fibratos). Nos casos em que a etiologia não foi determinada e a pancreatite aguda é considerada idiopática, a US endoscópica é indicada para a pesquisa de microlitíase oculta, neoplasias e pancreatite crônica.

DIAGNÓSTICO ▶ É realizado pela presença de pelo menos 2 de 3 fatores: quadro clínico, elevação das enzimas pancreáticas, amilase e lipase, pelo menos 3× o valor superior da normalidade e imagem compatível com pancreatite aguda (Quadro 10.12).

A amilase apresenta meia-vida curta e *clearance* rápido, portanto, eleva-se precocemente. A lipase aumenta posteriormente ao início dos sintomas e possui meia-vida longa; é mais sensível e específica do que a amilase para o diagnóstico de pancreatite aguda. O nível de elevação das enzimas pancreáticas não se relaciona com a severidade da pancreatite. Outras doenças também podem causar elevação das enzimas pancreáticas. A elevação da TGP acima de 3× o valor superior da normalidade apresenta um valor preditivo positivo de 95% para pancreatite aguda biliar.

A TC de abdome com contraste IV está indicada na confirmação do diagnóstico, se necessária, na avaliação da gravidade (presença de necrose) e na falha ao manejo ou deterioração clínica. O momento preferencial para a TC é após 72 a 96 h do

QUADRO 10.11 ▶ MEDICAMENTOS ASSOCIADOS À PANCREATITE AGUDA

ASSOCIAÇÃO DEFINIDA	ASSOCIAÇÃO PROVÁVEL	ASSOCIAÇÃO POSSÍVEL
Aminosalicilatos, L-asparginase, azatioprina, didanosina, estrogênios, furosemida	Clortalidona, ciclosporina, ácido etacrínico	Amiodarona, atenolol, carbamazepina, clorpromazina, colestiramina, cisplatina, contraste, danazol, diazóxido, difenoxilato, ergotamina, pentamidina, sulfonamida, tetraciclica, tiazídicos, ácido valproico, 6-mercaptopurina, estatina, metronidazol, rifampicina

Fonte: Vege.[8]

QUADRO 10.12 ▶ CAUSAS NÃO PANCREÁTICAS DE ELEVAÇÃO DAS ENZIMAS AMILASE E LIPASE

AMILASE	LIPASE
■ Parotidite	■ Úlcera péptica perfurada
■ Úlcera péptica perfurada	■ Obstrução/isquemia/perfuração intestinal
■ Infarto/obstrução intestinal	■ Alcoolismo
■ Doença biliar	■ Insuficiência renal
■ Aneurisma de aorta	■ Cetoacidose diabética
■ Peritonite	■ Neoplasia de pâncreas
■ Apendicite aguda	■ Pós-colangiopancreatografia endoscópica retrógrada
■ Trauma cerebral	■ Doença celíaca
■ Trauma abdominal	■ Sarcoidose
■ Queimaduras	
■ Pós-operatório	
■ Cetoacidose diabética	
■ Neoplasias extrapancreáticas (pulmão, ovário)	
■ Gestação ectópica	
■ Macroamilasemia	
■ Insuficiência renal	

Fonte: Vege.[8]

início dos sintomas, porque se realizada precocemente (antes de 72 h) pode subestimar a gravidade da pancreatite aguda.

Nos pacientes com critérios de gravidade (Apache > 8; Ranson > 3) ou evidência de falência orgânica nas primeiras 72 h, a TC deve ser realizada para diagnóstico de necrose pancreática. A proteína C-reativa acima de 150 mg/L nas primeiras 48 h é um fator preditor de gravidade. A obesidade é um fator de risco isolado para pancreatite aguda grave. A presença de síndrome da resposta inflamatória sistêmica (SIRS) na apresentação clínica e sua persistência após 48 h de tratamento são fatores preditivos de pancreatite aguda grave (Tab. 10.11).

Segundo a classificação de Atlanta, a pancreatite aguda é dividida em leve (cerca de 80% dos casos), com alterações intersticiais do pâncreas sem complicações locais ou sistêmicas; moderada, com complicações locais ou sistêmicas transitórias ou insuficiência orgânica transitória (< 48 h); grave, acompanhada de necrose pancreática, complicações locais ou sistêmicas e insuficiência orgânica por mais de 48 h. Pacientes com pancreatite aguda severa deve ser encaminhados para tratamento em unidade de tratamento intensivo.

● TRATAMENTO ▶ Reposição volêmica precoce (solução fisiológica [SF] 0,9% ou Ringer lactato) 5-10 mL/kg/h com o objetivo de manter uma diurese de > 0,5 mL/kg/h, FC < 120 batimentos por minuto (bpm), pressão arterial média (PAM) entre 65-85 mmHg. Oxigênio suplementar. Analgesia. Nutrição: a dieta deve ser introduzida tão logo o paciente apresente melhora da dor e do íleo metabólico. É recomendado progredir conforme a tolerância do paciente. Pacientes com pancreatite aguda grave e/ou que não toleram a reintrodução da dieta oral necessitam de suporte nutricional. A via preferencial é a enteral (nasogástrica ou nasojejunal). Nutrição parenteral é reservada para os pacientes que não toleram a nutrição enteral.

Antimicrobianos profiláticos: Não estão indicados, nem mesmo nas pancreatites agudas graves e nas necroses pancreáticas.

Pancreatite aguda biliar: A realização da CPER nas primeiras 24 h está indicada nos casos de colangite e, nas primeiras 72 h, quando houver suspeita de coledocolitíase com obstrução da via biliar. A colecistectomia deve ser realizada preferencialmente na mesma internação após a melhora do quadro.

■ COMPLICAÇÕES

■ Coleções pancreáticas e pseudocisto

Raramente as coleções pancreáticas requerem terapêutica específica. Metade das coleções serão reabsorvidas em 6 semanas e cerca de 15% evoluem para pseudocisto. Os pseudocistos assintomáticos e < 6 cm devem ser tratados conservadoramente. A indicação de intervenção nessas coleções deve-se pela presença de sintomas, compressão de órgãos adjacentes, síndrome da ruptura ductal ou sangramento. A intervenção deve ser feita preferencialmente após 8 semanas do quadro agudo com drenagem por US endoscópica preferencialmente (menos invasiva do que a drenagem cirúrgica e com menor risco de infecção do que a drenagem percutânea).

■ Necrose infectada

Suspeitar de infecção do tecido necrótico quando houver piora do quadro clínico-laboratorial ou surgimento de gás nas coleções vistas nos exames de imagem, 1 a 2 semanas após o quadro agudo. Nesse momento, está indicada a punção por US endoscópica ou percutânea para cultura. O uso de antimicrobianos está indicado, com base no resultado do cultural. Os carbapenêmicos são antimicrobianos preferenciais devido à sua penetração no tecido pancreático. É necessária a remoção

TABELA 10.11 ▶ CRITÉRIOS DE RANSON PARA GRAVIDADE DA PANCREATITE AGUDA

CRITÉRIOS DE RANSON PANCREATITE AGUDA BILIAR		CRITÉRIOS DE RANSON PANCREATITE AGUDA NÃO BILIAR	
ADMISSÃO	APÓS 48 h	ADMISSÃO	APÓS 48 h
Idade > 70 anos	Queda Ht > 10 pontos	Idade > 55 anos	Queda Ht > 10 pontos
> 18.000 leucócitos	BUN > 2 mg/dL	> 16.000 leucócitos	BUN > 5 mg/dl
Glicose > 200 mg/dL	Cálcio < 8 mg/dL	Glicose > 200 mg/dL	Cálcio < 8 mg/dL
LDH > 400 U/L	Excesso base > 5 mmol/L	LDH > 350	Excesso base > 4 mmol/L
TGO > 250 U/L	Déficit líquidos > 4 L	TGO > 250 U/L	Déficit líquidos > 6 L
		PaO_2 < 60 mmHg	

Mortalidade (segundo critérios):
< 2 pontos: 0,9%
3-4 pontos: 16%
5-6 pontos: 40%
7-8 pontos: 100%

BUN, nitrogênio ureico sanguíneo (do inglês *blood urea nitrogen* – BUN = ureia sérica/18); Ht, hematócrito; LDH, desidrogenase láctica; PaO_2, pressão parcial arterial de oxigênio; TGP, transaminase glutâmico pirúvica.

cirúrgica, endoscópica ou percutânea do material necrótico preferencialmente após 4 semanas quando a coleção *walled-off*.

■ Necrose pancreática

O desenvolvimento de necrose pancreática não é sinônimo de intervenção. Inicialmente a necrose é estéril. Pode permanecer estéril e assintomática, sendo apenas acompanhada por exames de imagem.

▶ PANCREATITE CRÔNICA

DEFINIÇÃO ▶ A pancreatite crônica se caracteriza, do ponto de vista anátomo-patológico, pela fibrose progressiva do parênquima glandular, inicialmente focal e, depois, difusa por todo o pâncreas, atrofia e disfunção exócrina e endócrina. Após um episódio de pancreatite aguda, cerca de 1/4 dos pacientes desenvolve algum grau de insuficiência exócrina pancreática (IEP) no seguimento (principalmente pancreatite alcoólica e pancreatite necrosante).

ETIOLOGIA ▶ Metabólicas, álcool, tabagismo, hipercalcemia (hiperparatireoidismo), hipertrigliceridemia, doença renal crônica (DRC), medicações; obstrutivas (estenose traumática, estenose pós-prancreatite aguda, pâncreas *divisum*, obstrução periampular (divertículo), neoplasia de pâncreas, papila ou duodeno); inflamatória (autoimune); genética (mutações dos genes *CFTR*, *SPINK1* e *PRSSI*, deficiência de α_1-antitripsina).

QUADRO CLÍNICO ▶ Inespecífico, dor abdominal, distensão, flatulência, emagrecimento, esteatorreia, diarreia, diabetes.

DIAGNÓSTICO ▶ O diagnóstico laboratorial baseia-se na avaliação exócrina do pâncreas (IEP), que é sensível apenas nas fases avançadas da doença. Amilase e lipase elevadas auxiliam no diagnóstico de pancreatite agudizada ou complicada. Pesquisa de gordura fecal e pesquisa da elastase fecal. Avaliação nutricional (albumina, vitaminas A, D, E, e K, eletrólitos como magnésio e cálcio). Os exames de imagem, como US, TC, RM e US endoscópica, são confirmatórios apenas em casos avançados. Entre esses, a US endoscópica é o exame mais sensível para detectar as alterações parenquimatosas e ducais iniciais. Podem-se encontrar calcificação do parênquima, cálculos intraductais, dilatação de ducto principal e de secundários, atrofia e heterogeneidade do parênquima. Recomenda-se, já no primeiro contato com o paciente, a mensuração laboratorial de pré-albumina, albumina, vitaminas lipossolúveis e B_{12}, ácido fólico, magnésio, cálcio, zinco e tiamina, que ajudarão no diagnóstico precoce de IEP, avaliação nutricional e resposta terapêutica.

● TRATAMENTO ▶ É voltado para o controle dos sintomas e no tratamento da dor. A intensidade da dor e seu caráter crônico determinam quase sempre a necessidade de tratamento analgésico medicamentoso escalonado, começando pelos analgésicos comuns em associação com codeína e progredindo para os outros opioides. Cessação do tabagismo e do álcool. Terapia de reposição enzimática. A dose inicial é a avaliada de acordo com o grau de insuficiência ou disfunção exócrina do pâncreas. Em geral, inicia-se com 25.000 a 50.000 unidades durante as principais refeições (café, almoço e jantar), relacionando-se com o grau de lipídeos ingeridos. Não são aconselhadas dietas hipolipídicas.

▶ PARASITOSES

As principais parasitoses têm suas características e seu quadro clínico apresentados no **Quadro 10.13**.

● DIAGNÓSTICO E TRATAMENTO ▶ O diagnóstico e o tratamento das principais parasitoses intestinais podem ser observados no **Quadro 10.14**.

▶ SÍNDROME DO INTESTINO IRRITÁVEL

DEFINIÇÃO ▶ A síndrome do intestino irritável (SII) é um distúrbio gastrintestinal funcional caracterizado pela presença de dor abdominal recorrente, por pelo menos 1×/semana, nos últimos 3 meses, associada com dois ou mais dos seguintes sintomas: relação com a defecação, alteração da frequência das evacuações e alteração da forma (aparência) das fezes.

CLASSIFICAÇÃO ▶

- Predomínio de diarreia.
- Predomínio de constipação.
- Mista: intercala períodos de constipação e de diarreia.
- Indefinida (quando não se classifica nos padrões mencionados).

DIAGNÓSTICO ▶ É clínico, com base nos critérios de Roma IV. Geralmente os pacientes apresentam uma longa história de sintomas, sem sinais de progressão ou piora, exacerbados por estresse e mudanças de ambiente, com uma intensidade "suportável". É importante revisar uso de medicações (como causa dos sintomas), quadros infecciosos virais ou bacterianos, história familiar de neoplasias, doença celíaca e DII como causa de diagnósticos diferenciais.

Pacientes > 50 anos ou com sinais e sintomas de alerta, como perda de peso, febre, diarreia noturna, sangue vivo nas fezes ou melena, anemia, massa abdominal palpável ou linfadenopatia, história familiar de DII ou neoplasia colorretal e achados anormais no exame físico, devem receber investigação complementar.

EXAMES COMPLEMENTARES ▶ Hemograma, velocidade de sedimentação globular (VSG), proteína C-reativa, hormônio tireoestimulante (TSH), sorologia para doença celíaca, exames de fezes (calprotectina fecal) e exames endoscópicos (colonoscopia com biópsias).

Deve ser indicada colonoscopia a partir dos 45 anos como rastreamento de neoplasia colorretal para todos os pacientes.

QUADRO 10.13 — CARACTERÍSTICAS E QUADRO CLÍNICO DAS PRINCIPAIS PARASITOSES INTESTINAIS

PARASITA	CARACTERÍSTICAS	CLÍNICA
Ascaris lumbricoides	Cilíndrico, esbranquiçado e alongado (pode chegar a até 40 cm). Contaminação pela ingesta de ovos encontrados no solo, na água, nos alimentos e nas mãos que tiveram contato anterior com fezes humanas contaminadas	Casos leves: assintomático ou desconforto abdominal, dispepsia. Casos moderados: desnutrição, diarreia e dor abdominal. Pode acometer a via biliar, o apêndice e o pâncreas. Pode causar síndrome de Loeffler (infiltrado pulmonar eosinofílico, febre, dispneia, tosse e broncoespasmo). Casos severos: lesões hepáticas com necrose e obstrução intestinal pelo enovelamento dos parasitas
Entamoeba histolytica*	Protozoário causador da amebíase. Contaminação por meio da ingesta de água e de alimentos contaminados	Muitos são portadores assintomáticos. Casos agudos: diarreia com muco e sangue, febre, calafrios e dor abdominal (disenteria amebiana). Casos crônicos: desnutrição, anemia e crises intermitentes de diarreia e dor abdominal com formação de lesões colônicas (amebomas)
Enterobius vermicularis (oxiúrus)	Fino, brancacento e pequeno (1 cm) que infecta por meio da ingestão de água e alimentos contaminados	Prurido anal noturno ou prurido perineal. Localizações ectópicas podem se manifestar como uretrite e vaginite. Raramente pode causar apendicite, ileíte, salpingite
Giardia lamblia	Transmitida pela ingestão de água e alimentos contaminados, nas mãos, pelo contato com animais domésticos infectados e pelo sexo anal	A maioria é assintomática. Infecção aguda surge 1-2 semanas após a contaminação como diarreia aquosa, mucoide, volumosa, malcheirosa, contendo restos alimentares, associada a náuseas, vômitos, distensão e cólicas abdominais. Cerca de 1/3 dos pacientes evoluem para doença crônica com sintomas dispépticos, diarreia crônica, pastosa, malcheirosa, esteatorreia, emagrecimento e desnutrição (com intolerância à lactose, deficiência de vitaminas ADEK, B_{12}, ácido fólico, ferro e zinco). Acomete pacientes imunodeprimidos
Strongyloides stercoralis	Transmissão ocorre pela penetração das larvas filarioides na pele, ingestão de alimentos contaminados, autoinfestação	Casos leves são assintomáticos. A penetração na pele causa irritação local. Pacientes sintomáticos apresentam dor epigástrica, náuseas, vômitos, diarreia mucoide intermitente, mal-absorção e emagrecimento. Casos mais severos cursam com febre, dor abdominal e diarreia intensa com desidratação. Pode haver ciclo pulmonar com dispneia, broncoespasmo e infiltrado intersticial bilateral. Hiperinfecção ou infecção disseminada ocorre em pacientes imunossuprimidos, em que ocorre colite severa com risco de perfuração e sepse
Taenia	A *Taenia solium* é adquirida pelo consumo de carne de porco contaminada e a Taenia saginata, pelo consumo de carne de boi contaminada	Pode ser assintomática ou cursar com sintomas inespecíficos, como fadiga, irritabilidade, cefaleia, anorexia, náuseas, dor abdominal, perda de peso, diarreia ou constipação. Pode haver a eliminação de vermes chatos (proglotes). A maior complicação é a neurocisticercose que cursa com convulsões, hipertensão intracraniana, cefaleia e transtornos psíquicos
Trichuris trichuria	Transmissão: ingesta de alimentos ou bebidas contaminadas.	A maioria dos pacientes é assintomática. Os sintomas geralmente são de diarreia, algumas vezes com sangue (colite), dores abdominais, tenesmo e prolapso retal. Pode ser encontrado no ceco, no apêndice e no íleo

*Manifestação extraintestinal mais comum é o abscesso hepático, causando dor em hipocôndrio direito, febre, emagrecimento e, algumas vezes, icterícia.

QUADRO 10.14 ▸ DIAGNÓSTICO E TRATAMENTO DAS PRINCIPAIS PARASITOSES INTESTINAIS

	DIAGNÓSTICO	TRATAMENTO
Ascaris lumbricoides	Visualização de ovos e larvas no EPF Eosinofilia pode estar presente na síndrome de Loeffler Radiografia de tórax: infiltrado intersticial pulmonar bilateral na síndrome de Loeffler Radiografia de abdome (com e sem contraste): sinais de suboclusão e vermes adultos alongados como defeito de enchimento	Albendazol, 400 mg, dose única ou 1×/dia, por 3 dias; ou mebendazol 100 mg, 2×/dia, por 3 dias Alternativas: levamisol, 150 mg, dose única; ivermectina, 12 mg, dose única; piperazina 75 mg/kg, dose única; nitazoxanida, 500 mg, 2×/dia, por 3 dias. Repetir o tratamento em 1-2 semanas. Efeitos adversos mais comuns: náuseas, vômitos, diarreia, dor abdominal, vertigem, boca seca, prurido Em caso de suboclusão intestinal, é indicado jejum, passagem de sonda nasogástrica, hidratação parenteral, uso de piperazina e associação de óleo mineral (20 mL a cada 2-3 h até a eliminação do verme)
Entamoeba histolytica	EPF (3 amostras) Na colite, visualizam-se úlceras em cólon e reto na colonoscopia (diagnóstico diferencial com DII), e na radiografia de abdome com perda de haustros, úlceras, estenoses, além de complicações com perfuração, fistula e abscesso. Na suspeita clínica, o teste terapêutico positivo pode ser o melhor método diagnóstico*	O medicamento de escolha é o metronidazol, 750 mg, 8/8 h, por 10 dias. Efeitos adversos comuns: cefaleia, vertigem, gosto metálico, náuseas, dor abdominal, anorexia Alternativas: tinidazol, 600 mg, 12/12 h, por 5 dias; ou paromicina, 25-30 mg/kg/dia, em 3 doses, por 7 dias, seguidos de iodoquinol, 650 mg, 8/8 h, por 21 dias; nitazoxanida, 500 mg, 12/12 h, por 3 dias
Enterobius vermicularis (oxiurus)	Exame de fita adesiva (*swab* anal pela manhã). Não há eosinofilia no hemograma	Albendazol, 400 mg, dose única; ou mebendazol, 100 mg; dose única; ou nitazoxanida, 500 mg, 12/12 h, por 3 dias Hábitos de higiene corporal e limpeza de roupas íntimas, toalhas e lençóis previnem a infecção
Giardia lamblia	EPF (mínimo 3 amostras em dias diferentes). Elisa das fezes apresenta alta sensibilidade e especificidade EDA com biópsia e aspirado duodenal auxilia no diagnóstico	Metronidazol, 250 mg, 8/8 h, por 7 dias (pacientes imunodeprimidos devem fazer tratamento por períodos maiores) Alternativas: tinidazol, 2 g, dose única; secnidazol, 2 g, dose única; furazolidona, 200 mg, 12/12 h, por 7 dias; nitazoxanida, 500 mg, 12/12 h, por 3 dias
Strongyloides stercoralis	EPF seriado (técnica de Baermann). Exames imunológicos (Elisa) podem ser usados. Pode haver eosinofilia e anemia microcítica EDA com biópsia e aspirado duodenal pode auxiliar no diagnóstico	Albendazol, 400 mg, dose única ou 1×/dia, por 3 dias (dependendo da gravidade); ivermectina, 200 µg/kg/dia, por 2 dias; tiabendazol, 25-50 mg/kg; 12/12 h, por 2 dias; mebendazol, 100 mg; 12/12 h, por 3 dias; nitazoxanida, 500 mg; 12/12 h, por 3 dias. Repetir tratamento em 7-10 dias. Efeitos adversos mais comuns: náuseas, vômitos, tontura, exantema, prurido, adinamia Hiperinfecção deve ser tratada por 1 semana (podendo ser por até 3 semanas) e deve receber controle mensal de EPF por 2-3 meses
Taenia	EPF com identificação de ovos ou de proglotes. Pode ser necessário o uso de laxativos para a coleta de fezes. Pode haver eosinofilia no hemograma	Praziquantel, dose única (20 mg/kg para *Taenia saginata*, 5 mg/kg para *Taenia solium* e 25 mg/kg para *Hymenolepis nana*) ou nitazoxanida, 500 mg; 12/12 h; por 3 dias
Trichuris trichuria	EPF Pode haver eosinofilia e anemia microcítica e hipocrômica. Colonoscopia pode identificar vermes	Albendazol, 400 mg/dia; ou mebendazol, 100 mg, 12/12 h, por 3 dias; ou ivermectina, 12 mg, dose única; ou nitazoxanida, 500 mg, 12/12 h, por 3 dias

*No caso de abscesso hepático, a realização de sorologia e exames de imagem do fígado (ultrassonografia [US] ou tomografia computadorizada [TC] de abdome) podem ser mais úteis do que exames de fezes (negativos em mais de 50% dos casos).
DII, doença inflamatória intestinal; EDA, endoscopia digestiva alta; Elisa, teste imunoenzimático; EPF, exame parasitológico de fezes.

TRATAMENTO ▶ Estabelecer uma relação médico-paciente positiva servirá de base para a terapêutica. Esclarecer que a SII é uma doença de curso crônico e que não encontra expressão nos exames físico, laboratorial e de imagem. Incentivar mudanças no estilo de vida e na dieta para que ambas sejam mais saudáveis.

O tratamento psicológico está indicado para pacientes com SII, principalmente aqueles com componente de ansiedade e de depressão.

É possível tentar modificações da dieta como a redução da ingesta de lactose e glúten, e de alimentos monossacarídeos, dissacarídeos, polissacarídeos e polióis fermentados (FODMAP), mas não há comprovação de resolução dos sintomas.

Tratamento medicamentoso da SII:

- SII com predomínio de constipação: fibras dietéticas, *psylium*, policarbofila cálcica, plantago, trimebutina, tegaserode, polietilenoglicol, sorbitol, lactulose, leite de magnésia.
- SII com predomínio de diarreia: loperamida, brometo de pinavério, mebeverina, amitriptilina, brometo de otilônio, codeína, hioscina.
- SII com predomínio de dor: antiespasmódicos (atropina, brometo de otilônio, brometo de pinavério, mebeverina), trimebutina, antidepressivos tricíclicos, inibidores seletivos da recaptação de serotonina (ISRS), hioscina.

▶ REFERÊNCIAS

1. Longstreth GF, Lacy BE. Approach to the adult with dyspepsia [Internet]. Waltham: UpToDate; 2018 [capturado em 14 nov. 2018]. Disponível em: https://www.uptodate.com/contents/approach-to--the-adult-with-dyspepsia.
2. American Gastroenterological Association. GERD Care pathway. Gastroenterology. 2016;150(4):1026-30.
3. Coelho LGV, Marinho JR, Genta R, Ribeiro LT, Passos MDCF, Zaterka S, et al. IVTH Brazilian consensus conference on helicobacter pylori infection. Arq Gastroenterol. 2018. pii: S0004-28032018005001101.
4. Blatchford O, Murray WR, Blatchford M. A risk score to predict need for treatment for upper-gastrointestinal haemorrhage. Lancet. 2000;356(9238):1318-21.
5. Rahman SI, Saeian K. Nonvariceal upper gastrointestinal bleeding. Crit Care Clin. 2016;32(2):223-39.
6. Gralnek IM, Dumonceau JM, Kuipers EJ, Lanas A, Sanders DS, Kurien M, et al. Diagnosis and management of nonvariceal upper gastrintestinal hemorrhage: European Society of gastrointestinal Endoscopy (ESGE) Guideline. Endoscopy. 2015;47(10):a1-46.
7. Garcia-Tsao G, Bosch J. Varices and variceal hemorrhage in cirrhosis: a new view of an old problem. Clin Gastroenterol Hepatol. 2015;13(12):2109-17.
8. Vege SS. Clinical manifestations and diagnosis of acute pancreatitis [Internet]. Waltham: UpToDate; 2017 [capturado em 13 nov. 2018]. Disponível em: https://www.uptodate.com/contents/clinical-manifestations-and-diagnosis-of-acute-pancreatitis.

▶ LEITURAS RECOMENDADAS

Banks PA, Bollen TL, Dervenis C, Gooszen HG, Johnson CD, Sarr MG, et al. Classification of acute pancreatitis—2012: revision of the Atlanta classification and definitions by international consensus. Gut. 2013;62(1):102-11.

Brasil, Ministério da Saúde, Comissão Nacional de Incorporação de Tecnologias no SUS. protocolo clínico e diretrizes terapêuticas para hepatite C e coinfecções. Brasília; 2018.

Chalasani N, Younossi Z, Lavine JE, Charlton M, Cusi K, Rinella M, et al. The diagnosis and management of nonalcoholic fatty liver disease: practice guidance from the American Association for the Study of Liver Diseases. Hepatology. 2018;67(1):328-57.

Crockett SD, Wani S, Gardner TB, Falck-Ytter Y, Barkun AN; American Gastroenterological Association Institute Clinical Guidelines Committee. American Gastroenterogical Association Institute Guideline on Initial Management of acute pancreatitis. Gastroenterology. 2018;154(4):1096-101.

de Franchis R; Baveno VI Faculty. Expanding consensus in portal hypertension: Report of the Baveno VI Consensus Workshop: Stratifying risk and individualizing care for portal hypertension. J Hepatol. 2015;63(3):743-52.

European Association for the Study of the Liver. Electronic address: easloffice@easloffice; European Association for the Study of the Liver. EASL Clinical Practice Guidelines for the management of patients with decompensated cirrhosis. J Hepatol. 2018;69(2):406-60.

Galvão-Alves J. II diretriz brasileira em pancreatite crônica e artigos comentados. GED Gastroenterol Endosc Dig. 2017;36(supl. 1):1-66.

Garcia-Tsao G. Management of acute variceal hemorrhage as a model of individualized care for patients with cirrhosis. Clin Gastroenterol Hepatol. 2018;16(1):24-6.

Gomes CA, Soares Junior C, Di Saver S, Sartekki M, Kelly MD, Gomes CC, et al. Acute calculous cholecystitis: review of current best practices. World J Gastrointest Surg. 2017;9(5):118-26.

Gralnek IM, Dulai GS, Fennerty MB, Spiegel BM. Esomeprazole versus other proton pump inhibitors in erosive esophagitis: a meta-analysis of randomized clinical trials. Clin Gastroenterol Hepatol. 2006;4(12):1452-8.

Harbord M, Eliakim R, Bettenworth D, Karmiris K, Kopylov Uri, Raine T, et al. Third European evidence-based consensus on diagnosis and management of ulcerative colitis. Part 2: current management. J Crohns Colitis. 2017;11(7):769-84.

Hcvguidelines.org [Internet]. Alexandria; c2018 [capturado em 13 nov. 2018]. Disponível em: https://www.hcvguidelines.org/.

Laine L, Jensen DM. Management of patients with ulcer bleeding. Am J Gastroenterol. 2012;107(3):345-60; quiz 361.

Lichtenstein GR, Loftus EV, Isaacs KL, Regueiro MD, Gerson LB, Sands BE. ACG Clinical Guideline: management of crohn's disease in adults. Am J Gastroenterol. 2018;113(4):481-517.

Malfertheiner P, Megraud F, O'Morain CA, Gisbert JP, Kuipers EJ, Axon AT, et al. Management of helicobacter pylori infection-the Maastricht V/Florence Consensus Report. Gut. 2017;66(1):6-30.

McDonald LC, Gerding DN, Johnson S, Bakken JS, Carroll KC, Coffin SE, et al. Clinical Practice Guidelines for Clostridium difficile Infection in Adults and Children: 2017 Update by the Infectious Diseases Society of America (IDSA) and Society for Healthcare Epidemiology of America (SHEA). Clin Infect Dis. 2018;66(7):e1-48.

Moayyedi PM, Lacy BE, Andrews CN, Enns RA, Howden CW, Vakil N. Corrigendum: ACG and CAG Clinical guideline: management of dyspepsia. Am J Gastroenterol. 2017;112(9):1484.

Nally DM, Kavanagh DO. Current controversies in the management of diverticulitis: a review. Dig Surg. 2018. [Epub ahead of print].

Ness-Jensen E, Hveem K, El-Serag H, Lagergren J. Lifestyle intervention in gastroesophageal reflux disease. Clin Gastroenterol Hepatol. 2016;14(2):175-82.e1-3.

Newsome PN, Cramb R, Davison SM, Dillon JF, Foulerton M, Godfrey EM, et al. Guidelines on the management of abnormal liver blood tests. Gut. 2018;67(1):6-19.

Nguyen GC, Smalley WE, Vege SS, Carrasco-Labra A; Clinical Guidelines Committee. American Gastroenterological Association Institute Guideline on the Medical Management of Microscopic Colitis. Gastroenterology. 2016;150(1):242-6; quiz e17-8.

Odutayo A, Desborough MJ, Trivella M, Stanley AJ, Dorée C, Collins GS, et al. Restrictive versus liberal blood transfusion for gastrointestinal bleeding: a systematic review and meta-analysis of randomised controlled trials. Lancet Gastroenterol Hepatol. 2017;2(5):354-60.

Pandol S, Afghani E, Lew D. Chronic pancreatitis: current status and challenges for prevention and treatment. Dig Dis Sci. 2017;62(7):1702-12.

Riddle MS, Herbert L, DuPont MD, Connor BA. ACG Clinical Guideline: diagnosis, treatment, and prevention of acute diarrheal infections in adults. Am J Gastroenterol. 2016;111(5):602-22.

Rubio-Tapia A, Hill ID, Kelly CP, Calderwood AH, Murray JA; American College of Gastroenterology. ACG Clinical Guideline: Diagnosis and Management of Celiac Disease. Am J Gastroenterol. 2013;108(5):656-76; quiz 677.

Shane AL, Mody RK, Crump JA, Tarr PI, Steiner S, Kotloff K, et al. 2017 Infectious Diseases Society of America Clinical Practice Guidelines for the Diagnosis and Management of Infectious Diarrhea. Clin Infect Dis. 2017;65(12):e45-80.

Singh P, Arora A, Strand TA, Leffker DA, Catassi C, Green PH, et al. Global Prevalence of Celiac Disease: Systemic Review and Meta-analysis. Clin Gastroenterol Hepatol. 2018;16(6):823-836.e2.

Singh VK, Haupt ME, Geller DE, Hall JA, Quintana Diez PM. Less common etiologies of exocrine pancreatic insufficiency. World J Gastroenterol. 2017;23(39):7059-76.

Stollman N, Smalley W, Hirano I; AGA Institute Clinical Guidelines Committee. American Gastroenterological Association Institute Guideline on the Management of Acute Diverticulitis. Gastroenterology. 2015;149(7):1944-9.

Strate LL, Gralnek I. ACG Clinical Guideline: management of patients with acute lower gastrintestinal bleeding. Am J Gastroenterol. 2016;111(4):459-74.

Suzuki H. The application of the Rome IV Criteria to Functional Esophagogastroduodenal Disorders in Asia. J Neurogastroenterol Motil. 2017;23(3):325-33.

Tazuma S, Unno M, Igarashi Y, Inui K, Uchiyama K, Kai M, et al. Evidence-based clinical practice guidelines for cholelithiasis 2016. J Gastroenterol. 2017;52(3):276-300.

Terrault NA, Lok ASF, McMahon BJ, Chang KM, Hwang JP, Jonas MM, et al. Update on prevention, diagnosis, and treatment of chronic hepatitis B: AASLD 2018 hepatitis B guidance. Hepatology. 2018;67(4):1560-99.

van Djik AH, de Reuver PR, Besselink MG, van Laarhoven KJ, Harrison EM, Wigmore SJ, et al. Assessment of available evidence in the management of gallbladder and bile duct stones: a systematic review of internacional guidelines. Hepato-Pancreato-Biliary association. HPB (Oxford). 2017;19(4):297-309.

Vilstrup H, Amodio P, Bajaj J, Cordoba J, Ferenci P, Mullen KD, et al. Hepatic encephalopathy in chronic liver disease: 2014 Practice Guideline by the American Association for the Study of Liver Diseases and the European Association for the Study of the Liver. Hepatology. 2014;60(2):715-27.

Whitcomb DC, Shimosegawa T, Chari ST, Forsmark CE, Frulloni L, Garg P, et al. International consensus statements on early chronic Pancreatitis. Recommendations from the working group for the international consensus guidelines for chronic pancreatitis in collaboration with The International Association of Pancreatology, American Pancreatic Association Japan Pancreas Society, PancreasFest Working Group and European Pancreatic Club. Pancreatology. 2018. pii: S1424-3903(18)30113-3.

Working Group IAP/APA Acute Pancreatitis Guidelines. IPA/APA evidence-based guidelines for the management of acute pancreatitis. Pancreatology. 2013;13(4 Suppl 2):e1-15.

Younossi ZM, Henry L, Bush H, Mishra A. Clinical and economic burden of nonalcoholic fatty liver disease and nonalcoholic steatohepatitis. Clin Liver Dis. 2018;22(1):1-10.

▶ CAPÍTULO 11 ◀

GENÉTICA MÉDICA

FILIPPO VAIRO ◀
FABIANO DE OLIVEIRA POSWAR ◀
CAROLINA FISCHINGER MOURA DE SOUZA ◀

- ▶ Principais padrões de herança monogênica 220
- ▶ Como fazer o diagnóstico de uma doença genética...... 220
- ▶ Quando suspeitar de uma doença genética 220
- ▶ Quando encaminhar opaciente para um
  especialista em genética médica 220
- ▶ Testes genéticos 221
  - Testes genéticos disponíveisno processo
    de diagnóstico de condições
    genéticas hereditárias... 221
  - Tipos de testes genéticos 221
- ▶ Aconselhamento genético.. 222
- ▶ Diagnóstico pré-implantacional.................................... 222
- ▶ Diagnóstico pré-natal.. 222
  - Indicações de diagnóstico pré-natal........................ 223
  - Métodos de triagem e diagnóstico pré-natal............ 223
- ▶ Doenças gênicas mais comuns 224
- ▶ Síndromes cromossômicas 225
  - Trissomia do 21 (síndrome de Down) 225
  - Síndrome de Klinefelter 226
  - Síndrome de Turner (monossomia do X) 226
  - Outras condições cromossômicas 226
- ▶ Síndromes de predisposição ao
  câncer (câncer familiar)... 226
- ▶ Erros inatos do metabolismo.. 228
- ▶ Medicina genômica e personalizada............................. 230

A revolução genética que ocorreu ao longo dos últimos 20 anos impulsionou a genética clínica para o centro da prática médica. A genética médica passou a ser um componente fundamental na atenção à saúde. Isso implica a necessidade de um conhecimento básico de seus principais conceitos pelos médicos de uma forma geral. A genética médica preenche a necessidade de integração entre os fundamentos da genética e a prática da medicina de todas as especialidades, com foco na aplicação cotidiana da avaliação genética e suas implicações diagnósticas, terapêuticas e preventivas.

Genética médica é a especialidade que lida com o diagnóstico, o tratamento e o controle dos distúrbios genéticos e hereditários. É uma área que enfoca não apenas o paciente, mas também toda a família, principalmente por meio do aconselhamento genético e da identificação de situações de risco para condições clínicas, muitas vezes graves e com potencialidade de prevenção ou mesmo tratamento específico.

A genética médica compreende diferentes áreas: o atendimento clínico, a realização de exames de diagnóstico laboratorial e a pesquisa de causas e padrões de herança de doenças genéticas. Exemplos de condições que integram o escopo da genética médica incluem os defeitos congênitos e dismorfologia, síndromes teratogênicas, erros inatos do metabolismo, displasias esqueléticas, câncer familiar, síndromes neurogenéticas, síndromes hematogenéticas, genodermatoses, síndromes nefrogenéticas, entre outras. Há sobreposições crescentes com outras especialidades médicas, uma vez que os avanços recentes da genética têm revelado a etiologia de condições neurológicas, endócrinas, cardiovasculares, pulmonares, oftalmológicas, renais, psiquiátricas e dermatológicas.

O processo de diagnóstico em genética médica, assim como na medicina em geral, firma-se principalmente nos pilares da propedêutica: anamnese e exame físico. Entretanto, para alguns casos, tornam-se necessários exames complementares. Entre eles, destacam-se, na área específica da genética, os estudos cromossômicos, metabólicos e moleculares.

As doenças genéticas são aquelas que envolvem alterações no ácido desoxirribonucleico (DNA, do inglês *deoxyribonucleic acid*). Algumas delas podem ter caráter hereditário, sendo repassadas por gerações. Entretanto, nem toda doença genética é necessariamente hereditária; por exemplo, o câncer é genético, porém, apenas 5 a 10% dos casos são herdados.

É importante não confundir doença hereditária com doença congênita; esta é adquirida com o nascimento e se manifesta a partir dele. Pode ocorrer por um distúrbio durante o desenvolvimento embrionário (teratogênico ou não) ou durante o parto, como a síndrome da talidomida, em que houve uma malformação congênita ocorrida na gestação, porém sem modificação do DNA.

Existem três tipos de doenças genéticas:

1. **Monogenéticas ou mendelianas:** quando apenas um gene é modificado (p. ex., fenilcetonúria, acondroplasia, anemia falciforme).

2. **Multifatoriais ou poligênicas:** quando mais de um gene é atingido e ocorre, ainda, interferência de fatores ambientais (p. ex., espinha bífida, fenda labiopalatina, diabetes e algumas cardiopatias).

3. **Cromossômicas:** quando os cromossomos sofrem modificações em sua estrutura e número (p. ex., síndrome de Down, microdeleções [5p-], entre outras).

Neste capítulo, são abordados aspectos gerais de conceitos básicos importantes para o reconhecimento das doenças genéticas na prática médica. É essencial que o geneticista médico seja sempre parte da equipe de atendimento médico de um paciente com uma condição rara ou de envolvimento multissistêmico.

▶ PRINCIPAIS PADRÕES DE HERANÇA MONOGÊNICA

AUTOSSÔMICA DOMINANTE ▶ Indivíduos portadores de uma cópia mutada do gene serão afetados; homens e mulheres são igualmente afetados; cada indivíduo afetado possui um dos pais afetados; tende a ocorrer em todas as gerações; filhos de indivíduos afetados apresentam 50% de chance de serem doentes. Exemplos: doença de Huntington, neurofibromatose, acondroplasia, hipercolesterolemia familiar, ataxias hereditárias dominantes, porfirias.

AUTOSSÔMICA RECESSIVA ▶ Indivíduos afetados são portadores de duas cópias mutadas do gene; homens e mulheres são igualmente afetados; pais de indivíduos afetados são assintomáticos por possuírem apenas uma cópia mutada do gene; não ocorre em todas as gerações; o risco de recorrência para os filhos de pais portadores é de 25% para cada um, independentemente do número de filhos; algumas doenças estão relacionadas a grupos étnicos específicos; risco aumentado para filhos de casal consanguíneo. Exemplos: fibrose cística, ataxia de Friedreich, galactosemia, retinite pigmentar.

MITOCONDRIAL ▶ O genoma mitocondrial é herdado exclusivamente do lado materno, portanto, apenas as mulheres transmitem a mutação do mtDNA; homens e mulheres podem ser afetados; as manifestações podem aparecer em todas as gerações. Exemplos: neuropatia óptica de Leber, diabetes mitocondrial, oftalmoplegia crônica progressiva.

LIGADA AO X ▶ O gene mutado está presente no cromossomo X com apresentação e manifestação clínica diversa e dependente do mecanismo de inativação preferencial do X; há incidência maior em homens do que em mulheres; mulheres portadoras, em geral, são assintomáticas, mas algumas expressam a afecção com intensidade variável; os pais de uma menina afetada podem ser portadores (normalmente, o pai é sintomático); as mulheres portadoras têm uma chance de 50% de terem filhos homens com a doença. Exemplos: distrofia muscular de Duchenne e Becker, hemofilia A, doença de Fabry, daltonismo.

▶ COMO FAZER O DIAGNÓSTICO DE UMA DOENÇA GENÉTICA

Para diagnosticar uma doença genética, deve-se fazer uma avaliação clínica completa, composta por exame físico, história médica familiar e individual detalhada e testes laboratoriais apropriados, se disponíveis e necessários.

Embora médicos generalistas possam não estar aptos a definir o diagnóstico de uma doença genética, seu papel é fundamental para a coleta de dados individuais e familiares, considerando uma doença genética e hereditária em sua lista de diagnósticos diferenciais e encaminhando o paciente para o especialista em genética médica.

▶ QUANDO SUSPEITAR DE UMA DOENÇA GENÉTICA

Muitos fatores indicam a possibilidade de uma doença genética nos diagnósticos diferenciais. Os fatores principais são a recorrência familiar ou os achados clínicos, que, muitas vezes, não têm relação um com o outro. A ocorrência de abortamentos de repetição, de fetos natimortos e de mortalidade infantil precoce (em particular, quando há consanguinidade parental) é sugestiva de doenças genéticas. Além disso, uma história familiar de doenças de aparecimento em idade adulta (cardiopatia, câncer, demência, etc.) que ocorra em dois ou mais familiares em idade relativamente jovem também sugere predisposição genética.

Outros sintomas sugestivos incluem atraso do desenvolvimento neuropsicomotor, retardo mental, anomalias congênitas, dismorfias (características físicas incomuns) e alterações do crescimento. Se algumas dessas características forem apresentadas pelo mesmo paciente, deve-se suspeitar de uma síndrome genética.

Doenças genéticas não devem ser afastadas da lista de diagnósticos diferenciais em adolescentes e adultos que muitas vezes manifestam quadros atípicos e pouco caracterizados, embora a maioria das condições genéticas se apresente na infância. Tais doenças podem permanecer indetectáveis durante muitos anos e somente evidenciar sintomas após a puberdade ou a gestação.

▶ QUANDO ENCAMINHAR O PACIENTE PARA UM ESPECIALISTA EM GENÉTICA MÉDICA

Pacientes que apresentem qualquer um dos seguintes critérios devem ser encaminhados para uma avaliação com médico geneticista:

- Retardo mental ou atraso do desenvolvimento.
- Regressão neurológica ou perda de marcos do desenvolvimento.
- Aparência facial incomum ou outras dismorfias, especialmente se acompanhadas de baixo ganho ponderoestatural ou atraso do desenvolvimento.
- Distúrbios de movimento, ataxia, distonia.
- Triagem neonatal alterada (positiva).
- Surdez ou cegueira congênita.

- Defeitos congênitos, como fenda labial e/ou palatina, defeitos do tubo neural, pé torto congênito, cardiopatia congênita, defeitos renais, etc.
- Doença metabólica conhecida ou suspeitada, incluindo sintomas como óbito neonatal sem causa estabelecida, morte súbita, organomegalia, perda ou regressão dos marcos do desenvolvimento psicomotor.
- Desenvolvimento sexual anormal, amenorreia primária, aspermia, infertilidade ou abortamentos de repetição.
- Defeitos congênitos de diferenciação sexual.
- Atraso de crescimento pré e pós-natal.
- Um ou mais familiares que tenham doenças com sintomatologia na idade adulta, como doenças cardiovasculares, demência, câncer, alterações neurológicas, particularmente se em idade adulta jovem.
- Casais que gostariam de mais informações a respeito de doenças genéticas que ocorram com mais frequência em seus grupos étnicos (p. ex., judeus asquenazes).
- Gestantes com alteração em exames obstétricos, ultrassonografia ou rastreamento bioquímico.
- Indivíduos preocupados com seus hábitos de vida, trabalho ou história médica que possam interferir no curso da gestação (causas comuns de preocupações são exposição à radiação, medicações, drogas ou infecções).
- Casais consanguíneos ou com histórico de casamentos consanguíneos na família.
- História familiar de câncer na família com alguns membros afetados.

▶ TESTES GENÉTICOS

Existem numerosos tipos de testes genéticos disponíveis na atualidade, e, muitas vezes, é difícil reconhecer o seu benefício e indicação. São inúmeras doenças raras, e para cada tipo há uma indicação precisa e baseada em evidência científica. É importante enfatizar que antes de solicitar qualquer estudo ou diagnóstico, o aconselhamento genético é fundamental, já que os testes genéticos precisam ser indicados e interpretados por um especialista. Outro ponto importante é saber que na área de medicina avançada e genética da reprodução humana, a precisão de um mesmo teste genético pode variar conforme a estrutura do laboratório de genética, os equipamentos e a tecnologia que utiliza, além dos profissionais envolvidos na análise de resultados.

■ TESTES GENÉTICOS DISPONÍVEIS NO PROCESSO DE DIAGNÓSTICO DE CONDIÇÕES GENÉTICAS HEREDITÁRIAS

- **Triagem neonatal:** também conhecida como "teste do pezinho", é a forma mais difundida de testes genéticos. A maioria dos brasileiros é triada para pelo menos cinco doenças genéticas desde 1991. O diagnóstico precoce dessas doenças pode levar à intervenção precoce e à prevenção de sintomas. O programa de triagem neonatal brasileiro foi regulamentado em 2001 para cobertura nacional pelo Sistema Único de Saúde (SUS). Em laboratórios privados, há possibilidade de triagem de mais de 50 condições genéticas tratáveis precocemente. Os testes costumam ser bioquímicos.
- **Detecção de portadores:** pode ser utilizada para auxiliar casais a decidir pela gestação com a maior quantidade de informação possível. Esse tipo de teste é oferecido a indivíduos que possuem história familiar de doenças genéticas, casais consanguíneos ou que pertençam a grupos étnicos mais suscetíveis. Em geral, os testes são de análise de DNA, por painel de genes ou gene a gene.
- **Diagnóstico pré-natal:** é usado para detectar alterações genéticas (mutações gênicas, cromossômicas ou alterações enzimáticas) apresentadas pelo feto. Esse teste é oferecido a casais com risco aumentado de gestar um feto com anomalias genéticas. A amostra para teste pode ser obtida a partir de biópsia de vilosidades coriônicas, amniocentese ou cordocentese. O teste pode ser bioquímico (análise de enzimas), cromossômico ou de DNA.
- **Diagnóstico/prognóstico:** é útil para confirmar a suspeita diagnóstica em um indivíduo sintomático e pode ser usado como fator prognóstico, visto que há doenças genéticas com correlação genótipo-fenótipo bem documentadas. Utiliza-se uma variabilidade grande de testes conforme descrição a seguir.
- **Teste preditivo:** é utilizado para identificar indivíduos em risco de apresentar uma doença genética antes de desenvolver sintomas. Esses testes são úteis para indivíduos com história familiar de doenças em que há intervenção que possa prevenir ou minimizar a sua gravidade (como alguns tipos de câncer). Também é indicado para planejamento familiar e reprodutivo. Há uma série de normativas a serem seguidas, previamente, à realização de um teste preditivo, sobretudo no que concerne à testagem de crianças ou mesmo indivíduos menores de 18 anos.

■ TIPOS DE TESTES GENÉTICOS

O tipo de teste depende da anormalidade a ser investigada. Geralmente, há três tipos de testes disponíveis: citogenético, bioquímico e molecular.

- **Citogenético:** envolve a análise de alterações cromossômicas, em geral a partir de leucócitos (amostra de sangue periférico). Podem ser utilizados líquido amniótico, medula óssea, fibroblasto e outros tecidos.
- **Bioquímico:** muitas classes de proteínas podem estar envolvidas em doenças genéticas, como enzimas, transportadores, receptores e hormônios. Uma mutação em um gene que codifica qualquer um desses tipos de proteínas

pode causar uma doença. Os testes bioquímicos podem analisar a atividade enzimática, o nível de metabólitos e a quantidade de proteína, normalmente em sangue total, soro, plasma, urina, líquido amniótico ou líquido cerebrospinal.

- **Molecular:** utilizado para detectar mutações no DNA a partir de qualquer tecido que seja composto por células nucleadas. Os testes de DNA hoje são realizados com análise de um único gene, vários genes simultaneamente (painéis de genes) ou por sequenciamento completo do exoma ou genoma.
- **Citogenética-molecular:** são técnicas mais modernas que usam alguns conceitos da citogenética e da biologia molecular. Elas são automatizadas, o que as tornam um tipo de técnica de detecção de alteração cromossômica mais sensível. Elas vêm revolucionando a detecção de microdeleções e microduplicações no genoma.

▶ ACONSELHAMENTO GENÉTICO

É um processo de comunicação e informação a respeito da ocorrência de uma situação de causa ou predisposição genética, seus possíveis mecanismos etiológicos, riscos de recorrência, implicações e possibilidades atuais e futuras de prevenção e tratamento. O aconselhamento genético (AG) tem como base, para um procedimento correto, a verdade, a imparcialidade e a confidencialidade. O AG deve preceder qualquer teste de diagnóstico pré-natal (DPN) com antecedência suficiente, idealmente antes da concepção, e ser sempre dirigido ao casal em conjunto, para permitir a confirmação do risco e a detecção de outros fatores de risco relacionados ao período gestacional. O AG precede, também, a testagem de indivíduos em risco de ter ou desenvolver alguma doença genética. O conceito mais atualizado em relação ao AG envolve os seguintes aspectos:

- Compreender os fatos médicos, incluindo o diagnóstico, o provável curso da doença (prognóstico) e as medidas (tratamentos) disponíveis.
- Avaliar como a hereditariedade contribui para a doença, e o risco de recorrência para determinados familiares.
- Entender as opções que possuem perante o risco de recorrência, em relação à vida reprodutiva da família.
- Escolher as ações mais apropriadas para eles, em vista dos riscos e dos objetivos de suas famílias, e agir de acordo com as decisões.
- Obter o melhor ajustamento possível à doença do familiar afetado e/ou ao risco de recorrência da doença.

Tal definição ressalta a natureza do AG como muito além do processo de estabelecimento dos riscos genéticos. O processo do AG pode ser dividido em fases para uma melhor compreensão didática:

- **1ª fase:** estabelecimento e/ou confirmação do diagnóstico. O AG baseia-se no diagnóstico nosológico acurado, que é a base para a continuidade adequada do processo.
- **2ª fase:** cálculo dos riscos genéticos.
- **3ª fase:** comunicação. É quando ocorre a comunicação de fatos médicos (diagnóstico, tratamento, prognóstico, causa da doença) sobre a criança ou paciente e a comunicação dos riscos genéticos.
- **4ª fase:** decisão e ação. Inclui decisões reprodutivas e sobre uso de métodos anticoncepcionais, uso de diagnóstico pré-natal ou pré-implantacional, interrupção ou não de gestações, tratamentos médicos disponíveis, planos terapêuticos, etc.
- **5ª fase:** seguimento clínico com médico geneticista e especialistas médicos envolvidos com a condição clínica.

▶ DIAGNÓSTICO PRÉ-IMPLANTACIONAL

O diagnóstico genético pré-implantacional (PGD, do inglês *preimplantation genetic diagnosis*) é um procedimento que envolve a remoção de material genético de embriões ou ovócitos (corpúsculos polares) para testar a presença de mutações gênicas e cromossômicas. O PGD é utilizado por casais com risco de terem descendentes com uma condição genética. Isso inclui casais heterozigotos para uma condição de herança autossômica recessiva (como a fibrose cística), mulheres heterozigotas para uma condição de herança ligada ao X (como a adrenoleucodistrofia), indivíduos heterozigotos para uma condição de herança autossômica dominante (como a doença de Huntington) e indivíduos com anomalias cromossômicas.

Frequentemente, é realizado – além da pesquisa da mutação de interesse – o rastreamento de anomalias cromossômicas, conhecido como rastreamento genético pré-implantacional (PGS, do inglês *preimplantation genetic screening*). Tanto o PGD como o PGS requer o uso de fertilização *in vitro*, obtenção de material genético, realização do teste genético e implantação de embriões selecionados. A associação do PGS ao PGD tem a finalidade de aumentar a taxa de gestações bem-sucedidas, uma vez que as aneuploidias estão entre as principais causas de perda gestacional, sobremaneira em mulheres mais velhas. Ressalta-se, entretanto, que os testes empregados, tanto no PGD como no PGS, podem ter resultados falsos devido a limitações técnicas, sendo recomendado um teste pré-natal ou pós-natal para confirmar seus resultados.

Para todos os casais que optam pelo PGD, é importante que conheçam as doenças que podem acometer a prole e que recebam aconselhamento genético e estejam bem informados sobre as técnicas disponíveis, seus benefícios e limitações.

▶ DIAGNÓSTICO PRÉ-NATAL

O diagnóstico pré-natal implica uma variedade de técnicas para determinar a saúde e a condição de um embrião ou feto. Sem o conhecimento obtido na avaliação pré-natal, há a possibilidade de um desfecho não favorável para o feto, para a gestante ou para o binômio. Anomalias congênitas são responsáveis por 20 a 25% de todas as mortes perinatais, sendo, então, o pré-natal, importante para: 1) fazer o manejo das semanas subsequentes da gestação; 2) determinar o desfecho da gestação; 3) planejar as possíveis complicações do processo de parto ou do nascimento de um filho com alguma alteração; e 4) encontrar condições que possam auxiliar na decisão ou manejo de futuras gestações.

O AG deve preceder qualquer exame complementar, idealmente antes da concepção e, sempre que possível, ser dirigido ao casal, para permitir a avaliação e confirmação do risco e a detecção de outros fatores de risco relacionados ao período gestacional.

■ INDICAÇÕES DE DIAGNÓSTICO PRÉ-NATAL

- Idade materna avançada ($\geq$ 35 anos, de acordo com o American College of Obstetricians and Gynecologists).
- Anomalia estrutural fetal detectada em ultrassonografia obstétrica.
- Concepção anterior com anomalia cromossômica.
- Progenitor portador de translocação cromossômica balanceada ou mosaicismo cromossômico.
- Risco aumentado para doença gênica específica, ou ligada ao X.
- História familiar de defeito de tubo neural.
- Gestação prévia com anomalias múltiplas sem diagnóstico.
- Outros fatores de risco para malformações (gestantes com diabete melito insulino-dependente, malcontrolado, gestantes epilépticas em uso de anticonvulsivantes, etc.).

A indicação de diagnóstico pré-natal em decorrência da idade materna relaciona-se ao maior risco de aneuploidias em mães mais velhas, principalmente em relação à trissomia do cromossomo 21. A **Tabela 11.1** resume o risco de anomalias cromossômicas de acordo com a idade materna.

■ MÉTODOS DE TRIAGEM E DIAGNÓSTICO PRÉ-NATAL

Métodos não invasivos ▶

- **Ultrassonográfico:** técnica não invasiva que não causa danos à mãe ou ao feto. Mede-se a translucência nucal (TN) entre 11 e 13 semanas (se aumentada, há maior risco para anomalias cromossômicas), bem como se realiza avaliação morfológica e ecocardiográfica a partir da 18ª semana. Esse método pode ser associado ou não a um exame laboratorial. A associação pode aumentar a sensibilidade do exame.
- **Pesquisa de DNA livre fetal no sangue materno (NIPS, do inglês *noninvasive prenatal screening*):** técnica utilizada a partir de 9 a 10 semanas de gestação, desenvolvida devido ao conhecimento da passagem de DNA fetal livre para o sangue da mãe, via placenta. Pode ser analisado o sexo do feto e é a opção mais sensível para triagem de aneuploidias (trissomias do 13, do 18 e do 21). O teste não é considerado, porém, uma técnica diagnóstica; é recomendado AG para os casos com alto risco de aneuploidia identificados.

- **α-Fetoproteína sérica materna:** o desenvolvimento do feto necessita de duas proteínas sanguíneas importantes:

TABELA 11.1 ▶ IDADE MATERNA E ANOMALIAS CONGÊNITAS EM RECÉM-NASCIDOS

IDADE MATERNA	RISCO DE TRISSOMIA DO CROMOSSOMO 21	RISCO TOTAL PARA ANOMALIAS CROMOSSÔMICAS
20	1/1.667	1/526
21	1/1.667	1/526
22	1/1.429	1/500
23	1/1.429	1/500
24	1/1.250	1/476
25	1/1.250	1/476
26	1/1.176	1/476
27	1/1.111	1/455
28	1/1.053	1/435
29	1/1.000	1/417
30	1/952	1/417
31	1/909	1/385
32	1/769	1/322
33	1/602	1/286
34	1/485	1/238
35	1/378	1/192
36	1/289	1/156
37	1/224	1/127
38	1/173	1/102
39	1/136	1/83
40	1/106	1/66
41	1/82	1/53
42	1/63	1/42
43	1/49	1/33
44	1/38	1/26
45	1/30	1/21
46	1/23	1/16
47	1/18	1/13
48	1/14	1/10
49	1/11	1/8

albumina e α-fetoproteína (AFP). Como os adultos em geral só apresentam albumina em seu sangue, a dosagem de AFP no soro materno, realizada entre 15 e 20 semanas de gestação, pode ser usada para determinar a AFP do feto. Normalmente, apenas uma pequena amostra de AFP chega ao líquido amniótico e atravessa a barreira placentária, porém quando existe um defeito do tubo neural fetal, há o extravasamento de uma quantidade maior de AFP. Defeitos do tubo neural incluem anencefalia e espinha bífida. Também ocorre aumento do nível de AFP quando o feto apresenta defeito de fechamento da parede abdominal, como onfalocele ou gastrosquise. Os níveis de AFP no soro materno podem ser afetados pela idade gestacional, etnia e doenças crônicas, como diabetes melito. Quando há gestação de feto com anomalia cromossômica, a dosagem de AFP tende a ser menor.

Métodos invasivos ▶

- **Biópsia de vilos coriônicos:** um cateter é utilizado via transvaginal ou transabdominal, com o auxílio de ultrassom para a coleta de amostra de vilos coriônicos placentários entre a 9ª e a 11ª semanas (Quadro 11.1). Pode-se realizar análise dos cromossomos (cariótipo) ou cultivar as células para análises bioquímicas (p. ex., diagnóstico de erros inatos do metabolismo) ou moleculares. O risco de perda fetal é de aproximadamente 1%.
- **Amniocentese:** é feita entre 14 e 20 semanas de gestação. Uma agulha é usada para a coleta de líquido amniótico, podendo ser realizados os testes já descritos para a biópsia de vilos coriônicos, porém com um nível de segurança menor quanto a perdas gestacionais (em torno de 0,5%).
- **Cordocentese:** coleta de sangue do cordão umbilical, feita a partir da 20ª semana, para realização dos testes já descritos. Utilizada quando há impossibilidade de coleta de vilos coriônicos ou líquido amniótico devido à idade gestacional avançada ou quantidade insuficiente de líquido.

▶ DOENÇAS GÊNICAS MAIS COMUNS

O Quadro 11.2 lista as doenças gênicas mais comuns, com exceção das síndromes de predisposição hereditária ao câncer, que são abordadas em outra seção deste capítulo. Na tabela, foram priorizadas as doenças que atingem pessoas adultas.

QUADRO 11.1 ▶ INVESTIGAÇÃO LABORATORIAL POSSÍVEL DE ACORDO COM A IDADE GESTACIONAL

IDADE GESTACIONAL	EXAME
8-11 semanas	Biópsia de vilos coriônicos/NIPS
10-14 semanas	Ultrassonografia com medida da translucência nucal
15-16 semanas	Amniocentese
15-20 semanas	α-Fetoproteína
18-22 semanas	Ultrassom detalhado com avaliação morfológica e ecocardiografia fetal
20-24 semanas	Cordocentese

NIPS, pesquisa de DNA livre fetal no sangue materno (do inglês *noninvasive prenatal screening*).

QUADRO 11.2 ▶ CONDIÇÕES GÊNICAS MAIS COMUNS NA POPULAÇÃO ADULTA

CONDIÇÃO	HERANÇA	FREQUÊNCIA	ASPECTOS MOLECULARES	PRINCIPAIS MANIFESTAÇÕES
Deficiência de 21-hidroxilase não clássica	AR	1:100-1:1.000	O mecanismo mais comum envolve rearranjos entre o gene *CYP21A2* e seu pseudogene *CYP21A1*, com preservação parcial da atividade enzimática	Pubarca prematura, velocidade de crescimento acelerado, avanço da idade óssea, oligomenorreia, hiperandrogenismo, acne cística, infertilidade, alopecia, oligospermia, tumor testicular
Hipercolesterolemia familiar	AD	1:250	Gene *APOB*, *LDLR* e *PCSK9*	Xantomas, doença arterial coronariana, AVC
Hemocromatose hereditária	AR	1:200-1:500 (europeus)	Gene *HFE*, sendo as mutações mais comuns p.Cys282Tyr e p.His63Asp	Miocardiopatia, dor abdominal, cirrose, esplenomegalia, hipogonadismo, artropatia, diabetes melito, aumento da saturação de transferrina

(*Continua*)

QUADRO 11.2 ▶ CONDIÇÕES GÊNICAS MAIS COMUNS NA POPULAÇÃO ADULTA (Continuação)

CONDIÇÃO	HERANÇA	FREQUÊNCIA	ASPECTOS MOLECULARES	PRINCIPAIS MANIFESTAÇÕES
Anemia falciforme	AR	1:500 (afrodescendentes)	Homozigose para a mutação p.Glu6Val no gene HBB	Anemia, atraso no crescimento, esplenomegalia, infecções de repetição, "crises" falcêmicas (obstrução vascular e infartos dolorosos em vários tecidos)
Doença renal policística autossômica dominante	AD	1:1.000 RNs	Genes DNAJB11, GANAB, PKD1 e PKD2	Rins policísticos, cistos hepáticos, insuficiência renal
Síndrome do QT longo	AD ou AR	1:2.500	Mutação em heterozigose nos genes KCNH2, KCNQ1, SCN5A, entre outros; ou em homozigose no gene KCNQ1	Em pacientes com mutação em homozigose no gene KCNQ1, há surdez congênita associada (síndrome de Jervell e Lange-Nielsen)
Neurofibromatose tipo I	AD	1:3.000 RNs	Gene NF1	Manchas "café com leite", efélides axilares, nódulos de Lisch, neurofibromas, gliomas do nervo óptico
Fibrose cística	AR	1:2.500 (brancos)	Gene CFTR, sendo a mutação mais frequente a mutação p.Phe508del (delta F508)	Íleo meconial, má absorção, infecções pulmonares, infertilidade
Retinite pigmentosa não sindrômica	AD, AR, LX, digênica	1:3.000-1:7.000	Genes RHO, PRPH2, PRPF31, USH2A, EYS, CRB1, CERKL, RPGR, RP2, entre outros	Cegueira noturna, baixa acuidade visual central, estreitamento arteriolar, perda de pigmento do epitélio pigmentar, cataratas subcapsulares posteriores, partículas livres no vítreo, vasculopatia exsudativa tipo Coats
Hemofilia A	LX	1:5.000 (meninos)	Gene F8, que codifica o fator VIII da coagulação	Sangramento persistente após traumas, hemartrose, equimoses, aumento do tempo de protrombina
Síndrome de Marfan	AD	1:5.000-1:10.000	Gene FBN1	Dilatação de raiz da aorta, ectopia lentis, alterações esqueléticas, frouxidão articular, aracnodactilia, miopia

AD, autossômica dominante; AR, autossômica recessiva; AVC, acidente vascular cerebral; LX, ligada ao cromossomo X; RNs, recém-nascidos.

▶ SÍNDROMES CROMOSSÔMICAS

■ TRISSOMIA DO 21 (SÍNDROME DE DOWN)

A trissomia do 21 é o distúrbio cromossômico mais comum, com uma frequência média de 1 para 650 nativivos. A incidência é maior em filhos de mulheres com idade acima de 35 anos.

CARIÓTIPO ▶

- **Trissomia livre do 21:** 95% dos casos. Nesses indivíduos, em todas as células observadas, há 47 cromossomos, devido à trissomia do 21. Na maioria das vezes, essa alteração ocorre ao acaso, mas o risco aumenta com a idade materna avançada. Exemplo: 47, XY, +21 (masculino) ou 47, XX, +21 (feminino).
- **Mosaico:** 2% dos casos. A alteração genética envolve apenas uma porcentagem das células; portanto, no cariótipo, observa-se uma população de células normais (46 cromossomos) e uma população de células com trissomia do 21 (47 cromossomos). Exemplo: 46, XX/47, XX, +21.
- **Translocação:** 3% dos casos. Nesses casos, o cromossomo 21 extra é associado a outro cromossomo, de modo que o número total é 46. Os pais devem fazer o cariótipo, pois podem ser portadores "balanceados" dessa alteração,

sendo que o risco de ter outro filho afetado pode ser elevado. Exemplo: 46, XX ou XY, –14, +t (14q21q).

ACHADOS CLÍNICOS ▶

- **Período neonatal:** hipotonia, pouca atividade, excesso de pele na nuca.
- **Craniofacial:** braquicefalia, pregas epicânticas, língua protrusa, orelhas pequenas, fendas palpebrais oblíquas para cima, raiz nasal baixa.
- **Membros:** prega palmar única, encurtamento da falange média do quinto dedo (clinodactilia), separação entre o primeiro e o segundo artelhos.
- **Cardiovascular:** defeitos de septo atrial e ventricular, persistência do canal atrioventricular, ducto arterioso patente.
- **Neurológico:** atraso de desenvolvimento psicomotor, risco de desenvolver crises convulsivas até o primeiro ano de vida e doença de Alzheimer na vida adulta, capacidade elevada de sociabilidade, humor alegre na maioria das crianças.
- **Outros:** atresia duodenal, risco aumentado para infecções, baixa estatura, estrabismo, hipogonadismo (homens inférteis e mulheres, na maior parte dos casos, férteis), hipo ou hipertireoidismo, alterações hematológicas.

DIAGNÓSTICO ▶ O diagnóstico é clínico, porém, sempre deve ser feito o cariótipo devido à sua importância para o AG.

MANEJO ▶ Correção dos defeitos congênitos associados (coração, duodeno, etc.), estimulação precoce, fisioterapia, fonoterapia, aconselhamento genético e apoio aos pais.

Rotinas para adulto com síndrome de Down ▶ Revisar história de apneia do sono, alterações comportamentais, sinais de compressão atlantoaxial. Monitorar obesidade e realizar avaliação cardíaca, oftalmológica e auditiva. O rastreamento para função tireoidiana é realizado anualmente (tireotrofina [TSH] e tiroxina [T_4]).

■ SÍNDROME DE KLINEFELTER

É uma condição relativamente frequente, associada à infertilidade, com incidência de 1:500 meninos nativivos e de 1:300 abortamentos espontâneos.

CARIÓTIPO ▶ Presença de um ou mais cromossomos X. Exemplos: 47,XXY, 48,XXXY. Associada à idade materna aumentada. Em torno de 15% dos pacientes com Klinefelter têm cariótipos em mosaico, apresentando, portanto, fenótipos variados. Podem apresentar desenvolvimento testicular normal. Exemplo: 46,XY/47,XXY.

■ SÍNDROME DE TURNER (MONOSSOMIA DO X)

FREQUÊNCIA ▶ A frequência é de 1/2.000 recém-nascidos vivos do sexo feminino.

CARIÓTIPO ▶ 45,X (55%); isocromossomo de X (20%); mosaicismo (10%); cromossomo X em anel (5%); deleção do X (5%); alteração envolvendo o Y (5%).

ACHADOS CLÍNICOS ▶ Edema neonatal, coarctação de aorta, pele redundante no pescoço ou pescoço alado, ausência/atraso de desenvolvimento puberal, baixa estatura.

A síndrome de Turner deve figurar entre as hipóteses diagnósticas de toda paciente que estiver sendo investigada por baixa estatura "idiopática", ausência de desenvolvimento mamário, amenorreia primária ou secundária ou coarctação de aorta.

Seguimento/tratamento ▶

- **Desenvolvimento puberal:** terapia de reposição hormonal (estrogênio).
- **Baixa estatura:** considerar o uso de oxandronolona e hormônio do crescimento.
- **Tratamento sintomático** para outras complicações (cardiopatia, hipotireoidismo).
- **Provas de função tireoidiana.**

■ OUTRAS CONDIÇÕES CROMOSSÔMICAS

As condições antes descritas fazem parte das anomalias cromossômicas numéricas, em que há uma mudança no número de cromossomos (p. ex., trissomias e monossomias). Dentro dessa categoria também estão as trissomias dos cromossomos 13 e 18 que, embora relativamente frequentes, são condições associadas a múltiplas malformações congênitas potencialmente graves, sendo de interesse pediátrico e, portanto, não abordadas neste capítulo.

Além das anomalias numéricas, diversas outras anomalias cromossômicas, de caráter estrutural (p. ex., deleções, duplicações), são conhecidas. Em alguns casos, essas anomalias podem ser identificadas pelo cariótipo; em outros, podem ser necessárias técnicas adicionais, como hibridização *in situ* por fluorescência (FISH, do inglês *fluorescence in situ hybridization*), microarranjos cromossômicos ou técnicas baseadas em sequenciamento de nova geração. Embora raras individualmente, as anomalias cromossômicas estruturais podem explicar um percentual significativo dos casos de deficiência intelectual, sobretudo em pacientes com dismorfismos faciais, malformações congênitas ou história familiar de deficiência intelectual. Além disso, as anomalias estruturais também podem estar associadas à infertilidade masculina ou feminina e à ocorrência de perdas gestacionais precoces.

▶ SÍNDROMES DE PREDISPOSIÇÃO AO CÂNCER (CÂNCER FAMILIAR)

Há varias síndromes que conferem um risco elevado para diversos tipos de câncer (Quadro 11.3). Em alguns casos, um diagnóstico formal de uma síndrome de predisposição ao câncer pode ser feito com base em critérios clínicos. Em outros casos,

QUADRO 11.3 ▶ PRINCIPAIS SÍNDROMES DE PREDISPOSIÇÃO AO CÂNCER

SÍNDROME	PREVALÊNCIA	NEOPLASIAS ASSOCIADAS	OUTRAS CARACTERÍSTICAS	GENES
Síndrome de câncer de mama e ovário hereditário (HBOC)	1:400-1:500	Câncer de mama, câncer de ovário, câncer de próstata, câncer de estômago, melanoma, câncer de pâncreas	–	BRCA1, BRCA2
Síndrome de Lynch	1:440	Câncer de cólon, câncer de endométrio, câncer de estômago, câncer da via biliar, câncer pancreático, câncer do trato urinário	–	MLH1, MSH2, MSH5, PMS2, EPCAM
Síndrome de Li-Fraumeni (SLF)	1:5.000-1:20.000	Sarcoma de partes moles, câncer de mama, leucemia aguda, osteossarcoma, tumor corticossuprarrenal, tumor cerebral	–	TP53
Polipose adenomatosa familiar (PAF)	1:6.000-1:32.000	Câncer colorretal, tumor desmoide, hepatoblastoma, câncer de tireoide, papilar variante morular, câncer gástrico, câncer de pâncreas, câncer duodenal, meduloblastoma, astrocitoma, fibrossarcoma, pólipos adenomatosos colônicos	Osteomas cranianos e mandibulares, dentes supranumerários, hipertrofia congênita do epitélio pigmentar da retina	APC
Polipose associada ao gene MUTYH (MAP)	1:10.000	Câncer colorretal, pólipos adenomatosos colônicos	–	MUTYH
Síndrome de Peutz-Jeghers (SPJ)	1:25.000-1:280.000 (estimado)	Câncer de mama, câncer de cólon, câncer de estômago, câncer de intestino delgado, câncer de pâncreas, tumor de células de Sertoli, adenoma cervical, câncer de pulmão, pólipos de Peutz-Jeghers	Máculas periorais e bucais	STK11
Neoplasia endócrina múltipla tipo 2 (MEN2)	1:30.000	Carcinoma medular de tireoide, feocromocitoma, ganglioneuromatose e neuromas mucosos	Hiperplasia de paratireoide, hábito marfanoide	RET
Síndrome de Cowden	1:200.000 (estimado)	Câncer de mama, câncer de tireoide de células foliculares, carcinoma endometrial, doença de Lhermitte-Duclos, doença benigna de mama, lesões de tireoide, hamartomas gastrintestinais, triquilemomas faciais, lipomas subcutâneos	Transtorno do espectro autista, macrocefalia, catarata, miopia, microstomia, língua sulcada, hidrocele, varicocele, queratoses acrais e palmoplantares, pápulas faciais, crises convulsivas, tremor de intenção	PTEN
Síndrome do câncer gástrico difuso hereditário (HDGC)	< 0,1:100.000	Câncer gástrico difuso, câncer de mama lobular	–	CDH1

embora o diagnóstico não possa ser estabelecido clinicamente, uma investigação molecular está indicada (Quadro 11.4).

Em geral, a suspeita de uma síndrome de predisposição hereditária ao câncer (SPHC) se deve a um dos seguintes fatores:

- Neoplasia comum em idade significativamente mais precoce do que o esperado (p. ex., câncer de mama antes dos 45 anos, sugestivo de síndrome de predisposição ao câncer de mama e ovário hereditário [HBOC]).
- Características anatomopatológicas ou imuno-histoquímicas sugestivas de SPHC (p. ex., câncer de cólon com ausência de expressão da proteína MSH2, sugestivo de síndrome de Lynch).
- Neoplasia por si só fortemente associada à SPHC (p. ex., carcinoma adrenocortical, sugestivo de síndrome de Li-Fraumeni).
- Outros indivíduos na família acometidos pela mesma neoplasia ou por neoplasias associadas a uma mesma SPHC (p. ex., três parentes próximos com câncer gástrico, sugestivo de câncer gástrico difuso hereditário).
- Mais de uma neoplasia do mesmo tipo ou de neoplasias relacionadas a uma mesma SPHC no mesmo indivíduo (p. ex., dois ou mais cânceres de mama primários, sugestivos de HBOC).
- Neoplasia associada à outra característica de uma síndrome de predisposição ao câncer (p. ex. câncer de mama e macrocefalia, sugestivo de síndrome de Cowden).

Têm sido utilizados painéis com múltiplos genes, tornando a investigação mais rápida e com menor custo. Deve-se, entretanto, ressaltar que algumas das síndromes de predisposição ao câncer, em especial as descritas mais recentemente, ainda não possuem um manejo baseado em evidências ou dados sobre risco ao longo da vida para tipos específicos de neoplasias. Tais limitações podem dificultar a comunicação do resultado de um teste molecular quando uma variante patogênica relacionada a uma dessas síndromes é identificada. Um médico geneticista ou oncologista clínico com experiência na área de genética do câncer deve estar envolvido no aconselhamento antes e depois da solicitação de testes genéticos.

Uma vez identificada uma variante patogênica e a existência confirmada de uma síndrome de predisposição ao câncer, passa-se à investigação de demais familiares em risco.

▶ ERROS INATOS DO METABOLISMO

Erros inatos do metabolismo (EIMs) são doenças causadas por defeitos genéticos que afetam o funcionamento normal de proteínas envolvidas em reações químicas que ocorrem como parte do processo contínuo de degradação e renovação de moléculas necessárias para o funcionamento do organismo (Fig. 11.1). São doenças de manifestação clínica heterogênea, cujos primeiros sinais e sintomas podem ocorrer em qualquer faixa etária, porém são mais comuns durante o período neonatal e a infância. Os EIMs são condições individualmente raras, incluindo doenças com baixa frequência (p. ex., tirosinemia hereditária, com 1 caso para 500.000 nascimentos) e outras mais frequentes (como a fenilcetonúria, com 1 caso para 12.000 nascimentos). Existem mais de 600 diferentes tipos de EIMs, perfazendo algo em torno de 10% do total das doenças genéticas conhecidas, de modo que a frequência de EIM em conjunto estimada é maior do que 1 para 1.000 nascimentos.

QUADRO 11.4 ▶ TIPOS DE CÂNCER MAIS COMUNS E CRITÉRIOS DE ENCAMINHAMENTO PARA AVALIAÇÃO ONCOGENÉTICA DE INDIVÍDUOS COM HISTÓRIA PESSOAL DE CÂNCER OU COM FAMILIAR DE PRIMEIRO GRAU COM CÂNCER

TIPO DE CÂNCER	CARACTERÍSTICA ADICIONAL	POSSÍVEIS DIAGNÓSTICOS
Câncer de mama	Diagnóstico antes dos 45 anos	HBOC, SLF
	Antes dos 50 anos se houver um ou mais familiares próximos com câncer de mama em qualquer idade, câncer de pâncreas ou câncer de próstata agressivo	HBOC
	Antes dos 60 anos, se triplo negativo ou em judeu asquenazi	HBOC
	Dois ou mais cânceres de mama primários na mesma pessoa	HBOC
	Um ou mais familiares próximos com um dos seguintes: câncer de mama antes dos 50 anos, câncer de ovário, sarcoma de tecidos moles, tumor do sistema nervoso central ou carcinoma corticossuprarrenal	HBOC, SLF
	Dois ou mais familiares próximos com um dos seguintes: câncer de mama em qualquer idade, câncer de pâncreas, câncer de próstata agressivo	HBOC
	Sexo masculino	HBOC
	Macrocefalia	Cowden
Câncer de próstata	Câncer de próstata agressivo (Gleason > 7), com dois ou mais casos de câncer de mama, ovário e/ou pâncreas em familiares próximos	HBOC

(*Continua*)

QUADRO 11.4 ▶ TIPOS DE CÂNCER MAIS COMUNS E CRITÉRIOS DE ENCAMINHAMENTO PARA AVALIAÇÃO ONCOGENÉTICA DE INDIVÍDUOS COM HISTÓRIA PESSOAL DE CÂNCER OU COM FAMILIAR DE PRIMEIRO GRAU COM CÂNCER (Continuação)

TIPO DE CÂNCER	CARACTERÍSTICA ADICIONAL	POSSÍVEIS DIAGNÓSTICOS
Câncer colorretal	Diagnóstico antes dos 50 anos	Lynch, MAP
	Familiares de primeiro grau com câncer colorretal ou de endométrio	Lynch, MAP
	Associado a câncer de endométrio	Lynch
	Dois outros casos de câncer associados à síndrome de Lynch, no paciente ou em familiares próximos	Lynch
	Dois outros critérios para síndrome de Cowden	Cowden
	Outro tumor associado a síndrome de Li-Fraumeni, no paciente ou em familiar próximo, um deles diagnosticado até os 45 anos	SLF
	Mais de dez pólipos colônicos cumulativos na mesma pessoa	PAF, MAP
Câncer gástrico	Câncer gástrico difuso antes dos 40 anos	HDGC
	Dois ou mais familiares próximos com câncer gástrico, sendo um dos dois antes dos 50 anos	HDGC
	Três ou mais familiares próximos com câncer gástrico	HDGC
	Câncer gástrico difuso e câncer de mama lobular na mesma pessoa	HDGC
	Câncer gástrico difuso e outro familiar com câncer de mama lobular, um dos dois antes dos 50 anos	HDGC
	Câncer gástrico e dois outros casos de câncer associado à síndrome de Lynch no próprio paciente ou em familiares próximos	Lynch
Câncer de ovário	Em qualquer idade	HBOC, Lynch
Câncer de pâncreas	Câncer de pâncreas em qualquer idade, se um dos seguintes: dois ou mais familiares de primeiro grau com câncer de pâncreas; dois ou mais casos de câncer de mama, ovário ou próstata agressivo em familiares de primeiro grau; ancestralidade judia asquenazi	HBOC
	Associado a um ou mais pólipos de Peutz-Jeghers	SPJ
Câncer de endométrio	Diagnóstico antes dos 50 anos	Lynch
	Macrocefalia	Cowden
Câncer de tireoide	Câncer de tireoide medular	MEN2
	Papilar, variante cribriforme, morular	PAF
	Folicular, com macrocefalia	Cowden

Cowden, síndrome de Cowden; HBOC, síndrome de câncer de mama e ovário hereditário; HDGC, síndrome do câncer gástrico difuso hereditário; Lynch, síndrome de Lynch; MAP, polipose associada ao gene MUTYH; MEN2, neoplasia endócrina múltipla tipo 2; PAF, polipose adenomatosa familiar; SLF, síndrome de Li-Fraumeni; SPJ, síndrome de Peutz-Jeghers.

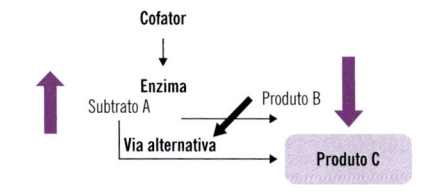

As manifestações clínicas dos EIMs decorrem do acúmulo do substrato (A) e/ou deficiência do produto (B) da reação, secundários à deficiência da enzima envolvida e/ou de seu cofator. Em muitos casos, há o desvio para uma rota alternativa, e o produto dessa rota (C) poderá ser o responsável pelos danos metabólicos.

FIGURA 11.1 ▶ FISIOPATOLOGIA DOS ERROS INATOS DO METABOLISMO.

PRINCIPAIS SINAIS E SINTOMAS CLÍNICOS SUGESTIVOS DE ERROS INATOS DO METABOLISMO ▶

- Morte neonatal ou infantil sem causa definida.
- Consanguinidade entre os pais.
- Encefalopatia inexplicável que ocorre em qualquer idade e de forma recorrente.
- Episódios de hipoglicemia em jejum, acidose metabólica ou alcalose respiratória.
- Regressão neurológica.
- Retardo mental progressivo.
- Hepato e/ou esplenomegalia, icterícia colestática sem causa aparente.

- Déficit de crescimento e/ou alterações osteoarticulares.

De maneira geral, os EIMs podem ser divididos em três grandes grupos (Fig. 11.2):

1. Doenças de acúmulo de pequenas moléculas.
2. Doenças envolvendo o metabolismo energético.
3. Doenças de acúmulo de grandes moléculas.

▶ MEDICINA GENÔMICA E PERSONALIZADA

A medicina genômica é definida como uma disciplina emergente que envolve o uso de informação genética de um indivíduo como parte do seu cuidado clínico (p. ex., para diagnóstico ou decisão terapêutica), bem como os desfechos de saúde e implicações éticas e legais a respeito do uso desse tipo de informação. A medicina genômica já está causando impacto nos campos da oncologia, farmacologia, doenças raras e não diagnosticadas, entre outras. Nos anos que se seguiram à conclusão do Projeto Genoma Humano, houve muita empolgação sobre a chamada "medicina personalizada". Atualmente, prefere-se utilizar o termo "medicina de precisão", em que a genômica e outros dados seriam usados para orientar o diagnóstico e os tratamentos individualizados. Portanto, a medicina genômica pode ser considerada um subconjunto da medicina de precisão.

O uso de novas descobertas para auxílio no cuidado ao paciente (medicina translacional) leva muitos anos. A pesquisa sobre alterações genéticas individuais tem sido cada vez empregada por certas especialidades médicas, como o caso da oncologia, em que os marcadores genéticos/genômicos estão, cada vez mais, sendo incluídos no rastreamento de cânceres, além de serem utilizados para orientar estratégias terapêuticas na medida (também chamadas de *targeted-therapies*). Outra área que se tem beneficiado da genômica é a farmacologia, com impacto em diferentes especialidades. Com base em variantes genéticas nos chamados farmacogenes, o especialista pode basear a escolha de medicações e de doses, diminuindo, assim, o risco de efeitos adversos ou de falha terapêutica em seus pacientes.

▶ LEITURAS RECOMENDADAS

Hartwig TS, Ambye L, Werge L, Weiergang MK, Nørgaard P, Sørensen S, et al. Non-Invasive Prenatal Testing (NIPT) in pregnancies with trisomy 21, 18 and 13 performed in a public setting - factors of importance for correct interpretation of results. Eur J Obstet Gynecol Reprod Biol. 2018;226:35-9.

Jones KL. Smith's recognizable patterns of human malformation: Expert Consult. 7th ed. Philadelphia: W.B. Saunders; 2013.

Levy B, Wapner R. Prenatal diagnosis by chromosomal microarray analysis. Fertil Steril. 2018;109(2):201-12.

Morris JK, Springett AL, Greenlees R, Loane M, Addor MC, Arriola L, et al. Trends in congenital anomalies in Europe from 1980 to 2012. PLoS One. 2018;13(4):e0194986.

Resta R, Biesecker BB, Bennett RL, Blum S, Hahn SE, Strecker MN, et al. A new definition of genetic counseling: National Society of Genetic Counselors' Task Force Report. J Genet Couns. 2006;15(2):77-83.

Turnpenny P, Ellard S. Emery's Elements of medical genetics. 15th ed. Saintt Louis: Elsevier, 2017.

Paciente com suspeita de erros inatos do metabolismo		
Acúmulo de moléculas pequenas	**Metabolismo energético**	**Acúmulo de grandes moléculas**
■ **Início:** súbito (mais frequentemente)	■ **Início:** gradual	■ **Início:** gradual
■ **Curso:** agudo, intermitente ou crônico	■ **Curso:** crônico e progressivo	■ **Curso:** crônico ou progressivo
■ **Regressão neurológica:** pouco frequente (a não ser após crises)	■ **Regressão neurológica:** frequente	■ **Regressão neurológica:** frequente
■ **Manifestações clínicas** desencadeadas por estados catabólicos ou ingestão proteica excessiva	■ **Manifestação clínica:** déficit ponderoestatural, hipotrofismo, hipotonia, hiperlactacidemia, hipoglicemia recorrente, irritabilidade, hepatomegalia e miopatia	■ **Manifestações clínicas:** infecções de vias aéreas recorrentes, crises convulsivas, hipotonia, regressão neurológica e espasticidade
■ **Manifestações clínicas:** do tipo "intoxicação", acidose ou alcalose metabólica, hiperlactacidemia, hiperamonemia, hipoglicemia, irritabilidade, convulsões e coma	■ **Malformação cerebral:** pode ocorrer (p. ex., agenesia de corpo caloso, deficiência de piruvato desidrogenase [PDH])	■ **Achados adicionais:** há forte evidência de acúmulo intracelular do substrato (organomegalia, miocardiopatia hipertrófica, opacificação de córnea, achados histopatológicos)
■ **Envolvimento ósseo ou organomegalias:** pouco frequente	■ **Dismorfias faciais:** discretas	■ **Envolvimento ósseo:** frequente
■ **Malformação cerebral:** pode ocorrer	■ **Resposta ao tratamento dietético e/ou uso de cofatores vitamínicos:** presente em alguns casos	■ **Malformação cerebral:** hidrocefalia
■ **Dismorfias faciais:** pouco frequentes		■ **Dismorfias faciais:** frequentes
■ **Resposta a tratamento dietético ou suplementação vitamínica:** presente	■ **Exemplos:** glicogenoses, hiperlactacidemias primárias (deficiência de piruvato carboxilase ou desidrogenase), doenças mitocondriais e defeitos da β-oxidação dos ácidos graxos	■ **Resposta a tratamento dietético ou suplementação vitamínica:** ausente
■ **Exemplos:** aminoacidopatias, acidemias orgânicas e defeitos do ciclo da ureia		■ **Exemplos:** doenças lisossomais: mucopolissacaridoses, lipofuscinose ceroide neuronal, doença de Gaucher, doença de Fabry, doença de Niemann Pick, gangliosidoses GM1 e GM2

FIGURA 11.2 ▶ CARACTERÍSTICAS CLÍNICAS DOS PACIENTES COM ERROS INATOS DO METABOLISMO.

SITES RECOMENDADOS

The Online Metabolic and Molecular Bases of Inherited Disease	GeneReviews	National Human Genome Research Institute (NHGRI)	National Organization for Rare Disorders (NORD)
NIH Department of Bioethics	National Cancer Institute	National Society of Genetic Counselors	March of Dimes

Informações adicionais sobre agentes teratogênicos podem ser obtidas pelo seguinte serviço gratuito, que atende médicos, profissionais da saúde, gestantes, mulheres que planejam engravidar e outros que procuram informações sobre o assunto:

- Sistema Nacional de Informações sobre Agentes Teratogênicos (SIAT/Serviço de Genética Médica/HCPA) – Fone: (51) 3359-8008 – das 14 às 17 horas.

Informações adicionais sobre erros inatos do metabolismo podem ser obtidas pelo serviço gratuito, que atende médicos e profissionais envolvidos no diagnóstico e manejo de pacientes com suspeita de apresentar um erro inato do metabolismo:

- Serviço de Informações sobre Erros Inatos do Metabolismo (SIEM/Serviço de Genética Médica/HCPA) – Fone: 0800 510 2858 – das 9 às 12 horas e das 14 às 17 horas.

CAPÍTULO 12

GERIATRIA

EMILIO MORIGUCHI
RENATO GORGA BANDEIRA DE MELLO
ROBERTA RIGO DALLA CORTE
SANDRA GRIJÓ BÚRIGO MAROCHI
DENER LIZOT RECH

- Avaliação geriátrica ampla 233
  - Avaliação da funcionalidade 233
    - Avaliação físico-funcional 233
    - Escalas de atividades da vida diária 234
  - Avaliação cognitiva 234
    - Déficit cognitivo leve 235
    - Demência 235
  - Avaliação do humor 235
  - Avaliação nutricional 235
  - Avaliações adicionais 236
  - Conclusões e interpretações 236
- *Delirium* 236
- Fragilidade 238
- Imobilidade 239
- Incontinência urinária 239
  - Tipos de incontinência urinária 240
    - Incontinência urinária de urgência 240
    - Incontinência urinária por esforço 240
    - Incontinência urinária mista 240
    - Incontinência urinária por transbordamento .. 240
- Lesões por pressão 240
- Quedas 243
  - Síndrome de ansiedade pós-queda 244
- Sarcopenia 245
- Prescrição medicamentosa ao paciente idoso 245
  - Processo de prescrição apropriado 246
  - Instrumentos de avaliação da prescrição
    para idosos 246
  - Medicamentos de ação anticolinérgica
    e sedativa 246
  - Exemplos de prescrição potencialmente
    inapropriada para idosos 246

▶ AVALIAÇÃO GERIÁTRICA AMPLA

Avaliação multidimensional, de caráter interdisciplinar, capaz de identificar, prevenir e manejar síndromes geriátricas, com o objetivo de maximizar a funcionalidade global do idoso, caracterizada pela preservação da autonomia (capacidade individual de decisão e ação) e da independência (capacidade de realizar algo com os próprios meios). Algumas dimensões fundamentais dessa avaliação são citadas a seguir.

■ AVALIAÇÃO DA FUNCIONALIDADE

FUNCIONALIDADE ▶ Habilidade de desempenhar funções físicas e executar atividades da vida diária que permitem manter a independência. Tais parâmetros objetivos e subjetivos permitem predizer não somente trajetórias prognósticas distintas, mas também diferenciar riscos de declínio funcional e da qualidade de vida. Modificações dos testes e escalas devem prontamente indicar processo de abordagem multidimensional, tanto de avaliação dos domínios, diagnósticos geriátricos como de intervenções para reabilitação, sobretudo quando tais alterações representarem uma perda em relação às atividades previamente desempenhadas. Deve ser usada, também, para monitorar resposta a tratamentos e prover informação prognóstica.

■ Avaliação físico-funcional

Os testes agregam informações muito importantes para inferir reserva funcional orgânica. Têm aplicabilidade prognóstica e também prática na tomada de decisão clínica. Exemplo: utilização na avaliação pré-operatória de idosos. Há múltiplos testes disponíveis, porém os que trazem informações mais acuradas, são de fácil execução e de baixo custo incluem o teste de velocidade de marcha, o teste de força de preensão manual e o teste *timed up and go* (TUG). Os dois primeiros testes fazem parte dos critérios diagnósticos de fragilidade e sarcopenia (ver seções Fragilidade e Sarcopenia, adiante). O TUG tem sua grande aplicabilidade na avaliação do equilíbrio e na quantificação do risco de quedas.

Teste de velocidade de marcha ▶ Permite avaliar a marcha, por si só, o equilíbrio e o desempenho executivo. Apresenta excelente capacidade preditiva para desfechos negativos em saúde do idoso. Aplicável a idosos com capacidade de deambulação, consiste em solicitar ao indivíduo que caminhe em sua velocidade habitual em um trajeto de 4 metros devidamente marcado. Cronometra-se o tempo necessário para percorrer os 3 últimos metros do trajeto (desconta-se o trecho de aceleração). Em geral, uma velocidade inferior a 0,8 m/s identifica idosos com maior risco para perda funcional, desfechos desfavoráveis e pior prognóstico. Quanto menor a velocidade, maiores os riscos.

Teste de força de preensão palmar ▶ Por meio de dinamômetro de preensão manual, mede-se objetivamente a força do membro superior, quantificada em kg. Teste de simples execução, em que o idoso deve ser instruído a comprimir o aparelho usando a sua mão dominante com a maior força possível. Indica-se realizar três aferições e fazer uma média de valor das duas últimas.

TESTE TUG ▶ Teste de fácil aplicação, que permite ao observador avaliar a transferência, a marcha (cadência, altura do passo, lateralizações) e o equilíbrio (ao levantar, deambular, fazer o giro para voltar e ao sentar). Consiste em cronometrar o tempo de levantar-se de uma cadeira, sem o apoio de braços, caminhar 3 metros, girar 180° e retornar, sentando-se na cadeira. Tempo despendido entre 10 e 20 segundos e história prévia de quedas ou > 20 segundos indicam alto risco de quedas e investigação complementar.

■ Escalas de atividades da vida diária

Os dois exemplos apresentados a seguir são os mais usados e recomendados nos Cadernos de Atenção Básica – Envelhecimento e saúde da pessoa, do Ministério da Saúde do Brasil, 2006.

Atividades básicas da vida diária ▶ A mais utilizada é a escala de Katz. Cada item não realizado de forma independente pelo idoso pontuará. Quanto maior o escore, maior a dependência funcional.

1. Banhar-se.
2. Vestir-se.
3. Usar o vaso sanitário.
4. Transferir-se (cama, cadeiras).
5. Continência (urinária e fecal).
6. Alimentar-se (levar comida do prato à boca).

Atividades instrumentais da vida diária ▶ A escala de Lawton permite avaliar a capacidade para realização de atividades mais elaboradas, que exigem maiores capacidades executivas e associação de ações cognitivas, motoras e comunicativas. Cada item será pontuado de 1 a 3, sendo "1" dependência total, "2" dependência parcial e "3" independência para a tarefa. O resultado irá de 9 pontos (dependência total) a 27 pontos (independência para todas as atividades).

1. Preparar as refeições.
2. Usar os medicamentos corretamente.
3. Fazer compras.
4. Controlar finanças.
5. Usar o telefone.
6. Arrumar a casa.
7. Realizar pequenos trabalhos domésticos.
8. Lavar e passar as roupas.
9. Sair de casa sozinho usando algum transporte.

As avaliações da funcionalidade são fundamentais ao processo de Avaliação Geriátrica Ampla. Fazem parte da complementação diagnóstica de condições relevantes ao paciente idoso (p. ex., diferenciação entre demência e comprometimento cognitivo leve; critério diagnóstico para fragilidade e sarcopenia – descritas adiante), assim como trazem informações relevantes a respeito da evolução clínica das doenças e suas trajetórias prognósticas.

■ AVALIAÇÃO COGNITIVA

COGNIÇÃO ▶ Conceito global que permite ao indivíduo compreender e resolver os problemas do cotidiano.

Domínios cognitivos ▶

1. **Memória:** armazenamento de informações.
2. **Linguagem:** compreensão e expressão da linguagem oral e escrita.
3. **Gnosia:** reconhecimento de objetos, cores, pessoas, sons.
4. **Praxia:** formular, sequenciar, coordenar e executar gestos ou atos motores.
5. **Função executiva:** planejamento, antecipação, sequenciamento, monitoração e desempenho efetivo de atividades complexas; flexibilidade de pensamento, atenção, regulação do comportamento e controle da emoção e da motivação.
6. **Função visuoespacial:** localização no espaço e percepção das relações dos objetos entre si.

Rastreamento cognitivo ▶

- **Mini-Exame do Estado Mental (MEEM):** útil no rastreamento, no seguimento e no monitoramento do idoso. Não deve ser usado isoladamente no diagnóstico das síndromes demenciais. Avalia todos os domínios cognitivos.
- **Pontos de corte do MEEM na população brasileira:**
    □ Analfabetos/baixa escolaridade: 18 pontos.
    □ A partir de 8 anos de escolaridade: 26 pontos.
- **Teste do relógio:** avalia memória semântica, função executiva e visuoespacial, praxia.
- **Fluência verbal:** avalia linguagem, função executiva, memória semântica.
- **Lista de palavras do CERAD/reconhecimento de figuras:** avalia memória episódica.
- **Avaliação neuropsicológica:** é indicada em casos nos quais o rastreamento cognitivo tenha sido insuficiente para a definição do diagnóstico sindrômico de demência.

CLASSIFICAÇÃO ▶

■ Déficit cognitivo leve

- Estágio de deficiência de um ou mais domínios cognitivos, **sem** comprometimento funcional do indivíduo.
- A distinção de envelhecimento fisiológico (senescência) é um desafio: esquecimentos mais proeminentes, geralmente visíveis a pessoas próximas.
- Déficit cognitivo em, pelo menos, um domínio, mas que não compromete a funcionalidade ou as atividades da vida diária.
- Prevalência estimada em cerca de 7% dos sexagenários e 25% entre os ≥ 80 anos.
- Risco de progressão para demência de até 10% ao ano.
- A pesquisa de causas reversíveis de perda cognitiva pode estar indicada (deficiência de vitamina B_{12}, hipotireoidismo, depressão, efeitos adversos de medicamentos, transtornos do sono).
- Diagnóstico: história + testes neuropsicológicos.
- Preditores de evolução para demência: grau de comprometimento no diagnóstico; carreadores de apolipoproteína variante ε4 (APOE ε4), redução volumétrica do hipocampo e aumento de ventrículos à ressonância magnética, hipometabolismo temporoparietal à tomografia por emissão de pósitrons com 18-fluorodesoxiglicose (18FDG-PET), níveis baixos de β-amiloide peptídeo 42 e elevados de proteína tau no líquido cerebrospinal, detecção de placas amiloides na tomografia por emissão de pósitrons (PET). Esses preditores não têm recomendação para serem usados de rotina na prática clínica.
- Tratamento: suporte, reabilitação cognitiva, atividade física, avaliação e tratamento de fatores de risco cardiovasculares; sem medicações específicas aprovadas.

■ Demência

Para diagnóstico diferencial, ver Capítulo 17, Neurologia.

- A incidência aumenta com a idade, marcadamente após os 85 anos.
- O diagnóstico precoce pode identificar causas possivelmente reversíveis (deficiência de vitamina B_{12}, hipotireoidismo, depressão, hidrocefalia de pressão normal, tumores, infecções).

Critérios diagnósticos para transtorno neurocognitivo maior (demência) ▶ De acordo com o Manual Diagnóstico e Estatístico de Transtornos Mentais (DSM-5):[1]

A. Evidência de declínio cognitivo significativo de um nível anterior de desempenho em um ou mais domínios cognitivos (a evidência de declínio é baseada em: preocupação do indivíduo, de um informante experiente ou do clínico de que houve um declínio significativo na função cognitiva; e um prejuízo substancial no desempenho cognitivo, preferencialmente documentado por testes neuropsicológicos padronizados ou, na sua ausência, por outra avaliação clínica quantificada):
   - Aprendizado e memória.
   - Linguagem.
   - Função executiva.
   - Atenção complexa (manter atenção por longo tempo, ou manter, apesar de distratores, ou capacidade de realizar tarefas simultâneas).
   - Perceptomotor (percepção visual, visuoconstrutiva, praxia, gnosia).
   - Cognição social (alteração: dificuldade de reconhecimento de sinais sociais, menor empatia, aumento de extroversão ou introversão, menor inibição ou apatia ou inquietação, comportamento social inadequado).

B. Os déficits cognitivos interferem na independência para as atividades da vida diária.

C. Os déficits cognitivos não ocorrem exclusivamente no contexto de um *delirium*.

D. Os déficits cognitivos não são mais bem explicados por outro transtorno mental (p. ex., transtorno depressivo maior, esquizofrenia).

■ AVALIAÇÃO DO HUMOR

Humor ▶ Compreende a motivação para a realização das atividades e interação social.

- A depressão em idosos comumente tem apresentação atípica ou pode estar mascarada naqueles com transtorno cognitivo.
- Frequência elevada de indivíduos com sintomas depressivos, mesmo na ausência do diagnóstico de depressão.
- Rastreamento recomendado: versão resumida de 5 itens da Escala de Depressão Geriátrica (GDS-5, do inglês *Geriatric Depression Scale)*:
   1. Você está satisfeito com a sua vida? Não.
   2. Você se aborrece facilmente? Sim.
   3. Você se sente desamparado(a)? Sim.
   4. Você prefere ficar em casa a sair e fazer coisas diferentes? Sim.
   5. Atualmente você se sente inútil? Sim.
- Rastreamento positivo na GDS (escore ≥ 2) indica necessidade de confirmação diagnóstica com critérios de depressão maior do DSM-5.

■ AVALIAÇÃO NUTRICIONAL

- Perda de peso ≥ 5% no último ano é o principal marcador de risco nutricional.
- Para rastreamento de risco nutricional, usar a Mini-Avaliação Nutricional (MAN), que compila informações clínicas (doenças neuropsicológicas, complicações recentes),

nutricionais (ingestão e aceitação alimentar, perda de peso), dados antropométricos e de mobilidade/funcionalidade.

■ AVALIAÇÕES ADICIONAIS

Suporte social e familiar (Apgar Social); avaliação do estresse do cuidador e riscos de abuso/maus-tratos; déficits auditivo e visual (tabela de Snellen); polimedicação (ver Prescrição medicamentosa ao paciente idoso, adiante); incontinências (ver Incontinência urinária, adiante); questões financeiras; função sexual; dentição; considerações sobre ambiente em que vive o idoso; espiritualidade; preferências e diretivas antecipadas de vontade.

■ CONCLUSÕES E INTERPRETAÇÕES

Os resultados das múltiplas avaliações dimensionais realizadas permitem alinhar um diagnóstico amplo a respeito de vulnerabilidades em múltiplos sistemas – sociais, funcionais, psiquiátricos, cognitivos, nutricionais, etc. Diante de tais resultados, um plano subsequente de avaliações de risco, diagnósticos de doenças específicas, assim como um plano de ação direcionado a cada um dos domínios comprometidos, deverá ser instaurado com objetivos de prevenir complicações e reabilitar o paciente com intuito preponderante de incrementar sua qualidade de vida.

▶ *DELIRIUM* (ESTADO CONFUSIONAL AGUDO)

Comprometimento agudo do estado mental, de curso flutuante, associado à desatenção, à desorganização do pensamento e à alteração do nível de consciência. Comum em idosos hospitalizados, o *delirium* pode ocorrer em até um terço daqueles com mais de 70 anos de idade, estando intimamente relacionado à piora do prognóstico, ao prolongamento do tempo de hospitalização e ao aumento de morbimortalidade. O *delirium* é também a complicação cirúrgica mais comum nessa população, acometendo entre 25 e 50% dos pacientes no pós-operatório. Apesar de sua elevada incidência, é uma doença ainda pouco reconhecida, além de ser frequentemente confundida com outros diagnósticos, motivos pelo quais, muitas vezes, é conduzida de maneira inadequada.

FATORES DE RISCO OU FATORES PREDISPONENTES ▶

- Idade avançada.
- Alterações prévias do sistema nervoso central (SNC).
- Déficit visual/auditivo.
- Acidente vascular cerebral (AVC) prévio.
- Demência ou alterações cognitivas.
- Funcionalidade comprometida.
- História prévia de *delirium*.
- Presença de comorbidades.
- Uso de álcool.

PRINCIPAIS CAUSAS OU FATORES PRECIPITANTES ▶

- Medicamentos: antipsicóticos, benzodiazepínicos, opioides, anti-histamínicos, anticolinérgicos, anticonvulsivantes.
- Anemia.
- Ambientais: mudança de ambiente, privação de luz solar, barulho excessivo.
- Sondas (nasoenteral, nasogástrica e vesical de demora).
- Contenção mecânica (amarrações em membros superiores, inferiores e tórax).
- Constipação.
- Retenção urinária.
- Distúrbios metabólicos (acidobásicos, hidreletrolíticos).
- Desidratação.
- Procedimentos cirúrgicos.
- Infecções.
- Doenças clínicas agudas: AVC, infarto agudo do miocárdio (IAM), hipoxemia.
- Dor.

QUADRO CLÍNICO ▶ O *delirium* tem início abrupto, apresenta flutuações durante seu curso e pode persistir por semanas ou meses, de acordo com a vulnerabilidade individual.

Os componentes sindrômicos do *delirium* são:

- Alterações flutuantes do nível de consciência: sonolência, estupor ou hipervigília.
- Alterações cognitivas: perda de memória, desorientação (temporal e/ou espacial), dificuldade de fala/linguagem.
- Alucinações visuais, auditivas ou somatossensoriais, com perda de *insight*.
- Desatenção.
- Agitação psicomotora.
- Ansiedade, irritabilidade, labilidade emocional.
- Hipersensibilidade a luzes e a sons.
- Pensamento desorganizado.

O *delirium* hiperativo, caracterizado pela agitação psicomotora, ocorre em apenas 25% dos indivíduos. A grande maioria deles é acometida pela forma hipoativa ("*delirium* quieto"), sendo de fundamental importância a atenção às características supracitadas para diagnóstico correto e manejo adequado. Apesar de menos comum, o *delirium* hiperativo representa um grande desafio ao manejo dos sintomas, sobretudo os comportamentais.

DIAGNÓSTICO ▶ O diagnóstico é essencialmente clínico, quando se identifica alteração confusional aguda com flutuação, acompanhada de déficit de atenção e outro comprometimento cognitivo. Deve ser sistematicamente investigado em pacientes de alta vulnerabilidade e/ou diante da suspeita clínica por meio do instrumento *Confusion Assessment*

Method (CAM) (**Quadro 12.1**). Antes de aplicar o instrumento, sugere-se realização de teste de orientação e atenção (p. ex., nomear os dias da semana de trás para frente). Como alternativa, para individualização de pacientes em diferentes condições clínicas, encontram-se validadas as ferramentas CAM-ICU (para uso em unidades de tratamento intensivo) e bCAM (para uso em emergências).

EXAMES COMPLEMENTARES ▶ São úteis para diagnóstico da causa subjacente, mas não há exame específico para o diagnóstico de *delirium* em si. São indicados exames complementares direcionados às suspeitas clínicas de causa orgânica. Exames de imagem encefálica não costumam agregar informações relevantes, exceto em suspeita de doença neurológica aguda.

DIAGNÓSTICOS DIFERENCIAIS ▶ O processo de diagnóstico diferencial (**Quadro 12.2**) se sustenta predominantemente pelo caráter agudo e flutuante do *delirium*. Eventualmente, doenças que cursam com déficits de atenção ou cognitivos podem se confundir, sobretudo quando há imprecisão de informações referentes ao estado de saúde basal de um paciente.

● PREVENÇÃO E TRATAMENTO ▶ Direcionado ao fator precipitante e ser predominantemente não farmacológico. Medidas simples e de rápida execução costumam ser suficientes em muitos casos, tanto para identificação do precipitante como já sendo uma medida de tratamento. Pontos primordiais incluem:

- Revisar prescrição farmacológica: medicamentos de ação hipnótico-sedativa e/ou anticolinérgica.
- Identificar e tratar distúrbios metabólicos e desidratação.
- Confirmar a presença de sondas ou contenções que limitem a mobilidade.
- Indagar sobre constipação e retenção urinária.
- Buscar ativamente a presença de dor não controlada e manejá-la.
- Investigar doenças clínicas agudas, sobretudo relacionadas à história clínica pregressa.

De forma relevante, salienta-se que cerca de 50% dos casos de *delirium* incidente são passíveis de prevenção por meio de medidas gerais. Tais medidas – descritas a seguir – devem ser aplicadas durante todo o tempo, sendo indicadas tanto para a prevenção como para o tratamento do *delirium*:

- Proporcionar iluminação adequada: sol durante o dia e penumbra à noite.
- Evitar barulhos excessivos.
- Estimular constantemente a orientação do paciente, fazendo uso de relógios e calendários.
- Permitir a presença de familiares, preferencialmente 24 h ao dia.
- Permitir o uso de óculos de grau corretivos e próteses auditivas previamente indicadas.
- Evitar ao máximo sondagens e contenções mecânicas; retirar sondagens que não tenham mais indicação ou que possam ser substituídas por outra ação.
- Manter o paciente, sempre que possível, sentado fora do leito.
- Estimular/auxiliar a deambulação.
- Possibilitar alimentação assistida, de preferência por familiar.

● MANEJO FARMACOLÓGICO ▶ Em unidades clínicas e instituições de longa permanência para idosos, a indicação de medicamentos está reservada apenas quando há refratariedade às medidas não farmacológicas ou se houver risco iminente de auto ou heteroagressão. Deve-se dar preferência ao uso de antipsicóticos em baixa dose por via oral (VO) (**Tab. 12.1**). Em situações extremas, ou quando a VO não é possível, a via intramuscular (IM) pode ser indicada. A via intravenosa (IV)

QUADRO 12.1 ▶ CRITÉRIOS DIAGNÓSTICOS PELA FERRAMENTA CAM (VERSÃO CURTA)

1. Estado confusional agudo com flutuação
2. Déficit de atenção marcante
3. Pensamento e discurso desorganizados
4. Alteração do nível de consciência (hipoativo ou hiperativo)

Presença obrigatória dos itens 1 e 2, mais a presença de um entre os itens 3 ou 4.

QUADRO 12.2 ▶ DIAGNÓSTICO DIFERENCIAL DE *DELIRIUM*

DIAGNÓSTICO	ASPECTOS CLÍNICOS PARA DIFERENCIAÇÃO
Demência	Início insidioso, curso progressivo (meses a anos), pouca flutuação
Depressão	Sintomas de anedonia, pouca flutuação, início insidioso e persistente
Afasia de Wernicke	Atenção preservada, esforço em estabelecer comunicação
Psicose de Korsakoff	Deficiência de vitamina B_1, história de alcoolismo, amnésia anterógrada e retrógrada, confabulações

TABELA 12.1	MANEJO FARMACOLÓGICO DE SINTOMAS COMPORTAMENTAIS NO *DELIRIUM*	
MEDICAMENTO	DOSE	COMENTÁRIOS
Haloperidol (Antipsicótico típico)	Inicial: 0,25-0,5 mg Máxima: 3 mg	Risco elevado de extrapiramidalismo
Risperidona (Antipsicótico atípico)	Inicial: 0,25-0,5 mg Máxima: 3 mg	Risco elevado de extrapiramidalismo
Quetiapina (Antipsicótico atípico)	Inicial: 12,5-25 mg Máxima: 50 mg	Sedação elevada; risco de hipotensão. Baixo risco de extrapiramidalismo
Olanzapina (Antipsicótico atípico)	Inicial: 2,5-5 mg Máxima: 20 mg	Risco moderado de sedação e extrapiramidalismo
Ziprasidona (Antipsicótico atípico)	Inicial: 5-10 mg Máxima: 40 mg	Risco moderado de sedação e extrapiramidalismo
Lorazepam (Benzodiazepínico)	Inicial: 0,25-0,5 mg Máxima: 2 mg	Segunda escolha. Risco de agitação paradoxal. Útil em síndrome de retirada de álcool ou sedativos, ou em pacientes com história de síndrome neuroléptica maligna ou de ansiedade generalizada

deve ser reservada somente para pacientes em unidade de tratamento intensivo, quando a via aérea está sendo assistida por ventilação mecânica.

▶ FRAGILIDADE

Síndrome caracterizada por declínio da reserva funcional orgânica ou homeostase, evidenciada por diminuição de força, lentificação da marcha, sensação de exaustão, perda de peso não intencional e redução do gasto energético. Traduz-se em uma situação de vulnerabilidade física, com consequente menor resiliência, maior impacto negativo das doenças agudas, risco elevado de quedas, hospitalizações, incapacidades, institucionalização e morte. O rastreamento e o diagnóstico dessa condição devem ser amparados por aferições objetivas, destacando-se o Questionário Frail e a Escala de Fragilidade, do Cardiovascular Health Study (EF-CHS). No **Quadro 12.3**, descrevem-se os referidos instrumentos. Ressalta-se que incapacidade, vulnerabilidade não biológica e multimorbidades não podem, isoladamente, defini-la.

DIAGNÓSTICO ▶ O escore da escala Frail é composto pelo resultado de relato subjetivo de seus itens que remontam à vulnerabilidade física e um quesito que pontua multimorbidades. É um instrumento de rastreamento de aplicação fácil e rápida. O EF-CHS, por sua vez, é um instrumento mais robusto, com maior objetividade na pontuação de seus critérios. É considerado um instrumento de referência, sobretudo em pesquisa clínica e em cenários assistenciais acadêmicos. Duas de suas medidas, a força de preensão palmar (FPP) e a velocidade de marcha (VM), são consideradas as variáveis preditivas de maior relevância clínica, eventualmente podendo ser utilizadas de forma isolada para rastreamento e como parâmetro de acompanhamento longitudinal. A FPP é aferida por meio de um dinamômetro de preensão manual e medida em kg. A VM é aferida em um teste de caminhada em velocidade habitual de deambulação em um

QUADRO 12.3	CRITÉRIOS PARA RASTREAMENTO DE FRAGILIDADE
QUESTIONÁRIO FRAIL	ESCALA DE FRAGILIDADE (EF-CHS)
▪ *Fatigue:* sentir-se cansado a maior parte do tempo no último mês **(1 ponto)** ▪ *Resistance:* incapacidade de subir 10 degraus sem descansar ou sem auxílio **(1 ponto)** ▪ *Ambulation:* incapacidade de andar > 100 m sem auxílio **(1 ponto)** ▪ *Illness:* ≥ 5 das seguintes: demência, doença arterial coronariana, depressão, artrite, asma, bronquite/enfisema, diabetes, hipertensão, osteoporose, AVC **(1 ponto)** ▪ *Loss of weight:* declaração de perda involuntária de > 5% do peso **(1 ponto)**	▪ Fraqueza: força de preensão palmar abaixo do percentil 20 para sexo e IMC **(1 ponto)** ▪ Gasto calórico: kcal/semana abaixo do percentil 20 por sexo Aferição pelo questionário Minnesota Leisure Time Activities **(1 ponto)** ▪ Lentidão: velocidade de marcha inferior a 0,8 m/s no teste em distância de 4 m **(1 ponto)** ▪ Exaustão autorreferida **(1 ponto)** ▪ Perda de peso não intencional **(1 ponto)**
0 pontos: normal; **1-2:** pré-frágil; **≥ 3:** frágil.	**0 pontos:** normal; **1-2:** pré-frágil; **≥ 3:** frágil.

AVC, acidente vascular cerebral; IMC, índice de massa corporal.

trajeto marcado de 4 metros, sendo o tempo para execução cronometrado para cálculo da velocidade (m/s).

Diante de um rastreamento positivo, o diagnóstico definitivo ou padrão-ouro de fragilidade é feito pela Avaliação Geriátrica Ampla, somada a uma avaliação multidisciplinar do paciente, com aplicação de escalas e testes específicos para cada uma das dimensões: constituição corporal, mobilidade, equilíbrio, força, capacidade física, estado nutricional, presença de comorbidades, polimedicação, cognição, entre outras.

CONDUTA ▶ A identificação dos idosos frágeis é importante para elaborar metas, delinear planos de acompanhamento e investigações, assim como tratamentos (farmacológicos e não farmacológicos). Por se tratar de um marcador prognóstico robusto, sua identificação auxilia de forma significativa em ponderações individuais de razão risco-benefício para intervenções em assistência à saúde.

- Nos idosos considerados robustos, processos de rastreamento, diagnóstico e tratamento de condições clínicas agudas e de doenças crônicas não devem sofrer qualquer limitação de indicação, independentemente da idade, respeitando a decisão compartilhada com o paciente como alvo de definições de condutas.
- Naqueles com fragilidade definida, a individualização das condutas é de suma importância. Nesse último cenário, há que se considerar fortemente a capacidade funcional do indivíduo, seu prognóstico estimado e suas preferências durante processos de investigação diagnóstica e instituição de tratamentos, sobretudo procedimentos invasivos e com risco iatrogênico elevado.
- A única intervenção que altera o curso da fragilidade é a atividade física, mesmo em idosos significativamente comprometidos. Os benefícios do exercício no idoso incluem melhora da mobilidade, funcionalidade, equilíbrio, força e diminuição do risco de quedas. A atividade física também está indicada para a prevenção dessa condição.
- Testosterona, desidroepiandrosterona (DHEA), suplementos hiperproteicos ou uso de hormônio do crescimento (GH, do inglês *growth hormone*) não apresentam benefícios clinicamente relevantes para melhora de funcionalidade em estudos clínicos aplicados a pacientes frágeis.

▶ IMOBILIDADE

A imobilização prolongada (mais de 15 dias de restrição no leito) ocorre sobretudo em populações com doenças crônicas, idosas e incapacitadas. Na população idosa, em que a margem de reserva é menor, as complicações da imobilização, como enrijecimento da musculatura da coluna e dos membros, fraqueza, osteoporose e descondicionamento cardiovascular, ocorrerão de forma mais acelerada. A imobilidade é a grande responsável pelo desenvolvimento das lesões por pressão (Quadro 12.4).

TRATAMENTO ▶ Visto que o tratamento das complicações é de custo elevado e apresenta pouca efetividade, o melhor é a prevenção, mobilizando o paciente o mais cedo possível, em especial no pós-operatório de cirurgias ortopédicas. Após o desenvolvimento de contraturas musculares e rigidez articular, o processo de reabilitação se torna complexo e pouco impacta na melhora da funcionalidade global do indivíduo.

PREVENÇÃO DE COMPLICAÇÕES POR IMOBILIDADE ▶

- Adotar uma postura correta no leito, evitando flexões.
- Evitar sondas, tubos e contenções mecânicas.
- Iniciar treino de equilíbrio sentado.
- Sair do leito para uma cadeira de braços o mais precocemente possível.
- Realizar mobilização ativa e deambular, se possível.
- Manter a força muscular e a amplitude de movimentos com exercícios (p. ex., isométricos, metabólicos, ativo-livres, ativo-resistidos e passivos).
- Ensinar os familiares e cuidadores a mobilizar o paciente.
- Promover estimulação cognitiva e sensorial.
- Principal intervenção: tratar as causas associadas à imobilidade (especial atenção ao uso de medicamentos depressores do sensório, como neurolépticos, hipnóticos, ansiolíticos e anticonvulsivantes, que são causa frequente de imobilidade e contenções mecânicas em idosos).

▶ INCONTINÊNCIA URINÁRIA

Caracterizada pela perda involuntária de urina, a incontinência urinária (IU) é uma condição clínica associada a comprome-

QUADRO 12.4 ▶ PRINCIPAIS EFEITOS DA IMOBILIZAÇÃO PROLONGADA

SISTEMA	EFEITOS
Musculesquelético	Fraqueza muscular, atrofia, contraturas, encurtamento tendíneo, doença articular degenerativa e osteoporose
Cardiovascular	Descondicionamento, hipotensão postural e fenômenos tromboembólicos
Respiratório	Disfunção ventilatória, infecções em vias aéreas superiores e pneumonia
Geniturinário	Incontinência, estase, cálculos e infecções
Gastrintestinal	Constipação, impactação fecal, anorexia e perda de peso, incontinência fecal
Pele	Lesões por pressão

timento na qualidade de vida, disfunção sexual e aumento do risco de infecções perineais. Sua prevalência e gravidade aumentam com a idade, e cerca de 10 a 38% dos indivíduos com afecções cognitivas podem ser acometidos.

A continência depende da integridade das seguintes estruturas e funções:

- Musculatura pélvica → Sistema autonômico.
- Mobilidade → Sistema nervoso periférico.
- Função cognitiva → Contração/relaxamento dos esfíncteres.
- SNC → Contração/relaxamento do detrusor.

■ TIPOS DE INCONTINÊNCIA URINÁRIA

■ Incontinência urinária de urgência

Perda involuntária de urina precedida por urgência miccional. Tem como principal causa a hiperatividade do músculo detrusor, e é o tipo de IU mais comum em idosos.

■ Incontinência urinária por esforço

Perda involuntária de urina associada a aumento da pressão intra-abdominal. Geralmente relacionada a um esfíncter incompetente. É mais comum na mulher jovem.

■ Incontinência urinária mista

Perda involuntária de urina relacionada ao esforço e precedida de urgência miccional.

■ Incontinência urinária por transbordamento

Perda involuntária de urina associada a um grande volume residual na bexiga. Decorre de um esvaziamento vesical incompleto, causado por contratilidade comprometida do detrusor ou por obstrução na via de saída vesical.

■ OUTRAS CONDIÇÕES QUE PODEM CAUSAR/PIORAR A INCONTINÊNCIA URINÁRIA:

- Infecção do trato urinário (ITU).
- Ingestão hídrica excessiva.
- Diabetes melito.
- Distúrbios do sono.
- Insuficiência cardíaca congestiva.
- Condições psicológicas.
- Atrofia vaginal.
- Constipação/impactação fecal.
- Afecções prostáticas.
- Medicamentos.
- Álcool.

INVESTIGAÇÃO ▶

- Uma adequada avaliação pode diferenciar entre os tipos de IU e direcionar o manejo adequado inicial, mesmo na ausência de exames complementares. A IU de esforço pode ser confirmada por meio da avaliação do paciente de pé, com a bexiga cheia, observando se há perda urinária pela uretra enquanto o paciente faz manobras que aumentem a pressão intra-abdominal (manobra de Valsalva, tossir ou rir). Não se faz necessária avaliação pélvica rotineira, exceto em pacientes com sintomas atípicos, diagnóstico duvidoso ou falha na conduta inicial.
  - ▫ Detalhamento da perda urinária: frequência, volume, presença de hesitação, padrão (perda contínua ou intermitente), esvaziamento incompleto e noctúria.
  - ▫ Fatores associados à perda (precedida por urgência, relação com situações que elevam a pressão intra-abdominal).
  - ▫ Comorbidades.
  - ▫ Fármacos em uso.
  - ▫ Presença de dor ou massa pélvica.
- Exames complementares devem ser direcionados aos achados da anamnese e exame físico e para diferenciação dos tipos de IU em casos de dúvida. Avaliações subsequentes devem ser feitas por especialista.
  - ▫ Ultrassonografia de vias urinárias/medida de resíduo miccional: considerar em casos de retenção e transbordamento.
  - ▫ Estudo urodinâmico: considerar em casos de IU de estresse complicada ou para definir mecanismos de transbordamento.

As condições listadas a seguir são indicativas de encaminhamento do paciente para avaliação por especialista:

- IU + dor abdominal/pélvica.
- História de cirurgia pélvica/prostática.
- Hematúria na ausência de ITU.
- Prolapso de órgão.
- Suspeita de fístula.
- Persistência dos sintomas após correta terapia inicial.
- Novo sintoma neurológico na presença de incontinência.
- Massa pélvica.
- Volume residual > 200 mL.
- ITUs de repetição.
- Sondagem vesical crônica.

TRATAMENTO ▶ Para a conduta adequada, é importante determinar o tipo de IU, avaliar e corrigir previamente fatores que podem contribuir para a perda urinária. O **Quadro 12.5** detalha estratégias de tratamento para a IU conforme o tipo identificado.

▶ LESÕES POR PRESSÃO

DEFINIÇÃO ▶ Lesão localizada na pele e/ou no tecido ou estrutura subjacente causada por isquemia, morte celular e necrose tecidual. Essas alterações decorrem de pressão sobre determinada área do corpo, em geral uma proeminência óssea, ou de pressão combinada com fricção e/ou cisalha-

QUADRO 12.5 TRATAMENTO DA INCONTINÊNCIA URINÁRIA

TIPO	TRATAMENTO
De urgência	▪ Modificações do estilo de vida: perder peso, cessar tabagismo, diminuir ingestão hídrica e de cafeína, principalmente à noite ▪ Treinamento da bexiga (técnicas de relaxamento) ▪ Exercícios de Kegel (três séries com 8-12 contrações lentas e sustentação de 6-8 s cada, 3-4×/semana) ▪ Anticolinérgicos: oxibutinina, tolterodina, darifenacina ▪ Estimulação do nervo sacral ▪ Toxina botulínica intravesical
Esforço	▪ Modificações do estilo de vida ▪ Exercícios de Kegel ▪ Pessário ▪ Duloxetina ▪ Cirurgia
Mista	▪ Exercícios de Kegel ▪ Anticolinérgicos com efeito antimuscarínico: imipramina
Transbordamento	▪ Direcionado à causa de base ▪ Estimulação do nervo sacral ▪ Sondagem vesical de alívio

mento. Os sítios mais frequentes são ísquios (28%), região sacral (17-27%), trocanter (12-19%) e calcâneos (9-18%). As lesões por pressão necessitam de avaliação, prevenção e tratamento rápidos e específicos, sendo que, dentro da equipe multiprofissional de saúde, a enfermagem desempenha papel fundamental no seu manejo.

FATORES QUE CONTRIBUEM PARA A FORMAÇÃO DE LESÕES POR PRESSÃO ▶

- **Fatores mecânicos (extrínsecos ou primários)**
  □ Compressão.
  □ Umidade/maceração.
  □ Imobilidade.
  □ Pressão.
  □ Fricção.
  □ Cisalhamento.

- **Fatores fisiológicos (intrínsecos ou secundários)**
  □ Febre.
  □ Anemia.
  □ Infecção.
  □ Isquemia tecidual.
  □ Hipóxia.
  □ Desnutrição.
  □ Lesão medular.
  □ Doença neurológica/alterações do estado de consciência.
  □ Diminuição da massa muscular.
  □ Aumento da demanda metabólica

AVALIAÇÃO DE RISCO PARA LESÕES POR PRESSÃO ▶

- História médica completa em busca dos fatores que contribuem para a formação.
- Exame completo da pele.
- Identificação de sítios prévios com lesões por pressão.
- Aplicação de uma escala de avaliação de risco (escalas disponíveis: Braden, Waterlow, Norton, Cubbin & Jackson), sendo o julgamento clínico individualizado essencial para se determinar o risco.

PREVENÇÃO ▶ Prevenir o aparecimento da lesão é o aspecto mais importante na abordagem desse tema.

- Identificar os indivíduos em risco.
- Manter a integridade da pele, evitando fricção durante a limpeza e o contato com resíduos como urina, fezes e suor por tempo prolongado. Outros pontos importantes incluem manter a hidratação da pele com agentes tópicos e diminuir a imobilidade com fisioterapia precoce.
- Proteger os tecidos contra as forças mecânicas de pressão, fricção e cisalhamento, principalmente com o reposicionamento no leito a cada 2 h, quando o uso de desenhos orientando o posicionamento é recomendado (desenho de um relógio com as horas e a posição que o paciente deve estar a cada 2 h). Além disso, as seguintes medidas devem ser adotadas: usar técnicas adequadas de transferência que evitem fricção excessiva, evitar dobras nos lençóis, evitar boias em formato redondo com orifício central e luvas cheias de água nas áreas de pressão, e manter a cabeceira minimamente elevada, para evitar o escorregamento e o cisalhamento.
- Realizar avaliação nutricional dos indivíduos de risco para a implantação de medidas adequadas para se manter ou recuperar o estado nutricional.
- Definir o papel de cada indivíduo da equipe e do familiar/cuidador nas medidas de prevenção.

Observação: Todos os pacientes em risco ou com lesão por pressão já instalada devem utilizar equipamento que diminua a pressão de interface entre eles e a superfície de sustentação. O colchão de espuma texturizada em formato de "caixa de ovos" (piramidal) é o dispositivo mais barato e disponível em nosso meio. Colchões que usam eletricidade, como aqueles com sistemas de pressão reduzida constante (moldam-se ao paciente, para redistribuir seu peso sobre uma área maior) ou pressão alternante (promovem mecanicamente variação intermitente da pressão sob o paciente, inflando e desinflando pequenas áreas de forma programada) também desempenham o papel de diminuir a pressão de interface, porém têm custo mais elevado.

TRATAMENTO ▶ Consiste em (ver também **Quadro 12.6**):

- Debridamento de tecido necrótico: para úlceras mais superficiais, o uso de curativos oclusivos ou coberturas semipermeáveis (**Quadro 12.7**) com atividade autolítica em geral é eficaz. As úlceras de grau III e IV frequentemente contêm tecido desvitalizado e requerem debridamento cirúrgico ou mecânico e químico (**Quadro 12.8**).
- Limpeza da ferida: deve ser feita a cada troca de curativo, utilizando irrigação com solução salina. Deve-se evitar pressão de irrigação muito alta, pois danifica o tecido de granulação e favorece o transporte de bactérias para o interior.
- Aplicação de curativos e coberturas que auxiliem na cicatrização.
- Não há evidências suficientes para o uso de suporte nutricional no tratamento de úlceras já instaladas.

Observações relacionadas ao tratamento:

- Feridas em fase de cicatrização ou contendo tecido de granulação não devem receber coberturas com material adesivo.
- Curativos de gaze:
  - Curativos de gazes simples: amplamente disponíveis e de menor custo, esses curativos devem ser evitados por

QUADRO 12.6 CARACTERÍSTICAS E TRATAMENTO DAS LESÕES DE ACORDO COM CLASSIFICAÇÃO INTERNACIONAL

ESTÁGIO	CARACTERÍSTICAS	TRATAMENTO
Grau I	Eritema não branqueável em pele íntegra	Intensificar medidas preventivas Usar filmes transparentes autoadesivos para proteção do local
Grau II	Perda tecidual envolvendo epiderme, derme ou ambas, formando exulceração, úlcera ou bolha. Pode ocorrer crosta	Usar coberturas oclusivas ou semipermeáveis para manter o leito úmido Tratar conforme a quantidade de exsudato: ■ Exsudato abundante: alginato na lesão e curativo de hidrocoloide ou hidrofibra como cobertura secundária ■ Exsudato moderado a escasso: hidrocoloide ■ Úlceras ressecadas: devem ser umedecidas para facilitar o debridamento, usando gaze embebida em solução salina ou de hidrogel, acompanhada de uma cobertura secundária, como filme transparente. Hidrocoloides, que transferem umidade para a lesão, também são utilizados
Grau III	Tecido adiposo visível, porém ossos, tendões e músculos não estão expostos	Tratar infecção associada, debridar tecido necrótico e usar cobertura adequada (mesmas indicações das úlceras grau II)
Grau IV	Comprometimento mais profundo, com destruição extensa de tecidos, com exposição muscular, óssea e tendinosa	Tratar infecção associada, debridar tecido necrótico e usar cobertura adequada (mesmas indicações das úlceras grau II)
Não classificável	Perda total da espessura dos tecidos, na qual a base da úlcera está coberta por tecido desvitalizado e/ou necrótico Só poderá ser classificada quando todo o tecido desvitalizado for removido	Remover o tecido desvitalizado (**Quadro 12.8**)
Úlcera infectada em qualquer estágio	Presença de secreção purulenta com odor fétido e necrose. Retardo no processo de cicatrização	Podem-se utilizar coberturas que contêm substâncias com características bactericidas/bacteriostáticas,* como carvão ativado e prata (lesões infectadas com bastante exsudato) A papaína (**Quadro 12.8**) também pode ser usada, em concentrações de 4-6%

*Na presença de sintomas de sepse, bacteremia ou osteomielite, deve-se associar terapia antimicrobiana sistêmica.
Fonte: Taradaj.[2]

QUADRO 12.7 ▶ PRINCIPAIS COBERTURAS PARA LESÕES POR PRESSÃO E SUAS FUNÇÕES

CATEGORIA DA COBERTURA	FUNÇÕES
Filmes transparentes (em rolos ou em formato de curativos individuais)	Oclusão, retenção de cremes e pomadas e debridamento autolítico
Alginato (em forma de placa para lesões superficiais e de fita para feridas profundas e cavitárias)	Absorção de grande quantidade de exsudato, obliteração de espaço morto, debridamento autolítico
Espumas de poliuretano (cobertura e preenchedor)	Obliteração de espaço morto, retenção de cremes e pomadas, absorção de grande quantidade de exsudato e debridamento mecânico
Gazes (simples e não aderentes)	Obliteração de espaço morto, retenção de cremes e pomadas, absorção de exsudato e debridamento mecânico
Hidrocoloide (cobertura ou preenchedor)	Oclusão, retenção de cremes e pomadas, obliteração de espaço morto e debridamento autolítico
Hidrogel (gel ou placa)	Retenção de cremes, pomadas e umidade e debridamento autolítico

QUADRO 12.8 ▶ TIPOS DE DEBRIDAMENTOS PARA LESÕES POR PRESSÃO

AUTOLÍTICO
Curativos oclusivos ou semioclusivos permitem que os fluidos da própria lesão se acumulem dissolvendo o tecido necrótico

CIRÚRGICO
Remoção do tecido desvitalizado com bisturi. Pode ser feito à beira do leito

MECÂNICO
Solução salina aplicada sob pressão, removendo restos celulares, exsudatos e tecido necrótico. Também se pode aplicar gaze umedecida com solução salina na lesão, de 8/8 h, mas, quando esta é removida seca pode danificar o tecido de granulação

QUÍMICO
Feito com produtos enzimáticos para aplicação tópica, que hidrolisam necrose superficial, sendo que, em crostas necróticas muito rígidas, deve ser feita a *necrectomia* (riscar superficialmente a crosta com lâmina de bisturi, formando um quadriculado), para depois aplicar o debridante químico. O produto mais utilizado é a papaína, nas seguintes concentrações: 2% (feridas com tecido de granulação); 4-6% (quando existe exsudato purulento) e 10% (quando há presença de tecido necrótico). Ela é comercializada em pó, que é diluído em água destilada, e em gel ou pasta

serem muito aderentes à ferida, prejudicando o tecido de granulação, além de terem pouca capacidade de absorção, exigindo trocas frequentes.
- Curativos de gazes não aderentes: evitam aderência do curativo à ferida, permitindo o fluxo para o curativo secundário, não interferindo no tecido de regeneração. Evitam a dor durante a troca e são boas opções para feridas na fase de granulação.

Principais coberturas para lesões por pressão e suas funções: Ver Quadro 12.7.

Tipos debridamento para lesões por pressão: Ver Quadro 12.8.

COMPLICAÇÕES ▶ As complicações mais frequentes das lesões por pressão são infecções locais e/ou sistêmicas. Todas as úlceras são colonizadas por bactérias, sendo difícil determinar o limite entre colonização e infecção. Sinais que indicam infecção incluem modificação do aspecto da secreção, odor fétido, secreção purulenta, aumento das dimensões, aumento da dor. Na suspeita de infecção, o *swab* da lesão não é útil, sendo que o exame de cultura qualitativo e quantitativo pode ser feito em biópsia da úlcera ou aspirado da lesão por agulha. A terapia antimicrobiana sistêmica está indicada para bacteremia, sepse, celulite e osteomielite, mas não para infecção localizada na úlcera.

▶ QUEDAS

- Queda é uma mudança de posição inesperada, não intencional, que faz o indivíduo permanecer em um nível inferior, por exemplo, sobre o mobiliário ou no chão.
- Ocorrem quando o comprometimento de vários domínios do corpo é maior do que a habilidade compensatória e a velocidade de resposta a um fator causal.
- Evento bastante comum, atingindo 40% dos idosos acima de 65 anos a cada ano.
- Cerca de 10% das quedas causam danos maiores (trauma craniencefálico, fratura, lacerações maiores); 5% levam à hospitalização.

- Estão associadas à perda de funcionalidade, ao aumento do risco de institucionalização e à maior utilização de serviços de saúde.
- Complicações resultantes de quedas são a principal causa de morte em idosos relacionada a acidentes e a quinta causa de morte em geral.

FATORES DE RISCO ▶ Nos itens a seguir, aqueles seguidos com asterisco (*) são os maiores preditores independentes para queda:

- Idade avançada.*
- Hipotensão postural.
- História prévia de queda.*
- Osteoartrose (principalmente de joelhos).
- Declínio cognitivo.
- Diabetes melito.
- Sexo feminino.
- Dor crônica.
- Fraqueza da musculatura distal.
- Hipoacusia.
- Alterações no equilíbrio.
- Déficit visual.
- Medicamentos.
- Consumo excessivo de álcool.
- Tonturas.
- Anemia.
- História de acidente vascular cerebral (AVC).

CLASSES DE MEDICAMENTOS MAIS COMUMENTE ASSOCIADAS A QUEDAS ▶

- Neurolépticos.
- Vasodilatadores.
- Benzodiazepínicos.
- Diuréticos.
- Antidepressivos.

INVESTIGAÇÃO ▶

- Em toda consulta, deve-se questionar ativamente sobre quedas, pois os idosos podem sentir-se constrangidos para referi-las espontaneamente, ou mesmo não valorizá-las como um evento importante.
- Detalhar o acontecimento, verificando local de ocorrência (se dentro ou fora de casa) e presença de pródromos ou alterações do nível de consciência pós-episódio.
- Se houver perda de consciência, atentar para hipotensão postural, doenças cardíacas ou neurológicas.
- No exame físico, sempre avaliar pressão arterial e frequência cardíaca com o paciente deitado e após 3 min em pé; lembrar que, em idosos, a hipotensão postural pode acontecer mais tardiamente.
- Realizar teste de equilíbrio e marcha nos pacientes com risco para quedas. O teste mais completo de avaliação é a escala de Tinetti, e o mais prático e rápido é o teste TUG – levantar da cadeira, andar 3 metros, retornar e sentar.
- História de quedas e/ou TUG > 20 segundos sinalizam para uma avaliação mais pormenorizada da função muscular (força, equilíbrio, flexibilidade, marcha), com vistas à reabilitação, e para avaliação complementar oftalmológica e auditiva.
- Holter, ecocardiografia, imagem do sistema nervoso central (SNC) e radiografias de coluna só devem ser solicitados conforme suspeição na anamnese e no exame físico.

PREVENÇÃO ▶ A melhor forma de evitar complicações é prevenir quedas. A conduta proativa do médico e da equipe interdisciplinar é a melhor maneira de fazê-lo. Devem-se buscar fatores de risco, avaliar o ambiente onde vive o idoso e orientá-lo. Algumas intervenções específicas que auxiliam na prevenção de quedas incluem o seguinte:

- Exercícios físicos: treino de marcha e equilíbrio, treino de força, exercícios de movimento (tai chi e dança) e aeróbios.
- Revisões frequentes das medicações, com desprescrição sempre que possível.
- Tratamento de alterações visuais (corrigir catarata).
- Manejo da hipotensão postural.
- Orientação quanto ao uso de calçados adequados (fechados, com solado antiderrapante).
- Otimização do ambiente domiciliar (retirar tapetes, colocar barras de apoio em corredores e banheiros, retirar móveis de passagens).
- Suplementação de vitamina D: as evidências atuais são insuficientes para concluir que há impacto dessa prescrição farmacológica em idosos institucionalizados. Entretanto, em idosos da comunidade, as evidências apontam para ausência de benefício clínico.
- Fornecimento de orientações claras ao paciente e sua família – educação.

■ SÍNDROME DE ANSIEDADE PÓS-QUEDA

Caracteriza-se pelo medo excessivo de cair, sendo um fator de risco adicional para quedas:

- Está associada à restrição de atividades, redução da mobilidade e funcionalidade, alteração cognitiva e depressão.
- Após fratura do quadril, o medo de cair aumenta o risco de institucionalização e morte. Portanto, deve ser ativamente pesquisado durante a consulta.
- A reabilitação motora e psicológica pode ser instituída quando o círculo vicioso **medo de cair → restrição de atividades → medo de cair** for identificado, com o objetivo de dar mais segurança ao indivíduo no ato de deambular e, assim, evitar novas quedas.

▶ SARCOPENIA

É a perda de massa e função muscular esquelética, que se associa ao processo de envelhecimento.

Sua identificação é de grande importância, pois está relacionada a declínio funcional, incapacidades e maior mortalidade. Indivíduos sarcopênicos têm piores desfechos quando submetidos a tratamentos mais intensivos, como cirurgias de médio e grande porte e quimioterápicos com alta toxicidade. Além disso, apresentam pior evolução em doenças crônicas em fases avançadas, como insuficiência cardíaca e doença pulmonar obstrutiva.

É um processo multifatorial, que pode ou não estar associado com aumento de massa corporal gordurosa e decorre sobretudo de inatividade física, baixa qualidade nutricional, aumento de citocinas inflamatórias, perda da função de neurônios motores espinais, diminuição da síntese proteica e redução dos níveis de hormônios anabolizantes, como testosterona, GH e fator de crescimento insulina-símile tipo I (IGF-I).

DIAGNÓSTICO ▶ Ver Quadro 12.9.

A documentação dessas perdas se dá por meio da avaliação clínica e de testes complementares. O Quadro 12.10 resume os tipos de testes aplicáveis à clínica.

A Figura 12.1 apresenta o fluxograma para diagnóstico de sarcopenia, segundo o Consenso Europeu sobre o tema.[3]

PREVENÇÃO E TRATAMENTO ▶ A sarcopenia pode ocorrer em idosos inativos ou ativos fisicamente, porém é muito mais prevalente em indivíduos inativos. A melhor forma de evitar os desfechos adversos relacionados à sarcopenia é identificá-la precocemente e reabilitar o paciente do ponto de vista físico e nutricional de acordo com o seu potencial e com a finalidade (perioperatório, pré-tratamentos oncológicos, entre outros).

Exercícios físicos resistidos apresentam melhores resultados demonstrados. A suplementação nutricional proteica está indicada, quando possível, mas ainda é alvo de controvérsias científicas.

▶ PRESCRIÇÃO MEDICAMENTOSA AO PACIENTE IDOSO

A prescrição de medicamentos para idosos é um desafio constante, que exige do médico conhecimentos mais detalhados a respeito de efeitos adversos, interações medicamentosas, interações fármaco-doenças e potencial iatrogênico de diversos fármacos em si. Tais considerações são muito importantes em pacientes frágeis, naqueles com multimorbidades e/ou expostos à polimedicação, algo relativamente comum entre pacientes acima dos 70 anos de idade. O aumento do risco iatrogênico se eleva em razão das diversas peculiaridades relacionadas tanto ao envelhecimento fisiológico como ao patológico, pois alteram de forma significativa a farmacocinética e a farmacodinâmica, principalmente em decorrência da lipossubstituição dos tecidos, da redução da quantidade de água corporal total e do declínio

QUADRO 12.9 ▶ CRITÉRIOS PARA O DIAGNÓSTICO DE SARCOPENIA

1) Diminuição da massa muscular
2) Diminuição da força muscular
3) Diminuição do desempenho físico

Diagnóstico: Documentação do critério 1 + 2 ou 3 + 1.

Fonte: Cruz-Jentoft e colaboradores.[3]

QUADRO 12.10 ▶ AVALIAÇÕES COMPLEMENTARES PARA DIAGNÓSTICO DE SARCOPENIA

AVALIAÇÃO	TESTES DISPONÍVEIS
MASSA MUSCULAR	
Índice de massa muscular	Bioimpedância elétrica
Massa magra apendicular	Densitometria de corpo inteiro
Circunferência da panturrilha	Antropometria
FORÇA MUSCULAR	
Força de preensão manual	Dinamômetro de preensão manual
DESEMPENHO FÍSICO	
Velocidade de marcha (m/s)	Velocidade de marcha em teste de caminhada de 5 metros

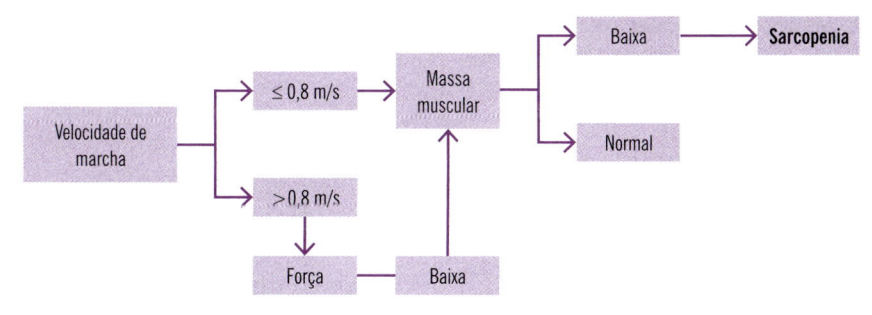

FIGURA 12.1 ▶ FLUXOGRAMA PARA DIAGNÓSTICO DE SARCOPENIA.
Fonte: Adaptada de Cruz-Jentoft e colaboradores.[3]

da função renal (mesmo na ausência de doença renal crônica [DRC]). Além disso, a população idosa vulnerável é muitas vezes subamostrada em ensaios clínicos randomizados (ECRs), o que resulta em necessidade de extrapolação de condutas prescritivas baseadas no bom senso.

■ PROCESSO DE PRESCRIÇÃO APROPRIADO

A sistematização da prescrição farmacológica deve ser uma regra aplicada a qualquer população-alvo. Entretanto, quanto mais suscetível à iatrogenia for tal grupo de pacientes, maior a necessidade de estratégias para o uso racional de medicamentos. Um modelo de condução passo a passo do processo de prescrição racional é descrito a seguir.

- **Indicação:** prescrever medicamentos estritamente necessários, embasados em evidência científica apropriada e que estejam direcionados a diagnósticos ou sintomas devidamente registrados em prontuário.
- **Escolha:** entre as opções de tratamento, escolher o fármaco com melhor efetividade, menor potencial iatrogênico e melhor custo.
- **Dose e escalonamento:** iniciar sempre com a menor dose possível e escalonar lentamente em busca do alvo terapêutico. Primar pela menor dose efetiva.
- **Efeitos adversos e toxicidade:** considerar o perfil de efeitos adversos e o potencial tóxico dos medicamentos (janela terapêutica estreita). Considerar a possibilidade de efeito adverso sempre que houver um novo sintoma.
- **Monitoramento e revisão frequente da prescrição:** monitorar ativamente a resposta terapêutica, assim como a apresentação de reações adversas aos medicamentos. Em caso de inadequações, a redução da dose, a troca de medicamento ou a suspensão do tratamento podem ser indicadas.
- **Desprescrição:** sempre que um fármaco não for mais necessário ou indicado, esteja causando efeitos adversos ou não esteja apresentando os efeitos de tratamento desejados, considere desprescrever tais medicamentos. Para tanto, sugere-se a consulta de protocolos de desprescrição disponíveis por meio do QR Code ao lado.
- **Orientações ao paciente/familiar:** orientar e descrever com clareza a indicação do tratamento, a dose, a posologia, o tempo de tratamento, os possíveis efeitos adversos e as medidas para promover a conformidade de prescrição.

■ INSTRUMENTOS DE AVALIAÇÃO DA PRESCRIÇÃO PARA IDOSOS

Alguns instrumentos se propõem a avaliar a segurança da prescrição para idosos. Os critérios de BEERS são bastante difundidos, porém critérios mais recentes identificam com melhor qualidade prescrições potencialmente inapropriadas a idosos e predizem de forma mais adequada desfechos negativos associados a elas. Entre eles, estão a Avaliação de Risco Anticolinérgico e os critérios STOPP/START. Em geral, todos os critérios ressaltam o potencial nocivo de diversos fármacos de uso corriqueiro, procurando destacar a necessidade de restrição da prescrição desses medicamentos e o uso criterioso de outros. O STOPP/START é mais aprofundado pelo fato de ser composto por dois elementos: rastreamento de prescrição em idosos com alvo de prevenção à iatrogenia (STOPP, do inglês *Screening Tool of Older Person's Prescriptions*) e rastreamento de prescrição apropriada para os medicamentos necessários (START, do inglês *Screening Tool to Alert Doctors to Right Treatment*) (**Quadro 12.11**).

■ MEDICAMENTOS DE AÇÃO ANTICOLINÉRGICA E SEDATIVA

Os medicamentos com ação anticolinérgica e/ou sedativa são potencialmente nocivos aos idosos e citados de forma repetida em distintas listas de fármacos potencialmente inapropriados para idosos, alguns deles listados a seguir. Eles contribuem para aumento do risco de quedas, alteração cognitiva, hospitalizações e mortalidade. Em função disso, devem ser evitados sempre que possível. Na necessidade de prescrever tais fármacos, preferir os de menor meia-vida e menor potencial anticolinérgico e sedativo.

■ EXEMPLOS DE PRESCRIÇÃO POTENCIALMENTE INAPROPRIADA PARA IDOSOS

As listas de fármacos potencialmente inapropriados para idosos, além de apresentarem os medicamentos e suas respectivas classes farmacológicas, delimitam racionais e níveis de evidência que sustentam tais recomendações de se evitá-los. Para alguns deles, ponderações a respeito das alternativas medicamentosas e não medicamentosas possíveis, assim como sugestões de monitoramento clínico, são descritas. Não há caráter de proscrição, mas alerta para o elevado potencial iatrogênico desses fármacos prescritos a pacientes vulneráveis. Alguns exemplos, suas reações adversas comuns ou racionais para se evitar a prescrição são descritos a seguir:

- **Diazepam:** sedativo de meia-vida longa.
- **Anti-inflamatórios:** hemorragia gastrintestinal, insuficiência renal aguda.
- **Glibenclamida:** hipoglicemia.
- **Ticlopidina:** perfil de eficácia e efeitos adversos desfavoráveis.
- **Amitriptilina:** potencial anticolinérgico elevado.
- **Carisoprodol:** potencial anticolinérgico elevado.
- **Flunarizina:** potencial anticolinérgico elevado.
- **Ciclobenzaprina:** potencial anticolinérgico elevado.
- **Hidroxizina:** potencial anticolinérgico elevado.
- **Prometazina:** potencial anticolinérgico elevado.
- **Baclofeno:** potencial anticolinérgico elevado.
- **Clorpromazina:** potencial anticolinérgico elevado.

QUADRO 12.11 ▶ RASTREAMENTO PARA PRESCRIÇÃO DE MEDICAMENTOS NECESSÁRIOS AO IDOSO* (EXEMPLOS DA LISTA START)

Sistema cardiovascular	■ Varfarina na presença de fibrilação atrial e alto risco de AVC ■ AAS na presença de doença arterial coronariana ou doença cerebrovascular, ou arterial periférica, documentadas ■ Tratamento anti-hipertensivo na presença de HAS ■ IECA na presença de insuficiência cardíaca ■ Estatinas na presença de doença arterial coronariana ou doença cerebrovascular, ou arterial periférica, documentadas ■ β-bloqueadores na presença de angina estável
Sistema nervoso central	■ Levodopa na presença de doença de Parkinson com prejuízo funcional ■ Antidepressivos na presença de depressão moderada a grave por pelo menos 3 meses
Sistema endócrino	■ Metformina na presença de diabetes melito (TFG > 50 mL/min/1,73 m^2) ■ AAS para prevenção primária de DCV na presença de diabetes melito ■ Estatinas para prevenção primária de DCV na presença de diabetes melito
Sistema respiratório	■ β$_2$-agonista ou agente anticolinérgico inalatório em asma e DPOC de leve a moderadas ■ Corticosteroide inalatório para asma moderada a grave e DPOC com VEF$_1$ < 50% ■ Oxigenoterapia contínua na presença de falência respiratória tipo 1 ou 2

*A idade **não** deve ser fator decisivo para contraindicação de tratamentos ao idoso. Considere aspectos relacionados à fragilidade para tomada de decisão.
AAS, ácido acetilsalicílico; AVC, acidente vascular cerebral; DCV, doença cardiovascular; DPOC, doença pulmonar obstrutiva crônica; HAS, hipertensão arterial sistêmica; IECA, inibidores da enzima conversora da angiotensina; TFG, taxa de filtração glomerular; VEF$_1$, volume expiratório forçado no primeiro segundo.

▶ REFERÊNCIAS

1. American Psychiatric Association. Diagnostic and statistical manual of mental disorders: DSM-5. 5th ed. Arlington; 2013.
2. Taradaj J. Prevention and treatment of pressure ulcers by newest recommendations from European Pressure Ulcer Advisory Panel (EPUAP): practical reference guide for GPs. Fam Med Prim Care Rev 2017;19(1): 81-3.
3. Cruz-Jentoft AJ, Baeyens JP, Bauer JM, Boirie Y, Cederholm T, Landi F, et al. Sarcopenia: European consensus on definition and diagnosis Report of the European Working Group on Sarcopenia in Older People. Age Ageing. 2010;39(4):412-23.

▶ LEITURAS RECOMENDADAS

Fried LP, Tangen CM, Walston J, Newman AB, Hirsch C, Gottdiener J, et al. Frailty in older adults: evidence for a phenotype. J Gerontol A Biol Sci Med Sci. 2001;56(3):M146-56.

Fuller GF. Falls in the elderly. Am Fam Physician. 2000;61(7):2159-68.

Leduc MMS. Imobilidade e síndrome de imobilização. In: Freitas EV, Py L, editoras. Tratado de geriatria e gerontologia. 4. ed. Rio de Janeiro: Guanabara Koogan; 2016.

Lourenço RA, Moreira VG, Mello RGB, Santos IS, Lin SM, Pinto ALF. Consenso Brasileiro de Fragilidade em Idosos: conceitos, epidemiologia e instrumentos de avaliação. Geriatr Gerontol Aging. 2018;12(2):121-35.

Marcantonio ER. *Delirium* in Hospitalized older adults. N Engl J Med. 2017;377(15):1456-66.

Mello RGB. Prescrição de medicamentos em geriatria. In: Fuchs FF, Wannmacher L, editores. Farmacologia clínica e terapêutica. 5. ed. Rio de Janeiro : Guanabara Koogan; 2017. p. 786-91.

Moraes EN, Moraes FL. Avaliação multidimensional do idoso. 5 ed. Belo Horizonte: Folium; 2016.

Tinetti ME. Clinical practice. Preventing falls in elderly persons. N Engl J Med. 2003;348(1):42-9.

CAPÍTULO 13

HEMATOLOGIA

PAULA TABBAL DA COSTA
ANA CRISTINA FENILI
RAFAELA KOMOROWSKI DAL MOLIN

- Alterações do hemograma 249
  - Leucocitose 249
  - Neutrofilia 249
  - Reação leucemoide 249
  - Linfocitose 250
  - Monocitose 250
  - Eosinofilia 250
  - Basofilia 250
  - Leucopenia 250
  - Neutropenia 250
  - Linfopenia 250
  - Monocitopenia 250
  - Eosinopenia 250
  - Plaquetopenia 250
    - Púrpura trombocitopênica imune 250
    - Trombocitopenia induzida por heparina ... 251
    - Trombocitopenia associada ao paciente crítico ... 251
  - Trombocitose 252
    - Trombocitose reacional 252
- Alterações na morfologia vistas no hemograma ... 252
  - Alterações na morfologia das hemácias ... 252
  - Alterações na morfologia dos leucócitos e algumas condições clínicas associadas ... 252
  - Alterações plaquetárias 253
- Avaliação da medula óssea 253
- Anemias 253
- Distúrbios da coagulação 256
  - Coagulação intravascular disseminada ... 257
  - Púrpura trombocitopênica trombótica 257
  - Hemoglobinúria paroxística noturna 257
  - Tromboembolia venosa – profilaxia 258
  - Trombofilias 260
- Doenças mieloproliferativas crônicas 261
  - Policitemia vera 261
  - Trombocitose essencial 261
  - Mielofibrose 261
- Leucemias 262
  - Leucemia mieloide crônica 262
  - Leucemia linfocítica crônica 262
- Leucemias agudas 262
  - Leucemia mieloide aguda 262
  - Leucemia linfoblástica aguda 263
- Linfomas 263
  - Linfoma de Hodgkin 263
  - Linfoma não Hodgkin 264
- Mieloma múltiplo 264
- Síndromes mielodisplásicas 266
- Transfusão de hemocomponentes 266
  - Concentrado de hemácias de adulto 266
  - Crioprecipitado 267
  - Plaquetas 267
  - Plasma fresco congelado 267
  - Filtro de leucócitos (hemácias e plaquetas filtradas) 267
  - Irradiação de hemocomponentes (hemácias e plaquetas) 267
- Transplante de células-tronco hematopoéticas ... 267

▶ ALTERAÇÕES DO HEMOGRAMA

■ LEUCOCITOSE

DEFINIÇÃO ▶ Leucócitos totais > 11.000/μL.

■ NEUTROFILIA

DEFINIÇÃO ▶ Contagem absoluta de neutrófilos (polimorfonucleares e bastões) > 10.000/μL.

CAUSAS ▶ Exercício; estresse; infecções; queimaduras; necrose tecidual; distúrbios inflamatórios crônicos (vasculite); fármacos (glicocorticosteroides); distúrbios metabólicos (cetoacidose, uremia); neoplasias malignas; distúrbios mieloproliferativos.

■ REAÇÃO LEUCEMOIDE

DEFINIÇÃO ▶ Elevação extrema da contagem de leucócitos (> 50.000/μL) contendo neutrófilos maduros e/ou imaturos.

CAUSAS ▶ Infecções; hemólise (grave); neoplasias malignas (mama, pulmão); citocinas (fator estimulador de colônias de granulócitos [G-CSF]).

■ LINFOCITOSE

DEFINIÇÃO ▶ Contagem absoluta de linfócitos > 5.000/μL.

CAUSAS ▶ Infecções (mononucleose, hepatite, citomegalovirose); distúrbios endócrinos (tireotoxicose, insuficiência suprarrenal); neoplasias (leucemia linfocítica crônica [LLC]).

■ MONOCITOSE

DEFINIÇÃO ▶ Contagem absoluta de monócitos > 800/μL.

CAUSAS ▶ Infecções (endocardite bacteriana subaguda, tuberculose); doenças granulomatosas (sarcoidose); lúpus eritematoso sistêmico (LES), artrite reumatoide; leucemias, linfoma, síndromes mieloproliferativas; neoplasias malignas.

■ EOSINOFILIA

DEFINIÇÃO ▶ Contagem absoluta de eosinófilos > 500/μL.

CAUSAS ▶ Fármacos; parasitoses; doenças alérgicas; doenças vasculares do colágeno; neoplasias malignas; síndromes hipereosinofílicas.

■ BASOFILIA

DEFINIÇÃO ▶ Contagem absoluta de basófilos > 100/μL.

CAUSAS ▶ Doenças alérgicas; distúrbios mieloproliferativos (leucemia mieloide crônica [LMC]); distúrbios inflamatórios crônicos (mais raramente).

■ LEUCOPENIA

DEFINIÇÃO ▶ É a redução do número de leucócitos no sangue. Valores entre 4.000 e 11.000 células/μL são aceitos como normais na maioria dos laboratórios.

■ NEUTROPENIA

DEFINIÇÃO ▶ Geralmente definida como contagem absoluta de neutrófilos <1.500/μL em um adulto; algumas instituições usam valores diferentes (p. ex., a Organização Mundial da Saúde [OMS] usa ≤ 1.800 células/μL).

CLASSIFICAÇÃO ▶ Pode ser categorizada como leve (≥ 1.000 e <1.500 células/μL), moderada (≥ 500 e <1.000 células/μL) e grave (< 500 células/μL).

CAUSAS ▶ Fármacos (agentes quimioterápicos constituem a causa mais comum, além de fenitoína, carbamazepina, cloranfenicol, penicilinas, cefalosporinas, propiltiouracila, captopril, metildopa, tiazídicos, alopurinol, colchicina, agentes imunossupressores); infecções virais e bacterianas; deficiência de vitamina B_{12} e de folato; doenças hematológicas (neutropenia cíclica, leucemia, mielodisplasia); hiperesplenismo; doenças autoimunes (LES). Em até 25% da população negra pode haver neutropenia que não se associa a risco de infecção (neutropenia constitucional).

■ Neutropenia febril

Definição ▶ Febre em pacientes neutropênicos é definida como uma única aferição de temperatura oral ≥ 38,3 °C ou ≥ 38,0 °C mantida por um período de 1 h.

Avaliação inicial ▶ Além das fontes habituais de infecção, considerar seios paranasais, cavidade oral e região anorretal; quando persistente além de 7 dias, eleva-se o risco de infecções fúngicas disseminadas. A taxa de complicações maiores (p. ex., hipotensão, insuficiência renal aguda, insuficiência respiratória, insuficiência cardíaca) no contexto da neutropenia febril (NF) é de cerca de 25 a 30%, e a taxa de mortalidade alcança os 11%; no contexto de sepse grave ou choque séptico, a mortalidade pode chegar aos 50%.

Tratamento ▶ Em todos os pacientes com câncer que apresentam NF, a terapia antibacteriana empírica deve ser iniciada imediatamente após a obtenção de hemoculturas e antes que qualquer outra investigação tenha sido concluída (idealmente, dentro de 1 h após o rastreamento). A duração da NF pode ser reduzida com G-CSF.

■ LINFOPENIA

DEFINIÇÃO ▶ Contagem absoluta de linfócitos < 1.000/μL.

CAUSAS ▶ Terapia com glicocorticosteroides; síndromes de imunodeficiências; medicações imunossupressoras; radioterapia; neoplasias malignas metastáticas; doenças como mielodisplasias e anemia aplásica (p. ex. síndromes de insuficiência da medula óssea).

■ MONOCITOPENIA

DEFINIÇÃO ▶ Contagem absoluta de monócitos < 100/μL.

CAUSAS ▶ Terapia com glicocorticosteroide; anemia aplásica; agentes quimioterápicos e imunossupressores.

■ EOSINOPENIA

DEFINIÇÃO ▶ Contagem absoluta de eosinófilos < 50/μL.

CAUSAS ▶ Doença estressante aguda; terapia com glicocorticosteroides.

■ PLAQUETOPENIA

DEFINIÇÃO ▶ Contagem de plaquetas < 150.000/μL. Pode ser classificada em leve (100.000-150.000/μL), moderada (50.000-99.000/μL) e grave (< 50.000/μL); contudo, esses valores devem ser sempre interpretados sob o contexto da doença subjacente.

■ Púrpura trombocitopênica imune

Definição ▶ A púrpura trombocitopênica imune (PTI) é uma doença autoimune caracterizada por trombocitopenia isolada (contagem plaquetária < 100.000/μL) resultante do *clearance* acelerado e da destruição de plaquetas revestidas por anticorpos por macrófagos teciduais, predominantemente no baço.

Classificação ▶ Pode ser classificada de acordo com a faixa etária acometida (como infantil ou adulta) e quanto ao tempo de evolução como: a) recém-diagnosticada (até 3 meses após o diagnóstico); b) persistente (3-12 meses desde o diagnóstico); e c) crônica (> 12 meses desde o diagnóstico).

Avaliação inicial ▶ Entre crianças e adolescentes, a apresentação clínica típica é a ocorrência de sangramento em pacientes previamente hígidos, sendo mais comum e clinicamente significativo quando contagens < 20.000/μL. Costuma haver história de processo infeccioso viral nas semanas anteriores ao início do quadro; cerca de 70% das crianças acometidas apresentam a forma aguda e autolimitada da doença. Na população adulta, as remissões espontâneas são infrequentes; é comum a presença de petéquias, equimoses, epistaxe, gengivorragia e menorragia. Sangramentos do trato gastrintestinal e geniturinário são pouco frequentes; sangramento intracraniano é raro. A gravidade dos sintomas também está associada com as contagens de plaquetas, sendo maior quando elas são abaixo de 10.000/μL. O diagnóstico de PTI é de exclusão, sendo realizado com base na história clínica e no exame físico, além de hemograma completo e esfregaço de sangue periférico. Deve haver trombocitopenia isolada, sem alterações nas outras séries do hemograma e no esfregaço de sangue periférico. Pesquisas de anticorpos anti-HIV e anti-HCV devem ser solicitadas rotineiramente em adultos para o diagnóstico diferencial. Avaliação da medula óssea por biópsia e aspirado deve ser feita sempre que houver suspeita de neoplasias ou mielodisplasia como causa de plaquetopenia.

Causas ▶ É importante excluir causas não autoimunes de trombocitopenia e de PTI secundária, como infecções, doenças autoimunes, neoplasias, efeito adverso de medicamentos (p. ex., paracetamol, amiodarona, penicilinas, cefalosporinas, carbamazepina, ceftriaxona, daptomicina, etambutol, furosemida, haloperidol, ibuprofeno, levofloxacino, mirtazapina, naproxeno, fenitoína, ranitidina, sinvastatina, sulfametoxazol + trimetoprima, ácido valproico, vancomicina, agentes quimioterápicos, entre vários outros), etc.

🟣 Tratamento ▶ Costuma ser necessário em pacientes que estão sangrando ou considerados em risco significativo de sangramento. A terapia medicamentosa é direcionada para o controle precoce dos sintomas e a redução do risco de sangramentos graves, não afetando o prognóstico a longo prazo. Somente a observação clínica é apropriada para a maioria dos pacientes assintomáticos com contagem de plaquetas ≥ 20 a 30.000/μL. Glicocorticosteroides podem ser usados como terapêutica de primeira escolha e aumentam a contagem de plaquetas em cerca de 2/3 dos pacientes, com a maioria respondendo dentro de 2 a 5 dias; um dos regimes de tratamento mais comuns são doses elevadas de dexametasona, em geral administradas como 40 mg/dia, via oral (VO), durante 4 dias. A imunoglobulina intravenosa (IGIV) eleva a contagem de plaquetas mais rapidamente do que os glicocorticosteroides; é, portanto, com frequência, usada para pacientes com sangramento ativo ou que precisam de um procedimento invasivo urgente. As diretrizes revisadas da American Society of Hematology (ASH) recomendam a esplenectomia (evidência de grau 1B) para os pacientes nos quais a terapia com corticosteroides falhou, sugerindo tratamento com agonistas do receptor de trombopoetina e rituximabe pré-esplenectomia (nível de evidência 2C). Agentes como dapsona e imunossupressores são alternativas.

🟣 Tratamento em mulheres grávidas ▶ Gestantes sem manifestações hemorrágicas cuja contagem de plaquetas é ≥ 30.000/μL não necessitam de tratamento até a 36ª semana de gestação, a menos que o parto seja iminente. Para aquelas com contagem de plaquetas abaixo de 30.000/μL ou que apresentem sangramento clinicamente relevante, a terapia de primeira escolha inclui corticosteroides orais ou IGIV. Embora as diretrizes da ASH recomendem uma dose inicial de prednisona, 1 mg/kg/dia, outros especialistas recomendam uma dose inicial de 0,25 a 0,5 mg/kg/dia, uma vez que não há evidências de que uma dose inicial maior seja melhor. A dose inicial recomendada de IGIV é de 1 g/kg. Azatioprina e imunoglobulina Rh (RhIG) são relativamente contraindicadas na gravidez.

■ Trombocitopenia induzida por heparina

Definição ▶ Reação imune na qual anticorpos contra o complexo heparina/fator IV plaquetário causam ativação das plaquetas e trombocitopenia; mais comum com heparina não fracionada (HNF) do que com heparina de baixo peso molecular (HBPM).

Avaliação inicial ▶ Tromboses arteriais e venosas podem ocorrer de forma oligossintomática.

🟣 Tratamento ▶ É uma complicação séria, devendo-se suspender o uso de todos os tipos de heparina imediatamente, iniciando anticoagulantes não heparinoides (fondaparinux, danaparoide, argatrobana, bivalirudina).

■ Trombocitopenia associada ao paciente crítico

Causas ▶ Frequentemente multifatorial, pode ocorrer por supressão medular e/ou associada à coagulação intravascular disseminada (CIVD). A principal causa nessa população é secundária à sepse.

Avaliação inicial ▶ Recomenda-se avaliação ampla, que inclui revisão dos fármacos em uso, provas de função hepática e renal, coagulograma, fibrinogênio e culturais.

🟣 Tratamento ▶ Tratar as doenças de base.

Preparação para procedimento invasivo ▶ Sugere-se transfusão de plaquetas previamente a um procedimento invasivo se a trombocitopenia for grave e os riscos de sangramento forem considerados altos. Os limiares típicos de contagem de plaquetas usados em alguns procedimentos comuns são os seguintes: 1) neurocirurgia ou cirurgia ocular – 100.000/μL; 2) a maioria das outras cirurgias importantes – 50.000/μL;

3) endoscopias – 50.000/μL para procedimentos terapêuticos; 20.000/μL para procedimentos diagnósticos de baixo risco; 4) broncoscopia com lavado broncoalveolar – 20.000 a 30.000/μL; 5) passagem de acesso venoso central – 20.000/μL; 6) punção lombar – 10.000 a 20.000/μL em pacientes com neoplasias hematológicas e > 40.000 a 50.000 em pacientes sem neoplasias hematológicas; 7) anestesia epidural – 80.000/μL; e 8) aspiração da medula óssea/biópsia – 20.000/μL.

■ TROMBOCITOSE

DEFINIÇÃO ▶ Contagem de plaquetas > 450.000/μL.

■ Trombocitose reacional

Definição ▶ Trombocitose secundária (reacional) é uma contagem elevada de plaquetas (> 450.000/μL) devido a alguma doença não hematológica; a função plaquetária costuma ser normal.

Causas ▶ Algumas causas de trombocitose reacional incluem doenças inflamatórias crônicas (p. ex., artrite reumatoide, doença inflamatória intestinal, tuberculose, sarcoidose); infecção aguda; hemorragia; carência de ferro; hemólise; tumores (particularmente linfoma de Hodgkin, linfoma não Hodgkin); esplenectomia. Existem também trombocitoses familiares congênitas, como aquelas decorrentes da trombopoetina e mutações no gene do receptor da trombopoetina.

Avaliação inicial ▶ Diferentemente da trombocitose essencial (ver adiante, neste capítulo, na seção Doenças mieloproliferativas crônicas), a trombocitose reacional não aumenta o risco de complicações trombóticas ou hemorrágicas, a menos que os pacientes tenham doença arterial grave ou estejam em imobilidade prolongada. Na trombocitose secundária, a contagem de plaquetas é geralmente < 1.000.000/μL, e a causa pode ser, na maioria das vezes, elucidada por história e exame físico.

Tratamento ▶ O manejo adequado do distúrbio subjacente quase sempre faz a contagem das plaquetas voltar ao normal.

▶ ALTERAÇÕES NA MORFOLOGIA VISTAS NO HEMOGRAMA

■ ALTERAÇÕES NA MORFOLOGIA DAS HEMÁCIAS

■ Anisocitose

A anisocitose refere-se à variação no tamanho das hemácias (eritrócitos). Células grandes indicam retardo na síntese de DNA (p. ex., causadas por deficiência de folato ou de vitamina B_{12}), e células pequenas indicam defeito na síntese de hemoglobina (Hb) (em situações de deficiência de ferro e genes anormais da Hb).

■ Pecilocitose

A pecilocitose refere-se a formas anormais das hemácias (Quadro 13.1).

■ ALTERAÇÕES NA MORFOLOGIA DOS LEUCÓCITOS E ALGUMAS CONDIÇÕES CLÍNICAS ASSOCIADAS

- Inclusões leucocitárias:
  - Granulações tóxicas: infecção bacteriana.
  - Corpúsculos de Döhle: infecção bacteriana, anomalia de Chediak-Higashi.
  - Bastões de Auer: leucemia mieloide aguda (LMA).

QUADRO 13.1 ALTERAÇÕES NA MORFOLOGIA DAS HEMÁCIAS E CONDIÇÕES CLÍNICAS ASSOCIADAS

ALTERAÇÕES NA MORFOLOGIA/INCLUSÕES ERITROCITÁRIAS	CONDIÇÕES CLÍNICAS ASSOCIADAS
Acantócitos (células espiculadas)	Hepatopatia grave; abetalipoproteinemia
Equinócitos (células espinhosas)	Uremia
Eliptócitos (células elípticas)	Eliptocitose hereditária
Esquizócitos (células fragmentadas)	Anemia hemolítica micro ou macroangiopática
Falciformes (células em crescente)	Anemias falciformes
Hemácias em alvo	Hepatopatia; talassemia; doença da Hb C
Dacriócitos (células em lágrima)	Mielofibrose; infiltração da medula óssea (neoplasia)
Rouleaux (células empilhadas)	Mieloma múltiplo; macroglobulinemia; artefato
Corpúsculos de Howell-Jolly (fragmento nuclear residual)	Em pacientes asplênicos
Pontilhado basofílico	Intoxicação por chumbo; talassemia; mielofibrose
Corpúsculos de Pappenheimer (grânulos contendo ferro)	Intoxicação por chumbo; outras anemias sideroblásticas
Corpúsculos de Heinz (Hb precipitada)	Deficiência de G6PD
Parasitas	Malária, babesiose

G6PD, glicose-6-fosfato-desidrogenase; Hb C, hemoglobina C.
Fonte: Kasper e colaboradores.[1]

- Hipersegmentação: deficiência de folato ou de vitamina B_{12}, efeito de fármacos.
- Hipossegmentação: anomalia de Pelger-Hüet.

■ ALTERAÇÕES PLAQUETÁRIAS

Aglutinação plaquetária ▶ Artefato *in vitro*; pode levar a contagens falsamente baixas das plaquetas em contadores automáticos.

Plaquetas gigantes ▶ Podem ocorrer por aumento da produção de plaquetas ou de maturação anormal dos megacariócitos.

▶ AVALIAÇÃO DA MEDULA ÓSSEA

A aspiração avalia a morfologia celular, e a *biópsia* avalia a arquitetura medular global, incluindo o grau de celularidade.

▶ ANEMIAS

DEFINIÇÃO ▶ O termo anemia significa redução da hemoglobina por unidade de volume de sangue, de acordo com idade, sexo e tensão de oxigênio do ambiente (**Tab. 13.1**). Esses critérios se aplicam, também, aos indivíduos idosos, pois o baixo nível de hemoglobina nesses pacientes indica a presença de doença e se correlaciona a risco aumentado de mortalidade. Podem-se observar valores normais mais altos de hemoglobina em moradores de grandes altitudes e em tabagistas. As anemias constituem as doenças do sangue mais frequentes.

CLASSIFICAÇÃO ▶ As anemias podem ser provocadas por vários fatores e se classificam segundo os critérios morfológicos (normocítica/normocrômica, microcítica/hipocrômica, macrocítica/normocrômica) ou fisiopatológicos, considerando a etiologia (produção inadequada de hemácias ou destruição na circulação periférica) (**Fig. 13.1**).

Critérios morfológicos ▶

I. Anemia microcítica hipocrômica: volume corpuscular médio (VCM), hemoglobina corpuscular média (HCM) e concentração de hemoglobina corpuscular média (CHCM) diminuídos.

- Anemia por deficiência de ferro.
- Anemia por alterações no metabolismo do ferro (anemia sideroblástica).
- Alterações na síntese de hemoglobina: talassemias.
- Anemia de doença crônica.

II. Anemia normocítica normocrômica: VCM, HCM e CHCM normais.

- Anemia por diminuição de produção: anemia aplásica.
- Anemia de doença crônica.
- Anemia secundária à doença renal crônica.
- Anemias hemolíticas.

III. Anemia macrocítica normocrômica: VCM aumentado, HCM e CHCM normais.

- Anemias megaloblásticas (deficiência de folato e/ou vitamina B_{12}).
- Anemia secundária à doença hepática.
- Anemia secundária ao hipotireoidismo.
- Anemias hemolíticas.

Critérios fisiopatológicos ▶

I. Anemias por deficiência de produção (hipoproliferação).
II. Anemias por sobrevida diminuída das hemácias (hemólise).
III. Anemias por perdas sanguíneas – hemorragia.

TABELA 13.1 ▶ CRITÉRIOS PARA ANEMIA COM BASE EM TAXA DE HEMOGLOBINA NORMAL AO NÍVEL DO MAR

IDADE/SEXO	VARIAÇÃO NORMAL DE HEMOGLOBINA (g/dL)	ANÊMICO SE HEMOGLOBINA MENOR DO QUE*
Nascido a termo	13,5-18,5	13,5 (Ht 34,5)
2-6 meses de vida	9,5-13,5	9,5 (Ht 28,5)
6 meses - 6 anos de vida	11,0-14,0	11,0 (Ht 28,5)
6-12 anos	11,5-15,5	11,5 (Ht 34,5)
Homens adultos	13,0-17,0	13,0 (Ht 39,0)
Mulheres não grávidas	12,0-15,0	12,0 (Ht 36,0)
GRÁVIDAS		
1º Trimestre (0 - 12 semanas)	11,0-14,0	11,0 (Ht 33,0)
2º Trimestre (13 - 28 semanas)	10,5-14,0	10,5 (Ht 31,5)
3º Trimestre (29 semanas - nascimento)	11,0-14,0	11,0 (Ht 33,0)

*Esses valores simplesmente definem anemia, sendo usados geralmente como padrões para investigação e tratamento, mas não como indicativos de transfusão.
Fonte: World Health Organization.[2]

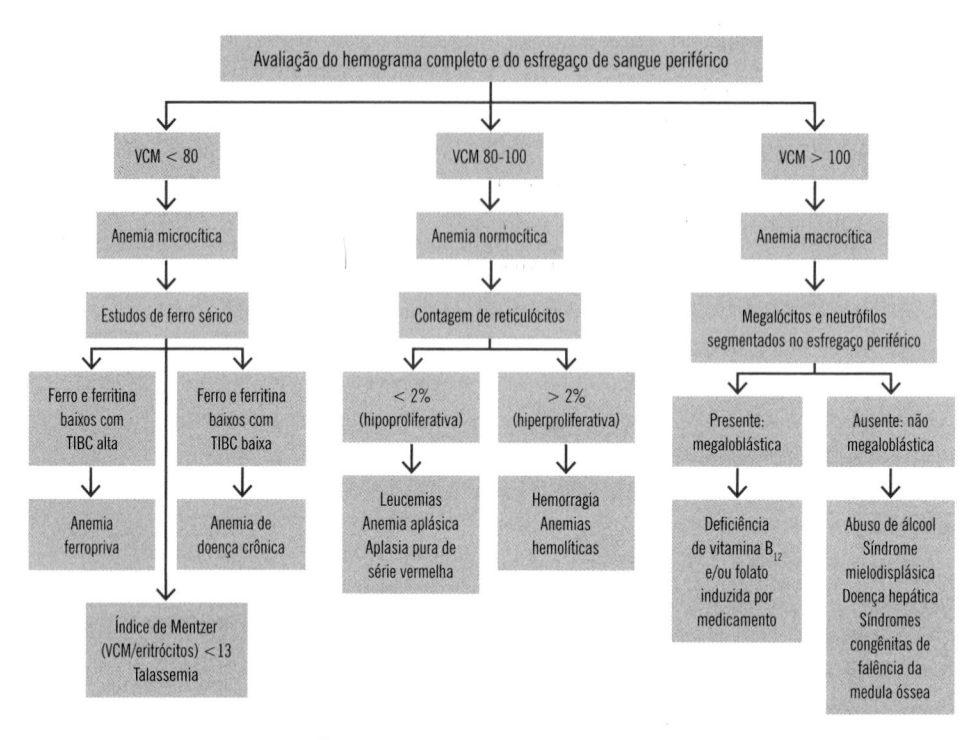

```
                    Avaliação do hemograma completo e do esfregaço de sangue periférico
                                                │
                ┌───────────────────────────────┼───────────────────────────────┐
                ▼                               ▼                               ▼
             VCM < 80                       VCM 80-100                       VCM > 100
                │                               │                               │
                ▼                               ▼                               ▼
          Anemia microcítica             Anemia normocítica              Anemia macrocítica
                │                               │                               │
                ▼                               ▼                               ▼
        Estudos de ferro sérico         Contagem de reticulócitos      Megalócitos e neutrófilos
                │                               │                    segmentados no esfregaço periférico
        ┌───────┴────────┐              ┌───────┴────────┐                      │
        ▼                ▼              ▼                ▼              ┌───────┴────────┐
  Ferro e ferritina  Ferro e ferritina  < 2%           > 2%             ▼                ▼
   baixos com         baixos com     (hipoproli-   (hiperproli-     Presente:        Ausente: não
    TIBC alta         TIBC baixa      ferativa)     ferativa)     megaloblástica    megaloblástica
        │                │                │                │              │                │
        ▼                ▼                ▼                ▼              ▼                ▼
     Anemia          Anemia de        Leucemias        Hemorragia    Deficiência     Abuso de álcool
    ferropriva      doença crônica   Anemia aplásica   Anemias       de vitamina B₁₂  Síndrome
        │                             Aplasia pura de  hemolíticas   e/ou folato      mielodisplásica
        ▼                             série vermelha                 induzida por     Doença hepática
  Índice de Mentzer                                                  medicamento      Síndromes
  (VCM/eritrócitos) <13                                                               congênitas de
      Talassemia                                                                      falência da
                                                                                      medula óssea
```

FIGURA 13.1 ▶ FLUXOGRAMA PARA AVALIAÇÃO DE ANEMIA. // TIBC, do inglês *total iron binding capacity*; VCM, volume corpuscular médio.
Fonte: Bestpractice.bmj.com.[3]

AVALIAÇÃO INICIAL ▶ Uma anamnese clínica minuciosa e um exame físico detalhado e cuidadoso são de extrema importância para a avaliação do paciente com anemia. É importante pesquisar relatos de sangramentos, presença de infecções, manifestações de doenças sistêmicas (como doença renal crônica, hipotireoidismo e doenças inflamatórias crônicas), história clínica nutricional ou relacionada ao uso de medicamentos ou álcool, exposição a agentes tóxicos ou drogas, assim como história familiar de anemia. A origem do paciente e a etnia podem estar associadas à maior probabilidade de hemoglobinopatias. As manifestações clínicas e a intensidade dos sintomas são variáveis e dependem do grau de anemia, idade do paciente, atividade física e velocidade com que o quadro de anemia se estabeleceu. Em geral, os sintomas mais intensos relacionam-se com níveis mais baixos de hemoglobina; porém, a presença de comprometimento cardíaco prévio pode deixar o paciente mais sensível a quedas discretas da hemoglobina. Tonturas, lipotimia, vertigem, cefaleia, zumbidos, cansaço, dispneia, mal-estar, fraqueza muscular, cãibras e angina são alguns dos sintomas mais frequentes. No quadro clínico da anemia ferropriva, podem estar presentes alterações de trofismo da pele, atrofia de papilas linguais, queilose, unhas finas e perversão do apetite ou picacismo. A presença de poucos sintomas em pacientes visivelmente anêmicos sugere quadros de instalação lenta, nos quais o organismo teve tempo de adaptar-se aos níveis reduzidos de hemoglobina. Nos pacientes muito sintomáticos, em geral, as histórias costumam ser de curta duração. No exame físico, achados clínicos de palidez cutânea, mucosas descoradas, icterícia e esplenomegalia podem indicar a existência de anemia hemolítica; esplenomegalia e linfadenomegalias, leucemias; ou, ainda, a presença de parestesias e outras manifestações neurológicas, deficiência de vitamina B_{12}. A taquicardia é habitualmente vista nas atividades físicas leves ou em situações em que os níveis de hemoglobina são muito baixos. A redução na viscosidade sanguínea e o aumento da velocidade de circulação do sangue facilitam o aparecimento de turbilhonamentos, contribuindo para o surgimento de sopros cardíacos, em geral sistólicos suaves muitas vezes audíveis no foco pulmonar e na borda esternal. Atenção especial deve ser dada aos pacientes com lesão cardíaca prévia, pois quando a anemia é acentuada, a capacidade de compensação é excedida e pode instalar-se um quadro de insuficiência cardíaca congestiva, com aumento da área cardíaca, estase jugular, congestão pulmonar, hepatomegalia e edema periférico.

CAUSAS ▶

■ Anemias hipoproliferativas

São as anemias mais comuns e refletem insuficiência medular absoluta ou relativa, podendo resultar de defeitos na produção medular, distúrbios na multiplicação celular ou distúrbios da hemoglobinização. Nessas situações, ocorre uma diminuição na produção de células vermelhas com contagem de reticulócitos normal ou diminuída. Elas podem ser vistas nas seguintes condições clínicas: deficiência de ferro; diminuição na produção ou da ação da eritropoetina (doença renal); infiltração medular por mielofibrose ou tumor; anemia aplásica (ausência de precursores eritroides); exposição a fármacos; radiação; infecções virais (hepatite); doenças autoimunes ou hereditárias (p. ex., anemia de Fanconi). Os maiores estoques de ferro no organismo, além do circulante nos glóbulos vermelhos, encontram-se na forma de ferritina, hemossiderina e, também, nos macrófagos. Uma dieta balanceada oferece, diariamente, a quantidade de 10 a 15 mg de ferro, sendo que apenas 5 a 10% serão absorvidos, ou seja, 1 a 2 mg/dia. A absorção normal de ferro acontece na parte superior do intestino delgado, e a ausência desse segmento por cirurgias gástricas ou no trato digestório, envolvendo as primeiras porções do duodeno, levará à diminuição da absorção e, consequentemente, à anemia. Na deficiência de ferro, é primordial a pesquisa de sangramento no trato digestório e no útero (metrorragias e hipermenorreias). Infestação por parasitas intestinais e uso prolongado de anti-inflamatórios (AINEs) ou ácido acetilsalicílico (AAS) também são causas de perda sanguínea gastrintestinal, provocando anemia ferropriva. Os distúrbios da maturação resultam de defeito na síntese da hemoglobina ou de replicação anormalmente lenta do DNA. Os defeitos na síntese de hemoglobina decorrem de um suprimento deficiente de ferro, da produção diminuída de globina (talassemia) ou são idiopáticos (anemia sideroblástica). Os defeitos na síntese de DNA em geral são decorrentes de problemas nutricionais (deficiência de vitamina B_{12} e folato), de exposição a alguns medicamentos, especialmente quimioterápicos (p. ex., metotrexato), ou de defeitos intrínsecos da maturação medular (p. ex., mielodisplasia). Os níveis de homocisteína e de ácido metilmalônico estão elevados na anemia por deficiência de vitamina B_{12} (este último é mais sensível e deve ser usado para descartar definitivamente a deficiência de vitamina B_{12}). A anemia de doença crônica é entidade comum, e sua patogenia é multifatorial: inibição da produção de eritropoetina, inibição da reutilização de ferro e inibição da proliferação de colônias eritroides por citocinas inflamatórias.

■ Anemia por destruição de hemácias na circulação periférica (hemólise) ou perda sanguínea aguda

Hemólise ▶ A sobrevida da hemácia pode estar reduzida na circulação como consequência do aumento da destruição; nessa situação, a eritropoese está estimulada com maior produção de reticulócitos e presença de células imaturas no sangue periférico (eritroblastos). Em geral, a anemia é normocrômica. Alterações laboratoriais comuns incluem elevação de bilirrubinas e de desidrogenase láctica (LDH). No esfregaço, podem estar presentes esferócitos, esquizócitos, hemácias em alvo e células falciformes, dependendo do distúrbio de base. Outros exames que podem ser úteis nesse contexto são teste de Coombs (anemia hemolítica autoimune), teste de fragilidade osmótica (esferocitose hereditária), eletroforese de hemoglobina (anemia falciforme, talassemia) e determinação da G6PD (**Quadro 13.2**).

Perda de sangue ▶ Trauma e hemorragia no trato gastrintestinal são causas comuns; menorragia e hematúria macroscópica também podem se associar à anemia. Sangramento crônico está associado à deficiência de ferro, hipocromia e microcitose; sangramento agudo relaciona-se a manifestações de hipovolemia, reticulocitose e macrocitose. A perda aguda de sangue não se associa a número aumentado de reticulócitos, pois não há tempo suficiente para aumentar a secreção de eritropoetina e, consequentemente, estimular a proliferação medular.

● TRATAMENTO: ORIENTAÇÕES GERAIS SOBRE MANEJO DE DISTÚRBIOS ESPECÍFICOS ▶

Deficiência de ferro ▶ Identificar e tratar a causa da perda sanguínea (considerar endoscopias do trato gastrintestinal); a reposição de sulfato ferroso é recomendada na dose de 300 mg/dia de ferro elementar, o que corresponde a 3 ou 4 comprimidos, divididos em duas a três tomadas, preferencialmente, 1 h antes das refeições. Sabe-se que 25 mg de sulfato ferroso contêm 5 mg de ferro elementar, mas 330 mg de hidróxido de ferro correspondem a 100 mg de ferro elementar. A resposta ao tratamento é considerada adequada quando há normalização da hemoglobina (Hb) ou do hematócrito (Ht) em 2 meses, e a manutenção da terapia por mais 3 a 6 meses visa à reposição

QUADRO 13.2 ▶ CONDIÇÕES CLÍNICAS ASSOCIADAS À HEMÓLISE		
TIPOS	**ASSOCIAÇÕES**	**CAUSAS**
Imunomediada	Idiopática, neoplasias malignas, fármacos, infecções, transfusões, doenças autoimunes	Adquiridas
Microangiopática	Púrpura trombocitopênica trombótica, síndrome hemolítico-urêmica, pré-eclâmpsia/eclâmpsia, hipertensão maligna, próteses valvares	
Infecção	Malária, babesiose, *Clostridium*	
Enzimopatias	Deficiência de G6PD	Hereditárias
Membranopatias	Esferocitose hereditária	
Hemoglobinopatias	Talassemia, anemia falciforme	

G6PD, glicose-6-fosfato-desidrogenase.
Fonte: Kasper e colaboradores.[1]

de estoques. As necessidades de ferro estão aumentadas na gravidez e lactação, podendo atingir 2 a 5 mg/dia; nesses casos, faz-se necessária suplementação. A terapia com ferro parenteral está indicada em casos de má absorção com grave deficiência de ferro, perda sanguínea incontrolável e/ou persistente e intolerância ao ferro oral (em geral, por efeitos colaterais gastrintestinais intratáveis). São preferíveis as apresentações com sacarato de ferro e carboximaltose férrica, pois têm risco muito menor de efeitos adversos.

Deficiência de folato ▶ Comum em pacientes desnutridos e alcoolistas; repor ácido fólico, 5 mg/dia, VO.

Deficiência de vitamina B_{12} ▶ Reposição por via parenteral (5.000 μg, 1×/semana, por 4 semanas e, após, 1×/mês).

Anemia de doença crônica ▶ Tratar a doença subjacente; na insuficiência renal crônica, pode-se usar eritropoetina humana recombinante na dose de 50 a 150 U/kg, 3×/semana, por via subcutânea (alvo de Hb entre 9-10 g/dL).

Anemia falciforme ▶ Tratar as infecções precocemente; ácido fólico suplementar; hidroxiureia, de 10 a 30 mg/kg/dia, VO, aumenta o nível de HbF e evita o afoiçamento. Nas crises álgicas, otimizar manejo com hidratação, analgésicos e oxigênio; considerar transplante de medula óssea (TMO) alogênico em pacientes com crises muito frequentes.

Talassemia ▶ Suporte transfusional para manter Hb > 9 g/dL; ácido fólico; prevenção da sobrecarga de ferro com quelantes (deferasirox, VO); considerar esplenectomia e TMO alogênico.

Anemia aplásica ▶ Globulina antitimócito e ciclosporina levam à melhora em 70% dos casos; TMO em pacientes jovens com doador compatível.

Hemólise autoimune ▶ Glicocorticosteroides; agentes imunossupressores; danazol; plasmaférese; rituximabe.

Deficiência de G6PD ▶ Evitar agentes que sabidamente precipitam hemólise (sulfametoxazol, nitrofurantoína, fenazopiridina, cloroquina, ciprofloxacino, antimaláricos, entre outros).

▶ DISTÚRBIOS DA COAGULAÇÃO

DEFINIÇÃO ▶ As coagulopatias são condições nas quais a capacidade de coagulação do sangue se encontra comprometida, em geral caracterizando-se pela ocorrência de sangramentos que podem variar em relação à gravidade e à causa; envolvem não apenas os fatores de coagulação, mas também plaquetas, fatores anticoagulantes e sistema fibrinolítico. Este termo também engloba os estados trombóticos, e, devido à complexidade das vias de hemostasia, as duas condições (hemorragia e hipercoagulabilidade) podem existir simultaneamente.

CAUSAS ▶ Podem ter origem hereditária ou adquirida. As coagulopatias hereditárias decorrem de anormalidades congênitas do mecanismo de coagulação; podem se expressar por meio de manifestações hemorrágicas, trombóticas e assintomáticas (quando são diagnosticadas por achado laboratorial eventual). Doença de von Willebrand e hemofilia são exemplos. As coagulopatias adquiridas podem ocorrer devido à deficiência de vitamina K, presença de hepatopatias, CIVD, e também associadas à produção de autoanticorpos (inibidores) dirigidos a quaisquer fatores da coagulação em condições como doenças autoimunes, doenças linfoproliferativas, gravidez e uso de medicamentos.

AVALIAÇÃO INICIAL ▶ Uma história clínica bem documentada é essencial na suspeita de doença hemorrágica. Devem-se investigar fenômenos hemorrágicos espontâneos ou induzidos por trauma (acidentes, cirurgia, procedimentos dentários, vacinação, injeção e escovação dentária); em mulheres, indagar sobre hemorragia pós-parto e menstruações de volume exagerado. Uso de medicamentos também é importante (AAS e AINEs), bem como comorbidades e história familiar. Sangramento oriundo de mais de um local sugere doença sistêmica. O exame clínico pode sugerir o diagnóstico: em geral, pacientes com doença plaquetária quantitativa (plaquetopenia) ou qualitativa (plaquetopatia), assim como aqueles com doenças que acometem a parede dos vasos (p. ex., vasculite), apresentam sangramento em pele e mucosas. Na pele, manifestam-se sob a forma de petéquias, púrpura ou equimoses; nas mucosas, os sangramentos podem se apresentar como epistaxe, hemoptise, sangramento gastrintestinal, urinário ou menometrorragia. Porém, pacientes com deficiência de fatores da coagulação (coagulopatias), de origem hereditária ou adquirida, assim como aqueles sob terapia anticoagulante, tendem a apresentar sangramento interno, como hematomas musculares, hemartroses (sangramento intra-articular), hemorragias intra-abdominais, hemorragia intracraniana, entre outras. As coagulopatias adquiridas decorrem, em geral, de processos autoimunes primários (sem associação com outras doenças) ou secundários (associados a condições como neoplasias, gravidez, uso de medicamentos, entre outras). Entre as coagulopatias hereditárias, a doença de von Willebrand (DvW) é a mais comum, com prevalência em até 1% da população, de acordo com estatísticas internacionais, seguida pelas hemofilias. Os pacientes com DvW de leve intensidade são, em geral, assintomáticos; o tratamento consiste na correção do fator de von Willebrand na vigência de hemorragia. O diagnóstico de hemofilia deve ser suspeitado mediante tempo de tromboplastina parcial ativado (TTPa) prolongado, sendo facilmente diagnosticado, em suas formas moderada e grave, com base na dosagem dos fatores VIII e IX no plasma.

AVALIAÇÃO LABORATORIAL ▶

TTPa ▶ Avalia a integridade das vias intrínseca e comum da coagulação (fatores V, VIII, IX, X, XI, XII, protrombina, fibrinogênio, pré-calicreína e cininogênio de alto peso molecular). Valor de referência: cerca de 30 seg (ou relação inferior a 1:2).

Tempo de protrombina (TP) ▶ Avalia a integridade das vias extrínseca e comum (fatores V, VII, X, protrombina e fibrinogênio). O valor de referência pode ser expresso em tempo (em torno de 14 seg) ou em percentual (70 - 100%); quando utilizado para o controle de anticoagulação oral, deve ser expresso pelo índice normalizado internacional (INR).

Tempo de sangramento (TS) ▶ Encontra-se prolongado em doenças plaquetárias qualitativas e quantitativas, vasculites e doenças resultantes de defeitos de interação entre plaquetas e endotélio (p. ex., dvW). Devido à considerável variação por fatores técnicos na execução do teste, o TS tem um papel bastante limitado na avaliação de defeitos hemostáticos. O PFA-100 (analisador da função plaquetária), comercialmente disponível em alguns centros, é uma tecnologia alternativa que avalia a função plaquetária com maior sensibilidade e reprodutibilidade do que o TS, tomando lugar como teste de rastreamento da função plaquetária.

Tempo de trombina (TT) ▶ Avalia diretamente o fibrinogênio funcional; está prolongado na presença de heparina, em altas concentrações de imunoglobulinas (p. ex., namacroglobulinemia de Waldenstrom), nas disfibrinogenemias e na hipofibrinogenemia.

Tromboelastografia (TEG) ▶ Ensaio global de hemostasia que testa a função plaquetária e a coagulação analisando vários parâmetros da formação de coágulos de forma dinâmica no sangue; tem sido utilizado em cirurgia de trauma, medicina de emergência e doença hepática crônica, para identificar defeitos de coagulação específicos e orientar a terapia de transfusão. Alguns estudos têm explorado um possível papel da TEG no monitoramento de anticoagulantes, com observações conflitantes; sua utilidade na prática hematológica geral permanece incerta.

TRATAMENTO ▶ Relacionado à coagulopatia específica ou direcionado à doença de base subjacente.

■ COAGULAÇÃO INTRAVASCULAR DISSEMINADA

DEFINIÇÃO ▶ A coagulação intravascular disseminada (CIVD) caracteriza-se pela ativação sistêmica da coagulação, podendo levar à obstrução trombótica de pequenos e médios vasos, contribuindo para a disfunção orgânica. O consumo contínuo de plaquetas e proteínas de coagulação resulta em trombocitopenia e baixas concentrações de fatores de coagulação que podem causar hemorragias abundantes.

CAUSAS ▶ A CIVD é sempre secundária a uma condição subjacente, como infecções graves, neoplasias malignas sólidas ou hematológicas, trauma, complicações obstétricas e hemólise por reação transfusional hemolítica aguda.

AVALIAÇÃO INICIAL ▶ Sangramento é o sinal mais comum na CIVD aguda não compensada. Os testes de TTPa, TP e TT encontram-se prolongados; os níveis de PDF encontram-se elevados.

TRATAMENTO ▶ Requer o diagnóstico acurado da condição subjacente. Em pacientes assintomáticos com doença autolimitada, o tratamento não é indicado; em pacientes graves, suporte hemodinâmico deve ser instituído. Em casos de risco de sangramento ou sangramento ativo, devem-se administrar concentrados de plaquetas e plasma fresco congelado (PFC), para repor os fatores da coagulação; em pacientes com hipofibrinogenemia grave, indica-se transfusão de crioprecipitado (CRIO). A heparina é indicada em situações nas quais o quadro clínico da CIVD é dominado por fenômenos trombóticos. A administração de agentes antifibrinolíticos, como ácido tranexâmico, ácido ε-aminocaproico ou aprotinina, é geralmente contraindicada; no entanto, esses agentes podem ser apropriados em pacientes com sangramento grave associado a um estado hiperfibrinolítico.

■ PÚRPURA TROMBOCITOPÊNICA TROMBÓTICA

DEFINIÇÃO ▶ A púrpura trombocitopênica trombótica (PTT) é uma microangiopatia trombótica rara e grave relacionada à deficiência de ADAMTS13, cerca de duas vezes mais frequente em mulheres, com tendência recidivante. Atualmente, a pêntade clínica histórica de febre, trombocitopenia, anemia hemolítica microangiopática, sintomas neurológicos e insuficiência renal que definem a PTT parece obsoleta, já que vários estudos de coorte demonstraram claramente que esses cinco sintomas estavam presentes em menos de 10% dos pacientes com PTT aguda.

AVALIAÇÃO INICIAL ▶ Os sinais quase constantes de PTT permanecem sendo trombocitopenia grave (em geral < 30.000/μL) e anemia hemolítica microangiopática, muitas vezes associadas a sintomas correspondentes (i.e., hemorragia da pele e das mucosas, fraqueza e dispneia). Sintomas relacionados à isquemia/infarto de órgão dizem respeito principalmente ao cérebro (cerca de 60% dos pacientes apresentam sintomas neurológicos na apresentação, com ampla variação entre cefaleia, confusão mental, acidente vascular cerebral [AVC], coma e convulsões).

TRATAMENTO ▶ A terapia de primeira escolha para a PTT aguda baseia-se em plasmaférese diária, podendo-se associar esteroides e rituximabe (anticorpo monoclonal anti-CD20). Em PTT refratária ou não responsiva, as alternativas são quimioterapia e esplenectomia.

■ HEMOGLOBINÚRIA PAROXÍSTICA NOTURNA

DEFINIÇÃO ▶ A hemoglobinúria paroxística noturna (HPN) é uma doença rara de falência da medula óssea que se manifesta com anemia hemolítica, trombose e citopenias do sangue periférico; há ativação descontrolada do complemento.

TRATAMENTO ▶ Eculizumabe, um anticorpo monoclonal de primeira classe que inibe o complemento terminal, é o tratamento de escolha para pacientes com manifestações graves de HPN. O TMO continua a ser a única cura para a HPN, mas deve ser reservado para pacientes com resposta subótima ao eculizumabe.

⬛ TROMBOEMBOLIA VENOSA – PROFILAXIA

Consiste em medidas farmacológicas e não farmacológicas para diminuir o risco de trombose venosa profunda (TVP) e embolia pulmonar (EP) em pacientes hospitalizados, tanto naqueles com doenças clínicas como cirúrgicas. A formação de trombo no sistema venoso ocorre como resultado de estase venosa, lesão vascular e hipercoagulabilidade; cerca de 51% dos trombos venosos profundos irão embolizar para a vasculatura pulmonar, resultando em EP. Estima-se que mais da metade dos pacientes hospitalizados esteja em risco de tromboembolia venosa (TEV) logo, a tromboprofilaxia é a estratégia mais importante de segurança em indivíduos internados, já que a EP continua sendo a principal causa de morte hospitalar evitável.

O risco de sangramento e possíveis contraindicações aos agentes antitrombóticos devem ser avaliados antes de instituir a tromboprofilaxia. Embora as diretrizes nacionais e internacionais de tromboprofilaxia tenham repetidamente recomendado tal conduta, apenas 50% dos pacientes em risco de TEV a recebem de forma adequada. Informações detalhadas e atualizadas sobre TEV e seu tratamento podem ser encontradas por meio dos *QR Codes* ao lado.

ANTICOAGULANTES ORAIS ▶ Anticoagulantes são fármacos que impedem a formação de coágulos no sangue por meio da inibição da síntese ou da ação dos fatores de coagulação que atuam nas vias da hemostasia. A varfarina, que é um antagonista da vitamina K, foi, por mais de 50 anos, o único anticoagulante disponível para uso por VO. Atualmente, os termos novos anticoagulantes orais (NOACs, do inglês *non-vitamin K oral anticoagulants*) e DOACs (do inglês *direct oral anticoagulants*) têm sido usados de forma sinônima para designar um novo grupo de medicações anticoagulantes, os "novos anticoagulantes orais diretos", cujos exemplos mais amplamente disponíveis são dabigatrana, rivaroxabana, apixabana e edoxabana. São chamados de diretos porque bloqueiam um único fator de coagulação do sangue para tratar ou prevenir coágulos (**Fig. 13.2**). Eles já foram aprovados para tratamento de TEV, profilaxia de TEV após artroplastia de quadril e joelho e prevenção de AVC em fibrilação atrial não valvar. O fator mais importante quando se considera a terapia com DOACs é a função renal. Considerando que a varfarina não é afetada no contexto de perda de função renal, cada um dos DOACs em um grau variável é eliminado pelo rim, aumentando o risco de sangramento por permitir maiores concentrações séricas desses fármacos em situações de insuficiência renal (**Tab. 13.2**).

REVERSÃO DE SANGRAMENTO NOS PACIENTES EM USO DOS NOVOS ANTICOAGULANTES ORAIS ▶ Apesar dos NOACs apresentarem, em geral, um melhor perfil de segurança, o risco de grandes hemorragias ainda persiste e o manejo de sangramento grave é um desafio clínico. Antídotos específicos para os NOACs têm sido lentamente desenvolvidos, com disponibilidade limitada e, em geral, onerosos (**Fig. 13.2**). Devido à curta meia-vida dos NOACs em comparação com a varfarina, a descontinuação do fármaco, a compressão mecânica e a reposição de volume são consideradas medidas suficientes na maioria dos sangramentos. No sangramento com risco de morte ou cirurgia urgente, a hemostasia pode ser obtida com agentes reversores não específicos (concentrados do complexo de protrombina [CCP]) em pacientes tratados com inibidor do fator Xa até que os antídotos específicos (andexanet α e ciraparantag) sejam aprovados (atualmente em estudos de fase III). Até agora, o idarucizumabe foi o único agente de reversão aprovado para dabigatrana. O uso de CCP parece ser razoável

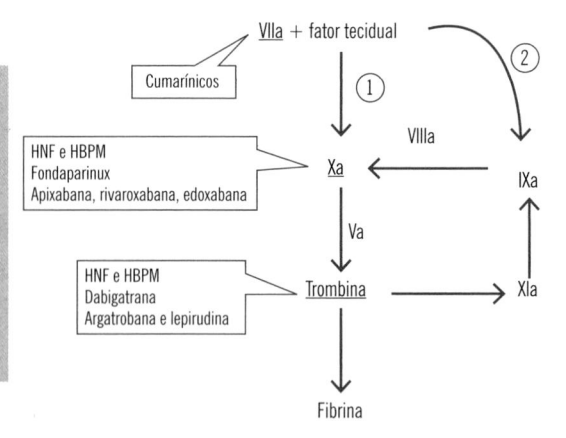

FIGURA 13.2 ▶ **AÇÃO DOS ANTICOAGULANTES NA CASCATA DA COAGULAÇÃO.** // Fatores de coagulação são mostrados como algarismos romanos. Os sublinhados indicam sobre qual fator de coagulação os fármacos indicados nos balões atuam. Apenas os fatores ativados (com o sufixo "a") são mostrados para simplificar. A trombina também é conhecida como fator IIa. // 1, via extrínseca; 2, via intrínseca.
Fonte: Adaptada de Mekaj e colaboradores.[4]

TABELA 13.2 ▶ COMPARAÇÃO ENTRE ANTICOAGULANTES ORAIS

PRINCÍPIO ATIVO	AVK – CUMARÍNICOS (VARFARINA E FEMPROCUMOMA)	DABIGATRANA	RIVAROXABANA	APIXABANA	EDOXABANA	BETRIXABANA
Aprovação pela FDA	Antes de 1982	Outubro de 2010	Julho de 2011	Dezembro de 2012	Janeiro de 2015	Junho de 2017
Indicações	Prevenção de AVC em FA e próteses valvares; tratamento e prevenção de TVP e EP	Prevenção de AVC em FA não valvar; tratamento e prevenção secundária de TVP e EP; profilaxia de TEV após artroplastia de quadril	Prevenção de AVC em FA não valvar; tratamento e prevenção secundária de TVP e EP; profilaxia de TEV após artroplastia de quadril	Prevenção de AVC em FA não valvar; tratamento e prevenção secundária de TVP e EP; profilaxia de TEV após artroplastia de quadril	Prevenção de AVC em FA não valvar; tratamento de TVP e EP	Profilaxia de TVP e EP em pacientes clínicos hospitalizados
Doses	Variável	75 mg, 110 mg ou 150 mg, 2×/dia	10 mg, 15 mg ou 20 mg, 1×/dia (seguinte a uso 2×/dia, durante 3 semanas, para TVP e EP)	2,5 mg ou 5 mg 2×/dia (seguinte a uso de 10 mg, 2×/dia, durante 1 semana, para TVP e EP)	15 mg, 30 mg ou 60 mg, 1×/dia	40 mg ou 80 mg, 1×/dia (seguinte à dose inicial de 160 mg, depois 80 mg, 1×/dia durante 35-42 dias)
Início de ação	Lento: alguns dias	Rápido: algumas horas	Rápido: algumas horas	Rápido: algumas horas	Rápido: algumas horas	Rápido: algumas horas
Necessita de ajuste para função renal	Não	Sim	Sim	Sim	Sim	Sim
Interações medicamentosas	Muitas	Algumas	Algumas	Algumas	Algumas	Algumas
Necessidade de monitoração laboratorial	Sim	Não	Não	Não	Não	Não
Agentes que revertem sua ação	Sim (vitamina K, PFC, CCP)	Sim (idarucizumabe)	Em breve (CCP pode ser usado em emergências)	Em breve (CCP pode ser usado em emergências)	Em breve (CCP pode ser usado em emergências)	Em breve (CCP pode ser usado em emergências)

AVC, acidente vascular cerebral; AVK, antagonista da vitamina K; CCP, complexo de concentrados de protrombina; EP, embolia pulmonar; FA, fibrilação atrial; FDA, *Food and Drug Administration*; PFC, plasma fresco congelado; TEV, tromboembolia venosa; TVP, trombose venosa profunda.
Fonte: Comparison table.[5]

em todos os casos nos quais agentes de reversão específicos não estejam disponíveis. O plasma fresco congelado também pode ser necessário para manejar a coagulopatia.

■ TROMBOFILIAS

DEFINIÇÃO ▶ Grupo de condições clínicas que ocasionam tendência à trombose decorrente de alterações da coagulação ou da fibrinólise, as quais levam a um estado pró-trombótico.

CLASSIFICAÇÃO E CAUSAS ▶ As trombofilias podem ser classificadas em hereditárias (quando se demonstra a presença de uma anormalidade hereditária que predispõe à oclusão vascular, mas requer a interação com outro componente) e adquiridas (quando decorrem de outra condição clínica, como neoplasia, síndrome antifosfolipídica, imobilização, uso de medicamentos). O **Quadro 13.3** descreve situações clínicas associadas à trombofilia hereditária.

AVALIAÇÃO INICIAL ▶ Embora as trombofilias herdadas ou adquiridas estejam reconhecidamente relacionadas com aumento do risco de TEV, a maioria dos pacientes com TEV não deve ser testada para trombofilia (**Quadro 13.4**). Os dados que mostram a utilidade clínica e os benefícios de se testar são limitados. A recomendação da ASH para a Choosing Wisely Campaign é no sentido de não se testar trombofilia em adultos com TEV associado a grandes fatores de risco transitórios. Pacientes com episódio de TEV associado a fatores de risco "fortes" (**Tab. 13.3**) apresentam baixo risco de TEV recorrente, independentemente do *status* de trombofilia. A síndrome antifosfolipídica, uma trombofilia adquirida, está associada tanto à trombose venosa como arterial e costuma conferir um risco alto de TEV recorrente. Contudo, deve-se lembrar que 2 a 5% da população geral apresentam anticorpos antifosfolipídicos sem repercussões clínicas. Não há razão para testar trombofilia em pacientes com câncer que apresentaram um episódio de TEV. A duração da

---

QUADRO 13.3 ▶ **CARACTERÍSTICAS CLÍNICAS SUGESTIVAS DE TROMBOFILIA HEREDITÁRIA EM PACIENTES COM TROMBOEMBOLIA VENOSA**

- Trombose em uma idade jovem (< 50 anos), especialmente associada a fatores de risco considerados "fracos" (cirurgia de pequeno porte, uso de contraceptivos orais combinados)
- Episódio de TEV em idade jovem sem fatores de risco identificados
- História familiar forte de TEV (familiares de primeiro grau afetados em idade jovem)
- Episódios recorrentes de TEV, sobretudo em idade jovem*
- TEV em locais incomuns, como veias esplâncnicas ou cerebrais**

*A síndrome antifosfolipídica também deve ser considerada, mas não é hereditária.
**Pacientes com tromboembolia venosa (TEV) de veias esplâncnicas devem ser avaliados para neoplasias mieloproliferativas, como policitemia vera e hemoglobinúria paroxística noturna.
Fonte: Connors.[6]

QUADRO 13.4 ▶ **RECOMENDAÇÕES GERAIS SOBRE TESTES PARA TROMBOFILIA**

- Não testar se a TEV é provocada por fatores de risco considerados "fortes" (grande trauma, cirurgia de grande porte, imobilidade prolongada, doença clínica grave)
- Considerar o teste em pacientes nos quais a TEV ocorreu em idade jovem e associada a fatores desencadeantes fracos, ou naqueles com história familiar forte de TEV ou em TEV recorrente
- Em casos de TEV provocada, solicitar os testes ao final da terapia anticoagulante, se pertinente, e não no momento da apresentação do evento
- Em casos de TEV não provocada, testar após o tratamento do evento agudo se a terapia anticoagulante puder ser cessada e se os resultados dos testes tiverem potencial para modificar a estratégia de tratamento
- Testes como deficiência de proteína C, deficiência de proteína S, antitrombina e anticoagulante lúpico podem apresentar resultados falsamente baixos devido à trombose aguda, inflamação, gravidez ou aborto recente, entre outras condições clínicas. O uso de fármacos anticoagulantes pode resultar como falso-positivo, em especial no teste de anticorpos antifosfolipídicos. Portanto, realizar a pesquisa na apresentação de TEV pode gerar incerteza sobre a validade dos resultados, levando a testes repetidos e ao aumento de custos
- Não testar enquanto o paciente estiver recebendo terapia anticoagulante: o antagonista da vitamina K deve ter sido interrompido por pelo menos 2 semanas, os NOACs por pelo menos 2-3 dias (o equivalente a cinco meias-vidas) e HNF ou HBPM por mais de 24 h
- Identificar os objetivos do teste a fim de auxiliar a tomada de decisão em relação à profilaxia futura de TEV, para orientar a necessidade de testes em membros da família e para determinar a causa (especialmente em casos de TEV grave, TEV fatal em membros da família ou TEV em localização incomum)
- Os objetivos dos testes e os potenciais efeitos psicológicos envolvidos devem ser bem avaliados antes da solicitação de tais exames
- Os resultados dos testes não devem ser usados sozinhos e dissociados da clínica para definir a duração da terapia anticoagulante

HBPM, heparina de baixo peso molecular; HNF, heparina não fracionada; NOACs, novos anticoagulantes orais; TEV, tromboembolia venosa.
Fonte: Connors.[6]

TABELA 13.3 ▶ FATORES DE RISCO ADQUIRIDOS E RISCO RELATIVO ATRIBUÍVEL A UM PRIMEIRO EVENTO DE TROMBOEMBOLIA VENOSA

CARACTERÍSTICA DA LINHA DE BASE	RAZÃO DE CHANCES
Índice de massa corporal (kg/m^2)	1,08
Uso de estrogênio	1,81
Estrogênio mais progestina	2,53
Uso de contraceptivos orais	4,03
Gravidez/pós-parto	4,24
Trauma/fratura	4,56
População geriátrica institucionalizada	4,63
Pacientes clínicos hospitalizados	5,07
Doença neurológica com paresia	6,10
Câncer ativo	14,64
Pacientes cirúrgicos hospitalizados	18,95

Fonte: Heit e colaboradores.[7]

terapia anticoagulante nestes pacientes é determinada com base na presença continuada de câncer, como descrito em várias diretrizes. Os resultados dos testes de trombofilia raramente afetam as decisões clínicas sobre o tratamento de TEV.

▶ DOENÇAS MIELOPROLIFERATIVAS CRÔNICAS

DEFINIÇÃO ▶ Constituem um grupo heterogêneo de doenças com origem em uma célula progenitora hematopoética totipotente em que há proliferação aumentada das séries mieloides com maturação ineficaz, o que leva à leucocitose no sangue periférico, ao aumento da massa eritrocitária ou à trombocitose. Em geral, progridem para fibrose medular ou transformação leucêmica. As neoplasias mieloproliferativas, especialmente policitemia vera (PV) e trombocitemia essencial (TE), são fatores de risco independentes para eventos trombóticos arteriais e venosos, com risco estimado de complicações trombóticas ao diagnóstico de cerca de 7 a 26% em pacientes com TE e 19 a 32% em pacientes com PV.

CAUSAS ▶ A mieloproliferação anormal ocorre pela ativação constitucional de vias de transdução de sinais causada por rearranjos genéticos ou mutações que afetam as proteínas tirosinacinases ou outras moléculas relacionadas.

TRATAMENTO ▶ Um dos objetivos do tratamento é direcionado para a modificação do risco de trombose via citorredução e antiplaquetários. Nos últimos anos, foram descritas novas mutações nos genes *MPL* e *JAK2*, o que tem aperfeiçoado o diagnóstico e o tratamento. Os inibidores de *JAK2* têm sido efetivos no controle da hiperproliferação de células hematopoéticas e no alívio dos sintomas constitucionais.

■ POLICITEMIA VERA

A policitemia vera (PV) é um distúrbio transtorno mieloproliferativo caracterizado por produção anormal e acentuada de hemácias, leucócitos e plaquetas. Pode estar associada à esplenomegalia, complicações trombo-hemorrágicas, distúrbios vasomotores e prurido. A trombose é o sintoma de apresentação em 20% dos pacientes com PV. O tratamento está direcionado à redução de volume e viscosidade sanguíneos e do número de plaquetas, por meio de flebotomia e agentes quimioterápicos. O diagnóstico é feito com todos os critérios maiores ou critérios maiores 1 e 2 mais critério menor:

- **Critérios maiores:**
    1. Hemoglobina (Hb) > 16,5 g/dL (H)/16 g/dL (M) ou hematócrito (Ht) > 49% (H) e 48% (M).
    2. Panmielose (medula óssea hipercelular com proliferação das três linhagens) e megacariócitos maduros pleomórficos.
    3. Presença de mutação *JAK2*.

- **Critério menor:**
    1. Baixos níveis séricos de eritropoetina.

■ TROMBOCITOSE ESSENCIAL

A trombocitose essencial (TE) faz parte do grupo de síndromes mieloproliferativas cromossomo Filadélfia (Ph)-negativas. Caracteriza-se pela hiperproliferação megacariocítica com consequente trombocitose periférica, favorecendo fenômenos trombo-hemorrágicos. O alicerce do tratamento são agentes redutores das contagens plaquetárias associados à prevenção das complicações trombóticas. São quatro os critérios diagnósticos descritos pela OMS (a presença de todos é necessária para a confirmação diagnóstica):

1. Contagem de plaquetas persistente > 450.000/μL.
2. Hiperplasia megacariocítica na medula óssea sem desvio à esquerda da granulopoiese ou eritropoese.
3. Ausência de critério diagnóstico para LMC, PV, mielofibrose, SMD ou outra neoplasia mieloide.
4. Presença de mutação *JAK2V617F*, *CALR*, *MPL* ou outra mutação que sugira clonalidade, ou, na ausência de mutação, exclusão de um processo reativo que leve à trombocitose.

■ MIELOFIBROSE

A mielofibrose (MF) é uma doença clonal originada da transformação neoplásica de célula hematopoética pluripotente (célula-tronco) acompanhada de alterações reacionais intensas do estroma medular, com fibrose colagênica, osteosclerose e angiogênese. A mutação *JAK2V617F* tem sido detectada em cerca de 50% dos pacientes. Há uma fase inicial com medula óssea hipercelular que evolui até a quase substituição do tecido hematopoético por fibras reticulínicas (fase fibrótica). O quadro clínico pode cursar com sintomas secundários à anemia, além de esplenomegalia, perda de peso, sangramentos e anormalidades imunológicas; 25% dos pacientes são assintomáticos no diagnóstico.

DIAGNÓSTICO ▶

- **Critérios maiores:**
  1. Presença de proliferação atípica de megacariócitos acompanhada de fibrose grau ≥ 2; ausência de critérios diagnósticos para PV, LMC, SMD ou outra neoplasia mieloide.
  2. Confirmação de clonalidade por presença de mutação como *JAK2V617F, CALR, MPL,* ou outra mutação que sugira clonalidade; caso não se detecte mutação, evidência de que a mielofibrose não é relacionada à doença inflamatória ou outra neoplasia.
- **Critério menor:**
  1. Leucoeritroblastose, leucocitose ($\geq 11.000/\mu L$), anemia, esplenomegalia, aumento de LDH.

▶ LEUCEMIAS

DEFINIÇÃO ▶ As leucemias são doenças malignas dos glóbulos brancos (leucócitos), geralmente de origem desconhecida. Têm como principal característica o acúmulo de células jovens anormais na medula óssea (blastos) que substituem as células sanguíneas normais. A estimativa de novos casos, segundo dados do Instituto Nacional do Câncer (INCA), de 2018, é de 10.800 (sendo 5.940 homens e 4.860 mulheres). O número de mortes, conforme estatística do Sistema de Informações de Mortalidade (SIM), de 2013, foi de 6.316, sendo 3.439 homens e 2.877 mulheres.

CLASSIFICAÇÃO ▶ De acordo com a célula de origem, as leucemias podem ser classificadas em mieloides ou linfocíticas; de acordo com o comportamento clínico da doença, as leucemias podem ser classificadas em agudas e crônicas.

■ LEUCEMIA MIELOIDE CRÔNICA

A leucemia mieloide crônica (LMC) é uma doença mieloproliferativa clonal que se caracteriza pela presença de células maduras na medula óssea em número aumentado. Percebe-se aumento dos leucócitos, com predomínio de neutrófilos com núcleo em bastão, segmentados, metamielócitos, mielócitos e basófilos, o que é chamado de desvio escalonado. A fisiopatologia da doença baseia-se na presença do cromossomo Filadélfia t (9;22), uma anormalidade citogenética adquirida. A faixa etária preferencial situa-se entre 45 e 55 anos de idade, raramente acometendo idosos, crianças e adolescentes. Os pacientes podem apresentar astenia, indisposição, dor abdominal por aumento do baço, mas, muitas vezes, o diagnóstico é um achado em exame de rotina.

TRATAMENTO ▶ O tratamento atual se baseia em quimioterapia oral com inibidores de tirosinocinase.

■ LEUCEMIA LINFOCÍTICA CRÔNICA

A leucemia linfocítica crônica (LLC) é uma doença linfoproliferativa crônica que se caracteriza pelo aumento dos linfócitos na medula óssea. Percebe-se aumento dos leucócitos com predomínio de linfócitos no hemograma. Acomete preferencialmente idosos, em média 68 anos ao diagnóstico. Muitas vezes, é um achado ocasional ao exame de rotina; no entanto, os pacientes podem apresentar astenia, emagrecimento, sudorese, esplenomegalia e linfonodomegalias. Em diversas situações, pode-se adotar conduta expectante, sem indicar tratamento.

CLASSIFICAÇÃO/ESTADIAMENTO ▶ Sistema de Rai modificado:

- **Risco baixo:** linfocitose isolada (sangue periférico $\geq 5.000/\mu L$ e/ou medula óssea > 30% de infiltração).
- **Risco intermediário:** linfocitose e linfadenomegalia e/ou esplenomegalia e/ou hepatomegalia.
- **Risco alto:** linfocitose e anemia (Hb < 11 g/dL) e/ou plaquetopenia (plaquetas < 100.000/μL).

■ LEUCEMIAS AGUDAS

Caracterizam-se pela presença de 20% ou mais de células imaturas (blastos) na medula óssea. Em 2016, foi apresentada uma nova atualização relativa às leucemias agudas, visto que a incorporação de características clínicas, morfológicas, imunofenotípicas, citogenéticas e da genética molecular é de grande relevância para a diferenciação das doenças.

■ Leucemia mieloide aguda

A leucemia mieloide aguda (LMA) é a mais comum entre os adultos, representando até cerca de 80% dos casos. É caracterizada pela proliferação descontrolada de células mieloides.

Avaliação inicial ▶ A apresentação clínica varia pouco entre os subtipos mieloides, e muitos manifestam sinais e sintomas decorrentes da falência medular, como anemia, sepse neutropênica e plaquetopenia. Muitas vezes, os sintomas são extremamente vagos e inespecíficos, como febre, fraqueza ou letargia. Outros sintomas associados incluem dor óssea e hipertrofia gengival. O exame físico pode revelar palidez, adenopatias, hepatoesplenomegalia, sangramento de mucosas, petéquias, equimoses e hemorragia. Pacientes com leucemia promielocítica podem apresentar coagulopatia e sinais de CIVD. Pacientes com contagem de leucócitos superior a 50.000/μL podem apresentar sinais e sintomas de leucostase; a síndrome é causada pelo acúmulo de blastos leucêmicos na microcirculação, resultando em hipóxia, dispneia, confusão mental, coma e até morte. A contagem sanguínea varia amplamente em pacientes com LMA; anemia e plaquetopenia estão quase sempre presentes. A leucometria pode estar normal, aumentada ou diminuída, e, em todas as situações, pode haver neutropenia e blastos; ácido úrico e LDH estão, na maioria das vezes, elevados. A síndrome da lise tumoral é caracterizada por hiperuricemia, insuficiência renal, acidose, hipocalcemia e hiperfosfatemia. O diagnóstico é realizado a partir de anamnese e exame físico, aspirado de medula óssea, imunofenotipagem.

Causas ▶ Na maioria dos casos, não há uma causa evidente para sua ocorrência, podendo estar relacionada à exposição a benzeno, mielodisplasia, radiação, quimioterapia e síndrome de Down, entre outros.

Tratamento ▶ Baseia-se em terapia citotóxica, com a finalidade de erradicar o clone leucêmico com ciclos constantes de poliquimioterapia. Em algumas situações, o transplante alogênico de medula óssea é indicado.

Classificação ▶ Ver Quadro 13.5.

Leucemia linfoblástica aguda

A leucemia linfoblástica aguda (LLA) é mais frequente em crianças, mas pode surgir em qualquer faixa etária, especialmente em adultos acima de 60 anos. É caracterizada pela infiltração da medula óssea por linfoblastos. Os fatores de risco são semelhantes aos relacionados à LMA, assim como os sinais, sintomas e alterações laboratoriais.

Avaliação inicial ▶ Dor óssea, massa mediastinal e adenomegalias são mais comuns na LLA. O diagnóstico é realizado por anamnese, exame físico, exames citogenéticos e moleculares.

Classificação ▶ As LLAs são chamadas de "neoplasias de precursores linfoides", sendo divididas em leucemia/linfoma linfoblástico B e leucemia/linfoma linfoblástico T. O primeiro grupo é subdividido em leucemia/linfoma linfoblástico B não especificado ou de acordo com alterações citogenéticas recorrentes, como t (9;22)(q34;q11.2), t(12;21)(p13;q22) ou *MLL* rearranjado, entre outras.

Tratamento ▶ Baseia-se em poliquimioterapia, e, em algumas situações, o transplante alogênico de medula óssea está indicado. Atualmente, a taxa de cura é de mais de 80% para crianças e 40% para adultos.

▶ LINFOMAS

■ LINFOMA DE HODGKIN

DEFINIÇÃO ▶ Neoplasia linfoproliferativa rara, correspondendo a menos de 1% dos casos de câncer no mundo. A incidência costuma ser bimodal, com um pico entre os 15 e 35 anos, e outro, acima dos 50 anos; é mais comum no sexo masculino. História familiar, infecções pelo vírus Epstein-Barr (EBV) e pelo vírus da imunodeficiência humana (HIV, do inglês *human immunodeficiency virus*) são os principais fatores de risco.

QUADRO 13.5 ▶ CLASSIFICAÇÃO DA LEUCEMIA MIELOIDE AGUDA

SUBGRUPO	FAVORÁVEL	INTERMEDIÁRIO	DESFAVORÁVEL
Citogenética/ Anormalidades moleculares		Cariótipo normal exceto subgrupo favorável	inv(3)(q21;q26.2) ou t(3;3) (q21;q26.2); *RPN1-EVI1*
	t(8;21)(q22;q22) *RUNX1-RUNX1T1*	t(9;11)(q22;q23); *MLLT3-MLL*	t(6;9)(p23;q34): *DEK-NUP214*
	inv(16)(p13.1;q22) ou t(16;16) (p13.1;q22); CBFB - MYH11	t(8;21), inv(16) ou t(16;16) com mutação *c-KIT*	t(v;11)(v;q23); *MLL* rearranjado – que não seja t(9;11)
	t(15;17)(q22;q12); PML-RARa	*NPM1* mutado e *FLT3 – ITD* high (cariótipo normal)	-5, del(5q), -7, del(7q) ou anormalidade 17p
	NPM1 mutado sem *FLT3 – ITD* ou *FLT3 – ITD* low (cariótipo normal)	*NPM1* selvagem e *FLT3 – ITD* (cariótipo normal)	t(9;22) – considerar como crise blástica de LMC
	CEBPA mutado bialélico (cariótipo normal)	*NPM1* selvagem sem *FLT3 – ITD* mutado ou *FLT3 – ITD* low (cariótipo normal)	Cariótipo complexo
		Mutações genéticas não classificadas como favoráveis ou desfavoráveis	Monossomia autossômica
			NPM1 selvagem e *FLT3 – ITD* high – Mutação em *RUNX1* - Mutação em *ASXL1* – Mutação em *TP53*

Fonte: Scheinberg e Alencar.[8]

AVALIAÇÃO INICIAL ▶ A doença manifesta-se principalmente pelo surgimento de linfonodomegalias não dolorosas e pela ocorrência de sintomas B (febre, sudorese noturna, perda ponderal); fadiga e prurido cutâneo também podem ocorrer. Para estimar a extensão da doença e planejar adequadamente o tratamento, são importantes tomografias de região cervical, do tórax e do abdome, com contraste, tomografia computadorizada por emissão de pósitrons (PET-CT) e biópsia de medula óssea, além dos laboratoriais, hemograma completo, função hepática, função renal, sorologias virais, LDH e velocidade de sedimentação globular (VSG). O diagnóstico definitivo é realizado por meio de biópsia excisional de linfonodo acometido. É importante ressaltar que a biópsia de medula óssea não é obrigatória em pacientes em estádios iniciais da doença e que não apresentam alterações no hemograma.

CLASSIFICAÇÃO PATOLÓGICA ▶ Existem dois tipos histológicos de linfoma de Hodgkin: o tipo clássico, que engloba os subtipos esclerose nodular, celularidade mista, depleção linfocitária e rico em linfócitos; e o tipo predominância linfocitária.

ESTADIAMENTO ▶ Realizado com base no sistema Ann Arbor (**Quadro 13.5**).[9]

TRATAMENTO ▶ As indicações de tratamento de acordo com os estádios clínicos e a sobrevida em 5 anos estão listadas na **Tabela 13.4**.[10]

■ LINFOMA NÃO HODGKIN

DEFINIÇÃO ▶ Neoplasia linfoproliferativa que pode ocorrer em qualquer idade, porém é mais comum a partir dos 65 anos. É a 11ª neoplasia mais frequente entre todos os cânceres. Idade avançada (acima de 65 anos), sexo masculino, exposição a agentes químicos, exposição à radiação, deficiências do sistema imune (Aids, doenças autoimunes, uso de agentes imunossupressores), história familiar, exposição prévia a quimioterápicos e infecções por algumas bactérias e vírus (*Helicobacter pylori*, EBV) são os principais fatores de risco. O INCA estima que para cada ano do biênio 2018/2019 sejam diagnosticados 10.180 novos casos de linfoma não Hodgkin no Brasil.

AVALIAÇÃO INICIAL ▶ Linfonodomegalias não dolorosas e sintomas B (perda ponderal, sudorese noturna, febre) são os sinais e sintomas mais comuns; prostração e prurido também podem ocorrer. Recomenda-se solicitar laboratório completo (incluindo sorologias virais, LDH e β_2-microglobulina), além de tomografias de tórax, de abdome e da região cervical, com contraste, PET e biópsia de medula óssea. O procedimento de escolha na avaliação diagnóstica é a biópsia excisional de linfonodo acometido.

ESTADIAMENTO ▶ Com base no sistema Ann Arbor (ver **Quadro 13.6**).

CLASSIFICAÇÃO ▶ De acordo com a OMS[5,11-13] (**Quadros 13.7 a 13.10**).

TRATAMENTO ▶ Varia de acordo com o tipo histológico e o estadiamento. Inclui as possibilidades de observação, radioterapia, quimioterapia e TMO.

▶ MIELOMA MÚLTIPLO

DEFINIÇÃO ▶ É um tipo de tumor hematopoético que afeta os plasmócitos. Caracteriza-se por dor óssea, fraturas ósseas espontâneas, astenia, palidez, perda de peso, insuficiência renal, risco aumentado para infecções. É a segunda neoplasia hematológica mais frequente. Corresponde a cerca de 1% dos casos de câncer no mundo e é responsável por aproximadamente 2% das mortes relacionadas ao câncer. É uma doença relacionada à senilidade, com pico de incidência entre 60 e 70 anos, sendo incomum em pessoas jovens.

AVALIAÇÃO INICIAL ▶ Na suspeita da doença, devem ser realizados hemograma, provas de função renal e hepática (incluindo albumina), eletrólitos (especialmente cálcio sérico), eletroforese e imunofixação de proteínas séricas e urinárias, dosagem de imunoglobulinas, medulograma, imunofenotipagem e citogenética da medula óssea, estudo radiológico do esqueleto (crânio, coluna, bacia, fêmures, úmeros). RM e/ou PET devem ser consideradas para pacientes com dor e sem alterações na radiografia simples.

CAUSAS ▶ É mais comum em negros e no sexo masculino. História familiar, exposição à radiação ionizante e doenças de células plasmáticas (Gamopatia monoclonal de significado indeterminado [MGUS, do inglês *monoclonal gammopathy of undetermined significance*] e mieloma assintomático [SMM, do inglês *smouldering myeloma*]), são os principais fatores de risco.

TABELA 13.4 ▶ TRATAMENTO DO LINFOMA DE HODGKIN

ESTÁDIO CLÍNICO	TRATAMENTO	SOBREVIDA EM 5 ANOS
I-II	Quimioterapia com ou sem radioterapia	90%
III	Quimioterapia Obs.: Radioterapia se doença de Bulky*	80%
IV	Quimioterapia Obs.: Radioterapia se doença de Bulky*	65%

*Doença de Bulky: massa linfonodal > 6 cm no maior diâmetro transverso ou diâmetro da massa mediastinal/diâmetro máximo da cavidade intratorácica, medido no nível da cúpula diafragmática de 33% (1/3).
Fonte: American Cancer Society.[10]

QUADRO 13.6 ▶ SISTEMA ANN ARBOR PARA ESTADIAMENTO DE LINFOMA

ESTÁDIO	DESCRIÇÃO
Estádio I	Envolvimento de uma única região ou estrutura linfoide (baço, timo, anel de Waldeyer) ou comprometimento de uma única área anatômica não linfoide
Estádio II	Envolvimento de duas ou mais áreas nodais do mesmo lado do diafrágma, com ou sem comprometimento por contiguidade de um órgão extralinfático no mesmo lado do diafrágma (II_E). O número de regiões anatômicas envolvidas deve ser indicado em subscrito (p. ex., II_3)
Estádio III	Envolvimento de áreas nodais de ambos os lados do diafragma, com ou sem comprometimento esplênico (IIIs) ou envolvimento por contiguidade de um órgão extralinfático (III_E) ou ambos (III_{SE})
III1	Com ou sem comprometimento de gânglios esplênicos, hilares, celíacos ou portais
III2	Com envolvimento de gânglios para-aórticos, ilíacos e mesentéricos
Estádio IV	Envolvimento difuso de um ou mais órgãos extralinfáticos
Designações aplicáveis a qualquer estádio da doença	
A	Ausência de sintomas
B	Perda de peso inexplicada (> 10% nos 6 meses anteriores ao diagnóstico) ou febre recorrente inexplicada (> 38° C) ou suor noturno recorrente
E	Envolvimento de sílio extranodal contínuo ou próximo ao sílio nodal conhecido
X	Doença de Bulky: massa linfonodal > 6 cm no maior diâmetro transverso ou diâmetro da massa mediastinal/diâmetro máximo da cavidade intratorácica, medindo no nível da cúpula diafragmática > 33% (1/3)

Fonte: Oliveira e Campos.[9]

QUADRO 13.7 ▶ NEOPLASIA DE CÉLULAS B PRECURSORAS

- Leucemia/linfoma linfoblástico de células B precursoras
- Leucemia linfoblástica aguda de células B precursoras

Fonte: Arber e colaboradores,[11] Connors,[6] Czuprynska e colaboradores[12] e Swerdlow e colaboradores.[13]

QUADRO 13.9 ▶ NEOPLASIA DE CÉLULAS T PRECURSORAS

- Leucemia/linfoma de células T precursoras
- Leucemia linfoblástica aguda de células T precursoras

Fonte: Arber e colaboradores,[11] Connors,[6] Czuprynska e colaboradores[12] e Swerdlow e colaboradores.[13]

QUADRO 13.8 ▶ NEOPLASIA DE CÉLULAS B MADURAS

- Leucemia linfocítica crônica/linfoma linfocítico de células pequenas, de origem B
- Leucemia pró-linfocítica de células B
- Linfoma linfoplasmacítico
- Linfoma B de zona marginal esplênico (com ou sem linfócitos vilosos)
- Tricoleucemia
- Mieloma de células plasmáticas/plasmocitoma
- Linfoma B de zona marginal extranodal tipo MALT
- Linfoma B de zona marginal nodal (com ou sem células B monocitoides)
- Linfoma folicular
- Linfoma de células do manto
- Linfoma difuso de grandes células B
- Linfoma de células B primário do mediastino
- Linfoma de efusão primária
- Linfoma de Burkitt/leucemia de células de Burkitt

Fonte: Connors,[6] Arber e colaboradores,[11] Czuprynska e colaboradores[12] e Swerdlow e colaboradores.[13]

QUADRO 13.10 ▶ NEOPLASIAS DE CÉLULAS T MADURAS

- Leucemia de células T pró-linfocítica
- Leucemia linfocítica de células T granular
- Leucemia de células NK
- Leucemia/linfoma de células T do adulto (HTLV-1 positivo)
- Linfoma extranodal de células NK/T, tipo nasal
- Linfoma de células T, tipo enteropático
- Linfoma hepatoesplênico de células T gama delta
- Linfoma subcutâneo de células T, tipo paniculite símile
- Micose fungoide/síndrome de Sezary
- Linfoma de grandes células anaplásico, tipo cutâneo primário
- Linfoma de células T periférico, sem outra especificação
- Linfoma de células T angioimunoblástico
- Linfoma de grandes células anaplásico, tipo sistêmico primário

HTLV-1, vírus da leucemia de células T humanas tipo 1 (do inglês *Human T cell leukemia virus-I*); NK, *natural killer*.

Fonte: Arber e colaboradores[11] Connors,[6] Czuprynska e colaboradores[12] e Swerdlow e colaboradores.[13]

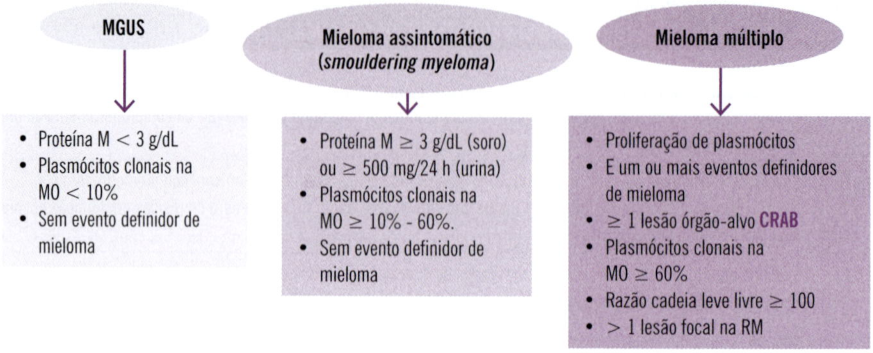

```
       ┌─────────────┐              ┌──────────────────────┐             ┌──────────────────┐
       │    MGUS     │              │ Mieloma assintomático│             │  Mieloma múltiplo│
       └─────────────┘              │ (smouldering myeloma)│             └──────────────────┘
              │                     └──────────────────────┘                      │
              ▼                                │                                  ▼
                                                ▼
```

- Proteína M < 3 g/dL
- Plasmócitos clonais na MO < 10%
- Sem evento definidor de mieloma

- Proteína M ≥ 3 g/dL (soro) ou ≥ 500 mg/24 h (urina)
- Plasmócitos clonais na MO ≥ 10% - 60%.
- Sem evento definidor de mieloma

- Proliferação de plasmócitos
- E um ou mais eventos definidores de mieloma
- ≥ 1 lesão órgão-alvo **CRAB**
- Plasmócitos clonais na MO ≥ 60%
- Razão cadeia leve livre ≥ 100
- \> 1 lesão focal na RM

C: Cálcio elevado (> 11 mg/dL ou > 1 mg/dL acima do limite superior)
R: *Renal insufficiency* (insuficiência renal) (CrCl < 40 mL/min ou creatinina sérica > 2 mg/dL)
A: Anemia (Hb < 10 g/dL ou 2 g/dL < normal)
B: *Bone disease* (doença óssea) (≥1 lesão lítica na radiografia, na TC, ou na PET-CT ou na RM)

FIGURA 13.3 ▶ CARACTERÍSTICAS DAS GAMOPATIAS MONOCLONAIS. // MGUS, gamopatia monoclonal de significado indeterminado; MO, medula óssea; RM, ressonância magnética.
Fonte: Rajkumar e colaboradores.[14]

CLASSIFICAÇÃO ▶ Ver **Figura 13.3**.

ESTADIAMENTO ▶ Ver **Quadro 13.11**.

TRATAMENTO ▶ Ver **Quadro 13.12**.

▶ SÍNDROMES MIELODISPLÁSICAS

DEFINIÇÃO ▶ As síndromes mielodisplásicas (SMDs) compreendem um grupo heterogêneo de doenças clonais caracterizadas por citopenias e hematopoese ineficaz. A maior causa de morbidade e mortalidade nas SMDs são complicações de falência medular (citopenias), mas a progressão para LMA é uma complicação grave e de difícil manejo, sobretudo em pacientes de mais idade. No geral, o risco de progressão para leucemia aguda está em torno de 30%. Fatores de risco para essa progressão incluem número de blastos na medula óssea, alterações citogenéticas e grau de citopenias.

AVALIAÇÃO INICIAL ▶ As complicações clínicas são decorrentes das citopenias, sendo comuns fraqueza (anemia), sangramento (trombocitopenia) e infecções (neutropenia). Achados displásicos na medula óssea são típicos, e alterações citogenéticas são observadas em cerca de metade dos casos.

CAUSAS ▶ Na maioria das vezes, é idiopática.

TRATAMENTO ▶ Visa abordar o componente de falência medular (citopenias) e prevenir a progressão para leucemia aguda.

▶ TRANSFUSÃO DE HEMOCOMPONENTES

■ CONCENTRADO DE HEMÁCIAS DE ADULTO

A transfusão de uma unidade de concentrado de hemácias de adulto (CHAD) deve elevar o nível da Hb em 1 a 1,5 g/dL, e o Ht, em cerca de 3% em paciente adulto. Cada unidade corresponde a cerca de 250 a 300 mL de concentrado de hemácias, associado ao anticoagulante e outros nutrientes, armazenado a uma temperatura de aproximadamente 4 °C. A velocidade de infusão deve ser de 1 a 2 h não ultrapassando 4 h.

QUADRO 13.11 ▶ SISTEMA INTERNACIONAL DE ESTADIAMENTO (ISS)

Estádio I	β_2-microglobulina sérica < 3,5 mg/dL Albumina sérica > 3,5 g/dL
Estádio II	Nem I Nem III* *Existem 2 categorias no estádio II: 1. β_2-microglobulina sérica < 3,5 mg/dL, mas albumina sérica < 3,5 g/dL 2. β_2-microglobulina sérica < 3,5 mg/dL, mas albumina sérica > 3,5 g/dL
Estádio III	β_2-microglobulina sérica > 5,5 mg/dL

Fonte: Silva e colaboradores.[15]

QUADRO 13.12 ▶ TRATAMENTO DO MIELOMA MÚLTIPLO

DESEMPENHO FUNCIONAL	TRATAMENTO
Bom desempenho, sem comorbidades	Quimioterapia + transplante autólogo de medula óssea
Desempenho ruim, com comorbidades	Quimioterapia

INDICAÇÃO ▶ Tratamento de anemia em pacientes que necessitam aumentar a capacidade de transportar oxigênio, seja por perdas sanguíneas agudas ou por anemia crônica. A indicação deve ser baseada na clínica e não apenas em valores laboratoriais.

- **Anemia crônica:** aliviar sintomas relacionados com a diminuição do volume de hemácias, quando outras intervenções terapêuticas, como a reposição de ferro ou o tratamento com eritropoetina, ou ambos, forem insuficientes. É necessário tratar a causa. Deve-se transfundir uma unidade por vez e reavaliar a necessidade de uma segunda unidade.
- **Anemia aguda:** aliviar sintomas de descompensação clínica relacionados com a perda de sangue (síncope, hipotensão, dispneia, taquicardia, angina ou isquemia cerebral).

HEMÁCIAS LAVADAS ▶ Diminuem risco de reações alérgicas a proteínas do plasma. Atualmente, pouco indicadas, pois existe maior disponibilidade de uso de filtro de leucócitos

HEMÁCIAS FILTRADAS ▶ Reduzem o número de leucócitos na bolsa (ver indicações para uso do filtro).

■ CRIOPRECIPITADO

Crioprecipitado (CRIO) é utilizado para reposição de fibrinogênio ou fator XIII. Para reposição de fator VIIIc ou fator VIII (von Willebrand), usam-se produtos liofilizados industrializados. É útil para reposição de fibrinogênio em pacientes com hemorragia e déficits congênitos ou adquiridos de fibrinogênio (< 80-100 mg/dL), como CIVD, eclâmpsia/síndrome HELLP (hemólise, enzimas hepáticas aumentadas e plaquetopenia) e pós-cirurgia cardíaca (fibrinólise).

DOSE ▶ Recomenda-se uma unidade de CRIO para cada 7 a 10 kg de peso do paciente. Dez unidades aumentam o fibrinogênio em 75 mg/dL, em média.

■ PLAQUETAS

A transfusão de concentrado de plaquetas é indicada para o tratamento de hemorragias decorrentes de plaquetopenia ou disfunção plaquetária. Disponível a partir da doação normal (1 unidade) ou por aférese (1 unidade de aférese equivale a 6 unidades de doador). Uma unidade de plaquetas (50-70 mL), obtida por meio de uma doação normal de um paciente, aumenta a contagem em cerca de 5 a 10.000/µL, podendo haver variações nas respostas. Devem ser conservadas em agitação constante, sob temperatura de aproximadamente 22 °C.

INDICAÇÕES ▶

- **Terapêutica:** plaquetas < 50.000/µL com sangramento significativo.
- **Profilática:** < 10-20.000/µL em doenças onco-hematológicas, pré-procedimentos cirúrgicos se <50.000/µL, pré-procedimentos invasivos no sistema nervoso central e oftalmológico < 100.000/µL. Considerar o contexto clínico.

Solicitar plaquetas filtradas para pacientes com doenças que necessitem de muitas transfusões.

DOSE ▶ Uma unidade a cada 10 kg de peso corporal ou uma unidade de plaquetas por aférese.

■ PLASMA FRESCO CONGELADO

O PFC contém todos os fatores de coagulação, incluindo os fatores lábeis V e VIII. Uma unidade contém 200 a 250 mL.

INDICAÇÕES ▶

- Terapia de reposição de fatores de coagulação, quando o concentrado de fatores específico não estiver disponível.
- Como líquido de reposição de plasmaférese.
- Reversão do uso de varfarina em situação de emergência.

DOSE ▶ 10 a 15 mL/kg, 6/6 h ou 8/8 h. Monitorar necessidade com novos exames.

■ FILTRO DE LEUCÓCITOS (HEMÁCIAS E PLAQUETAS FILTRADAS)

INDICAÇÕES ▶

- Diminuição da transmissão de citomegalovírus (CMV).
- Diminuição da incidência de reação febril não hemolítica.
- Diminuição da aloimunização de antígeno leucocitário humano (HLA) naqueles pacientes em que são previstas muitas transfusões.

■ IRRADIAÇÃO DE HEMOCOMPONENTES (HEMÁCIAS E PLAQUETAS)

INDICAÇÃO ▶ Prevenção de doença do enxerto contra o hospedeiro a partir de linfócitos presentes na bolsa. Indicado nos pacientes com imunossupressão grave (transplante de medula, leucemias e linfomas) e em situações de transfusão intrauterina.

▶ TRANSPLANTE DE CÉLULAS-TRONCO HEMATOPOÉTICAS

A expressão transplante de células-tronco hematopoéticas (TCTH) refere-se à coleta e reinfusão de células progenitoras hematopoéticas provenientes da medula óssea do próprio paciente (autólogo) ou de um doador não geneticamente idêntico (alogênico).

AUTÓLOGO ▶ A indicação deve ser individualizada e discutida caso a caso. Pode ser realizado em pacientes com linfoma de Hodgkin, linfoma não Hodgkin, mieloma múltiplo, leucemia aguda, tumor de células germinativas, entre outros. Não há riscos de doença do enxerto contra hospedeiro por tratar-se de células do próprio paciente. A taxa de mortalidade é baixa. A desvantagem é o risco de reinfusão de células doentes.

ALOGÊNICO ▶ Indicado para LMC com falha aos tratamentos orais, leucemia aguda com fator de mau prognóstico ou após segunda remissão, aplasia de medula óssea, imunodeficiências e hemoglobinopatias graves, entre outros. Tem como vantagem a possibilidade de cura dessas doenças; no entanto, a mortalidade ainda é alta. Os pacientes desenvolvem doença do enxerto contra o hospedeiro e são submetidos à imunossupressão intensa com risco de desenvolver infecções oportunistas graves e fatais. O número de doadores voluntários tem aumentado expressivamente nos últimos anos; em 2000, existiam apenas 12.000 inscritos. Naquele ano, dos transplantes de medula realizados, apenas 10% dos doadores eram brasileiros; agora, há 4 milhões de doadores cadastrados. A chance de se identificar um doador compatível, no Brasil, na fase preliminar da busca é de até 88%, e, ao final do processo, 64% dos pacientes têm um doador compatível confirmado. O Brasil tornou-se o país com o terceiro maior banco de dados do gênero no mundo, ficando atrás apenas dos registros dos Estados Unidos (quase 7,9 milhões de doadores) e da Alemanha (cerca de 6,2 milhões de doadores).

▶ REFERÊNCIAS

1. Kasper D, Anthony F, Hauser S, Longo D, Jameson JL, Loscalzo J. Harrison's principles of internal medicine. 19. ed. Boston: McGraw-Hill Education; 2015.
2. World Health Organization. Haemoglobin concentrations for the diagnosis of anaemia and assessment of severit [Internet]. Geneva; [capturado em 25 out. 2018]. Disponível em: https://apps.who.int/iris/bitstream/handle/10665/85839/WHO_NMH_NHD_MNM_11.1_eng.pdf.
3. Bestpractice.bmj.com [Internet]. c2017 [capturado em 25 out. 2018]. Disponível em: https://bestpractice.bmj.com/info/pt/.
4. Mekaj YH, Mekaj AY, Duci SB, Miftari EI. New oral anticoagulants: their advantages and disadvantages compared with vitamin K antagonists in the prevention and treatment of patients with thromboembolic events. Ther Clin Risk Manag. 2015;11:967-77.
5. Comparison table: some oral anticoagulants for VTE. [Internet]. JAMA, 2018;320(15), 1595.
6. Connors JM. Thrombophilia testing and venous thrombosis. N Engl J Med. 2017;377(12):1177-87.
7. Heit JA, Silverstein MD, Mohr DN, Petterson TM, O'Fallon WM, Melton LJ. Risk Factors for Deep Vein Thrombosis and Pulmonary EmbolismA Population-Based Case-Control Study. *Arch Intern Med*.2000;160(6):809–15.
8. Scheinberg P, Alencar A, editores. MOC – Hemato: manual de oncologia clínica do Brasil - hematologia e transplante. 5. ed. São Paulo: Dendrix; 2018. cap. 12.
9. Oliveira MCLA, Campos MK. Linfomas em pediatria. Ped.Modern.2015;51(5);173-80.
10. American Cancer Society [Internet]. Hodgkin Lymphoma: treating. c2018. Disponível em: https://www.cancer.org/cancer/hodgkin-lymphoma/treating.html
11. Arber DA, Orazi A, Hasserjian R, Thiele J, Borowitz MJ, Le Beau MM, et al. The *2016* revision to the World Health Organization classification of myeloid neoplasms and acute leukemia. Blood 2016;127(20):2391-405.
12. Czuprynska J, Patel JP, Arya R. Current challenges and future prospects in oral anticoagulant therapy. Br J Haematol. 2017;178(6):838-51.
13. Swerdlow SH, Campo E, Pileri SA, Harris NL, Stein H5, Siebert R, et al. The 2016 revision of the World Health Organization classification of lymphoid neoplasms. Blood. 2016;127(20):2375-90.
14. Rajkumar SV, Dimopoulos MA, Palumbo A, Blade J, Merlini G, Mateos MV, et al. International Myeloma working group updated criteria for the diagnosis of multiple myeloma. Lancet: Oncol.2014;15(2):538-48.
15. Silva ROP, Brandão KMA, Pinto PVM, Faria RMD, Clementino NCD, Silva CMF, Lopes AF. Mieloma múltiplo: características clínicas e laboratoriais ao diagnóstico e estudo prognóstico. Rev. Bras. Hematol. Hemoter. 2009;31(2):63-8.

▶ LEITURAS RECOMENDADAS

Cuker A, Neunert CE. How I treat refractory immune thrombocytopenia. Blood. 2016;128(12):1547-54.

Guyatt GH, Akl EA, Crowther M, Gutterman DD, Schuünemann HJ; American College of Chest Physicians Antithrombotic Therapy and Prevention of Thrombosis Panel. Antithrombotic therapy and prevention of thrombosis, 9th ed: American College of Chest Physicians Evidence-Based Clinical Practice Guidelines. Chest. 2012;141(2 Suppl):7S-47S.

Instituto Nacional de Câncer José Alencar Gomes da Silva. Estimativa 2018: incidência de câncer no Brasil. Rio de Janeiro; 2017.

Kearon C, Akl EA, Ornelas J, Blaivas A, Jimenez D, Bounameaux H, et al. Antithrombotic Therapy for VTE Disease: CHEST Guideline and Expert Panel Report. Chest. 2016;149(2):315-52.

Rajkumar SV. Multiple myeloma: 2013 update on diagnosis, risk stratification, and management. Am J Hematol. 2013;88(3):226-35.

Rezende SM. Disorders of homeostasis: bleeding disorders. Rev Med Minas Gerais. 2010;20(4):534-53.

Stevens SM, Woller SC, Bauer KA, Kasthuri R, Cushman M, Streiff M, et al. Guidance for the evaluation and treatment of hereditary and acquired thrombophilia. J Thromb Thrombolysis. 2016;41(1):154-64.

Taplitz RA, Kennedy EB, Bow EJ, Crews J, Gleason C, Hawley DK, et al. Outpatient management of fever and neutropenia in adults treated for malignancy: American Society of Clinical Oncology and Infectious Diseases Society of America Clinical Practice Guideline Update. J Clin Oncol. 2018;36(14):1443-53.

Tritschler T, Kraaijpoel N, Le Gal G, Wells PS. Venous thromboembolism: advances in diagnosis and treatment. JAMA. 2018;320(15):1583-94.

CAPÍTULO 14

HIV

ANA PAULA CAVALHEIRO
DANIELA LARENTIS
RAFAEL AGUIAR MACIEL
EDUARDO SPRINZ

- Abordagem inicial da pessoa com HIV/AIDS 269
- Antirretrovirais 271
  - Objetivo e indicação 271
  - Esquemas antirretrovirais 271
- Complicações oportunistas 274
  - Candidíase mucocutânea 274
  - Citomegalovirose 275
  - Criptococose 275
  - Histoplasmose 276
  - Pneumocistose 277
  - Toxoplasmose cerebral 278
  - Tuberculose 279
- Coinfecção HIV com HCV/HBV 280
- Coinfecção HIV/HCV 281
- Coinfecção HIV/HBV 281
- Diarreia em pacientes com Aids 281
- Profilaxia de doenças oportunistas
  em pacientes com HIV 284

▶ ABORDAGEM INICIAL DA PESSOA COM HIV/AIDS

ANAMNESE ▶ Identificar provável meio de transmissão (identificação de outras doenças associadas à via de transmissão), situações de risco, uso de drogas lícitas e ilícitas, presença de coinfecções (tuberculose, vírus da hepatite B [HBV] e vírus da hepatite C [HCV]), histórico de imunizações, doenças oportunistas prévias, suporte socioeconômico e familiar, presença de doença psiquiátrica. Realizar aconselhamento pós-teste, com orientações gerais sobre a infecção pelo vírus da imunodeficiência humana (HIV), chance de recontaminação e reexposição, contracepção, prevenção e importância da adesão ao tratamento. Todos os pacientes devem ser avaliados ativamente quanto à presença de sintomas respiratórios, pois a tuberculose é frequente nesta população e importante causa de morbimortalidade.

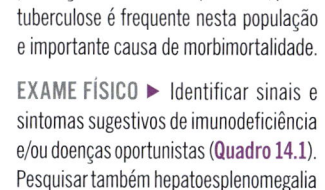

EXAME FÍSICO ▶ Identificar sinais e sintomas sugestivos de imunodeficiência e/ou doenças oportunistas (Quadro 14.1). Pesquisar também hepatoesplenomegalia e adenopatias generalizadas.

AVALIAÇÃO LABORATORIAL INICIAL ▶

- **Contagem de linfócitos CD4+:** exame destinado à avaliação do estado imunológico, no qual o dano está diretamente relacionado ao risco de desenvolvimento de doenças oportunistas.

QUADRO 14.1 ▶ APRESENTAÇÕES CLÍNICAS DE IMUNODEFICIÊNCIA EM PACIENTES COM DIAGNÓSTICO DE INFECÇÃO PELO HIV

EVIDÊNCIAS DE IMUNODEFICIÊNCIA

- Perda de peso > 10% do peso corporal
- Diarreia crônica sem etiologia definida, com duração de mais de 1 mês
- Febre (intermitente ou constante), sem etiologia definida, por mais de 1 mês
- Candidíase oral
- Candidíase vaginal recorrente
- Leucoplasia pilosa oral
- Herpes-zóster
- Infecções recorrentes do trato respiratório (pneumonia, sinusite)
- Candidíase de esôfago, traqueia, brônquios ou pulmões
- Criptococose extrapulmonar

EVIDÊNCIAS DE IMUNODEFICIÊNCIA GRAVE

- Criptosporidíase com diarreia persistente por mais de 1 mês
- Doença por citomegalovírus (CMV) de um órgão que não seja o fígado, o baço ou os linfonodos
- Histoplasmose extrapulmonar ou disseminada
- Infecção pelo vírus herpes simples, com acometimento mucocutâneo, por mais de 1 mês, ou visceral de qualquer duração
- Isosporíase com diarreia persistente por mais de 1 mês
- Leishmaniose visceral em adulto
- Leucoencefalopatia multifocal progressiva
- Linfoma primário do cérebro
- Micobacteriose atípica disseminada
- Outros linfomas não Hodgkin de células B
- Pneumonia por *Pneumocystis jirovecii*
- Reativação da doença de Chagas
- Sarcoma de Kaposi
- Sepse recorrente por salmonela (não tifoide)
- Toxoplasmose cerebral
- Tuberculose extrapulmonar ou disseminada

Também é utilizado para definir a indicação de profilaxia para as doenças oportunistas. Não é mais usado para indicação do início da terapia antirretroviral (TARV), tendo em vista que esta é recomendada na atualidade para todas as pessoas com HIV/Aids.

- **Quantificação da viremia do HIV no plasma (carga viral [CV]):** em geral, indica chance de progressão da doença (quanto mais alta, maior a velocidade de progressão para imunodeficiência e complicações oportunistas). Também é utilizada para avaliar resposta à TARV, com a qual se busca manter a CV menor do que 50 cópias/mL (ou indetectável).
- A **falha aos antirretrovirais (ARVs)** é definida com a presença de CV detectável após 6 meses de TARV ou quando um paciente que apresentava CV indetectável volta a ter contagem superior a 50 cópias. Nesses casos, um teste para avaliação da sensibilidade viral aos ARVs está indicado. O mais disponível é o teste de genotipagem, que detecta mutações virais associadas à diminuição de resposta a determinados ARVs.
- ***Veneral disease research laboratory* (VDRL) e anticorpo treponêmico fluorescente absorvido (do inglês *fluorescent treponemal antibody absorption* [FTA-ABS]):** rastreamento de infecções sexualmente transmissíveis (ISTs). A sífilis comporta-se de forma mais agressiva nesses indivíduos (progressão mais rápida e maior chance de doença disseminada naqueles sem infecção controlada). Considerar punção lombar para excluir neurossífilis, sobretudo nos casos de pacientes HIV-positivos com CD4 < 350 céls./mm^3, sintomáticos ou VDRL ≥ 1:32. Há indicação de repetição anual do VDRL ou mais frequente, conforme fatores de risco.
- **Anti-HCV, anti-HBs, HBsAg, anti-HBc total, anti-HAV total:** rastrear candidatos a imunização (hepatite A e hepatite B) e a tratamento para as hepatites B e C. Se as sorologias forem negativas, repetir anualmente, ou antes, se houverem sintomas sugestivos de infecção aguda.
- **Testes rápidos para HCV, HBV e sífilis:** hoje estão amplamente disponíveis testes de rastreamento dessas infecções que podem ser realizados no próprio local onde é feito o tratamento e com resultado em até 30 min. São considerados testes de rastreamento e, se positivos, indicam investigação adicional para confirmação.
- **Sorologia para toxoplasmose:** se negativa (IgG), fornecer orientações gerais de prevenção; se positiva e CD4 < 100 céls./mm^3, há indicação de profilaxia.
- **Sorologia para vírus da leucemia de células T humanas (HTLV) I e II e doença de Chagas:** são indicados para indivíduos provenientes de áreas endêmicas.
- **Hemograma, plaquetas, transaminases, bilirrubina total e frações, ureia, creatinina, exame qualitativo de urina (EQU), perfil lipídico, glicemia de jejum:** monitoração dos efeitos adversos da TARV e controle para doenças crônicas associadas ao envelhecimento (doença cardiovascular, síndrome metabólica, diabetes, etc.). O hemograma também é utilizado para avaliar anemia, leucopenia, linfopenia e plaquetopenia. Hemoglobina < 12 g/dL e linfócitos totais < 1.000 céls./mm^3 estão relacionados à Aids, sendo que esse último está associado a CD4 < 200 céls./mm^3.

RASTREAMENTO DE TUBERCULOSE EM PACIENTES ASSINTOMÁTICOS ▶

- **Reação de Mantoux ou prova tuberculínica (PT):** sua positividade, na ausência de tuberculose ativa, indica infecção latente pela tuberculose (ILTB). Quando > 5 mm e excluída doença ativa, está indicado o tratamento de tuberculose latente com isoniazida por 6 a 9 meses. Se negativo, deve ser repetido anualmente.
- **A sensibilidade da PT é menor em indivíduos com imunossupressão;** portanto, em alguns casos, deve-se considerar tratamento de ILTB independentemente do resultado da PT. São eles: contatos domiciliares ou institucionais de pacientes bacilíferos, radiografia torácica com sequela de tuberculose sem história de tratamento de doença ou de ILTB, indivíduos com alto risco epidemiológico, CD4 < 350 céls./mm^3 e pacientes sem uso de ARV ou em falha desta.
- **Radiografia de tórax:** é importante para conhecer o padrão basal do paciente, tendo em vista as numerosas complicações pulmonares relacionadas ao HIV, além da avaliação de tuberculose.

NAS MULHERES ▶ Avaliação ginecológica inicial, com realização de citopatológico de colo uterino e pesquisa de outras ISTs. Importante em razão da elevada prevalência de infecção pelo papilomavírus humano (HPV, do inglês *human papiloma virus*) e risco aumentado de neoplasia cervical nessa população. Repetir, em princípio, em 6 meses e, a partir de então, anualmente, se não houver alterações.

Rastreamento anal para HPV ▶ Realização de citologia anal a cada 3 anos, sobretudo em história de relações sexuais anais receptivas pelo risco aumentado de carcinoma anal (a prevalência de HPV é de 60 a 70%, sendo 80 vezes maior em homens HIV-positivos do que na população em geral).

ENCAMINHAR O PACIENTE PARA IMUNIZAÇÕES ▶ Além das vacinas recomendadas de acordo com a idade, as pessoas com HIV/Aids devem realizar também outras vacinas, devido ao risco acrescido de doenças infecciosas. De modo geral, estão contraindicadas vacinas com vírus vivos em pessoas com CD4 < 200 céls./mm^3. Além disso, uma contagem de CD4 > 200 céls./mm^3, ou preferencialmente > 350 céls./mm^3, aumenta a chance de resposta imunológica à vacinação. A seguir, estão listadas as vacinas disponíveis no sistema público por meio do Programa Nacional de Imunizações ou de Centros de Referência em Imunobiológicos Especiais (**Quadro 14.2**).

QUADRO 14.2 ▶ VACINAS DISPONÍVEIS NO SISTEMA PÚBLICO PARA PESSOAS COM HIV/AIDS

VACINA	RECOMENDAÇÃO
Hepatite A	Vacinar se anti-HAV IgG não reagente
Hepatite B	Indicada se anti-HBs negativo; são recomendadas quatro doses duplas
Influenza	Anualmente para todas as pessoas com HIV/Aids
Pneumococo	Indicar uma dose e um reforço em 5 anos
Meningococo	São recomendadas duas doses (0 e 2 meses)
Tríplice viral	Recomendada para adolescentes e adultos, sem história de vacinação prévia, se CD4 > 200
HPV	Disponível para as pessoas com HIV/Aids entre 9 e 26 anos, em esquema de três doses (0, 2 e 6 meses) Indicada somente se CD4 > 200
Febre amarela	Todas as pessoas com HIV/Aids moradoras de áreas endêmicas ou que vão viajar para estes locais devem receber a vacina. Contraindicada se CD4 < 200
dT	Três doses (0, 2 e 4 meses) e reforço a cada 10 anos

Anti-HBs, antígeno de superfície para hepatite B; dT, difteria e tétano tipo adulto; HPV, papilomavírus humano; IgG, imunoglobulina G.

▶ ANTIRRETROVIRAIS

■ OBJETIVO E INDICAÇÃO

- **Benefício individual:** a TARV deve ser oferecida a todas as pessoas com HIV/Aids, independentemente da contagem de CD4 e mesmo para indivíduos assintomáticos. Tal recomendação está baseada em estudos que mostraram diminuição das complicações relacionadas ao HIV, tanto infecciosas quanto não infecciosas, com o início precoce de TARV. A exceção a essa regra são pacientes em tratamento agudo para algumas infecções oportunistas (ver tópico específico). Após seu início, o tratamento não deve ser interrompido, pois interrupções estão associadas a aumento de atividade inflamatória sistêmica e morbidade decorrente desta (cardiovascular, renal, hepática, entre outras).
- **Benefício coletivo:** além do benefício individual, a TARV diminui a transmissibilidade do HIV. A estratégia denominada terapia como prevenção é outro racional para indicação de TARV universal. Em estudos clínicos, não foi demonstrada transmissão de HIV em indivíduos com CV do HIV indetectável, o que é importante em estratégias de controle da epidemia.
- **Exceções:** embora a TARV seja recomendada para todas as pessoas com HIV/Aids, alguns indivíduos, momentaneamente, não poderão iniciá-la, por razões como tratamento de intercorrência aguda grave e motivação. Nesses casos, indivíduos assintomáticos, jovens, com CV baixa, CD4 > 500 céls./mm³, relação CD4/CD8 > 0,7, podem não começar TARV imediatamente e ser reavaliados a cada 16 a 24 semanas. Outra exceção são os controladores de elite (pessoas que possuem CV indetectável mesmo sem ARVs): se não houver evidência de decréscimo progressivo de CD4 ou de comorbidades relacionadas ao HIV, a TARV pode ser postergada.

■ ESQUEMAS ANTIRRETROVIRAIS

- Atualmente, estão disponíveis as seguintes classes de ARVs:
  - Inibidores da transcriptase reversa análogos aos nucleosídeos/nucleotídeos (ITRN/ITRNT).
  - Inibidores da transcriptase reversa não análogos aos nucleosídeos (ITRNN).
  - Inibidores da protease (IP).
  - Inibidores da fusão (IF).
  - Inibidores da integrase (INSTI).
  - Antagonistas do receptor CCR5.
- A TARV ainda inclui a combinação de três fármacos, sendo dois ITRN (*backbone*) + uma medicação de outra classe (INSTI, IP ou ITRNN).
- As outras classes (IF e antagonista de CCR5) são utilizadas em esquemas de resgate, isto é, em indivíduos com falha prévia às medicações iniciais.
- Por haver melhor perfil de segurança e potência no mínimo semelhante à dos IPs, existe uma tendência de escolha da classe dos INSTI como primeira linha em todos os protocolos de tratamento. No Brasil, a terapia inicial recomendada ainda é tenofovir + lamivudina (dois ITRN) + dolutegravir (INSTI), em adultos, com exceção de gestantes e outras contraindicações a esse esquema.
- Outros fatores que devem ser considerados na escolha da terapia inicial são a presença de comorbidades, os efeitos colaterais e as interações medicamentosas. Esquemas ARVs com melhor posologia e/ou com doses fixas combinadas estão associados à melhora na adesão ao tratamento.
- ⊖ As medicações disponíveis para uso em nosso meio estão listadas na **Tabela 14.1**, assim como sua posologia e possíveis efeitos colaterais. Outras medicações que já não estão mais disponíveis, mas foram amplamente utilizadas no início da era da TARV, merecem menção, pois seus efeitos colaterais

TABELA 14.1 ▶ ANTIRRETROVIRAIS DISPONÍVEIS ATUALMENTE

NOME	APRESENTAÇÃO	POSOLOGIA	EFEITOS ADVERSOS/INTERAÇÕES MEDICAMENTOSAS
INIBIDORES DA TRANSCRIPTASE REVERSA ANÁLOGOS AOS NUCLEOSÍDEOS/NUCLEOTÍDEOS			
Abacavir (ABC)	Cp de 300 mg	300 mg, 12/12 h	Reação de hipersensibilidade(2-7%) comfebre, mal-estar, náuseas, vômitos e *rash* morbiliforme; algumas vezes, aparecem artralgia e tosse, mais comum em indivíduos brancos, associada à presença do alelo HLA-B*5701. O ABC deve ser suspenso,não devendo ser reintroduzido pela potencial gravidade do quadro. Seu uso acumulado está associado a aumento de eventos cardiovasculares (ação oposta ao AAS).
Lamivudina (3TC)	Cp de 150 mg	150 mg, 12/12 h, ou 300 mg, 1×/dia	Medicação bem tolerada. Raramente, está associada à pancreatite medicamentosa.
Zidovudina (ZDV ou AZT)	Cáps de 100 mg	300 mg, 12/12 h, ou 200 mg, 8/8 h	Mielossupressão, em particular anemia e neutropenia. Mais de 95% dos indivíduos apresentam macrocitose após 3 meses de uso. Deve ser usada com cautela quando associada a outras medicações com potencial de mielossupressão. Uso crônico: miopatia, lipodistrofia, hiperpigmentação cutânea, ungueal e de mucosas. Sua utilização prolongada provoca alteração da distribuição da gordura corporal (lipodistrofia) e está associada a aumento da resistência periférica à insulina, diabetes e dislipidemia.
Tenofovir (TDF e TAF)	Cp de 300 mg (TDF)	1 cp, 1×/dia	Bem tolerado. A formulação ainda utilizada em nosso meio (tenofovir disoproxil fumarato) apresenta risco de nefrotoxicidade, principalmente quando associado ao ritonavir e em indivíduos com outros fatores de risco. Ela pode manifestar-se por insuficiência renal e/ou síndrome de Fanconi (caracterizada por hipofosfatemia, hipouricemia, proteinúria, glicosúria normoglicêmica). Também está associado à diminuição da densidade mineral óssea. Existe outra formulação deste fármaco, o tenofovir alafenamida (TAF), que é mais seguro e oferece menor risco de dano renal e ósseo.
TDF+3TC	Cp com DFC de 300 mg + 300 mg	1 cp, 1×/dia	Somam-se os efeitos associados aos dois fármacos.
3TC+AZT (Biovir)	Cp com DFC de 150 mg + 300 mg	1 cp, 12/12 h	Somam-se os efeitos associados aos dois fármacos.
INIBIDORES DA TRANSCRIPTASE REVERSA NÃO ANÁLOGOS AOS NUCLEOSÍDEOS			
Efavirenz (EFZ)	Cp de 600 mg e cáps de 200 mg (este para uso pediátrico)	1 cp, 1×/dia (preferencialmente à noite)	Sintomas neuropsiquiátricos são frequentes: distúrbios do sono,sonolência, pesadelos, tonturas, vertigem, irritabilidade, agitação, depressão, euforia, dificuldade de concentração, alucinações e associação com número maior de suicídios. Exantema pode ser manejado sem a suspensão dofármaco. Síndrome de Stevens-Johnson é rara. Em torno de 10 a 20% dos indivíduos apresentam elevação nos triglicerídeos.
Nevirapina (NVP)	Comprimidos de 200 mg	200 mg, 12/12 h. Iniciar com 200 mg/dia, durante 14 dias e, na ausência de exantema, aumentar para dose total	Exantema, síndrome de Stevens-Johnson. Elevação de transaminases até quadros graves de hepatites. Para minimizar esse risco, não deve ser prescrita em mulheres com nadir de CD4 ≥ 250 céls./mm^3 e homens com nadir de CD4 ≥ 400 céls./mm^3. Evitar em pacientes com doença hepática preexistente.

(Continua)

TABELA 14.1 ▶ ANTIRRETROVIRAIS DISPONÍVEIS ATUALMENTE (Continuação)			
NOME	APRESENTAÇÃO	POSOLOGIA	EFEITOS ADVERSOS/INTERAÇÕES MEDICAMENTOSAS
INIBIDORES DA TRANSCRIPTASE REVERSA ANÁLOGOS AOS NUCLEOSÍDEOS/NUCLEOTÍDEOS			
Etravirina (ETR)	Cp de 200 mg	200 mg, 12/12 h	Reservada para tratamento de resgate em pacientes com HIV multirresistente. Ativa contra cepas de HIV resistentes à 1ª geração de ITRNN (EFZ e NVP). Deve ser administrada com refeição. *Rash* pode ocorrer em 9%, sobretudo nas 2 primeiras semanas de uso. Pode haver aumento de 5 vezes nas transaminases, principalmente em pacientes com HCV e HBV. Não deve ser utilizada com outros IPs sem *booster* de ritonavir.
INIBIDORES DA PROTEASE			
Atazanavir (ATV)	Cp de 200 e 300 mg	400 mg, 1×/dia, ou 300 mg + ritonavir, 100 mg, 1×/dia	O ATV inibe a UDP-glucuronil-transferase hepática e diminui a conjugação das bilirrubinas, o que acarreta de forma quase universal o aumento nos níveis destas. Pode estar associado à icterícia sem repercussão clínica (apenas prejuízo estético). É considerado o IP menos vinculado à toxicidade metabólica, porém pode haver aumento de nefropatia com seu uso, com insuficiência renal e nefrolitíase. O uso do ATV, associado ou não ao ritonavir, não está relacionado a aumento do risco de doença cardiovascular. Evitar o uso com inibidor da bomba de prótons; caso necessário, este deve ser tomado 12 h antes do ATV. Do mesmo modo, outras medicações que aumentam o pH gástrico diminuem os níveis séricos de ATV.
Darunavir (DRV)	Cp de 600 mg	DRV 600 mg, 12/12 h	*Rash* cutâneo é pouco frequente, mas está associado à história prévia de alergia a sulfas, por haver um radical semelhante nesses fármacos. Também está associado à dislipidemia, a aumento de risco cardiovascular e a efeitos colaterais gastrintestinais.
Ritonavir (RTV)	Cáps de 100 mg	100-200 mg/dia	Essa medicação atualmente não é utilizada com objetivo de inibir replicação viral, mas sim como um *booster* farmacológico dos outros IPs. Essa característica é devida ao seu bloqueio do citocromo P450 no fígado e elevação, como consequência, do nível sérico de outras medicações. Outras medicações, como algumas estatinas, também podem ter seu nível sérico aumentado se coadministradas.
Tipranavir (TPV)	Cáps de 250 mg	TPV 500 mg + RTV, 200 mg, 12/12 h	Medicação usada em casos selecionados de resgate terapêutico. Náuseas, dor abdominal e diarreia são as principais queixas. Em torno de 25% dos indivíduos apresentam elevação nas enzimas hepáticas (em geral, transitórias). Algumas vezes, o medicamento pode exacerbar hepatite preexistente. Dislipidemia, principalmente com hipertrigliceridemia.
INIBIDORES DA INTEGRASE			
Raltegravir (RAL)	Cp de 400 mg	400 mg, 12/12 h	Agente antirretroviral com baixa barreira genética. Costuma ser seguro (há mais de década em utilização clínica). Cefaleia, náuseas e fadiga são os efeitos mais comuns. Foram descritos alguns casos de miopatia e rabdomiólise. Dislipidemia e intolerância à glicose podem ocorrer, embora sejam raramente atribuídos a ele.

(Continua)

TABELA 14.1 ▶ ANTIRRETROVIRAIS DISPONÍVEIS ATUALMENTE (Continuação)			
NOME	APRESENTAÇÃO	POSOLOGIA	EFEITOS ADVERSOS/INTERAÇÕES MEDICAMENTOSAS
INIBIDORES DA INTEGRASE			
Dolutegravir (DTG)	Cp de 50 mg	50 mg, 1×/dia	Efeitos colaterais não são comuns. Pode estar associado a alterações gastrintestinais, cefaleia e insônia. Quando coadministrado com indutores da UGT1A1 e do CYP3A4 (p. ex., rifampicina, carbamazepina, oxicarbamazepina, fenitoína, fenobarbital), é recomendado ajuste de dose para 50 mg, 2×/dia. Pacientes em uso de metformina devem ter a dose desta limitada a 1 g/dia pelo aumento de suas concentrações na coadministração. Pacientes que usam antiácidos com magnésio ou alumínio ou que utilizam complementos de ferro ou cálcio devem ingerir o DTG pelo menos 2 h antes ou 6 h depois.
INIBIDOR DA FUSÃO			
Enfuvirtida (T20)	90 mg para ser reconstituída em 1,1 mL de água destilada	108 mg (1 mL), SC, 12/12 h, nos braços, face anterior da coxa ou abdome	A reação no local da injeção é quase universal (98% dos casos), e cerca de 4% descontinuam a medicação; as reações incluem eritema, enduração, nódulos e cistos. Mais dificilmente, podem ocorrer abscesso e lesão ulcerada. Reações de hipersensibilidade não são comuns, mas, quando ocorrem, produzem sintomas sistêmicos que costumam resultar em descontinuação do fármaco. Também são relatadas neuropatia periférica, insônia, diminuição do apetite, mialgia e eosinofilia. Por sua dificuldade de uso, está restrita para resgate do tratamento.
ANTAGONISTA DO CORRECEPTOR DO CCR5			
Maraviroque (MVC)	Cp de 150 e 300 mg	300 mg, 12/12 h	Há necessidade de teste de tropismo para receptor CCR5 para seu uso. Pode ocorrer intolerância gastrintestinal, como diarreia e náuseas. Aumento de transaminases pode ocorrer, principalmente em pacientes já infectados com HCV ou HBV. O uso concomitante com medicações indutoras do CYP3A4 (p. ex., EFZ) diminui a área sob a curva do MVC em 45%, requerendo aumento da dose para 600 mg, 12/12 h; com medicamentos que inibam o CYP3A4 (p. ex., ATV com ou sem ritonavir, LPV/rit, DRV/rit), é necessário reduzir a dose de MVC para 150 mg, 12/12 h.

AAS, ácido acetilsalicílico; DFC, doses fixas combinadas; HLA, antígeno leucocitário humano (do inglês *human leukocyte antigen*); IP, inibidor de protease; ITRNN, inibidor da transcriptase reversa não análogo aos nucleotídeos.

podem perdurar. São elas didanosina (neuropatia periférica, pancreatite e toxicidade hepática), estavudina (lipodistrofia, neuropatia periférica e alterações metabólicas), indinavir (nefrolitíase) e lopinavir (aumento de risco cardiovascular). Tais medicações não são mais usadas no Brasil.

▶ COMPLICAÇÕES OPORTUNISTAS

■ CANDIDÍASE MUCOCUTÂNEA

AGENTE ETIOLÓGICO ▶ Infecção fúngica, na maioria das vezes causada por *Candida albicans*.

EPIDEMIOLOGIA ▶ A ocorrência de candidíase orofaríngea e esofágica é reconhecida como um indicador de imunodepressão, sendo em geral observada em indivíduos com CD4 < 200 céls./mm³.

APRESENTAÇÕES CLÍNICAS ▶ Candidíase orofaríngea é caracterizada por lesões esbranquiçadas e indolores, de fácil remoção, localizadas na mucosa bucal, na orofaringe e na superfície da língua; podem aparecer também como pontos eritematosos no palato anterior e posterior ou difusamente na língua; queilite angular também pode ser observada. A candidíase esofágica pode ser assintomática, mas em geral se apresenta como queimação ou desconforto retroesternal e odinofagia. O exame endoscópico evidencia placas esbranquiçadas semelhantes às observadas na doença oral, que eventualmente podem progredir para ulceração superficial da mucosa. Deve-se sempre perguntar sobre história de disfagia em pacientes com candidíase orofaríngea para excluir doença esofágica.

DIAGNÓSTICO ▶ Costuma ser clínico e com basea na aparência das lesões. O fato de as placas esbranquiçadas serem facilmente removíveis as diferencia da leucoplasia pilosa. O padrão-ouro para diagnóstico de candidíase esofágica requer visualização endoscópica das lesões com demonstração histopatológica, mas em geral não é necessário.

🔴 **TRATAMENTO** ▶ Fluconazol é o tratamento de escolha, sendo superior ao tratamento tópico. Na candidíase orofaríngea, é recomendado fluconazol, 100 a 200 mg/dia, por 7 a 14 dias. Nistatina solução oral (100.000 U/mL), 4 a 6 mL, 4×/dia, por 7 a 14 dias, é alternativa nos casos leves a moderados, porém é menos tolerada. Para candidíase esofágica, o tratamento de escolha é fluconazol, 200 a 400 mg, VO, por 14 a 21 dias. Embora os sintomas de esofagite possam mimetizar outras doenças, é adequado realizar um teste terapêutico antes de submeter o paciente à endoscopia para pesquisa de outras causas.

EFEITOS ADVERSOS ▶ Eventualmente, pode ocorrer intolerância gastrintestinal com o uso de azólicos; considerar monitoração das enzimas hepáticas se o tratamento for prolongado (> 21 dias).

PREVENÇÃO ▶ A TARV é fortemente recomendada para reduzir a incidência de infecções recorrentes. Não costuma estar indicada terapia antifúngica supressiva. Entretanto, se necessário, fluconazol, 100 mg, 3×/semana, é a alternativa recomendada.

■ CITOMEGALOVIROSE

AGENTE ETIOLÓGICO ▶ Citomegalovírus, um vírus DNA da família dos herpes-vírus.

EPIDEMIOLOGIA ▶ Pode causar doença disseminada ou de órgão isolado, em geral por reativação de infecção latente em pacientes com imunodepressão avançada (CD4 < 50 céls./mm^3).

APRESENTAÇÕES CLÍNICAS ▶ Retinite é a manifestação mais comum de doença localizada. Costuma ser unilateral, mas, na ausência de tratamento, pode ser bilateral por disseminação hematogênica. Pode ser assintomática ou se apresentar como escotomas ou defeitos no campo visual periférico. A lesão oftalmológica característica inclui exsudatos perivasculares de coloração amarelo-esbranquiçada, comumente descrita como retinite necrosante focal, e estreitamento vascular, em geral acompanhado por hemorragia focal. A doença progride se não houver tratamento específico. Colite é a segunda manifestação mais comum, e o paciente pode apresentar febre, perda de peso, anorexia, dor abdominal, diarreia debilitante e prostração. Hemorragia extensa e perfuração podem ocorrer como complicações. Esofagite ocorre em < 5 a 10% dos pacientes com Aids que desenvolvem doença por CMV localizada, apresentando-se com odinofagia e/ou disfagia (algumas vezes, desconforto retroesternal). Podem ocorrer ainda encefalite (em geral, associada à vasculite focal) e, raramente, pneumonite.

DIAGNÓSTICO ▶ A presença de anticorpos (IgG) para CMV não faz diagnóstico; entretanto, sua ausência torna a infecção por CMV menos provável. A viremia pode ser detectada por reação em cadeia da polimerase (PCR, do inglês *polymerase chain reaction*), ensaios de antígeno ou cultura sanguínea, mas pode estar presente na ausência de doença. O diagnóstico de retinite por CMV em regra é feito com base no reconhecimento das lesões características observadas na fundoscopia. Para o diagnóstico de colite, é necessária a presença de ulcerações de mucosa visualizadas por colonoscopia e biópsia com demonstração histopatológica de inclusões intranucleares e intracitoplasmáticas. O diagnóstico de esofagite por CMV é estabelecido pela presença de extensas úlceras superficiais no esôfago, com biópsia confirmatória.

🔴 **TRATAMENTO** ▶ O tratamento da retinite pode ser com valganciclovir, via oral (VO), ganciclovir, intravenoso (IV), foscarnet, IV, cidofovir, IV, ou ganciclovir intraocular. Costuma-se usar o ganciclovir IV em dose de ataque por 14 a 21 dias (5 mg/kg, 12/12 h), seguido de tratamento supressivo (5-6 mg/kg, IV, 1×/dia, ou 10-12 mg/kg, 3×/semana) até que haja reconstituição imune (CD4 > 100 céls./mm^3 por 6 meses com diferença de pelo menos 3 meses). Valganciclovir, VO (900 mg, 12/12h, por 14 a 21 dias, seguido de 900 mg/dia), pode ser usado como alternativa. É importante que haja seguimento oftalmológico regular durante o tratamento (no momento do diagnóstico, após tratamento de indução, 1 mês após o início do tratamento e, depois, mensal). O ganciclovir apresenta como efeitos adversos anemia, neutropenia, trombocitopenia, náuseas, diarreia e disfunção renal, sendo, por isso, importante a realização de hemograma completo, eletrólitos e função renal 2×/semana durante o tratamento de indução, e, após, 1×/semana com tratamento de manutenção. O foscarnet deve ser administrado IV lentamente, e monitoração clínico-laboratorial frequente é recomendada pelo risco de alteração eletrolítica (Ca, K, Mg, P). Tais alterações devem ser corrigidas antes de iniciar o tratamento e monitoradas durante o decorrer dele.

PREVENÇÃO DA RECORRÊNCIA ▶ Depois do tratamento de indução recomenda-se que seja feita sua manutenção (apenas para a retinite), indefinidamente, a menos que ocorra reconstituição imune com o uso dos ARVs (com elevação do CD4 > 100 céls./mm^3 por 3-6 meses) e, de preferência, com CV abaixo do limite de detecção. Os regimes que podem ser empregados são ganciclovir, IV, valganciclovir, VO, foscarnet, IV, ou combinação de ganciclovir e foscarnet, IV. Costuma-se utilizar o ganciclovir, IV, na dose de 5 a 6 mg/kg, diariamente, ou 10 a 12 mg/kg, 3×/semana.

■ CRIPTOCOCOSE

AGENTE ETIOLÓGICO ▶ Fungo; *Cryptococcus neoformans*, variedade *neoformans*.

EPIDEMIOLOGIA ▶ Essa infecção ocorre em torno de 6% dos pacientes infectados pelo HIV no Rio Grande do Sul. A grande maioria dos casos ocorre com CD4 < 150 céls./mm^3 (principalmente < 100).

APRESENTAÇÕES CLÍNICAS ▶ Em geral, apresenta-se como um quadro de meningite subaguda ou meningoencefalite, com febre, prostração e cefaleia progressiva. Sinais e sintomas meníngeos clássicos (rigidez de nuca e fotofobia) ocorrem em cerca de 1/4 a 1/3 dos pacientes e são tardios; alguns podem exibir sintomas de encefalopatia (letargia, alteração mental, mudança de personalidade e perda de memória); a presença de sinais neurológicos focais ou comprometimento de pares cranianos está associada a um pior prognóstico. Doença disseminada é uma manifestação comum, com ou sem meningite. Cerca de metade dos pacientes com doença disseminada mostram mais evidência de doença pulmonar do que meníngea. Sinais e sintomas de doença pulmonar incluem tosse ou dispneia e radiografia de tórax anormal; lesões de pele semelhantes a molusco contagioso podem ser observadas.

LÍQUIDO CEREBROSPINAL (LCS) ▶ Em geral, as proteínas estão discretamente elevadas, e a glicose, normal ou diminuída em até 50% dos casos; há poucos leucócitos e numerosos elementos fúngicos; e hipoglicorraquia acentuada sem pleocitose é sinal de mau prognóstico. A pressão de abertura do sistema nervoso central (SNC) é aumentada (> 200 mmH$_2$O) em até 75% dos casos.

DIAGNÓSTICO ▶ Antígeno criptocócico no LCS é detectado quase invariavelmente em altos títulos nos casos de meningite criptocócica; além disso, até 50% dos pacientes HIV-positivos têm hemoculturas positivas, o que pode ser útil nos casos de infecção disseminada sem evidência de acometimento do SNC. O antígeno criptocócico sérico costuma ser também positivo e pode auxiliar no diagnóstico inicial (a sensibilidade varia em torno de 95%).

TRATAMENTO ▶ Meningite criptocócica não tratada é fatal. A recomendação inicial é anfotericina B deoxicolato (0,7-1 mg/kg/dia, IV – diluir em 1/10 de soro glicosado a 5%; infundir em 4-6 h) associada à flucitosina (100 mg/kg/dia, 6/6 h), por pelo menos 2 semanas. A importância da flucitosina no esquema inicial deve-se à erradicação microbiológica mais rápida quando utilizado esse fármaco e melhora nos desfechos clínicos. Apesar de a anfotericina ser classicamente usada como fármaco de primeira escolha, estudos recentes com flucitosina associada a fluconazol mostram que essa combinação pode ser uma opção com eficácia semelhante e segura. Na ausência de flucitosina, deve-se associar fluconazol à anfotericina.

Após melhora clínica e negativação de culturas em LCS, o tratamento é substituído para fluconazol, 400 a 800 mg/dia, por um mínimo de 8 semanas (consolidação). Formulações lipídicas de anfotericina B são efetivas e de menor toxicidade, porém mais onerosas. O edema cerebral que acarreta hipertensão intracraniana pode causar deterioração clínica independentemente da resposta microbiológica e deve ser tratado de forma vigorosa. Seu principal tratamento é realizar punções lombares de alívio diárias e repetidas para manter pressão < 200 mmH$_2$O. Derivação pode ser considerada nos casos refratários ou quando as punções não são toleradas, ou se os sinais e sintomas não responderem. Não há indicação para uso de acetazolamida, manitol ou corticosteroide sistêmico nesses casos. Fluconazol, 800 a 1.200 mg, pode ser uma alternativa para casos menos graves (doença localizada e sem comprometimento meníngeo). O início de TARV em pacientes com meningite criptocócica deve ser individualizado, pois está associado a risco de hipertensão intracraniana por síndrome de imunorreconstituição.

MONITORAÇÃO E EFEITOS ADVERSOS ▶ Antígeno criptocócico no LCS não serve para avaliar a resposta ao tratamento, mas o aumento nos títulos está relacionado com a falta de resposta clínica. Pacientes tratados com anfotericina B devem ser monitorados para nefrotoxicidade dose-dependente e distúrbios de eletrólitos. A suplementação de líquidos (SF a 0,9%, 500 mL, pré-infusão) parece reduzir nefrotoxicidade. Reações adversas relacionadas à infusão da anfotericina B (febre, calafrios, acidose tubular renal, hipotensão, taquicardia, náuseas, cefaleia, vômitos e flebite) podem ser amenizadas com o uso prévio de paracetamol e difenidramina, 30 min antes do início da infusão. Pacientes em uso de flucitosina devem ser monitorados pelo risco de supressão medular e intolerância gastrintestinal. Além disso, a dose desse fármaco deve ser ajustada quando houver perda de função renal.

PROFILAXIA SECUNDÁRIA ▶ Indivíduos que completam o tratamento inicial devem manter o uso de terapia supressiva com fluconazol, 200 mg/dia, até completar pelo menos 1 ano de terapia antifúngica (profilaxia secundária). Após esse período, a descontinuação da terapia supressiva deve ser considerada em pacientes assintomáticos e com reconstituição imunológica em uso de ARV por pelo menos 3 meses, com CD4 > 100 céls./mm^3 (de preferência em dois exames, com intervalo de pelo menos 6 meses) e CV do HIV indetectável. A profilaxia secundária deve ser reiniciada se CD4 reduzir novamente para valores < 100 céls./mm^3. O fluconazol é superior ao itraconazol para prevenir recorrência da doença criptocócica, sendo o fármaco de escolha.

PROFILAXIA PRIMÁRIA ▶ A profilaxia primária não está recomendada para todos os pacientes, porém o tratamento preemptivo com base na contagem de CD4 e antigenemia diminui a incidência de meningite criptocócica (ver **Tab. 14.5**, adiante).

■ HISTOPLASMOSE

AGENTE ETIOLÓGICO ▶ *Histoplasma capsulatum*.

EPIDEMIOLOGIA ▶ É um fungo dimórfico, adquirido por inalação das microconídeas; em paciente com Aids, pode ocorrer por reativação da infecção latente. A doença disseminada geralmente ocorre em indivíduos com CD4 < 150 céls./mm^3.

APRESENTAÇÕES CLÍNICAS ▶ A apresentação mais comum é doença disseminada, com envolvimento de múltiplos órgãos. Os pacientes em geral apresentam febre, fadiga, emagrecimento, dispneia e tosse. Costumam ter lesões de pele, com características variáveis, principalmente em indivíduos imunodeficientes graves, mas, via de regra, são lesões acneiformes ou pápulas ulcerodescamativas com base eritematosa, disseminadas (sobretudo na face). Na maioria dos casos, esses pacientes têm comprometimento pulmonar, e a radiografia de tórax mostra infiltrado focal ou difuso, em geral com padrão microrreticulonodular, e linfonodomegalia mediastinal. Doença do trato gastrintestinal costuma se apresentar com diarreia, febre, dor abdominal e emagrecimento. Em pacientes com CD4 > 300 céls./mm^3, os sinais e sintomas de histoplasmose de modo geral são limitados ao trato respiratório. Choque séptico por histoplasmose disseminada pode ocorrer em até 10% dos casos.

DIAGNÓSTICO ▶ A detecção do antígeno no soro ou na urina é um método rápido para fazer o diagnóstico, sendo que a sensibilidade do antígeno varia de 50 a 85%. O histoplasma pode ser isolado no sangue, na medula óssea, na secreção respiratória ou nas lesões localizadas em > 85% dos casos; entretanto, esses resultados levam de 2 a 4 semanas para estarem disponíveis. Se houver comprometimento cutâneo, o diagnóstico da infecção pode ser feito por biópsia das lesões. No caso de envolvimento pulmonar, a realização de fibrobroncoscopia com lavado alveolar pode ajudar no diagnóstico.

TRATAMENTO ▶ Pacientes que têm doença grave disseminada e preencham, pelo menos, um dos critérios (temperatura > 39 °C, pressão arterial sistólica < 90 mmHg, pO_2 < 70, perda de peso > 5%, hemoglobina < 10 g/dL, neutrófilos < 100 céls./mm³, plaquetas < 100.000/mm³, TGO > 2,5 vezes o limite normal, creatinina > 2 vezes seu limite normal ou comprometimento meníngeo confirmado) devem ser tratados com anfotericina B deoxicolato (0,7-1 mg/kg, IV, 1×/dia), nos primeiros 3 a 14 dias ou até melhora clínica. Indivíduos com boa resposta ao tratamento podem ter a anfotericina B substituída por itraconazol VO (200 mg, 3×/dia, nos primeiros 3 dias e, após, 200 mg, 2×/dia), até completar 12 meses com dose plena e realizar profilaxia secundária. Para pacientes com doença moderada, o tratamento pode ser iniciado com itraconazol com o mesmo esquema anterior por 12 meses e, após, com dose de manutenção. No entanto, sempre devem ser lembradas as limitações farmacológicas dessa medicação: absorção dependente de pH gástrico ácido e chance de interação medicamentosa que diminui sua concentração sérica. Fluconazol, 800 mg/dia, é menos efetivo do que itraconazol, mas é uma alternativa para os que não toleram esse fármaco. Para pacientes com meningite por Histoplasma confirmada, o tratamento com anfotericina B deve ser mantido por até 4 a 6 semanas, seguido, então, por tratamento de manutenção. Síndrome da imunorreconstituição é rara em casos de histoplasmose, e ARVs devem ser iniciados o mais breve possível após o antifúngico.

PROFILAXIA SECUNDÁRIA ▶ Pacientes que completam o tratamento inicial devem permanecer em uso de itraconazol, 200 mg/dia, VO, por tempo indeterminado. Há indicação de suspensão da profilaxia secundária após 12 meses de tratamento, CD4 ≥ 150 céls./mm³, uso de TARV por, no mínimo, 6 meses, antígeno sérico para Histoplasma < 2 unidades e hemocultura negativa. A profilaxia secundária deve ser reiniciada se CD4 reduzir novamente para valores < 150 céls./mm³.

■ PNEUMOCISTOSE

AGENTE ETIOLÓGICO ▶ Fungo *Pneumocystis jirovecii*.

EPIDEMIOLOGIA ▶ Cerca de 90% dos casos ocorre quando CD4 < 200 céls./mm³, por reativação. A infecção primária costuma ocorrer na infância.

APRESENTAÇÕES CLÍNICAS ▶ Início subagudo de dispneia progressiva, febre, tosse não produtiva, desconforto respiratório que piora em dias-semanas e taquipneia; pode se apresentar também como um quadro agudo de insuficiência respiratória. Doença extrapulmonar é rara.

RADIOGRAFIA DE TÓRAX ▶ Infiltrado intersticial, simétrico, difuso, bilateral, que se inicia na região peri-hilar e geralmente compromete as metades inferiores dos pulmões; em casos mais graves, pode se apresentar em asa de borboleta. Em até 10% das vezes, pode ser normal. Podem ocorrer apresentações atípicas com nódulos, cistos, ocorrências em lobos superiores, doença assimétrica ou bolhas. Pneumotórax em pacientes com infecção por HIV deve levantar a suspeita de infecção por *Pneumocystis* (além de tuberculose). Cavitação e derrame pleural são incomuns e sugerem outro diagnóstico (cerca de 13 a 18% dos casos de pneumocistose confirmados têm outra doença pulmonar concomitante, como tuberculose disseminada, criptococose pulmonar, histoplasmose, sarcoma de Kaposi, pneumonia bacteriana, etc.).

GASOMETRIA ARTERIAL ▶ Hipoxemia é o achado mais frequente; pode variar de leve-moderada (PaO_2 > 70 mmHg ou gradiente alveoloarterial [A-a] < 35 mmHg) a grave (PaO_2 < 70 mmHg ou gradiente A-a > 35 mmHg).

DESIDROGENASE LÁCTICA (LDH) ▶ A elevação deste marcador é frequente e reflete lesão parenquimatosa pulmonar. É utilizada como auxiliar no diagnóstico, porém não é específica da pneumocistose. Níveis elevados também estão presentes em outras infecções oportunistas com acometimento pulmonar.

DIAGNÓSTICO ▶ O organismo não pode ser rotineiramente cultivado, por isso o diagnóstico definitivo é feito por demonstração cito ou histopatológica do fungo em tecidos de biópsia, lavado broncoalveolar ou escarro induzido, pela coloração da prata ou Giemsa. Como a pneumocistose pode mimetizar muitas outras doenças, é importante a confirmação diagnóstica, sobretudo nos casos moderados a graves. Escarro por expectoração tem baixa sensibilidade, não sendo indicado. Escarro induzido tem maior sensibilidade, porém é altamente dependente da qualidade do espécime e da experiência do microbiologista ou do patologista; lavado broncoalveolar tem sensibilidade entre 90 e 99%; biópsia transbrônquica, entre 95 e 100%. A PCR não é capaz de diferenciar colonização de doença.

TRATAMENTO ▶ Sulfametoxazol + trimetoprima (SMX/TMP) é o tratamento de escolha e deve ser iniciado precocemente quando houver suspeita diagnóstica, mesmo que o diagnóstico definitivo ainda não esteja confirmado, uma vez que o organismo persiste em espécimes por até 2 semanas após o início do tratamento. Dose: 15 a 20 mg/kg de TMP, divididos em 3 a 4 doses diárias, por 21 dias. É necessário ajuste para função renal. Pacientes com doença leve-moderada (PaO_2 > 70 mmHg ou gradiente A-a < 35 mmHg) podem ser tratados de forma ambulatorial com medicação VO;

aqueles que se apresentam com critérios de gravidade (PaO$_2$ < 70 mmHg ou gradiente A-a > 35 mmHg) devem receber SMX/TMP, IV, e corticosteroides precocemente (prednisona, VO, 40 mg, 12/12 h, por 5 dias, seguidos de 40 mg, 1×/dia, por mais 5 dias e, após, 20 mg/dia, por 11 dias). Ácido folínico para prevenção de mielossupressão não deve ser adicionado durante a doença aguda, já que a eficácia é questionável e há maior chance de falha terapêutica. Se possível, a TARV deve ser iniciada nas primeiras 2 semanas após o diagnóstico para pacientes que ainda não estiverem em tratamento. Síndrome de imunorreconstituição pós-pneumocistose é rara e, quando ocorre, não costuma ser grave.

Opções de tratamento para pacientes com intolerância a SMX/TMP ▶

- Clindamicina, 600 mg, IV ou VO, 6/6 h, ou 300-450 mg, VO, 6/6 h, + primaquina, 15-30 mg, VO, 1×/dia, sendo que a clindamicina pode ser administrada IV para casos mais graves.
- Pentamidina, 3 a 4 mg/kg, IV, 1×/dia.

EFEITOS ADVERSOS ▶

- **SMX/TMP:** rash (incluindo síndrome de Stevens-Jonhson) (30-55%), febre (30-40%), leucopenia (30-40%), trombocitopenia (15%), hepatite (20%), hipercalemia.
- **Dapsona e primaquina:** metemoglobinemia com hemólise (principalmente nos casos de deficiência de G6PD), rash e febre.
- **Pentamidina:** hipo ou hiperglicemia, arritmias cardíacas, leucopenia, pancreatite, febre, alteração de eletrólitos, nefrotoxicidade e hepatotoxicidade.
- **Clindamicina e primaquina:** anemia, rash, febre, diarreia, metemoglobinemia.

PROFILAXIA ▶

- **Prevenção primária:** indicada para todos os pacientes com CD4 < 200 céls./mm^3. Pode ser descontinuada empacientes em TARV e com aumento de CD4 para mais de 200 céls./mm^3 (em duas medidas, intervalo mínimo de 3 meses); ou CD4 entre 100 e 200 céls./mm^3 e CV do HIV indetectável por 3 a 6 meses. Deve ser reiniciada se CD4 diminuir para 100 a 200 céls./mm^3 e CV detectável ou se para < 100 céls./mm^3 independentemente da CV.
- **Prevenção da recorrência (profilaxia secundária):** deve ser iniciada assim que terminar o tratamento da doença aguda. Pacientes que desenvolvem pneumocistose com CD4 > 200 céls./mm^3, mas não em uso de TARV, devem manter tratamento supressivo até CV indetectável por 3 a 6 meses. Pode ser descontinuada empacientes em TARV e com aumento de CD4 para mais de 200 céls./mm^3 (em duas medidas, intervalo mínimo de 3 meses); ou CD4 entre 100 e 200 céls./mm^3 e CV do HIV indetectável por 3 a 6 meses. Deve ser reiniciada se CD4 < 200 céls./mm^3.

- **Esquemas:** SMX/TMP (800 mg + 160 mg), 3×/semana, ou 480 mg/dia ou 960 mg/dia (previne toxoplasmose concomitante).
- **Alternativas:** dapsona, 100 mg/dia; dapsona 50 mg/dia + pirimetamina, 50 mg, e ácido folínico, 25 mg, 1×/semana; ou dapsona, 200 mg, + pirimetamina, 75 mg, + ácido folínico, 25 mg, 1 ×/semana. Esquemas contendo pirimetamina têm a vantagem de prevenir toxoplasmose.

■ **TOXOPLASMOSE CEREBRAL**

AGENTE ETIOLÓGICO ▶ Protozoário *Toxoplasma gondii*.

EPIDEMIOLOGIA ▶ Na era pré-TARV, a prevalência de toxoplasmose cerebral em pacientes HIV-positivos com imunossupressão avançada, sorologia positiva e não recebendo profilaxia era de 33% em 1 ano. Ocorre quase exclusivamente pela reativação de cistos teciduais latentes e raras vezes em pacientes com CD4 > 200 céls./mm^3.

APRESENTAÇÕES CLÍNICAS ▶ A apresentação clínica mais comum é um quadro de encefalite focal (em geral com sinais neurológicos focais), cefaleia, confusão, fraqueza motora e febre. Com a evolução da doença, podem ocorrer convulsões, estupor e coma. Doença disseminada com retinite, miocardite e pneumonite raramente ocorre.

TOMOGRAFIA COMPUTADORIZADA (TC) DE CRÂNIO/RESSONÂNCIA MAGNÉTICA (RM) ▶ Presença de múltiplas lesões arredondadas, podendo ser únicas, hipodensas, que se impregnam de forma anelar com o contraste, com efeito de massa, localizadas predominantemente na topografia dos núcleos da base. A RM fornece melhor visualização das lesões.

DIAGNÓSTICO ▶ O diagnóstico definitivo requer uma síndrome clínica compatível, identificação de uma ou mais lesões com efeito de massa no SNC e detecção do organismo em amostra tecidual, em geral por biópsia estereotáxica. Os microrganismos são visualizados em coloração hematoxilina-eosina (HE). A sorologia é útil sobretudo para excluir o diagnóstico, já que 95% dos pacientes HIV-positivos com toxoplasmose cerebral têm sorologia positiva (IgG). A ausência de sorologia positiva torna o diagnóstico improvável, mas não impossível. IgM costuma ser negativo. A quantificação da sorologia não tem validade para o diagnóstico. A PCR para toxoplasmose no LCS tem alta especificidade (96-100%) e baixa sensibilidade (< 50%); além disso, os resultados geralmente se tornam negativos logo após o início do tratamento.

DIAGNÓSTICO DIFERENCIAL ▶ Linfoma do SNC, tuberculoma, infecções fúngicas (p. ex., criptococose, histoplasmose), doença de Chagas, abscesso bacteriano e, mais raramente, leucoencefalopatia multifocal progressiva (LMP).

TRATAMENTO ▶ Baseia-se na probabilidade do diagnóstico (sem confirmação diagnóstica); inicia-se empiricamente e observa-se a evolução clínica e radiológica. Está indicada a repetição do exame de imagem do SNC após, no mínimo, 14 dias de tratamento, já que 95% das lesões regridem durante esse período. Terapia de ataque deve ser mantida por 6 semanas. Evitar o uso de corticosteroides – reservá-los apenas para casos de risco de herniação do SNC. Anticonvulsivantes devem ser administrados somente se houver convulsões; não há indicação para seu uso profilático. A biópsia do SNC fica reservada para casos que não respondam à terapia inicial.

- **Primeira escolha:** sulfadiazina, VO (dose conforme peso: ≤ 60 Kg: 1.000 mg, 6/6 h; > 60 Kg: 1.500 mg, 6/6 h), + pirimetamina, VO (200 mg no 1º dia, seguidos de 50 mg/dia se ≤ 60 Kg ou 75 mg/dia se > 60 Kg), + ácido folínico (15 mg/dia) (AI). Tratamento por 6 a 8 semanas, porém cursos mais prolongados podem ser necessários em doença extensa ou com resposta incompleta. O uso de SMX/TMP possui resultados comparáveis à combinação sulfadiazina + pirimetamina + ácido folínico e é uma boa opção quando necessária administração IV (pacientes críticos) ou quando há indisponibilidade/intolerância de algum fármaco do esquema de primeira escolha.
- **Esquema alternativo de escolha:** Clindamicina (600 mg, VO ou IV, 4×/dia, ou 900 mg, 3×/dia) + pirimetamina + ácido folínico (AI).
  - SMX/TMP, IV ou VO (dose de 20 mg/kg/dia de TMP) (BI).
  - Atovaquona, 1.500 mg, VO, 12/12 h, e pirimetamina (BII).

EFEITOS ADVERSOS ▶

- **Pirimetamina:** *rash*, náuseas, supressão medular com pancitopenia.
- **Sulfadiazina:** *rash*, supressão medular, febre, leucopenia, hepatite, náuseas, vômitos, diarreia e cristalúria (até mesmo com chance de litíase renal).
- **Clindamicina:** febre, *rash*, náuseas, diarreia, colite pseudomembranosa, hepatotoxicidade.

TRATAMENTO DE MANUTENÇÃO ▶ Após 6 semanas, usa-se sulfadiazina, 1 g, 12/12 h + pirimetamina, 25 a 75 mg/dia + ácido folínico, 15 mg/dia; alternativa: clindamicina, 600 mg, 2×/dia + pirimetamina + ácido folínico.

PROFILAXIA ▶ Ver Profilaxias de doenças oportunistas em pacientes com HIV.

■ TUBERCULOSE

A tuberculose (TB) é a doença oportunista mais comum no Brasil. Aproximadamente 30% dos indivíduos possuem coinfecção HIV/tuberculose. As pessoas podem apresentar infecção assintomática ou latente (ver a seguir) ou doença ativa (decorrente de reativação ou contaminação recente). Na avaliação inicial dos pacientes com HIV, deve-se realizar o teste de Mantoux (PPD) para averiguar a possibilidade de possível exposição prévia. Aqueles que apresentem reação ao teste (≥ 5 mm de enduramento), sem evidência de doença ativa, devem fazer tratamento de ILTB com isoniazida por 6 a 9 meses.

A doença pode se apresentar de diversas formas: pulmonar típica (com caverna); pneumonia; disseminada tipo miliar ou acometendo o sistema reticuloendotelial (ganglionar e/ou hepatoesplênica). Algumas vezes, podem ser encontradas, no mesmo indivíduo, manifestações diferentes (p. ex., com caverna, padrão miliar e ganglionar simultâneos).

DIAGNÓSTICO ▶

- **Clínico:** febre, sudorese noturna, perda de peso e astenia são achados quase que universais. No caso de envolvimento pulmonar, pode-se verificar tosse e dor torácica. Bacteriemia relacionada ao *Mycobacterium tuberculosis* ocorre em 20 a 40% dos pacientes e pode estar associada a calafrios, hipotensão e febre alta. Demais sintomas dependem dos órgãos acometidos pela doença. A apresentação da TB é influenciada pelo grau de imunossupressão.
- **Imagenológico:** nos casos de envolvimento pulmonar e com CD4 > 200 céls./mm³, pode-se notar o típico infiltrado fibrocavitário posteroapical. Formas com apresentação atípica (infiltrado intersticial, consolidações lobares) ou doença disseminada e extrapulmonar (padrão miliar, adenopatias hilares, presença de linfonodos mediastinais ou intra-abdominais, abscessos esplênicos ou hepáticos) ficam mais frequentes com a piora imunológica.
- **Teste tuberculínico (PPD):** a sensibilidade do teste de Mantoux é inversamente proporcional ao grau de imunodepressão; assim, nas formas graves e disseminadas, a não reação é comum. Resultado ≥ 5 mm é considerado positivo em pacientes com HIV.
- ***Interferon gamma release assay* (IGRA):** como o PPD, também é um teste imunológico e possui sensibilidade de 92 a 97%. Não está recomendado o uso concomitante de PPD e IGRA. Tanto o PPD quanto o IGRA não fazem diagnóstico de doença ativa, apenas são preditores para o desenvolvimento de TB ativa. Um exame negativo não exclui doença.
- **Pesquisa de bacilo de Koch (BK) no escarro:** exame direto que mostra bacilo álcool-ácido resistente (BAAR) em 40 a 67% dos coinfectados. Se não houver escarro espontâneo, é possível induzi-lo com nebulização ultrassônica com solução salina a 3%. Também pode ser feito em outros materiais biológicos (p. ex., urina, lavado brônquico, LCS).
- **Cultura para micobactéria com teste de sensibilidade** está indicada para todos os pacientes com HIV, em qualquer amostra biológica.
- **PCR para micobactéria:** faz a amplificação do DNA da micobactéria, possui alto valor preditivo positivo. Para avaliações de recidiva de doença, é necessária avaliação conjunta com BK e cultura. O Xpert/Rif® também avalia, de modo rápido, a resistência à rifampicina. Pode ser realizado no escarro e em outras amostras biológicas (LCS, linfonodo, lavado broncoalveolar, líquido pericárdico, urina).
- **Adenosina deaminase (ADA):** exame auxiliar no diagnóstico da TB. Baseia-se na determinação da atividade da ADA. Usado principalmente em líquido pleural e líquido ascítico.

- **Exame para antígeno lipoarabinomannan (LAM):** é um polissacarídeo da parede celular da micobactéria e pode ser detectado na urina dos pacientes com HIV; exame com baixa sensibilidade. Apresenta melhor sensibilidade e especificidade em pacientes com HIV e CD4 < 100 céls./mm^3.
- **Em casos de doença pulmonar sem diagnóstico,** deve-se realizar fibrobroncoscopia, com ou sem biópsia transbrônquica, com pesquisa de cultura de micobactéria e PCR para micobactéria.
- **Quando há suspeita de TB extrapulmonar,** outros sítios devem ser avaliados para obtenção de amostra para análise microbiológica e cultivo (p. ex., líquido pleural, LCS, linfonodos ou fígado). Hemoculturas são positivas em 26 a 42% dos casos (em especial naqueles com bacteriemia). Biópsia de medula óssea pode ser de valor em casos de TB disseminada. Quanto às biópsias, pessoas com boa imunidade apresentam granulomas típicos – geralmente com necrose – nos tecidos. Com a progressão da imunodeficiência, os granulomas apresentam-se malformados ou inexistentes.

● **TRATAMENTO** ▶ Toda pessoa com HIV/Aids, independentemente da forma clínica, tem indicação de iniciar TARV. O tratamento em pacientes coinfectados, no entanto, requer cuidados adicionais pelo risco de interações medicamentosas, sobreposição de toxicidade ou piora paradoxal por síndrome de reconstituição imunológica. De qualquer maneira, o tratamento da TB deve ser priorizado de forma universal.

● **TRATAMENTO DA ILTB** ▶ Reduz de maneira significativa a progressão para doença em atividade. Sempre excluir doença ativa previamente. Isoniazida, 10 mg/kg/dia (máx. de 300 mg/dia), por 6 a 9 meses, ou rifampicina, 10 mg/kg/dia (até 600 mg/dia), por 4 meses.

Está indicado para pessoas com HIV/Aids e:

- PPD > 5 mm.
- Contatos intradomiciliares ou institucionais com pacientes bacilíferos, independentemente do PPD.
- PPD < 5 mm com registro documental de PT ≥ 5 mm anterior, não tendo sido submetido a tratamento da ILTB anteriormente.
- Pacientes assintomáticos com radiografia de tórax evidenciando cicatriz radiológica de TB, sem tratamento prévio de ILTB.
- Em locais de alta prevalência de TB, uma estratégia de tratamento da ILTB em todas as pessoas com HIV/Aids também pode ser empregada. Essa estratégia diminui a incidência de TB e a gravidade da doença e deve ser usada em conjunto com a TARV.

● **TRATAMENTO DA INFECÇÃO PELO HIV EM VIGÊNCIA DE TRATAMENTO PARA TB** ▶

- Pacientes com CD4 < 50 céls./mm^3: a TARV deve ser iniciada após 2 semanas do início de tratamento da TB (AI).
- Pacientes com CD4 ≥ 50 céls./mm^3: podem iniciar a TARV na 8ª semana de tratamento da TB.
- Nos casos com TB multirresistente (MDR) ou tuberculose extensivamente resistente (XDR): a TARV deve ser iniciada entre 2 e 4 semanas após a confirmação de resistência e o início de terapia de segunda escolha.
- Atentar para interações medicamentosas de tratamento com tuberculostáticos e ARVs. Os esquemas preferenciais para início de tratamento para HIV neste cenário incluem efavirenz e raltegravir. O dolutegravir apresenta resultados preliminares de segurança e eficácia na coinfecção, mas deve ter sua dose ajustada para 50 mg, 2×/dia.

● As **Tabelas 14.2** e **14.3** trazem o esquema básico para tratamento de TB e meningoencefalite por TB para adultos e adolescentes, respectivamente.

● **USO DE CORTICOSTEROIDE EM TB** ▶ Na meningoencefalite tuberculosa, deve ser associado corticosteroide ao esquema anti-TB: prednisona, VO (1-2 mg/kg/dia), por 4 semanas ou dexametasona, IV, nos casos graves (0,3-0,4 mg/kg/dia), por 4 a 8 semanas, com redução gradual da dose nas 4 semanas subsequentes. Na TB pericárdica, o uso de corticosteroide (dose semelhante à anterior) diminui a chance de fibrose pericárdica.

▶ **COINFECÇÃO HIV COM HCV/HBV**

Todo paciente com HIV deve ser avaliado para HBV e HCV na primeira consulta. Lembrar-se de recomendar vacinação para HAV (naqueles com HBV e HCV) e HBV (naqueles com HCV) nos pacientes com sorologias negativas.

TABELA 14.2 ▶ ESQUEMA BÁSICO PARA ADULTOS E ADOLESCENTES (2RHZE/4RH)				
REGIME	FÁRMACOS	FAIXA DE PESO	DOSE/DIA	MESES
RHZE Fase intensiva	RHZE 150/75/400/275 mg (cp em DFC)	20-35 Kg	2 cp	2
		36-50 Kg	3 cp	
		> 50 Kg	4 cp	
RH Fase de manutenção	RH 150/75 mg (cp em DFC)	20-35 Kg	2 cp	4
		36-50 Kg	3 cp	
		> 50 Kg	4 cp	

cp, comprimido; DFC, dose fixa combinada; E, etambutol; H, isoniazida; R, rifampicina; Z, pirazinamida.

TABELA 14.3 ▶ ESQUEMA PARA MENINGOENCEFALITE PARA ADULTOS E ADOLESCENTES (2RHZE/7RH)

REGIME	FÁRMACOS	FAIXA DE PESO	DOSE/DIA	MESES
RHZE Fase intensiva	RHZE 150/75/400/275 mg (cp em DFC)	20-35 Kg	2 cp	2
		36-50 Kg	3 cp	
		> 50 Kg	4 cp	
RH Fase de manutenção	RH 150/75 mg (cp em DFC)	20-35 Kg	2 cp	7
		36-50 Kg	3 cp	
		> 50 Kg	4 cp	

Obs.: Nas pessoas com HIV/Aids, pode-se estender o tratamento de meningite tuberculosa e TB osteoarticular para 12 meses.
cp, comprimido; DFC, dose fixa combinada; E, etambutol; H, isoniazida; R, rifampicina; Z, pirazinamida.

▶ COINFECÇÃO HIV/HCV

Cerca de 10 a 30% dos indivíduos infectados pelo HIV são coinfectados com o HCV, sendo que, entre os usuários de drogas injetáveis, a prevalência dessa coinfecção alcança 75%.

JUSTIFICATIVAS PARA O TRATAMENTO DA HEPATITE C CRÔNICA EM PACIENTES HIV-POSITIVOS ▶

- O HCV comporta-se como agente oportunista na coinfecção com o HIV e apresenta uma taxa de progressão mais rápida nessa população e evolução mais acelerada (até 6 vezes) para estágio final da doença hepática (cirrose e hepatocarcinoma, em < 10 anos, comparada a 20 anos nos pacientes monoinfectados pelo HCV), bem como aumento do risco de descompensação hepática.
- É maior a transmissibilidade do HCV na coinfecção, inclusive na gestante.
- O HCV dificulta a reconstituição imunológica em pacientes que recebem ARV, diminui a expressão de CD4 e pode aumentar o risco de hepatotoxicidade dessas medicações.

INDICAÇÕES DE TRATAMENTO

- O tratamento da hepatite C está recomendado para todos os pacientes coinfectados pelo HIV, independentemente do estadiamento de fibrose ou contagens de CD4.
- Idealmente, sugere-se supressão virológica do HIV antes do início do tratamento do HCV, sobretudo em caso de imunossupressão grave (CD4 < 200 céls./mm^3).
- As indicações terapêuticas nos pacientes HCV/HIV são as mesmas para os monoinfectadaos (HCV). A indicação varia conforme genótipo do HCV, presença de cirrose, classificação Child-Pugh e tratamento prévio com interferon ou inibidores de protease de primeira ou segunda geração (boceprevir, telaprevir ou simeprevir).
- Sempre avaliar as possíveis interações medicamentosas do tratamento de HCV com ARV. Sempre que necessário, avaliar histórico de uso de ARV afim de substituição.
- ● Estão disponíveis as seguintes medicações para tratamento de HCV: daclatasvir, simeprevir, sofosbuvir, ombitasvir, veruprevir, ledipasvir, elbasvir, grazoprevir, ribavirina.

▶ COINFECÇÃO HIV/HBV

Indivíduos infectados pelo HIV e que desenvolvem hepatite aguda pelo vírus B têm 5 a 6 vezes mais chance de se tornarem portadores crônicos de hepatite B. Em pacientes coinfectados HBV/HIV, o HIV aumenta a replicação do vírus B, levando a formas mais graves de doença hepática.

O indivíduo portador de HBV tende a evoluir com menor taxa de soroconversão HBeAg para Anti-HBe e HBsAg para Anti-HBs, além de apresentar altas taxas de replicação viral.

Pacientes coinfectados HBV/HIV podem evoluir com "HBV oculto", caracterizado por baixa CV de HBV e HBsAg não reagentes, estando, indicado, neste caso, realização de CV a cada 6 meses para avaliação diagnóstica.

● TRATAMENTO ▶

- Tenofovir, lamivudina e entrecitabina são antivirais com atividade contra HIV e HBV. Outras opções de tratamento, apenas com atividade contra HBV, incluem interferon convencional, entecavir, adefovir e telbivudina.
- Todos os pacientes coinfectados HBV/HIV devem iniciar ARV com esquema contendo TDF, independentemente da contagem de CD4 e CV do HBV/HIV.
- Se o paciente já estiver em uso de TARV, esta deve ser adequada com a substituição ou a inclusão de tenofovir.
- Em portadores do vírus da hepatite B coinfectados com HIV, a taxa de resistência à lamivudina é de cerca de 20% em 2 anos de tratamento, aumentando até 90% no quarto ano de uso. Dessa maneira, a monoterapia com ITRN em pacientes coinfectados HBV/HIV não deve ser utilizada.
- A fim de evitar resistência ao vírus do HIV, o tratamento deve ser realizado com TDF + 3TC ou TDF + entrecitabina + outra classe de ARV.

▶ DIARREIA EM PACIENTES COM AIDS

Diarreia aguda ou crônica é uma complicação frequente nos pacientes com Aids. Pode ser causada por medicações, doenças oportunistas ou pelas mesmas causas da população em geral, como gastrenterite viral ou síndrome do intestino irritável. Alguns ARVs também podem causar diarreia (p. ex., lopinavir, ritonavir).

Pacientes com diarreia devem ser avaliados quanto ao grau de imunodeficiência (CD4), história de viagens, práticas sexuais, uso de medicações, presença de sangue nas fezes, volume e tempo de duração da diarreia, grau de desidratação e sinais e sintomas sistêmicos associados. Considera-se diarreia aguda aquela com menos de 14 dias de evolução. Diarreia inflamatória em geral se apresenta com cólicas, febre, fezes em pequeno volume e fracionadas e exame de fezes mostrando leucócitos e/ou sangue. Diarreia secretora caracteriza-se por ser aquosa e em grande quantidade, e o exame de fezes é negativo para leucócitos e/ou sangue. A contagem de CD4 < 200 céls./mm³ costuma ser o que define a vulnerabilidade para doenças oportunistas (colite por CMV, microsporidiose, criptosporidiose e complexo *Mycobacterium avium* [MAC] são vistas com CD4 <50-100 céls./mm³).

■ **Diarreia aguda**

As causas infecciosas mais comuns em pacientes com Aids e diarreia aguda são salmonelose, *Clostridium difficile* e vírus entéricos. Quando o CD4 é > 200 céls./mm³, o diagnóstico diferencial inclui as mesmas causas dos indivíduos imunocompetentes.

●Tratamento ▶ É o mesmo dos casos de infecção em pacientes sem HIV, com exceção de que a salmonelose geralmente é tratada com antimicrobianos por um período maior (**Tab. 14.4**).

■ **Diarreia crônica**

Agentes patogênicos oportunistas causadores de doença crônica são muito mais relacionados com a contagem de CD4. Nos indivíduos com > 200 céls./mm³, as causas mais comuns são medicações ou doenças intestinais, doença inflamatória intestinal e infecções parasitárias crônicas. Com CD4 < 200, os principais patógenos entéricos são *Cryptosporidium*,

TABELA 14.4 ▶ DIAGNÓSTICO E TRATAMENTO DOS MAIS FREQUENTES AGENTES CAUSADORES DE DIARREIA EM PACIENTES COM AIDS

AGENTE ETIOLÓGICO	CLÍNICA	MÉTODO DIAGNÓSTICO	TRATAMENTO
Isospora belli	Diarreia aquosa intermitente	Exame de fezes, aspirado duodenal. Eosinofilia	SMX/TMP, 960 mg, VO, 8/8 h, por 10 dias Alternativa: pirimetamina, 50-75 mg/dia, VO, + ácido folínico, 10-25 mg/dia
Campylobacter jejuni	Diarreia aquosa e sanguinolenta. Febre, mialgia, dor abdominal e às vezes bacteriemia	Exame de fezes, leucócitos fecais positivos em 75% dos casos, coprocultura e hemocultura	Ciprofloxacino, 500 mg, VO, 12/12 h; azitromicina, 500 mg/dia, VO, por 7-14 dias
Citomegalovírus	Desde assintomático, dor abdominal, diarreia aquosa, até enterorragia	Endoscopia digestiva alta com úlceras na mucosa; biópsia mostrando inclusões intranucleares, mas sua ausência não exclui o diagnóstico	Ganciclovir, 5 mg, IV, 12/12 h, por 14-21 dias; se resistência, foscanet, 90 mg/kg, 12/12 h, por 2-3 semanas, ou cidofovir, 5 mg/kg/semana, por 2 semanas
Cryptosporidium	Diarreia volumosa, perda de peso, dor abdominal	Exame de fezes, biópsia de duodeno ou retal	Suporte, TARV, opção de uso: nitazoxanida, 500-1.000 mg, VO, 12/12 h, por 14 dias
Entamoebahistolytica	Dor abdominal, diarreia, disenteria; pode ocorrer doença extraintestinal	Exame parasitológico de fezes ou aspirado duodenal	Metronidazol, 750 mg, VO, 8/8 h, por 10 dias
Giardia lamblia	Diarreia aquosa crônica, flatulência, emagrecimento, deficiência de lactose	Exame parasitológico de fezes, eosinofilia	Nitaxozanida 500 mg, VO, 12/12 h, por 3 dias, metronidazol, 500 mg, VO, 12/12 h, por 5 dias, ou tinidazol, 2 g, VO, em dose única
Microsporidium	Desde assintomático até diarreia aquosa, associada a cólicas	Exame parasitológico de fezes e aspirado duodenal	TARV, albendazol, 400 mg, VO, 12/12 h, por 7-14 dias

(*Continua*)

TABELA 14.4 ▶ DIAGNÓSTICO E TRATAMENTO DOS MAIS FREQUENTES AGENTES CAUSADORES DE DIARREIA EM PACIENTES COM AIDS (Continuação)

AGENTE ETIOLÓGICO	CLÍNICA	MÉTODO DIAGNÓSTICO	TRATAMENTO
Mycobacterium avium	Má absorção, perda de peso, infecção sistêmica e bacteriemia são comuns	Biópsia duodenal, hemocultura para micobactérias, medula óssea ou aspirado duodenal. Tratamento empírico também é possível	Claritromicina, 500 mg, VO, 12/12 h, ou azitromicina, 500 mg/dia, VO + etambutol, 15-20 mg/kg/dia, VO, ± rifampicina, 600 mg/dia, VO, ou ciprofloxacino, 500 mg, VO, 12/12 h Usar em combinação de 3-4 fármacos. Reavaliar tratamento conforme teste de sensibilidade
Salmonella sp.	Febre alta, prostração, sintomas respiratórios, dor abdominal, rash, diarreia. Pode haver bacteremia e até disfunção de múltiplos órgãos	Hemocultura e coprocultura, às vezes anemia hemolítica, Coombs e elevação de transaminases	Ciprofloxacino, 500-750 mg, VO ou IV, 12/12 h, por 7-14 dias, ou SMX/TMP, 960 mg, VO, 12/12 h Se bacteriemia e CD4 < 200 céls./mm^3, tratar por 4-6 semanas Se bacteriemia e CD4 > 200 céls./mm^3, tratar por 14 dias, exceto se mantiver bacteremia ou infecção complicada
Shigella sp.	Toxemia, febre, diarreia com sangue, sinais de proctite	Na fase aguda, a coprocultura é positiva. Na fase tardia, é necessária coleta de material das úlceras	Ciprofloxacino, 500-750 mg, VO, 12/12 h, por 7-10 dias, SMX/TMP, 960 mg, VO, 12/12 h
Strongyloides stercoralis	Dor abdominal tipo cólica ou queimação, diarreia com muco; às vezes, sintomas pulmonares estão presentes	Exame parasitológico de fezes com amostras repetidas, biópsia de lesões em mucosa de duodeno, estômago e cólon, eosinofilia	Ivermectina, 200 µg/kg/dia, VO, por 2 dias, ou albendazol, 400 mg, VO, 12/12 h, por 3 dias (até 7-10 dias em casos graves) Se hiperinfecção ou infecção disseminada, ivermectina (associada ou não ao albendazol) por pelo menos 7 dias e até não haver detecção em fezes, escarro e urina

Microsporidia, M. avium, CMV e, menos comumente, Isospora belli. O diagnóstico é feito com base nos sintomas, contagem de CD4, além de coprocultura para patógenos entéricos, pesquisa direta de ovos ou parasitas com coloração álcool ácido (para detectar criptosporídio, isóspora e ciclospora), EPF (no mínimo três amostras coletadas em dias diferentes), microscopia para microsporídio, pesquisa de toxina para C. difficile (sobretudo se houve uso recente de antimicrobiano) e pesquisa de leucócitos fecais e sangue. A endoscopia normalmente é reservada para casos de diarreia persistente com avaliação inicial por meio de exames não invasivos negativa; em geral é necessária para o diagnóstico de colite ou enterite por CMV. Se a suspeita for diarreia de origem entérica, iniciar com endoscopia digestiva alta com biópsia e aspirado de duodeno e jejuno proximal; depois, realizar colonoscopia com biópsia para anatomopatológico e cultura para micobactéria e fungos. O tratamento deve ser específico; a TARV é fundamental nos casos de criptosporidiose crônica e microsporidiose. São importantes também o manejo sintomático, com agentes antiperistalse, como a loperamida, e modificações na alimentação. O tratamento antimicrobiano está resumido na Tabela 14.4.

● Tratamento empírico ▶ Esse tratamento pode ser considerado para os casos de pacientes com diarreia e febre, principalmente se houver suspeita de doença invasiva moderada-grave. Realizar coleta prévia de fezes para avaliação completa e iniciar empiricamente com quinolona (ciprofloxacino, 500 mg, VO, 12/12 h com ou sem associação de metronidazol, 500 mg, 8/8 h) durante 7 a 10 dias. Entretanto, ao prescrever antimicrobiano, deve-se lembrar do risco de surgimento de resistência bacteriana, da possibilidade de superinfecção por erradicação da microbiota normal e de piora clínica em algumas situações. Agentes constipantes são contraindicados na presença de diarreia sanguinolenta devido ao risco de megacólon tóxico.

Nos pacientes com diarreia persistente, mais de 14 dias, mas sem sinais de doença grave (desidratação, sangue), a terapia antimicrobiana pode ser postergada até elucidação diagnóstica.

▶ PROFILAXIAS DE DOENÇAS OPORTUNISTAS EM PACIENTES COM HIV

PRIMÁRIA ▶ Realizada a fim de evitar o desenvolvimento de doenças oportunistas. O principal parâmetro para esta orientação é a contagem de CD4 (Tab. 14.5).

SECUNDÁRIA ▶ Tem como objetivo evitar a recorrência de infecção oportunista anterior que já tenha recebido tratamento completo (Tab 14.6).

GUIDELINES

CDC/NIH/Medicine Association of the Infectious Diseases Society of America e da European Aids Clinical Society

TABELA 14.5 ▶ PROFILAXIA PRIMÁRIA

AGENTE INFECCIOSO	1ª ESCOLHA	ALTERNATIVA	CRITÉRIO PARA SUSPENSÃO DE PROFILAXIA
Pneumocystis jirovecii (CD4 < 200)	SMX/TMP, 400/80 mg, 1 cp/dia	SMX/TMP, 800/160 mg, 3×/semana, ou dapsona, 100 mg, VO/dia; pentamidina aerossol, 300 mg, mensalmente	CD4 > 200 céls./mm^3 e CV indetectável por mais de 3 meses. Reiniciar se CD4 < 200 céls./mm^3
Toxoplasma gondii (CD4 < 200)	SMX/TMP, 800/160 mg, 1 cp/dia	Dapsona, 50 mg, VO, 1×/dia + pirimetamina, 50 mg, + ácido folínico	CD4 > 200 céls./mm^3 e CV indetectável por mais de 3 meses. Reiniciar se CD4 < 200 céls./mm^3
Mycobacterium tuberculosis (paciente com PPD = 5 mm ou história de contato com bacilífero ou radiografia com cicatriz pulmonar)	Isoniazida, 5-10 mg/kg/dia (máx. de 300 mg, VO, 1×/dia) + piridoxina, 50 mg, VO, 1×/dia, por 6-9 meses		
Complexo *Mycobacterium avium** (CD4 < 50)	Azitromicina, 1.200 mg, VO, 1×/semana	Claritromicina, 500 mg, 2×/dia	CD4 > 100 céls./mm^3 por mais de 3 meses. Reiniciar profilaxia se CD4 < 50 céls./mm^3
Citomegalovírus (CD4 < 50)	Não é recomendado		
Herpes simples	Não indicada		
HPV	Não indicada		
Histoplasma capsulatum	Não indicada		
Cryptococcus	Em locais de elevada prevalência, deve-se realizar antigenemia se CD4 < 100 céls./mm^3 e indicar tratamento preemptivo com fluconazol se antigenemia positiva e excluída doença ativa		Tratamento por tempo determinado: fluconazol, 800 mg, por 2 semanas, seguido de fluconazol, 400 mg, por mais 8 semanas

*A recomendação de profilaxia provém de diretrizes internacionais. Em locais de incidência baixa, seu uso pode não ser necessário.

TABELA 14.6 ▶ PROFILAXIA SECUNDÁRIA

PROFILAXIA	TRATAMENTO DE ESCOLHA	CRITÉRIOS PARA SUSPENSÃO
Pneumocistose	SMX/TMP, 400/80 mg/dia Alternativa: dapsona, 100 mg/dia	CD4 > 200 céls./mm^3 e CV indetectável por 3 meses Reiniciar se CD4 < 200 céls./mm^3
Toxoplasmose	Sulfadiazina, 2-4 g/dia, + pirimetamina, 25-50 mg/dia, + ácido folínico, 15 mg/dia. SMX/TMP, 400/80 mg, 2×/dia Alternativa: clindamicina, 600 mg, 8/8 h, + pirimetamina, 25-50 mg/dia, + ácido folínico, 15 mg/dia, ou SMX/TMP, 400/80, 2×/dia	CD4 > 200 céls./mm^3 e CV indetectável por 6 meses após o fim do tratamento na ausência de sintomas Reiniciar se CD4 < 200 céls./mm^3
MAC	Regime igual ao tratamento	CD4 > 100 céls./mm^3 e CV indetectável por 6 meses e, no mínimo, 1 ano de tratamento na ausência de sintomas Reiniciar se CD4 < 100 cél/mm^3
Criptococose	Fluconazol, 200 mg/dia	CD4 > 100 céls./mm^3 e CV indetectável por, no mínimo, 3 meses. Fazer por 1 ano após fim de tratamento Reiniciar se CD4 < 100 céls./mm^3
CMV	Ganciclovir, 5 mg/kg/dia, IV, 5×/semana ou 10-12 mg/kg, 3×/semana	CD4 > 200 céls./mm^3 e CV indetectável por 3 meses Avaliações oftalmológicas regulares Reiniciar se CD4 < 200 céls./mm^3
Histoplasmose	Itraconazol, 200 mg/dia	CD4 > 150 céls./mm^3 e CV indetectável por 6 meses, também deve ter recebido tratamento de manutenção por 1 ano e estar assintomático Reiniciar se CD4 < 150 céls./mm^3
Herpes simples (no caso de infecções recorrentes ou graves)	Pode ser considerada a profilaxia secundária com aciclovir, 400 mg, 2×/dia, fanciclovir, 250 mg, 2×/dia, ou valaciclovir, 500 mg/dia, 2×/dia	Sem definição de tempo ou CD4; cada caso deve ser avaliado individualmente

▶ LEITURAS RECOMENDADAS

Aids Info. Guideline for prevention and treatment of opportunistic infections in HIV-infected adults and adolescents [Internet]. Rockville; 2018 [capturado em 09 out. 2018]. Disponível em: https://aidsinfo.nih.gov/contentfiles/lvguidelines/adult_oi.pdf.

Brasil. Protocolo clínico e diretrizes terapêuticas para manejo da infecção pelo HIV em adultos. Brasília: Ministério da Saúde; 2017.

Brasil. Protocolo clínico e diretrizes terapêuticas para o tratamento da hepatite viral crônica B e coinfecções. Brasília: Ministério da Saúde; 2017.

Brasil. Protocolo clínico e diretrizes terapêuticas para o tratamento da hepatite viral C e coinfecções. Brasília: Ministério da Saúde; 2018.

European AIDS Clinical Society. The European AIDS Clinical Society (EACS) is a not-for-profit group of European physicians, clinicians and researchers in the field of HIV/AIDS [Internet]. Paris; 2018 [capturado em 09 out. 2018]. Disponível em: https://www.infezmed.it/index.php/educational/guidelines?download=39:clinical-management-and--treatment-of-hiv-infected-adults-in-europe&start=30.

CAPÍTULO 15

INFECTOLOGIA

ADÃO MACHADO

- O clínico e o laboratório de microbiologia 287
- Caxumba 287
- Coqueluche 288
- Dengue 288
- Doença de Chagas 288
- Doença mão-pé-boca 289
- Doença por vírus Chikungunya 290
- Doença por vírus Zika 290
- Esquistossomose mansônica 291
- Febre amarela 291
- Febre de origem obscura 291
- Febre tifoide 292
- Infecções bacterianas da pele, tecidos moles e ossos ... 292
  - Artrite séptica 292
  - Doença da arranhadura do gato 292
  - Fascite necrosante 292
  - Infecções do pé diabético 293
  - Osteomielite aguda 293
  - Osteomielite crônica 293
- Infecções abdominais 294
- Infecções do sistema circulatório 294
- Infecções do sistema nervoso 294
- Infecções relacionadas à assistência em saúde 294
- Infecções sexualmente transmissíveis
  e genitais 294
  - Doença inflamatória pélvica 295
  - Epididimite 295
  - Infecções manifestadas por úlceras genitais 296
  - Infecções manifestadas por corrimento uretral ... 299
  - Infecções vulvovaginais 300
  - Profilaxia das ISTs não virais na violência sexual
    contra adolescentes e adultos 300
- Influenza 300
- Leishmaniose 301
- Leptospirose 301
- Malária 302
- Micoses endêmicas pulmonares 303
  - Criptococose 303
  - Histoplasmose 303
  - Paracoccidioidomicose 303
- Mononucleose infecciosa 304
- Neutropenia febril 304
- Sarampo 305
- Toxoplasmose 306
- Varicela e herpes-zóster 306

▶ O CLÍNICO E O LABORATÓRIO DE MICROBIOLOGIA

O diagnóstico das doenças infecciosas requer o uso adequado dos recursos do laboratório de microbiologia. São responsabilidades do médico:

- Conhecer o menu de exames oferecidos e as técnicas corretas para coleta e envio adequado de materiais para o laboratório.
- Alertar o laboratório quando um microrganismo específico deve ser pesquisado (p. ex., germes de crescimento lento, fastidiosos ou altamente patogênicos).
- Priorizar os exames a serem realizados quando a quantidade de material for limitada.
- Comunicar-se com o laboratório quando houver necessidade de pesquisas especiais ou que não sejam contempladas pela lista habitual de exames oferecidos na instituição.
- Ler com atenção os resultados dos exames, inclusive as notas e observações fornecidas pelo laboratório.

▶ CAXUMBA

Doença causada por um paramixovírus cuja incidência em adultos jovens aumentou significativamente nos últimos anos, porque a imunidade por vacinas diminui com o tempo. Isso fez com que os esquemas vacinais hoje incluam imunização adicional durante a adolescência. O vírus é transmitido por secreções respiratórias e por fômites, e os pacientes são contagiosos desde 1 semana antes até 1 semana depois do início dos sintomas.

Após um período de incubação de 15 a 24 dias, surgem pródromos de febre baixa, mialgia, anorexia e cefaleia, que podem durar 1 a 7 dias até o surgimento da parotidite, que é o principal sintoma da doença. A parotidite pode ser unilateral (mais comum) ou bilateral, causando dificuldades para alimentação, deglutição e fala. Otalgia é frequente. A parotidite costuma regredir em 1 semana.

Orquite e epididimite podem acompanhar o comprometimento das parótidas, ser bilaterais e causar intensas dores, sendo mais comuns em adultos do que em crianças. Também cedem em 1 semana.

Ooforite, caracterizada por dor no baixo ventre, náuseas e vômitos, ocorre em cerca de 5% das mulheres.

Perda da fertilidade por caxumba é uma ocorrência muito rara.

Meningite ocorre em cerca de 10% dos pacientes, tem todas as características de doença viral e raramente deixa sequelas, como comprometimento de nervos cranianos (em particular, surdez).

Manifestações incomuns incluem pancreatite, tireoidite, nefrite e artrite.

DIAGNÓSTICO ▶ É essencialmente clínico, mas pode ser complementado por detecção do RNA viral em diversos fluidos orgânicos.

TRATAMENTO ▶ O tratamento é sintomático.

▶ COQUELUCHE

Causada pela *Bordetella pertussis,* a coqueluche apresentou um aumento de incidência entre adultos nos últimos anos, pois é constatado que a imunidade induzida por vacinas diminui com o tempo. As pessoas que foram vacinadas se tornam suscetíveis após a adolescência, o que ocasionou uma mudança nos esquemas de vacinação, a fim de incluir reforço nessa fase da vida.

Em adultos, a coqueluche manifesta-se com tosse prolongada, em geral superior a 2 semanas, e que muitas vezes é confundida com alergias ou sinusopatias.

DIAGNÓSTICO ▶ Pode ser feito por PCR de amostras da nasofaringe ou por cultura das secreções.

TRATAMENTO ▶ Embora não mude de forma substancial a evolução clínica, reduz rapidamente a transmissibilidade, estando indicado para pacientes e contatos familiares.

O medicamento de escolha é a azitromicina, 500 mg, VO, 1×/dia, por 5 dias, tanto para o tratamento quanto para a profilaxia dos contatos familiares.

▶ DENGUE

O vírus da dengue, transmitido principalmente por mosquitos do gênero *Aedes*, causa uma infecção que pode ser assintomática, oligossintomática ou multissistêmica e potencialmente fatal. Após um período de incubação de 3 a 14 dias, três fases clínicas podem ocorrer: febril, crítica e de recuperação.

Fase febril: a primeira manifestação é a febre, em geral alta, que se inicia abruptamente e dura de 2 a 7 dias. Vem acompanhada por cefaleia, mialgias, artralgias e dor retro-orbitária. Exantema está presente em cerca de 50% dos casos, sendo principalmente maculopapular, comprometendo face, tronco, membros e regiões palmoplantares. Às vezes, pode apresentar-se de outras formas, inclusive pruriginosas, com frequência após o desaparecimento da febre. Anorexia, náuseas, vômitos e diarreia podem estar presentes. A prova do laço ou do torniquete deve ser realizada em todo caso suspeito de dengue: consiste em insuflar um manguito de medição de pressão arterial até o valor da pressão média (sistólica e diastólica somadas e divididas por 2), durante 5 min, e observar o surgimento de petéquias na fossa cubital. Se, em uma área de 2,5 cm^2, houver 20 petéquias ou mais, a prova é considerada positiva, indicando fragilidade capilar e/ou plaquetopenia.

Fase crítica: após o desaparecimento da febre, podem surgir manifestações de aumento da permeabilidade vascular, que podem evoluir para choque hipovolêmico. As manifestações de alerta que identificam o surgimento dessa fase são dor abdominal intensa (referida ou à palpação); vômitos persistentes; ascite, derrame pleural ou pericárdico; hipotensão postural e/ou lipotimia; hepatomegalia; sangramento de mucosa; letargia e/ou irritabilidade; aumento progressivo do hematócrito.

O paciente deve ser atendido em nível hospitalar, pois pode seguir-se o quadro de dengue grave, com choque hipovolêmico, acidose metabólica, comprometimento multissistêmico e coagulação intravascular disseminada (CIVD). Miocardite e insuficiência cardíaca podem levar a um componente cardiogênico no choque, e alterações da permeabilidade vascular pulmonar e pneumonite contribuem para o desenvolvimento de síndrome de angústia respiratória.

Manifestações graves podem ocorrer na ausência de choque, como hemorragias massivas, hepatite, encefalite ou miocardite.

Fase de recuperação: ocorre a reabsorção de líquidos extravasados e a retomada do funcionamento normal dos diversos sistemas acometidos. Na fase de convalescença, podem ocorrer algumas manifestações neurológicas de variada gravidade, incluindo meningite linfomonocítica, síndrome de Reye, polirradiculoneurite e polineuropatia flácida (síndrome de Guillain-Barré). Alguns pacientes podem apresentar erupção cutânea acompanhada ou não de prurido generalizado.

DIAGNÓSTICO ▶ O diagnóstico é clínico, apoiado por exames laboratoriais, como sorologia (positiva a partir do 6º dia dos sintomas) ou detecção viral por reação em cadeia da polimerase em tempo real (RT-PCR), imuno-histoquímica ou NS-1 (solicitar precocemente, pois a viremia desaparece a partir do 5º ao 6º dia de evolução). O Quadro 15.1 mostra o diagnóstico diferencial entre dengue, zika e chikungunya.

TRATAMENTO ▶ O manejo da febre pode ser feito com paracetamol ou dipirona, evitando-se, totalmente, a administração de anti-inflamatórios não esteroides (AINES) e ácido acetilsalicílico (AAS), que aumentam o risco de sangramento.

O suporte hospitalar e de terapia intensiva pode ser necessário de acordo com a evolução clínica, e seu detalhamento está além dos objetivos deste capítulo (ver Capítulo 26, Terapia intensiva).

▶ DOENÇA DE CHAGAS

Endêmica na América Latina, a doença de Chagas é adquirida pelo contato com as fezes de triatomíneos ("barbeiros") portadores do *Trypanosoma cruzi*, de maneira direta (ao picar, o animal evacua e o prurido regional leva o hospedeiro a inocular-se com o parasita), ou indireta, por alimentos contaminados. Também pode ocorrer transmissão por transfusões, transplantes, acidentes ocupacionais e da mãe para o feto em qualquer fase gestacional.

QUADRO 15.1 ▶ DIAGNÓSTICO DIFERENCIAL ENTRE DENGUE, ZIKA E CHIKUNGUNYA

SINAIS E SINTOMAS	DENGUE	ZIKA	CHIKUNGUNYA
Febre	Acima de 38 °C	Afebril ou febre baixa, até 38,5 °C	Febre alta acima de 38 °C
Erupção cutânea	A partir do 4º dia (30-50% dos casos)	A partir do 1º dia (90-100% dos casos)	Entre o 2º e o 5º dia (50% dos casos)
Mialgias (frequência)	+++/+++	++/+++	++/+++
Artralgias (frequência)	Raras	Variáveis, em mãos e punhos, regressão completa	Frequentes, poliarticulares, nem sempre regridem completamente
Intensidade da artralgia	Leve	Leve a moderada	Moderada a intensa
Edema articular ou periarticular	Raro	Leve	Frequente e moderado a intenso
Conjuntivite não purulenta	Rara	50-90% dos casos	30%
Cefaleia	Frequente, e de forte intensidade	Frequente, moderada intensidade	Frequente, moderada intensidade
Prurido	Leve	Moderado a intenso	Leve
Linfadenomegalia	Rara	Moderada	Moderada

Clinicamente, a doença de Chagas se divide nas fases aguda e crônica.

Fase aguda: inicia-se após um período de incubação de 3 a 22 dias, com febre baixa, mal-estar, cefaleia, astenia e linfadenomegalias (em geral, linfonodos-satélites do ponto de inoculação). Quando existe porta de entrada aparente, esta pode ser ocular (sinal de Romaña, caracterizado por edema bipalpebral indolor) ou chagoma de inoculação (lesão cutânea semelhante a um furúnculo, que não supura, mas pode ulcerar). Miocardite pode ser assintomática, detectável apenas por eletrocardiografia (ECG), mas pode ser grave e fatal. Meningoencefalite também pode causar fatalidades. Hepatoesplenomegalia pode ser detectável.

Fase crônica: pode ser classificada em:

- **Indeterminada:** paciente assintomático, mas pode evoluir para outras fases. Assim, deve ser acompanhado regularmente, com ECG anual e, se necessário, exames de imagem de tórax, esôfago e cólon.
- **Cardíaca:** desenvolvimento progressivo de miocardiopatia dilatada.
- **Digestiva:** desenvolvimento de megacólon ou megaesôfago.
- **Cardiodigestiva:** lesões concomitantes nos dois sistemas.

DIAGNÓSTICO ▶ Na fase aguda, o parasita é facilmente identificado no sangue periférico. Somente se duas pesquisas forem negativas se solicita imunoglobulina M (IgM) e IgG anti--*T. cruzi*. A IgM reagente pode ser suficiente para o diagnóstico mas, no caso da IgG, são necessárias duas coletas consecutivas em intervalos de 3 semanas, buscando detectar soroconversão (aumento de pelo menos duas titulações no nível de anticorpos). PCR está em fase ainda experimental, e xenodiagnóstico restringe-se a laboratórios de pesquisa.

Na fase crônica, o diagnóstico depende apenas da detecção de IgG, e pelo menos duas amostras reagentes por técnicas diferentes (imunofluorescência, imuno-hemaglutinação ou teste imunoenzimático [Elisa]).

●TRATAMENTO ▶ A única fase em que é possível obter a cura é a fase aguda.

O benzonidazol é o fármaco disponível no momento da escrita deste texto, devendo ser administrado o mais brevemente possível nos casos agudos e congênitos. Também está indicado para pacientes com infecção recente, crônicos de baixa idade (menores de 15 anos) e pacientes com forma crônica indeterminada (sorologia ou parasitologia positiva, sem comprometimento visceral). Sua administração em outras fases é considerada como de caráter experimental. A dose é de 5 mg/kg/dia, para adultos, e de 7 a 10 mg/kg/dia, em crianças, divididos em 12/12 h. É contraindicado na gestação, exceto em casos agudos graves.

▶ DOENÇA MÃO-PÉ-BOCA

Causada por pelo menos nove sorotipos de vírus Coxsackie e um enterovírus, essa doença sindrômica – em geral, característica da infância – tem causado surtos também em adultos jovens.

Após um período de incubação de 4 a 6 dias, surgem febre, anorexia e mal-estar. Em seguida, surgem dor de garganta, vesículas na cavidade oral e lesões vesiculares dolorosas nas mãos, inclusive nas superfícies palmares. Um terço dos pacientes também apresenta lesões nos pés, inclusive nas plantas, e também nas nádegas.

As lesões resolvem espontaneamente em 1 semana.

Raramente, ocorrem complicações, vistas, de forma predominante, durante grandes surtos, consistindo em meningite, meningoencefalite, miocardite e complicações pulmonares, como edema ou hemorragia. Óbitos são raros.

Não há tratamento específico.

▶ DOENÇA POR VÍRUS CHIKUNGUNYA

O vírus chikungunya é um α-vírus capaz de causar uma doença febril debilitante, multissistêmica, com artrite e potencialmente fatal. Identificado pela primeira vez na África, hoje está presente também na Europa, nas Américas e na Ásia. É transmitido pelo mosquito *Aedes aegypti*, mas também se adapta ao *Aedes albopictus*.

Clinicamente manifesta-se, após um **período de incubação** de 1 a 12 dias, com febre alta, mialgias e artralgias de moderadas a graves, que atingem principalmente as extremidades. A dor articular pode ser muito intensa e incapacitante, com duração de poucos dias a anos, resultando em doença aguda, subaguda ou crônica.

A **fase aguda**, que dura de 5 a 10 dias, acompanha-se de erupção cutânea generalizada, comprometendo face, tronco e membros, inclusive regiões palmoplantares. A erupção é muito variável: eritema, exantema maculopapular ou com vesículas e bolhas, podendo evoluir para máculas hiperpigmentadas, eritema nodoso, eritema multiforme, urticária, reativação de líquen plano ou de psoríase, prurido generalizado e descamação da pele.

Manifestações cardiovasculares incluem insuficiência cardíaca, arritmias, miocardite, pericardite, angina, infarto do miocárdio e morte súbita.

Manifestações neurológicas, como alterações do estado mental, encefalite, meningoencefalite, AVC, neuropatias, mielite, déficits neurológicos e paralisia flácida aguda, podem ocorrer. Síndrome de Guillain-Barré pode se desenvolver após a fase aguda.

Manifestações oculares incluem neurorretinite, coriorretinite, neurite óptica e uveíte.

Podem também ocorrer insuficiência renal aguda, pneumonia viral, hiperglicemia, síndrome de secreção inapropriada do hormônio antidiurético, alterações hepáticas com elevação de transaminases e hepatite. Mais raramente podem ocorrer manifestações hemorrágicas, com epistaxe, prova do torniquete positiva, sangramento gengival e subconjuntival.

Na **fase crônica,** predominam as manifestações articulares, com dores, redução da capacidade funcional e piora acentuada da qualidade de vida.

DIAGNÓSTICO ▶ É basicamente clínico, apoiado por PCR ou sorologia (consultar Vigilância Epidemiológica para orientação). Ver **Quadro 15.1** para diagnóstico diferencial entre dengue, chikungunya e infecção por vírus zika.

⬤TRATAMENTO ▶ É essencialmente voltado para o alívio sintomático.

Na fase aguda, os analgésicos/antitérmicos de escolha são paracetamol e dipirona; os AINEs e o AAS são contraindicados por aumentarem o risco de sangramento e de insuficiência renal.

O paciente deve ser estimulado a manter-se bem hidratado, o que, às vezes, só é obtido com a ajuda dos familiares, devido à incapacidade funcional para locomoção ou uso das mãos.

Compressas frias podem ajudar nas dores articulares.

O repouso é um fator protetor para evolução subaguda e crônica, devendo ser prescrito como medida terapêutica fundamental.

Os pacientes devem retirar objetos como alianças e anéis antes que o edema provoque compressão tecidual.

As complicações sistêmicas podem exigir internação e até suporte de terapia intensiva.

Na fase crônica, o paciente precisará de manejo da dor crônica e suporte multiprofissional.

▶ DOENÇA POR VÍRUS ZIKA

O vírus zika é um flavivírus transmitido principalmente por mosquitos do gênero *Aedes*, que costuma causar uma doença febril leve a moderada após um período de incubação estimado de 3 a 14 dias. A maioria dos casos é assintomática.

O quadro clínico costuma incluir erupção maculopapular, frequentemente pruriginosa, febre baixa, artralgia (sobretudo nos pés e nas mãos), e conjuntivite não purulenta. Outras manifestações descritas são mialgia, cefaleia, dor retro-orbitária, astenia, edema articular, linfadenomegalias, úlceras orais, dor abdominal, náuseas e diarreia. Na maioria dos pacientes, os sintomas são leves e desaparecem em 2 a 7 dias, embora as artralgias possam persistir por até 1 mês.

Sintomas neurológicos, como paralisia facial, meningite, meningoencefalite, mielite e síndrome de Guillain-Barré, podem ocorrer.

A ocorrência de infecção por vírus zika durante a gestação pode levar a malformações congênitas, principalmente do sistema nervoso central. A manifestação mais frequente é a microcefalia, com variados graus de gravidade.

DIAGNÓSTICO ▶ Em adultos, o diagnóstico é clínico, mas pode ser apoiado por sorologia IgM (a partir do 4º dia dos sintomas) ou IgG (a partir do dia 12º dia) ou PCR (deve ser feita precocemente, pois a viremia é transitória e desaparece a partir do 5º dia de infecção). Na urina, a PCR pode permanecer positiva por até 20 dias.

⬤TRATAMENTO ▶ O tratamento é sintomático: paracetamol e dipirona para dor e febre, anti-histamínicos orais e/ou loção de calamina para alívio do prurido. Evitar AINEs e AAS até que dengue e chikungunya sejam descartadas (ver **Quadro 15.1**).

▶ ESQUISTOSSOMOSE MANSÔNICA

Causada pelo *Schistosoma mansoni*, parasita presente em vários Estados e regiões brasileiras, a esquistossomose é adquirida por contato da pele com água contaminada por cercárias.

A penetração das larvas pode ocasionar dermatite eritematosa, papular e pruriginosa, por 2 a 5 dias após a exposição.

A esquistossomose aguda (febre de Katayama) apresenta-se 3 a 8 semanas após a exposição e caracteriza-se por febre, linfadenopatia generalizada, hepatoesplenomegalia e intensa eosinofilia.

A esquistossomose crônica evolui com hepatoesplenomegalia, fibrose hepática, hipertensão porta, varizes esofágicas e glomerulonefrite.

DIAGNÓSTICO ▶ O diagnóstico se dá pela presença de ovos de esquistossomos nas fezes. Métodos sorológicos ou biópsias hepáticas ou retais também podem ser empregadas, mas raramente são necessárias.

▶ FEBRE AMARELA

A febre amarela é causada por um flavivírus transmitido por mosquitos dos gêneros *Haemagogus* e *Sabethes* no ciclo silvestre, mas tendo potencial de transmissibilidade por mosquitos do gênero *Aedes* (ciclo urbano). A febre amarela urbana não tem sido registrada no Brasil.

O quadro clínico, na maioria das vezes, é assintomático ou oligossintomático. As formas sintomáticas são divididas em leves, moderadas, graves e malignas. A letalidade global é de 5 a 10%, podendo atingir 50% nos casos graves.

Nas **formas leves**, o quadro é autolimitado, com febre e cefaleia com duração média de 2 dias. A maioria dos casos passa despercebida.

Nas **formas moderadas**, o paciente apresenta, por 2 a 4 dias, sintomas de febre, cefaleia, mialgias, artralgias, congestão conjuntival, náuseas, astenia e alguns fenômenos hemorrágicos, como epistaxe.

Nas **formas graves**, após sintomas moderados, há uma breve melhora, seguida de piora abrupta, com febre alta e frequência cardíaca baixa em relação à temperatura corporal (sinal de Faget), cefaleia intensa, mialgia acentuada, icterícia, epistaxe, dor epigástrica, hematêmese e melena.

Na **forma maligna**, ocorrem toxemia abrupta, náuseas, icterícia, hemorragias diversas e encefalopatia. Em 5 a 7 dias, instala-se insuficiência hepatorrenal e CIVD.

A doença pode involuir completamente, mas alguns pacientes persistem com mialgia e astenia por semanas.

DIAGNÓSTICO ▶ O diagnóstico laboratorial é feito por sorologia (detecção de IgM a partir do 5º dia de sintomas) ou detecção viral por PCR ou imuno-histoquímica (do primeiro dia dos sintomas até, em casos fatais, um dia após o óbito).

TRATAMENTO ▶ O tratamento é sintomático nos casos leves e moderados, evitando o uso de AINEs e AAS, devido aos riscos de hemorragia. Nos casos graves e malignos, o tratamento é hospitalar, com terapia de suporte.

▶ FEBRE DE ORIGEM OBSCURA

Febre de origem obscura (FOO) é definida como temperatura axilar acima de 38 °C em várias ocasiões, por 3 semanas ou mais, sem causa identificada após três visitas ambulatoriais ou 3 dias de hospitalização para investigação. As causas mais comuns de FOO são infecções, neoplasias e doenças inflamatórias não infecciosas (doenças do colágeno, doenças reumatológicas, distúrbios granulomatosos e doenças autoinflamatórias). A frequência de cada causa varia com os estudos, em parte devido às populações estudadas, em parte devido à evolução dos métodos diagnósticos:

- **Doenças infecciosas:** 22 a 45% dos casos (p. ex., tuberculose, endocardite, osteomielite, diverticulite, abscessos intra-abdominais ou dentários, salmonelose, malária, micoses, brucelose, citomegalovirose, mononucleose infecciosa, toxoplasmose, esquistossomose, leishmaniose).
- **Neoplasias:** 11 a 16% (p. ex., linfomas, leucemias crônicas, carcinoma de células renais, carcinoma hepatocelular, metástases hepáticas).
- **Doenças inflamatórias:** 15 a 25% (vasculites, incluindo arterite temporal, polimialgia reumática, artrite reumatoide juvenil, hepatite alcoólica, sarcoidose, febre familiar do mediterrâneo, síndromes autoinflamatórias).
- **Outras:** 5 a 20% (febre factícia, reações a medicamentos, hipoidrose, doenças hipotalâmicas, febre habitual).
- **Sem diagnóstico:** 10 a 30%.

ABORDAGEM E INVESTIGAÇÃO ▶

- Documentação da febre.
- Se possível, suspensão de todas as medicações em uso.
- Anamnese e exame físico completos e repetidos.
- Painel inicial de exames complementares: hemograma, hemossedimentação, proteína C-reativa, eletrólitos, creatinina, ureia, proteínas totais, eletroforese de proteínas, fosfatase alcalina, transaminases, bilirrubinas, desidrogenase láctica (LDH), creatina cinase (CK) creatina fosfocinase (CPK), fatores antinucleares (FAN), fator reumatoide, exame comum de urina, urocultura, hemoculturas (no mínimo, três), sorologia para citomegalovírus (CMV), Epstein-Barr vírus (EBV) e toxoplasmose, radiografia de tórax, ultrassonografia abdominal e teste cutâneo com tuberculina.
- Tomografias computadorizadas (TC) do tórax e do abdome devem ser consideradas.
- Ecocardiografia, de preferência transesofágica, deve ser considerada para pesquisa de endocardite.

- Tomografia por emissão de pósitrons com F-fluorodesoxiglicose combinada com TC de dose baixa (FDG/PET-CT) pode ser usada para orientar exames adicionais, como realização de biópsias e culturas direcionadas, auxiliando no diagnóstico final da FOO em uma porcentagem significativa dos pacientes.
- Cintilografia com gálio ou tecnécio pode ajudar na localização de focos inflamatórios. Um dos principais problemas dos testes de medicina nuclear é a baixa resolução das imagens, dificultando a localização exata do processo.
- Biópsias empíricas, como de fígado, medula óssea e de artéria temporal, devem ser consideradas no decorrer da investigação.

▶ FEBRE TIFOIDE

É uma doença sistêmica causada pela disseminação de Salmonella typhi ou S. paratyphi. Alguns autores defendem a denominação de febre entérica.

Adquirida pela ingestão de água ou alimentos contaminados, a febre tifoide, após 5 a 21 dias em incubação, manifesta-se com os seguintes sintomas: erupção macular rósea no tronco (30%), hepatoesplenomegalia (3-6%), epistaxe e bradicardia relativa durante os picos febris (< 50%). Cerca de 10 a 15% dos pacientes desenvolvem formas graves, com hemorragia e perfuração intestinal, choque e, eventualmente, óbito.

Sem tratamento, os pacientes podem excretar S. typhi nas fezes por até 3 meses, e alguns tornam-se portadores e transmissores crônicos por mais de 1 ano.

DIAGNÓSTICO ▶ O diagnóstico é feito por hemoculturas (40-80% de sensibilidade), culturas de medula óssea (55-90%) de sensibilidade, coprocultura (positividade baixa). Sorologia (teste de Widal) pode apresentar falso-negativos e também baixo valor preditivo positivo.

▶ INFECÇÕES BACTERIANAS DA PELE, TECIDOS MOLES E OSSOS

As principais infecções superficiais são abordadas no Capítulo 7, Dermatologia.

■ ARTRITE SÉPTICA

Ver Capítulo 25, Reumatologia.

■ DOENÇA DA ARRANHADURA DO GATO

Causada principalmente pela *Bartonella henselae*, a doença da arranhadura do gato (DAG) é adquirida por contato (mordida, arranhadura ou lambida) com gatos aparentemente saudáveis, sobretudo filhotes.

As apresentações clínicas consistem em pápulas, vesículas ou nódulos no local de inoculação, com linfadenopatia regional dolorosa, geralmente axilar ou epitroclear. Pode ocorrer supuração dos gânglios em uma minoria de pacientes. Febre baixa, anorexia e mal-estar são manifestações comuns.

A doença também pode se manifestar de forma atípica em 10 a 15% dos pacientes, com envolvimento extranodal (FOO, osteomielite, envolvimento oftalmológico e neurológico).

DIAGNÓSTICO ▶ O diagnóstico é predominantemente clínico, já que a sorologia tem sensibilidade e especificidade variáveis, e a soroconversão pode demorar algumas semanas. A testagem por PCR, de tecido ou pus linfonodal, é o melhor exame complementar.

⬤ TRATAMENTO ▶ A DAG em imunocompetentes melhora espontaneamente, embora sua resolução possa levar semanas a meses.

Em pacientes com linfadenopatia extensa ou muito sintomáticos, recomenda-se azitromicina, 500 mg, VO, 1×/dia, por 5 dias.

■ FASCITE NECROSANTE

Infecção profunda que envolve pele, tecido celular subcutâneo, fáscias e tecidos ao longo dos planos anatômicos fasciais. Pode se originar a partir de solução de continuidade da pele ou das mucosas, ou a partir de uma bacteremia transitória que atinge um local que sofreu trauma não penetrante.

Os agentes causais são estreptococos do grupo A (*Streptococcus pyogenes*), bactérias mistas aeróbias e anaeróbias, *Clostridium perfringens* e, mais raramente, *Staphylococcus aureus* produtores da toxina Panton-Valentine.

APRESENTAÇÕES CLÍNICAS ▶ Dor intensa e febre podem ser as primeiras manifestações. O surgimento das alterações cutâneas (bolhas violáceas, pele necrótica friável, enduração, edema) vem acompanhado de deterioração do estado geral, que pode ser rápido e evoluir para choque séptico. Trombose dos vasos sanguíneos nas papilas dérmicas pode levar à isquemia de nervos periféricos e anestesia da área afetada.

DIAGNÓSTICO ▶ O diagnóstico é, em geral, clínico. Exames de imagem podem revelar gás nos tecidos profundos (particularmente sugestivo de *Clostridium*, mas, por vezes, causado por *S. pyogenes*).

⬤ TRATAMENTO ▶ A exploração cirúrgica profunda com limpeza e remoção dos tecidos comprometidos é fundamental. Os esquemas antimicrobianos incluem:

- Clindamicina, 600 mg, IV, 6/6 h, ou 900 mg, 8/8 h, + penicilina G cristalina, 4 milhões UI, 4/4 h, para infecções comunitárias originadas da pele, dos músculos ou da cavidade oral.
- No caso de envolvimento perineal (p. ex., gangrena de Fournier), deve-se expandir a cobertura para germes gram-negativos, mantendo-se a clindamicina e substituindo a penicilina G por ceftriaxona, 2 g, IV, 12/12 h.

- Nas infecções hospitalares, a associação de vancomicina (1 g, 8/8 h ou 12/12 h) com piperacilina + tazobactam (4,5 g, IV, 6/6 h) ou vancomicina com cefepima (2 g, 8-12 h) + metronidazol (500 mg, 8/8 h) ou vancomicina com ertapeném (1 g, 1×/dia) podem ser eficazes. Em casos muito graves, vancomicina com meropeném (1-2 g, 8/8 h) ou vancomicina com imipeném (500 mg, 6/6 h).

■ INFECÇÕES DO PÉ DIABÉTICO

Em geral, essas infecções ocorrem a partir de feridas ou ulcerações nos pés comprometidos por alterações vasculares ou nervosas, com etiologia polimicrobiana. Cocos gram-positivos são os agentes mais comuns, mas à medida que ocorre cronicidade ou uso prévio de antimicrobianos, bacilos gram-negativos tornam-se copatógenos importantes. Em lesões isquemiadas ou necróticas, os germes anaeróbios frequentemente estão presentes.

DIAGNÓSTICO ▶ O diagnóstico é clínico, pela identificação de secreção e sinais inflamatórios. Exames de imagem (ressonância magnética [RM] ou TC) podem ser necessários se houver suspeita de infecção profunda com envolvimento ósseo.

Sempre que possível, deve-se coletar material para cultura, por biópsia profunda ou curetagem da base da úlcera. *Swabs* não são recomendados, pois identificam germes da superfície que raramente correspondem ao que existe na profundidade da lesão.

⬤ TRATAMENTO ▶

Infecções leves (sem sinais sistêmicos, com envolvimento apenas da pele e do subcutâneo, eritema limitado a 2 cm ao redor da úlcera):

- O tratamento pode ser VO, com amoxicilina + clavulanato, 875 mg, 12/12 h, ou 500 mg, 8/8 h, cefalexina, 500 mg, 6 6 h ou 8-8 h, cefadroxila, 500 mg, 12/12 h.

Infecções moderadas (eritema > 2 cm, envolvimento de estruturas profundas, sem comprometimento sistêmico):

- Ampicilina-sulbactam, 1,5 a 3 g, 6/6 h.
- Ceftriaxona, 1 g, 12/12 h, + metronidazol, 0,5 g, 8/8 h.
- Ciprofloxacino, 400 mg, IV, 12/12 h, + clindamicina, 600 mg, IV, 6/6 h.
- Moxifloxacino, 400 mg, IV, 1×/dia.
- Ertapeném, 1 g, IV, 1×/dia.

Infecções graves (febre ou hipotermia, taquicardia, queda da pressão arterial, leucocitose ou leucopenia, acidose, paciente toxemiado):

- Piperacilina + tazobactam, 4,5 g, IV, 6/6 h ou 8/8 h.
- Cefepima, 2 g, IV, 8/8 h, + metronidazol, 500 mg, IV, 8/8 h.
- Imipeném, 500 mg, IV, 6/6 h.
- Meropeném, 1 a 2 g, IV, 8/8 h.

Lembrar-se de que imipeném e meropeném devem ser preservados sempre que possível.

■ OSTEOMIELITE AGUDA

A osteomielite é geralmente causada por disseminação hematogênica ou por contiguidade a um processo cirúrgico, traumático ou infeccioso adjacente (p. ex., pé diabético).

As infecções ósseas aqui abordadas excluem aquelas que ocorrem após cirurgia ortopédica.

Os focos primários mais comuns são trato urinário, pele e tecidos moles, locais de cateterismo ou acesso vascular profundo e o endocárdio. Em adultos, o local mais acometido pelas osteomielites hematogênicas são as vértebras.

Os agentes etiológicos mais frequentes são *S. aureus*, seguido pelos bacilos gram-negativos.

As manifestações clínicas destacadas são febre e dor localizada. História de cirurgia ou trauma na região afetada, mesmo que em passado remoto, deve levantar a suspeita.

DIAGNÓSTICO ▶ O diagnóstico costuma ser feito por exames de imagem, sendo a ressonância magnética o de maior sensibilidade e especificidade. A TC também oferece bons resultados. A radiografia simples somente mostra alterações quando o processo já está avançado e não oferece uma boa definição dos tecidos.

Punção/biópsia pode oferecer material para diagnóstico definitivo, identificação do agente causal e antibiograma.

Hemoculturas devem ser coletadas, e o foco inicial deve ser buscado e tratado.

⬤ TRATAMENTO ▶

Tratamento empírico ▶

Osteomielite aguda hematogênica: oxacilina, 2 g, IV, 4/4 h, + gentamicina, 240 mg, IV, 1×/dia, por 2 semanas; depois, + 2 semanas de cefalexina, 0,5 a 1 g, VO, 6/6 h.

Alternativa: substituir oxacilina por clindamicina, 600 mg, IV, 6/6 h, ou 900 mg, IV, 8/8 h, mantendo a gentamicina, também por 2 semanas. Para tratamento oral sequencial, cefalexina como indicado, ou clindamicina, 300 mg, VO, 6/6 h, por 2 semanas.

Havendo contraindicação a aminoglicosídeo, pode-se usar ciprofloxacino, 400 mg, IV, 12/12 h, ou levofloxacino, 0,5 a 1 g, IV, 1×/dia.

Tratamento específico ▶ Ajustar os fármacos de acordo com o antibiograma.

Atentar para a falta de confiabilidade das quinolonas, especialmente ciprofloxacino, para o tratamento em monoterapia das infecções estafilocócicas: há risco de surgimento de resistência durante o tratamento, inclusive com resistência cruzada para outros fármacos.

■ OSTEOMIELITE CRÔNICA

DIAGNÓSTICO ▶ O diagnóstico microbiológico é essencial para o tratamento. É necessária coleta cirúrgica de material para cultura e antibiograma.

São infecções com extensa formação de biofilmes maduros, que dificultam o tratamento antimicrobiano e, muitas vezes, tornam o processo incurável, permitindo apenas o tratamento supressor.

TRATAMENTO ▶ A discussão das extensas e complexas possibilidades terapêuticas clínicas e cirúrgicas dessa condição estão além do escopo deste capítulo, mas, como orientação inicial, pode-se, após a coleta de culturas, utilizar a associação de clindamicina 600 mg, IV, 6/6 h, com ciprofloxacino 400 mg, IV, 12/12 h, durante todo o período de internação, passando posteriormente à dose VO com esses antimicrobianos até completar 3 a 6 meses de tratamento. Monitoração da resposta terapêutica, com avaliação clínica e dosagem de proteína C-reativa quantitativa, velocidade de sedimentação globular e dímeros-D são importantes para determinar se houve resposta adequada e para tentar definir a possibilidade de interromper tratamento ou continuar indefinidamente com terapia supressora.

▶ INFECÇÕES ABDOMINAIS

Ver Capítulo 10, Gastrenterologia.

▶ INFECÇÕES DO SISTEMA CIRCULATÓRIO

Ver Capítulo 6, Cardiologia.

▶ INFECÇÕES DO SISTEMA NERVOSO

Ver Capítulo 17, Neurologia.

▶ INFECÇÕES RELACIONADAS À ASSISTÊNCIA EM SAÚDE (IRAS)

As IRAS são infecções adquiridas após o paciente ser submetido a atendimento em serviços de saúde, hospitalares ou não, que possam ser relacionadas a procedimentos ali realizados e que não estavam em incubação antes desse atendimento.

As principais IRAS são as cirúrgicas, as respiratórias, as urinárias e as infecções da corrente sanguínea associadas ao uso de acessos vasculares. As cirúrgicas não se apropriam aos objetivos deste livro, e as IRAS respiratórias e urinárias são abordadas nos Capítulo 16, Nefrologia, e Capítulo 22, Pneumologia.

■ INFECÇÕES RELACIONADAS A ACESSOS VASCULARES

A suspeita de infecção relacionada a dispositivos para acesso vascular pode surgir pela presença de flogose ou secreção no local de inserção do cateter, ou muitas vezes apenas pela presença de febre em pacientes sem outra causa definida.

Diagnóstico ▶ O diagnóstico pode ser feito de duas formas:

1. Uma hemocultura periférica positiva associada à cultura da ponta do cateter com o mesmo microrganismo (considera-se significativo um crescimento bacteriano de ≥ 15 UFC (pelo método semiquantitativo) ou ≥ 100 UFC pelo método quantitativo na ponta do cateter).

2. Hemoculturas coletadas simultaneamente do cateter e da periferia, com o crescimento do mesmo microrganismo, e um ou mais dos 2 seguintes critérios: (1) positivação da cultura coletada do cateter 2 ou mais horas antes da periférica; (2) ou cultura quantitativa da hemocultura do cateter com três vezes mais bactérias do que a periférica.

Os germes mais frequentemente causadores dessas infecções são estafilococos, bacilos gram-negativos e *Candida* sp.

TRATAMENTO EMPÍRICO ▶ Havendo isolamento de cocos gram-positivos, o tratamento inicia-se com antimicrobianos para atividade contra MRSA, como vancomicina, daptomicina (preferível, se a intenção for manter o cateter, pois esse agente tem boa penetração em biofilmes) ou linezolida.

Com a presença de bacilos gram-negativos, a escolha torna-se complexa e dependerá da epidemiologia local, dos riscos para a presença de germes multirresistentes e da gravidade do quadro. Em geral, empregam-se cefepime, piperacilina-tazobactam ou carbapenêmicos. A presença de fatores de risco para germes extensamente resistentes pode determinar a associação de um carbapenêmico com colistina ou polimixina B, até o resultado do antibiograma.

Havendo identificação de leveduras, indicando a presença de *Candida*, o tratamento preferencial inicial é com uma equinocandina (micafungina, anidulafungina ou caspofungina). Fluconazol pode ser usado em casos de baixa gravidade, em pacientes não expostos previamente ao fármaco, e em serviços com baixa prevalência de *Candida* resistentes a esse azólico.

A remoção do cateter é necessária na maioria dos casos, mas em pacientes selecionados (cateteres implantáveis, dificuldade de obter novo acesso central, boa resposta ao tratamento inicial com antimicrobianos), pode-se tentar mantê-lo. Outra técnica que pode auxiliar no "salvamento" do cateter é o "lock" com antimicrobianos. Esse tratamento consiste na administração de uma solução antimicrobiana eficaz em alta concentração, de modo a preencher todo o lúmen do cateter e proceder ao seu fechamento por várias horas, em intervalos que dependem da necessidade de utilização do acesso.

A investigação para a presença de endocardite é recomendada para pacientes em que os agentes etiológicos foram *Staphylococcus aureus* ou *Candida*.

▶ INFECÇÕES SEXUALMENTE TRANSMISSÍVEIS (ISTs) E GENITAIS

Infecções bacterianas, virais e por protozoários podem ter como principal via de transmissão o contato sexual.

DIAGNÓSTICO E TRATAMENTO ▶ O diagnóstico e o tratamento, segundo o

Ministério da Saúde, devem basear-se principalmente na abordagem sindrômica e no emprego de fluxogramas de tratamento, incluindo a pesquisa de comorbidades e a orientação sobre comportamentos de risco e tratamento de parceiros. O **Quadro 15.2** apresenta os agentes etiológicos e as respectivas ISTs.

■ DOENÇA INFLAMATÓRIA PÉLVICA (DIP)

Consiste no envolvimento de órgãos pélvicos do aparelho reprodutor feminino em processo infeccioso polimicrobiano, envolvendo agentes de ISTs em 90% dos casos. Gonococos e *C. trachomatis* são os agentes mais comuns, mas *M. hominis, M. genitalium, Ureaplasma urealyticum*, estreptococos do grupo B, *Escherichia coli* e germes anaeróbios também são importantes.

A DIP pode trazer sequelas a longo prazo, como infertilidade, gravidez ectópica e dor pélvica crônica.

Diagnóstico ▶ Clinicamente, pode haver dor no abdome inferior ou na pelve, na linha média ou bilateralmente. Nos casos mais graves, pode haver irritação peritoneal, náuseas, vômitos, febre e leucocitose. Sangramento vaginal anormal pode apontar para a existência de endometrite.

Segundo o Ministério da Saúde do Brasil, para o diagnóstico de DIP, é necessária a presença de 3 critérios maiores + 1 critério menor, ou de um dos chamados "critérios elaborados":

- **Critérios maiores:** dor no hipogástrio; dor à palpação dos anexos; dor à mobilização do colo do útero.
- **Critérios menores:** temperatura axilar maior do que 37,5 °C; conteúdo vaginal ou secreção cervical anormal; massa pélvica; mais de cinco leucócitos por campo de imersão em material de endocérvice; leucocitose; proteína C-reativa ou velocidade de sedimentação globular elevada; comprovação de infecção cervical por gonococo, clamídia ou micoplasmas.
- **Critérios elaborados:** evidência histopatológica de endometrite; presença de abscesso tubo-ovariano ou de fundo de saco de Douglas em exame de imagem; laparoscopia com evidência de DIP.

Tratamento ▶ Quadros leves, não complicados, podem ser tratados ambulatorialmente. Critérios para hospitalização incluem gravidez, abscesso tubo-ovariano, ausência de resposta após 72 h de terapia antimicrobiana oral, intolerância aos antimicrobianos orais, dificuldades para acompanhamento ambulatorial, estado geral comprometido/grave e dificuldades para excluir emergência cirúrgica (p. ex., apendicite, gravidez ectópica).

Esquema ambulatorial: ceftriaxona, 0,5 a 1 g, IM ou IV, dose única, + doxiciclina, 100 mg, VO, 12/12 h, por 14 dias, + metronidazol, 500 mg, VO, 12/12 h, por 14 dias.

Hospitalar: cefoxitina, 2 g, IV, 6/6 h, por 14 dias, + doxiciclina, 100 mg VO, 12/12 h, por 14 dias.

Alternativas:

- Clindamicina, 600 mg, IV, 6/6 h, por 14 dias, + gentamicina, 3 a 5 mg/kg, 1×/dia, por 14 dias.
- Ampicilina-sulbactam, 1,5 a 3 g, IV, 6/6 h, + doxiciclina, 100 mg, VO, 12/12 h, ambas por 14 dias.
- As parcerias sexuais dos últimos 2 meses devem ser tratadas empiricamente contra gonococos e *C. trachomatis*.

■ EPIDIDIMITE

A epididimite aguda é quase sempre unilateral e produz dor, edema e hipersensibilidade no epidídimo, com ou sem sinais e

QUADRO 15.2 ▶ AGENTES ETIOLÓGICOS E INFECÇÕES SEXUALMENTE TRANSMISSÍVEIS RELACIONADAS

SÍNDROME	AGENTE ETIOLÓGICO	INFECÇÃO
Úlcera anogenital	*Chlamydia trachomatis* *Haemophilus ducreyi* HSV-2 *Klebsiella granulomatis* *Treponema pallidum subsp. pallidum*	Linfogranuloma venéreo Cancroide Herpes genital Donovanose Sífilis
Corrimento uretral (uretrite) ou vaginal	*Candida* sp. *C. trachomatis* *Neisseria gonorrhoeae* *Trichomonas vaginalis* Múltiplos agentes	Candidíase vulvovaginal Infecção por clamídia Gonorreia Tricomoníase Vaginose bacteriana
Doença inflamatória pélvica	*C. trachomatis* *N. gonorrhoeae* Bactérias anaeróbias facultativas (*Gardnerella vaginalis, Haemophilus influenzae, Streptococcus agalactiae*) Outros microrganismos	Endometrite, salpingite, ooforite, miometrite, parametrite, pelviperitonite, abscesso tubo-ovariano
Verrugas anogenitais	HPV	Condiloma acuminado

HPV, papilomavírus humano (do inglês *human papiloma virus*); HSV-2, vírus herpes simples tipo 2.

sintomas de uretrite. Em homens de até 35 anos de idade, é causada, sobretudo, por *C. trachomatis* e, menos frequentemente, por *N. gonorrhoeae*. Em homens mais velhos ou que sofreram instrumentação do trato urinário, os agentes patogênicos de infecção urinária são mais comuns.

O tratamento é feito com ceftriaxona, 0,25 a 0,5 g, IM ou IV, em dose única, seguida por doxiciclina, 100 mg VO, 12/12 h, por 10 dias.

■ INFECÇÕES MANIFESTADAS POR ÚLCERAS GENITAIS

Embora a sífilis tenha ulceração genital transitória e de pouca repercussão clínica, por convenção, ela é classificada entre as ISTs caracterizadas por esse tipo de lesão. O fluxograma da **Figura 15.1** pode ser usado para avaliação das úlceras genitais, e o **Quadro 15.3**, para uma comparação das apresentações clínicas.

■ Cancroide (cancro mole)

Causado pelo *Haemophilus ducreyi*, é uma infecção transmitida por via exclusivamente sexual. Caracteriza-se por lesões dolorosas múltiplas por autoinoculação (ver **Quadro 15.3**), de bordas irregulares, facilmente sangrantes e com exsudato de odor fétido.

O comprometimento dos linfonodos inguinais pode ocasionar a formação de bubões que, quando drenam, podem deixar cicatrizes desfigurantes.

Diagnóstico ▶ É essencialmente clínico.

🔵Tratamento ▶ Azitromicina, 1 g, VO, em dose única, ou ceftriaxona, 500 mg, IM, também em dose única,

Alternativa: ciprofloxacino, 500 mg, VO, 2×/dia, por 3 dias,

Punção com agulha dos linfonodos tensos e dolorosos pode ser empregada, mas incisão e excisão estão contraindicadas.

■ Donovanose

É uma IST crônica, causada pela *Klebsiella granulomatis*. Relativamente rara e de transmissibilidade baixa, evolui de forma progressiva e pode comprometer a drenagem linfática por granulações e cicatrizações subcutâneas, sem causar adenopatias verdadeiras (ver **Quadro 15.3**).

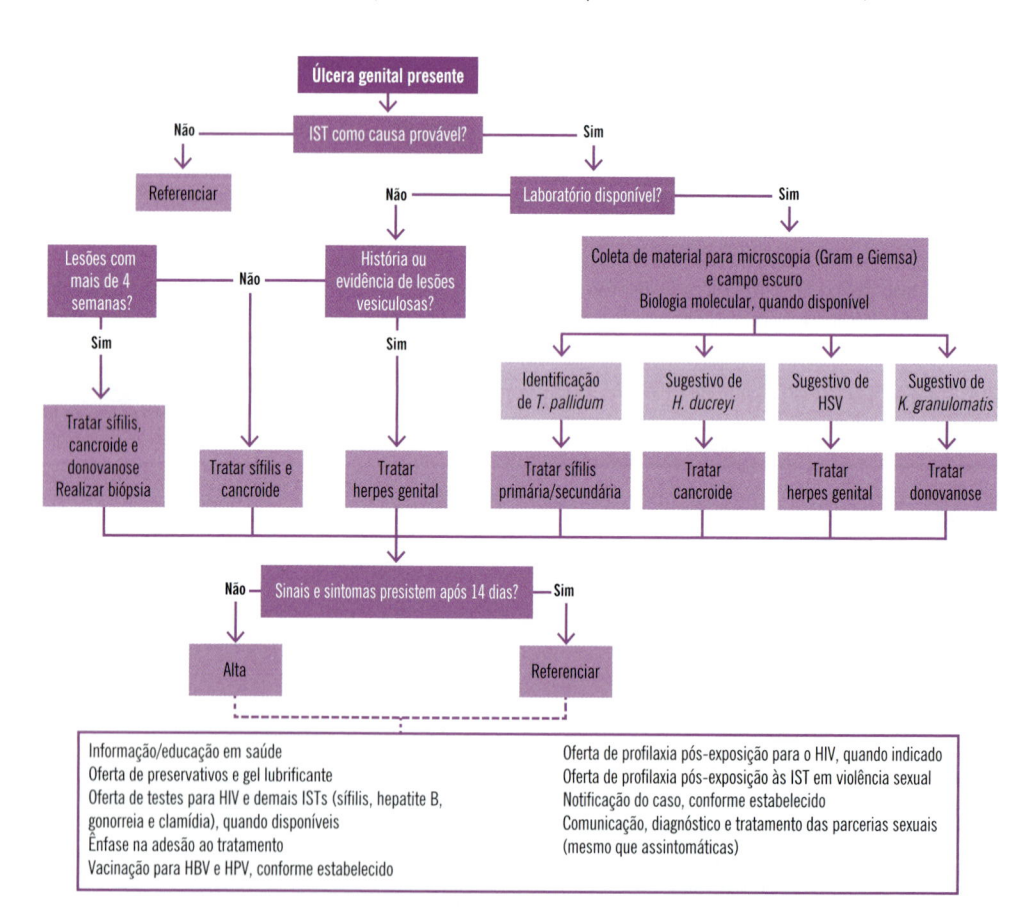

FIGURA 15.1 ▶ FLUXOGRAMA PARA ABORDAGEM DE ÚLCERAS GENITAIS. // HIV, vírus da imunodeficiência humana; HPV, papilomavírus humano; HSV, vírus herpes simples; IST, infecção sexualmente transmissível.
Fonte: Brasil.[1]

QUADRO 15.3 ▶ APRESENTAÇÕES CLÍNICAS DAS ÚLCERAS GENITAIS

ASPECTO/INFECÇÃO	SÍFILIS	HERPES	CANCROIDE (CANCRO MOLE)	LINFOGRANULOMA VENÉREO	DONOVANOSE (GRANULOMA INGUINAL)
Período de incubação	10-90 dias (em geral, 14-21 dias)	2-7 dias	1-14 dias (em geral, 2-5 dias)	3-30 dias	1-4 semanas, chegando a 50 dias. Alguns autores falam em até 6 meses
Lesões primárias iniciais	Pápula	Vesículas	Pápulas, seguindo rapidamente para pústulas	Pápula, pústula ou vesícula	Pápula
Número de lesões	Quase sempre única	Múltiplas	Em geral, múltiplas, podendo coalescer	Geralmente única, podendo passar despercebida	Variável
Diâmetro	5-15 mm	1-2 mm	Variável	2-10 mm	Variável
Bordas	Elevadas, com formato arredondado ou oval	Eritematosas	Irregulares, indefinidas	Elevadas, arredondadas ou ovais	Elevadas, irregulares, bem demarcadas no início; podem coalescer e formar grandes lesões
Profundidade	Superficiais ou até 1-2 mm	Superficiais	Escavadas	Superficiais ou profundas	Elevadas
Base	Lisa, secreção serosa escassa ou ausente	Serosa, eritematosa	Purulenta, sangramento fácil	Variável, avascular	Hiperemiada, sangramento fácil
Endurecimento	Firme	Consistência normal	Mole	Normal, ocasionalmente firme	Firme
Dor	Rara	Sim	Geralmente muito dolorosa	Variável	Incomum, a não ser quo ocorra infecção secundária
Linfadenopatia	Bilateral, indolor, firme	Bilateral ou unilateral, firme e dolorosa	Em geral unilateral, dolorosa, pode supurar	Geralmente unilateral, doloroso, eritematoso, pode supurar	Ausente, mas, em casos avançados, podem ocorrer granulações subcutâneas na região inguinal

Diagnóstico ▶ Em geral, é clínico, mas pode ser feito por visualização dos corpúsculos de Donovan no raspado ou na biópsia de lesões.

Tratamento ▶ Doxiciclina, 100 mg, VO, 12/12 h, por 21 dias, ou até o desaparecimento dos sintomas.

Alternativas:

- Azitromicina, 1 g, 1×/semana, por 3 a 4 semanas, ou até cicatrização completa das lesões, ou 1 g no primeiro dia, depois 500 mg/dia, por 1 semana.
- Ciprofloxacino, 750 mg, VO, 12/12 h, por 21 dias, ou até cicatrização completa das lesões.
- Sulfametoxazol + trimetoprima, 800/160 mg, 2×/dia, por 3 semanas, ou até a cicatrização completa das lesões.

Em todas as situações, a ausência de resposta ou piora das lesões pode exigir a associação de gentamicina, 3 mg/kg/dia, IV, divididos em administrações de 8/8 h.

■ Herpes genital

Causado pelos herpes-vírus 1 e 2, pode ser dividida em primoinfecção e infecções recidivantes.

A primoinfecção costuma ser muito sintomática, com o surgimento de pápulas eritematosas que rapidamente evoluem para a formação de vesículas com conteúdo citrino ou levemente turvo, muito dolorosas e de localização variável na região genital. Podem ocorrer sintomas gerais, como febre, mal-estar, mialgia e disúria. Pode simular infecção urinária, sobretudo em mulheres. Linfadenopatia inguinal bilateral e dolorosa pode estar presente. Quando ocorre acometimento do colo do útero, há sinais de corrimento vaginal abundante. Em homens, pode ocorrer uretrite. O quadro pode durar de 2 a 3 semanas.

Infecções recidivantes: Os sintomas costumam ser mais leves, muitas vezes acompanhados por pródromos, como prurido, sensação de queimação, hipersensibilidade cutânea, mialgias e "fisgadas" nas pernas, nos quadris e na região anogenital. Sintomas gerais são incomuns, e as lesões regridem espontaneamente em 7 a 10 dias.

Em pacientes imunodeprimidos, podem ocorrer manifestações atípicas, com lesões ulceradas ou hipertróficas, muitas vezes persistentes e de difícil tratamento.

Diagnóstico ▶ É basicamente clínico.

Tratamento ▶ Os antivirais não curam, mas ajudam a diminuir a intensidade e a duração do episódio, a frequência de recidivas e a transmissibilidade. Todos os pacientes com infecção primária devem ser tratados o mais precocemente possível; nas recidivas, iniciar de preferência já durante os pródromos ou, no máximo, dentro das primeiras 24 h do surgimento dos sintomas. Para pacientes com seis ou mais episódios por ano, indica-se a terapia supressiva.

Esquemas de tratamento▶
- **Primoinfecção**: tratar por 10 dias com um dos seguintes antivirais:
  - Aciclovir, 200 mg, 5×/dia, ou 400 mg, 3×/dia.
  - Fanciclovir, 250 mg, 3×/dia.
  - Valaciclovir, 1 g, 2×/dia.
- **Recidivas:**
  - Aciclovir, 400 mg, 3×/dia, por 5 dias, ou 800 mg, 2×/dia, por 5 dias, ou 800 mg, 3×/dia, por 2 dias.
  - Fanciclovir, 750 a 1.000 mg, 2×/dia, por 1 dia, ou 1.500 mg, em dose única, ou 500 mg inicialmente, seguidos por 250 mg, 2×/dia, por 3 dias.
  - Valaciclovir, 500 mg, 2×/dia, por 3 dias.
- **Terapia supressiva**: pode ser usada por um ano ou mais.
  - Aciclovir, 400 a 800 mg, 2×/dia.
  - Fanciclovir, 250 a 500 mg, 2×/dia.
  - Valaciclovir, 1 g/dia, ou 500 mg, 2×/dia. O valaciclovir diário pode ser mais efetivo do que o fanciclovir na redução da disseminação subclínica.

■ **Linfogranuloma venéreo**

Causado pela *Chlamydia trachomatis* sorotipos L1, L2 e L3, caracteriza-se principalmente por linfadenopatia inguinal, em geral unilateral, que pode evoluir para supuração e fistulização. A fase inicial, de inoculação, caracteriza-se por uma pápula ou pústula indolor, que costuma passar despercebida pelos pacientes e pelos profissionais de saúde.

O comprometimento dos linfonodos pode levar a bloqueio da circulação linfática, com elefantíase. Comprometimento anorretal pode causar proctite e proctocolite hemorrágica. O contato orogenital pode causar glossite ulcerativa difusa, com adenopatia regional.

Diagnóstico ▶ Em geral, é clínico, pois a sorologia é inespecífica e testes de reação em cadeia da polimerase (PCR, do inglês *polymerase chain reaction*) urinários não estão amplamente disponíveis.

Tratamento ▶ Doxiciclina, 100 mg, VO, 2×/dia, por 21 dias. Azitromicina, 1 g, VO, 1×/semana, por 3 semanas.

As adenomegalias podem ser aspiradas para alívio, mas não devem ser incisadas cirurgicamente.

■ **Sífilis**

É uma infecção crônica sistêmica, de evolução variável, com períodos de agudização e latência, causada pelo *Treponema pallidum subsp. pallidum*, doravante chamado somente de *T. pallidum* neste capítulo. Classifica-se em duas fases:

- **Precoce (< 1 ano de evolução):** primária, secundária e latente precoce.
- **Tardia (> 1 ano de evolução):** latente tardia e terciária.

Primária: caracteriza-se pelo cancro de inoculação (ver **Quadro 15.3**), que pode aparecer no pênis, na vagina, no colo do útero, na boca, no reto e no canal anal. Muitas vezes, passa despercebido e, em geral, cicatriza sem deixar marcas após 1 a 8 semanas (normalmente, 4-6 semanas). A adenopatia indolor acompanhante pode demorar mais tempo para diminuir ou desaparecer. Os testes sorológicos são negativos nessa fase.

Secundária: as manifestações costumam ser predominantemente mucocutâneas, com ou sem um quadro de linfadenopatia generalizada e sintomas constitucionais. Os testes sorológicos tornam-se reagentes.

Na pele, surgem máculas avermelhadas ou róseas, não pruriginosas, distribuídas pelo tronco e membros, incluindo regiões palmares e plantares.

Nas áreas intertriginosas e úmidas, as lesões podem confluir e ulcerar, gerando o condiloma plano, rico em treponemas e altamente infectante.

Lesões mucosas superficiais (placas mucosas) e dor de garganta são relativamente comuns. Febre, mal-estar, artralgias, alopecia e madarose (perda dos pelos das sobrancelhas) podem estar presentes.

Mais raramente, surgem hepatite, nefropatia, artrite e manifestações oculares (uveíte, irite, neurite óptica).

Os sintomas desaparecem espontaneamente após 2 a 3 meses.

Latente: os testes sorológicos são positivos, mas o paciente encontra-se assintomático. Manifestações de sífilis secundária podem recorrer durante o período de latência precoce (< 1 ano de evolução).

Terciária: costuma manifestar-se após 2 a 40 anos da infecção, a partir do comprometimento dos sistemas nervoso e cardiovascular. Além disso, podem ocorrer as gomas sifilíticas (tumorações com tendência à liquefação) na pele, na mucosa, nos ossos ou em praticamente qualquer tecido.

- **Neurossífilis**: pode ocorrer meningite aguda no primeiro ano de evolução, mas o quadro clássico de neurossífilis é tardio, por meio do envolvimento progressivo de vasos sanguíneos (mimetizando, por vezes, quadros de encefalite ou acidente vascular cerebral [AVC]), e acometimento parenquimatoso, com demência, paresia ou paralisia geral progressiva, gomas cerebrais (mimetizando tumores ou outras lesões expansivas) e comprometimento de nervos cranianos.
- **Sífilis cardiovascular**: caracteriza-se por uma endarterite obliterante que causa aortite, regurgitação aórtica, aneurismas saculares e estenose coronariana.

Diagnóstico sorológico ▶ Utiliza-se a combinação de testes treponêmicos e não treponêmicos, que são complementares e, isoladamente, insuficientes para o diagnóstico.

Testes treponêmicos (anticorpo treponêmico fluorescente com absorção [**FTA-ABS**, do inglês *fluorescent treponemal antibody absortion test*], ensaio de hemaglutinação para *T. pallidum* [**TPHA**, do inglês *Treponema pallidum hemaglutination assay*], ensaio imunológico com revelação eletroquimioluminescente [**EQL**] e teste imunoenzimático (**Elisa**, do inglês *enzyme-linked immunosorbent assay*) e testes rápidos por imunocromatografia detectam anticorpos específicos contra antígenos do *T. pallidum* e são os primeiros testes sorológicos a se tornarem reagentes. Permanecem positivos por toda a vida, mesmo com o tratamento adequado.

Testes não treponêmicos (**VDRL** [do inglês *veneral disease research laboratory*], teste rápido de reagina plasmática [**RPR**, do inglês *rapid plasma reagin*], **TRUST** [do inglês *toluidine red unheated serum test*]) detectam anticorpos não específicos, podendo, eventualmente, dar resultados falso-positivos (daí a necessidade de confirmação por um teste treponêmico). Sua grande utilidade vem do fato de poderem ser quantitativos e expressos em títulos, que servem para monitoração da resposta ao tratamento que, quando adequado, leva à queda progressiva dos valores e eventual negativação. Alguns pacientes, mesmo adequadamente tratados, persistem por toda a vida com títulos detectáveis, mas baixos (1:4 ou menor).

● Tratamento ▶ O antimicrobiano de escolha em todos os casos é a penicilina, devido à sua eficácia comprovada e à ausência de resistência até o momento da escrita deste texto.

Após a dose inicial de penicilina, pode ocorrer a reação de Jarisch-Herxheimer, devida à liberação de antígenos dos treponemas mortos. Caracteriza-se por exacerbação das lesões cutâneas, eritema, dor ou prurido, além de febre, artralgia e mal-estar. Desaparece espontaneamente após 12 a 24 h e não contraindica a continuidade do tratamento. Em gestantes, pode desencadear trabalho de parto.

Primária, secundária e latente precoce: penicilina G benzatina, 2,4 milhões de UI, intramuscular (IM), dose única.

Alternativas:

- Ceftriaxona, 1 g, IM ou IV, 1×/dia, por 8 a 10 dias.
- Doxiciclina, 100 mg, VO, 2×/dia, por 15 dias (exceto para gestantes). Existem evidências iniciais de menor eficácia da doxiciclina em relação às alternativas anteriores.

Latente tardia, latente com duração ignorada e sífilis terciária (exceto neurossífilis): penicilina G benzatina, 2,4 milhões de UI, 1×/semana, por 3 semanas.

Alternativas:

- Ceftriaxona, 1 g, IM ou IV, 1×/dia, por 8 a 10 dias.
- Doxiciclina, 100 mg, VO, 2×/dia, por 30 dias. Existem evidências de menor eficácia deste antimicrobiano em relação às alternativas anteriores.

Neurossífilis: penicilina G cristalina, 18 a 24 milhões de UI, IV, divididas em 4/4 h, ou por infusão contínua, durante 14 dias.

Alternativas:

- Ceftriaxona, 2 g, IV ou IM, 1×/dia, por 10 a 14 dias.

■ INFECÇÕES MANIFESTADAS POR CORRIMENTO URETRAL

A causa mais importante de corrimento uretral são as infecções por *Neisseria gonorrhoeae* e *C. trachomatis*, que se manifestam após um período de incubação de 2 a 7 dias. Se estiverem disponíveis no local de atendimento, a coleta de secreção para bacterioscopia e a cultura podem ser úteis, porque a resistência dos gonococos aos antimicrobianos está aumentando rapidamente. No entanto, mesmo que a bacterioscopia da secreção mostre cocos gram-negativos (*Neisseria*), não se pode descartar clamídia, o que leva ao tratamento empírico de ambas as infecções.

Mycoplasma hominis e *M. genitalium* podem causar proporção significativa das uretrites e são clinicamente indistinguíveis dos demais agentes causais.

Cervicite mucopurulenta representa o "parceiro silencioso" da uretrite em homens e resulta de infecção do epitélio colunar e do subepitélio da endocérvice.

Nas mulheres, pode ocorrer a chamada síndrome uretral, caracterizada por disúria (sem urgência ou aumento de frequência urinária), piúria e cultura de urina negativa para uropatógenos. Os agentes causais da síndrome uretral são os mesmos responsáveis pelos corrimentos uretrais, mas, ocasionalmente, o HSV pode causar esse conjunto de sinais e sintomas.

● TRATAMENTO ▶ Ceftriaxona, 250 a 500 mg, IM, + azitromicina, 1 g, ambas em dose única.

Em caso de falha, pensar em micoplasmas resistentes aos macrolídeos. O tratamento empírico de escolha, nesses casos, é com moxifloxacino, 400 mg, VO, 1×/dia, por 10 dias.

◼ INFECÇÕES VULVOVAGINAIS

Vários microrganismos estão associados a infecções vulvovaginais, incluindo N. gonorrhoeae, C. trachomatis, T. vaginalis, Candida albicans, Gardnerella vaginalis e herpes simples.

As manifestações clínicas variam de acordo com o agente causal, mas em comum apresentam a presença de corrimento vaginal anormal.

A **tricomoníase** caracteriza-se por irritação vulvar e secreção vaginal profusa, branca ou amarela e homogênea, geralmente com pH igual ou superior a 5.

A **vaginose bacteriana** é causada por diversos microrganismos e caracteriza-se por odor fétido e aumento leve ou moderado da secreção vaginal. Esta se apresenta esbranquiçada ou cinzenta, cobre de maneira uniforme as paredes vaginais e seu pH costuma ser de 4,5 ou mais.

Tricomoníase e vaginose bacteriana podem desencadear trabalho de parto prematuro.

Candidíase vulvovaginal pode causar prurido vulvar, queimação, irritação, disúria e dispareunia vulvar. O corrimento é branco, grumoso e com aspecto caseoso, mas pode ser escasso. O pH geralmente é inferior a 4,5.

Tratamento ▸

Tricomoníase:
- Metronidazol, 2 g, VO, em dose única.
- Tinidazol, 2 g, VO, em dose única.
- Secnidazol, 2 g, VO, em dose única.

Vaginose bacteriana:
- Metronidazol, 400 a 500 mg, VO, 2×/dia, por 7 dias, ou 2 g, em dose única.
- Cremes vaginais de metronidazol a 0,75% também podem ser eficazes, mas necessitam ser aplicados 12/12 h, por 5 dias.
- Clindamicina, 300 mg, VO, 12/12 h, por 7 dias, ou creme a 2%, 1×/dia, pelo mesmo prazo são alternativas, sobretudo para gestantes.

Candidíase vulvovaginal:
- Fluconazol, 150 mg, VO, em dose única.
- Itraconazol, 100 mg, VO, 2×/dia, por 3 dias.
- Tratamentos tópicos à base de miconazol creme a 2% (aplicado à noite, por 7 dias), clotrimazol a 1% (à noite, por 6 a 12 dias), clotrimazol óvulos de 100 mg (à noite, por 7 dias), tioconazol creme a 6,5%, ou óvulos, de 300 mg (à noite, dose única), e nistatina creme (à noite, por 14 dias), também são eficazes.
- Em casos recidivantes ou em imunocomprometidos, a associação de tratamento oral e tópico pode estar indicada.

◼ PROFILAXIA DAS ISTS NÃO VIRAIS NA VIOLÊNCIA SEXUAL CONTRA ADOLESCENTES E ADULTOS

O objetivo é dar cobertura contra sífilis, gonorreia, clamídia, micoplasmas, cancro mole e tricomoníase.

Penicilina G benzatina 2,4 milhões de unidades, IM, + ceftriaxona, 0,5 g, IM, + azitromicina, 1 g, VO, em dose única, + metronidazol, 2 g, VO, em dose única.

▶ INFLUENZA

É uma infecção respiratória aguda, causada pelos vírus influenza A, B e C, que surge em surtos localizados e epidemias sazonais. Ocasionalmente, surgem novas cepas a partir da passagem do vírus por espécies animais, gerando grandes alterações antigênicas e podendo causar pandemias. Os vírus A são classificados de acordo com suas proteínas de superfície (H, de hemaglutinina, e N, de neuraminidase) dando nome às cepas. Por exemplo, influenza A H1N1, H3N2, etc. As proteínas de superfície dos vírus A são mais sujeitas a mutações, sendo responsáveis pela maioria das epidemias de gripe. Os vírus B são menos sujeitos a mudanças antigênicas, causando algumas epidemias localizadas, e o vírus C é estável e pouco patogênico.

A influenza ocorre predominantemente no inverno no hemisfério norte, mas em regiões tropicais pode ocorrer durante o ano inteiro.

A transmissão pode ocorrer de forma direta (de pessoa a pessoa, por gotículas lançadas no ar) ou indireta, sobretudo pelas mãos. A transmissão por fômites também é frequente, já que o vírus é capaz de sobreviver em superfícies inanimadas por até 48 h.

O período de incubação é de 1 a 4 dias, e o período de transmissibilidade vai até 7 dias após o início da doença.

A apresentação clínica é variável, desde uma síndrome respiratória viral leve, até quadros graves com insuficiência respiratória e risco de óbito, passando por quadros de prostração e febre sem sintomas das vias aéreas.

O quadro clássico envolve o início abrupto de cefaleia, febre, calafrios, mialgias, tosse, dor de garganta, coriza, espirros e prostração, que pode ser intensa. A febre costuma desaparecer em até 3 dias, e o quadro resolver-se por completo em 1 semana a partir do início dos sintomas. Pode haver complicações em grupos de risco, como crianças com menos de 2 anos, indígenas, idosos, gestantes e indivíduos com comorbidades (asma, doença pulmonar obstrutiva crônica [DPOC], obesidade, cardiopatias, diabetes, hemoglobinopatias, nefropatias, hepatopatias e imunossupressão/imunodepressão). As mais comuns são pneumonia viral ou bacteriana, mas também podem ocorrer miosite, rabdomiólise, hemoglobinúria, miocardite, pericardite, síndrome do choque tóxico, encefalite, mielite transversa, síndrome de Reye e síndrome de Guillain-Barré.

DIAGNÓSTICO ▶ O diagnóstico é feito por PCR ou cultura de secreção de nasofaringe (*swab* oral + nasal ou coleta por meio de sistemas de aspiração com frasco coletor). O material deve ser coletado de preferência até o 3º dia do início dos sintomas, mas materiais com até 7 dias de evolução ainda podem ser úteis. Sorologias servem apenas para diagnóstico retrospectivo.

⬤ TRATAMENTO ▶ Além do tratamento sintomático com analgésicos, antitérmicos e hidratação, antivirais podem reduzir a duração dos sintomas. Seu efeito sobre a ocorrência de complicações ainda não está claro. O principal medicamento disponível no momento é o oseltamivir, que deve ser iniciado preferencialmente nas primeiras 48 h do surgimento do quadro. Em pacientes hospitalizados, pode haver algum benefício quando o tratamento é iniciado em até 96 h. A dose é de 75 mg, VO, 12/12 h, por 5 dias.

▶ LEISHMANIOSE

Causada por protozoários do gênero *Leishmania* e transmitida pelos mosquitos do gênero *Lutzomya* (mosquito-palha, birigui), tendo como principais reservatórios cães urbanos e roedores, a leishmaniose pode se apresentar nas formas visceral ou tegumentar. A taxonomia do gênero *Leishmania* vem em constante evolução e apresenta subgêneros, complexos e espécies, totalizando 16 espécies patogênicas para o homem.

Leishmaniose tegumentar (LT): a LT tem um período de incubação bastante variável, de 2 meses a 2 anos; com média de 2 a 3 meses. Inicia-se com uma pápula no local das picadas, que evoluem para nódulos indolores que ulceram ao longo de semanas a meses. As lesões podem ser múltiplas e deformantes, têm margens elevadas e endurecidas e costumam ser indolores. Sintomas constitucionais e adenomegalias são mais comuns antes do surgimento das úlceras. Pode ocasionalmente haver resolução espontânea em 12 a 15 meses, resultando em cicatriz permanente. Quando envolve as mucosas, a LT resulta da disseminação dos parasitas da pele para a mucosa nasofaríngea. Congestão nasal persistente costuma ser o sintoma inicial, evoluindo para destruição progressiva dos tecidos da cavidade nasal, faringe ou laringe.

Leishmaniose visceral (LV): comumente chamada de calazar, a LV também tem período de incubação variável (10 dias-2 anos, média de 2-6 meses). A apresentação clínica mais comum é oligossintomática, embora sejam descritas formas de início agudo. O paciente costuma apresentar febrícula, tosse seca, diarreia, sudorese, adinamia, emagrecimento e visceromegalias. Em parte dos pacientes, o quadro se resolve espontaneamente em 3 a 6 meses, mas outros podem desenvolver uma síndrome progressiva grave (calazar clássico), com febre persistente (2-3 picos diários), diarreia, prostração, sonolência, mal-estar, pancitopenia (anemia grave, leucopenia), volumosa hepatoesplenomegalia, emagrecimento extremo, hemorragias (petéquias, epistaxe, gengivorragia), edema das mãos e dos pés e infecções bacterianas secundárias. As principais causas de óbito são pneumonias, sepse, hemorragias agudas, gastrenterites, insuficiência cardíaca secundária à anemia grave, caquexia e coagulopatias.

DIAGNÓSTICO ▶

LT: microscopia com visualização da forma amastigota a partir de esfregaços ou biópsia de lesão é o padrão-ouro. Cultura ou PCR podem ser especialmente úteis nas formas mucosas.

LV: detecção direta do parasita em aspirados de medula ou linfonodos é o método mais utilizado. Aspirados esplênicos têm maior sensibilidade, mas apresentam alto risco de complicações hemorrágicas. Esses materiais também podem ser usados para PCR e cultura. Várias técnicas sorológicas estão disponíveis (Elisa, Western Blot, aglutinação direta, pesquisa de antígeno rk39), podendo estar reagentes em todas as fases da doença. PCR do sangue periférico está em desenvolvimento.

⬤ TRATAMENTO ▶

LT: antimoniato de N-metilglucamina, 10-20 mg/kg/dia, IM ou IV, por 20 a 30 dias, é o tratamento mais utilizado. *Alternativas:* pentamidina e anfotericina B (desoxicolato, lipossomal ou complexo lipídico – estas duas últimas com custo muito elevado).

LV: anfotericina B lipossomal ou em complexo lipídico (4 mg/kg/dia, por 7 dias, ou 5 mg/kg/dia, por 5 dias) são o tratamento mais efetivo, especialmente em pacientes com vírus da imunodeficiência humana (HIV) ou outros estados de imunodepressão. De modo alternativo, usa-se o antimoniato de N-metilglucamina, 20 mg/kg/dia, por 20 a 30 dias, ou anfotericina B desoxicolato, 1 mg/kg/dia, por 15 dias.

▶ LEPTOSPIROSE

As leptospiras são espiroquetas que causam uma zoonose importante com amplo espectro de manifestações clínicas. Até 13 tipos genéticos de leptospiras podem causar doença em seres humanos, com destaque para a *Leptospira interrogans*.

Roedores, particularmente ratos, são os reservatórios mais importantes, mas as leptospiras podem afetar quase todas as espécies de mamíferos, inclusive animais domésticos. A transmissão pode ocorrer pelo contato da pele ou das mucosas com urina, sangue ou tecidos de animais infectados ou, mais comumente, durante a exposição a ambientes contaminados (p. ex., durante atividades aquáticas recreativas ou em enchentes).

Após um período de incubação médio de 1 a 2 semanas (1-30 dias), o paciente pode desenvolver infecção subclínica, síndrome febril inespecífica, ou doença de Weil (leptospirose grave).

A leptospirose é uma doença bifásica: a **fase inicial *leptospirêmica*** dura de 3 a 10 dias, carcterizando-se por febre, cefaleia, mialgias intensas (sobretudo na região lombar e nas panturrilhas), náuseas, vômitos, diarreia, artralgias, hemorragia subconjuntival (altamente sugestiva da doença neste contexto), dor ocular, tosse e exantema de características variáveis no tronco ou na região pré-tibial. Linfadenopatia e hepatoesplenomegalia podem também ser observadas.

Há melhora espontânea em 3 a 7 dias e cura, ou o paciente melhora transitoriamente e evolui para a chamada **fase imune**, quando ocorre recrudescimento da febre e aparecimento de sinais e sintomas relacionados a diversos órgãos. A principal manifestação da fase imune nas formas anictéricas é a meningite asséptica, que aparece pela 2ª semana da doença e costuma desaparecer entre a 1ª e a 3ª semanas. Outras manifestações neurológicas também podem ocorrer, como encefalites, paralisias focais e de nervos cranianos, convulsões, radiculite, mielite e síndrome de Guillain-Barré. Acometimento ocular também pode ocorrer nesta fase, incluindo irite, iridociclite e, ocasionalmente, coriorretinite, que, em geral, são autolimitadas.

A fase imune pode evoluir para um quadro grave, chamado de **síndrome de Weil**, caracterizada pela tríade de hemorragias (com frequência, pulmonares), icterícia e insuficiência renal (caracteristicamente hipocalêmica e não oligúrica). A mortalidade é elevada, e suas causas principais são choque séptico ou sangramento grave dos pulmões, do trato gastrintestinal ou urogenital.

DIAGNÓSTICO ▶ O diagnóstico é inicialmente sindrômico, pois os exames sorológicos costumam dar resultados tardios: microaglutinação exige resultados pareados, um coletado na apresentação e outro após 14 a 21 dias; macroaglutinação deve ser coletada a partir do 7º dia, e IgM por Elisa deve ser coletada de preferência também após o 7º dia de evolução. Cultura e PCR, que podem dar resultados precoces, raramente estão disponíveis.

TRATAMENTO ▶ Quanto mais precoce o início de antimicrobianos eficazes, maior é a chance de modificar a evolução da doença.

Para casos leves, recomenda-se tratamento com amoxicilina, VO, 500 mg, 8/8 h, ou doxiciclina, 100 mg, 12/12 h, ambos por 5 a 7 dias.

Alternativa: azitromicina, 1 g, na primeira dose, depois, 500 mg/dia, por 2 dias.

Nas formas graves, penicilina G cristalina, 1,5 milhão de UI, IV, 6/6 h, ampicilina 1 g, IV, 6/6 h, ou ceftriaxona, IV, 2 g/dia, por 7 dias.

▶ MALÁRIA

Seis espécies de protozoários do gênero *Plasmodium* causam a mundialmente importante malária: *P. falciparaum, P. vivax*, duas espécies de *P. ovale* (não encontradas no Brasil), *P. malariae* e *P. knowlesi*. O *P. ovale* é o principal agente causal no Brasil.

Após a entrada no sangue de esporozoítos pela picada do mosquito *Anopheles*, o parasita instala-se no fígado e reproduz-se de maneira assexuada, produzindo merozoítos, que infectam as hemácias. Os merozoítos transformam-se em trofozoítos, alimentam-se de proteínas intracelulares (em especial, hemoglobina), multiplicam-se rapidamente e causam ruptura das hemácias, liberando parasitas que reiniciam e multiplicam o processo de infecção. Parte dos parasitas evolui para formas sexuadas de vida longa, os gametócitos que, se capturados pelo *Anopheles*, permitirão a transmissão da doença para outros hospedeiros. Na infecção por *P. vivax* e *P. ovale*, formas latentes, chamadas hipnozoítos, permanecem nas células hepáticas, podendo causar doença em 3 semanas a 1 ano ou mais.

Após um período de incubação, que varia de acordo com a espécie, o paciente apresenta sintomas inespecíficos, como mal-estar, cefaleia, cansaço, mialgias, náuseas e vômitos, que são seguidos por paroxismos de febre alta, calafrios e sudorese por períodos de 2 a 6 h. O indivíduo desenvolve intensa prostração após esses episódios. Paroxismos febris a intervalos regulares de 48 h sugerem *P. falciparum* ou *vivax* e, a cada 72 h, *P. malariae*.

O quadro clínico por *P. falciparum* é caracteristicamente mais grave do que o causado pelos demais plasmódios, cursando com elevada parasitemia e, em alguns casos, evoluindo para uma forma grave ou maligna, com fenômenos tromboembólicos, anemia grave, alterações dos níveis de consciência, insuficiência renal, edema pulmonar, síndrome de angústia respiratória, choque, CIVD, hemorragias, acidose, hemoglobinúria, icterícia e convulsões generalizadas. A malária cerebral é caracterizada por uma encefalopatia difusa simétrica, em geral sem sinais de localização.

Gestantes apresentam doença muito grave, sendo comum trabalho de parto prematuro e morte fetal.

A evolução de quadros crônicos se dá com anemia e hepatoesplenomegalia.

DIAGNÓSTICO ▶ O método mais utilizado e eficaz é o da pesquisa do parasita por microscopia do sangue periférico. Testes baseados em antígenos e anticorpos podem ser úteis, mas estão menos disponíveis nas regiões de maior prevalência da doença.

TRATAMENTO ▶

Plasmodium vivax* ou *P. ovale: costumam ser sensíveis aos principais antimaláricos e podem ser tratados por tempo curto (7 dias, maximizando a adesão) ou 14 dias (visando à eliminação dos hipnozoítos e redução das recaídas). Utilizam-se cloroquina, 150 mg (4 cp no primeiro dia, 3 cp no 2º e 3º dias) e primaquina (2 cp, por 7 dias, ou 1 cp, por 14 dias). Se o paciente tiver mais de 70 Kg, é necessário ajustar a duração do uso da primaquina em 1 dia para cada 10 Kg adicionais (esquema curto), ou 2 dias para cada 10 Kg, nos esquemas longos, com um máximo de dias de 12 no esquema curto, e 24 no esquema longo.

Plasmodium falciparum: artesunato, 200 mg, + mefloquina, 400 mg/dia, por 3 dias, + primaquina, 45 mg, em dose única. Tratamento de segunda escolha: quinina, 2 g/dia, por 3 dias, + doxiciclina, 200 mg/dia, por 5 dias, e primaquina, 45 mg, no 6º dia.

▶ MICOSES ENDÊMICAS PULMONARES

■ CRIPTOCOCOSE

Cryptococcus é um gênero de fungos leveduriformes. *Cryptococcus neoformans* e *Cryptococcus gatti* são patogênicos para o homem, mas o primeiro muito raramente causa doença em hospedeiros imunocompetentes. A maioria dos laboratórios não consegue diferenciar as espécies.

C. neoformans é encontrado no solo contaminado por fezes de pombo e *C. gatti* está associado a eucaliptos. A maioria dos casos é adquirida por inalação, que resulta em infecção pulmonar. A maioria dos casos de infecção por *C. neoformans* ocorre em pacientes com síndrome da imunodeficiência adquirida (Aids) e sua discussão é abordada no Capítulo 14, HIV.

A criptococose pulmonar é frequentemente assintomática, mas pode apresentar-se com tosse, dor torácica e produção de escarro. Criptococomas, massas pulmonares causadas por aglomerados fúngicos, são causadas por *C. gatti*.

DIAGNÓSTICO ▶ O diagnóstico baseia-se na identificação do fungo no escarro ou lavado broncoalveolar.

⬤ TRATAMENTO ▶ A criptococose pulmonar pode ser tratada com fluconazol, 200 a 400 mg/dia, por 3 a 6 meses.

■ HISTOPLASMOSE

É causada pela inalação de *Histoplasma capsulatum*, fungo dimórfico que existe no solo (particularmente solos contaminados por fezes de pássaros e morcegos) e se converte a formas leveduriformes na temperatura corporal humana. Isso causa uma reação granulomatosa e, em pacientes imunodeprimidos, pode evoluir para infecção disseminada.

A infecção é assintomática na maioria dos casos, mas grandes inóculos podem causar doença mesmo em hospedeiros imunocompetentes.

Infecção aguda: após 1 a 4 semanas da exposição, alguns pacientes podem apresentar um quadro tipo influenza, com febre, calafrios, tosse, dispneia, dor torácica, sudorese, cefaleia e mialgias. Alguns pacientes apresentam artralgias, artrite e eritema nodoso. Pode ocorrer compressão vascular ou traqueobrônquica por adenopatias intratorácicas. A radiografia torácica mostra infiltrado intersticial e adenopatias hilares e mediastinais. O quadro em geral resolve-se de forma espontânea em torno de 10 dias, mas pode persistir por semanas se o inóculo tiver sido grande.

Infecção crônica cavitária: semelhante à tuberculose, acomete principalmente homens acima de 50 anos de idade portadores de DPOC, e apresenta-se com piora da tosse e dos demais sintomas respiratórios, febre baixa, sudorese noturna e perda de peso.

Histoplasmose progressiva disseminada, característica dos pacientes imunodeprimidos, está descrita no Capítulo 14, HIV.

⬤ TRATAMENTO ▶ Para os casos leves pulmonares em imunocompetentes, o tratamento muitas vezes não é necessário. Nas formas pulmonares agudas graves, anfotericina B desoxicolato, 0,7 a 1 mg/kg/dia, máx. de 50 mg/dia, por 1 a 2 semanas, seguida de itraconazol, 200 mg, VO, 12/12 h, por 12 semanas. Em casos ambulatoriais, itraconazol, 200 mg, VO, 8/8 h, por 3 dias, seguido por 200 mg/dia, por 6 a 12 meses.

■ PARACOCCIDIOIDOMICOSE

Causada pelo fungo dimórfico *Paracoccidioides brasiliensis*, a paracoccidioidomicose (blastomicose sul-americana) é a infecção fúngica sistêmica mais prevalente na América Latina. No Brasil, é endêmica do Rio Grande do Sul a Goiás e Mato Grosso do Sul, mas há casos descritos na região Norte. É adquirida por inalação, sendo associada a profissões que envolvem manejo do solo. Até a puberdade, tem incidência semelhante em indivíduos masculinos e femininos, mas depois se torna muito mais comum em homens do que em mulheres (o estrogênio inibe a conversão de micélios e conídios em leveduras).

A infecção pode ser **assintomática** e regredir de forma espontânea ou evoluir para doença, que pode comprometer qualquer órgão e tem tendência à disseminação.

Na **forma aguda**, o paciente é geralmente jovem e pode apresentar linfadenopatias (sobretudo cervicais e cefálicas), emagrecimento, lesões cutâneas (mais frequentes na face) e hepatoesplenomegalia.

As **formas crônicas** são as mais frequentes e acometem principalmente pulmões, linfonodos (com destaque para as cadeias intra-abdominais), mucosas, pele e suprarrenais. Os sintomas são insidiosos, sendo os mais comuns: tosse, dispneia, lesões ulceronodulares na pele e nas mucosas das vias aerodigestivas superiores, incluindo fossas nasais, cavidade oral, orofaringe, hipofaringe e laringe (disfonia é comum).

O acometimento pulmonar manifesta-se por dispneia progressiva, tosse, expectoração (em geral, mucoide, mas hemoptoica em 11% dos pacientes). Dor torácica não é comum. O comprometimento pulmonar pode ser totalmente assintomático, mesmo quando extensas lesões são reveladas pela radiografia torácica (dissociação clínico-radiológica).

As suprarrenais são acometidas em 48% dos pacientes, podendo haver sintomas de insuficiência dessas glândulas, com astenia, anorexia, hipotensão arterial e escurecimento da pele e das mucosas, além de náuseas, vômitos e diminuição da potência sexual e da libido.

Pode haver comprometimento do sistema nervoso central (SNC), geralmente tardio, com formas tumorais, meníngeas ou mistas. Manifestam-se com convulsões ou sinais de massa expansiva intracraniana.

DIAGNÓSTICO ▶ O diagnóstico é feito, de preferência, pela identificação do fungo por microscopia de esfregaço, aspirado ou biópsia tecidual. Testes moleculares, de PCR, estão em desenvolvimento. A sorologia pode ser importante para diagnóstico (Elisa ou imunodifusão), e para acompanhamento de resposta ao tratamento (mediante contraimunoeletroforese ou imunodifusão semiquantitativas).

TRATAMENTO ▶ O itraconazol é efetivo nas formas leves (200 mg/dia, por 6-9 meses) e moderadas (200 mg/dia, por 12-18 meses).

Alternativa: sulfametoxazol + trimetoprima (800-1.200mg + 160-240 mg, 12/12 h), por 12 meses nas formas leves, e por 18 a 24 meses nas formas moderadas. Nas formas agudas ou graves, hospitalizar e utilizar anfotericina B por 2 a 3 semanas (desoxicolato, 0,7-1 mg/kg/dia, até 50 mg/dia, ou lipossomal, 3-5 mg/kg/dia). As melhores opções para neuroparacoccidioidomicose não estão definidas.

▶ MONONUCLEOSE INFECCIOSA

Embora diversos vírus e até protozoários possam causar quadros semelhantes ao da mononucleose, aborda-se aqui somente a infecção causada pelo EBV.

O EBV é um herpesvírus que infecta a grande maioria dos indivíduos até a idade adulta. É uma infecção de crianças, adolescentes e adultos jovens, tendo apresentação clínica muito variável. Em crianças, o quadro costuma ser leve e frequentemente confundido com outras viroses comuns.

O vírus é transmitido por secreções orais não apenas durante a fase aguda da doença, mas intermitentemente por indivíduos assintomáticos ao longo da vida.

O vírus infecta inicialmente o epitélio da orofaringe e das glândulas salivares, seguindo-se infecção dos linfócitos B nas criptas tonsilares e viremia, que pode ser de grande intensidade. Há ativação policlonal desses linfócitos, e as células B de memória constituem o reservatório do vírus. As células T reativas proliferam, com até 40% dos linfócitos CD8+ sendo direcionados para o combate à infecção. A imunidade celular é fundamental para o controle da doença, e a depressão dessa imunidade pode levar a estados linfoproliferativos descontrolados das células B, com risco de evolução para neoplasias e outras doenças malignas.

Após um período de incubação médio de 4 a 6 semanas, o paciente pode apresentar pródromos de fadiga, mal-estar e mialgia que podem durar 1 a 2 semanas antes do início de febre, faringite exsudativa e linfadenopatia dolorosa, simétrica e móvel. A linfadenopatia costuma se restringir às cadeias localizadas na cabeça e no pescoço, mas pode ser generalizada. Esplenomegalia pode se desenvolver a partir da 2ª semana da doença e, em geral, é leve a moderada. Hepatomegalia é incomum, mas graus variáveis de hepatite (refletidos por aumentos das transaminases e dor epigástrica) podem ocorrer.

Pode haver erupção cutânea maculopapular disseminada, às vezes pruriginosa, cujo risco de incidência aumenta se o paciente recebe antimicrobianos da classe das penicilinas, principalmente ampicilina ou amoxicilina.

Alguns pacientes podem apresentar apenas febre como sintoma, às vezes de duração prolongada (semanas a meses, confundindo-se com outras causas de FOO).

A doença dura de 2 a 4 semanas, mas cerca de 10% dos pacientes apresentam fadiga, que persiste por vários meses. Complicações da fase aguda incluem anemia hemolítica autoimune Coombs-positiva, neutropenia, trombocitopenia, meningite, mononeuropatias, síndrome de Guillain-Barré, ruptura esplênica e insuficiência renal.

Ocorre **doença linfoproliferativa** – infiltração de linfonodos e múltiplos órgãos por células B infectadas pelo EBV – em pacientes com imunidade celular deficiente (Aids, imunodeficiências combinadas graves, receptores de transplantes, uso de imunossupressores), que pode se caracterizar por febre, linfadenopatia, sintomas gastrintestinais e organomegalias, frequentemente de evolução grave e progressiva, exigindo tratamentos agressivos.

As **neoplasias malignas** associadas ao EBV incluem linfoma de Burkitt, carcinoma da nasofaringe anaplásico, câncer gástrico, doença de Hodgkin e linfoma do SNC.

DIAGNÓSTICO ▶ O leucograma normalmente revela linfocitose absoluta com 10% ou mais de linfócitos reativos (ou "atípicos"), mas o diagnóstico de certeza baseia-se em testes sorológicos.

A detecção de anticorpos heterófilos (p. ex., monoteste) forma a base da maioria dos testes rápidos, mas tem sensibilidade de 75% e especificidade de 90% quando comparada a testes sorológicos mais modernos. Além disso, crianças abaixo de 5 anos e idosos não desenvolvem anticorpos heterófilos.

A detecção de anticorpos anti-EBV específicos tem sensibilidade acima de 90% desde o início dos sintomas da doença. A IgM persiste por 2 a 3 meses, e a IgG, por toda a vida.

▶ NEUTROPENIA FEBRIL

Febre pode ser a única manifestação de infecção em pacientes neutropênicos submetidos à quimioterapia ou em casos de neutropenia congênita cíclica ou persistente.

Considera-se neutropênico o paciente com menos de 500 neutrófilos/mm^3 ou se estiver com < 1.000 com queda prevista para menos de 500 dentro das próximas 48 h. Contagens < 100 são consideradas neutropenia grave.

Considera-se febre temperatura axilar ≥ 37,8 °C, ou oral ≥ 38,3 °C, durante 1 h ou 2× dentro de 12 h.

É amplamente aceito que o risco de infecção aumenta com a intensidade e a duração da neutropenia, sendo considerados de risco-padrão os pacientes com duração esperada de até 7 dias e de alto risco aqueles com duração superior a essa.

Comorbidades e outras características do paciente podem também influenciar a gravidade do quadro, tendo sido criados diversos escores de estratificação. O mais utilizado e validado é o critério da Multinational Association of Supportive Care in Cancer (MASCC), que considera de alto risco os pacientes com escore < 21 (**Tab. 15.1**).

O paciente pode apresentar somente febre, ou ter sinais de localização, como tosse, dispneia, dor perianal, diarreia, disfagia.

TABELA 15.1 ▶ ESCORE MASCC PARA CLASSIFICAÇÃO DE RISCO EM PACIENTES NEUTROPÊNICOS

CARACTERÍSTICA	PESO
Ausência de sintomas ou sintomas leves	5
Presença de sintomas moderados	3
Ausência de hipotensão	5
Ausência de DPOC	4
Tumor sólido ou neoplasia maligna hematológica sem infecção fúngica prévia	4
Ausência de necessidade de hidratação parenteral	3
Paciente ambulatorial no início da febre	3
Idade < 60 anos	2

DPOC, doença pulmonar obstrutiva crônica.

TRATAMENTO ▶ Devem-se coletar materiais para culturas e iniciar a terapia antimicrobiana empírica o mais rapidamente possível. Pelo menos três hemoculturas de 20 mL de locais diferentes são recomendadas, sendo uma ou duas por vias de cateter central, se estiver presente. Radiografia de tórax faz parte dos exames iniciais, mas TCs do tórax e do abdome devem ser consideradas de acordo com sintomas e/ou evolução clínica.

As infecções bacterianas são as principais responsáveis por episódios de neutropenia febril isolada, com tendência à predominância, no momento da escrita deste capítulo, dos bacilos gram-negativos. Monoterapia com altas doses de β-lactâmicos com atividade antopseudomônica, como cefepima ou piperacilina-tazobactam, são a base da maioria dos esquemas terapêuticos iniciais. Carbapenêmicos (imipeném ou meropeném) devem ser reservados para um momento posterior ou para pacientes de alto risco (p. ex., uso recente dos antimicrobianos citados, necessidade de admissão em UTI).

Ajustes devem ser feitos de acordo com a apresentação clínica: garantir cobertura contra anaeróbios em casos de dor perianal, diarreia ou suspeita de infecção intra-abdominal; dar cobertura contra *Legionella*, *Chlamydia* e *Mycoplasma* sp. em casos com sintomas respiratórios baixos ou dispneia, considerando também a possibilidade de acrescentar sulfametoxazol + trimetoprima se radiografia de tórax sugestiva de pneumocistose; acrescentar vancomicina ou linezolida se houver foco em cateter, pele e tecidos moles, mucosite grave, pneumonia ou instabilidade hemodinâmica.

Cobertura antifúngica empírica deve ser considerada em pacientes com mais de 4 dias de terapia antimicrobiana de amplo espectro (fármaco contra gram-negativos + vancomicina ou linezolida), sendo aceitáveis voriconazol (se não estava usando profilaticamente), anfotericina B (de preferência, uma das formulações lipídicas) ou uma equinocandina (anidulafungina, caspofungina ou micafungina).

▶ SARAMPO

O sarampo é uma doença altamente contagiosa causada por um paramixovírus. Sua incidência foi bastante reduzida por vacinação, mas campanhas antivacinas e crises sociais e econômicas têm trazido a doença novamente para amplas áreas das Américas, da Europa e da África.

Após um período de incubação de cerca de 10 dias, iniciam-se pródromos de febre e mal-estar, seguidos por tosse, coriza e conjuntivite. Cerca de 4 dias após o início dos pródromos, surge exantema maculopapular eritematoso, não pruriginoso, que começa na linha de implantação dos cabelos e atrás das orelhas, progredindo de forma descendente, acometendo ocasionalmente também regiões plantares e palmares. Pode tornar-se confluente e, após 3 a 4 dias, começa a desaparecer na mesma ordem em que surgiu. Mudança para coloração amarronzada e fina descamação podem ser observadas nessa fase.

Pacientes com deficiência da imunidade celular podem não desenvolver o exantema e apresentam maior risco de fatalidade.

Na mucosa bucal, podem ser vistas as patognomônicas manchas de Koplik, que consistem em pontos branco-azulados circundados por eritema, com cerca de 1 mm de diâmetro. Elas aparecem cerca de 2 dias antes do exantema e desaparecem quando este surge.

A febre desaparece geralmente após 3 dias do surgimento do exantema, e sua persistência pode indicar a ocorrência de complicações.

O paciente pode ficar intensamente prostrado, e complicações comuns incluem otite média aguda e pneumonia bacteriana secundária. Pneumonite e miocardite podem ocorrer na fase aguda. A conjuntivite pode levar à ceratite e à cegueira, sobretudo quando existe deficiência de vitamina A. Encefalite pós-sarampo sobrevém dentro de 2 semanas após o aparecimento do exantema, ocorre em cerca de 1:1.000 casos e caracteriza-se por febre, convulsões e várias anormalidades neurológicas. Infecção persistente do SNC pode levar ao surgimento tardio (meses ou anos após a infecção aguda), incluindo a encefalite por corpos de inclusão do sarampo, que atinge essencialmente pacientes com deficiência da imunidade celular, e a pan-encefalite esclerosante subaguda, caracterizada por convulsões e deterioração cognitivo-motora progressivas. Essas duas infecções crônicas do SNC são uniformemente fatais.

Diagnóstico ▶ O diagnóstico é essencialmente clínico, mas pode-se solicitar IgM (torna-se reagente já nos primeiros 3 dias do início do exantema, durando até o 30º dia).

Tratamento ▶ O tratamento é de suporte. A Organização Mundial da Saúde (OMS) recomenda a administração de vitamina A para todas as crianças com sarampo, para reduzir casos graves e fatais, em duas doses diárias de 50.000 UI (menores de 6 meses), 100.000 UI (entre 6 meses e 1 ano) e 200.000 UI (acima de 1 ano).

▶ TOXOPLASMOSE

Causada pelo parasita intracelular *Toxoplasma gondii*, a toxoplasmose pode se apresentar em casos isolados ou em eventuais epidemias causadas pela contaminação da água ou de alimentos mal-cozidos. O hospedeiro definitivo do protozoário é o gato e suas presas, e o ser humano infecta-se pelos oocistos eliminados pelo intestino desses animais.

Cerca de um terço das mulheres que adquirem toxoplasmose durante a gestação transmitem o parasita para o feto, causando desde abortamento até malformações variadas (principalmente do SNC) e morte fetal. O risco de transmissão é maior se a infecção ocorre no $3º$ trimestre.

A doença em hospedeiros imunocompetentes costuma ser assintomática ou oligossintomática e autolimitada. Linfadenopatia cervical isolada é a manifestação mais comum, mas 20 a 40% dos pacientes apresentam febre, linfadenopatia generalizada, cefaleia, mal-estar e fadiga, que melhoram em poucas semanas. As adenopatias podem persistir por vários meses. Coriorretinite costuma ser a complicação mais importante e frequente, manifestando-se com visão turva, dor ocular, comprometimento macular com perda de visão central, escotomas e fotofobia. No exame, observam-se exsudatos algodonosos branco-amarelados, com hiperemia de margens mal delimitadas. Lesões antigas aparecem como placas brancas com bordas delimitadas e pontos negros.

Em imunocomprometidos, pode ocorrer doença invasiva grave, sobretudo do SNC, incluindo encefalite, meningoencefalite e lesões de massa, com alterações do estado mental, febre, cefaleia, convulsões e achados neurológicos focais. Tronco encefálico, núcleos da base, hipófise e junção corticomedular são as regiões mais afetadas.

Múltiplos órgãos podem ser acometidos nos imunodeprimidos, incluindo pulmões, trato gastrintestinal, fígado, pele, olhos e coração. A pneumonia por toxoplasma pode ser confundida com pneumocistose, devido às características da população acometida e à apresentação clínica semelhante, com febre, infiltrados pulmonares difusos, dispneia e evolução rápida para insuficiência respiratória.

Diagnóstico ▶ O diagnóstico baseia-se na sorologia: solicita-se dosagem de IgM, IgG, avidez da IgG e IgA, para tentar determinar quando a infecção ocorreu.

IgM sem IgG significa infecção aguda, mas é preciso destacar que a IgM pode persistir reagente por até 1 ou 2 anos.

A IgG surge 1 a 2 semanas após a infecção, atingindo o pico em 2 meses. Caem variavelmente, podendo persistir por toda a vida. IgG de baixa avidez ($< 30\%$) sugere infecção recente, adquirida há menos de 4 meses. Avidez moderada não permite definir o período de infecção, e avidez elevada (acima de 35 ou de 60%, dependendo do método) sugere infecção adquirida há mais de 4 meses.

A IgA é detectada nas infecções agudas e congênitas, sendo mais sensível do que a IgM nesta última condição.

Em imunocomprometidos, um diagnóstico presuntivo pode basear-se na apresentação clínica, na história de exposição, na sorologia (IgG, pois muitas dessas infecções são por reativação e a IgM já desapareceu) e nos exames de imagem. No SNC, os exames radiológicos mostram lesões expansivas bilaterais ou múltiplas que se impregnam por contraste. Podem ser difíceis de diferenciar de linfoma do SNC, mas, nesse caso, as lesões costumam ser únicas. Pode ser necessário realizar biópsia para diagnóstico definitivo.

As lesões oculares são diagnosticadas por exame clínico e por sorologia IgG positiva.

●Tratamento ▶ Pacientes imunocompetentes com quadro leve não necessitam tratamento farmacológico. Havendo lesão ocular aguda, trata-se com pirimetamina (50 mg na primeira dose, depois 25-50 mg/dia) + sulfadiazina (1 g, 6/6 h) ou pirimetamina + clindamicina (300 mg, VO, 6/6 h) por 1 mês, geralmente com corticosteroide sistêmico na $1ª$ semana, para reduzir a reação inflamatória aos parasitas mortos.

Em imunocomprometidos, o tratamento de escolha é sulfadiazina (dose de 6/6 h de acordo com o peso: < 60 kg: 1 g; > 60 kg: 1,5 g), + pirimetamina (dose de ataque de 200 mg, depois, 75 mg, VO); se estas não estiverem disponíveis, pode-se usar sulfametoxazol + trimetoprima, 50/10 mg/kg/dia, divididos em duas administrações.

▶ VARICELA E HERPES-ZÓSTER

O vírus varicela-zóster (VVZ) é um herpesvírus cuja primoinfecção normalmente é adquirida por via respiratória na infância e que causa duas entidades distintas: varicela, que é a infecção primária (popularmente conhecida como catapora); e herpes-zóster, que ocorre por reativação da infecção (conhecida pelo nome popular cobreiro). Os humanos são os únicos reservatórios conhecidos para o VVZ.

■ VARICELA

Após um período de incubação de 10 a 21 dias, o paciente apresenta viremia, com febre, mal-estar e erupção cutânea disseminada, podendo comprometer a mucosa oral e vaginal. As lesões se caracterizam por máculas, pápulas e vesículas eritematosas e pruriginosas, evoluindo para crostas; o paciente costuma apresentar simultaneamente lesões em todas as fases evolutivas. Pacientes imunocomprometidos podem apresentar doença grave, com lesões muito numerosas, maiores do que as habituais (que variam de 5-10 mm nos imunocompetentes), muitas vezes de base hemorrágica, com cicatrização lenta e maiores riscos de complicações viscerais que, se não tratadas, podem levar a óbito em torno de 15% dos casos.

A varicela é altamente contagiosa, com taxas de ataque de 90% ou mais em indivíduos suscetíveis. O paciente é contagioso desde 48 h antes do início da erupção até todas as lesões terem entrado em fase crostosa.

As complicações da varicela incluem infecção secundária da pele, quase sempre por *S. aureus* ou *S. pyogenes*, pneumonia, miocardite e acometimento do SNC. Este geralmente se manifesta como ataxia cerebelar aguda e irritação meníngea, em 21 dias após o início da erupção cutânea, e costuma ter evolução benigna. Podem ocorrer meningite asséptica, encefalite, mielite transversa, síndrome de Guillain-Barré e, em crianças, síndrome de Reye.

A pneumonia por VVZ é a complicação mais grave e desenvolve-se com mais frequência em adultos (até 20% dos casos) do que em crianças. Inicia-se nos primeiros 3 a 5 dias da doença, com febre, cianose, dor pleurítica e hemoptise. A radiografia de tórax revela infiltrados intersticiais e nodulares. O quadro pulmonar costuma resolver-se paralelamente à resolução das lesões cutâneas.

■ HERPES-ZÓSTER

Representa reativação do VVZ dos gânglios das raízes dorsais, com erupção vesicular unilateral em determinado dermátomo, frequentemente associado à dor intensa, que pode preceder a erupção cutânea em 48 a 72 h.

Embora com taxa de transmissão pouco definida, o VVZ pode ser transmitido a pacientes suscetíveis, causando varicela. Ocorre sobretudo em pacientes a partir dos 50 anos de idade, podendo causar complicações significativas: síndrome de Ramsay-Hunt (dor e vesículas no conduto auditivo externo, perda do paladar nos dois terços anteriores da língua e paralisia facial ipsolateral), zóster oftálmico (com risco de cegueira) e neuralgia pós-herpética (dor que persiste por meses ou anos após a resolução das lesões cutâneas).

Pacientes imunocomprometidos (particularmente aqueles com doença de Hodgkin e linfomas não Hodgkin) apresentam risco de zóster grave e progressivo. Ocorre disseminação cutânea em até 40% desses pacientes, o que aumenta o risco de outras complicações, como pneumonite, meningoencefalite e hepatite.

DIAGNÓSTICO ▶ O diagnóstico de herpes-zóster e varicela é, essencialmente, clínico.

⬤ TRATAMENTO ▶

Varicela: em crianças imunocompetentes, raras vezes é recomendado. Em adolescentes e adultos, recomenda-se iniciar precocemente (dentro das primeiras 24 h da erupção) com aciclovir, 800 mg, VO, 5×/dia, valaciclovir, 1 g, VO, 8/8 h, ou fanciclovir, 250 mg, VO, 8/8 h), por 5 a 7 dias.

Herpes-zóster: quando não complicado, o herpes-zóster melhora mais rapidamente com tratamento antiviral, embora não reduza a ocorrência de neuralgia pós-herpética. Fanciclovir, 500 mg, 3×/dia, e valaciclovir, 1 g, 3×/dia, por 7 a 10 dias, são preferidos ao aciclovir, 800 mg, 5×/dia, por apresentarem vantagens farmacocinéticas e farmacodinâmicas.

Herpes-zóster e varicela em imunocomprometidos: aciclovir, 10 mg/kg/dose, IV, 8/8 h, por 7 dias.

Herpes-zóster oftálmico: antivirais, analgésicos e consulta imediata com oftalmologista.

▶ REFERÊNCIA

1. Brasil. Ministério da Saúde. Secretaria de Vigilância em Saúde. Departamento de DST, AIDS e Hepatites Virais. Protocolo clínico e diretrizes terapêuticas para atenção integral às pessoas com infecções sexualmente transmissíveis. Brasília: MS; 2015.

▶ LEITURAS RECOMENDADAS

Devido à dinâmica das doenças infecciosas, a maioria das indicações bibliográficas corre o risco de tornar-se rapidamente obsoleta.

Recomenda-se, assim, a consulta regular em *site* de associações, entidades ou bibliotecas na internet. Sugere-se bibliotecas virtuais como Pubmed o SciELO, sendo que, nesta última, são concentrados artigos de revistas latino-americanas, frequentemente em português, e sempre com texto integral disponível

CAPÍTULO 16

NEFROLOGIA

SAMANTHA PEREIRA DE SOUZA GONÇALVES DE OLIVEIRA
JOÃO BATISTA SALDANHA DE CASTRO FILHO
VERÔNICA VERLEINE HÖRBE ANTUNES
FABIANI PALAGI MACHADO
GUSTAVO GOMES THOMÉ
ELVINO BARROS

- ► Exame de urina 309
- ► Função tubular 310
- ► Eletrólitos 311
  - Cálcio 311
    - Hipocalcemia 311
    - Hipercalcemia 312
  - Fósforo 313
    - Hipofosfatemia 313
    - Hiperfosfatemia 313
  - Magnésio 314
    - Hipomagnesemia 314
    - Hipermagnesemia 314
- ► Potássio 315
  - Hipocalemia 315
  - Hipercalemia 316
- ► Sódio 316
  - Hiponatremia 316
  - Hipernatremia 317
- ► Equilíbrio acidobásico 318
  - Interpretação da gasometria arterial 318
    - Acidose metabólica 319
      - Acidose metabólica com ânion *gap* elevado 319
      - Acidose metabólica com ânion *gap* normal 320
    - Bicarbonato 320
      - Alcalose metabólica 321
      - Alcalose metabólica em situações especiais 321
    - Acidose respiratória 321
    - Alcalose respiratória 321
- ► Acidose tubular renal 322
  - Acidose tubular renal distal tipo I 322
  - Acidose tubular renal proximal tipo II 322
  - Acidose tubular renal tipo III 323
  - Acidose tubular renal distal tipo IV 323
- ► Contraste radiológico e nefrotoxicidade 324
- ► Doença renal crônica 325
- ► Glomerulopatias 328
- ► Síndromes clínicas relacionadas à doença glomerular 328
  - Alterações urinárias assintomáticas 328
  - Síndrome nefrótica 329
  - Síndrome nefrítica 330
  - Glomerulonefrite rapidamente progressiva 330
- ► Hematúria 331
- ► Hipertensão arterial resistente 333
- ► Hipertensão arterial secundária 333
- ► Infecção do trato urinário 334
- ► Insuficiência renal aguda 336
- ► Nefrolitíase 339
- ► Nefrite intersticial aguda 341
- ► Proteinúria 342

► EXAME DE URINA

O exame de urina avalia as características físicas e químicas da urina, além da análise do sedimento urinário, auxiliando na investigação de doenças do trato urinário.

Deve ser coletado o jato médio urinário, de preferência na primeira urina da manhã.

CARACTERÍSTICAS FÍSICAS ►

- **Cor:** amarelo-claro ao âmbar. É indicativo indireto da concentração urinária, sendo mais claro na urina diluída, e mais escuro na concentrada. Urina vermelha ou rosa pode indicar hematúria. A urina purulenta sugere infecção do trato urinário (ITU). Urina leitosa pode indicar depósito de fosfatos ou quilúria. Urina laranja pode ser devida ao uso de pyridium; azul ou verde, pelo uso de azul de metileno ou propofol. Urina esverdeada pode ser devido ao uso do antiparasitário nitazoxanida.

- **Densidade:** avalia a capacidade de concentração. Varia entre 1.005 e 1.040, conforme a hidratação do paciente. A densidade pode aumentar de acordo com a presença de solutos ou moléculas de elevado peso molecular.

CARACTERÍSTICAS QUÍMICAS ▶

- **pH:** varia entre 4,5 e 8,5 e reflete o grau de acidificação da urina. Pode aumentar com infecções/contaminação, uso de diuréticos, vômitos, hiperaldosteronismo primário, alcalose respiratória ou metabólica, ou após as refeições.
- **Proteínas:** expressa em traços ou cruzes (1+ a 4+), sendo considerada a relação a seguir:
  - 1+: 30 mg/dL.
  - 2+: 100 mg/ dL.
  - 3+: 300 mg/dL.
  - 4+: > 1.000 mg/dL.

  As tiras reagentes são sensíveis à presença de albumina, sendo pouco sensíveis a outras proteínas, como as de cadeia leve.
- **Glicose:** ocorre em paciente com hiperglicemia (glicose sérica > 180 mg/dL), ou em pacientes com redução da reabsorção tubular de glicose (gestação, síndrome de Fanconi).
- **Cetona:** rastreamento de cetoacidose. Pode ocorrer no diabetes melito (DM), no jejum prolongado, em dietas com alto teor de gordura, na febre e no hipertireoidismo.
- **Bilirrubina:** indica hiperbilirrubinemia direta, doença hepática ou obstrução biliar.
- **Urobilinogênio:** encontra-se reduzido nos casos de icterícia obstrutiva, e elevado em outras causas de icterícia.
- **Hemoglobina:** serve como rastreamento para hematúria. Se positiva na ausência de hemácias na análise do sedimento urinário, pode dever-se à mioglobinúria.
- **Nitrito:** teste de rastreamento para bacteriúria, que se baseia na habilidade de bactérias gram-negativas converterem o nitrato urinário em nitrito.
- **Esterase leucocitária:** marcador indireto de leucocitúria. Serve como rastreamento para infecção urinária.

SEDIMENTO URINÁRIO ▶

- **Cilindros:** são depósitos proteicos moldados no lúmen do túbulo renal, podendo conter células, lipídeos ou outras substâncias (Quadro 16.1).
- **Células tubulares renais:** provêm do epitélio tubular. Em pequena quantidade, não possuem significado patológico. Quando em mais de uma célula por campo de grande aumento, podem indicar dano tubular renal.
- **Células lipídicas:** células tubulares que contêm lipídeos absorvidos. Podem ocorrer na síndrome nefrótica (SN), no DM, na eclâmpsia, no trauma com fratura óssea, ou nas intoxicações por fósforo (P) ou monóxido de carbono (CO).
- **Cristais:** são formados por diversas substâncias, como urato, oxalato de cálcio ou trifosfato. Possuem significado clínico variável (Quadro 16.2).
- **Hemácias:** quando for superior a 3 por campo, configuram hematúria. Podem ter origem glomerular ou de qualquer parte do trato urinário.
- **Leucócitos:** quando for superior a 5 por campo, sugerem processo inflamatório do trato urinário. Se em números altos, na maioria das vezes, configuram ITU.

QUADRO 16.1 ▶ CILINDROS NO SEDIMENTO URINÁRIO E SEUS SIGNIFICADOS

- **Hialino:** homogêneo, formado por proteína de Tamm-Horsfall. Fisiológico, estase urinária
- **Granuloso:** raramente é fisiológico, sua presença significativa indica nefropatia inespecífica; quando pigmentado, indica necrose tubular aguda, glomerulopatia ou hipertensão maligna
- **Leucocitário:** cilindro hialino com leucócitos no interior. Inflamação renal
- **Hemático:** inclusão de hemácias. Glomerulonefrite, nefrite intersticial
- **Epitelial:** formado por células tubulares, indica lesão tubular
- **Céreo:** é homogêneo, opaco, refringente, de extremidades irregulares. Representa degeneração de cilindro granuloso, lesão tubular, doença renal crônica
- **Lipídico:** transparente, com inclusão de gotas de lipídeos. Ocorre na síndrome nefrótica
- **Largo:** granuloso ou céreo, com grande diâmetro. Tem origem no túbulo dilatado ou no ducto coletor. Ocorre na insuficiência renal

---

- **Bactérias:** quando concomitantes com a leucocitúria, sugerem ITU. Podem estar presentes por contaminação nas amostras mal coletadas.
- **Fungos:** podem indicar infecção fúngica.

▶ FUNÇÃO TUBULAR

- **Concentração/diluição renal:** ver Tabela 16.1.
  - **Defeito na concentração urinária:** origem central (ausência de hormônio antidiurético [ADH]) ou renal (falta de resposta ao ADH ou tonicidade medular diminuída). Avaliação pelo teste de privação de água.
  - **Defeito de diluição urinária:** origem central (excesso de ADH) ou renal (diminuição da reabsorção de NaCl distal ou da oferta de soluto distal). Avaliação após ingestão de 1,5 L de água em 30 a 45 min (normal = densidade ≤ 1.003, osmolaridade urinária ≤ 80 mOsm/kg).
- **Acidificação renal:** detecta acidose tubular renal (ATR) quando o pH urinário for maior do que 5,5 após jejum de 12 h e teste com 100 mg/kg de cloreto de amônio.

QUADRO 16.2 ▶ CRISTAIS NO SEDIMENTO URINÁRIO

- **Cristais de ácido úrico:** em urina ácida, em que ocorre precipitação do urato
- **Cristais de fosfato de cálcio:** formam-se com pH alcalino
- **Cristais de cistina:** forma hexazonal. São diagnósticos de cistinúria
- **Cristais de fosfato de amônio de magnésio:** infecção por organismo produtor de urease – *Proteus* ou *Klebsiella*, aumento da produção de amônia e elevação do pH urinário

TABELA 16.1 ▶ CONCENTRAÇÃO E DILUIÇÃO RENAL

	OSMOLARIDADE URINÁRIA COM PRIVAÇÃO DE ÁGUA (mOsm/kg DE ÁGUA)	AUMENTO DA OSMOLARIDADE URINÁRIA APÓS ADH
Normal	> 800	< 9%
Diabetes insípido central	< 300	> 9%
Diabetes insípido nefrogênico	< 300-500	Pouco ou nenhum
Polidipsia primária	> 500	< 9%

ADH, hormônio antidiurético.

ELETRÓLITOS

As concentrações e as composições dos eletrólitos são apresentadas na Tabela 16.2, e na Tabela 16.3, são listadas as osmolaridades e a composição das soluções.

▶ CÁLCIO

Nível sérico normal do Ca total: 8,5 a 10,3 mg/dL.
Nível sérico normal do Ca ionizado: 4,5 a 4,8 mg/dL.
O cálculo da correção do cálcio pela albumina pode ser visto no Quadro 16.3.

TABELA 16.2 ▶ CONCENTRAÇÕES E COMPOSIÇÕES DOS ELETRÓLITOS

ELETRÓLITOS	COMPOSIÇÃO
NaCl 20% (20 mL)	3,42 mEq/mL Na
KCl 10% (10 mL)	1,34 mEq/mL K
MgSO$_4$ 50%	4,06 mEq/mL Mg
Gluconato de Ca 10%	0,45 mEq/mL Ca
Fosfato ácido de K 10%	2 mEq/mL K e P
NAHCO$_3$ 8,4	1 mEq/mL HCO$_3^-$

TABELA 16.3 ▶ OSMOLARIDADE E COMPOSIÇÃO DAS SOLUÇÕES

SOLUÇÃO	OSMOLARIDADE (mOsm/L)	COMPOSIÇÃO (mEq/L)
Glicose 5%	252	Glicose = 50 g/L
Glicose 50%	2.520	Glicose = 500 g/L
NaCl 0,9%	308	Na 154; Cl 154
NaCl 3%	1.027	Na 513; Cl 513
NaHCO$_3$ 8,4%	2.000	Na 1.000; HCO$_3$ 1.000
Ringer lactato	272	Na 130; Cl 109; K 4; Ca 3; Lactato 28

QUADRO 16.3 ▶ CORREÇÃO DO CÁLCIO PELA ALBUMINA

$Ca_{corrigido} = Ca + [0,8 \times (4 - Alb)]$

Ca = cálcio sérico: mg/dL
Alb = albumina sérica: g/dL

Importante: Corrigir o cálcio total em 0,8 mg/dL para cada 1 g de albumina quando ela estiver abaixo de 4 g.

■ HIPOCALCEMIA

CAUSAS ▶ Ver Quadro 16.4.

APRESENTAÇÕES CLÍNICAS ▶

- **Neuromusculares:** parestesias, cãibras, sinais de Chvostek e Trousseau, laringospasmo, broncoespasmo, tetania, irritabilidade, convulsões, transtornos neuropsiquiátricos e sintomas extrapiramidais.
- **Cardiovasculares:** prolongamento do intervalo QT, arritmias, hipotensão, insuficiência cardíaca (IC), insensibilidade aos digitálicos.
- **Ósseas:** dor, fraturas, osteíte fibrosa, osteomalácia e raquitismo.
- **Cutâneas (hipocalcemia crônica):** hiperpigmentação, xerose, eczema, queda de cabelo, unhas quebradiças, anormalidades na dentição, catarata subcapsular.

Importante: hipomagnesemia, hipocalemia, alcalose e descarga adrenérgica potencializam esses sintomas.

●TRATAMENTO ▶

Hipocalcemia leve assintomática (Ca iônico > 3,2/Ca total 8-8,5 mg/dL): reposição de cálcio, via oral (VO) (carbonato ou citrato de cálcio), 500 mg a 4 g, 3×/dia. Reposição de vitamina D em situações de hipovitaminose.

Hipocalcemia sintomática (Ca iônico < 2,8/Ca total < 7 mg/dL): gluconato de cálcio 10%, 1 a 2 ampolas diluídas em 50 a 100 mL de soro glicosado (SG) 5% (pode ser diluído em solução fisiológica [SF] 0,9%), intravenoso (IV), em 10 min. Repetir, se necessário, para controlar os sintomas. Reposições rápidas estão associadas a arritmias. Se a hipocalcemia for persistente, realizar infusão contínua

QUADRO 16.4 ▶ CAUSAS DE HIPOCALCEMIA

- **Pseudo-hipocalcemia:** secundária à hipoalbuminemia, deve-se corrigir o Ca conforme a fórmula mencionada ou com a dosagem da fração ionizada
- **Hipoparatireoidismo:**
  - Irradiação ou remoção cirúrgica (tireoidectomia, paratireoidectomia, cirurgia cervical radical)
  - Doença infiltrativa (hemocromatose, doença de Wilson, sarcoidose, amiloidose, metástases)
  - Congênito (idiopático, síndrome de DiGeorge, síndrome poliglandular autoimune tipo 1)
  - Inibição da liberação de PTH (hipomagnesemia grave, excesso de vitamina D)
- **Resistência à ação do PTH:** deficiência de vitamina D, hipomagnesemia, pseudo-hipoparatireoidismo
- **Estados não relacionados ao PTH:** hiperfosfatemia, quelação por citrato ou EDTA, pancreatite aguda, rabdomiólise, metástases osteoblásticas, medicamentos (bifosfonatos, calcitonina, nitrato de gálio, cisplatina, citosine arabinosine, doxorrubicina, cetoconazol, pentamidina, foscarnet, furosemida e colchicina), síndrome do choque tóxico

Ca; cálcio; EDTA, ácido etilenodiaminotetracético; PTH; paratormônio.

---

com cinco ampolas de gluconato de cálcio 10%, diluídas em 500 mL de SG 5%, a 50 mL/h (45 mg de Ca elemento/h), ajustando, para manter a calcemia no limite inferior da normalidade. Os níveis costumam se estabilizar nas primeiras 6 h de reposição. Iniciar suplemento de cálcio, VO, e vitamina D (calcitriol 0,25-0,5 µg/dia).

- A hipomagnesemia deve ser corrigida, pois induz resistência e diminui a secreção do PTH.
- A hipocalcemia associada à hiperfosfatemia secundária à lise tumoral tem tratamento próprio, que inclui diálise e medidas para hiperfosfatemia.

■ HIPERCALCEMIA

Etiologia ▶ Ver Quadro 16.5.

APRESENTAÇÕES CLÍNICAS ▶

- **Gastrintestinais:** constipação, anorexia, náuseas, vômitos, pancreatite, úlcera péptica.
- **Neuropsiquiátricas:** dificuldade de concentração, alteração de personalidade, ansiedade, depressão, confusão, sonolência, coma, reflexos tendinosos profundos diminuídos.
- **Renais:** poliúria, litíase, nefrocalcinose, insuficiência renal aguda (IRA), doença renal crônica (DRC), disfunção tubular e alterações acidobásicas.
- **Cardiovasculares:** encurtamento do intervalo QT, bradicardia, bloqueio atrioventricular (BAV) de 1º grau, arritmias, sensibilidade aumentada ao digitálico, hipertensão arterial sistêmica (HAS).
- **Músculoesqueléticas e cutâneas:** fraqueza muscular, osteíte fibrosa cística, pseudogota, condrocalcinose, prurido.
- **Oculares:** calcificação da conjuntiva e da córnea.

TRATAMENTO ▶ Na presença de sintomas ou de Ca sérico > 12 a 14 mg/dL.

- **Hidratação vigorosa:** SF 0,9%, 200 a 300 mL/h, procurando manter um débito urinário de 100 a 150 mL/h. Atenção nos casos de insuficiência cardíaca congestiva (ICC) ou IRA oligúrica.

- **Diuréticos de alça:** furosemida, 20 a 40 mg, de 6/6 h a 12/12 h. Apenas quando estabelecida euvolemia. Manter infusão salina, para prevenir hipovolemia.
- **Bifosfonatos:** tratamento de primeira escolha, principalmente em hipercalcemia relacionada à neoplasia maligna. Eficácia menor em hiperparatireoidismo primário. Inibem a atividade dos osteoclastos. Início de ação em 24 a 72 h.
  - **Pamidronato:** 60 a 90 mg, diluídos em 500 a 1.000 mL de SF a 0,9%, IV, em 2 a 24 h. O efeito do medicamento permanece, em média, por 15 dias.

QUADRO 16.5 ▶ CAUSAS DE HIPERCALCEMIA

PTH ELEVADO
- Hiperparatireoidismo primário → adenoma solitário de paratireoide (80% dos casos)
- Hiperparatireoidismo secundário à DRC
- Hipercalcemia hipocalciúrica familiar
- Hipercalcemia induzida pelo lítio

PTH SUPRIMIDO
- Neoplasias
  - Produção tumoral de PTHrP: pulmão, esôfago, cabeça e pescoço, mama, rim, ovário, bexiga
  - Hipercalcemia osteolítica
  - Produção aumentada de 1,25 hidroxi-vitamina D pelo tecido linfoide (linfomas)
- Doenças granulomatosas → aumento da conversão de 25-OH-vitamina D
- Medicamentos: diurético tiazídico, antiestrogênicos, GH, aminofilina, intoxicação por vitaminas A e D, ganciclovir, tamoxifeno

OUTRAS
- Tireotoxicose, feocromocitoma, insuficiência suprarrenal, imobilização prolongada, IRA e DRC, doença de Paget, rabdomiólise na fase de recuperação, intoxicação por alumínio, síndrome do leite-álcali

DRC, doença renal crônica; GH, hormônio do crescimento; IRA, insuficiência renal aguda; PTH, paratormônio; PTHrp, peptídeo relacionado ao paratormônio.

- **Zolendronato:** 4 mg, IV, em 15 min. Mais potente, porém com maior toxicidade renal.
- **Clodronato:** 300 mg, IV, administrar em 2 h, 1×/dia, repetir até retorno dos níveis de cálcio ao normal (em geral, 2-5 dias). Não exceder 7 dias de uso. **Alternativa:** infusão única de 1.500 mg, em pelo menos 4 h. Necessita correção de dose conforme a função renal (taxa de filtração glomerular estimada [TFGe] 12-50 mL/min: 75% da dose; TFGe < 12 mL/min, administrar 50% da dose.

- **Calcitonina:** inibe os osteoclastos e aumenta a excreção renal de cálcio. O início de ação é rápido (4 h), porém seu efeito é limitado (redução de 1-2 mg/dL) e transitório (48 h) devido ao desenvolvimento de taquifilaxia. Dose: 4 a 8 U/kg, intramuscular (IM) ou subcutânea (SC), 6/6 ou 12/12 h.
- **Glicocorticosteroide:** para doenças que cursam com aumento da vitamina D (exógena, doenças granulomatosas, linfoma) – hidrocortisona 100-200 mg, IV, 8/8 h; ou prednisona 20 a 40 mg, por 3 a 5 dias.
- **Denosumabe:** anticorpo monoclonal humano que bloqueia a ação dos osteoclastos. É usado na hipercalcemia da malignidade, nos casos de insuficiência renal em que os bifosfonatos são contraindicados ou que há resistência a eles. Eliminação não renal. Dose: 60 a 120 mg, SC, 4/4 semanas.
- **Diálise:** utilizada na refratariedade às medidas anteriores ou quando a hidratação vigorosa não é possível (cardiopatia e insuficiência renal).

Nota: Pacientes com hipercalcemia < 12 mg/dL geralmente não requerem tratamento imediato, mas devem ser orientados sobre fatores agravantes de hipercalcemia (ver **Quadro 16.5**).

▶ FÓSFORO

O valor normal do fósforo (P) sérico é de 2,8 a 4,5 mg/dL.

■ HIPOFOSFATEMIA

ETIOLOGIA ▶ As causas da hipofosfatemia estão descritas no **Quadro 16.6**.

APRESENTAÇÕES CLÍNICAS ▶ Geralmente com P < 2 mg/dL, mais dependentes da velocidade da instalação da hipofosfatemia do que propriamente ao déficit de P.

- **Neurológicas:** parestesias, tremores, ataxia, encefalopatia, convulsões, coma.
- **Hematológicas:** hemólise, disfunção leucocitária e plaquetária.
- **Musculares:** miopatia proximal, rabdomiólise.
- **Ósseas:** osteomalácia ou raquitismo.
- **Renais:** acidose metabólica hiperclorêmica, hipercalciúria, hipermagnesiúria.
- **Cardíacas:** insuficiência cardíaca.

◉ TRATAMENTO ▶

- **Hipofosfatemia assintomática:** suplementação alimentar (leite e derivados) ou suplementos orais na dose de 1 a 3,5 g/dia, exceto em pacientes com nefrocalcinose ou nefrolitíase com perda urinária de fosfato.
- **Hipofosfatemia sintomática:**
  - P entre 1 e 1,9 mg/dL: reposição oral.
  - P < 1 mg/dL: reposição IV → repor 0,9 mg/kg/h. Dosar o P a cada 6 h (**Quadro 16.7**).

■ HIPERFOSFATEMIA

ETIOLOGIA ▶ A causa mais comum é a redução da excreção urinária de P causada por doenças renais agudas ou crônicas (**Quadro 16.8**).

APRESENTAÇÕES CLÍNICAS ▶ A maior implicação clínica é representada pela deposição de P e Ca em tecidos moles. Suspeita-se que a hiperfosfatemia crônica represente um importante papel na calcificação vascular. Hiperfosfatemia na DRC pode levar a hiperparatireoidismo secundário e osteodistrofia renal. Em casos extremos, pode levar à calcifilaxia.

◉ TRATAMENTO ▶

- **Aguda e sintomática:** hidratação parenteral; hemodiálise (casos de insuficiência renal ou IC). O uso de glicoinsulina

---

QUADRO 16.6 ▶ CAUSAS DE HIPOFOSFATEMIA

- **Absorção intestinal diminuída:** dieta inadequada, abuso de antiácidos contendo Al e Mg, esteatorreia e diarreia, deficiência ou resistência à vitamina D
- **Excreção urinária aumentada:** hiperparatireoidismo primário e secundário, deficiência ou resistência à vitamina D, síndrome de Fanconi, distúrbio tubular induzido pelo álcool, transplante renal, diabetes descompensado, hipertireoidismo, osteomalácia oncogênica, raquitismo hipofosfatêmico ligado ao cromossomo X, medicamentos (acetazolamida, calcitonina, diuréticos, glicocorticosteroide, bicarbonato), hidratação vigorosa
- **Desvio para o intracelular:** secreção de insulina na realimentação (NPT), alcalose respiratória aguda, correção da acidose, síndrome da fome óssea, envenenamento por salicilatos, glicose

Al, alumínio; Mg, magnésio; NPT, nutrição parenteral total.

QUADRO 16.7 ▶ FÓRMULA DE SOLUÇÃO-PADRÃO PARA REPOSIÇÃO INTRAVENOSA DE FÓSFORO

Solução-padrão: 230 mL de SF 0,9% + 20 mL de fosfato de potássio (infusão em 5 h)

Obs.: 1 mL de fosfato de Na = 93 mEq P + 4 mEq de Na
1 mL de fosfato de K = 93 mEq P + 4,3 mEq de K

QUADRO 16.8 ► CAUSAS DE HIPERFOSFATEMIA

- **Sobrecarga de P:** suplementação IV ou VO, enemas ou laxativos contendo fosfato de sódio, hipervitaminose D
- **Redistribuição para o extracelular:** estados hipercatabólicos, hemólise, hepatite fulminante, hipertermia, rabdomiólise, lise tumoral, leucemia aguda, acidose respiratória e metabólica (acidose láctica e cetoacidose)
- **Excreção renal diminuída:** IRA e DRC, hipoparatireoidismo, pseudo-hipoparatireoidismo, acromegalia, bifosfonatos, calcinose tumoral
- **Pseudo-hiperfosfatemia:** hemólise durante coleta/processamento do sangue, paraproteinemias (mieloma), hipertrigliceridemia e hiperbilirrubinemia

DRC, doença renal crônica; IRA, insuficiência renal aguda; IV, intravenosa; VO, via oral.

(semelhante ao tratamento da hipercalemia) pode aumentar o *shift* intracelular de P.

- **Crônica:** restrição dietética; quelantes: hidróxido de alumínio (pouco utilizado pelo risco de intoxicação), carbonato de cálcio, sevelamer. Os quelantes devem ser utilizados junto com as refeições, para limitar a absorção de fosfato pelo trato gastrintestinal.

► MAGNÉSIO

O nível sérico normal é de 1,5 a 2,5 mEq/L.

■ HIPOMAGNESEMIA

ETIOLOGIA ► As causas de hipomagnesemia estão descritas no **Quadro 16.9**.

A hipomagnesemia tem sido relatada em usuários crônicos de omeprazol e outros inibidores da bomba de prótons (IBP), com mecanismo provável relacionado à má absorção intestinal de Mg.

APRESENTAÇÕES CLÍNICAS ►

- **Neuromusculares:** tetania, tremor, asterix, fasciculações, nistagmo, fraqueza muscular, dificuldade de concentração, alucinações, apatia, depressão, confusão, convulsões.

- **Cardiovasculares:** arritmias, assistolia, IC, hipertensão, precipitação de intoxicação digitálica, espasmo arterial coronariano. Eletrocardiografia (ECG): depressão de ST e achatamento ou inversão da onda T.
- **Alterações eletrolíticas:** hipocalemia, hipocalcemia refratária à reposição.

● TRATAMENTO ►

- **Hipomagnesemia assintomática:** dieta rica em Mg ou suplemento VO (300-600 mg/dia).
- **Hipomagnesemia sintomática:** $MgSO_4$ 50% (500 mg/mL), 6 a 12 mL diluídos em 250 a 500 mL de SG 5%, 1×/dia, por 3 a 5 dias.
  - □ Pacientes portadores de DRC estão sob risco aumentado de hipermagnesemia, logo, devem receber dose reduzida de Mg, além da monitoração diária da concentração sérica de Mg durante a reposição.
  - □ 1 g de sulfato de magnésio = 98,6 mg de Mg elementar = 8,12 mEq de Mg elementar.

■ HIPERMAGNESEMIA

ETIOLOGIA ► As causas de hipomagnesemia estão descritas no **Quadro 16.10**.

APRESENTAÇÕES CLÍNICAS ► Hiporreflexia; náuseas e vômitos; hipotensão, distúrbios de condução cardíacos, depressão respiratória.

QUADRO 16.9 ► CAUSAS DE HIPOMAGNESEMIA

- **Diminuição da ingesta:** desnutrição, alcoolismo
- **Perdas gastrintestinais:** diarreia e esteatorreia, má absorção, drenagem por SNG, abuso de laxantes, ressecção intestinal, fístula intestinal
- **Perdas renais:** síndromes de Bartter e Gitelman, expansão do volume extracelular ou da carga de sódio, CAD, hipercalcemia, hipertireoidismo, hiperaldosteronismo, hipoparatireoidismo, fase poliúrica da IRA, alcoolismo, ATR, SIADH, diurese osmótica, medicamentos (diuréticos, cisplatina, aminoglicosídeos, ciclosporina, anfotericina B, pentamidina)
- **Desvio para o intracelular:** pancreatite, sepse, síndrome da fome óssea, transfusão excessiva, realimentação, fármacos vasoativos

ATR, acidose tubular renal; CAD, cetoacidose diabética; IRA, insuficiência renal aguda; SIADH, síndrome da secreção inapropriada de hormônio antidiurético (do inglês *syndrome of inappropriate antidiuretic hormone secretion*); SNG, sonda nasogástrica.

QUADRO 16.10 ► CAUSAS DE HIPERMAGNESEMIA

- IRA e DRC
- Insuficiência suprarrenal
- Uso de antiácidos e laxantes contendo magnésio em pacientes com perda de função renal e em idosos
- Sobrecarga de magnésio (tratamento de eclâmpsia e arritmias, excesso na solução de diálise e na nutrição enteral/parenteral)

DRC, doença renal crônica; IRA, insuficiência renal aguda.

TRATAMENTO ▶

- Suspender compostos contendo Mg. Essa medida pode ser suficiente em pacientes com função renal normal. Em pacientes com DRC moderada, pode ser utilizada hidratação com SF a 0,9%, associada a um diurético de alça.
- Administração de 1 a 2 ampolas de gluconato de cálcio, IV, como antagonista.
- Diálise é indicada somente em casos de hipermagnesemia grave em pacientes com insuficiência renal (especialmente em pacientes com alterações neurológicas: sonolência, coma, paralisia).

▶ POTÁSSIO

O nível sérico normal é de 3,5 a 5,5 mEq/L.

■ HIPOCALEMIA

ETIOLOGIA ▶ As causas de hipocalemia estão descritas no Quadro 16.11.

APRESENTAÇÕES CLÍNICAS ▶ Em geral, quando K < 2,5 mEq/L.

- Fraqueza muscular, fadiga, parestesias, cãibras, constipação, íleo adinâmico, vômitos, hipotensão, poliúria (tubulopatia), rabdomiólise, encefalopatia hepática no cirrótico, arritmias.
- Alterações no ECG: achatamento de onda T, onda U proeminente e depressão do segmento ST (Fig. 16.1).

TRATAMENTO ▶

- **Hipocalemia leve/moderada (K > 3):** reposição por VO, 40-80 mEq/dia (3-6 g de KCl/dia).
  - KCl xarope 6% (15 mL = 12 mEq): 15-30 mL, 3 ×/dia.
  - KCl comprimido (1 cp = 600 mg = 6 mEq):1-2 cp, 3-4 ×/dia.
- **Hipocalemia grave:** reposição por via venosa.
  - K > 2,5 mEq/L sem alterações no ECG: 30 mEq/L em SF (10 mEq/h).
  - K < 2,5 mEq/L com alterações no ECG: 60 mEq/L em SF (40 mEq/h).
    - 30 mL KCl 10% + 70 mL SF, infundir em 1 h em cateter central.
    - 30 mL KCl 10% + 220 mL SF, infundir em 4 h em veia periférica.
    - Manter o paciente com monitoração cardíaca contínua, dosando o K a cada 4 h.

Importante:
- Soluções muito concentradas devem ser evitadas, pois podem causar flebite.
- Não fazer uso de soluções glicosadas, pois podem reduzir a calemia.
- Concentração máxima em veia periférica = 40 mEq/h.
- Concentração máxima em veia central = 60 mEq/h.

QUADRO 16.11 ▶ CAUSAS DE HIPOCALEMIA

- **Diminuição da ingesta:** isoladamente é causa rara. Necessidade diária: 0,5-1,5 mEq/kg
- **Perdas extrarrenais (potássio urinário < 20 mEq/dia):** diarreia, fístulas gastrintestinais, uso de catárticos, sudorese profusa, adenoma viloso de cólon, síndrome de Zollinger-Ellison
- **Perdas renais (potássio urinário > 30 mEq/dia):** ATR tipos I e II, síndrome de Cushing, hiperplasia suprarrenal congênita, hiperaldosteronismo primário, HAS maligna, HAS renovascular, tumor secretor de renina, síndrome de Liddle, síndrome de Gitelman, síndrome de Bartter, hipomagnesemia, vômitos, medicações (diuréticos de alça e tiazídicos, anfotericina B, aminoglicosídeos e penicilinas)
- **Desvio para o intracelular:** alcalose metabólica, medicações (agonistas β-adrenérgicos, teofilina, intoxicação por cloroquina, insulina, cafeína), paralisia periódica hipocalêmica, tireotoxicose, controle da anemia megaloblástica, hipotermia, pico de adrenalina no estresse

ATR, acidose tubular renal; HAS, hipertensão arterial sistêmica.

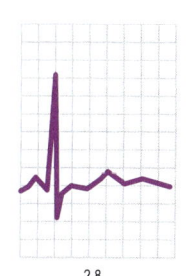

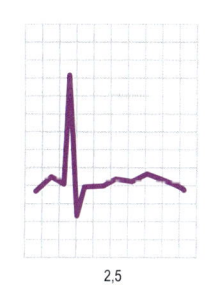

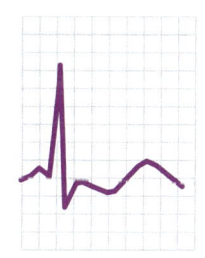

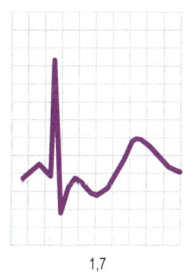

| 2,8 | 2,5 | 2,0 | 1,7 |

FIGURA 16.1 ▶ ALTERAÇÕES DE HIPOCALEMIA NO ELETROCARDIOGRAMA.

- Velocidade ideal para reposição = 5-10 mEq/h.
- Velocidade máxima para reposição = 20-30 mEq/h.

■ HIPERCALEMIA

ETIOLOGIA ▶ As causas de hipercalemia estão descritas no **Quadro 16.12**.

APRESENTAÇÕES CLÍNICAS ▶ Geralmente observadas com K > 6,5 mEq/L.

- Fraqueza, parestesias, arreflexia, bradicardia, assistolia.
- Alterações no ECG: onda T apiculada (> 6,5 mEq/L), prolongamento de PR e achatamento de P (> 7 mEq/L) e alargamento de QRS (> 7,5 mEq/L) (**Fig. 16.2**).

● TRATAMENTO ▶

- **Gluconato de cálcio, IV:** deve ser administrado imediatamente se houver alterações no ECG como medida cardioprotetora, prevenindo arritmias mais graves, mesmo sem baixar os níveis séricos. A dose pode ser repetida em 30 a 60 min, se houver permanência das alterações e caso o Ca sérico não esteja elevado.
- **Gluconato de cálcio 10%:** 10 mL, IV, durante 5 a 10 min. Pode ser diluído em 100 mL de SF 0,9% ou SG 5%.

QUADRO 16.12 ▶ CAUSAS DE HIPERCALEMIA

- **Diminuição da excreção de potássio:** IRA e DRC; hipoaldosteronismo: ATR tipo IV e doença de Addison; medicamentos retentores de potássio: IECA, ARA II, AINES, diuréticos poupadores de potássio, heparina, trimetropima, ciclosporina, tacrolimo
- **Desvio do intra para o extracelular:** rabdomiólise, acidose metabólica, lise tumoral, bloqueio α-adrenérgico, hiperosmolaridade (CAD, síndrome osmolar não cetótica, hipernatremia), succinilcolina, intoxicação digitálica, paralisia periódica familiar
- **Pseudo-hipercalemia:** coleta inadequada: hemólise, garroteamento firme; estados associados com aumento do número de células hematológicas: trombocitose, leucocitose, poliglobulia

AINEs, anti-inflamatórios não esteroides; ARA II, antagonistas do receptor da angiotensina II; ATR, acidose tubular renal; CAD, cetoacidose diabética; DRC, doença renal crônica; IECAs, inibidores da enzima conversora da angiotensina; IRA, insuficiência renal aguda.

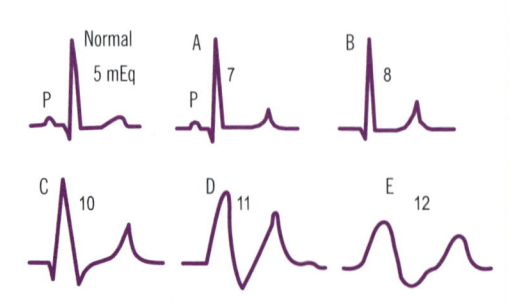

FIGURA 16.2 ▶ ALTERAÇÕES DE HIPERCALEMIA NO ELETROCARDIOGRAMA.

- **Furosemida:** 40 a 160 mg, IV, até de 4/4 h.
- **Glicoinsulina:** insulina regular humana, 10 UI, diluídas em 50 mL de SG 50%. Administrar em 30 min a 1 h. Controle com hemoglicoteste (HGT) de 15/15 min. Em pacientes com glicose acima de 250 mg/dL, pode ser utilizada insulina sem a infusão concomitante de glicose. Monitorar HGT, de h/h, por 5 a 6 h, devido ao risco de hipoglicemia.
- **β-adrenérgicos:** nebulização com fenoterol ou salbutamol, 10 gotas, 4/4 h. É recomendado, *off-label*, o uso de doses maiores, 10 a 20 mg (40-80 gotas), por 10 min de nebulização.
- **Bicarbonato de sódio 8,4%:** 1 mEq/kg/peso, IV lento, até de 4/4 h (particularmente importante na acidose).
- **Poliestirenossulfonato de cálcio** (resinas trocadoras de íons – poliestirenossulfonato de cálcio): 30 g, divididos em 4 a 6 doses diárias. Associar laxativo.

  Nota: atualmente, a preferência é ser usado como enema de retenção, utilizando-se 60 g dissolvidos em 500 mL da solução de enema glicerinado. O melhor resultado é obtido quando o enema de retenção é mantido por, pelo menos, 2 h. Pode-se repetir o procedimento a cada 4 h.
- **Diálise:** a hemodiálise é mais efetiva em remover K do que a diálise peritoneal. A hemodiálise é indicada quando outras medidas foram insuficientes e naqueles pacientes com insuficiência renal (**Tab. 16.4**).

▶ SÓDIO

Nível sérico normal é de 135 a 145 mEq/L (135 mEq/L = 310,35 mg/dL = 135 mmol/L).

■ HIPONATREMIA

- **Hiponatremia hipotônica (verdadeira):** excesso de água livre + hipo-osmolaridade.
- **Hiponatremia isotônica (pseudo-hiponatremia):** hiperlipidemia ou hiperproteinemia extremas (mieloma múltiplo).
- **Hiponatremia hipertônica:** estados de hiperglicemia acentuada e na administração de manitol. Para cada 100 mg/dL de aumento na glicemia, a natremia cai em 1,6 mEq/L.

$$\text{Osm} = 2\times [\text{Na}] + \frac{\text{Glicose}}{18} + \frac{\text{Ureia}}{6}$$

ETIOLOGIA ▶ As causas de hiponatremia estão descritas no **Quadro 16.13**.

APRESENTAÇÕES CLÍNICAS ▶ Fraqueza, anorexia, vômitos, cãibras, hipotermia, mal-estar, sonolência, confusão, convulsões e coma.

TABELA 16.4 ▶ ALTERNATIVAS NO MANEJO DA HIPERCALEMIA			
	LEVE (5-6 mEq/L)	**MODERADA** (6,1-7 mEq/L)	**GRAVE** (> 7 mEq/L)
Furosemida	Possível	Possível	Possível
Poliestirenossulfonato de cálcio (Sorcal®)	Possível	Sim	Sim
β_2-agonista	Em geral, não necessário	Sim	Sim
Glicoinsulina	Em geral, não necessário	Sim	Sim
Bicarbonato	Em geral, não indicado	Em geral, não indicado	Útil em acidose
Diálise	Em geral, não indicada	Pode ser indicada	Pode ser indicada

QUADRO 16.13 ▶ CAUSAS DE HIPONATREMIA

- **Hiponatremia com diminuição do volume extracelular (hipovolêmica)**
- **Perdas renais (sódio urinário > 20 mEq/L):** diuréticos, insuficiência suprarrenal, nefropatia perdedora de sal, ATR (bicarbonatúria), cetonúria, diurese osmótica
- **Perdas extrarrenais (sódio urinário < 10 mEq/L):** diarreia, vômitos, hemorragia, perdas para o terceiro espaço (pancreatite, trauma, peritonite), esmagamento muscular ou queimaduras
- **Hiponatremia com volume extracelular normal (euvolêmica):** hipotireoidismo; insuficiência suprarrenal; SIADH: urina concentrada e hipertônica (sódio urinário > 20 mEq/L e osmolaridade urinária > 100 mOsm/kg), hipouricemia e exclusão de doença renal, tireoideana ou suprarrenal. Principais causas: pós-operatório, neoplasia pulmonar e outras pneumopatias, doenças do sistema nervoso central (AVC, hemorragia, trauma, meningite), legionelose, Aids, uso de clorpropamida, carbamazepina, neurolépticos, quimioterápicos
- **Hiponatremia com aumento do volume extracelular (hipervolêmica):** ICC, cirrose com ascite, síndrome nefrótica e insuficiência renal oligúrica

Aids, síndrome da imunodeficiência adquirida; ATR, acidose tubular renal; AVC, acidente vascular cerebral; ICC, insuficiência cardíaca congestiva; SIADH, síndrome de secreção inapropriada do hormônio antidiurético.

TRATAMENTO ▶ Correção da causa básica.

- **Hipovolemia.** reposição volêmica (SF 0,9%).
- **Euvolemia e hipervolemia:** restrição hídrica (800-1.000 mL/dia) e furosemida.
- **Hiponatremia aguda (< 48 h) sintomática (geralmente com Na < 125 mEq/L):** solução salina hipertônica a 3% (SF 0,9% com NaCl 20%, relação 9.1). O Na sérico não deve ser elevado mais do que 0,5 a 1 mEq/L/h, ou 12 mEq em 24 h, devido ao risco de mielinólise pontina cerebral.

A diálise é recomendada apenas nos casos de instalação súbita em pacientes com insuficiência renal.

■ HIPERNATREMIA

Associada à diminuição da água corporal total, é um estado de hiperosmolaridade definido pelo aumento do Na sérico > 145 mEq/L.

ETIOLOGIA ▶ As causas de hipernatremia estão descritas no **Quadro 16.14**.

QUADRO 16.14 ▶ CAUSAS DE HIPERNATREMIA

- **Hipernatremia com aumento do volume extracelular:** administração de soluções hipertônicas de NaCl ou $NaHCO_3$. Há aumento do volume, da osmolaridade e do sódio urinários (Na urinário > 20 mEq/L)
- **Hipernatremia com diminuição do volume extracelular:**
  - **Perdas extrarrenais:** perdas gastrintestinais (diarreia osmótica, fístulas, sonda nasogástrica, enterites infecciosas), aumento de perdas insensíveis (febre, exposição a altas temperaturas, exercício intenso, queimados, infecções respiratórias). Há diminuição do volume e do sódio urinário (Na urinário < 10 mEq/L) e aumento da osmolaridade urinária (Osm u > 800 mOsm/kg)
  - **Perdas renais:** diurese osmótica (glicose, ureia, manitol), diabetes insípido central ou nefrogênico (congênita e adquirida – hipercalcemia, hipocalemia, lítio, anfotericina). Há aumento do volume e da osmolaridade urinária (> 800 mOsm/kg) no primeiro caso e diminuição deles no diabetes insípido (Osm urinário < 250 mOsm/kg)

APRESENTAÇÕES CLÍNICAS ▶ Sede, mucosas ressecadas, fraqueza muscular. Quando Na > 160, podem ocorrer confusão, déficit neurológico focal, convulsões e coma.

TRATAMENTO ▶

- Identificar o estado volêmico (hipovolemia, euvolemia ou hipervolemia).
- Correção da causa.
  - **Hipovolemia:** inicialmente, é necessário restaurar volemia com solução isotônica e, depois, pode ser necessário o uso de soluções hipotônicas.
  - **Euvolemia:** corrigir o déficit de água com reposição de água VO ou com soluções parenterais hipotônicas. A longo prazo, orientar dieta hipossódica, utilizar diuréticos tiazídicos, corrigir Ca e K.

$$Def_{água} = ACT \times \left(\frac{Na\ medido}{140} - 1\right)$$

  - **Hipervolemia:** remoção de Na. Descontinuar agentes agravantes, utilização da furosemida. Hemodiálise em situações de falência renal.

Nota: O Na sérico não deve ser reduzido mais do que 0,5 a 1 mEq/L/h, ou 12 mEq em 24 h pelo risco de edema cerebral.

O uso de fórmulas para correção de Na simplifica o manejo, já que permite o cálculo da variação esperada de Na com 1 L de qualquer solução (Quadro 16.15).

Na Tabela 16.5, é possível observar a concentração de Na em cada uma das soluções.

EQUILÍBRIO ACIDOBÁSICO

▶ INTERPRETAÇÃO DA GASOMETRIA ARTERIAL

Inicia-se pela análise do pH sanguíneo, em que se definem acidose (pH < 7,36) ou alcalose (pH > 7,44).

Os determinantes dos distúrbios são feitos a partir da análise da pressão parcial arterial de dióxido de carbono ($PaCO_2$) e do HCO_3^-. Como a $PaCO_2$ é regulada pela respiração, suas anormalidades são denominadas acidose respiratória ($PaCO_2$ elevado) e alcalose respiratória ($PaCO_2$ baixo). As alterações no HCO_3^- são denominadas alcalose metabólica (HCO_3^- elevado) e acidose metabólica (HCO_3^- baixo). Complementa-se a avaliação com as respostas compensatórias renais e respiratórias e a análise do ânion *gap* (AG) (Tabs. 16.6 a 16.8).

QUADRO 16.15 ▶ **FÓRMULAS PARA CORREÇÃO DE HIPO E HIPERNATREMIA**

$$\Delta Na\ estimada^* = \frac{Na\ infudido - Na\ sérico}{ACT + 1}$$

ACT = Peso corporal × 0,6 (0,5 para mulheres)

SF 3%:	SF 0,9%	900 mL
	NaCl 20%	100 mL
SF 0,45%:	SF 0,9%	500 mL
	AD	500 mL
SF 0,2%:	SF 0,9%	250 mL
	AD	750 mL

*A cada litro de solução administrada.
ACT, água corporal total; AD, água destilada; SF, solução fisiológica.

TABELA 16.5 ▶ **CONCENTRAÇÃO DE SÓDIO EM CADA SOLUÇÃO**

Glicose 5%	0
NaCl 0,2%	34 mEq/L
NaCl 0,45%	77 mEq/L
NaCl 0,9%	154 mEq/L
NaCl 3%	513 mEq/L

MECANISMOS COMPENSATÓRIOS ▶

- **Respiratório:** início rápido; eficácia limitada; caracteriza-se por hiperventilação alveolar e consequente diminuição da $PaCO_2$.
- **Renal:** é o mecanismo compensatório mais efetivo, mas de início de ação mais lento e cuja eficácia depende da função renal. Atua por meio do aumento na reabsorção de HCO_3^-, na secreção de H^+ e na eliminação de NH_4.

RESPOSTA COMPENSATÓRIA ▶

- **Acidose metabólica:** $HCO_3^- < 22$ mmol/L.

  $PaCO_2$ esperada: $(1,5 \times HCO_3^-) + 8$

  - $PaCO_2$ **dentro do esperado:** alteração simples.
  - ↓ $PaCO_2$: alcalose respiratória associada.
  - ↑ $PaCO_2$: acidose mista.

- **Alcalose metabólica:** $HCO_3^- > 26$ mmol/L.

  $PaCO_2$ esperada: $HCO_3^- + 15$

  - $PaCO_2$ **dentro do esperado:** alteração simples.
  - ↑ $PaCO_2$: acidose respiratória associada.
  - ↓ $PaCO_2$: alcalose mista.

TABELA 16.6 ▶ VALORES NORMAIS DO EQUILÍBRIO ACIDOBÁSICO

pH	7,37-7,43
$PaCO_2$ (mmHg)	36-44
HCO_3 (mEq/L)	22-26
PO_2	83-100
Excesso de base (BE)	−3 a +3
Cloro	95-105

Ânion *gap* = 12 ± 4 (valor de referência pode variar amplamente, dependendo do método utilizado).

■ ACIDOSE METABÓLICA

DEFINIÇÃO ▶ pH < 7,35 e HCO_3^-: < 22mmol/L.

Resposta compensatória ▶ ↓ $PaCO_2$.

FISIOPATOLOGIA ▶

- Aumento da geração de ácidos.
- Perda de bicarbonato.
- Diminuição da excreção de ácidos pelo rim.

CLASSIFICAÇÃO ▶

- AG alto (normoclorêmica).
- AG normal (hiperclorêmica).
  Hipercloremia = Cl/Na > 0,75 ou Na − Cl < 30.

Ânion *gap*(AG) ▶ Estima a presença de ânions não mensuráveis na circulação, responsáveis pela eletroneutralidade do meio (fosfatos, sulfatos, lactato, cetoácidos e proteínas com carga negativa, principalmente albumina). A fórmula para o cálculo do AG pode ser vista no **Quadro 16.16**

- As hipoalbuminemias podem mascarar a presença de um AG aumentado. A albumina é um poliânion com 18 cargas negativas.
- Equação de Figge: **AGc = AG + 2,5 × (4,4-Palb)**.
  Palb = Albumina no plasma em g/dL.
- Na prática, o AG é reduzido em aproximadamente 4 mmol/L para cada 1 g/dL de decréscimo da concentração da albumina.

CAUSAS ▶ Ver **Quadro 16.17**.

■ **Acidose metabólica com ânion *gap* elevado**

ETIOLOGIA ▶

- Cetoacidose (diabetes descompensado, cetoacidose alcoólica).
- Acidose láctica (choque, sepse, isquemia mesentérica, parada cardiorrespiratória).
- Síndrome urêmica (acúmulo de amônio).
- Ácidos exógenos (etilenoglicol, metanol, etanol, salicilatos).

QUADRO 16.16 ▶ FÓRMULA PARA CÁLCULO DO ÂNION *GAP*

$AG = Na^+ - (Cl^- + HCO_3^-)$
Normal = 12 ± 4
Ajuste se houver hipoalbuminemia

TABELA 16.7 ▶ ALTERAÇÕES ACIDOBÁSICAS SIMPLES

ALTERAÇÃO RESPIRATÓRIA	ACIDOSE METABÓLICA	ALCALOSE METABÓLICA	ACIDOSE RESPIRATÓRIA	ALCALOSE
Distúrbio primário	↓ HCO	↑ HCO_3	↑ $PaCO_2$	↓ $PaCO_2$
Compensação	↓ $PaCO_2$	↑ PaCO	↑ HCO_3	↓ HCO_3
Efeito sobre o pH	↓ pH	↑ pH	↓ pH	↑ pH

TABELA 16.8 ▶ DIAGNÓSTICO DIFERENCIAL DOS DISTÚRBIOS ACIDOBÁSICOS

DISTÚRBIO	ANORMALIDADE PRIMÁRIA	RESPOSTA COMPENSADORA	PREVISÃO DA COMPENSAÇÃO
Acidose respiratória	↑↑↑$PaCO_2$	↑↑HCO_3	$\Delta HCO_3 = \Delta PaCO_2 \times 0,35$* $\Delta HCO_3 = \Delta PaCO_2 \times 0,1$**
Alcalose respiratória	↓↓↓$PaCO_2$	↓↓HCO_3	$\Delta HCO_3 = \Delta PaCO_2 \times 0,2$** $\Delta HCO_3 = \Delta PaCO_2 \times 0,5$*
Acidose metabólica	↓↓↓HCO_3^-	↓↓$PaCO_2$	$\Delta PaCO2 = 1,2 \times \Delta HCO_3$
Alcalose metabólica	↑↑↑HCO_3^-	↑$PaCO_2$	$\Delta PaCO_2 = 0,8 \times \Delta HCO_3$

*Crônica.
**Aguda.

QUADRO 16.17 ▶ CAUSAS DE ACIDOSE METABÓLICA

ÂNION *GAP* NORMAL	ÂNION *GAP* AUMENTADO

I. CAUSAS RENAIS
  c. Defeitos tubulares de acidificação
     Acidose tubular renal (I, II ou IV)
     Hiperparatireoidismo primário
     Cirrose, acidose dilucional
  d. Medicamentos (inibidores da anidrase carbônica, amilorida, espironolactona, riantereno)
II. CAUSAS GASTRINTESTINAIS
  Diarreia, drenagem do intestino delgado, ureterossigmoidostomia
III. ADIÇÃO DE SAIS COM ÂNION CLORO
  Cloreto de amônio, hidrocloreto de arginina e lisina, alimentação parenteral
	I. CAUSAS ENDÓGENAS
	  a. Produção de ácidos orgânicos
	     Cetoacidose alcoólica e diabética
	  b. Jejum prolongado
	  c. Acidose láctica
	  d. Insuficiência renal
	II. INTOXICAÇÕES EXÓGENAS
	  Salicilatos
	  Paraldeído
	  Metanol
	  Etilenoglicol

DIAGNÓSTICO DIFERENCIAL ▶

- Presença de corpos cetônicos em sangue e/ou urina.
- Dosagem de lactato sérico.
- Avaliação da função renal.
- Cálculo do *gap* osmolar: **Osm medida − Osm calculada:** < 10 mOsm (Quadro 16.18).

A diferença entre osmolaridade medida e calculada maior do que 10 mOsm sugere a presença, no sangue, de sustâncias não mensuráveis como possível etiologia da acidose (polienoglicol, metanol, etanol).

■ Acidose metabólica com ânion *gap* normal

Etiologia ▶

- Perda de bicarbonato.
- Gastrintestinal: diarreia, fístula pancreática e ureterossigmoidostomia.
- Renal: acidose tubular renal.
- Aumento na concentração de cloro. Acidose dilucional ou hiperclorêmica (ressuscitação volêmica com quantidades excessivas de SF a 0,9%).

Diagnóstico diferencial ▶

Identificar se a perda de bicarbonato é renal ou intestinal.

Ânion *gap* urinário

Em pacientes com acidose metabólica, um dos mecanismos compensatórios renais consiste em aumentar a excreção urinária de NH_4 (NH_3 + H ↔ NH_4); naqueles pacientes portadores de ATR, esse mecanismo encontra-se alterado, podendo essa alteração ser detectada por meio da determinação do ânion *gap* urinário (Quadro 16.19).

■ BICARBONATO

INDICAÇÕES DE REPOSIÇÃO ▶

- DRC com HCO_3^- < 16 mmol/L.
- ATR.
- Perdas gastrintestinais de HCO_3^- com pH < 7,1.
- Acúmulo de ácidos orgânicos – apenas se pH sérico < 7 (p. ex., acidose láctica).

A fórmula para cálculo do déficit de HCO_3^- é apresentada no **Quadro 16.20**.

Metade desse déficit deve ser reposta em 4 h, e o restante, mais lentamente (em 20 h).

QUADRO 16.18 ▶ FÓRMULA PARA CÁLCULO DA OSMOLARIDADE

$$\text{Osm calculada} = 2(Na) + \text{Glicose}/18 + \frac{\text{Ureia}}{5,6}$$

QUADRO 16.19 ▶ FÓRMULAS PARA CÁLCULO DO ÂNION *GAP* URINÁRIO

Cátions urinários = ânions urinários
$Na_{urina} + K_{urina} + NH_4 = Cl_{urina}$

AG urinário = $(Na_{urina} + K_{urina}) - Cl_{urina}$
AG urinário negativo: perda intestinal de bicarbonato
AG urinário positivo: acidose tubular renal

AG, ânion *gap*.

QUADRO 16.20 ▶ FÓRMULA PARA CÁLCULO DO DÉFICIT DE HCO_3

Déficit de HCO_3 (mEq) = 0,6 × Peso × (HCO_3 desejado − HCO_3 atual)

Complicações relacionadas ao uso de bicarbonato: hipernatremia, aumento da osmolaridade plasmática, hipocalemia, desvio da curva de dissociação de oxigênio/hemoglobina, acidose respiratória paradoxal.

■ Alcalose metabólica

Definição ▶ pH > 7,45 e HCO_3^- > 28 mmol/L.

Resposta compensadora ▶ $PaCO_2$.

Fisiopatologia ▶
- Depleção de volume.
- Hipocalemia.
- Hiperaldosteronismo.
- Acidose respiratória crônica.

Etiologia ▶ As causas de alcalose metabólica estão descritas no Quadro 16.21.

Tratamento ▶
- Corrigir a causa básica.
- Tratar a hipovolemia, a hipocalemia e a depleção de cloreto → SF 0,9% + KCl, IV ou VO.
- Tratamento específico:
  □ Respondedores à reposição volêmica: 100 a 150 mL/h de SF 0,9% até o cloro urinário ser maior do que 20 mEq/L.
  □ Não respondedores à reposição volêmica:
    – Hiperaldosteronismo: espirinolactona, amilorida.
    – Hipocalemia: reposição de potássio e magnésio.
    – Aumento na secreção gástrica de ácido: bloqueio da secreção gástrica (antagonistas H2, IBPs).
- Administração de ácido: indicado quando o pH arterial > 7,65.
- Hemodiálise: estados edematosos graves em pacientes com alteração da função renal.

■ Alcalose metabólica em situações especiais

Depleção de volume ▶ Aumenta a reabsorção de Na com bicarbonato nos túbulos coletores, promovendo a secreção de K e H. O Cl urinário também se encontra baixo, uma vez que é reabsorvido junto com o Na, tentando manter a eletroneutralidade. O diagnóstico é sugerido pela presença de alcalose metabólica, instabilidade hemodinâmica e dosagem de Cl urinário < 20 mEq/L.

Diuréticos ▶ Bloqueiam a reabsorção de Na no túbulo distal, aumentando o aporte de Na no ducto coletor e, assim, favorecendo a reabsorção de sal junto com bicarbonato. Associam-se, ainda, à depleção de volume e à perda urinária de K, mecanismos que exacerbam a alcalose. O diagnóstico é sugerido pela história de uso de diuréticos e presença de Cl urinário > 20 mEq/L, podendo ou não estar associado a alterações hemodinâmicas. As síndromes de Bartter e de Gitelman fazem parte do diagnóstico diferencial.

Hiperaldosteronismo ▶ A etiologia pode ser tanto primária (tumor secretor de aldosterona) como secundária (estados hiper-reninêmicos, como tumor de células justaglomerulares produtor de renina ou estenose de artéria renal; síndrome de Cushing). O diagnóstico é sugerido por meio da presença de hipertensão associada a hipervolemia, hipocalemia, Cl urinário > 40 mEq/L, alteração da função renal na presença de estenoses e aumento da renina sérica.

■ ACIDOSE RESPIRATÓRIA

Definição ▶ pH < 7,35 e PCO_2 > 45 mmol/L.

Causas ▶ Ver Quadro 16.22.

■ ALCALOSE RESPIRATÓRIA

Definição ▶ pH > 7,35 e PCO_2 < 35 mmol/L.

Causas ▶ Ver Quadro 16.23.

QUADRO 16.21 ▶ CAUSAS DE ALCALOSE METABÓLICA

AUMENTO NO APORTE DE ÁLCALIS
- Exógena: infusão de bicarbonato, citrato (transfusão sanguínea), acetato, antiácidos
- Endógena: correção de acidose láctica

AUMENTO NA REABSORÇÃO DE BICARBONATO RENAL
- Depleção de volume
- Diuréticos: alça, tiazídicos
- Hiperaldosteronismo

PERDA DE CLORO
- Vômitos
- Drenagem aumentada por sonda nasogástrica
- Adenoma viloso

HIPOCALEMIA

QUADRO 16.22 ▶ CAUSAS DE ACIDOSE RESPIRATÓRIA (FALÊNCIA NA EXCREÇÃO DE CO_2)

AGUDA	CRÔNICA
Embolia pulmonar	Fibrose intersticial avançada
Edema pulmonar grave	
Pneumonia	Distrofia muscular
Pneumo/hemotórax grave	DPOC avançado
Miastenia/SGB	Poliomiosite
Anestesia	Esclerose múltipla
Medicamentos sedativos do SNC	Esclerose lateral amiotrófica
Pneumonia extensa	Síndrome de Pickwick
SARA	
Broncoespasmo grave	Poliomielite
Aspiração maciça	Mixedema
	Tumores do SNC
	Trauma

DPOC, doença pulmonar obstrutiva crônica; SARA, síndrome da angústia respiratória aguda; SGB, síndrome de Guillain-Barré; SNC, sistema nervoso central.

QUADRO 16.23 ▶ CAUSAS DE ALCALOSE RESPIRATÓRIA
■ **Hipóxia:** pneumonia, asma, edema pulmonar, anemia grave, altas altitudes ■ **Ações no SNC:** ansiedade, AVC, dor, febre, meningite, trauma, tumores ■ **Estímulo dos receptores torácicos:** hemotórax, derrame pleural, TEP, IC ■ **Efeito hormonal:** gravidez, progesterona ■ **Outros:** hiperventilação mecânica, insuficiência hepática, salicilatos, sepse, recuperação da acidose metabólica

AVC, acidente vascular cerebral; IC insuficiência cardíaca; SNC, sistema nervoso central; TEP, tromboembolia pulmonar.

▶ ACIDOSE TUBULAR RENAL

DEFINIÇÃO ▶ Acidose metabólica que ocorre por defeito nos túbulos renais, com redução na secreção de hidrogênio ou na reabsorção de bicarbonato, geralmente sem alteração na TFG. Em geral, hiperclorêmica, com AG normal (Quadro 16.24).

CLASSIFICAÇÃO ▶ Veja na Tabela 16.9 a classificação e as características da ATR.

■ ACIDOSE TUBULAR RENAL DISTAL TIPO I

DEFEITO ▶ Diminuição na acidificação da urina, por incapacidade de secretar o íon hidrogênio no túbulo distal e de secretar amônio nos túbulos coletores.

QUADRO 16.24 ▶ AVALIAÇÃO INICIAL NA ACIDOSE METABÓLICA
■ Eletrólitos, albumina e gasometria arterial ■ Calcular ânion *gap*: **AG = Na − (Cl + bicarbonato)** − Normal 12 ± 4 mEq/L ■ Se hipoalbuminemia: corrigir AG. Para cada déficit de 1 g/dL de albumina sérica (considerando albumina = 4), o AG calculado deve ser aumentado em 2,5 mEq/L **AGc = AG + 2,5 × (4 − albumina sérica)**

AG, ânion *gap*; AGc, ânion *gap* corrigido; Cl, cloro; Na, sódio.

ETIOLOGIA ▶

- **Primária (idiopática, esporádica ou familiar):** manifestações desde a infância.
- **Secundária:** doenças autoimunes (Sjögren, artrite reumatoide, lúpus), hipercalciúria, hipergamaglobulinemia, cirrose, medicamentos (anfotericina B, lítio, ifosfamida, inalação de tolueno).

QUADRO CLÍNICO E DIAGNÓSTICO ▶ Acidose metabólica com AG normal e hipocalemia, com pH urinário inapropriadamente elevado. Associada com hipercalciúria devido aos efeitos da acidose crônica na reabsorção óssea e na reabsorção de cálcio (Ca) no túbulo renal. A hipercalciúria contribui para o desenvolvimento de nefrolitíase e nefrocalcinose. A hipocalemia, algumas vezes severa, é muito frequente na ATR distal, podendo provocar fraqueza muscular e diabetes insípido nefrogênico. A acidose metabólica pode ser grave, com concentração sérica de bicarbonato tão baixa quanto 10 mEq/L.

⊖ TRATAMENTO ▶ Administração de 1 a 2 mEq/kg/dia de álcali (citrato de potássio).

O objetivo é manter o bicarbonato sérico entre 22 e 24 mEq/L. Citrato de sódio e bicarbonato de sódio são alternativas.

■ ACIDOSE TUBULAR RENAL PROXIMAL TIPO II

DEFEITO ▶ Diminuição na reabsorção proximal de bicarbonato. Há perda de bicarbonato na urina até que o bicarbonato plasmático caia a um nível tão baixo que permita que todo o bicarbonato filtrado seja reabsorvido. Portanto, a queda do bicarbonato é autolimitada. Essa perda renal de bicarbonato leva à depleção de volume intravascular, induzindo o sistema renina-angiotensina-aldosterona. Observa-se ainda o aporte aumentado de sódio no néfron distal. O hiperaldosteronismo e o aumento da reabsorção de sódio distal levam à maior secreção de potássio (K) e, portanto, hipocalemia.

Pode ocasionalmente ocorrer como defeito isolado, mas é mais comum quando associada com disfunção generalizada do túbulo proximal — síndrome de Fanconi. Além da bicarbonatúria, ocorre um ou mais dos seguintes achados: glicosúria, fosfatúria, uricosúria, aminoacidúria e proteinúria tubular.

TABELA 16.9 ▶ CLASSIFICAÇÃO E CARACTERÍSTICAS DA ACIDOSE TUBULAR RENAL

TIPO	ATR TIPO I	ATR TIPO II	ATR TIPO IV
Defeito primário	Acidificação distal defeituosa	Redução da reabsorção de bicarbonato proximal	Redução da secreção/ação da aldosterona
Bicarbonato	Variável, pode ser < 10 mEq/L	Geralmente entre 12 e 20 mEq/L	> 17 mEq/L
pH urinário	> 5,3	Variável: > 5,3 se superado o limiar da capacidade reabsortiva de bicarbonato	Em geral < 5,3
Potássio	Geralmente reduzido	Reduzido	Aumentado

ATR, acidose tubular renal.

ETIOLOGIA ▶

- **Distúrbios primários:** idiopático, cistinose, tirosinemia, galactosemia, doença de Wilson, síndrome de Lowe.
- **Distúrbios adquiridos:** síndrome de Fanconi, mieloma múltiplo, amiloidose, medicamentos (ifosfamida, acetazolamida), metais pesados, deficiência de vitamina D, hemoglobinúria paroxística noturna.

QUADRO CLÍNICO ▶ Nos distúrbios primários, especialmente quando há síndrome de Fanconi, ocorre déficit de crescimento e osteomalácia em pacientes com hipofosfatemia devido à perda proximal de fosfato. Anorexia, desnutrição, fraqueza muscular e poliúria também são comuns.

DIAGNÓSTICO ▶ A ATR proximal deve ser suspeitada em pacientes com acidose metabólica com AG normal e hipocalemia. O diagnóstico é realizado pela medida do pH urinário e da fração de excreção de bicarbonato após a infusão de bicarbonato (Quadro 16.25). O esperado é um pH urinário acima de 7,5 e o surgimento de mais de 15% do bicarbonato filtrado na urina quando a concentração de bicarbonato sérico atinge nível normal (18-20 mEq/L).

⊖ TRATAMENTO ▶ O tratamento é fundamental e deve ser intensivo na infância, com o objetivo de minimizar o retardo do crescimento. Crianças podem necessitar grandes quantidades de álcali, frequentemente de 5 a 15 mEq/kg/dia, além da reposição de K e correção da hipofosfatemia, se presente. A adição de um diurético tiazídico pode ser benéfica se altas doses de álcali são inefetivas ou não toleradas. A leve depleção de volume aumenta a reabsorção proximal de Na^+ e, secundariamente, de bicarbonato.

Adultos, em geral, não requerem tratamento tão agressivo quanto as crianças devido à ausência de anormalidades metabólicas sistêmicas ou de doença óssea. O tratamento de uma acidose leve pode não ser necessário nos adultos.

- **ACIDOSE TUBULAR RENAL TIPO III**

Usada para descrever uma forma severa e transitória de ATR distal na infância. Nela são encontradas alterações de ambas, da acidose distal (tipo I) e da proximal (tipo II). O mecanismo fisiopatológico dessa síndrome genética rara é por deficiência da anidrase carbônica II.

- **ACIDOSE TUBULAR RENAL DISTAL TIPO IV**

DEFEITO ▶ Deficiência de aldosterona, resistência tubular à ação da aldosterona ou relacionada à hipercalemia, levando a um defeito na secreção distal de H^+.

QUADRO 16.25 ▶ FÓRMULA PARA CÁLCULO DA FRAÇÃO DE EXCREÇÃO DE BICARBONATO

$$FE\ bicarbonato = \frac{Bicarbonato\ ur \times Cr\ pl \times 100}{Bicarbonato\ pl \times Cr\ ur}$$

Infusão com bicarbonato de sódio: 0,5-1 mEq/kg/h

ur, urinário(a); pl, plasmático(a).

ETIOLOGIA ▶ A forma mais comum de deficiência de aldosterona em adultos é o hipoaldosteronismo hiporreninêmico, observado com frequência entre pacientes com insuficiência renal leve a moderada, especialmente secundária à nefropatia diabética. Insuficiência suprarrenal e, em crianças, hiperplasia suprarrenal congênita são outras causas comuns de hipoaldosteronismo. A resistência à ação da aldosterona é observada em pacientes com doença túbulo-intersticial crônica (nefropatia da anemia falciforme, obstrução do trato urinário e lúpus).

- **Outras causas de deficiência de aldosterona:** vírus da imunodeficiência humana (HIV), uropatia obstrutiva, medicamentos (ciclosporina, anti-inflamatórios não esteroides [AINEs], inibidores da enzima conversora da angiotensina [IECAs], heparina em altas doses).
- **Medicamentos que causam resistência à aldosterona:** amilorida; espironolactona; sulfametoxazol+trimetropima em altas doses, pentamidina

QUADRO CLÍNICO E DIAGNÓSTICO ▶ A clínica depende da doença de base. Em geral, associa-se à insuficiência renal leve a moderada, com hipercalemia desproporcionalmente grave para a TFG observada. Os pacientes apresentam pH urinário adequadamente ácido, bicarbonato plasmático entre 18 e 22 mEq/L e K sérico entre 5,5 e 6,5 mEq/L. Pode-se medir a renina e a aldosterona plasmáticas. A fração de excreção de bicarbonato < 10%. Um gradiente transtubular de potássio (GTTK) < 7 (especialmente < 5) é altamente sugestivo de hipoaldosteronismo em pacientes hipercalêmicos (Quadro 16.26).

⊖ TRATAMENTO ▶ Em diversos casos, a redução do K sérico corrige simultaneamente a acidose. Descontinuar medicações não essenciais que possam interferir com a síntese ou atividade da aldosterona ou com a capacidade renal de excretar K. Dieta pobre em K. Manejo da hipercalemia (especialmente com diuréticos tiazídicos ou diuréticos de alça).

- **Mineralocorticoide:** fludrocortisona, 0,1 mg/dia (nos pacientes com deficiência de aldosterona que não são hipertensos ou que não apresentem hipervolemia).

QUADRO 16.26 ▶ FÓRMULA PARA CÁLCULO DO GRADIENTE TRANSTUBULAR DE POTÁSSIO

$$GTTK = \frac{Potássio\ urinário \times Osm\ sérica}{Osm\ urinária \times Potássio\ sérico}$$

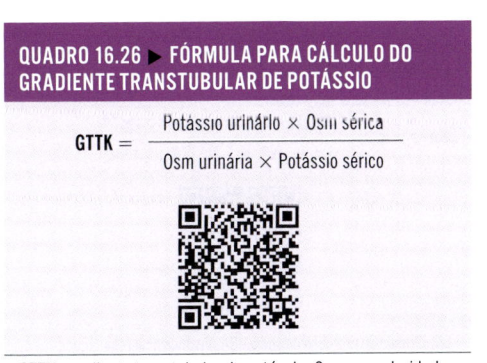

GTTK, gradiente transtubular de potássio; Osm, osmolaridade.

▶ CONTRASTE RADIOLÓGICO E NEFROTOXICIDADE

A utilização de contrastes radiológicos pode levar à IRA, geralmente reversível. A nefropatia induzida por contraste pode ser definida pelo aumento da creatinina (Cr) sérica $\geq$ 0,5 mg/dL ou aumento $\geq$ 25% em relação à Cr basal, em um período de 48 a 72 h após a administração de contraste IV.[1]

PATOGÊNESE ▶ Mecanismo não bem compreendido, com evidências de necrose tubular aguda (NTA), em geral com fração de excreção de sódio (FENa) > 1%, tanto por alterações na hemodinâmica renal quanto por toxicidade tubular direta (Quadro 16.27). As alterações hemodinâmicas que induzem à lesão tubular são decorrentes da redução do fluxo sanguíneo renal e potencialmente ocasionadas por alterações de mediadores como a endotelina, as prostaglandinas e o óxido nítrico, levando à hipóxia medular.

A recuperação da função renal ocorre em poucos dias após a administração do contraste, ao contrário do que ocorre na NTA por outras etiologias, nas quais a recuperação costuma ser mais prolongada, de 1 a 3 semanas.

Os contrastes radiológicos podem ser iônicos ou não iônicos, de osmolaridades variáveis. Os agentes de baixa osmolaridade ou iso-osmolares parecem ser menos nefrotóxicos, estando associados a uma menor incidência de lesão renal entre pacientes de alto risco.

INCIDÊNCIA ▶ De grande variabilidade: de 0 a 50%. É a terceira causa mais comum de IRA em pacientes hospitalizados (após a redução da perfusão renal e de medicações nefrotóxicas).

FATORES DE RISCO ▶ Insuficiência renal prévia, com Cr plasmática basal $\geq$ 1,3 mg/dL (em homens) e $\geq$ 1,0 mg/dL (em mulheres), ou TFGe < 60 mL/min por 1,73 m², diabetes, ICC, idade avançada, hipovolemia, instabilidade hemodinâmica, utilização concomitante de outros medicamentos nefrotóxicos e administração de grandes volumes de contraste.

APRESENTAÇÃO CLÍNICA ▶ Insuficiência renal, em geral não oligúrica. Instala-se em 24 a 72 h após a administração do contraste. Geralmente, o declínio da função renal é leve e transitório, com recuperação dentro de 3 a 7 dias. Pacientes com um ou mais dos fatores de risco mencionados, especialmente aqueles com Cr basal maior do que 4 mg/dL, podem requerer terapia renal substitutiva (TRS).

Alguns tipos de contraste podem interferir na medida da proteinúria (teste *dipstick*), causando resultados falso-positivos. Aguardar pelo menos 24 h para medir proteinúria após realização de exame contrastado.

DIAGNÓSTICO DIFERENCIAL ▶ Considerar a possibilidade de ateroembolia renal após arteriografia, especialmente naqueles pacientes com aterosclerose difusa. Nesses casos, é possível observar a presença de outras lesões embólicas (dedos) ou de livedo reticularis, eosinofilia transitória e consumo de complemento, elevação tardia da Cr (1 semana após o cateterismo) e curso prolongado da lesão, muitas vezes sem recuperação da função renal.

Recomendações:

- Todos os pacientes que necessitam receber contraste devem ter uma boa condição volêmica no momento da exposição ao contraste. Há maior risco de nefrotoxicidade no paciente desidratado e hipovolêmico.

- Encorajar o paciente a ingerir líquidos nas 12 h antes do exame (não recomendado como medida isolada para pacientes com risco elevado de nefropatia por contraste).

- Paciente com risco elevado (TFGe < 60 mL/min/1,73 m²):
    - Sugere-se a interrupção do uso de AINEs, metformina, diuréticos (se possível) 48 h antes da administração de contraste e reinício após 48 h. Evitar nova administração contraste nas próximas 72 h.
    - Iniciar hidratação (com solução salina isotônica ou solução isotônica com bicarbonato de sódio, 150 mL de bicarbonato de sódio 8,4% + água destilada 850 mL), IV, 3 mL/kg/h, 1 h antes do procedimento, e continuar infusão a 1 mL/kg/h após exame por pelo menos 6 h.
    ou
    - Hidratação IV, 1 mL/kg/h, por 12 h antes do procedimento e manutenção por mais 12 h após exame.

- *N*-acetilcisteína: potente antioxidante utilizado na prevenção da nefrotoxicidade por contraste. Os resultados são conflitantes. Muitos autores recomendam a administração desse medicamento em pacientes de risco. Poucos eventos adversos são descritos. É de baixo custo.
    - **Dose:** 1.200 mg, VO, 12/12 h (24 h antes e 24 h após a exposição). Apresentações: granulado, xarope.

- Hidratação com bicarbonato: provável benefício em relação à solução salina isotônica devido à alcalinização urinária, reduzindo a geração de espécies reativas de oxigênio (EROs).
    - **Solução isotônica de bicarbonato:** 150 mL de bicarbonato de sódio 8,4% em 850 mL de água bidestilada.

QUADRO 16.27 ▶ **FÓRMULA PARA CÁLCULO DA FRAÇÃO DE EXCREÇÃO DE SÓDIO**

$$FENa = 100 \times \frac{Na\ ur \times Cr\ pl}{Na\ pl \times Cr\ ur} \quad \begin{array}{l} Na\ NTA > 1\% \\ Na\ IRA\ pré\text{-}renal: < 1\% \end{array}$$

FENa, fração de excreção de sódio; IRA, insuficiência renal aguda; NTA, necrose tubular aguda.

- 3 mL/kg/h, 1 h antes do procedimento; continuar com 1 mL/kg/h durante as 6 h seguintes ao procedimento.
- **Em pacientes com IC e risco de hipervolemia**, a dose administrada da solução é de 1 mL/kg/h antes do procedimento, continuando com 0,5 mL/kg/h, por 6 h após o procedimento.

- Recomenda-se o uso de meio de contraste de baixa osmolaridade (p. ex. Iopamidol) ou iso-osmolar (p. ex., Iodixanol) para paciente de risco para nefropatia por contraste.
- A menor dose possível de contraste deve ser administrada em todos os pacientes (dose máxima recomendada < 2 mL/kg).
- Não se recomenda a realização de hemodiálise ou hemofiltração profilática após a administração de contraste, principalmente em pacientes que não tenham acesso venoso funcionante para terapia dialítica (não submeter o paciente ao implante de acesso temporário para diálise profilática pois, o risco é maior do que o benefício). A hemodiálise realizada após o uso de contraste não foi associada com a redução das taxas de nefropatia pós-contraste.
- Pacientes em terapia dialítica, em geral, não necessitam hemodiálise logo após a administração de contraste. A diálise pode ser adiada por cerca de 24 h, ou mais, até a próxima sessão regular de hemodiálise, sem prejuízos adicionais.
- Mesmo para pacientes com DRC dialítica, sugere-se evitar, quando possível, a administração de medicações nefrotóxicas ou contraste para a preservação da função renal residual. Quando indispensável a administração de contraste, utilizar a menor dose possível.
    - **O uso de gadolínio é proscrito nos pacientes com insuficiência renal**, devido ao risco de fibrose sistêmica nefrogênica (FSN).
    - **Alto risco:** TFG < 30 mL/min. **Risco:** TFG entre 30 e 60 mL/min (casos de FSN descritos).

O *trial* **PRESERV** (Prevention of Serious Adverse Events Following Angiography) não demonstrou benefício da hidratação com solução isotônica com bicarbonato de sódio em comparação ao uso de solução salina isotônica, assim como não identificou benefício do uso de *N*-acetilcisteína comparada ao placebo em pacientes portadores de DRC (estágios 3 e 4) submetidos à angiografia.[2]

▶ DOENÇA RENAL CRÔNICA

CONCEITO ▶ A DRC é definida pela presença de lesão renal ou diminuição da TFG por um período de 3 ou mais meses, independentemente da causa.

A presença de lesão renal pode ser definida pela presença de anormalidades no sedimento urinário, alterações estruturais evidenciadas em exames de imagem, achados patológicos na biópsia ou presença de proteinúria (albuminúria 24 h > 30 mg, ou proteinúria 24 h > 150 mg).

A filtração glomerular pode ser estimada por meio de equações que utilizam a Cr sérica, junto com uma combinação de idade, raça, sexo e tamanho corporal (**Quadro 16.28**). A cistatina C é uma alternativa endógena para estimar a TFG. A TFG pode ser medida diretamente usando a depuração de marcadores de filtração exógenos, tais como inulina ou o iotalamato.

ESTADIAMENTO ▶ Conforme a TFG e o grau de proteinúria (**Tabela 16.10** e **Quadro 16.29**).

A relação albuminúria/creatininúria em amostra urinária ou proteinúria/creatininúria pode ser usada como método substituto à albuminúria e proteinúria de 24 h.

ETIOLOGIA ▶ DM, nefroesclerose hipertensiva, glomerulonefrite crônica, nefrolitíase, refluxo vesicoureteral, doença policística, uropatia obstrutiva, doenças congênitas.

A causa da doença renal tem implicações na progressão da doença e no risco de complicações.

QUADRO CLÍNICO ▶ O declínio gradual da função renal em pacientes com DRC é inicialmente assintomático. No entanto, diferentes sinais e sintomas podem ser observados com a

---

QUADRO 16.28 ▶ **FÓRMULAS PARA O CÁLCULO DA DEPURAÇÃO DA CREATININA ENDÓGENA E DA TAXA DE FILTRAÇÃO GLOMERULAR**

$$DCE = \frac{\text{Creatinina urinária (mg/dL)} \times \text{Volume urinário (mL/min)}}{\text{Creatinina plasmática (mg/dL)}} = \pm 100 \text{ mL/min}$$

$$\text{Fórmula de Cockcroft-Gault} = \frac{(140 - \text{Idade}) \times \text{Peso}}{72 \times \text{Cr}} \quad (\times 0{,}85 \text{ [se mulher]})$$

Cálculo da TFG pela fórmula do Estudo MDRD
Programas que facilitam o cálculo da TFG pelo MDRD se encontram disponíveis em vários *sites*.

$$TFG = \frac{186{,}3 \times (CSr)^{-1{,}154} \times (\text{Idade}) - 0{,}203 \times (0{,}742 \text{ [se mulher]})}{\times (1{,}21 \text{ [se afro-americanos]})}$$

CSr, creatinina sérica; MDRD, modificação dietética na doença renal (do inglês *modification of diet in renal disease*); TFG, taxa de filtração glomerular.

TABELA 16.10 ▶ ESTÁGIOS DA DOENÇA RENAL CRÔNICA DE ACORDO COM A TAXA DE FILTRAÇÃO GLOMERULAR		
ESTÁGIO	DESCRIÇÃO	DCE (mL/min)
G1	Dano renal com TFG normal ou aumentada	90
G2	Dano renal com TFG levemente reduzida	60-89
G3a	Redução leve-moderada na TFG	45-59
G3b	Redução moderada-grave na TFG	30-44
G4	Redução grave na TFG	15-29
G5	Insuficiência renal	< 15 (ou em diálise)

DCE, depuração de creatinina endógena; TFG, taxa de filtração glomerular.

QUADRO 16.29 ▶ RELAÇÃO ALBUMINÚRIA/PROTEINÚRIA COM CREATININÚRIA

- **A1** – IAC < 30 mg/g ou IPC < 150 (normal)
- **A2** – IAC 30-300 mg/g ou IPC 150-500 (alto)
- **A3** – IAC > 300 mg/g ou IPC > 500 (muito alto)

IAC, índice albuminúria/creatininúria em amostra isolada de urina; IPC, índice proteinúria/creatininúria em amostra isolada de urina.

disfunção renal avançada: sobrecarga de volume, hipercalemia, acidose metabólica, hipertensão, anemia e doença óssea.

A chamada **síndrome urêmica** (estágio final da doença renal) se manifesta por um conjunto de sinais e sintomas que incluem anorexia, náuseas, vômitos, pericardite, neuropatia periférica ou central e anormalidades do sistema nervoso (desde a perda de concentração e letargia, até convulsões, coma e morte).

AVALIAÇÃO E MANEJO ▶ Após o diagnóstico de DRC, deve-se solicitar exame comum de urina, Cr, ureia, hemograma, ferritina, saturação da transferrina, K, Na, dióxido de carbono (CO_2), Cl, P, PTH, Ca, fosfatase alcalina (FA), glicose, ácido úrico, albumina, proteinúria e creatininúria em amostra isolada de urina, urocultura e ultrassonografia do aparelho urinário.

- Reconhecer a etiologia da perda de função renal.
- Identificar os fatores que favoreçam a progressão da perda de função ou que piorem agudamente o déficit renal (hipertensão arterial, proteinúria, obstrução urinária, hipovolemia, dieta inadequada, medicamentos nefrotóxicos) e agir para corrigi-los.
- Quantificar e monitorar o déficit de função renal.
- Avaliar as repercussões sistêmicas da síndrome urêmica.
- Definir a necessidade de diálise.

TRATAMENTO ▶ O Quadro 16.30 apresenta a prescrição no tratamento da DRC.

Diálise peritoneal ▶

É a TRS alternativa à hemodiálise. Vantagem de realização em domicílio, por meio de cateter implantado no abdome do paciente. Deve-se realizar consultas mensais para avaliação do paciente e do método.

QUADRO 16.30 ▶ PRESCRIÇÃO NO TRATAMENTO DA DOENÇA RENAL CRÔNICA

CUIDADOS NUTRICIONAIS NO TRATAMENTO CONSERVADOR

- Restrição proteica: 0,6-0,8 g/kg/dia (quando TFG < 60 mL/min)
- Restrição de Na em hipertensos ou pacientes com retenção de líquido < 2 g/dia
- Restrição de K em pacientes hipercalêmicos, geralmente oligoanúricos
- Restrição de P na dieta: máximo 0,8-1 g/dia
- Aporte calórico 30-35 cal/kg/dia
- Manter o peso dentro da variação normal para a altura

CONTROLE PRESSÓRICO

- DRC e proteinúria > 500 mg/dia: PA-alvo < 130/80 mmHg
- Considerar IECAs e agentes ARA II nos pacientes com proteinúria
- O uso de diuréticos de alça constitui parte importante do tratamento anti-hipertensivo, já que auxilia no manejo da hipervolemia por retenção salina e de líquidos
- O uso de diuréticos poupadores de K implica risco de hipercalemia

DISTÚRBIOS METABÓLICOS

- Controle do K com dieta pobre em K, suspensão de medicamentos que elevam sua concentração e utilização de diuréticos de alça
- Controle da acidose com terapia com álcali. Objetivo: manter o bicarbonato sérico entre 23 e 29 mEq/L. Bicarbonato de sódio (em uma dose diária de 0,5-1 mEq/kg por dia) ou citrato de sódio

(Continua)

QUADRO 16.30 ▶ PRESCRIÇÃO NO TRATAMENTO DA DOENÇA RENAL CRÔNICA (Continuação)

METABOLISMO DE CA, P E PTH/HIPERPARATIREOIDISMO SECUNDÁRIO

- Restrição de fosfato na dieta (900 mg/d)
- Quelantes de P com Ca nas refeições. Carbonato de cálcio 500 mg (200 mg Ca^{2+} elemento) e acetato de cálcio 667 mg (167 mg Ca^{2+} elemento)
- Quelante de P sem Ca (para pacientes hipercalcêmicos ou que não toleram quelantes à base de Ca): Sevelamer, um polímero catiônico que se liga ao fosfato por troca iônica. Dose inicial 800 mg, 3×/dia (junto às refeições)
- Alvos do P crônicos não dialíticos: manter P < 4,5 mg/dL. Pacientes em diálise: manter P entre 3,5-5,5 mg/dL
- Os níveis de PTH devem ser analisados em todos os pacientes com TFG < 60. No estágio 5 da DRC, tolera-se PTH 2-9 vezes o limite superior da normalidade do laboratório. Uma curva ascendente do PTH deve motivar o tratamento
- Inicialmente, trata-se a hiperfosfatemia, a hipocalcemia e a hipovitaminose D (vitamina D < 20), se presentes. Se os níveis de PTH permanecerem elevados, iniciar calcitriol (vitamina D) 0,25 μg/dia. Atentar para hipercalcemia e hiperfosfatemia
- Calcimiméticos (cinacalcet) são agentes que aumentam a sensibilidade do receptor da glândula paratireoide ao Ca. Atentar para hipocalcemia
- A combinação de análogos da vitamina D ou calcitriol e calcimiméticos determina melhores resultados
- Paratireidectomia é indicada em pacientes com hiperparatireoidismo severo com sinais e sintomas, apesar do manejo medicamentoso otimizado. PTH persistentemente acima de 800 pg/mL na presença de hipercalcemia e/ou hiperfosfatemia refratária ao tratamento, evidência de calcifilaxia ou doença óssea debilitante
- Preferir soluções de diálise com concentrações menores de Ca no paciente crônico: Ca 2,5 e 3 mEq/l

ANEMIA DA DOENÇA RENAL CRÔNICA

- Normocítica e normocrômica. Sua incidência e severidade aumentam com a deterioração progressiva da função renal
- Etiologia: diminuição na produção de EPO, deficiência de Fe, deficiência nutricional (B_{12} e ácido fólico), hiperparatireoidismo secundário (mielofibrose), toxicidade por alumínio
- Avaliação laboratorial: hemograma, Fe sérico, ferritina sérica, saturação da transferrina
- Tratamento: reposição de Fe, EPO humana recombinante, reposição de B_{12} e ácido fólico. A complicação mais comum da EPO é a hipertensão arterial. Estudos promissores em andamento com terapia oral usando inibidores da proli-hidroxilase do fator indutor de hipóxia ativo reversível: roxadustat, vadadustat e daprodustat
- Não dialíticos: Fe VO, quando ferritina < 500 ng/mL e saturação da transferrina < 25%. EPO: iniciar quando Hb < 10 g/dL, objetivando manter níveis entre 10 e 11,5 g/dL. Dose inicial usual: 50-100 U/kg/semana via SC. Procurar iniciar após correção da deficiência de ferro (ferritina > 200 e saturação da transferrina > 25%)
- Dialíticos: Fe, IV, 100 mg/dose, após sessão de hemodiálise. Definir frequência conforme o grau de deficiência. EPO: dose inicial frequente 50-100 U/kg, via SC, 3×/semana Administração IV requer doses maiores e cursa com mais eventos adversos
- Evitar transfusões especialmente em pacientes candidatos a transplante renal (sensibilização)

OUTRAS MEDIDAS

- Cessar tabagismo
- Preservar membro superior não dominante (não medir PA ou puncionar) para confecção de FAV
- Realizar exame clínico com avaliação do abdome para avaliar possibilidade de implante de Tenckhoff e diálise peritoneal
- Orientar o paciente sobre as modalidades de diálise e transplante renal
- O início da diálise baseia-se nos níveis laboratoriais, nos sinais e sintomas de uremia e no estado nutricional
- Alguns estudos têm demonstrado benefícios em iniciar a diálise precocemente, com redução de mortalidade e de complicações metabólicas e nutricionais

ARA II, antagonistas do receptor da angiotensina II; Ca, cálcio; DRC, doença renal crônica; EPO, eritropoietina; FAV, fístula arteriovenosa; Fe, ferro; Hb, hemoglobina; IECAs, inibidores da enzima conversora da angiotensina; IV, intravenoso; K, potássio; Na, sódio; P, fósforo; PA, pressão arterial; PTH, paratormônio; SC; subcutânea; TFG, taxa de filtração glomerular; VO, via oral.

Indicações:

- Opção do paciente.
- Boa opção para pacientes que residem distantes do centro de nefrologia.
- Pacientes com dificuldade de acesso vascular para hemodiálise.

Tipos:

- **Diálise peritoneal automatizada (APD):** geralmente de 8 a 12 h, no período noturno.
- **Diálise peritoneal ambulatorial contínua (CAPD):** trocas manuais. Geralmente, quatro bolsas por dia.

Complicações:

- **Infecciosas:** a principal é a peritonite.

    Peritonite: diagnosticada quando presentes 2 dos 3 critérios a seguir:

    1. Quadro clínico consistente: dor abdominal e/ou líquido turvo.

2. Celularidade do líquido de diálise > 100 células com mais de 50% de polimorfonucleares (PMN) (tempo de permanência de pelo menos 2 h).
3. Cultura positiva. Coletar em frascos de hemocultura.

🔴 **Tratamento:** iniciar antimicrobiano intraperitoneal o mais breve possível. Manter o antimicrobiano na cavidade peritoneal por pelo menos 6 h. Iniciar cobertura empírica para gram-positivo e gram-negativo.

Em geral: vancomicina (manter nível acima de 15 ug/mL) e cefepima IP (1 dose por dia, geralmente 1 g).

🔵 Considerar como tratamento adjunto a profilaxia antifúngica. Revisar possível quebra de técnica como causa da peritonite. Afastar possibilidade de tunelite.

Após resultados da cultura e antibiograma, manter somente vancomicina ou cefepima por um total de 21 dias.

- **Não infecciosas:** hérnias, hidrotórax, hemoperitônio.

▶ GLOMERULOPATIAS

A doença glomerular pode se apresentar de forma assintomática, ou com sintomas leves de hipertensão arterial, edema, hematúria e/ou proteinúria, até manifestações graves, com perda aguda de função renal.

APRESENTAÇÕES CLÍNICAS ▶

- Hematúria e/ou proteinúria.
- Insuficiência renal.
- Hipertensão arterial.
- Edema.
- Hipercoagulabilidade.
- Sintomas constitucionais: febre, fadiga, perda de peso, sudorese noturna.
- Retinite, uveíte.
- Epistaxe, sinusite, úlceras orais.
- Pericardite, IC.
- Hemoptise, infiltrados ou nódulos pulmonares.
- Enterite, colite, pancreatite.
- Convulsão, neuropatia periférica.
- Infarto ou isquemia distal.
- Púrpura ou *rash*.
- Artrite, artralgia, mialgia.
- Infecções associadas: hepatites B e C, sífilis, HIV, *Staphylococcus, Streptococcu*s.

AVALIAÇÃO LABORATORIAL ▶

- Avaliação de função renal, exame qualitativo de urina (EQU).
- Pesquisa de proteína e quantificação.
- Pesquisa de dismorfismo eritrocitário.
- Pesquisa de cilindros.

- Fator antinuclear (FAN), anti-DNA.
- C3, C4 e CH50.
- Crioglobulina.
- Fator reumatoide (FR).
- Anticorpo antimembrana basal glomerular.
- Antiestreptolisina (ASLO).
- Anticorpo citoplasma de antineutrófilos (ANCA).
- Eletroforese de proteínas sérica e urinária.
- Sorologias virais (hepatites B e C, HIV), sífilis.
- Hemoculturas.

EXAME DE IMAGEM ▶

A ultrassonografia (US) é recomendada para auxiliar na avaliação anatômica da presença dos dois rins, descartar obstrução e avaliar tamanho renal. Rins de tamanho aumentado (> 14 cm) podem estar relacionados a algumas doenças específicas (diabetes, amiloidose e infecção pelo HIV).

▶ SÍNDROMES CLÍNICAS RELACIONADAS À DOENÇA GLOMERULAR

■ ALTERAÇÕES URINÁRIAS ASSINTOMÁTICAS

■ Micro-hematúria assintomática

É definida pela presença de mais de 2 ou 3 hemácias/campo de grande aumento em sedimento urinário ou mais de 20 hemácias/μL de urina usando a metodologia de citometria de fluxo (esse valor pode ser diferente, dependendo do laboratório utilizado).

Etiologia ▶ Nefrites hereditárias, como síndrome de Alport, doença de membrana fina e nefropatia por imunoglobulina A (IgA).

■ Proteinúria não nefrótica assintomática

A excreção normal de proteínas na urina é inferior a 150 mg/24 h, composta por albumina, proteínas de baixo peso glomerular e proteínas secretadas (Tamm-Horsfall). A microalbuminúria é definida por excreção de 30 a 300 mg de albumina/dia ou relação de albumina creatinina/urinária (g/g) de 0,03 a 0,3. A proteinúria não nefrótica é definida como excreção urinária de proteína < 3,5 g/24 h ou relação proteína-creatinina urinária menor do que 3. A proteinúria nefrótica é característica da doença glomerular, ao passo que a não nefrótica é menos específica. Proteinúria não nefrótica é, em geral, causada por doença glomerular, contudo, se a TFG estiver preservada e a proteinúria for menor, e que 0,5 a 1 g/dia, não necessita biópsia, mas deve ser acompanhada. Com a proteinúria não nefrótica acima de 1 g/dia, a indicação de biópsia deve ser individualizada.

■ Proteinúria assintomática com hematúria

Pacientes com proteinúria e hematúria simultânea, mesmo assintomáticos, têm mais risco de doença glomerular e disfunção renal. Esses casos devem ser investigados, inclusive com biópsia renal, mesmo se a proteinúria for de 0,5 a 1 g/dia.

■ Macro-hematúria

É mais comum em crianças e adultos jovens, sendo rara após os 40 anos. Costuma ser indolor e episódica, marrom ou acinzentada, sem formar coágulos. A maioria dos casos é causada por nefropatia por IgA, mas também pode ocorrer em nefrite intersticial. A hematúria logo após infecção respiratória alta tem relação com IgA. Se ocorrer após 2 ou 3 semanas, sugere glomerulonefrite pós-infecciosa, podendo também cursar com síndrome nefrítica. A hematúria sem dismorfismo deve ser investigada para causas urológicas.

■ SÍNDROME NEFRÓTICA

A síndrome nefrótica (SN) caracteriza-se pela excreção urinária de proteínas > 3,5 g em 24 h, maior do que 3,0 (relação em amostra de proteína/creatinina) ou 50 mg/kg/dia na criança, sendo acompanhada por edema e hipoalbuminemia menor do que 3,5 g/dL. Dislipidemia pode estar presente. O edema nefrótico é caracteristicamente mais acentuado na face pela manhã (bipalpebral), e nos membros inferiores no final do dia. O estado de hipercoagulabilidade pode ocorrer devido à perda renal de antitrombina III e imunodeficiência por perda renal de imunoglobulina.

ETIOLOGIA ▶ A SN primária é a forma prevalente. Em adultos, 20 a 25% dos casos de SN são secundárias. A nefropatia diabética é a causa mais comum em adultos. Nos pacientes de origem anglo-saxônica, prevalece a nefropatia membranosa, e nos afrodescendentes, a glomeruloesclerose segmentar e focal (GESF). Na infância, a apresentação mais comum é a doença por lesões mínimas (Quadro 16.31).

CAUSAS SECUNDÁRIAS DE SÍNDROME NEFRÓTICA ▶

- **Doenças sistêmicas:** amiloidose, lúpus, poliarterite nodosa, púrpura de Henoch-Schönlein, dermatomiosite, síndrome de Goodpasture, crioglobulinemia, doença do soro, síndrome de Sjögren, sarcoidose, colite ulcerativa, artrite reumatoide, epidermólise tóxica.
- **Neoplasias:** tumores sólidos (carcinoma e sarcoma): pulmão, mama, pele, trato digestório, rim, tireoide, ovário, suprarrenal. Doença de Hodgkin, reticulosarcoma, leucemia linfocítica crônica, mieloma múltiplo, melanoma, feocromocitoma, mesotelioma, tumor de Wilms, tumor de próstata.
- **Infecções:** bacterianas (endocardite infecciosa, nefrite de *shunt* arteriovenoso, hanseníase, sífilis, refluxo vesicoureteral com infecção, tuberculose); virais (hepatite B, citomegalovírus [CMV], mononucleose infecciosa, herpes, HIV); protozoários (malária, toxoplasmose); helmintos (esquistossomose, tripanossomíase, filariose).
- **Medicamentos:** trimetadione, parametadione, penicilamina, bismuto, ouro, mercúrio, tolbutamida, probenecid, heroína, captopril, AINEs, clorpropamida, rifampicina, meio de contraste, interferon, ciclosporina, tacrolimus.
- **Causas mecânicas ou circulatórias:** pericardite constritiva, trombose de veia renal, IC.
- **Doenças hereditárias ou metabólicas:** DM, obesidade, mixedema, doença de Graves, síndrome de Alport, doença de

QUADRO 16.31 ▶ DOENÇAS GLOMERULARES QUE CURSAM COM SÍNDROME NEFRÓTICA

GLOMERULOPATIA	CLÍNICA	IDADE	IMUNOFLUORESCÊNCIA/ COMPLEMENTO	DOENÇAS ASSOCIADAS
Doença de lesões mínimas	Síndrome nefrótica franca. Proteinúria seletiva. Não há perda de função renal. Hematúria é rara	Mais prevalente em crianças, mas pode acometer idosos	Sem depósitos Complemento normal	Linfoma, HIV e uso de AINEs
Glomeruloesclerose segmentar e focal	Síndrome nefrótica é mais comum. Proteinúria não nefrótica também ocorre. Hematúria microscópica e perda de função renal em 25%	Geralmente em < 40 anos	Depósito de IgM e C3 segmentar Complemento normal	HIV, parvovírus; linfoma, esquistossomose, doença renal policística, obesidade, rim único, nefropatia obstrutiva, medicamentos
Glomerulonefrite membranosa	Início insidioso. Proteinúria não nefrótica ou síndrome franca. Hematúria leve. Déficit de função renal não é comum	Geralmente em > 50 anos	Depósitos granular e difuso de IgM e C3 nas paredes capilares Complemento normal	Principal é HBV. HCV, sífilis, malária, neoplasias (tumores sólidos) e doenças autoimunes

(*Continua*)

QUADRO 16.31 ▶ DOENÇAS GLOMERULARES QUE CURSAM COM SÍNDROME NEFRÓTICA (Continuação)

GLOMERULOPATIA	CLÍNICA	IDADE	IMUNOFLUORESCÊNCIA/ COMPLEMENTO	DOENÇAS ASSOCIADAS
Glomerulonefrite membranoproliferativa	Síndrome nefrítica e síndrome nefrótica podem ocorrer. Hematúria e perda de função renal são comuns	25-40 anos	Depósito difuso de IgM, IgG e C3 em parede capilar e no mesângio Complemento	HCV, endocardite, abscessos viscerais, doenças autoimunes, neoplasias
Nefropatia por IgA	Desde hematúria micro/macro isolada, síndrome nefrótica até GNRP	25-40 anos	Depósito de IgA e C3 Complemento normal	Idiopática é a regra. Raramente associada a neoplasias e doenças autoimunes

AINEs, anti-inflamatórios não esteroides; GNRP, glomerulonefrite rapidamente progressiva; HBV, vírus da hepatite B; HIV, vírus da imunodeficiência humana; IgG, imunoglobulina G; IgM, imunoglobulina M; HCV, vírus da hepatite C.

Fabry, síndrome unha-patela, anemia falciforme, SN familiar e congênita, síndrome de Weber-Christian.

- **Alérgenos, venenos e imunizações:** pólen, veneno de serpentes, abelha, carvalho ou hera, doença do soro, toxoide tetânico, diftérico e pertussis, vacinas.

■ SÍNDROME NEFRÍTICA

Início súbito de hematúria, proteinúria, oligúria, hipertensão arterial sistêmica e déficit de função renal. A hematúria está invariavelmente presente, devendo ser acompanhada de, pelo menos, uma das demais.

ACHADOS LABORATORIAIS ▶ Sedimento urinário ativo, hematúria com dismorfismo eritrocitário, proteinúria (em geral, menor do que 3 g/dia) e leucocitúria; ureia e creatinina podem estar elevadas e também pode ocorrer consumo de complemento, dependendo da etiologia do quadro.

CAUSAS ▶ Infecciosas e não infecciosas.

Infecciosa ▶

- **Glomerulonefrite pós-estreptocócica (GNPE):** protótipo da síndrome. Ocorre após infecções causadas pelo *Streptococcus*. Manifesta-se de 1 a 3 semanas depois de quadro de faringoamigdalite e de 2 a 6 semanas após o episódio de impetigo (Quadro 16.32).

- **Infecções não estreptocócicas:** endocardite, pneumonia pneumocócica, meningocemia, bacteriemia estafilocócica, leptospirose, febre tifoide, infecções virais (hepatite, varicela, CMV), toxoplasmose, malária.

Não infecciosa ▶ Lúpus eritematoso sistêmico, púrpura de Henoch-Schönlein, nefrite familiar, vasculites, glomerulonefrites primárias (nefropatia por IgA, glomerulonefrite membranoproliferativa).

- **Causas:** ver Quadro 16.33.

As diferenças entre as síndromes nefrótica e nefrítica estão descritas no Quadro 16.34.

■ GLOMERULONEFRITE RAPIDAMENTE PROGRESSIVA

Entidade clinicopatológica caracterizada por deterioração rápida da função renal (50% da TFG) em um período curto (dias, semanas, poucos meses), associada a achados histopatológicos com extensa formação de crescentes intraglomerulares, comprometendo mais de 50% dos glomérulos. A formação desses crescentes está relacionada ao grau de severidade da doença, sendo mais agressiva quando se apresentam circunferenciais e em mais de 80% do glomérulo.

QUADRO 16.32 ▶ INDICAÇÃO DE BIÓPSIA RENAL APÓS GLOMERULONEFRITE PÓS-ESTREPTOCÓCICA

- Oligúria com duração entre 48 e 72 h
- Azotemia persistente por mais de 4 semanas
- Hipertensão arterial persistente por mais de 4 semanas
- Hematúria macroscópica por mais de 4 semanas
- Complemento total e frações persistentemente baixas por mais de 8 semanas
- Proteinúria nefrótica por mais de 4 semanas

QUADRO 16.33 ▶ CAUSAS DA SÍNDROME NEFRÍTICA

CAUSAS DE SÍNDROME NEFRÍTICA	COMPLEMENTO
GN pós-estreptocócica e outras pós-infecciosas; nefrite lúpica; GN crioglobulinêmica; GN membranoproliferativa	Consumido
Vasculites sistêmicas; nefropatia por IgA e Henoch-Schönlein	Normal

GN, glomerulonefrite; IgA, imunoglobulina A.

QUADRO 16.34 ▶ DIFERENCIAÇÃO ENTRE SÍNDROME NEFRÓTICA E SÍNDROME NEFRÍTICA		
CARACTERÍSTICAS	NEFRÓTICA	NEFRÍTICA
Início	Insidioso	Abrupto
Edema	++++	++
Pressão arterial	Normal	Aumentada
Pressão venosa jugular	Normal/baixa	Aumentada
Proteinúria	++++	++
Hematúria	Pode não ocorrer	+++
Cilindros hemáticos	Ausentes	Presentes
Albumina sérica	Baixa	Normal/pouco reduzida

CAUSAS ▶ Ver Quadro 16.35.

TRATAMENTO DA DOENÇA GLOMERULAR ▶

Medidas gerais ▶

- Dieta hipossódica, restrição hídrica e repouso; diuréticos e controle da pressão arterial.
- Antiproteinúricos: IECA e bloqueador do receptor da angiotensina (BRA) são os medicamentos de escolha; bloqueadores de canais de cálcio (BCCs) não di-hidropiridínicos (diltiazem e verapamil) também podem ser utilizados. A associação de IECA e BRA aumenta o risco de IRA, não sendo recomendado.
- Dislipidemia: estatina, ou estatina e ezetimibe.
- Não usar AINEs, evitar exames contrastados, antimicrobianos nefrotóxicos (aminoglicosídeos).
- Pode ocorrer anticoagulação profilática devido ao risco de hipercoagulabilidade, principalmente se a albumina for menor do que 2,5 g/dL e imobilidade; se a albumina for menor do que 2,0 g/dL, deve-se considerar anticoagulação a pleno.

Medidas específicas ▶ Na GNPE, geralmente, essas medidas são suficientes. Nas demais doenças, serão abordadas medidas terapêuticas específicas conforme o caso, as quais incluem medicamentos imunossupressores, plasmaférese e suporte dialítico, se indicado.

▶ HEMATÚRIA

DEFINIÇÃO ▶ Presença anormal de hemácias na urina, confirmada em, pelo menos, dois a três exames. Na microscopia, é definida pela presença de mais de 2 a 3 hemácias por campo de grande aumento (400×) no exame manual do sedimento urinário. Com o método automatizado, citometria de fluxo, a hematúria é definida pela presença de >18 a 20 hemácias/μL de urina.

CLASSIFICAÇÃO ▶ A hematúria pode originar-se de qualquer local do trato urinário, desde o glomérulo até a uretra distal, e pode ser classificada de diferentes maneiras:

- Macroscópica
- Microscópica.
- Glomerular.
- Não glomerular.

QUADRO 16.35 ▶ CAUSAS DE GLOMERULONEFRITE RAPIDAMENTE PROGRESSIVA

- **ANTICORPOS CONTRA MEMBRANA BASAL GLOMERULAR (10-20%):** depósitos lineares
    - Doença de anticorpos contra membrana basal glomerular: acomete o rim
    - Síndrome de GoodPasture: acomete o rim e pulmão (ANCA pode ser positivo)
- **DEPÓSITO DE COMPLEXOS IMUNES (40%):** depósitos granulares
    - Nefropatia por IgA
    - Púrpura de Henoch-Schöenloin
    - Lúpus eritemotoso sistêmico
    - Glomerulonefrites pós-infecciosas
    - Crioglobulinemia mista
    - Glomerulonefrite membranoproliferativa
- **PAUCI-IMUNE (40-50%):** ausência de depósitos
    - Poliangeíte microscópica: ANCA-p positivo, comprometimento sistêmico
    - Poliangeíte granulomatosa: ANCA-c positivo, comprometimento pulmonar e renal
    - Poliangeíte granulomatosa eosinofílica/síndrome de Churg-Strauss: ANCA-p positivo, eosinofilia e asma

ANCA, anticorpo citoplasma de antineutrófilos; IgA, imunoglobulina A.

A **hematúria macroscópica** pode ser visualizada pelo próprio paciente. A urina tem cor avermelhada. Entre 2 e 5 mL de sangue total/L de urina são suficientes para alterar a sua coloração.

A **hematúria microscópica** é identificada apenas na análise de microscopia do sedimento urinário pelo exame físico-químico (valor semiquantitativo) com confirmação posterior pela análise do sedimento urinário (**Fig. 16.3**).

Classificação quanto à origem: glomerular ou não glomerular.

- **Na forma glomerular**, as hemácias, vistas preferencialmente na microscopia de contraste de fase, apresentam significativa alteração no seu tamanho e no seu formato. Nesse caso, as hemácias na urina têm o aspecto de acantócitos e codócitos e apresentam alterações significativas no seu tamanho.
- A origem glomerular é sugerida quando a maioria das hemácias se apresenta dismórfica, ou quando se observam mais do que 3 populações de hemácias. Nesse caso, diz-se que a presença de dismorfismo é positiva. Outro achado do sedimento urinário que sugere a origem glomerular da hematúria é a presença de cilindrúria e, mais especificamente, cilindros eritrocitários.
- A **hematúria não glomerular** ocorre quando as hemácias são maiores e uniformes, a coloração é vermelho-vivo e os coágulos podem estar presentes.

AVALIAÇÃO DE HEMATÚRIA GLOMERULAR ▶ As causas de hematúria glomerular são divididas em três grandes grupos: glomerulonefrites primárias, doenças autoimunes sistêmicas e relacionadas a outras doenças. A investigação depende da suspeita clínica e deve-se levar em consideração a possibilidade de biópsia renal.

Investigação de hematúria glomerular: ver **Quadro 16.36**.

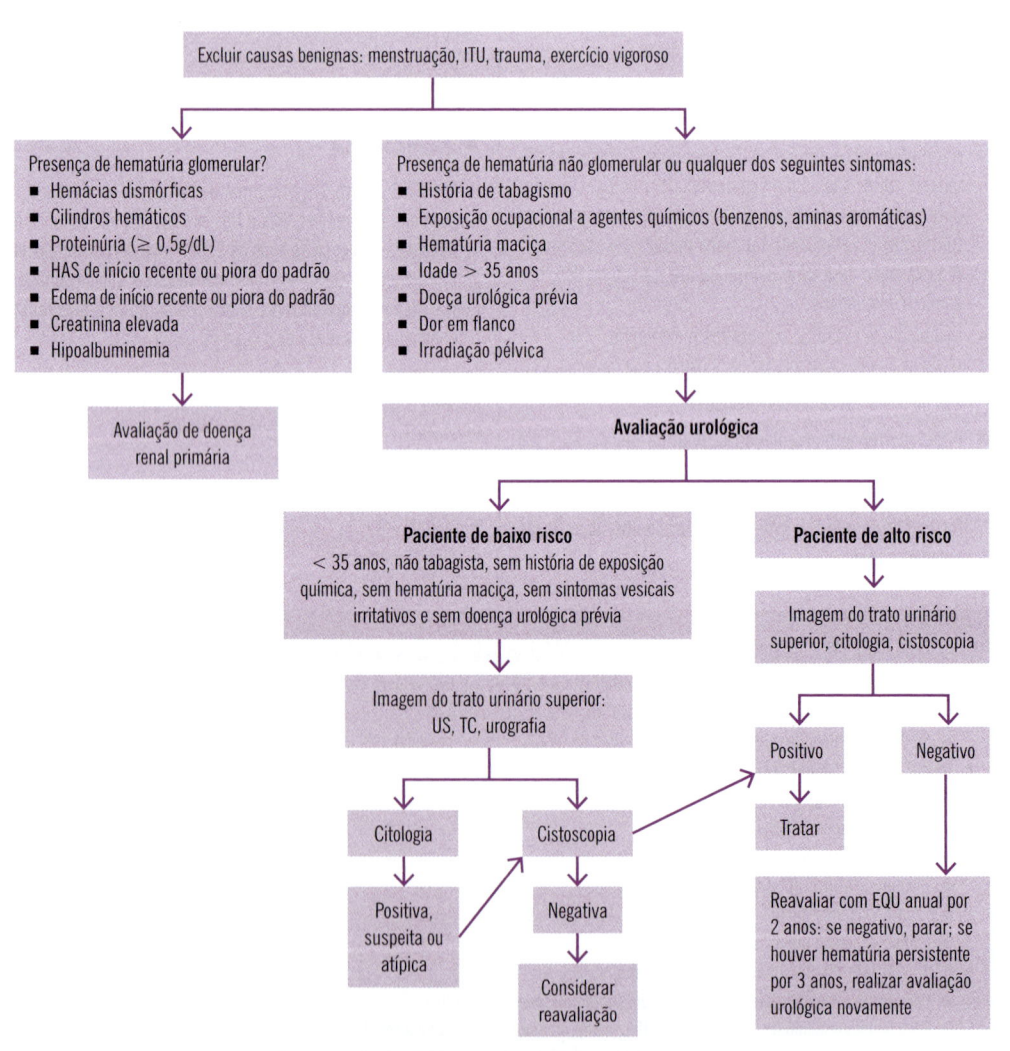

FIGURA 16.3 ▶ **AVALIAÇÃO DE HEMATÚRIA MICROSCÓPICA.** // EQU, exame qualitativo de urina; ITU, infecção do trato urinário; TC, tomografia computadorizada; US, ultrassonografia.

QUADRO 16.36 ▶ EXAMES NA INVESTIGAÇÃO DA HEMATÚRIA GLOMERULAR

DIAGNÓSTICO	EXAMES RELEVANTES
Glomerulonefrites membranoproliferativas	C3/C4, crioglobulinas, HBV, HCV
Doença antimembrana basal glomerular	Ac antimBG, radiografia de tórax
Glomerulopatia fibrilar/imunotactoide	Eletroforese, C3/C4, Ca, BMO
Lúpus eritematoso sistêmico	FAN, anti-DNA, ENA, C3/C4, Anticardiolipina
Vasculites	ANCA (c-ANCA, p-ANCA)
Microangiopatia trombótica	Anticardiolipina, anticoagulante lúpico
Doenças hereditárias ■ Doença de Fabry ■ Doença de Alport	α-galactosidase, audiometria
Glomerulonefrites pós-infecciosas ■ Nefropatia do HIV ■ Pós-estreptocócica ■ Endocardite infecciosa	HIV, ASLO, C3/C4, FR, ecocardiografia

ANCA, anticorpo citoplasma de antineutrófilos; ASLO, antiestreptolisina O; BMO, biópsia da medula óssea; ENA, antigenos extraíveis nucleares; FAN, fator antinuclear; FR, fator reumatoide; HBV, vírus da hepatite B; HCV, vírus da hepatite C; HIV, vírus da imunodeficiência humana.

ETIOLOGIA ▶ Ver **Quadro 16.37**.

TRATAMENTO ▶ O tratamento poderá ser clínico ou cirúrgico, dependendo da causa básica da hematúria. O tratamento será clínico em pacientes com ITU, glomerulonefrite, vasculite, infecção, nefrite lúpica, nefrite intersticial e DM. Será cirúrgico nos casos de neoplasias de rim, de bexiga, cálculos urinários, hiperplasia benigna ou adenocarcinoma de próstata.

Nos casos de hematúria maciça, considerar passagem de sonda vesical de demora de três vias para irrigação da bexiga, pois a formação de coágulos frequentemente é causa de obstrução urinária.

QUADRO 16.37 ▶ CAUSAS DE HEMATÚRIA

- Infecção do trato urinário
- Cálculo urinário
- Neoplasias malignas do trato urinário: tumores de bexiga, renal, urotelial, próstata
- Hiperplasia benigna da próstata
- Cistite actínica
- Endometriose
- Anormalidades anatômicas
  - Refluxo vesicoureteral
  - Malformação arteriovenosa
  - Obstrução na junção ureteropélvica
  - Doenças de estreitamento uroteliais
- Distúrbios metabólicos
  - Hipercalciúria
  - Hiperuricosúria
  - Anormalidades de coagulação
- Doenças renais
  - Glomerulonefrites
  - Estenose de artéria renal
  - Hipertensão maligna
  - Doença policística renal
  - Nefrite intersticial
  - Necrose papilar
  - Síndrome de Alport
  - Miscelânea

▶ HIPERTENSÃO ARTERIAL RESISTENTE

Não controle dos níveis de PA ou falha em alcançar os níveis pressóricos desejados em pacientes aderentes ao tratamento, com doses adequadas de um regime contendo três medicamentos, incluindo um diurético. O uso inadequado de diurético é causa comum de hipertensão resistente, sendo necessário atentar para quadros de hipervolemia e a necessidade do emprego de diuréticos de alça em pacientes portadores de DRC com TFG diminuída. Causas de hipertensão resistente incluem hipervolemia em pacientes com TFG diminuída, hipertensão secundária, excesso de sal na dieta, subdoses de medicamentos, uso de anti-inflamatórios, anticoncepcionais orais, medicamentos simpaticomiméticos, uso de substâncias como cocaína e anfetaminas.

▶ HIPERTENSÃO ARTERIAL SECUNDÁRIA

Corresponde de 5 a 10% dos casos de hipertensão arterial. Suas causas são:

- **Causas renais:** glomerulonefrites agudas e crônicas, pielonefrites crônicas, nefropatia do refluxo, doença renal policística.
- **Renovascular:** aterosclerose, displasia fibromuscular, poliarterite nodosa, doença de Takayasu, compressões vasculares.

QUADRO 16.38 ▶ TESTES DE RASTREAMENTO NA INVESTIGAÇÃO DE HAS SECUNDÁRIA

DIAGNÓSTICO	TESTE
Doença renal crônica	TFGe
Coarctação de aorta	Angio-TC; diferença de pulso nos MsIs e MsSs
Cushing	Teste de supressão com dexametasona; dosagem de cortisol
Feocromocitoma	Dosagem das catecolaminas urinárias
Hiperaldosteronismo primário	Dosagem de aldosterona e renina, tomografia abdominal
Apneia do sono	Polissonografia
Hiper/hipotireoidismo	Dosagem de hormônios tireoideanos
Renovascular	*Doppler* de artérias renais, angio-TC, angio-RM, arteriografia renal

MsIs, membros inferiores; MsSs, membros superiores; RM, ressonância magnética; TC, tomografia computadorizada; TFGe, taxa de filtração glomerular estimada.

- **Endócrina:** hiper ou hipotireoidismo, síndrome de Cushing, hiperaldosteronismo primário, feocromocitoma, deficiência enzimática (11 β-hidroxilase e 17 α-hidroxilase).
- **Coarctação da aorta.**
- **Medicamentosa:** anticoncepcionais, corticosteroides, anti-inflamatórios não hormonais, antidepressivos tricíclicos.
- **Doença hipertensiva relacionada à gestação.**
- **Outras:** hiperparatireoidismo, reninomas, acromegalia, apneia do sono.

Os testes de rastreamento na investigação de hipertensão arterial sistêmica (HAS) secundária estão descritos no **Quadro 16.38**.

▶ INFECÇÃO DO TRATO URINÁRIO

DEFINIÇÃO ▶ Invasão de agente infeccioso da bexiga (cistite), da próstata (prostatite) ou dos rins (pielonefrite). A infecção urinária pode ser considerada uma síndrome, que engloba várias condições clínicas.

CLASSIFICAÇÃO ▶

- **Sintomática:** ocorre quando o paciente refere algum tipo de sintoma, como disúria, polaciúria, urgência miccional, dor suprapúbica.
- **Assintomática:** quando ocorre bacteriúria significativa (crescimento de mais de 100.000 UFC/mL), na ausência de sintomas, em, pelo menos, duas amostras de urina.
- **Baixa:** cistite, uretrite, prostatite ou epididimite.
- **Alta:** pielonefrite aguda, pielonefrite subaguda e abscessos renais ou perirrenais.
- **Complicada:** associada a alterações estruturais do trato urinário ou infecção urinária na mulher grávida.
- **Não complicada:** não se verificam alterações estruturais nem anatômicas do trato urinário.
- **Infecção urinária de repetição ou recorrente:** por recidiva (provocada pela mesma cepa bacteriana cultivada na infecção primária) ou reinfecção (causada por diferente cepa bacteriana).

DIAGNÓSTICO ▶ Na maioria das vezes, o diagnóstico é clínico, podendo ser confirmado com exame de urina e urocultura.

- **EQU:**
  - Esterase leucocitária: significa presença de piúria (+ 5 leuc/campo).
  - Nitrito: quando positivo, indica presença de bactérias que transformam o nitrato em nitrito.
- **Urocultura:** > 100.000 UFC/mL ou menor quando associada a sintomas e piúria.

● TRATAMENTO ▶

ITU não complicada ▶ Sintomas e EQU com piúria ou esterase positiva já permitem início de antimicrobiano empírico (**Tab. 16.11**).

● ITU de repetição ▶ Tratar de acordo com o antibiograma e após iniciar profilaxia. A quimioprofilaxia está indicada se houver mais de três episódios em 1 ano. Manter por 6 meses a 1 ano. Antimicrobianos de escolha: sulfametoxazol+trimetoprima (SMX+T-MP), nitrofurantoína, norfloxacino e cefalexina (**Tab. 16.11**).

● Episódios de recorrência relacionados com o ato sexual ▶ Profilaxia com dose única pós-coital.

Recidiva (confirmada por culturas repetidas com o mesmo germe) ▶ Prolongar tratamento por 2 a 6 semanas.

Pielonefrite aguda ▶ Febre + calafrios + dor lombar + urocultura positiva.

- **● Tratamento ambulatorial:** para mulheres saudáveis e não grávidas, em áreas com baixa prevalência de resistência, usar medicamento VO (ciprofloxacino 500 mg, 2×/dia, por 7 dias; ou levofloxacino, 750 mg, 1×/dia, por 5-7 dias). Em áreas de prevalência de

TABELA 16.11 ▶ PROFILAXIA DA INFECÇÃO URINÁRIA

MEDICAMENTO	DOSE (MG)	DURAÇÃO (MESES)	COMENTÁRIOS
Sulfametoxazol+ trimetoprima	400/80	6-24	½ ou 1 cp à noite
Nitrofurantoína	50-100	6-24	1 cp à noite
Norfloxacino	400	6-24	1 cp à noite
Cefalexina	250	6-24	1 cp à noite

resistência às quinolonas, recomenda-se fazer dose inicial IV de ceftriaxona (1 g) ou aminoglicosídeo.

- O tratamento subsequente deve basear-se na urocultura. As opções são ciprofloxacino e levofloxacino, VO, por 5 a 7 dias, com as mesmas doses citadas na Tabela 16.12. Outras opções para tratamento nesse contexto são o SMX+TMP, VO, por 14 dias, e β-lactâmicos (esses menos eficazes).
- ● **Tratamento hospitalar:** pacientes com sintomas toxêmicos, sepse e gestantes devem ser tratados com antimicrobiano IV. Os antimicrobianos estão descritos na Tabela 16.13.
- **Seguimento:** se os sintomas persistem depois de 48 a 72 h, ou se os sintomas recorrem após poucas semanas do tratamento, deve-se fazer um estudo de imagem para avaliar a presença de fatores obstrutivos, abscessos ou massas renais.

ITU na gravidez ▶ Tratar sempre (mesmo bacteriúria assintomática).

- ● **Antimicrobianos de escolha:** amoxicilina ou cefalexina, 500 mg, 2×/dia, por 3 a 7 dias; nitrofurantoína, 100 mg, 2×/dia, por 5 dias; amoxacilina+clavulanato, 500 mg, 2×/dia, por 7 dias, e sulfametoxazol+trimetoprima (exceto no 1º e no 3º trimestres).
- **Seguimento:** nova urocultura 1 semana após o tratamento, repetindo em 4 a 6 semanas até o parto.

● **Bacteriúria assintomática** ▶ Tratar em circunstâncias especiais, tais como gravidez, após transplante renal, antes de cirurgia ou instrumentação do trato urinário e antes de artroplastia de quadril, se o paciente fizer uso de sonda vesical (tratar por 3 dias antes da cirurgia).

● **Cistite em homens** ▶ Tratar por 7 a 10 dias com SMX+TMP ou fluorquinolona. Investigar alteração estrutural

TABELA 16.12 ▶ USO DE ANTIMICROBIANO ORAL PARA CISTITE AGUDA NÃO COMPLICADA

ANTIMICROBIANO	DOSE	DURAÇÃO (DIAS)
Sulfametoxazol+trimetoprima (800/160)	1 cp, 12/12 h	3
Norfloxacino	400 mg, 12/12 h	3
Ciprofloxacino	250 mg, 12/12 h	3
Nitrofurantoína	100 mg, 12/12 h	5-7
Amoxacilina+clavulanato	500/125 mg, 8/8h	3-5
Cefalexina	500 mg, 6/6h	3

TABELA 16.13 ▶ AGENTES ANTIMICROBIANOS USADOS PARA O TRATAMENTO DE PIELONEFRITE AGUDA

ANTIMICROBIANO	DOSE	VIA DE ADMINISTRAÇÃO	TEMPO DE TRATAMENTO (DIAS)
Amoxicilina+clavulanato	875/125 mg, 12/12 h	VO	10-14
Sulfametoxazol+trimetoprima	800/160 mg, 12/12 h	VO	10-14
Levofloxacino	750 mg/dia	VO	5
Ciprofloxacino	500 mg, 12/12 h	VO	7
Ciprofloxacino liberação lenta	1.000 mg/dia	VO	7
Cefixima	400 mg/dia	VO	10-14
Cefpodoxima	200 mg, 12/12 h	VO	10-14

(Continua)

TABELA 16.13 ▶ AGENTES ANTIMICROBIANOS USADOS PARA O TRATAMENTO DE PIELONEFRITE AGUDA (*Continuação*)

ANTIMICROBIANO	DOSE	VIA DE ADMINISTRAÇÃO	TEMPO DE TRATAMENTO (DIAS)
Ceftriaxona	1 g/dia	IV	7-10
Ceftadizidima	2 g, 8/8 h	IV	7-14
Cefepima	1-2 g, 8/8 ou 12/12 h	IV	7-10
Piperacilina+tazobactam	3,375 g-4,5 g, 6/6 h	IV	10-14
Imipeném	500 mg, 6/6 h	IV	10-14
Ertapeném	1 g/24 h	IV	7-10
Meropeném	1 g, 8/8 h	IV	7-10
Gentamicina	5-7,5 mg/kg/24 h	IV	7-10

IV, intravenosa; VO, via oral.

do trato urinário ou prostatite. A recidiva sugere prostatite. Aconselha-se fazer seguimento com nova urocultura em 4 a 6 semanas.

● **ITU associada ao uso de sonda vesical de demora (SVD)** ▶ Geralmente são assintomáticos, não devendo receber tratamento, mas quando for sintomática ou apresentar sinais toxêmicos, deve ser tratada como ITU "complicada". Os cateteres devem ser substituídos quando infectados, e o rastreamento da urina é fundamental 48 h após a remoção.

A prevenção é o mais importante e inclui inserção da sonda de forma estéril, troca periódica, para evitar formação de biofilme, remoção do cateter o mais rápido possível e uso de sistema fechado.

● **Candidúria ou fungúria** ▶ Tratamento fica reservado aos pacientes sintomáticos, com fluconazol, 200 mg/dia, por 7 a 14 dias. Deve-se remover a SVD, se presente. Nos pacientes com pielonefrite e fungemia, o tratamento deverá ser realizado com fluconazol, IV, ou anfotericina B, 0,6 mg/kg/dia.

▶ INSUFICIÊNCIA RENAL AGUDA

DEFINIÇÃO, DIAGNÓSTICO E CLASSIFICAÇÃO ▶ Diminuição abrupta e sustentada da função renal, que leva ao acúmulo de toxinas urêmicas e a alterações eletrolíticas e do equilíbrio acidobásico.

O Acute Dialysis Quality Initiative (ADQI) propôs, em 2004, uma definição graduada da falência renal aguda, denominada "critério Rifle",[3] com o intuito de unificar os parâmetros clínicos e laboratoriais para a realização do diagnóstico da insuficiência renal aguda (IRA) (**Tab. 16.14**).

O critério Rifle correlacionou-se com prognóstico em vários estudos, com maiores taxas de mortalidade nos estágios mais avançados da IRA.

TABELA 16.14 ▶ PARÂMETROS DO CRITÉRIO RIFLE

RIFLE	TAXA DE FILTRAÇÃO GLOMERULAR	DÉBITO URINÁRIO
Risco (*R*isk)	Aumento da Cr × 1,5 ou Redução da TFG > 25%	DU < 0,5 mL/kg/h × 6 h
Lesão (*I*njury)	Aumento da Cr × 2 ou Redução da TFG > 50%	DU < 0,5 mL/kg/h × 12 h
Falência (*F*ailure)	Aumento da Cr × 3 ou Redução da TFG > 75% ou Cr > 4 mg/dL	DU < 0,3 mL/kg/h × 24 h ou Anúria × 12 h
Perda (*L*oss)	Falência renal aguda persistente = perda completa da função renal por mais de 4 semanas	
DRET (*E*SKD)	DRET = falência por mais de 3 meses	

Cr, creatinina; DRET, doença renal em estágio terminal; DU, débito urinário; ESKD, do inglês *end-stage-renal disease*; TFG, taxa de filtração glomerular.

Critério AKIN ▶ O grupo Acute Kidney Injury Network (AKIN) propôs alterações em 2007.[1] A partir daí, a denominação *acute kidney injury* foi proposta para representar todo o espectro da falência renal aguda.* O critério diagnóstico deveria ser aplicado somente após otimização do *status* de volume e da exclusão de obstrução do trato urinário se a oligúria for utilizada como definidora do critério diagnóstico. A classificação para insuficiência renal aguda (IRA) é dividida em 3 estágios: risco (estágio 1), lesão (estágio 2) e falência (estágio 3) do Rifle. *Loss* e ESRD foram removidos da classificação e definidos como "desfechos" (**Tab. 16.15**).

ETIOLOGIA ▶ A IRA pode ser classificada de acordo com sua etiologia em:

---

* No Brasil, são adotadas as denominações lesão renal aguda (LRA) e insuficiência renal aguda (IRA), esta última sendo a forma preferida pelos autores deste capítulo.

TABELA 16.15 ▶ PARÂMETROS DO CRITÉRIO AKIN		
AKIN	TAXA DE FILTRAÇÃO GLOMERULAR	DÉBITO URINÁRIO
Estágio 1	Aumento da Cr × 1,5 ou ≥ 0,3 mg/dL, em 2 dias	DU < 0,5 mL/kg/h × 6 h
Estágio 2	Aumento da Cr × 2	DU < 0,5 mL/kg/h × 12 h
Estágio 3	Aumento da Cr × 3 ou Cr > 4 mg/dL (com aumento agudo ≥ 0,5 mg/dL) Pacientes que necessitem TRS = Estágio 3	DU < 0,3 mL/kg/h × 24 h ou Anúria × 12 h

AKIN, do inglês *Acute Kidney Injury Network*; Cr, creatinina; DU, débito urinário; TRS, terapia renal substitutiva.

- **Pré-renal:** por hipoperfusão renal, devido à hipovolemia de qualquer etiologia, diminuição do volume intravascular efetivo, diminuição da resistência vascular periférica ou baixo débito cardíaco.

  Exemplos: hemorragia, perda cutânea (queimadura, sudorese importante), perda gastrintestinal (vômitos, diarreia), perda renal (diuréticos, glicosúria). Insuficiência cardíaca. Sepse. Anafilaxia. Insuficiência hepática.

- **Renal (intrínseca):** comprometimento de vasos sanguíneos, glomérulos, túbulos ou interstício. A causa mais comum de IRA é a NTA por isquemia ou toxicidade (medicamentos). Outra etiologia comum é a nefrite intersticial aguda (NIA). Doenças sistêmicas podem causar lesões vasculares e/ou glomerulares.

  Exemplos: oclusão ou estenose vascular, tromboembolia bilateral ou de artéria renal de rim único, hipertensão acelerada, microangiopatia trombótica, púrpura trombocitopênica trombótica (PTT) ou síndrome hemolítico-urêmica (SHU), vasculite. GN pós-infecciosa, GNRP. Nefrite intersticial (especialmente por medicamentos). NTA (hipoperfusão renal sustentada). Nefrotoxicidade (NT) por pigmentos (mioglobina, hemoglobina), por proteínas intratubulares (mieloma), por cristais intratubulares (ácido úrico), por lise tumoral.

- **Pós-renal:** decorrente da obstrução do trato urinário alto ou baixo. São exemplos: obstrução bilateral ou de rim único funcionante por cálculo, tumor, necrose de papila. Obstrução extrínseca, como fibrose retroperitoneal, aneurisma de aorta, neoplasia retroperitoneal ou pélvica. Estenose uretral, hiperplasia ou neoplasia prostática, carcinoma de células transicionais da bexiga, cálculo de bexiga, bexiga neuropática, SVD mal posicionada.

QUADRO CLÍNICO ▶ As manifestações clínicas da IRA dependem do nível de comprometimento da função renal e de fatores etiológicos. Com alguma frequência, a IRA é assintomática, reconhecida apenas pela elevação da Cr sérica. O volume de diurese é variável. Os sinais e os sintomas de uremia são anorexia, náuseas, vômitos, letargia e convulsões em alguns casos. O exame físico varia de acordo com a etiologia (p. ex., hipotensão e sinais de hipoperfusão tissular na IRA pré-renal; "bexigoma" na pós-renal, por obstrução uretral) (Quadro 16.39).

TRATAMENTO ▶ Pode-se dividir o manejo da IRA em três etapas importantes:

1. Tratar a causa da IRA (otimizar perfusão renal, suspender medicamentos nefrotóxicos, tratar doença de base).
2. Manejar complicações decorrentes da IRA (hipercalemia, acidose metabólica, sobrecarga hídrica).
3. Tratar a IRA propriamente dito, com suporte dialítico.

Teste de estresse com furosemida ▶ Após a reposição volêmica adequada, pode-se realizar o teste de estresse com a furosemida. É um teste da viabilidade da função tubular.

Prescrição: administrar furosemida, 1 mg/kg, IV, ou 1,5 mg/kg, se o paciente já estiver usando o diurético.

Esperado: em 2 h, a resposta diurética deve ser de 200 mL ou mais. Interpreta-se como baixa probabilidade de evolução para piora da função renal e necessidade de diálise.

Terapia renal substitutiva ▶

Indicações clássicas de diálise

- Sobrecarga de volume refratária (congestão pulmonar; parâmetros ventilatórios elevados; difícil manejo dos líquidos – desproporção em relação à infusão e capacidade de excreção por parte do paciente).
- Hipercalemia (K > 6,5 mEq/L) ou níveis em rápida ascensão.
- Distúrbios da osmolaridade plasmática, especialmente disnatremias com difícil manejo clínico.
- Sinais de uremia, como pericardite, neuropatia, ou um declínio no *status* mental não explicado.
- Acidose metabólica (pH < 7,1).
- Intoxicações exógenas, por exemplo, carbonato de lítio.

Considerações frente ao paciente com necessidade de TRS

Via de acesso – preferências

1. Veia jugular interna direita.
2. Veia femoral direita.
3. Veia femoral esquerda.
4. Veia jugular interna esquerda.
5. Subclávias.

Considerações sobre a via de acesso para hemodiálise na insuficiência renal aguda

- Maior risco infecção: femorais.
- Maior risco de trombose e embolizações: femorais.

QUADRO 16.39 ▸ AVALIAÇÃO NA INSUFICIÊNCIA RENAL AGUDA

- **História e exame físico completos**
- **Avaliação do estado hemodinâmico:** pressão arterial, peso diário, controle de diurese, PVC, Swan-Ganz, quando necessário
- **Achados laboratoriais:** azotemia progressiva (aumento da ureia e da creatinina), acidose e hipercalemia. Solicitar: EQU, hemograma, creatinina, ureia, K, bicarbonato, Na, Ca, gasometria arterial
    - **Exame de urina:** exame comum de urina e Na urinário na dúvida de pré-renal ou renal (Na urinário > 40 mEq/L = renal e Na urinário < 20 mEq/L = pré-renal). A avaliação da densidade urinária é IRA = 1.010 e pré-renal, > 1.020. A osmolalidade urinária renal < 350 mOsm e pré-renal, > 500 mOsm. A excreção fracional de Na é o teste mais apropriado para diferenciar a IRA pré-renal da renal. Valores abaixo de 1% são encontrados nos casos de IRA pré-renal. Nos casos de NTA ou renal, valores acima de 2% são geralmente encontrados, refletindo a incapacidade tubular em conservar o Na (fórmula: **FENa** = (Na urinário/Na sérico)/(Cr urinária/Cr sérica) × 100%. Em situações que falseiam a FENa, como o uso de diuréticos, pode-se usar a excreção fracional de ureia (**FeU** = (Ureia urinária/Ureia sérica)/(Cr urinária/Cr sérica) × 100%). O sedimento urinário pode identificar a presença de hemácias e cilindros hemáticos acompanhados de proteinúria variável, orientando para a presença de uma doença glomerular. A presença de cilindros com grânulos pigmentados é sugestiva de NTA, ao passo que cilindros leucocitários podem ser encontrados na nefrite túbulo-intersticial aguda. A relação ureia/Cr plasmática é outro parâmetro que auxilia na direnciação de IRA (20-30/1) e na IRA pré-renal (≥ 40/1)
- **Exames de imagem:**
    - **US renal:** é importante para a exclusão de obstrução. Tem boa sensibilidade na detecção de hidronefrose. No entanto, alguns resultados falso-negativos podem ocorrer na fase precoce da obstrução ou em pacientes desidratados. A maioria dos pacientes com IRA apresenta ecotextura e espessura do parênquima renal normais; uma diminuição dessa espessura, principalmente em nível cortical, sugere nefropatia crônica
    - **US renal com Doppler:** é importante no diagnóstico de alterações nos vasos renais, como estenose da artéria renal ou trombose arterial e/ou venosa.
    - **TC:** sensibilidade similar à do ultrassom no diagnóstico de IRA pós-renal, com a vantagem de identificar cálculos ureterais localizados no terço distal

Ca, cálcio; Cr, creatinina; EQU, exame qualitativo de urina; FENa, fração de excreção de sódio; FeU, fração de excreção de ureia; IRA, insuficiência renal aguda; K, potássio; Na, sódio; NTA, necrose tubular aguda; PVC, pressão venosa central; TC, tomografia computadorizada; US, ultrassonografia.

- Maior risco de complicações por sangramento: subclávias.
- Maior risco de estenose: subclávias.
- Maior risco de pneumotórax: subclávias (incidência de 2-3%).
- Quando traqueostomia: contraindicação relativa de acesso em jugulares.
- Quando sopro carotídeo: contraindicação à punção jugular sem US.
- Menor risco de infecção: subclávias.
- Menor risco de trombose e embolizações: jugulares internas.

Status hemodinâmico

Define o método: hemodiálise intermitente (HDI) × hemodiálise estendida (HDE) × hemodiálise contínua (HDC).

Para os pacientes hemodinamicamente instáveis que não toleram método intermitente, está indicada a HDC.

Hemodiálise contínua

- Hemodiálise venovenosa contínua (HDVVC).
- Hemofiltração venovenosa contínua (HFVVC).
- Hemodiafiltração venovenosa contínua (HDFVVC).

A terapia continua garante menor instabilidade hemodinâmica, podendo ser indicada mesmo em pacientes com doses elevadas de vasopressores. Permite constante remoção de líquido, possibilitando um manejo mais adequado da sobrecarga de volume (pacientes recebendo NPT ou que necessitam de múltiplas transfusões se beneficiam dessa terapia).

O método contínuo também possibilita maior *clearance* de mediadores inflamatórios, o que pode beneficiar pacientes sépticos, especialmente com o uso de modelos convectivos (HFVVC e HDFVVC). Contudo, apesar de a terapia convectiva poder aumentar o *clearance* de mediadores pró-inflamatórios, isso também pode resultar em remoção de mediadores anti-inflamatórios benéficos.

É preciso avaliar o risco de sangramento, identificando as contraindicações ao uso da heparina: plaquetopenia, coagulopatia, coagulação intravascular disseminada (CIVD), lesões hipervascularizadas – tumores ou lesão cerebral com risco de sangramento, pós-operatórios ou possibilidade de intervenção cirúrgica, sangramento ativo, AVC (tanto hemorrágico como isquêmico – risco de transformação). Esses pacientes devem utilizar preferencialmente o citrato como anticoagulante (infundido pré-dialisador) na terapia contínua, ou realizar apenas a lavagem do sistema de diálise com SF.

Algumas causas de IRA exigem suporte com método contínuo. São exemplos as situações que cursam com hipercatabolismo, como rabdomiólise, lise tumoral, grande queimado, politrauma, síndrome da resposta inflamatória sistêmica (SIRS)/sepse e intoxicação por lítio.

Pacientes com lesão cerebral aguda ou falência hepática fulminante também necessitam TRS com o método contínuo para evitar quedas rápidas da osmolaridade. Há, dessa forma, melhor preservação da perfusão cerebral.

Diversos estudos observacionais têm demonstrado uma associação entre a severidade de sobrecarga de volume no momento do início da TRS e o risco de mortalidade. O início da TRS com mais de 10% de sobrecarga de líquidos foi associado com menor sobrevida do que o início da TRS com menos de 10% de sobrecarga de volume. Contudo, a severidade das doenças de base que direcionam ao uso mais agressivo de ressuscitação de volume (especialmente a sepse) pode contribuir para essa maior mortalidade.

A diálise peritoneal representa uma alternativa em pacientes com dificuldades de acesso venoso. O cateter peritoneal pode ser colocado à beira do leito pelo nefrologista. A HDE costuma ser o método de escolha na transição da diálise contínua para a intermitente. Permite dialisar pacientes com pressão arterial média (PAM) limítrofe e sem a necessidade de grandes perdas de volume.

Na Tabela 16.16, são descritos os diferentes métodos de TRS.

Os alvos do controle metabólico no paciente agudo em diálise são: Ur < 100 mg/dL, K < 5 mEq/L (preferencialmente em torno de 4 mEq/L), bicarbonato > 20 mEq/L.

▶ NEFROLITÍASE

FATORES DE RISCO ▶ História prévia de nefrolitíase; história familiar; indivíduos com aumento da absorção de oxalato entérico (*bypass* gástrico, cirurgia bariátrica, síndrome do intestino curto); DM; hipertensão arterial; gota; obesidade; baixa ingesta hídrica; urina persistentemente ácida (pH < 5,5), que promove precipitação do ácido úrico; infecções recorrentes do trato urinário alto, que favorecem os cálculos de estruvita (associados a organismos produtores de urease – *Proteus* ou *Klebsiella* – geralmente com urina alcalina: pH > 7). Dieta rica em proteína animal e sal.

TABELA 16.16 ▶ **PRESCRIÇÃO DOS DIFERENTES MÉTODOS DE TERAPIA RENAL SUBSTITUTIVA**

	HDI	HDE	HDC	UFI
Fluxo de sangue	300 mL/min	200 mL/min	150 mL/min	200 mL/min
Fluxo de diálise	500 ou 800 mL/min	300 mL/min	Dose: 25-30 mL/kg de peso/h	0 Banho desligado
Tempo de tratamento	4 h	6-12 h	24 h	2-8 h (conforme UF desejada)
Anticoagulação/Lavagem do sistema	Heparina ou SF 0,9%, 100 mL a cada 15-20 min	Heparina ou SF 0,9%, 100 mL a cada 15-20 min	Heparina ou Citrato 2 ou 4%, ou lavagem do sistema: SF 0,9%, 200 mL/h	Heparina ou SF 0,9%, 100 mL a cada 15-20 min
Soluções de diálise e de reposição	1 fr. de solução ácida – Ca 2,5; 3; 3,5 – com ou sem glicose * 1 fr. de solução básica – bicarbonato	1 fr. de solução ácida – Ca 2,5; 3; 3,5 – com ou sem glicose * 1 fr. de solução básica – bicarbonato	Lactasol (+ K) Duosol (+ K) Manipulada – AD 5 L + eletrólitos (Na, K, Mg, bicarbonato e P) + Ca, IV	1 fr. de solução ácida Ca 2,5; 3; 3,5 – com ou sem glicose 1 fr. de solução básica – bicarbonato **
Filtro/dialisador	Médio a alto desempenho	Médio a alto desempenho	Hemofiltro	Médio a alto desempenho
Temperatura ****	35-36,5 °C	35-36,5 °C	39-40 °C (mesmo com temperatura alta, há risco de hipotermia)	Não estabelecida – banho desligado
Na fixo/concentração *****	135-145	135-145	133-136 no citrato 4% 140-142 no citrato 2% ou sem citrato ***	Não estabelecida – banho desligado

* Na solução ácida, é possível acrescentar K – KCl pó – sache de 13 g, e P – fosfato de sódio mono e dibásico enema 100 mL.
** Frascos apenas para iniciar o procedimento (para calibrar a máquina de diálise Intermitente). O banho permanece desligado.
*** Reavaliar concentração de Na em pacientes disnatrêmicos – começar com concentração menor se o paciente for hiponatrêmico, e concentração maior se o paciente for hipernatrêmico (evitar correções rápidas). Máximo 12 mEq em 24 h.
**** Temperaturas menores em pacientes com tendência à hipotensão.
***** Na fixo maior em pacientes com tendência à hipotensão.
AD, água destilada; Ca, cálcio; HDC, hemodiálise contínua; HDE, hemodiálise estendida; HDI, hemodiálise intermitente; K, potássio; M, magnésio; Na, sódio; P, fósforo; SF, solução fisiológica; UF, ultrafiltração; UFI, ultrafiltração isolada.

QUADRO CLÍNICO ▶ Pode ser assintomático.

- **Clássico:** cólica renal e hematúria.
- **Dor (cólica renal):** de início abrupto, em cólica e de forte intensidade. Inicia na região lombar e irradia-se para fossa ilíaca, testículos (no homem) e grandes lábios (na mulher). Quando o cálculo migra no ureter terminal, junto à bexiga, pode produzir sintomas semelhantes aos da infecção urinária, como disúria, polaciúria e urgência miccionais. Náuseas e vômitos são comuns.
- **Hematúria:** pode ser macro ou microscópica. Acompanha migração do cálculo pelo ureter.

AVALIAÇÃO DO PACIENTE COM SUSPEITA DE NEFROLITÍASE ▶

- **EQU:** pesquisa de hematúria.
- **Exames de imagem**
  - **Ultrassonografia:** pode mostrar cálculos radiopacos ou radiotransparentes (cálculos de ácido úrico). Método de baixo custo e que fornece outras informações, como: tamanho dos rins, dilatação pélvica, dilatação dos ureteres, alteração na ecogenicidade do parênquima renal. A US é o exame de escolha em gestantes.
  - **Tomografia computadorizada sem contraste:** é o exame de imagem com maior sensibilidade e especificidade, mas de alto custo financeiro, devendo ser reservado para casos especiais.
  - **Radiografia simples de abdome:** útil na visualização de cálculos radiopacos (mais de 90% dos cálculos), mas com menor sensibilidade e especificidade comparado com a ultrassonografia ou tomografia. Não detecta hidronefrose.

Os exames de imagem podem revelar **nefrocalcinose** (refere-se a depósitos de cálcio na região medular renal) sugestiva de ATR, associada com cálculos de fosfato de cálcio. Também podem revelar outras condições, como **rim esponja medular** (caracterizada por ductos coletores medular e papilar dilatados, dando aparência de esponja), geralmente com calcificações bilaterais na junção corticomedular, associada com cálculos de oxalato de cálcio ou fosfato de cálcio.

Avaliação laboratorial do paciente com litíase recorrente ▶

- **Bioquímica sérica:** Ca, ácido úrico, Cr, albumina, bicarbonato e PTH.
- **Amostra de urina isolada:** EQU, urocultura, pH urinário.
- **Urina de 24 h:** Cr, Ca, ácido úrico, Na, citrato, oxalato e avaliação do volume urinário.

Atenção:

- Para pacientes formadores de cálculos renais, é recomendado diurese > 2,0 L/dia.
- Diurese < 1,0 L/dia é fator de risco para litíase renal.
- Validação da coleta adequada da urina de 24 h inclui: creatininúria 15-20 mg/kg em mulheres e 20-25 mg/kg em homens.

ETIOLOGIA ▶ Cerca de 80% dos pacientes com nefrolitíase apresentam cálculos de cálcio, a maioria composta por oxalato de cálcio ou, menos frequentemente, por fosfato de cálcio. Os outros tipos principais incluem ácido úrico, estruvita (Mg/amônio/fosfato) e cálculos de cistina. As alterações metabólicas que cursam com nefrolitíase estão descritas no **Quadro 16.40**.

Mecanismos da formação dos cálculos renais: a formação do cálculo ocorre quando a urina está na condição de supersaturação (condição de concentração acima da solubilidade dos solutos na urina), ou seja, os solutos supersaturam a urina e o processo de formação de cristal tem início. Para os cálculos de oxalato de cálcio, o evento inicial parece ocorrer no interstício medular renal. Os cristais de fosfato de cálcio podem se formar no interstício e eventualmente erodir por meio do epitélio da papila renal, formando a clássica **placa de Randall**.

TRATAMENTO ▶ Avaliação urológica de urgência quando urossepse, IRA, anúria, dor persistente.

Cólica renal ▶ Hidratação e analgesia.

- **Dor leve a moderada:** dipirona, hioscina ou AINEs.
- **Dor intensa:** AINEs associados a opioide.

AINES devem ser suspensos 3 dias antes da litotripsia extracorpórea (LEC), para minimizar os riscos de sangramento.

Terapia medicamentosa expulsiva: tem o intuito de facilitar a eliminação dos cálculos, principalmente ureterais distais. Indicada para pacientes com cálculo < 10 mm, cujos sintomas estejam controlados e se não houver benefício evidente na retirada imediata do cálculo. Agente mais utilizado: tansulosina, 0,4 mg/dia, por 4 semanas.

Tratamento específico das alterações metabólicas ▶ Para todos os pacientes: aumentar ingesta hídrica e reduzir sal na dieta.

Cálculos de estruvita ▶ Produzidos em consequência de ITUs. A abordagem geralmente é cirúrgica, com nefrolitotomia

---

QUADRO 16.40 — CONDIÇÕES FACILITADORAS DE NEFROLITÍASE

- **Hipercalciúria:** Ca na urina de 24 h: > 4 mg/kg/24 h (> 300 mg/24 h, no homem, ou > 250 mg/24 h, na mulher)
- **Hiperoxalúria:** oxalato na urina de 24 h: > 45 mg
- **Hiperuricosúria:** AU na urina de 24 h: > 800 mg em homens e > 750 mg em mulheres
- **Hipocitratúria:** citrato na urina de 24 h: < 320 mg
- **ATR:** alteração do pH urinário
- **Cistinúria:** cistina na urina de 24 h: normalmente até 30 mg/dia. Pacientes com cistinúria excretam mais de 400 mg/dia
- **Anormalidades anatômicas do trato urinário:** rim esponja medular, rim em ferradura
- **Infecção urinária recorrente:** cálculos coraliformes

ATR, acidose tubular renal; AU, ácido úrico; Ca, cálcio.

percutânea ou cirurgia anatrófica. A LEC pode ser usada em combinação com as anteriores.

Prevenção e tratamento agressivos de novas ITUs.

Hiperuricosúria ▶

- Restringir alimentos contendo alto teor de purinas.
- Alopurinol: 100 a 300 mg/dia. Para pacientes com hiperuricosúria severa.
- Citrato de potássio ou bicarbonato: alcalinizar a urina.

Hipercalciúria ▶

- Diuréticos tiazídicos: 25 a 50 mg/dia. Aumentam a reabsorção tubular de cálcio, reduzindo a calciúria.
- Citrato de potássio. aumenta a citratúria e previne a hipocalemia.

Hipocitratúria ▶

- Citrato de potássio.

ATR ▶ Bicarbonato de sódio ou citrato de potássio.

Hiperoxalúria ▶

- **Hiperoxalúria primária:** piridoxina (vitamina B_6), 60 a 120 mg/dia; ortofosfato, 1,5 a 2,5 g de P/dia.
- **Hiperoxalúria entérica (secundária):** restrição de alimentos ricos em oxalato (amêndoas, espinafre, chá-preto, chocolate, colas, pimenta), diminuição da ingesta proteica. Suplementação de Ca: 1 a 1,5 g/dia (diminui a absorção de oxalato). Colestiramina: de 2 a 4 g em cada refeição (quelante de sais biliares, reduz a absorção de oxalato). Citrato de potássio.

As doses de citrato de potássio e bicarbonato de sódio são apresentadas no Quadro 16.41.

QUADRO 16.41 ▶ DOSES DE CITRATO DE POTÁSSIO E BICARBONATO DE SÓDIO

Substância	Dose
Citrato de potássio	20-30 mEq, 3x/dia
Bicarbonato de sódio	1g, 3x/dia

▶ NEFRITE INTERSTICIAL AGUDA

DEFINIÇÃO ▶ A NIA é caracterizada pela presença de infiltrado inflamatório e edema no interstício renal, em geral associada à alteração aguda da função renal. Representa de 1 a 3% de todas as biópsias renais, entretanto, quando a análise é restrita a pacientes com IRA, a NIA representa de 15 a 27% das lesões.

APRESENTAÇÕES CLÍNICAS ▶ É comum que se desenvolva de 7 a 10 dias depois da exposição a determinados medicamentos e se apresenta com achados clínicos variáveis. Sinais e sintomas inespecíficos da IRA: febre em 36%, *rash* cutâneo em 22%, artralgias em 45%; oligúria e necessidade de suporte dialítico em alguns casos.

AVALIAÇÃO LABORATORIAL ▶ Alteração da função renal, eosinofilia em 23%, proteinúria < 1 g/24 h (às vezes, ocorre em níveis nefróticos), leucocitúria com urocultura negativa em 82%, eosinofilúria (1% dos leucócitos totais), hematúria em 67%, cilindros leucocitários.

A tríade *rash* + febre + eosinofilia só ocorre em 10% dos casos. Quando a NIA é induzida por AINEs, esses achados estão, em geral, ausentes.

ETIOLOGIA ▶ As causas da NIA são apresentadas no Quadro 16.42.

Biópsia renal percutânea é o padrão-ouro para o diagnóstico de NIA. A histologia revela edema e infiltrado intersticial importante, consistindo em linfócitos T e monócitos. A clássica lesão de tubulite é encontrada quando as células inflamatórias invadem a membrana basal tubular. A formação de granuloma pode ocorrer em qualquer forma de NIA.

⊖ TRATAMENTO ▶

- Suspensão dos medicamentos associados; tratar infecção ou doença de base.
- Não ocorrendo melhora da função renal de 3 a 7 dias após a suspensão do medicamento: biópsia renal e corticoterapia (ideal, especialmente se tratar-se de doença severa) ou início empírico de corticosteroide com monitoramento da resposta.

QUADRO 16.42 ▶ CAUSAS DA NEFRITE INTERSTICIAL AGUDA

MEDICAMENTOS (> 70%)

- Antimicrobianos: penicilinas, cefalosporinas, quinolonas, rifampicina, sulfonamidas, vancomicina
- AINEs
- Drogas ilícitas: cocaína, *crack*, heroína
- Outras: omeprazol, alopurinol, aciclovir, furosemida, tiazidas, carbamazepina, fenitoína, indinavir

INFECÇÕES (5-10%)

- Bacterianas: *Escherichia coli*, *Campylobacter*, Salmonela, estreptococo, *Stafilococcus*, legionela, yersinia, difteria
- Vírus: CMV, HIV, EBV, hantavírus
- Espiroquetas: sífilis, leptospirose

DOENÇAS SISTÊMICAS (10-15%)

- Lúpus eritematoso sistêmico
- Síndrome de Sjögren
- Sarcoidose

NEFRITE TÚBULO-INTERSTICIAL + UVEÍTE: SÍNDROME TINU (5%)

IDIOPÁTICA (8%)

CMV, citomegalovírus; EBV, vírus Epstein-Barr; HIV, vírus da imunodeficiência humana.

- Novas evidências demonstram melhor prognóstico renal com a instituição mais precoce do corticosteroide (não apenas suspender o medicamento e avaliar se ocorre melhora).
- NIA por AINES: menor resposta à corticoterapia.
- Recomenda-se o uso de corticosteroide (prednisona 1 mg/kg/dia – máximo 70 mg/dia, por pelo menos 15 dias). Iniciar redução gradual quando a Cr voltar ao nível basal. Tempo total de tratamento: 4 a 6 semanas.
- Em pacientes com IRA mais severa, iniciar tratamento com pulsoterapia: metilprednisolona 0,5 a 1 g/dia, por 3 dias.

▶ PROTEINÚRIA

Definição ▶ O termo **proteinúria** significa o aumento da excreção urinária de albumina e de outras proteínas. É normal a excreção de proteínas na urina até 150 mg/dia, sendo que a maioria dos indivíduos excreta menos de 100 mg/dia.

O termo **albuminúria** refere-se exclusivamente à excreção de albumina, que pode ser normal ou elevada. A proteinúria normalmente é constituída de proteínas filtradas do plasma (50-60%), secreção tubular – como a proteína de Tamm-Horsfall, secretada exclusivamente pelas células da porção espessa da alça de Henle (30-40%) – e outros 5 a 10% de proteínas por descamação do epitélio tubular. Em condições normais, a principal proteína plasmática na urina é a albumina, constituindo 30 a 40% do total excretado na urina, sendo considerados normais valores menores do que 30 mg/g de creatinina.

Os valores normais e alterados de excreção urinária de proteínas totais e de albumina na urina estão discriminados na **Tabela 16.17**.

AVALIAÇÃO ▶ Ver **Figura 16.4** e **Quadro 16.43**.

A proteinúria é um fator de risco independente para progressão de doença renal, sendo potencialmente modificável por medidas terapêuticas disponíveis. É recomendável:

- A avaliação rotineira de pacientes com risco de doença renal.
- Cuidar em pacientes com HAS.
- Atentar para pacientes com DM.
- Indivíduos com doença vascular.
- Pacientes que tenham história familiar de doença renal.

A proteinúria patológica é o melhor marcador de lesão da membrana basal glomerular. Atualmente, a quantidade excretada de albumina e a taxa de filtração glomerular compõem o nível de

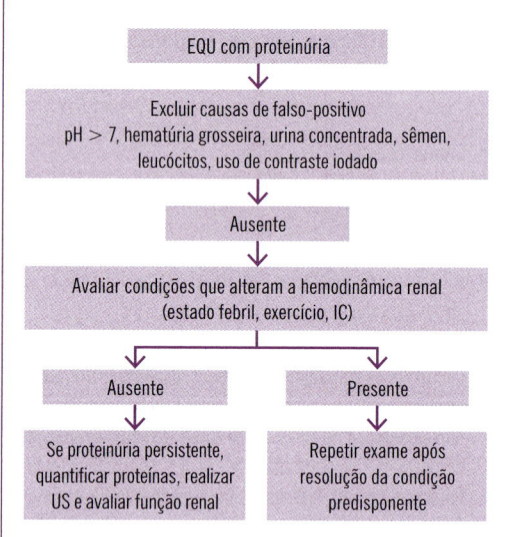

```
EQU com proteinúria
        ↓
Excluir causas de falso-positivo
pH > 7, hematúria grosseira, urina concentrada, sêmen,
leucócitos, uso de contraste iodado
        ↓
     Ausente
        ↓
Avaliar condições que alteram a hemodinâmica renal
(estado febril, exercício, IC)
     ↙         ↘
  Ausente     Presente
     ↓           ↓
Se proteinúria persistente,   Repetir exame após
quantificar proteínas, realizar   resolução da condição
US e avaliar função renal      predisponente
```

FIGURA 16.4 ▶ **AVALIAÇÃO DE PROTEINÚRIA.** // EQU, exame qualitativo de urina; IC, insuficiência cardíaca; US, ultrassonografia.

TABELA 16.17 ▶ VALORES DE PROTEINÚRIA E ALBUMINÚRIA NA URINA

	ALBUMINÚRIA NORMAL	ALBUMINÚRIA ELEVADA	ALBUMINÚRIA MUITO ELEVADA	PROTEINÚRIA NORMAL/ELEVADA
Urina de 24 h	< 30 µg/min	30-300 µg/min	> 300 µg/min	≤ 150 mg/24 h > 150 mg/24 h
Amostra isolada de urina	< 14 mg/L < 30 mg/g	14-174 mg/L 30-300 mg/g	> 174 mg/L > 300 mg/g	IPC < 0,3 IPC ≥ 0,3

IPC, índice proteinúria/creatininúria em amostra casual de urina; mg/g, albuminúria corrigida para a excreção de creatinina; mg/L, albuminúria.

QUADRO 16.43 ▶ AVALIAÇÃO LABORATORIAL NA PROTEINÚRIA

TODOS OS CASOS	CASOS SELECIONADOS (NA AUSÊNCIA DE CAUSA ÓBVIA DE PROTEINÚRIA)
Sedimento urinário, hemograma, creatinina, albumina, colesterol, glicemia, cálcio	FAN, C3 e C4, anti-DNA, FR, sorologias hepatites B e C, crioglobulina, VDRL e anti-HIV, TSH, ANCA, eletroforese de proteínas séricas e urinárias (se houver suspeita de mieloma múltiplo ou discrepância entre o *dipstick* e o IPC)

ANCA, anticorpo citoplasma de antineutrófilos; FAN, fator antinuclear; FR, fator reumatoide; HIV, vírus da imunodeficiência humana; IPC, índice proteinúria/creatininúria; TSH, tireotrofina; VDRL, do inglês *venereal disease research laboratory*.

risco para desenvolvimento e progressão da DRC, de acordo com as diretrizes do Kidney Disease:Improving Global Outcomes (KDIGO)[4] para DRC (**Fig. 16.5**). As mensurações de albumina urinária são mais bem validadas em relação à associação com o risco de progressão da DRC e com a ocorrência de eventos cardiovasculares.

CLASSIFICAÇÃO ▶ A proteinúria pode ser classificada de acordo com a sua origem (**Quadro 16.44**):

- **Proteinúria glomerular:** a proteinúria por aumento da permeabilidade da barreira de filtro glomerular ocorre em vários tipos de lesão glomerular, predominando a filtração de macromoléculas de peso molecular superior a 50 angstrons. A proteína urinária predominante nesses casos é a albumina, por ser a mais abundante das proteínas plasmáticas (p. ex., concentração 20 vezes superior à das imunoglobulinas).

- **Proteinúria tubular:** os túbulos são capazes de reabsorver a maior parte das proteínas normalmente filtradas pelo glomérulo. Quando for observada diminuição na reabsorção dessas proteínas, haverá proteinúria de origem tubular. A reabsorção tubular não é seletiva, e, assim, há proteinúria constituída de pouca quantidade de albumina com predomínio de proteínas de baixo peso molecular, como globulinas (alfa [α], beta [β] e gama [γ]), cadeias leves de imunoglobulinas, β_2-macroglobulina, β_2-microglobulina, proteína transportadora do retinol, NAG (N-acetil-β-D-glucosaminidase) e NGAL (lipocalina associada à gelatinase de neutrófilos [do inglês *neutrophil gelatinase-associated lipocalin*]).

QUADRO 16.44 ▶ CLASSIFICAÇÃO DA PROTEINÚRIA, DE ACORDO COM A ORIGEM

TIPO	CARACTERÍSTICAS FISIOPATOLÓGICAS	CAUSAS
Glomerular	Aumento da permeabilidade capilar glomerular a proteínas	Glomerulopatias primárias ou secundárias
Tubular	Diminuição da reabsorção tubular de proteínas do filtrado glomerular	Doença tubular ou intersticial
Superprodução	Produção aumentada de proteínas de baixo peso molecular	Gamopatia monoclonal, mioglobinúria

- **Proteinúria devido ao aumento na produção de proteínas anormais na circulação:** ocorre quando há produção exagerada de determinadas proteínas, como por hiperexcreção de mioglobina (mioglobinúria) ou de hemoglobina (hemoglobinúria), ou pela produção de um clone anormal de uma proteína, como IgG/kappa (κ) no mieloma múltiplo ou IgG/lambda (λ) na amiloidose. Em algumas situações, as células tumorais não produzem a imunoglobulina completa, mas apenas determinada região de sua molécula. Esses fragmentos de imunoglobulinas, conhecidos como proteínas de Bence-Jones, são lançados na circulação e, em razão de seu tamanho reduzido, são facilmente filtra-

Taxa de filtração glomerular (mL/min/1,73m²) Descrição e intervalos			Categorias de albuminúria persistente Descrição e intervalos		
			A1	A2	A3
			Normal a levemente aumentada	Moderadamente aumentada	Significativamente aumentada
			< 30 mg/g < 3 mg/mmol	30-300 mg/g 3-30 mg/mmol	> 300 mg/g > 30 mg/mmol
	G1	Normal ou alta	≥ 90		
	G2	Levemente diminuída	60-89		
	G3a	Leve a moderadamente diminuída	45-59		
	G3b	Moderada a significativamente diminuída	30-44		
	G4	Significativamente diminuída	15-29		
	G5	Falência renal	< 15		

FIGURA 16.5 ▶ **PROGNÓSTICO DE DOENÇA RENAL CRÔNICA DE ACORDO COM A TAXA DE FILTRAÇÃO GLOMERULAR E CATEGORIAS DE ALBUMINÚRIA DE ACORDO COM AS DIRETRIZES DO KDIGO.** // As cores referem-se ao risco de progressão da DRC e à evolução para DRC terminal: cinza-claro, baixo risco; cinza-escuro, risco moderado; roxo-claro, risco elevado; roxo-escuro, risco muito elevado.
Fonte: Kidney Disease Improving Global Outcomes.[4]

dos pelos glomérulos. A carga filtrada dessas proteínas anormais pode exceder a capacidade de reabsorção dos túbulos, ocasionando o aparecimento de uma proteinúria constituída quase exclusivamente de proteína anômala.

Do ponto de vista clínico, há outra classificação:

- **Proteinúria funcional:** ocorre na presença de febre, exercício intenso, ICC, estresse, exposição ao frio e outras condições. É transitória, desaparecendo com a resolução dos fatores desencadeantes.

- **Proteinúria transitória idiopática:** é observada em crianças e adultos jovens, e resolve espontaneamente em um período curto de tempo, não tendo significado patológico.

- **Proteinúria ortostática:** é caracterizada por proteinúria aumentada na posição ortostática e normal na posição supina (na primeira urina matinal). É uma condição benigna que não necessita de avaliação adicional ou tratamento. Em geral, esse achado é associado com bom prognóstico e ocorre principalmente em adolescentes.

- **Proteinúria intermitente:** a distinção entre essa condição e a proteinúria transitória idiopática é a presença de proteinúria intermitente ao longo dos anos, com episódios repetidos, mas esporádicos.

- **Proteinúria persistente:** a presença de pelo menos uma cruz (1+/4+) de proteína na fita reagente, mensurada em duas amostras coletadas na primeira urina da manhã, com intervalo de 1 semana, indica a presença de proteinúria, e essa situação deve ser investigada. Excreção urinária persistentemente elevada é um forte indicador de lesão glomerular por ruptura da barreira de filtro (endotélio, membrana basal e podócitos).

CAUSAS ▶ As causas de proteinúria estão relacionadas a múltiplas doenças envolvendo o rim, de forma primária ou secundária. As glomerulopatias primárias e as doenças sistêmicas que afetam secundariamente o rim, como DM, infecções, colagenoses, doenças tubulointersticiais, lesão glomerular e tubular por fármacos, são as principais causas de proteinúrias (**Quadro 16.45**).

QUADRO CLÍNICO ▶ Do ponto de vista clínico, os pacientes com glomerulopatias apresentam-se sob a forma de uma das quatro síndromes:

1. **Síndrome nefrótica** (proteinúria > 3,0-3,5 g/24 h, hipoalbuminemia e edema).
2. **Alterações urinárias assintomáticas** (proteinúria não nefrótica com ou sem hematúria, persistentes).
3. **Síndrome nefrítica** (hematúria, edema e hipertensão arterial).
4. **GNRP** (síndrome nefrítica e IRA).

Nos pacientes cuja doença se manifesta por síndrome nefrítica ou GNRP, a ocorrência de IRA é comum, podendo ser necessário realizar TRS.

QUADRO 16.45 ▶ CAUSAS DE PROTEINÚRIA

GLOMERULAR
- Glomerulopatias primárias
  - Alterações glomerulares mínimas
  - Glomerulonefrite membranosa idiopática
  - Glomeruloesclerose segmentar e focal
  - Glomerulonefrite membranoproliferativa
  - Nefropatia por IgA
- Glomerulopatias secundárias
  - Diabetes melito
  - Amiloidose
  - Pré-eclâmpsia
  - Infecção
  - Doenças autoimunes (p. ex., nefrite lúpica)
  - Câncer gastrintestinal e pulmonar, linfoma
  - Rejeição crônica de transplante renal
- Glomerulopatias associadas a substâncias
  - AINEs, quimioterápicos, antirretrovirais, pamidronato, sirolimo, cocaína/levamisol, metais pesados, lítio, penicilamina, captopril, anabolizantes

TUBULAR
- Nefroesclerose hipertensiva
- Doenças tubulointersticiais
- Nefropatia por ácido úrico
- Nefrite intersticial aguda
- Síndrome de Fanconi
- Metais pesados
- Doença falciforme
- AINEs
- Antimicrobiano

SUPERPRODUÇÃO
- Hemoglobinúria
- Mioglobinúria
- Mieloma múltiplo
- Amiloidose
- Doença de depósito de cadeia leve e/ou pesada
- Outras gamopatias de significado renal

AINEs, anti-inflamatórios não esteroides; IgA, imunoglobulina A.

O quadro clínico do paciente com proteinúria pode variar consideravelmente. A maioria desses pacientes não apresenta sinais ou sintomas decorrentes da proteinúria. Nos estados de proteinúria maciça (proteinúria nefrótica, excedendo a 3,0-3,5 g/dia), o paciente pode referir urina espumosa e edema nos membros inferiores que pode se tornar generalizado, caracterizando a anasarca, com derrame pleural, ascite, edema em membros superiores e face, principalmente periorbitário, e congestão pulmonar.

A avaliação clínica inicial inclui história clínica e exame físico completos, além de medida de pressão arterial e confirmação de proteinúria persistente em pelo menos dois exames de urina. Algumas condições podem induzir reações de positividade ou negatividade nas fitas reagentes na análise química do exame de urina, como mostra o **Quadro 16.46**.

MEDIÇÃO DA PROTEINÚRIA ▶ Vários métodos estão disponíveis para quantificar a proteinúria.

QUADRO 16.46 ▶ CAUSAS COMUNS DE RESULTADOS FALSOS EM DOSAGENS ROTINEIRAS DE ALBUMINA OU PROTEÍNA TOTAL NA URINA

FALSO-POSITIVOS OU FALSO-NEGATIVOS	COMENTÁRIOS
Hidratação	Desidratação aumenta a concentração de proteína na urina; hidratação excessiva diminui a concentração de proteína na urina
Hematúria	Hematúria aumenta a quantidade de proteína na urina*
Exercício físico	Exercício físico aumenta a excreção de proteína na urina, especialmente de albumina
Infecção	Infecção urinária pode causar a produção de proteínas pelo microrganismo e reações celulares inflamatórias aos microrganismos
Proteínas urinárias diferentes da albumina	Essas proteínas não reagem tão intensamente nas fitas reagentes como a albumina em métodos de rotina, em que o dado semiquantitativo será inferior à quantidade real de proteína urinária (p. ex., proteína monoclonal, imunoglobulinas anômalas)
Agentes farmacológicos**	Urina extremamente alcalina (pH > 8) pode reagir falsamente com o corante das fitas reagentes, dando resultado falso-positivo

*A hematúria é associada com a presença de proteínas mensuráveis pelos métodos mais sensíveis (p. ex., aqueles que medem baixos níveis de albumina). Fitas com múltiplos reagentes frequentemente darão leitura de hemoglobina, indicando a hematúria como causa do aumento da albuminúria/proteinúria.
**Ou outras circunstâncias, causando sensível aumento da alcalinidade urinária.

Medida qualitativa da proteinúria por meio de fita ▶ A maneira mais simples de medir a proteinúria é com o uso de fitas reagentes de imersão (*dipsticks*); o resultado é dado em cruzes, de + a ++++. Essa avaliação é semiquantitativa e mede apenas albumina, não detectando imunoglobulinas e proteínas de cadeias leves. Embora seja útil como rastreamento, detecta apenas uma concentração anormal das proteínas urinárias totais. Não é utilizada para avaliar efeitos de intervenções terapêuticas nem controlar a progressão da doença renal.

Conforme mostra o **Quadro 16.45**, o teste apresenta resultados falso-positivos em diversas situações: urina muito concentrada, hematúria, presença de penicilina, sulfonamidas, pus, sêmen ou secreção vaginal e quando o pH urinário for alcalino (pH > 7,5). Resultados falso-negativos também podem ocorrer quando a urina for muito diluída ou quando a proteinúria não for constituída de albumina. Por isso, é importante realizar um teste quantitativo para mensurar a proteinúria. Nesse caso, o uso de teste turbidimétrico com ácido sulfossalicílico é indicado. O teste utiliza um pequeno volume de urina centrifugada com igual quantidade de ácido sulfossalicílico a 3%, e a turbidez ocorre com concentrações iguais ou superiores a 40 mg/dL.

Detecção de albuminúria ▶ Em geral, medidas específicas para detectar albuminúria são solicitadas para pacientes diabéticos, a fim de monitorar o surgimento de doença renal do diabetes, indicada pela elevação da albuminúria no valor igual ou superior a 14 mg/L ou 30 mg/g de Cr em amostra de urina (ver **Tabela 16.17**). O ensaio de dosagem mais utilizado é a imunoturbidimetria.

Índice proteinúria/creatininúria e proteinúria de 24 h ▶ O índice proteinúria/creatininúria (IPC) tem mostrado excelente correlação com a proteinúria de 24 h em pacientes com função renal normal ou nos diferentes estágios da DRC (estágios 1 - 5). O uso do índice proteína/creatinina em amostra de urina é simples, por não haver necessidade de coletar urina durante 24 h, pois o método é feito com uma amostra isolada e aleatória de urina. O IPC inferior a 0,3 indica proteinúria normal; IPC de 0,3 a 3,0 indica proteinúria patológica; e, se o índice for superior a 3,0, indica proteinúria em nível nefrótico (ver **Quadro 16.46**).

A proteinúria de 24 h ainda é considerada o padrão-ouro para quantificar a excreção urinária de proteínas, mas pode ter fatores de erro, como coleta inadequada de urina (em geral, para menos), armazenamento e conservação da urina incorretos e cuidados com a amostra no momento da dosagem. Recomenda-se a mensuração de creatininúria concomitante para que seja feita a verificação da correção da coleta (homens, 20-25 mg/kg/24 h; e mulheres, 15-20 mg/kg/24 h).

Quanto ao método de dosagem, utiliza-se comumente o colorimétrico vermelho de pirogalol. As proteínas presentes na amostra reagem em meio ácido com o complexo vermelho de pirogalol e molibdato, originando um novo complexo colorido que pode ser quantificado espectrofotometricamente a 600 nanômetros.

● NOÇÕES DE TRATAMENTO ▶ O tratamento do paciente com proteinúria persistente deve ter como objetivo reduzir a proteinúria e, assim, diminuir o tráfego de macromoléculas no glomérulo renal e no tubulointerstício, o que está associado com o aumento da progressão da lesão crônica intrarrenal e, assim, da DRC associada. Duas intervenções não específicas têm sido mais estudadas: o tratamento mais agressivo da HAS e o uso de IECA, ou inibidores dos receptores da angiotensina II, que reduzem a taxa de progressão da doença renal em pacientes com nefropatias de diferentes etiologias (**Quadro 16.47**).

QUADRO 16.47 ▶ CRITÉRIOS DE RESPOSTA AO TRATAMENTO NOS PACIENTES COM SÍNDROME NEFRÓTICA

RESPOSTA TOTAL
- Desaparecimento do edema
- Normalização da albumina e do colesterol
- Proteinúria de 24 h $< 0,2$ g/1,73 m^2

RESPOSTA PARCIAL
- Desaparecimento do edema
- Melhora nos níveis de albumina e colesterol
- Proteinúria de 24 h $> 0,2$ e $< 3,5$ g/1,73 m^2

SEM RESPOSTA
- Persistência do edema
- Hipoalbuminemia e hipercolesterolemia
- Proteinúria de 24 h $> 3,5$ g/1,73 m^2

Fonte: Veronese e colaboradores.[5]

- **Controle da PA:** é fundamental para melhorar a evolução dos pacientes proteinúricos, especialmente aqueles com altas taxas de proteinúria ($> 3,0$-$3,5$ g/24 h ou 3,0 no IPC). Os fármacos de escolha para o tratamento da PA nesses pacientes são os IECAs e os BRAs. Está bem demonstrado que esses fármacos são cardioprotetores, além de reduzir a proteinúria e retardar a progressão da doença renal.
- **Uso de fármacos antiproteinúricos:** os IECAs I e os BRAs apresentam propriedades antiproteinúricas, além de reduzir a PA.

▶ REFERÊNCIAS

1. Kidney Disease Improving Global Outcomes. KDIGO Clinical Practice Guidelines for acute kidney Injury. Kidney Int Suppl. 2012;2(1):1-138.
2. Weisbord SD, Gallagher M, Jneid H, Garcia S, Cass A, Thwin SS, et al. Outcomes after angiography with sodium bicarbonate and acetylcysteine. N Engl J Med. 2018;378(7):603-14.
3. Chawla LS, Bellomo R, Bihorac A, Goldstein SL, Siew ED, Bagshaw SM, et al. Acute kidney disease and renal recovery: consensus report of the Acute Disease Quality Initiative (ADQI) 16 Workgroup. Nat Rev Nephrol. 2017;13(4):241-57.
4. Kidney Disease Improving Global Outcomes. Clinical practice guideline for the evaluation and management of chronic kidney disease. Kidney Int Suppl. 2013;3(suppl 1):1-163.
5. Veronese FV, Morales DD, Barros EJG, Morales JV. Síndrome nefrótica primária em adultos. Rev HCPA. 2010;30(2):131-9.

▶ LEITURAS RECOMENDADAS

American College of Radiology. ACR appropriateness criteria: acute pyelonephritis [Internet]. 2018 [capturado em 14 nov. 2018]. Disponível em: https://acsearch.acr.org/docs/69489/Narrative.

Avellino GJ, Bose S, Wang DS. Diagnosis and management of hematuria. Surg Clin North Am. 2016;96(3):503-15.

Barros E, Thomé FS. Infecção urinária. In: Duncan B. Medicina ambulatorial. Porto Alegre: Artmed; 2013.

Barros E, Veronese FJV. Infecção urinária. In: Fochesatto L, Barros E. Medicina interna na prática clínica. Porto Alegre: Artmed; 2013. p. 613-21.

Bitew A, Molalign T, Chanie M. Species distribution and antibiotic susceptibility profile of bacterial uropathogens among patients complaining urinary tract infections. BMC Infect Dis. 2017;17(1):654.

Cadnapaphornchai MA, Tkachenko O, Shchekochikhin D, Schrier RW. The nephrotic syndrome: pathogenesis and treatment of edema formation and secondary complications. Pediatr Nephrol. 2014;29(7):1159-67.

Chan MM, Gale DP. Isolated microscopic haematuria of glomerular origin: clinical significance and diagnosis in the 21st century. Clin Med (Lond). 2015;15(6):576-80.

Duffy M, Jain S, Harrell N, Kothari N, Reddi AS. Albumin and furosemide combination for management of edema in nephrotic syndrome: a review of clinical studies. Cells. 2015;4(4):622-30.

Eisenhardt A, Heinemann D, Rübben H, Heß J. Haematuria work-up in general carea German observational study. Int J Clin Pract. 2017;71(8).

Ellis D. Pathophysiology, evaluation, and management of edema in childhood nephrotic syndrome. Front Pediatr. 2016;3:1-11.

Fiorentino M, Bolignano D, Tesar V, Pisano A, Van Biesen W, D'Arrigo G, et al. renal biopsy in 2015--from epidemiology to evidence-based indications. Am J Nephrol. 2016;43(1):1-19.

Floege J, Feehally, J. Introduction to glomerular disease: clinical presentations. In: Johnson RJ, Floege J, Feehally J, editors. Comprehensive clinical nephrology. 5th ed. Philadelphia: Elsiever; 2015. p. 195-208.

Gaudry S, Hajage D, Schortgen F, Martin-Lefevre L, Pons B, Boulet E, et al. Initiation strategies for renal-replacement therapy in the intensive care unit. N Engl J Med. 2016;375(2):122-33.

Gupta K, Grigoryan L, Trautner B. Urinary Tract Infection. Ann Intern Med. 2017;167(7):IT49-64.

Gupta K, Hooton TM, Naber KG, Wullt B, Colgan R, Miller LG, et al. International clinical practice guidelines for the treatment of acute uncomplicated cystitis and pyelonephritis in women: A 2010 update by the Infectious Diseases Society of America and the European Society for Microbiology and Infectious Diseases. Clin Infect Dis. 2011;52(5):e103-20.

Johnson JR, Russo TA. Acute pyelonephritis in adults. N Engl J Med. 2018;378(1):48-59.

Kaye KS, Bhowmick T, Metallidis S, Bleasdale SC, Sagan OS, Stus V, et al. Effect of meropenem-vaborbactam vs piperacillin-tazobactam on clinical cure or improvement and microbial eradication in complicated urinary tract infection: the TANGO I randomized clinical trial. JAMA. 2018;319(8):788-99.

Kazi SN, Benz RL. Work-up of hematuria. Prim Care. 2014;41(4):737-48.

Marcon J, Stief CG, Magistro G. Urinary tract infections: what has been confirmed in therapy? Internist (Berl). 2017;58(12):1242-9.

McCarthy MW, Walsh TJ. Meropenem/vaborbactam fixed combination for the treatment of patients with complicated urinary tract infections. Drugs Today (Barc). 2017;53(10):521-30.

Park ES, Huh YS, Kim GH. Is tolvaptan indicated for refractory oedema in nephrotic syndrome? Nephrology (Carlton). 2015;20(2):103-6.

Schnaper HW, Kopp JB. Nephrotic syndrome and the podocytopathies: minimal change disease, focal segmental glomerulosclerosis, and collapsing glomerulopathy. In: Coffman TM, Falk RJ, Molitoris BA, Neilson EG, Schrier RW. Schrier's disease of the Kidney. 9th ed. Philadelphia: Lippincott Williams & Wilkins; 2013. p.1414-521.

Siddall EC, Radhakrishnan J. The pathophysiology of edema formation in the nephrotic syndrome. Kidney Int. 2012;82(6):635-42.

van Nieuwkoop C, van der Starre WE, Stalenhoef JE, van Aartrijk AM, van der Reijden TJ, Vollaard AM, et al. Treatment duration of febrile urinary tract infection: a pragmatic randomized, double-blind, placebo-controlled non-inferiority trial in men and women. BMC Med. 2017;15(1):70.

Vinen CS, Oliveira DB. Acute glomerulonephritis. Postgrad Med J. 2003;79(930):206-13; quiz 212-3.

▶ **CAPÍTULO 17** ◀

NEUROLOGIA

SHEILA MARTINS ◀
ANA CLAUDIA DE SOUZA ◀
LEONARDO AUGUSTO CARBONERA ◀
GUSTAVO COSTA FERNANDES ◀
DAISSY LILIANA MORA CUERVO ◀
JOÃO RICARDO HASS MASSENA ◀

- ▶ Rotinas no exame neurológico do adulto 347
  - Líquido cerebrospinal 347
- ▶ Acidente vascular cerebral 350
  - Acidente vascular cerebral isquêmico 352
  - Acidente vascular cerebral hemorrágico 355
- ▶ Hemorragia subaracnóidea 356
- ▶ Cefaleias 356
  - Cefaleias primárias 356
    - Migrânea 356
    - Cefaleia tipo tensional 358
    - Cefaleia em salvas 358
  - Cefaleias secundárias 359
    - Cefaleia atribuída à arterite de células gigantes – arterite temporal 359
    - Cefaleia por abuso de medicação 359
    - Cefaleia cervicogênica 359
- ▶ *Delirium* *359*
- ▶ Demência 360
  - Doença de Alzheimer 360
  - Demência vascular 361
  - Demência com corpos de Lewy 361
  - Demência frontotemporal 361
- ▶ Doença de Parkinson 361
- ▶ Doenças desmielinizantes 363
  - Esclerose múltipla 363
  - Neuromielite óptica 363
- ▶ Doenças neuromusculares 365
  - Síndrome de Guillain-Barré 365
  - Miastenia grave 366
  - Esclerose lateral amiotrófica 366
  - Miopatias 367
  - Neuropatias 368
- ▶ Epilepsia 368
- ▶ Infecções do sistema nervoso central 369
  - Meningites infecciosas agudas 369
  - Encefalites infecciosas 371

- Abscessos cerebrais bacterianos 371
- ▶ Síncope 372
- ▶ Tontura 373
- ▶ Vertigem 373
- ▶ Morte encefálica 375
  - Procedimentos obrigatórios para determinação da morte encefálica 375
  - Registro e procedimentos legais 375

▶ ROTINAS NO EXAME NEUROLÓGICO DO ADULTO

A estrutura clássica do diagnóstico neurológico se constitui em:

- Classificação sindrômica → Topografia da lesão → Diagnóstico etiológico
- Anamnese → Exame físico geral → Exame neurológico

O **Quadro 17.1** apresenta a rotina do exame neurológico.

■ LÍQUIDO CEREBROSPINAL

O líquido cerebrospinal (LCS, também conhecido como líquido cefalorraquidiano e liquor) preenche o espaço subaracnóideo encefálico e medular. Sua maior parte é ativamente formada nos plexos corióideos dos ventrículos laterais e dos 3º e 4º ventrículos, sendo absorvida principalmente nas granulações aracnóideas do seio sagital superior. O volume total é de cerca de 150 mL, sendo 25 mL nos ventrículos cerebrais. A velocidade de produção é em torno de 25 mL/h.

As doenças do sistema liquórico podem acometer a produção (aumentada nos papilomas de plexo corióideo), a composição (pleocitose nas meningites), o fluxo (hidrocefalias obstrutivas por tumores) e a absorção (trombose do seio sagital) do LCS.

Os parâmetros fisiológicos do LCS estão apresentados no **Quadro 17.2**.

O método mais comum e seguro para a obtenção do LCS é a punção lombar, que pode ser realizada no leito, com técnica asséptica e anestesia local. Antes de realizar a punção lombar,

QUADRO 17.1 ▶ EXAME NEUROLÓGICO

Estado mental e funções superiores	Aparência, humor, atenção, orientação, memória, cálculos, pensamento abstrato, percepção espacial, visual e corporal
Atitude	Observar postura, posicionamento no leito (p. ex., camptocormia na doença de Parkinson)
Marcha	Atípica, ceifante, escarvante, talonante, atáxica/ebriosa
Fácies	Algumas doenças neurológicas alteram de modo típico a expressão fisionômica (p. ex., miastenia grave, riso sardônico [tetanismo])
Fala	Articulação das palavras (p. ex., disartria)
Linguagem	Compreensão, expressão, repetição, escrita e leitura
Equilíbrio (estático e dinâmico)	A manutenção do equilíbrio é um processo fisiológico complexo. Tem papel preponderante do ponto de vista neurológico a sensibilidade proprioceptiva, o cerebelo e o labirinto. Testes: ■ Marcha normal, marcha em tandem ■ Ortostase, ortostase de olhos fechados
Sistema muscular	■ Trofismo: hipertrofia (fisiológica, pseudo-hipertrofia), ou atrofia (desuso, periférica por doença do neurônio motor inferior, nervos periféricos ou músculo) ■ Tônus muscular
Funções motoras	■ Motilidade voluntária: força muscular (manobras deficitárias e contrarresistência) ■ Motilidade involuntária: coreia, atetose, tremor (repouso e de ação, que inclui postural e de intenção) ■ Coordenação motora: metria, diadococinesia ■ Motilidade reflexa: reflexos miotáticos fásicos, reflexo cutâneo plantar
Funções sensitivas	Sensibilidade termoalgésica, tato epicrítico, palestesia (sensibilidade vibratória) e propriocepção
Nervos cranianos	■ I nervo – olfatório ■ II nervo – óptico: acuidade visual, campos visuais por confrontação, visão de cores, fundo de olho ■ III nervo – oculomotor: motilidade extraocular (**Fig. 17.1**) ■ IV nervo – troclear: motilidade extraocular (**Fig. 17.1**) ■ V nervo – trigêmeo: sensibilidade geral da face; cavidades oral e nasal; dura-máter, exame da musculatura mastigatória ■ VI nervo – abducente: motilidade extraocular (**Fig. 17.1**) ■ VII nervo – facial: função motora (mímica), lacrimação e salivação (glândulas sublinguais e submandibulares) ■ VIII nervo – vestibulococlear: porção vestibular (equilíbrio → manobra de Romberg, pesquisa de nistagmo, pesquisa de desvios na marcha) e porção coclear (audição → provas de Weber, Rinne) ■ IX nervo – glossofaríngeo: sensibilidade (faringe, orelha média, gustatória do terço posterior da língua), motricidade (estilofaríngeo) e autonômico (parótida) ■ X nervo – vago: sensitivo (membrana timpânica, meato acústico externo e orelha externa), motricidade (palato, faringe e laringe) e autonômico (parassimpático para tórax e abdome) ■ XI nervo – espinal: motricidade do trapézio e esternocleidomastóideo ■ XII nervo – hipoglosso: motricidade da língua

QUADRO 17.2 ▶ PARÂMETROS FISIOLÓGICOS DO LÍQUIDO CEREBROSPINAL

- **Aparência:** cristalina, límpida
- **Composição:**
  - Osmolaridade semelhante ao plasma
  - Poucas diferenças eletrolíticas
  - pH ~7,30
- **Valores médios em indivíduos adultos normais na cisterna lombar:**
  - Pressão de abertura em decúbito lateral: 80-180 mmH$_2$O (até 200-220 mmH$_2$O em obesos)
  - Proteínas: até 40 mg/dL (depende do laboratório)
  - Glicose: LCS/sangue: 0,62
  - Celularidade: até 5 leucócitos/mm^3 (linfócitos)
  - Não há hemácias

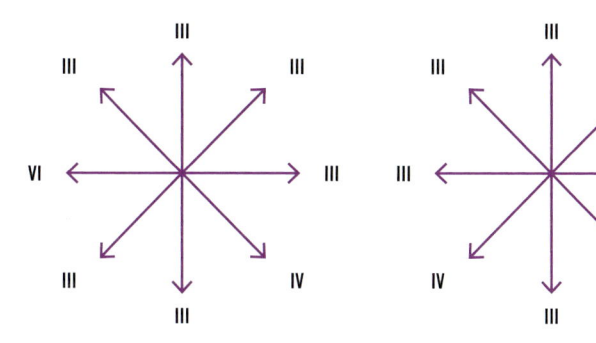

FIGURA 17.1 ▶ MOTILIDADE EXTRAOCULAR.

deve-se verificar se o paciente está em uso de anticoagulantes ou antiagregantes plaquetários e o tempo necessário de suspensão antes do procedimento (suspender cumarínico e puncionar quando o índice normalizado internacional (INR) < 1,4, heparina de baixo peso após 24 h, novos anticoagulantes após 48 h, clopidogrel por 7 dias). Não é necessário suspender ácido acetilsalicílico (AAS) para punção lombar. A agulha para a coleta do material é introduzida através da pele até o espaço subaracnóideo (**Fig. 17.2**), com o paciente em decúbito lateral (**Fig. 17.3**), entre os processos espinhosos de L3-L4 ou L4-L5 (sempre abaixo de L1-L2, onde termina a medula espinal), e o LCS é coletado, deixando fluir espontaneamente (não aspirar) (veja um vídeo da técnica por meio do QR Code abaixo). A pressão de abertura é mensurada acoplando-se um raquimanômetro à agulha de punção. Alternativas para a coleta em casos de contraindicação para a região lombar (infecções locais) incluem punção suboccipital (não mais recomendada) e cervical lateral. Em casos de dificuldade para encontrar os marcos anatômicos, a posição sentada é indicada, pois facilita encontrar os processos espinhosos e amplia o espaço entre eles.

Sugere-se as seguintes distribuições para a coleta:
- **Frasco 1:** citológico diferencial (1 mL).
- **Frasco 2:** bioquímica (glicose, proteínas, lactato) (1 mL).
- **Frasco 3:** microbiologia (1 mL para pesquisa de bactérias; usar maior volume se for acrescentada pesquisa de bacilo álcool-ácido-resistente (BAAR), cultura para fungos e micobactérias e reação em cadeia da polimerase [PCR, do inglês *polymerase chain reaction*] para vírus).

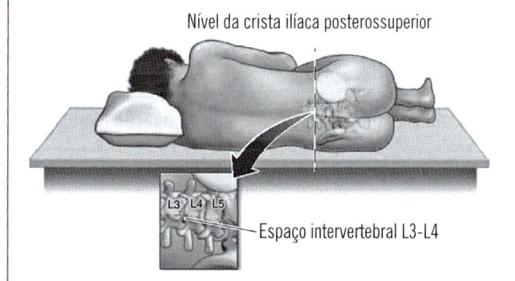

FIGURA 17.3 ▶ POSICIONAMENTO DO PACIENTE EM DECÚBITO LATERAL PARA REALIZAÇÃO DA PUNÇÃO LOMBAR.
Fonte: Kasper e colaboradores.[2]

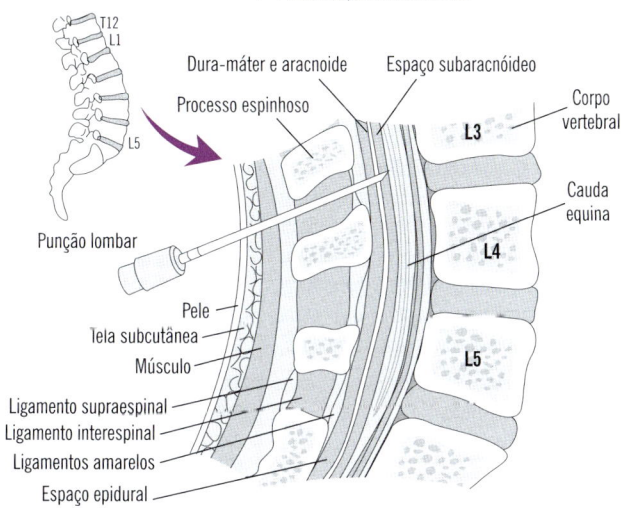

FIGURA 17.2 ▶ PUNÇÃO LOMBAR. POSICIONAMENTO DA AGULHA PARA COLETA DE LÍQUIDO CEREBROSPINAL.
Fonte: Elaborada com base em Busti e Kellogg.[1]

- **Frasco 4:** pode incluir pesquisa de células malignas, imunofenotipagem e pesquisa de bandas oligoclonais.

Para otimizar a interpretação do LCS, os seguintes aspectos devem ser observados:

- Verificar e registrar a pressão de abertura (aferir pressão de fechamento se a pressão de abertura estiver aumentada).
- Registrar se houve ou não acidente de punção (punção inadvertida de vasos sanguíneos).
- Observar e registrar o aspecto do LCS (límpido, turvo, sanguinolento, xantocrômico).
- Coletar glicemia (preferencialmente) ou verificar glicemia capilar no momento da punção.
- Coletar o LCS em frascos estéreis.
- Levar o material para o laboratório **imediatamente**.

Importante: Devem-se realizar exames de imagem antes da punção lombar, a fim de descartar lesões com efeito de massa, nas seguintes circunstâncias:

- Alterações do sensório.
- Imunossupressão.
- Presença de sinais neurológicos focais.
- Papiledema.
- Considerações sobre a realização de exame de imagem também em idosos.

Contraindicações para a realização de punção lombar:

- Uso de anticoagulantes ou INR > 1,4.
- Contagem de plaquetas abaixo de 40.000.
- Lesões no local da punção.
- Hidrocefalia não comunicante.
- Compressão medular acima do nível da punção.
- Lesões no sistema nervoso central (SNC) com efeito de massa.

▶ ACIDENTE VASCULAR CEREBRAL

O acidente vascular cerebral (AVC, ou acidente vascular encefálico [AVE]) é a segunda causa de morte no Brasil (> 100.000 mortes/ano) e a principal causa de incapacidade. O AVC isquêmico (AVCi) corresponde a 80 a 85% dos casos, ao passo que 15% são hemorrágicos. Pode acontecer em qualquer idade, inclusive em crianças, entretanto os idosos têm maior risco, assim como os negros e as pessoas com história familiar de AVC ou infarto agudo do miocárdio (IAM). O baixo nível socioeconômico e a baixa escolaridade também aumentam o risco, e os principais fatores modificáveis que, se tratados, podem prevenir 90% das causas de AVC são:

- Hipertensão arterial sistêmica (HAS).
- Diabetes melito (DM).
- Dislipidemia.
- Tabagismo.
- Fibrilação atrial (e outras cardiopatias).
- Sedentarismo.
- Obesidade.
- Abuso de álcool e drogas.
- Alimentação inadequada.
- Estresse e depressão.

APRESENTAÇÃO CLÍNICA ▶ Deve-se suspeitar de AVC em todo paciente com início súbito de déficit neurológico focal:

- Alteração de força e/ou sensibilidade em um ou ambos os lados do corpo.
- Dificuldade visual em um ou ambos os olhos, ou em um hemicampo visual.
- Dificuldade para falar ou compreender a fala.
- Vertigem, desequilíbrio, falta de coordenação, geralmente associados a um ou mais dos sinais e sintomas descritos.
- Cefaleia súbita, intensa, atípica.

DIAGNÓSTICO DIFERENCIAL ▶

- Hipoglicemia, hiponatremia.
- Outros distúrbios tóxicos ou metabólicos.
- Convulsões (paralisia de Todd).
- Estados confusionais.
- Meningite/encefalite.
- Encefalopatia hipertensiva.
- Síncope.
- Tumores cerebrais.
- Hematoma subdural.
- Enxaqueca (com aura).

DIAGNÓSTICO E MANEJO INICIAL ▶ Apesar de o paciente com AVC hemorrágico (AVCh) geralmente apresentar-se com quadro clínico mais grave (mais cefaleia, sonolência ou torpor, crise convulsiva e pressão arterial [PA] muito elevada), a única forma de diferenciar objetivamente o AVCi do AVCh é realizando uma tomografia computadorizada (TC) ou uma ressonância magnética (RM) de crânio (**Fig. 17.4**). O AVC é avaliado pela escala do NIH (**Tab. 17.1**).

Na avaliação de urgência em pacientes com até 4 h de início dos sintomas, a TC é suficiente para decidir se o paciente tem critérios de inclusão e exclusão para terapia de reperfusão IV (trombólise). Em casos de centros de maior complexidade, com disponibilidade de tratamento endovascular (trombectomia), idealmente se devem realizar TC e angiotomografia (ATC) de vasos intra e extracranianos, devido à urgência para avaliar se existe ou não oclusão de grande vaso e definir o melhor tratamento até 6 h dos sintomas. Ou então nos casos de AVC com início dos sintomas indeterminados ou além de 6 h; pacientes adicionais podem ser elegíveis para trombectomia com TC, ATC e TC-perfusão ou RM com difusão e perfusão e angio-RM até 24 h do início dos sintomas.

Tempo zero — Chegada ao serviço de emergência

Sinais de AVC — Início súbito de:
- Perda de força, sensibilidade
- Dificuldade visual
- Dificuldade na fala
- Cefaleia intensa súbita
- Desequilíbrio, tontura

Início dos sintomas < 4 h

Sim → Sala de urgência ou unidade de AVC, ou unidade vascular ou UTI — protocolo para AVC agudo

Não → TC sem contraste conforme rotina

10 min

Médico emergencista
- Confirmar tempo dos sintomas
- Acionar equipe de AVC
- Solicitar TC de crânio sem constraste, hemograma, plaquetas, TP, TTPa, glicemia, Na, K, creatinina.
- Aplicar escala de AVC do NIH (ver Tab. 17.1)

Enfermeira
- Adicionar coleta de exames
- Cabeceira reta, sinais vitais (PA, MCC), HGT, 2 Abocaths Calibrosos, SF IV, ECG
- Tratar Tax ≥ 37,5º C, hipoxemia, hipoglicemia ou hiperglicemia (≥160)

30 min

Neurologista
- Confirmar hipótese
- Revisar início dos sintomas
- Escala NIH

Sangramento cerebral — Sim | Não

45 min

Neurologista, radiologista — TC com sangue?

Não → Critérios de exclusão para trombólise?

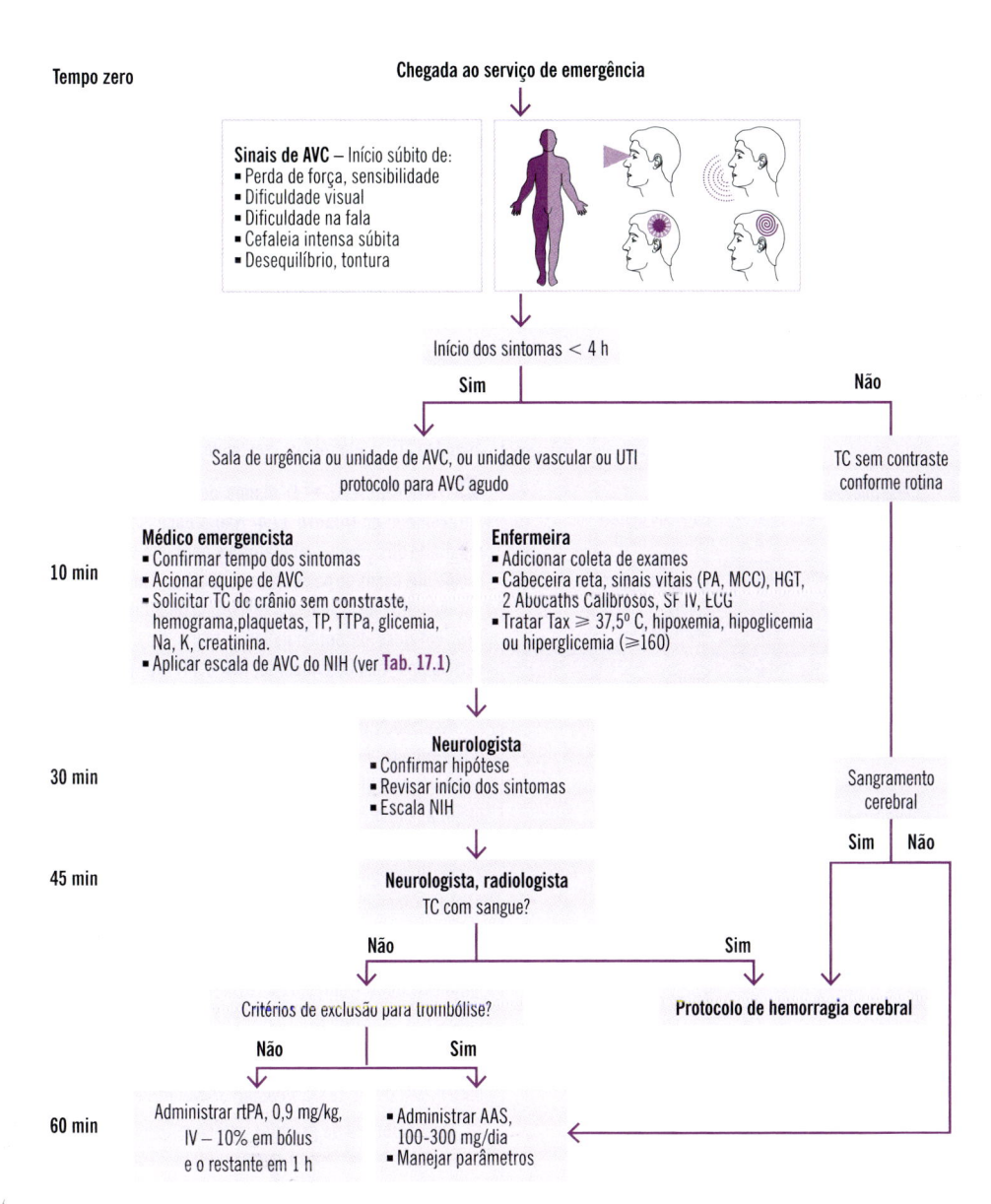

Sim → Protocolo de hemorragia cerebral

60 min

Critérios de exclusão: **Não** → Administrar rtPA, 0,9 mg/kg, IV – 10% em bólus e o restante em 1 h

Sim → Administrar AAS, 100-300 mg/dia; Manejar parâmetros

FIGURA 17.4 ▶ FLUXOGRAMA PARA CENTROS DE AVC DE MENOR COMPLEXIDADE (SEM TRATAMENTO ENDOVASCULAR). // AVC, acidente vascular cerebral; ECG, eletrocardiografia; HGT, hemoglicoteste; IV, intravenoso; MCC, monitorização cardíaca contínua; NIH, National Institute of Health; PA, pressão arterial; rtPA, ativador do plasminogênio tecidual recombinante; SF, solução fisiológica; Tax, temperatura axilar; TC, tomografia computadorizada; TP, tempo de protrombina; TTPa, tempo de tromboplastina parcial ativada; UTI, unidade de terapia intensiva.
Fonte: Sociedade Brasileira de Doenças Cerebrovasculares e colaboradores.[3]

MANEJO GERAL DE PACIENTES COM AVC HEMORRÁGICO OU ISQUÊMICO ▶

- Na Unidade de AVC agudo, ou unidade de terapia intensiva (UTI): monitoração e avaliação neurológica, h/h.
- Avaliação da PA, h/h (trombólise; ver orientação específica).
- Controle da temperatura é recomendado a cada 4 h, usar antitérmico se temperatura > 37,5 °C.
- Oximetria de pulso: se saturação < 92%, deve ser iniciada oxigenoterapia.
- Monitoração cardíaca contínua por 24 a 48 h.
- Glicemia capilar a cada 4 h (pacientes em uso de insulina: de h/h: manter glicemia < 160 mg/dL.
- Avaliação da aceitação de dieta e líquidos (avaliação de disfagia pré-alimentação).

TABELA 17.1 ▶ ESCALA DE AVC DO NATIONAL INSTITUTE OF HEALTH (NIH)

	DESCRIÇÃO	ESCORE	
1a	Nível de consciência	0 1 2 3	Alerta Sonolento Obnubilado Comatoso
1b	Orientação (mês e idade)	0-2 1-1 2-0	Correta Correta Correta
1c	Resposta a comandos	0 1 2	Obedece a ambos Obedece a um Não obedece
2	Olhar (movimento horizontal)	0 1 2	Normal Paralisia parcial Paralisia total
3	Campo visual (hemianopsia)	0 1 2	Nenhum defeito Parcial Bilateral
4	Movimento facial (paresia/plegia)	0 1 2 3	Normal Leve, face inferior Plegia, face inferior Paresia inferior e superior
5 5a 5b	Motricidade de membro superior (10 s) Esquerdo Direito	0 1 2 3 4	Sem queda Queda não atinge a cama Atinge a cama Não tem gravidade Sem movimento
6 6a 6b	Motricidade de membro inferior (5 s) Esquerdo Direito	0 1 2 3 4	Sem queda Queda não atinge a cama Atinge a cama Não tem gravidade Sem movimento
7	Ataxia	0 1-1 2-2	Sem ataxia Membro alterado Membros alterados
8	Sensibilidade	0 1 2	Normal Perda leve Perda severa
9	Linguagem	0 1 2 3	Normal Afasia leve Afasia severa Mutismo ou afasia global
10	Articulação da fala	0 1 2	Normal Disartria leve Disartria severa
11	Extinção/inatenção	0 1 2	Ausente Leve Severa
	TOTAL		

▶ ACIDENTE VASCULAR CEREBRAL ISQUÊMICO

Pacientes não candidatos à terapia trombolítica (Quadro 17.3) devem receber, após a TC de crânio excluir hemorragia, antiagregante plaquetário (AAS, 300 mg de dose de ataque, seguido de 100 mg/dia), estatina (equivalente a 40 mg de sinvastatina) e heparina de baixo peso molecular (HBPM), ou heparina não fracionada (HNF) em dose para profilaxia de trombose venosa profunda (TVP).

EXAMES LABORATORIAIS ▶ Pacientes com AVC agudo devem coletar, na chegada, hemograma, plaquetas, tempo de protrombina (TP), com INR, tempo de tromboplastina parcial ativada (TTPa), eletrólitos, creatinina, ureia e glicemia.

TRATAMENTO ▶ O regime de tratamento do AVCi é apresentado no Quadro 17.4. Não é necessário aguardar o resultado dos exames laboratoriais para iniciar a trombólise, exceto nos casos de pacientes que usam anticoagulantes orais antagonistas da vitamina K (varfarina ou femprocumona) ou HNF em dose de anticoagulação plena, quando devem ser verificados, respectivamente, INR e TTPa antes da infusão. Nas demais situações, a terapêutica pode ser instituída, e os resultados dos exames podem ser verificados durante o tratamento. Pacientes anticoagulados com dose plena de heparina de HBPM não poderão receber tratamento trombolítico, assim como aqueles em uso de inibidores do fator Xa (apixabana, rivaroxabana e edoxabana). Nessas situações, os pacientes só podem receber terapia trombolítica se tiverem parado a medicação há 48 h ou mais. Pacientes em uso de dabigatrana (inibidor direto da trombina) podem receber do reversor específico (idarucizumab), e, após 15 min, pode ser administrado o trombolítico (Quadro 17.5). O Quadro 17.6 apresenta os critérios para tratamento endovascular no AVC.

Classificação etiológica do AVCi ▶ **TOAST** (desenvolvida para o *Trial of Org 10172 in Acute Stroke Treatment*):

- **Aterosclerose de grandes artérias:** Os exames de vasos demonstram estenose menor do que 50% ou oclusão de grandes ramos arteriais (intra ou extracranianos) do mesmo lado da lesão central ou das placas complexas na aorta ascendente ou transversa (> 4 mm). Outros exames devem excluir fontes potenciais de cardioembolia.

- **Cardioembolia:** Deve ser identificada uma fonte de alto ou médio risco de embolização. Outros exames devem excluir aterosclerose de grandes artérias.

  ▫ **Fontes de alto risco:**
    - Prótese valvar sintética.
    - Estenose mitral com fibrilação atrial.
    - Fibrilação atrial (que não seja isolada).
    - Trombo atrial esquerdo séssil.
    - Doença do nó sinoatrial.
    - IAM recente (< 4 semanas).

QUADRO 17.3 ▶ CRITÉRIOS DE INCLUSÃO E EXCLUSÃO PARA USO DE TERAPIA TROMBOLÍTICA E CONTRAINDICAÇÕES RELATIVAS

CRITÉRIOS DE INCLUSÃO PARA USO DE TERAPIA TROMBOLÍTICA (rtPA)
- AVCi com a possibilidade de se iniciar a infusão do rtPA até 4, 5 h do início dos sintomas. Caso os sintomas sejam observados ao acordar, considerar o último horário no qual o paciente foi observado normal
- TC ou RM de crânio sem evidência de hemorragia
- Idade superior a 18 anos (não existe limite superior de idade)

CRITÉRIOS DE EXCLUSÃO
- TP com INR > 1,7, ou TTPa elevado, ou plaquetas < 100.000/mm^3
- AVCi extenso ou TCE grave nos últimos 3 meses
- TC de crânio com hipodensidade precoce > 1/3 do território da ACM
- PA sistólica ≥ 185 mmHg ou PA diastólica ≥ 110 mmHg (em três ocasiões, com 10 min de intervalo) refratária ao tratamento anti-hipertensivo IV
- Melhora rápida e completa dos sinais e sintomas no período anterior ao início da trombólise
- Déficits neurológicos leves, sem repercussão funcional significativa (não existe limite inferior ou superior do escore do NIH que contraindique a trombólise)
- Glicemia < 50 mg/dL com reversão dos sintomas após a correção
- Evidência de endocardite ou êmbolo séptico
- Suspeita clínica de hemorragia subaracnóidea ou dissecção aguda da aorta

CONTRAINDICAÇÕES RELATIVAS
Experiências recentes sugerem que, em algumas circunstâncias, pesando o risco-benefício para os pacientes, estes podem receber, com cuidado, trombólise IV com uma ou mais contraindicações relativas:
- História pregressa de hemorragia intracraniana ou de malformação vascular cerebral
- Cirurgia de grande porte, procedimento invasivo ou trauma grave (não craniano) nos últimos 14 dias
- Hemorragia urogenital ou gastrintestinal (nas últimas 3 semanas)
- Infarto do miocárdio transmural recente (3 meses)
- Gravidez (idealmente preferir tratamento endovascular, nos casos elegíveis)

ACM, artéria cerebral média; AVCi, acidente vascular ecerebral isquêmico; HSA, hemorragia subaracnoide; INR, índice normalizado internacional; IV, intravenoso; NIH, National Institute of Health; PA, pressão arterial; RM, ressonância magnética; rtPA, ativador do plasminogênio tecidual recombinante; TC, tomografia computadorizada; TCE, trauma craniencefálico; TP, tempo de protrombina.

QUADRO 17.4 ▶ REGIME DE TRATAMENTO DO ACIDENTE VASCULAR CEREBRAL ISQUÊMICO COM rtPA INTRAVENOSO

- Transferir o paciente para a sala de urgência, UTI ou Unidade de AVC agudo
- Iniciar a infusão de rtPA, 0,9 mg/kg, IV, administrando 10% em bólus em 1 min e o restante em 1 h. Não exceder a dose máxima de 90 mg. Em casos de pacientes com maior alto risco de hemorragia (p. ex., pacientes dialíticos, em uso de dupla antiagregação plaquetária, muito idosos com leucoaraiose importante), pode-se optar por utilizar a dose de 0,6 mg/kg – 15% em bólus e o restante em 1 h
- Não administrar heparina, antiagregante plaquetário ou anticoagulante oral nas primeiras 24 h do uso do trombolítico
- Manter o paciente em jejum por 24 h devido ao risco de hemorragia e à necessidade de intervenção cirúrgica de urgência
- Não passar sonda nasoentérica nas primeiras 24 h
- Não realizar cateterização venosa central ou punção arterial nas primeiras 24 h
- Não passar sonda vesical. Se for imprescindível o uso de sonda vesical, esperar até pelo menos 30 min do término da infusão do rtPA
- Manter hidratação com SF. Só usar soro glicosado se houver hipoglicemia (nesse caso, usar soro isotônico: SG 5% + NaCL 20% 40 mL)
- Administrar um controle neurológico rigoroso: verificar escore de AVC do NIH a cada 15 min durante a infusão, a cada 30 min nas próximas 6 h e, após, a cada hora até completar 24 h
- Monitorar a PA a cada 15 min nas duas primeiras horas e depois a cada 30 min até 24-36 h do início do tratamento, mantendo a PA ≤ 180/105 mmHg. Utilizar anti-hipertensivo IV se PA ≥ 180/105 mmHg (nitroprussiato, esmolol ou metoprolol). Monitorar a pressão a cada 15 min durante o tratamento com anti-hipertensivo. Observar hipotensão
- Após as 24 h do tratamento trombolítico, o tratamento do AVC segue as mesmas orientações do paciente que não recebeu trombólise, i.e., antiagregante plaquetário ou anticoagulação
- Iniciar profilaxia para TVP (heparina de baixo peso ou enoxaparina) 24 h pós-trombólise

AVC, acidente vascular cerebral; IV, intravenoso; NIH, National Institute Health; PA, pressão arterial; rtPA, ativador do plasminogênio tecidual recombinante; SF, solução fisiológica; TVP, trombose venosa profunda; UTI, unidade de terapia intensiva.

QUADRO 17.5 ▶ MANEJO SE HOUVER SUSPEITA DE SANGRAMENTO PÓS-TROMBOLÍTICO

- Piora do déficit neurológico ou nível de consciência, cefaleia súbita, náuseas ou vômitos
- Se for durante a infusão, descontinuar rtPA
- TC de crânio urgente, coletar Ht, Hb, TP, TTPa, plaquetas, fibrinogênio
- Se sangramento na TC de crânio (hematoma) – avaliação do neurologista responsável pelo caso (o hematoma pode ser atribuído ao rtPA se ocorrer em 24-36 h)
- Se em outros locais de sangramento (p. ex., local de punção venosa, gengiva), tentar compressão mecânica. Em alguns casos de sangramento importante, descontinuar o rtPA

Hb, hemoglobina; Ht, hematócrito; rtPA, ativador do plasminogênio tecidual recombinante; TC, tomografia computadorizada; TP, tempo de protrombina; TTPa, tempo de tromboplastina parcial ativada.

QUADRO 17.6 ▶ CRITÉRIOS PARA TRATAMENTO ENDOVASCULAR NO AVC

CLASSE 1A DE EVIDÊNCIA PARA TROMBECTOMIA MECÂNICA
- Tratamento até 6 h do início dos sintomas:
  - Pacientes que receberam rtPA até 4,5 h (não é necessário aguardar a resposta do trombolítico para iniciar trombectomia)
  - Que tenham oclusão de grande vaso de circulação anterior: ACI intracraniana ou ACM proximal (M1)
  - Tratados até 6 h do início dos sintomas
  - Idade > 18 anos
  - Escore de NIH ≥ 6
  - Escore *ASPECTS* na TC ≥ 6 (i.e., sem hipodensidade precoce extensa na TC)
  - Punção da virilha iniciada até 6 h
  - Podem ser usados os *stents* autoexpansíveis removíveis ou tromboaspiração
- Tratamento entre 6 e 16 h – oclusão ACI ou M1:
  - Selecionados de acordo com o estudo Dawn: NIH elevado e pequena área isquêmica na perfusão por TC (PTC; core do infarto) ou na difusão por RM:
    - ≥ 80 anos, NIH ≥ 10 com infarto < 21 mL
    - < 80 anos, NIH ≥ 10 com infarto < 31 mL ou NIH ≥ 20 com infarto entre 31 e 51 mL
  - Selecionados de acordo com o estudo *DEFUSE*: pacientes entre 18 e 90 anos, NIH ≥ 6, área isquêmica na PTC até 70 mL e *mismatch* ≥ 1,7 (diferença entre a área já infartada e a área em sofrimento)

CLASSE 2A DE EVIDÊNCIA PARA TROMBECTOMIA MECÂNICA (PODE SER BENÉFICO)
- Selecionados de acordo com o estudo Dawn entre 16 e 24 h

CLASSE 2B, NÍVEL DE EVIDÊNCIA C (É RAZOÁVEL UTILIZAR)
- AVCi e oclusão de circulação anterior que têm contraindicações ao rtPA, IV (p. ex., TCE, coagulopatia hemorrágica ou recebendo anticoagulantes)
- Pode ser razoável em pacientes selecionados até 6 h, com oclusão de M2, M3, artéria cerebral anterior, artérias vertebrais, basilar ou cerebrais posteriores

INTRA-ARTERIAL
- O rtPA é uma opção de tratamento até 6 h do início dos sintomas em oclusões da ACM que não sejam candidatos à trombólise IV (classe 1B) e à medicação utilizada, por extrapolação dos estudos de trombólise endovenosa. Como a trombectomia mecânica tem resultados superiores, a trombólise IA pode ser utilizada em locais sem a disponibilidade de dispositivos para trombectomia. Especialistas recomendam que esse tratamento seja utilizado também em oclusões da ACI ou da artéria basilar

ACI, artéria carótida interna; ACM, artéria carótida média; AVCi, acidente vascular cerebral isquêmico; IA, intra-arterial; IV, intravenoso; NIH, National Institute Health; PTC, perfusão por TC; RM, ressonância magnética; rtPA, ativador de plasminogênio tecidual recombinante; TC, tomografia computadorizada; TCE, trauma craniencefálico.

- Trombo ventricular esquerdo.
- Miocardiopatia dilatada.
- Segmento acinético do ventrículo esquerdo.
- Mixoma atrial.
- Endocardite infecciosa.
  - **Fontes de médio risco:**
    - Prolapso de valva mitral.
    - Calcificação do anel mitral.
    - Estenose mitral sem fibrilação atrial.
- Turbulência atrial esquerda.
- Aneurisma de septo atrial.
- Forame oval patente, *flutter* atrial.
- Fibrilação atrial isolada.
- Prótese valvar biológica.
- Endocardite asséptica.
- Insuficiência cardíaca congestiva (ICC).
- Segmento hipocinético do ventrículo esquerdo.
- IAM > 4 semanas e < 6 meses.

- **Oclusão de pequenas artérias (lacunas):** O paciente apresenta clínica de síndrome lacunar (déficit neurológico sem comprometimento cortical), e, em geral, a TC ou RM demonstram lesões pequenas (lacunas), no território de artérias perfurantes (profundas), ou seja, núcleos da base, tálamo, tronco encefálico, coroa radiada e cápsulas interna e externa menores do que 1,5 cm de diâmetro. Essa oclusão ocorre por degeneração dos pequenos vasos e arteríolas perfurantes, por ação direta da hipertensão arterial crônica, associada ou não ao DM.
- **Infartos por outras etiologias:** Infartos com outras etiologias englobam todas as causas que diferem destas três primeiras, por exemplo: vasculopatias não ateroscleróticas (Moyamoya, dissecção arterial), doenças hematológicas (anemia falciforme), coagulopatias (deficiência de fatores fibrinolíticos), vasculites (varicela, lúpus, meningite), etc.
- **Infartos de origem indeterminada:** Os infartos de causa indeterminada são aqueles que não se enquadram nas categorias anteriores, apesar de investigação completa, ou que se enquadram em mais de uma categoria.

ACIDENTE VASCULAR CEREBRAL HEMORRÁGICO

ESCORE DE AVCh (*ICH SCORE*) ▶ A Figura 17.5 apresenta o risco de morte em 30 dias.

CLASSIFICAÇÃO DOS HEMATOMAS ▶

- **Primários (correspondem a 85%):** hipertensão, angiopatia amiloide.
- **Secundários:** trombose venosa cerebral (TVC), malformação arteriovenosa (MAV), tumores, cavernomas, aneurismas, anticoagulação, distúrbios da coagulação, entre outros.

A causa mais comum de AVCh é a hipertensão, que geralmente causa hemorragia profunda, nos núcleos da base ou no tálamo, podendo ocorrer também na ponte ou no cerebelo. Os hematomas lobares (córtico-subcorticais) geralmente têm outras causas, necessitando de investigação adicional: angiopatia amiloide, TVC, MAV, tumores, entre outros.

MANEJO CLÍNICO ▶

- Internação em UTI (de preferência em neuroUTI).
- Cabeceira 30 graus.
- Analgésicos, laxantes.
- Reduzir a pressão arterial sistólica rapidamente ≈ 140 mmHg com anti-hipertensivo IV. Anti-hipertensivo via oral (VO) (ou por sonda) pode ser iniciado após 24 h.
- Não usar anticonvulsivante profilático (só em pacientes que tiveram crise convulsiva ou em pacientes com evidência de estado de mal não convulsivo ao EEG ou coma inexplicado).
- Não usar corticosteroide.
- Iniciar profilaxia de TVP imediatamente (compressão pneumática). Após 24 a 48 h, pode ser iniciada heparina profilática.
- Monitorar sódio e evitar hiponatremia (evitar elevação rápida do sódio – máximo de 12 mEq/L/dia para evitar mielinólise pontina).
- Pacientes com hipertensão intracraniana podem usar terapia osmótica (manitol ou solução hipertônica).
- TC de controle dentro de 24 h (avaliar expansão do hematoma e, em pacientes com hemorragia intraventricular, avaliar hidrocefalia).

TRATAMENTO CIRÚRGICO ▶ É indicado nos casos mostrados a seguir:

Componentes		Pontos
Glasgow	3-4	2
	5-12	1
	13-15	0
Volume (cm³)	≥ 30	1
	< 30	0
Inundação ventricular	Sim	1
	Não	0
Origem infratentorial	Sim	1
	Não	0
Idade (anos)	≥ 80	1
	< 80	0
Escore total		**0-6**

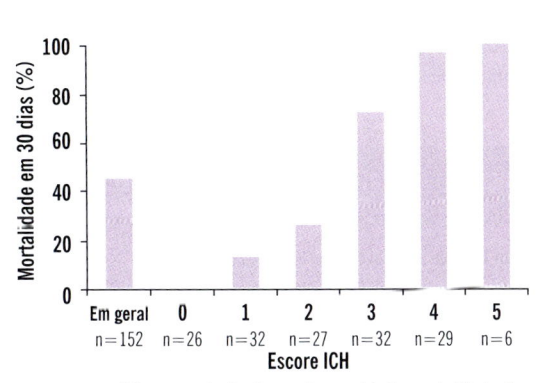

FIGURA 17.5 ▶ **ESCORE ICH PARA PREDIÇÃO DA MORTALIDADE EM 30 DIAS.** // Escores entre 0 e 2 associam-se à baixa mortalidade. Escores ≥ 3 associam-se a alto risco de mortalidade. // AVCh, acidente vascular cerebral hemorrágico; ICH, do inglês *intracranial hemorrhage*.
Fonte: Hemphill e colaboradores.[4]

- Hemorragia cerebelar com deterioração neurológica ou compressão de tronco encefálico ou hidrocefalia (fazer drenagem do hematoma com ou sem drenagem ventricular; não é indicada drenagem ventricular sozinha).
- Hemorragia ventricular com hidrocefalia.
- Drenagem do hematoma em grandes hematomas supratentoriais em pacientes com deterioração neurológica.
- Craniectomia descompressiva com ou sem evacuação do hematoma em pacientes com grandes hematomas com desvio de linha média podem ser considerados para salvar a vida.

INVESTIGAÇÃO DA ETIOLOGIA ▶

- Coagulação: plaquetas, TP com INR, TTPa.
- TC do crânio para os hematomas profundos.
- Hematoma lobar – RM de crânio, angio-ATC.
- Arteriografia se exames anteriores não demonstrarem diagnóstico.

▶ HEMORRAGIA SUBARACNÓIDEA

A HSA é uma emergência médica com elevadíssimas taxas de morbimortalidade. A causa mais comum é a ruptura de um aneurisma cerebral (80% dos casos).

APRESENTAÇÕES CLÍNICAS ▶

- Cefaleia aguda, de início súbito, explosivo e de forte intensidade desde o início (considerada como a "mais intensa da vida!").
- Vômitos.
- Rigidez de nuca.
- Alteração do nível de consciência.
- Paresia de nervos cranianos.
- Crises convulsivas.
- Sinais focais.

Diante da suspeita de HSA, deve-se proceder a uma TC de crânio sem contraste em regime de urgência (diagnóstico em 95% dos casos). Se a TC não demonstrar hemorragia, uma punção lombar é recomendada (100% de sensibilidade nas 2 primeiras semanas). Após o diagnóstico de HSA, devem-se realizar exames de vasos intracranianos. A ATC é o exame mais utilizado para detecção de aneurismas com excelente sensibilidade e especificidade. Se a ATC for negativa, deve-se realizar arteriografia digital (padrão-ouro para o diagnóstico). O Quadro 17.7 apresenta a Escala de Hunt & Hess de classificação clínica.

COMPLICAÇÕES ▶ O Quadro 17.8 apresenta as complicações da HSA, suas características e manejo.

TRATAMENTO DE ANEURISMAS ROTOS ▶ Clipagem cirúrgica ou tratamento endovascular devem ser realizados o mais cedo possível (preferencialmente nas primeiras 24 h, ou em até 48 h). A escolha do procedimento (cirúrgico ou endovascular) deve ser definida por equipe multidisciplinar: neurologista, neurocirurgião e neurointervencionista.

CEFALEIAS

A cefaleia é uma das queixas mais comuns nos serviços de emergência em todo o mundo. Dividem-se em primárias e secundárias, sendo estas últimas as causadas por alterações anatômicas/funcionais. Os sinais de alerta que demandam investigação adicional em casos de cefaleia estão listados no Quadro 17.9.

▶ CEFALEIAS PRIMÁRIAS

■ MIGRÂNEA

EPIDEMIOLOGIA ▶ Geralmente de início na puberdade, com alto impacto socioeconômico. Mais comum em mulheres, principalmente no período reprodutivo.

CLÍNICA ▶ Crises recorrentes de cefaleia (pelo menos, cinco episódios), com pelo menos duas das seguintes características: unilateral, pulsátil, intensidade moderada a forte, exacerbada por atividade física ou levando o indivíduo a evitar atividades físicas rotineiras. Durante a crise, o paciente apresenta pelo menos um dos seguintes: náuseas/vômitos, fotofobia e fonofobia.

QUADRO 17.7 ▶ ESCALA DE HUNT & HESS (CLASSIFICAÇÃO CLÍNICA)

Para pacientes com HSA não traumática, escolha a gradação mais apropriada:

- **Grau 1:** assintomático, cefaleia leve, leve rigidez de nuca
- **Grau 2:** cefaleia moderada a severa, rigidez de nuca, sem déficit neurológico, exceto paresia de nervo craniano
- **Grau 3:** sonolência, confusão, déficit neurológico focal leve
- **Grau 4:** torpor, hemiparesia moderada a severa
- **Grau 5:** coma, postura de decerebração

HSA, hemorragia subaracnóidea.

QUADRO 17.8 ▶ COMPLICAÇÕES DA HSA: CARACTERÍSTICAS E MANEJO

COMPLICAÇÕES DA HSA	CARACTERÍSTICAS	MANEJO
Vasoespasmo cerebral	▪ Entre o 3º e 14-21º dia ▪ Principal causa de morbimortalidade ▪ 60-70% apresentam vasoespasmo angiográfico – 35% apresentam sintomas	Prevenção: Nimodipina, VO, 60 mg, 4/4 h desde 1º dia (SNE) até 21 dias ▪ Evitar hipovolemia Se houverem sintomas: ▪ Manter euvolemia (SF) ▪ Indução de hipertensão se aneurisma já tratado. ▪ Se não houver resposta ao tratamento clínico: angioplastia cerebral e/ou uso de vasodilatador intra-arterial
Hiponatremia	▪ Síndrome cerebral perdedora de sal ▪ Piora o prognóstico	Evitar restrição hídrica ▪ Líquidos isotônicos (SF), ou, algumas vezes, solução hipertônica (correção máxima 12 mEq/L/dia para evitar mielinólise pontina)
Ressangramento do aneurisma	▪ Risco de 2% ao dia nas primeiras 2 semanas ▪ Mortalidade de 50%	Prevenção: ▪ Repouso absoluto no leito ▪ Controle da PA ▪ Tratamento precoce do aneurisma
Convulsões	1-7%	▪ Anticonvulsivantes apenas nos casos de crise convulsiva, coma inexplicado ou com EEG demonstrando *status* (não é indicada profilaxia em pacientes sem crises)

EEG, eletrencefalografia; HSA, hemorragia subaracnóidea; PA, pressão arterial; SF, solução fisiológica; SNE, sonda nasoenteral.

QUADRO 17.9 ▶ SINAIS DE ALERTA PARA A CEFALEIA (DEMANDAM INVESTIGAÇÃO ADICIONAL)

- Cefaleia nova ou com mudança do padrão
- Episódio de início súbito com rápida evolução para forte intensidade
- Início após os 50 anos de idade
- Piora progressiva ao longo de semanas/meses
- Desencadeada por exercício, atividade sexual ou manobra de Valsalva
- Despertar noturno devido à cefaleia
- Associada a febre, náuseas ou vômitos, rigidez de nuca
- Relacionada com a déficits neurológicos focais, alteração comportamental ou cognitiva
- Cefaleia em paciente imunossuprimido ou com neoplasia

A migrânea com aura se caracteriza por alteração neurológica focal de instalação gradual e duração transitória, como alteração visual, sensitiva, de fala ou motora, acompanhada de cefaleia concomitante ou de início até 60 min do estabelecimento do déficit focal. O sintoma neurológico focal da aura típica dura de 5 a 60 min. Em caso de duração prolongada, o paciente deve ser tratado como *status* migranoso.

🔵 TRATAMENTO ▶

Crise aguda: Sugere-se o tratamento escalonado, de acordo com a intensidade da dor. A associação de antieméticos/procinéticos auxilia no alívio sintomático das náuseas/vômitos (Tab. 17.2).

- **Crises leves:** paracetamol, dipirona; anti-inflamatórios não esteroides (AINEs), VO.
- **Crises moderadas:** analgésicos convencionais, AINEs, VO ou IV; derivados ergotamínicos ou triptanos, VO.
- **Crises intensas ou *status* migranoso:** triptanos por via parenteral (subcutânea [SC] ou intranasal [IN]), clorpromazina parenteral (intramuscular [IM] ou IV); associar corticosteroide IV.

💊 **PROFILAXIA** ▶ Para pacientes com crises frequentes (> 4/mês) e com interferência da dor nas atividades cotidianas. O objetivo da profilaxia é reduzir a frequência, a intensidade e a duração das crises. A medicação deve ser escolhida de acordo com comorbidades do paciente e com o perfil de efeitos colaterais da medicação, sendo iniciada lentamente e mantida por pelo menos 6 a 12 meses (Tab. 17.3).

TABELA 17.2 ▶ TRATAMENTO NA FASE AGUDA DA MIGRÂNEA

MEDICAMENTO	VIA	POSOLOGIA	DOSE MÁXIMA
AAS	VO	1.000 mg; repetir de 6/6 h SN	3 g/dia
Paracetamol	VO	1.000 mg; repetir de 4/4 h SN	3 g/dia
Naproxeno	VO	550-1.100 mg; repetir de 8/8 h SN	1.650 mg/dia
Ibuprofeno	VO	400-800 mg; repetir de 8/8 h SN	1.600 mg/dia
Diclofenaco	VO	50-100 mg; repetir de 6/6 h SN	200 mg/dia
Dipirona	VO	500 mg; repetir a cada 6 h SN	2 g/dia
Dipirona	IV	1.000 mg; diluir em SF de 0,9%	2 g/dia
Dexametasona	IV	10 mg; repetir 4 mg de 6/6 h	–
Naratriptano	VO	2,5 mg; repetir em 4 h SN	5 mg/dia
Rizatriptano	VO	5-10 mg; repetir de 2/2 h SN	30 mg/dia
Sumatriptano	VO	50-100 mg; repetir após 2 h SN	200 mg/dia
Sumatriptano	IN	10 mg/dose; SN repetir em 2 h	40 mg/dia
Sumatriptano	SC	6 mg; repetir após 1 h SN	2 injeções/dia
Zolmitriptano	VO	2,5 mg; repetir em 2 h SN	10 mg/dia

AAS, ácido acetilsalicílico; IN, intranasal; IV; intravenosa; SC, subcutânea; SN, se necessário; VO, via oral.
Fonte: Ferrari e colaboradores.[5]

TABELA 17.3 ▶ TRATAMENTO PROFILÁTICO DA MIGRÂNEA

MEDICAMENTO	POSOLOGIA	DOSE MÁXIMA DIÁRIA
Propranolol	40-100 mg, 1-3×/dia	240 mg
Metoprolol	50-100 mg, 1-2×/dia	200 mg
Amitriptilina	10-150 mg, à noite	250 mg
Nortriptilina	10-150 mg, à noite	250 mg
Ácido valproico	500-1.500 mg, em 2-3×/dia	2.250 mg
Topiramato	50-200 mg; 2×/dia	200 mg

■ CEFALEIA TIPO TENSIONAL

EPIDEMIOLOGIA ▶ Com prevalência maior em mulheres (3:2), é o tipo de cefaleia mais comum. Comumente de intensidade leve a moderada, menos intensa do que na migrânea.

CLÍNICA ▶ Pelo menos, 10 episódios de cefaleia com duração de 30 min a cada 7 dias, sem ocorrência de náuseas/vômitos ou fotofobia/fonofobia, com pelo menos duas das seguintes características: bilateral; não pulsátil; leve a moderada; não agravada por atividades do cotidiano.

◉ TRATAMENTO ▶

Crises agudas ▶ O uso de analgésicos convencionais e AINEs é geralmente suficiente. Evitar o uso de associações farmacológicas e por mais de 2 dias da semana, a fim de diminuir o risco de cefaleia por abuso de analgésicos.

PROFILAXIA ▶ Para pacientes com crises frequentes (> 1×/mês, passando pelo menos metade do mês com cefaleia) (Tab. 17.4). A escolha do profilático depende dos efeitos colaterais e das comorbidades.

■ CEFALEIA EM SALVAS

EPIDEMIOLOGIA ▶ A cefaleia em salvas é a representante mais comum (ao lado de hemicrania paroxística e SUNCT [do inglês *short-lasting unilateral neuralgiform headache attacks with conjunctival injection and tearing*]), afetando 1 a cada 1.000 adultos, com preponderância em homens (6:1).

CLÍNICA ▶ Pelo menos cinco episódios de dor intensa, unilateral, na distribuição do nervo trigêmeo (orbital, supraorbital ou temporal), com duração de 15 a 180 min, de uma a 8×/dia, associada a pelo menos um dos seguintes sintomas do mesmo lado da dor: conjuntiva injetada (avermelhada) ou lacrimejamento; congestão nasal ou rinorreia; edema palpebral; sudorese na testa ou na face; miose e/ou ptose; sensação de agitação e inquietação.

TABELA 17.4 ▶ TRATAMENTO PROFILÁTICO NA CEFALEIA TIPO TENSIONAL

MEDICAMENTO	DOSE TERAPÊUTICA
Amitriptilina	10-100 mg
Nortiptilina	10-50 mg
Mirtazapina	15-30 mg
Venlafaxina	150 mg

TRATAMENTO ▶

🔴 **Crise aguda** ▶ Oxigenoterapia com O_2 a 100% por máscara facial, sumatriptano, 6 mg, SC, zolmitriptano, 5 a 10 mg, VO, lidocaína 4%, IN ipsolateral à dor.

🟣 **Profilaxia** ▶ O uso de prednisona, 1 mg/kg/dia, ou ergotamínico, funciona como profilaxia de curto prazo. Junto ao início do profilático de curto prazo, deve-se iniciar profilático de médio a longo prazo, sendo a primeira escolha o verapamil, o lítio e o topiramato.

▶ CEFALEIAS SECUNDÁRIAS

■ CEFALEIA ATRIBUÍDA À ARTERITE DE CÉLULAS GIGANTES – ARTERITE TEMPORAL

EPIDEMIOLOGIA ▶ A arterite de células gigantes é uma das vasculites mais comuns, comprometendo vasos de médio e grande calibre. É mais comum em mulheres, de origem europeia, com aumento progressivo de incidência a partir dos 50 anos.

CLÍNICA ▶ O sintoma inicial é cefaleia de início recente, aguda, latejante, unilateral ou bilateral, contínua, eventualmente exacerbada à noite. A artéria temporal está edemaciada e dolorosa, com velocidade de sedimentação globular ou proteína C-reativa elevadas. A arterite temporal é fator de risco para amaurose, parcial ou completa e irreversível, bem como para AVCi. Os sintomas associados são claudicação mandibular ou lingual, febre baixa, fadiga, anorexia, perda de peso e sudorese noturna.

🔴 TRATAMENTO ▶ O tratamento com corticosteroides em dose imunossupressora (1-2 mg/kg) deve ser iniciado logo após a suspeita clínica e mantido por 4 semanas. A redução deve ser gradual, monitorando-se a recorrência de sintomas. Atentar para a profilaxia de osteoporose. Em caso de impossibilidade de parada da imunossupressão, considerar poupador de corticosteroide (azatioprina, metotrexato, entre outros).

■ CEFALEIA POR ABUSO DE MEDICAÇÃO

Associada ao uso frequente de medicação sintomática para dor, principalmente em pacientes com cefaleia tipo tensional ou migrânea. O uso de analgésicos por mais de 2 dias na semana pode levar à cefaleia por abuso. O tratamento inicia pela suspensão ou limitação do uso de analgésicos ao limite de 2 dias por semana. O uso de corticosteroide em doses decrescentes pode ser coadjuvante na cessação do abuso. Recomenda-se tratar o componente de abuso antes de iniciar a profilaxia, pois alguns pacientes não precisarão mais de medicamento profilático após esta intervenção.

■ CEFALEIA CERVICOGÊNICA

É a cefaleia referida com origem na região cervical, com prevalência variando de 1 a 53%. É unilateral, não muda de lado, de intensidade variável, aumenta com o movimento do pescoço e irradia desde a região occipital até a frontal. A manipulação da musculatura cervical comumente reproduz a dor. O tratamento é feito com relaxantes musculares, fisioterapia, massoterapia e bloqueio do nervo acometido.

▶ DELIRIUM

O *delirium* é uma síndrome clínica que cursa com alteração do sensório, desatenção, desorientação temporal e espacial, prejuízo da memória, alteração da linguagem e do nível de consciência. Acomete aproximadamente 50% da população idosa hospitalizada e está associado a uma elevada morbimortalidade.

O *delirium* pode ocorrer na forma hiperativa (quadro de agitação e alucinações) ou hipoativa (hipersonolência, letargia). Quando o indivíduo intercala as duas formas, é conhecido como *delirium* misto. A fisiopatologia ainda é pouco conhecida, sendo atribuída a uma disfunção encefálica difusa.

DIAGNÓSTICO ▶ O diagnóstico é clínico, e o reconhecimento geralmente é feito à beira do leito. A instalação do quadro é aguda, e os sintomas têm caráter flutuante. Durante a investigação, devem-se descartar outras doenças neurológicas primárias que possam mimetizar o quadro de *delirium* (p. ex., AVC, encefalite, tumores do SNC e crises epilépticas). Para isso, são realizados exames de imagem, como TC de crânio e/ou RM de crânio. Exames laboratoriais (hemograma, proteína C-reativa, função renal, eletrólitos, função hepática) são rotineiramente realizados para afastar distúrbios metabólicos e infecciosos. Em alguns casos, pode ser ponderada a realização de EEG e punção lombar.

A causa do *delirium* é multifatorial. Entre as mais frequentes estão as decorrentes de efeitos medicamentosos (em particular, os psicofármacos) e as alterações sistêmicas infecciosas e/ou metabólicas. Deve-se atentar para estados de abstinência a drogas (p. ex., álcool, tabaco ou outras substâncias psicoativas).

🔴 TRATAMENTO ▶ O tratamento para o *delirium* dependerá da etiologia. Se associado à medicação, opta-se por redução ou suspensão. Se associado à alteração metabólica/infecciosa, usa-se tratamento específico. Nos casos de intensa agitação, pode ser feito o uso de antipsicóticos, preferindo-se os atípicos, por curto período, principalmente por haver menos efeitos colaterais relacionados a extrapiramidalismo (Tab. 17.5).

Orientações não farmacológicas são essenciais e deverão ser feitas a toda a equipe de cuidado e familiares, sobretudo como estratégia de prevenção para o *delirium*. Trazer objetos pessoais de casa para que o paciente possa se familiarizar, deixar relógios e calendários próximos, estimular cognitivamente e deixar o paciente próximo a uma fonte de luz natural são estratégias simples que podem ser benéficas.

▶ DEMÊNCIA

Síndrome clínica que se caracteriza por prejuízo da memória, comprometimento cognitivo e alteração comportamental, levando ao prejuízo nas atividades de vida diária do paciente.

O envelhecimento é o fator de risco mais robusto associado à demência – em torno de 90% dos pacientes apresentam idade superior a 65 anos no diagnóstico. Até 2050, estima-se que aproximadamente 135 milhões de pessoas no mundo terão demência. De todas as causas de doenças crônicas, a demência é a que mais contribui para incapacidade e perda da autonomia, gerando altos custos em saúde.

DIAGNÓSTICO ▶ Inicialmente, busca-se realizar uma história clínica minuciosa, confirmada por um familiar que conviva com o paciente, associada ao exame neurológico. Testes de rastreamento para demência (Miniexame do Estado Mental), bem como outras testagens cognitivas, podem ser utilizadas para auxiliar no diagnóstico diferencial. Transtornos psiquiátricos, como episódios depressivos, podem levar ao diagnóstico errôneo de síndrome demencial. Portanto, os pacientes devem ser avaliados para este diagnóstico diferencial. Além do comprometimento da memória e das funções cognitivas, o paciente precisa ter repercussão funcional nas suas atividades de vida diária (AVDs) para o estabelecimento do diagnóstico de demência.

As causas medicamentosas, tóxicas, metabólicas, infecciosas e estruturais que possam estar mimetizando uma síndrome demencial devem ser averiguadas. Medicamentos como anticolinérgicos, sedativos, hipnóticos e analgésicos opioides devem ser preferencialmente descontinuados ou reduzidos.

TABELA 17.5 ▶ TRATAMENTO DO *DELIRIUM*

	CARACTERÍSTICA	DOSE
Haloperidol	Costuma ser a terapia-padrão	Dose inicial de 0,5-1 mg
Risperidona	Rápido início de ação	Iniciar 0,5 mg, 2×/dia
Olanzapina	Efeito sedativo	Iniciar 2,5-5 mg, 1×/dia
Quetiapina	Meia-vida curta	Iniciar 12,5-25 mg, 2×/dia

Fonte: Berlit.[6]

O rastreamento laboratorial deve consistir na realização de hemograma completo, dosagem de vitamina B_{12}, função tireoideana, função hepática, função renal e eletrólitos, bem como sorologias (Anti-HIV, VDRL, FTA-Abs, HbsAg, Anti-Hbs, Anti-HCV). É recomendada a realização de exame de neuroimagem por TC e/ou RM (TC de crânio e/ou RM de crânio), para afastar lesão estrutural ou outras etiologias.

O diagnóstico definitivo é obtido apenas por meio de necropsia, com avaliação histopatológica.

■ DOENÇA DE ALZHEIMER

A forma esporádica é a causa mais comum de demência, responsável por cerca de 60% dos casos. Acomete pacientes na sexta e na sétima décadas de vida. Os tratamentos atuais não curam a doença, mas possibilitam o tratamento sintomático e podem retardar sua progressão. O curso da doença leva em média 10 anos.

O marco da doença de Alzheimer (DA) é o comprometimento da memória recente, sendo frequentemente a primeira manifestação. No início, os pacientes poderão apresentar diminuição da fluência verbal, anomia e comprometimento visuoespacial. As alterações neuropsiquiátricas e o prejuízo das funções executivas tendem a aparecer mais tarde.

Os sintomas neuropsiquiátricos poderão ser dramáticos e trazer desconforto tanto para o paciente quanto para os familiares. Quadros de *delirium*, agitação e alucinações são frequentes. Aos poucos, os pacientes perderão completamente sua autonomia, ficando dependentes de cuidados para suas funções mais básicas. Além disso, eles poderão apresentar mioclonias e crises epilépticas nos estágios mais tardios.

A neurodegeneração é decorrente do acúmulo intraneuronal de proteína tau (emaranhados neurofibrilares) e depósito de proteína β-amiloide extraneuronal (placas senis), que iniciam em estruturas mesiais do lobo temporal e evoluem difusamente para todo o encéfalo. Esses depósitos levam à morte neuronal, à redução das sinapses e ao aparecimento dos sinais e sintomas que compõem a doença.

DIAGNÓSTICO ▶ O diagnóstico se baseia nas manifestações clínicas e no padrão de acometimento nos exames de imagem do SNC (RM ou TC), podendo-se utilizar também os biomarcadores presentes no LCS (proteína A-β e proteína tau) para predição clínica. Espera-se encontrar níveis reduzidos de A-β42 nos estágios iniciais da doença e aumento nos níveis de proteína tau em estágios mais avançados.

TRATAMENTO ▶ O tratamento dependerá da fase em que o paciente se encontra. Nas fases iniciais, com prejuízo leve, recomenda-se o início de inibidores de acetilcolinesterase (donepezila, rivastigmina e galantamina). Nas fases mais avançadas, deve-se considerar a associação de um inibidor do receptor N-metil-D-aspartato (memantina).

Para o tratamento de comorbidades neuropsiquiátricas, podem-se utilizar os inibidores seletivos da recaptação da serotonina (ISRSs) (citalopram, escitalopram, fluoxetina) em casos de depressão. Os antidepressivos tricíclicos devem ser evitados devido ao seu efeito anticolinérgico e deletério na memória. Nos casos de agitação excessiva, considerar neurolépticos atípicos (p. ex., olanzapina, quetiapina, clozapina) ou, em alguns casos, estabilizadores do humor (p. ex., lítio, ácido valproico).

Como tratamento não farmacológico, recomenda-se que os pacientes busquem adequado aporte nutricional (com dieta balanceada), exercícios físicos e atividades que estimulem a cognição. É fundamental o suporte à família e aos cuidadores pela equipe de cuidados, levando em consideração o bem-estar e a qualidade de vida dos pacientes.

■ DEMÊNCIA VASCULAR

É a segunda causa mais comum de síndrome demencial, correspondendo a 20 a 40% dos casos. A mortalidade desses pacientes é maior do que aqueles com DA, sendo que aproximadamente 50% não vive mais do que 4 anos após o diagnóstico. A demência vascular (DV) se apresenta como declínio cognitivo progressivo decorrente de isquemias em territórios subcorticais (pequenas artérias), como grandes AVCs, comprometendo o córtex.

DIAGNÓSTICO ▶ O diagnóstico é feito a partir da história clínica, que corrobora o prejuízo da memória e o declínio cognitivo progressivo com prejuízo nas AVDs. Os exames de neuroimagem (TC de crânio e RM de encéfalo) devem confirmar a presença de doença cerebrovascular. Os fatores de risco para DV são os mesmos para o desenvolvimento das doenças cardiovasculares: tabagismo, etilismo, idade, obesidade, sedentarismo, hipertensão arterial, infarto do miocárdio, arritmias e aterosclerose. Estes devem ser reconhecidos e tratados na tentativa de dirimir a progressão da doença.

TRATAMENTO ▶ O tratamento da DV consiste na prevenção secundária para doenças cerebrovasculares. Os distúrbios neuropsiquiátricos (psicose, agitação e depressão) são comuns. Os ISRSs e os antipsicóticos atípicos podem ser utilizados nesses casos. Os inibidores da acetilcolinesterase são utilizados na suspeita de demência mista (DV e DA).

■ DEMÊNCIA COM CORPOS DE LEWY

É a segunda causa de doença neurodegenerativa mais comum, depois da DA. Como critério diagnóstico, utiliza-se a regra de 1 ano. Ou seja, demência que se inicia 1 ano antes, ou concomitantemente ao parkinsonismo, é a que ocorre na demência por corpos de Lewy (DCL), e o parkinsonismo precedendo a demência em pelo menos 1 ano ocorre na demência associada à doença de Parkinson.

Na DCL, as alucinações aparecem em estágios iniciais da doença, sendo mais comuns as alucinações visuais. Há flutuação cognitiva com variações importantes na atenção e no estado de alerta. Os pacientes poderão apresentar distúrbio comportamental do sono REM. Comumente, há hipersensibilidade aos neurolépticos, caracterizada por sedação, confusão mental e piora do parkinsonismo.

■ DEMÊNCIA FRONTOTEMPORAL

A degeneração lobar frontotemporal (DLFT) é a terceira causa de demência neurodegenerativa. Sua principal característica é a degeneração dos lobos frontais e temporais. A maioria dos casos é causada por agregados intracelulares de proteína tau.

A variante clínica mais frequente da DLFT é a comportamental (cDFT). Essa variante se caracteriza por alteração do comportamento e da personalidade, assim como prejuízo das funções executivas. Os pacientes tornam-se mais apáticos e letárgicos. Pode haver desinibição e comportamento social inadequado. É comum uma relativa preservação da memória.

DIAGNÓSTICO ▶ O diagnóstico é essencialmente clínico, sendo a alteração comportamental e a redução das funções executivas e/ou linguagem os marcos da doença. Os exames de imagem demonstrarão atrofia com predomínio nas regiões frontal e/ou frontotemporal.

▶ DOENÇA DE PARKINSON

O diagnóstico da síndrome parkinsoniana consiste nos seguintes achados: rigidez, bradicinesia, instabilidade postural e tremor. Durante a avaliação do parkinsonismo, deve-se levar em consideração uso de medicamentos prévios (neurolépticos e outros antagonistas dopaminérgicos), história de TCE e presença de outras doenças neurodegenerativas concomitantes ao AVC.

A doença de Parkinson (DP) idiopática é uma das síndromes parkinsonianas mais prevalentes. É mais comum acima dos 50 anos. A incidência global varia de 5 a 35 casos a cada 100 mil indivíduos. Tem caráter crônico, e sua evolução é progressiva. A incidência é duas vezes maior no sexo masculino. Pode ter alguma associação com fatores ambientais e exposição prévia a agrotóxicos. Há, ainda, casos de DP hereditária (forma monogênica), geralmente de início precoce (< 45 anos), os quais não serão abordados neste capítulo.

ETIOLOGIA ▶ A etiologia da DP não é muito bem estabelecida. A fisiopatologia revela a degeneração dos neurônios dopaminérgicos presentes na substância nigra e na via nigroestriatal. Nos neurônios remanescentes, é observada a presença de corpúsculos de inclusão citoplasmática, conhecidos como corpúsculos de Lewy, principalmente na *pars* compacta da substância nigra mesencefálica.

DIAGNÓSTICO ▶ Para o diagnóstico de DP, é necessário que o paciente apresente pelo menos bradicinesia e mais um de dois critérios (tremor de repouso e rigidez). As alterações motoras costumam ser inicialmente assimétricas, e os pacientes apresentam excelente resposta à terapia dopaminérgica.

A bradicinesia é a lentidão dos movimentos, levando à redução da amplitude destes. Em geral, os pacientes apresentam fácies em máscara (hipomimia). A marcha torna-se em bloco, com passos pequenos (*petit pas*), sem o movimento de balanceio normal dos braços. A rigidez presente na DP é plástica – ou seja, há resistência à movimentação durante todo o movimento –, conhecida como "rigidez em roda denteada". A postura do corpo é em flexão. O tremor é mais marcado durante o repouso, varia de 4 a 6 Hz, acomete os membros e também a cabeça. Pode ocorrer hipofonia, hipoprosodia (tom monótono) e micrografia.

Além das manifestações motoras, há as manifestações não motoras, que podem preceder o aparecimento dos sintomas motores. Estas ocorrem devido à disautonomia (constipação, sialorreia, seborreia, distúrbios sexuais, hipotensão ortostática), alterações neuropsiquiátricas (depressão, ansiedade, distúrbio comportamental do sono REM) e sensoriais (anosmia, fadiga).

No diagnóstico diferencial, deve-se atentar para causas de parkinsonismo secundário associadas a medicamentos (p. ex., haloperidol, risperidona, metoclopramida, flunarizina, lítio), causas tóxicas (manganês, monóxido de carbono, metanol, MPTP [1-metil-4-fenil-1,2,3,6-tetra-hidropiridina]), metabólicas, pós-infecciosas (encefalite, sífilis, Aids) ou doenças cerebrovasculares. Há, ainda, algumas doenças heredodegenerativas que se apresentam com parkinsonismo, tais como: a doença de Machado Joseph (SCA3), Huntington, Wilson e neuroacantocitose.

Na degeneração corticobasal (DCB), além do parkinsonismo, há presença do fenômeno da "mão alienígena". O paciente não reconhece seu próprio membro e perde o controle sobre o mesmo, parecendo que o membro se movimenta independentemente de sua vontade. Há também apraxia, afasia e ausência de resposta à levodopa.

Na atrofia de múltiplos sistemas (AMS), os pacientes podem se apresentar com parkinsonismo, disautonomia, envolvimento cerebelar e sintomas piramidais. Nos primeiros anos da doença, os pacientes apresentam alterações da marcha, quedas frequentes e disautonomia.

Na paralisia supranuclear progressiva (PSP), os pacientes se apresentam com paralisia supranuclear do movimento conjugado do olhar vertical. Além disso, apresentam instabilidade postural, quedas frequentes e paralisia pseudobulbar.

Na DCL, há parkinsonismo, alucinações visuais, flutuação cognitiva, tendência à queda, disautonomia e hipersensibilidade a neurolépticos.

O **Quadro 17.10** apresenta um resumo com as principais características das síndromes parkinsonianas.

TRATAMENTO ▶ A base do tratamento é a levodopa, pois atua diretamente sobre a deficiência dopaminérgica. A levodopa é metabolizada perifericamente em dopamina pela ação das enzimas dopadescarboxilase e da catecol-*O*-metiltransferase (COMT). A sua meia-vida é curta (aproximadamente 90 min), e a apresentação da levodopa, em geral, é em associação com inibidores periféricos da dopadescarboxilase – a carbidopa e a benserazida.

Nas fases iniciais da DP, prefere-se a utilização de levodopa, em doses baixas, 2 a 4 doses diárias. Com o tempo e a progressão

QUADRO 17.10 ▶ DIAGNÓSTICO DIFERENCIAL DAS SÍNDROMES PARKINSONIANAS

CARACTERÍSTICAS	DP	AMS-P	PSP	DCB
Sintomatologia assimétrica	+++	+	–	+++
Rigidez, comprometimento axial	+	++	+++	++
Distonia de membros	+	+	+	+++
Instabilidade postural precoce	+	++	+++	+
Distúrbio frontal (precoce)	+	+	++	+
Espasticidade, sinais de piramidalismo	–	++	++	++
Mioclonias	+	+	–	+
Disautonomia	+	+++	–	+/–
Hiposmia	+++	++	–	?
Resposta à levodopa	+++	+	+	–

–, pouco provável; +, possivelmente presente; ++, provavelmente presente; +++, apresentação típica; +/–, presente ou ausente.
AMS-P, atrofia de múltiplos sistemas de forma parkinsoniana; DCB, degeneração corticobasal; DP, doença de Parkinson; PSP, paralisia supranuclear progressiva.

da neurodegeneração, os neurônios dopaminérgicos vão se tornando escassos, e o encurtamento do tempo de efeito do medicamento ocorre (*wearing off*).

Há ainda os menos utilizados, os de ação anticolinérgica (biperideno e triexifenidila). Estes possuem ação nos casos de tremor intenso e rigidez. É preferível seu uso em pacientes jovens, evitando-se nos pacientes mais idosos, devido aos efeitos sistêmicos anticolinérgicos significativos, além de efeitos cognitivos deletérios e associação à demência nas fases mais avançadas da DP.

Os agonistas dopaminérgicos (bromocriptina, ropinirol e pramipexol) atuam estimulando diretamente os receptores dopaminérgicos no corpo estriado. A meia-vida plasmática é maior. Os efeitos adversos mais comuns são taquicardia, síncope, alucinação e discinesias. O pramipexol pode induzir comportamentos de compulsão.

Os inibidores da COMT, como a entacapona, podem ser utilizados naqueles pacientes que ainda apresentam parkinsonismo. A associação pode ser benéfica para aqueles com flutuações motoras. Pode ser útil nas fases mais avançadas, ajudando a controlar algumas complicações, como discinesias e flutuações motoras.

Os inibidores da monoaminoxidase (IMAOs) (rasagilina e selegilina) atuam inibindo a enzima monoaminoxidase B, impedindo a degradação da dopamina no SNC.

A amantadina, fármaco com efeito antiglutamatérgico, pode ser usada para o controle das discinesias em fases avançadas.

▶ DOENÇAS DESMIELINIZANTES

■ ESCLEROSE MÚLTIPLA

EPIDEMIOLOGIA ▶ Doença desmielinizante mais prevalente no mundo, afetando cerca de 2,3 milhões de pessoas. No Brasil, a prevalência estimada é de 5,01 a 20 por 100 mil pessoas.

ETIOLOGIA ▶ Cerca de 20 a 30% da suscetibilidade à doença tem sido associada a alelos de risco no antígeno leucocitário humano (HLA, do inglês *human leukocyte antigen*), particularmente o HLADRB1. Fatores ambientais, como exposição solar e deficiência de vitamina D, tabagismo e infecção pelo vírus Epstein-Barr (EBV) também estão associados.

CLÍNICA ▶ Depende da localização da lesão no SNC, inclui alterações sensitivas, sensoriais, motoras, de equilíbrio, de controle esfincteriano, cognitivas e neuropsiquiátricas. A escala de EDSS é a forma mais usada para acompanhar os pacientes.

Os sintomas podem se manifestar em forma de surtos ou sintomas neurológicos de início agudo ou subagudo, que duram pelo menos 24 h na ausência de febre ou infecção, ou podem aparecer de forma progressiva, deixando sequelas à medida que a doença avança.

Fenótipos:

- **Síndrome clínica isolada:** primeira manifestação clínica da doença mostrando desmielinização, mas que não cumpre os critérios de diagnóstico para esclerose múltipla.
- **Esclerose múltipla remitente recorrente:** cursa com surtos com incapacidade neurológica estável entre eles.
- **Esclerose múltipla progressiva:** inclui as formas primariamente progressiva e secundariamente progressiva (transição após o início como forma remitente recorrente).

Na síndrome radiológica isolada, há lesões características na RM, porém sem manifestação clínica. Deve-se definir se a doença se encontra ativa: clínica, radiologicamente ou por progressão da doença.

DIAGNÓSTICO ▶

- **RM de crânio:** as lesões típicas são hiperintensidades em T2, de formato ovoide, localizadas em região periventricular, corpo caloso e centro semioval, associadas a lesões infratentoriais e córtico-justacorticais. Na secção sagital, as lesões podem formar a clássica imagem dos dedos de Dawson.
- **RM de coluna:** mielites curtas (< 3 segmentos) que ocupam só uma parte transversa da medula.
  Obs.: Quando a inflamação está ativa, há realce ao contraste com gadolínio.
- **LCS:** pleocitose linfocítica, geralmente com menos de 50 cel/mm^3, presença de bandas oligoclonais e índice IgG aumentado.

Para realizar o diagnóstico, devem-se aplicar os critérios conforme os Quadros 17.11 e 17.12, após excluir outras doenças mais prevalentes.

DIAGNÓSTICO DIFERENCIAL ▶

- **Doenças inflamatórias:** encefalomielite disseminada aguda (ADEM), doença de Behçet, neuromielite óptica (NMO), síndrome de Sjögren, lúpus eritematoso sistêmico (LES).
- **Doenças infecciosas:** vírus da imunodeficiência humana (HIV), sífilis, doença de Lyme, vírus T-linfotrópico humano (HTLV).
- **Outras:** sarcoidose, adrenoleucodistrofia, deficiência de vitamina B$_{12}$.

TRATAMENTO ▶ No surto, metilprednisolona, 1g, IV, por 3 a 5 dias. Os medicamentos modificadores da doença encontram-se listados na Tabela 17.6.

■ NEUROMIELITE ÓPTICA

Ou doenças do espectro da neuromielite óptica ou de Devic. Doença imunomediada caracterizada por desmielinização grave, preferencialmente afetando os nervos ópticos e a medula espinal. Prevalência de 0,5 a 10 por 100 mil pessoas. Mais frequente em mulheres jovens.

QUADRO 17.11 ▶ CRITÉRIOS McDonald, DE 2017, PARA ESCLEROSE MÚLTIPLA REMITENTE RECORRENTE

NÚMERO DE SURTOS	NÚMERO DE LESÕES COM EVIDÊNCIA CLÍNICA OBJETIVA	DADOS ADICIONAIS PARA O DIAGNÓSTICO
≥ 2	≥ 2	Não
≥ 2	1 (e evidência de um surto prévio com lesão em localização anatômica distinta)	Não
≥ 2	1	Disseminação em espaço demostrada por um novo surto em localização diferente ou por RM*
1	≥ 2	Disseminação em tempo demonstrada por um novo surto *ou* por RM** *ou* por presença de bandas oligoclonais no LCS
1	1	Disseminação em espaço demostrada por um novo surto em localização diferente ou por RM* *e* disseminação em tempo demonstrada por um novo surto *ou* por RM** *ou* por presença de bandas oligoclonais no LCS

***Disseminação em espaço:** duas ou mais lesões hiperintensas em T2, características de esclerose múltipla, em duas ou mais das quatro localizações típicas: periventricular, cortical ou justacortical, infratentorial ou medula espinal.
****Disseminação em tempo:** presença simultânea de lesões com e sem captação de gadolínio em qualquer momento ou aparecimento de novas lesões em T2 ou novas lesões com captação de gadolínio em relação à RM inicial.
LCS, líquido cerebrospinal; RM, ressonância magnética.
Fonte: Adaptada de Thompson e colaboradores.[7]

QUADRO 17.12 ▶ CRITÉRIOS DIAGNÓSTICOS DE ESCLEROSE MÚLTIPLA PRIMARIAMENTE PROGRESSIVA

- Um ano de incapacidade progressiva (determinada prospectiva ou retrospectivamente), independente da apresentação de surtos

e
Dois dos seguintes:
- Uma ou mais lesões hiperintensas em T2 características de esclerose múltipla em uma ou mais das seguintes regiões: periventricular, cortical ou justacortical ou infratentorial
- Duas ou mais lesões hiperintensas em T2 na medula espinal
- Presença de bandas oligoclonais no LCS

Fonte: Adaptada de Thompson e colaboradores.[7]

TABELA 17.6 ▶ MEDICAMENTOS DISPONÍVEIS PARA TRATAMENTO DE ESCLEROSE MÚLTIPLA

NOME	DOSAGEM
Interferon β 1a	30 µg, IM, 1×/semana
Interferon β 1a	22 µg, SC, 3×/semana
Interferon β 1a	44 µg, SC, 3×/semana
Interferon β 1b	300 µg, SC, 48/48 h
Acetato de glatiramer	20 mg, SC, 1×/dia
Fumarato de dimetila	120 mg, VO, 2×/dia. Após 7 dias, 240 mg, 2×/dia
Teriflunomida	14 mg/dia, VO, 1×/dia
Fingolimode	1 cp 0,5 mg, VO, 1×/dia
Azatioprina	2 mg/kg/dia, VO, 1×/dia
Natalizumabe	300 mg, IV, 1×/mês
Alentuzumabe*	60 mg, IV, dividido em 5 dias. Após 12 meses, repetir 36 mg, IV, dividido em 3 dias
Ocrelizumabe**	300 mg, IV, repetir em 15 dias. Após, repetir a cada 6 meses 600 mg, IV

*Não disponível pelos Protocolos Clínicos e Diretrizes Terapêuticas (PCDT).
**Única medicação com eficácia demonstrada para o tratamento da esclerose primariamente progressiva. Ainda não disponível pelo PCDT.
IM, intramuscular; IV, intravenosa; SC, subcutânea; VO, via oral.

APRESENTAÇÃO CLÍNICA ▶ As manifestações centrais são:

- Neurite óptica: sugestiva quando bilateral, envolve o quiasma óptico, defeito visual altitudinal e baixa acuidade visual grave (< 20/200).
- Mielite aguda: longitudinalmente extensa (> 3 segmentos), completa, associada à disfunção esfincteriana e com espasmos dolorosos.
- Síndrome da área póstrema: episódios de soluços e vômitos não explicados por outra causa.
- Síndrome aguda de tronco encefálico.
- Narcolepsia aguda ou síndrome diencefálica aguda.
- Síndrome cerebral sintomática: geralmente polifásica (surtos), pode ser monofásica.

DIAGNÓSTICO ▶

- **RM de crânio e órbita:** lesões hiperintensas em T2 e FLAIR subcorticais, em substância branca profunda, regiões periventriculares, incluindo área póstrema. A neurite óptica se manifesta com hiperintensidade em T2, com extensão para o quiasma e captação de gadolínio.
- **RM de coluna:** hiperintensidade em T2 e hipointensidade em T1, mais frequentes nas regiões cervical e dorsal alta, comprometendo a substância cinzenta central geralmente por mais de três segmentos.[8]
- **LCS:** hiperproteinorraquia, pleocitose com celularidade entre 50 a 100 células/mm³ e ausência de bandas oligoclonais.
- **Anticorpo anti-aquaporina 4-IgG no soro:** é o marcador da doença. Altamente específico, quando realizado pelo método de ensaio baseado em células.
    1. **NMO com anti-aquaporina 4 positivo:** o diagnóstico se baseia na apresentação de uma característica clínica central da doença e a presença de teste anti-aquaporina positivo após excluir diagnósticos alternativos.
    2. **NMO com anti-aquaporina 4 negativo ou desconhecido:** após excluir diagnósticos alternativos quando o teste de anti-aquaporina 4 é negativo ou desconhecido, o diagnóstico se baseia na presença de pelo menos duas manifestações clínicas centrais ocorrendo simultaneamente ou decorrente de dois episódios clínicos distintos e que preencham os seguintes requisitos:
        - Pelo menos uma das manifestações clínicas principais deve ser neurite óptica, mielite transversa longitudinalmente extensa ou síndrome de área póstrema.
        - Disseminação no espaço (duas ou mais características clínicas principais).
        - Preenche os critérios de imagem por RM, quando aplicável:
            * Neurite óptica aguda: RM de crânio normal ou lesões de substância branca inespecíficas *ou* lesão de nervo óptico envolvendo mais de metade da extensão do nervo ou quiasma óptico.
            * Mielite aguda: Lesão intramedular afetando mais de 3 segmentos medulares *ou* 3 segmentos medulares contíguos de atrofia medular focal em paciente com história de mielite.
            * Síndrome de área póstrema, com lesões na parte dorsal do bulbo/área póstrema.
        - Síndrome aguda de tronco: lesões de tronco periependimárias.

DIAGNÓSTICO DIFERENCIAL ▶

- **Doenças inflamatórias:** esclerose múltipla, encefalomielite disseminada aguda (ADEM), doença de Behçet, síndrome de Sjögren, LES.
- **Outras:** sarcoidose, adrenoleucodistrofia, deficiência de vitamina B_{12}. Mielites virais. Fístulas arteriovenosas, tumores medulares.

TRATAMENTO ▶ No surto, metilprednisolona, 1g, IV, por 3 a 5 dias. Plasmaférese para casos refratários ou sintomas progressivos.

Para evitar novos surtos:

- Azatioprina, 2,5 a 3 mg/kg, VO.
- Micofenolato, 750 a 1.500 mg, VO, 2×/dia.
- Rituximab, 1.000 mg, IV, repetir em 14 dias. Repetir a cada 6 meses.

▶ DOENÇAS NEUROMUSCULARES

■ SÍNDROME DE GUILLAIN-BARRÉ

EPIDEMIOLOGIA ▶ A incidência é de 0,8 a 1,9 casos por 100 mil pessoas ao ano, afeta todas as idades, porém aumenta aproximadamente 20% a cada 10 anos, a partir da primeira década de vida.

FATORES DESENCADEANTES ▶ Infecção (principalmente por *Campylobacter jejuni*, citomegalovírus [CMV], vírus Epstein-Barr [EBV], HIV e Zika), imunização, cirurgia, trauma, transplante de medula óssea.

APRESENTAÇÃO CLÍNICA ▶ Em geral, após 2 a 4 semanas depois de uma infecção respiratória ou gastrintestinal, o paciente apresenta fraqueza muscular progressiva e simétrica acompanhada de diminuição ou ausência de reflexos tendinosos profundos. A fraqueza pode variar de leve dificuldade para deambular até completa paralisia dos membros e dos músculos faciais, respiratórios e bulbares. A síndrome de Guillain-Barré constitui um grupo heterogêneo com diferentes formas clínicas, sendo a polineuropatia desmielinizante inflamatória aguda a apresentação mais comum. Outras formas clínicas estão descritas no **Quadro 17.13**.

QUADRO 17.13 ▶ OUTRAS FORMAS CLÍNICAS DA SÍNDROME DE GUILLAIN-BARRÉ
■ Neuropatia axonal motora aguda ■ Neuropatia axonal motora sensorial aguda ■ Síndrome de Miller Fisher ■ Encefalite Bickerstaff ■ Polineurite cranial ■ Fraqueza faríngeo-cervical-braquial	■ Pandisautonomia aguda ■ Síndrome de Guillain-Barré sensorial puro ■ Paraparesia ■ Diplegia facial e parestesia apendicular ■ Paralisia do abdutor com parestesia distal ■ Radiculopatia lombar bilateral

Polineuropatia desmielinizante inflamatória aguda:

- A fraqueza geralmente inicia nos membros inferiores, com ascensão progressiva.
- Até um terço dos pacientes apresenta insuficiência respiratória.
- Metade dos pacientes apresenta paralisia facial e fraqueza orofaríngea.
- Cerca de 15% apresentam paresia oculomotora.
- Reflexos tendinosos profundos diminuídos ou ausentes.
- Parestesias nas mãos e nos pés, geralmente com alterações sensoriais leves.
- Dor em região dorsal e extremidades.
- Sintomas disautonômicos: diarreia, constipação, hiponatremia, bradicardia, taquicardia, retenção urinária, miocardiopatia, síndrome de Horner e síndrome da secreção inapropriada de hormônio antidiurético (SIADH, do inglês *syndrome of inappropriate antidiuretic hormone secretion*).

DIAGNÓSTICO ▶ Baseia-se na apresentação clínica e é apoiado no LCS e na eletroneuromiografia.

- **LCS:** dissociação citoproteica (proteína elevada com contagem normal de leucócitos).
- **Estudos eletrodiagnósticos:** estudos de condução nervosa e eletromiografia confirmam o diagnóstico e auxiliam a determinar o prognóstico.
- **Anticorpos IgG séricos para GQ1b:** úteis na síndrome de Miller Fisher e na encefalite de Bickerstaff.
- **RM:** no encéfalo, pode-se observar aumento dos nervos oculomotor, abducente e facial; na coluna vertebral, pode haver espessamento e realce das raízes nervosas e da cauda equina.
- **Tratamento de modificação da doença** ▶ Infusão de imunoglobulina intravenosa (IGIV) ou plasmaférese. Ambos são eficazes, e a escolha depende da disponibilidade, dos fatores de risco e das contraindicações.
- **IGIV:** 0,4 g/kg/dia, por 5 dias.
- **Plasmaférese:** 4 a 6 sessões, entre 8 a 10 dias.

■ **MIASTENIA GRAVE**

EPIDEMIOLOGIA ▶ Incidência anual de 7 a 23 novos casos por milhão e prevalência de 70 a 320 por milhão. Ocorre em qualquer idade, com um pico precoce entre a 2ª e a 3ª décadas e outro tardio entre a 6ª e a 8ª décadas de vida.

APRESENTAÇÃO CLÍNICA ▶ Fraqueza em qualquer grupo muscular, com caráter flutuante e fatigável. Ao despertar, geralmente os pacientes são assintomáticos ou apresentam sintomas leves, evoluindo com piora à medida que o dia progride ou com a realização de determinadas atividades. A maioria apresenta sintomas oculares, como ptose e diplopia, devido à paresia oculomotora. Alguns pacientes também podem apresentar fraqueza do orbicular dos olhos, mas a lagoftalmia é rara e não há alterações pupilares. Mais da metade desses pacientes podem evoluir com doença generalizada em 2 anos. Alguns pacientes podem apresentar sintomas bulbares (disartria, disfagia e mastigação fatigável), e é incomum fraqueza cervical, da muscular respiratória e apendicular isoladas.

DIAGNÓSTICO ▶

- **Testes clínicos à beira do leito:** teste do gelo e do edrofônio.
- **Anticorpos:** AChR e MuSK (para pacientes com anticorpos AChR negativos).
- **Estudo eletroneuromiográfico:** estimulação de nervo repetitiva e eletromiografia.
- **Avaliação de condições associadas:** TC ou RM de mediastino para avaliar timoma; função tireoideana; conforme clínica, considerar avaliação de outras neoplasias e distúrbios autoimunes (LES e artrite reumatoide).

O diagnóstico diferencial é apresentado no Quadro 17.14.

TRATAMENTO ▶ Ver Quadro 17.15.

■ **ESCLEROSE LATERAL AMIOTRÓFICA**

A esclerose lateral amiotrófica (ELA) caracterizada pela degeneração dos neurônios motores superiores (córtex) e inferiores (medula espinal). A incidência é de 2 a 3 casos/100.000 pessoas/ano, sendo mais frequente em homens com idade média de apresentação entre 40 a 70 anos, com sobrevida média de 3 a 5 anos.

ETIOLOGIA ▶ Aproximadamente 90% dos casos são esporádicos, e 10%, familiares, com herança mendeliana de alta penetrância. Não há correlação com fatores ambientais.

APRESENTAÇÃO CLÍNICA ▶ A ELA se apresenta com a combinação de sinais e sintomas no neurônio motor superior (fraqueza muscular, hiper-reflexia e espasticidade) e inferior (fraqueza muscular, atrofia e fasciculações), associados a sintomas bulbares, como disartria, disfagia, rouquidão e

QUADRO 17.14 ▶ DIAGNÓSTICO DIFERENCIAL PARA MIASTENIA GRAVE

- Miastenia ocular
- Oftalmopatia tireoideana
- Oftalmoplegia externa progressiva ou síndrome de Kearns-Sayre
- Distrofia miotônica e distrofia muscular oculofaríngea
- Doenças do tronco encefálico e do nervo craniano motor
- Miastenia generalizada
- Fadiga generalizada
- Doença do neurônio motor
- Síndrome miastênica de Lambert-Eaton
- Síndrome de Guillain-Barré: Miller Fisher e forma faríngea-cervicobraquial
- Botulismo
- Miastenia induzida por penicilamina

QUADRO 17.15 ▶ TRATAMENTO DA MIASTENIA GRAVE

SINTOMÁTICO (AGENTES ANTICOLINÉRGICOS)
- Piridostigmina: dose inicial de 30 mg, 8/8 h. Titular conforme resposta

IMUNOMODULADORES CRÔNICOS
- Prednisolona: dose inicial de 1 mg/kg/dia
- Metilprednisolona: pulsoterapia, 2 g, em 12 h
- Azatioprina: dose inicial de 50 g/dia, por 2-4 semanas. Se bem tolerado, pode ser aumentado 50 mg, a cada 2-4 semanas, até 150-200 mg/dia
- Micofenolato de mofetil: dose inicial de 500 mg, 12/12 h. Pode ser aumentado para 1.000 mg, 12/12 h, em 2-4 semanas
- Ciclosporina e tacrolimo

IMUNOMODULADORES RÁPIDOS
- Plasmaférese: 5 sessões/dia, por 7-14 dias
- IGIV: dose total de 2 g/kg, em 2-5 dias

CIRÚRGICO
- Timectomia

IGIV, imunoglobulina intravenosa.

afeto pseudobulbar. Alguns pacientes apresentam distúrbios cognitivos, alterações autonômicas, sintomas parkinsonianos e dor. Pode iniciar de forma assimétrica por uma extremidade e, progressivamente, afetar os demais grupos musculares. Em estágios finais, há falência respiratória por afetação da musculatura respiratória.

DIAGNÓSTICO ▶ O diagnóstico é clínico, baseado nos sinais e sintomas, na progressão da doença e a na exclusão de diagnósticos diferenciais.

- **Eletroneuromiografia:** denervação ativa (fibrilações, ondas positivas), denervação parcial crônica (potencial de unidade motora com duração aumentada, polifasia frequente com instabilidade, amplitude aumentada, recrutamento reduzido) e fasciculações. Estudos de condução motora e sensitiva são normais.
- **RM de encéfalo:** hiperintensidade do trato corticospinal em T2 e FLAIR. Em conjunto com a RM de coluna e os exames laboratoriais, permitem excluir outras doenças.

DIAGNÓSTICO DIFERENCIAL ▶

- **Variantes clínicas da ELA:** esclerose lateral primária, paralisia bulbar progressiva, atrofia muscular progressiva.
- **Outras doenças:** neuropatia motora multifocal, radiculopatias e mielopatias compressivas, atrofia muscular espinal hereditária, paraplegia espástica hereditária, doenças do neurônio motor associadas a doenças linfoproliferativas e neoplasias e fasciculações benignas.

TRATAMENTO ▶ Fármacos modificadores de doença:

- Riluzol, 50 mg, VO, 2×/dia.
- Edaravone, 60 mg, IV, por 14 dias, repetir um ciclo de 60 mg/dia por 10 dias, com intervalo de 2 semanas entre cada ciclo.

■ MIOPATIAS

ETIOLOGIA ▶

- **Inflamatória:** polimiosite, dermatomiosite e miosite por corpúsculos de inclusão.
- **Doenças endócrinas:** hipotireoidismo e síndrome de Cushing.
- **Alterações eletrolíticas:** hipocalemia, hipofostatemia e hipocalcemia.
- **Infecciosa:** viral (HIV, CMV, *Influenza*, EBV), bacteriana (Lyme) e parasitária (toxoplasma e triquinose).
- **Rabdomiólise:** traumática e hipertermia maligna.
- **Hereditárias:** distrofias musculares.

APRESENTAÇÕES CLÍNICAS ▶ Fraqueza muscular, geralmente de predomínio proximal, reflexos profundos presentes e fadiga.

DIAGNÓSTICO ▶

- Laboratorial: aumento de creatinofosfocinase (CPK), aldolase, desidrogenase láctica (LDH) e transaminases. Demais exames conforme etiologia.
- Eletromiografia.
- Biópsia muscular.

■ NEUROPATIAS

- **Mononeuropatia:** envolvimento de um nervo.
- **Mononeuropatia múltipla:** acometimento de dois ou mais nervos.
- **Polineuropatia:** comprometimento simultâneo e simétrico dos nervos.

ETIOLOGIA ▶

- **Adquiridas:** diabética, etílica, carencial de vitaminas (B_{12}), hipotireoidismo, polineuropatia desmienilizante inflamatória crônica (CIDP), amiloidose, sarcoidose, vasculites e paraneoplásicas.
- **Hereditárias:** Charcot-Marie-Tooth, porfiria, doença de Fabry e doenças mitocondriais.

APRESENTAÇÕES CLÍNICAS ▶

- **Motoras:** fraqueza geralmente de predomínio distal, atrofia e hiporreflexia.
- **Sensitivas:** dor neuropática, parestesia ou disestesia. Hipoestesia tátil, propioceptiva, vibratória e dolorosa.
- **Autonômicas:** hipotensão postural, alteração da sudorese, impotência sexual e constipação ou diarreia.

DIAGNÓSTICO ▶

- Laboratório conforme a etiologia.
- Eletroneuromiografia.

▶ EPILEPSIA

A epilepsia é caracterizada pela predisposição à ocorrência de crises epilépticas recorrentes. A crise epiléptica é um evento clínico de curta duração, de segundos a poucos min, decorrente da hiperexcitação excessiva e transitória de um grupamento regional ou envolvimento generalizado dos neurônios corticais.

O paciente tem epilepsia quando apresenta pelo menos duas crises não provocadas ou reflexas com intervalo superior a 24 h; uma crise não provocada ou reflexa com chance de recorrência de pelo menos 60% (p. ex., paciente com lesão estrutural cerebral ou alteração no eletrencefalograma); ou diagnóstico de síndrome epiléptica. Deve-se ressaltar, com base nesse conceito, que nem todo indivíduo que apresenta crises epilépticas tem epilepsia.

EPIDEMIOLOGIA ▶ A epilepsia afeta 65 milhões de pessoas no mundo, sendo 80% destas em países em desenvolvimento. A incidência de crises não provocadas varia de 33 a 69 casos/100.000/ano, e a de crises sintomáticas agudas (provocadas), de 29 a 39 casos/ 100.000/ano.

A etiologia das crises é desconhecida em 60 a 79% dos pacientes. As principais são: doença cerebrovascular, lesão cerebral traumática, infecção no SNC, doença neurodegenerativa, doença desmielinizante, neoplasia e sequela de lesão hipóxico-isquêmica perinatal.

CLÍNICA ▶

- **Crises de início focal:** com ou sem alteração de consciência associada. O primeiro sintoma pode ser motor (mioclonia, crise tônica, crise clônica, automatismos, atonia) ou não motor (sintomas autonômicos, parada comportamental, alteração sensitiva, cognitiva ou emocional). Pode evoluir para crise tônico-clônica bilateral.
- **Crises de início generalizado:** podem predominar sintomas motores ou não motores.
- **Crises de início desconhecido:** quando não se pode determinar o modo de início da crise, como em pacientes admitidos na emergência em crise ativa ou estado pós-ictal.

DIAGNÓSTICO ▶ O paciente com primeira crise epiléptica necessita de investigação etiológica para o diagnóstico diferencial de crise sintomática aguda (provocada) ou crise não provocada. Deve-se solicitar como testagem laboratorial: hemograma, glicemia, eletrólitos (sódio, potássio, cálcio e magnésio), provas hepáticas, função renal, gasometria arterial e testagem toxicológica. RM de encéfalo permite avaliar a presença de lesão estrutural. Na suspeita de processo infeccioso no SNC, a punção lombar é mandatória. O EEG tem papel auxiliar no diagnóstico etiológico, utilizado para localização do foco epileptogênico e caracterização de síndromes epilépticas. Pacientes sabidamente epilépticos devem ser questionados quanto à adesão à medicação, devendo-se dosar o nível sérico dos fármacos.

DIAGNÓSTICO DIFERENCIAL ▶ Três condições podem ser confundidas com crise epiléptica: crises não epilépticas psicogênicas, síncope e parassonias.

1. **Crises não epilépticas psicogênicas (CNEP):** 70% dos casos em mulheres jovens. Assemelham-se a crises epilépticas, correspondendo até 20% dos casos de indivíduos em investigação para epilepsia refratária. Características clínicas que sugerem CNEP: início e término gradual; atividade motora não coordenada; crise induzida por sugestão ou evento estressor; olhos fechados, com resistência à abertura forçada; modificação dos movimentos pela ação do examinador; choro durante a crise; consciência preservada durante o episódio. O padrão-ouro é o registro das crises durante vídeo-EEG.
2. **Síncope:** ver subtítulo específico.
3. **Parassonia:** são episódios de comportamento anormal durante o sono, como agitação psicomotora, sonilóquio (falar durante o sono), despertar confusional, sonambulismo. São mais comuns na infância, com resolução espontânea, porém podem persistir na vida adulta. A polissonografia com vídeo-EEG auxilia na investigação desses episódios.

●TRATAMENTO ▶ Depende do momento em que o paciente é atendido. Caso esteja em crise ativa, deve-se seguir a conduta do **Quadro 17.16**.

Caso a crise clínica tenha cessado, o paciente pode estar: 1) em estado pós-ictal, em que necessita de observação clínica para o caso de recorrência da crise. Nesse caso, deve-se proceder à investigação etiológica. O paciente gradualmente recuperará a consciência; 2) em estado de mal epiléptico (ou *status epilepticus*) não convulsivo. Nesse caso, o paciente não apresenta melhora gradual do nível de consciência. O EEG auxilia no diagnóstico, e o manejo é semelhante ao da crise epiléptica ativa, em ambiente de terapia intensiva – o tratamento do estado de mal epiléptico está além do escopo deste capítulo. Atentar para o fato de o paciente poder ter recebido medicação com efeito sedativo no ambiente pré-hospitalar, o que retarda o recobrar da consciência em alguns indivíduos.

▶ INFECÇÕES DO SISTEMA NERVOSO CENTRAL

Meningites e encefalites são definidas como inflamações das meninges e do parênquima encefálico, respectivamente. Podem ter causas infecciosas ou não infecciosas (p. ex., autoimunes, neoplásicas).

Diagnóstico ▶ As manifestações clínicas são variadas, de acordo com o local acometido e o agente etiológico. Febre, cefaleia, irritação meníngea, síndrome de hipertensão intracraniana e achados neurológicos focais são as principais manifestações. Exames complementares confirmam o diagnóstico e guiam o tratamento.

- **LCS:** exame definitivo para o diagnóstico de meningite. Auxilia por meio do padrão de alterações (ver **Quadro 17.17**) e com o isolamento do germe responsável.
- **Exames de imagem:** suas principais funções são sugerir agente etiológico, avaliar a presença de lesões com efeito de massa, definir possibilidade de realização de punção lombar e localizar lesões passíveis de biópsia. Pode ser realizada TC de crânio ou RM de crânio.

■ MENINGITES INFECCIOSAS AGUDAS

A maior parte é causada por agentes virais, sendo o enterovírus o agente mais comum. A meningite bacteriana, apesar de mais rara, apresenta maior morbimortalidade. O principal germe, no Brasil, é a *Neisseria meningitidis*, seguida do *Streptococcus pneumoniae*. Após a vacina, instituída em 1999, *Haemophilus influenzae b* passou a ser uma causa rara.

APRESENTAÇÃO CLÍNICA ▶ A tríade clássica da meningite bacteriana (febre, rigidez de nuca e alteração do sensório) pode não estar presente na sua totalidade. Cefaleia é a principal queixa, intensa e holocraniana ou retro-orbitária, podendo ser acompanhada de náuseas e vômitos. Febre é um achado quase universal.

No exame físico, a rigidez de nuca é comum. Os sinais de Kernig e Brudzinski são manifestações de irritação meníngea, mas pouco sensíveis.

QUADRO 17.16 ▶ TRATAMENTO DO PACIENTE EM CRISE EPILÉPTICA	
No momento em que a crise é reconhecida (tempo zero)	1. Estabilizar o paciente (vias aéreas, ventilação, parâmetros hemodinâmicos, exame neurológico) 2. Monitoração de sinais vitais 3. Avaliar oxigenação (uso de cateter nasal/máscara); considerar intubação orotraqueal em caso de insuficiência respiratória 4. Medir glicemia capilar. Se < 60 mg/dL, no adulto, administrar 100 mg de tiamina, IV, seguidos de glicose 50%, 50 mL, IV 5. Obter acesso venoso 6. Coletar laboratoriais (hemograma, glicemia, eletrólitos, sódio, potássio, cálcio e magnésio), provas hepáticas, função renal, gasometria arterial e testagem toxicológica
Caso a crise persista, após 5 min	Administrar **um dos seguintes** benzodiazepínicos como escolha inicial: ■ Diazepam, IV (máximo 10 mg/dose, podendo ser repetido até uma vez) ■ Midazolam, IM, 10 mg em dose única Na indisponibilidade dos medicamentos anteriores: ■ Fenobarbital, IV, 15 mg/kg/dose, dose única ■ Diazepam, VR, máximo 20 mg/dose, dose única
Caso a crise persista, após 20 min	Administrar **um dos seguintes medicamentos**, em dose única: ■ Fenitoína, IV, 20 mg/kg, máximo 1.500 mg/dose ■ Ácido valproico, IV, 40 mg/kg, máximo 3.000 mg/dose ■ Levetiracetam, IV, 60 mg/kg, máximo 4.500 mg/dose ■ Fenobarbital, IV – caso não administrado anteriormente
Caso a crise persista, após 40 min	Considerar transferência ao leito de UTI, para monitoração contínua de sinais vitais, EEG contínua e repetição das terapias, ou início de terapia com medicamentos anestésicos

EEG, eletrencefalografia; IM, intramuscular; IV, intravenoso; UTI, unidade de terapia intensiva; VR, via retal.
Fonte: Krumholz e colaboradores.[9]

QUADRO 17.17 ▸ ACHADOS NO LÍQUIDO CEREBROSPINAL EM MENINGITES

SITUAÇÃO	PRESSÃO (mmH$_2$O)	LEUCÓCITOS (mm^3)	PROTEÍNAS (mg/dL)	GLICOSE
Normal	80-200	< 5 (linfócitos)	Até 40	2/3 da glicemia
Meningite bacteriana aguda	Elevada	> 100 (pode chegar a > 10.000) (predomínio de neutrófilos)	> 200	< 40 (ou < 1/2 da glicemia)
Meningite ou meningoencefalite viral	Normal ou discretamente elevada	> 5 (raramente > 1.000) (predomínio de linfócitos)	Geralmente 50-200	Normal ou discretamente reduzida
Meningite tuberculosa	Elevada	10-500 (predomínio inicial de neutrófilos, evolui para linfocítica)	100-3.000	< 50 (normalmente reduzida)
Meningite fúngica	Elevada	10-500 (predomínio linfocítico)	40-500	< 50 (pode estar apenas levemente reduzida)

Meningites virais cursam com quadro clínico agudo, mas com manifestações clínicas menos intensas, melhor estado geral e curso mais benigno.

DIAGNÓSTICO ▸ Na meningite bacteriana, pleocitose neutrofílica, relação de glicose LCS/sérica abaixo de 0,3 (ou glicorraquia < 40) e lactato no LCS menor do que 4 mmol/L são sugestivos do diagnóstico. O bacterioscópico é positivo em cerca de 50%, e o bacteriológico, em 60 a 70% dos casos. Hemoculturas auxiliam na determinação do agente etiológico em 60 a 90% dos casos (**Fig. 17.6**).

Na meningite viral, o diagnóstico etiológico é firmado com o exame da reação em cadeia da polimerase (PCR, do inglês *polymerase chain reaction*) para detecção do vírus. No entanto, a maior parte não é detectada, sendo o diagnóstico clínico associado ao padrão liquórico.

TRATAMENTO ▸ O tratamento da meningite viral é de suporte, com analgesia e antitérmicos.

A meningite bacteriana é uma emergência médica. A cada hora de atraso no início dos antimicrobianos, é estimado um aumento no risco relativo de até 30% para desfechos desfa-

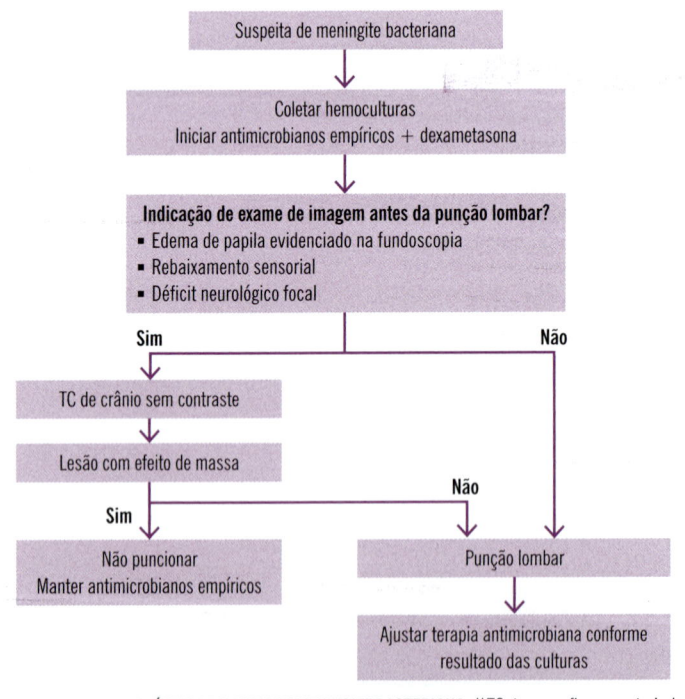

```
Suspeita de meningite bacteriana
              ↓
Coletar hemoculturas
Iniciar antimicrobianos empíricos + dexametasona
              ↓
Indicação de exame de imagem antes da punção lombar?
 • Edema de papila evidenciado na fundoscopia
 • Rebaixamento sensorial
 • Déficit neurológico focal
     ↓ Sim              ↓ Não
TC de crânio sem contraste
     ↓
Lesão com efeito de massa
     ↓ Sim          ↓ Não
Não puncionar         Punção lombar
Manter antimicrobianos empíricos    ↓
                      Ajustar terapia antimicrobiana conforme
                      resultado das culturas
```

FIGURA 17.6 ▸ **FLUXOGRAMA PARA DIAGNÓSTICO E MANEJO DE MENINGITE BACTERIANA.** // TC, tomografia computadorizada.

TABELA 17.7 ▶ RECOMENDAÇÕES PARA O TRATAMENTO ANTIMICROBIANO EMPÍRICO DA MENINGITE BACTERIANA DE ACORDO COM A SITUAÇÃO CLÍNICA

CONDIÇÕES PREDISPONENTES	AGENTES PATOGÊNICOS	ANTIMICROBIANOS
Adultos imunocompetentes	Neisseria meningitidis, Streptococcus pneumoniae	Ceftriaxona, 2 g, IV, 12/12 h + vancomicina, 20 mg/kg, 8/8 h + dexametasona, 10 mg, IV, 6/6 h (2-4 dias)
Mais de 50 anos de idade	Streptococcus pneumoniae, Neisseria menigitidis, Listeria monocytogenes	Ceftriaxona, 2 g, IV, 12/12 h + vancomicina, 15-20 mg/kg, 8/8 h + ampicilina, 2 g, IV, 4/4 h
Imunossuprimidos	S. pneumoniae, N. meningitidis, L. monocytogenes, bacilos aeróbios gram-negativos (incluindo P. aeruginosa)	Cefepima, 2 g, IV, 8/8 h, *ou* meropeném, 2 g, IV, 8/8 h + vancomicina, 15-20 mg/kg, IV, 8/8 h + ampicilina, 2 g, IV, 4/4 h
Após trauma craniano ou neurocirurgia	Stafilococcus aureus e estafilococos coagulase-negativos, bacilos gram-negativos	Cefepima, 2 g, IV, 8/8 h, *ou* meropeném, 2 g, IV, 8/8 h + vancomicina, 15-20 mg/kg, IV, 8/8 h

IV, intravenosa.

voráveis. Os regimes sugeridos encontram-se na Tabela 17.7 e no Quadro 17.18

PREVENÇÃO E PROFILAXIA ▶ No calendário da rede pública, temos vacinas para *H. influenzae* tipo B, *S. pneumoniae* e *N. meningitidis* tipo C. Na rede privada, é possível encontrar a vacina meningocócica para as cepas A, C, W e Y.

Profilaxia deve ser instituída para contatos íntimos de paciente com meningite por *H. influenzae* ou *N. meningitidis* (moradores do mesmo domicílio, creches e pessoas expostas às secreções do paciente) e profissionais da saúde que tenham entrado em contato com secreção respiratória do paciente antes de completar 48 h do início da administração do antimicrobiano adequado (Tab. 17.8).

■ ENCEFALITES INFECCIOSAS

Acometimento inflamatório do parênquima cerebral, focal ou difuso. As etiologias mais comuns são virais.

APRESENTAÇÃO CLÍNICA ▶ Instalação aguda ou subaguda, podem cursar com alterações focais e difusas (transtornos do comportamento, cognição, linguagem, motricidade e crises epilépticas. Febre e cefaleia também costumam acompanhar.

DIAGNÓSTICO ▶ RM de crânio é o exame mais sensível, podendo mostrar hipersinal em T2/FLAIR no parênquima encefálico. Na encefalite herpética, tende a mostrar alterações no sistema límbico, sobretudo nos polos temporais. Pode ser normal em muitos casos, não descartando a doença.

O exame do LCS pode definir a etiologia, com PCRs virais, anticorpos e culturas.

QUADRO 17.18 ▶ DURAÇÃO DE TRATAMENTO CONFORME AGENTE ETIOLÓGICO

- S. pneumoniae, H. Influenzae: 10-14 dias
- N. meningitides: 7 dias
- L. monocytogenes: 4 semanas

TRATAMENTO ▶ O manejo principal em grande parte dos casos baseia-se na terapia de suporte. No entanto, na suspeita de etiologia herpética, aciclovir, 10 mg/kg, IV, 8/8 h, deve ser iniciado imediatamente e mantido por 14 a 21 dias.

■ ABSCESSOS CEREBRAIS BACTERIANOS

Área de exsudato purulento delimitada por uma cápsula secundária a uma infecção bacteriana do parênquima cerebral. Os germes mais frequentes são *Streptococcus* e *Staphylococcus* sp. Os principais fatores de risco são: otites, mastoidites, sinusites, infecções dentárias, trauma craniano aberto e neurocirurgia.

APRESENTAÇÃO CLÍNICA ▶ O quadro clínico é inespecífico, com cefaleia e ocasional alteração do sensório. Febre é um achado menos comum (cerca de metade dos casos). Também podem se manifestar com crises convulsivas e sinais focais.

TABELA 17.8 ▶ PROFILAXIA PARA CONTATOS NAS MENINGITES BACTERIANAS

BACTÉRIA	REGIME
Neisseria meningitidis	Rifampicina, 600 mg, VO, 12/12 h, por 2 dias
	Alternativa: ciprofloxacino, 500 mg, VO, dose única
	Gestante: ceftriaxona, 250 mg, IM, dose única
Haemophilus influenzae	Rifampicina, 600 mg, VO, 24/24 h, por 4 dias
	Alternativa: ciprofloxacino, 500 mg, VO, dose única
	Gestante: ceftriaxona, 250 mg, IM, dose única

IM, intramuscular; VO, via oral.

DIAGNÓSTICO ▶ O diagnóstico baseia-se nos achados de imagem (lesão expansiva com realce anelar podendo apresentar edema adjacente) e de laboratório. Deve-se procurar isolar o germe por meio de obtenção de material nos locais sugestivos de infecção primária e hemocultura.

⬤ TRATAMENTO ▶ O tratamento empírico, sem fonte conhecida, é feito com vancomicina, 15 a 20 mg/kg, IV, 8/8 a 12/12 h + ceftriaxona, 2 g, IV, 12/12 h + metronidazol (dose de ataque de 15 mg/kg, seguido de 7,5 mg/kg, 8/8 h).

▶ SÍNCOPE

Definida como perda de consciência causada por hipoperfusão cerebral global transitória, a síncope é a causa mais comum de perda transitória de consciência, constituindo cerca de 3% dos atendimentos em serviços de emergência. Sudorese, palidez e tonturas são sintomas premonitórios que sugerem o diagnóstico de síncope. Apresenta incidência bimodal (dos 10 aos 30 anos e acima dos 65 anos). Nos jovens, a principal etiologia é a síncope vasovagal.

Os episódios têm curta duração, tendo recuperação espontânea completa, com o paciente ficando orientado e sem alterações comportamentais. Fadiga e algum grau de amnésia retrógrada podem acompanhar o quadro, mas não são comuns.

O **Quadro 17.19** apresenta as etiologias, os achados clínicos, as informações sobre diagnóstico e o manejo da síncope.

DIAGNÓSTICO DIFERENCIAL DA SÍNCOPE ▶ As seguintes condições clínicas podem provocar perda transitória de consciência:[10]

Síncope:
- Perda transitória de consciência.
- Desencadeante específico (estressor, postural, cardíaco).
- Recuperação completa.

Crise epiléptica:
- Pode apresentar pródromos.
- Sinais motores (postura tônica, movimentos clônicos, atonia, mioclonias).
- Pós-ictal com sonolência.

AVC/Ataque isquêmico transitório (AIT):
- Déficit neurológico súbito.
- Pródromos infrequentes.
- Sinal neurológico focal é frequente.

Distúrbios psicogênicos:
- Manifestações clínicas variadas.
- Desencadeada por estresse psíquico.
- Diagnóstico de exclusão.

O **Quadro 17.20** mostra os exames complementares indicados para o paciente com perda de consciência de acordo com a suspeita.

QUADRO 17.19 ▶ ETIOLOGIAS DAS SÍNCOPES, ACHADOS CLÍNICOS, DIAGNÓSTICO E MANEJO

ETIOLOGIA	ACHADOS CLÍNICOS E DIAGNÓSTICO	MANEJO
Síncope reflexa	Síncopes recorrentes de longa data, sem sequelas, desencadeados por estímulos emocionais ou atos específicos (p. ex., tosse, micção) Pródromos autonômicos Exame físico, ECG e teste de hipotensão ortostática normais *Tilt-table test* demonstrando hipotensão/bradicardia reflexas	Tranquilizar o paciente e ressaltar benignidade Evitar estressores específicos Fludrocortisona (0,1-0,2 mg/dia) – resultados variáveis
Hipotensão ortostática	Síncope após mudança de decúbito para ortostase Clássica: decréscimo de 20 mmHg na PAS ou 10 mmHg na PAD após 3 min em ortostase Tardia: queda progressiva de PA, com sintomas até em 30 min de ortostase *Tilt-table test* pode confirmar diagnóstico	Cuidados ao levantar-se Reduzir medicamentos anti-hipertensivos, se possível Aumentar ingesta hídrica Fludrocortisona (0,1-0,2 mg/dia) – resultados variáveis
Síncope cardiogênica	Arritmias: perda de consciência associada à FC < 40 bpm, pausas sinusais ≥ 3 s, BAV Mobitz II ou BAVT, bloqueio de ramo alternante, TV ou TSV, marca-passo ou CDI defeituosos Doenças estruturais: doença valvar, isquemia miocárdica, tamponamento cardíaco Ecocardiografia, ECG ou Holter nas síncopes infrequentes	Tratamento específico da doença cardíaca

BAV, bloqueio atrioventricular; BAVT, bloqueio atrioventricular total; CDI, cardiodesfibrilador implantável; ECG, eletrocardiografia; FC, frequência cardíaca; PA, pressão arterial; PAD, pressão arterial diastólica; PAS, pressão arterial sistólica; TSV, taquicardia supraventricular; TV, taquicardia ventricular.

QUADRO 17.20 ▶ EXAMES COMPLEMENTARES NO PACIENTE COM PERDA DE CONSCIÊNCIA	
SUSPEITA	EXAME COMPLEMENTAR
Síncope vasovagal/hipotensão ortostática	*Tilt-table test*
AVCi ou AVCh/lesão estrutural cerebral	TC/RM de crânio
Arritmia	ECG/holter/*Loop recorder*/estudo eletrofisiológico
Lesão estrutural cardíaca	Ecocardiografia
DAC	Teste ergométrico/cintilografia miocárdica/cateterismo coronariano
Crise epiléptica	EEG, exames laboratoriais (ver tópico Epilepsia)

AVCi, acidente vascular cerebral isquêmico; AVCh, acidente vascular cerebral hemorrágico; DAC, doença arterial coronariana; ECG, eletrocardiografia; EEG, eletrencefalografia; RM, ressonância magnética; TC, tomografia computadorizada.

▶ TONTURA

A tontura é uma sensação imprecisa de mal-estar, desequilíbrio ou flutuação. Pode estar associada a arritmias, hipotensão ortostática ou pré-síncope. A vertigem é caracterizada pela sensação de rotação na ausência de movimento. Ela pode ser acompanhada por náuseas, vômitos e desequilíbrio e, ainda, ser a manifestação de uma disfunção vestibular ou de alguma alteração no SNC. O desequilíbrio pode acontecer devido a distúrbios do cerebelo, do sistema proprioceptivo ou visual.

▶ VERTIGEM

As principais causas de vertigem são os distúrbios otoneurológicos, incluindo vertigem posicional paroxística benigna (VPPB), neuronite vestibular, labirintite e doença de Ménière. O diagnóstico diferencial mais importante nos quadros vertiginosos agudos é entre vertigem periférica e vertigem central (Quadro 17.21), geralmente causada por um AVC agudo. Na suspeita de AVC agudo, o paciente deve ser imediatamente encaminhado para a emergência.

DIAGNÓSTICO ▶ Os sintomas relatados pelo paciente geralmente são pouco específicos, e perguntas simples e manobras do exame clínico podem identificar as alterações mais comuns (Quadro 17.22). Busca-se averiguar sobre doenças preexistentes, medicamentos e uso de drogas lícitas e ilícitas. Ao se suspeitar de VPPB, a manobra de Dix-Hallpike pode ser utilizada.

Se, além da vertigem, houver queixa de desequilíbrio, provas cerebelares deverão ser realizadas. O nistagmo espontâneo e inesgotável, em qualquer direção que não seja horizontal, costuma indicar lesão cerebelar ou de vias do tronco encefálico.

A realização de imagem do SNC é mandatória nos casos de suspeita de vertigem de origem central. A RM de crânio é superior à TC para avaliação da fossa posterior. É necessário exame de urgência quando ocorrer em súbitos sinais e sintomas de tronco encefálico ou do cerebelo, vertigem aguda em pacientes com fatores de risco para AVC, cefaleia intensa de início súbito associada à tontura e incapacidade para ficar em pé ou deambular.

O diagnóstico diferencial das vertigens é apresentado no Quadro 17.23.

⊖ TRATAMENTO ▶ O tratamento da vestibulopatia periférica pode ser realizado com sintomáticos por curto período e reabilitação precoce. A fisio-

QUADRO 17.21 ▶ VERTIGEM DE ORIGEM CENTRAL *VERSUS* VERTIGEM DE ORIGEM PERIFÉRICA		
SINAIS/SINTOMAS	PERIFÉRICA	CENTRAL
Início da vertigem	Súbito/Gradual	Súbito/Gradual
Relação com a movimentação do corpo	Sim	Não
Tipo do nistagmo	Horizontal ou torsional	Vertical, horizontal ou torsional
Intensidade do nistagmo afetada pela fixação do olhar	Diminui	Igual
Fatigabilidade do nistagmo	Diminui ou desaparece com manobras repetidas	Permanece igual
Sinais/sintomas de comprometimento do SNC	Rara	Comum
Hipoacusia/*tinnitus*	Comum	Rara

SNC, sistema nervoso central.

QUADRO 17.22 ▶ CAUSAS DE VESTIBULOPATIA PERIFÉRICA

	DURAÇÃO	MECANISMO	TRATAMENTO
VPPB	15-30 s	Litíase canalicular	Manobras de Epley ou Semont, antivertiginosos
Neuronite vestibular	Dias	Infecção viral do nervo vestibular	Corticosteroide, antivertiginosos
Labirintite	Dias	Infecção viral ou bacteriana do aparelho vestibular	Corticosteroide, antivertiginosos
Doença de Ménière	30 min-3 h	Hidropsia endolinfática da orelha interna	**Profilaxia:** betaistina

VPPB, vertigem posicional paroxística benigna.

QUADRO 17.23 ▶ DIAGNÓSTICO DIFERENCIAL DAS VERTIGENS

CAUSAS	HISTÓRIA CLÍNICA	EXAME NEUROLÓGICO
PERIFÉRICAS		
VPPB	Sintomas desencadeados pela movimentação da cabeça, curta duração	Manobra de Dix-Hallpike positiva
Neuronite vestibular	Vertigem, náuseas, vômitos, piora com o movimento, ocorrendo também em repouso, duração de horas a dias	Provas vestibulares alteradas, nistagmo horizontal em direção oposta ao lado acometido
Labirintite	Vertigem, náuseas, vômitos, piora com o movimento, perda auditiva e instalação mais lenta	Sinais vestibulares e perda auditiva
Doença de Ménière	Vertigem recorrente, associada com perda auditiva flutuante, zumbido e sensação de plenitude na orelha	Nistagmo horizonto-rotatório na fase aguda
CENTRAIS		
AVC	Início súbito	Nistagmo central, disartria, déficit motor ou sensitivo, alterações em nervos cranianos, dismetria, alteração do nível de consciência
Lesão expansiva em ângulo pontocerebelar	Vertigem, alteração auditiva e desequilíbrio com evolução lenta	Hipoacusia, zumbido, parestesia em face
Vertigem migranosa	Episódios recorrentes de vertigem associados à cefaleia com padrão migranoso	Pode ocorrer nistagmo com características centrais em até metade dos pacientes
Epilepsia	Vertigem episódica recorrente com zumbido de duração de alguns segundos a minutos	Exame neurológico normal entre as crises, nistagmo nos episódios. EEG pode apresentar descargas originadas do sulco intraparietal e da parte posterior do temporal superior

AVC, acidente vascular cerebral; EEG, eletrencefalograma.
Fonte: Seemungal.[11]

terapia de reabilitação vestibular é uma importante ferramenta terapêutica, devendo ser indicada ainda na fase aguda. A VPPB pode ser tratada no consultório por meio da manobra de reposicionamento dos otólitos, chamada de Epley.

Para os quadros agudos, podem ser usados o dimenidrato, a prometazina e as medicações ansiolíticas, como diazepam, 10 mg, ou clonazepam, 1 a 2 mg. Os bloqueadores de canal de cálcio – flunarizina, 5 a 10 mg, à noite, cinarizina, 12,5 mg a 25 mg, 3×/dia, ou cinarizina, 75 mg, à noite – podem ser usados nos primeiros dias. É importante ressaltar que o paciente deve ser fortemente orientado a não utilizar flunarizina ou cinarizina de forma contínua, evitando, assim, complicações extrapiramidais.

Também pode-se optar pelo uso de um medicamento vasoativo como a betaistina, 16 a 24 mg, 2×/dia. A meclizina, 25 mg, 1 a 3×/dia, pode ser uma opção.

▶ MORTE ENCEFÁLICA

A morte encefálica (ME) é caracterizada pela perda completa e irreversível das funções encefálicas. A ME caracteriza a morte do indivíduo e, a partir desse diagnóstico, está permitida a doação de órgãos ou suspensão de procedimentos de suporte terapêutico (para indivíduos não candidatos à doação de órgãos).

A Resolução CFM Nº 2.173, publicada em 15 de dezembro de 2017,[12] definiu os critérios diagnósticos de ME, alterando a Resolução CFM Nº 1.480/1997 (Quadro 17.24).

■ PROCEDIMENTOS OBRIGATÓRIOS PARA DETERMINAÇÃO DA MORTE ENCEFÁLICA

DOIS EXAMES CLÍNICOS QUE CONFIRMEM COMA NÃO PERCEPTIVO E AUSÊNCIA DE FUNÇÃO DO TRONCO ENCEFÁLICO
▶ O exame clínico deve demonstrar, de forma inequívoca, a existência de:

- Coma não perceptivo.
- Ausência de reatividade supraespinal manifestada pela ausência dos reflexos fotomotor, córneo-palpebral, oculocefálico, vestíbulo-calórico e de tosse.

Cada um dos exames deve ser realizado por médico diferente, especificamente capacitado a realizar esses procedimentos para a determinação de ME. Para ser considerado capacitado, o médico deve ter pelo menos um 1 ano de experiência no atendimento de pacientes em coma e ter acompanhado ou realizado pelo menos dez determinações de ME ou curso de capacitação para determinação de ME. Um dos médicos deverá ser especialista em uma das seguintes especialidades: medicina intensiva, medicina intensiva pediátrica, neurologia, neurologia pediátrica, neurocirurgia ou medicina de emergência. Na indisponibilidade de qualquer dos especialistas citados, o procedimento deverá ser concluído por outro médico especificamente capacitado. A direção técnica do hospital onde ocorrerá a determinação de ME deverá indicar os médicos especificamente capacitados para realização dos exames clínicos e complementares. Nenhum desses médicos poderá participar de equipe de remoção e transplante, conforme estabelecido no art. 3º da Lei nº 9.434/1997[13] e no Código de Ética Médica. Essas indicações e suas atualizações deverão ser encaminhadas para a Central Estadual de Transplantes (CET).

Na presença de alterações morfológicas ou orgânicas, congênitas ou adquiridas, que impossibilitam a avaliação bilateral dos reflexos fotomotor, córneo-palpebral, oculocefálico ou vestíbulo-calórico, sendo possível o exame em um dos lados e constatada a ausência de reflexos do lado sem alterações morfológicas, orgânicas, congênitas ou adquiridas, dar-se-á prosseguimento às demais etapas para determinação de ME. A causa dessa impossibilidade deverá ser fundamentada no prontuário.

TESTE DE APNEIA QUE CONFIRME AUSÊNCIA DE MOVIMENTOS RESPIRATÓRIOS APÓS ESTIMULAÇÃO MÁXIMA DOS CENTROS RESPIRATÓRIOS ▶ O teste de apneia deverá ser realizado uma única vez por um dos médicos responsáveis pelo exame clínico e deverá comprovar ausência de movimentos respiratórios na presença de hipercapnia ($PaCO_2$ superior a 55 mmHg). Nas situações clínicas que cursam com ausência de movimentos respiratórios de causas extracranianas ou farmacológicas, é vedada a realização do teste de apneia, até a reversão da situação.

EXAME COMPLEMENTAR QUE COMPROVE AUSÊNCIA DE ATIVIDADE ENCEFÁLICA ▶ O exame complementar deve comprovar de forma inequívoca uma das seguintes condições:

- Ausência de perfusão sanguínea encefálica; *ou*
- Ausência de atividade metabólica encefálica; *ou*
- Ausência de atividade elétrica encefálica.

A escolha do exame complementar levará em consideração a situação clínica e as disponibilidades locais. Na realização do exame complementar escolhido, deverá ser utilizada a metodologia específica para determinação de ME. O laudo do exame complementar deverá ser elaborado e assinado por médico especialista no método em situações de ME.

■ REGISTRO E PROCEDIMENTOS LEGAIS

As conclusões do exame clínico e o resultado do exame complementar deverão ser registrados pelos médicos examinadores no Termo de Declaração de Morte Encefálica e no prontuário do paciente ao final de cada etapa.

QUADRO 17.24 ▶ CRITÉRIOS PARA ABERTURA DO PROTOCOLO PARA DETERMINAÇÃO DE MORTE ENCEFÁLICA

- Presença de lesão encefálica de causa conhecida, irreversível e capaz de causar ME
- Ausência de fatores tratáveis que possam confundir o diagnóstico de ME
- Tratamento e observação em hospital pelo período mínimo de 6 h. Quando a causa primária do quadro for encefalopatia hipóxico-isquêmica, esse período de tratamento e observação deverá ser de, no mínimo, 24 h
- Temperatura corporal (esofagiana, vesical ou retal) superior a 35 °C, saturação arterial de oxigênio acima de 94% e PAS maior ou igual a 100 mmHg ou PAM maior ou igual a 65 mmHg para adultos. Os valores para menores de 16 anos estão além do escopo deste capítulo

ME, morte encefálica; PAM, pressão arterial média; PAS, pressão arterial sistólica.

O médico assistente do paciente ou seu substituto deverá esclarecer aos familiares do paciente sobre o processo de diagnóstico de ME e os resultados de cada etapa, registrando no prontuário do paciente essas comunicações.

Os médicos que determinaram o diagnóstico de ME ou os médicos assistentes ou seus substitutos deverão preencher a Declaração de Óbito (DO), definindo como data e hora da morte aquela que corresponde ao momento da conclusão do último procedimento para determinação da ME. Nos casos de morte por causas externas, a DO será de responsabilidade do médico legista, que deverá receber o relatório de encaminhamento médico e uma cópia do Termo de Declaração de Morte Encefálica.

O Manual de Procedimentos para Determinação de Morte Encefálica, o Termo de Declaração de Morte Encefálica e os requisitos para a capacitação de profissionais para determinação de ME estão disponíveis na página do Conselho Federal de Medicina.

▶ REFERÊNCIAS

1. Busti AJ, Kellogg D, editors. Evidence-based medicine consult [Internet]. 2015 [capturado em 14 nov. 2018]. Disponível em: https://www.ebmconsult.com/articles/procedure-lumbar-puncture.
2. Kasper DL, Fauci AS, Hauser SL, Longo DL, Jameson JL, Loscalzo J. Medicina interna de Harrison. 19. ed. Porto Alegre: AMGH; 2017.
3. Sociedade Brasileira de Doenças Cerebrovasculares, Academia Brasileira de Neurologia, Rede Brasil AVC, organizadores. Rotinas no AVC: pré-hospitalar hospitalar, prevenção. Porto Alegre; 2010.
4. Hemphill JC 3rd, Bonovich DC, Besmertis L, Manley GT, Johnston SC. The ICH score: a simple, reliable grading scale for intracerebral hemorrhage. Stroke. 2001;32(4):891-7.
5. Ferrari MD, Roon KI, Lipton RB, Goadsby PJ. Oral triptans (serotonin 5-HT(1B/1D) agonists) in acute migraine treatment: a meta-analysis of 53 trials. Lancet. 2001;358(9294):1668-75.
6. Berlit P. Memorix neurologie. 6th ed. Stuttgart: Thieme; 2016.
7. Thompson AJ, Banwell BL, Barkhof F, Carroll WM, Coetzee T, Comi G, et al. Diagnosis of multiple sclerosis: 2017 revisions of the McDonald criteria. Lancet Neurol. 2018;17(2):162-73.
8. Wingerchuk DM, Banwell B, Bennett JL, Cabre P, Carroll W, Chitnis T, et al. International consensus diagnostic criteria for neuromyelitis optica spectrum disorders. Neurology. 2015;85(2):177-89.
9. Krumholz A, Wiebe S, Gronseth GS, Gloss DS, Sanchez AM, Kabir AA, et al. Evidence-based guideline: Management of an unprovoked first seizure in adults: American Academy of Neurology and the American Epilepsy Society. Neurology. 2015;84(16):1705-13.
10. Angaran P. Syncope. Neurolol Clin. 2011;29:903-25.
11. Seemungal BM. Neuro-otological emergencies. Curr Opin Neurol. 2007;20(1):32-9.
12. Conselho Federal De Medicina. Resolução nº 2173, de 15 de dezembro de 2017 [Internet]. Brasília; 2017 [capturado em 14 nov. 2018]. Disponível em: http://www.mpdft.mp.br/saude/images/legislacao/Resolucao_CFM2173_2017.pdf.
13. Brasil. Lei nº 9.434, de 4 de fevereiro de 1997 [Internet]. Brasília: Casa Civil; 1997 [capturado em 14 nov. 2018]. Disponível em: http://www.planalto.gov.br/ccivil_03/LEIS/L9434.htm.

▶ LEITURAS RECOMENDADAS

Academia Brasileira de Neurologia. Protocolo nacional para diagnóstico e manejo das cefaleias nas unidades de urgência no Brasil [Internet]. 2018. Disponível em: https://sbcefaleia.com.br/images/protocolo%20cefaleia%20urgencia.pdf.

Brown RH, Al-Chalabi A. Amyotrophic lateral sclrerosis. N Engl J Med. 2017;377(2):162-72.

Carr AS, Cardwell CR, McCarron PO, McConville J. A systematic review of population based epidemiological in Myasthenia Gravis. BMC Neurol. 2010;10:46.

Costerus JM, Brouwer MC, van de Beek D. Technological advances and changing indications for lumbar puncture in neurological disorders. Lancet Neurol. 2018;17(3):268-78.

Diringer MN, Bleck TP, Claude Hemphill J 3rd, Menon D, Shutter L, Vespa P, et al. Critical care management of patients following aneurysmal subarachnoid hemorrhage: recommendations from the Neurocritical Care Society's Multidisciplinary Consensus Conference. Neurocrit Care. 2011;15(2):211-40.

Elahi FM, Miller BL. A clinicopathological approach to the diagnosis of dementia. Nat Rev Neurol. 2017;13(8):457-76.

Fife TD, Iverson DJ, Lempert T, Furman JM, Baloh RW, Tusa RJ, et al. Practice parameter: therapies for benign paroxysmal positional vertigo (an evidence-based review): report of the Quality Standards Subcommittee of the American Academy of Neurology. Neurology. 2008;70(22):2067-74.

Fisher RS, Cross JH, French JA, Higurashi N, Hirsch E, Jansen FE, et al. Operational classification of seizure types by the International League Against Epilepsy: position paper of the ILAE Commission for Classification and Terminology. Epilepsia. 2017;58(4):522-30.

Headache Classification Committee of the International Headache Society (IHS). The International Classification of Headache Disorders, 3rd edition (beta version). Cephalalgia. 2018;38(1):1-211.

Hemphill JC 3rd, Greenberg SM, Anderson CS, Becker K, Bendok BR, Cushman M, et al. Guidelines for the Management of Spontaneous Intracerebral Hemorrhage. Stroke. 2015;46(7):2032-60.

Inouye S, Westendorp GJ, Saczynski JS. Delirium in elderly people. Lancet. 2014;383(9920):911-22.

Køster-Rasmussen R, Korshin A, Meyer CN. Antibiotic treatment delay and outcome in acute bacterial meningitis. J Infect. 2008;57(6):449-54.

Lempert T. Recurrent spontaneous attacks of dizziness. Continuum. 2012;18(5):1086-101.

National Institute for Health and Care Excellence. Transient loss of consciousness ('blackouts') management in adults and young people. London: Royal College of Physicians; 2010.

Oh ES, Fong TG, Hshieh TT, Inouye SK. Delirium in older persons: advances in diagnosis and treatment. Jama. 2017;318(12):1161-74.

Poewe W, Seppi K, Tanner CM, Halliday GM, Brundin P, Volkmann J, et al. Parkinson Disease. Nat Rev Dis Primers. 2017;3:17013.

Post RE, Dickerson LM. Dizziness: a diagnostic approach. Am Fam Physician. 2010;82(4):361-8, 369.

Powers WJ, Rabinstein AA, Ackerson T, Adeoye OM, Bambakidis NC, Becker K, et al. 2018 Guidelines for the early management of patients with acute ischemic stroke. Stroke. 2018;49(3):e46-e110.

Robinson L, Tang E, Taylor JP. Dementia: timely diagnosis and early intervention. BMJ. 2015;350:h3029.

Sejvar JJ, Baughman AL, Wise M, Morgan OW. Population incidence of Guillain-Barré Syndrome: a systematic review and meta-analysis. Neuroepidemiology. 2011;36(2):123-33.

Task Force for the Diagnosis and Management of Syncope; European Society of Cardiology (ESC); European Heart Rhythm Association (EHRA); Heart Failure Association (HFA); Heart Rhythm Society (HRS), Moya A, et al. Guidelines for the diagnosis and management of syncope (version 2009). Eur Heart J. 2009;30(21):2631-71.

Thompson AJ, Baranzini SE, Geurts J, Hemmer B, Ciccarelli O. Multiple sclerosis. Lancet. 2018;391(10130):1622-36.

Trostdorf F, Kessler K, Ilg R, Russ A, Stuckrad-Barre SV. Neurologie pocket. 2nd ed. Verlag: Börm Bruckmeier; 2015.

▶ CAPÍTULO 18 ◀

NUTRIÇÃO NO PACIENTE HOSPITALIZADO

SERGIO HENRIQUE LOSS ◀
DIEGO SILVA LEITE NUNES ◀
ANA CAROLINA PEÇANHA ANTONIO ◀
OELLEN STUANI FRANZOSI ◀
LUCIANA VERÇOZA VIANA ◀

- ▶ Composição corporal 377
  - Avaliação antropométrica........................... 378
  - Bioimpedância e avaliação de dobras cutâneas 379
  - Ultrassonografia....................................... 380
  - Tomografia computadorizada 380
  - Densitometria de corpo total 380
- ▶ Necessidades nutricionais 380
  - Obesos críticos 381
  - Síndrome de realimentação 381
  - Queimados 381
  - Pacientes com fístulas digestivas 382
- ▶ Nutrição oral 382
- ▶ Nutrição enteral 382
- ▶ Nutrição parenteral 385
- ▶ Monitoramento da terapia nutricional......... 388
- ▶ Terapia nutricional em cenários específicos 389
  - Terapia nutricional no doente crítico 389
  - Nutrição perioperatória 392
  - Outros cenários especiais 392
- ▶ Equipe multiprofissional de terapia nutricional............. 395

▶ COMPOSIÇÃO CORPORAL

A desnutrição hospitalar é prevalente nos hospitais do Brasil, chegando a quase 50% dos pacientes internados, sendo 12% com apresentação grave (IBRANUTRI).[1] Alterações de composição corporal, como peso, redução de tecido gorduroso e caquexia, são manifestações tardias na apresentação da desnutrição. Muito antes disso, os pacientes evidenciam uma condição de risco nutricional, ou seja, uma condição clínica que os expõe a uma chance maior de desnutrição. Essa condição pode ser anorexia relacionada a doenças agudas, catabolismo aumentado por doenças com ação inflamatória, como tumores sólidos, infecções agudas, ou traumas graves, e ainda redução da ingestão alimentar devido a restrições alimentares impostas por procedimentos diagnósticos e terapêuticos, como, por exemplo, jejum desnecessariamente prolongado para exames e cirurgias.

Escalas de avaliação do risco nutricional devem ser aplicadas na internação hospitalar, como o *Nutritional Risk Screening* – 2002 (NRS-2002), por exemplo. Entretanto, perguntas simples durante a avaliação de rotina ambulatorial já podem sinalizar risco nutricional. Questionar sobre hábitos alimentares, alterações do peso, da capacidade de executar atividades diárias, da consistência e quantidade dos alimentos já permite identificar pacientes em potencial risco. A desnutrição, principalmente a perda de massa magra, está associada a piores desfechos clínicos e maior mortalidade, justificando o esforço em identificá-la e tratá-la. Achados bioquímicos e laboratoriais antecedem alterações de composição corporal. A avaliação de proteínas estruturais, como albumina e pré-albumina, mostra que elas estão reduzidas em pacientes desnutridos. Cabe lembrar que alterações de proteínas estruturais não refletem o estado nutricional na condição de doenças graves, como pacientes internados em unidades de tratamento intensivo (UTIs). Nesses casos, elas refletirão o grau de inflamação, independentemente do estado nutricional.

História e exame físico são fundamentais na avaliação do estado nutricional. Uma anamnese direcionada com instrumentos como a Avaliação Subjetiva Global (ASG) é capaz de detectar alterações do estado nutricional (**Quadro 18.1**).

QUADRO 18.1 ▶ AVALIAÇÃO SUBJETIVA GLOBAL
História clínica
Alteração no peso:
Perda total nos últimos 6 meses: _____ kg   % de perda de peso: _____
Nas últimas 2 semanas: ( ) Sem alteração ( ) Aumentou ( ) Diminuiu
Alteração no consumo alimentar:
( ) Sem alteração ( ) Com alteração de _____ semanas

(Continua)

QUADRO 18.1 ▶ AVALIAÇÃO SUBJETIVA GLOBAL (*Continuação*)
Tipo de alteração: ( ) Dieta sólida com baixa aceitação ( ) Dieta líquida completa ( ) Dieta líquida hipocalórica ( ) Jejum
Sintomas gastrintestinais (duração ≥ 2 semanas): ( ) Sem sintomas ( ) Diarreia ( ) Náuseas ( ) Vômitos ( ) Anorexia
Capacidade funcional (relacionada à nutrição): ( ) Sem alteração ( ) Com alteração de _____ semanas
Tipo de alteração: ( ) Desempenha atividades com dificuldade ( ) Deambula ( ) Acamado
Doença e sua relação com necessidades nutricionais: Diagnóstico primário: _____ Demanda metabólica (estresse): ( ) Sem estresse ( ) Baixo ( ) Moderado ( ) Elevado
Exame físico Especificar: 0 = normal; + = leve; ++ = moderado; +++ = grave _____ Perda de massa muscular (quadríceps, deltoide) _____ Perda de gordura subcutânea (tríceps, tórax) _____ Edema (tornozelo, sacral) e/ou ascite
ASG **A** – Bem nutrido **B** – Moderadamente (ou suspeita de ser) desnutrido **C** – Gravemente desnutrido

ASG, avaliação subjetiva global.
Fonte: Detsky e colaboradores.[2]

■ AVALIAÇÃO ANTROPOMÉTRICA

Peso e altura são parâmetros antropométricos de fácil obtenção e mais frequentemente usados na clínica. O índice de massa corporal (IMC) é derivado dessas duas medidas (IMC = peso/altura^2). Obtido o IMC, pode-se classificar o estado nutricional do paciente conforme a **Tabela 18.1**. Idosos têm uma classificação de IMC diferente, conforme mostra a **Tabela 18.2**.

A presença de edema limita o uso do peso e, consequentemente, do IMC para classificar o estado nutricional. Nesses casos, como, por exemplo, insuficiência cardíaca congestiva (ICC) e hepatopatia com ascite, o uso isolado das medidas antropométricas não é suficiente para proporcionar uma avaliação adequada.

Na ausência de edema, a medida da circunferência da panturrilha permite classificar o estado nutricional. Uma circunferência < 31 cm está associada com desnutrição.

Em pacientes acamados, quando o peso não é conhecido por não estarem em cama balança e não existir ELEVE® disponível, o peso ideal pode ser estimado quando a altura é conhecida ou aferida em posição de decúbito com estadiômetro. **Peso ideal = (altura)^2 × IMC ideal (20,8 para mulheres, 22 para homens e 24,5 para indivíduos idosos)**. Quando não é possível aferir a medida direta do peso e da altura, pode-se estimá-la conforme as equações dos **Quadros 18.2** e **18.3**.

TABELA 18.1 ▶ CLASSIFICAÇÃO DO ÍNDICE DE MASSA CORPORAL EM INDIVÍDUOS ADULTOS

CLASSIFICAÇÃO	IMC (kg/m^2)
Desnutrição grave	< 16
Desnutrição moderada	16-16,99
Desnutrição leve	17-18,49
Normalidade/Eutrofia	18,5-24,99
Sobrepeso	25-29,99
Obesidade grau I	30-34,99
Obesidade grau II	35-39,99
Obesidade grau III	≥ 40

IMC, índice de massa corporal.
Fonte: World Health Organization.[3]

TABELA 18.2 ▶ CLASSIFICAÇÃO DO ÍNDICE DE MASSA CORPORAL EM IDOSOS (> 60 ANOS)

CONDIÇÃO	IMC (kg/m^2)
Baixo peso	< 22 kg/m^2
Eutrofia	22-27 kg/m^2
Excesso de peso	> 27 kg/m^2

IMC, índice de massa corporal.
Fonte: Lipschitz.[4]

QUADRO 18.2 ▶ EQUAÇÕES PROPOSTAS PARA A ESTIMATIVA DO PESO POR MEDIDAS ANTROPOMÉTRICAS

Rabito 2006
♀: $0{,}5759 \times CB + 0{,}5263 \times CABD + 1{,}2452 \times CP - 4{,}8689 \times 2 - 32{,}9241$
♂: $0{,}5759 \times CB + 0{,}5263 \times CABD + 1{,}2452 \times CP - 4{,}8689 \times 1 - 32{,}9241$

Chumlea 1988
♀ Brancas:
6-18 anos: $(AJ \times 0{,}77) + (CB \times 2{,}47) - 50{,}16$
19-59 anos: $(AJ \times 1{,}01) + (CB \times 2{,}81) - 66{,}04$
60-80 anos: $(AJ \times 1{,}09) + (CB \times 2{,}68) - 65{,}51$

♀ Negras:
6-18 anos: $(AJ \times 0{,}71) + (CB \times 2{,}59) - 50{,}43$
19-59 anos: $(AJ \times 1{,}24) + (CB \times 2{,}97) - 82{,}48$
60-80 anos: $(AJ \times 1{,}50) + (CB \times 2{,}58) - 84{,}22$

♂ Brancos:
6-18 anos: $(AJ \times 0{,}68) + (CB \times 2{,}64) - 50{,}08$
19-59 anos: $(AJ \times 1{,}19) + (CB \times 3{,}21) - 86{,}82$
60-80 anos: $(AJ \times 1{,}10) + (CB \times 3{,}07) - 75{,}81$

♂ Negros:
6-18 anos: $(AJ \times 0{,}59) + (CB \times 2{,}73) - 48{,}32$
19-59 anos: $(AJ \times 1{,}09) + (CB \times 3{,}14) - 83{,}72$
60-80 anos: $(AJ \times 0{,}44) + (CB \times 2{,}86) - 39{,}21$

AJ, altura do joelho (cm); CABD, circunferência abdominal (cm); CB, circunferência do braço (cm); CP, circunferência da panturrilha (cm).
Fonte: Chumlea e colaboradores.[5]

QUADRO 18.3 ▶ EQUAÇÕES PROPOSTAS PARA A ESTIMATIVA DA ALTURA POR MEDIDAS ANTROPOMÉTRICAS

Rabito 2006
♀: $58{,}6940 - 2{,}9740 \times 2 - 0{,}0736 \times I + 0{,}4958 \times CB + 1{,}1320 \times HENV$
♂: $58{,}6940 - 2{,}9740 \times 1 - 0{,}0736 \times I + 0{,}4958 \times CB + 1{,}1320 \times HENV$

Chumlea 1988
♀ Brancas:
6-18 anos: $43{,}21 + (2{,}14 \times AJ)$
19-59 anos: $70{,}25 + (1{,}87 \times AJ) - (0{,}06 \times I)$
> 60 anos: $75{,}00 + (1{,}91 \times AJ) - (0{,}17 \times I)$

♀ Negras:
6-18 anos: $46{,}59 + (2{,}02 \times AJ)$
19-59 anos: $68{,}10 + (1{,}86 \times AJ) - (0{,}06 \times I)$
> 60 anos: $58{,}72 + (1{,}96 \times AJ)$

♂ Brancos:
6-18 anos: $40{,}54 + (2{,}22 \times AJ)$
19-59 anos: $71{,}85 + (1{,}88 \times AJ)$
> 60 anos: $59{,}01 + (2{,}08 \times AJ)$

♂ Negros:
6-18 anos: $39{,}60 + (2{,}18 \times AJ)$
19-59 anos: $73{,}42 + (1{,}79 \times AJ)$
> 60 anos: $95{,}79 + (1{,}37 \times AJ)$

Berger 2008
♂ Estatura = $(2{,}02 \times AJ) - (0{,}04 \times I) + 64{,}19$
♀ Estatura = $(1{,}83 \times AJ) - (0{,}24 \times I) + 84{,}88$

AJ, altura do joelho (cm); CB, circunferência do braço (cm); HENV, hemienvergadura; I, idade (anos).
Fonte: Chumlea e colaboradores.[5]

Um parâmetro importante na avaliação do estado nutricional é o percentual de perda de peso. Este é um parâmetro útil na avaliação do estado nutricional. Sua variação em um intervalo de tempo determinado classifica o estado nutricional do paciente, conforme mostra a Tabela 18.3. Perdas acentuadas indicam doenças com maior grau de inflamação.

$$\% \text{ de perda de peso} = \frac{\text{Peso habitual} - \text{Peso atual}}{\text{Peso habitual}} \times 100$$

TABELA 18.3 ▶ PERCENTUAL DE PERDA DE PESO E RISCO NUTRICIONAL

PERÍODO	PERCENTUAL DE PERDA SIGNIFICATIVA	PERCENTUAL DE PERDA GRAVE
1 semana	1-2%	> 2%
1 mês	5%	> 5%
2 meses	7,5%	> 7,5%
6 meses	10%	> 10%

Fonte: Blackburn e colaboradores.[6]

■ BIOIMPEDÂNCIA E AVALIAÇÃO DE DOBRAS CUTÂNEAS

A bioimpedância faz a estimativa dos tecidos corporais por meio da medida da resistência à passagem de corrente elétrica. Como tal propriedade é diferente entre os tecidos, o método é capaz de estimar a massa magra e o tecido adiposo. Seu uso na clínica tem duas grandes limitações. A primeira é a necessidade de pesar corretamente o paciente, pois o aparelho de bioimpedância precisa do peso para realizar as estimativas. Outra limitação do uso hospitalar desta ferramenta é que a resistência tem relação com a quantidade de água e de eletrólitos nos tecidos. Logo, pacientes com edema e distúrbios eletrolíticos não são bons candidatos para aplicação da ferramenta. A aplicação ainda exige um rigoroso preparo, que inclui jejum.

Em pacientes ambulatoriais, em que é possível fazer uma correta avaliação do peso e que não apresentam edema, a impedância pode ser útil em avaliações seriadas.

A avaliação de dobras cutâneas com plicômetro mede a quantidade de gordura corporal. Quando feita por profissional treinado, usando um protocolo apropriado para o gênero (homens acumulam gordura no abdome e mulheres no quadril), é possível ter uma boa estimativa da gordura corporal, principalmente em avaliações ambulatoriais. Como a medida de dobras cutâneas é um processo mais demorado e que exige treinamento, a bioimpedância tem ganhado destaque. Porém, deve-se atentar para as limitações desse método, sem extrapolar a população onde pode ser usada e interpretando seus resultados com prudência. Deve-se dar preferência a equipamentos tetrapolares.

■ ULTRASSONOGRAFIA

Por ser atualmente uma tecnologia simples, portátil e cada vez mais difundida, a ultrassonografia (US) tem ganhado várias aplicações no diagnóstico e em intervenções terapêuticas, como biópsias e acessos vasculares à beira do leito. É possível avaliar a massa magra e o tecido adiposo a partir da escala de cinza com que esses tecidos são representados na US. Como a desnutrição, em especial a caquexia, é prevalente na população de pacientes, principalmente hospitalizados, a avaliação ultrassonográfica de grupamentos musculares tem ganhado espaço na avaliação da composição corporal no ambiente hospitalar.

Apesar de não haver uma padronização universal do método de medida, a US dos músculos quadríceps e reto femoral fornece uma avaliação da massa muscular de forma simples. Quando as medidas são feitas de forma seriada, são úteis para quantificar a caquexia ou o ganho de massa muscular no processo de reabilitação. Medidas isoladas ainda têm pouco valor, por não haver padrões bem estabelecidos discriminados por biotipos (p. ex., peso, altura e gênero).

Com o paciente em decúbito dorsal, usa-se o transdutor linear posicionado transversalmente na face anterior da coxa, distalmente a 3/5 de distância entre a crista ilíaca e a patela. A medida da área seccional do músculo reto femoral é feita sem aplicar pressão sobre o transdutor (**Fig. 18.1**). Aplica-se pressão máxima para medir a espessura do quadríceps, distância do fêmur até a borda posterior da fáscia lata (**Fig. 18.2**). Deve-se medir preferencialmente no membro dominante.

■ TOMOGRAFIA COMPUTADORIZADA

A tomografia computadorizada (TC) permite diferenciar estruturas viscerais, aumentando a precisão da avaliação de composição corporal. Apesar da qualidade do método, exige o transporte do paciente e exposição à radiação. Por isso, é considerado um método de conveniência, ou seja, quando feita uma tomografia por outro motivo, pode-se avaliar a composição corporal com corte na altura de L3 aplicando-se *softwares* de tratamento de imagens que permitem diferenciar os vários tecidos.

■ DENSITOMETRIA DE CORPO TOTAL

Com a popularização dos equipamentos de densitometria, hoje, a densitometria de corpo total (DEXA) é um método de fácil acesso. Traz como vantagem a rapidez da confecção das imagens, a precisão e o fato de poder ser usado como método de conveniência (p. ex., pacientes em seguimento pós-cirurgia bariátrica para avaliar composição mineral óssea e, adicionalmente, composição corporal). A desvantagem fica por conta da exposição à radiação e a limitação da acurácia em pacientes com espessura do tronco aumentada.

▶ NECESSIDADES NUTRICIONAIS

A calorimetria indireta (CI) é considerada o padrão-ouro na determinação do gasto energético e deve ser utilizada sempre que disponível, embora seja equipamento de alto custo, requeira treinamento especializado e possua limitações em vários cenários clínicos. A CI mede a produção de energia a partir das trocas gasosas do organismo com o meio, sendo calculada a partir dos equivalentes calóricos do oxigênio (O_2) consumido e do dióxido de carbono (CO_2) produzido. Assumindo-se que todo o O_2 consumido é usado para oxidar os substratos energéticos e que todo o CO_2 produzido é eliminado pela respiração, é possível calcular a quantidade total de energia envolvida no processo metabólico (**Quadro 18.4**). A relação entre o volume de CO_2 e de O_2 é o quociente respiratório (QR). Os valores de QR correspondentes para cada nutriente são 1 para carboidratos, 0,83 para proteínas e 0,7 para lipídeos. Valores fora dessa faixa, ou não compatíveis com o aporte nutricional, podem ocorrer devido a falhas na técnica ou em condições clínicas específicas, como hiperventilação, hipoventilação, correção de acidose metabólica, cetogênese, lipogênese e diabetes

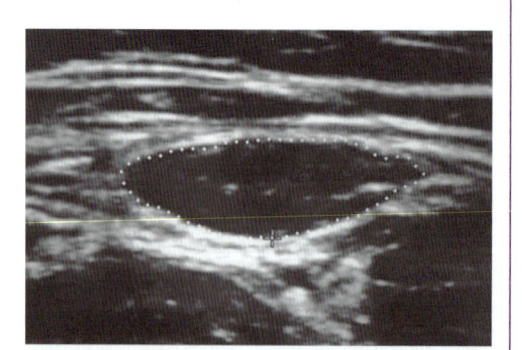

FIGURA 18.1 ▶ REPRESENTAÇÃO DA MEDIDA DA ÁREA SECCIONAL DO RETO FEMORAL.

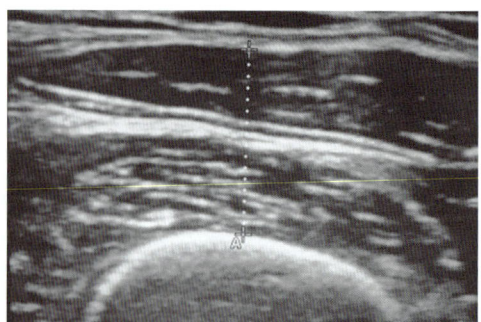

FIGURA 18.2 ▶ REPRESENTAÇÃO DA MEDIDA DA ESPESSURA DO QUADRÍCEPS.

> **QUADRO 18.4 ▶ CALORIMETRIA INDIRETA**
>
> 1. **Fórmula de Weir:** cálculo do gasto energético a partir do VO_2 e VCO_2 (medido na CI)
>   a. **Fórmula completa:** $GE = [(3,9 \times VO_2) + (1,11 \times VCO_2) + (NU \times 2,17)] \times 1440$
>   b. **Fórmula simplificada:** $GE = [(3,9 \times (VO_2) + (1,1 \times VCO_2)] \times 1440$
> 2. **Cálculo do nitrogênio urinário de 24 h (NU/24 h)**
> $NU = [\text{Ureia urinária (g/24 h)}/2,14] \times (1,1 \text{ a } 1,2 \text{ contribuição do N não ureico})$
>
> CI, calorimetria indireta; GE, gasto energético (kcal/dia); N, nitrogênio; NU, nitrogênio urinário (g/d); VCO_2, dióxido de carbono produzido (mL/minuto); VO_2, oxigênio consumido (mL/minuto).
> **Fonte:** Matarese.[7]

descompensado. Idealmente, a CI deveria ser aplicada a cada paciente mais de 1×/semana.

Fístulas broncopleurais, fração inspirada de oxigênio (FiO_2) maior do que 60%, pressão positiva ao final da expiração (PEEP, do inglês *positive end-expiratory pressure*) maior do que 12 cmH_2O, hemodiálise, dose crescente ou decrescente de vasopressor e uso de óxido nítrico são condições que contraindicam o emprego de CI, por produzirem aferições não acuradas. Como a CI não é um método factível na prática diária, a ASPEN 2016 preconiza o uso de fórmula de bolso (25-30 kcal/kg/dia – ver, a seguir, situações específicas), unicamente por sua simplicidade. Em casos de anasarca, o peso "seco" deve ser empregado. Uma revisão de 160 variações de 13 equações preditivas mostrou que 38% subestimam e 12% superestimam o gasto energético em pelo menos 10% dos pacientes. A conhecida fórmula Harris-Benedict foi obtida de aferições em voluntários saudáveis. Existe evidência crescente de que o aporte proteico é muito mais importante do que a oferta calórica como um todo. O mais recente estudo conclui que existe redução de 1% de mortalidade para cada grama adicional de proteína consumido. As diretrizes da ASPEN sugerem prescrição de 1,2 a 2 g de proteína/kg/dia para pacientes eutróficos (ver adiante sobre obesidade).

A seguir, estão descritas considerações relacionadas à avaliação da composição corporal em situações específicas.

■ OBESOS CRÍTICOS

A população de obesos tem particularidades em relação ao uso de substratos energéticos em situações de inflamação sistêmica. Como há resistência importante à insulina, causada pela própria obesidade, assim como dificuldade em mobilizar os depósitos de gordura, a proteína é o substrato preferencialmente oxidado para obtenção de energia no obeso grave. A possibilidade de desnutrição proteica aguda é maior no obeso grave do que no eutrófico com a mesma gravidade. Esse grupo de pacientes deve receber dieta hipocalórica e hiperproteica, conforme mostram as Tabelas 18.4 e 18.5.

■ SÍNDROME DE REALIMENTAÇÃO

Pacientes sob alto risco de desenvolvimento de síndrome de realimentação requerem mínimo aporte calórico inicial (10 Kcal/kg de peso atual/dia) e progressão lenta e gradual a cada 3 a 5 dias.

TABELA 18.4 ▶ META CALÓRICA POR FAIXA DE ÍNDICE DE MASSA CORPORAL

POPULAÇÃO	META CALÓRICA DIÁRIA
Desnutridos, eutróficos e portadores de sobrepeso (IMC até 30 kg/m²)	25-30 Kcal/kg de peso ATUAL
Obesos com IMC entre 30-50 kg/m²	11-14 Kcal/kg de peso ATUAL
Obesos com IMC acima de 50 kg/m²	22-25 Kcal/kg de peso IDEAL (ajustar para IMC de 25 kg/m²)

IMC, índice de massa corporal.
Fonte: Castro e colaboradores.[8]

TABELA 18.5 ▶ META PROTEICA POR FAIXA DE ÍNDICE DE MASSA CORPORAL

POPULAÇÃO	APORTE PROTEICO DIÁRIO
Desnutridos, eutróficos e portadores de sobrepeso (IMC até 30 kg/m²)	1,2-2,0 g/kg de peso ATUAL
Obesos com IMC entre 30-40 kg/m²	2,0 g/kg de peso IDEAL (ajustar para IMC de 25 kg/m²)
Obesos com IMC acima de 40 kg/m²	2,5 g/kg de peso IDEAL (ajustar para IMC de 25 kg/m²)

IMC, índice de massa corporal.
Fonte: Castro e colaboradores.[8]

O Quadro 18.5 relaciona os critérios propostos pelo National Institute for Health and Clinical Excellence (NICE) para definição de alto risco para desenvolvimento da síndrome de realimentação.

■ QUEIMADOS

Constituem uma população com alta demanda proteica e calórica em razão de toda proteína espoliada pelas áreas queimadas e pela caloria perdida em função da ausência de pele. Há várias fórmulas propostas para o cálculo das necessidades nutricio-

QUADRO 18.5 ▶ CRITÉRIOS NICE PARA SÍNDROME DE REALIMENTAÇÃO
Paciente apresenta UM dos seguintes: - IMC menor do que 16 kg/m² - Perda não intencional de peso maior que 15% nos últimos 3-6 meses - Mínima ou nenhuma ingestão calórica por 10 dias ou mais - Baixos níveis de potássio, magnésio ou fósforo previamente ao início da terapia nutricional *ou* **Paciente apresenta DOIS OU MAIS dos seguintes:** - IMC menor do que 18,5 kg/m² - Perda não intencional de peso maior do que 10% nos últimos 3-6 meses - Mínima ou nenhuma ingestão calórica por mais de 5 dias - História de abuso de álcool, drogas ou medicamentos, como insulina, antiácidos, diuréticos e quimioterápicos

Fonte: Mehanna e colaboradores.[9]

nais de queimados e que levam em conta o grau de queimadura, segundo a porcentagem de superfície corporal queimada (SCQ). A fórmula mais amplamente aceita é a de Curreri:

> **De 16 até 59 anos:** 25 Kcal/kg/dia + 40 Kcal/% SCQ
> **Acima de 60 anos:** 25 Kcal/kg/dia + 65 Kcal/% SCQ

A Tabela 18.6 compara a suplementação de vitaminas e oligoelementos em indivíduos saudáveis e pacientes queimados.

■ PACIENTES COM FÍSTULAS DIGESTIVAS

Alguns fatores devem ser levados em conta para indicação da terapia nutricional e as necessidades calóricas em pacientes que apresentam fístulas digestivas: local da fístula, débito da fístula, controle hidreletrolítico, controle acidobásico e reposição de zinco (em geral, 10 mg/L de secreção digestiva perdida).

O Quadro 18.6 orienta quanto à via de administração de terapia nutricional, dependendo do local da fístula no sistema digestório.

▶ NUTRIÇÃO ORAL

A dieta é o primeiro item da prescrição em pacientes hospitalizados. As dietas são classificadas conforme a consistência, a restrição ou a suplementação. Os Quadros 18.7 e 18.8 resumem as principais dietas orais.

▶ NUTRIÇÃO ENTERAL

Nutrição enteral (NE) pode ser exclusiva ou associar-se à alimentação por via oral ou parenteral. Para alimentação enteral, faz-se necessária a utilização de uma sonda, que pode ser nasoenteral (SNE), oroenteral (SOE), por gastrostomia ou jejunostomia. Apesar da denominação, o posicionamento da sonda no intestino não é necessário na maioria dos casos: a maior parte dos pacientes pode ser alimentada com a extremidade da sonda no estômago (Quadro 18.9). É muito importante a adequada confirmação radiológica do posicionamento da sonda de alimentação. A principal fórmula usada para alimentação enteral é a dieta polimérica. Diferentes tipos de fórmulas estão resumidos no Quadro 18.10. A nutrição enteral pode ser administrada via bólus (seringa ou gravitacional) ou bomba de infusão. A infusão pode ser contínua ou intermitente, mimetizando os períodos da alimentação. As dietas enterais são formuladas de modo que as recomendações de ingestão diária de micronutrientes sejam atingidas com cerca de 1.000 a 1.500 mL/dia. Do mesmo modo

TABELA 18.6 ▶ SUPLEMENTAÇÃO DE VITAMINAS E OLIGOELEMENTOS						
ADULTOS > 13 ANOS	VITAMINA A (UL)	VITAMINA C (UL)	VITAMINA D (UL)	COBRE (mg)	SELÊNIO (μg)	ZINCO (mg)
Saudáveis	2.000-3.000	75-90	600	0,9	40-60	8-11
Queimados	10.000	1.000	600	4,0	300-500	25-40

Fonte: Rodriguez e colaboradores.[10]

QUADRO 18.6 ▶ OPÇÕES PARA TIPO DE NUTRIÇÃO ESPECIALIZADA, DE ACORDO COM A LOCALIZAÇÃO ANATÔMICA DA FÍSTULA		
LOCAL	TERAPIA NUTRICIONAL ENTERAL	TERAPIA NUTRICIONAL PARENTERAL
Esôfago	Primeira opção: sonda gástrica ou pós-pilórica, gastrostomia e jejunostomia	Segunda opção
Estômago	Primeira opção: sonda nasojejunal, jejunostomia	Segunda opção
Jejuno	Segunda opção	Primeira opção
Íleo	Segunda opção	Primeira opção
Cólon	Primeira opção (é possível a dieta oral de alta absorção)	Segunda opção

Fonte: Sociedade Brasileira de Nutrição Parenteral e Enteral, Associação Brasileira de Nutrologia.[11]

QUADRO 18.7 ▶ PRESCRIÇÃO HABITUAL DE DIETAS POR VIA ORAL

TIPOS DE DIETA	DEFINIÇÃO E INDICAÇÃO
NPO (*Nil per os*)	É uma instrução médica para não alimentar o paciente.
Líquida restrita (líquidos claros)	Consistência líquida. Insuficiente em calorias e nutrientes, devendo ser usada por um período máximo de 48-72 h. Caracteriza-se pela ausência de lactose e fibras. Feita por caldos e sucos coados, chás e água. Indicada em preparos de exames ou pós-operatórios de moderado a grande porte.
Líquida completa	Consistência fluida a semiviscosa. Fácil digestibilidade e deglutição. Fracionamento de 8-12 ×/dia. Baixo valor calórico e nutritivo, pobre em resíduos. São oferecidos leites, sucos e caldos. Indicada como forma inicial de alimentação precoce. Quando for necessária por período prolongado, deve ser acrescida de suplementos nutricionais. Indicada para pacientes com dificuldade de mastigação, disfagia, preparos de exames e em pós-operatório.
Líquida – pastosa	Dieta de consistência espessada. Os alimentos são liquidificados, e alguns podem ser oferecidos na forma pastosa. Quando enriquecida com farinhas, gorduras e produtos ricos em proteínas, pode adequar-se às necessidades calóricas do paciente. Fácil digestibilidade e deglutição. Indicada em terapia nutricional precoce em pós-operatório (1 ou 2 dias) ou, principalmente, para pacientes com disfunção documentada ou não coordenação para deglutição.
Pastosa	O fracionamento e o conteúdo calórico se equivalem aos da dieta normal. Ocorre modificação na textura dos alimentos, facilitando a mastigação, a deglutição e a digestão (p. ex., as carnes são moídas ou desfiadas; o pão é oferecido sem casca; as frutas são cozidas ou preparadas na forma de purês e sucos ou esmagadas. Usada, sobretudo, no caso de pacientes com quadro definido de disfagia ou não coordenação para deglutição. Também são bastante utilizadas em pós-operatórios.
Branda	O fracionamento, o conteúdo calórico e a distribuição dos macronutrientes equivalem aos da dieta normal. Fornece alimentos de fácil digestibilidade e tolerância. Baixo teor de fibras. Alimentos integrais, vegetais e frutas cruas, frituras, condimentos e alimentos flatulentos são excluídos. Indicada para pacientes convalescentes ou para aqueles em que não há segurança quanto à aceitação de dieta habitual.
Normal ou livre	Dieta básica balanceada e adequada em nutrientes. Fracionada em 4-6 refeições. É uma dieta que contempla todos os alimentos, sem restrições quanto à consistência e ao tipo de preparo.

QUADRO 18.8 ▶ PRESCRIÇÃO DE DIETAS ORAIS MODIFICADAS

TIPOS DE DIETA	DEFINIÇÃO E INDICAÇÃO
Hipocalórica	Restrição dos requerimentos calóricos. Comum no cenário de obesidade e pré-obesidade.
Hipoproteica	Dieta com restrição proteica. Utilizada principalmente em doenças renais (0,5-0,8 g/kg/dia de proteína, sendo 50-70% de alto valor biológico) e hepáticas (0,5 g/kg/dia ou zero de proteína). Contudo, as orientações atuais para pacientes com disfunção renal ou hepática apontam para uma mínima restrição por curtos períodos de tempo. Em paciente com insuficiência renal e submetido à diálise, não há indicação de restrição proteica.
Hipolipídica	Pobre em gordura. O conteúdo de gordura é reduzido a menos de 25% do valor calórico total da dieta. É usada em pacientes com pancreatite, distúrbios das vias biliares ou quilotórax.
Hipossódica	Contém apenas o sódio intrínseco dos alimentos (aproximadamente 2 g de sódio [87 mmol]). Sem sal adicional, exceto se solicitado.
Hipocalêmica	Apresenta consistência semelhante à das dietas normais. É restrita em leguminosas, sucos, refrigerantes, frutas, verduras e vegetais crucíferos. Está indicada no doente com hipercalemia.
Sem resíduo	Fornece alimentos isentos de fibras e lactose. Valor calórico adequado, porém, incompleto em vitaminas e minerais. Deve ser usada em caráter temporário ou com suplementação medicamentosa.
Restrição hídrica	Um indivíduo adulto sadio necessita de 30-35 mL/kg/dia. É importante prescrever a quantidade de líquidos que o paciente pode receber durante o dia. Usada na insuficiência cardíaca grave e insuficiência renal com redução da diurese.
Hipercalórica	Elevada quantidade de calorias. Utiliza-se de 40-45 cal/kg/dia (raramente deve ser usada).
Hiperproteica	Quantidade de proteína prescrita acima dos requerimentos normais (> 1,2 g/kg/dia). Adequada para doentes com aumentado estresse metabólico (como pós-operatórios, infecção e inflamação).

(*Continua*)

QUADRO 18.8 ▶ PRESCRIÇÃO DE DIETAS ORAIS MODIFICADAS (Continuação)

TIPOS DE DIETA	DEFINIÇÃO E INDICAÇÃO
Rica em fibras	Contém de 25-35 g/dia de fibras, e deve ser aumentada a quantidade de líquidos.
Dietas especiais	Concebidas para a presença de uma doença específica, como DM*, dislipidemia* e doença respiratória crônica.* A dieta ainda pode ser customizada para cenários específicos (diarreia e constipação).**

As situações previstas nas Tabelas 18.7 e 18.8 podem estar associadas. Assim, é possível a prescrição de dieta pastosa pobre em potássio, por exemplo.
*Dieta para DM deve ser adequada em calorias, distribuídas em 55% para hidratos de carbono, 15% em proteína, 30% em lipídeo, rica em fibras e isenta em açúcares e frituras. Fracionada em seis refeições (desjejum, colação, almoço, lanche, jantar, ceia). Dieta para dislipidemia tem baixo teor de colesterol (igual ou inferior a 300 mg), pobre em alimentos formadores de triglicerídeos (açúcar, álcool, etc.) e em gorduras saturadas. Utilizar ácidos graxos poli-insaturados. Dieta para doença respiratória crônica privilegia reduzir carboidratos e evitar o excesso de calorias totais se o paciente é retentor de gás carbônico.
**Diarreia e constipação podem ser manejadas com alteração da consistência da dieta e introdução, aumento, redução ou retirada de fibras. Assim, diarreia ou constipação podem ser manejadas, ambas, com a introdução ou retirada de fibras.
DM, diabetes melito.

QUADRO 18.9 ▶ VIAS DE NUTRIÇÃO ENTERAL

TIPO DE TUBO	PERMANÊNCIA	INSERÇÃO	INDICAÇÃO	COMPLICAÇÕES
Nasogástrica/ nasoenteral	Curto prazo (30 dias)	Beira do leito	Pós-AVC Baixa ingestão oral Problemas de deglutição	Deslocamento Aspiração Retirada acidental Obstrução Sinusite Necrose de asa do nariz
Gastrostomia	Longo prazo	Endoscópica Radiológica Cirúrgica	Doenças neurológicas Doenças esofágicas Câncer de cabeça e pescoço	Deslocamento Peritonite Sangramento Perfuração do TGI Infecção cutânea
Jejunostomia	Longo prazo	Endoscópica Cirúrgica	Gastroparesia Obstrução pilórica	Deslocamento Peritonite Sangramento Perfuração do TGI Infecção cutânea

AVC, acidente vascular cerebral; TGI, trato gastrintestinal.
Fonte: Adaptado de BAPEN.[12]

QUADRO 18.10 ▶ NUTRIÇÃO ENTERAL VIA FÓRMULAS ENTERAIS POR SONDAS E OSTOMIAS

CLASSIFICAÇÃO	COMENTÁRIOS
Artesanais	Preparadas a partir de alimentos in natura e/ou suplementos industrializados. Baixo custo. Excessivo manuseio.
Modulares	São módulos de nutrientes (carboidratos, proteínas, lipídeos, vitaminas, minerais, aminoácidos e fibras). Podem ser usados como suplementos ou combinados adequadamente para fornecer uma dieta completa. Conforme supracitado, podem constituir elementos para a produção artesanal de fórmula enteral.
Monoméricas ou elementares	São aquelas em que os nutrientes aparecem na forma mais simples e hidrolisada. Fórmulas em geral apresentam elevada osmolaridade.
Oligoméricas	São aquelas em que os macronutrientes (principalmente proteínas) se apresentam em sua forma parcialmente hidrolisada.
Poliméricas	Compostas por nutrientes íntegros ou parcialmente hidrolisados. Peso molecular elevado. Trabalho digestivo maior. Fórmulas geralmente com osmolaridade normal a baixa.

Fonte: Martindale e colaboradores.[13]

que com qualquer outra terapia, o paciente deve ter um plano para alcançar os objetivos calóricos e proteicos com a nutrição enteral. Idealmente, o aporte pleno deve ser atingido em 48 a 72 h. Um dos maiores problemas com a nutrição enteral em nosso meio é a baixa taxa de administração da dieta prescrita, motivo pelo qual a monitoração da infusão da dieta é indispensável. Devem-se evitar pausas desnecessárias na dieta para não prejudicar a terapêutica do paciente nem agravar a condição já existente com a desnutrição hospitalar.

Fórmulas iniciais, também chamadas nas padronizações de vários hospitais como fórmulas-padrão, são de menor custo. Têm densidade calórica mais baixa (1-1,2 kcal/mL). A fonte de carboidrato costuma ser maltodextrina, e o aporte proteico, mais modesto, em geral tendo como fonte proteica caseína e proteína de soja, que normalmente não atende a demanda de pacientes críticos ou mais graves. Idealmente são utilizadas em síndromes anoréticas, pós-operatório de baixo catabolismo e convalescença. Fórmulas hiperproteicas (concentração de proteína igual ou superior a 15%) são mais caras, têm geralmente maior densidade calórica (1,5 kcal/mL ou mais) e são mais adequadas para pacientes que cursam com pronunciado catabolismo. Fórmulas também podem ser ricas em fibras (o mercado oferece várias combinações e quantidades), que aumentam a tolerância ao suporte nutricional (desde que o paciente não tenha instabilidade hemodinâmica).

O **Quadro 18.11** resume as complicações relacionadas à terapia nutricional enteral.

▶ NUTRIÇÃO PARENTERAL

Nutrição parenteral (NP) não deve ser encarada como terapêutica antagônica à NE. Dependendo do caso, estará indicada uma ou outra modalidade, a transição entre elas ou a utilização conjunta de ambas. De qualquer maneira, sempre que possível, deve-se optar pela NE, reservando a NP para as situações em que a via enteral está contraindicada ou é insuficiente para suprir todas as necessidades. Os **Quadros 18.13** e **18.14** resumem indicações e contraindicações à NP. Comparada com a NP, a NE é mais econômica, mais fisiológica e está associada com taxas menores de complicações infecciosas e metabólicas.

Em pacientes adequadamente nutridos, é recomendado um período de 5 a 7 dias para avaliação e tentativas de otimização da oferta calórica por via oral ou enteral antes do início da NP. Em pacientes classificados como alto risco, conforme escores de rastreamento de risco nutricional (NRS-2002 ou NUTRIC), a NP deve ser implementada mais precocemente. A NP deve ser formulada de acordo com as seguintes recomendações.

- Estabelecer acesso venoso central adequado (jugular interna, subclávia ou axilar). Se as condições do paciente exigirem cateter com dois lúmens, reservar uma via exclusiva para a NP, preferencialmente a distal. Não havendo suspeita de infecção de corrente sanguínea ou relacionada a cateter central, não é necessário trocar o dispositivo já existente.
- Calcular as necessidades energéticas e proteicas do paciente conforme apresentado nas **Tabelas 18.4** e **18.5**.

QUADRO 18.11 ▶ COMPLICAÇÕES DA NUTRIÇÃO ENTERAL E MANEJO

COMPLICAÇÃO	MANEJO
Constipação	Checar quantidade de água e corrigir se necessário; otimizar quantidade de fibra alimentar.
Diarreia	Checar prescrição (**Quadro 18.12**) e itens possivelmente relacionados a alterações da microbiota intestinal e diarreia: antimicrobianos, laxativos, elixires; checar e corrigir quantidade de fibra alimentar (principalmente solúvel); checar osmolaridade da fórmula e velocidade de infusão; considerar intolerância alimentar (p. ex., lactose); investigar infecção; tentar classificar diarreia entre secretora, osmótica ou mista; tentar não interromper o fornecimento de alimentos na investigação/tratamento (ver fluxograma na **Fig. 18.3**).
Dor abdominal	Checar quantidade de fibra, principalmente no paciente com risco de estenose/suboclusão; lentificar fluxo (administrar dieta ao longo de 24 h); considerar intolerância à lactose.
Distensão	Checar quantidade de fibra, sobretudo no paciente com risco de estenose/suboclusão; lentificar fluxo (administrar dieta ao longo de 24 h); considerar intolerância à lactose.
Íleo gástrico	Reduzir a quantidade de gordura na dieta; reduzir a velocidade de infusão; adicionar pró-cinético.
Náuseas e vômitos	Reduzir a quantidade de gordura na dieta; reduzir a velocidade de infusão; prescrever antiemético; adicionar pró-cinético.
Hiperglicemia	Iniciar tratamento com insulina (evitar esquema de insulina conforme testes capilares); o uso de fórmulas específicas para diabetes pode ser uma alternativa.
Distúrbios hidreletrolíticos	Monitorar eletrólitos e nível de hidratação do paciente antes do início da terapêutica; atentar especialmente para pacientes em risco de realimentação.
Aspiração	Prevenir por meio do posicionamento adequado da sonda e elevação da cabeceira (30-45°).

Fonte: Martindale e colaboradores.[13]

QUADRO 18.12 ▶ MEDICAMENTOS QUE PODEM CAUSAR DIARREIA

- Octreotida (5-13%)
- Antimicrobianos (5-25%)
- Digoxina/quinidina (< 10%)
- Carvedilol (< 12%)
- Agentes colinérgicos (10-20%)
- Anti-inflamatórios (> 20%)
- Antirretrovirais (> 20%)
- Metformina (> 20%)
- Soluções de hidratação oral (> 20%)
- ISRSs (> 20%)
- Misoprostol (> 20%)
- Imunossupressores (30-60%)
- Quimioterápicos citotóxicos (30-80%)
- Colchicina (80%)
- Laxativos/elixires (dose-dependente)

ISRSs, inibidores seletivos da recaptação da serotonina.
Fonte: Martindale e colaboradores.[13]

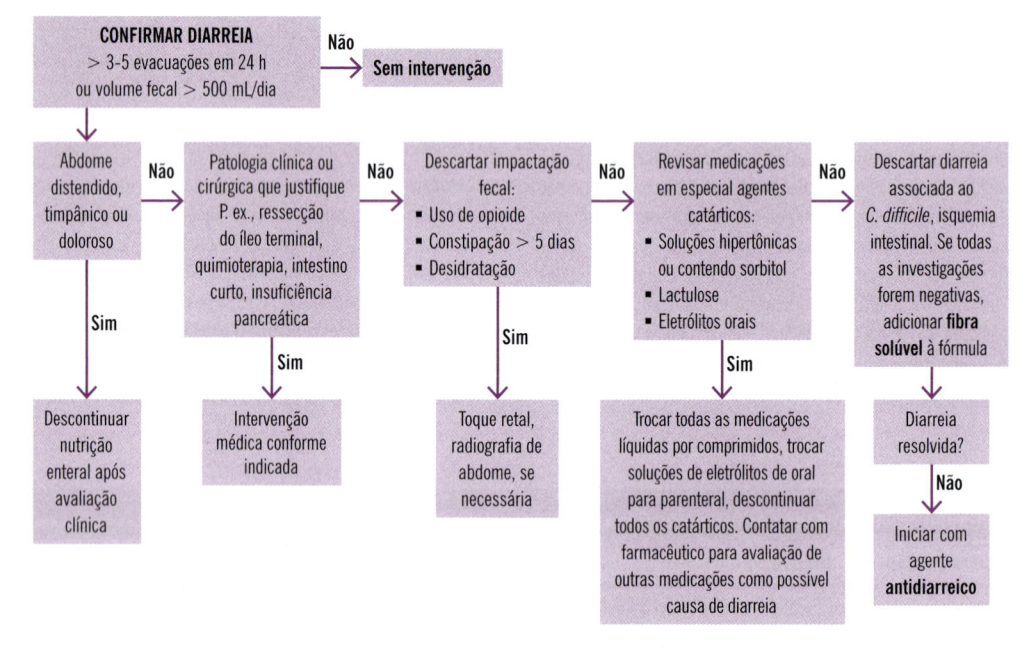

FIGURA 18.3 ▶ FLUXOGRAMA PARA O MANEJO DA DIARREIA COM DIETA ENTERAL.
Fonte: Adaptada de American Society for Parenteral and Enteral Nutrition.[14]

QUADRO 18.13 ▶ INDICAÇÕES DA NUTRIÇÃO PARENTERAL

Situações em que a via oral ou via enteral não são viáveis ou são insuficientes (60% da meta calórico-proteica estabelecida para o paciente):

- Fístula intestinal de alto débito (> 500 mL/dia), quando não é possível alimentação por SNE posicionada distal à fístula
- Síndrome do intestino curto na fase aguda
- Inflamação extensa do TGI, o que pode ocorrer em manifestações extremas de doença de Crohn, doença enxerto contra hospedeiro intestinal, enterite actínica, etc.

SNE, sonda nasoenteral; TGI, trato gastrintestinal.
Fonte: Braga e colaboradores.[15]

QUADRO 18.14 ▶ CONTRAINDICAÇÕES DA NUTRIÇÃO PARENTERAL

- Expectativa de manutenção de NP por tempo inferior a 5-7 dias
- TGI pérvio e funcional
- Recusa do paciente
- Choque hemodinâmico não controlado
- Distúrbios hidreletrolíticos e/ou acidobásicos não corrigidos
- Tratamento paliativo exclusivo

NP, nutrição parenteral; TGI, trato gastrintestinal.
Fonte: Braga e colaboradores.[15]

- Após a obtenção do aporte de proteínas (Ver Tabs. 18.4 e 18.5), calcular o total de calorias não proteicas:
  - **Calorias totais – calorias proteicas = calorias não proteicas**
- Estimar o percentual energético correspondente aos demais macronutrientes:
  - **Carboidratos:** 50 a 70% das calorias não proteicas.
  - **Lipídeos:** 30 a 50% das calorias não proteicas.
- Calcular o valor calórico de cada macronutriente, conforme Tabela 18.7.
- Calcular o volume de cada macronutriente, de acordo com sua concentração. Lembrar que, por exemplo, aminoácidos a 10% significam 10 g por 100 mL e glicose a 50%, 50 g por 100 mL.
- Repor líquidos e eletrólitos inicialmente conforme necessidades estimadas (Tab. 18.8) e, após, conforme controles laboratoriais periódicos (Quadro 18.15).
- Prescrever as reposições complementares:
  - Necessidades diárias das vitaminas e oligoelementos com solução de multivitaminas e solução de oligoelementos: 1 ampola contém 1 IDR (ingestão diária recomendada).
  - A reposição de gluconato de cálcio pode ser realizada em via separada da NP, para evitar precipitação das soluções. Em alguns casos, dependendo do produto cálcio-fósforo, é possível acrescentar uma pequena quantidade já dentro da bolsa de NP, conforme sinalização do farmacêutico.
  - Vitamina K: 10 mg, de 1 a 3 ×/semana, de acordo com níveis de protrombina.
  - Nos pacientes com perdas intestinais elevadas (p. ex., fístulas de alto débito, diarreia incoercível), repor zinco: 12 mg/dia para mulheres e 15 mg/dia para homens.

TABELA 18.7 ▶ VALOR CALÓRICO DOS MACRONUTRIENTES

MACRONUTRIENTE	ELEMENTO	VALOR ENERGÉTICO
Proteína	Aminoácido a 10%	1 g = 4 Kcal
Carboidrato	Glicose a 50%	1 g = 3,5-4 Kcal
Lipídeo	Ácido graxo a 10 ou 20%	1 g = 9-10 Kcal

Fonte: Martindale e colaboradores.[13]

TABELA 18.8 ▶ NECESSIDADES BÁSICAS DIÁRIAS DE LÍQUIDOS E ELETRÓLITOS

LÍQUIDOS/ELETRÓLITOS	NECESSIDADES DIÁRIAS
Água*	30-40 mL/kg/dia ou 1 mL/kg/h
Sódio	1-2 mEq/kg/dia
Potássio	1-2 mEq/kg/dia
Cálcio	10-15 mEq/dia
Magnésio	8-20 mEq/dia
Fósforo	10-40 mmol/dia
Cloreto	O necessário para manter o equilíbrio acidobásico

*Via de regra, não é necessária a oferta extra de cristaloide por via parenteral, haja vista que frequentemente o volume final da NP, ainda acrescidos os volumes das medicações intravenosas, é suficiente para manter o indivíduo hidratado.
Fonte: Martindale e colaboradores.[13]

O Quadro 18.16 resume demais orientações para a elaboração de uma terapia nutricional parenteral segura e eficaz.

QUADRO 18.16 ▶ ELABORAÇÃO E ADMINISTRAÇÃO SEGURA E EFICAZ DE NUTRIÇÃO PARENTERAL

- A velocidade de infusão da NP deve ser controlada rigorosamente
- No primeiro dia, prescrever 50% das necessidades calculadas. Administrar a solução a uma velocidade constante com bomba de infusão. Se bem tolerada, progredir para 100% do calculado no dia seguinte
- Realizar controle de glicemia capilar de 6/6 h. Se necessário, insulina deve ser administrada para manter níveis glicêmicos abaixo de 180 mg/dL
- Deixar prescrita solução glicosada a 10% a 30 mL/h a ser iniciada em casos de impossibilidade de reinstalação imediata da NP, frente a risco de hipoglicemia
- Não deve ser permitida coleta de amostras de sangue pela via da NP, exceto nos casos de pesquisa de infecção relacionada ao dispositivo vascular

NP, nutrição parenteral.

QUADRO 18.15 ▶ MONITORAMENTO ESPECÍFICO PARA PACIENTES EM NUTRIÇÃO PARENTERAL

PARÂMETRO	INICIAL	DIARIO	SEMANAL
Eletrólitos (sódio, potássio, cálcio, fósforo, magnésio)	X	X*	X
Cloro, bicarbonato	X		X
TGO, TGP, bilirrubinas, fosfatase alcalina, TP, triglicerídeos	X		X
Avaliação do local de inserção do cateter quanto à presença de sinais inflamatórios e infecciosos		X	

*Até estabilização do aporte calórico-proteico e eletrólitos.
TGO, transaminase glutâmico-oxalacética; TGP, transaminase glutâmico-pirúvica; TP, tempo de protrombina.
Fonte: Protocolo adotado no Hospital de Clínicas de Porto Alegre.

As complicações da NP se subdividem em mecânicas (relacionadas ao cateter – perfuração do vaso, pneumotórax, hemotórax, desconexão do cateter com perda sanguínea ou embolia aérea), metabólicas (sobrecarga hídrica, hiperglicemia, hipoglicemia, hipertrigliceridemia, distúrbios hidreletrolíticos, colestase, síndrome de realimentação) e infecciosas (infecção relacionada a cateter venoso central).

▶ MONITORAMENTO DA TERAPIA NUTRICIONAL

Como em qualquer outra terapia, monitoramento faz-se necessário. Esta vigilância ocorre em diferentes domínios e está resumida nos **Quadros 18.17** e **18.15**.

No monitoramento clínico, especial atenção deve ser dada a pacientes em risco para síndrome de realimentação. Essa síndrome é uma complicação clínica decorrente de modificações hidreletrolíticas que ocorrem após realimentação vigorosa em pacientes previamente desnutridos, com consequências potencialmente fatais. Hipofosfatemia é central na síndrome. O **Quadro 18.5** alerta para pacientes em risco, segundo critérios do National Institute for Health and Clinical Excellence (NICE). O leitor tem mais detalhes de métodos para monitoramento da terapia nutricional na seção sobre avaliação da composição corporal.

A densitometria por dupla emissão de raios X (DEXA) é um método considerado padrão-ouro na avaliação da composição corporal, permitindo a medida da massa óssea, massa gorda e massa magra. A DEXA é o único método que avalia diretamente todos

QUADRO 18.17 ▶ MONITORAMENTO DA TERAPIA NUTRICIONAL

PARÂMETRO	COMENTÁRIO
Peso	Deve ser checado na admissão do doente e a cada semana. Pacientes na UTI em geral são pesados diariamente e variações nesta frequência são creditadas à perda ou acúmulo de água corporal. Monitorar para surgimento de edema.
Circunferência da panturrilha	Além do peso, a medida da circunferência da panturrilha (< 31 cm) está associada a declínio funcional. Atentar para a presença de edema ao realizar a aferição. O examinador deve medir a maior porção da região da panturrilha sem comprimi-la com fita métrica inelástica. A medida pode ser feita com paciente deitado, sentado ou de pé.
Aporte	**TN enteral:** checar periodicamente, avaliando tolerância. **TN parenteral:** checar diariamente por meio da vazão dos dispositivos de infusão. Monitorar planejado *versus* ofertado (a oferta deve ser a mais próxima possível do planejamento. *Experts* recomendam que essa oferta deva ser igual ou superior a 80% do planejado).
Exames laboratoriais	**Avaliação inicial:** hemograma completo, coagulação, glicose, ureia, creatinina, eletrólitos, transaminases, bilirrubinas, triglicerídeos, albumina. **Avaliação sequencial:** eletrólitos e função renal devem ser solicitados diariamente até estabilização do quadro, sobretudo em doentes com nutrição parenteral. Depois, os exames podem ser avaliados semanalmente. Na ocorrência de síndrome de realimentação, eletrólitos (sobretudo potássio, fósforo e magnésio) devem ser solicitados diariamente até controle metabólico e monitoramento das infusões de resgate. **Balanço nitrogenado:** exame muito sujeito a erros, mas que pode orientar a repleção calórica e (principalmente) proteica. É calculado da seguinte maneira: Nitrogênio ofertado (NO) – Nitrogênio excretado (NE). NO = Proteínas ingeridas (g em 24 h) / 6,25 NE = (UU × 0,5) + [1,1 × (UU × 0,5)] + 4 O resultado adequado oscila entre - e + 2. A constante 1,1 corrige a quantidade total de nitrogênio na urina, considerando sua origem não ureica (a correção pode variar de 1,1-1,2, já que 10-20% do nitrogênio urinário não é ureico. A constante 4 acrescenta a perda fecal e cutânea de nitrogênio e deve ser aumentada nos casos de fístula de alto débito, diarreia e peritoniostomia (neste caso, optando-se por valor arbitrário, como 6, 8 ou 10). Tais ajustes geram críticas a esta ferramenta por torná-la eventualmente muito subjetiva e imprecisa.
Outros exames	Colesterol pode ser incluído na avaliação inicial para checar desnutrição; pré-albumina não deveria ser rotineiramente utilizada, devendo ser reservada em situações como TN prolongada em doentes em que não há certeza se a oferta é ou não suficiente; US e/ou radiografia de tórax podem auxiliar na estimativa de água corporal total. Cortes de tomografia em L3-L4, BIA, DEXA, CI e dinamometria estão explicados no texto.

BIA, bioimpedância elétrica; US, ultrassonografia; CI, calorimetria indireta; DEXA, densitometria por dupla emissão de raios X; TN, terapia nutricional; UU, ureia em urina de 24 h; UTI, unidade de terapia intensiva.
Fonte: Protocolo adotado no Hospital de Clínicas de Porto Alegre.

os compartimentos corporais (massa óssea, massa muscular [incluindo água] e massa gordurosa). A desvantagem reside no custo, deslocamento e impossibilidade de aplicar nos doentes mais graves (em razão dos riscos inerentes ao transporte).

A análise da composição corporal por meio da bioimpedância elétrica (BIA) é baseada na condução corporal de uma corrente elétrica de baixa intensidade. A impedância, dada pelos valores de reatância e resistência, é baixa no tecido magro e alta no tecido adiposo. O custo é mais baixo que o da DEXA e tem a vantagem de poder ser repetido várias vezes. O rendimento (ou confiabilidade) é menor em pacientes mais graves ou edemaciados. Nesses casos, acredita-se que o cálculo do ângulo de fase, obtido pela relação de medidas sequenciais de resistência (água) e reatância (membranas celulares), pode inferir integridade de membranas e massa celular corporal com implicações prognósticas, onde valores baixos (menores do que 5-5,5) se associariam com maior morbimortalidade. Entretanto, não há estudos que suportem a utilização rotineira de BIA para esta finalidade.

Muito tem se escrito sobre a avaliação da composição muscular com tomografia computadorizada (TC) ou ressonância magnética (RM) e a padronização de avaliação da musculatura na topografia da terceira ou quarta vértebra lombar. A RM permite a quantificação do tecido adiposo total e seus depósitos (subcutâneo, muscular ou visceral) e também possibilita a avaliação de massa magra segmentar. Contudo, apresenta elevado custo e tem necessidade de *softwares* específicos para sua realização. Em relação à TC, não existe consenso quanto à escala a ser usada para quantificação da gordura. Esses métodos, apesar de promissores, carecem de maiores estudos para utilização fora de ambientes acadêmicos.

A CI determina o gasto energético basal e poderia contribuir na definição da dose total de calorias aos doentes em TN. O método fornece o quociente respiratório (QR), que, em última análise, demonstra qual substrato energético é preferencialmente oxidado e, portanto, auxilia na escolha entre aumento ou não da oferta, e qual substrato deve predominar (entre carboidrato e lipídeo) na prescrição nutricional. Um valor de QR próximo a 1 indica uma oxidação exuberante de glicose (Tab. 18.9), e condutas nutricionais que impliquem aumento do QR (próxima ou ultrapassando o valor 1) indicam uma intolerância ao aporte administrado.

TABELA 18.9 ▶ UTILIZAÇÃO DE SUBSTRATO E QUOCIENTE RESPIRATÓRIO

SUBSTRATO OXIDADO/ AMBIENTE METABÓLICO	QR
Carboidrato	1,0
Etanol	0,67
Gordura	0,7
Proteína	0,8
Ácido láctico	1,0
Substratos mistos	0,85
Lipogênese	1,01-1,2

QR, quociente respiratório.
Fonte: International Atomic Energy Agency.[16]

Quanto ao monitoramento da função muscular e associações com terapia nutricional, especialmente dos doentes mais graves e cirúrgicos, o uso da preensão palmar pode estimar a força geral dos indivíduos. A aferição da força máxima voluntária de preensão manual consiste em um teste simples e objetivo que tem por princípio estimar a função do músculo esquelético. Essa avaliação pode ser realizada com um dinamômetro. O procedimento é simples, feito com o paciente sentado e cotovelo fletido a 90° e antebraço em semipronação. É solicitado ao paciente apertar o dinamômetro com toda sua força por cerca de 3 segundos. Outra medida é feita após 1 minuto. Geralmente é adotada a média das leituras realizadas (duas ou três na maioria das vezes). Não existe padronização de consenso para dinamometria em pacientes internados. Contudo, utilizam-se os valores propostos na Tabela 18.10.

▶ TERAPIA NUTRICIONAL EM CENÁRIOS ESPECÍFICOS

■ TERAPIA NUTRICIONAL NO DOENTE CRÍTICO

A resposta metabólica do doente crítico é similar à resposta após trauma ou cirurgia, com aumento do gasto energético, catabolismo proteico e utilização de glicose como substrato preferencial, embora ocorra oxidação de lipídeos. A Tabela 18.11

TABELA 18.10 ▶ FORÇA DE PREENSÃO PALMAR DIREITA PARA HOMENS E MULHERES BRASILEIROS (kgf)

GÊNERO	MÃO D/E	MUITO FRACO	FRACO	REGULAR	BOM	ÓTIMO
Homens	D	< 43,33	43,33-47,33	47,34-52,67	52,68-56,67	> 56,67
	E	< 41	41-44,33	44,34-49	49,1-53,67	> 53,67
Mulheres	D	< 26	26-28,33	28,34-31	31,1-33,67	> 33,67
	E	< 23,67	23,67-25,67	25,68-28,67	28,68-31,33	> 31,33

D, direita; E, esquerda.
Fonte: Brito.[17]

TABELA 18.11 ▶ COMPARAÇÃO ENTRE AS ALTERAÇÕES METABÓLICAS NO JEJUM E ESTRESSE

PARÂMETRO	JEJUM	TRAUMA	SEPSE
Metabolismo basal	↓	↑	↑↑
Glicemia	↓	↑	↑↑
Lactato	=	↑	↑↑
Insulina	↓	=↑	=↑
Glucagon	↑	↑↑	↑↑
Resistência à insulina	↑	↑	↑↑
Perda nitrogenada	↓	↑	↑↑
Aminoácidos plasmáticos	↓	↑	↑
Síntese proteica	↓	=↑	↑
Catabolismo proteico	=	↑	↑↑
Lipólise endógena	↑	↑↑	↑↑
Cetose	↑↑	↑	↑

↓, diminuído; ↑, aumentado; ↑↑, muito aumentado; =, inalterado.
Fonte: Loss.[18]

didaticamente esquematiza as alterações metabólicas do doente crítico as comparando com os doentes em jejum não críticos. Hiperglicemia e significante resistência à insulina são achados quase constantes em sepse ou trauma, resultantes do ambiente inflamatório que se estabeleceu (decorrente da atividade de inúmeras substâncias biologicamente ativas, sobretudo citocinas, leucotrienos, radicais livres de oxigênio e nitrogênio, que potencializam a liberação de catecolaminas, glucagon e cortisol). Balanço nitrogenado negativo é comum, mesmo que capacidade de síntese coexista (estando inclusive aumentada), mas esta é suplantada pelo contínuo catabolismo proteico (podendo exceder 30 g de nitrogênio ao longo de um dia), que ocorre sobremaneira no músculo. Há aumento na síntese de ureia, creatinina, ácido úrico, amônia, haptoglobina e proteína C-reativa. Há queda na síntese de albumina e pré-albumina (fenômeno denominado repriorização hepática). O balanço negativo de nitrogênio é intenso nos primeiros dias de evolução, podendo se estender até 3 semanas no curso do doente na UTI e é um determinante independente de desfecho (sobrevida). Pacientes graves podem perder 0,25 a 1 kg de peso/dia. O catabolismo muscular prolongado compromete a função respiratória, reduz a imunidade e a cicatrização e aumenta a incidência de complicações tromboembólicas. O ambiente adrenérgico do doente crítico estimula a lipólise, mas o aproveitamento de ácidos graxos livres de cadeia longa na mitocôndria é diminuído, o que resulta em acúmulo de seus ésteres no citosol, que por sua vez inibe a atividade da desidrogenase pirúvica com consequente acidose intracelular por acúmulo de lactato e piruvato. Esse processo é responsável pelo menor aproveitamento do ciclo de Krebs como provedor de trifosfato de adenosina (ATP).

Assim, o suporte nutricional deve ser contemplado como um elemento central da terapia de doentes graves, dimensionado às necessidades de energia e proteína desta população e ajustado para tratar ou mitigar hiperglicemia, inflamação e imunossupressão. As principais diretrizes são coincidentes nas doses dos substratos, escolha dos suplementos, definição da via e *timing* para entrega de nutrientes. Essas recomendações estão resumidas no Quadro 18.18. Os autores recomendam a leitura destas diretrizes e a construção de protocolos que atendam às demandas dos doentes críticos. Acreditamos que

QUADRO 18.18 ▶ RECOMENDAÇÕES PARA TERAPIA NUTRICIONAL DE DIRETRIZES NACIONAIS E INTERNACIONAIS EM DOENTES CRÍTICOS

DIRETRIZ	RECOMENDAÇÃO
ESPEN Europa 2006/2009	As diretrizes de 2006 (enteral) e 2009 (parenteral) são reportadas aqui conjuntamente. Os graus de recomendação são A (forte), B (moderado) e C (opinião de *experts*). Nutrição deve ser preferencialmente enteral (C), fórmula polimérica (C), pré ou pós-pilóricas (C) e iniciar nas primeiras 24 h em doentes ressuscitados (C), não devendo ultrapassar 3 dias (TNP combinada ou isolada deve ser associada se disfunção intestinal) (C). A dose de dieta deve ser de 20-25 Kcal/kg/dia (fase aguda) e 25-30 Kcal/kg/dia em fase de anabolismo (C). Eritromicina, IV, pode ser considerada nos doentes com evidente gastroparesia (C). Arginina deve ser evitada no doente com sepse grave (B) e glutamina não deve ser considerada rotineiramente (C), mas considerada (na dose de 0,3-0,6 g/kg/dia) no doente dependente de TNP (A). Nova diretriz publicada em 2018.

(*Continua*)

QUADRO 18.18 ▶ RECOMENDAÇÕES PARA TERAPIA NUTRICIONAL DE DIRETRIZES NACIONAIS E INTERNACIONAIS EM DOENTES CRÍTICOS (Continuação)	
DIRETRIZ	**RECOMENDAÇÃO**
Canadense Canadá 2015	Nutrição preferencialmente enteral e precoce (até 48 h da admissão na UTI), fórmula polimérica, sem fibras (solúvel e insolúvel), preferencialmente pela utilização de protocolo. Se gastroparesia, toleram-se elevadas medidas de resíduo gástrico e usa-se pró-cinético (metoclopramida ou eritromicina). A infusão contínua com pequenos volumes pré ou pós-pilóricos é aceitável. Nos doentes com lesão pulmonar aguda, alimentação trófica nos primeiros dias pode ser considerada. Hipoalimentação intencional (80% do valor energético estimado; 15-20 Kcal/kg/dia) pode ser considerada nos doentes sem desnutrição. TNP não deve iniciar simultaneamente à NE e deve ser considerada após o esgotamento de todas as estratégias para otimizar NE. A imunonutrição não está recomendada. O uso de probióticos deve ser considerado.
ASPEN Estados Unidos 2016	Diretrizes realizadas para pacientes críticos contemplando frequentemente o doente com sepse. É recomendado início precoce – 24, 48 h (MBQE) e de preferência por via enteral (MB-BQE), fórmula polimérica (OE), pós-pilórica em doentes com risco de aspiração (M-AQE), com paciente adequadamente ressuscitado (OE). Pacientes bem-nutridos podem aguardar 1 semana para iniciar TN (OE). Pacientes com elevado escore NUTRIC ou desnutridos devem iniciar nutrição em até 48 h (OE). Alimentação trófica pode ser considerada na primeira semana nos doentes com lesão pulmonar aguda (AQE). A carga proteica oscila entre 1,2-2,0 g/kg/dia (MBQE). Medida rotineira de resíduo gástrico não é recomendada, e quando indicada, pausar dieta com resíduo igual ou superior a 500 mL (BQE). Glutamina, arginina e óleo de peixe não devem ser rotineiramente utilizados (MB-BQE). FOS e/ou inulina para doentes com estabilidade hemodinâmica (BQE), sendo que fibra solúvel (10-20 g/dia) pode ser considerada nos doentes com estabilidade hemodinâmica e diarreia (BQE). Ainda não há como recomendar probióticos rotineiramente (BQE).
BRASPEN Brasil 2018	Pacientes devem ter risco nutricional avaliado precocemente (NRS-2002; NUTRIC - MOD). CI é o método padrão-ouro para avaliação do gasto energético e, na sua ausência, equações preditivas devem ser usadas com cautela (MOD). A TN deve iniciar dentro das primeiras 24-48 h de estabilidade hemodinâmica (MB) ou compensação hemodinâmica (paciente em ressuscitação ou ainda dependente de vasopressor, mas com evidências clínicas e laboratoriais de perfusão tecidual adequada – OE), preferencialmente por via enteral (MB), com a sonda posicionada no estômago (M/A). Pacientes desnutridos ou de alto risco nutricional (NUTRIC com 5 ou mais pontos; NRS-2002 com 5 ou mais pontos) não devem receber alimentação hipocalórica (50-70% do gasto energético medido por CI ou 15-20 Kcal/kg/dia) ou trófica (até 25% do gasto energético medido ou calculado). Nos pacientes nutridos e com baixo risco nutricional, as estratégias de hipoalimentação permissiva, trófica ou plena (> 70% do cálculo do gasto energético) se equivalem (B/M). Oferta proteica oscila entre 1,5-2 g/kg/dia (B). NE deve ser administrada com cabeceira elevada a 30-45° (OE), sem interrupções regulares para medida de resíduo gástrico (B) e uso de procinéticos se gastroparesia (B). Idealmente, a TN deveria seguir um protocolo de administração (MOD). Fórmula imunomoduladora não deve ser rotineiramente utilizada (B). Fibra também não é recomendada de rotina, exceto para os doentes ressuscitados com diarreia (OE). TNP é usada nos doentes cujo sistema digestório não é funcional (OE). TNPS é indicada nos doentes que não atingem 60% da meta de energia calculada pelo sistema digestório em 5-7 dias. EL misturando soja, oliva, coco e óleo de peixe deve ser considerado nos pacientes graves (OE).

(Continua)

QUADRO 18.18 ▶ RECOMENDAÇÕES PARA TERAPIA NUTRICIONAL DE DIRETRIZES NACIONAIS E INTERNACIONAIS EM DOENTES CRÍTICOS (Continuação)	
DIRETRIZ	RECOMENDAÇÃO
ESPEN Europa 2018	Nesta versão, a ESPEN se inspirou na diretriz alemã e adotou o sistema PICO e GRADE para qualificação da recomendação. Novamente há recomendação para terapia nutricional precoce. Os doentes devem ser avaliados para desnutrição, de maneira que aqueles com estadia superior a 48 h devem ser considerados em alto risco e desnutrição (OE). TN enteral é preferível à TNP (OE), e a meta energética deve ser atingida entre os dias 3 e 7, para evitar hiperalimentação (GRADE A). Nos doentes submetidos à ventilação mecânica, o gasto energético deve idealmente ser mensurado por CI (GRADE B). Na utilização de equações preditivas, a meta deve ser de 70% do calculado (GRADE B). A nutrição é preferencialmente administrada de maneira contínua (GRADE B). Procinéticos devem ser administrados frente à intolerância do sistema digestório (GRADE B) e sonda pós-pilórica naqueles que se julgam em risco de broncoaspiração (OE). TNPS somente deve ser considerada após todas as possibilidades e estratégias para utilização do sistema digestório terem sido esgotadas (OE) ao longo da primeira semana (OE). A meta proteica na fase aguda da doença crítica é da ordem de 1,3 g/kg/dia (GRADE 0). Glutamina enteral (0,2-0,3g/kg/dia) deve ser administrada para queimados graves ou com trauma (GRADE B). Óleo de peixe, arginina, antioxidantes devem ser individualizados.

AQE, alta qualidade da evidência; ASPEN, American Society for Parenteral and Enteral Nutrition; B, baixo nível de evidência; B/M, baixo a moderado nível de evidência; BQE, baixa qualidade da evidência; BRASPEN, Brazilian Society of Parenteral and Enteral Nutrition; CI, calorimetria indireta; EL, emulsões lipídicas; ESPEN, European Society for Clinical Nutrition and Metabolism; EUA, Estados Unidos da América; FOS, fruto-oligossacarídeos; GRADE, do inglês Grades of Recommendation, Assessment, Development, and Evaluation; IV, intravenoso; M/A, moderado a alto nível de evidência; M-AQE, moderada à alta qualidade da evidência; MB, muito baixo nível de evidência; MB-BQE, muito baixa à baixa qualidade da evidência; MBQE, muito baixa qualidade da evidência; MOD, moderado nível de evidência; NE, nutrição enteral; OE, opinião de experts; PICO, do inglês Patient, Intervention, Control and Outcome; TN, terapia nutricional; TNP, terapia nutricional parenteral; TNPS, terapia nutricional parenteral suplementar.

a NE é preferível à NP, em que o início deve ser precoce (24 h após ressuscitação e controle metabólico), e a meta energética (possivelmente algo próximo de 20 Kcal/kg/dia) deve ser atingida em até 96 h. Igualmente recomendamos que essa meta deve ser reavaliada no final de uma semana.

Pacientes críticos podem cursar com doença crítica persistente, originalmente denominada doença crítica crônica, situação que fica evidente nos doentes com prolongada dependência do suporte ventilatório e/ou hemodinâmica na UTI e que apresentam alta taxa de mortalidade hospitalar (e pós-hospitalar entre os sobreviventes), alto custo, longa permanência e um enorme sofrimento (pacientes e famílias). O doente crítico crônico está desnutrido, com inflamação crônica, apresenta concentrações e ciclos hormonais alterados, não raro demonstram intolerâncias do sistema digestório a alimentos, são mais suscetíveis à hiperglicemia e cursam com imunossupressão. A TN nessa população deve ser individualizada, partindo da seguinte premissa: a oferta calórica deve ser da ordem de 30 a 40 Kcal/kg/dia, naturalmente checando tolerância (metabólica e funcional), hiperproteica (> 1,2 g/kg/dia de proteína) e administrada por via enteral. É provável que a oferta de vitaminas e oligoelementos seja maior do que o habitual, e não há evidências que suportem (rotineiramente) imunomodulação. Mobilização e exercício são elementos-chave na reabilitação do doente que se tornou crônico.

■ NUTRIÇÃO PERIOPERATÓRIA

A nutrição compõe importante parte no manejo geral do doente submetido à cirurgia. Aspectos da nutrição compõem um conjunto de recomendações que visam a acelerar a recuperação no pós-operatório e a melhorar desfechos em cirurgia. O projeto ACERTO (acrônimo de ACElerando a Recuperação Total no pós-operatório) é um programa multimodal aplicável nesse cenário, que inclui nutrição, e está resumido na **Figura 18.4**. O leitor interessado em ampliar o conhecimento nesta área pode fazê-lo lendo publicações especializadas, como o livro do projeto ACERTO ou correlacionados (ver Leituras recomendadas). O **Quadro 18.19** resume aspectos relacionados à nutrição dentro deste programa multimodal. Os benefícios da redução do jejum pré e pós-operatório passam por redução da resistência à insulina, retenção nitrogenada, atenuação do estresse oxidativo e redução da inflamação.

■ OUTROS CENÁRIOS ESPECIAIS

O **Quadro 18.20** resume cenários especiais em que pacientes serão submetidos a alguma forma de terapia nutricional.

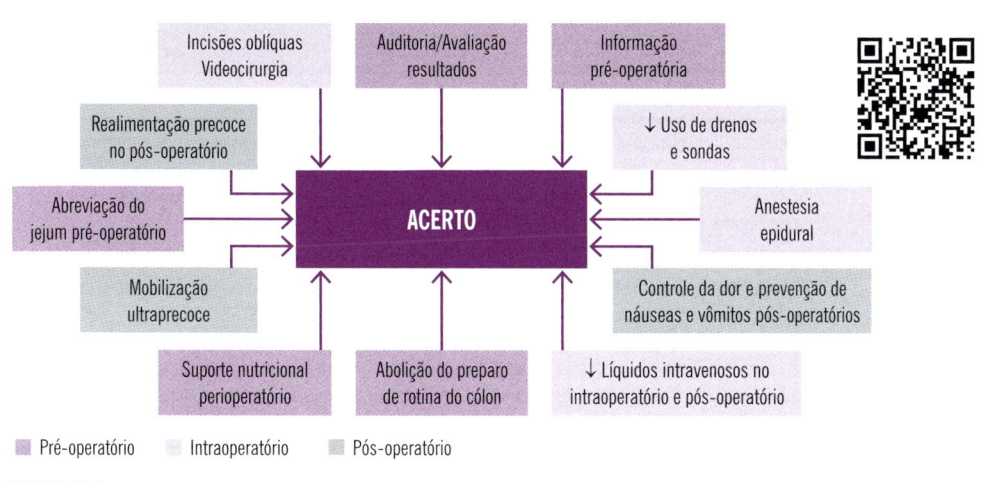

FIGURA 18.4 ▶ PROJETO ACERTO.
Fonte: Colégio Brasileiro de Cirurgiões.[19]

QUADRO 18.19 ▶ ASPECTOS RELEVANTES DA NUTRIÇÃO NO PROJETO ACERTO	
CONTEXTO	**RECOMENDAÇÃO**
Pré-operatório	Rastrear risco nutricional e planejar nutrição 5-7 dias antes da cirurgia nos doentes com risco elevado para desnutrição e de 14 dias nos doentes desnutridos. Abreviar o jejum pré-operatório (6-8 h para alimentos sólidos; bebida com proteína e maltodextrina 4-6 h e 2-3 h antes da cirurgia, considerando contraindicações*).
Pós-operatório	Iniciar dieta nas primeiras 24-48 h, independentemente de suturas no sistema digestório (ou NP se sistema digestório não pérvio ou funcional). Mobilizar, realizar analgesia regional (e diminuir o uso de opioides) e evitar hiper-hidratação diminuem o íleo pós-operatório, melhoram as funções do sistema digestório e, portanto, a tolerância à alimentação. Goma de mascar pode reduzir o período de íleo.

*Contraindicações para redução do jejum pré-operatório incluem gestação, refluxo gastresofágico importante, gastroparesia significativa e estenose de piloro.
NP, nutrição parenteral.
Fonte: Aguilar-Nascimento.[20]

QUADRO 18.20 ▶ TERAPIA NUTRICIONAL EM CENÁRIOS ESPECÍFICOS	
CENÁRIO	**TERAPIA NUTRICIONAL**
AVC/TCE	O paciente neurocrítico apresenta genes inflamatórios suprarregulados, o que determina um ambiente inflamatório e intenso catabolismo proteico. A TN deve ser precoce e hiperproteica (1,2-2 g/kg/dia). Hiperglicemia é um determinante independente de morbidade e mortalidade após evento hemorrágico ou isquêmico. Gastroparesia é comum e pode ser manejada com redução de fibra e gordura na dieta, além da utilização de composto de menor osmolaridade e infundida mais lentamente (nas 24 h). Considerar posicionamento mais distal (pós-pilórica) da sonda de alimentação. Evitar PEG precoce por se associar a maior mortalidade.
Câncer	Há uma correlação entre desnutrição e câncer. A presença de desnutrição está associada a piores desfechos. NP ou NE deveria ser sempre administrada no pré-operatório (nesse caso, considerar fórmulas – coquetéis imunomoduladores) e pós-operatório de pacientes desnutridos. TN idealmente deve compor o esquema terapêutico antes e depois do transplante de medula óssea. Embora ainda controverso, a inclusão de glutamina pode ser benéfica na presença de mucosite. A meta calórica oscila entre 25-35 Kcal/kg/dia, 1-2 g/kg/dia de proteínas e 30-50% de lipídeos (a adição de AGPI ômega 3 tem sido avaliada mais recentemente em estudos e pode ser benéfica em razão do ambiente de inflamação crônica destes doentes. Entretanto, ainda não foi demonstrado aumento de tempo de vida nos doentes suplementados). TN parenteral não deveria ser administrada a pacientes incuráveis considerados terminais.

(Continua)

QUADRO 18.20 ▶ TERAPIA NUTRICIONAL EM CENÁRIOS ESPECÍFICOS (Continuação)

CENÁRIO	TERAPIA NUTRICIONAL
Cardiopatias	Pacientes com insuficiência cardíaca grave crônica são desnutridos, com prevalência de caquexia cardíaca ao redor de 15% (população com maior mortalidade). Nesse contexto, a TN está indicada, evitando uma oferta hídrica exagerada, normocalórica e hiperproteica. Pacientes desnutridos que serão submetidos à cirurgia cardíaca deveriam receber TN pré-operatória 2-7 dias antes da cirurgia.
DM	A carga calórica deve ser administrada na ordem de 30 Kcal/kg/min, e a oferta proteica deve ser de ao menos 15% da oferta total. As fórmulas devem ter menor índice glicêmico (fonte mais complexa de carboidrato, como a maltodextrina) e ser ricas em fibras. A carga total de carboidratos deve ser de 45-55% e lipídeos 30-40% (10% ou menos de gordura saturada e considerar a inclusão de AGPI ômega 3) da carga total. No pós-operatório, é muito comum a necessidade de insulina (mesmo em diabéticos que previamente não a utilizavam). O ideal é o uso de doses subcutâneas fixas e suplementos para ajustes finos ou rota intravenosa, e não o uso conforme anotações de glicemias capilares.
DH	Em geral, os pacientes com DH toleram dietas normais, inclusive hiperproteicas. TNs com fórmulas enriquecidas com AACR são reservadas para o doente com EPS crônica e refratária. É comum a associação de cirrose alcoólica e hipovitaminoses (pesquisar e corrigir – ver Tab. 18.6).
DII	TN enteral e/ou parenteral contribuem para a remissão de exacerbação de DC em 60-80% dos casos. Também se associa com remissão na RU. Fístulas e intestino curto devem ser tratados por protocolos específicos. Desnutrição é muito prevalente na DII. A meta da TN é atingir uma carga normocalórica (30 Kcal/kg/dia), hiperproteica (1,2-2 g/kg/dia), ofertadas por fórmula polimérica. AGPI ômega 3 parece ser benéfica e deve ser considerada na RU. A suplementação extra de vitaminas e oligoelementos (eventualmente por via IV) não deve ser esquecida. Em pacientes com DC e estenose(s) grave(s), é necessária a redução de fibras. Fórmulas enriquecidas com TGF-β (um polipeptídeo multifuncional que regula processos imunológicos e a síntese da matriz extracelular) estão em investigação e parecem diminuir a inflamação na mucosa na DC.
Doença respiratória	No doente agudo submetido à VM, a TN pode diminuir a perda de massa diafragmática (que pode ser de até 70%). No doente crônico, a sobreoferta calórica ou excessiva carga de carboidratos pode determinar hipercapnia e consequente piora da insuficiência ventilatória. A meta nutricional é oferta normocalórica e hiperproteica (> 1,2 g/kg/dia), limitando a oferta de carboidratos. A desnutrição diminui a pressão inspiratória, aumenta o trabalho e diminui o *drive* respiratório. Hipofosfatemia, hipocalcemia e hipomagnesemia diminuem a contratilidade da fibra muscular (prevenção e correção). AGPI ômega 3 reduz morbidades sem interferir na mortalidade (administrado em fórmula e não por suplementos). Pacientes pneumopatas desnutridos têm 2,5 vezes maior risco de sepse e pneumonia nosocomial. A recuperação muscular pode levar de 4-8 semanas. A oferta de fórmulas enriquecidas com AAE pode ser benéfica em doentes em VM prolongada (quadros crônicos na UTI).
Fístula intestinal	Fístulas de etiologia cirúrgica, com fluxo distal livre, com intestino circunjacente saudável, não associadas à infecção, de trajeto fistuloso não epitelizado e diâmetro < 1 cm, de baixo débito (< 500 mL/24 h) e não associado a outras comorbidades, possivelmente fecharão de forma espontânea. Não há indicação para uso rotineiro de somatostatina e octreotida (com alguns estudos mostrando que somente a somatostatina acelera o tempo de fechamento espontâneo). A carga calórica oscila ao redor de 30 Kcal/kg/dia, proteína de 1,5 g/kg/dia (baixo débito) ou até 2,5 g/kg/dia (alto débito) e carga de vitaminas e oligoelementos de 2× o RDA (alguns recomendam de 5 a 10 vezes a carga de vitamina C, zinco e selênio). NPT será a forma preferencial de nutrição na fístula de elevado débito, mais distal e especialmente associada à perda de 10% ou mais do peso habitual do doente. Os quadros refratários deverão ser manejados com cirurgia.
Insuficiência renal	Doentes com insuficiência renal aguda são hipercatabólicos e exigem TN com 20-30 Kcal/kg/dia e > 1,2 g/kg/dia de proteínas (fórmulas com aminoácidos totais). Na insuficiência renal crônica, deve-se avaliar o estado nutricional. Doentes desnutridos não devem receber restrições na nutrição para adiar a TSFR e, portanto, devem ser dialisados. Os doentes estáveis e não desnutridos podem ser manejados com restrição de aminoácidos, privilegiando AAE e proteínas de alto valor biológico. Os doentes em programas de HD devem receber nutrição normocalórica e hiperproteica (aminoácidos totais). Atenção permanente com o potássio sérico é desejada.

(Continua)

QUADRO 18.20 ▶ TERAPIA NUTRICIONAL EM CENÁRIOS ESPECÍFICOS (Continuação)

CENÁRIO	TERAPIA NUTRICIONAL
Pancreatite	Somente os pacientes com PAG (10% dos casos) devem ser submetidos à TN, preferencialmente enteral e precoce. Reserva-se a TN parenteral nos casos da impossibilidade de se alimentar o doente a contento (dor, disfunção intestinal associada, sobretudo se a hipoalimentação ou jejum já dura 3 ou mais dias) e complicações (fístula pancreática). A dieta pode ser administrada no estômago (fórmulas poliméricas) ou em situação pós-pilórica (fórmulas semielementares – pacientes com gastroparesia, história prévia de broncoaspiração, intolerância para alimentação gástrica, quadros mais graves) e o desenho da TN é semelhante ao do paciente com trauma ou sepse, ou seja, normocalórica e hiperproteica. O uso de lipídeos (inclusive IV) é seguro se não ocorrer hipertrigliceridemia. A escolha de fórmulas imunomoduladoras (contendo glutamina e AGPI ômega 3) não tem recomendação para uso rotineiro, devendo ser reservadas para os casos mais graves.
Queimados	Há grande perda hídrica e proteica. A estimativa da oferta energética pode ser obtida por fórmulas específicas (Tab. 18.11). A suplementação multivitamínica, de minerais e de elementos-traço é fundamental (vitaminas A, C, E e cobre estão envolvidas no reparo tecidual; vitaminas D e K são consumidas mais tarde; vitamina B_1 é rapidamente consumida e sua reposição é importante devido à alta utilização de glicose; selênio, zinco, magnésio e fósforo são rapidamente consumidos); o enriquecimento das fórmulas com glutamina e possivelmente arginina promovem uma melhor retenção nitrogenada.
Aids	A perda de massa magra se correlaciona com pior prognóstico. A repleção nutricional idealmente deveria oferecer 30-35 Kcal/kg/dia, 1,5 g/kg/dia de proteína, micronutrientes repostos 100-150% do RDA. Dislipidemia é frequente devido aos antirretrovirais e exige uma formulação dietética com menor contribuição de lipídeos. O uso de fórmulas imunomoduladoras não se mostrou efetivo nesta população.
SIC	O quadro clínico da SIC consiste basicamente em diarreia, desidratação, desnutrição e má absorção. Em geral, é a complicação de doença de Crohn, doença embólica arterial e neoplasia. No decorrer do tempo, é comum a associação de hipersecreção ácida gástrica, acidose láctica, nefrolitíase e colelitíase. Para uma TN adequada, é importante o conhecimento do tamanho e segmento do intestino remanescente, presença ou ausência da válvula ileocecal e doença subjacente. O prognóstico é melhor (manutenção de um bom estado nutricional sem NPT) com a manutenção de 100 cm ou mais de delgado (predomínio do íleo), presença da válvula ileocecal e ao menos metade do cólon. A perda de 80% ou mais de intestino antecipa permanente dependência de NPT. A adaptação ocorre mais em crianças, bom estado nutricional e fatores prognósticos mais favoráveis, conforme supracitado. Fatores tróficos incluem fibra alimentar, ácidos graxos de cadeia curta e glutamina. A utilização de inibidores da bomba de prótons é desejada e benéfica. Loperamida e/ou opioides são fundamentais. NPT é instituída precocemente e no tratamento de longo prazo reduzida ou cessada. Nas fases de adaptação e manutenção, a carga calórica total (enteral + parenteral) oscila entre 30-40 Kcal/kg/dia, água na ordem de 2-3 L/dia, carga enteral reduzida de gordura e dissacarídeos de difícil digestão (lactose), dieta polimérica e constante monitoramento e correção de vitaminas, minerais e oligoelementos. Após 3 anos de evolução, não mais se espera melhora significativa em relação ao quadro do momento.

AACR, aminoácidos de cadeia ramificada; AAE, aminoácidos essenciais; AGPI, ácidos graxos poli-insaturados; Aids, síndrome da imunodeficiência adquirida; AVC, acidente vascular cerebral; DC, doença de Crohn; DH, doença hepática; DII, doença inflamatória intestinal; DM, diabetes melito; EPS, encefalopatia portossistêmica; IV, intravenoso; NE, nutrição enteral; NP, nutrição parenteral; NPT, nutrição parenteral total; PAG, pancreatite aguda grave; PEG, gastrostomia endoscópica percutânea; RDA, recomendada dose diária; RU, retocolite ulcerativa; SIC, síndrome do intestino curto; TCE, trauma craniencefálico; TGF-β, fator de transformação do crescimento beta (do inglês *transforming growth factor beta*); TN, terapia nutricional; TSFR, terapia de substituição da função renal; UTI, unidade de terapia intensiva; VM, ventilação mecânica.
Fonte: Oliveira e Silva.[21]

▶ EQUIPE MULTIPROFISSIONAL DE TERAPIA NUTRICIONAL

Equipes de suporte nutricional são times constituídos por diversos profissionais da área da saúde, responsáveis por supervisionar todos os aspectos nutricionais do tratamento do paciente, e têm sido consideradas como um recurso para otimizar a segurança e eficácia da TN especializada.

O Brasil dispõe de legislação específica de TN. A Portaria 272 (08 de abril de 1998) e a Resolução RDC 63 (6 de julho de 2000) da Agência Nacional de Vigilância Sanitária (Anvisa) exigem o comprometimento e a capacitação de uma equipe multiprofissional de terapia nutricional (EMTN). A EMTN é um grupo formal e obrigatoriamente constituído de pelo menos um profissional de cada categoria – médico, nutricionista, enfermeiro e farmacêutico –, podendo incluir profissionais de outras categorias, habilitados e com treinamento específico para a prática de terapia nutricional. As atribuições da EMTN, do coordenador clínico e administrativo e de cada integrante da equipe estão descritas na Portaria 272 e na RDC 63 da Anvisa.

Estudos evidenciam melhores resultados da TN quando realizada por EMTN. Tais vantagens estão relacionadas à redução de custos, a complicações e a uma melhor adequação nutricional.

Embora existam diretivas legais para a constituição de EMTN, não existe recomendação específica sobre o tempo que deva ser dedicado exclusivamente para as funções da EMTN pelos integrantes. Já existe evidência de melhor desempenho de EMTN cujos profissionais possuem tempo dedicado para estas atividades em relação à conformidade com padrões de qualidade, estrutura e processos. Além disso, o melhor desempenho de equipes de suporte nutricional abrange sistemas eficientes de rastreamento nutricional, *rounds* multidisciplinares, prescrição de NE e NP, interação direta com pacientes e aumento da frequência de avaliações. Apesar do investimento necessário em recursos humanos para a formação de EMTN com profissionais que tenham tempo de dedicação garantido para essas atividades, além dos benefícios clínicos, diversos aspectos do cuidado nutricional são passíveis de reembolso quando devidamente prescritos, realizados e registrados, o que sugere que a TN pode ter uma melhor relação custo-benefício para os hospitais quando adequadamente planejada, dimensionada e executada.

▶ REFERÊNCIAS

1. Waitzberg DL, Caiaffa WT, Correia MI. Hospital malnutrition: the Brazilian national survey (IBRANUTRI): a study of 4000 patients. Nutrition. 2001;17(7-8):573-0.
2. Detsky AS, McLaughlin JR, Baker JP, Johnston N, Whittaker S, Mendelson RA, et al. What is subjective global assessment of nutritional status? JPEN J Parenter Enteral Nutr. 1987;11(1):8-13.
3. World Health Organization. Body mass index: BMI [Internet]. Geneva; c2018 [capturado em 25 nov. 2018]. Disponível em: http://www.euro.who.int/en/health-topics/disease-prevention/nutrition/a-healthy-lifestyle/body-mass-index-bmi.
4. Lipschitz DA. Screening for nutritional status in the elderly. Prim Care. 1994;21(1):55-67.
5. Chumlea WC, Guo S, Roche AF, Steinbaugh ML. Prediction of body weight for the non-ambulatory elderly from anthropometry. J Am Diet Assosc. 1988;88(5):564-8.
6. Blackburn GL, Bistrian BR, Maini BS, Schlamm HT, Smith MF. Nutritional and metabolic assessment of the hospitalized patient. JPEN J Parenter Enteral Nutr. 1977;1(1):11-22.
7. Matarese LE. Indirect calorimetry: technical aspects. J Am Diet Assoc. 1997;97(10 Suppl 2):S154-60.
8. Castro MG, Ribeiro PC, Souza IA, Cunha HFR, Silva MHN, Rocha EEM, et al. Diretriz brasileira de terapia nutricional no paciente grave. BRASPEN J. 2018;33(suppl 1):2-36.
9. Mehanna HM, Moledina J, Travis J. Refeeding syndrome: what it is, and how to prevent and treat it. BMJ. 2008;336(7659):1495-8.
10. Rodriguez NA, Jeschke MG, Williams FN, Kamolz LP, Herndon DN. Nutrition in burns: galveston contributions. J Parenter Enteral Nutr. 2011;35(6):704-14.
11. Sociedade Brasileira de Nutrição Parenteral e Enteral, Associação Brasileira de Nutrologia. Terapia nutricional no paciente grave [Internet]. São Paulo; 2011 [capturado em 25 nov. 2018]. https://diretrizes.amb.org.br/_BibliotecaAntiga/terapia_nutricional_no_paciente_grave.pdf
12. Bapen. Enteral nutrition [Internet]. Worcestershire; 2018 [capturado em 25 nov. 2018]. Disponível em: www.bapen.org.uk/nutrition-support/enteral-nutrition.
13. Martindale RG, Patel JJ, Herron TJ, Codner PA. Sepsis and critical illness. In: Mueller CM, editor. The ASPEN adult nutrition support core curriculum. 3rd ed. Silver Spring: ASPEN; 2017. p. 457-72.
14. American Society for Parenteral and Enteral Nutrition. The ASPEN Adult Nutrition Support Core Curriculum. 2nd ed. Silver Spring; 2014.
15. Braga M, Ljungqvist O, Soeters P, Fearon K, Weimann A, Bozzetti F, et al. ESPEN Guidelines on parenteral nutrition: surgery. Clinical Nutrition. 2009;28(4):378-86.
16. International Atomic Energy Agency. [Internet]. The doubly-labelled water method for measuring energy expenditure: a consensus report by the IDECG working group. 10.2 Estimating EeqCO2 for different oxidation mixtures. Viena IDECG;1990[capturado em 03 dez. 2018]. Disponível em: http://archive.unu.edu/unupress/food2/UID05E/UID05E00.HTM
17. Brito AO. Correlação entre a força de preensão manual com o teste de alcance funcional e o teste Timed Up and Go. [dissertação]. Brasília: Universidade Católica de Brasília; 2015 [capturado em 03 dez. 2018]. Disponível em: https://bdtd.ucb.br:8443/jspui/handle/123456789/1208
18. Loss SH. Sepse e choque séptico. In: Oliveira AM, Silva FM, editores. Dietoterapia nas doenças dos adultos. Rio de Janeiro: Rubio; 2018. p. 309-16.
19. Colégio Brasileiro de Cirurgiões. [Internet]. Projeto Acerto Mato Grosso; 2018 [capturado em 25 nov. 2018]. Disponível em: https://www.periop.com.br/projeto-acerto-eras.
20. Aguilar-Nascimento JE, editor. ACERTO: acelerando recuperação total no pós-operatório. 3. ed. Rio de Janeiro: Rubio; 2016.
21. Oliveira AM, Silva FM, editores. Dietoterapia nas doenças dos adultos. Rio de Janeiro: Rubio; 2018.

▶ LEITURAS RECOMENDADAS

Agência Nacional de Vigilância Sanitária. Portaria n. 272, de 8 de abril de 1998 [Internet]. Brasília; 1998 [capturado em 25 nov. 2018]. Disponível em: http://bvsms.saude.gov.br/bvs/saudelegis/svs1/1998/prt0272_08_04_1998.html.

Agência Nacional de Vigilância Sanitária. Resolução – RDC n. 63, de 6 de julho de 2000 [Internet]. Brasília; 2000 [capturado em 25 nov. 2018]. Disponível em: http://bvsms.saude.gov.br/bvs/saudelegis/anvisa/2000/rdc0063_06_07_2000.html.

American Society for Parenteral and Enteral Nutrition. The ASPEN adult nutrition support core curriculum. 3rd ed. Silver Spring; 2017.

August DA, Huhmann MB; American Society for Parenteral and Enteral Nutrition (A.S.P.E.N.) Board of Directors. A.S.P.E.N. clinical guidelines: nutrition support therapy during adult anticancer treatment and in hematopoietic cell transplantation. JPEN J Parenter Enteral Nutr. 2009;33(5):472-500.

Barbosa-Silva MC, Barros AJ. Bioelectrical impedance analysis in clinical practice: a new perspective on use beyond body composition equation. Curr Oppin Clin Metab Care. 2005;8(3):311-7.

Barbosa-Silva MC. Subjective and objective nutritional assessment methods: what do they really assess? Curr Opin Clin Nutr Metab Care. 2008;11(3):248-54.

Bozzetti F, Arends J, Lundholm K, Micklewright A, Zurcher G, Muscaritoli M, et al. ESPEN Guidelines on parenteral nutrition: non-surgical oncology. Clinical Nutrition. 2009;28(4):445-54.

Cano NJM, Aparicio M, Brunori G, Carrero JJ, Cianciaruso B, Fiaccadori E, et al. ESPEN Guidelines on Parenteral Nutrition: adult renal failure. Clinical Nutrition. 2009;28(4):401-14.

Celano RMG, Loss SH, Ebram Neto, J. Terapia nutricional na pancreatite aguda. In: Fraga GP, Andreollo NA, Sevá-Pereira T, editores. Atualidades em clínica cirúrgica: intergastro e trauma 2012. São Paulo: Atheneu; 2012. p. 411-26.

Chourdakis M, Kraus MM, Tzellos T, Sardeli C, Peftoulidou M, Vassilakos D, et al. Effect of early compared with delayed enteral nutrition on endocrine function in patients with traumatic brain injury: an open-labeled randomized trial. JPEN J Parenter Enteral Nutr. 2012;36(1):108-16.

Critical Care Nutrition. Canadian Clinical Practice Guidelines 2015: Summary of revisions to the recommendations [Internet]. Ontario; 2015 [capturado em 25 nov. 2018]. Disponível em: http://www.criticalcarenutrition.com/docs/CPGs%202015/Summary%20CPGs%202012%20vs%202013.pdf.

Davis KA, Rosenbaum SH, editors. Surgical metabolism: the metabolic care of the surgical patient. Ankara: Springer; 2015.

Hamaoui E. Assessing the nutrition support team. JPEN. 1987;11(4):412-21.

Hammond K, Mampilly J, Laghi FA, Goyal A, Collins EG, McBurney C, et al. Validity and reliability of rectus femoris ultrasound measurements: comparison of curved-array and linear-array transducers. J Rehabil Res Dev. 2014;51(7):1155-64.

Heidegger CP, Berger MM, Graf S, Zingg W, Darmon P, Costanza MC, et al. Optimization of energy provision with supplemental parenteral nutrition in critically ill patients: a randomized controlled clinical trial. Lancet. 2011;381(9864):385-93.

Jeppesen PB. Spectrum of Short Bowel Syndrome in adults: intestinal insufficiency to intestinal failure. JPEN J Parenter Enteral Nutr. 2014;38(1 Suppl):8S-13S.

Kelly DG, Tappenden KA, Winkler MF. Short Bowel Syndrome: highlights of patient management, quality of life, and survival. JPEN J Parenter Enteral Nutr. 2014;38(4):427-37.

Khan I, Bojedla S, Badjatia N. Nutritional support in the neurointensivism care unit. In: Arsava EM, editor. Nutrition in neurologic disorders: a practical guide. Ankara: Springer; 2017. p. 77-90.

Koekkoek KW, van Zanten AR. Nutrition in the critically ill patient. Curr Opin Anaesthesiol. 2017;30(2):178-85.

Kreymann KG, Berger MM, Deutz NE, Hiesmayr M, Jolliet P, Kazandjiev G, et al. ESPEN Guidelines on Enteral Nutrition: Intensive care. Clin Nutr. 2006;25(2):210-23.

Lameu E, editor. Clínica nutricional. Rio de Janeiro: Revinter; 2005.

Lemos R, Gallagher D. Current body composition techniques. *Curr Opin Endocrinol Diabetes Obes. 2017;24*(5):310-4.

Loss SH, de Oliveira RP, Maccari JG, Savi A, Boniatti MM, Hetzel MP, et al. The reality of patients requiring prolonged mechanical ventilation: a multicenter study. Rev Bras Ter Intensiva. 2015;27(1):26-35.

Loss SH, Padilha TAR, Dalprá WVL. Nutrição no doente pulmonar em estado grave. In: Teixeira PJZ, editor. Doenças respiratórias graves: manejo clínico. Rio de Janeiro: Revinter; 2003. p. 33-8.

Loss SH, Schirmer CC, Victorino JA, Kruel CDP. Fístulas Intestinais. In: Rohde L, Osvaldt AB, editores. Rotinas em cirurgia digestiva. Porto Alegre: Artmed; 2018. p. 264-74.

Madden AM. Smith S. Body composition and morphological assessment of nutritional status in adults: a review of anthropometric variables. J Hum Nutr Diet. 2016;29(1):7-25.

Mazonakis M, Damilakis J. Computed tomography: what and how does it measure?.Eur J Radiol. 2016;85(8):1499-504.

McClave SA, Taylor BE, Martindale R, Warren M, Johnson DR, Braunschweig C, et al. Guidelines for the provision and assessment of nutrition support therapy in the adult critically ill patient: Society of Critical Care Medicine (SCCM) and American Society for Parenteral and Enteral Nutrition (A.S.P.E.N.). JPEN J Parenter Enteral Nutr. 2016;40(2):159-211.

Mehanna H, Nankivell PC, Moledina J, Travis J. Refeeding syndrome--awareness, prevention and management. Head Neck Oncol. 2009;1:4.

Mueller Castro MG, Ribeiro PC, Souza IAO. Diretriz Brasileira de Terapia Nutricional no Paciente Grave. BRASPEN J. 2018;33(Supl 1):2-36.

Mundi MS, Nystrom EM, Hurley DL, McMahon MM. Management of Parenteral Nutrition in Hospitalized Adult Patients. JPEN. 2017;41(4):535-49.

Osvaldt AB, Mossmann DF, Zilio MB, Rohde L. Pancreatite aguda. In: Rohde L, Osvaldt AB, editores. Rotinas em cirurgia digestiva. Porto Alegre: Artmed; 2018. p. 523-33.

Pham DD, Lee SK, Shin C, Kim NH, Leem CH. Body weight difference between dual-energy X-ray absorptiometry and multi-frequency bioelectrical impedance analysis attenuates the equivalence of body-composition assessment. Eur J Clin Nutr. 2018 [Epub ahead of print]

Plauth M, Cabré E, Campillo B, Kondrup J, Marchesini G, Schütz T, et al. ESPEN Guidelines on parenteral nutrition: hepatology. Clinical Nutrition. 2009;28(4):436-44.

Polage CR, Solnick JV, Cohen SH. Nosocomial diarrhea: evaluation and treatment of causes other than Clostridium difficile. Clin Infect Dis. 2012;55(7):982-9.

Rabito EL, Vannucchi GB, Suen VMM, Castilho Neto LL, Marchini JS. Weight and height prediction of immobilized patients. Rev Nutr. 2006;19(6):655-61.

Ross AC, Caballero B, Cousins RJ, Tucker KL, Ziegler TR, editors. Modern nutrition in health and disease. 11th ed. Philadelphia: Wolters Kluwer; 2014.

Seres D. Nutrition support in critically ill patients: enteral nutrition [Internet]. UpToDate; 2018 [capturado em 25 nov. 2018]. Disponível em: https://www.uptodate.com/contents/nutrition-support-in-critically-ill-patients--enteral-nutrition.

Seres DS, Van Way III, Charles W, editors. Nutrition support for the critically Ill. New York: Humana Press; 2016.

Shen W, Punyanitya M, Wang Z, Gallagher D, St-Onge MP, Albu J, et al. Total body skeletal muscle and adipose tissue volumes: estimation from a single abdominal cross-sectional image. J Appl Physiol. 2004;97(6):2333-8.

Singer P, Berger MM, Van den Berghe G, Biolo G, Calder P, Forbes A, et al. ESPEN Guidelines on parenteral nutrition: intensive care. Clin Nutr. 2009;28(4):387-400.

Stroud M, Duncan H, Nightingale J. Guidelines for enteral feeding in adult hospital patients. Gut. 2003;52(supp VII):1-12.

Waitzberg DL, editor. Nutrição oral, enteral e parenteral na prática clínica. 5. ed. São Paulo: Atheneu; 2017.

▶ CAPÍTULO 19 ◀

OFTALMOLOGIA

OTÁVIO DE AZEVEDO MAGALHÃES ◀

- ▶ Conjuntivite 400
  - Alérgica 400
  - Bacteriana 400
  - Viral 400
- ▶ Corpo estranho/abrasão corneana 400
- ▶ Glaucoma agudo 401
- ▶ Hemorragia subconjuntival (hiposfagma) 401
- ▶ Iridociclite 401
- ▶ Queimadura química 401
- ▶ Considerações importantes 401

Este capítulo aborda o sinal mais frequente em serviços de pronto atendimento e nas emergências – o **olho vermelho agudo**, sendo, na maioria dos casos, autolimitado e de fácil manejo. Sua etiologia pode variar desde uma simples manipulação mecânica a uma condição que ameace a visão, como o glaucoma agudo. Para diferenciar suas causas, é fundamental fazer uma boa anamnese, direcionando as perguntas aos sinais e sintomas mais elucidativos. Assim, são abordadas, neste capítulo, as principais afecções oculares que provocam olho vermelho agudo. Para o diagnóstico definitivo dessas condições, o exame oftalmológico com biomicroscópio é necessário. Contudo, nosso objetivo é auxiliar o clínico que não dispõe deste equipamento. A **Figura 19.1** apresenta um fluxograma em que o sintoma inicial do paciente com olho vermelho é a dor.

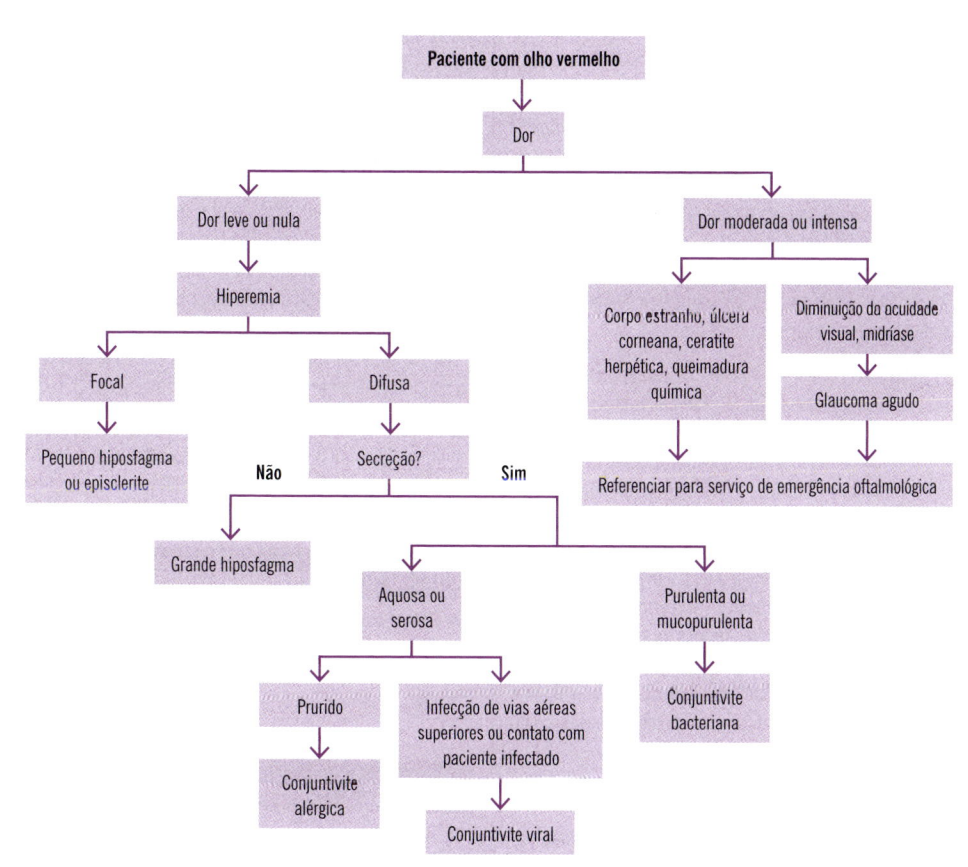

FIGURA 19.1 ▶ FLUXOGRAMA PARA DIAGNÓSTICO DE CONDIÇÕES ASSOCIADAS COM OLHO VERMELHO E DOR.

▶ CONJUNTIVITE

Processo inflamatório da conjuntiva bulbar e tarsal secundário – na maioria dos casos – a uma infecção viral, bacteriana ou alérgica. Suas características clínicas geralmente fornecem dados suficientes para estabelecer o diagnóstico e o tratamento adequado. A história natural costuma ser autolimitada e de bom prognóstico. O paciente não reclama de dor, apenas desconforto com mínima "sensação de areia" nos olhos. Diagnósticos laboratoriais são caros e pouco acessíveis.

QUADRO CLÍNICO ▶

■ Alérgica

A conjuntivite alérgica é normalmente um agravamento de um quadro atópico já existente ou de conhecimento do paciente. Seu principal sintoma é o prurido ocular; o principal sinal é o edema periocular. Quemose, ardência e lacrimejamento também podem estar presentes, uni ou bilateralmente.

■ Bacteriana

A conjuntivite bacteriana produz secreção mucopurulenta visível, conjuntivas lisas com pequenas petéquias sem adenopatia pré-auricular. A hiperemia conjuntival é marcada e não há prurido significativo.

■ Viral

A conjuntivite viral se apresenta com hiperemia conjuntival importante, secreção aquosa e linfonodomegalia pré-auricular ou cervical. Pode haver marcado edema periorbitário, além de ser frequente o paciente saber ter tido contato com alguém infectado. O quadro inicia-se unilateralmente, podendo haver acometimento bilateral.

É preciso salientar que nem sempre esses sinais e sintomas são específicos. Muitas vezes, há sobreposição dos achados, podendo até mesmo ocorrer coinfecção.

🔴 TRATAMENTO ▶ A melhor opção terapêutica é o uso de terapia antimicrobiana tópica. Nos casos de conjuntivite bacteriana, é considerado tratamento. Nas conjuntivites virais e alérgicas, serve como profilaxia com o objetivo de evitar infecção bacteriana secundária. Os colírios antimicrobianos apresentam eficácia muito semelhante (**Quadro 19.1**), devendo-se evitar as fluoroquinolonas de geração mais recente, para não aumentar a resistência a essas medicações tão importantes nas cirurgias oftalmológicas. Lágrimas artificiais que contenham conservantes menos tóxicos ou sem conservantes são opções seguras para diminuir os sintomas e tornar o ciclo da doença menos desagradável (**Quadro 19.2**). A conjuntivite alérgica pode ser tratada com colírios anti-histamínicos, como o cetotifeno, além de compressas frias.

O período médio de tratamento ou profilaxia é de cerca de 1 semana para a maioria dos casos.

Preparações com corticosteroides devem ser evitadas por médicos não oftalmologistas, uma vez que elas aumentam o risco de glaucoma e catarata, podendo desencadear graves ceratites infecciosas.

Medidas de higiene, como eliminação das secreções oculares, limpeza das mãos, afastamento do trabalho, além de compressas frias sobre as pálpebras, são fundamentais em todos os casos de conjuntivites virais ou bacterianas.

▶ CORPO ESTRANHO/ABRASÃO CORNEANA

O típico paciente que aparece em um serviço de pronto atendimento ou urgência com um corpo estranho na córnea é o trabalhador que fazia uso de esmerilhadeira ou lixa e que não apresentava queixas oculares antes do trauma. Atenção especial deve ser dada aos trabalhadores das áreas rurais, uma vez que o trauma vegetal é a principal causa de ceratite fúngica.

SINAIS E SINTOMAS ▶ O olho torna-se vermelho e a dor é intensa. O paciente, em geral, chega à consulta com o olho fechado e, caso não tenha procurado o serviço no mesmo dia, passará a noite com muita dificuldade para dormir devido à intensidade da dor. Lacrimejamento e fotofobia fazem parte do quadro clínico.

EXAME CLÍNICO ▶ Deve-se instilar uma gota de anestésico, como proximetacaína ou tetracaína, e examinar o olho com uma forte fonte de iluminação. A utilização de uma lupa pode ajudar na localização do corpo estranho. Um forte fluxo de solução fisiológica (SF) instilada diretamente no olho ou o uso de uma haste de algodão molhada pode deslocar o corpo estranho para fora do olho. Na procura do corpo estranho, é importante everter a pálpebra superior e puxar a inferior. Se, mesmo assim, o corpo estranho permanecer aderido à córnea ou à conjuntiva, é necessário retirá-lo, o que deverá ser feito por um oftalmologista, com uma lâmpada de fenda e agulha de insulina ou pinça. No caso de haver erosão do epitélio da córnea ou da conjuntiva, é importante fazer oclusão ocular com uso de pomada antimicrobiana, por 24 h, antes de nova avaliação. A oclusão pode ser substituída por lente de contato terapêutica, ou colírio lubrificante, 1/1 h, nas primeiras 24 h.

🔴 Colírios de corticosteroides ou anestésicos nunca podem ser prescritos para a aplicação ser feita pelo próprio paciente. O colírio dilatador da pupila cicl opentolato a 1% alivia a dor

QUADRO 19.1 ▶ COLÍRIOS ANTIMICROBIANOS
■ Tobramicina a 0,3%, 1 gt, 6/6 h
■ Gentamicina a 0,5%, 1 gt, 6/6 h
■ Ofloxacino a 0,3%, 1 gt, 6/6 h
■ Ciprofloxacino a 0,3%, 1 gt, 6/6 h

QUADRO 19.2 ▶ LÁGRIMAS ARTIFICIAIS
■ Hipromelose, colírio
■ Carboximetilcelulose, colírio ou gel
■ Hialuronato, colírio
■ Dextrano, colírio ou gel

realizando o relaxamento da musculatura ciliar. Abrasões pequenas não necessitam oclusão, pomada antimicrobiana nem cicloplegia, apenas lubrificação.

▶ GLAUCOMA AGUDO

O glaucoma agudo é a urgência médica que se manifesta por forte dor ocular e craniana, hiperemia conjuntival difusa, redução de visão, intensa sensibilidade à luz e lacrimejamento unilateral. Pode haver náusea e vômitos associados. É imperativo encaminhar o paciente ao oftalmologista para realizar tratamento definitivo.

EXAME CLÍNICO ▶ Quando se pede que o paciente feche os olhos sem fazer força e se palpa o globo ocular com os dois dedos indicadores (bidigital), percebe-se a consistência pétrea do olho acometido. O olho contralateral pode servir de referência se houver dúvida sobre o aumento da consistência. Outro sinal importante é a perda do tradicional brilho da córnea, em razão do importante edema secundário ao súbito aumento de pressão intraocular, além da dilatação pupilar (em média, midríase).

● TRATAMENTO ▶ Inicialmente, deve-se administrar um medicamento hipotensor sistêmico, como acetazolamida, 500 mg, e/ou manitol a 20%, 250 mL, a correr ou em bólus. É imperativo fazer uso de mióticos como a pilocarpina a 2%, a cada 15 min, com o objetivo de desfazer o bloqueio pupilar e restabelecer o adequado fluxo do aquoso.

▶ HEMORRAGIA SUBCONJUNTIVAL (HIPOSFAGMA)

Surge em consequência da ruptura de pequenos vasos conjuntivais que permeiam superficialmente a esclera. O paciente não apresenta sintomas relacionados, vindo à consulta após olhar-se no espelho ou quando alguém observa o olho fortemente vermelho. Não há queixa de dor ou redução de visão. O sangramento, em geral, está relacionado com trauma brusco, tosse vigorosa, vômito, Valsalva ou mesmo manipulação com os dedos. Quando há episódios recorrentes, é importante avaliar discrasias sanguíneas ou o uso de medicações anticoagulantes. Não há necessidade de intervenção ou tratamento na grande maioria dos casos. A resolução espontânea ocorre após 1 semana.

▶ IRIDOCICLITE

É a inflamação da íris e do corpo ciliar, menos frequente do que os quadros clínicos anteriores. Sua principal característica clínica é a hiperemia perilimbar (na periferia da córnea) de tom violáceo. A fotofobia é direta e consensual (ao iluminar o olho contralateral, o paciente também refere dor). Na maioria dos casos, é idiopática. O paciente pode apresentar história de doença reumatológica ou de recidivas no mesmo olho afetado por longo período. Outra causa frequente é infecciosa (sífilis, herpesvírus e tuberculose). A pressão intraocular pode estar elevada.

● TRATAMENTO ▶ O tratamento é feito com colírios de corticosteroide (dexametasona ou acetato de prednisolona) e midriáticos (ciclopentolato ou tropicamida). O paciente deve ser encaminhado ao oftalmologista com o objetivo de investigar a causa desta inflamação e tratar o fator causal.

▶ QUEIMADURA QUÍMICA

Necessita tratamento imediato e adequado. Quando produzida por agentes alcalinos, pode levar à cegueira irreversível. Os agentes ácidos são menos lesivos aos olhos. O tratamento inicial consiste na lavagem abundante e demorada do olho atingido com qualquer fonte de água disponível.

▶ CONSIDERAÇÕES IMPORTANTES

- Uma história clínica minuciosa permite identificar a maioria dos casos relacionados.
- Antimicrobiano tópico por 1 semana é a medicação de escolha nas conjuntivites infecciosas, seja como tratamento ou profilaxia.
- A maioria dos casos de hemorragia subconjuntival (hiposfagma) está relacionada à manobra de Valsalva.
- Pacientes com doenças reumatológicas são mais suscetíveis à iridociclite.
- O glaucoma agudo provoca dor intensa, inclusive com náusea e vômitos.
- O paciente com corpo estranho ocular não demora em procurar um serviço de pronto atendimento.
- Embora este capítulo aborde especificamente pacientes com exame de pálpebras anormais, outros achados, como celulite periorbitária, hordéolo e dacriocistite ou blefarite com eritema de pálpebra, podem ser avaliados pelo médico generalista.
- O paciente com redução de visão súbita sem outro sinal deve ser encaminhado prontamente ao oftalmologista para realização de exame biomicroscópico e fundoscopia.

▶ LEITURAS RECOMENDADAS

Ahmed F, House RJ, Feldman BH. Corneal abrasions and corneal foreign bodies. Prim Care. 2015;42(3):363-75.

Cronau H, Kankanala RR, Mauger T. Diagnosis and management of red eye in primary care. Am Fam Physician. 2010;81(2):137-44.

Fishbaugh J. Subconjunctival hemorrhage--something more you should know. Insight. 1995;20(1):20-1.

Høvding G. Acute bacterial conjunctivitis Acta Ophthalmol. 2008;86(1).5-17.

Sheikh A, Hurwitz B, Cave J. Antibiotics for acute bilateral conjunctivitis. Cochrane Database Syst Rev. 2000;(2):CD001211.

Shields SR. Managing eye disease in primary care. Part 3. When to refer for ophthalmologic care. Postgrad Med. 2000;108(5):99-106.

Turner A, Rabiu M. Patching for corneal abrasion. Cochrane Database Syst Rev. 2006(2):CD004764.

CAPÍTULO 20

ONCOLOGIA

STEPHEN DORAL STEFANI
VINÍCIUS LORANDI
VINÍCIUS KNACKFUSS GONÇALVES
RAFAELA KIRCHNER PICCOLI

- Avaliação inicial do paciente oncológico 403
  - Desempenho funcional 403
  - História médica pregressa 403
  - Hábitos de vida 403
  - História familiar 404
  - Diagnóstico anatomopatológico 405
  - Exames complementares 405
  - Estadiamento 405
  - Plano terapêutico 405
  - *Survivorship* 405
  - Marcadores tumorais séricos 405
  - Rastreamento (*screening*) 405
- Neoplasia maligna – colo uterino 405
- Neoplasia maligna – cólon e reto 408
- Neoplasia maligna – esôfago e junção esofagogástrica ... 410
- Neoplasia maligna – estômago 412
- Neoplasia maligna – hepatocarcinoma 412
- Neoplasia maligna – mama 413
- Neoplasia maligna – melanoma 414
- Neoplasia maligna – ovário 415
- Neoplasia maligna – pâncreas 417
- Neoplasia maligna – próstata 418
- Neoplasia maligna – pulmão 419
- Neoplasia maligna – rim 421
- Neoplasia maligna – vias biliares 422
- Tumores cerebrais 423
- Urgências oncológicas 423
  - Compressão medular 423
  - Hipercalcemia da malignidade 424
  - Hipertensão intracraniana 424
  - Síndrome da lise tumoral 425
  - Síndrome da veia cava superior 425
- Síndromes paraneoplásicas 425
- Radioterapia 425

▶ AVALIAÇÃO INICIAL DO PACIENTE ONCOLÓGICO

DESEMPENHO FUNCIONAL ▶ Representa o ponto fundamental no planejamento terapêutico e deve ser recordado no primeiro contato com o doente. A principal escala de avaliação é a PS (do inglês *perfomance score*), do Eastern Cooperative Oncology Group (ECOG), descrita no Quadro 20.1. A escala de Karnofsky, outra alternativa, com 11 níveis, variando de 0 a 100%, tem sido menos utilizada atualmente devido à sua complexidade.

HISTÓRIA MÉDICA PREGRESSA ▶ Comorbidades clínicas, uso de medicamentos e, nas pacientes mulheres, história gineco-obstétrica devem ser registradas.

HÁBITOS DE VIDA ▶ Tabagismo, etilismo, hábitos nutricionais, ocupação e exposição a agentes cancerígenos ambientais devem ser investigados, uma vez que muitos desses fatores podem estar envolvidos na gênese da doença.

QUADRO 20.1 ▶ ESCALA PS (DE DESEMPENHO) DO ECOG

VALOR	DEFINIÇÃO
0	Completamento ativo, sem qualquer restrição
1	Restrição para atividade física extenuante. Deambula e é capaz de realizar trabalho físico leve/moderado
2	Capaz de manter autocuidado, mas incapaz de trabalho ativo. Deambula, mas restrito à cama ou cadeira ≤ 50% do tempo acordado
3	Parcialmente capaz do autocuidado. Confinado à cama ou cadeira em > 50% das horas em vigília
4	Completamente incapaz, mesmo de autocuidado. Totalmente confinado à cama ou à cadeira

Fonte: Adaptado de Oken e colaboradores; ECOG, Eastern Cooperative Oncology Group; PS, índice de desempenho (do inglês *perfomance status*).[1]

HISTÓRIA FAMILIAR ▶ Fatores genéticos e/ou hereditários podem ser responsáveis por até 2/3 dos casos de câncer. A partir da identificação de um paciente com câncer, deve-se avaliar a história de neoplasia em seus familiares de 1º e 2º graus.

Quando encaminhar ao geneticista? ▶ A consulta com o geneticista, muitas vezes esquecida ou considerada pouco importante, inclui avaliação da história pessoal e familiar, focando na identificação de síndromes hereditárias e predisposição ao câncer; diagnóstico diferencial de uma ou mais síndromes hereditárias possíveis; testes genéticos, caso indicados e disponíveis; recomendações de manejo após identificada uma síndrome, bem como rastreamento e prevenção do câncer e aconselhamento genético dos familiares em risco.

Existem inúmeras situações na prática clínica que devem levantar a suspeita para a identificação de uma síndrome de predisposição aumentada para o câncer. No **Quadro 20.2**, estão listadas as indicações para encaminhamento de duas doenças muito comuns: CM e CCR. Para acessar na íntegra as recomendações do Colégio Americano de Genética Médica e Genômica, acesse o QR Code ao lado.

QUADRO 20.2 ▶ INDICAÇÕES DE QUANDO ENCAMINHAR O PACIENTE AO GENETICISTA

DOENÇA	QUANDO ENCAMINHAR AO GENETICISTA	SÍNDROMES HEREDITÁRIAS POSSÍVEIS
CM	Diagnóstico antes dos 50 anos CM triplo negativo antes dos 60 anos Dois ou mais CMs primários na mesma pessoa Ascendência judaica Ashkenazi e CM em qualquer idade Três ou mais casos de CM, ovário, pâncreas e/ou câncer de próstata de alto grau (Gleason > 7) em familiares próximos, incluindo o paciente CM e qualquer tumor associado à síndrome de Li-Fraumeni* na mesma pessoa ou em dois familiares	HBOC, OMIM: 604370, 612555; LFS, OMIM 151623
	CM e um ou mais pólipos de Peutz-Jeghers na mesma pessoa	PJS, OMIM 175200
	CM lobular e câncer gástrico difuso na mesma pessoa CM lobular em um familiar e câncer gástrico em outro, sendo um deles antes dos 50 anos	HDGC, OMIM 137215
	CM e 2 critérios adicionais para síndrome de Cowden	Cowden, OMIM 158350
	CM em homem	HBOC, OMIM: 604370, 612555
CCR	Diagnóstico antes dos 50 anos Diagnóstico após os 50 anos caso tenha familiar de 1º grau com CCR ou câncer de endométrio CCR e câncer de endométrio na mesma pessoa CCR com deficiência do sistema MMR CCR e dois casos adicionais de qualquer tumor do espectro da síndrome de Lynch na mesma pessoa ou em familiares	LS, OMIM 120435, 120436; CMMRD, OMIM 276300; MAP, OMIM 608456
	CCR e dois critérios adicionais de síndrome de Cowden na mesma pessoa	Cowden, OMIM 158350
	CCR e um tumor associado à síndrome de Li-Fraumeni na mesma pessoa ou em dois familiares, sendo um com diagnóstico antes dos 45 anos	LFS, OMIM 151623
	CCR associado a mais de 10 pólipos na mesma pessoa	FAP, OMIM 175100; MAP, OMIM 608456

*Mutações no gene *TP53* são responsáveis pela síndrome de Li-Fraumeni, que envolve tumores de mama, sistema nervoso central, adrenocortical e sarcomas (não Ewing).

CCR, câncer colorretal; CM, câncer de mama; CMMRD, deficiência constitucional do reparo de pareamento; FAP, polipose adenomatosa familiar; HBOC, síndrome hereditária de predisposição a cancer de mama e ovário; HDGC, câncer gástrico difuso hereditário; LFS, síndrome de Li-Fraumeni; LS, síndrome de Lynch; MAP, polipose associada ao gene *MYH*; OMIM®, Online Mendelian Inheritance in Man (disponível em https://www.omim.org/); PJS, síndrome de Peutz-Jeghers.
Fonte: Hampel e colaboradores.[2]

DIAGNÓSTICO ANATOMOPATOLÓGICO ▶ O tratamento oncológico é específico para cada tecido. Nos casos em que há dúvida, deve-se sempre considerar revisão anatomopatológica e/ou o uso de métodos complementares (p. ex,. imuno-histoquímica). A certeza diagnóstica é fundamental para a escolha do melhor tratamento.

EXAMES COMPLEMENTARES ▶

- **Exames de imagem**: de maneira geral, tomografia computadorizada (TC) ou ressonância magnética (RM) costumam ser os exames de escolha para o estadiamento preciso e para a avaliação de resposta em paciente com neoplasias malignas. Atualmente, a tomografia computadorizada por emissão de pósitrons (PET-CT, do inglês *positron emission tomography – computed tomography*) é um excelente exame, pois fornece informações anatômicas e metabólicas e tem sido cada vez mais utilizado na prática clínica oncológica.
- **Marcadores tumorais**: não devem ser utilizados indiscriminadamente. Suas principais indicações estão resumidas no **Quadro 20.3**.
- **Pesquisa de mutações específicas**: pode ser empregada em determinadas doenças, tanto para avaliação de prognóstico como para fins terapêuticos.

ESTADIAMENTO ▶ Avaliar o grau de disseminação da doença é de suma importância. Dessa forma, obtém-se um prognóstico mais acurado e maior clareza no processo de decisão terapêutica. Os tumores sólidos, em sua maioria, são classificados de acordo com o padrão TNM (tamanho do tumor, envolvimento linfonodal, metástase à distância), elaborado pela American Joint Commitee on Cancer (AJCC)[3] e pela International Union for Cancer Control (UICC).[4] Destaca-se também o estadiamento de tumores ginecológicos pela classificação da Federação Internacional de Ginecologia e Obstetrícia (FIGO).[5] Linfomas costumam ser avaliados pelo sistema de Ann Arbor.

PLANO TERAPÊUTICO ▶

- **Curativo**: adjuvante (tratamento realizado após cirurgia); neoadjuvante (realizado antes de cirurgia); definitivo (sem utilização de cirurgia).
- **Paliativo**: tratamento empregado com o intuito de aumento da sobrevida e melhora da qualidade de vida global. Definem-se medidas de conforto ou melhor cuidado de suporte quando não se emprega terapia antineoplásica específica e cujo objetivo é o de apenas controlar os sintomas do paciente.

SURVIVORSHIP ▶ Estima-se que existam 32 milhões de pessoas no mundo que tenham sobrevivido ao câncer. Essas pessoas devem ser acompanhadas de perto, com foco na reabilitação de sequelas físicas relacionadas ao tratamento, no monitoramento de desenvolvimento de novas neoplasias, as quais podem ser primárias ou até mesmo surgirem em decorrência de quimioterapia ou radioterapia prévias. O suporte psicológico também é fundamental nesse contexto.

MARCADORES TUMORAIS SÉRICOS ▶ São moléculas solúveis, frequentemente produzidas por células tumorais (em maior proporção) e células normais. Diversos marcadores foram caracterizados e estão disponíveis, sendo que a maioria são glicoproteínas. Podem ser divididos em quatro grupos e usados para detecção precoce, diagnóstico, prognóstico e/ou predição de resposta, além de monitoramento de doença e recorrência. Embora a maioria dos marcadores não possua sensibilidade ou especificidade suficiente para serem empregados como forma de rastreamento, seu uso em outras situações pode ser útil.

É importante ressaltar que **não devem ser solicitados na prática clínica** marcadores tumorais para rastreamento de neoplasias em indivíduos assintomáticos ou sem diagnóstico de câncer, exceto se parte de um programa de rastreamento, como, por exemplo, em pacientes com cirrose por vírus B ou C (pelo risco elevado de hepatocarcinoma), ou até mesmo PSA em homens, após discussão de riscos e benefícios associados.

RASTREAMENTO (*SCREENING*) ▶ Ferramenta muito importante da saúde pública moderna e da medicina preventiva. Programas de rastreamento têm longa história no que se refere ao controle de epidemias de doenças infecciosas e ao manejo de doenças crônicas. Comumente, é instituído para identificar um caso — não conhecido ou não reconhecido — em uma população pré-definida aparentemente saudável ou assintomática, para que se possa recomendar e oferecer tratamento precoce com potencial de mudar o desfecho daquele indivíduo. O **Quadro 20.4** sumariza as recomendações atuais para CCR, CM, câncer de colo uterino e de próstata.

▶ NEOPLASIA MALIGNA – COLO UTERINO

EPIDEMIOLOGIA ▶ No Brasil, é o tumor mais frequente em mulheres, após neoplasias da mama e colorretais, com 16.370 casos novos ao ano.[6] Campanhas de rastreamento e, mais recentemente, vacinação contra o papilomavírus humano (HPV, do inglês *human papiloma virus*) (adicionada ao calendário vacinal brasileiro em 2014) tem diminuído a incidência e mortalidade da doença na maioria dos países em processo de transição socioeconômica. Contudo, ainda é grande causa de mortalidade nos países em desenvolvimento, sendo esses países responsáveis por até 87% dos casos diagnosticados no mundo, levando a óbito cerca de 265 mil mulheres ao ano, muitas delas jovens.

QUADRO 20.3 ▶ MARCADORES TUMORAIS SÉRICOS

MARCADOR TUMORAL	TUMOR PRIMÁRIO	CONDIÇÕES MALIGNAS ASSOCIADAS	CONDIÇÕES BENIGNAS ASSOCIADAS	SENSIBILIDADE (%)
CEA	Cólon Reto	Mama, pulmão, estômago, pâncreas, colo uterino, linfoma, melanoma	Tabagismo, úlcera péptica, doença inflamatória intestinal, pancreatite, cirrose, obstrução biliar, hipotireoidismo	Presente em menos de 25% dos casos de doença de estádio inicial Presente em 75% dos casos de doença avançada
CA19-9	Pâncreas e vias biliares	Cólon, esôfago e hepatocarcinomas	Pancreatite, doença biliar, cirrose	Elevado em 80-90%* dos casos de neoplasias de pâncreas e em 60-70% dos casos de neoplasia de via biliar
α-AFP	Hepatocarcinomas e tumores germinativos (ovário e testículo)	Estômago, pâncreas e vias biliares	Cirrose, hepatites virais e gravidez	Elevado em 80% dos hepatocarcinomas Em tumores germinativos, veja o marcador β-HCG na próxima linha deste Quadro Nos pacientes com HCV, em rastreamento para hepatocarcinoma, valores > 20 ng/mL têm sensibilidade de 40-60% e especificidade de 80-94% para o diagnóstico
β-HCG	Tumores germinativos não seminomatosos, doença trofoblástica gestacional	Raramente neoplasias gastrintestinais	Estados hipogonadais, uso de maconha	AFP ou β-HCG estão elevados em 85% dos casos de tumores germinativos não seminomatosos, mas apenas em 20% deles quando em estádio inicial
CA-125	Ovário	Endométrio, tubas uterinas, mama, pulmão, esôfago, estômago, fígado, pâncreas e carcinomatose peritoneal	Menstruação, gravidez, cistos ovarianos fibroides, DIP, cirrose, ascite, efusões pleurais ou pericárdicas, endometriose	Elevado em cerca de 80% das neoplasias de ovário; mas apenas em 50% quando doença inicial
PSA	Próstata	Nenhuma	Prostatite, hiperplasia prostática, trauma após ejaculação	Elevado em mais de 75% dos casos de neoplasias ainda confinadas à próstata Até 15% dos pacientes com câncer tem PSA normal
CA15-3 e CA27.29	Mama	Nenhuma	Doença mamária ou ovariana, insuficiência hepática, deficiência de vitamina B_{12}, talassemia ou doença falciforme	Não estabelecida

* Pacientes com tipo sanguíneo O não são capazes de produzir CA19-9.
β-HCG, gonadotrofina coriônica humana beta; AFP, α-fetoproteína; CA, câncer; CEA, antígeno carcinoembrionário; DIP, doença inflamatória pélvica; HCV, vírus da hepatite C; PSA, antígeno prostático específico.

QUADRO 20.4 ▶ RECOMENDAÇÕES ATUAIS PARA CÂNCER DE MAMA, DE COLO UTERINO, DE PRÓSTATA E COLORRETAL

DOENÇA	USPSTF	MINISTÉRIO DA SAÚDE DO BRASIL	ASCO
CM	Mamografia bianual para mulheres entre 50-74 anos	Mamografia bianual para mulheres entre 50-69 anos	Rastreamento para mulheres acima dos 50 anos
	Para mulheres abaixo dos 50 anos, recomenda-se discutir individualmente com a paciente, em especial aquelas que valorizam os benefícios sobre os riscos	Para as mulheres mais jovens, não existe recomendação de mamografia devido à densidade das mamas	Para as mulheres entre 40-49 anos, recomenda discutir com a paciente o risco individual de CM
CA de próstata	Para homens entre 55-69 anos, recomenda-se discutir com paciente potenciais riscos e benefícios da estratégia em dosar o PSA regularmente. Pode existir uma pequena diminuição no risco de morrer da doença, mas os achados falso-positivos e os riscos envolvidos com as intervenções podem ser altos	Não recomenda o rastreamento	Não recomenda testar PSA de pacientes assintomáticos com expectativa de vida menor do que 10 anos
	Para homens acima dos 70 anos, não se recomenda o rastreamento		
CCR	Recomenda rastreamento para todos os indivíduos entre 50-75 anos	Não recomenda	Sem recomendação oficial
Câncer de colo uterino	Recomenda testar todas as mulheres entre 21-65 anos com colpocitologia oncótica (Papanicolau) a cada 3 anos, ou com a associação do Papanicolau à pesquisa de HPV a cada 5 anos para as mulheres entre 30-65 anos	Recomenda Papanicolau para mulheres entre 25 e 64 anos a cada 3 anos, sendo os dois primeiros testes feitos anualmente	Recomenda rastreamento estratificado por faixas de cobertura de saúde pública, variando entre 1-3 exames para as mulheres entre 30-49 anos em países com recursos escassos e até 1 exame a cada 5 anos para as mulheres entre 25-65 anos em países com recursos abundantes

ASCO, American Society of Clinical Oncology; CM, câncer de mama; CCR, câncer colorretal; PSA, antígeno prostático específico; USPSTF, United States Preventive Services Task Force.
Fonte: U.S. Preventive Services Task Force[7]; American Society of Clinical Oncology;[8] Brasil.[9]

FATORES DE RISCO ▶ O principal fator de risco para o desenvolvimento do câncer de colo uterino é a infecção persistente pelo HPV. É considerada a principal doença sexualmente transmissível, e muitas mulheres são carreadoras assintomáticas, o que reforça a necessidade de rastreamento intensivo e vacinação precoce. Dentre os 13 tipos de HPV reconhecidos, os que apresentam maior potencial oncogênico são os subtipos 16 e 18. Baixa imunidade, início precoce de vida sexual ativa, multiplicidade de parceiros sexuais, multiparidade, uso de contraceptivos orais e tabagismo conferem fatores de risco identificáveis ao desenvolvimento da doença.

APRESENTAÇÕES CLÍNICAS ▶ Doença pré-invasiva, ou invasiva inicial, geralmente é identificada em exame cervical de rotina. Sintomas iniciais na apresentação incluem sangramento vaginal anormal ou pós-coital, dispareunia e secreção vaginal. Doença mais avançada pode levar a outros sintomas pélvicos, tais como dor persistente, sintomas urinários – entre os quais hidronefrose, hematúria, incontinência e formação de fístulas – ou intestinais (como constipação).

AVALIAÇÃO DIAGNÓSTICA ▶ Exame citopatológico do colo do útero, colposcopia com biópsia ou biópsia de cone cervical (conização) são os métodos preferenciais para o diagnóstico inicial.

CLASSIFICAÇÃO PATOLÓGICA ▶ Carcinoma epidermoide é o principal tipo histológico, responsável por até 90% dos casos. Adenocarcinoma ou carcinoma adenoescamoso são infrequentes.

ESTADIAMENTO ▶

Exames ▶

- Exame ginecológico completo e toque retal.
- Hemograma, função renal e radiografia de tórax.
- RM pélvica. Se esta opção não estiver disponível, a opção é TC contrastada de abdome e pelve.
- PET-CT oncológico em paciente com estádio clínico > IB, sobretudo se houver suspeita de envolvimento linfonodal ou doença metastática.
- Cistoscopia e retossigmoidoscopia podem ser empregados em casos com sinais sugestivos de invasão de bexiga ou reto, conforme sintomas ou exames de imagem.

Estadiamento – FIGO/TNM[10] ▶ **0:** carcinoma *in situ* ou neoplasia intraepitelial grau III. **IA/T1a:** carcinoma invasivo diagnosticado somente pela microscopia; a invasão do estroma cervical deve ser ≤ 5 mm e a extensão ≤ 7 mm; **IA1/T1a1:** invasão do estroma ≤ 3 mm e extensão ≤ 7 mm; **IA2/T1a2:** invasão do estroma > 3 e ≤ 5 mm e extensão ≤ 7 mm; **IB/T1b:** lesão clínica confinada ao colo uterino ou lesão microscópica maior que a do estádio IA; **IB1/T1b1:** lesão clínica ≤ 4 cm; **IB2/T1b2:** lesão > 4 cm. **II/T2:** tumor invade além do útero, mas não a parede pélvica ou o terço inferior da vagina; **IIA/T2a:** sem invasão de paramétrios; **IIA1/T2a1:** lesão clínica ≤ 4 cm; **IIA2/T2a2:** lesão clínica > 4 cm; **IIB/T2b:** com invasão óbvia de paramétrios. **III/T3:** tumor estende-se até a parede pélvica e/ou envolve o terço inferior da vagina e/ou causa hidronefrose ou rim não funcionante; **IIIA/T3a:** envolvimento do terço inferior da vagina, sem extensão para a parede pélvica; **IIIB/T3b:** extensão até a parede pélvica e/ou hidronefrose ou rim não funcionante; **N1:** metástases para linfonodos regionais. **IV:** extensão para além da pelve verdadeira ou invasão da mucosa da bexiga ou reto. **Obs.:** Edema bolhoso vesical apenas não permite que um caso seja alocado no estádio IV; **IVA/T4:** invasão de órgãos adjacentes; **IVB/M1:** doença à distância.

Estadiamento clínico ▶ **I:** T1N0M0; **IA:** T1aN0M0; **IA1:** T1a1N0M0; **IA2:** T1a2N0M0; **IB:** T1bN0M0; **IB1:** T1 b1N0M0; **IB2:** T1b2N0M0; **II:** T2N0M0; **IIA:** T2aN0M0; **IIA1:** T2a1N0M0; **IIA2:** T2a2N0M0; **IIB:** T2bN0M0; **III:** T3N0M0; **IIIA:** T3aN0M0; **IIIB:** T3bN0-1M0, T1-3N1M0; **IVA:** T4N0-1M0; **IVB:** T1-3N0-1M1.

● **TRATAMENTO** ▶ Ver **Tabela 20.1**.

▶ NEOPLASIA MALIGNA – CÓLON E RETO

EPIDEMIOLOGIA ▶ Globalmente, é a terceira neoplasia mais comum no homem, e a segunda em mulheres, com 1,4 milhão de novos casos em 2012, segundo estimativas do banco de dados GLOBOCAN da OMS.[11] Sua incidência tem diminuído lenta e gradativamente nos países desenvolvidos; porém, observa-se um aumento na população com menos de 50 anos. Mesmo assim, é uma doença incomum antes dos 40 anos.

FATORES DE RISCO ▶ Fatores genéticos e ambientais podem aumentar a possibilidade de desenvolver CCR. A maioria dos casos pode ser considerada esporádica e não associada à hereditariedade. Algumas síndromes genéticas, como polipose adenomatosa familiar (PAF), polipose *MUTHY*-associada e síndrome de Lynch aumentam muito o risco de desenvolver a doença. Estudo recente publicado no JAMA,[12] com 450 pacientes diagnosticados com CCR antes dos 50 anos, mostrou elevada prevalência de mutações genéticas (16% dos pacientes). História de

TABELA 20.1 ▶ TRATAMENTO E SOBREVIDA DE PACIENTES COM CÂNCER DE COLO UTERINO DE ACORDO COM O ESTADIAMENTO CLÍNICO

ESTÁDIO CLÍNICO	TRATAMENTO	SOBREVIDA EM 5 ANOS
IA1	■ Conização ou traquelectomia vaginal ■ Histerectomia total (se não for candidata à preservação de fertilidade) ■ Radioterapia externa e/ou braquiterapia (se não for candidata à cirurgia)	93%
IA2 e IB2	■ Histerectomia total com BLS (se indisponível, linfadenectomia pélvica bilateral) ■ Se houver desejo de preservar fertilidade, tumor < 2 cm e sem invasão vascular, pode-se considerar conização (IA2) ou traquelectomia com BLS (se indisponível, linfadenectomia pélvica bilateral) ■ Radioterapia externa, seguida de braquiterapia (se não for candidata à cirurgia)	80%
IB2 e IIA	■ Histerectomia total com linfadenectomia pélvica bilateral ± para-aórtica (seguida de tratamento adjuvante se o risco for intermediário ou alto) *ou* ■ Quimiorradioterapia, seguida de braquiterapia	63-80%
IIB, III e IVA	Quimiorradioterapia, seguida de braquiterapia	16-58%
IVB ou recidiva	Quimioterapia paliativa	< 15%

BLS, biópsia de linfonodo sentinela.

câncer de cólon ou reto na família também confere risco aumentado, bem como possuir alguma doença inflamatória intestinal, como doença de Chron ou retocolite ulcerativa, diabetes melito (DM), abuso de álcool e tabaco, etc. Uso de ácido acetilsalicílico (AAS) ou outros anti-inflamatórios não esteroides (AINEs) e metformina (em mulheres) parece conferir proteção ao desenvolvimento de adenomas e CCR. O AAS tem sido recomendado como quimioprevenção em populações de alto risco. Nos sobreviventes de CCR, parece haver algum grau de evidência para indicar a reposição de vitamina D para pacientes com nível sérico baixo (< 20 ng/mL).

APRESENTAÇÕES CLÍNICAS ▶ Quase assintomático em estádios iniciais, o CCR pode provocar hematoquezia, anemia, dor abdominal, alteração no hábito intestinal e calibre fecal e tenesmo quando a doença é mais avançada. Quadros de obstrução e perfuração intestinal são menos frequentes, mas não incomuns.

DIAGNÓSTICO ▶ O método de escolha é a endoscopia com biópsia, seja por colonoscopia ou retossigmoidoscopia. A primeira tem a vantagem de poder avaliar toda a extensão do cólon em busca de outros focos de doença (tumores sincrônicos podem ser achados em até 5% dos pacientes), bem como na terapêutica de possíveis lesões pré-neoplásicas. Cerca de 6% dos adenocarcinomas inicialmente tidos como de origem indeterminada são, na verdade, neoplasias colorretais.

Os testes laboratoriais com marcadores tumorais, dentre eles o antígeno carcinogênico embrionário (CEA), não têm sensibilidade suficiente para serem usados como opção de rastreamento ou diagnóstico. Metanálise de 2014,[13] que analisou 104 trabalhos científicos, revelou uma sensibilidade do CEA abaixo dos 50%, sendo ainda menor em outros marcadores, como o CA19-9, por exemplo.

ESTADIAMENTO ▶ Qualquer paciente com diagnóstico e estádio clínico II, III ou IV deve realizar TC de tórax, abdome e pelve. O CEA deve fazer parte da rotina de avaliação pré-operatória. O PET-CT tem papel limitado, sendo usado em casos de aumento de CEA sem evidência do local da recorrência em estudos de imagem mais simples e na avaliação de pacientes antes de ressecções de metástases hepáticas, visando à exclusão de outros sítios de doença.

Estadiamento – TNM ▶ **TX**: tumor não avaliável; **T0**: sem evidência de tumor primário; **Tis**: carcinoma *in situ*: intraepitelial ou com invasão de lâmina própria; **T1**: tumor infiltra a submucosa; **T2**: tumor infiltra a muscular própria; **T3**: tumor se infiltra através da muscular própria até os tecidos pericolorretais; **T4a**: tumor penetra a superfície do peritônio visceral; **T4b**: tumor invade diretamente ou está aderido a outros órgãos ou estruturas. **N1**: metástases em um a três linfonodos regionais; **N1a**: metástase em um linfonodo regional; **N1b**: metástase em dois a três linfonodos regionais; **N1c**: depósito de tumor (DT) na subserosa, no mesentério ou nos tecidos pericólicos não peritonizados ou perirretais, sem metástases linfonodais regionais. **N2**: metástases em quatro ou mais linfonodos regionais; **N2a**: metástases em quatro a seis linfonodos regionais; **N2b**: metástases em sete ou mais linfonodos regionais. **M0**: sem metástases à distância; **M1**: metástases à distância; **M1a**: metástase(s) confinada(s) a um órgão ou sítio sem metástase peritoneal; **M1b**: metástase(s) em mais de um órgão ou sítio, sem metástase peritoneal; **M1c**: metástase para superfície peritoneal.

Estadiamento clínico ▶ **I**: T1-2N0M0; **IIA**: T3N0M0; **IIB**: T4aN0M0; **IIC**: T4bN0M0; **IIIA**: T1-2 N1/N1cM0 ou T1N2aM0; **IIIB**: T3-T4aN1/N1cM0 ou T2-3N2aM0 ou T1-2N2bM0; **IIIC**: T4aN2aM0 ou T3-4aN2bM0 ou T4bN1-2M0; **IVA**: qqTqqNM1a; **IVB**: qqTqqNM1b

TRATAMENTO ▶ Embora aqui descritos sob o mesmo tópico, o tratamento da neoplasia de reto difere do tratamento da neoplasia de cólon (**Tabela 20.2**). As lesões do reto localmente avançadas são preferencialmente tratadas com quimiorradioterapia concomitantes, diferente da doença no cólon, que, em geral, tem manejo cirúrgico primário. Vale lembrar que pacientes com metástases hepáticas ou pulmonares exclusivas ainda podem ser submetidos a tratamento curativo.

TABELA 20.2 ▶ TRATAMENTO E SOBREVIDA DE PACIENTES COM CÂNCER DE CÓLON E/OU DE RETO DE ACORDO COM O ESTADIAMENTO CLÍNICO

ESTÁDIO CLÍNICO	TRATAMENTO - NEOPLASIA DE CÓLON	TRATAMENTO - NEOPLASIA DE RETO	SOBREVIDA EM 5 ANOS
I	Cirurgia	Cirurgia	93%
II	Cirurgia Considerar QT adjuvante, se houver fatores de risco presentes	Cirurgia Considerar QT/RT ou RT neoadjuvante, especialmente se o estádio for T3/T4 ou se for tumor de reto inferior	72-85%
III	Cirurgia + QT adjuvante	QT/RT *ou* RT neoadjuvante + cirurgia	44-83%
IV	Cirurgia *e/ou* QT paliativa Imunoterapia nos casos de instabilidade de microssatélites (MSI-H)	Cirurgia e/ou QT paliativa Imunoterapia nos casos de instabilidade de microssatélites (MSI-H)	8%

QT, quimioterapia; RT, radioterapia.

▶ NEOPLASIA MALIGNA – ESÔFAGO E JUNÇÃO ESOFAGOGÁSTRICA

EPIDEMIOLOGIA ▶ A neoplasia maligna do esôfago e junção esofagogástrica (JEG) é a sexta maior causa de mortes no mundo, e é ainda mais letal quando são selecionados dados apenas de países em desenvolvimento. Observou-se nas últimas décadas uma significativa mudança na histologia e na topografia desse tumor nos países ocidentais, ao passo que o adenocarcinoma já ultrapassa os casos de carcinoma epidermoide, sendo ambos mais prevalentes em homens. Entretanto, vale lembrar que o subtipo epidermoide ainda é responsável pela maioria dos casos registrados no mundo. Em países da África e da Ásia orientais, cerca de 90% dos diagnósticos são de carcinoma epidermoide. Essas duas histologias são responsáveis por quase todos os casos de tumores do esôfago.

FATORES DE RISCO ▶ Tabagismo e etilismo são os fatores mais associados ao carcinoma epidermoide. O adenocarcinoma está ligado à presença de esôfago de Barret, à obesidade, à doença de refluxo gastroesofágico (DRGE) e, em menor grau, ao tabagismo.

APRESENTAÇÕES CLÍNICAS ▶ Infelizmente, a maioria dos pacientes ainda se apresenta com doença localmente avançada inoperável ou metastática, uma vez que os sintomas costumam aparecer em fase tardia da doença. A perda de peso associada à disfagia progressiva é o sintoma mais frequente. Pode haver rouquidão quando houver acometimento do nervo laríngeo recorrente; tosse e pneumonia de repetição determinadas por invasão local da árvore brônquica ou por fístula traqueoesofágica; sangramento e anemia por deficiência de ferro.

DIAGNÓSTICO ▶ O exame de escolha para o diagnóstico é a endoscopia digestiva alta (EDA) complementada por biópsia do tumor. Já foi demonstrado que quanto maior o número de amostras, maior a sensibilidade para o diagnóstico. Como alternativa, a radiografia com bário pode ser empregada, embora não seja muito usada.

ESTADIAMENTO ▶ Objetiva avaliar tanto aspectos locorregionais do tumor como a presença de lesões distantes, o que tornaria uma cirurgia fútil. Para tanto, a TC de tórax e do abdome superior com contraste segue como estratégia importante no câncer de esôfago, mas com baixa sensibilidade. A ultrassonografia endoscópica (USE) é melhor do que a TC na determinação da profundidade do tumor (T) e na presença de linfonodos suspeitos de envolvimento neoplásico (N), com sensibilidade de 80 a 90%, ao passo que a TC tem sensibilidade de apenas cerca de 40 a 50%.

O PET com 18F-FDG (18F-fluorodesoxiglicose) adiciona acurácia, especialmente na detecção de lesões à distância, sendo mais sensível do que a TC ou a USE. Estudo com 262 pacientes do American College of Surgeons Oncology Group (ACOSOG),[14] publicado em 2007, mostrou que a adição do PET-scan (sem TC) foi capaz de mudar cerca de 20% das condutas, evitando diversas cirurgias sem potencial curativo. Não existem muitos dados comparando a adição da TC ao PET (PET-CT); no entanto, é racional pensar que isso pode acarretar um número ainda menor de pacientes sendo levados à cirurgia devido ao achado de doença à distância.

A broncoscopia pré-operatória tem sido recomendada por algumas instituições, incluindo o National Comprehensive Cancer Network (NCCN),[15] para os pacientes com tumores localmente avançados ao nível ou acima da carina. A laparotomia exploradora, ainda mais controversa, continua como opcional nos pacientes sem evidência de doença M1.

Estadiamento TNM ▶ **TX**: tumor primário não avaliável; **T0**: sem evidência de lesão primária; **Tis**: displasia de alto grau; **T1a**: tumor invade a lâmina própria ou muscular da mucosa; **T1b**: tumor invade a submucosa; **T2**: tumor invade a muscular própria; **T3**: tumor invade a adventícia; **T4a**: tumor ressecável que invade estruturas adjacentes, como pleura, pericárdio ou diafragma; **T4b**: tumor irressecável que invade outras estruturas adjacentes, como aorta, corpo vertebral, traqueia, etc. **NX**: linfonodos regionais não avaliáveis; **N0**: sem metástases em linfonodos regionais; **N1**: com metástases em uma a dois linfonodos regionais; **N2**: com metástases em três a seis linfonodos regionais; **N3**: com metástases em sete ou mais linfonodos regionais. **M0**: sem metástase à distância; **M1**: com metástase à distância.

Estadiamento clínico ▶ **Carcinoma epidermoide – I**: T1N0M0; **II**: T2N0-1M0 ou T3N0M0; **III**: T3N1M0 ou T1-3N2M0; **IVA**: T4N0-2M0 ou qqTN3M0; **IVB**: qqTqqNM1. **Adenocarcinoma – I**: T1N0M0; **IIA**: T1N1M0; **IIB**: T2N0M0; **III**: T2N1M0 ou T3N0-1M0 ou T4aN0-1M0; **IVA**: T1-4aN2M0 ou T4bN0-2M0 ou qqTN3M0; **IVB**: qqTqqNM1.

Com a importante mudança no estadiamento e no prognóstico da neoplasia de esôfago ocorrida com a publicação da 8ª edição do TNM pela AJCC, em 2017 (**Fig. 20.1**), é importante destacar dois importantes pontos:

- Independente da histologia, aqueles tumores que envolverem a JEG, com seu epicentro se estendendo a, no máximo, 2 cm do estômago proximal, são estadiados e tratados como esôfago. Em contraste, todos os tumores da JEG com seu epicentro localizado além de 2 cm do estômago proximal, bem como todos os tumores do cárdia, são estadiados como estômago. Portanto, todos os tumores do esôfago cervical, torácico e abdominal, além daqueles envolvendo a JEG com seu epicentro a até 2 cm do estômago proximal, devem ser estadiados da mesma forma, independente da histologia – diferente do que era preconizado. A nova versão mantém a distinção feita no estadiamento (TNM) e prognóstico conforme os diferentes subtipos de adenocarcinoma e carcinoma epidermoide.

- Em relação ao comprometimento de linfonodos, a nova edição do TNM publicado pela AJCC manteve a ênfase dada ao número de linfonodos acometidos, ao invés da localização, como vinha sendo feito antes de 2010.

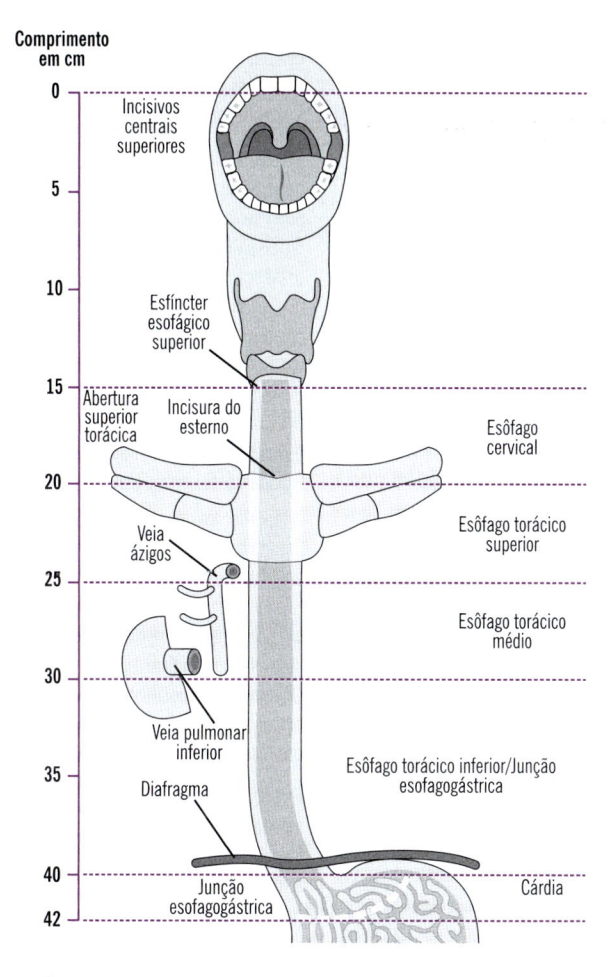

FIGURA 20.1 ▶ NOVA DEFINIÇÃO DE ANATOMIA DO ESÔFAGO, JUNÇÃO ESOFAGOGÁSTRICA E CARDIA, SEGUNDO A 8ª EDIÇÃO DO TNM ELABORADO PELA AJCC.
Fonte: Elaborada com base em Rice e colaboradores.[16]

TRATAMENTO ▶ Diversos ensaios clínicos e metanálises demonstraram a superioridade de tratamento sequencial para os tumores localmente avançados: quimioterapia concomitante à radioterapia, seguida por cirurgia. Embora tumores iniciais possam ser tratados diretamente com terapia endoscópica e/ou ressecção cirúrgica isolada, a maioria dos pacientes necessitará de tratamento com abordagem trimodal. Aqueles pacientes considerados não aptos à esofagectomia podem ser tratados apenas com quimiorradioterapia definitiva (**Tabela 20.3**).

TABELA 20.3 ▶ TRATAMENTO E SOBREVIDA DE PACIENTES COM CÂNCER DE ESÔFAGO E JUNÇÃO ESOFAGOGÁSTRICA DE ACORDO COM O ESTADIAMENTO CLÍNICO

ESTÁDIO CLÍNICO	TRATAMENTO	SOBREVIDA EM 5 ANOS
0 (Tis) ou T1-N0	Ressecção endoscópica *ou* terapia ablativa local	70-85%
I	Cirurgia *ou* QT/RT definitiva (terço superior/esôfago cervical)	60-75%
II	QT/RT + cirurgia ou QT/RT definitiva	40-50%
III	QT/RT + cirurgia ou QT/RT definitiva	15-47%
IV	QT paliativa / imunoterapia	< 5%

QT, quimioterapia; RT, radioterapia; Tis, tumor *in-situ*.

▶ NEOPLASIA MALIGNA — ESTÔMAGO

EPIDEMIOLOGIA ▶ Até a década de 1980, o câncer de estômago figurava como líder em mortalidade por câncer, quando foi superado pela neoplasia de pulmão. Existe uma clara tendência de queda na incidência muito antes da descoberta do *H. pylori*, e uma teoria traz a descoberta dos refrigeradores como fator pivotal. A doença tem distribuição geográfica, étnica e socioeconômica muito diferente, com altas taxas em países do Leste Europeu e Asiático, bem como na América do Sul. A incidência na China é muito mais alta do que em qualquer outro país, e no Japão ainda hoje é o câncer mais comum em homens. A doença acomete mais homens do que mulheres em todos os cenários, e 70% dos casos são diagnosticados nos países em desenvolvimento.

FATORES DE RISCO ▶ O agente *H. pylori* pode estar envolvido no processo de carcinogênese, especialmente no subtipo intestinal. Podem-se citar outros fatores, como a alta ingesta de sal, baixa ingesta de frutas e vegetais, obesidade, tabagismo, ingesta de compostos nitrogenados (salsichas, bacon e demais carnes processadas), infecção pelo Epstein-Barr vírus (EBV) e cirurgia prévia no estômago. A maioria dos casos de câncer gástrico são considerados esporádicos. No entanto, cerca de 3 a 5% dos casos podem ser atribuídos a algumas síndromes genéticas que aumentam a chance de câncer gástrico. A mutação germinativa do gene *CDH1* e a síndrome de Lynch são as mais importantes. Outros 5 a 10% dos casos podem ter um componente hereditário ainda não conhecido ou descrito.

APRESENTAÇÕES CLÍNICAS ▶ A maioria dos pacientes que são diagnosticados com câncer gástrico já se encontram com a doença avançada e com baixa chance de cura. A perda de peso e a dor abdominal figuram como principais sintomas, seguidos por anorexia, náusea e sensação de plenitude gástrica, além de sangramento oculto. Nos pacientes em que já existe comprometimento à distância, ascite pode decorrer de carcinomatose peritoneal e hepatomegalia, de metástases.

Uma forma bastante agressiva do subtipo difuso é a linite plástica – caracterizada pela infiltração das camadas submucosa e muscular própria. Nesse caso, o diagnóstico é mais difícil sob o ponto de vista histológico, visto que podem haver amostras de biópsia superficial e falso-negativas. Existem diversas outras síndromes associadas com a metastatização de tumores abdominais, não exclusivos dos portadores de neoplasia de estômago, como envolvimento do ovário (tumor de Krukenberg), adenopatia supraclavicular (linfonodo de Virchow), adenopatia periumbilical (linfonodo *sister* Mary Joseph) entre outros. Síndromes paraneoplásicas são raramente descritas.

DIAGNÓSTICO ▶ A melhor forma de coletar material para classificação histológica, bem como da localização do tumor, é a EDA. Existem dois subtipos histológicos predominantes, conforme a classificação de Lauren: intestinal e difuso. Recente esforço do Cancer Genome Atlas Research Network levou à publicação de uma nova classificação baseada em análise molecular na revista Nature, em 2014.[17] Foram definidos quatro subtipos diferentes de tumores gástricos: tumores EBV-positivos; tumores com instabilidade de microssatélites; tumores genomicamente estáveis; e tumores com instabilidade cromossômica, correspondendo a, respectivamente, 9%, 22%, 20% e 50% dos casos.

ESTADIAMENTO ▶ Objetiva estimar a extensão da doença para planejar o tratamento e estabelecer um prognóstico. A EDA pode ser também considerada como método de estadiamento. A USE pode ajudar na seleção de pacientes candidatos apenas à ressecção endoscópica, ou seja, tumores precoces. Além disso, a USE auxilia na avaliação do *status* nodal, sendo possível a coleta de material por punção aspirativa (PAAF + *cell block*) para caracterização histopatológica. TC de abdome total e de tórax com contraste são imprescindíveis no estadiamento. O PET-CT tem papel limitado no câncer gástrico, em especial nos subtipos difuso e mucinoso, e, portanto, não deve ser usado isoladamente como exame pré-operatório.

A laparoscopia de estadiamento tem papel muito importante. Estudo do Memorial Sloan Kettering Cancer Center (MSKCC),[18] envolvendo dados de mais de 650 pacientes em 10 anos, revelou 31% de pacientes com metástase à distância e que, por consequência, deixaram de ir à cirurgia. O lavado peritoneal com citologia pode acrescentar valor ao estadiamento invasivo. Claramente, a positividade do líquido peritoneal para células neoplásicas determina pior prognóstico naqueles pacientes que passaram por cirurgia com intenção curativa.

Estadiamento TNM ▶ **pTis**: carcinoma *in situ*; **pT1a**: tumor invade a lâmina própria ou muscular da mucosa; **pT1b**: tumor invade a submucosa; **pT2**: tumor invade a muscular própria; **pT3**: tumor penetra o tecido conectivo subseroso, mas não invade peritônio visceral ou estruturas adjacentes; **pT4a**: tumor invade serosa (peritônio visceral); **pT4b**: tumor invade estruturas adjacentes; **pN0**: sem metástases linfonodais; **pN1**: metástases em um a dois linfonodos regionais; **pN2**: metástases em três a seis linfonodos regionais; **pN3a**: metástases em sete a 15 linfonodos regionais; **pN3b**: metástases em 16 ou mais linfonodos regionais. **M0**: sem metástases à distância; **M1**: metástases à distância.

Estadiamento ▶ **I**: T1-2N0M0; **IIA**: T1-2N1-3M0; **IIB**: T3-4aN0M0; **III**: T3-4aN1-3M0; **IVA**: T4bqqNM0; **IVB**: qqTqqNM1.

TRATAMENTO ▶ Dados de séries retrospectivas, principalmente de populações asiáticas, permitem selecionar o paciente que pode ser tratado apenas com ressecção endoscópica, reservando este método para tumores pequenos (< 2 cm), não ulcerados, confinados à mucosa ou submucosa, desde que bem diferenciados e sem comprometimento linfovascular (Tabela 20.4).

▶ NEOPLASIA MALIGNA — HEPATOCARCINOMA

EPIDEMIOLOGIA ▶ Caracteriza-se por doença agressiva com elevada mortalidade. Quase 80% dos hepatocarcinomas (CHC) estão relacionados aos vírus da hepatite B e C. Diferente dos outros tumores, a mortalidade vem aumentando a cada

TABELA 20.4 ▶ TRATAMENTO E SOBREVIDA DE PACIENTES COM CÂNCER DE ESTÔMAGO DE ACORDO COM O ESTADIAMENTO CLÍNICO

ESTÁDIO CLÍNICO	TRATAMENTO	SOBREVIDA EM 5 ANOS
I	Ressecção endoscópica *ou* cirurgia	88-94%
II	Cirurgia associada *ou não* à QT perioperatória *ou* QT adjuvante ou QT/RT adjuvante	68-82%
III	Cirurgia associada à QT perioperatória *ou* QT adjuvante *ou* QT/RT adjuvante	18-54%
IV	QT paliativa / imunoterapia	< 4%

QT, quimioterapia; RT, radioterapia.

ano em homens e mulheres. A diferença geográfica do CHC é marcante, tendo alta incidência na China, África Subsaariana, Taiwan e Hong Kong.

FATORES DE RISCO ▶ Vírus da hepatite B e C (HBV, HCV), hemocromatose e cirrose por qualquer causa são os principais fatores de risco. Mesmo os indivíduos que conseguiram tornar-se imunes após uma contaminação por HBV possuem risco aumentado de desenvolver a doença. Indivíduos nascidos entre 1945 e 1965 têm risco 5× maior de serem portadores do vírus C e, portanto, têm risco de desenvolver a doença. Além desses, tabagismo, etilismo, aflotoxinas e DM podem contribuir para o surgimento do CHC.

APRESENTAÇÕES CLÍNICAS ▶ Normalmente não apresenta sintomas em seu aparecimento que não os que já fazem parte do espectro de sua hepatopatia de base. Hepatopatas compensados que desenvolvem ascite, icterícia, encefalopatia ou sangramento de varizes devem levantar suspeita para o surgimento do CHC.

DIAGNÓSTICO ▶ A estratégia mais eficaz para o diagnóstico precoce envolve colocar todos os pacientes de alto risco em um programa de rastreamento regular com US de abdome semestral e, possivelmente, dosagem do marcador tumoral α-fetoproteína. Para tumores < 1 cm, deve-se repetir o exame em 3 meses e, caso haja mudança, seguir investigação com TC ou RM. Caso o tumor seja > 1 cm, deve-se proceder à TC (4 fases) ou à RM com contraste. O diagnóstico por imagem isolada pode ser firmado (hipervascularização na fase arterial, e *washout* tardio na fase venosa). Caso seja negativo, deve-se repetir uma imagem ou realizar biópsia.

ESTADIAMENTO ▶ Existem algumas formas de estadiamento, mas o mais usado na prática é o estadiamento de Barcelona, que agrupa os doentes em quatro estádios. Estádio precoce (**A**) sugere pacientes assintomáticos e que podem receber terapias radicais. Estádio intermediário (**B**) são assintomáticos e têm doença multinodular. Pacientes em estádio avançado (**C**) têm sintomas, invasão vascular pelo tumor e/ou acometimento extra-hepático, mas ainda possuem função hepática preservada segundo a classificação de Child-Pugh. Pacientes no **estádio D** têm muitos sintomas ou cirrose claramente descompensada, e portanto, prognóstico muito ruim.

TRATAMENTO ▶ Sempre que possível, a ressecção cirúrgica parece ser a melhor alternativa, mas o tratamento deve ser feito em centros com experiência e pode envolver embolização, ablação por radiofrequência, transplante hepático e tratamento sintomático e/ou paliativo.

▶ NEOPLASIA MALIGNA – MAMA

EPIDEMIOLOGIA ▶ É o tipo de câncer que possui a maior incidência e a maior mortalidade na população feminina em todo o mundo, tanto em países em desenvolvimento quanto em países desenvolvidos. No Brasil, são previstos 59.700 casos novos de CM ao ano,[6] com um risco estimado de 56,33 casos a cada 100 mil mulheres. Nos EUA, no mesmo período, diagnosticam-se 252,710 novos casos (124,9 a cada 100,000 mulheres por ano), dados que comprovam a necessidade de melhoria no rastreamento da doença em nosso país. Aproximadamente uma em cada oito mulheres será diagnosticada com CM ao longo da vida. Com a terapia atual, as taxas de sobrevivência após 5 anos do diagnóstico aproximam-se de 90%.

FATORES DE RISCO ▶ Gênero feminino e idade avançada são os principais fatores etiológicos. Geralmente é uma doença de origem multifatorial, observando-se aumento do risco de acordo com fatores reprodutivos-hormonais (menarca precoce, nuliparidade, menopausa tardia, primeira gestação após os 30 anos). Hábitos nutricionais (obesidade, ingesta de gorduras e álcool e tabagismo), densidade mamária, algumas alterações mamárias benignas e exposição à radiação ionizante também podem contribuir para o desenvolvimento da doença, ao passo que a amamentação pode prevenir a ocorrência da doença.

História pessoal e familiar de CM são importantes fatores de risco a serem considerados. Pacientes jovens geralmente têm doença mais agressiva e com maior chance de associação a síndromes hereditárias ou alterações genéticas específicas, entre elas mutações nos genes *BRCA1/2*, *TP53*, *PTEN*, *ATM*, *CHEK2*, entre outras.

APRESENTAÇÕES CLÍNICAS ▶ Lesões assintomáticas podem ser diagnosticadas por meio de exames de rastreamento. Nódulos ou massas palpáveis são o principal sintoma que motiva investigação. A axila é o principal sítio de disseminação inicial e deve sempre ser avaliada adequadamente. Sintomas variados podem surgir em decorrência de doença mais avançada, dependendo do sítio metastático, entre os quais ossos, fígado, pulmões e cérebro.

AVALIAÇÃO DIAGNÓSTICA ▶ Mamografia e US mamária, preferencialmente em conjunto, são os principais métodos de imagem utilizados. Tomossíntese tem sido utilizada mais amplamente. RM pode ser útil em casos selecionados ou na avaliação de pacientes jovens de risco elevado, devendo ser avaliada por radiologista experiente na área, devido a maior risco de falso-positivos.

Anormalidade em exame de imagem ou nódulos clinicamente suspeitos devem ser obrigatoriamente biopsiados para confirmação diagnóstica e adequada análise anatomopatológica. Imuno-histoquímica é fundamental na avaliação inicial das pacientes, uma vez que a positividade de receptores hormonais e/ou superexpressão de HER2 apresenta grandes implicações terapêuticas. A expressão da proteína HER2, codificada pelo gene *c-erb-2/HER2/neu*, é graduada em 4 níveis: zero, + (considerados negativos), ++ (indeterminados), +++ (positivos). Nos casos indeterminados, deve-se avaliar, por meio da hibridização *in situ* por fluorescência (FISH, do inglês *fluorescence in situ hybridization*), a amplificação do gene. Nos casos positivos, é indicada terapia anti-*HER2*.

Pacientes jovens (< 50 anos), com história prévia de CM ou de câncer ovário, doença triplo-negativa ou história familiar fortemente positiva devem ser consideradas como candidatas para avaliação genética. Estratégias de preservação de fertilidade devem ser abordadas para todas as paciente em idade fértil e que ainda desejem gestar.

CLASSIFICAÇÃO PATOLÓGICA ▶ Existem mais de 20 subtipos diferentes da doença, conforme classificação da OMS.[19] A grande maioria dos tumores de mama são adenocarcinomas e originam-se no epitélio ductal (cerca de 80%). Estes são conhecidos como carcinomas ductais invasivos. Entre os subtipos menos comuns de carcinomas que podem ser diagnosticados encontram-se o lobular, o tubular, o mucinoso, o medular, o micropapilar e o papilar.

Classicamente, a imuno-histoquímica divide as pacientes em três grandes grupos com implicações terapêuticas: luminal (receptores hormonais positivos), HER2-*like* (paciente com superexpressão de HER2) e triplo-negativos (ausência de receptores hormonais e HER2-negativo).

Em alguns casos, painéis multigênicos, tais como Oncotype Dx®, MammaPrint®, Breast Cancer Index, PAM50 (ProSigna®) e EndoPredict®, podem ser utilizados para avaliação de prognóstico e decisão de necessidade de quimioterapia adjuvante ou hormonioterapia extendida.

ESTADIAMENTO ▶

Exames ▶

- Laboratorial completo, incluindo função hepática, fosfatase alcalina e β-HCG para paciente em idade fértil.
- US abdominal e radiografia de tórax.
- TC contrastada de tórax e abdome se EC > IIB, sintomas, achado anormal em exame físico ou planejamento de terapia neoadjuvante. **Importante**: Neste caso, substitui US abdominal e radiografia de tórax.
- Cintilografia óssea se houver suspeita de dor óssea ou elevação de fosfatase alcalina.
- PET-CT oncológico (opcional em estádios avançados ou a critério clínico).

Estadiamento TNM ▶ **T1**: tumor ≤ 2 cm; **T2**: tumor entre 2,1 e 5 cm; **T3**: tumor > 5 cm; **T4**: tumor de qualquer tamanho com extensão direta à parede torácica e/ou pele (ulceração ou nódulos macroscópicos) ou presença de carcinoma inflamatório; **N1**: metástases para linfonodos móveis ipsilaterais nos níveis axilares I ou II; **N2**: metástases para linfonodos axilares ipsilaterais nos níveis I ou II, pétreos ou fusionados, ou comprometimento de linfonodos da cadeia mamária interna na presença de metástase em linfonodos axilares; **N3**: metástases para linfonodos infraclaviculares ipsilaterais (nível III da axila) ou em linfonodos supraclaviculares, ou envolvimento simultâneo de linfonodos da cadeia mamária interna e níveis I ou II da axila; **M1**: metástases à distância.

Estadiamento clínico ▶ **I**: T1N0M0; **IIA**: T0-1N1M0, T2N0M0; **IIB**: T2N1M0, T3N0M0; **IIIA**: T0-2N2M0, T3N1-2M0; **IIIB**: T4N0-2M0; **IIIC**: qqTN3M0; **IV**: qqTqqNM1.

É importante salientar que a 8ª edição do estadiamento TNM da AJCC[10] incorpora alguns biomarcadores com implicação prognóstica ou terapêutica: grau histológico, presença de receptores hormonais, superexpressão de *HER2*, Oncotype Dx® escore > 11, os quais podem modificar o estadiamento final de acordo com a presença ou não de tais elementos.

⬤ TRATAMENTO ▶ Ver Tabela 20.5.

▶ NEOPLASIA MALIGNA — MELANOMA

EPIDEMIOLOGIA ▶ Tumores cutâneos são o tipo de neoplasia mais frequentemente diagnosticado no Brasil, sobretudo na forma de carcinoma basocelular e espinocelular ou epidermoide. Embora o melanoma maligno cutâneo apresente baixa prevalência, correspondendo a menos de 2% dos casos de câncer diagnosticados no Brasil (já excluídos os tumores de pele não melanoma), existe grande preocupação com a doença devido ao alto potencial de agressividade, principalmente quando diagnosticada em estádios mais avançados.

FATORES DE RISCO ▶ Exposição solar e radiação ultravioleta são, sem dúvida, os principais fatores de risco. Cerca de 20 a 30% dos melanomas estão associados à presença de nevo melanocítico prévio. História familiar de melanoma ou melanoma prévio também aumentam o risco de desenvolver esse tipo de câncer.

TABELA 20.5 ▶ TRATAMENTO E SOBREVIDA DE PACIENTES COM CÂNCER DE MAMA DE ACORDO COM O ESTADIAMENTO CLÍNICO

ESTÁDIO CLÍNICO	TRATAMENTO	SOBREVIDA EM 5 ANOS
I	Cirurgia	93-97%
II	RT em casos de cirurgia conservadora e em casos selecionados após mastectomia QT adjuvante (depende de fatores de risco clínicos ou moleculares) Trastuzumabe ± pertuzumabe se HER2 superexpresso (1 ano)	91-94%
III	Considerar tratamento neoadjuvante Cirurgia ± RT QT adjuvante para a maioria das pacientes HT adjuvante se houverem receptores hormonais positivos Trastuzumabe ± pertuzumabe se HER2 superexpresso (1 ano)	85%
IV	QT ou HT paliativas HER2+ ou mutação em BRCA: terapia-alvo Triplo-negativo: imunoterapia	26%

HT, hormonioterapia; QT, quimioterapia; RT, radioterapia.

APRESENTAÇÕES CLÍNICAS ▶ O melanoma pode se apresentar em pele normal ou em lesões pigmentadas. Áreas suspeitas devem ser avaliadas minuciosamente por dermatologista, de preferência com recurso de dermatoscopia. A regra mneumônica do ABCDE pode ser utilizada como ferramenta de alerta para lesões cutâneas suspeitas, nas quais se avaliam a presença ou não de **a**ssimetria, **b**ordas irregulares, **c**ores variadas, **d**iâmetro > 6 mm e **e**volução ou aumento ao longo do tempo.

Uma pequena parcela dos paciente pode ter lesão localizada em regiões de difícil visualização, tais como couro cabeludo, extremidades, mucosas, olhos ou até mesmo não ter o sítio primário identificado. A disseminação inicial geralmente compromete as respectivas cadeias linfáticas da região afetada pelo tumor e pode ocasionar linfadenopatias identificáveis ao exame físico. Doença avançada pode se disseminar para o subcutâneo e para partes moles, vísceras e cérebro com grande variabilidade de apresentação individual.

AVALIAÇÃO DIAGNÓSTICA ▶ Análise histopatológica é o padrão-ouro para o diagnóstico. Imuno-histoquímica ou FISH podem ser utilizados em casos difíceis ou para o auxílio da identificação de doença metastática ou linfonodal.

Mutações no gene BRAF são encontradas em cerca de 50% dos pacientes com melanoma cutâneo e sua pesquisa deve ser realizada em doença metastática ou localmente avançada, uma vez que o paciente é candidato à terapia-alvo específica quando se identifica a mutação.

CLASSIFICAÇÃO PATOLÓGICA ▶ Classicamente, descrevem-se quatro padrões histológicos distintos, com diferentes etiologias e comportamentos biológicos: melanoma de espalhamento superficial (70% dos casos), melanoma nodular (20%), melanoma lentiginoso acral (< 5%) e lentigo melanoma maligno.

ESTADIAMENTO

EXAMES ▶ Para pacientes em estádios clínicos I e II ou com linfonodo sentinela positivo microscopicamente e primário sem ulceração com Breslow < 4 mm, pode-se apenas solicitar radiografia de tórax e dosagem de desidrogenase láctica (LDH). Nos demais casos, exame laboratorial completo, incluindo função hepática e TC de tórax e abdome. TC de pelve e região cervical também podem ser solicitados de acordo com sítio da lesão inicial. RM de cérebro não é recomendada de rotina, mas deve ser considerada em paciente sintomático ou com doença avançada. PET-CT pode ser realizado em pacientes de alto risco, com doença localmente avançada ou mesmo em doença metastática, especialmente se for candidato à ressecção cirúrgica. Considerar biópsia por agulha fina de lesão suspeita metastática para confirmação diagnóstica e/ou obtenção de material para pesquisa genética.

Estadiamento TNM ▶ **T1**: ≤ 1 mm (**a**: sem ulceração e Breslow < 0,8 mm; **b**: Breslow < 0,8 mm com ulceração ou Breslow 0,8 a 1,0 mm independente da ulceração); **T2**: > 1,0 a 2,0 mm; **T3**: > 2,0 a 4,0 mm; **T4** > 4,0 mm (dentro da categoria T2 a T4 – **a**: sem ulceração; **b**: com ulceração). **N1**: um linfonodo positivo ou metástase em trânsito, satélite ou microssatélite sem envolvimento linfonodal; **N2**: dois a três linfonodos positivos ou metástase em trânsito, satélite ou microssatélite com um linfonodo envolvido; **N3**: quatro ou mais linfonodos positivos ou metástase em trânsito, satélite ou microssatélite com dois ou mais linfonodos envolvidos, ou linfonodos coalescentes com ou sem metástase em trânsito, satélite ou microssatélite. **M1**: metástases à distância.

Estadiamento clínico ▶ **I**: T1-T2a, N0M0; **II**: T2b,T3a,b,T4a, bN0M0; **III**: qqTN1-3M0; **IV**: qqTqqNM1.

TRATAMENTO ▶ Ver Tabela 20.6.

▶ NEOPLASIA MALIGNA – OVÁRIO

EPIDEMIOLOGIA ▶ Representa um dos tumores ginecológicos mais prevalentes no mundo. Nos países em desenvolvimento, entre

TABELA 20.6 TRATAMENTO E SOBREVIDA DE PACIENTES COM MELANOMA DE ACORDO COM O ESTADIAMENTO CLÍNICO

ESTÁDIO CLÍNICO	TRATAMENTO	SOBREVIDA EM 10 ANOS
I	T ≤ 0,8 mm: apenas ampliação de margem (1 cm)	90%
II	T > 0,8 mm e < 4 mm: 0,8-2 mm: margem de 1-2 cm (se enxerto) T > 2 mm: margem de 2 cm Pesquisa de LNS, se Breslow > 1 mm T > 4 mm: ampliação de margem com pelo menos 2 cm e BLS	60%
III	Ampliação de margem com pelo menos 2 cm e BLS **Obs.**: Se houver envolvimento linfonodal clínico, realizar dissecção linfonodal completa Se LNS positivo: discutir com paciente seguimento de perto com US ou dissecção linfonodal completa Não há consenso sobre melhor terapia adjuvante. Pode-se considerar interferon ou, preferencialmente, imunoterapia ou terapia-alvo (se *BRAF*+) Metástases em trânsito ou satélites: considerar ressecção cirúrgica, perfusão isolada de membro, terapia intralesional ou tópica, dependendo do comportamento e da localização das lesões	45%
IV	Imunoterapia ou terapia-alvo (se *BRAF*+) Considerar ressecção cirúrgica se lesão única ou comportamento indolente	10%

BLS, biópsia de linfonodo sentinela; US, ultrassonografia.

os quais o Brasil, é superado apenas pelo câncer de colo uterino. Estimam-se 6.150 casos novos ao ano, correspondendo à sétima neoplasia maligna mais diagnosticada em mulheres no território nacional. A idade média de diagnóstico fica em torno de 60 anos; contudo, pacientes com história familiar ou alterações genéticas podem ter diagnóstico mais precoce, bem como determinados subtipos histológicos. Não existe comprovação de que o rastreamento desse tipo de câncer seja suficientemente efetivo para a população.

FATORES DE RISCO ▶ Entre os fatores de risco mais importantes para o desenvolvimento do câncer do ovário, o mais conhecido é o histórico familiar de CM ou de câncer de ovário. Mulheres com mutação em *BRCA1* ou *BRCA2* estão muito mais suscetíveis ao desenvolvimento da doença. Outros fatores de risco incluem endometriose, obesidade, nuliparidade, menopausa tardia, terapia de reposição hormonal pós-menopausa e tabagismo.

APRESENTAÇÕES CLÍNICAS ▶ Cerca de 70% das mulheres possuem doença avançada na apresentação. Dentre os sintomas mais comuns, desconforto ou distensão abdominal, náusea, saciedade precoce e até mesmo ascite podem ser encontrados. Em geral, o avanço da doença compromete o peritôneo e pode levar a quadro de suboclusão intestinal. Às vezes, pode-se descobrir doença em fase mais precoce, ainda como uma massa pélvica, por meio de exame de rotina.

AVALIAÇÃO DIAGNÓSTICA ▶ US pélvica transvaginal com Doppler é o melhor método de avaliação de massas pélvicas. Em geral, observa-se cisto de características complexas (componentes sólidos, septações, entre outros).

Deve-se evitar biópsia durante a avaliação inicial, pois pode levar à ruptura e potencial disseminação da doença na cavidade peritoneal. É imperativa a cirurgia para obtenção de material histopatológico e avaliação da cavidade peritoneal.

O Ca-125 é elevado em mais de 80% dos tumores epiteliais, sobretudo em doença avançada. Contudo, não deve ser utilizado exclusivamente para o diagnóstico, uma vez que uma série de patologias benignas também podem levar à sua elevação.

CLASSIFICAÇÃO PATOLÓGICA ▶ A maioria dos tumores ovarianos (90% dos casos) é de origem epitelial. Nesse grupo, existem três tipos histológicos baseados na diferenciação das células epiteliais: serosos (maioria dos casos), mucinosos e endometrioides.

De maneira mais incomum, podem se originar tumores também nas outras células ovarianas, tais como tumores das células germinativas e tumores do cordão estromal, bem como metástases de outros sítios (tumor de Krukenberg).

ESTADIAMENTO ▶

Exames ▶ O estadiamento adequado deve ser obtido cirurgicamente (laparotomia) com avaliação completa da cavidade peritoneal e extensão da doença. Nesse mesmo momento, procede-se à citorredução da doença. Em casos mais avançados, pode-se optar por cirurgia de intervalo após quimioterapia neoadjuvante.

Exames básicos antes da cirurgia incluem TC contrastada de abdome e pelve e/ou RM, radiografia ou TC de tórax (exclusão de derrame pleural maligno) e laboratório completo, incluindo provas de função hepática, albumina e Ca-125.

Estadiamento – FIGO/TNM ▶ **Estádio I**: tumor limitado aos ovários; **IA/T1a**: tumor limitado a um ovário, com ausência de células malignas no lavado peritoneal ou líquido ascítico, ausência de tumor em superfície externa de ovário e cápsula ovariana intacta; **IB/T1b**: igual a IA, porém com tumor limitado aos dois ovários; **IC/T1c**: tumor limitado a um ou dois ovários com uma das seguintes características: **IC1/T1c1**: rotura cirúrgica; **IC2/T1c2**: cápsula rompida antes da cirurgia ou tumor que invade a superfície ovariana; **IC3/T1c3**: presença de células malignas no lavado peritoneal ou líquido ascítico. **Estádio II/T2**: tumor invadindo um ou dois ovários com extensão para cavidade pélvica; **IIA/T2a**: extensão e/ou implantes no útero e/ou tubas uterinas e/ou ovários **IIB/T2b**: extensão para outros órgãos pélvicos. **Estádio III**: tumor invadindo um ou dois ovários com comprometimento citológico ou histológico do peritônio extrapélvico e/ou comprometimento de linfonodo retroperitoneal; **IIIA1/T1-T2/N1**: linfonodos retroperitoneais positivos apenas; **IIIA2/T3a2-N0/N1**: envolvimento microscópico peritoneal extrapélvico com ou sem linfonodos retroperitoneais positivos; **IIIB/T3b-N0/N1**: implantes em peritônio da cavidade abdominal ≤ 2 cm, com ou sem metástases em linfonodos retroperitoneais; **IIIC/T3c-N0/N1**: implantes em peritônio da cavidade abdominal > 2 cm com ou sem metástases em linfonodos retroperitoneais, incluindo extensão do tumor para a cápsula de fígado ou baço sem o seu envolvimento parenquimatoso. **Estádio IV**: metástase à distância, incluindo metástase peritoneal; **IVA**: derrame pleural com citologia positiva; **IVB/M1**: metástase parenquimatosa e metástase para órgãos extra-abdominais, incluindo linfonodos inguinais e linfonodos fora da cavidade abdominal ou invasão transmural intestinal.

Estadiamento clínico ▶ **I**: T1N0M0; **IA**: T1aN0M0; **IB**: T1b-N0M0; **IC**: T1cN0M0; **II**: T2N0M0; **IIA**: T2aN0M0; **IIB**: T2bN0M0; **IIC**: T2cN0M0; **III**: T3N0M0; **IIIA1**: T1-2N1M0; **IIIA2**: T3aN0-1M0; **IIIB**: T3bN0-1M0; **IIIC**: T3cN0-1M0 ; **IV**: T1-3N0-1M1.

● **TRATAMENTO** ▶ Ver Tabela 20.7.

▶ NEOPLASIA MALIGNA – PÂNCREAS

EPIDEMIOLOGIA ▶ O câncer de pâncreas é raro antes dos 45 anos e tem pico de incidência na faixa etária de 50 a 80 anos. Mais de 85% dos casos são de adenocarcinoma. Acomete homens de forma mais discreta do que as mulheres e quase o dobro dos casos são vistos em negros, quando comparados aos brancos. Aproximadamente 50 mil novos casos são diagnosticados por ano nos EUA, e quase todos irão morrer da doença. No Brasil, a incidência vem subindo, com aumento de 87% entre 2005 e 2012, sendo que as regiões Sul e Sudeste concentram a maioria dos casos. Quanto ao sítio de origem, 60% dos tumores são da cabeça, sendo o restante da cauda, do corpo e difuso.

FATORES DE RISCO ▶ Tabagismo parece estar envolvido em cerca de um em cada quatro diagnósticos de câncer de pâncreas e, certamente, é o fator mais conhecido até hoje. Parecem existir agregados de doença em algumas famílias, sendo que até 10% dos casos contam com diagnóstico semelhante em antecessores. Mutações germinativas associadas à doença não são raras, mesmo quando não há história familiar. O maior estudo feito até hoje, com mais de 800 pacientes, mostrou prevalência de 4% de mutação germinativa associada ao diagnóstico, sendo *BRCA2*, *ATM* e *STK11* os mais frequentes. Portadores do gene *BRCA2* têm risco cumulativo 10 vezes maior de desenvolver neoplasia de pâncreas do que indivíduos comuns, até a idade de 70 anos. Entre outros fatores, podem-se citar pancreatite crônica, etilismo, sedentarismo, obesidade e presença de neoplasia papilar intraductal mucinosa (IPMN, do inglês *intraductal papillary mucinous neoplasm*). Há discussão em relação ao DM como possível causa ou consequência da doença.

APRESENTAÇÕES CLÍNICAS ▶ As principais são dor em abdome superior, icterícia e perda de peso. Quando há dor, em geral já há envolvimento de plexo celíaco, fato que torna a doença inicialmente irressecável. A dor é mais comum no epigástrio, irradiada para o dorso. Icterícia de padrão colestático está presente, geralmente, nos casos de tumores de cabeça do pâncreas. Diabetes de início recente e síndromes de má absorção também devem alertar para a possibilidade de tumor no pâncreas. Os locais mais comuns de metástases são peritônio, linfonodos retroperitoneais e fígado.

DIAGNÓSTICO ▶ Quando há alta suspeição de lesão neoplásica vista em imagem associada à história clínica compatível, o paciente pode ser levado direto para a cirurgia, caso não apresente critérios de irressecabilidade. A cirurgia mais usada é a duodenopancreatectomia (DPT) para tumores de cabeça

TABELA 20.7 ▶ **TRATAMENTO E SOBREVIDA DE PACIENTES COM CÂNCER DE OVÁRIO DE ACORDO COM O ESTADIAMENTO CLÍNICO**

ESTÁDIO CLÍNICO	TRATAMENTO	SOBREVIDA EM 5 ANOS
I	Cirurgia QT adjuvante em paciente de alto risco	85-94%
II	Baixo volume de doença: cirurgia citorredutora + QT adjuvante	73-78%
III	*Em centros especializados, QT intraperitoneal associada pode ser considerada	39-59%
IV	Alto volume de doença: QT neoadjuvante + cirurgia citorredutora de intervalo	17 %

*Alto volume de doença: ascite clínica, envolvimento peritoneal extenso ou impossibilidade de citorredução ótima.
QT, quimioterapia.

do pâncreas. Para os de corpo e cauda, pode-se optar por hemipancreatectomia distal. Quando necessário, confirmar o diagnóstico previamente à punção guiada por TC ou US e USE, que possuem boa acurácia. Se houver evidência de lesão à distância que caracterize doença em estádio clínico (EC) IV, pode-se fazer biópsia daquele local.

ESTADIAMENTO ▶ Objetiva definir e classificar a doença como ressecável, ressecável *borderline* e irressecável, seja por invasão locorregional ou metástase à distância. A TC de abdome trifásica (fases arterial, arterial tardia e venosa) é o exame mais indicado para definir a ressecabilidade do tumor, com sensibilidade próxima de 90 a 95%. RM pode auxiliar na visualização de lesões pequenas e na pesquisa de metástases hepáticas. O PET-CT vem ganhando cada vez mais destaque, especialmente após estudo divulgado em 2016 (PET-PANC), que evitou cerca de 20% de cirurgias por mudança de estadiamento de III para IV. A USE pode ser útil para classificar tanto o "T" quanto o "N". O marcador sérico CA 19-9 deve ser coletado, pois pode classificar o paciente como tendo alto risco para doença à distância e, portanto, prognóstico, além de ser útil no seguimento após ressecção cirúrgica.

Estadiamento TNM ▶ **T1**: tumor limitado ao pâncreas e ≤ 2 cm; **T2**: tumor limitado ao pâncreas e > 2 cm e ≤ 4 cm; **T3**: tumor > 4 cm; **T4**: tumor invade o tronco/plexo celíaco ou a artéria mesentérica superior ou artéria hepática comum. **N1**: metástases em um a três linfonodo(s) regional(is). **N2**: metástases em > quatro linfonodos regionais. **M1**: com metástase à distância.

Estadiamento clínico ▶ **IA**: T1N0M0; **IB**: T2N0M0; **IIA**: T3N0M0; **IIB**: T1-3N1M0; **III**: T1-3N2M0 ou T4qqNM0; **IV**: qqTqqNM1.

TRATAMENTO ▶ A cirurgia é a única opção de tratamento que tem intuito com potencial curativo. Recentemente houve avanços no controle da doença, tanto no cenário adjuvante como no metastático, o que vem mudando de maneira constante a forma de abordar tumores de pâncreas. Na adjuvância, o estudo ESPAC-4[20] consolidou o esquema com duas medicações (gencitabina + capecitabina), dobrando o número de pacientes vivos em 5 anos (19% vs. 9%). Em relação à doença avançada, a utilização de três medicações (protocolo FOLFIRINOX)[21] elevou a mediana de sobrevida dos pacientes para perto de 1 ano. Existe ainda muita discussão no uso da radioterapia isolada ou concomitante no paciente *borderline* ou localmente avançado (**Tabela 20.8**). Sempre deve ser considerada a inclusão do paciente em estudo clínico, dada a letalidade do câncer de pâncreas.

▶ NEOPLASIA MALIGNA – PRÓSTATA

EPIDEMIOLOGIA ▶ É considerado o segundo tipo de câncer mais comum na população masculina em todo o mundo. No Brasil, é o tumor mais diagnosticado na população masculina, com mais de 60 mil novos casos ao ano. Observa-se o crescimento das taxas de incidência ao longo dos anos no país, possivelmente devido ao aumento da expectativa de vida, à melhoria e à evolução dos métodos diagnósticos e à disseminação do rastreamento da doença.

FATORES DE RISCO ▶ Idade, história familiar de câncer e etnia/cor da pele. Entretanto, a idade é o único fator de risco bem estabelecido para o desenvolvimento do câncer de próstata. A maioria dos cânceres de próstata é diagnosticada em homens acima dos 65 anos, sendo que menos de 1% dos casos é diagnosticado em homens abaixo dos 50 anos.

APRESENTAÇÕES CLÍNICAS ▶ A maioria dos pacientes são diagnosticados assintomáticos. Avanço locorregional pode levar a sintomas urinários obstrutivos ou irritativos e desconforto retal. Doença metastática, em geral, compromete os ossos e pode causar dor ou até mesmo fraturas.

AVALIAÇÃO DIAGNÓSTICA ▶ O procedimento de eleição é a biópsia da próstata transretal guiada por US, geralmente indicada em pacientes com PSA > 10 ng/mL (entre 4-10 com refinamentos de análise) ou alteração ao exame de toque retal.

CLASSIFICAÇÃO PATOLÓGICA ▶ Histologicamente, adenocarcinoma corresponde à grande maioria dos casos, com 70% acometendo a zona periférica. O sistema de Gleason,[22] com base no padrão de diferenciação glandular, estratifica o câncer de próstata em 5 graus. O grau 1 representa tumor mais bem diferenciado, e no grau 5, não existe diferenciação glandular. Os graus intermediários estão entre esses dois extremos. O patologista, em sua avaliação, fornece os dois padrões mais prevalentes, os quais resultarão em escore igual à sua soma, em valor que varia de 2 a 10 (p. ex., 4 + 3 = 7)

TABELA 20.8 ▶ TRATAMENTO E SOBREVIDA DE PACIENTES COM CÂNCER DE PÂNCREAS DE ACORDO COM O ESTADIAMENTO CLÍNICO

ESTÁDIO CLÍNICO	TRATAMENTO	SOBREVIDA MEDIANA
I-II	Cirurgia, seguida por QT (ou QT/RT) adjuvante	8-28 meses
III	QT "neoadjuvante" ou paliativa associada *ou* não à QT/RT concomitante	8-16 meses
IV	QT paliativa/procedimentos paliativos, como derivação bileodigestiva, *stent* de vias biliares e outros	3-12 meses

QT, quimioterapia; RT, radioterapia

ESTADIAMENTO ▶
Exames ▶

- Laboratorial completo, incluindo PSA, cálcio e fosfatase alcalina.
- Cintilografia óssea, se T1 e PSA > 20 ng/mL, T2 e PSA > 10 ng/mL, T3-4, Gleason escore ≥ 8, elevação de fosfatase alcalina ou sintomáticos.
- RM pélvica multiparamétrica (preferencialmente em aparelho de 3 Tesla sem bobina endorretal ou em aparelho de 1,5 Tesla com bobina endorretal) deve ser solicitada em pacientes > T2 ou < T2 com probabilidade elevada de envolvimento linfonodal ou, ainda, em pacientes candidatos à vigilância ativa. Caso o exame não esteja disponível, pode-se solicitar TC contrastada da pelve.

Estadiamento TNM ▶ **T1**: tumor não palpável clinicamente e não visível por imagem; **T2**: tumor palpável e confinado à próstata; **T2a**: tumor envolve metade de um lobo ou menos; **T2b**: tumor envolve mais da metade de um lobo; **T2c**: tumor envolve ambos os lobos; **T3**: tumor se estende além da cápsula prostática; **T3a**: extensão extracapsular; **T3b**: tumor invade a vesícula seminal; **T4**: tumor fixo ou com invasão de estrutura adjacente: bexiga, reto, parede pélvica, músculos elevadores. **N1**: metástase para linfonodos regionais. **M1**: metástase à distância.

Estadiamento clínico ▶ **I**: T1a-2aN0M0, PSA < 10, Gleason ≤ 6; **IIA**: T1a-2aN0M0, PSA ≥ 10 e < 20, Gleason ≤ 6 ou T2b-cN0M0, PSA < 20, Gleason ≤ 6; **IIB**: T1-2N0M0, PSA < 20, Gleason 7 (3+4); **IIC**: T1-2N0M0, PSA < 20, Gleason 7 (4+3) ou Gleason 8; **IIIA**: T1-2N0M0, PSA ≥ 20, Gleason ≤ 8; **IIIB**: T3-4N0M0, qqPSA, Gleason ≤ 8; **IIIC**: qqTN0M0, qqPSA, Gleason 9 ou 10; **IVA**: qqTN1M0, qqPSA, qqGleason; **IVB**: qqTN0-1M1, qqPSA, qqGleason

Obs.: Pode-se dividir os pacientes em grupos de risco prognóstico conforme Gleason, PSA, número de fragmentos da biópsia com células neoplásicas e tamanho do tumor, conforme **Quadro 20.5**.

● **TRATAMENTO** ▶ Ver **Quadros 20.5 e 20.6**.

▶ NEOPLASIA MALIGNA – PULMÃO

EPIDEMIOLOGIA ▶ É o tipo de câncer com maior incidência no mundo (1,8 milhões de casos novos ao ano) e com maior letalidade, quando considerados ambos os sexos, sendo responsável por até 20% de todos os óbitos por câncer. No Brasil, dados do INCA de 2018[6] estimavam 18.840 casos novos ao ano entre homens e 12.530 entre mulheres.

FATORES DE RISCO ▶ Tabagismo é o principal fator etiológico da doença, responsável por até 90% de todos os casos. Em pacientes jovens, não fumantes, mulheres ou de etnia asiática, geralmente existe maior chance de componente genético associado. Exposição ocupacional e tabagismo passivo também podem contribuir para ocorrência da doença.

APRESENTAÇÕES CLÍNICAS ▶ Grande parte dos pacientes têm longo período de evolução assintomática. Por vezes, lesões suspeitas são identificadas incidentalmente em exames de imagem e, além disso, estratégias de rastreamento existem para identificação de lesões iniciais em paciente com alta carga tabágica. Sintomas torácicos e/ou respiratórios anormais ou persistentes podem surgir com o decorrer da evolução da doença e devem ser sempre investigados, sobretudo em pacientes tabagistas. Tumores de Pancoast (ou das porções apicais), podem se apresentar com síndrome de Horner (ptose palpebral, miose e anidrose ipsilaterais) ou comprometimento do plexo braquial, observando-se dor ou sintomas neurológicos no membro superior afetado. Síndrome de veia cava superior deve ser suspeitada em paciente com edema de face ou de membros superiores e doença mediastinal extensa. Tumores com histologia de pequenas células tendem a um comportamento biológico mais agressivo e predileção à disseminação para o sistema nervoso central (SNC).

AVALIAÇÃO DIAGNÓSTICA ▶ Deve-se sempre obter confirmação anatompatológica. Pode-se obter biópsia através de fibrobroncoscopia (tumores centrais) ou por via percutânea guiada por tomografia ou ecografia (tumores periféricos). Avaliação do mediastino (por mediastinoscopia ou ultrassom

---

QUADRO 20.5 ▶ TRATAMENTO DE PACIENTES COM CÂNCER DE PRÓSTATA COM DOENÇA LOCALIZADA DE ACORDO COM O GRUPO PROGNÓSTICO DE RISCO

GRUPO PROGNÓSTICO DE RISCO	TRATAMENTO
Muito baixo Gleason ≤ 6 PSA < 10 ng/mL < 3 fragmentos de biópsia positivos, ≤ 50% de neoplasia em cada fragmento Densidade de PSA < 0,15 ng/mL/g	Vigilância ativa *ou* prostatectomia radical *ou* RT
Baixo T1-T2a Gleason ≤ 6 PSA < 10 ng/mL	Vigilância ativa *ou* prostatectomia radical *ou* RT

(Continua)

QUADRO 20.5 ▶ TRATAMENTO DE PACIENTES COM CÂNCER DE PRÓSTATA COM DOENÇA LOCALIZADA DE ACORDO COM O GRUPO PROGNÓSTICO DE RISCO (Continuação)

GRUPO PROGNÓSTICO DE RISCO	TRATAMENTO
Intermediário T2b-T2c *ou* Gleason 7 (4 + 3 ou 3 + 4) *ou* PSA 10-20 ng/mL	Prostatectomia radical *ou* RT ± bloqueio androgênico (4-6 meses)
Alto T3a *ou* Gleason ≥ 8 *ou* PSA > 20	RT + bloqueio androgênico (24 meses) *ou* cirurgia com dissecção linfonodal pélvica **Obs.**: se cirurgia e metástase linfonodal identificada, RT adjuvante com bloqueio androgênico (24 meses)
Muito alto T3b-T4 *ou* Gleason primário 5 *ou* > 4 fragmentos com Gleason 8-10	RT + bloqueio androgênico (24 meses) Cirurgia pode ser considerada em casos muito selecionados (deve-se realizar RT e bloqueio hormonal adjuvante) Bloqueio hormonal para pacientes não candidatos à terapia local

PSA, antígeno prostático específico; RT, radioterapia.

---

endoscópico) pode ser empregada em casos suspeitos de envolvimento de cadeias linfáticas, bem como toracoscopia para avaliação pleural. Análise citopatológica de líquido pleural ou de escarro, embora com baixo rendimento, também pode ser útil em alguns casos. Em suspeita de lesão metastática, pode-se optar por abordar o implante, caso haja maior acessibilidade e menor risco associado ao procedimento, como, por exemplo, em lesões hepáticas.

CLASSIFICAÇÃO PATOLÓGICA ▶

- **Carcinoma de pulmão de pequenas células (CPPC)**: 15% dos casos.
- **Carcinoma de pulmão não de pequenas células (CPNPCs)**: 85% dos casos, os quais são divididos em:
  - **Adenocarcinoma** (40%): subtipo mais comum entre não tabagistas e mais associado a mutações genéticas específicas. Lesões mais periféricas.
  - **Carcinoma epidermoide ou escamoso** (35%): lesões centrais, maior associação ao cigarro.
  - **Outros subtipos** (10%): células grandes, sarcomatoides, neuroendócrinos, entre outros.

ESTADIAMENTO ▶

Exames ▶

- Laboratorial completo, incluindo função hepática e renal, LDH e cálcio.
- PET-CT oncológico. Se não estiver disponível, TC contrastada de tórax e abdome superior e cintilografia óssea.
- Avaliação patológica do mediastino (pode ser dispensada se a PET-CT for negativa e o tumor for menor do que 1 cm).
- Considerar RM de cérebro em pacientes com estádio clínico ≥ IB ou carcinoma de pequenas células, mesmo que assintomáticos.
- Provas de função pulmonar, se o paciente for candidato à ressecção cirúrgica.

Estadiamento TNM ▶ T1: tumor ≤ 3 cm, circundado por pulmão ou pleura visceral e sem evidência broncoscópica de invasão mais proximal que o brônquio lobar; **T1mi**: adenocarcinoma minimamente invasivo; **T1a**: tumor ≤ 1 cm; **T1b**: tumor > 1 e ≤ 2 cm; **T1c**: tumor > 2 cm e ≤ 3 cm; **T2**: tumor > 3 e ≤ 5 cm e/ou com envolvimento do brônquio principal, independente da distância da carina e sem invasão desta e/ou invasão da pleura visceral e/ou associação com atelectasia ou pneumonite obstrutiva que se estende à região hilar, que envolve ou não todo o pulmão; **T2a**: tumor > 3 e ≤ 4 cm; **T2b**: tumor > 4 e ≤ 5 cm; **T3**: tumor > 5 e ≤ 7 cm ou de qualquer tamanho que diretamente invade a parede torácica (incluindo tumor de sulco superior), nervo frênico, pericárdio parietal ou nódulos tumorais separados no mesmo lobo; **T4**: tumor > 7 cm e/ou que invade diafragma, mediastino, coração, grandes vasos, traqueia, nervo laríngeo recorrente,

QUADRO 20.6 ▶ TRATAMENTO DE PACIENTES COM CÂNCER DE PRÓSTATA EM ESTÁDIO AVANÇADO

LOCALMENTE AVANÇADA
- RT + bloqueio androgênico (24 meses)

DOENÇA METASTÁTICA
- Doença sensível à castração:
  - Bloqueio androgênico
  +
  - Abiraterona ou docetaxel, se doença de alto volume
- Doença resistente à castração:
  - Manter bloqueio androgênico
  +
  - Abiraterona, enzalutamida, docetaxel, radium 223 ou sipuleucel T
  - Denosumabe ou zoledronato, se doença óssea

Obs.: O bloqueio androgênico pode ser obtido por meio de orquiectomia bilateral, agonista de GnRh (p. ex., goserelina) ± antiandrogênico periférico, ou antagonista de GnRh (degarrelix) GnRh, hormônio liberador de gonadotrofina; RT, radioterapia.

esôfago, carina, corpo vertebral ou nódulos tumorais separados em lobo ipsilateral e diferente do tumor primário. **N0**: sem metástase em linfonodos regionais; **N1**: metástases em linfonodos peribrônquicos e/ou hilares ipsilaterais e linfonodos intrapulmonares, incluindo envolvimento por extensão direta; **N2**: metástases em mediastino ipsilateral e/ou linfonodos subcarinais; **N3**: metástases em mediastino contralateral, hilo contralateral, escaleno ipsilateral ou contralateral ou linfonodos supraclaviculares. **M0**: ausência de metástases à distância; **M1**: metástase à distância; **M1a**: nódulos tumorais separados em lobos contralaterais, nódulos pleurais ou pericárdicos, ou derrame pleural ou pericárdico maligno; **M1b**: metástase extratorácica única em um único órgão; **M1c**: múltiplas metástases extratorácicas em um ou mais órgãos.

ESTADIAMENTO CLÍNICO ▶ **IA**: T1mi-T1aN0M0; **IA2**: T1bN0M0; **IA3**: T1cN0M0; **IB**: T2aN0M0; **IIA**: T2bN0M0; **IIB**: T2bN1M0, T3N0M0; **IIIA**: T2bN2M0, T3N1M0, T4N0-1M0; **IIIB**: T1a-T2bN3M0, T3-T4N2M0; **IIIC**: T3-T4N3M0; **IVA**: qqTqqNM1a--1b; **IVB**: qqTqqNM1c.

■ **Carcinoma de pulmão de pequenas células**
  ■ **Doença limitada**: tumor confinado a um hemitórax e linfonodos regionais que podem ser envolvidos em um só campo de radioterapia (RT). Corresponde a 33% dos casos, com sobrevida mediana de 12 a 20 meses.
  ■ **Doença extensa**: toda doença não limitada ou com derrame pleural neoplásico. Prognóstico reservado, com sobrevida mediana inferior a 12 meses.

● Tratamento ▶
  ■ **Doença limitada**: quimioterapia e radioterapia.
  ■ **Doença extensa**: quimioterapia paliativa.

■ **Carcinoma de pulmão não de pequenas células**
● O tratamento e a sobrevida em 5 anos de acordo com estádio clínico é apresentado na **Tabela 20.9**.

▶ NEOPLASIA MALIGNA – RIM

EPIDEMIOLOGIA ▶ É considerada uma neoplasia incomum. Os dados compilados pelo Instituto Nacional do Câncer (INCA) não individualizam a incidência da doença no Brasil. Nos EUA, corresponde a 3,8% das neoplasias diagnosticadas, responsável por 14.440 mortes ao ano.

FATORES DE RISCO ▶ Tabagismo, obesidade e hipertensão parecem ser os fatores de risco mais estabelecidos. Portadores de mutação no gene *VHL* (doença de von Hippel-Lindau) possuem elevado risco para o desenvolvimento de tumores renais, bem como para outras neoplasias e devem ser rastreados intensivamente por tal motivo. Existem outras síndromes hereditárias associadas a determinados subtipos de câncer de rim, contudo em muito menor prevalência.

APRESENTAÇÕES CLÍNICAS ▶ A maior parte dos pacientes têm uma massa renal evidenciada incidentalmente em exame de imagem. Hematúria (presente em até 40% dos casos) também pode ser sinal de alerta e motivar investigação adicional. A tríade clássica de dor em flanco, hematúria e massa abdominal palpável é incomum, encontrada em menos de 10% dos casos, e geralmente representa doença avançada. Os tumores de rim podem se apresentar por meio de uma série de diferentes sintomas inespecíficos, tais como edema de membros inferiores, varicocele (mais comum à esquerda), ascite, perda de peso inexplicada e até mesmo sintomas cardíacos decorrentes de

TABELA 20.9 ▶ TRATAMENTO E SOBREVIDA DE PACIENTES COM CARCINOMA DE PULMÃO NÃO DE PEQUENAS CÉLULAS DE ACORDO COM O ESTADIAMENTO CLÍNICO

ESTÁDIO CLÍNICO	TRATAMENTO	SOBREVIDA EM 5 ANOS
I	IA: apenas ressecção cirúrgica *ou* SBRT se o paciente não for candidato à cirurgia por comorbidades ou por baixa função pulmonar IB: ressecção cirúrigica QT adjuvante (se tumor > 4 cm)	77-92%
II	Ressecção cirúrgica seguida de QT adjuvante	53-60%
III	N1: cirurgia seguida de QT adjuvante N2 (achado pós-operatório): cirurgia seguida de QT adjuvante e, após, RT adjuvante N2 clínico ou subclínico (pré-operatório): quimiorradioterapia definitiva **Obs.**: pode-se considerar tratamento multimodal com QT neoadjuvante seguida de cirurgia e RT adjuvante em centro especializado e em casos selecionados (bom PS, baixo volume de doença, cadeia ou linfonodo único, sem extravazamento extracapsular)	13-36%
IV	QT baseada em platina + imunoterapia Imunoterapia isolada (casos selecionados com alta expressão de PD-L1 ou TMB alto) Terapia alvo-dirigida (se mutação em *EGFR*, *ALK* ou *BRAF*)	< 10%

PS, índice de desempenho; QT, quimioterapia; RT, radioterapia; SBRT, radioterapia estereotáxica; TMB, carga mutacional (do inglês *tumor mutational burden*).

trombo tumoral. Existe também forte associação com síndromes paraneoplásicas.

AVALIAÇÃO DIAGNÓSTICA ▶ Após exames de imagem iniciais, nos quais TC de abdome com contraste é o melhor exame, a nefrectomia é o procedimento de escolha para neoplasia suspeita localizada no rim, podendo ser útil tanto do ponto de vista diagnóstico como terapêutico. Biópsia percutânea não é rotineira, mas pode ser utilizada em pacientes idosos ou não candidatos à cirurgia.

CLASSIFICAÇÃO PATOLÓGICA ▶ Carcinoma de células renais é o tipo histológico mais comum, como os seguintes subtipos: carcinoma de células claras (70% dos casos), carcinoma papilar ou cromófilo (10-15%), carcinoma de células cromófobas (5%). Outros tipos histológicos mais incomuns incluem carcinoma de células transicionais da pelve renal, carcinoma medular, nefroblastoma ou tumor de Wilms (mais comum na infância), bem como os tumores relacionados a síndromes hereditárias específicas (responsáveis por cerca de 4% dos casos de câncer renal). Cabe ressaltar que até cerca de 2 a 4% dos tumores renais podem ser bilaterais.

ESTADIAMENTO ▶

Exames ▶

- Laboratorial completo, incluindo hemograma, função renal, cálcio, LHD e fosfatase alcalina.
- TC constrastada de tórax, abdome e pelve ou, se a função renal estiver alterada, radiografia ou TC de tórax sem constraste + RM de abdome (melhor também para avaliação de veia cava).
- Cintilografia óssea (apenas se houver sintomas ou se a fosfatase alcalina estiver alterada) e RM de cérebro (se houver sintomas neurológicos) ou em pacientes com doença metastática.

Estadiamento TNM ▶ **T1a**: tumor ≤ 4 cm e confinado ao rim; **T1b**: tumor > 4 e ≤ 7 cm, confinado ao rim; **T2a**: tumor > 7 e ≤ 10 cm, confinado ao rim; **T2b**: tumor > 10 cm e confinado ao rim; **T3a**: tumor se estende para dentro da veia renal ou invade a gordura perirrenal ou a gordura do seio renal, mas não ultrapassa a fáscia de Gerota; **T3b**: tumor se estende para veia cava inferior abaixo do diafragma; **T3c**: tumor se estende para dentro da veia cava acima do diafragma ou invade a parede da veia cava; **T4**: tumor ultrapassa a fáscia de Gerota, incluindo a glândula suprarrenal ipsilateral. **NX**: linfonodos regionais não podem ser avaliados; **N0**: ausência de metástase em linfonodos regionais; **N1**: comprometimento linfonodal regional. **M0**: ausência de metástase à distância; **M1**: metástase à distância.

Estadiamento clínico ▶ **I**: T1N0M0; **II**: T2N0M0; **III**: T1-2N1M0; T3a-cN0-1M0; **IV**: T4N0-1M0; qqTN2M0, qqTqqNM1.

Obs.: Os pacientes em estádio IV são estratificados de acordo com os critérios estabelecidos pelo Memorial Sloan-Kettering Cancer Center (MSKCC),[23] no qual são considerados os seguintes fatores prognósticos: intervalo de tempo entre o diagnóstico e o tratamento < 1 ano, índice de desempenho (Karnofsky) < 80%, LDH > 1,5 × o limite superior, cálcio sérico elevado (corrigido pela albumina) e presença de anemia. Pacientes com três ou mais fatores presentes são considerados de alto risco (mau prognóstico).

TRATAMENTO ▶ Ver Tabela 20.10.

▶ NEOPLASIA MALIGNA – VIAS BILIARES

EPIDEMIOLOGIA ▶ O colangiocarcinoma pode ser usado para denominar as neoplasias das vias biliares intra e extra-hepáticas, restando as doenças de vesícula biliar e ampola de Vater. É uma doença rara, representando apenas 3% das neoplasias do trato gastrintestinal. Sua incidência, no entanto, vem aumentando.

FATORES DE RISCO ▶ Colangite esclerosante primária e doença hepática policística são os principais. Hepatopatia crônica por qualquer causa, HIV e síndrome de Lynch também são fatores associados.

APRESENTAÇÕES CLÍNICAS ▶ Normalmente se tornam sintomáticos quando obstruem a via biliar, causando icterícia obstrutiva (colestase, prurido, icterícia, acolia fecal e colúria). Dor abdominal, perda de peso e febre podem acompanhar o quadro.

DIAGNÓSTICO ▶ A TC ou a RM de abdome podem levantar a suspeita diagnóstica. A biópsia pode ser obtida de diversas maneiras e é necessária para estabelecer o diagnóstico.

TABELA 20.10 ▶ TRATAMENTO E SOBREVIDA DE PACIENTES COM CÂNCER DE RIM DE ACORDO COM O ESTADIAMENTO CLÍNICO

ESTÁDIO CLÍNICO	TRATAMENTO	SOBREVIDA EM 5 ANOS
I	Nefrectomia	81-90%
II	Nefrectomia	75%
III	Nefrectomia	53-65%
IV	<ul><li>Terapia-alvo (pazopanibe, sunitinibe, cabozantinibe, axitinibe) ou imunoterapia (nivolumabe em monoterapia ou em associação com ipilimumabe)*</li><li>Considerar nefrectomia citorredutora em pacientes com boas condições clínicas e de bom prognóstico</li><li>Considerar metastectomia em pacientes com doença oligometastática</li></ul>	8-20%

*A escolha da terapia depende do prognóstico, condição clínica e tratamentos prévios.

ESTADIAMENTO ▶ Após a avaliação inicial do abdome, o PET-CT pode ter um papel importante na localização de doença à distância.

● **TRATAMENTO** ▶ Sempre que possível, a ressecção cirúrgica é a melhor alternativa. O tratamento adjuvante deve ser considerado em todos os pacientes que passaram por cirurgia com intuito curativo. Existe uma tendência de começar a se oferecer tratamento neoadjuvante, no entanto, tal estratégia não poder ser considerada padrão e nem oferecida fora do contexto de pesquisa clínica.

▶ TUMORES CEREBRAIS

EPIDEMIOLOGIA ▶ Apesar desse tipo de tumor ser relativamente raro (< 2% de todos os casos de câncer), ele contribui de forma significativa para a mortalidade no mundo inteiro. Quanto maior o nível socioeconômico, maiores são as taxas de incidência desse tipo de tumor, fenômeno que provavelmente se deve à melhora do acesso dessa população às tecnologias diagnósticas.

FATORES DE RISCO ▶ Sexo masculino, exposição à radiação ionizante e algumas síndromes hereditárias específicas (p. ex., neurofibromatose tipo 1, esclerose tuberosa, Von Hippel-Lindau, Li-Fraumeni).

APRESENTAÇÕES CLÍNICAS ▶ Geralmente, os principais sintomas são decorrentes de efeito de massa e aumento de pressão intracraniana e edema cerebral. Pode-se observar cefaleia intensa, náusea, vômitos e papiledema. Eventualmente, sinais e sintomas neurológicos focais, tais como convulsões, alterações de marcha e fala e aberrações visuais, podem estar presentes na apresentação, bem como alterações agudas de comportamento. Tumores de fossa posterior podem causar hidrocefalia, frequentemente manifestada por meio de ataxia, náusea e vômitos persistentes.

AVALIAÇÃO DIAGNÓSTICA ▶ RM de cérebro é o padrão-ouro. Pode-se usar como recurso a perfusão e/ou a espectroscopia para avaliação de graduação tumoral, diferenciação com radionecrose, orientação de biópsia e até mesmo avaliação de resposta terapêutica.

Como o tratamento inicial é cirúrgico, reserva-se a biópsia apenas para os casos não candidatos à cirurgia inicial.

CLASSIFICAÇÃO PATOLÓGICA ▶ Os gliomas são o tipo histológico mais frequente e representam cerca de 40 a 60% de todos os tumores primários do SNC, sendo mais comum na faixa etária adulta. Destes, o mais encontrado na prática clínica, e de pior prognóstico, é o glioblastoma. Outros tipos histológicos incluem meningiomas (20-35% dos casos), tumores embrionários (meduloblastomas), tumores de plexo coroide, tumores de nervos cranianos, entre outros.

É importante ressaltar que em 2016 foi publicada, pela OMS, a classificação atualizada dos tumores do SNC.[24] Pela primeira vez, houve a adição do genótipo das mutações isocitrato desidrogenase (IDHmut ou IDHwt) e codeleção 1p19q (codel ou wt) ao fenótipo histológico, para definir a identidade dos gliomas difusos.

● **TRATAMENTO** ▶ O tratamento é altamente dependente do tipo e do grau histológico. De forma geral, ressecção cirúrgica máxima, com margem de segurança, e considerando-se o risco de déficit neurológico, é o tratamento de escolha inicial.

A **Tabela 20.11** resume o tratamento do glioblastoma.

▶ URGÊNCIAS ONCOLÓGICAS

■ COMPRESSÃO MEDULAR

As neoplasias que mais frequentemente evoluem com esse quadro são: próstata, mama, pulmão e mieloma múltiplo. O sintoma mais comum é dorsalgia ou lombalgia, normalmente precedendo os sintomas neurológicos (disfunção vesical e intestinal, alteração motora, sensitiva e de marcha). O diagnóstico precoce e a rápida intervenção terapêutica são essenciais na prevenção de sequelas neurológicas e manutenção da qualidade de vida do paciente, sendo a RM o exame diagnóstico de escolha devido a maior sensibilidade, especificidade e nível de detalhamento do tecido perilesional. Em caso de não disponibilidade da RM, considerar radiografia, cintilografia óssea ou TC.

● **TRATAMENTO** ▶ Glicocorticoide para redução de edema vasogênico (dexametasona é o medicamento de escolha, sendo a dose de ataque de 10 mg e a de manutenção de 4 mg, de 6/6 h).

O tratamento definitivo engloba radioterapia isolada ou neurocirurgia seguida de radioterapia, e a melhor escolha depende de diversos fatores: presença de instabilidade da

TABELA 20.11 ▶ TRATAMENTO E SOBREVIDA DE PACIENTES COM GLIOBLASTOMA	
GLIOBLASTOMA MULTIFORME	**SOBREVIDA EM 5 ANOS**
Ressecção cirúrgica máxima + RT com temozolamida, seguida de temozolamida isolada por 6-12 meses	9,8%
Em pacientes com comorbidades graves ou baixo índice de desempenho, pode-se optar por tratamento adjuvante isolado com RT ou QT	

QT, quimioterapia; RT, radioterapia.

coluna, expectativa de vida, volume de doença, tempo de evolução da compressão medular (há benefício de procedimento cirúrgico até 48 h do início do quadro), sensibilidade do tumor à radioterapia.

■ HIPERCALCEMIA DA MALIGNIDADE

Condição comum entre pacientes oncológicos, especialmente em pacientes com câncer de mama, mieloma múltiplo, linfoma e carcinomas escamosos. Pode ocorrer pela liberação de cálcio ósseo das metástases osteolíticas; pela produção de proteína relacionada ao paratormônio (PTHrP) ou de di-hidroxivitamina D pelas células tumorais. A apresentação clínica depende do nível sérico de cálcio e da velocidade em que ocorre a elevação sérica (ver Cap. 16, Nefrologia – Hipercalcemia).

DIAGNÓSTICO ▶ Dosagem sérica de cálcio total (e albumina) ou de cálcio iônico.

MANEJO AGUDO (SE CÁLCIO SÉRICO > 14 mg/dL OU SINTOMAS ASSOCIADOS) ▶ Hidratação intravenosa (IV) com objetivo de diurese de 100 a 150 mL/h; ácido zoledrônico 4 mg, IV (segunda opção: pamidronato 60-90 mg). Se houverem sintomas importantes e necessidade de redução da calcemia de forma mais abrupta, utilizar calcitonina (4 UI/kg, subcutâneo [SC], a cada 4-6 h, por no máximo 48 h). Nos casos refratários, indica-se denosumabe (120 mg, SC, semanal no primeiro mês e mensal após). Em casos extremamente graves, considerar hemodiálise.

■ HIPERTENSÃO INTRACRANIANA

A hipertensão intracraniana (HIC) é caracterizada por pressão intracraniana (PIC) ≥ 20 mmHg, podendo ocorrer de forma secundária a diversas etiologias: metástases cerebrais (principal causa), tumores primários do SNC, carcinomatose meníngea com obstrução do fluxo liquórico, sangramento intratumoral, pós-radioterapia de cérebro total, síndrome da veia cava superior, *status epilepticus*, entre outros.

Cefaleia e vômitos matutinos são os sintomas mais frequentes. Podem ocorrer, em diferentes combinações: alterações neurológicas diversas (depressão do sensório, convulsões, déficits neurológicos focais, alterações visuais), edema de papila, tríade de Cushing, herniação cerebral (midríase ipsilateral, hemiplegia e Babinski contralateral, decorticação, descerebração e perda dos reflexos de tronco).

O diagnóstico é realizado por exame de imagem (TC de crânio com contraste ou, se disponível, RM de crânio). Punção lombar deve ser utilizada para medida da pressão liquórica nos casos em que não há risco maior para herniação.

TRATAMENTO ▶ O objetivo é manter a pressão de perfusão cerebral > 60 mmHg e a PIC < 20 mmHg. Medidas genéricas: elevação de decúbito (com cabeceira a 30°), evitar hipertermia e hipotensão, uso de anticonvulsivantes na presença de convulsões documentadas ou suspeitas, correção de distúrbios hidreletrolíticos (mantendo paciente euvolêmico e normo a hiperosmolar, podendo-se utilizar manitol para diurese osmótica), intubação orotraqueal e hiperventilação mecânica se necessária rápida redução da PIC, corticoide para controle do edema vasogênico encontrados na presença de tumor ou infecção de SNC (dexametasona, 6-10 mg, IV, 6/6 h).

Tratamento do fator causal: antibioticoterapia em caso de infecção, drenagem de hematoma ou abscesso, radiocirurgia de SNC ou neurocirurgia, quimioterapia intratecal, ventriculostomia (contraindicada derivação ventrículo-peritoneal [DVP], se houver carcinomatose meníngea, pelo risco de disseminação peritoneal).

■ SÍNDROME DA LISE TUMORAL

A síndrome da lise tumoral (SLT) é uma patologia secundária à lise maciça de células tumorais e liberação de grandes quantidades de eletrólitos intracelulares para a corrente sanguínea. É diagnosticada mais frequentemente nas neoplasias com alta taxa de proliferação celular, com grande volume de doença ou com maior sensibilidade a terapias citotóxicas, especialmente linfomas de alto grau e leucemia linfocítica aguda.

DIAGNÓSTICO DE SLT LABORATORIAL ▶ Hiperuricemia (ácido úrico > 8 mg/dL), hipercalemia (potássio > 6 mEq/L), hiperfosfatemia (fosfato > 4,5 mg/dL), hipocalcemia (cálcio total < 7 mg/dL). Devem estar presentes pelo menos duas das alterações metabólicas citadas, 3 dias antes ou até 7 dias após a quimioterapia.

DIAGNÓSTICO DE SLT CLÍNICA ▶ Presença de SLT laboratorial associada a pelo menos um dos seguintes fatores: creatinina sérica 1,5× acima do limite superior da normalidade, arritmia cardíaca, morte súbita ou convulsão.

TRATAMENTO ▶ Profilaxia é o melhor tratamento e deve ser instituída de acordo com o risco associado à neoplasia e ao paciente.

- Hidratação IV intensiva (2-3 L/m² em 24 h, objetivando débito urinário de 80-100 mL/m²) é a principal conduta.
- A alcalinização da urina é um tema controverso e não existe comprovação de benefício, podendo inclusive ser deletéria nos casos de hiperfosfatemia. Sugere-se evitá-la na ausência de acidose metabólica.
- Agentes hipouricemiantes: indica-se rasburicase (0,2 mg/kg, IV, em dose única por até 5 dias) para pacientes com alto risco para SLT ou ácido úrico sérico > 8 mg/dL). Alopurinol (100 mg/m², VO, 8/8 h, até dose máxima de 800 mg/dia, por até 7 dias) nos pacientes com risco intermediário ou com ácido úrico sérico < 8 mg/dL. Para pacientes com baixo risco de SLT, não há necessidade de alopurinol ou rasburicase profiláticos, apenas hidratação e monitoramento dos níveis séricos.

Após o início da quimioterapia, deve-se realizar monitoramento cardíaco contínuo, balanço hídrico com controle rigoroso de diurese e dosagem sérica seriada dos eletrólitos, ácido úrico e função renal.

Nos pacientes com SLT estabelecida, deve-se instituir cuidados em unidade intensiva, tratamento específico dos distúrbios eletrolíticos, hidratação venosa agressiva, furosemida, rasburicase e, se necessário, hemodiálise (oligúria severa ou anúria, hipercalemia persistente, hipocalcemia sintomática induzida por hiperfosfatemia, produto cálcio-fosfato ≥ 70 mg^2/dL^2).

■ SÍNDROME DA VEIA CAVA SUPERIOR

Obstrução maligna do fluxo da veia cava superior, sendo 95% das vezes causada por neoplasia do pulmão ou linfoma não Hodgkin. Dispneia é o sintoma mais comum. Outras queixas são hiperemia e edema facial, sensação de cabeça cheia, tosse, disfagia, dor torácica, edema do membro superior. Pode haver distensão das veias do pescoço e da parede torácica. A TC com contraste é o método diagnóstico de escolha.

Essa condição não deve mais ser encarada como emergência oncológica na maioria dos pacientes. Recomenda-se inicialmente realizar diagnóstico histológico e iniciar terapia apropriada. Nos pacientes sintomáticos, deve-se considerar uso de *stent* venoso.

Trata-se realmente como emergência oncológica aqueles pacientes com estridor laríngeo, alteração do padrão respiratório ou depressão do SNC (por obstrução e edema de via respiratória ou edema cerebral), devendo-se colocar *stent* venoso para alívio rápido dos sintomas e iniciar radioterapia urgente, mesmo sem diagnóstico histológico.

▶ SÍNDROMES PARANEOPLÁSICAS

As células neoplásicas podem produzir uma ampla variedade de alterações hormonais, hematológicas, dermatológicas e neurológicas que não são causadas de forma direta por efeito físico do tumor primário ou das metástases, coletivamente denominadas como síndromes paraneoplásicas. São secundárias à produção ou depleção de substâncias pelas células neoplásicas, bem como à resposta do hospedeiro ao tumor, mas seu exato mecanismo fisiopatológico ainda não é completamente compreendido. As neoplasias mais associadas são: tumores neuroendócrinos (câncer de pulmão de pequenas células e tumores carcinoides), câncer de pulmão não pequenas células, câncer de mama, linfomas, mieloma múltiplo, leucemias, timomas, câncer de pâncreas e carcinoma renal de células claras.

São condições mais frequentes do que se imaginava previamente, acometendo cerca de 8 a 15% dos pacientes com câncer. Em geral, a melhora clínica da síndrome paraneoplásica depende do tratamento do câncer. No **Quadro 20.7**, são citadas as principais síndromes paraneoplásicas, sem descrevê-las, uma vez que este não é o objetivo do capítulo.

▶ RADIOTERAPIA

Modalidade de tratamento amplamente utilizada na oncologia, podendo ser utilizada como terapia única, em conjunto com quimioterapia e/ou em conjunto com cirurgia. A radiação ionizante primariamente lesa a fita de DNA das células tumorais, ionizando os átomos que compõem o material nucleico, sendo a quebra da dupla-fita de DNA o fator dominante para a morte celular.

O dano celular ocorre tanto nas células tumorais quanto nos tecidos normais circunjacentes, porém as células não neoplásicas têm capacidade de regeneração mais rápida do que as células tumorais. Ao mesmo tempo, a dose de radiação total é frequentemente fracionada em pequenas doses diárias, permitindo a recuperação dos tecidos sadios.

Outro conceito importante é a dose de radiação terapêutica administrada em cada paciente, a qual deve ser dosificada conforme a intensidade de radiação que cada tecido sadio suporta e a intensidade necessária para controle da neoplasia. Além disso, a dose terapêutica consegue ser mais otimizada por meio da redução da dose direcionada aos tecidos normais e maximização da dose aos tecidos tumorais, o que vem sendo possível devido ao avanço tecnológico dos equipamentos de radioterapia que permitem a utilização de técnicas dose-conformacionais.

Os métodos mais utilizados atualmente são:

- **EBRT (do inglês *external beam radiation therapy*)**: fonte de radiação externa ao paciente. As técnicas utilizadas atualmente envolvem planejamento conformacional tridimensional, permitindo reduzir a exposição à radiação de tecidos sadios e intensificar a dose nos tecidos tumorais. Variantes das técnicas tridimensionais incluem IMRT (do inglês *intensity-modulated radiation therapy*) e IGRT (do inglês *image-guided radiation therapy*).

QUADRO 20.7 ▶ PRINCIPAIS SÍNDROMES PARANEOPLÁSICAS	
Dermatológicas	Dermatomiosite, acantose *nigricans*, síndrome de Sweet, osteoartropatia hipertrófica
Endócrinas	Síndrome de Cushing, síndrome da secreção inapropriada de hormônio antidiurético, hipercalcemia, caquexia
Hematológicas	Eritrocitose, anemia, eosinofilia, trombocitose, coagulopatias, síndrome de Trousseau
Neuromusculares	Encefalomielites, degeneração cerebelar subaguda, neuropatia periférica sensório-motora, síndrome de Eaton-Lambert, síndrome do homem rígido
Outras	Vasculites, febre de origem tumoral, amiloidose

- **Técnicas estereotáxicas**: uso de uma única fração ou em número limitado de frações. Baseia-se nos exames de RM e TC para uma acurada definição da localização do tumor, associada à imobilização precisa do paciente. São exemplos: radiocirurgia estereotáxica para tumores de SNC; SBRT (do inglês *stereotactic body radiation therapy*) para lesões pulmonares.
- **Braquiterapia**: fonte de radiação é implantada na área a ser irradiada (ou próximo desta). Utilizada em câncer de próstata e em tumores ginecológicos.

Os efeitos adversos dependem da área anatômica tratada, da dose cumulativa, da dose por fração administrada, da proximidade de tecidos mais sensíveis e do efeito local das outras terapias oncológicas (cirurgia e quimioterapia). Podem ser agudos (relacionados ao edema dos tecidos) ou tardios (relacionados à fibrose). A maioria dos efeitos agudos é previsível, limitada à área irradiada (abdome: náusea e vômito; cabeça e pescoço: alterações orais e faríngeas; tórax: esofagite; pelve: sintomas urinários e intestinais). Sequelas tardias devem ser balanceadas com os potenciais benefícios do tratamento e normalmente são detectadas após anos: infertilidade em crianças e adultos jovens (testículos e ovários são altamente sensíveis à radiação); toxicidade cardíaca (p. ex., neoplasias de mama, linfoma de Hodgkin); novas neoplasias.

TERAPIAS ANTINEOPLÁSICAS ▶ Existem diversas classes de medicamentos utilizadas em oncologia. De maneira genérica, as principais classes são: os tradicionais quimioterápicos, a hormonioterapia, as terapias-alvo e, mais recentemente, a imunoterapia.

- Os **quimioterápicos** agem nas células neoplásicas (e nas células não neoplásicas) que estão em processo de divisão celular, impedindo que este ciclo se complete e levando-as à morte celular.
- A **hormonioterapia** tem como fundamento interferir nas células neoplásicas que são hormônio-dependentes para sua proliferação.
- As **terapias-alvo** agem em diversos processos de sinalização celular essenciais para a manutenção e a proliferação das células neoplásicas.
- A **imunoterapia**, basicamente, tem como objetivo reativar o sistema imune do hospedeiro que está inibido no ambiente microtumoral por mecanismos desenvolvidos pelas células neoplásicas.

Até o momento, os imunoterápicos utilizados na prática clínica estão envolvidos em dois processos: inibição de PD1/PD-L1 e de CTLA4.

- **PD-1** (do inglês *programmed cell death 1*): é uma proteína transmembrana presente em células *natural killers*, linfócitos T e B que inibe o PD-L1 (do inglês *PD ligand 1*), presente nas células de múltiplos tecidos, inclusive nas células tumorais, impedindo a apoptose celular. Imunoterápicos que agem nessa via bloqueiam o PD-L1 ou o PD1, permitindo que os linfócitos levem as células neoplásicas à morte celular.
- **CTLA-4** (do inglês *cytotoxic lymphocyte-associated protein 4*): está presente na superfície celular dos linfócitos T e promove *down regulation* e tolerância do sistema imune. Sua inibição estimula essas células a reconhecerem a neoplasia como estranhas ao organismo.

Os efeitos adversos das terapias antineoplásicas que mais comumente levam os pacientes em tratamento oncológico à emergência são: diarreia, vômitos, mucosite e febre.

- **Diarreia**: excluir causa infecciosa associada e atentar para distúrbios hidreletrolíticos. É indicado tratamento de suporte com hidratação IV, loperamida, racecadotrila e antibiótico, se houver indicação.
- **Vômito**: hidratação IV, antieméticos (metoclopramida, ondansetrona, dimenidrinato). Atentar para distúrbios hidreletrolíticos.
- **Mucosite**: hidratação IV, solução com bicarbonato de sódio para bochecho, corticoide tópico nas lesões e/ou laserterapia. Se houver candidíase associada, complementar tratamento com nistatina solução oral (bochecho e deglutição) e/ou fluconazol VO.
- **Febre**: será abordado no Capítulo 15, Infectologia – Neutropenia febril.

Os Critérios de Terminologia Comum para Eventos Adversos publicados em 2017 (Versão 5.0) podem ser acessados por meio do *QR Code* ao lado.

Os principais medicamentos utilizados em oncologia estão listados no **Quadro 20.8,** e um resumo dos principais esquemas de poliquimioterapia é apresentado no **Quadro 20.9**.

QUADRO 20.8 ▶ PRINCIPAIS MEDICAMENTOS UTILIZADOS EM ONCOLOGIA

CLASSIFICAÇÃO	EFEITOS ADVERSOS
HORMONIOTERAPIA	
Antiestrogênios	
Fulvestranto	Fadiga, cefaleia, fogacho, artralgia
Tamoxifeno	Náuseas, fogacho, secreção vaginal, irregularidade menstrual, eventos tromboembólicos, câncer de endométrio
Análogos ao GnRH	
Goserelina, leuprolida	Fogachos, *flare* (piora dos sintomas no início do tratamento), alteração da libido, diminuição da densidade óssea
Antagonista GnRH	
Degarelix	Fadiga, reação local após injeção (dor, edema), perda ou ganho de peso, toxicidade hepática
Antiandrogênios	
Bicalutamida	Ginecomastia, fogachos, edema periférico, fraqueza, dor lombar
Enzalutamida	Fadiga, prostração, fogacho, artralgia/mialgia
Inibidores da aromatase	
Anastrazol, exemestano, letrozol	Artralgia/mialgia, hipercolesterolemia, fogacho, diminuição da densidade óssea
QUIMIOTERAPIA	
Alcaloides da vinca	
Vimblastina, vincristina, vinorelbina	Náusea, vômito, mielossupressão, neuropatia periférica, alopecia, pneumonite intersticial
Alquilantes	
Ciclofosfamida	Náusea, vômito, cistite hemorrágica (prevenível pelo uso de mesna), alopecia, mielossupressão, supressão gonadal
Clorambucil	Mielossupressão, neurotoxicidade, cistite hemorrágica (prevenível pelo uso de mesna)
Dacarbazina – DTIC	Náusea, vômito, mielossupressão, alopecia
Melfalano	Náusea, vômito, mielossupressão
Procarbazina	Náuseas, vômitos, mielossupressão, *rash* cutâneo, neurotoxicidade
Temozolomida	Mielotoxicidade, náusea, vômito
Antibióticos	
Bleomicina	Hiperpigmentação cutânea, alopecia, mucosite, pneumonite intersticial
Doxorrubicina, epirrubicina	Alopecia, náusea, vômito, mielossupressão, mucosite, cardiotoxicidade aguda e tardia (dose cumulativa máxima de doxorrubicina: 450 mg/m^2; dose cumulativa máxima de epirrubicina: 900 mg/m^2)
Mitomicina	Mielossupressão, síndrome hemolítico-urêmica, púrpura trombocitopênica trombótica, náusea, vômito
Antimetabólitos	
Capecitabina	Eritrodisestesia palmoplantar, diarreia, mucosite, mielossupressão, hiperbilirrubinemia
Citarabina – Ara-C	Mielossupressão, *rash* cutâneo, náusea, vômito, úlcera anal, toxicidade pulmonar, cardiotoxicidade
Fluoruracil (5-FU)	Mucosite, diarreia, náusea, vômito, mielossupressão, cardiotoxicidade
Gencitabina	Náusea, vômito, fadiga, mielossupressão, diarreia, proteinúria, dispneia
Metotrexato	Mielossupressão, náusea, vômito, mucosite, hepatotoxicidade
Pemetrexede	Fadiga, náusea, vômito, mucosite, mielossupressão (reposição de ácido fólico e vitamina B$_{12}$)

(*Continua*)

QUADRO 20.8 ▶ PRINCIPAIS MEDICAMENTOS UTILIZADOS EM ONCOLOGIA (Continuação)

CLASSIFICAÇÃO	EFEITOS ADVERSOS
QUIMIOTERAPIA	
Inibidores da topoisomerase I	
Irinotecano	Sintomas colinérgicos (sialorreia, aumento do peristaltismo intestinal, lacrimejamento), náusea, vômito, diarreia, mielossupressão, elevação de bilirrubinas
Etoposídeo – VP-16	Alopecia, náusea, vômito, anorexia, mielossupressão
Topotecano	Náusea, vômito, diarreia, mielossupressão (colite neutropênica)
Platinas	
Carboplatina	Mielossupressão, náusea, vômito, distúrbios hidreletrolíticos
Cisplatina – DDP	Náusea, vômito, nefrotoxicidade, mielossupressão, ototoxicidade
Oxaliplatina	Neuropatia periférica, náusea, vômito, hepatotoxicidade, mielossupressão
Taxanos	
Cabazitaxel	Fadiga, diarreia, náusea, vômito, hematúria, mielossupressão
Docetaxel	Mielossupressão, diarreia, náusea, vômito, mucosite, alopecia, paroníquia, retenção hídrica, reação de hipersensibilidade, artralgia, mialgia
Paclitaxel	Alopecia, neuropatia periférica, náusea, vômito, diarreia, mucosite, artralgia, mialgia
TERAPIA-ALVO	
Anti-CD20 (linfócitos B)	
Rituximabe	Edema periférico, hipertensão, fadiga, calafrios, neuropatia, cefaleia, tosse, mielossupressão, reações infusionais
Anti-EGFR (do inglês *epidermal growth factor receptor*) – anticorpos monoclonais e inibidores de tirosinocinase	
Cetuximabe, panitumumabe	Fadiga, toxicidade cutânea (especialmente *rash* acneiforme), toxicidade gastrintestinal, leucopenia
Erlotinibe, gefitinibe, afatinibe, osimertinibe	Fadiga, toxicidade cutânea (*rash* cutâneo, paroníquea, xeroderma, *rash* acneiforme) toxicidade gastrintestinal (mucosite, dor abdominal, diarreia, anorexia), cistite
Anti-EGFR2 (HER2, do inglês *human epidermal receptor 2*)	
Trastuzumabe, pertuzumabe	Cardiotoxicidade, náusea, dor abdominal, diarreia, reação infusional e de hipersensibilidade
Anti-VEGF (do inglês *vascular endotelial growth factor*) – anticorpo monoclonal e inibidores de tirosinocinase	
Bevacizumabe	Hipertensão, fenômenos hemorrágicos ou tromboembólicos, proteinúria, perfuração gastrintestinal, reações de hipersensibilidade
Axitinibe, sorafenibe, sunitinibe	Hipertensão, síndrome mão-pé, náusea, diarreia, distúrbios hidreletrolíticos, sangramentos, proteinúria, retardo na cicatrização de feridas, cardiotoxicidade, hipotireoidismo, hepatotoxicidade
Inibidores de ALK (do inglês *anaplastic lymphoma kinase*) – inibidores de tirosinocinase	
Alectinibe	Edema, bradicardia, fadiga, anemia, linfopenia, distúrbios hidreletrolíticos, constipação, mialgias, *rash* cutâneo
Crizotinibe	Edema, bradicardia, neurotoxicidade (neuropatia periférica, alteração de marcha), *rash* cutâneo, neutropenia, linfopenia, diarreia, vômitos, dor abdominal
Inibidores de *Bcr-Abl* – inibidores de tirosinocinase	
Imatinibe	Mielossupressão, edema, toxicidade cardíaca, eventos hemorrágicos, toxicidade hepática, distúrbios hidreletrolíticos
Inibidores de mTOR (do inglês *mammalian target of rapamycin*)	
Everolimus	Edema periférico, hipertensão, toxicidade cutânea (dermatite alérgica, *rash* acneiforme, prurido), fadiga, nefrotoxicidade, mucosite, mielossupressão, pneumonite, dificuldade na cicatrização de feridas

(Continua)

QUADRO 20.8 ▶ PRINCIPAIS MEDICAMENTOS UTILIZADOS EM ONCOLOGIA (Continuação)

CLASSIFICAÇÃO	EFEITOS ADVERSOS
TERAPIA-ALVO	
Anti-CTLA4 (do inglês *cytotoxic lymphocyte-associated protein 4*)	
Ipilimumabe	Fadiga, *rash* cutâneo, prurido, náusea, diarreia, colite, hipofisite, adrenalite, tireoidite, hepatotoxicidade, pneumonite, nefrite
Anti-PD1/PDL1 (do inglês *programmed cell death 1/PD1 ligand*)	
Atezolizumabe, nivolumabe, pembrolizumabe, durvalumabe, avelumabe	*Rash* cutâneo, prurido, diarreia, colite, pneumonite, tireoidite, adrenalite, hipofisite, nefrite, neurotoxicidade, hepatotoxicidade

QUADRO 20.9 ▶ RESUMO DOS PRINCIPAIS ESQUEMAS DE POLIQUIMIOTERAPIA

DENOMINAÇÃO	MEDICAMENTOS DO ESQUEMA
AC	Doxorrubicina + ciclofosfamida
AC-T ± HP	Doxorrubicina + ciclofosfamida + paclitaxel ± trastuzumabe ± pertuzumabe
ABVD	Doxorrubicina + bleomicina + vincristina + dacarbazina
BEP	Bleomicina + etoposídeo + cisplatina
CARBO-TAXOL	Carboplatina + paclitaxel
CAV	Ciclofosfamida + doxorrubicina + vincristina
CG	Cisplatina + gencitabina
CMF	Ciclofosfamida + metotrexato + 5-fluoruracil
DCF	Docetaxel + cisplatina + fluoruracil
DDP	Cisplatina
EP	Etoposídeo + cisplatina
FAC	5-fluoruracil + doxorrubicina + ciclofosfamida
FEC	5-fluoruracil + epirrubicina + ciclofosfamida
FOLFIRI	5-fluoruracil + acido folínico + irinotecano
FOLFOX	5-fluoruracil + acido folínico + oxaliplatina
M-VAC	Metotrexato + vimblastina + doxorrubicina + cisplatina
PCG	Paclitaxel + cisplatina + gencitabina
R-CHOP	Rituximabe + ciclofosfamida + doxorrubicina + vincristina + prednisona
R-CVP	Rituximabe + ciclofosfamida + vincristina + prednisona
TAC	Docetaxel + doxorrubicina + ciclofosfamida
TC	Docetaxel + ciclofosfamida
TC ± HP	Docetaxel + carboplatina ± trastuzumabe ± pertuzumabe
TIP	Paclitaxel + ifosfamida + cisplatina
VIP	Etoposídeo + ifosfamida + cisplatina
XELOX	Cabecitabina + oxaliplatina

▶ REFERÊNCIAS

1. Oken MM, Creech RH, Tormey DC, Horton J, Davis TE, McFadden ET, Carbone PP. Toxicity and response criteria of the Eastern Cooperative Oncology Group. Am J Clin Oncol. 1982;5(6):649-55.
2. Hampel H, Bennett RL, Buchanan A, Pearlman R, Wiesner GL. A practice guideline from the American College of Medical Genetics and Genomics and the National Society of Genetic Counselors: referral indications for cancer predisposition assessment. Genet Med. 2015;17(1):70-87.
3. American Joint Commitee on Cancer. Cancer Staging Manual. [Internet]. 7 th ed. Chicago: AJCC;2016. [capturado em 19 mar. 2018]. Disponível em: https://cancerstaging.org/Pages/default.aspx
4. International Union for Cancer Control. TNM classification of malignant tumours. [Internet]. Geneva: UICC; c2018. [capturado em 19 mar. 2018] Disponível em: http://www.uicc.org/resources/tnm
5. The International Federation of Gynecology and Obstetrics. FIGO Cancer Report 2012/2015. [Internet]. London: FIGO;2015. [capturado em 19 mar. 2018]. Disponível em: https://www.figo.org/figo-cancer-report-20122015
6. Instituto Nacional de Câncer José Alencar Gomes da Silva. Estimativa 2018 - Incidência de Câncer no Brasil. [Internet]. Rio de Janeiro: Inca; 2018 [capturado em 19 mar. 2018]. Disponível em: http://www.inca.gov.br/estimativa/2018.pdf
7. U.S. Preventive Services Task Force. [Internet]. Rockville: USPSTF; 2018. [capturado em 19 mar. 2018]. Disponível em: https://www.uspreventiveservicestaskforce.org/
8. American Society of Clinical Oncology. [Internet]. Alexandria: ASCO; 2018 [capturado em 19 mar. 2018]. Disponível em: www.asco.org
9. Brasil. Ministério da Saúde. Rastreamento. Brasília: Ministério da Saúde; 2010. (Série A. Normas e Manuais Técnicos) (Cadernos de Atenção Primária n. 29) Disponível em: http://bvsms.saude.gov.br/bvs/publicacoes/caderno_atencao_primaria_29_rastreamento.pdf
10. Amin MB, Edge S, Greene F, Byrd DR, Brookland RK, Washington MK, et al, editors. AJCC Cancer Staging Manual. 8th ed. New York: Springer; 2017.
11. Globocan Project. Estimated cancer incidence, mortality and prevalence worldwide in 2012 [Internet]. Lyon: Who; 2012. [capturado em 19 mar. 2018]. Disponível em: http://globocan.iarc.fr/Default.aspx
12. Pearlman R, Frankel WL, Swanson B, Zhao W, Yilmaz A, Miller K, et al. Prevalence and Spectrum of Germline Cancer Susceptibility Gene Mutations Among Patients With Early-Onset Colorectal Cancer. JAMA Oncol. 2017;3(4):464–71.
13. Liu Z, Zhang Y, Niu Y, Li K, Liu X, Chen H, et al. A systematic review and meta-analysis of diagnostic and prognostic serum biomarkers of colorectal cancer. PLoS One. 2014;9(8):e10391
14. Meyers BF, Downey RJ, Decker PA, Keenan RJ, Siegel BA, Cerfolio RJ, et al. The utility of positron emission tomography in staging of potentially operable carcinoma of the thoracic esophagus: Results of the American College of Surgeons Oncology Group Z0060 trial. J Thorac Cardiovasc Surg. 2007;133(3):738-45.
15. National Comprehensive Cancer Network. [Internet]. Washinton:NCCN;2018. [capturado em 19 mar. 2018]. Disponível em: https://www.nccn.org/patients/guidelines/lung-nsclc/34/
16. Rice TW, Kelsen D, Blackstone EH, et al. Esophagus and esophagogastric junction. In: Amin MB, Edge S, Greene F, Byrd DR, Brookland RK, Washington MK, et al, editors. AJCC Cancer Staging Manual. 8th ed. New York: Springer; 2017.
17. The Cancer Genome Atlas Research Network. Comprehensive molecular characterization of gastric adenocarcinoma. Nature. 2014;513(7517):202-09.
18. Sarela A, Lefkowitz R, Brennan MF, Karpeh MS. Selection of patients with gastric adenocarcinoma for laparoscopic staging. Am J Surg. 2006;191(1):134-8.
19. Lakhani, S.R., Ellis. I.O., Schnitt, S.J., Tan, P.H., van de Vijver, M.J. WHO Classification of Tumours of the Breast. 4th ed. Who: Richmond; 2012.
20. Neoptolemos JP, Palmer DH, Ghaneh P, Psarelli EE, MSc, Valle JW, Halloran CM , et al. Comparison of adjuvant gemcitabine and capecitabine with gemcitabine monotherapy in patients with resected pancreatic cancer (ESPAC-4): a multicentre, open-label, randomised, phase 3 trial. Neoptolemos. The Lancet. 2017;389(10073):1011-24.
21. Conroy T, Desseigne F, Ychou M, Bouché O, Guimbaud R, Bécouarn Y, et al. FOLFIRINOX versus Gemcitabine for Metastatic Pancreatic Cancer. N Engl J Med. 2011;364(19):1817–25.
22. Humphrey PA. Gleason grading and prognostic factors in carcinoma of the prostate. Modern Pathology. 2004;17(3):292–306.
23. Motzer RJ, Mazumdar M, Bacik J, Berg W, Amsterdam A, Ferrara J. Survival and prognostic stratification of 670 patients with advanced renal cell carcinoma. J Clin Oncol. 1999;17(8):2530-40.
24. Louis DN, Perry A, Reifenberger G, von Deimling A, Figarella-Branger D, Cavenee WK, et al. The 2016 World Health Organization Classification of Tumors of the Central Nervous System: a summary. Acta Neuropathol (2016);131:803.

► CAPÍTULO 21 ◄

OTORRINOLARINGOLOGIA

SADY SELAIMEN DA COSTA ◄
FÁBIO ANDRÉ SELAIMEN ◄
ALICE LANG SILVA ◄
FERNANDA DIAS TOSHIAKI KOGA ◄

- ► Otologia e otoneurologia 431
  - Otites 431
    - Otite externa difusa aguda 431
    - Otite média aguda 433
    - Otite média crônica 433
  - Surdez 435
    - Surdez súbita: uma urgência
      otorrinolaringológica 436
  - Vertigem 436
    - Síndrome vestibular aguda 437
  - Paralisia facial periférica 438
- ► Rinologia 439
  - Rinite alérgica 439
  - Epistaxe 440
  - Rinossinusite 442
    - Rinossinusite aguda 442
    - Rinossinusite crônica 443
  - Tumores malignos nasossinusais 443
- ► Laringo/faringologia 444
  - Disfonias 444
  - Faringotonsilites agudas 444
    - Abscesso peritonsilar 445
    - Mononucleose infecciosa 446
- ► Cirurgia de cabeça e pescoço 446
  - Massas cervicais 446

OTOLOGIA E OTONEUROLOGIA

► OTITES

■ OTITE EXTERNA DIFUSA AGUDA

DEFINIÇÃO ► A otite externa difusa aguda (OEDA) pode ocorrer em qualquer idade, sendo mais típica no verão. É conhecida como "otite do nadador". Os principais fatores de risco são:

- Contato com água.
- Trauma: mais frequentemente manipulação com cotonete.
- Oclusão do meato acústico externo (MAE).
- Doenças dermatológicas: dermatites, alergias, contato com produtos químicos.

ETIOLOGIA ► O agente etiológico mais frequente é *Pseudomonas aeruginosa*. Em menor frequência, também são encontrados *Staphylococcus aureus*, *Peptostreptococcus* sp., *Bacteroides* sp. e *Proteus mirabilis*. Em 2 a 10% dos casos, encontra-se uma infecção fúngica, em geral após o tratamento por antimicrobiano. Por esse motivo, a revisão ao final do tratamento é mandatória.

APRESENTAÇÕES CLÍNICAS ► O estágio pré-inflamatório é caracterizado por prurido e plenitude aural (**Fig. 21.1**), sendo seguido pelo estágio inflamatório agudo, que é marcado por aumento gradativo da intensidade da dor, além de secreção exsudativa (**Fig. 21.2**). Os casos mais severos se apresentam com edema do MAE intenso a ponto de impedir a otoscopia (**Fig. 21.3**). O **Quadro 21.1** mostra os principais sintomas.

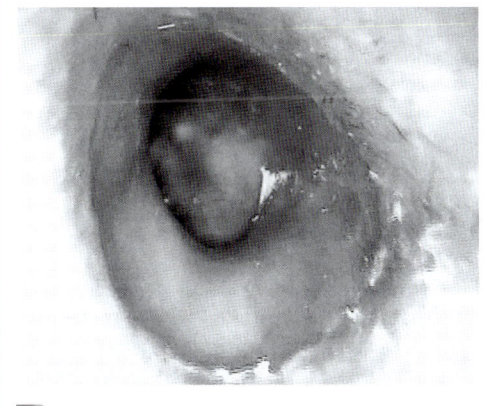

FIGURA 21.1 ► ESTÁGIO PRÉ-INFLAMATÓRIO, CARACTERIZADO POR EDEMA E HIPEREMIA LEVES.

As imagens identificadas com o ícone estão disponíveis para *donwload* em cores no *hotsite* da obra (apoio.grupoa.com.br/clinicamedica5ed).

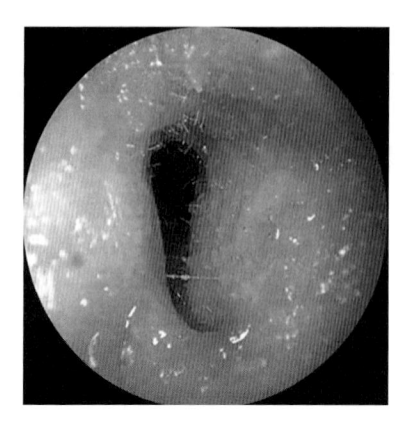

FIGURA 21.2 ▶ ESTÁGIO INFLAMATÓRIO, COM FRANCO EDEMA DO MEATO ACÚSTICO EXTERNO.

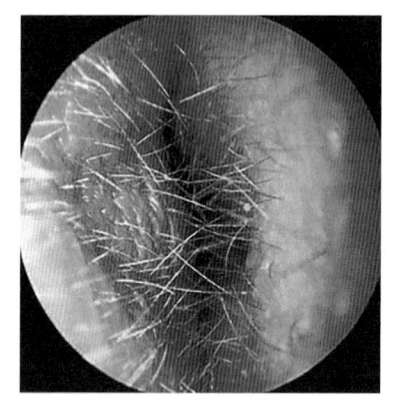

FIGURA 21.3 ▶ CASO GRAVE DE OTITE EXTERNA DIFUSA, COM EDEMA INTENSO IMPEDINDO A REALIZAÇÃO DE OTOSCOPIA.

QUADRO 21.1 ▶ PRINCIPAIS SINTOMAS* DA OTITE EXTERNA DIFUSA

- **Otalgia**
- **Prurido**
- Plenitude aural
- Hipoacusia
- Otorreia

*Em bold, os sintomas mais intensos.
Fonte: Beers e Abramo[1] e Osguthorpe e Nielsen.[2]

DIAGNÓSTICO ▶ Baseia-se na anamnese e no exame físico, com ocorrência rápida dos sintomas – até 48 h – e com sinais e sintomas de inflamação do MAE. Edema/eritema difuso, com ou sem otorreia, adenopatia regional, hiperemia da membrana timpânica ou celulite do pavilhão podem ocorrer. Culturas são reservadas para os casos graves.

TRATAMENTO ▶ São três os pilares para o tratamento da OEDA:

1. **Controle da dor:** realizado com analgésicos por via oral (VO).

2. **Cuidados locais:** limpeza minuciosa e frequente do MAE pelo médico, podendo incluir aspiração ou, caso não disponível, remoção das secreções com porta-algodão. Orientar o paciente a evitar contato com água no MAE, bem como não manipular ou introduzir medicações não prescritas. Um algodão embebido em líquido oleoso e inserido na concha em geral é suficiente para evitar a entrada de água.

3. **Antimicrobiano tópico:** cobertura para *P. aeruginosa* e *S. aureus*. Ciprofloxacino ou polimixina B associada à neomicina são as gotas otológicas mais disponíveis em nosso meio. Ambas podem ser prescritas com a posologia de 3 gotas no ouvido afetado, 3 ×/dia, por 7 a 10 dias. As gotas otológicas devem incluir preferencialmente corticosteroide tópico para redução da inflamação e controle da dor. Aminoglicosídeos tópicos devem ser evitados sempre que não for possível comprovar a integridade da membrana timpânica devido ao potencial de ototoxicidade à orelha interna.

A doença severa (muito edema do MAE) pode necessitar de gaze hidrófila em tiras inseridas no meato, facilitando a penetração das gotas otológicas, além de antimicrobiano oral associado – ciprofloxacino ou ofloxacino são a primeira escolha.

DIAGNÓSTICO DIFERENCIAL ▶

- **Otite externa fúngica (ou otomicose):** pode ser secundária ao tratamento com antimicrobiano tópico da OEDA ou primária – em geral nos climas quentes e úmidos. Caracteriza-se principalmente por prurido e otorreia mais espessa, a qual pode gerar hipoacusia pela oclusão do MAE. A dor não é tão intensa como nos casos bacterianos. A **Figura 21.4** demonstra hifas no MAE.

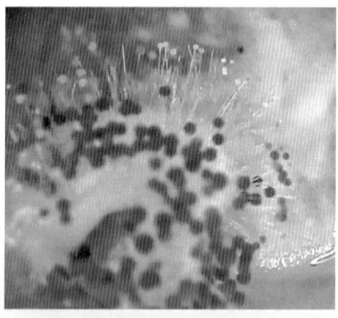

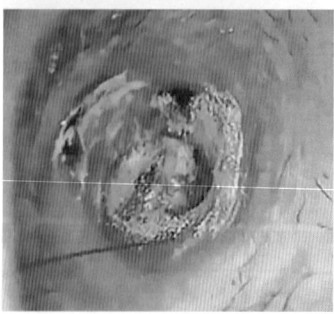

FIGURA 21.4 ▶ OTITE EXTERNA FÚNGICA.

🔵 O tratamento inclui limpeza extensiva e repetida, além de aplicação de antifúngicos tópicos e acidificantes do MAE.

- **Otite externa necrosante (ou maligna):** potencial complicação da OEDA, caracteriza-se pela extensão da infecção para a base do crânio, causando osteomielite grave e potencialmente fatal. Ocorre sobretudo nos pacientes idosos, diabéticos e imunossuprimidos. A etiologia principal também é *P. aeruginosa*.

🔵 O tratamento inclui terapia antimicrobiana intravenosa (IV), analgesia potente e internação hospitalar.

- **Síndrome de Ramsay Hunt (*herpes-zoster oticus*):** causada pela reativação do vírus varicela-zóster, é um diagnóstico diferencial de difícil suspeição inicial. A dor, com características neuropáticas, pode ser o primeiro sintoma do paciente com exame físico dentro da normalidade. O *rash* característico surge alguns dias depois. Pode haver complicações diversas: paralisia facial, hipoacusia, acometimento vestibular e envolvimento de outros pares cranianos. A **Figura 21.5** mostra um caso severo.

■ OTITE MÉDIA AGUDA

DEFINIÇÕES ▶

- **Otite média aguda (OMA):** é presença de secreção na orelha média associada à instalação rápida de sinais e sintomas (como otalgia, febre e irritabilidade) de infecção aguda da orelha média.
- **Otite média aguda recorrente (OMR):** é a ocorrência de três episódios de OMA em um período de 6 meses, ou a ocorrência de quatro episódios de OMA em 12 meses.
- **Otite média com efusão (OME):** é uma inflamação crônica da orelha média em que uma coleção de líquido está presente na cavidade timpânica, porém há ausência de sinais e sintomas de infecção aguda.

FATORES DE RISCO ▶ Os fatores de risco para otite média estão descritos no **Quadro 21.2**.

A bacteriologia da OMA é igual para as diferentes faixas etárias, inclusive nos menores de 2 meses de idade. No entanto, com a introdução da vacina pneumocócica, o *Haemophilus influenzae* vem aumentando a frequência (**Tab. 21.1**).

APRESENTAÇÕES CLÍNICAS ▶ A queixa principal mais frequente é a otalgia, de início agudo, que pode ou não estar associada à autofonia. Otorreia surge se há rompimento da membrana timpânica (MT), caracterizando a OMA supurada. A febre ocorre em um terço dos casos, mas acima de 39,5 °C é incomum, podendo indicar bacteremia.

O paciente pediátrico tem manifestações clínicas menos específicas, como irritabilidade, febre, cefaleia, anorexia, vômitos e diarreia. O ato de puxar a orelha e a irritabilidade podem ser os únicos indicativos de dor.

DIAGNÓSTICO ▶ É feito por meio da anamnese e do exame físico. Os principais sinais vistos na otoscopia são o abaulamento e a hiperemia da MT (**Fig. 21.6**).

🔵 **TRATAMENTO** ▶ Deve-se evitar o uso abusivo de antimicrobianos e reservá-los para os casos de diagnóstico de certeza. A amoxicilina é o fármaco de escolha. Nos casos refratários ou recorrentes, considerar etiologia por germe produtor de β-lactamase e usar amoxicilina associada ao clavulanato. Sintomas de doença grave ou complicada podem requerer tratamentos mais invasivos, como timpanotomia e colocação de tubos de ventilação.

■ OTITE MÉDIA CRÔNICA

DEFINIÇÃO ▶ A definição histopatológica é de um processo inflamatório da orelha média, associado a alterações teciduais irreversíveis.

FORMAS CLÍNICAS ▶

- **Perfuração timpânica:** há quebra da integridade da MT. Pode ser central ou marginal (**Fig. 21.7**).

QUADRO 21.2 ▶ **FATORES DE RISCO PARA OTITE MÉDIA AGUDA**

- Idade entre 6-12 meses
- Alergias
- Fenda palatina
- Infecção das vias aéreas superiores
- Frequência a creches
- Estações frias
- Aleitamento materno inferior a 4 meses
- Amamentação em posição supina

Fonte: Costa e colaboradores.[3]

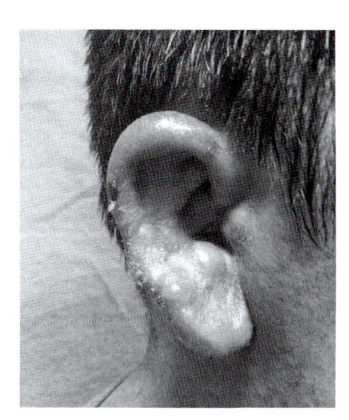

FIGURA 21.5 ▶ SÍNDROME DE RAMSAY HUNT (*HERPES-ZOSTER OTICUS*).

TABELA 21.1 ▶ **AGENTES ETIOLÓGICOS DA OTITE MÉDIA AGUDA E SUA FREQUÊNCIA (%)**

AGENTE	%
Streptococcus pneumoniae	25-35%
Haemophilus influenzae	20-25%
Moraxella catarrhalis	10-15%

Fonte: Costa e colaboradores[3] e Brook e Gober.[4]

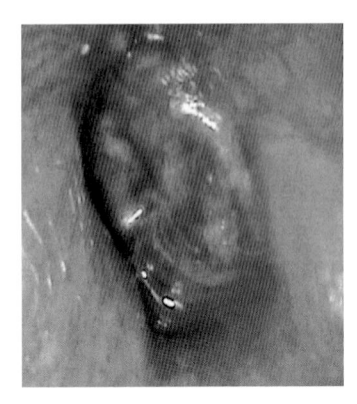

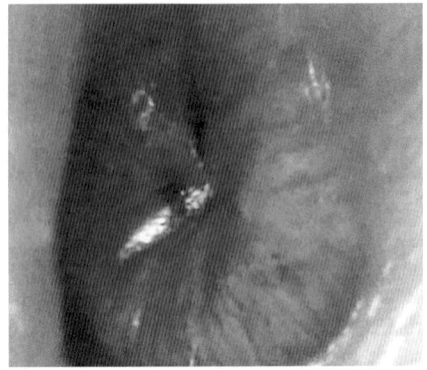

FIGURA 21.6 ▶ ABAULAMENTO E HIPEREMIA DA MEMBRANA TIMPÂNICA, DEFININDO O DIAGNÓSTICO DE OTITE MÉDIA AGUDA.

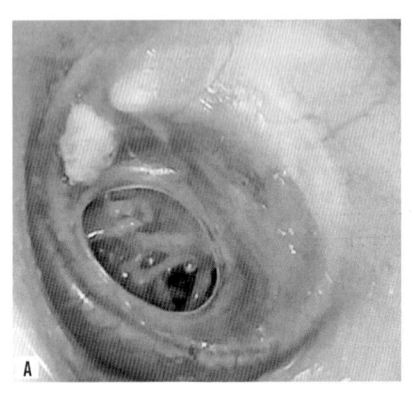

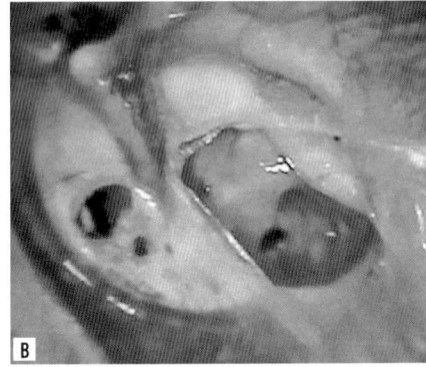

FIGURA 21.7 ▶ (A) PERFURAÇÃO CENTRAL DA MEMBRANA DO TÍMPANO. (B) PERFURAÇÃO MARGINAL.

- O tratamento clínico é realizado com limpeza e antimicrobianos tópicos, quando infectada. O tratamento definitivo é cirúrgico.
- **Retração timpânica:** merece especial atenção, pois pode ser uma etapa para o desenvolvimento do colesteatoma. Varia do grau leve ao severo, podendo incluir erosão ossicular em diferentes formas (**Fig. 21.8**). O tratamento geralmente inclui cirurgia, que pode variar desde miringotomia e colocação de tubo de ventilação até timpanoplastia com reconstrução de cadeia ossicular.
- **Colesteatoma:** forma mais grave da otite média crônica (OMC), associada à otorreia contínua e com odor fétido. Apresenta acúmulo epitelial em áreas previamente aeradas do osso temporal, com potencial de erosão óssea

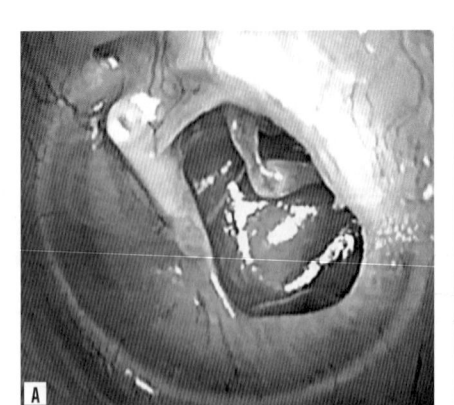

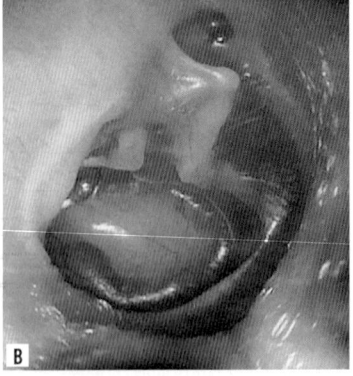

FIGURA 21.8 ▶ (A) RETRAÇÃO COM EROSÃO ÓSSEA. (B) RETRAÇÃO SEM EROSÃO ÓSSEA.

importante (**Fig. 21.9**). Pode ser facilmente identificada à otoscopia e envolve tratamento cirúrgico. Complicações podem ser divididas em intracranianas (abscesso subdural ou extradural, meningite otogênica e tromboflebite dos seios venosos) e extracranianas (paralisia facial periférica, fístula perilinfática, mastoidite, labirintite infecciosa e abscesso subperiosteal).

- **Mastoidite – um diagnóstico clínico:** com frequência, o otorrinolaringologista é chamado com urgência para avaliação de casos de otomastoidite, uma infecção potencialmente fatal envolvendo o osso temporal. Cabe aqui ressaltar que o diagnóstico da mastoidite coalescente é clínico, sendo que classicamente se encontra a presença de otorreia por mais de 2 semanas, dor na região retroauricular persistente ou recorrente, edema e abaulamento retroauricular. O paciente costuma se encontrar febril e toxêmico.

O diagnóstico radiológico muitas vezes é um achado ocasional ao exame de imagem e não corresponde, na maioria das vezes, ao quadro recém-descrito. Por motivos diversos, pode haver acúmulo de líquido nas células da mastoide. A alteração no exame de imagem (tomografia computadorizada [TC] ou ressonância magnética [RM] – **Fig. 21.10**) deve ser interpretada em conjunto com os sinais e sintomas clínicos.

O abaulamento retroauricular associado à hiperemia é um sinal de particular importância no diagnóstico das mastoidites agudas, estando presente em até 80 a 100% dos casos. Quando houver perfuração no córtex da mastoide, pode ocorrer abscesso subperiosteal com deslocamento anteroinferior do pavilhão auricular, hiperemia e flutuação da pele da mastoide. Pode haver ruptura e drenagem espontânea do abscesso. Exige avaliação imediata do otorrinolaringologista.

▶ SURDEZ

DEFINIÇÃO ▶ A perda auditiva, ou hipoacusia, consiste na diminuição da percepção sonora pelo indivíduo. É decorrente de inúmeras doenças e causa importante impacto não apenas na qualidade de vida, mas também na perspectiva socioeconômica.

CLASSIFICAÇÃO ▶ A classificação quanto ao **tipo** divide a surdez em condutiva, sensórioneural e mista, que ocorre quando os dois componentes anteriores estão associados. A orelha

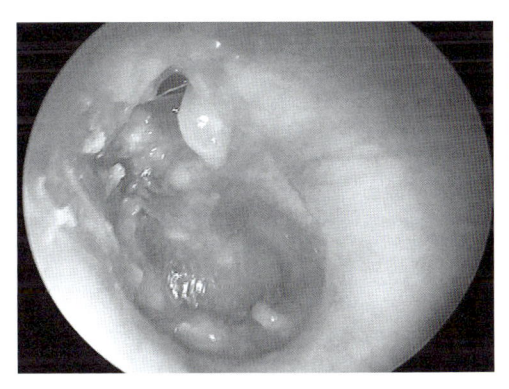

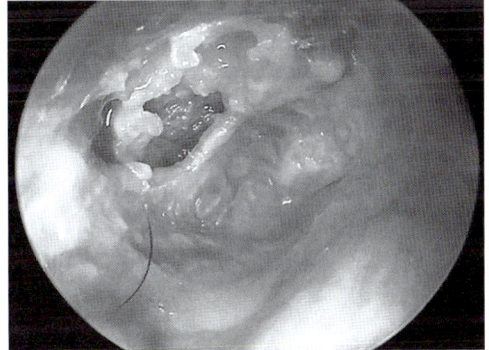

FIGURA 21.9 ▶ EXEMPLOS DE COLESTEATOMA DA ORELHA MÉDIA.

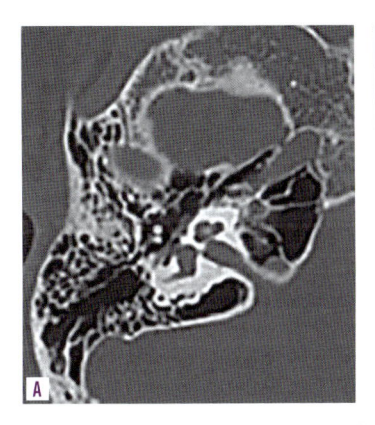

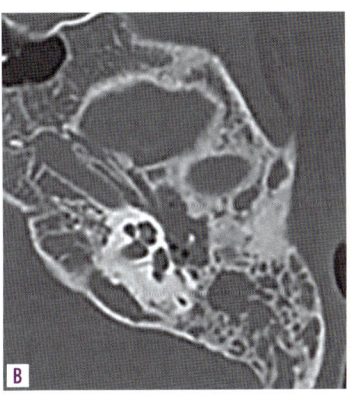

FIGURA 21.10 ▶ TOMOGRAFIA COMPUTADORIZADA DE OUVIDOS. // **(A)** Mastoide pneumatizada e arejada – normal. **(B)** Pneumatizada e velada – otomastoidite.

externa e a média são responsáveis pela condução do som (surdez condutiva), ao passo que a orelha interna é responsável pela transdução da onda sonora em estímulos elétricos para o sistema nervoso central (SNC) (surdez sensorioneural).

A perda auditiva é definida, em termos absolutos, a partir de um limiar preestabelecido de 25 decibéis (dB) de nível de pressão sonora, em adultos. Quanto ao **grau**, pode ser classificada em:

- **Leve:** limiares auditivos entre 25 e 40 dB.
- **Moderada:** limiares auditivos entre 41 e 70 dB.
- **Severa:** limiares auditivos entre 71 e 90 dB.
- **Profunda:** limiares auditivos > 90 dB.

ETIOLOGIA ▶ As principais causas de surdez estão listadas no **Quadro 21.3**, divididas conforme o tipo. A acumetria sempre deve ser feita, independente da realização de exames complementares como a audiometria. No momento da consulta, permitirá ao médico o diagnóstico ágil do tipo de hipoacusia, muito importante nos casos de perda auditiva súbita (ver parágrafo específico a seguir), quando não é recomendado aguardar exames complementares para o início do tratamento.

■ SURDEZ SÚBITA: UMA URGÊNCIA OTORRINOLARINGOLÓGICA

A surdez sensorioneural súbita idiopática, ou apenas surdez súbita, é considerada uma urgência, visto que há necessidade imperiosa de se iniciar o tratamento nas primeiras 48 a 72 h após a instalação do sintoma. Infelizmente, essa doença é ignorada pelos pacientes, que muitas vezes atribuem o sintoma a cerume, e também por parte dos médicos, gerando prejuízos possivelmente irreversíveis em razão do atraso no diagnóstico.

O sintoma relatado pelo paciente é a perda auditiva, em geral unilateral, de início abrupto ou rapidamente progressivo. Ao exame físico, a otoscopia é normal, sem a presença de tampão de cerume no MAE e sem a presença de efusão na orelha média ou quaisquer outras alterações.

A audiometria é o exame de escolha para a definição, necessitando haver perda de 30 dB em pelo menos três frequências consecutivas, instalada em um período não superior a 72 h. Entretanto, como já exposto, muitas vezes, não é possível aguardar o exame para firmar o diagnóstico e iniciar o tratamento, sob pena de redução importante das chances de recuperação auditiva. Sendo assim, a acumetria é de fundamental importância. Utilizando um diapasão de 512 Hz – ou, alternativamente, de 256 Hz –, a comparação de vias aéreas, somada ao teste de Rinne e ao teste de Weber, pode caracterizar a surdez como sensorioneural.

A partir desse ponto, deve-se iniciar a administração de corticosteroide, VO em dose alta (1 mg/kg), visando à recuperação auditiva das frequências perdidas. Sem atrasar o início do tratamento, a investigação complementar deverá ser executada paralelamente: audiometria, RM com gadolínio (para avaliação de vias retrococleares) e, se pertinentes, exames laboratoriais. Evidências mais recentes apontam para o benefício do uso do corticosteroide combinado, VO e intratimpânico; este último deve ser conduzido pelo otorrinolaringologista.

▶ VERTIGEM

DEFINIÇÕES ▶

- **Tontura:** sensação de movimentação, que pode ser descrita como instabilidade, flutuação, cabeça vazia, desvio de marcha ou inúmeras outras.
- **Vertigem:** tontura rotatória. Em até 85% dos casos, decorre de disfunção vestibular periférica (suas principais causas estão listadas no **Quadro 21.4**).

ETIOLOGIAS ▶

- **Periféricas:** lesões que têm origem na orelha interna e/ou no VIII par craniano até o ponto em que ele penetra no tronco encefálico.

QUADRO 21.3 ▶ ETIOLOGIAS DA PERDA AUDITIVA

CONDUTIVAS	SENSORIONEURAIS	MISTAS
■ OMA	■ Genética	■ Associação entre causa condutiva e causa sensorioneural
■ OME	■ Induzida por ruído	■ Otosclerose
■ OMC	■ Ototoxicidade	■ OMC
■ Otosclerose	■ Presbiacusia	
■ Disjunção de cadeia ossicular	■ Autoimunes	
■ Estenose de MEA	■ Infecciosas (pré ou pós-natais): caxumba, meningite, rubéola, CMV, toxoplasmose, sífilis	
■ Tampão de cerume	■ Metabólicas e vasculares: HAS, DM, hipercolesterolemia, disfunção tireoideana	
	■ Doença de Ménière	
	■ Schwanoma vestibular	
	■ Doenças neurológicas	

CMV, citomegalovírus; DM, diabetes melito; HAS, hipertensão arterial sistêmica; MEA, meato acústico externo; OMA, otite média aguda; OMC, otite média crônica; OME, otite média com efusão.

QUADRO 21.4 ► CAUSAS DE VERTIGEM

PERIFÉRICAS	CENTRAIS
▪ VPPB	▪ Insuficiência vertebrobasilar
▪ Neuronite vestibular	▪ Migrânea
▪ Doença de Ménière	▪ Tumores da fossa posterior
▪ Fístula labiríntica	▪ Tumores do ângulo pontocerebelar
▪ Ototoxicidade	▪ Esclerose múltipla
▪ Doenças infecciosas	▪ AVCi e AVCh
▪ Distúrbios metabólicos	▪ TCEs
▪ Doenças autoimunes	▪ Distúrbios vasculares
▪ Tumores (schwanoma vestibular)	

AVCh, acidente vascular cerebral hemorrágico; AVCi, acidente vascular cerebral isquêmico; TCEs, traumas craniencefálicos; VPPB, vertigem posicional paroxística benigna.

- **Centrais:** vias auditivas e/ou vestibulares centrais e suas conexões com as demais estruturas do SNC.

■ SÍNDROME VESTIBULAR AGUDA

Muitas vezes, costuma receber a generalização errônea de "labirintite". É, na verdade, uma crise vertiginosa que se apresenta de forma súbita e intensa, frequentemente associada com sintomas neurovegetativos (náuseas/vômitos, sudorese, palidez, taquicardia). É fundamental a identificação *breve* da origem da síndrome vestibular aguda (SVA), pois, apesar de estar associada, na maioria dos casos, com doenças labirínticas, em algumas situações (15-25% em estudos pequenos), terá origem neurológica, cardiovascular ou outras.

DIAGNÓSTICO ► A anamnese e o exame físico são essenciais. Na emergência, o mnemônico HINTS[5] é de conhecimento obrigatório do médico, uma vez que se demonstrou mais sensível e específico do que os exames de imagem (TC e/ou RM) na diferenciação dos quadros periférico e central.

Baseia-se em três testes à beira do leito (Quadro 21.5):

- Presença de nistagmo.
- *Head impulse test* (pesquisa de sacadas).
- *Skew deviation* (pesquisa do desvio vertical do olhar).

QUADRO 21.5 ► MNEMÔNICO HINTS PARA DIFERENCIAÇÃO ENTRE QUADRO VERTIGINOSO CENTRAL E PERIFÉRICO

	PERIFÉRICO	CENTRAL
Head Impulse	Sacadas compensatórias	Sem sacadas
Nystagmus	Presente Horizontal	Ausente Vertical Rotatório (não induzido) Mudança de direção
Test of Skew	Sem alterações	Desvio vertical do olhar

Fonte: Kattah e colaboradores.[5]

A presença de qualquer um dos achados sugestivos de doença central, se associada a, pelo menos, um fator de risco para doença cardiovascular, indica etiologia central com maior sensibilidade e especificidade do que a RM nas primeiras horas.

TRATAMENTO ► O tratamento inicial da crise vertiginosa é voltado para a supressão dos sintomas. Devido à intensidade dos sintomas neurovegetativos associados, muitas vezes se faz necessária a internação hospitalar. As estratégias terapêuticas iniciais incluem acesso venoso, hidratação, repouso e administração de medicações antieméticas e antivertiginosas por via parenteral. A Tabela 21.2 mostra os principais medicamentos e suas posologias para o tratamento da crise vertiginosa aguda.

Depois de cessada a crise, o tratamento deve ser direcionado de acordo com cada etiologia. É importante ressaltar que, muitas vezes, o tratamento pode não ser medicamentoso, e sim com reabilitação vestibular e/ou manobras de reposicionamento de otólitos.

- **Vertigem posicional paroxística benigna (VPPB):** é a labirintopatia mais comum no consultório e na emergência.

TABELA 21.2 ► PRINCIPAIS MEDICAMENTOS USADOS NO TRATAMENTO DA CRISE VERTIGINOSA AGUDA

MEDICAMENTOS	POSOLOGIA	INTERVALO
Diazepam	10 mg, IM ou IV	8/8 h ou 12/12 h
Clonazepam	0,5-1 mg, VO ou SL	12/12 h ou a cada 24 h
Dimenidrato	50 mg de dimenidrato + 50 mg de piridoxina, IM ou VO	6/6 h ou 8/8 h
Cinarizina	12,5-25 mg, VO	8/8 h ou 12/12 h
Flunarizina	10 mg, VO	12/12 h ou a cada 24 h
Meclizina	25-50 mg, VO	8/8 h ou 12/12 h

(*Continua*)

TABELA 21.2 PRINCIPAIS MEDICAMENTOS USADOS NO TRATAMENTO DA CRISE VERTIGINOSA AGUDA (*Continuação*)

MEDICAMENTOS	POSOLOGIA	INTERVALO
Prometazina	25-50 mg, IM	8/8 h ou 12/12 h
Domperidona	10 mg, VO	8/8 h
Metoclopramida	10 mg, IM ou VO ou IV	8/8 h
Ondansetrona	4-8 mg, IM ou IV ou VO	8/8 h

IM, intramuscular; IV, intravenoso; SL, sublingual; VO, via oral.

Deve-se ao deslocamento dos otólitos no interior dos canais semicirculares (mais frequentemente o posterior). O sintoma é muito característico: vertigem de duração breve (segundos), sem sintomas auditivos associados, que é desencadeada pelo movimento da cabeça. Com frequência, é relatada pelos pacientes como pior ao deitar ou virar-se na cama. O diagnóstico é realizado pela manobra de Dix-Hallpike para os canais posteriores, e o tratamento consiste na manobra de Epley. Não há indicação de solicitação de exame de imagem, e o tratamento medicamentoso com sedativos é paliativo.

- **Doença de Ménière:** vertigem recorrente, com duração de minutos a horas, seguida por instabilidade que pode durar até alguns dias, e associada a sintomas auditivos (hipoacusia sensorioneural flutuante, zumbido e plenitude aural). Pode ser primária, também conhecida como doença de Ménière, ou secundária a distúrbios metabólicos, imunológicos, infecciosos ou hormonais, nesse caso, conhecida como síndrome de Ménière. O diagnóstico é baseado em anamnese, exame físico (incluindo acumetria) e exames complementares – audiometria, laboratoriais e, em casos selecionados, RM de ouvidos. O tratamento medicamentoso inclui orientações dietéticas, uso de diuréticos (hidroclorotiazida) e betaistina, apesar das controvérsias recentes na literatura envolvendo esta última. Casos refratários podem necessitar de aplicações de medicações intratimpânicas ou até mesmo cirurgia (descompressão do saco endolinfático).

▶ PARALISIA FACIAL PERIFÉRICA

DEFINIÇÃO E ETIOLOGIA ▶ A paralisia facial periférica (PFP) é uma neuropatia periférica caracterizada pela diminuição ou ausência dos movimentos da musculatura de uma hemiface, decorrente de uma lesão no nervo facial, que pode ocorrer desde seu núcleo no tronco encefálico até suas fibras mais distais, que inervam os músculos da mímica facial.

Apesar da grande importância, na maior parte das vezes, não é possível sua definição. A apresentação idiopática, conhecida como paralisia de Bell, é a mais comum, representando 60 a 80% dos casos. A maioria dos estudos especula uma etiologia viral, sendo que o vírus herpes simples tipo 1 (HSV-1) poderia estar envolvido.

PERIFÉRICA *VERSUS* CENTRAL ▶ Os casos de paralisia facial de origem central apresentam-se com envolvimento somente da musculatura do terço inferior da face, não afetando os terços médio e superior e as secreções salivares, lacrimais e a gustação. Esses pacientes devem ser encaminhados com urgência ao neurologista. A PFP paralisa os terços inferior, médio e superior.

SINTOMAS ▶ A PFP costuma se apresentar com instalação súbita (24-48 h), acometimento em graus variáveis da musculatura dos terços superior, médio e inferior de uma hemiface e, raramente, pode ser bilateral (1% dos casos). As variações na apresentação do quadro clínico dependem do topodiagnóstico da lesão.

Em geral, os pacientes com PFP exibem hipotonia da musculatura hemifacial, podendo ter assimetria facial ao repouso, com desvio da comissura labial para o lado sadio. Dificuldade na contenção dos alimentos na cavidade oral durante a mastigação e alterações do paladar e da salivação podem estar presentes.

A capacidade de fechamento ocular pode ser comprometida completa ou incompletamente. A classificação de House-Brackmann é a que tem mais ampla aceitação, sendo a mais adotada no mundo para a padronização da gravidade da paralisia. Sua escala varia de I (normal) a VI (paralisia completa) (**Quadro 21.6**).

DIAGNÓSTICO ▶ Embora seja a maioria dos casos, o diagnóstico de paralisia de Bell é de exclusão. As causas conhecidas de PFP são traumáticas, infecciosas, neurológicas, neoplásicas, vasculares, entre outras. Qualquer paralisia que apresente piora dentro das primeiras 3 semanas de seu início deve incluir a possibilidade de neoplasia.

A avaliação por meio de sorologias e exames laboratoriais deve ser orientada pela história clínica do paciente. Exames audiológicos, como audiometria e pesquisa do reflexo do estapédio, são importantes para verificar a função da orelha interna. Testes eletrofisiológicos, como eletroneurografia (ENoG) e eletromiografia (EMG), podem ser utilizados para avaliar a funcionalidade do nervo facial e principalmente para estabelecer

QUADRO 21.6 CLASSIFICAÇÃO DE HOUSE-BRACKMANN DA GRAVIDADE NA PARALISIA FACIAL

GRAU I: normal
Função facial normal em todas as áreas

GRAU II: disfunção leve
- Geral: leve fraqueza perceptível apenas à inspeção próxima; pode haver sincinesia muito discreta
- No repouso: simetria e tônus normais
- Ao movimento:
  - Testa: função boa-moderada
  - Olho: fechamento completo com mínimo esforço
  - Boca: leve assimetria

(*Continua*)

QUADRO 21.6 ▶ CLASSIFICAÇÃO DE HOUSE-BRACKMANN DA GRAVIDADE NA PARALISIA FACIAL (*Continuação*)

GRAU III: disfunção moderada
- Geral: diferença óbvia, mas não desfigurante entre os dois lados; sincinesia e/ou espasmo hemifacial perceptíveis, mas não graves
- No repouso: simetria e tônus normais
- Ao movimento:
  - Testa: movimento moderado-leve
  - Olho: fechamento completo com esforço
  - Boca: levemente fraca com o máximo esforço

GRAU IV: disfunção moderadamente grave
- Geral: fraqueza óbvia e/ou assimetria desfigurante
- No repouso: simetria e tônus normais
- Ao movimento:
  - Testa: nenhum movimento
  - Olho: fechamento incompleto
  - Boca: assimetria com o máximo esforço

GRAU V: disfunção grave
- Geral: apenas uma movimentação discretamente perceptível
- No repouso: assimetria
- Ao movimento:
  - Testa: nenhum movimento
  - Olho: fechamento incompleto
  - Boca: movimento discreto

GRAU VI: paralisia total
Nenhum movimento

Fonte: House e Brackmann.[6]

um prognóstico quanto ao retorno da função normal. São úteis também para estimar a indicação de descompressão cirúrgica do nervo. Exames de imagem, como TC e RM com gadolínio, devem fazer parte do arsenal diagnóstico, dependendo da suspeita clínica e para a exclusão de outras doenças.

TRATAMENTO ▶ O manejo inicial, independentemente da etiologia, consiste em cuidados e orientações gerais. Proteção ocular com lágrimas artificiais deve ser prescrita de hora em hora, além da oclusão palpebral durante o sono, para prevenção de ceratite e ulceração de córnea.

O tratamento farmacológico inicial, embora ainda controverso na literatura, deve envolver o uso de corticosteroides. Alguns estudos sugerem que os corticosteroides reduzem o risco de denervação. Se iniciados rapidamente, nas primeiras 72 h, previnem ou diminuem as sincinesias e a progressão de paralisias incompletas para completas. Dessa forma, esses fármacos são indicados em todos os casos, salvo se houver contraindicações para seu uso. O fármaco mais utilizado é a prednisona, VO, na dose de 60 mg/dia, por 5 a 10 dias, sendo posteriormente reduzido de forma gradual.

A terapia antiviral só apresenta indicação comprovada nos casos de vírus herpes-zóster, devendo ser iniciada nas primeiras 72 h da instalação do quadro. Nos casos de paralisia de Bell, apesar de controverso, o tratamento é indicado para casos com grau IV ou mais na escala de House-Brackmann. O aciclovir é o fármaco mais utilizado, na dose de 200 a 400 mg, 5×/dia, por 7 a 10 dias. Nos casos do vírus herpes-zóster, a dose recomendada é de 800 mg, 5×/dia. Outros agentes antivirais, como fanciclovir, valaciclovir e penciclovir, podem ser usados com uma melhor comodidade posológica e maior absorção oral, porém com maior custo.

Em associação ao tratamento medicamentoso, a fisioterapia motora facial pode ser iniciada e instituída precocemente, auxiliando na recuperação da musculatura facial e na prevenção de hipertonia e sincinesias. Casos de paralisia facial completa, sem recuperação com a instituição do tratamento clínico e com grau de degeneração neural > 95% na EnoG, são indicações para descompressão cirúrgica do nervo facial. O prognóstico da PFP em geral é bom e varia de acordo com sua etiologia. Os quadros de paralisia de Bell apresentam melhora, em média, pela terceira semana de evolução, e recuperação completa que varia, conforme a literatura, em torno de 75 a 90% em 6 meses, chegando a 95% em 1 ano.

RINOLOGIA

▶ RINITE ALÉRGICA

DEFINIÇÃO ▶ É definida como inflamação da mucosa nasal, mediada por imunoglobulina E (IgE), após exposição a alérgenos e com os seguintes sintomas: obstrução nasal, rinorreia aquosa, espirros e prurido nasal.

Afeta cerca de 20 a 30% da população adulta e 30 a 40% da pediátrica.

FISIOPATOLOGIA ▶ É caracterizada por uma reação de hipersensibilidade tipo I de Gell e Coombs, para alérgenos específicos em indivíduos geneticamente predispostos e previamente sensibilizados. Em um primeiro momento, a célula apresentadora de antígeno (macrófago) processa o alérgeno e se liga ao linfócito Th2.

A ativação do linfócito Th2 resulta na liberação de citocinas (interleucina [IL]-4, IL-6, IL-13), que promovem a diferenciação do linfócito B em plasmócito, responsável pela produção de IgE. Os anticorpos IgE específicos ligam-se a receptores na superfície do mastócito, sensibilizando-o. Dessa forma, após novo contato com o mesmo alérgeno, ocorre a degranulação do mastócito com liberação de mediadores químicos, como a histamina, e, assim, o aparecimento dos sintomas clássicos da rinite alérgica. Após 2 a 4 h da fase inicial, ocorre a fase tardia, que é resultado da quimiotaxia e migração de eosinófilos, neutrófilos, basófilos, linfócitos T e macrófagos.

DIAGNÓSTICO ▶ O diagnóstico de rinite alérgica inclui história clínica pessoal e familiar de atopia, exame físico e exames complementares. O diagnóstico é basicamente clínico, com associação de vários dos seguintes sintomas: espirros em salva, coriza clara abundante, obstrução nasal e intenso prurido nasal. Outros sintomas, incluindo tosse seca, cefaleia e hiposmia, podem estar presentes. Os sintomas podem ocorrer em qualquer idade, iniciando, em geral, na infância.

Na anamnese, é importante investigar época do início do quadro, duração, intensidade, frequência dos sintomas e fatores desencadeantes ou agravantes. Os alérgenos de maior relevância clínica são os oriundos de pólens, ácaros da poeira domiciliar, baratas, fungos e pelos de animais domésticos. As mudanças bruscas de clima, a inalação de irritantes inespecíficos (odores fortes, fumaça de cigarro) e a inalação de ar frio e seco também podem desencadear sintomas.

A avaliação da cavidade nasal por meio da rinoscopia anterior ou da endoscopia nasal costuma evidenciar hipertrofia dos cornetos inferiores, palidez e edema de mucosa e a presença de secreção hialina. A endoscopia nasal é fundamental para a exclusão de outras causas de obstrução nasal, como pólipos nasais e hipertrofia de tonsilas faríngeas (adenoides), e pode avaliar doenças frequentemente associadas, como as rinossinusites bacterianas.

Exames subsidiários específicos devem ser realizados em paciente com diagnóstico clínico de rinite alérgica que não respondem ao tratamento empírico, na dúvida diagnóstica, ou quando o conhecimento do alérgeno específico é necessário para o direcionamento da terapia. São eles os testes cutâneos de hipersensibilidade imediata (TCHI) pela técnica de puntura (*prick test*) e a avaliação dos níveis séricos de IgE alérgeno-específica (Rast e teste imunoenzimático [Elisa]).

CLASSIFICAÇÃO ▶ Segundo recomendação da iniciativa Allergic Rhinitis and its Impact on Asthma (ARIA)[7] e da Organização Mundial da Saúde (OMS), a classificação da rinite alérgica deve levar em consideração a duração (intermitente ou persistente) e a gravidade dos sintomas (leve ou moderada), incluindo aspectos de qualidade de vida (**Fig. 21.11**).

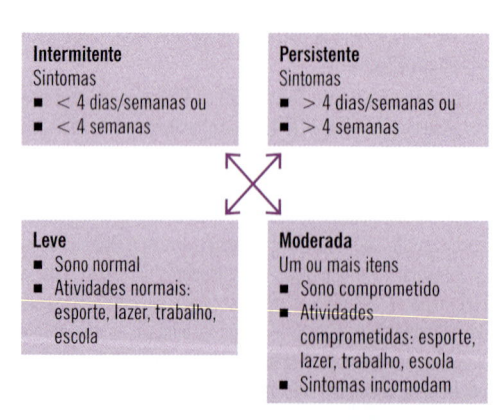

Intermitente
Sintomas
- < 4 dias/semanas ou
- < 4 semanas

Persistente
Sintomas
- > 4 dias/semanas ou
- > 4 semanas

Leve
- Sono normal
- Atividades normais: esporte, lazer, trabalho, escola

Moderada
Um ou mais itens
- Sono comprometido
- Atividades comprometidas: esporte, lazer, trabalho, escola
- Sintomas incomodam

FIGURA 21.11 ▶ CLASSIFICAÇÃO DA RINITE ALÉRGICA SEGUNDO A INICIATIVA ARIA.
Fonte: Cagnani e colaboradores.[7]

TRATAMENTO ▶ O tratamento da rinite alérgica deve ser baseado no controle dos sintomas e da exposição aos antígenos e aos fatores desencadeantes ou agravantes da rinite.

Os anti-histamínicos são as principais substâncias usadas para o tratamento dos sintomas, como prurido nasal, espirros em salva, coriza, e, em geral, possuem pouco efeito sobre a obstrução nasal. Entre os anti-histamínicos, deve-se dar preferência aos de segunda ou terceira geração, como loratadina, desloratadina, cetirizina, levocetirizina, ebastina, fexofenadina e rupatadina, por promoverem menor sedação. A associação dos anti-histamínicos com descongestionantes orais, como efedrina, pseudoefedrina e fenilefrina, pode ser utilizada no controle do quadro agudo e deve ser usada com cautela nos pacientes com HAS, cardiopatias e hipertrofia prostática, por até 5 dias.

Os corticosteroides nasais constituem opção terapêutica efetiva e segura para a rinite alérgica, sendo superiores aos anti-histamínicos no controle dos sintomas, principalmente de obstrução nasal. A vantagem da aplicação tópica é a menor ocorrência de efeitos sistêmicos. Os principais corticosteroides nasais disponíveis são budesonida (aprovado para uso na gestação), fluticasona, triancinolona, mometasona e ciclesonida (**Tab. 21.3**).

Corticosteroides sistêmicos podem ser administrados no controle dos sintomas graves e, por um período curto de tempo, na crise aguda com sintomatologia grave. Outras medicações, como os antileucotrienos (montelucaste e zafirlucaste), podem ser usadas. Seus efeitos são equivalentes aos dos anti-histamínicos e inferiores aos dos corticosteroides nasais no controle dos sintomas da rinite alérgica.

A imunoterapia representa uma opção terapêutica em casos selecionados. Pode ser indicada quando os corticosteroides nasais e os anti-histamínicos são ineficazes no controle dos sintomas, nos pacientes que apresentam efeitos colaterais às medicações utilizadas e naqueles que necessitam seu uso por um longo período de tempo.

▶ EPISTAXE

DEFINIÇÃO ▶ Epistaxe é definida como um sangramento originado da mucosa nasal decorrente de uma alteração da hemostasia normal do nariz. Essa hemostasia pode estar comprometida por anormalidades na mucosa nasal, perda da integridade vascular ou alterações da cascata de coagulação.

É a urgência otorrinolaringológica mais comum. Estima-se que cerca de 60% da população apresente pelo menos um episódio de epistaxe durante a vida. Em geral, os episódios são leves e apresentam-se de forma autolimitada. No entanto, podem ocorrer casos graves, de difícil controle e com significativa morbimortalidade.

As epistaxes anteriores correspondem a 90 a 95% dos casos e estão relacionadas a sangramentos provenientes sobretudo da região anterior do septo nasal. Na maioria das

TABELA 21.3 ▶ CORTICOSTEROIDES DE USO TÓPICO NASAL

CORTICOSTEROIDE	DOSAGEM E ADMINISTRAÇÃO	DOSE	IDADE
Beclometasona	50 e 100 µg/jato 1-2 jatos/narina 1-2×/dia	100-400 µg/dia	> 6 anos
Budesonida	32, 50, 64 e 100 µg/jato 1-2 jatos/narina 1×/dia	64-400 µg/dia	> 4 anos
Propionato de fluticasona	50 µg/jato 1-2 jatos/narina 1×/dia	100-200 µg/dia	> 4 anos
Mometasona	50 µg/jato 1-2 jatos/narina 1×/dia	100-200 µg/dia	> 2 anos
Triancinolona	55 µg/jato 1-2 jatos/narina 1-2×/dia	110-220 µg/dia	> 2 anos
Furoato de fluticasona	27,5 µg/jato 1-2 jatos/narina 1×/dia	55-110 µg/dia	> 2 anos
Ciclesonida	50 µg/jato 2 jatos/narina 1×/dia	200 µg/dia	> 6 anos

Fonte: Sakano e Solé.[8]

vezes, correspondem a sangramentos leves-moderados. As principais causas são os traumas locais por manipulação digital, ressecamento da mucosa nasal por turbilhonamento do fluxo aéreo em áreas de desvio septal e uso inadequado de medicações nasais tópicas.

As epistaxes posteriores são mais raras. Estão relacionadas a sangramentos oriundos de ramos da artéria esfenopalatina e, portanto, localizados na parede lateral da cavidade nasal. São sangramentos mais volumosos, de difícil localização e de controle mais trabalhoso. Necessitam frequentemente de intervenção cirúrgica após controle inicial.

AVALIAÇÃO E MANEJO INICIAL ▶ Em primeiro lugar, é necessário confirmar a patência da via aérea e a estabilidade hemodinâmica do paciente. Após o exame físico geral, inicia-se a avaliação específica.

Com o paciente sentado, em posição confortável, realiza-se rinoscopia anterior e oroscopia para determinar se há epistaxe ativa. Na presença de sangramento, recomenda-se posicionar o paciente sentado com a cabeça levemente flexionada, aplicar vasoconstritor tópico nasal associado à compressão digital contínua (pinçamento do nariz), por 5 a 10 minutos, medida que controla grande parte dos sangramentos nasais. No insucesso dessa medida, está indicado o tamponamento nasal anterior ou anteroposterior:

- **Tamponamento nasal anterior:** existem inúmeras técnicas e materiais. O tamponamento anterior que utiliza materiais mais acessíveis é o tamponamento em dedo de luva. Deve-se inserir 1 ou 2 gazes dobradas em um dedo de luva recortado de uma luva de procedimento e, em seguida, introduzi-lo na fossa nasal acometida. Fixar o tampão nasal passando um ponto de sutura nas bordas do dedo de luva e esparadrapar o fio na pele do paciente.

A fixação impede que ocorra aspiração acidental do tampão. Uma alternativa é a inserção de uma fita de gaze hidrófila ou de *rayon* na cavidade nasal (**Fig. 21.12**), que também devem ser fixados. Indica-se a aplicação de antimicrobiano tópico (pomada) sobre a superfície do dedo de luva ou da fita para lubrificação e prevenção de infecção secundária.

- **Tamponamento nasal posterior:** quando o tamponamento anterior não for resolutivo, deve-se associá-lo ao tamponamento posterior. Para a realização do tamponamento posterior, deve-se utilizar uma sonda de Foley nº 12-14 F, que deve ser introduzida através da fossa nasal até sua visualização na orofaringe. Inflar o balão com 10 mL de água destilada e tracionar a sonda até impactar na rinofaringe (**Fig. 21.13**). Fazer, na sequência, o tamponamento anterior em dedo de luva e fixar. A fixação da sonda de Foley pode ser efetuada

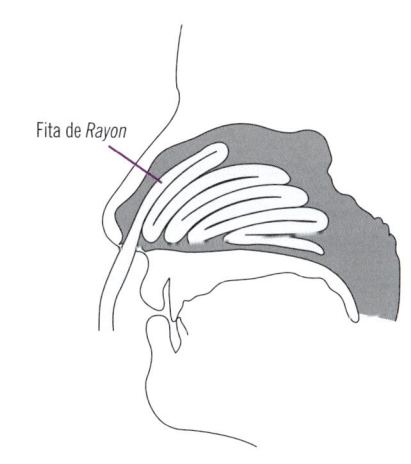

FIGURA 21.12 ▶ TAMPONAMENTO NASAL ANTERIOR.

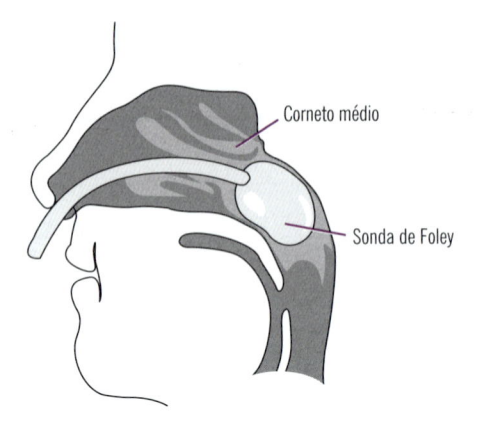

FIGURA 21.13 ▶ TAMPONAMENTO NASAL POSTERIOR.

junto ao vestíbulo nasal fazendo-se dois a três nós na sonda com uma gaze aberta. Iniciar, então, terapia antimicrobiana e encaminhar para internação hospitalar com oximetria de pulso e oxigenoterapia suplementar.

Complicações associadas ao tamponamento nasal incluem reflexo vagal, dor, hipóxia, ulcerações, perfuração septal, rinossinusite, sinequias, arritmias, síndrome do choque tóxico e necrose alar, de columela e de palato, no caso de tamponamento posterior. Todos os pacientes com epistaxe devem ser avaliados por um otorrinolaringologista com brevidade para avaliação complementar e tratamento definitivo.

▶ RINOSSINUSITE

DIAGNÓSTICO ▶ Segundo o European Position Paper on Rhinosinusitis and Nasal Polyps 2012 (EPOS),[9] a rinossinusite (RS) em adultos é definida como inflamação do nariz e dos seios paranasais caracterizada por dois ou mais dos seguintes sintomas, sendo obrigatória a presença de um dos dois primeiros:

- Obstrução/bloqueio/congestão nasal.
- Descarga nasal (gotejamento nasal anterior/posterior).
- Dor/pressão facial.
- Diminuição ou perda do olfato.

E achados endoscópicos:

- Pólipos nasais e/ou
- Descarga mucopurulenta proveniente do meato médio e/ou
- Edema/obstrução da mucosa do meato médio.

E/ou achados tomográficos:

- Alterações da mucosa do complexo ostiomeatal e/ou sinusal.

CLASSIFICAÇÃO ▶ As RS podem ser classificadas de acordo com o tempo da doença:

- **Rinossinusite aguda (RSA):** < 12 semanas com a resolução completa dos sintomas.
- **Rinossinusite crônica (RSC):** ≥ 12 semanas sem a resolução completa dos sintomas.
- **Rinossinusite recorrente (RSR):** 4 ou + episódios de RSA em um período de 1 ano, com a resolução completa dos sintomas entre eles.

■ RINOSSINUSITE AGUDA

A rinossinusite aguda (RSA) pode ser dividida, teoricamente, em viral (resfriado comum), pós-viral e bacteriana, e em geral aparece nesta ordem consecutiva:

- **RSA viral (resfriado comum):** duração dos sintomas < 10 dias.
- **RSA pós-viral:** aumento dos sintomas após 5 dias ou persistência dos sintomas após 10 dias.
- **RSA bacteriana:** sugere-se o diagnóstico de RSA bacteriana quando há três ou mais dos seguintes sintomas:
  □ Secreção nasal mucopurulenta (com predominância unilateral).
  □ Dor local importante (com predominância unilateral).
  □ Febre > 38 °C.
  □ Elevação da velocidade sedimentação globular (VSG) e proteína C-reativa.
  □ *Double sickening*, ou seja, uma deterioração após um período inicial da doença.

A endoscopia nasal permite a avaliação do meato médio e das regiões posteriores e superiores da cavidade nasal. Ajuda a identificar o aspecto da mucosa nasal, eritema, a presença de pólipos, crostas, corpo estranho e a presença de secreção hialina, mucoide ou francamente purulenta em qualquer parte da cavidade nasal e na rinofaringe. Esse exame torna-se obrigatório na avaliação e no tratamento de pacientes com sintomas persistentes, recorrentes ou crônicos. Além de auxiliar no diagnóstico, a técnica permite a obtenção de material para exames bacteriológicos de forma não invasiva, quando necessário. Contudo, é importante salientar que um exame endoscópico normal não exclui RS.

Embora a RS possa ser diagnosticada na maioria dos pacientes apenas pela história clínica e pelo exame físico, incluindo a endoscopia nasal, pacientes com doença persistente ou recorrente em geral requerem exames de imagem. A TC de seios paranasais é considerada hoje a técnica de imagem de escolha para avaliação da RS. Está especialmente indicada nos casos de difícil resposta ao tratamento clínico, nos casos recorrentes ou crônicos, na vigência de complicações e para o planejamento cirúrgico, quando necessário. A radiografia simples é cada vez menos valorizada pelos otorrinolaringologistas, pois apresenta baixa sensibilidade e especificidade, além de não avaliar de modo adequado o meato médio, o complexo ostiomeatal e os recessos nasais posteriores. A RM dos seios paranasais está indicada em casos de suspeita de complicações das RS.

MICROBIOLOGIA ▶ Os vírus mais encontrados são o rinovírus e o coronavírus. As bactérias mais isoladas são *S. pneumoniae* e *H. influenzae*; e menos frequentemente *M. catarrhalis* e *S. aureus*. O estudo bacteriológico nas RSs está indicado apenas nos casos de difícil controle, recorrentes ou crônicos. O material pode ser obtido por endoscopia nasal com micro-swab ou por meio de punção maxilar.

DIAGNÓSTICO EM PACIENTES IMUNOSSUPRIMIDOS ▶
Pacientes imunossuprimidos são muito mais vulneráveis a complicações da RS, e uma abordagem diagnóstica mais cuidadosa é necessária. A RS fúngica invasiva aguda é uma doença grave com alta mortalidade e morbidade e requer avaliação imediata por otorrinolaringologista para diagnóstico e tratamento com cirurgia sinusal aberta ou endoscópica. O diagnóstico é histopatológico, então avaliações endoscópicas precoces com biópsia são indicadas.

⊖ TRATAMENTO ▶ Em pacientes com RSA em estágios iniciais e leves, medidas gerais e sintomáticas podem resolver o processo, sem necessidade de terapia antimicrobiana.

A irrigação da mucosa nasal com solução salina isotônica ou hipertônica é uma medida clássica e segura, bastante útil na mobilização das secreções e hidratação da mucosa, como tratamento coadjuvante e preventivo das doenças inflamatórias e infecciosas nasossinusais.

Corticosteroides sistêmicos e tópicos são muito úteis como coadjuvantes no tratamento das RSs, promovendo redução do edema da mucosa e facilitando a drenagem de secreções e a ventilação. O uso de antimicrobianos na RSA tem como objetivo erradicar as bactérias, diminuindo a duração dos sintomas, prevenindo complicações e impedindo a cronificação do processo infeccioso. A indicação do antimicrobiano é, em geral, empírica, baseada em estudos microbiológicos de frequência dos germes encontrados na literatura, e deve, portanto, ser eficaz contra *S. pneumoniae* e *H. influenzae*.

A seleção do antimicrobiano deve levar em consideração a gravidade da doença, sua evolução e exposição recente à terapia antimicrobiana. O agente antimicrobiano àser empregado pode ser considerado, dividindo os pacientes em duas categorias:

- Pacientes com sintomas leves, que não fizeram uso de antimicrobianos nas últimas 4 a 6 semanas: amoxicilina, amoxicilina-inibidores da β-lactamase, cefalosporinas de segunda geração (axetil cefuroxima, cefprozil, cefaclor). O sulfametoxazol+trimetoprima, a doxiciclina e os novos macrolídeos (azitromicina, claritromicina ou roxitromicina) podem ser considerados para pacientes com alergia aos antimicrobianos β-lactâmicos, estimando-se, porém, uma falha no tratamento em 20 a 25% dos casos.
- Pacientes com sintomas leves, mas que usaram antimicrobiano nas últimas 4 a 6 semanas, ou com doença moderada-grave, independentemente do uso prévio de antimicrobianos: altas doses de amoxicilina-clavulanato, fluoroquinolonas respiratórias (levofloxacino, moxifloxacino e gemifloxacino) e ceftriaxona. A duração do tratamento recomendada é de 7 a 14 dias, dependendo da gravidade e da evolução do quadro clínico. A falta de resposta em 72 h ou mais é considerada falha terapêutica.

■ RINOSSINUSITE CRÔNICA

A diferença básica entre rinussinusite aguda e rinossinusite crônica (RSC) é o tempo de evolução (> 12 semanas). Os sintomas são bastante semelhantes e tendem a ser mais brandos nos pacientes com RSC. A TC de seios paranasais é considerada o padrão-ouro na avaliação da RSC. Deve ser solicitada fora dos períodos de agudização, exceto se houver suspeita de complicações. Geralmente, evidencia obliteração dos óstios de drenagem dos seios paranasais, com acúmulo de secreção e espessamento da mucosa.

Tem como principais objetivos o esclarecimento diagnóstico e a avaliação da anatomia nasossinusal nos casos com indicação cirúrgica. A RM, por sua vez, está indicada quando há suspeita de complicações orbitárias e intracranianas das RSs. A radiografia simples é um exame pouco sensível e de utilidade limitada. Hoje, é pouco utilizado.

MICROBIOLOGIA ▶ O organismo mais encontrado é o estafilococo coagulase-negativo, seguido do *S. aureus* e do *Streptococcus viridans*. Os fungos também podem estar relacionados à patogênese da RSC.

⊖ TRATAMENTO ▶ Na RSC, a terapêutica antimicrobiana é, em geral, coadjuvante. Considerando a maior prevalência de *S. aureus* e estafilococo coagulase-negativo nos quadros crônicos e a associação possível com bactérias anaeróbias, a clindamicina ou a amoxicilina com clavulanato são boas opções terapêuticas. A utilização do metronidazol associado a uma cefalosporina de primeira geração (cefalexina) ou de segunda geração (axetil cefuroxima), ativas contra *S. aureus*, pode ser considerada. As fluoroquinolonas respiratórias (levofloxacino, moxifloxacino e gemifloxacino) também podem ser usadas.

Em pacientes imunocomprometidos, a possibilidade de infecção por bacilos gram-negativos aeróbios deve ser considerada, especialmente por *P. aeruginosa*. Assim, a utilização de uma cefalosporina com atividade antipseudomonas, como a ceftadizima ou, ainda, uma fluoroquinolona, associada ou não a aminoglicosídeos, como a amicacina, dependendo da gravidade, é uma excelente opção.

O tempo de tratamento costuma variar de 3 a 6 semanas, dependendo das particularidades de cada caso, da presença ou não de complicações e das indicações cirúrgicas.

O tratamento cirúrgico da RSC, por meio da cirurgia endoscópica funcional, tem como objetivo a recuperação da mucosa sinusal mediante a melhora na ventilação nasossinusal e o restabelecimento do *clearance* mucociliar. É reservado para casos que não respondem ao tratamento clínico conservador, os de polipose nasossinusal associados e para complicações orbitárias e intracranianas.

▶ TUMORES MALIGNOS NASOSSINUSAIS

São tumores raros e representam 0,8% dos tumores malignos do corpo. Geralmente possuem diagnóstico tardio, porque os sintomas iniciais da doença se assemelham aos da RS e o nariz e os seios paranasais são cavidades preenchidas por ar, que permitem a expansão tumoral. Com a progressão da doença e a invasão de estruturas adjacentes, podem ocorrer tumoração nasal, diplopia, proptose, edema e dor facial e cefaleia.

Recomenda-se que pacientes com sintomas recorrentes, unilateralidade e ausência de resposta terapêutica após uso de medicação habitual sejam avaliados por um otorrinolaringologista para diagnóstico, avaliação complementar e tratamento adequado.

LARINGO/FARINGOLOGIA

▶ DISFONIAS

A laringe é um órgão responsável por importantes atividades fisiológicas, como proteção da via aérea, respiração e fonação. Existem diversas particularidades da complexa atividade fonatória, desde fenômenos físicos até peculiaridades estruturais que explicam a fisiopatologia das disfonias. Tais fenômenos não são abordados em detalhes neste capítulo, mas são descritas as principais causas desse sintoma e os sinais de alerta que indicam a necessidade de investigação por um especialista.

A disfonia é definida como uma dificuldade na emissão da voz, manifestada principalmente por rouquidão, e estima-se que cerca de 30% da população apresente este sintoma em algum momento da vida. Pode ser classificada, de acordo com a etiologia, em três principais categorias: orgânicas, funcionais e orgânico-funcionais.

- **Orgânicas:** são aquelas cujo estabelecimento independe do uso da voz. Exemplos: paralisias laríngeas, carcinoma laríngeo, papilomatose, doenças neurológicas, fibroses em pregas vocais, entre outros. Doenças psiquiátricas, como o transtorno bipolar e a esquizofrenia, costumam gerar variações vocais, dependendo do período, da fase da doença e da medicação administrada. O distúrbio vocal apresentado nesses casos está enquadrado nas disfonias orgânicas, apesar de não ser comum encontrar lesão laríngea nesses pacientes.
- **Funcionais:** relacionadas à maneira como o indivíduo utiliza sua voz, causando sobrecarga na atividade vocal na ausência de alterações orgânicas que justifiquem a disfonia. Podem gerar lesões como nódulos, pólipos, hematomas, edema, entre outros. Outra forma de fisiopatologia são as alterações estruturais mínimas (p. ex., assimetrias laríngeas; cisto e sulco vocal e suas variáveis, com perda da estrutura da lâmina própria; microdiafragma).
- **Orgânico-funcionais:** são disfonias funcionais que já apresentam alterações orgânicas em consequência ou influenciadas pelo uso indevido da voz. Nódulos, pólipos, úlceras de contato, granulomas e edemas são os principais exemplos.

DIAGNÓSTICO ▶ É fundamental a busca da causa etiológica para uma disfonia, pois somente dessa forma será possível selecionar a conduta adequada a cada paciente: medicamentosa e/ou cirúrgica e/ou fonoaudiológica. O diagnóstico baseia-se na história clínica do paciente e nos achados do exame físico.

Tempo de instalação da disfonia, características de sua evolução, fatores de risco individuais (p. ex., tabagismo, etilismo, uso abusivo da voz, profissionais da voz, alergias), presença de outras doenças de base e sintomas associados são de extrema importância. Contudo, a laringoscopia ainda é a ferramenta diagnóstica de maior importância e, portanto, imprescindível em pacientes com disfonia persistente (evolução > 15 dias) ou com sinais de alerta (que elevam a suspeita de lesão tumoral da laringe).

Lesões tumorais da laringe nem sempre são sinônimos de lesão maligna. A papilomatose laríngea relacionada ao papilomavírus humano (HPV, do inglês *human papiloma virus*), por exemplo, é a lesão tumoral benigna mais comum da laringe e pode causar, além da disfonia, obstrução da via aérea com necessidade de intubação. Outras lesões benignas que podem acometer as pregas vocais incluem amiloidose, hemangiomas e schwanomas.

Sinais de alerta: o carcinoma epidermoide (ou espinocelular) é a neoplasia maligna responsável por mais de 95% dos tumores malignos primários da laringe. Pode ter origem na subglote, na glote ou na supraglote, podendo cursar com disfonia, mas também com disfagia e dispneia. Quando a disfonia tem duração > 15 dias e está associada a fatores de risco como etilismo, tabagismo, refluxo faringo-laríngeo, predisposição genética e infecção pelo HPV, é mandatório que o paciente seja avaliado por otorrinolaringologista capaz de realizar laringoscopia.

▶ FARINGOTONSILITES AGUDAS

Na maioria dos casos, o agente etiológico das faringotonsilites agudas é viral e, portanto, os pacientes não devem ser tratados com antimicrobianos. Os vírus respiratórios mais envolvidos neste tipo de infecção incluem rinovírus, adenovírus, vírus da *influenza*, parainfluenza, Coxsackievirus, coronavírus, ecovírus, vírus sincicial respiratório e metapneumovírus. A infecção causada por esses agentes deve ser diferenciada da mononucleose infecciosa, que é causada pelo vírus Epstein-Barr (EBV, do inglês *Epstein-Barr virus*), e que geralmente acomete adultos jovens e pode estar associada a infecção pelo vírus da imunodeficiência humana (HIV, do inglês *human immunodeficiency virus*), infecção por citomegalovírus (CMV) ou outras condições de imunossupressão.

Nas faringotonsilites agudas bacterianas, o agente mais comum é o *Streptococcus pyogenes* (estreptococo β-hemolítico do grupo A [EBHGA]), responsável por 5 a 15% de todos os casos de faringotonsilite bacteriana aguda em adultos. Pode levar a *complicações supurativas agudas*, como otite média e abscesso peritoneal, bem como a *complicações não supurativas*, como febre reumática e glomerulonefrite aguda; portanto, diagnóstico imediato e terapia antimicrobiana apropriada são necessários.

Embora a febre reumática aguda seja consideravelmente menos prevalente hoje, sua significância clínica é grande. Outros agentes, como estreptococos β-hemolíticos do grupo C ou G, *Chlamydia pneumoniae, Mycoplasma pneumoniae, Arcanobacterium haemolyticum, Corynebacterium diphtheriae, Fusobacterium necrophorum, Neisseria gonorrhoeae, Treponema pallidum e Francisella tularensis,* também são capazes de produzir quadro de faringotonsilite aguda.

DIAGNÓSTICO ▶ A anamnese, o exame físico, a cultura do *swab* da orofaringe e os testes rápidos (TRs) de detecção de antígeno do EBHGA são as principais ferramentas na diferenciação do agente patogênico causador da faringotonsilite aguda. Sintomas como rinorreia, obstrução nasal, tosse, conjuntivite, rouquidão, diarreia, úlcera oral ou lesões orais bolhosas são mais sugestivos de faringotonsilite viral do que bacteriana. Por outro lado, sintomas como dificuldade de deglutição (disfagia), febre, dor de cabeça, dor abdominal, náuseas, vômitos, hemorragia petequial do palato mole, linfonodomegalia cervical e erupção escarlatina sugerem faringotonsilite bacteriana aguda, especialmente causada por infecção por *S. pyogenes.*

Embora a diferenciação do agente patogênico com base nos sinais e sintomas clínicos produza alta concordância entre os médicos, a sensibilidade e a especificidade de predizer positividade em um teste de cultura de *swab* da orofaringe variam de 55 a 76%. Diversas ferramentas para avaliar a probabilidade de infecção por *S. pyogenes* foram propostas, embora com precisão diagnóstica limitada. Os critérios de Centor modificados (critérios de McIsaac) são um modelo clínico de predição para classificar a probabilidade de infecção por *S. pyogenes* (**Fig. 21.14**). Com algumas variações em relação à prevalência de EBHGA, um escore de McIsaac igual ou superior a 3 apresenta um valor preditivo positivo de 40 a 60%, e um valor preditivo negativo de 80% no diagnóstico de infecção por *S. pyogenes.*

É importante ressaltar que o diagnóstico de faringotonsilite estreptocócica deve ser suspeitado pela apresentação clínica, porém deve ser confirmado por exame cultural ou TR, já que a sobreposição de sinais e sintomas das faringotonsilites virais e bacterianas é grande e portanto imprecisa. O exame cultural é padrão-ouro, porém seu resultado pode ser demorado. O TR é um método adequado para diagnóstico e prescinde de confirmação por exame cultural, com especificidade de 95% e sensibilidade de 75%. Contudo, em caso de alta suspeição clínica com TR negativo, é indicada a confirmação por exame cultural.

■ ABSCESSO PERITONSILAR

Como ressaltado, as complicações da infecção por EBHGA são divididas em não supurativas e supurativas. Destas, é importante ressaltar os abscessos, tanto peritonsilares quanto para/retrofaríngeos, cujas manifestações são dor intensa unilateral em orofaringe, sialorreia, trismo, febre alta, comprometimento

Critérios de McIsaac

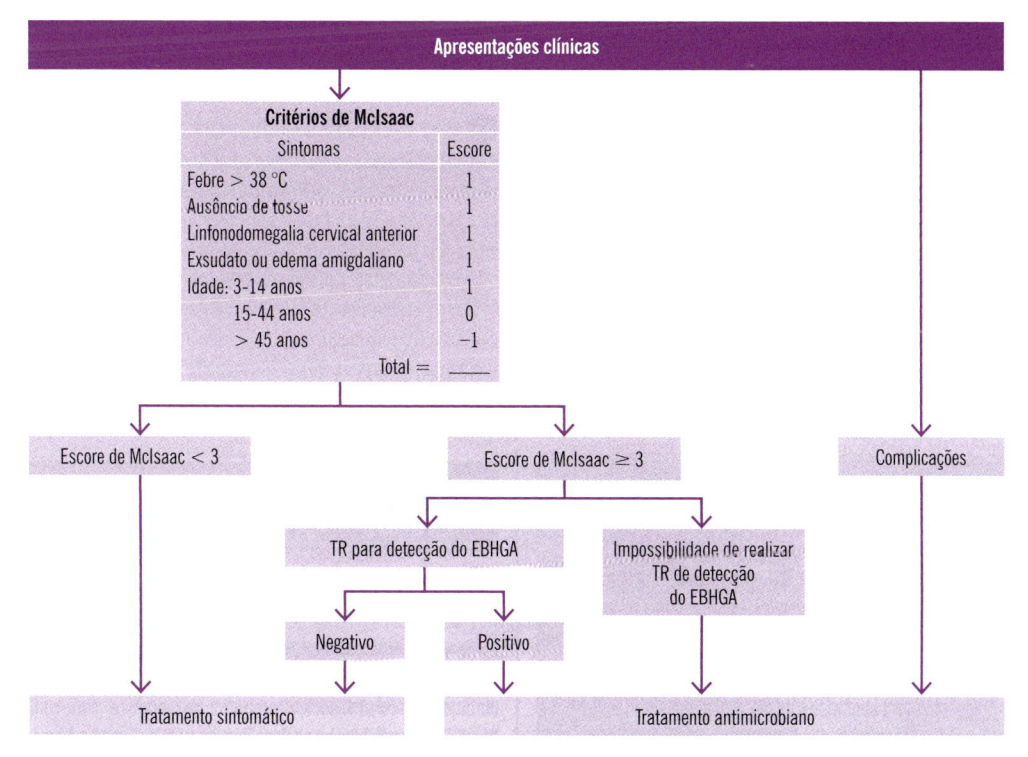

Sintomas	Escore
Febre > 38 °C	1
Ausência de tosse	1
Linfonodomegalia cervical anterior	1
Exsudato ou edema amigdaliano	1
Idade: 3-14 anos	1
15-44 anos	0
> 45 anos	−1
Total =	

FIGURA 21.14 ▶ **FLUXOGRAMA PARA INDICAÇÃO DE TERAPIA ANTIMICROBIANA NA FARINGOTONSILITE AGUDA.**
EBHGA, estreptococo β-hemolítico do grupo A; TR, teste rápido.

do estado geral e voz "abafada" (diminuição da ressonância orofaríngea, como se o paciente tivesse uma batata na boca). É de suma importância a avaliação da via aérea em casos de suspeita de abscessos da região faríngea, e a avaliação de necessidade de intubação é necessária antes do encaminhamento a um centro terciário. A indicação de terapia antimicrobiana é inequívoca, e o encaminhamento para um especialista é necessário em casos que exijam abordagem cirúrgica. Exames de imagem, especialmente TC contrastada pela sua rapidez e facilidade de acesso, auxiliam na confirmação do diagnóstico de abscesso, avaliação de sua extensão e diagnóstico diferencial com outras afecções.

■ MONONUCLEOSE INFECCIOSA

Este tipo de infecção pode ser causado pelo EBV, CMV, toxoplasma, adenovírus ou vírus da hepatite. Seu principal agente, contudo, é o EBV e pode causar tonsilite aguda ou recorrente. Em países desenvolvidos, costuma ocorrer na segunda ou terceira década de vida, e nos países em desenvolvimento, ocorre em crianças menores. Quanto mais cedo a aquisição do vírus, menos intensos são os sintomas. Após a contaminação por contato com saliva, há um período de incubação de 2 a 7 semanas, quando o EBV induz a proliferação de células B infectadas e subsequentemente é contido por uma resposta imune caracterizada pelo aparecimento de linfócitos T citotóxicos "atípicos" no sangue. Em hospedeiro imunossuprimido, a resposta pelos linfócitos T é limitada, resultando em proliferação incontrolada de células B, que pode levar à hiperplasia do anel de Waldeyer e outros tecidos linfoides, bem como uma variedade de outros distúrbios linfoproliferativos.

O quadro clínico inicia-se com pródromo de mal-estar e fadiga, seguidos por um surgimento agudo de febre e dor de garganta. O exame físico revela tonsilas aumentadas de volume, hiperemiadas e com exsudato na superfície e nas criptas (algumas vezes, pseudomembranas que poupam a úvula podem ser encontradas – **Fig. 21.15**). Adenopatia cervical envolvendo nódulos cervicais posteriores ajuda a diferenciar de outras infecções. Entre a segunda e quarta semanas, cerca de 50% dos pacientes apresentam esplenomegalia, e 30 a 50% desenvolvem hepatomegalia, *rash* cutâneo e petéquias palatais.

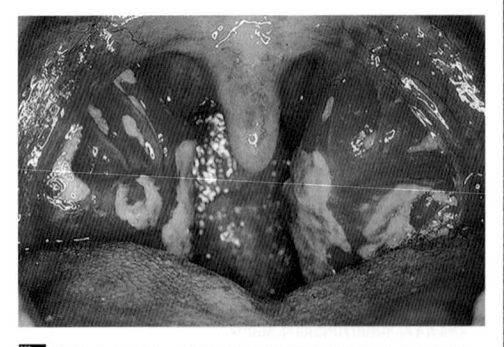

FIGURA 21.15 ▶ FARINGOTONSILITE PSEUDOMEMBRANOSA.

Dor abdominal pode estar presente em alguns casos. A febre e a faringite, geralmente, persistem por 2 semanas, e a adenopatia, a organomegalia e o mal-estar podem se prolongar por até 6 semanas.

Pacientes com imunodeficiência podem desenvolver sequelas sérias como resultado da proliferação não controlada de células B. Linfomas de Hodgkin e não Hodgkin, linfoma de Burkitt e carcinoma nasofaríngeo têm sido relacionados a tais distúrbios. Há evidências de que a imunossupressão pode levar à obstrução significativa da via aérea devido à hiperplasia adenotonsilar em um grande número de indivíduos infectados por EBV.

A investigação laboratorial deve incluir cultura de material obtido das tonsilas para diagnóstico de infecção bacteriana coexistente. O hemograma pode evidenciar leucocitose, às vezes intensa, e linfocitose, muitas vezes com linfócitos atípicos. Testes sorológicos com pesquisa de anticorpos contra o antígeno do capsídeo do EBV (anti-VCA) são necessários para estabelecer o EBV como agente etiológico. Níveis de IgM anti-VCA $> 1{:}10$ e de IgG $> 1{:}320$ evidenciam infecção aguda ou recente. O monoteste (pesquisa de anticorpos heterófilos da classe IgM ou teste de Paul Bunnell) é mais comum e barato, porém não é fidedigno na fase inicial da doença e em crianças < 5 anos de idade.

● Tratamento da mononucleose infecciosa ▶ O tratamento se baseia em suporte, hidratação e analgésicos, e o repouso é importante devido ao risco de ruptura esplênica. A amoxicilina não deve ser usada em casos que envolvem mononucleose infecciosa causada por EBV, porque induz a *rash* cutâneo em 70 a 100% dos casos.

● TRATAMENTO DAS FARINGOTONSILITES AGUDAS ▶ As faringotonsilites virais devem ser tratadas sintomaticamente, com analgésicos, antitérmicos e hidratação, com reavaliação clínica em 48 a 72 h nos casos em que não houver remissão de febre. Nas faringotonsilites bacterianas, o tratamento deve ser realizado com terapia antimicrobiana (**Tab. 21.4**), a qual encurta a fase aguda da doença, diminui o potencial de transmissão e reduz o risco de sequelas associadas à infecção por EBHGA (impede a febre reumática se iniciado até 9 dias do surgimento dos sintomas).

CIRURGIA DE CABEÇA E PESCOÇO

▶ MASSAS CERVICAIS

As massas cervicais acometem pessoas de todas as idades e podem ter diversas etiologias. Comumente, nas faixas etárias mais jovens (< 18 anos), a maioria das massas cervicais deve-se a processo infeccioso/inflamatório, porém causas neoplásicas não devem ser esquecidas, especialmente devido a doenças linfoproliferativas. Neste capítulo, aborda-se

TABELA 21.4 ▶ ANTIMICROBIANOS RECOMENDADOS PARA FARINGOTONSILITE ESTREPTOCÓCICA

ANTIMICROBIANO			VIA	DOSE	PERÍODO
Sem alergia à penicilina	Preferência	Amoxicilina	VO	50 mg/kg, 1×/dia (máx. 1 g/dia) ou 25 mg/kg, 2×/dia	10 dias
	Alternativa	Amoxicilina+clavulanato	VO	500 mg + 125 mg, 3×/dia	10 dias
		Ampicilina+sulbactam	VO	500 mg + 250 mg, 3×/dia	10 dias
		Penicilina G benzatina	IM	< 27 kg = 600.000 UI > 27 kg = 1.200.000 UI	1 dose
Hipersensibilidade tipo 4 (rash)	Preferência (cefalosporinas de primeira geração)	Cefalexina	VO	20 mg/kg/dose, 2×/dia (máx. 500 mg/dose)	10 dias
		Cefadroxila	VO	30 mg/kg, 1×/dia (máx. 1 g)	10 dias
Hipersensibilidade tipo 1 (anafilaxia)		Clindamicina	VO	7 mg/kg/dose, 3×/dia (máx. 300 mg/dose)	10 dias
		Azitromicina*	VO	12 mg/kg/dia, 1×/dia (máx. 500 mg)	5 dias
		Claritromicina*	VO	7,5 mg/kg/dose, 2×/dia (máx. 250 mg/dose)	10 dias

*A resistência do EBHGA a esses fármacos é bem documentada.
IM, intramuscular; VO, via oral.
Fonte: Yoon e colaboradores.[10]

a investigação de massas cervicais em pacientes adultos (> 18 anos), nos quais as neoplasias malignas são a principal etiologia, sobretudo na população > 50 anos. É importante ressaltar que, muitas vezes, massas cervicais assintomáticas podem ser o primeiro sinal deste tipo de doença e, dessa forma, **qualquer massa cervical em paciente adulto deve ser considerada maligna até que se prove o contrário**.

EPIDEMIOLOGIA ▶ Podem-se dividir as massas cervicais tumorais malignas em metastáticas e lesões primárias cervicais. As primeiras costumam ser oriundas de tumores da via aérea digestiva superior ou da tireoide, ao passo que as segundas têm como principal etiologia os linfomas. Em pacientes com > 50 anos, 75% das massas cervicais estão relacionadas a algum tipo de neoplasia maligna. Além disso, 70% dos tumores metastáticos têm como origem alguma neoplasia localizada na orofaringe (base da língua e tonsilas palatinas) e hipofaringe. Assim, é imperativo um exame minucioso da via aerodigestiva superior desses pacientes por um otorrinolaringologista.

Além das causas bem estabelecidas de massas cervicais em adultos, sabe-se que em adultos jovens (mesmo não tabagistas e não alcoolistas), a incidência de carcinoma de orofaringe relacionado ao HPV vem crescendo com rapidez. Apesar de não existirem dados epidemiológicos nacionais para este tipo de neoplasia, a literatura internacional mostra uma evolução rápida no número de diagnósticos anuais deste tipo de tumor, especialmente nos Estados Unidos, onde se estima que até 2020 sua incidência ultrapassará à do câncer de colo uterino relacionado ao HPV.

Essa neoplasia, em geral, cursa com metástase cervical cística e, em um perfil de pacientes mais jovem, pode facilmente ser confundida com causas benignas de massas cervicais císticas, como anomalias de arcos branquiais ou mesmo cisto de ducto tireoglosso. Algumas diferenças desse tipo de neoplasia em relação às neoplasias HPV-negativas são idade mais jovem, sexo masculino, práticas sexuais orais/vaginais com mais de um(a) parceiro(a), melhor dentição, ausência de exposição a tabaco e álcool, uso de maconha, melhor nível educacional e *status* socioeconômico. Mais de 70% dos casos estão relacionados ao HPV de subtipo 16.

DIAGNÓSTICO ▶ Como exposto, em um paciente adulto com massa cervical, deve-se considerar etiologia maligna até que se prove o contrário. Contudo, sabe-se que infecções da via aérea superior comumente cursam com adenomegalias cervicais de resolução espontânea na maior parte das vezes. É possível, portanto, observar uma massa de surgimento recente por um período de cerca de 2 semanas. Na presença de sinais inflamatórios, antimicrobianos podem ser prescritos, porém é importante ressaltar que o paciente deve ser acompanhado até a resolução completa do quadro clínico.

No **Quadro 21.7**, estão resumidas as principais recomendações a serem seguidas na investigação diagnóstica de uma massa cervical, seguida de um fluxograma (**Fig. 21.16**), que sugere a ordem de exames a serem realizados. Mantém-se o foco na tentativa de excluir causas malignas como causadoras das massas cervicais, não sendo discutida a abordagem terapêutica para cada tipo de tumor/etiologia neste capítulo, pois são temas bastante específicos das áreas de oncologia clínica e cirúrgica.

QUADRO 21.7 ▸ RECOMENDAÇÕES PARA INVESTIGAÇÃO DE MASSAS CERVICAIS NA POPULAÇÃO ADULTA

RECOMENDAÇÃO	OBSERVAÇÕES
Evitar o uso de antimicrobianos rotineiramente	Exceto no caso de sinais claros de infecção, devem-se evitar os antimicrobianos no manejo de massas cervicais sem etiologia definida.
Definir paciente com história clínica suspeita	Ausência de história de etiologia infecciosa, massa presente por ≥ 2 semanas sem flutuação significativa ou de duração incerta.
Precisar achados suspeitos do exame físico	≥ 1 destas características do exame físico: fixação aos tecidos adjacentes, consistência firme, tamanho > 1,5 cm e/ou ulceração da pele sobrejacente.
Especificar quanto a outros sinais e sintomas suspeitos	Idade > 40 anos; uso de tabaco e álcool; dor e/ou ulceração na mucosa oral; disfagia; otalgia ou perda auditiva ipsolateral à massa cervical; mudança de voz recente; obstrução nasal e epistaxe ipsolateral à massa do pescoço; perda de peso inexplicável; história de tratamento para malignidade de cabeça e pescoço, incluindo pele, glândula salivar ou locais aerodigestivos; massa cervical endurecida; assimetria das tonsilas; lesões de pele (face, pescoço, couro cabeludo incluído).
Fazer seguimento do paciente sem risco aumentado	Orientar pacientes sobre os critérios que desencadeariam a necessidade de avaliação adicional e planejar o acompanhamento, para avaliar a resolução ou o diagnóstico final.
Realizar exame físico direcionado	Realizar, ou encaminhar o paciente para um médico que possa fazê-lo, um exame físico direcionado (incluindo a visualização da mucosa da laringe, base da língua e faringe).
Proceder ao exame de imagem	**TC ou RM com contraste** em pacientes com fatores de risco para malignidade sem diagnóstico após exame físico minucioso no intuito de localizar e caracterizar a massa, avaliar massas adicionais não palpáveis e rastrear órgãos visualizados (mais notavelmente o trato aerodigestivo superior) que são locais potenciais de malignidade primária – preferência para RM se suspeita de neoplasia de nasofaringe ou anormalidades no exame de pares cranianos. **US** é o exame preferencial para avaliar tireoide e glândulas salivares. **PET-CT** deve ser reservada para pacientes com diagnóstico de neoplasia maligna.
Realizar PAAF ou Core biopsy	Teste diagnóstico inicial para um paciente com risco aumentado de malignidade – acurácia de 93%. Possibilidade de realizar hibridização *in situ* para HPV ou EBV ou imuno-histoquímica para p16 (HPV) no *cell block*. *Core biopsy* é a primeira escolha quando há achados altamente sugestivos de linfoma. **A biópsia incisional deve ser evitada, pois foi demonstrado que está relacionada com recidiva regional e metástase à distância.** Na ausência de diagnóstico após investigação adequada, a biópsia excisional é preferida.
Avaliar com atenção as massas cervicais císticas	O diagnóstico diferencial de lesões císticas benignas *versus* malignas pode ser difícil, não somente em termos clínicos, mas também radiológicos e mesmo histológicos. A incidência geral de malignidade em massas cervicais císticas varia de 4 a 24%, porém em pacientes ≥ 40 anos chega a 80%. Com o aumento da incidência de carcinoma de orofaringe relacionado ao HPV, a tendência é que este número seja ainda maior. Dessa forma, é importante ressaltar que massas cervicais císticas **não devem ser consideradas benignas presuntivamente**, necessitando ser investigadas até o diagnóstico definitivo, com biópsia excisional, se necessário.
Solicitar exames auxiliares	Hemograma completo; FAN, anti-Ro/SSA, anti-La/SSB; VSG; TSH; PTH; anti-HIV e EBV; CMV IgM; Mantoux (PPD); anti-*Bartonella*; US tireoideana; TC de tórax com contraste; pesquisa de tireoglobulina na PAAF. Deve-se ressaltar que esses testes auxiliares raramente são capazes de fazer o diagnóstico isoladamente, mas, quando combinados com a história, o exame, as imagens e a punção aspirativa, podem ajudar o médico a encontrar um diagnóstico acurado.
Realizar exame do trato aerodigestivo superior, com anestesia geral, para biópsia de áreas suspeitas	O objetivo desta recomendação, além de promover a avaliação minuciosa dos principais locais que originam neoplasias que metastizam para a região cervical, é reduzir a incidência de biópsia aberta das massas cervicais antes de tal avaliação.

CMV, citomegalovírus; EBV, vírus Epstein-Barr; FAN, fator antinuclear; HIV, vírus da imunodeficiência humana; HPV, papilomavírus humano; IgM, imunoglobulina M; PAAF, punção aspirativa com agulha fina; PTH, paratormônio; RM, ressonância magnética; TC, tomografia computadorizada; TSH, tireotrofina; US, ultrassonografia; VSG, velocidade de sedimentação globular.
Fonte: Pynnonen e colaboradores.[11]

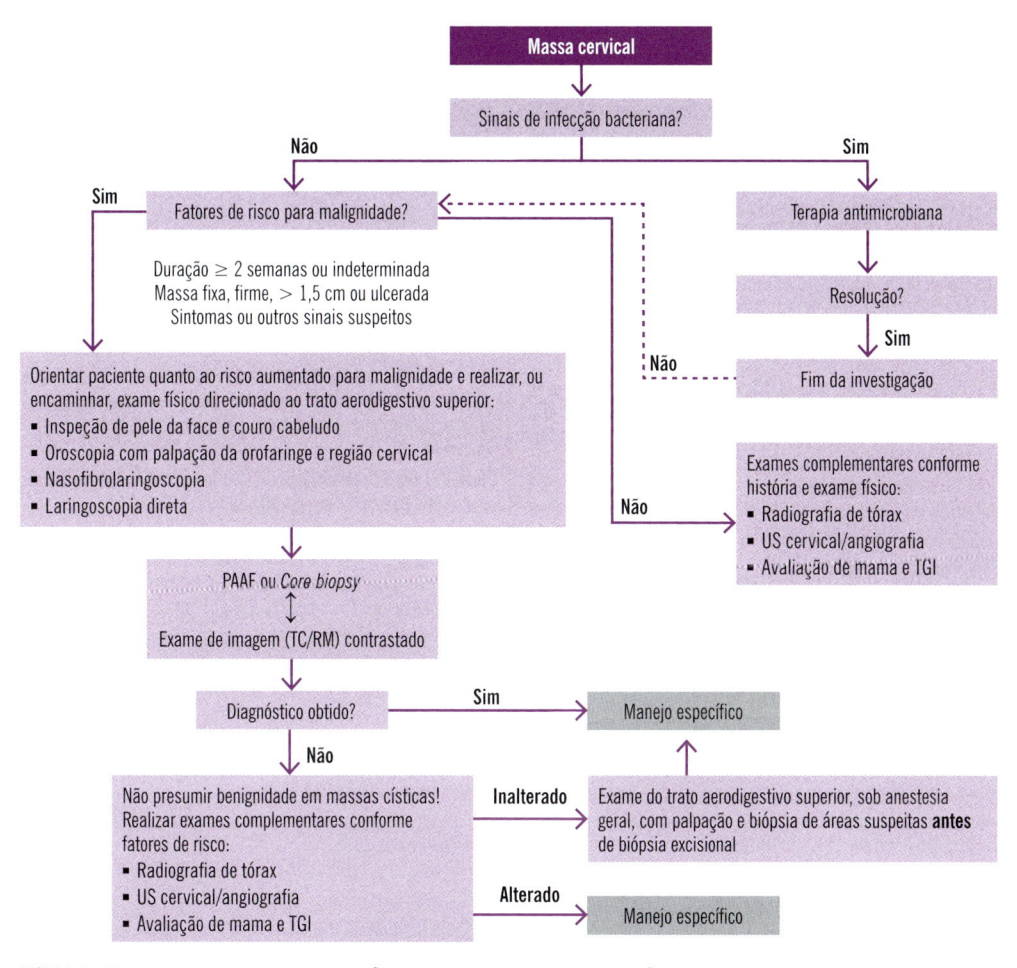

```
                    ┌─────────────────┐
                    │  Massa cervical │
                    └────────┬────────┘
                             │
                  ┌──────────▼──────────┐
                  │Sinais de infecção   │
                  │bacteriana?          │
                  └──┬───────────────┬──┘
               Não  │               │ Sim
```

FIGURA 21.16 ▶ FLUXOGRAMA PARA INVESTIGAÇÃO DE MASSAS CERVICAIS NA POPULAÇÃO ADULTA. // PAAF, punção aspirativa com agulha fina; RM, ressonância magnética; TC, tomografia computadorizada; TGI, trato gastrintestinal; US, ultrassonografia.
Fonte: Pynnonen e colaboradores.[11]

Contudo, pretende-se auxiliar o clínico geral que se depara com esta queixa clínica tão comum, porém potencialmente grave, nos seus consultórios e emergências.

Exames de imagem: a escolha do exame de imagem deve basear-se nas principais hipóteses diagnósticas. Sabe-se que a ultrassonografia (US) é útil para diferenciar lesões císticas de sólidas e pode ser o único exame de imagem necessário em casos como cisto de ducto tireoglosso. A TC também diferencia lesões císticas de sólidas e avalia adequadamente a extensão e a vascularização das massas, além de ser capaz de identificar outras alterações no trato aerodigestivo superior, quando realizada com contraste. A RM contrastada oferece as mesmas informações da TC, porém avalia melhor a relação da lesão com estruturas adjacentes, pois define melhor as estruturas cervicais, bem como algumas características intrínsecas da massa cervical.

Punção aspirativa com agulha fina (PAAF) e biópsia: a principal limitação da PAAF é a necessidade de profissional treinado para a coleta apropriada e a interpretação dos achados. Deve ser a primeira forma de coleta de material se, após extensa avaliação do trato aerodigestivo superior, não for encontrada nenhuma alteração de superfície mucosa, porque as biópsias incisionais e excisionais pioram muito o prognóstico da doença de base em se tratando de carcinoma de cabeça e pescoço. Nos exames negativos, após adequada investigação, a biópsia excisional com congelação intraoperatória poderá determinar o tratamento (esvaziamento cervical) no mesmo tempo cirúrgico, associada ou não à biópsia amigdaliana e/ou da base da língua, conforme o tipo histológico sugerido pela análise histológica.

▶ REFERÊNCIAS

1. Beers SL, Abramo TJ. Otitis externa review. Pediatr Emerg Care. 2004;20(4):250-6.
2. Osguthorpe JD, Nielsen DR. Otitis externa: review and clinical update. Am Fam Physician. 2006;74(9):1510-6.
3. Costa SS, Selaimen FA, Bergamaschi JA, Costa LM. Otite média aguda. Rev Bras Med. 2011;68(9):253-63.

4. Brook I, Gober AE. Acute otitis media in children before and after the introduction of pneumococcal vaccination. Pediatr Infect Dis J. 2009;28(7):640-2.
5. Kattah JC, Talkad AV, Wang DZ, Hsieh YH, Newman-Toker DE. HINTS to diagnose stroke in the acute vestibular syndrome: three-step bedside oculomotor examination more sensitive than early MRI diffusion-weighted imaging. Stroke. 2009;40(11):3504-10.
6. House JW, Brackmann DE. Facial nerve grading system. Otolaryngol Head Neck Surg. 1985;93(2):146-7.
7. Cagnani CE, Solé D, Díaz SN, Zernotti ME, Sisul JC, Borges MS, et al. Allergic rhinitis update and its impact on asthma (ARIA 2008). Latin American perspective. Rev Alerg Mex. 2009;56(2):56-63.
8. Sakano E, Solé D, coordenadores. III Consenso Brasileiro sobre Rinites. São Paulo: ABORL; 2012.
9. Fokkens WJ, Lund VJ, Mullol J, Bachert C, Alobid I, Baroody F, et al. EPOS 2012: European position paper on rhinosinusitis and nasal polyps 2012. A summary for otorhinolaryngologists. Rhinology. 2012;50(1):1-12.
10. Yoon YK, Park CS, Kim JW, Hwang K, Lee SY, Kim TH, et al. Guidelines for the antibiotic use in adults with acute upper respiratory tract infections. Infect Chemother. 2017;49(4):326-52.
11. Pynnonen MA, Gillespie MB, Roman B, Rosenfeld RM, Tunkel DE, Bontempo L, et al. Clinical Practice Guideline: Evaluation of the Neck Mass in Adults. Otolaryngol Head Neck Surg. 2017;157(2):S130.

▶ LEITURAS RECOMENDADAS

Bluestone CD, Gates GA, Klein JO, Lim DJ, Mogi G, Ogra, PL, et al. Definitions, terminology and classification of otitis media. Ann Otol Rhinol Laryngol. 2002;111(2):8-18.

Chang JI, Bevans SE, Schwartz SR. Otolaryngology clinic of North America: evidence-based practice: management of hoarseness/dysphonia. Otolaryngol Clin North Am. 2012;45(5):1109-26.

Cohen SM, Kim J, Roy N, Asche C, Courey M. Prevalence and causes of dysphonia in a large treatment-seeking population. Laryngoscope. 2012;122(2):343-8.

Costa SS, Mendonça Cruz OL, Oliveira JAA, coordenadores. Otorrinolaringologia: princípios e prática. 2. ed. Porto Alegre: Artmed; 2006.

Costa SS, Paparella MM, Selaimen FA. Doença de Ménière. In: Zuma e Maia FC, Albernaz PLM, Carmona S. Otoneurologia atual. Rio de Janeiro: Revinter; 2014.

Goguen LA, Deschler DG, Edwards MS, Sullivan DJ. External otitis: pathogenesis, clinical features, and diagnosis [Internet]. UpToDate; 2018 [capturado em 29 nov. 2018]. Disponível em: https://www.uptodate.com/contents/external-otitis-pathogenesis-clinical-features-and-diagnosis.

Johnson JT, Rosen CA. Bailey's head and neck surgery: otolaryngology. 5th ed. Philadelphia: Wolters Kluwer; 2014.

Maia FCZ, Carmona S, Costa SS. Avaliação clínica do paciente vertiginoso. In: Zuma e Maia FC, Albernaz PLM, Carmona S. Otoneurologia atual. Rio de Janeiro: Revinter; 2014.

Melo AA, Widolin LC. Afecções inflamatórias da orelha externa. In: Associação Brasileira de Otorrinolaringologia e Cirurgia Cérvico-facial. Tratado de otorrinolaringologia e cirurgia cérvicofacial. 2. ed. Rio de Janeiro: Elsevier; 2011.

Piltcher O, Maahs G, Costa SS, Kuhl G, Kuhl G, organizadores. Rotinas em otorrinolaringologia. Porto Alegre: Artmed; 2015.

Ronthal M. Bell's palsy: pathogenesis, clinical features, and diagnosis in adults [Internet]. UpToDate; 2018 [capturado em 29 nov. 2018]. Disponível em: https://www.uptodate.com/contents/bells-palsy-pathogenesis-clinical-features-and-diagnosis-in-adults.

Ronthal M. Bell's palsy: treatment and prognosis in adults [Internet]. UpToDate; 2018 [capturado em 29 nov. 2018]. Disponível em: https://www.uptodate.com/contents/bells-palsy-treatment-and-prognosis-in-adults.

Russell JD, Donnelly M, McShane DP, Alun-Jones T, Walsh M. What causes acute otitis externa? J Laryngol Otol. 1993;107(10):898-901.

Shulman ST, Bisno AL, Clegg HW, Gerber MA, Kaplan EL, Lee G, et alClinical practice guideline for the diagnosis and management of group A streptococcal pharyngitis: 2012 update by the Infectious Diseases Society of America. Clin Infect Dis. 2012;55(10):1279-82.

Sperling N, Howard R, Angeli RD, Costa SS. Patologias da orelha externa. In: Costa SS, Mendonça Cruz OL, Oliveira JAA, coordenadores. Otorrinolaringologia: princípios e prática. 2. ed. Porto Alegre: Artmed; 2006. p. 234-53.

Zorzetto NL. Anatomia da orelha. In: Costa SS, Mendonça Cruz OL, Oliveira JAA, coordenadores. Otorrinolaringologia: princípios e prática. 2. ed. Porto Alegre: Artmed; 2006. p. 23-60.

Zuma e Maia FC, Albernaz PLM, Carmona S. Otoneurologia atual. Rio de Janeiro: Revinter; 2014.

SITES RECOMENDADOS

ABORL-CCF

American Academy of Otolaryngology – Head and Neck Surgery

► CAPÍTULO 22 ◄

PNEUMOLOGIA

MARCELO BASSO GAZZANA ◄
FÁBIO MUNHOZ SVARTMAN ◄
DENISE ROSSATO SILVA ◄
MARLI MARIA KNORST ◄

- ► Sinais e sintomas em pneumologia 451
  - Dispneia aguda 451
  - Dispneia crônica 452
  - Tosse aguda 452
  - Tosse crônica 452
  - Dor torácica pleurítica 452
  - Dor torácica (outras causas) 452
  - Hemoptise 452
  - Tipo de expectoração 452
  - Sibilância 452
  - Sintomas relacionados ao sono 452
  - Hipocratismo digital 452
- ► Endoscopia respiratória 452
  - Broncoscopia flexível 452
  - Broncoscopia rígida 453
- ► Exame do escarro 455
  - Escarro espontâneo 455
  - Escarro induzido 455
- ► Exames de imagem em pneumologia 455
  - Radiografia de tórax 455
  - Ultrassonografia de tórax 458
  - Tomografia computadorizada de tórax 458
  - Ressonância magnética de tórax 459
  - Cintilografias pulmonares 460
  - Arteriografias pulmonares e brônquicas 460
  - Tomografia por emissão de pósitrons 460
- ► Testes de função pulmonar 461
  - Espirometria 461
  - Volume e capacidade pulmonares 462
  - Capacidade de difusão pulmonar 462
  - Outras provas de função pulmonar 462
- ► Asma 463
- ► Bronquiectasias 467
- ► Derrame pleural 468
- ► Distúrbios respiratórios relacionados ao sono 471
  - Síndrome da apneia-hipopneia obstrutiva do sono ... 471
  - Síndrome da obesidade-hipoventilação 472
- ► Doença pulmonar obstrutiva crônica 473
- ► Doenças pulmonares parenquimatosas difusas 478
- ► Hipertensão pulmonar 484
- ► Massas mediastinais 490
- ► Nódulo pulmonar 490
  - Nódulos sólidos 491
  - Nódulos subsólidos 493
- ► Pneumonias 493
  - Pneumonia adquirida na comunidade 494
  - Pneumonia hospitalar (nosocomial) 495
- ► Pneumotórax 496
  - Pneumotórax espontâneo primário 496
  - Pneumotórax espontâneo secundário 496
  - Pneumotórax iatrogênico 496
  - Pneumotórax hipertensivo 496
- ► Tabagismo 496
- ► Tromboembolia pulmonar 499
- ► Tuberculose 505
- ► Fármacos inalatórios 507
- ► Drenagem de tórax
  (drenagem tubular fechada, toracostomia) 509

► SINAIS E SINTOMAS EM PNEUMOLOGIA

A abordagem envolve anamnese e exame físico minuciosos, em geral complementados por radiografia de tórax (posteroanterior e perfil). Se houver disfunção ventilatória, também deve haver coleta de gasometria arterial. Os demais exames são solicitados conforme suspeita pelo exame clínico. Nos casos de sintomas agudos, o tratamento inicial visa manter as funções vitais (via aérea permeável, oxigenação adequada e estabilidade cardiovascular). A seguir, listam-se as principais etiologias dos sintomas respiratórios mais frequentes.

■ DISPNEIA AGUDA

Exacerbação de doença pulmonar obstrutiva crônica (DPOC), crise de asma, traqueobronquite aguda, pneumonia, edema pulmonar (cardiogênico ou não), tromboembolia pulmonar (TEP), pneumotórax, derrame pleural volumoso, aspiração pulmonar, obstrução de via aérea superior (laringite), angioedema, aspiração de corpo estranho, distúrbio neuromuscular agudo (Guillian-Barré), trauma torácico, choque circulatório, febre, anemia aguda, acidose metabólica, diminuição do oxigênio ambiental (p. ex., altitude), psicogênica.

■ DISPNEIA CRÔNICA

DPOC, asma, insuficiência cardíaca congestiva (ICC), hipertensão pulmonar (HP) (TEP crônica, secundária à colagenose ou primária), neoplasia pulmonar, doenças pulmonares parenquimatosas difusas, anormalidades da parede torácica (*pectus excavatum*, cifoescoliose), distúrbios neuromusculares (miastenia grave, distrofia muscular), proteinose alveolar, ressecção pulmonar, anemia, obesidade, aumento do volume abdominal (ascite, gestação, tumor), doença da tireoide.

■ TOSSE AGUDA

Infecção viral de vias aéreas superiores (VAS), traqueobronquite, coqueluche, sinusite, pneumonia, otite média, asma aguda, inalação de irritantes, edema pulmonar, TEP, pneumonia aspirativa, aspiração de corpo estranho, inflamação aguda de pleura/pericárdio/mediastino/diafragma.

■ TOSSE CRÔNICA (> 8 SEMANAS)

Síndrome de aspiração pós-nasal (sinusite, rinite), asma, refluxo gastroesofágico, bronquiectasias, neoplasia pulmonar, abscesso pulmonar, aspiração recorrente (acalasia, hérnia hiatal), induzida por medicamentos (inibidores da enzima conversora da angiotensina [IECAs], β-bloqueadores, amiodarona, ácido acetilsalicílico [AAS]), estenose mitral, fibrose cística, doenças da orelha média/externa.

■ DOR TORÁCICA PLEURÍTICA

Costocondrite, fratura costal, fibromiosite, herpes-zóster, pleurite infecciosa, TEP, pneumonia, pneumotórax, trauma, neoplasia (primária ou metastática), pleurite lúpica ou reumatoide, pancreatite, abscesso subfrênico, pneumomediastino, mediastinite, perfuração esofágica, pericardite.

■ DOR TORÁCICA (OUTRAS CAUSAS)

Doença osteomuscular, doenças da mama, infarto agudo do miocárdio (IAM), angina de peito, miocardiopatia hipertrófica, doença valvar aórtica, dissecção aórtica, miocardite, hipertensão pulmonar, prolapso mitral, esofagite, doença péptica, distensão gástrica, doença das vias biliares, distensão hepática, tireoidite.

■ HEMOPTISE

Traqueobronquite, pneumonia, bronquiectasias, tuberculose, neoplasia pulmonar, corpo estranho, TEP, contusão pulmonar, granulomatose de Wegener, síndrome de Goodpasture, abscesso pulmonar, estenose mitral, edema pulmonar, hipertensão pulmonar, malformação arteriovenosa, vasculite pulmonar, diátese hemorrágica.

■ TIPO DE EXPECTORAÇÃO

Mucoide (causas infecciosas, inflamatórias ou alérgicas), purulenta amarelada ou esverdeada (causas infecciosas, inflamatórias ou alérgicas), fétida (abscesso pulmonar, infecção odontogênica, germes anaeróbios), rósea (edema pulmonar), hemoptoica (ver hemoptise), escarro marrom (amebíase), broncorreia (carcinoma bronquioloalveolar [CBA], bronquiectasias), moldes brônquicos (aspergilose broncopulmonar alérgica [ABPA]).

■ SIBILÂNCIA

Asma, bronquiolite, DPOC, ICC (asma cardíaca), anafilaxia, obstrução de vias aéreas altas, TEP, inalação de irritantes (tolueno, dióxido de enxofre), aspiração de corpo estranho, discinesia de laringe, infiltrado pulmonar eosinofílico (síndrome de Loeffler, ABPA), angioedema, síndrome carcinoide.

■ SINTOMAS RELACIONADOS AO SONO

Roncos, sonolência diurna excessiva, apneias observadas, pernas inquietas são sintomas relacionados ao sono que podem ser indicativos de síndrome da apneia-hipopneia obstrutiva do sono (SAHOS), síndromes de hipoventilação (relacionadas à obesidade ou a pneumopatias crônicas), apneias de origem central, narcolepsia, uso de medicamentos, ICC grave (respiração de Cheyne-Stokes).

■ HIPOCRATISMO DIGITAL

Neoplasia maligna pulmonar, infecção torácica crônica (bronquiectasias, tuberculose, empiema), fibrose pulmonar idiopática, neoplasia de esôfago ou mediastino, cardiopatia congênita cianótica, endocardite subaguda, cirrose, doença inflamatória intestinal, familiar. Lembrar que DPOC isoladamente não causa hipocratismo digital.

▶ ENDOSCOPIA RESPIRATÓRIA

■ BRONCOSCOPIA FLEXÍVEL

É o método mais empregado, pois prescinde de anestesia geral na maioria dos casos (somente sedação consciente realizada por outro médico além daquele que faz a broncoscopia). Pode ser utilizado com fins diagnósticos (métodos frequentemente empregados: aspirado brônquico, lavados brônquico e broncoalveolar, escovado, biópsia brônquica e transbrônquica, e punção brônquica e transbrônquica por agulha) e terapêuticos (métodos frequentemente empregados: toalete brônquico, instilação de substâncias coagulantes, braquiterapia, *laser*, eletrocautério, remoção de corpo estranho, inserção de órteses e válvulas endobrônquicas). São utilizados equipamentos videobroncoscópicos (CCD, do inglês *charge-coupled device*) acoplados a uma torre de vídeo, tendo melhor definição de imagem ou fibrobroncoscópios (com fibra ótica, seja por visão monocular ou ligados a uma torre com videocâmara), de tamanho adulto (convencional ou terapêutico, dependendo do canal de trabalho), pediátrico ou neonatal. Nos exames realizados em pacientes intubados, deve-se atentar para o número do tubo traqueal (mínimo tubo 8,5 F para broncoscópios adultos convencionais). A punção por meio de ecobroncoscopia (EBUS) com transdutor setorial melhora a acurácia do estadiamento mediastinal de neoplasia pulmonar, podendo ser acrescida na ecoendoscopia digestiva concomitante (para acesso nos linfonodos paraesofágicos. O EBUS com transdutor radial permite a punção de nódulos pulmonares periféricos. A criobiópsia é um novo método que fornece maior volume e melhor qualidade de biópsia transbrônquica, possibilitando maior rendimento no diagnóstico das doenças pulmonares parenquimatosas difusas (DPPDs), se comparado à biópsia transbrônquica tradicional.

■ **BRONCOSCOPIA RÍGIDA**

Necessita anestesia geral. Permite melhor visão da via aérea central, grande aspiração de secreções e sangue. O acesso à via aérea distal é mais difícil do que o método flexível. O broncoscópio flexível pode eventualmente ser utilizado por dentro do broncoscópio rígido. É utilizado, sobretudo, para fins terapêuticos, como nas hemorragias maciças, na remoção de corpo estranho, na ressecção ou na tunelização de tumores endobrônquicos (eletrocautério, *laser*, etc.) e na colocação de órteses traqueais ou brônquicas.

INDICAÇÕES E CONTRAINDICAÇÕES ▶ Ver **Quadro 22.1** e **Quadro 22.2**.

AVALIAÇÃO ANTES DO EXAME ▶ Antes de iniciar o procedimento, deve-se planejar o que será realizado, antecipar complicações (risco de sangramento, dificuldade de intubação, caso necessário) e disponibilizar material e medicamentos para possíveis intercorrências. Além disso, explicar o procedimento ao paciente, obter o consentimento informado, recomendar jejum de 6 h (ou mais tempo, se o paciente estiver com possibilidade de gastroparesia) e ter disponíveis os exames de imagem junto ao paciente. Nos casos de exame ambulatorial, o paciente deve estar acompanhado de um adulto, já que necessitará de auxílio para alta após o uso de sedativos (p. ex., não deverá dirigir). Os pacientes que serão submetidos à biópsia ou a procedimentos terapêuticos podem necessitar de atenção especial em relação à hemostasia, verificando a contagem de plaquetas, tempo de protrombina (TP), tempo de tromboplastina parcial ativada (TTPa), hematócrito, hemoglobina, ureia e creatinina séricas. Se há plano de qualquer tipo de biópsia, o uso de anticoagulantes deve ser suspenso, assim como antiplaquetários do grupo das tienopiridinas (ticlopidina e clopidogrel). O tempo de suspensão e a necessidade de "ponte" com anticoagulante dependem do risco de recorrência da doença tromboembólica, das características farmacocinéticas do medicamento e do risco de sangramento do procedimento. O AAS, em geral, não precisa ser suspenso, a menos que haja outros fatores de risco adicionais (neoplasia endobrônquica friável, etc.). Aqueles cuja contagem de plaquetas estiver abaixo de 50.000/mm^3

QUADRO 22.1 ▶ PRINCIPAIS INDICAÇÕES DE ENDOSCOPIA RESPIRATÓRIA

DIAGNÓSTICA	TERAPÊUTICA
■ Sibilância localizada	■ Higiene brônquica
■ Disfonia e estridor	■ Atelectasias significativas
■ Tosse crônica	■ Remoção de corpo estranho
■ Hemoptise	■ Manejo do sangramento traqueobrônquico
■ Massa pulmonar ou mediastinal	■ Estenoses e lesões endobrônquicas
■ Infiltrado pulmonar indeterminado	■ Fechamento de fístula broncopleural
■ Pneumonia de lenta resolução	■ Inserção de tubo endotraqueal
■ Abscesso pulmonar refratário ao tratamento	■ Lavado broncoalveolar terapêutico
■ Estadiamento de neoplasia pulmonar e esofágica	■ Trauma de tórax com lesão de via aérea
	■ Suspeita de pneumonia por agente oportunista
	■ Pneumonia associada à ventilação mecânica*
	■ Tratamento transbroncoscópico do enfisema pulmonar
	■ Termoplastia para asma

*Quando não é possível obter aspirado traqueal quantitativo.

QUADRO 22.2 ▶ CONTRAINDICAÇÕES PARA A ENDOSCOPIA RESPIRATÓRIA*

ABSOLUTAS
- Instabilidade cardiovascular (PAM < 65 ou PAS < 90 mmHg em uso de vasopressor)
- Arritmias cardíacas graves não controladas
- Hipoxemia grave (PaO$_2$ < 70 mmHg com FiO$_2$ > 0,70)**
- Infarto agudo do miocárdio recente ou angina instável
- Profissional sem treinamento
- Ausência de infraestrutura e pessoal adequados
- Não obtenção de consentimento informado

(Continua)

QUADRO 22.2 ▶ CONTRAINDICAÇÕES PARA A ENDOSCOPIA RESPIRATÓRIA* (Continuação)

RELATIVAS
- Diátese hemorrágica***
- Obstrução parcial da traqueia
- Tuberculose pulmonar ativa (risco de disseminação)
- Hepatite viral B
- Insuficiência renal (creatinina > 3 mg/dL ou ureia > 150 mg/dL)
- Hipertensão pulmonar
- Ventilação mecânica (PEEP > 10 *ou* autoPEEP > 15 cmH$_2$O)
- Broncoespasmo grave
- Aumento da pressão intracraniana
- Síndrome de veia cava superior
- Agitação psicomotora
- Anemia grave
- Deformidade cervical grave****
- Abertura insuficiente da mandíbula****
- Contraindicação para a anestesia geral

*Dependem do risco-benefício, das alternativas diagnósticas/terapêuticas e do tipo de procedimento a ser realizado (inspeção, lavado broncoalveolar ou biópsia transbrônquica, terapêutica).
**A menos que a causa da hipoxemia possa ser revertida pela broncoscopia (p. ex., atelectasia pulmonar total).
***Diátese hemorrágica: plaquetas < 20.000 /mm^3, TP *ou* TTPa > 1,5× o controle
****Contraindicações para broncoscopia rígida por impossibilidade de inserção do broncoscópio.
PAM, pressão arterial média; PAS, pressão arterial sistólica; PEEP, pressão positiva ao final da expiração (do inglês *positive end-expiratory pressure*); TP, tempo de protrombina; TTPa, tempo de tromboplastina parcial ativada.

deverão receber previamente de 6 a 10 unidades de plaquetas. A profilaxia para endocardite é indicada apenas para pacientes de alto risco, sobretudo se submetido à broncoscopia rígida e/ou à biópsia.

CUIDADOS APÓS A BRONCOSCOPIA ▶ Após o exame, os pacientes serão observados até se recuperarem da sedação e da disfunção relacionada ao exame (em geral, por 4 h). Em pacientes sintomáticos ou com disfunção ventilatória significativa após o procedimento, deve-se solicitar radiografia de tórax para detecção de pneumotórax/pneumomediastino. Orientações por escrito devem ser fornecidas ao paciente no momento da alta (retornar para a emergência se dispneia, dor torácica, sangramento, etc.).

URGÊNCIAS EM ENDOSCOPIA RESPIRATÓRIA ▶ O manejo inicial desses pacientes visa à estabilização do paciente, sobretudo o suporte respiratório e hemodinâmico. O benefício da broncoscopia deve levar em conta o risco de piora transitória do quadro respiratório (se o paciente tem reserva para tolerá-la) e as alternativas terapêuticas. Paciente necessita estar razoavelmente estável para realizar o procedimento (pressão arterial [PA] mantida com vasopressor, não agitado, oxigenação tolerável, podendo ser realizada com auxílio de máscaras de oxigênio ou ventilação não invasiva com adaptadores), o qual dever ser executado por broncoscopistas treinados para atendimento de pacientes graves.

- **Hemoptise ameaçadora da vida:** o maior risco do sangramento na via aérea é a asfixia, e não a instabilidade hemodinâmica. Embora hemoptise maciça seja habitualmente definida como volume de sangue de 200 mL em 24 h, quantidades menores podem causar um comprometimento respiratório grave, sobretudo em pacientes com baixa reserva ventilatória. A causa mais comum é a infecção (exacerbação de bronquiectasias, tuberculose, pneumonias com áreas de necrose), seguida pela neoplasia pulmonar. Pacientes com sangramento significativo devem ser monitorados em ambiente de terapia intensiva, já que o maior risco de recorrência do sangramento ocorre nas primeiras 48 a 72 h. Devem-se corrigir distúrbios da hemostasia e prescrever sedativos de tosse (mas evitando o rebaixamento do sensório). As equipes da radiologia intervencionista e da cirurgia torácica dever ficar de sobreaviso, caso haja necessidade, respectivamente, de embolização brônquica e/ou de ressecção pulmonar para o controle do sangramento. Os objetivos da broncoscopia são localizar a fonte de sangramento (ou pelo menos o lado do sangramento, tendo maior rendimento nas primeiras 12 h do início dos sintomas), o controle da hemorragia e a higiene da via aérea (aspiração do sangue que se espalhou). As técnicas broncoscópicas envolvem a instilação de substâncias (solução fisiológica [SF] gelada, epinefrina diluída 1:20.000, solução de ácido tranexâmico), uso de cateteres bloqueadores (p. ex., Fogarty adaptado, Freitag, Ardnt) e outros instrumentos (*laser*, eletrocautério, crioterapia). Eventualmente, utiliza-se tubo de duplo lúmen para isolar o pulmão sangrante, embora dificulte a broncoscopia (lúmen reduzido). Em hemoptises muito volumosas, a broncoscopia rígida deve ser utilizada preferencialmente, se disponível, ou pelo menos o uso de broncoscópio flexível terapêutico (diâmetro 6 mm e canal de trabalho de 2,8 mm).

- **Obstrução de via aérea:** a obstrução de laringe é uma situação extremamente grave. Ocorre em infecções (epiglotite ou laringite, por infecções como coqueluche) e neoplasias. Deve-se ter material para a realização de cricotireoidostomia ou mesmo traqueostomia. As causas broncopulmonares mais comuns são a aspiração de corpos estranhos (mais frequente em crianças) e a obstrução por neoplasia maligna (em adultos, seja neoplasia pulmonar, metástases endobrônquicas ou invasão de tumores localmente avançados, como o câncer de esôfago). Nos casos de corpo estranho, deve-se tomar cuidado para que ele não seja deslocado para uma via aérea maior e piorar o grau de obstrução. Existem instrumentos especiais que facilitam essa retirada. As obstruções malignas podem ser tratadas com *laser*, eletrocautério, inserção de órteses (*stents*) de silicone ou metálicas. A equipe da cirurgia torácica deve ser comunicada e permanecer de sobreaviso.
- **Intubação difícil:** é uma situação de extrema gravidade, sobretudo quando não é possível manter a ventilação por métodos não invasivos (máscara-ambu). A obtenção de via aérea por broncoscopia flexível é um procedimento difícil e só deve ser realizada por broncoscopista treinado para esse procedimento específico, já que a demora na intubação traqueal pode deteriorar ainda mais a situação do paciente. Sempre se deve estar preparado para inserir uma via aérea alternativa à endoscópica (máscara laríngea, intubação retrógrada, cricotireoidostomia). No procedimento, o broncoscópio é embainhado pelo tubo, devendo levar em consideração o tamanho do tubo ototraqueal (TOT) *versus* o tamanho do broncoscópio (p. ex., broncoscópio adulto convencional, cujo diâmetro tem 5 mm, e para TOT, 8,0-8,5 F; na impossibilidade, broncoscópio pediátrico que tem diâmetro de 3,6 mm, mas é mais frágil e tem menor canal para aspiração). A lubrificação (pode ser com SF) do TOT, incluindo a sua luz e do broncoscópio, é essencial.
- **Atelectasia:** a broncoscopia é o procedimento de eleição em atelectasias lobares ou pulmonar com comprometimento ventilatório. A causa mais comum é a obstrução por tampão de secreção, sendo removidos por aspiração, instilação de SF ou solução de N-acetil-cisteína a 10%, ou remoção com pinças, nos casos de muco muito espesso. Exceto em atelectasias centrais, a melhora radiológica pode levar 6 a 24 h. A fisioterapia intensiva e o uso de ventilação mecânica com pressão positiva (invasiva ou não invasiva) após o procedimento aumentam a efetividade da broncoscopia.
- **Outras:** a obtenção de material para diagnóstico em pacientes com pneumonias graves (comunitárias, hospitalares ou em imunodeprimidos) é uma urgência, mas a realização da broncoscopia não deve atrasar o início do tratamento, embora o uso de antimicrobianos reduza o rendimento do procedimento (principalmente para infecções piogênicas). Trauma ou queimadura de via aérea também são indicações de broncoscopia de urgência. O benefício da endoscopia para lavagem pulmonar em pacientes com asma aguda muito grave ou aspiração pulmonar maciça é discutível.

▶ EXAME DO ESCARRO

■ ESCARRO ESPONTÂNEO

Coletar pela manhã, após lavar a boca com água ou escovar os dentes. O paciente deve inspirar profundamente, fazer apneia até 20 segundos e tossir. Coletar a amostra em frasco estéril. Transportar para laboratório logo após a coleta (no máximo até 2 h). Para suspeita de tuberculose, recomenda-se coletar pelo menos duas amostras e, para neoplasia, três amostras.

■ ESCARRO INDUZIDO

Quando não há escarro espontâneo, pode ser induzido por nebulização com solução salina hipertônica (NaCl, 3 a 10%, 5 mL, durante 10-15 min), preferencialmente com nebulizador ultrassônico e em cabine apropriada (exaustor e pressão negativa). A nebulização hipertônica pode provocar broncoespasmo. Utilizado na suspeita de tuberculose pulmonar ou pneumocistose.

▶ EXAMES DE IMAGEM EM PNEUMOLOGIA

As imagens são ferramentas diagnósticas essenciais. O médico clínico deve conhecer as indicações e as contraindicações dos diversos tipos de exames, bem como ter noção básica da interpretação e das limitações de cada método. Para isso, é importante ter conhecimento da anatomia e da fisiologia do tórax. Na interpretação de exames de imagem, sempre se deve comparar com exames anteriores, se estiverem disponíveis. Sempre que possível, fazer uma consultoria com o radiologista, pois isso pode melhorar o rendimento do exame.

■ RADIOGRAFIA DE TÓRAX

FUNDAMENTOS ▶ Os tecidos corporais (ou dispositivos externos) atenuam os feixes de raios X gerados. A atenuação é proporcional à massa (da menor para a maior atenuação: ar, gordura, partes moles, osso, metal). A delimitação das imagens é decorrente da diferença das densidades (sinal da silhueta). Lembrar que o filme radiológico é feito em projeção, e a imagem visualizada é a soma das densidades contíguas (p. ex., uma consolidação no lobo médio que é contígua ao coração irá borrar a sua borda direita, ao passo que uma consolidação no segmento posterior do lobo inferior direito não irá alterá-la, embora a localização na incidência frontal possa ser a mesma). Também se ressalta que a imagem radiológica é em um plano, i.e., estruturas diferentes podem ter um mesmo formato quando observadas somente em uma imagem estática (p. ex., um nódulo e um vaso "cortado" transversalmente pela incidência dos raios

X podem ter aspecto semelhante). Hoje, muitos serviços dispõem de exames digitais, com melhor qualidade e possibilidade de alteração de algumas variáveis por meio de sistema informatizado (p. ex., brilho, contraste).

INDICAÇÕES ▶ Sintomas respiratórios, avaliação pré-operatória, acompanhamento da evolução de doença torácica ou resposta ao tratamento, rastreamento de pneumopatia (pneumoconiose, toxicidade por fármaco, neoplasia), avaliação de metástases em neoplasia extratorácicas, antes e após procedimentos que envolvam o tórax (drenagem, punções, endoscopias, cirurgias).

CONTRAINDICAÇÕES ▶ Gestação, principalmente no 1º trimestre (teratogenicidade). Conforme avaliação do risco--benefício, pode-se fazer o exame com proteção abdominal.

INTERPRETAÇÃO ▶

- **Cuidados iniciais:** verificar, no exame, o nome do paciente, a data, o posicionamento (rotação) e a dose de radiação (penetração). As incidências realizadas na rotina são a posteroanterior e a lateral esquerda (também chamada perfil). A nomenclatura refere-se à superfície na qual os raios penetram no paciente (p. ex., na posteroanterior, a radiação entra pelo dorso e o filme radiológico está sob a região anterior).
- **Sequência de interpretação:** uma sugestão é observar das estruturas mais externas para as internas (partes moles pleura pulmões mediastino/coração). Estabeleça a sua sequência para não esquecê-la. Examine todo o filme: **não foque apenas nas anormalidades!**
- **Identificação das estruturas anatômicas** (Figs. 22.1, 22.2 e 22.3): Deve-se localizar as estruturas normais e verificar alteração de tamanho e localização, ou a presença de lesões não anatômicas.
- **Tipos de alterações:**
  □ **Hiperlucência (mais escuro):** bolhas, enfisema, hiperinsuflação, oligoemia (TEP), pneumotórax e cavidades.
  □ **Opacidade (mais claro):** consolidação (p. ex., pneumonia), atelectasia, massa (p. ex., neoplasia), infiltrado intersticial, derrame pleural. Consolidação refere-se à opacidade sem redução do volume pulmonar, que apaga a imagem dos vasos no seu interior, e atelectasia, à opacidade com redução do volume pulmonar.
  □ **Localização anormal:** desvio traqueal, *situs inversus*.
  □ **Aumento de estruturas normais:** aumento das câmaras cardíacas, alargamento do mediastino (artérias pulmonares, adenomegalias, massas mediastinais, aneurisma de aorta).
  □ **Outras lesões:** fratura de costela, metástases ósseas, enfisema subcutâneo e lesões da coluna torácica.
- **Dispositivos adicionais:** tubo endotraqueal (extremidade deve estar 2-3 cm da carena traqueal), cateter venoso central (deve estar localizado na junção entre a veia cava superior e o átrio direito), sonda nasoentérica (idealmente posicionada na projeção da 1ª porção do duodeno), eletrodos, cateter de artéria pulmonar (Swan-Ganz), suturas metálicas, marca-passo cardíaco, desfibrilador implantável, valvas cardíacas, derivação ventrículo-peritoneal ou ventrículo atrial e gerador de neuroestimulador.

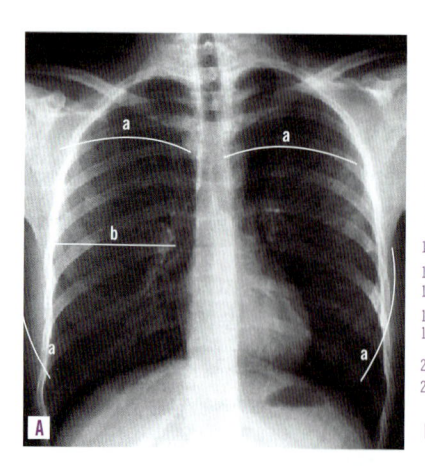

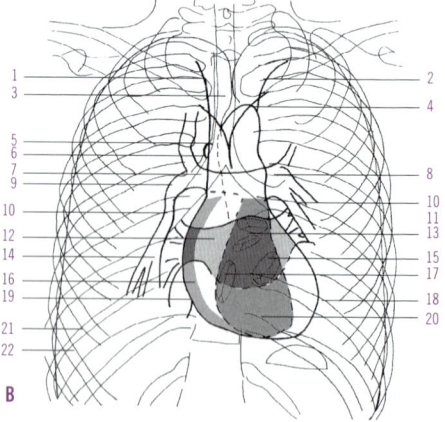

FIGURA 22.1 ▶ **ESTUDO RADIOLÓGICO DO TÓRAX – INCIDÊNCIA POSTEROANTERIOR.** // Radiografia de tórax (incidência posteroanterior). **(A) Localização das cissuras**: (a) Cissura oblíqua. (b) Cissura horizontal. **(B) Esquema das estruturas anatômicas: 1)** Veia braquiocefálica direita. **2)** Veia subclávia esquerda. **3)** Arco subclávica-coração. **4)** Arco aórtico. **5)** Veia ázigo. **6)** Veia cava superior. **7)** Artéria pulmonar direita. **8)** Artéria pulmonar esquerda. **9)** Artéria pulmonar direita, ramo médio. **10)** Artéria pulmonar esquerda, ramo inferior. **11)** Valva do tronco pulmonar. **12)** Átrio esquerdo. **13)** Veia pulmonar. **15)** Valva atrioventricular esquerda (mitral). **16)** Átrio direito. **17)** Valva atrioventricular direita (tricúspide). **18)** Ventrículo esquerdo. **19)** Veia cava inferior. **20)** Ventrículo direito. **21)** Costela (região posterior). **22)** Costela (região anterior).
Fonte: Soares e colaboradores.[1]

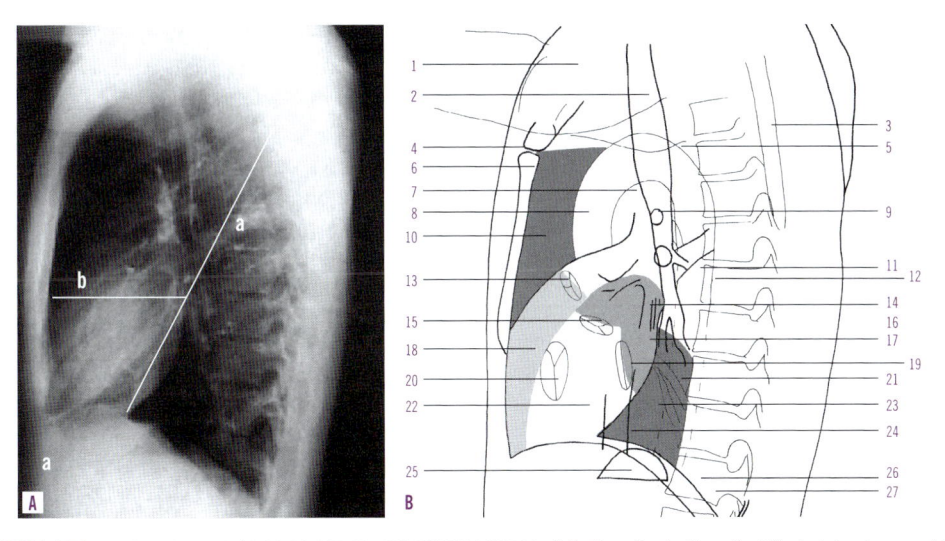

FIGURA 22.2 ▶ **ESTUDO RADIOLÓGICO DO TÓRAX – INCIDÊNCIA LATERAL.** // Radiografia de tórax (incidência lateral esquerda). **(A) Localização das cissuras:** a) Cissura oblíqua. b) Cissura horizontal. **(B) Esquema das estruturas anatômicas 1)** Partes moles. **2)** Traqueia. **3)** Escápula. **4)** Ângulo esternal. **5)** Arco aórtico. **6)** Corpo esternal. **7)** Janela aortopulmonar. **8)** Aorta ascendente. **9)** Brônquio lobar superior direito. **10)** Espaço retroesternal. **11)** Brônquio lobar superior esquerdo. **12)** Aorta descendente. **13)** Valva do tronco pulmonar. **14)** Valva da aorta. **15)** Brônquio lobar. **16)** Átrio esquerdo. **17)** Ventrículo direito. **18)** Valva mitral. **19)** Valva tricúspide. **20)** Veia pulmonar (lobo inferior esquerdo). **21)** Ventrículo esquerdo. **22)** Espaço retrocardíaco. **23)** Veia cava inferior. **24)** Fundo gástrico. **25)** Cúpula diafragmática esquerda (termina na sobra cardíaca).
Fonte: Soares e colaboradores.[1]

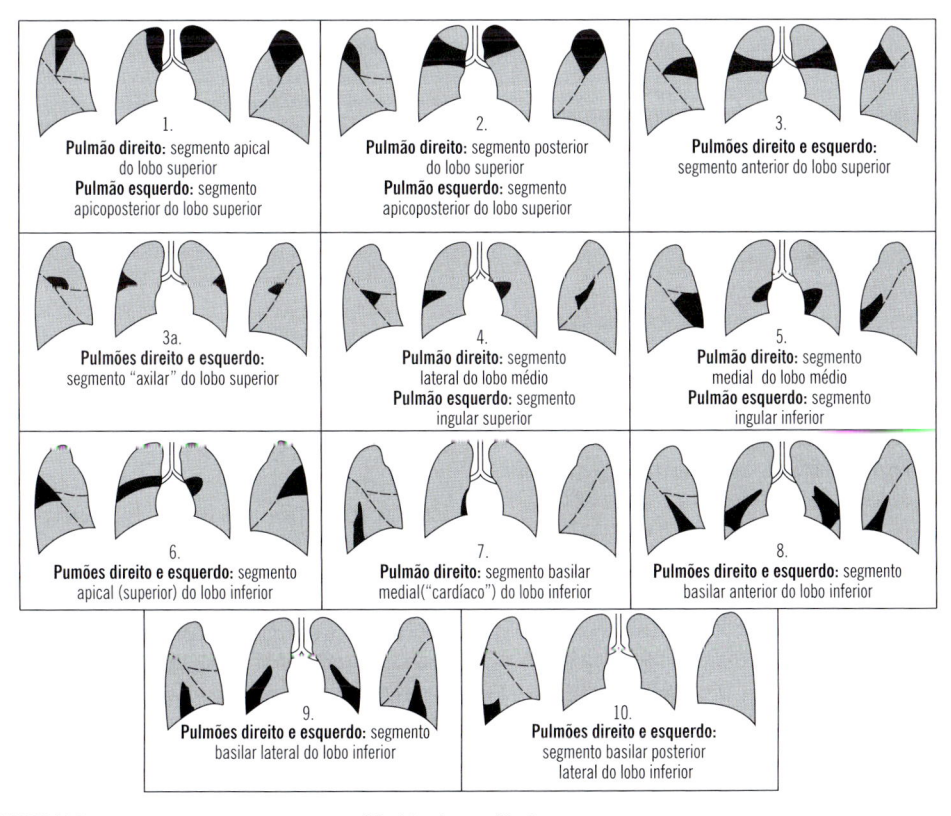

FIGURA 22.3 ▶ **SEGMENTOS BRONCOPULMONARES.** // Padrões de consolidação.
Fonte: Soares e colaboradores.[1]

- **Medidas normais importantes:** índice cardiotorácico (normal < 50%), diâmetro hilo-torácico (distância entre os hilos < 44% do diâmetro torácico), artéria pulmonar interlobar direita (< 18 mm), cúpula diafragmática (no nível do arco posterior da 10ª costela ou do arco anterior da 5ª costela).
- **Armadilhas:** mamilo *versus* nódulo, pregas cutâneas *versus* pneumotórax, pós-mastectomia (pseudoinfiltrado pulmonar em mama remanescente quando comparado à região contralateral), hérnia gastresofágica *versus* lesão escavada em lobo inferior esquerdo, alteração na coluna torácica *versus* alteração no hilo, aorta desenrolada *versus* massa paratraqueal, "cardiomegalia" em posição supina.

OUTRAS INCIDÊNCIAS ▶

- **Anteroposterior:** incidência que normalmente é feita no leito. Há tendência de magnificação do mediastino e de maior proeminência dos feixes broncovasculares (pode dar a impressão de cardiomegalia e infiltrado intersticial, falsamente sugerindo ICC).
  - **Decúbito lateral com raios horizontais:** normalmente utilizado quando há suspeita de derrame pleural e se este é livre ou loculado (o último não escorre totalmente). Nessa indicação, pede-se decúbito homolateral à lesão (i.e., decúbito lateral direito para suspeita de derrame pleural à direita). Também solicitado na suspeita de pneumotórax, mas a incidência deve ser contralateral à lesão (i.e., decúbito lateral direito para suspeita de pneumotórax à esquerda).
  - **Inspiração e expiração:** também realizado na suspeita de pneumotórax. A incidência em expiração tende a tornar mais fácil sua visualização.
  - **Lordótica (ascendente de ápices):** esse posicionamento afasta as clavículas do ápice pulmonar, permitindo a visualização de lesões nessa localização.
  - **Penetrado de mediastino:** aumento da penetração possibilita determinar com mais precisão o limite entre a via aérea e as estruturas do mediastino, tais como pneumomediastino, adenomegalias e massas mediastinais. As duas últimas incidências não são mais usadas após o surgimento da tomografia computadorizada (TC) do tórax.
  - **Arcos costais:** feito com regime radiológico para osso, permite visualizar alterações nos arcos costais (p. ex., fraturas, metástases osteolíticas e/ou osteoblásticas).

■ **ULTRASSONOGRAFIA DE TÓRAX**

FUNDAMENTOS ▶ As imagens são formadas pela reflexão do ultrassom gerado, as quais variam conforme a densidade da estrutura (hipoecoica, normo ou hiperecoica, sendo baixa, normal ou alta reflexão). Estruturas com muito ar (p. ex., vísceras ocas, pulmões) são mal visualizadas pela baixa reflexão.

INDICAÇÕES ▶ Lesões pulmonares periféricas, lesões pleurais, orientação para punções transtorácicas, insuficiência respiratória aguda.

CONTRAINDICAÇÕES ▶ Lesão cutânea sobre a região a ser examinada e enfisema subcutâneo (dificulta muito a visualização da imagem abaixo do subcutâneo).

INTERPRETAÇÃO ▶ As lesões pulmonares periféricas, tais como massas ou consolidações, são identificadas com áreas hiperecoicas. O derrame pleural é visto como uma região hipoecoica contígua à linha pleural. A avaliação ultrassonográfica à beira do leito em pacientes críticos com insuficiência respiratória aguda pode ser feita pelo BLUE *protocol*, caracterizando as imagens com padrões de linhas A – horizontais, B – verticais, ou suas combinações, associado à presença ou não de deslizamento pleural. Por exemplo, ausência de deslizamento pleural pode indicar pneumotórax, padrão B (síndrome alvéolo-intersticial), padrão A (normal, que no contexto de insuficiência respiratória sugere exacerbação da asma ou DPOC, ou TEP – cuja investigação pode ser complementada pela ultrassonografia (US) de compressão das veias profundas dos membros inferiores). Essas alterações simples podem ser reconhecidas pelo próprio clínico (não radiologista) desde que treinado.

■ **TOMOGRAFIA COMPUTADORIZADA DE TÓRAX**

FUNDAMENTOS ▶ O princípio é semelhante ao das radiografias convencionais. As imagens são captadas atualmente por equipamentos helicoidais (o *gantry* roda na medida em que o paciente é deslocado), permitindo as reconstruções computadorizadas em diversos planos (axial, sagital, coronal) e em três dimensões. Os aparelhos podem ter um ou mais detectores (*multislice*). Quanto maior o número de detectores, maior a definição da imagem, mas maior a carga de radiação. As chamadas imagens em alta resolução referem-se a cortes finos (1 mm) e geralmente não sequenciais ("pulam" algumas estruturas), mas melhoram a definição da imagem (têm menor sobreposição de tecidos), sendo indicadas para o estudo do padrão de DPPD. As imagens convencionais são mais espessas (8-10 mm) e sequenciais (i.e., sem "pulo"), permitindo a visualização de todas as estruturas (é o padrão utilizado para busca de nódulos). Lembrar que o excesso de radiação aumenta o risco de neoplasia futura. Uma TC de tórax equivale à dose de radiação de aproximadamente 80 radiografias de tórax. Então, deve-se ter prudência em solicitar tomografias, pensando se aquele resultado irá influenciar a conduta médica. As imagens podem ser apresentadas pela escolha de um espectro de densidades (janelas) e pelos formatos de reconstrução, sendo as principais as seguintes: janela de parênquima, janela de mediastino, janela óssea, VR (*Volume Rendering*: representação gráfica em 2D de uma imagem obtida em 3D), MIP (máxima intensidade de projeção: é um tipo de VR para reconstrução digital principalmente dos vasos), SSD (*Source Skin Distance*: reconstrução de superfície).

INDICAÇÕES ▶ Melhor caracterização das lesões observadas na radiografia de tórax, estadiamento de neoplasia pulmonar, rastreamento de neoplasia pulmonar (TC de baixa dose com protocolo preestabelecido de realização e seguimento).

CONTRAINDICAÇÕES ▶ As mesmas do exame radiológico convencional. Nos exames contrastados, também são contraindicações alergia à contraste, insuficiência renal, doenças atópicas (asma, rinite alérgica). Deve ser avaliado o risco-benefício e a necessidade de acompanhamento médico (em geral, anestesiologista). Em pacientes agitados, pode ser necessária a sedação (com ou sem intubação traqueal).

INTERPRETAÇÃO ▶ As orientações para a interpretação da TC são semelhantes às das radiografias convencionais. Obviamente, a resolução das imagens e a visualização das estruturas são superiores. A estrutura anatômica fundamental é o lóbulo pulmonar secundário, uma estrutura normal, em formato poliédrico (mede 1-2,5 cm), com estruturas centrais (bronquíolo e artéria), circundado por tecido conectivo (septo interlobular) que contém vasos venosos e linfáticos, cujo espaço "interno" é constituído por alvéolos. Assim como na radiografia, estabeleça uma sequência de interpretação.

ACHADOS EM DESTAQUE ▶

- **Padrão geral:** predomínio de componente alveolar (nódulos de 7-12 mm, limites maldefinidos, coalescem precocemente, com broncograma aéreo, volume pulmonar mantido) do componente intersticial (nódulos menores do que 3-6 mm, limites definidos, não coalescem ou o fazem tardiamente, simétricos e sem broncograma aéreo, redução volumétrica do pulmão, áreas de faveolamento, linhas de Kerley).
- **Padrão nodular:** múltiplos nódulos, cujo padrão pode ser subdividido conforme a sua distribuição em randômica (tuberculose miliar), perilinfática (sarcoidose, linfangite carcinomatosa) ou centrolobular (bronquiolites, pneumonite de hipersensibilidade, infecção com disseminação endobrônquica). Micronódulos são aqueles menores do que 4 mm.
- **Padrão septal:** espessamento dos septos interlobulares (edema pulmonar, sarcoidose, linfangite).
- **Padrão reticular:** espessamento dos septos intralobulares, i.e., dos septos entre os alvéolos dentro do lóbulo pulmonar secundário (fibrose pulmonar).
- **Padrão cístico:** representam cistos verdadeiros ou faveolamento. O faveolamento é o estágio mais avançado da fibrose pulmonar, sendo caracterizado por cistos regulares de 1 a 2 cm, nas regiões subpleurais, principalmente em lobos inferiores, devendo ser diferenciado de enfisema parasseptal.
- **Broncograma aéreo:** é uma forma de consolidação (i.e., opacidade que não permite a visualização dos vasos no seu interior) que ocupa os alvéolos, mas não os brônquios, possibilitando a fácil visualização dos brônquios dentro da consolidação.
- **Opacidade em vidro fosco (despolido):** atenuação pulmonar por meio da qual ainda é possível identificar brônquios e vasos no seu interior. Reflete o espessamento do interstício pulmonar ou preenchimento parcial do espaço aéreo.

- **Padrão de árvore em brotamento:** corresponde à presença de opacidades ramificadas centrolobulares, geralmente por preenchimento de bronquíolos por muco, pus, sangue ou outros materiais, mais evidentes na periferia pulmonar, cuja imagem assemelha-se a ramos de uma árvore.
- **Sinal do halo:** opacidade em vidro fosco que circunda um nódulo, massa ou área de consolidação. No contexto apropriado, pode sugerir aspergilose pulmonar angioinvasiva.
- **Sinal do "anel em sinete":** diâmetro interno do brônquio maior do que o da artéria adjacente. É um indicativo de bronquiectasia (i.e., uma dilatação brônquica persistente, por lesão da parede brônquica ou tração do parênquima pulmonar).
- **Perfusão em mosaico:** combinação de áreas de atenuação e vascularização diminuídas e áreas de vascularização normal ou aumentada. Ocorre por alterações nas pequenas vias aéreas (bronquiolites) ou nos vasos pulmonares (tromboembolia crônica periférica).
- **Pavimentação em mosaico ("maluca"):** é uma combinação de opacidade em vidro fosco, espessamento septal liso e linhas intralobulares (edema pulmonar, dano alveolar difuso, hemorragia alveolar, carcinoma bronquíolo-alveolar, pneumocistose).

EXAMES ADICIONAIS ▶

Angio-TC ▶ Utilização de contraste. Permite a visualização de lesões vasculares, a diferenciação dessas massas ou adenomegalias e a identificação do grau de impregnação pelo contraste (em nódulos pulmonares, considera-se um aumento significativo mais de 15 UH em até 4 min). Existem protocolos específicos conforme a suspeita clínica (p. ex., para TEP, para dissecção de aorta, para coronárias).

Imagens em inspiração e expiração ▶ Permitem visualizar alçaponamento aéreo (áreas mais hipodensas na expiração pelo aprisionamento do ar).

Imagens em decúbito dorsal e ventral ▶ Úteis para diferenciar alterações verdadeiras nas regiões dorsais de atelectasias de decúbito, as quais normalizam no decúbito ventral.

Broncoscopia virtual ▶ É uma reconstrução das imagens que tentam reproduzir aquelas obtidas por broncoscopia convencional.

■ RESSONÂNCIA MAGNÉTICA DE TÓRAX

FUNDAMENTOS ▶ É baseada no uso de forte campo magnético e na aplicação de pulsos de radiofrequência para fornecer energia aos prótons de hidrogênio (núcleo do átomo de hidrogênio) presentes nos diversos tecidos do paciente. É possível uma excelente diferenciação entre os tecidos a partir de dois tipos básicos de contraste conforme o tempo de relaxamento: imagens ponderadas em T1 (em geral, visualização da anatomia) e as imagens ponderadas em T2 (em geral, visualização de doenças). O gadolínio é um contraste paramagnético que aumenta o sinal onde este se distribui, como nas imagens de angiorressonância. Os artefatos de movimento e o tempo de exame são limitações do método, as quais se têm reduzido nas novas gerações de aparelhos (de 1,5 Tesla ou maiores).

INDICAÇÕES ▶ Anormalidades congênitas pulmonares e cardíacas, avaliação hemodinâmica na HP, TEP (embora com menor acurácia do que a angio-TC), câncer de pulmão (diferenciação entre T3 e T4, sobretudo pela invasão da parede torácica, de estruturas vasculares e da medula espinal, e na avaliação de linfonodos mediastinais), massas mediastinais, mesotelioma pleural maligno e complicações de pneumonia.

CONTRAINDICAÇÕES ▶ Reações alérgicas ao gadolínio, insuficiência renal avançada (risco de fibrose sistêmica), dispositivos metálicos (marca-passo cardíaco, entre outros; deve-se consultar o serviço de radiologia previamente), tatuagens definitivas recentes (até 6 meses), gravidez (sobretudo no 1º trimestre), claustrofobia (pode-se realizar o exame com sedação).

INTERPRETAÇÃO ▶ Avaliam-se as intensidades em T1 e T2, conformo o tecido. Pulmões e tecido calcificado sinal: é ausente em T1 e T2; tecidos contendo colágeno: sinal baixo em T1 e T2; gordura: sinal alto em T1 e intermediário a alto em T2; tecidos contendo alto teor de água, como músculos: sinal baixo em T1 e intermediário a alto em T2; tecidos com alto teor proteico, como cistos complicados e abscessos: sinal intermediário em T1 e alto em T2. Hemorragias apresentam sinal hiperintenso em T1. Lesões patológicas, que na sua maioria apresentam edema, terão sinal hiperintenso em T2.

■ **CINTILOGRAFIAS PULMONARES**

FUNDAMENTOS ▶ É baseada na injeção de substância marcadas com radioisótopos, cujo sinal é captado por uma gama-câmara. É um método mais utilizado para estudos funcionais do que para estudos anatômicos, uma vez que tem menor resolução do que os exames radiológicos. A tomografia por emissão de fóton único (SPECT, do inglês *single photon emission computed tomography*) é um método especial que permite a graduação de acúmulo do radiofármaco, demonstrado pela intensidade das cores, captados em imagens em 2D e sendo possível a reconstrução em 3D.

INDICAÇÕES ▶ Cintilografia pulmonar perfusional para diagnóstico de TEP e acompanhamento da reperfusão, na avaliação pré-operatória de cirurgias de ressecção pulmonar; estudo para depuração mucociliar para DPOC, asma, fibrose cística; estudo de depuração alveolar para pneumocistose, sarcoma de Kaposi, doença pulmonar parenquimatosa inflamatória; estudo com gálio (sarcoidose, doença pulmonar parenquimatosa inflamatória).

CONTRAINDICAÇÕES ▶ Gestação (relativa), uso de tecnécio-99 nas últimas 48 h, uso de gálio-67 nos últimos 30 dias.

INTERPRETAÇÃO ▶ A cintilografia pulmonar perfusional utilizada no diagnóstico de TEP é interpretada pelos critérios de probabilidade do estudo do PIOPED (do inglês *Prospective Investigation of Pulmonary Embolism Diagnosis*) e/ou do PISA-PED (do inglês *Prospective Investigative Study of Acute Pulmonary Embolism Diagnosis*), comparando-a com uma radiografia de tórax recente ou eventualmente com cintilografia pulmonar ventilatória. A alteração típica é um defeito de perfusão (pulmonar, lobar, segmentar ou subsegmentar) no local da embolia, sem uma alteração ventilatória correspondente (radiografia ou cintilografia inalatória normais na região alterada). Os resultados possíveis são os seguintes: alta probabilidade em geral confirma TEP, cintilografia normal exclui TEP e os outros ditos não diagnósticos (envolvem os de baixa e de intermediária probabilidade) necessitam continuar a investigação. Na avaliação para ressecção pulmonar, a cintilografia demonstra o percentual de contribuição da perfusão de cada pulmão, podendo, embora menos precisa, sugerir o percentual de cada zona (superior, média e inferior).

■ **ARTERIOGRAFIAS PULMONARES E BRÔNQUICAS**

FUNDAMENTOS ▶ É um estudo radiológico convencional cujas imagens vasculares são magnificadas pela injeção de contraste iodado. São utilizados aparelhos de fluoroscopia com subtração digital (como equipamentos de cateterismo cardíaco), a fim de visualizar as imagens radiológicas em tempo real. A arteriografia pulmonar é feita pela punção de uma veia profunda (habitualmente veia femural) e a arteriografia brônquica pela punção de uma artéria profunda (normalmente artéria femural).

INDICAÇÕES ▶ Arteriografia pulmonar para diagnóstico de TEP, pré-operatório de tromboendarterectomia pulmonar, fístula pulmonar arteriovenosa, anomalias congênitas dos vasos pulmonares; arteriografia brônquica para hemoptise maciça.

CONTRAINDICAÇÃO ▶ As mesmas dos estudos radiológicos e da utilização de contraste, além daqueles relacionados à punção vascular (coagulopatias, infecção no sítio de punção, etc.).

INTERPRETAÇÃO ▶ Os fundamentos são os mesmos dos exames radiológicos. As lesões endovasculares (trombos) não identificadas pela não opacificação dentro do vaso (sinal direto) ou amputação do vaso (sinal indireto). Outros sinais são a redução e o retardamento do fluxo sanguíneo. Os aneurismas são vistos como dilatações vasculares. Na arteriografia brônquica, quando é identificado o sítio de sangramento, pode ser injetada uma substância (geralmente polivinil-álcool [PVA]), que oclui o vaso responsável.

■ **TOMOGRAFIA POR EMISSÃO DE PÓSITRONS**

FUNDAMENTOS ▶ É baseada no uso de radiofármacos emissores de pósitrons. O agente mais utilizado é o fluorodeoxiglicose (FDG) que, após administração IV, incorpora-se ao metabolismo da glicose. Quanto mais ativa é a célula, maior é a captação do FDG. O PET atualmente é realizado junto com uma tomografia por emissão de pósitrons (PET-CT), cuja soma das duas imagens permite tanto a localização quanto o estudo anatômico da região afetada. O controle da glicemia prévia ao exame é essencial.

INDICAÇÕES ▶ Rastreamento de metástases à distância (exceto metástases cerebrais, pois têm baixa sensibilidade nesse sítio) no câncer de pulmão, na avaliação de nódulos pulmonares (maiores do que 7 mm) e mais recentemente em algumas DPPDs (sarcoidose).

INTERPRETAÇÃO ▶ As áreas de acúmulo do FDG indicam maior atividade, sugerindo metástases em pacientes com câncer de pulmão. Na avaliação de nódulos pulmonares, a captação sugere etiologia neoplásica, embora possam ocorrer falso-positivos (pneumonia, doença granulomatosa) e também falso-negativos (presença de hiperglicemia, nódulos menores do que 7 mm, tumores de crescimento lento, como CBA, neoplasias carcinoides, carcinoma de células renais). Nódulos com captação > 2,5 SUV (*Standardized Uptake Value*) são sugestivos de neoplasia maligna. Considerar que, no Brasil, há alta prevalência de tuberculose, podendo haver captação na PET.

▶ TESTES DE FUNÇÃO PULMONAR

As provas de função pulmonar são importantes no diagnóstico e no entendimento da fisiopatologia de pneumopatias ou outras doenças que afetam indiretamente os pulmões, bem como no acompanhamento de sua evolução e da resposta terapêutica. As provas de função mais utilizadas na prática clínica são a espirometria e a gasometria arterial.

CRITÉRIOS GERAIS DE INTERPRETAÇÃO ▶ Os valores medidos (observados) são comparados com valores de referência, os quais representam a média da população de indivíduos normais estudada. Além do valor médio (previsto), as tabelas fornecem os desvios-padrão desse valor. Serão considerados valores anormais somente aqueles fora dos limites da normalidade (i.e., dois desvios-padrão acima ou dois desvios-padrão abaixo do valor previsto).

■ ESPIROMETRIA

É a medida dos volumes e dos fluxos durante uma inspiração e uma expiração completa. A manobra pode ser lenta ou forçada. Na espirometria, não se mede o volume residual (VR), consequentemente, nem a capacidade pulmonar total (CPT). Pode ser realizada espirometria com prova farmacodinâmica, i.e., espirometria sem e com broncodilatador, para estudar a reversibilidade da obstrução ao fluxo aéreo. A espirometria pode ser representada pelas curvas fluxo-volume (eixo X – volume, eixo Y – fluxo) ou pelas curvas volume-tempo (eixo X – tempo, eixo Y – volume).

INDICAÇÕES PRINCIPAIS ▶ Investigação de sintomas respiratórios (dispneia, tosse, sibilância), diagnóstico e acompanhamento de pacientes com pneumopatias (asma, DPOC, fibrose pulmonar, etc.), avaliação pré-operatória, monitoração de pneumopatias ocupacionais, fins legais (afastamentos ou aposentadorias por doença respiratória).

INTERPRETAÇÃO ▶ As principais variáveis que devem ser observadas são a capacidade vital forçada (CVF), a capacidade vital (CV, também chamada CV lenta [CVL] ou CV máxima [CV$_{máx.}$]), o volume expiratório forçado no primeiro segundo (VEF$_1$) e o coeficiente expiratório forçado (CEF$_1$: VEF%: VEF$_1$/CVF, que é o quociente entre o VEF$_1$ e a CVF – chamado índice de Tiffeneau). Observar sempre o formato da curva (Fig. 22.4).

- **VEF$_1$/CVF** ↓ = obstrução (sempre).
- **VEF$_1$** ↓ = obstrução ou restrição.
- **CVF** ↓ = obstrução ou restrição.
- **VEF$_1$/CVF normal, VEF$_1$ ↓, CVF ↓** = sugere distúrbio restritivo (deve-se sempre confirmar restrição pulmonar por meio de medidas de volumes pulmonares).
- **VEF$_1$/CVF ↓, VEF$_1$ ↓, CVF normal** = distúrbio obstrutivo (alguns pacientes com alçaponamento aéreo podem ter VEF$_1$/CVF normal, mas VEF$_1$/CVL reduzida, que também faz o diagnóstico de obstrução).
- **VEF$_1$/CVF ↓, VEF$_1$ ↓, CVF ↓** = distúrbio misto (obstrutivo + restritivo, por exemplo, DPOC com edema pulmonar) ou

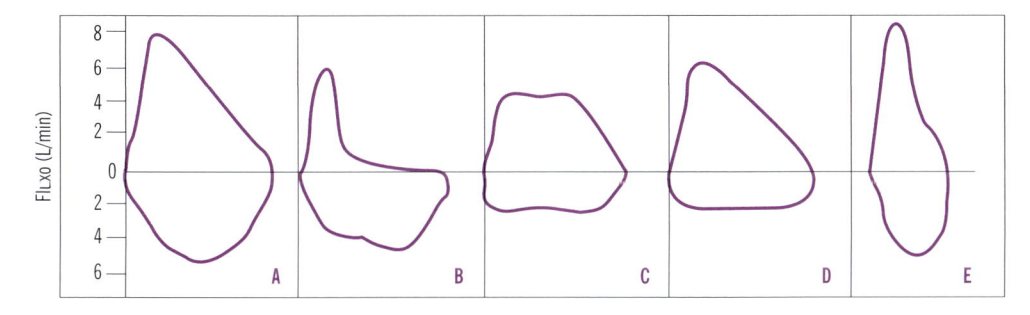

FIGURA 22.4 ▶ **PADRÕES DE CURVAS ESPIROMÉTRICAS FLUXO-VOLUME.** // (**A**) Normal. (**B**) Distúrbio obstrutivo (p. ex., DPOC). (**C**) Obstrução fixa alta (p. ex., estenose traqueal). (**D**) Obstrução extratorácica variável (p. ex., discinesia de laringe). (**E**) Distúrbio restritivo (p. ex., fibrose pulmonar).

distúrbio somente obstrutivo com alçaponamento aéreo (o aumento do VR impede a expiração completa, reduzindo a CVF).

- **Resposta positiva ao broncodilatador:** espirometria de padrão obstrutivo com aumento após o broncodilatador ≥ 200 mL e 7% do valor previsto no VEF_1 (SBPT) ou 12% em relação aos valores basais (ATS/ERS) caracteriza resposta de fluxo. Um aumento ≥ 350 mL na CVF caracteriza a resposta de volume.

■ VOLUME E CAPACIDADE PULMONARES

MÉTODOS DE MENSURAÇÃO ▶ Pletismografia de corpo inteiro, diluição do hélio por respiração múltpla ou única, lavagem do nitrogênio.

PRINCIPAIS INDICAÇÕES ▶

- **Funcionais:** redução da CV em distúrbios obstrutivos, confirmação de processos restritivos, determinação de processos mistos (obstrutivos + restritivos), detecção de alçaponamento aéreo e hiperinsuflação pulmonar.
- **Clínicas:** asma grave, DPOC grave ou muito grave, doenças pulmonares intersticiais (fibrose pulmonar, sarcoidose), anormalidades da parede torácica, pré-operatório de cirurgia redutora ou transplante pulmonar.

INTERPRETAÇÃO ▶ As principais variáveis que devem ser observadas são VR, CPT e relação VR/CPT.

- **Hiperinsuflação pulmonar:** ↑ CPT + ↑ VR.
- **Alçaponamento aéreo:** ↑ VR + ↑ VR/CPT + obstrução ao fluxo aéreo ou CPT medida pela pletismografia > CPT medida pelo hélio (> 10%).
- **Restrição pulmonar (em geral):** ↓ CPT.
- **Restrição pulmonar hipodinâmica** (↓ força muscular): ↓CPT + ↑VR + ↑VR/CPT.
- **Variante da normalidade:** ↑ CPT isolada ou ↑ VR isolado.

■ CAPACIDADE DE DIFUSÃO PULMONAR

A capacidade de difusão pulmonar do monóxido de carbono (CO) é a única prova de função pulmonar que não tem substituto clínico ou radiológico. O fator de transferência (DCO) é o valor medido da difusão do CO. Esse valor sempre deve ser corrigido pela hemoglobina do paciente para representar um valor real (então, DCOc; senão a anemia falsamente reduz a difusão pulmonar e a policitemia aumenta). A fórmula de correção é em homens DCO × [1,7 × Hb/(10,22 + Hb)] e em mulheres DCO × [1,7 × Hb/(9,38 + Hb)]. Coeficiente de transferência (índice de Krogh; DCOc/VA): é a difusão pulmonar dividida pelo volume alveolar (VA) em que foi medido. Esse volume pulmonar é aferido por medida do hélio que é inalado junto com o CO.

MÉTODOS DE MENSURAÇÃO ▶ Monóxido de carbono (CO) por respiração múltipla ou única.

PRINCIPAIS INDICAÇÕES ▶ Diagnóstico e seguimento de doenças pulmonares intersticiais, diferenciação de asma ou bronquite crônica do enfisema pulmonar, diagnóstico precoce do enfisema, sintomáticos respiratórios com espirometria normal, investigação de dispneia inexplicada, avaliação de doenças da circulação pulmonar, quantificação da incapacidade pulmonar, avaliação pré-operatória (sobretudo de ressecção pulmonar), detecção de hemorragia pulmonar, policitemia e *shunt*.

INTERPRETAÇÃO ▶ Principais variáveis para observar: capacidade de difusão corrigida pela hemoglobina (DCOc), VA, relação entre capacidade de difusão e volume alveolar (DCOc/VA).

- DCOc reduzida proporcional ao VA: ressecção pulmonar, fibrose.
- DCOc reduzida desproporcional ao VA: doença intersticial, ICC.
- DCOc reduzida relacionada à hiperinsuflação pulmonar: enfisema.
- DCOc reduzida e VA normal: doença vascular pulmonar.
- DCOc elevada: hemorragia alveolar, *shunts* intracardíacos E→D, exercício, decúbito dorsal, asma.

■ OUTRAS PROVAS DE FUNÇÃO PULMONAR

■ Broncoprovocação

O paciente inala substância broncoconstritora (a mais usada é a metacolina, mas pode ser carbacol, histamina, soro hipertônico) ou realiza exercício físico e repete várias manobras espirométricas forçadas. Indicado para investigação de hiper-reatividade brônquica (suspeita de asma, mas espirometria normal) ou tosse crônica. O resultado é expresso em PC_{20} (a concentração de metacolina que é necessária para reduzir o VEF_1 inicial em 20%).

■ Pressões respiratórias máximas

Medem a força da musculatura respiratória na inspiração e na expiração, respectivamente, $PI_{máx.}$ e $PE_{máx.}$. Indicadas para investigação de dispneia, comprometimento respiratório em doenças neuromusculares ou DPOC com dispneia desproporcional ao grau de obstrução ao fluxo aéreo. Podem ser medidas com aparelhos digitais ou analógicos, específicos ou acoplados em outros equipamentos de função pulmonar.

■ Resistência das vias aéreas

Pode ser medida por pletismografia (resistência das vias aéreas [Rva], na mesma manobra da medida dos volumes pulmonares) ou por oscilometria de impulso (aferida durante respiração de volume de ar corrente, podendo determinar pelas frequências o componente central e o periférico da resistência). Indicada na caracterização dos distúrbios ventilatórios (obstrutivo *versus* restritivo) e na avaliação da resposta ao broncodilatador. A condutância das vias aéreas (Gva) é a medida inversa da resistência (Gva = 1/Rva). Os valores ditos específicos (p. ex., resistência específica) são aqueles corrigidos para o volume pulmonar em que foram medidos.

Ventilação voluntária máxima

Representa o volume máximo de ar ventilado em um período de tempo, em geral 12 a 15 segundos, sendo o resultado extrapolado para 1 min É um teste de *endurance* ventilatório e pode auxiliar no reconhecimento de hiperinsuflação dinâmica. Alguns aparelhos fornecem a ventilação voluntária máxima (VVM) calculada por meio do VEF_1 (VVM = $VEF_1 \times$ 35 ou 40), mas que não representa VVM diretamente medida, sobretudo em indivíduos doentes.

Medida da fração de óxido nítrico exalado

A medida da fração de óxido nítrico exalado (FENO) tem associação com o grau de inflamação das vias aéreas. Pode auxiliar no diagnóstico, na previsibilidade de resposta ao corticosteroide e no acompanhamento da asma. Valores acima de 50 ppb indicam asma não controlada e então maior risco de agudização.

Gasometria com oxigênio a 100%

O paciente inala oxigênio a 100% durante 20 min, sendo coletada gasometria arterial no final. Indicada na investigação de *shunt* intrapulmonar (p. ex., síndrome hepatopulmonar). Valor normal < 5%.

Teste da caminhada

O paciente caminha em um corredor de 30 m, monitorado por oximetria digital, durante 6 min. São avaliadas a distância total percorrida, a dessaturação, a resposta cronotrópica cardíaca e a modificação do grau de dispneia (escala de Borg). Indicado para avaliação do desempenho de pacientes com DPOC, ICC, DPPD e hipertensão arterial pulmonar (HAP). Tem boa correlação com a qualidade de vida, com o prognóstico e com a resposta terapêutica.

Ergoespirometria (teste de exercício cardiopulmonar)

É um teste de esforço, em que são medidos consumo de oxigênio, limiar anaeróbico, carga de exercício atingida, hiperinsuflação dinâmica e outras variáveis. O teste de exercício cardiopulmonar é útil para entender os mecanismos associados com a limitação ao exercício. Indicada na investigação de dispneia ou fadiga inexplicadas, no diagnóstico de descondicionamento físico, na avaliação pré-operatória de pacientes de risco cirúrgico limítrofe, na preparação para programas de reabilitação cardiopulmonar, no acompanhamento da resposta terapêutica de algumas pneumopatias (p. ex., HAP) e de doenças cardiovasculares (doença arterial coronariana, competência cronotrópica e arritmias).

▶ ASMA

DEFINIÇÃO ▶

A asma é uma doença crônica das vias aéreas, caracterizada por:

- Obstrução do fluxo aéreo reversível (embora não completamente em alguns pacientes), de maneira espontânea ou com tratamento.
- Inflamação das vias aéreas na qual muitas células têm um papel importante, em particular os mastócitos e eosinófilos.
- Aumento da reatividade das vias aéreas a uma variedade de estímulos (hiper-responsividade brônquica).
- Episódios recorrentes de sibilância, dispneia, aperto no peito e tosse, particularmente à noite e pela manhã ao acordar.

FATORES DESENCADEANTES DAS CRISES ▶

- Infecções respiratórias (principalmente virais).
- Exposição a alérgenos ambientais, como poeira doméstica, pólen, mofo, descamação ou secreções de animais (baratas, ácaros, etc.).
- Exposição a alérgenos ou produtos químicos e outros irritantes ocupacionais e ambientais, como fumaça de tabaco, ozônio, óxido sulfúrico e outros poluentes.
- Mudanças climáticas, sobretudo a exposição ao frio.
- Exercício.
- Emoções.
- Refluxo gastresofágico.
- Ingestão de aditivos alimentares contidos em corantes e conservantes.
- Fármacos como AAS, anti-inflamatórios não esteroides (AINEs), β-bloqueadores (inclusive soluções oftalmológicas), IECAs.
- Fatores endócrinos, como menstruação, gravidez e doenças da tireoide.

DIAGNÓSTICO ▶ Ver Figura 22.5.

- Presença de sintomas compatíveis (conforme já referido).
- Verificação de limitação ao fluxo aéreo pelas provas de função pulmonar (em geral, espirometria). Essa limitação é reversível espontaneamente ou com tratamento antiasmático (broncodilatadores e/ou corticosteroides). Na espirometria com prova farmacodinâmica, um aumento do VEF_1 de 200 mL e 12% em relação ao valor pré-broncodilatador *ou* 200 mL e 7% do seu valor previsto indica reversibilidade da limitação ao fluxo aéreo consistente com asma.
- Exclusão de outras condições que podem simular a asma (refluxo gastresofágico, sinusite, insuficiência cardíaca, DPOC, entre outras).

Convém ressaltar que, no período intercrises, a função pulmonar do asmático pode ser normal, necessitando a realização de testes de broncoprovocação (com metacolina, carbacol, histamina ou, eventualmente, com exercício) para confirmar o diagnóstico de asma. Outra possibilidade é a medida seriada do pico de fluxo expiratório (PFE) ou *peak flow* (uma variabilidade diária maior do que 20% pode sugerir o diagnóstico de asma, e a magnitude da variação correlaciona-se com a gravidade da doença).

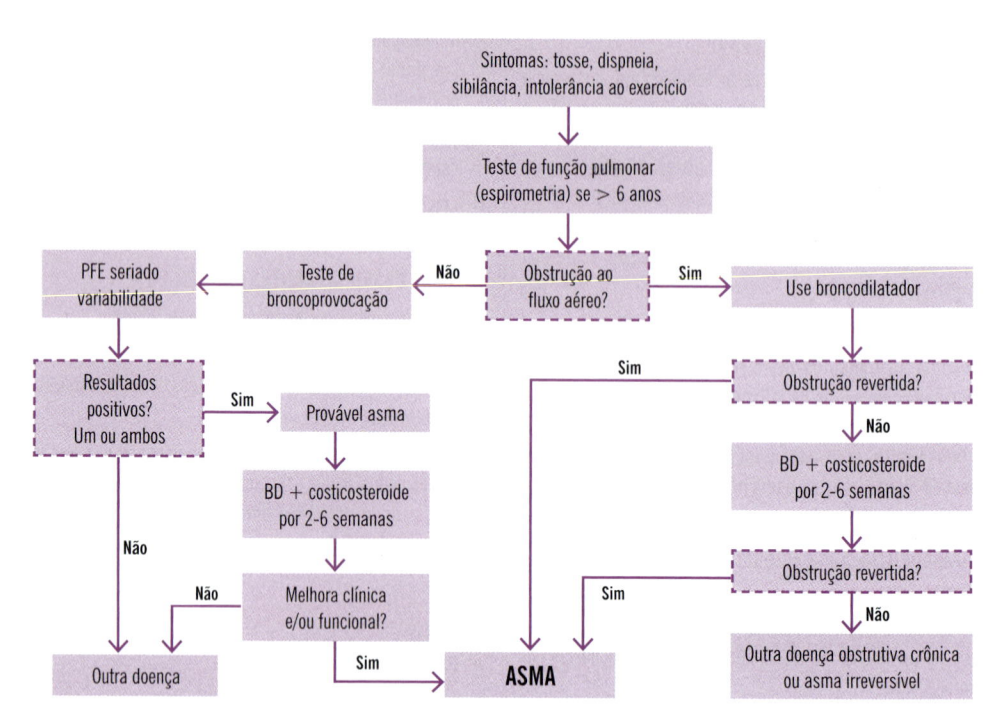

FIGURA 22.5 ▶ **FLUXOGRAMA PARA O DIAGNÓSTICO DA ASMA.** // BD, broncodilatador; PFE, pico de fluxo expiratório.
Fonte: Global Initiative for Asthma.²

TRATAMENTO ▶

Educação do paciente ▶ Inclui o entendimento da doença, o uso correto dos medicamentos (reforçar os dispositivos inalatórios), a educação sobre o controle ambiental, os planos de automanejo das crises e o reconhecimento do não controle da asma.

Controle ambiental ▶ Identificação e medidas para evitar os fatores desencadeantes das crises.

⊖ **Tratamento farmacológico** ▶ Conforme avaliação do controle da asma, utilizam-se medicações preventivas, que são os anti-inflamatórios (sobretudo os corticosteroides inalatórios), de forma regular, e os broncodilatadores (principalmente os β_2-agonistas de curta ação) de resgate para alívio dos sintomas (i.e., se necessário). O tratamento concomitante da rinite alérgica, se estiver presente, é importante para o controle da asma (evitar o uso de descongestionantes/vasoconstritores nasais; usar diariamente corticosteroide nasal, tais como beclometasona nasal, 50 µg, 1 a 2 jatos em cada narina, 2×/dia; mometasona nasal, 50 µg, 1 a 2 jatos em cada narina, 1×/dia; budesonida, 32, 50 ou 64 µg, 1 a 2 jatos em cada narina, 2×/dia; fluticasona nasal, 50 µg, 1 a 2 jatos em cada narina, 1×/dia) (**Quadros 22.3** a **22.5**).

Vacinas ▶ Pacientes com asma moderada a grave devem ser aconselhados a receber anualmente a vacina anti-influenza (uma contraindicação para a vacina é a alergia ao ovo). Entretanto, a vacinação anti-influenza não protege contra exacerbações da asma, nem melhora o controle da doença. Todo paciente com doença pulmonar crônica grave tem indicação de receber a vacina antipneumocócica, o que inclui aqueles pacientes com asma grave.

Monitoração do tratamento ▶ As principais variáveis que devem ser aferidas para indicar se a asma está sob controle são os sintomas (tosse, dispneia, sibilância, aperto no peito), sintomas noturnos, limitação da atividade física ou da vida diária pela asma, quantidade de uso do β-agonista de resgate e as medidas da função pulmonar (por espirometria ou pela medida do PFE). Há questionários padronizados (e já validados para o português) que auxiliam na verificação do controle da asma, como o Teste de Controle da Asma (ACT, do inglês *Asthma Control Test*), Questionário de Controle da Asma (ACQ, do inglês *Asthma Control Questionnaire*) e Sistema de Escore para Controle Abrangente da Asma (ACSS, do inglês *Asthma Control Scoring System*).

QUADRO 22.3 ▶ AVALIAÇÃO DO CONTROLE DA ASMA E DO RISCO FUTURO

NÍVEL DE CONTROLE DOS SINTOMAS DA ASMA

Nas últimas 4 semanas, o paciente teve:

Sintomas diurnos > 2×/semana	Sim ( )	Não ( )	■ **Nenhum desses:** asma bem controlada	■ **1-2 desses:** asma parcialmente controlada	■ **3-4 desses:** asma não controlada
Qualquer sintoma noturno	Sim ( )	Não ( )			
Necessidade de medicação de alívio > 2×/semana	Sim ( )	Não ( )			
Qualquer limitação de atividade devido à asma	Sim ( )	Não ( )			

FATORES DE RISCO PARA DESFECHOS RUINS

Asma não controlada; altas doses de broncodilatador de curta ação; não usar corticosteroide inalatório ou baixa adesão; técnica inalatória incorreta; VEF_1 baixo (especialmente < 60% do previsto); reversibilidade alta ao BD; problemas socioeconômicos ou psicológicos; exposições (tabagismo; alérgenos); comorbidades (obesidade, rinossinusite crônica, alergia alimentar); eosinofilia sérica ou no escarro; gestação; história prévia de intubação ou internação em UTI; uma ou mais exacerbações nos últimos 12 meses

BD, broncodilatador; UTI, unidade de terapia intensiva; VEF_1, volume expiratório forçado no primeiro segundo.
Fonte: Global Initiative for Asthma.[2]

QUADRO 22.4 ▶ NÍVEIS DE TRATAMENTO DA ASMA

		NÍVEL 1	NÍVEL 2	NÍVEL 3	NÍVEL 4	NÍVEL 5
		Educação do paciente/Controle ambiental				
Tratamento de resgate (alívio)		β_2-agonista de curta ação conforme a necessidade		β_2-agonista de curta ação conforme a necessidade ou baixa dose de corticosteroide inalatório/formoterol		
Tratamento de manutenção		Selecione um	Selecione um	Selecione um	Selecione um ou mais	Adicione qualquer um
	Tratamento de escolha	Sem necessidade de tratamento de manutenção	Corticosteroide inalatório em dose baixa	Corticosteroide inalatório em dose baixa mais β_2-agonista de longa ação	Corticosteroide inalatório em dose média-alta mais β_2-agonista de longa ação	Referenciar para especialista e adicionar: tiotrópio e/ou anti-IgE
	Outras opções	Considerar corticosteroide inalatório em baixa dose	Modificador de leucotrienos Teofilina em baixa dose	Corticosteroide inalatório em dose média-alta Corticosteroide inalatório em dose baixa mais modificador de leucotrienos Corticosteroide inalatório em dose baixa mais teofilina de liberação prolongada	Adicionar tiotrópio Corticosteroide inalatório em dose média/alta mais modificador de leucotrienos Corticosteroide inalatório em dose média/alta mais teofilina de liberação prolongada	Corticosteroide, VO (menor dose possível)

Anti-IgE, anti-imunoglobulina E; VO, via oral.
Fonte: Global Initiative for Asthma.[2]

QUADRO 22.5 ▶ TRATAMENTO INDICADO CONFORME NÍVEL DE CONTROLE DA ASMA

NÍVEL DE CONTROLE	TRATAMENTO
Controlada	Encontrar e manter o menor nível de tratamento possível
Parcialmente controlada	Considerar aumentar o nível de tratamento
Não controlada	Aumentar o nível de tratamento até controlar a asma
Exacerbação	Tratar como exacerbação

Fonte: Global Initiative for Asthma.[2]

Asma de difícil tratamento ▶ São os pacientes que não alcançam um nível aceitável de controle no passo 4 do tratamento (medicação de alívio e dois ou mais medicamentos de manutenção). Para esses pacientes, deve-se:

- Confirmar o diagnóstico (excluir DPOC e disfunção de pregas vocais).
- Revisar se o tratamento está adequado.
- Rever a técnica inalatória dos medicamentos – principal motivo para a falta de controle adequado.
- Verificar a adesão ao tratamento.
- Conferir se o controle ambiental está adequado.
- Identificar alergia a fármacos ou alimentos e tabagismo.
- Detectar a presença de refluxo gastresofágico, rinossinusite ou ABPA.
- Certificar-se acerca dos pacientes que são resistentes aos corticosteroides (poucos casos).
- Pacientes categorizados como alérgicos podem se beneficiar da terapia anti-imunoglobulina E (anti-IgE).
- O objetivo do tratamento nesses pacientes é reduzir ao máximo o número de exacerbações; o uso frequente de medicações de alívio é permitido.

Asma aguda ▶ O manejo adequado inclui a confirmação do diagnóstico de asma aguda, o tratamento agressivo da crise, o reconhecimento de pacientes com alto risco de progressão para insuficiência respiratória e o rastreamento de complicações (pneumotórax, pneumonia, atelectasia, arritmias e distúrbios hidreletrolíticos).

GRAVIDADE DA CRISE ▶

- **Dados da história clínica pregressa:** história de intubação/ventilação mecânica (VM) prévias, hospitalização ou visita à emergência por asma no último ano, uso atual ou suspensão recente de terapia sistêmica com corticosteroide, não uso de corticosteroide inalatório, história de doença psiquiátrica ou problemas psicossociais e má adesão ao tratamento.
- **Dados da crise atual:** duração prolongada dos sintomas, exacerbação em vigência de tratamento adequado, recidiva precoce após alta da emergência, idade superior a 55 anos, comorbidades, frequência cardíaca (FC) > 120 batimentos por minuto (bpm), frequência respiratória (FR) > 30 movimentos por minuto (mpm), pulso paradoxal > 12 mmHg, incapacidade de falar, uso de musculatura acessória, sudorese, tórax silencioso, cianose e alteração do sensório.
- **Avaliação objetiva da função pulmonar (espirometria ou medida do PFE):** para estimar a gravidade e para comparações durante o tratamento. Asma aguda grave é definida como VEF_1 ou PFE menores do que 60% do previsto ou do melhor valor pessoal (VEF_1 < 30% ou PFE < 30% ou VEF_1 < 1 L ou PFE < 100 L/min indicam extrema gravidade).
- **Avaliação da oxigenação:** inicialmente feita com oximetria de pulso não invasiva. Em caso de saturação inferior a 92%, deve-se obter gasometria arterial. A gasometria pode mostrar hipoxemia com hipocapnia. A presença de hipoxemia com normocapnia ou hipercapnia indica maior gravidade.
- **Indicação de hospitalização:** baseia-se na gravidade e na duração dos sintomas, na resposta ao tratamento empregado, nas comorbidades, nas complicações, no acesso do paciente a serviços médicos fora do hospital e no suporte familiar adequado. Pacientes com PFE > 60% após o manejo inicial em geral podem completar o tratamento da crise ambulatorialmente. Valores pós-tratamento entre 40 e 60% são potencialmente manejáveis fora do ambiente hospitalar, assumindo adesão e suporte adequados. Em geral, necessitam internação aqueles pacientes com PFE inicial < 25% ou PFE < 40% após o manejo inicial.

TRATAMENTO DA CRISE ASMÁTICA ▶

- **Oxigenação:** em geral, cateter ou óculo nasal é suficiente para manter saturação > 90%.
- **BD:** usar β_2-agonistas de curta ação associados a anticolinérgicos por via inalatória, de 20 em 20 min, por 3 doses (cada dose: salbutamol ou fenoterol *spray* 400-800 μg ou nebulização com 2,5-5 mg + brometo de ipratrópio *spray* 80-160 μg ou nebulização com 0,5 mg). Após, manter o β_2-agonista, a cada 1 a 4 h, e o anticolinérgico, a cada 3 a 4 h, até a estabilização. O uso de *spray* é preferível (possui menos efeitos adversos, início de ação mais rápido e efeito equivalente).
- **Corticosteroides sistêmicos:** de 0,5 a 1 mg de prednisona/kg/dia deve ser usado precocemente no tratamento da crise. Para pacientes hospitalizados, podem ser prescritos corticosteroides intravenosos (IV) (hidrocortisona, 2-3 mg/kg,

4/4 h; ou metilprednisolona, 0,5-1 mg/kg, 6/6 h). Os pacientes que não necessitarem de internação devem receber prednisona, 40 a 60 mg/dia, por 7 dias. A evidência atual não sugere benefício de doses regressivas.

- **Corticosteroides inalatórios:** o uso em altas doses na crise pode ter efeito equivalente ao corticosteroide sistêmico e talvez mais precoce (sobretudo nas primeiras 4 h), porém com maior custo. No mínimo, devem ser prescritos na alta, em associação ao corticosteroide sistêmico (maior redução de recidivas quando comparada à prednisona isolada).
- **Metilxantinas:** usadas somente nos casos refratários. A dose de aminofilina é administrada em bólus inicial de 5 a 6 mg/kg, em 20 min, seguido por infusão contínua de 0,6 a 0,9 mg/kg/h. Se o paciente já usava teofilina, não se administra dose de ataque. Manter nível sérico entre 8 e 15 μg/mL (idealmente, deve ser medido em 6 a 12 h do início).
- **Sulfato de magnésio:** tem papel nos casos muito graves (VEF_1 25-30% na apresentação) e nos refratários. Dose de 2 g (4 mL do $MgSO_4$ 50%) em 50 mL de solução fisiológica (SF) 0,9%, em 20 min, podendo ser repetida uma vez.
- **Indicações de intubação traqueal:** absoluta parada cardíaca ou respiratória, alteração significante do estado mental; relativa exaustão progressiva, não reversão ou piora da acidose respiratória após tratamento pleno (pH < 7,20-7,25).
- **Indicação de internação em UTI:** pacientes que necessitarem de suporte ventilatório, que apresentarem piora progressiva da obstrução, apesar do tratamento (PFE < 100 L/min ou VEF < 1 L), FR > 40 mpm, pulso paradoxal ascendente, sensação de exaustão ou incapacidade para falar, alteração do sensório, saturação < 90% em ar ambiente, elevação progressiva da $PaCO_2$ ou acidose, ou sinais de fadiga respiratória.
- **Critérios de alta hospitalar:** uso de medicação de alta por 24 h e estável, técnica correta da medicação, PFE > 70% (do seu melhor valor pessoal ou previsto por tabelas) sem grande variação (< 50%), tratamento com corticosteroides VO e inalado em adição aos BD3, plano escrito de crise, retorno ambulatorial agendado para 3 a 7 dias.

▶ BRONQUIECTASIAS

DEFINIÇÃO ▶ São dilatações anormais e irreversíveis dos brônquios, que ocorrem por agressão infecciosa e deficiência da depuração das secreções. Após uma pneumonia, pode ocorrer dilatação brônquica transitória por até 8 semanas, devendo-se, portanto, aguardar esse período para diagnosticar bronquiectasias.

ETIOLOGIA ▶

- **Bronquiectasias localizadas:** obstrução brônquica (tumor, corpo estranho, adenopatias hilares), sequela de tuberculose localizada e sequela de pneumonia necrosante.
- **Bronquiectasias difusas:** relacionadas à doença sistêmica ou pneumopatia difusa subjacente, tais como imunodeficiências (deficiência de IgG ou IgA), fibrose cística, artrite reumatoide, deficiência de α_1-antitripsina, discinesia ciliar primária, ABPA, sequela de tuberculose extensa, bronquiolite obliterante, pneumonias aspirativas de repetição e anormalidades congênitas (traqueobroncomalácia, etc.).

DIAGNÓSTICO ▶

- **Apresentação:** o sintoma principal é a tosse produtiva com expectoração crônica, que aumenta em quantidade e purulência durante exacerbações. Com a progressão da doença, pode ocorrer dispneia. Eventualmente pode ocorrer hemoptise, devendo, entretanto, lembrar a possibilidade de neoplasia pulmonar concomitante. Sintomas da doença sistêmica subjacente podem estar presentes (p. ex., artralgias na artrite reumatoide).
- **Avaliação:** a TC de tórax (incluindo janela de mediastino e cortes de alta resolução do parênquima pulmonar) é muito sensível e específica, permitindo definir a extensão e, muitas vezes, a etiologia das bronquiectasias; a distribuição predominante nos lobos superiores sugere fibrose cística, ABPA ou sequela de tuberculose; e a distribuição no lobo médio ou língula sugere infecção pelo complexo *Mycobacterium avium*. A broncografia (padrão áureo) raramente é solicitada hoje. A obtenção de exame do escarro (bacterioscópico, bacteriológico, pesquisa de bacilos álcool-ácido resistentes (BAAR) e cultura de micobactérias e fungos) é essencial para a identificação dos germes colonizantes ou de infecções recidivantes (p. ex., hemófilo, estafilo, pseudomonas, micobactérias atípicas, aspergilos, etc.). A realização de testes de função pulmonar é importante para estadiar a doença (sobretudo, espirometria e gasometria arterial). No caso de doença sistêmica, a avaliação das manifestações extrapulmonares está indicada (p. ex., glicemia, função hepática e sinusopatia na fibrose cística).
- **Investigação etiológica:** a identificação de um ou mais fatores causais ocorre em 47% dos casos. Os exames de investigação inicial incluem hemograma, exame de escarro (bacterioscópico, bacteriológico, pesquisa de BAAR, cultura para micobactérias, pesquisa direta e cultura de fungos) e dosagem de imunoglobulinas (IgG, IgM e IgA). Conforme a suspeita clínica, outros exames podem ser solicitados: α_1-antitripsina, fator reumatoide, IgE, precipitinas para *Aspergillus*, subclasses de IgG, eletrólitos no suor, testes de função ciliar (biópsia de mucosa nasal ou teste da sacarina), pHmetria esofágica de 24 h, sorologia para o vírus da imunodeficiência humana (HIV), investigação do trato digestório (colonoscopia, enema baritado ou imagem do intestino delgado), endoscopia respiratória (nas bronquiectasias localizadas para identificação de lesão obstrutiva).

TRATAMENTO ▶

- **Medidas gerais:** nutrição adequada, imunizações, cessação do tabagismo, oxigenoterapia, broncodilatadores.
- **Tratamento da doença básica:** reposição de imunoglobulinas nas imunodeficiências humorais; corticosteroides sistêmicos na ABPA. O diagnóstico acurado da fibrose cística permite a utilização de medidas específicas (ivacaftor comprimidos; em pacientes que têm a mutação G551D, esse medicamento potencializa a função da proteína do receptor transmembrana da fibrose cística [CFTR]).
- **Fisioterapia:** essencial nos pacientes com expectoração excessiva, principalmente na fibrose cística, por meio de manobras como ciclo ativo da respiração, *huffing*, pressão positiva oscilatória (*flutter*), entre outras. Nas bronquiectasias localizadas, a drenagem postural pode ser útil.
- **Mucolíticos:** o mais testado é a α-dornase (rhDNAse, 2,5 mg, por nebulização, em dias alternados), na fibrose cística; em pacientes com bronquiectasias de outras causas, está contraindicado, pois pode piorar a frequência de exacerbações e o declínio do VEF_1. A solução salina hipertônica (NaCl 7%, que pode ser preparado com NaCl 20% 1 mL + água destilada 2 mL) é uma alternativa mais barata e também eficaz. O uso de N-acetilcisteína por nebulização reduz a viscosidade do escarro, mas não melhora desfechos clínicos. Deve-se considerar que os mucolíticos inalados podem provocar broncoespasmo.
- **Antimicrobianos:** são utilizados no tratamento das exacerbações e para o tratamento preventivo na tentativa de suprimir a carga bacteriana. Nas exacerbações (febre, piora da quantidade ou purulência do escarro, piora funcional pulmonar, dispneia, etc.), pode-se usar empiricamente ciprofloxacino ou levofloxacino nos pacientes com risco de infecção por *Pseudomonas aeruginosa* (VEF_1/CVF < 60% e produção diária de escarro > 20 mL). Nos demais pacientes, pode-se usar amoxicilina, amoxicilina+clavulanato, macrolídeos, cefuroxima e ceftriaxona. O uso de antimicrobianos inalatórios de manutenção em pacientes colonizados por *Pseudomonas aeruginosa* reduz o número de exacerbações e reduz a piora da função pulmonar (p. ex., tobramicina 300 mg, inalada, 1×/dia, por 28 dias, alternados com 28 dias sem administração; colistina, 1-2 milhões de UI, 2×/dia, diariamente). O uso crônico de macrolídeos (azitromicina, 250 mg, 3×/semana, ou eritromicina, 500 mg, 2×/dia) pode também prevenir exacerbações.
- **Cirurgia:** ressecção dos segmentos comprometidos pelas bronquiectasias localizadas em paciente sintomáticos (i.e, com exacerbações recorrentes), cuja função pulmonar permita o procedimento, é o tratamento de eleição. Naqueles pacientes com doença mais difusa, eventualmente se podem retirar segmentos muito acometidos e/ou relacionados a sangramentos graves (cintilografia pulmonar e arteriografia podem auxiliar na decisão). O transplante pulmonar bilateral é o tratamento para pacientes com bronquiectasias difusas com grave comprometimento funcional, como na fibrose cística.

▶ DERRAME PLEURAL

INVESTIGAÇÃO ▶ A primeira etapa na investigação do derrame pleural é a diferenciação entre transudato e exsudato, que é realizada por meio dos critérios de Light. Para isso, é necessária a análise do líquido pleural, que é obtido por toracocentese. A toracocentese diagnóstica está indicada para a maioria dos pacientes com derrame pleural de volume significativo (p. ex., mais de 5 cm de altura no radiograma em perfil ou mais de 1 a 2 cm na radiografia em decúbito lateral) sem etiologia definida. Derrames pleurais loculados (i.e., não escorrem na radiografia de decúbito lateral) podem ser difíceis de puncionar, às vezes necessitando de auxílio da US ou da TC de tórax. Nos derrames bilaterais com suspeita de etiologia transudativa (p. ex., ICC, síndrome nefrótica, cirrose), pode-se inicialmente empregar tratamento para essas doenças e puncionar o derrame apenas se não houver regressão com a terapia otimizada para a doença de base. Essa espera, porém, é inapropriada se já na apresentação houver febre, dor pleurítica ou emagrecimento, os quais não são esperados nas doenças que causam transudato. Alguns pacientes podem ter duas etiologias concomitantes (p. ex., ICC e pneumonia).

- **Diferenciação entre exsudato e transudato:** utilizam-se os critérios de Light, que têm acurácia > 90%. A presença de qualquer um destes faz o diagnóstico de exsudato: relação proteína total pleural/proteína total sérica > 0,5, relação desidrogenase láctica (LDH) pleural/LDH sérica > 0,6 e LDH pleural > 2/3 do limite superior do valor normal para a LDH sérica. Quando os critérios de Light forem limítrofes, usa-se preferencialmente o gradiente de proteína (proteína total sérica − proteína total do líquido pleural; diferença > 3,1 indica transudato); também podem ser úteis o gradiente da albumina (albumina sérica − albumina do líquido pleural; diferença > 1,2 indica transudato), o colesterol no líquido pleural (> 45 mg/dL indica exsudato) ou a relação bilirrubina no líquido pleural/bilirrubina sérica (> 0,6 caracteriza exsudato).
- **Celularidade:** depois de caracterizado um líquido pleural como exsudato, o predomínio da celularidade pode também auxiliar na identificação da etiologia, como nos casos de derrame hemorrágico (TEP, neoplasia, trauma), neutrofílico (pneumonia, TEP, pancreatite, abscesso subfrênico), linfocítico (tuberculose, neoplasia, virose, doenças difusas do tecido conectivo [DDTC]) e eosinofílico (reação a fármacos, parasitas, asbestose, síndrome de Churg-Strauss ou mais comumente ar/sangue na pleura por punção prévia). A escassez de células mesoteliais (< 5%) em um exsudato com predomínio linfocítico é muito característica da tuberculose pleural. A citologia dos transudatos é variável e, como regra,

é desnecessária a investigação da sua etiologia quando a causa sistêmica é evidente.

Técnica para toracocentese diagnóstica à beira do leito
▶ Explicar todo o procedimento ao paciente, para que possa colaborar fazendo apneias se for necessária a desconexão da seringa. Posicionar o paciente sentado no leito, com os braços apoiados em uma mesa alta à frente e cruzados (para afastar as escápulas). Escolher o espaço intercostal a ser puncionado, levando em conta a radiografia de tórax e o exame físico (auscultar cuidadosamente, palpar e percutir – puncionar um espaço intercostal abaixo do ponto em que ocorre macicez e desaparecimento do frêmito tátil. No plano vertical, a referência pode ser a linha axilar posterior ou a ponta da escápula. O uso de US pode ser de grande auxílio para orientar a punção e é recomendada em especial em derrames menores e/ou organizados e em pacientes que não podem permanecer sentados. Após assepsia rigorosa, ocorre a colocação de campo estéril e anestesia tópica com lidocaína, puncionando o espaço escolhido sempre em sua porção inferior (evitando o feixe vásculo-nervoso na borda inferior da costela acima). Aspira-se o líquido até o enchimento da seringa (20 mL). Idealmente, deve haver uma dânula conectada entre a agulha e a seringa. Antes de desconectar a seringa, a dânula é fechada, evitando a entrada de ar na cavidade pleural. Se não houver dânula, solicitar ao paciente que faça apneia, desconectar a seringa da agulha e imediatamente ocluir a ponta da agulha com o dedo, dizendo ao paciente que volte a respirar normalmente. Mantendo a agulha ocluída, passar o conteúdo da seringa para os frascos. Novamente solicitar que o paciente faça apneia para reconectar a seringa. Repetir a sequência até obtenção do volume de líquido necessário (em geral, 40-60 mL são suficientes). Após aspirar a última alíquota, retirar todo o conjunto (seringa e agulha) e fazer curativo com gaze estéril. Não é necessária radiografia de controle após uma toracocentese diagnóstica sem intercorrências e sem surgimento de sintomas (dor torácica, dispneia, tosse intensa). Solicitar as dosagens no líquido pleural e no sangue (Quadro 22.6).

CARACTERÍSTICAS ESPECÍFICAS DOS DERRAMES PLEURAIS ▶

Transudatos ▶
- Em geral, a causa é óbvia, e os derrames melhoram com o tratamento da doença subjacente.
- Principais etiologias: ICC, hiper-hidratação, cirrose, tamponamento cardíaco, glomerulonefrite aguda e síndrome nefrótica, síndrome da veia cava superior, TEP, desnutrição grave, má absorção, diálise peritoneal.

Exsudatos ▶
- **Parapneumônico:** associado a quadro clínico de pneumonia. Dor pleurítica é frequente. Empiema pode ocorrer precoce ou tardiamente. O tratamento envolve terapia antimicrobiana, drenagem pleural simples ou tratamento cirúrgico, como pleuroscopia, decorticação ou pleurostomia (Quadro 22.7).

QUADRO 22.6 ▶ EXAMES A SEREM SOLICITADOS NO LÍQUIDO PLEURAL*

- Seringa (heparinizada**): **pH**
- Frasco para bioquímica (5-10 mL, sem heparina): **proteínas totais**, **LDH**, **glicose**, albumina (ver nível sérico), amilase, dosagem de ADA, colesterol, bilirrubinas, triglicerídeos
- Frasco para hematologia (5 mL, heparinizado*): **contagem total de células**, hematócrito
- Frasco para citologia (5-25 mL, heparinizado*): **citológico diferencial**, citopatológico, pesquisa de células LE
- Frasco para microbiologia (15-20 mL, sem heparina): Gram, bacteriológico, pesquisa de BAAR, cultura de BAAR, pesquisa direta de fungos, cultura para fungos, pesquisa de larvas/parasitas
- Outros testes: fator reumatoide, FAN, complemento

Os exames em negrito são recomendados para todos os líquidos puncionados. Os demais testes devem ser solicitados conforme suspeita clínica.

* Solicitar também o nível sérico de proteínas totais, LDH, glicose e albumina.
** Para cada 5 mL de líquido pleural, colocar 1 mL de heparina não fracionada. A seringa do pH deve ser lavada só com heparina, retirando o excesso desse fármaco para não alterar o valor do pH; retirar também todo o ar da seringa após a coleta.
ADA, adenosina deaminase; BAAR, bacilos álcool-ácido resistentes; FAN, fator antinuclear; LDH desidrogenase láctica; LE, lúpus eritematoso.

QUADRO 22.7 ▶ CLASSIFICAÇÃO E TRATAMENTO DOS DERRAMES PLEURAIS PARAPNEUMÔNICO/EMPIEMA

CATEGORIA	ANATOMIA DO ESPAÇO PLEURAL		BACTERIOLOGIA DO LÍQUIDO PLEURAL		BIOQUÍMICA DO LÍQUIDO PLEURAL*	DESFECHO RUIM	DRENAGEM TORÁCICA
1	Mínimo, livre (< 10 mm na radiografia em decúbito lateral) **	e	Desconhecido	e	Desconhecido	Muito improvável	Não

(Continua)

QUADRO 22.7 ▶ CLASSIFICAÇÃO E TRATAMENTO DOS DERRAMES PLEURAIS PARAPNEUMÔNICO/EMPIEMA
(*Continuação*)

CATEGORIA	ANATOMIA DO ESPAÇO PLEURAL		BACTERIOLOGIA DO LÍQUIDO PLEURAL		BIOQUÍMICA DO LÍQUIDO PLEURAL*	DESFECHO RUIM	DRENAGEM TORÁCICA
2	Pequeno a moderado, livre (> 10 mm e < ½ hemitórax)	e	Gram e cultura sem germes***	e	pH > 7,20	Improvável	Não****
3	Grande e livre (> ½ hemitórax) *ou* loculado *ou* com espessamento pleural associado*****	*ou*	Gram e/ou cultura com germes	*ou*	pH < 7,20	Possível	Sim
4			Pus			Provável	Sim

*Se o pH não puder ser determinado por equipamento de gasometria, deve-se utilizar a glicose do líquido pleural como critério bioquímico (glicose > 60 mg/dL equivale a pH > 7,20).
**Derrame parapneumônico com essas características não necessita toracocentese diagnóstica.
***Independente do uso de antimicrobianos previamente.
****Se a condição clínica deteriorar, sugere-se repetir a toracocentese diagnóstica e considerar drenagem.
*****Derrames loculados têm piores prognósticos. Derrames grandes têm maior probabilidade de serem loculados.
Espessamento pleural concomitante na TC sugere a possibilidade de empiema.

- **Tuberculose:** quase sempre unilateral, moderado a volumoso. Dor pleurítica e febre vespertina são comuns. Proteína total elevada (> 5 mg/dL é muito sugestivo de tuberculose). Dosagem de adenosina deaminase (ADA) elevada (ADA total > 45 U/l, relação 2-deoxi-ADA/ADA < 0,49, ou combinação com relação linfócitos/neutrófilos > 0,75). Predomínio de linfócitos (embora, nas primeiras 2 semanas de sintomas, podem predominar neutrófilos). Poucas células mesoteliais e eosinófilos (exceto síndrome da imunodeficiência adquirida [Aids]). Pesquisa e cultura de BAAR com baixa positividade (exceto Aids). Biópsia de pleura estabelece o diagnóstico na maioria dos casos (granuloma com necrose caseosa). Tratamento com tuberculostático. Corticosteroides não têm benefício adicional.
- **Neoplasias:** as principais causas são carcinoma brônquico, carcinoma de mama e linfomas. Pode ser por metástase pleural, invasão direta ou causas paraneoplásicas (diminuição da drenagem linfática, atelectasia, TEP, etc.). Volume moderado a grande. A dispneia é comum. Frequentemente apresenta aspecto hemorrágico. Diagnóstico por citopatológico do líquido (uma segunda punção pode melhorar a acurácia diagnóstica), biópsia de pleura (pior rendimento do que na tuberculose) e/ou pleuroscopia. Tratamento sistêmico (quimioterapia [QT], hormonioterapia) em neoplasias responsivas (mama, ovário) ou terapia local em não responsivos ou persistentes (pleurodese química ou abrasiva; toracocentese de repetição em casos com baixa expectativa de vida; considerar permanência de cateter pleural com sistema para esvaziamento intermitente).
- **Artrite reumatoide:** derrame é mais comum em homens com artrite reumatoide (AR) de longa duração e com nódulos subcutâneos concomitantes. Em geral, unilateral (75%). Glicose abaixo de 10 mg/dL é característica, assim como pH reduzido e LDH e ADA elevadas. Predomínio de polimorfonucleares (quadro agudo) ou mononucleares (crônico). Fator reumatoide no líquido pleural > 1:160 sugere o diagnóstico. Boa resposta a corticosteroide.
- **Lúpus eritematoso sistêmico (LES):** frequentemente pequeno. Bilateral em 50%. Glicose não reduzida e LDH não tão alta quanto na AR. Celularidade conforme duração do quadro. FAN no líquido > 1:320 é sugestivo do diagnóstico. Células LE podem ser positivas. Boa resposta a corticosteroide.
- **Embolia pulmonar:** pode ser exsudato ou transudato. Aspecto seroso ou serosanguinolento. Maioria de volume pequeno (nunca ultrapassa metade do hemitórax).
- **Hemotórax:** ocorre quando o hematócrito do líquido pleural ultrapassa em mais de 50% o hematócrito do sangue periférico. Aspecto hemorrágico não necessariamente significa hemotórax, pois uma pequena quantidade de sangue no líquido pleural pode tornar seu aspecto hemorrágico. Pode ser traumático (perfurante ou não), espontâneo (diátese hemorrágica, neoplasias, ruptura vascular, idiopático) ou iatrogênico. A maioria dos casos requer drenagem cirúrgica.
- **Quilotórax:** líquido leitoso. Causado por lesão do ducto torácico, em geral por neoplasia (linfomas) ou trauma cirúrgico. Diagnóstico por triglicerídeos no líquido > 110 mg/dL. Deve ser diferenciado do pseudoquilotórax, no qual, apesar do aspecto também leitoso, há predomínio de colesterol (> 200 mg/dL), que ocorre nos derrames crônicos com pleura espessada. Manejo conservador (nutrição parenteral exclusiva) e/ou tratamento primário (pleurodese, ligadura do ducto torácico).

- **Outros exsudatos:** infecções fúngicas/virais/parasitárias, pancreatite, abscesso subfrênico, ruptura esofágica, induzido por medicamentos (nitrofurantoína, dantroleno, amiodarona, metotrexato, bussulfano), asbestose, síndrome de Meigs, síndrome de Dressler (pós-pericardiectomia), sarcoidose.

▶ DISTÚRBIOS RESPIRATÓRIOS RELACIONADOS AO SONO

A classificação atual das doenças do sono inclui categorias tão distintas quanto: insônias, distúrbios de movimento (como bruxismo e síndrome das pernas inquietas), parassonias (p. ex., terror noturno) e os distúrbios respiratórios relacionados ao sono. Esta última inclui SAHOS, síndromes de hipoventilação alveolar/hipoxemia relacionadas ao sono e outras síndromes de apneia central. Deve-se sempre lembrar de incluir sintomas relativos ao sono na revisão de sistemas da anamnese geral, com ênfase nos três principais grupos de manifestações: insônia, sonolência diurna excessiva e movimentos/comportamentos anormais durante o sono (p. ex., apneias, movimentos periódicos, etc.).

■ SÍNDROME DA APNEIA-HIPOPNEIA OBSTRUTIVA DO SONO

DEFINIÇÃO ▶ É caracterizada pelo colapso intermitente das estruturas faríngeas durante o sono, obstruindo totalmente (apneias) ou parcialmente (hipopneias) o fluxo de ar durante a inspiração, por pelo menos 10 segundos, com dessaturação ≥ a 4%. Para superar cada obstrução significativa, ocorrem despertares ou microdespertares, o que se traduz por um sono fragmentado e de má qualidade (alteração na arquitetura do sono). As consequências principais são neurocognitivas (sonolência diurna excessiva, distúrbios de concentração e de aprendizagem) e cardiovasculares (associação com hipertensão arterial sistêmica [HAS], ICC, doença arterial coronariana e cerebrovascular, hipertensão pulmonar).

APRESENTAÇÃO ▶ Roncos, apneias observadas pelos familiares, "ronco ressuscitador" (ao final dos eventos obstrutivos), sonolência diurna excessiva e queixa de sono não reparador. A associação com obesidade é muito frequente, porém até 30% dos pacientes com SAHOS, não são obesos. Outros fatores de risco são: sexo masculino, etnia negra, menopausa, uso de álcool e tabagismo. Embora a SAHOS seja mais comum com o avançar da idade, também ocorre com frequência em jovens e crianças, especialmente quando há fatores obstrutivos anatômicos (hipertrofia de amígdalas, malformações craniofaciais, doenças de depósito, etc.).

DIAGNÓSTICO ▶ Deve-se ter alto grau de suspeição, pois a prevalência é elevada (4% dos homens e 2% das mulheres de meia-idade nos Estados Unidos). Questiona-se sobre qualidade do sono e sintomas associados. Em pacientes com queixa de sonolência diurna excessiva, é útil o uso da escala de Epworth (Quadro 22.8). Para o diagnóstico definitivo, o exame recomendado na maioria dos casos é a polissonografia de noite inteira em laboratório do sono. O índice de apneia-

---

QUADRO 22.8 ▶ **ESCALA DE SONOLÊNCIA DE EPWORTH: VERSÃO VALIDADA PARA O PORTUGUÊS**

Nome: _____
Data: _____ Idade (anos) _____

Qual a probabilidade de você cochilar ou dormir, e não apenas se sentir cansado, nas seguintes situações?
Considere o modo de vida que você tem levado recentemente. Mesmo que você tenha feito algumas destas coisas recentemente, tente imaginar como elas o afetariam. Escolha o número mais apropriado para responder cada questão.

0 = Nunca cochilaria
1 = Pequena probabilidade de cochilar
2 = Probabilidade média de cochilar
3 = Grande probabilidade de cochilar

Situação	Probabilidade de cochilar			
Sentado e lendo	⓪	①	②	③
Assistindo TV	⓪	①	②	③
Sentado, quieto, em um lugar público (p. ex., em um teatro, reunião ou palestra)	⓪	①	②	③
Andando de carro por 1 h sem parar, como passageiro	⓪	①	②	③
Sentado quieto após o almoço sem bebida de álcool	⓪	①	②	③
Em um carro parado no trânsito por alguns minutos	⓪	①	②	③

Obrigado por sua cooperação!

Fonte: Bertolazi e colaboradores.[3]

-hipopneia (IAH) reflete o número de eventos por hora de registro polissonográfico. Em adultos, um IAH com mais de cinco eventos obstrutivos/hora é anormal e corrobora o diagnóstico de SAHOS, embora IAHs superior a 15 tenham maior correlação com sintomas e desfechos clínicos. O IAH > 30 indica SAHOS grave. Observar também a latência para início do sono (reduzida na SAHOS) e o índice de despertares-microdespertares (quando elevado, indica fragmentação do sono). O estudo combinado chamado *split-night*, em que o paciente faz parte da noite-teste para diagnóstico e o restante para titulação de pressão positiva contínua nas vias aéreas (CPAP, do inglês *continuous positive airway pressure*), é uma opção ágil para pacientes com suspeita alta que, provavelmente pelos dados clínicos, necessitarão tratamento, embora a estimativa da gravidade não seja tão precisa quanto no estudo completo. A polissonografia domiciliar com aparelho portátil pode ser utilizada em casos selecionados. O rastreamento (e não diagnóstico) com oximetria noturna é uma alternativa quando há suspeita de SAHOS grave.

TRATAMENTO ▶

- **Medidas gerais:** orientações quanto à higiene do sono (antes de dormir, evitar bebidas com cafeína, cigarro, álcool, exercícios intensos, refeições fartas; manter quarto com temperatura agradável com luz não intensa e pouco barulho; manter uma rotina de sono acordando e levantando diariamente no mesmo horário), perda de peso nos obesos e correção de possíveis fatores obstrutivos, tais como hipertrofia de tonsilas, rinite alérgica ou outras causas de obstrução nasal.
- **Ventilação não invasiva:** o uso de CPAP é o tratamento de escolha para a maioria dos casos. O uso regular comprovadamente reduz a sonolência diurna, melhora o desempenho cognitivo e reduz a pressão arterial. A pressão a ser usada em cada paciente pode ser estimada por meio de: a) equações de pressão prevista; b) titulação automática por CPAPs com essa função; c) titulação com ajustes progressivos de CPAP durante polissonografia (método mais recomendado); e d) aparelhos de CPAP autoajustáveis que leem eventos respiratórios e as pressões utilizadas (exame feito em pelo menos duas noites consecutivas, e não é recomendado para pacientes graves). O uso de pressão em dois níveis (*bilevel*) fica reservado para pacientes com necessidade de pressões muito elevadas (pouco toleráveis de forma contínua) ou com hipoventilação associada. É importante determinar o uso de umidificador e também da rampa de pressão (após ligar o aparelho, o quanto e em quanto tempo a pressão deve aumentar progressivamente de um nível mínimo determinado até a pressão desejada).
- **Cirurgia:** é eficaz em pacientes com definida obstrução por hipertrofia de tonsilas ou naqueles com anormalidades craniofaciais passíveis de correção. Procedimentos de ressecção da úvula e de tecido redundante do palato podem ser eficazes no tratamento do ronco simples, mas os benefícios são muito controversos no controle dos eventos obstrutivos, podendo inclusive mascarar quadros de SAHOS grave (apneia silenciosa). A traqueostomia é considerada como o último recurso para pacientes obstrutivos que recusam ou não toleram qualquer forma de suporte ventilatório.
- **Aparelhos intraorais:** diminuem o colapso retroglosso, mas são menos eficazes do que CPAP e não têm o mesmo embasamento na melhora de desfechos neurocognitivos e cardiovasculares. São alternativas para pacientes que recusam ou não se adaptam ao CPAP e possivelmente para pacientes com SAHOS leve a moderada, mais magros e sem hipoxemia significativa.

■ SÍNDROME DA OBESIDADE-HIPOVENTILAÇÃO

DEFINIÇÃO ▶ Originalmente descrita como "síndrome de Pickwick", essa condição é hoje definida como a presença de $PaCO_2 > 45$ mmHg (em vigília) em pacientes com índice de massa corporal (IMC) > 30 kg/m^2, desde que excluídas outras causas de hipoventilação. A associação com SAHOS é muito frequente (90% dos pacientes com obesidade-hipoventilação têm SAHOS, e 10-15% dos pacientes com SAHOS têm $PaCO_2 > 45$ mmHg em vigília).

APRESENTAÇÃO ▶ As manifestações clínicas podem ser semelhantes à SAHOS (fadiga, sonolência diurna excessiva e cefaleia matinal), mas, na síndrome obesidade-hipoventilação, a presença de hipoxemia e de hipercapnia durante o dia acarreta, com grande frequência, policitemia, HP e insuficiência cardíaca direita. Durante o sono, além da grande prevalência de apneias obstrutivas, pode ocorrer um padrão de acentuação da hipoventilação, ocasionando aumento ainda maior da $PaCO_2$ e piora da hipoxemia (Quadro 22.9).

DIAGNÓSTICO ▶ O diagnóstico requer gasometria, que deve ser solicitada a todo indivíduo morbidamente obeso com hipoxemia presumida ou sinais de *cor pulmonale*. Devem ser excluídas outras causas de hipoventilação (DPOC grave, cifoescoliose grave, miopatias, hipotireoidismo, paralisia diafragmática, doença do sistema nervoso central [SNC]) e avaliadas condições agravantes, tais como uso de álcool, hipnóticos e opioides. A polissonografia é indispensável para identificação do distúrbio do sono subjacente e avaliação do melhor tratamento.

Indicações gerais de polissonografia:

- Diagnóstico dos distúrbios respiratórios do sono (quando há suspeita clínica de SAHOS, síndromes de hipoventilação ou síndromes de apneias centrais).
- Titulação do nível ideal de pressão positiva no tratamento dos distúrbios respiratórios do sono.
- Avaliação diagnóstica antes de procedimento cirúrgico para tratamento de ronco ou SAHOS.
- Avaliação do resultado terapêutico de dispositivos intraorais ou de cirurgia em pacientes com SAHOS moderada ou grave.

QUADRO 22.9 ▶ DIFERENCIAÇÃO ENTRE DISTÚRBIOS DO SONO RELACIONADOS À OBESIDADE SIMPLES, À SÍNDROME DA APNEIA-HIPOPNEIA OBSTRUTIVA DO SONO E À SÍNDROME DA OBESIDADE-HIPOVENTILAÇÃO

	OBESIDADE SIMPLES	SÍNDROME DA APNEIA-HIPOPNEIA OBSTRUTIVA DO SONO	SÍNDROME DA OBESIDADE-HIPOVENTILAÇÃO
Índice de massa corporal (kg/m^2)	≥ 30	Variável; o risco aumenta com aumento de peso	≥ 30
PaCO$_2$ em vigília (mmHg)	Normal	Normal	> 45
Distúrbio respiratório do sono (polissonografia)	Menos de 5 apneias, hipopneias ou despertares respiratórios por hora	Mais de 5 apneias, hipopneias ou despertares respiratórios por hora	São três os padrões possíveis: 1. Padrão obstrutivo: mais de 5 apneias, hipopneias ou despertares respiratórios por hora 2. Síndrome da hipoventilação durante o sono (aumento > 10 mmHg na PaCO2 ou dessaturação que não se relacione a apneias ou hipopneias, i.e., hipoventilação presumida, mas não medida) 3. Combinação de eventos obstrutivos e hipoventilação durante o sono

- Reavaliação de pacientes com distúrbio respiratório do sono em tratamento com CPAP e que reduzem o peso em $> 10\%$; ou naqueles sem resposta clínica satisfatória ou cujos sintomas retornam após boa resposta inicial (especialmente se o aumento de peso for $> 10\%$).
- Avaliação de pacientes com ICC que permanecem sintomáticos após manejo otimizado (grande prevalência de distúrbios respiratórios do sono nessa população, especialmente síndromes de apneia central e respiração de Cheyne-Stokes, com evidência de melhora da função cardíaca e possível melhora na sobrevida após tratamento adequado).
- Avaliação de pacientes com doença neuromuscular e sintomas relacionados ao sono (identificação precoce de hipoventilação e hipoxemia noturnas).
- Diagnóstico de narcolepsia (hipersonolência, cataplexia, paralisia do sono e alucinações hipnagógicas), especialmente quando a polissonografia (PSG) é complementada pelo teste de latências múltiplas do sono na manhã seguinte.
- Pesquisa adicional de parassonias ou distúrbios convulsivos associados ao sono, especialmente quando quadro clínico, eletrencefalografia (EEG) e videomonitoração não são suficientes para o diagnóstico.
- Diagnóstico de distúrbio do movimento periódico de membros.

TRATAMENTO ▶

- **Redução do peso:** a perda de peso significativa é parte fundamental do tratamento e pode por si só normalizar a PaCO$_2$ e reduzir significativamente os eventos obstrutivos. Recomenda-se considerar cirurgia bariátrica para pacientes com IMC > 35 kg/m^2 e síndrome obesidade-hipoventilação.
- **Ventilação não invasiva:** o CPAP pode ser suficiente para pacientes com apneias obstrutivas e hipoventilação não grave, havendo em geral necessidade de ventilação em dois níveis (*bilevel*) para os demais casos.
- **Cirurgia:** a traqueostomia é um recurso terminal para pacientes refratários.

A Tabela 22.4 apresenta a diferenciação entre distúrbios do sono relacionado à obesidade simples, SAHOS e à síndrome da obesidade-hipoventilação.

▶ DOENÇA PULMONAR OBSTRUTIVA CRÔNICA

DEFINIÇÃO ▶ A DPOC é uma entidade clínica que se caracteriza pela presença de obstrução crônica ao fluxo aéreo que não é totalmente reversível. A limitação ao fluxo aéreo em geral é progressiva e está associada a uma resposta inflamatória anormal dos pulmões a partículas ou gases tóxicos. A base patológica para a alteração funcional é a combinação de bronquite crônica e enfisema pulmonar. A bronquite crônica pode ser definida em bases clínicas pela presença constante ou por aumentos recorrentes de expectoração pelo menos por 3 meses por ano, em 2 anos sucessivos, devendo afastar outras causas de expectoração crônica (bronquiectasias, tuberculose, micoses, sinusite crônica, fibrose cística, etc.). O enfisema é definido anatomicamente como um alargamento anormal, permanente, dos espaços aéreos distais ao bronquíolo terminal, acompanhado de destruição de suas paredes, sem fibrose óbvia. Como a limitação ao fluxo aéreo é critério diagnóstico obrigatório da DPOC, bronquite crônica ou enfisema sem presença de obstrução ao fluxo aéreo não são considerados DPOC. Alguns pacientes podem apresentar uma sobreposição de asma e DPOC (ACOS, do inglês *asthma – COPD overlap syndrom*).

DIAGNÓSTICO ▶ Os dados da história e do exame físico são a base da suspeita diagnóstica, além de permitirem a distinção entre doença compensada ou estável e doença exacerbada ou agudizada. Os pacientes com suspeita clínica de DPOC devem realizar espirometria com prova farmacodinâmica, para confirmar o diagnóstico e estadiar funcionalmente a doença (Tab. 22.1). A avaliação da presença ou ausência de obstrução ao fluxo aéreo após administração de BD, determinada a partir da relação VEF_1/CVF, deve ser repetida em uma ocasião separada se o valor da relação estiver entre 0,6 e 0,8. A radiografia de tórax (incidência posteroanterior + perfil) ajuda a identificar outras causas de obstrução ao fluxo aéreo ou complicações da doença (sequela de tuberculose, câncer de pulmão). A oximetria de pulso é útil para rastrear hipoxemia.

- **Anamnese:** em geral, tosse precede o aparecimento de dispneia e desaparece em 90% dos pacientes que param de fumar nos estágios mais precoces da doença. A dispneia ao esforço é progressiva e geralmente só inicia quando o VEF_1 reduz a 60% do previsto. Hemoptise e dor torácica significam, na maioria das vezes, comorbidade (câncer de pulmão, infecção respiratória, pneumotórax e HP). O tabagismo está presente na maioria dos pacientes, sobretudo com índice tabágico superior a 20 maços-ano. A exposição ocupacional costuma ser subestimada.

- **Exame físico:** via de regra, os sinais são tardios e decorrentes da hiperinsuflação, tais como aumento do diâmetro anteroposterior do tórax, utilização da musculatura acessória da respiração, ancoragem da cintura escapular, respiração com lábios semicerrados, taquipneia e diminuição do murmúrio vesicular. A sibilância é encontrada em um percentual variável. A cianose pode acompanhar a hipoxemia. Turgência jugular, edema de membros inferiores, hepatomegalia e hiperfonese de P2 sugerem *cor pulmonale*. Baqueteamento digital deve levantar a suspeita de carcinoma brônquico ou bronquiectasias associados.

- **Testes de função pulmonar:** a espirometria é o exame fundamental para o diagnóstico. O critério definido de obstrução ao fluxo aéreo é a relação VEF_1/CVF após uso de BD abaixo de 70% (valor medido). É importante também que os valores espirométricos não variem muito ao longo dos meses, pois em geral isso não ocorre na DPOC. A resposta positiva ao teste BD pode ocorrer na DPOC, não sendo um critério isolado para diferenciá-la da asma. A não resposta ao BD durante a espirometria não justifica a suspensão desses medicamentos, uma vez que o paciente pode melhorar a dispneia e a capacidade de exercício com o tratamento. A medida dos volumes e da difusão pulmonares, geralmente realizada em pacientes com escores GOLD III e IV (GOLD, do inglês *Global Initiative for Chronic Obstructive Lung Disease*), é útil para avaliar a gravidade da DPOC, mas não é essencial para o manejo do paciente. A difusão pulmonar está associada com o grau de enfisema. Nos casos de nítida desproporção entre o grau de dispneia e o VEF_1, está indicada a determinação das pressões respiratórias máximas para avaliação da força dos músculos respiratórios. Nessa situação, deve ser investigada a presença de doença pulmonar intersticial ou HP associada à DPOC. Realizar teste de caminhada de 6 min seriados é importante para avaliar o impacto da doença sobre a capacidade funcional.

- **Exames de imagem:** na radiografia de tórax, nos pacientes em que predomina o enfisema, há sinais de hiperinsuflação pulmonar (aumento do diâmetro anteroposterior do tórax e do volume de ar retroesternal e retificação do diafragma), hiperlucência dos pulmões e rápido afilamento dos vasos pulmonares. Nos pacientes em que predomina a bronquite crônica, os sinais são espessamento brônquico e aumento da vasculatura pulmonar. A TC de tórax de alta resolução não é recomendada na rotina, exceto para a quantificação e distribuição do enfisema nos casos de avaliação para colocação de válvulas endobrônquicas, no pré-operatório de bolhas gigantes, na cirurgia de redução de volume pulmonar ou de transplante de pulmão e na avaliação de bronquiectasias ou de nódulos pulmonares.

- **Avaliação gasométrica:** deve ser feita em pacientes com saturação periférica da hemoglobina pelo oxigênio (SpO_2) < 92% na oximetria de pulso, VEF_1 < 40% ou com clínica

TABELA 22.1 ▶ **CLASSIFICAÇÃO ESPIROMÉTRICA DA DOENÇA PULMONAR OBSTRUTIVA CRÔNICA (GOLD)**

GRAU	VEF_1/CVF (relação direta) (% do previsto)*	VEF_1 pós-BD
GOLD I – Doença leve	< 70%	> 80%
GOLD II – Doença moderada	< 70%	< 80% > 50%
GOLD III – Doença grave	< 70%	< 50% > 30%
GOLD IV – Doença muito grave	< 70%	< 30%

*Espirometria obtida em paciente sem exacerbação acentuada há pelo menos 60 dias.
Fonte: Global Initiative for Chronic Obstructive Lung Disease.[4]

sugestiva de insuficiência respiratória ou insuficiência cardíaca direita.

- **Outros exames:** a Organização Mundial da Saúde (OMS) recomenda que todos os pacientes com diagnóstico de DPOC sejam rastreados para deficiência de α_1-antitripsina, principalmente em áreas de maior prevalência. A apresentação clássica da deficiência de α_1-antitripsina é o aparecimento de enfisema pulmonar em pacientes com menos de 50 anos que nunca fumaram, com história familiar de enfisema grave, doença hepática sem causa determinada associada a enfisema e nos casos em que há predomínio de enfisema nas bases pulmonares (o enfisema associado ao tabagismo inicia nos ápices pulmonares). Eletrocardiografia (ECG) e ecocardiografia são indicados quando há suspeita de HP e em pacientes com GOLD III e IV.

PROGNÓSTICO ▶

- **Índice BODE** (Tab. 22.2): o índice multidimensional BODE é usado para estimar o prognóstico de pacientes com DPOC. Ele contempla o grau de perda funcional (VEF_1 % do previsto após BD), a distância percorrida no teste de caminhada de 6 min (TC6), o grau de dispneia (medida pelo *Modified Medical Reseach Council* [mMRC]; Quadro 22.10) e o estado nutricional (índice de massa corporal [IMC]). Portadores de DPOC com IMC < 21 kg/m² são considerados em risco nutricional.
- **Classificação ABCD:** recentemente, passou-se a valorizar o reconhecimento de diferentes fenótipos de DPOC. A presença de bronquite crônica e de bronquiectasias aumenta o risco do paciente ser exacerbador. A classificação ABCD considera a presença de sintomas (mMRC ou Teste de Avaliação da DPOC [CAT, do inglês *COPD Assessment Test*]) e o número de exacerbações que necessitaram de uso de antimicrobiano ou corticosteroide sistêmico no último ano. Um paciente com DPOC é considerado como exacerbador se apresentou duas ou mais exacerbações tratadas no ambulatório ou uma internação hospitalar por exacerbação. A gravidade aumenta de A para D (Fig. 22.6). O escore CAT avalia as repercussões da DPOC na vida do paciente (8 itens, pontuados de 0 a 5, com amplitude de 0 a 40, sendo pior quanto mais elevado [Quadro 22.11]).

TABELA 22.2 ▶ ÍNDICE BODE PARA AVALIAÇÃO PROGNÓSTICA EM DPOC (0-10)

PONTOS	0	1	2	3
VEF_1, % do previsto	> 65	50-64	36-49	≤ 35
Distância no TC6, m	≥ 350	250-349	150-249	≤ 149
mMRC	0-1	2	3	4
IMC, kg/m²	> 21	≤ 21		

IMC, índice de massa corporal; mMRC, do inglês *Modified Research Council Dyspnea Scale*; TC6, teste da caminhada de 6 min; VEF_1 volume expiratório forçado no 1º segundo.
Fonte: Celli e colaboradores.[5]

QUADRO 22.10 ▶ ESCALA DE DISPNEIA – mMRC

GRAU	DESCRIÇÃO
0	Sem problemas de falta de ar, exceto com exercício intenso
1	Falta de ar quando caminha apressado no plano ou quando sobe ladeira "leve"
2	Caminha mais lentamente que pessoas da sua idade no plano devido à falta de ar ou tem de parar para respirar quando caminha no seu próprio passo no plano
3	Faz paradas para respirar após caminhar cerca de 100 m ou após andar poucos minutos no plano
4	Muita falta de ar ao sair de casa, ou falta de ar quando tira ou coloca a roupa

mMRC, *Modified Medical Research Council Dyspnea Scale*.
Fonte: Fletcher.[6]

TRATAMENTO ▶

- **Suspensão do tabagismo:** é a medida de maior impacto no prognóstico.
- **Oxigenoterapia:** comprovadamente aumenta a sobrevida (com uso de pelo menos 15 h/dia). As indicações para uso domiciliar de oxigênio são: pressão parcial arterial de oxigênio (PaO_2) ≤ 55 mmHg ou saturação ≤ 88%; PaO_2 entre 55 e 59 mmHg ou saturação 89% na presença de *cor pulmonale* ou de policitemia (hematócrito > 55%). Se houver dessaturação PaO_2 ≤ 55 mmHg ou saturação ≤ 88% no exercício (p. ex., durante reabilitação pulmonar) ou no sono, o oxigênio pode ser usado. A quantidade de oxigênio deve ser suficiente para manter PaO_2 > 60 ou saturação > 90%. Se o paciente preenche os critérios em repouso, prescrever O_2 também durante exercício e sono (em geral, adicionando 1 L/min). Existem três sistemas de oxigenoterapia que são os cilindros, os concentradores e o oxigênio líquido. Em geral, são administrados por óculos nasal (mais confortável do

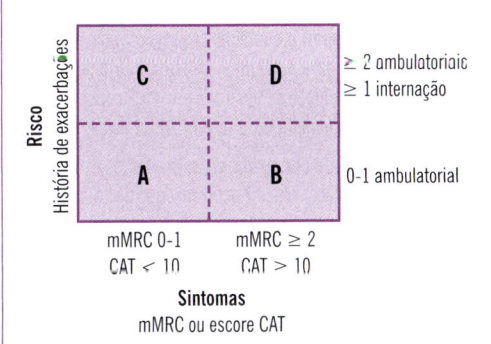

FIGURA 22.6 ▶ CLASSIFICAÇÃO GOLD ABCD DE GRAVIDADE DA DPOC. // De acordo com o número de exacerbações nos últimos 12 meses e com a intensidade dos sintomas (mMRC ou CAT). // mMRC, do inglês *Modified Medical Research Council scale*.
Fonte: Adaptada de Global Initiative for Chronic Obstructive Lung Disease.[4]

QUADRO 22.11 ▶ TESTE DE AVALIAÇÃO DA DOENÇA PULMONAR OBSTRUTIVA CRÔNICA (CAT)

			PONTUAÇÃO
Exemplo: Estou muito feliz	⓪①✖③④⑤	Estou muito triste	
Nunca tenho tosse	⓪①②③④⑤	Tenho tosse o tempo todo	
Não tenho nenhum catarro (secreção) no peito	⓪①②③④⑤	O meu peito está cheio de catarro (secreção)	
Não sinto nenhuma pressão no peito	⓪①②③④⑤	Sinto uma grande pressão no peito	
Não sinto falta de ar quando subo uma ladeira ou um lance de escadas	⓪①②③④⑤	Sinto muita falta de ar quando subo uma ladeira ou um lance de escada	
Não sinto nenhuma limitação nas minhas atividades em casa	⓪①②③④⑤	Sinto limitação nas minhas atividades em casa	
Sinto-me à vontade para sair de casa, apesar da minha doença pulmonar	⓪①②③④⑤	Não me sinto confiante para sair de casa devido à minha doença pulmonar	
Durmo profundamente	⓪①②③④⑤	Não durmo profundamente devido à minha doença pulmonar	
Tenho muita energia (disposição)	⓪①②③④⑤	Não tenho nenhuma energia (disposição)	
TOTAL			

CAT, do inglês *COPD Assessment Test*.
Fonte: Jones e colaboradores.[7]

que os cateteres nasofaríngeos), com fluxos baixos (em geral até 5 L/min) e sem a necessidade de umidificação.

- **Vacinação:** vacina anti-influenza anualmente no outono (exceto em alérgicos à clara do ovo), vacina pneumocócica polissacarídica (VPP23) e vacina pneumocócica conjugada (VPC13) dose única para pacientes portadores de DPOC com idade ≥ 65 anos. A VPP23 também está indicada para pacientes com DPOC, com idade < 65 anos e VEF_1 < 40% do previsto ou com comorbidades (principalmente cardiológicas). Após 5 anos, esse último grupo de pacientes pode receber nova dose da VPP23.
- **Suporte nutricional:** a suplementação dietética é importante, sobretudo para pacientes em risco nutricional (IMC < 21 kg/m²). A redução de peso nos pacientes obesos (IMC > 30 kg/m²) pode melhorar o desempenho físico.
- 🔴 **Tratamento de cor *pulmonale*:** diuréticos quando há edema. Flebotomia na exacerbação em caso de hematócrito superior a 55%, embora seja discutível. Vasodilatadores (p. ex., bloqueadores do cálcio) não são eficazes e podem até piorar a hipoxemia. Digoxina em caso de disfunção ventricular esquerda ou arritmias supraventriculares associadas.

🔴 **Tratamento farmacológico de manutenção** ▶ O tratamento de manutenção visa aliviar os sintomas, melhorar a intolerância ao exercício, proporcionar melhor qualidade de vida e reduzir o risco de exacerbações. (Para doses mais detalhadas, ver Fármacos inalatórios).

- **Sintomas leves, variáveis:** β_2-agonista em nebulímetro, 1 a 2 jatos, a cada 2 a 6 h, conforme necessidade (não > 8-12 jatos/24 h).
- **Sintomas leves contínuos:** brometo de ipratrópio *spray*, 2 a 6 jatos, a cada 6 a 8 h + β_2-agonista, 1 a 4 jatos, 4×/dia, fixo ou conforme necessidade.
- **Se a resposta ao item anterior for insatisfatória ou houver aumento leve a moderado dos sintomas:** acrescentar β-agonista de longa ação (salmeterol, formoterol, indacaterol, vilanterol ou olodaterol) ou anticolinérgico de longa ação (tiotrópio, glicopirrônio ou umeclidínio). A associação de mais de uma classe pode ser eficaz no controle adicional dos sintomas. Os β-agonista de longa ação e anticolinérgico de longa ação têm resposta semelhante na melhora dos sintomas e da capacidade de exercício, embora o anticolinérgico pareça ser superior ao β-agonista para reduzir exacerbações. Teofilina de liberação lenta, 200 a 400 mg, VO, 2×/dia (ou 400-800 mg ao deitar, para sintomas noturnos), pode ser considerada nos pacientes que persistem sintomáticos, apesar do uso pleno de BDs inalatórios. O uso de BDs pode ser associado a eventos cardiovasculares, sendo prudente rever a relação risco-benefício em pacientes com cardiopatia conhecida. Sugere-se precaução no uso de anticolinérgicos de longa ação em pacientes com hipertrofia prostática benigna.
- **Corticosteroide inalatório:** há benefício em pacientes com VEF_1 < 50% associado a exacerbações repetidas. Nesse

grupo, foi demonstrada redução da frequência das exacerbações, especialmente se o corticosteroide inalatório é associado a β_2-agonista de longa ação (associação superior a cada um dos componentes). Pacientes com asma associada ou com reversibilidade nos testes funcionais também podem se beneficiar. Teste terapêutico com corticosteroide oral não é indicado na DPOC. O uso de corticosteroide inalatório está associado a aumento do risco de pneumonia.

- **Inibidor da fosfodiesterase-4:** roflumilaste reduz o número de exacerbações moderadas a graves em portadores de DPOC com bronquite crônica, doença grave a muito grave e exacerbações frequentes. Sintomas gastrintestinais, como náuseas, diarreia, dor abdominal e redução do apetite, são os efeitos colaterais mais frequentes. Evitar o uso em pacientes com depressão devido ao aumento do risco de suicídio. Não usar associado a teofilina. A dose recomendada é de 500 μg, VO, 1×/dia.

- **Macrolídeos:** o uso de azitromicina 250 mg, VO, 1×/dia, ou 500 mg, VO, 3×/semana; ou eritromicina, 500 mg, VO, 2×/dia, por 1 ano, reduz a frequência de exacerbações, tendo um menor benefício em pacientes tabagistas. Entre os paraefeitos do tratamento estão o aumento da resistência bacteriana e a redução da audição.

Reabilitação pulmonar ▶ Programa multidisciplinar que envolve a educação do paciente sobre a doença, o suporte psicológico e nutricional, o treinamento de técnicas de conservação de energia para atividades da vida diária e a realização de exercícios físicos aeróbicos durante 8 a 12 semanas (3-5 sessões semanais, com exercícios de membros inferiores por 30-60 min, e exercícios de membros superiores por 30 min, em cada sessão). Está indicada para todo paciente com DPOC que, apesar da terapia medicamentosa, permanece com sintomas, limitação da atividade física e/ou restrição das atividades diárias. Após o período de treinamento, o paciente deve continuar com atividade física regular.

Cirurgia redutora de volume pulmonar ▶ Tem por objetivo a redução da hiperinsuflação pulmonar e a melhora da mecânica ventilatória. A análise de subgrupo de um grande ensaio clínico demonstrou benefício (melhora significativa da capacidade de exercício e melhora da sobrevida) nos pacientes com enfisema que predomina em lobos superiores e que têm baixa capacidade de exercício após tratamento clínico otimizado (incluindo programa de reabilitação). Não confundir a cirurgia redutora de volume pulmonar com a bulectomia. Esta última é indicada em casos selecionados de bolhas volumosas que comprimem o parênquima potencialmente funcionante adjacente.

Tratamento endoscópico ▶ Utilizado em pacientes com enfisema heterogêneo grave. Visa excluir funcionalmente áreas que pouco contribuem para a troca gasosa, melhorando a mecânica ventilatória. Os benefícios e os riscos em longo prazo estão sendo estudados.

Transplante pulmonar ▶ Indicado para portadores de DPOC com grave limitação funcional (VEF_1 < 20% do previsto, PaO_2 < 55-60, $PaCO_2$ > 50, HP secundária, índice BODE > 7), sem alternativas terapêuticas clínicas ou cirúrgicas, sem comorbidades significativas, com menos de 65 anos e tendo boa adesão ao tratamento e bom suporte familiar.

● **Manejo da exacerbação** ▶ Os principais fatores de exacerbação da DPOC são infecção respiratória (em geral, por hemófilo, pneumococo, moraxela e vírus respiratórios), TEP, pneumotórax, deterioração da própria doença de base, alterações cardíacas (cardiopatia isquêmica, arritmias, insuficiência cardíaca) e uso de medicamentos (sedativos, β-bloqueadores e opioides).

- **Indicação de internação:** insuficiência respiratória grave (aumento acentuado da dispneia, alteração do sensório, incapacidade de se alimentar, dormir ou deambular), hipoxemia refratária, hipercapnia com acidose, complicações (TEP, pneumonia, pneumotórax), comorbidades também descompensadas (ICC, diabetes melito [DM], etc.), necessidade de procedimentos invasivos (broncoscopia, etc.) e impossibilidade de realizar tratamento ambulatorial de forma correta.

- **Exacerbação SEM necessidade de hospitalização:** antimicrobiano (ver adiante), BDs inalatórios (aumentar a frequência de uso de β_2-agonista e/ou ipratrópio), corticosteroide oral (prednisona, 20-30 mg/dia, por 5 dias), oxigênio (titular a oferta para manter a saturação da hemoglobina arterial pelo oxigênio [SaO_2] entre 90-92%), reavaliação médica precoce (em até 7 dias).

- **Exacerbação COM necessidade de hospitalização:** antimicrobianos (ver tópico adiante), BDs (β-agonista de curta duração, a cada 20 min, até três doses [p. ex., salbutamol, 4-8 jatos do nebulímetro, ou 2,5-5 mg por nebulização], e em seguida, de 2/2 a 4/4 h, até estabilização + brometo de ipratrópio, 6-8 jatos do nebulímetro, ou 0,5 mg por nebulização, a cada 3-4 h + uso de metilxantinas a critério médico – se utilizar, fazer por infusão contínua para manter nível sérico entre 10-12 μg/mL), corticosteroides sistêmicos (prednisona, até 40 mg/dia ou equivalente, em geral por 7-14 dias), oxigênio (titular a oferta para saturação entre 90-92%, coletando nova gasometria arterial após 20 min da alteração na fração inspirada de oxigênio [FiO_2]), ventilação mecânica e fisioterapia respiratória (indicação individualizada). Nos casos muito graves e refratários, pode-se considerar o uso de BDs parenterais (terbutalina, 0,5 mg; ou salbutamol, 0,5 mg, subcutânea [SC], a cada 4-8 h).

- **Antimicrobianos:** na exacerbação da DPOC, usa-se antimicrobiano se há aumento da purulência do escarro associada a pelo menos um dos seguintes: aumento da tosse ou aumento da intensidade da dispneia. Os pacientes que não necessitam hospitalização e com exacerbação leve podem receber amoxicilina, ampicilina, doxiciclina ou sulfametoxazol+trimetoprim; alternativas incluem amoxicilina+clavulanato, macrolídeos (azitromicina, claritromicina ou roxitromicina), cefalosporinas de segunda e terceira gerações. Para pacientes com necessidade de internação, exacerbação moderada a grave, porém sem fatores de risco para *P. aeruginosa**) usar β-lactâmico+inibidor de β-lactamase (amoxicilina+clavulanato, ampicilina+sulbactam, amoxicilina+sulbactam); alternativas incluem quinolonas antipneumocócicas (levofloxacino ou moxifloxacino) ou cefalosporinas de segunda ou terceira geração. Pacientes que necessitam internação e com fatores de risco para *P. aeruginosa**) necessitam quinolona antipseudomonas (ciprofloxacino, 400 mg, IV, ou 500 mg, VO, 3×/dia, ou levofloxacino, 750 mg, 1×/dia) ou β-lactâmicos antipseudomonas (cefepima, ceftazidima ou piperacilina+tazobactam). O tempo de tratamento é geralmente de 7 dias (exceto para azitromicina, 3-5 dias), podendo, nos casos mais graves ou na presença de bronquiectasias, prolongar-se até 14 dias. Os fatores de risco para *P. aeruginosa* são: hospitalização recente, uso frequente de antimicrobianos (4 vezes no último ano), DPOC muito grave ou achado prévio de *P. aeruginosa* no escarro (infecção ou colonização).

- **Ventilação mecânica:** a ventilação não invasiva pode ser usada para pacientes colaborativos com disfunção ventilatória grave, com hipoxemia refratária ou acidose por hipoventilação, sem alteração significativa do nível de consciência, sem instabilidade cardiovascular e sem necessidade de aspiração frequente das vias aéreas. Nesses pacientes, a ventilação não invasiva comprovadamente reduz o tempo de internação hospitalar, a necessidade de intubação e a mortalidade. Ventilação mecânica invasiva é indicada nos pacientes não responsivos, que não toleraram ou em quem a ventilação não invasiva é contraindicada.
- **Critérios de alta hospitalar:** paciente não necessita de BD inalatório mais do que a cada 4 h; consegue caminhar no corredor, dorme sem despertares frequentes por dispneia; não usou medicação parenteral nas 12 a 24 h anteriores; está bem orientado quanto ao uso adequado das medicações e tem consulta de seguimento agendada (em 2-4 semanas).

▶ DOENÇAS PULMONARES PARENQUIMATOSAS DIFUSAS

DEFINIÇÃO ▶ Doenças pulmonares parenquimatosas difusas (DPPDs) representam um grande número de nosologias caracterizadas por infiltração celular e extracelular nas regiões acinares dos pulmões, i.e., distais aos bronquíolos terminais. Envolvem doenças pulmonares intersticiais (p. ex., fibrose pulmonar idiopática), alveolares (p. ex., proteinose alveolar) ou com ambos os componentes.

AVALIAÇÃO E DIAGNÓSTICO ▶ Primeiramente, é fundamental diferenciar se o paciente é imunocompetente ou imunodeprimido (uso de imunossupressores, doenças linfoproliferativas, Aids, transplantados, imunodeficiências primárias), já que nestes últimos predominam as causas infecciosas. O tempo de instalação dos sintomas também é um fator relevante. Nos pacientes com doença aguda (sintomas há menos de 4 semanas), também predominam as causas infecciosas, devendo seguir como abordagem de pneumonia. Um diagnóstico comum de causa aguda é o edema pulmonar (sobretudo por insuficiência cardíaca). Outros casos de infiltrado agudo são reação a fármacos, apresentação inicial de doenças autoimunes, exposições inalatórias e mais raramente neoplasias. Em geral, a abordagem inicial dos pacientes com DPPD compreende exame clínico completo, exames laboratoriais básicos (hemograma, eletrólitos, incluindo calcemia, função renal e hepática, gasometria arterial, se SpO_2 < 93%) e radiografia de tórax. Se há uma etiologia suspeita, prossegue-se a essa investigação específica. Caso contrário, complementa-se a investigação com TC de tórax com cortes de alta resolução (TCAR), incluindo imagens em inspiração/expiração e em decúbito dorsal/ventral, provas de função pulmonar (espirometria com BD e difusão pulmonar; não solicitar se há suspeita de doença infectocontagiosa) e outros exames laboratoriais (proteinograma, FAN, fator reumatoide, calciúria, exame qualitativo de urina [EQU]). O restante da investigação depende dos achados iniciais do processo diagnóstico, podendo culminar na biópsia pulmonar, cirúrgica (por videotoracoscopia ou a céu aberto). Cabe ressaltar que, em pacientes imunossuprimidos, a TC de tórax tem sensibilidade muito maior do que a radiografia de tórax, devendo ser solicitada em quase todos os pacientes.

Anamnese ▶ Tosse e dispneia ao esforço são os sintomas mais comuns. Revisar exposição ocupacional (não só a profissão atual), doméstica e recreacional (sobretudo mofo e contato com aves), história tabágica (presentes na fibrose pulmonar idiopática [FPI], granuloma eosinofílico e pneumonite intersticial descamativa), uso de medicamentos (principalmente os mais recentes, mas não apenas estes), sintomas sugestivos de doenças sistêmicas, como doenças difusas do tecido conectivo [DDTC] (artralgias, alopecia, fotossensibilidade, etc.) e neoplasias (emagrecimento, febre, sudorese noturna, anorexia).

Exame físico ▶ Nos casos mais avançados, observam-se aumento da frequência respiratória, redução da amplitude ventilatória (menor volume de ar corrente) e sinais de *cor pulmonale* (edema periférico, hepatomegalia, turgência jugular). Crepitações finas teleinspiratórias (tipo velcro) sugerem fibrose pulmonar (idiopática ou não). Observar hipocratismo digital (FPI, neoplasia), além de achados clínicos de DDTC (lesões cutâneas, alterações articulares, úlceras orais ou genitais, achados oftalmológicos, fenômeno de Raynaud, etc.) e adenomegalias (infecção, neoplasia, DDTC).

Exames laboratoriais ▶ Alguns exames podem sugerir etiologias, mas em geral são pouco inespecíficos. Anemia ferropriva (hemorragias alveolares); anemia normocítica (linfangite carcinomatosa, DDTC); anemia hemolítica (fármacos, autoimune); leucopenia (sarcoidose, DDTC); eosinofilia (pneumonias eosinofílicas, fármacos, sarcoidose, vasculites); hipercalcemia (sarcoidose, neoplasias); autoanticorpos, como FAN, fator reumatoide e provas inflamatórias (DDTC, vasculites); alteração de função hepática (sarcoidose, lúpus, neoplasia, doença intersticial associada à hepatite autoimune); alteração de função renal/sedimento urinário (vasculite, síndrome de Goodpasture, DDTC, fármacos); sorologias virais (HIV, etc.); exame de escarro; reação de Mantoux. Atividade da enzima conversora (sarcoidose) e preciptinas séricas (pneumonite de hipersensibilidade [PH]) são pouco disponíveis. Se houver suspeita de DDTC e FAN for negativo, está indicada a dosagem de outros autoanticorpos, tais como anti-Ro, anti-La, anti-RNP, anti-Sm, anti-DNA, anti-Scl70, antifosfolipídeos e anti-Jo1 (se creatinofosfocinase [CPK]/aldolase elevadas).

Exames de imagem (Quadro 22.12) ▶ Inicialmente se deve diferenciar o predomínio de componente alveolar do componente intersticial. Se possível, comparar com radiografias anteriores. A TCAR permite definir com mais precisão o padrão radiológico (sendo muitas vezes suficiente para estabelecer o diagnóstico), orientar o melhor local para realização de biópsia, se necessário, estabelecer prognóstico e acompanhar a evolução da doença/resposta ao tratamento. A cintilografia com gálio não tem sido muito utilizada, sendo substituída pela tomografia computadorizada por emissão de pósitrons (PET-TC) na avaliação de pacientes com sarcoidose.

Testes de função pulmonar ▶ A maioria das DPPDs apresenta padrão restritivo (ver tópico Testes de Função Pulmonar). Entretanto, algumas etiologias, como linfangioleiomiomatose, granuloma eosinofílico, combinação no mesmo paciente de fibrose e enfisema pulmonar, PH, infiltrações alveolares (proteinose alveolar, hemorragias alveolares) e sarcoidose (alguns casos), podem ter volumes pulmonares preservados. Entretanto, a capacidade de difusão pulmonar está reduzida em quase todos os casos, sendo um teste mais sensível do que a espirometria e demonstrando alterações mais precoces. Se o resultado da difusão pulmonar (corrigida para a hemoglobina) estiver elevado, há sugestão de hemorragia alveolar (embora a difusão real não seja efetivamente maior). O TC6 e o teste de exercício cardiopulmonar têm sido utilizados no acompanhamento de pacientes com DPPD.

Endoscopia respiratória ▶ O lavado broncoalveolar (LBA) e a biópsia transbrônquica (BTB) são os procedimentos complementares que podem ser úteis. O LBA pode ser diagnóstico nas

QUADRO 22.12 ▶ DIAGNÓSTICO DIFERENCIAL DOS ACHADOS RADIOLÓGICOS DA DPPD

ACHADO RADIOLÓGICO	ETIOLOGIAS MAIS COMUNS
PADRÃO DO INFILTRADO	
Infiltrado intersticial nodular perilinfático	Sarcoidose, linfangite carcinomatosa, amiloidose, PIL, silicose, pneumoconiose de mineradores, sarcoma de Kaposi
Infiltrado intersticial nodular randômico	Tuberculose miliar, metástase pulmonar hematogênica miliar (p. ex., neoplasia de tireoide, hipernefroma, melanoma, mama), micose miliar, talcose
Infiltrado intersticial nodular centrolobular	Bronquiolite infecciosa, PH, tuberculose endobrônquica, ABPA, histiocitose X, silicose, PIL, hemorragia alveolar, CBA
Infiltrado intersticial septal	Edema pulmonar intersticial, linfangite carcinomatosa, sarcoidose, linfoma, PIL, FPI, hemorragia alveolar, síndrome de Churg-Strauss, rejeição aguda em transplante pulmonar, amiloidose, doença pulmonar venoclusiva
Infiltrado intersticial reticular	FPI, PIL, PINE, asbestose, fibrose pulmonar relacionada a medicamentos
Padrão cístico	Linfangioleiomiomatose, granuloma eosinofílico, esclerose tuberosa, pneumocistos, pneumonite intersticial linfocítica, síndrome de Sjögren
Opacidades alveolares difusas	Tuberculose pulmonar, hemorragia pulmonar (vascular), pneumonite de aspiração, proteinose alveolar, pneumonia eosinofílica crônica, infecções difusas, linfoma, edemas pulmonares, CBA, SARA
Infiltrado com volumes pulmonares preservados ou aumentados	Linfangioleiomiomatose, esclerose tuberosa, histiocitose X, PH, sarcoidose (tipo III), bronquiolite obliterante, FPI e tabagismo (com ou sem DPOC), doenças alveolares
Infiltrados migratórios	Síndrome de Churg-Strauss, ABPA, eosinofilia intersticial pulmonar, POC
PADRÃO DO INFILTRADO	
Infiltrados recorrentes nas mesmas localizações	Pneumonia eosinofílica crônica*, POC, induzido por fármacos, pneumonite actínica
Radiografia de tórax normal (eventualmente TC também normal)	FPI (inicial), sarcoidose, PH, broquiolite respiratória

(Continua)

QUADRO 22.12 ▶ DIAGNÓSTICO DIFERENCIAL DOS ACHADOS RADIOLÓGICOS DA DPPD (Continuação)

ACHADO RADIOLÓGICO	ETIOLOGIAS MAIS COMUNS
LOCALIZAÇÃO DO INFILTRADO	
Infiltrado predominando nos terços superiores	Silicose, tuberculose, sarcoidose (tipos III e IV), histiocitose X, beriliose, espondilite anquilosante, nódulos reumatoides, PH crônica, pneumonia eosinofílica crônica, pneumonite por amiodarona
Infiltrado predominando nos terços médios	Sarcoidose, paracoccidioidomicose, pneumocistose, proteinose alveolar, hemorragia alveolar, pneumonite lúpica
Infiltrado predominando nos terços inferiores	Fibrose pulmonar idiopática, DDTC (esclerose sistêmica, artrite reumatoide, polimiosite), asbestose, hemossiderose, linfangite carcinomatosa, PH aguda
ACHADOS ADICIONAIS	
Perfusão em mosaico	Bronquiolites, hipertensão pulmonar tromboembólica crônica
Pavimentação em mosaico ("pavimentação maluca")	CBA mucinoso, pneumocistose, sarcoidose, PINE, POC, proteinose alveolar, pneumonia lipoídica, SARA, hemorragia alveolar
Linhas de Kerley	ICC, estenose mitral, sarcoidose, pneumoconiose, linfoma, amiloidose, hemossiderose, FPI, pneumocistose, doença pulmonar venoclusiva, linfangioleiomiomatose
Pneumotórax	Granuloma eosinofílico, linfangioleiomiomatose, esclerose tuberosa
Envolvimento pleural (derrame ou espessamento)	Asbestose, DDTC (artrite reumatoide, lúpus, exceto polimiosite), sarcoidose, linfangite carcinomatosa, quilotórax por linfangioleiomiomatose, pneumonite por nitrofurantoína
Sinais de hipertensão pulmonar	Doença pulmonar venoclusiva, DDTC (doença mista do tecido conectivo, CREST, esclerose sistêmica, lúpus), doença da valva mitral, FPI avançada
Linfoadenopatia mediastinal ou hilar	Sarcoidose,**/*** linfoma, linfangite carcinomatosa, beriliose,** silicose,** DDTC (eventual), induzido por fármacos (fenitoína), granulomatoses (tuberculose, histoplasmose),** pneumonite intersticial linfocítica

*Pneumonia eosinofílica crônica pode ter o aspecto característico de edema pulmonar negativo (infiltrado somente periférico poupando as zonas medulares).
**Podem ser calcificadas. Calcificação tipo casca de ovo (*egg-shell*) sugere silicose.
***Linfoadenopatia hilar bilateral e simétrica é sugestiva de sarcoidose, embora haja casos de linfoma ou outras granulomatoses.
ABPA, aspergilose broncopulmonar alérgica; CBA, carcinoma bronquioloalveolar; DDTC, doenças difusas do tecido conectivo; DPOC, doença pulmonar obstrutiva crônica; FPI, fibrose pulmonar idiopática; ICC, insuficiência cardíaca congestiva; PH, pneumonite de hipersensibilidade; PINE, pneumonite intersticial não específica; PIL, pneumonite intersticial linfocítica; POC, pneumonia em organização criptogênica; SARA, síndrome da angústia respiratória aguda.

doenças infecciosas (tuberculose, micoses, pneumocistose), hemorragia alveolar (pesquisa positiva para macrófagos com hemossiderina), proteinose alveolar (material corado pelo ácido periódico de Schiff [PAS] positivo), granuloma eosinofílico (CD1a > 5%) e doenças ocupacionais. Além disso, o LBA pode ser auxiliar em outras doenças, revelando predomínio de linfócitos (sarcoidose, beriliose, PH), neutrófilos (pneumonia aspirativa, infecções, asbestose, fibrose pulmonar idiopática) ou eosinófilos (DDTC, fármacos, linfomas, síndrome de Churg-Strauss). A BTB pode ser diagnóstica naquelas doenças bronquiolocêntricas, como a linfangite carcinomatosa, na tuberculose miliar, na beriliose e na PH. Recentemente disponível, a criobiópsia fornece maiores fragmentos, permitindo maior acurácia do que a BTB e se aproximando ao rendimento da biópsia cirúrgica.

Biópsia pulmonar transtorácica ▶ Método menos usado para esse tipo de investigação, mas pode ser útil em lesões com componente periférico.

Biópsia pulmonar cirúrgica ▶ Pode ser necessária para o diagnóstico de doenças não bronquiolocêntricas, como FPI (naquelas com TCAR não típica), vasculites pulmonares (se não há vasculite sistêmica já diagnosticada) e linfangioleiomiomatose. Devem ser obtidos três a quatro fragmentos de áreas diferentes e de profundidade de pelo menos 3 cm que não envolvam regiões de faveolamento. Conforme a suspeita, além do anatomopatológico, pode ser necessário enviar o material para estudos microbiológicos (em soro fisiológico), imunofluorescência (em nitrogênio líquido), entre outros. Pode ser realizada por videotoracoscopia ou a céu aberto. Lembrar que a biópsia pode causar exacerbação da doença intersticial. Não deve ser realizada durante a agudização da FPI.

Diagnóstico definitivo ▶ O resultado da análise patológica fornece um padrão histológico (didaticamente dividida em seis tipos: lesão aguda, fibrose, infiltração celular, preenchimento alveolar, padrão nodular e alterações mínimas). O diagnóstico definitivo (padrão áureo) é feito pelo consenso entre o clínico, o radiologista e o patologista.

Conduta para investigação (Fig. 22.7) ▶ Pacientes com suspeita de DPPD devem inicialmente revisar achados na história, no exame físico e nos exames laboratoriais relacionados à DDTC, uso de medicamentos e exposições inalatórias (substâncias orgânicas e inorgânicas, em ambiente doméstico, ocupacional e recreacional), bem como reanálise dos achados na TCAR. Caso os achados clínicos sejam compatíveis com achados da TCAR, o diagnostico é estabelecido e o tratamento é instituído. Caso a evolução não seja favorável, deve-se rever o diagnóstico. Naqueles pacientes sem achados específicos, a investigação depende dos achados tomográficos. Pacientes com padrão de pneumonia intersticial usual (PIU) típico fazem então diagnóstico de FPI. Em pacientes com padrão de PIU provável, deve-se discutir risco *versus* benefício de biópsia pulmonar, já que grande parte tem diagnóstico de FPI após o exame anatomopatológico. Para essa decisão, deve-se levar em consideração a idade do paciente, a expectativa de vida, as comorbidades, o risco do procedimento e o potencial benefício do tratamento. Nos outros pacientes com TC cujo padrão é indeterminado para PIU ou consistente com outro diagnóstico, está indicada a broncoscopia e/ou a biópsia pulmonar cirúrgica conforme o tipo de envolvimento do parênquima pulmonar.

● **TRATAMENTO** ▶ São recomendadas medidas gerais, como suporte nutricional e psicológico, adequação do peso, prevenção de infecções (vacinações, quimioprofilaxia para tuberculose, antimicrobianos e antiparasitários profiláticos), manejo do *cor pulmonale*, oxigenoterapia, reabilitação pulmonar, cessação do tabagismo, afastamento de exposições inalatórias (ocupacionais e domiciliares), manejo de complicações do tratamento (osteoporose, HAS, DM, catarata) e educação do paciente. O tratamento específico dependerá da doença de base. Naquelas com suposto mecanismo autoimune são utilizados em geral corticosteroides (prednisona, 0,25-1 mg/kg/dia) e/ou imunossupressores (p. ex., azatioprina, 1-2 mg/kg/dia, VO, máximo de 150 mg/dia; ciclofosfamida 1-2 mg/kg/dia, VO, máximo de 150 mg/dia; metotrexato, 5-25 mg/semana, VO, com suplementação de ácido fólico, 1 mg/dia; micofenolato de mofetila, 500-1.500 mg, VO, 2×/dia). O tempo de terapia depende da doença, em geral não inferior a 3 meses. O transplante pulmonar é indicado nos pacientes com doença avançada (uso de oxigenoterapia, grave comprometimento da capacidade física e funcional) que são muito sintomáticos, apesar de terapia otimizada e sem contraindicações. O acompanhamento dos pacientes é feito por avaliação clínica, de provas de função pulmonar (espirometria, difusão, teste de caminhada) e exames de imagem (radiografia, eventualmente TCAR) a cada 3 a 6 meses. O manejo da exacerbação das DPPD é feito excluindo causas precipitantes (infecção, edema pulmonar, TEP, novas exposições inalatórias e má adesão ao tratamento), suporte ventilatório e imunossupressão nos casos apropriados (em geral, o aumento da dose para metilprednisolona, 1-2 mg/kg/dia ou eventualmente pulsoterapia com metilprednisolona, 1 g, IV, 1×/dia, por 3-5 dias).

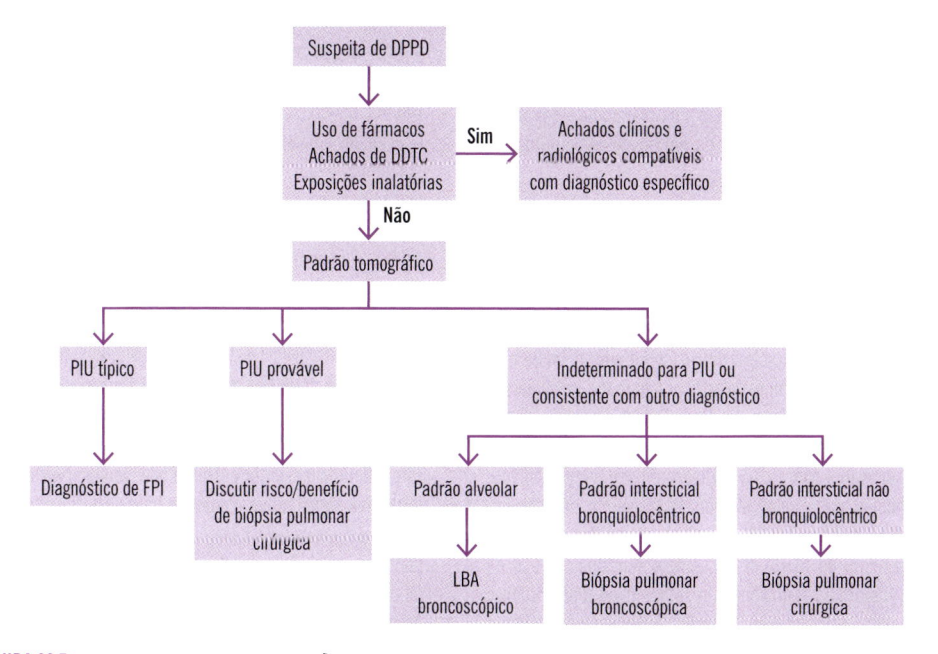

FIGURA 22.7 ▶ **FLUXOGRAMA PARA INVESTIGAÇÃO DE DOENÇAS PULMONARES PARENQUIMATOSAS DIFUSAS.** // DDTC, doença difusa do tecido conectivo; DPPD, doença pulmonar parenquimatosa difusa; FPI, fibrose pulmonar idiopática; LBA, lavado broncoalveolar; PIU, pneumonia intersticial usual.

Etiologias específicas ▶

- **Bronquiolites:** são doenças que envolvem a via aérea periférica. Há subtipos proliferativo, constritiva/obliterante, bronquiolite obliterante associada à pneumonia em organização (BOOP), folicular e panbronquiolite. Funcionalmente, há distúrbio obstrutivo, com alçaponamento aéreo e capacidade de difusão reduzida. Podem ser criptogênicas ou associadas a medicamentos, doenças sistêmicas (p. ex, transplante de medula óssea [TMO], rejeição, DDTC), infecções e neoplasias. TC demonstra áreas de alçaponamento, padrão em mosaico, nódulos centrolobulares e árvores em brotamento. O tratamento das causas secundárias é feito visando à causa básica e o da primária, em geral com terapia com corticosteroide.

- **Adenocarcinoma de padrão lepídico** (anteriormente denominado carcinoma bronquíolo-alveolar ou de células alveolares): é um subtipo de adenocarcinoma. A broncorreia ocorre em alguns casos. O padrão em "pavimentação maluca", i.e., infiltrado em vidro fosco associado a espessamento dos septos interlobulares, é um achado sugestivo. LBA é positivo em muitos casos. Às vezes, pode haver resposta à QT. A cirurgia é recomendada nos casos localizados. Frequentemente é multicêntrico.

- **Doenças císticas:** as doenças típicas são a linfangioleiomiomatose (LAM) e a histiocitose de células de Langerhans pulmonar (granuloma eosinofílico). São raras e acometem, respectivamente, mulheres em idade fértil e homens jovens tabagistas. A presença de pneumotórax deve lembrar essas doenças (quilotórax também na LAM). Na LAM, os cistos são regulares, e, na histiocitose, são irregulares (bizarros) e com nódulos associados. Angiomiolipomas renais ocorrem na LAM. O tratamento principal da histiocitose envolve a cessação do tabagismo, e na linfangioleiomiomatose, o sirolimus.

- **Doenças difusas do tecido conectivo com envolvimento pulmonar:** em geral, as manifestações articulares precedem ou são concomitantes aos sintomas respiratórios. Cerca de 10% dos pacientes têm DDTC oculta (a doença articular começa um tempo depois da alteração respiratória). Um padrão intersticial difuso (sobretudo em bases e na periferia) é mais comum na artrite reumatoide, na esclerose sistêmica e na polimiosite. Já um padrão alveolar ocorre na pneumonite lúpica com hemorragia alveolar associada. Em pacientes com DDTC já diagnosticada e envolvimento pulmonar típico pelos exames funcionais e de imagem, pode-se dispensar a biópsia. O manejo é direcionado ao tratamento da DDTC. Na esclerose sistêmica, o uso de ciclofosfamida tem benefício também no envolvimento pulmonar. Atualmente, definiu-se uma nova entidade chamada pneumonia intersticial com fatores autoimunes, i.e., pacientes com envolvimento pulmonar intersticial que não fecham critério para doença autoimune, mas têm pelo menos dois achados em três domínios, quais sejam clínicos (p. ex., úlceras digitais, Raynaud), sorológicos (p. ex., FAN ≥ 320, FR $> 2\times$ o limite superior, outros autoanticorpos) ou morfológicos (tomográfico, histílico ou multicompartimental, além do parênquima pulmonar).

- **Doenças pulmonares eosinofílicas:** as entidades principais são o envolvimento pulmonar por parasitas (síndrome de Loefler), reações a medicamentos, síndrome de Churg-Strauss, ABPA e a pneumonias eosinofílicas idiopáticas agudas ou crônicas e a síndrome hipereosinofílica com envolvimento pulmonar. A eosinofilia periférica não está presente em todos os casos. O padrão radiológico pode ser focal ou difuso, alveolar, intersticial ou misto. Consolidações periféricas ("edema pulmonar negativo") sugerem pneumonia eosinofílica crônica. O diagnóstico envolve o LBA (eosinófilos $\geq 30\%$) e biópsia pulmonar (broncoscópica ou cirúrgica), sendo de exclusão nas formas idiopáticas. O tratamento é dirigido à doença de base e terapia com corticosteroide nas formas de causa desconhecida.

- **Edema pulmonar:** podem ser cardiogênicos ou não cardiogênicos. Os primeiros têm origem cardíaca primária ou valvar. Dispneia ao esforço, ortopneia, dispneia paroxística noturna (DPN), terceira bulha (B3) de ventrículo esquerdo (VE), taquicardia. Na radiografia de tórax, há aumento da área cardíaca, inversão de fluxo, edema intersticial e derrame pleural bilateral (maior à direita). Geralmente, há rápida melhora com uso de diurético e vasodilatadores. O exemplo típico de edema pulmonar não cardiogênico é a síndrome da angústia respiratória aguda (SARA), também denominada de síndrome do desconforto respiratório agudo (SDRA), que é uma reação pulmonar a agressões graves pulmonares (pneumonia, aspiração maciça) ou extrapulmonares (politrauma, pancreatite, sepse abdominal). Na radiografia, há opacidades difusas, que, na TC, predominam em segmentos pendentes e são heterogêneas. Na radiografia, a diferenciação do edema cardiogênico pode ser difícil. Diagnóstico por relação $PaO_2/FiO_2 < 200$ e pressão de oclusão da artéria pulmonar < 18 mmHg, em paciente com quadro compatível. Tratamento inclui o manejo da causa básica e suporte ventilatório apropriado (estratégia "protetora", usando baixos volumes correntes e hipercapnia permissiva).

- **Hemorragia alveolar:** pode ter causa infecciosa (leptospirose, citomegalovírus [CMV]), imunológica (Wegener, Goodepasture, poliangeíte microscópica, LES) ou tóxica (propiltiouracila), entre outras. Pode-se observar anemia ferropriva significativa. Pode não haver exteriorização em até 1/3 dos casos (sem hemoptise). Infiltração radiológica de padrão alveolar. Pesquisa de hemossiderina em macrófagos no LBA pode confirmar o diagnóstico nos casos duvidosos. Alterações laboratoriais específicas: anticorpo anticitoplasma de neutrófilo (alvo proteinase) (c-ANCA) reagente, no Wegener, anticorpo anticitoplasma de neutrófilo (alvo mieloperoxidase) (p-ANCA), na poliangeíte microscópica, e antimembrana basal glomerular, no Goodepasture. A capacidade de difusão pulmonar pode ser falsamente elevada. Tratamento da doença de base, sendo nas autoimunes um manejo agressivo (combinação pulsoterapia com corticosteroides, ciclofosfamida e plasmaférese).

- **Fibrose pulmonar idiopática (FPI):** é uma doença pulmonar intersticial idiopática cujo padrão histológico é de pneumonite intersticial usual. Critérios de probabilidade diagnóstica são clínicos e patológicos. Nos casos típicos (exclusão de etiologia conhecida para a infiltração pulmonar que inclui medicamentos/exposições inalatórias/DDTC, padrão funcional restritivo com capacidade de difusão reduzida, TC de tórax com infiltrado reticular predominando nas bases e na periferia, bronquiectasias de tração e faveolamento com poucas opacidades em vidro despolido), não há necessidade de biópsia. O hipocratismo digital é frequente. Mais comum em tabagistas (80%). Padrão funcional pode não ser típico se houve DPOC concomitante (espirometria pode ser normal ou pouco alterada, mas na difusão frequentemente há redução grave). Prognóstico ruim (sobrevida média de 3 anos). O uso de corticosteroide e imunossupressor pode aumentar a mortalidade. Recentemente foram disponibilizados no mercado antifibróticos que reduzem a perda funcional, evitam exacerbações e tendem a aumentar a sobrevida. O nintedanibe é um inibidor da tirosina cinase, utilizado 150 mg, VO, 2×/dia, podendo ser reduzido para 100 mg, VO, 2×/dia, se houver intolerância, sobretudo digestiva. Deve ser evitado em pacientes cardiopatas e naqueles com risco de sangramento e há necessidade de monitoração da função hepática mensalmente nos primeiros 3 meses de uso. A pifernidona é um antifibrótico com múltiplos mecanismos de ação e é utilizada em doses progressivas de 267 mg, VO, 3×/dia, por 1 semana; após, 534 mg, VO, 3×/dia, por mais 1 semana; e então a dose-alvo de 801 mg, VO, 3×/dia. Os efeitos mais comuns são gastrintestinais, cefaleia, tontura e fotossensibilidade (paciente necessita utilizar protetor solar); há necessidade de monitoração da função hepática mensalmente pelos primeiros 6 meses.

- **Linfangite carcinomatosa:** significa doença metastática, com prognóstico reservado. A origem mais frequente do tumor primário são as mamas, os pulmões e o trato gastrintestinal. Em geral, o sítio primário é evidente. Padrão radiológico intersticial, adenomegalias mediastinais e derrame pleural bilateral. A biópsia transbrônquica tem boa acurácia. Tratamento do câncer primário e sintomático respiratório.

- **Micoses pulmonares:** as mais frequentes são a paracoccidiodomicose, a histoplasmose, a aspergilose e a criptococose. Pneumonia por cândida é raríssimo (em geral, a identificação de cândida é por contaminação orofaríngea). Paracoccidiodomicose ocorre frequentemente em homens agricultores, está associada a lesões orais e infiltrados reticuloalveolares que predominam nos terços médios e superiores, além de enfisema paraseptal. O envolvimento pulmonar na histoplasmose pode ser focal (lesão pulmonar primária) ou difuso (doença sistêmica). A aspergilose é comum em pacientes imunodeprimidos (aspergilose invasiva) ou em pneumopatas (forma necrosante crônica). Sinal do halo na TC (consolidação circundada por vidro despolido) é fortemente sugestivo de aspergilose angioinvasiva. O diagnóstico é realizado por exame de escarro, LBA ou biópsia pulmonar ou de lesões extrapulmonares. O antígeno galactomanan sérico pode sugerir aspergilose invasiva. O tratamento envolve antifúngicos imidazólicos (itraconazol, fluconazol, voriconazol), anfotericina e equinocandinas.

- **Pneumonite de hipersensibilidade (PH):** também chamada de alveolite alérgica extrínseca ou pulmão do fazendeiro. Ocorre por inalação de agentes orgânicos (pássaros, mofo doméstico) ou químicos de baixo peso molecular (tintas, plásticos). Ocorrem formas agudas (frequentemente confundidas com pneumonia bacteriana), subagudas e crônicas (que podem evoluir para fibrose pulmonar). O padrão radiológico é variado, mas nódulos centrolobulares difusos são altamente sugestivos. O LBA demonstra linfocitose com predomínio de CD8 sobre CD4. O padrão histológico, cujo material geralmente é obtido por biópsia transbrônquica, é a combinação de bronquiolite, infiltrado intersticial, granulomas sarcoides malformados e eventualmente a presença de material fagocitado. O tratamento principal é o afastamento do agente e algumas vezes corticosteroide sistêmico.

- **Pneumoconioses:** o diagnóstico é feito pela avaliação da história ocupacional aliado aos achados radiológicos (classificados pela Organização Mundial do Trabalho). A exposição pode ter ocorrido anos ou décadas antes do início dos sintomas e pode ter sido por pouco tempo se a exposição foi intensa. A asbestose ocorre por exposição ao asbesto/amianto (silicatos fibrosos hidratados com estrutura cristalina), como em operários da construção civil, que leva a alterações de fibrose pulmonar e envolvimento pleural (desde placas até mesotelioma). A silicose é decorrente da inalação de sílica livre, que ocorre em profissionais de jateamento de areia e perfuração de rochas, levando à fibrose pulmonar por coalescência de múltiplos nódulos silicóticos que predominam nos campos superiores. Há predisposição para neoplasia pulmonar, tuberculose e manifestações reumáticas. A beriliose ocorre sobretudo em metalúrgicos, podendo provocar uma doença semelhante à sarcoidose. Diversas outras pneumoconiose são descritas, como as dos mineradores de carvão, siderose, simples, por poeira mista, por metais duros, talcose, entre outras. As pneumoconioses tendem a progredir mesmo após o afastamento da exposição, que é a base do tratamento.

- **Outras pneumonias intersticiais:** além da FPI, há outras pneumonias intersticiais sem causa aparente. São elas: pneumonia intersticial não específica (PINE), pneumonia intersticial aguda (síndrome de Hamman-Rich), pneumonia intersticial bronquiolocêntrica e pneumonia em organização. Para o diagnóstico de PINE idiopática, deve-se exaustivamente excluir reação a fármacos, DDTC e exposições inalatórias. A pneumonia em organização pode ocorrer por diversas causas (infecções, DDTC, fármacos, etc.), sendo que sua forma idiopática ou dita criptogênica (BOOP) caracteristicamente se apresenta como consolidações periféricas recorrentes. Apresenta boa resposta ao corticosteroide, mas a recorrência é muito comum. A pneumonia intersticial linfoide é associada normalmente à infecção pelo HIV, à síndrome de Sjogren ou a doenças linfoproliferativas. A pneumonia intersticial descamativa e a pneumonia intersticial associada à bronquiolite respiratória são doenças tabacorrelacionadas.

- **Pneumopatias por fármacos:** vários medicamentos podem ser associados à DPPD. Entretanto, o quadro não é específico, podendo a mesma medicação apresentar vários padrões radiológicos-histológicos de doença, bem como o mesmo padrão ser relacionado a medicamentos diferentes. Embora, na maioria dos casos, o envolvimento pulmonar ocorra nas primeiras semanas do uso, há descrição de pneumopatia após anos de utilização. Uma busca rápida das principais causas medicamentosas das DPPDs pode ser realizada no *site* do Pneumotox *on-line* (acesse pelo *QR code* ao lado). Os fármacos mais comuns são a nitrofurantoína, a amiodarona, o metotrexato e a bleomicina. O diagnóstico é estabelecido pela resolução das lesões após a suspensão do medicamento, embora a certeza seja confirmada por retorno das alterações quando há reintrodução, o que raramente é feito. O manejo envolve suspensão do fármaco e, às vezes, o uso de corticosteroides.

- **Sarcoidose:** doença granulomatosa sistêmica de etiologia desconhecida. Pode comprometer qualquer órgão, mais comumente pulmão (90%), olhos e pele. Acometimento de pares cranianos e sistema de condução cardíaco caracterizam doença mais grave. Na radiografia de tórax, há combinação de adenomegalias hilares bilaterais/simétricas e infiltrado em interstício axial peribrônquico. É comum a dissociação clínico-radiológica. Hipercalciúria e hipercalcemia são frequentes. Função pulmonar pode ser normal, restritiva ou obstrutiva. Biópsia com granuloma sarcoide (sem necrose caseosa), obtido em geral por biópsia transbrônquica ou de gânglios mediastinais por mediastinoscopia. Diagnóstico por exclusão de outras doenças granulomatosas (beriliose, toxoplasmose, micoses, paraneoplasia, colagenoses, PH, tuberculose). O LBA demonstra linfocitose com predomínio de CD4 sobre CD8. Tem quatro estágios radiológicos (dependendo da combinação de adenomegalias, infiltrado pulmonar e fibrose), que tem relação com a probabilidade de remissão espontânea e não com caráter evolutivo (do estágio I IV). Pode haver remissão espontânea (p. ex., 75% em 2-3 anos no estádio I), bem como boa resposta a corticosteroide sistêmico. O tratamento habitualmente é feito com prednisona 40 mg/dia, em doses regressivas, mas pacientes com doença mais extensa ou comprometimento cardíaco ou do SNC podem necessitar de imunossupressores (metotrexato, azatioprina, infliximabe).

- **Tuberculose miliar:** forma extrapulmonar que ocorre por disseminação hematogênica geralmente em indivíduos imunocomprometidos (Aids, transplantados) ou alcoolista. Quadro constitucional com febre persistente e predominância de emagrecimento significativo. Alergia à tuberculina. O padrão radiológico miliar no Brasil é muito sugestivo, embora a histoplasmose deva ser lembrada. É uma forma paucibacilar. Biópsia transbrônquica tem boa acurácia. Biópsia de medula óssea ou hepática são alternativas viáveis. Pode ocorrer insuficiência suprarrenal por envolvimento da glândula. A tuberculose pulmonar de disseminação endobrônquica pode ter um padrão difuso, mas em geral alveolar. Utiliza-se o esquema-padrão de tuberculostáticos (rifampicina, isoniazida, pirazinamida, etambutol [RHZE]) e eventualmente associação com corticosteroide nos casos muito graves.

▶ HIPERTENSÃO PULMONAR

DEFINIÇÃO ▶ Pressão média da artéria pulmonar (PMAP) medida por estudo hemodinâmico invasivo (cateterismo cardíaco direito) ≥ a 20 mmHg em repouso (**Quadro 22.13**). Os valores

QUADRO 22.13 ▶ DEFINIÇÕES HEMODINÂMICAS DE HIPERTENSÃO PULMONAR

DEFINIÇÃO	CARACTERÍSTICA	GRUPO CLÍNICO
Hipertensão pulmonar pré-capilar	PMAP ≥ 20 mmHg POAP ≤ 15 mmHg RVP ≥ 3 UW	1. Hipertensão arterial pulmonar 3. Hipertensão pulmonar por doenças pulmonares 4. Hipertensão pulmonar tromboembólica crônica 5. Hipertensão pulmonar por mecanismos indeterminados ou multifatoriais
Hipertensão pulmonar pós-capilar isolada	PMAP ≥ 20 mmHg POAP ≤ 15 mmHg RVP < 3 UW	2. Hipertensão pulmonar por doença cardíaca esquerda 5. Hipertensão pulmonar por mecanismos indeterminados ou multifatoriais

(Continua)

QUADRO 22.13 ▶ DEFINIÇÕES HEMODINÂMICAS DE HIPERTENSÃO PULMONAR (Continuação)		
DEFINIÇÃO	CARACTERÍSTICA	GRUPO CLÍNICO
Hipertensão pulmonar pós-capilar e pré-capilar	PMAP > 20 mmHg POAP > 15 mmHg RVP ≥ 3 UW	2. Hipertensão pulmonar por doença cardíaca esquerda 5. Hipertensão pulmonar por mecanismos indeterminados ou multifatoriais

PMAP, pressão média da artéria pulmonar; POAP, pressão de oclusão da artéria pulmonar; RVP, resistência vascular pulmonar (RVP = (PMAP − POAP) / Débito cardíaco); UW, unidades Wood.
Fonte: Simonneau e colaboradores.[8]

obtidos por ecocardiograma são uma estimativa das pressões pulmonares. Além de depender da *expertise* do ecocardiografista, os valores variam por idade, sexo, obesidade e presença de pneumopatia. O valor normalmente descrito é a estimativa da pressão sistólica da artéria pulmonar (PSAP). O dado que é medido diretamente é a velocidade de regurgitação tricúspide, sendo então derivado o gradiente transtricúspide (gradiente transtubular [GTT] = $4 \times VRT^2$). A PSAP é calculada, na ausência de estenose da válvula pulmonar, pela soma do GTT acrescido da estimativa da pressão venosa central (PVC), a qual é estimada pela colapsabilidade da veia cava inferior. Em geral, valores de VRT < 2,8 m/s (PSAP < 35 mmHg) tornam a HP improvável, assim como VRT > 3,4 m/s (PSAP > 50 mmHg) indicam HP provável. Em cerca de 15% dos pacientes, não é possível medir a VRT pela ausência de insuficiência tricúspide funcional, mas, em geral, nessa situação, não há HP significativa. Uma medida alternativa à VRT é a medida do tempo de aceleração do fluxo pulmonar (Tac), que permite estimar a PMAP, mas com uma variabilidade maior ainda do que a PSAP (Tac < 105 ms sugere HP). Portanto, a ecocardiografia é um exame de rastreamento e nunca de confirmação de HP. Outros achados indiretos podem sugerir presença de HP no ecocardiograma, quais sejam dimensões das cavidades direitas (ventrículo e átrio direitos, e sua proporcionalidade em relação às cavidades esquerdas), diâmetro da artéria pulmonar (> 25 mm), desvio do septo interventricular e índices de função ventricular direita (TAPSE, FAC). Sendo a HP confirmada pelo cateterismo (PMAP > 20 mmHg), é possível caracterizá-la do ponto de vista de padrão fisiopatológico em pré-capilar (pressões de enchimento normais, i.e., pressão de oclusão da artéria pulmonar [POAP] ≤ 15 mmHg). Pacientes com aumento das pressões de enchimento (POAP > 15 mmHg) têm padrão pós-capilar, que pode ser subdividido em pós-capilar isolado (quando resistência vascular pulmonar [RVP] < 3 UW) ou combinado pré e pós-capilar (RVP ≥ 3 UW). Quando o padrão é pós-capilar isolado, o mesmo é decorrente de cardíaca esquerda isoladamente. Estados de HP por aumento do débito cardíaco têm um padrão diferente (RVP pode estar reduzida, e POAP, normal ou elevada).

CLASSIFICAÇÃO ▶ A classificação mais recente (elaborada pela diretriz europeia) divide em cinco grupos, relacionados aos mecanismos fisiopatológicos da respectiva HP, o que leva a implicações diagnósticas e sobretudo terapêuticas (Quadro 22.14). Alguns pacientes podem apresentar mais de uma causa de HP da mesma categoria ou não (p. ex., insuficiência cardíaca e apneia do sono, respectivamente categorias 2 e 3). Também é importante ressaltar que, em algumas doenças, pode haver mais de uma forma de HP (p. ex., doença do tecido conectivo pode ter HP pelo grupo 1 [hipertensão arterial pulmonar], grupo 2 [envolvimento cardíaco com HP secundária], grupo 3 [doença pulmonar intersticial com HP secundária] ou mesmo grupo 4 [tromboembolia crônica associada à trombofilia adquirida por síndrome do anticorpo antifosfolipídeo]).

DIAGNÓSTICO ▶ Ver Figura 22.8.

QUADRO 22.14 ▶ **CLASSIFICAÇÃO CLÍNICA DA HIPERTENSÃO PULMONAR**

1. HIPERTENSÃO ARTERIAL PULMONAR
- 1.1. Idiopática
- 1.2. Hereditária
- 1.3. Fármacos e toxinas*
- 1.4. Associada com
  - 1.4.1. Doenças do tecido conectivo
  - 1.4.2. Infecção pelo HIV
  - 1.4.3. Hipertensão portal
  - 1.4.4. Doença cardíaca congênita**
  - 1.4.5. Esquistossomose
- 1.5. HAP respondedora em longo prazo a bloqueadores dos canais de cálcio
- 1.6. HAP com comprometimento venoso/capilar proeminente***
- 1.7. Hipertensão pulmonar persistente do recém-nascido

2. HIPERTENSÃO PULMONAR SECUNDÁRIA À DOENÇA CARDÍACA ESQUERDA
- 2.1. Hipertensão pulmonar secundária à insuficiência cardíaca com FEVE preservada
- 2.2. Hipertensão pulmonar secundária à insuficiência cardíava com FEVE
- 2.3. Doença valvar
- 2.4. Condições cardíacas congênitas/adquiridas que causam hipertensão pulmonar pós-capilar

(Continua)

QUADRO 22.14 ▶ CLASSIFICAÇÃO CLÍNICA DA HIPERTENSÃO PULMONAR (Continuação)

3. HIPERTENSÃO PULMONAR SECUNDÁRIA À DOENÇA PULMONAR E/OU HIPÓXIA
3.1. Doença pulmonar obstrutiva
3.2. Doença pulmonar intersticial
3.3. Outras doenças pulmonares com padrão misto restritivo e obstrutivo
3.4. Hipóxia sem doença pulmonar
3.5. Doenças pulmonares do desenvolvimento

4. HIPERTENSÃO PULMONAR TROMBOEMBÓLICA CRÔNICA E OUTRAS OBSTRUÇÕES DA ARTÉRIA PULMONAR
4.1. Hipertensão pulmonar tromboembólica crônica
4.2. Outras obstruções da artéria pulmonar

5. HIPERTENSÃO PULMONAR COM MECANISMOS INDETERMINADOS E/OU MULTIFATORIAIS
5.1. Doenças hematológicas
5.2. Doenças sistêmicas e metabólicas
5.3. Outras
5.4. Doenças cardíacas congênitas complexas

* Fármacos com associação definida são aminorex, dexfenfluramina, fenfluramina, óleo tóxico de colsa, benfluorex, metanfetamina, dasatinibe, inibidor da recaptação da serotonina (este só para hipertensão pulmonar persistente do recém-nascido).
** Síndrome de Eisenmenger, doença com *shunt* sistêmico-pulmonar, HAP com defeitos pequenos/coincidentes, HAP após correção dos defeitos.
*** HAP com comprometimento venoso/capilar proeminente: inclui doença pulmonar venoclusiva e hemangiomatose capilar pulmonar.
DPOC, doença pulmonar obstrutiva crônica; FEVE, fração de ejeção do ventrículo esquerdo; HAP, hipertensão arterial pulmonar; HIV, vírus da imunodeficiência humana; HP, hipertensão pulmonar.
Fonte: Simonneau e colaboradores.[8]

Apresentação ▶ Em geral, os pacientes procuram assistência médica por dispneia ao esforço ou fadiga. Não é incomum pacientes serem tratados por asma ou ansiedade por muito tempo. Síncope, pré-síncope, dor angionosa ou hemoptise são sinais de gravidade. Pode haver sintomas de uma doença subjacente (história de tromboembolia venosa (TEV) na hipertensão pulmonar tromboembólica crônica (HPTC), esclerodactilia e telangiectasias na hipertensão arterial pulmonar (HAP) por síndrome de CREST). Uso de anorexígenos ou história familiar de HAP podem estar presentes. No exame físico, podem ser detectados sinais de insuficiência cardíaca direita (edema de membros inferiores, hepatomegalia, B3 de ventrículo direito (VD), hiperfonese de P2, turgência jugular). Desdobramento fixo de P2 deve alertar para possibilidade de comunicação interatrial, bem como a presença de hipocratismo digital para cardiopatias congênitas cianóticas.

Investigação ▶ Pacientes com sintomas, sinais e/ou fatores de risco para HP devem realizar ecocardiografia como teste de rastreamento. Se a probabilidade clínica e ecocardiográfica for baixa (ausência de contexto de risco para HP e ecocar-

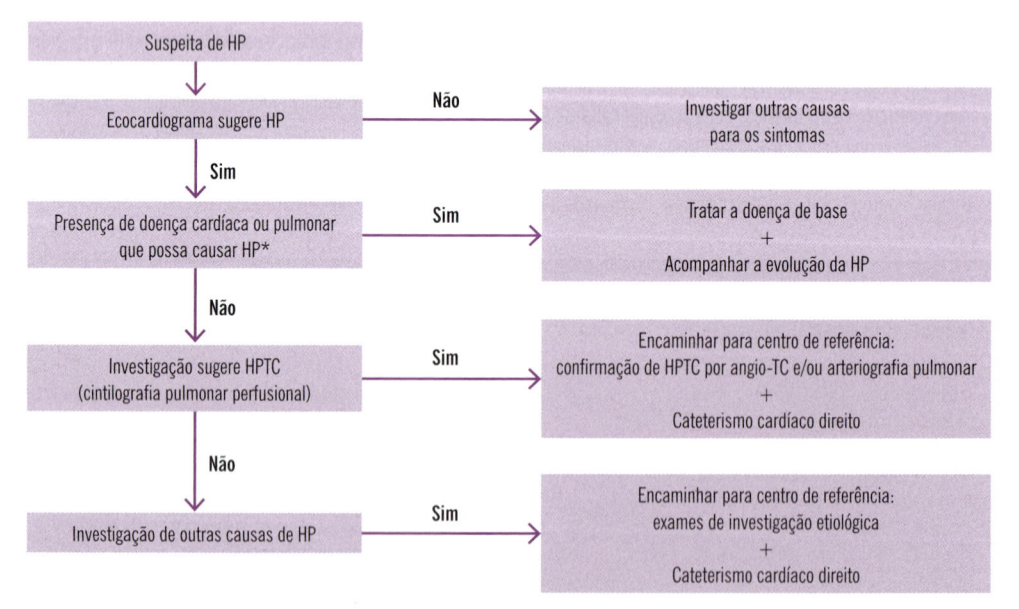

FIGURA 22.8 ▶ FLUXOGRAMA DE INVESTIGAÇÃO DE PACIENTES COM SUSPEITA DE HIPERTENSÃO PULMONAR. // * Sugere-se que pacientes com sinais de HP grave no ecocardiograma (p. ex, PSAP > 50 mmHg) devem ser encaminhados para centro de referência e realizar cateterismo cardíaco direito, mesmo na presença de doença pulmonar ou cardíaca. // DPPD, doença pulmonar parenquimatosa difusa; HP, hipertensão pulmonar; HPTC, hipertensão pulmonar tromboembólica crônica; PSAP, pressão sistólica de artéria pulmonar.

diografia com PSAP < 35 mmHg sem outros sinais de HP), orienta-se buscar outro diagnóstico para explicar os sintomas do paciente. Nos pacientes com algum achado ecocardiográfico de HP, deve-se avaliar as causas mais comuns de HP, quais sejam cardíacas primárias (insuficiência cardíaca com fração de ejeção preservada ou reduzida, valvopatias, etc.) e pulmonares (DPOC, doenças intersticiais, distúrbios do sono), cuja investigação pode incluir provas de função pulmonar (espirometria, difusão, testes de exercício), TC de tórax, gasometria arterial, oximetria noturna/polissonografia, ecocardiografia transesofágica (com pesquisa de *shunt*), cintilografia miocárdica, ressonância magnética (RM) cardíaca e coronariografia. Se há doença cardiopulmonar que possa explicar a HP, inicia-se tratamento para esta doença e acompanha-se a HP do ponto de vista clínico e ecocardiográfico. Caso não se identifique causa cardiopulmonar, sugere-se investigar HPTC, solicitando cintilografia pulmonar perfusional. Se for normal, a HPTC está excluída. Nos pacientes com defeitos pelo menos subsegmentares, deve-se realizar angio-TC de artéria pulmonar, a fim de confirmar que os defeitos cintilográficos são associados a trombos; nos casos duvidosos, pode ser necessária arteriografia pulmonar. Se for confirmada HPTC, o cateterismo cardíaco direito está indicado para avaliação hemodinâmica e decisão terapêutica. Nos pacientes sem evidência de doença cardiopulmonar ou tromboembólica, há então maior probabilidade de HAP do grupo 1 (ou eventualmente 5). Está indicado fazer cateterismo cardíaco direito. Caso seja detectado o padrão de HP pré-capilar, prossegue-se à investigação da etiologia da HP, realizando avaliação de doenças do tecido conectivo (avaliação clínica, capilaroscopia e painel de autoimunidade, tais como FAN, fator reumatoide, Scl-70, centrômero, ANCA), sorologia para HIV, avaliação de hepatopatia (US Doppler hepática, sorologias virais, endoscopia digestiva), provas de função tireóidea e investigação de esquistossomose (se morador atual ou prévio de zona endêmica). Se há HP de padrão precapilar presente no cateterismo cardíaco e não se identifica causa, diagnostica-se HAP idiopática. O teste de vasorreatividade arterial pulmonar deve ser feito somente em pacientes com HAP idiopática, hereditária ou associada a anorexígenos (em outras situações, não há benefício) e é realizado durante o cateterismo cardíaco direito, antes e após a administração de óxido nítrico inalado (10-20 ppm, por 5 min), sendo o critério de resposta estabelecido pela queda de 10 mmHg na PMAP, ficando o seu valor final abaixo de 40 mmHg, sem redução concomitante do débito cardíaco. Convém ressaltar que os pacientes com doença cardíaca ou pulmonar comprovada, mas que no ecocardiograma apresentem sinais sugestivos de HP grave (i.e., PSAP > 50 mmHg), também devem ser submetidos a cateterismo cardíaco direito. Pela complexidade dos casos, atualmente, recomenda-se que a avaliação de pacientes dos grupos 1, 4 e 5, bem como a realização de cateterismo cardíaco direito, seja feita em centros de referência.

TRATAMENTO

Tratamento da HP – Grupo 1 ▶ Pacientes do grupo 1 devem ser encaminhados para avaliação em centros de referência.

- **Medidas gerais:** evitar exercícios vigorosos (mas a reabilitação supervisionada está indicada), contracepção, orientações sobre viagens e cirurgias, prevenção de infecções, aconselhamento genético, educação do paciente, suporte nutricional e psicológico.

- **Tratamento convencional:**
  - **Oxigenoterapia:** está indicada se PaO_2 < 60 mmHg ou SaO_2 < 89%, o obtida por coleta de gasometria arterial. Deve-se manter SpO_2 > 93%, medida por oximetria de pulso.
  - **Diuréticos:** diuréticos de alça e antagonistas da aldosterona (p. ex., furosemida e espironolactona). Para tratar sinais de congestão sistêmica. Alvo é PVC (medida ou estimada) abaixo de 10 mmHg.
  - **Digitálicos:** uso controverso. Empregado em pacientes com falência ventricular direita avançada ou arritmias atriais específicas.
  - **Anticoagulação:** nos casos de HAP idiopática, recomenda-se o índice normalizado internacional (INR, do inglês *international normalized ratio*) entre 1,5 e 2,5. Pacientes com hipertensão portopulmonar, HAP associada à esclerose sistêmica ou a cardiopatias congênitas têm maior risco de sangramento, não sendo indicado o uso de anticoagulante rotineiramente.
  - **Tratamento da deficiência de ferro:** deficiência de ferro é muito comum em pacientes com HAP, sendo recomendado monitorar rotineiramente os níveis de ferro. Havendo deficiência, é recomendada sua reposição, muitas vezes por via parenteral, considerando que muitos pacientes com HAP têm redução na absorção do ferro oral.
  - **Bloqueadores dos canais de cálcio:** devem ser usados apenas em pacientes com HAP (categoria 1, sobretudo idiopática), em que for comprovada vasorreatividade. O uso empírico pode ser danoso ao paciente, havendo inclusive descrição de óbitos. As doses-alvo são elevadas e devem ser aumentadas paulatinamente conforme tolerância do paciente. Em pacientes com FC basal < 90, recomenda-se nifedipino de liberação prolongada (30-240 mg/dia) ou anlodipino (2,5-20 mg/dia) e em pacientes com FC basal > 90, diltiazem (120-900 mg/dia). Não se recomenda verapamil devido ao efeito inotrópico negativo.

- **Tratamento farmacológico específico para HAP – Grupo 1** (fármacos alvo-específicos para as três vias fisiopatogênicas da HAP: via do óxido nítrico, via da endotelina, via das prostaglandinas).

- **Prostanoides:**
  - **Iloprosta inalatória:** tem registro no Brasil, mas ainda não é comercializado. É utilizado por meio de um siste-

ma de nebulização específico (I-neb® AAD® System or Prodose® AAD® System), de custo elevado. Na prática, tem-se usado nebulizador ultrassônico genérico, embora sem efetividade comprovada. A dose é 2,5 a 5 μg, de 6 a 9× ao dia. Efeitos adversos: *flushing*, hipotensão, dor na mandíbula, trismo, náusea, sintomas gripais, cefaleia, sangramento por efeito antiplaquetário, *rash* cutâneo e tosse.
- **Epoprostenol IV:** ainda não disponível no Brasil. É o fármaco mais potente e o de eleição para pacientes em classe funcional IV. É utilizado por via IV contínua, necessitando de acesso venoso central e bomba de infusão. Pode ser utilizado também no ambiente domiciliar. A dose inicial é de 1 a 2 ng/kg/min, aumentando 1 a 2 ng/kg/min a cada 24 a 48 h, chegando, conforme tolerância à dose frequente, de 6 a 10 ng/kg/min. O aumento adicional de 1 a 2 ng/kg/min é feito a cada 2 a 4 semanas. A dose máxima não é estabelecida, chegando em alguns pacientes a 150-200 ng/kg/min. Os efeitos adversos são semelhantes ao da iloprosta (exceto por tosse). Outro efeito é o mal funcionamento do cateter (trombose, infecção e problemas na bomba de infusão, o que pode ocasionar uma situação gravíssima de HP rebote). O custo é muito elevado.
- **Selexipague:** é um agonista dos receptores da prostaciclina, que demonstrou benefícios em termos de morbimortalidade em pacientes com HAP. A dose inicial é de 200 μg, VO, 2×/dia, com frequência, aumentada em 200 μg, 2×/dia, semanalmente até a maior dose tolerada. A dose máxima é de 1.600 μg, 2×/dia. Os efeitos adversos mais comuns são *flushing*, cefaleia, diarreia, dispepsia e dores osteomusculares.

■ **Bloqueadores dos receptores de endotelina:**
- **Bosentana:** inicia-se com 62,5 mg, VO, 2×/dia, por 4 semanas, seguido por 125 mg, 2×/dia. Os efeitos adversos mais comuns são edema, cefaleia, anemia, inibição da espermatogênese e alteração da função hepática. Necessita dosagem mensal de transaminases. Interage com várias medicações, destacando a redução na eficácia dos contraceptivos orais (tanto estrogênios quanto progestogênios) e dos antagonistas da vitamina K. Também interage com a sildenafila, mas implicação clínica é desconhecida.
- **Ambrisentana:** a dose é de 5 mg, VO, 1×/dia. Pode ser aumentado para 10 mg, 1×/dia. Hepatotoxicidade menor do que a bosentana. Outros efeitos adversos são semelhantes. Poucas interações medicamentosas, a principal com a ciclosporina.
- **Macitentana:** é um antagonista dual da endotelina, que demonstrou benefícios na morbimortalidade em pacientes com HAP. A dose é 10 mg, VO, 1×/dia. Os principais eventos adversos são cefaleia, anemia e edema. Não se observou hepatotoxicidade significativa, embora seja recomendada dosagem de função hepática e de hemoglobina periodicamente.

■ **Inibidores da fosfodiesterase-5:**
- **Sildenafila:** a dose aprovada pela Anvisa/FDA é 20 mg, VO, 3×/dia, embora alguns pacientes necessitem doses mais elevadas (podendo chegar a 300 mg/dia). Os efeitos adversos mais comuns são cefaleia, sintomas nasais (epistaxe, congestão), alteração visual e *flushing*. Não pode ser utilizado junto com nitratos pelo risco de hipotensão grave. Também pode aumentar o efeito de outros anti-hipertensivos. É contraindicado para uso concomitante com inibidores da protease (IPs) e com riociguat.
- **Tadalafila:** a dose recomendada é 40 mg, VO, 1×/dia (2 cp de 20 mg). Efeitos adversos e interações semelhantes à sildenafila.

■ **Estimuladores da guanilato-ciclase:**
- **Riociguate:** é um estimulador da guanilato-ciclase que atua na via do óxido nítrico, independentemente da sua produção endógena, por isso pode demonstrar benefício em pacientes que não sejam responsivos à sildenafila. Pelo risco de hipotensão sistêmica, o seu uso deve ser progressivo. A dose inicial é 1 mg, VO, 3×/dia (pacientes mais sensíveis à hipotensão podem iniciar com 0,5 mg, 3×/dia). A dose pode ser aumentada em 0,5 mg, 3×/dia, após pelo menos 2 semanas, se o paciente apresenta PA sistólica ≥ 95 mg e ausência de sinais de hipotensão. A dose máxima é de 2,5 mg, 3×/dia. Se o paciente interromper a dose por 3 dias ou mais, necessitará realizar a titulação da dose. Não pode ser usado concomitantemente com sildenafila ou tadalafila. Se estiver em uso de sildenafila, o mesmo deve ser suspenso 24 h antes do início do riociguat. Os efeitos adversos mais comuns são hipotensão, cefaleia, sangramento e dispepsia.

■ **Tratamento não farmacológico:** pacientes com sinais progressivos de falência ventricular direita (fora da agudização), sem hipoxemia significativa (SpO_2 em ar ambiente > 90%) e pressão no átrio direito < 20 mmHg podem se beneficiar de septostomia atrial. O transplante pulmonar bilateral ou o transplante cardiopulmonar são as alternativas para pacientes que não responderam ao tratamento e estejam em classe III progredindo, ou IV, que não tenham outra comorbidade significativa.

■ **Estratégia terapêutica:** antes de iniciar o tratamento, deve-se fazer a estratificação de risco com base em variáveis clínicas e de exames subsidiários. A classe funcional é uma variável simples, mas essencial (**Quadro 22.15**). Adicionalmente, utilizam-se dados de exames, como ecocardiografia, TC6, ergoespirometria, peptídeos natriuréticos séricos (BNP ou NT-proBNP), RM cardíaca e cateterismo cardíaco direito. Além das medidas gerais, pacientes com vasorreatividade positiva devem iniciar bloqueadores dos canais de cálcio.

QUADRO 22.15 ▶ CLASSE FUNCIONAL UTILIZADA NA AVALIAÇÃO DE PACIENTES COM HIPERTENSÃO PULMONAR	
CLASSE FUNCIONAL	**SINTOMATOLOGIA**
Classe I	Doentes com hipertensão pulmonar, mas sem limitação da atividade física. A atividade física normal não causa dispneia ou fadiga, dor torácica ou quase síncope
Classe II	Doentes com hipertensão pulmonar resultando em uma limitação ligeira da atividade física. Estão confortáveis em repouso. A atividade física normal causa dispneia ou fadiga, dor torácica ou quase síncope
Classe III	Doentes com hipertensão pulmonar resultando em limitação acentuada da atividade física. Estão confortáveis em repouso. Menos atividade do que a atividade normal causa dispneia ou fadiga, dor torácica ou quase síncope
Classe IV	Doentes com hipertensão pulmonar com incapacidade de realizar qualquer atividade física. Esses doentes manifestam sinais de falência cardíaca direita. A dispneia e/ou fadiga podem estar presentes mesmo em repouso. O desconforto é aumentado por qualquer atividade física

Aqueles que pioram com o uso dessas medicações ou que tenham teste de vasorreatividade negativo necessitam de medicamentos alvo-específicos. Pacientes em classe funcional II têm indicação de iniciar tratamento. Atualmente, há indicação de iniciar terapia combinada (duas classes diferentes, por exemplo, infiltrações pulmonares difusas [IPD] e insuficiência renal aguda [IRA]) inicialmente para a maioria dos pacientes, já que há benefício comprovado em termos de morbimortalidade quando comparado à monoterapia. Os pacientes devem ser reavaliados a cada 3 a 4 meses em relação à efetividade e aos efeitos adversos, sendo reclassificados em relação à estratificação de risco. A estratégia atual é buscar atingir alvos terapêuticos, e não só a estabilidade. Caso os alvos não sejam atingidos, deve-se acrescentar uma nova terapêutica. Os alvos terapêuticos são manter o paciente sem sinais de insuficiência cardíaca direita, sem sintomas progressivos, em classe funcional I ou II, sem síncope, distância no teste de caminhada > 440 m, peptideos natriuréticos em valores normais, boa capacidade no teste de exercício cardiopulmonar (VO_2 > 15 mL/kg/min, equivalente ventilatório < 36), imagens cardíacas adequadas (por ecocardiografia ou RM cardíaca com área do átrio direito < 18 cm^2 e sem derrame pericárdico) e dados favoráveis no cateterismo (índice cardíaco ≥ 2,5 L/min/m^2, pressão no átrio direito < 8 mmHg, saturação venosa mista > 65%). É importante ressaltar que a PSAP e a PMAP, seja por ecocardiografia, seja por cateterismo, não são os alvos terapêuticos maiores. Deve-se evitar o encaminhamento muito tardio para avaliação com vistas ao transplante pulmonar, já que os pacientes se deterioram rapidamente e a lista de espera é grande. Também é importante lembrar que a suspensão abrupta das medicações específicas pode causar exacerbação ("rebote") da HAP.

- **Manejo da agudização:** nos pacientes com HAP do grupo 1, faz-se o tratamento do motivo da exacerbação (infecção, sobrecarga hídrica, arritmia, etc.), monitoração intensiva (incluindo controle de diurese, linha arterial e uso de cateter de Swan-Ganz), suporte respiratório (oxigenoterapia adequada, tentando evitar ventilação mecânica com pressão positiva), otimização da pré (geralmente hipervolêmicos necessitam diurético e/ou ultrafiltração com alvo de PVC < 10 cmH_2O), redução da pós-carga do VD (p. ex., óxido nítrico ou iloprosta inalatórios, idealmente epoprostenol IV), aumento da *performace* miocárdica (dobutamina, milrinona), manutenção da perfusão coronariana (pressão sistêmica diastólica > 60 mmHg com vasopressores, preferencialmente norepinefrina) e, nos casos mais graves, oxigenação por membrana extracorpórea (ECMO, do inglês *extracorporeal membrane oxygenation*) venoarterial.

Tratamento da HP – Não grupo 1 ▶ O tratamento envolve o manejo da doença que causa a HP.

- **Grupo 2:** tratamento da doença cardíaca esquerda que pode envolver medicamentos para insuficiência cardíaca (IECA, β-bloqueadores, diuréticos, digitálicos, etc.), procedimentos valvares (próteses, endopróteses), dispositivos de assistência ventricular ou mesmo transplante cardíaco ou cardiopulmonar (se a HP é muito grave, sem perspectiva de melhora após o transplante cardíaco isolado). O uso de medicação alvo-específica para HAP neste grupo de pacientes demonstrou desfechos desfavoráveis, alguns inclusive com aumento de mortalidade.

- **Grupo 3:** tratamento das doenças pulmonares que podem incluir, dependendo da etiologia, BDs, corticosteroides inalatórios ou orais, imunossupressores, antifibróticos, oxigenoterapia ou mesmo transplante pulmonar geralmente bilateral quando há HP secundária. O uso de medicação alvo-específica para HAP neste grupo não demonstrou benefício, inclusive com achados de piora na oxigenação.

- **Grupo 4:** é recomendada anticoagulação por toda a vida, geralmente com varfarina, com alvo INR 2,5 a 3,5. Novos anticoagulantes não foram testados nesse contexto, embora haja pequenas séries na literatura. Não há recomendação para uso rotineiro de filtro de veia cava. O tratamento de eleição é a tromboendarterectomia pulmonar (remoção dos trombos crônicos juntamente com endotélio vascular pulmonar sob circulação extracorpórea prolongada e com períodos de parada circulatória total), que está indicada naqueles pacientes com HP sintomática, com trombos acessíveis ao cirurgião e sem comorbidades graves. Nos grandes centros, a mortalidade é de cerca de 5%, mas claramente associada à *expertise*/curva de aprendizado. Para pacientes que não podem ser operados, recusam a cirurgia ou que persistem com HP significativa após o procedimento, pode-se realizar angioplastia pulmonar e/ou tratamento medicamentoso com terapias-alvo específicas, sobretudo com riociguat (único aprovado para essa indicação, embora outras medicações sejam utilizadas *off label*).

- **Grupo 5:** devido à grande heterogeneidade das doenças neste grupo, é preciso avaliar caso a caso. Além do tratamento da doença de base, o uso de terapia alvo-específica para HAP pode ser utilizada em situações de exceção, com base em casos ou séries de casos publicados na literatura.

▶ MASSAS MEDIASTINAIS

DEFINIÇÃO ▶ Lesões sólidas que ocupam a região central do tórax. O mediastino é delimitado lateralmente pelas pleuras, o diafragma inferiormente, corpos vertebrais posteriormente e uma linha imaginária que percorre a última vertebral cervical até o manúbrio esternal superiormente.

INVESTIGAÇÃO ▶ O mediastino é didaticamente dividido em três compartimentos (anterior, médio e posterior), sendo que a investigação é guiada pela topografia da lesão (Quadro 22.16). A TC de tórax (com uso de contraste para identificar a vascularização) é essencial para a precisa localização da lesão e o contato ou a invasão de estruturas adjacentes. A ressonância magnética (RM) pode fornecer informações adicionais nos casos dos tumores neurogênicos. A PET-*scan* também tem sido utilizada, sendo útil, se não houver captação, reduzindo a probabilidade de neoplasia maligna. A abordagem pode ser por punção transtorácica orientada por TC, mediastinoscopia, mediastinotomia ou toracotomia exploradora. Eventualmente, o diagnóstico pode ser feito por broncoscopia flexível com punção por agulha fina.

▶ NÓDULO PULMONAR

DEFINIÇÃO ▶ O nódulo pulmonar (NP) é uma lesão esférica, de até 3 cm de diâmetro, bem circunscrita (embora possa estar em contato com a pleura, e não associada à atelectasia, adenopatia ou doença pleural propriamente dita). Existem inúmeras causas de nódulo pulmonar (Quadro 22.17). Geralmente não causa sintomas. Lesão > 3 cm é uma massa, na qual a probabilidade de neoplasia é muito maior (ver Quadro 22.17). Os nódulos são divididos do ponto de vista de imagem em nódulos sólidos, nódulos subsólidos (em vidro fosco, i.e., opacidade que não obscurece os vasos) e nódulos parcialmente sólidos (vidro fosco com componente sólido). Nódulos subsólidos são mais comuns e têm maior probabilidade de neoplasia (sobretudo se há componente sólido associado). Muitos dos nódulos subsólidos puros que permanecem no acompanhamento são lesões pré-malignas ou adenocarcinoma *in situ*, com bom prognóstico. O objetivo é diagnosticar (prevenir) aqueles pacientes que evoluem para adenocarcinoma invasor.

INVESTIGAÇÃO ▶ Um NP em geral é descoberto na radiografia de tórax a partir de 0,8 a 1,0 cm. Caso seja visto apenas em uma projeção, pode não estar localizado no parênquima pulmonar (pseudotumor, tal como sinal cutâneo, calo ósseo), necessitando de imagem complementar (p. ex., TC). Exceto por pequenos nódulos completamente calcificados sugestivos de granulomas, todas as outras situações necessitam de uma TC de tórax, que permite definir melhor as características do nódulo (bordas, calcificação, tamanho), a presença de outros nódulos e de lesões associadas.

QUADRO 22.16 ▶ **ETIOLOGIAS DAS MASSAS MEDIASTINAIS CONFORME OS COMPARTIMENTOS**

MEDIASTINO ANTERIOR (PRÉ-VASCULAR)
- Timomas
- Tumores germinativos (incluindo teratomas)
- Bócio intratorácico
- Adenomegalias (inflamatórias, infecciosas ou neoplásicas)

MEDIASTINO MÉDIO
- Adenomegalias (inflamatórias, infecciosas ou neoplásicas)
- Cistos mediastinais (broncogênicos, pericárdicos)
- Duplicação entérica
- Neoplasias esofágicas (benignas e malignas)
- Massas inflamatórias

MEDIASTINO POSTERIOR
- Tumores neurogênicos (neurilemomas, neurinomas, ganglioneuromas, neuroblastoma)
- Adenomegalias (inflamatórias, infecciosas ou neoplásicas)

QUADRO 22.17 ▶ **CAUSAS PRINCIPAIS DE NÓDULO PULMONAR SOLITÁRIO**

- Granulomas*
- Carcinoma brônquico
- Metástase pulmonar única**
- Linfoma pulmonar
- Adenoma
- Hamartoma
- Carcinoide
- Pneumonia redonda
- Cisto hidático
- Infarto pulmonar
- Fístula arteriovenosa
- Sequestração
- Cisto broncogênico
- Hematoma
- Fibrose/cicatriz

*Tuberculose e micoses são a etiologia mais frequente de nódulo pulmonar sólido (NPS). Outras causas de doenças granulomatosas são sarcoidose, Wegener e artrite reumatoide.
**Mama, cólon, melanoma, osteossarcoma, tumores germinativos, tireoide, rim.

O principal objetivo da investigação é diagnosticar os tumores malignos, que ocorrem em até 4% dos casos nas maiores séries. Se disponível, a comparação com exames anteriores é fundamental, a fim de calcular o tempo de duplicação. O tempo de duplicação é relacionado ao volume e não ao diâmetro da lesão (volume = $(4\pi r^3)/3$, onde r é o raio da lesão), sendo que o aumento em 26% do diâmetro da lesão é suficiente para dobrar o seu volume. Tempo de duplicação > 600 dias sugere benignidade (exceto adenocarcinoma lepídico, antes chamado bronquíolo-alveolar, que pode crescer lentamente). Alguns tomógrafos têm programas que calculam automaticamente o volume do nódulo, mas ainda carecem de validação prospectiva. Pacientes com nódulos de aspecto benigno não necessitam seguimento. São características de benignidade do nódulo na TC de tórax as seguintes: nódulos menores do que 5 mm (ou volume < 80 mm³), presença de gordura macroscópica (hamartoma ou lipoma), presença de calcificação em pipoca/difusa/central/laminada, nódulos sólidos lisos e homogêneos com formato triangular ou lentiforme dentro de 1 cm das cissuras ou da pleura. Entretanto, deve-se considerar seguimento de linfonodos intrapulmonares grandes, sobretudo na presença de neoplasia extrapulmonar conhecida.

Há diferentes recomendações de sociedades médicas em relação à abordagem do NP. Optamos aqui pelas diretrizes da Sociedade Britânica do Tórax. Em todo paciente com NP, a probabilidade de neoplasia maligna deve ser estimada qualitativamente, por meio do julgamento clínico, ou quantitativamente, por meio de modelos validados. Existem várias regras de predição de neoplasia maligna em pacientes com nódulo pulmonar, sendo que o escore de Brock é o que tem maior acurácia. Ele é constituído por fatores clínicos e imagiológicos (idade, gênero, tipo de nódulo, tamanho do nódulo, tabagismo, espiculação, localização em lobo superior, número de nódulos, presença de enfisema, história familiar de neoplasia pulmonar). A estimativa da probabilidade de neoplasia deve ser feita pelo nódulo de maior diâmetro. É importante ressaltar que a investigação do NP deve ser a mesma se o nódulo foi descoberto acidentalmente, no rastreamento de neoplasia pulmonar, no estadiamento de neoplasia extrapulmonar ou no seguimento de neoplasias.

Pacientes com nódulo sólido de 8 mm cuja probabilidade de neoplasia pelo modelo de Brock for > 10% devem realizar PET-CT. Então, com resultado da PET-CT, deve ser recalculada a probabilidade de neoplasia pelo modelo de Herder. Este é constituído pelos fatores idade, tabagismo, presença de neoplasia extrapulmonar, diâmetro e localização do nódulo, espiculação e intensidade da captação pelo FDG e pode ser calculado *on-line* por meio do *QR code* abaixo. É considerada uma captação significativa de FDG de forma quantitativa um SUV > 2,5 mSV ou, de forma comparativa, uma captação > o *pool* sanguíneo mediastinal. Nos pacientes com nódulo subsólido, a PET-CT ainda não tem validação adequada, mesmo com um menor ponto de corte da captação. Até o momento, diretrizes médicas não recomendam o uso de RM na avaliação de nódulos pulmonares.

ESTRATÉGIAS ► Cabe ressaltar que todas as alternativas devem ser discutidas com o paciente em relação aos riscos e aos benefícios, levando em consideração a probabilidade de neoplasia, o risco da investigação, a eficácia e os riscos do tratamento (**Figs. 22.9**, **22.10** e **22.11**).

■ NÓDULOS SÓLIDOS

- **Alta:** paciente com nódulos com aspecto de benignidade, aqueles sólidos estáveis por 2 anos ou que foram biopsiados e há um diagnóstico benigno específico.

- **Acompanhamento por exame de imagem:** pacientes com risco baixo de neoplasia (< 10%) devem fazer TC de controle em períodos determinados, geralmente após 1 ano da primeira imagem. Essa estratégia é aplicada para pacientes com nódulos entre 5 e 7 mm, aqueles com 8 mm ou mais, cuja estimativa de neoplasia por modelo de Brock indique baixo risco, e naqueles cuja estimativa por Brock é > 10%, mas que após realizar PET-CT associada ao modelo de Herder, a probabilidade ficou abaixo de 10%. Se há qualquer aumento significativo da lesão, é sugerida a biópsia e/ou ressecção da lesão, considerando crescimento significativo quando o volume do nódulo aumenta em 25%.

- **Biópsia da lesão:** em lesões com risco intermediário de neoplasia (entre 10 e 70%), sugere-se biópsia da lesão. Geralmente é feita por punção transtorácica orientada por TC. Lesões com broncograma aéreo são passíveis de biópsia por broncoscopia, embora nódulos < 2 cm no terço periférico dos pulmões tenham acurácia baixa. O uso de ecobroncoscopia com transdutor radial, fluoroscopia e navegação eletromagnética permite um melhor rendimento da broncoscopia. Pacientes com tempo de duplicação do volume da lesão entre 400 e 600 dias devem ser candidatos à biópsia.

- **Ressecção da lesão:** quando a probabilidade de neoplasia é elevada (> 70%), indica-se a ressecção da lesão, habitualmente por videotoracoscopia. Pacientes em que, durante o seguimento, o tempo de duplicação do volume for < 400 dias também devem ser considerados para ressecção. Geralmente é sugerida segmentectomia, exceto se há confirmação patológica antes do procedimento ou se a biópsia de congelação confirmou neoplasia, sendo então indicada lobectomia em pacientes com provável estágio I sem doença nodal e se houver reserva funcional. Em alguns pacientes, haverá a necessidade de utilizar métodos de localização do nódulo que não pode ser visualizado durante a cirurgia (marcação por radioisótopo, azul de metileno ou marcador de metal colocado previamente à cirurgia e orientado por TC). Antes da cirurgia, deve-se avaliar a capacidade funcional pulmonar (espirometria e capacidade de difusão pulmonar), bem como estadiamento, considerando que a lesão é maligna até que se prove o contrário.

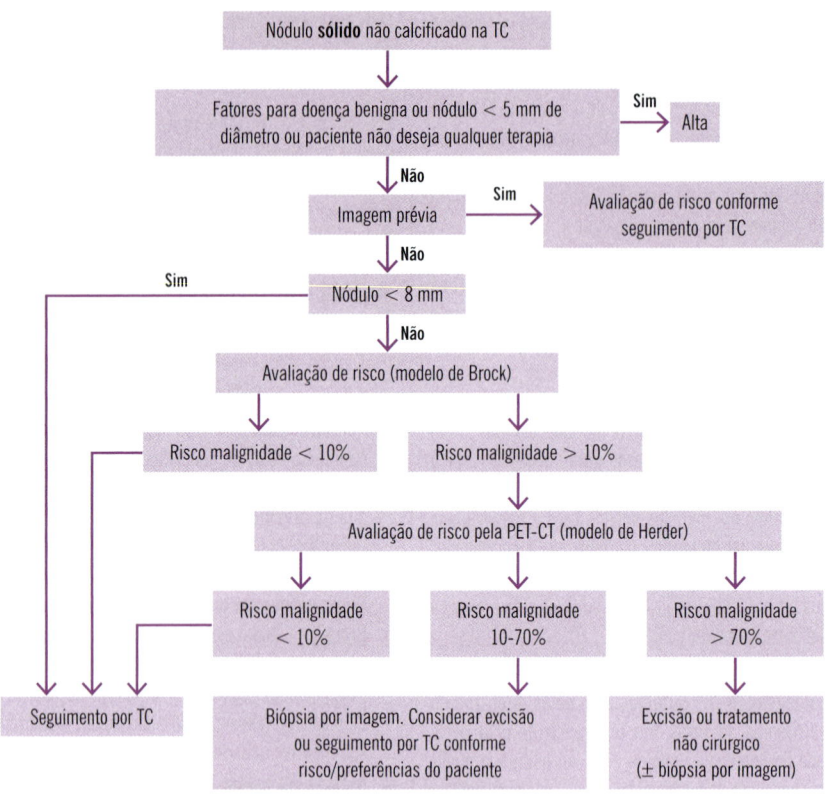

```
                    ┌─────────────────────────────────────┐
                    │  Nódulo sólido não calcificado na TC │
                    └─────────────────┬───────────────────┘
                                      ▼
                    ┌─────────────────────────────────────┐    Sim    ┌──────┐
                    │ Fatores para doença benigna ou nódulo│──────────▶│ Alta │
                    │ < 5 mm de diâmetro ou paciente não  │           └──────┘
                    │ deseja qualquer terapia              │
                    └─────────────────┬───────────────────┘
                                      │ Não
                                      ▼
                    ┌─────────────────────┐   Sim    ┌────────────────────────────┐
                    │   Imagem prévia     │─────────▶│ Avaliação de risco conforme │
                    └─────────────────┬───┘          │     seguimento por TC       │
                                      │ Não          └────────────────────────────┘
                                      ▼
      Sim          ┌─────────────────────┐
◀─────────────────│   Nódulo < 8 mm      │
                  └─────────────────┬───┘
                                    │ Não
                                    ▼
                  ┌─────────────────────────────────┐
                  │ Avaliação de risco (modelo de Brock)│
                  └──────┬──────────────────────┬───┘
                         ▼                      ▼
              ┌──────────────────┐   ┌──────────────────┐
              │ Risco malignidade │   │ Risco malignidade │
              │      < 10%        │   │      > 10%        │
              └──────────────────┘   └────────┬─────────┘
                                              ▼
                         ┌────────────────────────────────────┐
                         │ Avaliação de risco pela PET-CT     │
                         │         (modelo de Herder)          │
                         └────┬────────────┬────────────┬─────┘
                              ▼            ▼            ▼
                    ┌──────────────┐ ┌──────────────┐ ┌──────────────┐
                    │Risco maligni-│ │Risco maligni-│ │Risco maligni-│
                    │dade < 10%    │ │dade 10-70%   │ │dade > 70%    │
                    └──────┬───────┘ └──────┬───────┘ └──────┬───────┘
                           ▼                ▼                ▼
                   ┌──────────────┐ ┌──────────────────┐ ┌──────────────┐
                   │Seguimento por│ │Biópsia por imagem│ │Excisão ou    │
                   │      TC      │ │Considerar excisão│ │tratamento    │
                   └──────────────┘ │ou seguimento por │ │não cirúrgico │
                                    │TC conforme risco/│ │(± biópsia por│
                                    │preferências do   │ │imagem)       │
                                    │paciente          │ │              │
                                    └──────────────────┘ └──────────────┘
```

FIGURA 22.9 ▶ **FLUXOGRAMA DE AVALIAÇÃO INICIAL DE NÓDULO PULMONAR SÓLIDO.**

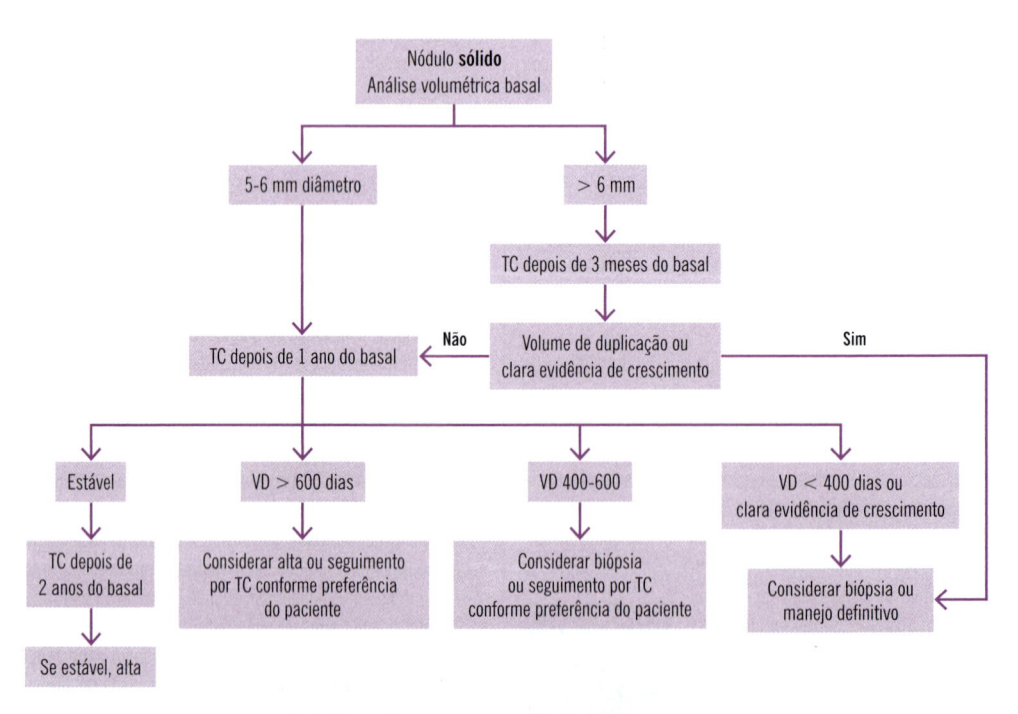

```
                    ┌─────────────────────────┐
                    │      Nódulo sólido      │
                    │ Análise volumétrica basal│
                    └────────┬────────────────┘
                             │
                ┌────────────┴────────────┐
                ▼                         ▼
        ┌──────────────┐          ┌──────────────┐
        │5-6 mm diâmetro│          │   > 6 mm    │
        └───────┬──────┘          └──────┬───────┘
                │                        ▼
                │              ┌───────────────────────┐
                │              │TC depois de 3 meses   │
                │              │     do basal          │
                │              └──────────┬────────────┘
                │           Não           ▼                    Sim
                │      ┌──────────────────────────────┐──────────────┐
                ▼      │Volume de duplicação ou clara │              │
        ┌──────────────┤evidência de crescimento      │              │
        │TC depois de 1│└──────────────────────────────┘              │
        │ ano do basal │                                              │
        └──┬──┬──┬──┬──┘                                              │
           ▼  ▼  ▼  ▼                                                 ▼
     ┌────────┐┌──────────┐┌──────────┐┌─────────────────────────────┐
     │Estável ││VD > 600  ││VD 400-600││VD < 400 dias ou clara       │
     │        ││  dias    ││          ││evidência de crescimento     │
     └───┬────┘└────┬─────┘└────┬─────┘└──────────────┬──────────────┘
         ▼          ▼           ▼                     ▼
   ┌──────────┐┌──────────┐┌──────────┐      ┌──────────────────┐
   │TC depois ││Considerar││Considerar│      │Considerar biópsia│
   │de 2 anos ││alta ou   ││biópsia ou│      │ou manejo          │
   │do basal  ││seguimento││seguimento│      │definitivo         │
   └────┬─────┘│por TC    ││por TC    │      └──────────────────┘
        ▼     │conforme  ││conforme  │
   ┌──────────┐│preferên- ││preferên- │
   │Se estável,││cia do    ││cia do    │
   │   alta    ││paciente  ││paciente  │
   └──────────┘└──────────┘└──────────┘
```

FIGURA 22.10 ▶ **FLUXOGRAMA DE SEGUIMENTO DE NÓDULO PULMONAR SÓLIDO.** // VD, volume de duplicação.

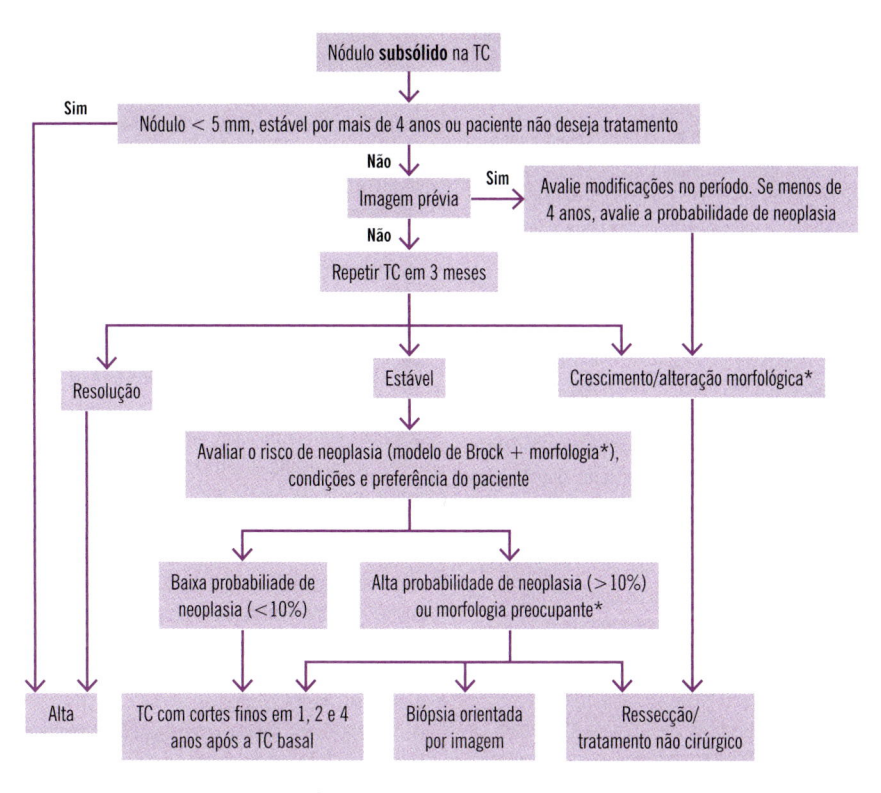

```
                    Nódulo subsólido na TC
                              ↓
  Sim    Nódulo < 5 mm, estável por mais de 4 anos ou paciente não deseja tratamento
  ←
                            Não ↓                    Sim
                      Imagem prévia  →  Avalie modificações no período. Se menos de
                            Não ↓              4 anos, avalie a probabilidade de neoplasia
                      Repetir TC em 3 meses
                              ↓
        ┌─────────────────────┼─────────────────────┐
   Resolução              Estável          Crescimento/alteração morfológica*
                              ↓
              Avaliar o risco de neoplasia (modelo de Brock + morfologia*),
                      condições e preferência do paciente
                              ↓
              ┌───────────────┴───────────────┐
      Baixa probabiliade de        Alta probabilidade de neoplasia (>10%)
        neoplasia (<10%)              ou morfologia preocupante*
              ↓                              ↓                           ↓
    Alta  TC com cortes finos em 1, 2 e 4    Biópsia orientada      Ressecção/
          anos após a TC basal               por imagem             tratamento não cirúrgico
```

FIGURA 22.11 ▶ **FLUXOGRAMA DE AVALIAÇÃO DE NÓDULO PULMONAR SUBSÓLIDO.** // *Componente sólido novo ou maior, indentação pleural, aspecto de bolha.

■ NÓDULOS SUBSÓLIDOS

- **Alta:** paciente com nódulo subsólido < 5 mm, que resolveu após nova TC em 3 meses da inicial, ou aqueles subsólidos estáveis por 4 anos.
- **Acompanhamento por exame de imagem:** pacientes com risco baixo de neoplasia pelo escore de Brock (< 10%) e morfologia não preocupante podem repetir TC de tórax com cortes finos em 1, 2 e 4 anos após a TC inicial. Considera-se morfologia sugestiva de neoplasia aquela com componente sólido, indentação pleural ou aspecto em bolha. Como o modelo de Brock pode subestimar o risco, também se devem considerar outros fatores, como a história de neoplasia pulmonar, o *status* tabágico, a presença de eosinofilia e as bordas lisas (as duas últimas indicando menor risco).
- **Biópsia da lesão:** pacientes com probabilidade de neoplasia > 10% ou morfologia preocupante, conforme descrito, são candidatos à biópsia. Em geral, a biópsia é feita orientada por TC.
- **Ressecção da lesão:** pacientes com aumento da lesão (definido como ≥ 2 mm) ou como aumento/surgimento de componente sólido são candidatos à ressecção. Nessa decisão, deve-se considerar idade do paciente, comorbidades e risco cirúrgico. Se for optado somente por observação, uma nova TC de tórax com cortes finos deve ser realizada em, no máximo, 6 meses. Pacientes com neoplasia patologicamente comprovada também são candidatos à ressecção. O prognóstico de nódulos subsólidos ressecados é excelente (sobrevida de 95-100% em 5 anos) e pode ser boa mesmo em pacientes que fizeram seguimento tomográfico previamente. Deve-se considerar que vários pacientes têm múltiplos nódulos subsólidos e que os não ressecados deverão ser acompanhados individualmente conforme o mesmo fluxograma. Então, a ressecção sublobar permite ao paciente ter reserva funcional pulmonar para cirurgias futuras.

● **TRATAMENTO SEM CONFIRMAÇÃO PATOLÓGICA** ▶ Pacientes com alto risco de neoplasia (> 70%), supostamente em estágio I, que recusam ou têm elevado risco cirúrgico, cuja biópsia não é possível ou foi não diagnóstica, podem ser candidatos a tratamento sem confirmação patológica. As opções recomendadas são radioablação estereotáxica ou ablação por radiofrequência. Em casos selecionados, a radioterapia externa radical pode ser utilizada. A idade, as comorbidades, o benefício-risco do tratamento e a preferência do paciente devem ser levados em conta para essa decisão.

▶ PNEUMONIAS

DIAGNÓSTICO ▶ A suspeita de pneumonia ocorre, em geral, pela presença de secreção respiratória purulenta, febre

($> 38\,°C$) ou hipotermia ($< 35\,°C$), leucocitose ($> 12.000/mm^3$) ou leucopenia ($< 4.000/mm^3$) e infiltrado pulmonar novo na radiografia de tórax.

DIAGNÓSTICO DIFERENCIAL ▶ TEP, contusão pulmonar, aspiração de suco gástrico, edema pulmonar cardiogênico, atelectasia, neoplasia pulmonar, pneumonite actínica, SARA, hemorragia alveolar, pneumonite organizante criptogênica (POC/BOOP).

■ PNEUMONIA ADQUIRIDA NA COMUNIDADE

DEFINIÇÃO ▶ É aquela que acomete o indivíduo fora do ambiente hospitalar ou nas primeiras 48 h após a internação (germe incubado). A pneumonia relacionada a cuidados de saúde ocorre em pacientes com as seguintes características: residentes em asilos ou tratados em sistema de internação domiciliar, pacientes que receberam antimicrobianos por via IV, ou QT, nos 30 dias precedentes à atual infecção, pacientes em terapia renal substitutiva e aqueles que foram hospitalizados em caráter de urgência por 2 ou mais dias nos últimos 90 dias antes da infecção. Embora provenientes da comunidade, esses pacientes podem ter etiologia semelhante à pneumonia hospitalar e devem receber terapia antimicrobiana semelhante.

ETIOLOGIA ▶ Os agentes mais identificados são pneumococo, hemófilo e germes atípicos – *Mycoplasma pneumoniae*, *Legionella pneumophila* e *Chlamydophila pneumoniae*. Esses últimos são mais comuns em adolescentes e adultos jovens. Bem menos frequentes são o *Staphylococcus aureus* e os bacilos gram-negativos (comuns em pneumonias nosocomiais e pacientes com doença pulmonar estrutural). É importante considerar a possibilidade de pneumonia por influenza (sazonal ou pelo H1N1). Em 30 a 50% dos casos não se estabelece a etiologia, apesar de extensa investigação.

AVALIAÇÃO ▶ Radiografia de tórax pode ser o único exame complementar ao diagnóstico clínico em pacientes sem nenhum sinal de gravidade e sem critérios para internação. Em pacientes com sinais de gravidade, sugere-se obter hemograma, provas de função renal, gasometria arterial (em caso de disfunção ventilatória), exame de escarro espontâneo e, em muitos casos, sorologia para HIV. Hemoculturas nos casos mais graves (que forem hospitalizados). Sorologias (para *Mycoplasma*, *Legionella*) não auxiliam no manejo inicial, pois o resultado é demorado (se disponível imediatamente, fazer pesquisa de antígeno urinário para *Legionella*). Se há derrame pleural > 10 mm de espessura na radiografia em decúbito lateral e/ou 5 cm de altura no perfil, deve-se realizar toracocentese diagnóstica. Nos casos internados em UTI, pode ser necessário realizar broncoscopia para coleta de LBA, em especial em pacientes imunocomprometidos. Os sintomas, os sinais, as alterações laboratoriais e o padrão radiológico não predizem confiavelmente a etiologia da pneumonia.

TRATAMENTO ▶ O escore CURB-65 é de fácil utilização (**c**onfusão mental; **u**reia elevada > 50 mg/dL; **r**espiração acelerada – FR ≥ 30 mpm; pressão baixa – [***B****lood pressure*] – PAS < 90 mmHg ou PAD < 60 mmHg; idade > 65 anos, sendo um ponto para cada item). Um ou nenhum critério presente identifica pacientes que podem ser tratados ambulatorialmente. Pacientes com 2 critérios em geral necessitam curta hospitalização (até 3 dias). Pacientes com 3 ou mais pontos com frequência necessitam internação em UTI. Esse escore também foi validado sem o uso da dosagem de ureia (CRB-65). Além desse escore, é preciso observar a oxigenação, a extensão radiológica da pneumonia e o suporte social-familiar do paciente para decidir sobre tratamento ambulatorial ou hospitalar. A escolha correta do antimicrobiano (conforme diretrizes reconhecidas de tratamento – **Quadro 22.18**) e seu início precoce estão comprovadamente associados à redução da mortalidade por pneumonia. Deve-se considerar a necessidade do uso de cobertura para influenza (em geral, oseltamivir, 75 mg, VO, 2×/dia, por 5 dias). O tempo habitual de tratamento para pneumonia adquirida na comunidade (PAC) não grave é de 5 a 7 dias. No caso de falha terapêutica, deve-se considerar a possibilidade de diagnóstico incorreto (i.e., não é PAC), antimicrobiano incorreto (dose, espectro, farmacocinética), complicações (empiema), infecção extrapulmonar associada e fatores próprios do paciente (imunodepressão, obstrução brônquica por tumor ou corpo estranho).

PREVENÇÃO ▶ A vacina para influenza (sazonal e H1N1) é recomendada anualmente para adultos maiores de 50 anos, pneumopatas crônicos, imunossuprimidos, profissionais de

---

QUADRO 22.18 ▶ **TRATAMENTO DAS PNEUMONIAS ADQUIRIDAS NA COMUNIDADE**

PACIENTE AMBULATORIAL

1. Previamente saudável e sem uso de antimicrobianos nos últimos 3 meses:
   - Macrolídeo (azitromicina, claritromicina) ou
   - Doxiciclina (recomendação com menor força de evidência)
2. Presença de comorbidades, como doença crônica cardíaca, pulmonar, hepática ou renal; DM; alcoolismo; neoplasia maligna; asplenia; imunossupressão ou uso de antimicrobianos nos últimos 3 meses (nesse caso, escolher medicamento de classe diferente):
   - Fluoroquinolona respiratória (levofloxacino, 750 mg/dia; moxifloxacino, gemifloxacino)
     ou
   - β-lactâmico + macrolídeo

(Continua)

QUADRO 22.18 ▶ TRATAMENTO DAS PNEUMONIAS ADQUIRIDAS NA COMUNIDADE (Continuação)

PACIENTE INTERNADO, NÃO EM UTI
- Fluoroquinolona respiratória (levofloxacino 750 mg/dia; moxifloxacino, gemifloxacino)

ou

- β-lactâmico + macrolídeo

PACIENTE INTERNADO EM UTI
- β-lactâmico (cefotaxima, ceftriaxona, ou ampicilina+sulbactam) + azitromicina ou fluoroquinolona respiratória (para pacientes alérgicos à penicilina, recomenda-se uma fluoroquinolona respiratória associada a aztreonam)

CONSIDERAÇÕES ESPECIAIS

Se há suspeita de *Pseudomonas*:
- β-lactâmico antipneumococo e antipseudomonas (piperacilina+tazobactam, cefepima, imipeném ou meropeném) + ciprofloxacino ou levofloxacino (750 mg)

ou

- β-lactâmico acima + um aminoglicosídeo e azitromicina

ou

- β-lactâmico acima + um aminoglicosídeo e uma fluoroquinolona antipseudomonas (para pacientes alérgicos a penicilina, substituir o β-lactâmico por aztreonam)

Se houver suspeita de MRSA:
- Acrescentar vancomicina ou linezolida

DM, diabetes melito; UTI, unidade de terapia intensiva.

---

saúde, gestantes, residentes de asilos e cuidador de crianças e idosos. A vacina antipneumocócica (no adulto, pneumo-23) é indicada para indivíduos com 65 anos ou mais, pneumopatas crônicos, imunodeprimidos e residentes em asilos. A revacinação após 5 anos é indicada para pacientes imunodeprimidos e para aqueles que receberam a primeira dose antes dos 65 anos.

■ PNEUMONIA HOSPITALAR (NOSOCOMIAL)

DEFINIÇÃO ▶ Aquela que se instala após 48 a 72 h de hospitalização, não sendo produzida por germes previamente incubados no momento da admissão. A pneumonia associada à ventilação mecânica é um tipo particular de pneumonia nosocomial, que ocorre em pacientes em VM há mais de 48 h.

ETIOLOGIA ▶ Os germes causadores e o respectivo perfil de sensibilidade variam conforme a prevalência local. A maioria é causada por bacilos gram-negativos. A presença de estafilococo resistente à oxacilina é variável entre as instituições. A legionela é encontrada geralmente em surtos. São fatores de risco para germes multirresistentes hospitalização > 5 dias, uso de antimicrobiano nos últimos 15 dias, neurocirurgia, terapia com corticosteroide, trauma craniencefálico, VM prolongada e SARA. Em pacientes imunodeprimidos, deve-se considerar a possibilidade de agente oportunista.

AVALIAÇÃO ▶ É fundamental diferenciar infecção de colonização bacteriana. Nesse sentido, a cultura simples de escarro sem técnica quantitativa não tem valor no diagnóstico etiológico ou no manejo dos pacientes. Para isso, usam-se métodos quantitativos (se possível, sem uso de antimicrobianos por 48-72 h), cujos pontos de corte recomendados para diagnóstico de infecção são os seguintes: aspirado traqueal > 10^5 UFC/mL (método mais utilizado atualmente), LBA > 10^4 UFC/mL, escovado brônquico com cateter protegido > 10^3 UFC/mL, minilavado broncoalveolar não broncoscópico > 10^3 UFC/mL. Hemoculturas (duas amostras) devem ser coletadas.

TRATAMENTO ▶ O principal preditor de sucesso terapêutico é uma adequada escolha do esquema antimicrobiano inicial. Em geral, a escolha é empírica (sem germe isolado) e deve ser baseada na classificação citada (critérios clinicorradiológico-epidemiológicos). Nessa escolha, também é fundamental o conhecimento dos germes mais frequentes no local de internação do paciente. Cada instituição deve elaborar seus esquemas terapêuticos (p. ex., cefepima ou piperacilina-tazobactan, associados à vancomicina se há suspeita ou alta prevalência de estafilococo resistente à oxacilina). Em locais com alta prevalência de bacilos gram-negativos resistentes, pode-se utilizar tratamento inicial combinado (p. ex., associar ao esquema padrão aminoglicosídeo ou quinolona). Os pacientes são reavaliados em 48 a 72 h e é decidido por suspensão, descalonamento, troca ou manutenção do esquema antimicrobiano conforme exames culturais e resposta clínica. Nos casos de pneumonia associada à ventilação (PAV), o uso do escore clínico de infecção pulmonar (CPIS, do inglês *clinical pulmonary infection score*), da relação PaO_2/FIO_2 e da dosagem da proteína-C-reativa, associado ao resultado de exames culturais, auxilia na decisão terapêutica. O tempo de tratamento é em geral de 8 dias, prolongando para 15 dias naquelas PAVs causadas por germes resistentes (*P. aeruginosa*, *Stenotrophomonas* sp, *Acinetobacter* sp.).

PREVENÇÃO ▶ Uso racional de antimicrobianos, lavagem/desinfecção de mãos, identificação e isolamento de portadores de germes multirresistentes, uso de ventilação não invasiva para evitar intubação traqueal, cuidados gerais com o circuito da VM e desmame precoce quando possível, cabeceira elevada, evitar sedação excessiva/curarização, aspiração contínua de secreção subglótica, nutrição enteral, profilaxia de úlcera de estresse, controle glicêmico.

▶ PNEUMOTÓRAX

DEFINIÇÃO ▶ O pneumotórax é definido como a presença de ar no espaço pleural. O tamanho do pneumotórax é menos importante do que o grau de comprometimento ventilatório. A divisão entre pneumotórax "pequeno" e "grande" pode ser feita por uma medida simples da distância entre a borda do pulmão colapsado e a parede torácica na linha do hilo pulmonar homolateral (ponto de corte de 2 cm), ou a distância do ápice pulmonar até a parede torácica acima (ponto de corte de 3 cm). Medidas precisas podem ser feitas por TC.

■ PNEUMOTÓRAX ESPONTÂNEO PRIMÁRIO

Pacientes jovens, altos e magros, sem pneumopatia prévia. Em geral, ocorre em repouso, com sintomas agudos de dor e dispneia. Ao exame, aparece taquicardia, aumento do volume do tórax no lado afetado com hipoexpansão durante o ciclo respiratório, ausência de frêmito toracovocal e hiper-ressonância à percussão. Recorrência de 10 a 52% (maioria no primeiro ano).

TRATAMENTO ▶ Em pneumotórax pequeno, se não houver disfunção ventilatória, observa-se e realiza-se a oxigenoterapia suplementar (acelera a reabsorção do pneumotórax), considerando alta precoce. No pneumotórax grande, é recomendada a aspiração simples com agulha (16-18 G) sob anestesia local. Se for efetivo (i.e., alívio dos sintomas, pneumotórax residual inferior a 2 cm e aspiração total < 2,5 L), observa-se o paciente e considera-se alta hospitalar. Nos pacientes em que a aspiração não foi eficaz, insere-se um dreno de tórax (8-14 F) em selo d'agua. Usar aspiração contínua somente se não houve expansão pulmonar completa (ou, alternativamente, a inserção de um segundo dreno). Manter dreno por 24 h após reexpansão e parada da fuga aérea. A prevenção da recorrência (em geral considerada no segundo episódio, exceto em caso de episódio inicial hipertensivo ou bilateral) deve ser feita por método cirúrgico com a ressecção de bolhas (se forem presentes) e a instilação de talco estéril, reservando a pleurodese química com tetraciclina naqueles que não desejam ou não tenham condições para cirurgia. Embora a cirurgia videoassistida seja mais bem tolerada do que a toracotomia, apresenta maiores taxas de recorrência do pneumotórax.

■ PNEUMOTÓRAX ESPONTÂNEO SECUNDÁRIO

As pneumopatias mais comumente associadas são DPOC, fibrose cística e pneumocistose. Sintomatologia é mais grave devido ao comprometimento prévio da função pulmonar. Exame físico, com alterações menos evidentes pela doença de base. Diagnóstico radiológico também tende a ser mais difícil.

TRATAMENTO ▶ Todos os pacientes devem ser hospitalizados por, pelo menos, 24 h. O tratamento, em geral, é a colocação de dreno de tórax. Até mesmo a drenagem de pequeno volume pode determinar uma melhora sintomática importante. O tempo médio de reexpansão é 5 dias em DPOC (3 dias em pneumotórax primário). É fundamental a prevenção de recorrências (pleurodese). Se não há reexpansão em 72 h ou se persistir fuga aérea por mais de 5 dias, considerar toracoscopia ou toracotomia. O uso de válvula de Heimlich pode permitir a alta precoce para o manejo ambulatorial.

■ PNEUMOTÓRAX IATROGÊNICO

As causas mais comuns são aspiração transtorácica com agulha, venopunção sub e supraclavicular, toracocentese e VM. Durante a VM, o pneumotórax aparece como deterioração clínica aguda, com aumento das pressões de pico e platô. Pode não ser observado em radiografia feita em posição supina/semissupina pelo acúmulo de ar nos sulcos costofrênicos anteriores. A presença de pneumomediastino deve orientar a procura de pneumotórax.

TRATAMENTO ▶ Na maioria dos casos, a observação e, eventualmente, a aspiração por agulha pode ser suficiente. Entretanto, dreno de tórax deve ser inserido em pacientes em VM e naqueles muito sintomáticos. Mantém-se o dreno por 48 h depois da parada da fuga aérea se o paciente permanece em ventilação.

■ PNEUMOTÓRAX HIPERTENSIVO

Por um mecanismo de válvula, o ar que entra no pneumotórax durante a inspiração (quando a pressão pleural é negativa em relação à alveolar), não consegue retornar ao alvéolo durante a expiração (pressão pleural positiva). Os sintomas são de deterioração cardiopulmonar. É mais frequentemente associado à VM e a manobras de reanimação cardiorrespiratória.

TRATAMENTO ▶ Não retardar o tratamento em função de dúvida diagnóstica, pois o pneumotórax hipertensivo é uma emergência médica. A US de tórax à beira do leito pode auxiliar no diagnóstico (ausência de deslizamento pleural). Inicialmente oferecer oxigênio em altas concentrações e inserir agulha calibrosa (p. ex., abocath nº 16 G) no segundo espaço intercostal com linha hemiclavicular para descomprimir o pneumotórax. Assim que possível, inserir dreno de tórax.

▶ TABAGISMO

RISCOS ▶ O tabaco é o maior agente evitável causador de doenças e mortes prematuras. Seu consumo está associado a enfisema, bronquite crônica, FPI, pneumonia, neoplasias malignas (pulmão, laringe, cavidade oral, esôfago, pâncreas, bexiga, rim, estômago, leucemia, colo uterino), úlcera péptica, refluxo gastroesofágico, complicações respiratórias pós-operatórias, cardiopatia isquêmica, acidente vascular cerebral (AVC), vasculopatia arterial periférica, entre outros. A associação de tabagismo e anticoncepcional oral é a principal causa de AVC em mulheres jovens. O tabagismo na gestação está associado com risco elevado de placenta prévia, gravidez ectópica, ruptura prematura de membranas, retardo do crescimento fetal, baixo peso ao nascer e morte súbita do RN. O tabaco, além disso, diminui o efeito de diversas medicações, tais como heparina, estradiol, imipramina, teofilina, propranolol, bloqueadores H_2, diazepam e clorpromazina. Acredita-se que um indivíduo que se encontra junto a um fumante, em ambiente fechado, inala o equivalente a um terço da quantidade do fumante. Estima-se que um palheiro equivale a 4 a 5 cigarros.

AVALIAÇÃO ▶ Deve-se obter história tabágica completa (início, tipo de tabaco, quantidade), sintomas de abstinência à nicotina (cf. critérios DSM-5, ver **Quadro 22.19**), fatores desencadeantes do hábito de fumar (gatilhos), história de tentativas prévias de cessação, convívio com fumantes, grau de motivação e autoeficácia e razões para o abandono do tabagismo. Todo paciente deve ter aferido o grau de dependência à nicotina (teste de Fagerström) (**Quadro 22.20**). O alcoolismo associado ao tabagismo dificulta a cessação. Se o paciente apresenta sintomas depressivos ou de ansiedade, os mesmos devem ser abordados antes da cessação do tabagismo. A exposição passiva à fumaça do tabaco deve ser pesquisada. A dosagem de cotinina sérica, urinária ou salivar reflete o consumo tabágico, mas é mais utilizada em contexto de pesquisa. Outro método disponível para avaliar o consumo de tabaco é a dosagem do monóxido de carbono exalado, que pode ser útil no acompanhamento da abstinência do tabagista.

São critérios de alto grau de dependência: teste de Fagerström > 6, cotinina sérica > 250 mg/mL e primeiro cigarro fumado < 30 min do despertar.

MANEJO ▶ O tabagismo é caracterizado por períodos de recaídas e remissões típicas de uma doença crônica. O elemento principal do tratamento é a abordagem cognitivo-comportamental, que pode ser mínima (poucos minutos de aconselhamento dentro de uma consulta geral) até um programa ambulatorial estruturado com atendimento individual ou em grupos de apoio. De qualquer forma, deve-se reconhecer cada estágio de mudança do comportamento e aconselhar o paciente de forma apropriada.

QUADRO 22.19 ▶ CRITÉRIOS DIAGNÓSTICOS PARA TRANSTORNO POR USO DO TABACO (DSM-5)

O transtorno do uso de tabaco é estabelecido clinicamente pela documentação histórica de 2 dos 11 critérios a seguir:

1. Tabaco frequentemente consumido em quantidades maiores ou por um período maior do que o pretendido
2. Desejo persistente ou esforços malsucedidos para reduzir ou controlar o uso do tabaco
3. Muito tempo gasto em atividades necessárias para obter ou usar tabaco
4. Presença de fissura, ou um desejo intenso ou urgência para usar tabaco
5. Uso recorrente do tabaco, resultando no não cumprimento de obrigações importantes no trabalho, na escola ou em casa
6. Uso continuado do tabaco, apesar de problemas sociais ou interpessoais persistentes ou recorrentes, causados ou exacerbados pelos efeitos do tabagismo
7. Atividades sociais, ocupacionais ou recreativas importantes abandonadas ou reduzidas devido ao uso de tabaco
8. Uso recorrente de tabaco em situações em que é fisicamente perigoso (p. ex., fumar na cama)
9. Uso continuado do tabaco, apesar de problemas físicos ou psicológicos persistentes ou recorrentes, causados ou exacerbados pelo uso do tabaco
10. Tolerância, conforme definida por uma necessidade de quantidades marcadamente aumentadas de tabaco para alcançar os efeitos desejados, ou por efeitos marcadamente diminuídos com o uso continuado da mesma quantidade de tabaco
11. Retirada, manifestada pela presença da síndrome de abstinência do tabaco característica (p. ex., quatro dos seguintes: irritabilidade, ansiedade, dificuldade de concentração, aumento do apetite, agitação, humor disfórico, insônia) ou uso de tabaco (ou nicotina) para aliviar ou evitar sintomas de abstinência de tabaco

A gravidade do transtorno por uso do tabaco é codificada como **leve** (2 ou 3 sintomas), **moderada** (4 ou 5 sintomas) ou **grave** (6 ou mais sintomas).

Fonte: American Psychiatric Association.[9]

QUADRO 22.20 ▶ TESTE DE FAGERSTRÖM PARA AVALIAR O GRAU DE DEPENDÊNCIA À NICOTINA

1. Quanto tempo após acordar você fuma seu primeiro cigarro?
   - Dentro de 5 min = 3
   - Entre 6 e 30 min = 2
   - Entre 31 e 60 min = 1
   - Após 60 min = 0

2. Você acha difícil não fumar em lugares proibidos, como igrejas, bibliotecas, cinema, ônibus, etc.?
   - Sim = 1
   - Não = 0

(*Continua*)

QUADRO 22.20 ▶ TESTE DE FAGERSTRÖM PARA AVALIAR O GRAU DE DEPENDÊNCIA À NICOTINA (*Continuação*)	
c. Qual cigarro do dia traz mais satisfação?	
▪ O primeiro da manhã = 1	▪ Outros = 0
d. Quantos cigarros você fuma por dia?	
▪ Mais de 30 = 3	▪ De 11 a 20 = 1
▪ De 21 a 30 = 2	▪ Menos de 11 = 0
e. Você fuma mais frequentemente pela manhã?	
▪ Sim = 1	▪ Não = 0
f. Você fuma mesmo doente, quando precisa ficar na cama a maior parte do tempo?	
▪ Sim = 1	▪ Não = 0
Dependência (soma dos pontos): **0-2:** muito baixa; **3-4:** baixa; **5:** média; **6-7:** elevada; **8-10:** muito elevada.	

Fonte: Fagerström.[10]

Estágios de abordagem ao paciente tabagista:

- **Pré-contemplação:** paciente não motivado a parar de fumar. Deve-se aconselhar o paciente a parar de fumar, relatando os malefícios do tabaco, os tratamentos disponíveis e os benefícios para a saúde, bem como a economia realizada com a cessação do tabagismo.
- **Contemplação:** paciente motivado a parar de fumar, embora possa estar ambivalente. Orientações semelhantes ao estágio da pré-contemplação.
- **Preparação:** paciente pretende parar de fumar. Marcar uma data para parar de fumar (marcar na agenda, avisar familiares e amigos). Diminuir progressivamente o número de cigarros até o dia programado pode reduzir os sintomas de abstinência. Identificar fatores que podem levar à recaída (emocionais, atividades rotineiras, etc.). Combinar um plano de seguimento (pessoalmente ou por telefone). Orientar o paciente a procurar suporte familiar, amigos e colegas de trabalho e, quando possível, grupos de autoajuda. Antecipar problemas, como sintomas de abstinência e aumento de peso, e propor estratégias para o seu controle.
- **Ação:** paciente para de fumar. Identificar situações para risco de recaída. Individualizar circunstâncias para manter abstinência (visitas de seguimento, tratamento farmacológico, prescrição de exercícios). Dar material educativo ao paciente.
- **Manutenção:** paciente parou de fumar. Como o tabagismo é uma doença crônica que não tem cura, mas pode ser controlada, os cuidados para evitar a recaída devem ser mantidos ao longo da vida. São necessárias as mesmas medidas listadas no item Ação e é importante evitar a "primeira tragada". Para os fumantes que pararam de fumar, a cessação é classificada como precoce (entre 3-12 meses de abstinência) ou mantida (> 12 meses de abstinência).

Tratamento farmacológico ▶ O tratamento farmacológico deve ser considerado como adjuvante à abordagem cognitivo-comportamental. São critérios para uso de medicação: 1) fumar mais de 10 cigarros por dia; 2) consumo menor, porém com sintomas de abstinência importantes; 3) fumar o primeiro cigarro antes de 30 min ao acordar ou acordar no meio da noite para fumar; 4) fumantes com escore de Fagerström ≥ 5; 5) falha da terapia comportamental; 6) desejo do paciente, analisando caso a caso, desde que excluídas contraindicações.

- **Goma de nicotina** (goma e pastilhas de 2 e 4 mg): 4 mg para tabagistas > 20 cigarros/dia. Cada goma deve ser mascada até surgir sabor característico, em seguida repousar entre a gengiva e a bochecha. Cada pastilha deve ser movida na boca de um lado para outro, sem partir, mastigar ou engolir inteira. Repetir as manobras por 20 a 30 min. Como monoterapia, devem-se usar 10 a 15 gomas ao dia. Pode ser combinada com outros agentes, sobretudo em situações de risco para controle da fissura (p. ex., quando está reduzindo a nicotina transdérmica).
- **Nicotina transdérmica** as primeiras 2 semanas são críticas para o sucesso terapêutico. Deve ser iniciada no dia que o paciente para de fumar. A maioria dos pacientes usa por 4 a 8 semanas, mas alguns necessitam de mais tempo. Se o paciente persistir fumando, o tratamento deve ser reavaliado. Dose recomendada para dependência moderada: 21 mg/dia, por 4 semanas, e 14 mg/dia, por mais 4 semanas. Para dependência acentuada, acrescentar mais 4 semanas com adesivo de 7 mg. Deixar cada adesivo por 16 a 24 h (16 h, retirando durante a noite, em caso de paciente com alto risco para insônia).
- **Nicotina *spray* nasal** (ainda não disponível no Brasil): modo mais rápido de liberação de nicotina, aliviando imediatamente os sintomas de abstinência à nicotina. Posologia de 1 a 2 doses/h (não mais do que 5/h) e não mais do que 40 doses ao dia. Inicialmente são usadas de 12 a 16 doses ao dia. Usar na mucosa nasal inferior sem inalar profundamente, por 12 semanas.

- **Cloridrato de bupropiona** (cp de 150 mg): dose inicial de 150 mg/dia, por 3 dias; após, 150 mg, 2×/dia, parando de fumar no 7º dia de tratamento. Mantém-se 150 mg, 2×/dia (manhã e tarde, para evitar insônia), por 7 a 12 semanas. Em pacientes idosos com insuficiência renal ou hepática, a dosagem deve ser reduzida para 150 mg/dia. Contraindicado em pacientes com epilepsia, história de trauma craniencefálico grave com perda de consciência, transtornos alimentares (anorexia nervosa, bulimia), com outras medicações que diminuem o limiar convulsivante ou em uso de inibidores da monoaminoxidase (IMAO).
- **Vareniclina:** agonista parcial dos receptores nicotínicos $\alpha_4\beta_2$. Recomenda-se o uso por até 12 semanas. Do 1º ao 3º dia, 1 cp 0,5 mg, 1×/dia; do 4º ao 7º dia, 1 cp 0,5 mg, de 12/12 h; do 8º dia até o final do tratamento, 1 cp de 1 mg 12/12 h. Na dose de 1 mg, 2×/dia, mostrou efetividade comparável ou superior à bupropiona, com boa tolerabilidade. O uso pode estar associado a humor depressivo, agitação e ideação ou comportamento suicida. Evitar em pacientes com depressão.
- **Outros:** nortriptilina, agente de segunda escolha, usado na dose de 75 a 100 mg/dia, por 8 a 12 semanas.

Pacientes com alto grau de dependência e com falha da terapia isolada podem usar concomitantemente bupropiona e nicotina transdérmica. Pode-se associar reposição de nicotina de ação rápida (*spray* nasal, gomas ou inalador), se necessário, caso surjam sintomas de abstinência e para controle da fissura. Reduzir uma medicação de cada vez. Reduzir primeiro as medicações de meia-vida mais curta. Se os sintomas recorrerem, retornar à dose efetiva e reduzir mais lentamente.

▶ TROMBOEMBOLIA PULMONAR

A tromboembolia pulmonar aguda é geralmente uma complicação da trombose venosa profunda (TVP), sendo a tromboembolia venosa (TEV) a entidade que reúne essas duas condições. A TVP que origina TEP mais frequentemente ocorre no sistema venoso ileofemoral, mas também pode se localizar nas veias dos membros superiores (mais associada a cateteres centrais), na veia cava inferior e nas câmaras cardíacas direitas.

SUSPEITA CLÍNICA ▶ Como o quadro clínico é inespecífico, um alto índice de suspeita é fundamental. A suspeita é baseada em três elementos: fatores de risco, quadro clínico e alternativas de diagnóstico.

Presença de fatores de risco (Quadro 22.21) ▶ Pelo menos um fator de risco está presente na maioria dos casos. Esses fatores têm riscos relativos diferentes.

Quadro clínico compatível ▶ Os sinais e sintomas dependem da carga embólica e do estado cardiorrespiratório prévio do paciente (p. ex., uma TEP pequena em paciente com DPOC ou ICC graves pode precipitar instabilidade cardiorrespiratória). Os principais sinais e sintomas são dispneia, taquipneia e taquicardia, e em menor número de casos, encontra-se dor pleurítica, hemoptise e sinais de TVP. Síncope, hipotensão e cianose são achados que indicam maior gravidade.

Possibilidade de diagnósticos alternativos ▶ IAM, pneumotórax, edema agudo de pulmão (EAP), pneumonia, asma

QUADRO 22.21 ▶ FATORES DE RISCO PARA TROMBOEMBOLIA VENOSA

FATORES DE RISCO MAIORES (RISCO RELATIVO ENTRE 5 E 20)	
Cirúrgicos	Cirurgia abdominal ou pélvica de grande porte Prótese de quadril ou joelho
Obstétricos	Gravidez a termo Parto cesáreo Puerpério
Problemas em membros inferiores	Fratura Acidente vascular cerebral com paralisia de membros
Neoplasias malignas	Neoplasias abdominais e pélvicas Doença avançada/metastática
Imobilidade (> 3 dias)	Hospitalização Institucionalização
Trombofilias	Deficiência de antitrombina Deficiência de proteína C Deficiência de proteína S Síndrome antifosfolipídeos Homozigose para fator V de Leiden Homozigose para mutação do gene da protrombina
Outros	Episódio prévio de tromboembolia venosa Plaquetopenia induzida por heparina
FATORES DE RISCO MENORES (RISCO RELATIVO ENTRE 2 E 4)	
Cirúrgicos	Cirurgias sob anestesia geral (> 30 min) Cirurgias laparoscópicas
Cardiovasculares	Doenças cardíacas congênitas Insuficiência cardíaca congestiva Trombose venosa superficial Cateter venoso central
Estrogênios	Anticoncepcional oral Terapia de reposição hormonal
Trombofilias	Heterozigose para fator V de Leiden Heterozigose para mutação do gene da protrombina
Outros	Doença pulmonar obstrutiva crônica Déficits neurológicos Doença maligna oculta Varizes Viagens prolongadas (mais de 8 h) Obesidade

aguda, exacerbação da DPOC, dissecção aórtica, tamponamento pericárdico, dor osteomuscular.

ESTIMATIVA DA PROBABILIDADE CLÍNICA ▶ Recomenda-se que a suspeita clínica seja estimada pelo escore de Wells antes do início dos exames confirmatórios e seja registrada no prontuário do paciente (Tab. 22.3). Algumas diretrizes sugerem que, nos pacientes identificados como baixo risco no escore de Wells, se utilize adicionalmente o escore PERC (do inglês *Pulmonary Embolism Rule-out Criteria* – idade < 50 anos, pulso < 100 bpm, SpO_2 > 94%, sem hemoptise, sem estrogenoterapia, sem TEV prévia, sem cirurgia ou trauma nas últimas 4 semanas, sem edema de perna unilateral). Se o escore PERC for negativo (todos os itens presentes), a TEP está excluída sem necessidade de nenhum teste diagnóstico adicional (nem dosagem de dímeros-D).

INVESTIGAÇÃO ▶ Ver Figura 22.12.

- **Exames iniciais:**
  - **Gasometria arterial:** hipoxemia e alcalose respiratória. Entretanto, gasometria arterial sem hipoxemia ou com gradiente alveoloarterial normal não exclui TEP.
  - **Radiografia de tórax:** em geral, há alguma alteração inespecífica, como atelectasias laminares ou derrame pleural. Eventualmente, sinais menos comuns, como oligoemia (sinal de Westermark), consolidação com base pleural (sinal de Hampton) ou dilatação da artéria pulmonar. Entretanto, na presença de sintomas respiratórios agudos e radiografia normal, deve-se suspeitar de TEP.
  - **Eletrocardiografia:** taquicardia sinusal, inversão de T em V1-V3, padrão S1Q3T3, onda *p pulmonale*, sobrecarga ventricular direita, taquiarritmia supraventricular aguda (p. ex., fibrilação atrial).
  - **Dímeros-D:** se 500 μg/mL, diminui a probabilidade de TEP, sobretudo se feito por método de alta sensibilidade (p. ex., teste imunoenzimático [Elisa]). Em paciente com baixa suspeita clínica e dímeros-D normais, o diagnóstico de TEP pode ser operacionalmente excluído. O nível de dímeros-D elevado não confirma TEP. Em paciente com alta suspeita clínica, não se deve solicitar dímeros-D, pois independentemente do resultado haverá necessidade de realizar algum exame de imagem confirmatório. Pode-se ajustar o ponto de corte da dosagem de dímeros-D em relação à idade, evitando falso-positivos sem reduzir a sensibilidade. Para cada década acima de 50 anos, aumenta-se em 100 μg o limite da normalidade. Por exemplo, para pacientes acima de 60 anos, níveis de até 600 μg/mL são normais, acima de 70 anos, até 700 μg/mL, e assim sucessivamente.
  - **Biomarcadores cardíacos:** para diferenciar de IAM e ICC. Lembrar que isoenzima MB da creatina fosfocinase (CPK-MB), troponinas (I e T) e peptídeos natriuréticos (BNP e NT-proBNP) também podem aumentar no TEP. A elevação desses marcadores isoladamente ou em conjunto indica um pior prognóstico em pacientes com TEP (associa-se à disfunção de VD).

Após os exames iniciais, mantendo-se a suspeita de TEP, anticoagula-se o paciente (na ausência de contraindicações) e prossegue-se a investigação.

- **Confirmação do diagnóstico:**
  - **Angio-TC de tórax:** é o método de eleição. Faz-se um protocolo específico para TEP (não somente uma TC com contraste). Os aparelhos com múltiplos detectores aumentam sua sensibilidade. No mesmo exame (fase tardia do contraste), pode-se fazer, mas não de rotina, a venografia por TC, avaliando desde a veia cava inferior até as poplíteas. A angio-TC também demonstra diagnósticos alternativos à TEP (pneumotórax, dissecção aórtica, neoplasia, pneumonia). Seu uso é restrito em pacientes com insuficiência renal e/ou alergia a contraste. Os sinais de TEP aguda são defeitos de enchimento nas

TABELA 22.3 ▶ **MODELO DE PREDIÇÃO CLÍNICA PARA DETERMINAR A PROBABILIDADE CLÍNICA DE TEP (ESCORE DE WELLS)**

PADRÃO CLÍNICO	ESCORE
Sinais e sintomas clínicos de TVP (medida objetiva de edema da panturrilha e dor à palpação do sistema venoso profundo)	3,0
Frequência cardíaca > 100 bpm	1,5
Imobilização por > 3 dias consecutivos (repouso no leito, exceto ir ao banheiro) ou cirurgia nas 4 semanas prévias	1,5
Diagnóstico objetivo prévio de TEP ou TVP	1,5
Hemoptise	1,0
Câncer (ativo ou término do tratamento há menos de 6 meses)	1,0
TEP provável ou mais provável do que diagnóstico alternativo (com base em história, no exame físico, na radiografia de tórax, no ECG, nos exames laboratoriais)	3,0

Três categorias (clássica): baixa probabilidade (< 2 pontos), moderada (2-6 pontos) e alta (> 6 pontos)
Duas categorias (prática): improvável (≤ 4 pontos), provável (> 4 pontos)

ECG, eletrocardiografia; TEP, tromboembolia pulmonar; TVP, trombose venosa profunda.

Suspeita de TEP

```
Suspeita de TEP
       ↓
 Escore de Wells
```

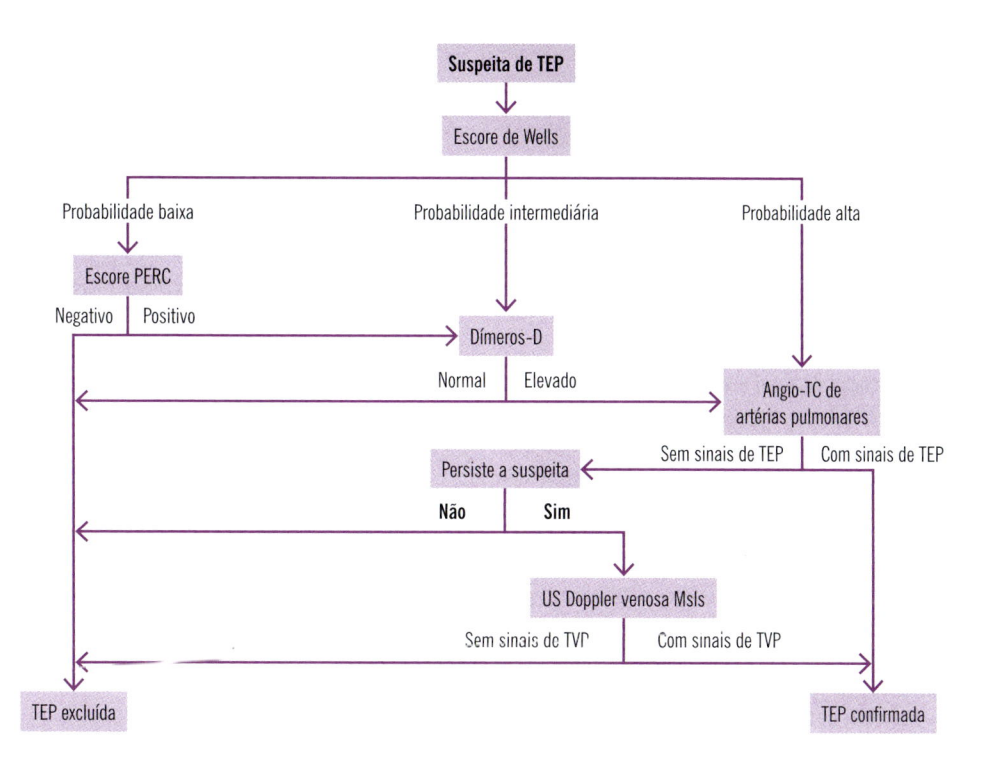

- Probabilidade baixa → Escore PERC (Negativo → TEP excluída / Positivo → Dímeros-D)
- Probabilidade intermediária → Dímeros-D (Normal → TEP excluída / Elevado → Angio-TC de artérias pulmonares)
- Probabilidade alta → Angio-TC de artérias pulmonares
  - Sem sinais de TEP → Persiste a suspeita (Não → TEP excluída / Sim → US Doppler venosa MsIs)
  - Com sinais de TEP → TEP confirmada
- US Doppler venosa MsIs: Sem sinais de TVP → TEP excluída / Com sinais de TVP → TEP confirmada

FIGURA 22.12 ► FLUXOGRAMA PARA DIAGNÓSTICO DA TROMBOEMBOLIA PULMONAR AGUDA. // MsIs, membros inferiores; PERC, critérios para descartar embolia pulmonar; angio-TC, angiotomografia computadorizada; TEP, tromboembolia pulmonar; TEV, tromboembolia venosa; US, ultrassonografia.

artérias pulmonares e seus ramos. Falso-positivos são raros. Falso-negativo pode ocorrer em TEPs segmentares e subsegmentares, mas com a melhora tecnológica e o treinamento dos radiologistas tem reduzido substancialmente sua ocorrência. TEP proximal é improvável com uma angio-TC negativa de boa qualidade.

- **Cintilografia pulmonar perfusional:** não é mais considerado o exame de eleição, pelo elevado número de resultados indeterminados. Deve ser comparada com radiografia de tórax recente ou com cintilografia pulmonar ventilatória. Atualmente utilizada em pacientes com radiografia de tórax normal, insuficiência renal ou alergia a contraste iodado. Ainda é a primeira escolha em gestantes. Os seguintes resultados são possíveis:

  – Normal: exclui TEP.
  – Baixa probabilidade associada à baixa probabilidade clínica: exclui TEP.
  – Alta probabilidade, associada à intermediária ou alta probabilidade clínica: confirma TEP.
  – Outras combinações: estudo inconclusivo. Deve-se prosseguir a investigação (**Importante:** pacientes com cintilografia de baixa probabilidade, mas com alta probabilidade clínica, podem apresentar TEP em até 40% dos casos).

- **Estudo do sistema venoso profundo:** em geral, feito por US Doppler a cores do sistema venoso de membros inferiores. A realização de US de compressão à beira do leito por médico treinado é uma alternativa prática. Se o paciente usar cateter central ou apresentar sintomas em membros superiores, essas regiões também devem ser examinadas. Se houver sinais de TVP, diagnostica-se TEV (na prática, tratamento semelhante à TEP). Se for normal, continua-se a investigação caso a suspeita seja alta.

- **Ecocardiografia com Doppler a cores:** é utilizada principalmente para estratificação de risco, já que sinais de disfunção de VD (dilatação e/ou hipocinesia de VD, aumento da PSAP) indicam um pior prognóstico. Em pacientes com instabilidade hemodinâmica, em que a TEP é geralmente mais extensa, é possível observar sinais de disfunção de VD e, eventualmente, trombos na artéria pulmonar (sobretudo se o estudo for transesofágico). Nesse cenário de gravidade, o ecocardiograma também pode demonstrar achados de diagnósticos alternativos (IAM com complicação mecânica, tamponamento cardíaco, dissecção aórtica), os quais interferem na decisão terapêutica imediata.

- **Angio-RM de artéria pulmonar:** embora tenha a vantagem em relação ao não uso de radiação, ainda apresenta menor acurácia em relação à angio-TC e um tempo longo

de exame, que pode ser de difícil execução em pacientes mais críticos. Pode ser utilizada em pacientes com alergia a contraste, mas também está contraindicada na insuficiência renal avançada devido ao risco de fibrose sistêmica pelo contraste com gadolínio.
- **Arteriografia pulmonar:** invasiva e pouco disponível (poucos médicos com treinamento adequado). Em relação ao diagnóstico, é raramente utilizada. Seu uso ficou associado à realização de procedimentos terapêuticos endovasculares.

TRATAMENTO ▶ Ver Figura 22.13.

- **Estratificação de risco e estratégias terapêuticas:** o principal fator é a presença de instabilidade hemodinâmica (hipotensão e hipoperfusão). Nos pacientes normotensos, deve-se avaliar a disfunção do VD (por ecocardiografia ou pela própria angio-TC – relação diâmetro do VD/diâmetro do VE ≥ 1), a positividade nos biomarcadores (troponina e/ou peptídeos natriuréticos) e escores prognósticos (p. ex., escore PESI simplificado: idade > 80 anos, doença cardíaca ou pulmonar crônicas, câncer, frequência cardíaca ≥ 110 bpm, PA sistólica < 100 mmHg, SpO_2 < 90% em ar ambiente – em que qualquer pontuação indica alto risco).
  - **Pacientes de risco baixo:** estável hemodinamicamente e escore de PESI simplificado baixo (nenhum ponto). São candidatos a tratamento domiciliar com os novos anticoagulantes orais (NOACs), se apresentarem boa adesão e entendimento da doença, suporte familiar, sem comorbidades graves, com viabilidade do trato digestório e fácil acesso a serviços médicos.
  - **Pacientes de risco intermediário-baixo:** estável hemodinamicamente e presença de disfunção ventricular direita nos exames de imagem ou biomarcadores positivos. Pacientes em geral necessitam de uma internação breve (2-3 dias) e recebem anticoagulantes (heparinas ou NOACs).
  - **Pacientes de risco intermediário-alto:** estável hemodinamicamente e disfunção ventricular direita nos exames de imagem e biomarcadores positivos. Esses pacientes necessitam de monitoração preferencialmente em UTI. Iniciar anticoagulação imediatamente (heparinas) e utilizar trombolítico se houve sinal de deterioração (hemodinâmica ou respiratória), na ausência de contraindicações.
  - **Pacientes de alto risco:** pacientes com instabilidade hemodinâmica. Há indicação de tratamento mais agressivo pela alta letalidade inicial. Indicada trombólise ou, se houver contraindicações ou não resposta, embolectomia pulmonar (por cateterismo ou cirurgia).
- **Esquemas trombolíticos:** pacientes com instabilidade hemodinâmica devem receber trombolítico se não houver

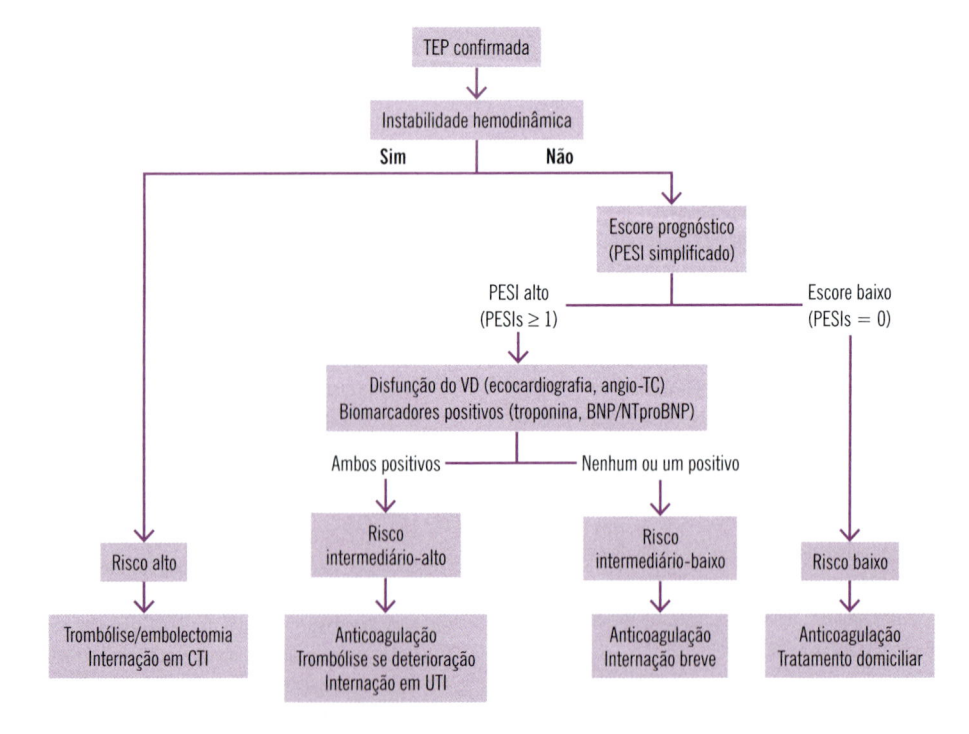

FIGURA 22.13 ▶ **FLUXOGRAMA DE TRATAMENTO DA TROMBOEMBOLIA PULMONAR AGUDA.** // BNP, peptídeo natriurético tipo B; CTI, centro de tratamento intensivo; NT-proBNP, fragmento N-terminal pro-BNP; PESI, índice de gravidade da embolia pulmonar; TEP, tromboembolia pulmonar; UTI, unidade de terapia intensiva.

contraindicação. O esquema habitual é alteplase (rt-PA) 100 mg, IV, em 2 h. Estudos atuais sugerem que, em pacientes de maior risco de sangramento, é possível utilizar dose reduzida de 50 mg, IV, em 2 h. Durante a parada cardiorrespiratória, a dose preconizada é 50 mg, em 2 min (após 15 min, pode-se repetir um segundo bólus). Outros trombolíticos são tenecteplase (bólus, IV, por kg/peso: < 60 kg = 30 mg; ≥ 60 e < 70 kg = 35 mg; ≥ 70 e < 80 kg = 40 mg; ≥ 80 e < 90 kg = 45 mg; ≥ 90 = 50 mg) e estreptoquinase (1,5 milhão UI, IV, em 1-2 h). Durante a infusão de trombolíticos, sugere-se a suspensão da heparina se a mesma estiver em uso (mas não se deve obrigatoriamente aguardar o término do efeito da heparina para iniciar a trombólise). A TTPa deve ser dosada no final da infusão do trombolítico e se estiver menor do que 2× o controle, inicia-se heparinização plena sem bólus. Embora se relate janela terapêutica para uso de trombolítico até 14 dias do início dos sintomas, deve-se utilizar o quanto antes, pois a efetividade é melhor.
As contraindicações absolutas são neoplasia intracraniana, neurocirurgia ou trauma há menos de 2 meses, história de AVC hemorrágico (AVCh), sangramento ativo, coagulopatia ou AVC isquêmico (AVCi) nos últimos 3 meses. Há diversas contraindicações adicionais que necessitam ser balanceadas na relação risco-benefício.

- **Esquemas anticoagulantes:** Inicialmente se obtém uma avaliação basal sobre a coagulação (hemograma, contagem plaquetária, TP, TTPa) e revisam-se as contraindicações para anticoagulação (hemorragia ativa, insuficiência renal grave).
- **Esquema tradicional:** inicia um tipo de heparina, qual seja: 1) heparina não fracionada (HNF) (bólus, 80 UI/kg, IV, seguido de 18 UI/kg/h, IV, ajustando TTPa para 1,5-2,5 vezes o controle); 2) heparinas de baixo peso molecular (HBPM) (enoxaparina, 1 mg/kg, SC, 2×/dia; nadroparina, 90 UI/kg, SC, 2×/dia; dalteparina, 120 UI/kg, 2×/dia, ou 200 UI/kg, 1×/dia); fondaparina (5 mg, SC, 1×/dia, para pacientes abaixo de 50 kg; 7,5 mg, SC, 1×/dia, se peso 50-100 kg; e 10 mg, SC, 1×/dia, se peso > 100 kg). É recomendada a monitoração de contagem plaquetária pelo risco de trombocitopenia induzida por heparina, exceto para fondaparina. Quando o diagnóstico é confirmado e o paciente estabilizou, inicia-se com antagonista da vitamina K (AVK, representados pela varfarina e pelo femprocumona) para manter INR em 2,0 a 3,0. A heparina é mantida concomitantemente por pelo menos 4 dias e somente é suspensa quando o INR atinge 2,0 em 2 dias consecutivos. Há esquemas posológicos para o início de AVK (ver Cap. 13, Hematologia).
- **Esquema parenteral exclusivo:** após um período inicial de pelo menos 5 dias de heparinização habitual (conforme esquema tradicional), é possível manter todo o tratamento com HBPM em dose única diária (p. ex., enoxaparina, 1,5 mg/kg, SC, 1×/dia). Esse é o esquema de primeira escolha para TEP associada à neoplasia, mantendo o mesmo pelo período de 3 a 6 meses. Após esse período, deve-se decidir por manter esse esquema, modificar ou suspender. A grande limitação é o custo elevado.
- **Esquema com NOACs:** a grande vantagem é que possuem efeito anticoagulante previsível, dispensando monitoração laboratorial. Há três NOACs disponíveis. As diretrizes mais recentes recomendam os NOACs como primeira opção para tratamento de manutenção da TEP, sendo os AVKs uma alternativa.
  - **Dabigatrana:** é um inibidor direto da trombina. A dose para tratamento da TEP é de 150 mg, VO, 2×/dia. Nos estudos, o uso de dabigatran deve ser precedido por pelo menos 5 dias de algum tipo de heparina (não usar concomitante).
  - **Apixabana:** é um inibidor direto do fator X ativado. A dose para tratamento da TEP é de 10 mg, VO, 2×/dia, por 7 dias, seguido por 5 mg, VO, 2×/dia, até o término no tratamento.
  - **Rivaroxabana:** é um inibidor direto do fator X ativado. A dose para tratamento da TEP é 15 mg, VO, 2×/dia, por 21 dias, seguido por 20 mg, VO, 1×/dia, até o término do tratamento.
- **Tratamentos não farmacológicos:** pacientes com TEP confirmada, estáveis, que têm contraindicação ao uso de anticoagulantes, devem receber filtro de veia cava inferior, que evitam novos episódios de TEP, embora não previnam a TVP. Atualmente são filtros temporários, i.e., podem ser removidos (em geral até 3 meses) se a contraindicação à anticoagulação não existir mais. Nesse contexto, a indicação de filtro de veia cava independe da identificação ou não de trombo no sistema venoso profundo. Filtro também pode ser indicado no caso de pacientes que apresentem recorrência documentada da TEP, apesar de anticoagulação adequada. Nos pacientes instáveis que não podem receber trombolíticos, há indicação de embolectomia, que pode ser por cateterismo (maceração, fragmentação ou aspiração dos trombos) ou por embolectomia cirúrgica. Nesses pacientes críticos, é necessária a estabilização com suporte respiratório e hemodinâmico (incluindo vasopressores, inotrópicos e até ECMO venoarterial).
- **Duração da anticoagulação:** o tempo de anticoagulação é variável, sendo pelo menos 3 meses em TEP provocada por fator de risco temporário (como cirurgia ou uso de anticoncepcional) e por tempo indeterminado naqueles pacientes com TEP recorrente (segundo episódio ou mais) ou com trombofilias de alto risco (p. ex., deficiência de antitrombina, homozigose para fator V de Leiden). Em outros contextos, o tempo mínimo de anticoagulação é de 3 meses. O tempo a ser mantido dependerá do balanço entre risco de recorrência após a suspensão do anticoagulante *versus* o risco de sangramento pela sua manutenção. Esse risco deverá ser reavaliado a cada consulta. Atualmente, nesse grupo intermediário, a tendência é manter a anticoagulação

naqueles pacientes com baixo risco de sangramento com anticoagulantes em dose menor (p. ex., rivaroxabana, 10 mg, 1×/dia, ou apixabana, 2,5 mg, 2×/dia).

- **Seguimento:** além da monitoração da anticoagulação, recomenda-se atentar para recorrência (sintomas de TVP e TEP). Em pacientes com alto risco de recorrência, sugere-se repetir cintilografia pulmonar perfusional e/ou angio-TC, a fim de comprovar a reperfusão e facilitar o diagnóstico de novo episódio. No acompanhamento dos pacientes que apresentaram TEP, sugere-se realizar ecocardiografia após 6 meses do episódio em pacientes com qualquer uma das seguintes características: dispneia persistente, jovens, episódio não provocado, defeitos perfusionais extensos ou que apresentaram sinais de HP no episódio agudo (sobretudo PSAP > 50 mmHg). Além disso, reinício de dispneia deve ser um alerta para recorrência e/ou HPTC.

PROFILAXIA PRIMÁRIA ▶ Ver Quadro 22.22.

- **Avaliação:** considerando a elevada incidência de TEV nosocomial, todo paciente, no momento da admissão hospitalar, deve ter seu risco aferido e receber as medidas profiláticas correspondentes. Existem escores de predição de risco para TEV em pacientes clínicos (p. ex., Padua, Genebra, IMPROVE) e cirúrgicos (p. ex., Caprini), bem como escalas de risco para sangramento (IMPROVE).

- **Medidas profiláticas**
  □ **Gerais:** deambulação precoce para todos os pacientes que forem aptos.
  □ **Não farmacológicas:** no geral, empregadas em pacientes de alto risco que não podem receber profilaxia farmacológica por contraindicações (p. ex., sangramento ativo). A medida mais comum são as meias elásticas de compressão graduada (abaixo do joelho, média compressão, 18-23 mmHg). A compressão pneumática intermitente é uma alternativa, em geral utilizada em pacientes mais críticos. Deve-se evitar a utilização desses dispositivos se o paciente tem sinais de baixa perfusão periférica ou de infecção nesse local.
  □ **Farmacológicas:** as opções são as HNFs em "minidoses", as HBPMs, a fondaparina e os NOACs (apixabana, dabigatrana e rivaroxabana).
    – **Pacientes clínicos:** as opções são HNF 5.000 UI, SC, 2×/dia (podendo se considerar de 8/8 h em indivíduos morbidamente obesos ou com maior número de fatores de risco), HBPM (enoxaparina 40 mg, SC, 1×/dia, em pacientes não obesos) e fondaparina (2,5 mg, SC, 1×/dia).
    – **Pacientes cirúrgicos:** a estratégia depende do cenário de risco: risco moderado HNF 5.000 UI, SC,

QUADRO 22.22 ▶ ESTRATIFICAÇÃO DE RISCO E CORRESPONDENTES MEDIDAS PROFILÁTICAS PARA TEV

RISCO	BAIXO	MODERADO	ALTO
Pacientes clínicos	■ Pacientes que deambulam mais de 50% do tempo	■ Pacientes acamados ■ Maioria dos pacientes clínicos hospitalizados	■ História de TEV prévia ■ AVC com paralisia ■ Câncer ativo ■ Lesão na medula espinal ■ Trombofilias de alto risco**
Pacientes cirúrgicos	■ Pacientes que deambulam mais de 50% do tempo ■ Cirurgias com anestesia geral < 30 min	■ Pacientes acamados ■ Maioria dos pacientes cirúrgicos	■ Cirurgias maiores com fatores de risco alto em pacientes clínicos (listados anteriormente) ■ Cirurgia ortopédica maior*** ■ Politrauma
Profilaxia farmacológica recomendada*	■ Deambulação precoce	■ HNF em minidose ■ HBPM ■ Fondaparina	■ HBPM ■ AVK ■ Fondaparina ■ Dabigatrana**** ■ Apixabana**** ■ Rivaroxabana**** ■ Profilaxia farmacológica + medidas mecânicas

*Se profilaxia farmacológica for contraindicada, podem-se utilizar medidas mecânicas (meias elásticas de compressão graduada e/ou compressão pneumática intermitente).
**Trombofilias de alto risco: deficiência de proteína C ou S, ou antitrombina, homozigose para fator V de Leiden ou mutação do gene da protrombina, síndrome do anticorpo antifosfolipídeo.
***Cirurgia ortopédica maior: prótese de quadril, prótese de joelho, correção de fratura de fêmur.
****Dabigatrana, apixabana e rivaroxabana foram testadas até o momento em cirurgias ortopédicas.
AVC, acidente vascular cerebral; AVK, antagonista da vitamina K; HBPM, heparina de baixo peso molecular; HNF, heparina não fracionada; TEV, tromboembolia venosa.

2 ou 3×/dia; no alto risco (pacientes com câncer ativo, AVC com paralisia, lesão medular ou TEV prévia e cirurgias ortopédicas), as HBPMs (enoxaparina 40 mg, SC, 1×/dia; dalteparina 5.000 UI, SC, 1×/dia, ou nadroparina 5700 UI, SC 1×/dia). Nas cirurgias ortopédicas, há alternativa da fondaparina, 2,5 mg, SC, 1×/dia; apixabana, 2,5 mg, VO, 2×/dia; dabigatrana, 110 mg, VO, 1×/dia, inicial e após, 220 mg, VO, 1×/dia e rivaroxabana, 10 mg, VO, 1×/dia.

- **Cuidados especiais:** atentar para ajuste da função renal, tempo em relação à cirurgia (p. ex., nadroparina é utilizada com dose progressiva em relação ao dia da cirurgia), peso do paciente, do uso de cateter epidural (risco de hematoma medular, principalmente no momento da inserção e da retirada do cateter) e história de plaquetopenia por heparina.
- **Profilaxia após a alta hospitalar:** em algumas situações de alto risco de TEV, há benefício de manter a profilaxia após a alta hospitalar. Nas cirurgias ortopédicas (prótese de quadril ou joelho e correção de fratura de fêmur), o tempo total de profilaxia deve ser de até 35 dias (a contar do início do uso do medicamento), e para cirurgias abdominais por câncer, de 28 dias.

▶ TUBERCULOSE

DIAGNÓSTICO ▶

Busca de casos de tuberculose pulmonar: realizar baciloscopia de escarro em duas amostras.

- Sintomáticos respiratórios (tosse e/ou expectoração) há 2 semanas ou mais.
- Comunicantes de bacilíferos.
- Radiografia de tórax suspeita (lesões escavadas, infiltrados heterogêneos, nódulos, estrias e retrações, sobretudo em segmentos superiores e posteriores com lenta evolução). Em caso de paciente com tuberculose prévia, é fundamental a comparação com radiografias anteriores.
- Doenças ou condições sociais que predisponham à tuberculose (infectados pelo HIV, presidiários, usuários de drogas, alcoolistas, moradores de rua, institucionalizados, profissionais da saúde).

Teste tuberculínico (também conhecido como reação de Mantoux e derivado proteico purificado (PPD, do inglês *purified protein derivation*).

- Não reatores: enduração de 0 a 4 mm.
- Reatores fracos: enduração entre 5 e 9 mm.
- Reatores fortes: enduração de 10 mm ou mais.

Em pacientes infectados pelo HIV, considera-se reação de Mantoux positiva quando a enduração for ≥ 5 mm.

● TRATAMENTO ▶

Esquemas

- **Esquema básico (EB):** 2RHZE/4RH (Tabela 22.4). É indicado para caso novo de todas as formas de tuberculose pulmonar e extrapulmonar (exceto meningoencefalite), infectados ou não pelo HIV e para retratamento por recidiva (independentemente do tempo decorrido do primeiro episódio) ou retorno após abandono com doença ativa.
- **Esquema para meningoencefalite (EM):** 2RHZE/7RH (Tabela 22.5).
- **Esquema para multirresistência (EMR):** $2S_5ELZT/4S_3ELZT/12ELT$ (Tabela 22.6). É indicado para resistência à rifampicina (R) e isoniazida (H), ou falência ao esquema básico.
- **Esquemas especiais para intolerância medicamentosa grave:** ver Tabela 22.7.
- **Esquemas especiais para monorresistência à rifampicina ou isoniazida:** ver Tabela 22.8.
- **Esquemas especiais para alterações hepáticas:** ver Tabela 22.9.
- **Tratamento empírico:** o tratamento empírico para caso suspeito de tuberculose sem comprovação bacteriológica pode ser iniciado com criteriosa avaliação clínica, após tentativa de tratamento inespecífico com antimicrobiano de largo espectro (evitar uso de fluoroquinolonas em suspeita de tuberculose por seu potencial uso em tratamentos especiais). Uma vez iniciado o tratamento, ele não deve ser interrompido, salvo após uma rigorosa revisão clínica e laboratorial que determine mudança de diagnóstico.

TABELA 22.4 ▶ ESQUEMA BÁSICO PARA O TRATAMENTO DA TUBERCULOSE

REGIME	FÁRMACOS	FAIXA DE PESO	DOSE	MESES
2RHZE	RHZE	20-35 kg	2 cp	2
Fase intensiva	150/75/400/275 mg	36-50 kg	3 cp	
	Cp em dose fixa combinada	> 50 kg	4 cp	
4RH	RH	20-35 kg	2 cp	4
Fase de manutenção	150/75 mg			

E, etambutol; H, isoniazida; R, rifampicina; Z, pirazinamida.
Fonte: Sociedade Brasileira de Pneumologia e Tisiologia[11] e Brasil.[12]

TABELA 22.5 ▶ ESQUEMA USADO PARA MENINGOENCEFALITE

REGIME	FÁRMACOS	FAIXA DE PESO	DOSE	MESES
2RHZE Fase intensiva	RHZE 150/75/400/275 mg Cp em dose fixa combinada	20-35 kg 36-50 kg > 50 kg	2 cp 3 cp 4 cp	2
7RH Fase de manutenção	RH 150/75 mg	20-35 kg 36-50 kg > 50 kg	2 cp 3 cp 4 cp	7

Obs.: Deve ser associada prednisona, VO, 1-2 mg/kg/dia, por 4 semanas, ou, nos casos muito graves, dexametasona, IV, 0,3 a 0,4 mg/kg/dia, por 4-8 semanas, com redução gradual da dose nas 4 semanas subsequentes.
E, etambutol; H, isoniazida; R, rifampicina; Z, pirazinamida.
Fonte: Sociedade Brasileira de Pneumologia e Tisiologia[11] e Brasil.[12]

TABELA 22.6 ▶ ESQUEMA USADO PARA MULTIRRESISTÊNCIA

REGIME	FÁRMACO	DOSE POR FAIXA DE PESO				MESES
		ATÉ 20 KG	21-35 KG	36-50 KG	> 50 KG	
2S$_5$ELZT Fase intensiva 1ª etapa	Estreptomicina	20 mg/kg/dia	500 mg/dia	750-1.000 mg/dia	1.000 mg/dia	2
	Etambutol	25 mg/kg/dia	400-800 mg/dia	800-1.200 mg/dia	1.200 mg/dia	
	Levofloxacino	10 mg/kg/dia	250-500 mg/dia	500-750 mg/dia	750 mg/dia	
	Pirazinamida	35 mg/kg/dia	1.000 mg/dia	1.500 mg/dia	1.500 mg/dia	
	Terizidona	20 mg/kg/dia	500 mg/dia	750 mg/dia	750-1.000 mg/dia	
4S$_3$ELZT Fase intensiva 2ª etapa	Estreptomicina	20 mg/kg/dia	500 mg/dia	750-1.000 mg/dia	1.000 mg/dia	4
	Etambutol	25 mg/kg/dia	400-800 mg/dia	800-1.200 mg/dia	1.200 mg/dia	
	Levofloxacino	10 mg/kg/dia	250-500 mg/dia	500-750 mg/dia	750 mg/dia	
	Pirazinamida	35 mg/kg/dia	1.000 mg/dia	1.500 mg/dia	1.500 mg/dia	
	Terizidona	20 mg/kg/dia	500 mg/dia	750 mg/dia	750-1.000 mg/dia	
12ELT Fase de manutenção	Etambutol	25 mg/kg/dia	400-800 mg/dia	800-1.200 mg/dia	1.200 mg/dia	12
	Levofloxacino	10 mg/kg/dia	250-500 mg/dia	500-750 mg/dia	750 mg/dia	
	Terizidona	20 mg/kg/dia	500 mg/dia	750 mg/dia	750-1.000 mg/dia	

Fonte: Sociedade Brasileira de Pneumologia e Tisiologia[11] e Brasil.[12]

TABELA 22.7 ▶ ESQUEMAS ESPECIAIS PARA INTOLERÂNCIA MEDICAMENTOSA GRAVE

INTOLERÂNCIA MEDICAMENTOSA	ESQUEMA
Rifampicina	2SHZE/10HE
Isoniazida	2RSZE/4RE
Pirazinamida	2RHE/7RH
Etambutol	2RHZ/4RH

Fonte: Sociedade Brasileira de Pneumologia e Tisiologia[11] e Brasil.[12]

TABELA 22.8 ▶ ESQUEMAS ESPECIAIS PARA MONORRESISTÊNCIA À RIFAMPICINA OU À ISONIAZIDA

MONORRESISTÊNCIA	ESQUEMA
Rifampicina	2SHZE/10HE
Isoniazida	2RSZE/4 RE

Fonte: Sociedade Brasileira de Pneumologia e Tisiologia[11] e Brasil.[12]

TABELA 22.9 ▶ ESQUEMAS ESPECIAIS PARA ALTERAÇÕES HEPÁTICAS

Com doença hepática prévia ■ Hepatite viral aguda ■ Hepatopatia crônica: viral, autoimune e criptogênica ■ Hepatopatia alcoólica: esteatose hepática, hepatite alcoólica	Sem cirrose	TGO/TGP > 3× LSN	2SRE/7 RE 2SHE/10HE 3SEL/9EL
		TGO/TGP < 3x LSN	Esquema básico
	Com cirrose		3SEL/9EL
Sem doença hepática prévia (hepatotoxidade após início do tratamento)	TGO/TGP 5× LSN (ou 3× LSN com sintomas)	Reintrodução RE → H → Z	Reintrodução do esquema básico ou substituto
	Icterícia		
	Persistência de TGO/TGP 5× LSN por 4 semanas ou casos graves de tuberculose		3SEL/9EL

E, etambutol; EB, esquema básico; H, isoniazida; L, levofloxacino; LSN, limite superior à normalidade; LSN, limite superior à normalidade; R, rifampicina; S, estreptomicina; TGO, transaminase glutâmico-oxalética; TGO, transaminase glutâmico-oxalética; TGP, transaminase glutâmico-pirúvica; TGP, transaminase glutâmico-pirúvica; Z, pirazinamida.
Fonte: Sociedade Brasileira de Pneumologia e Tisiologia[11] e Brasil.[12]

SEGUIMENTO ▶

- Fazer baciloscopia do escarro mensalmente até o fim do tratamento (curva baciloscópica). Em geral, há negativação até o 4º mês.

- Infectividade: desaparece após 2 semanas de tratamento. Nesse período, se possível, usar máscara ou, pelo menos, sempre que tossir, colocar um pano sobre a boca, além de evitar ambientes fechados com outras pessoas.

- Falência é a persistência da positividade do escarro ao final do tratamento. São também classificados como caso de falência os casos que, no início do tratamento, são fortemente positivos (++ ou +++) e mantêm essa situação até o 4º mês, ou aqueles com positividade inicial seguida de negativação, e nova positividade por 2 meses consecutivos, a partir do 4º mês de tratamento.

- O tratamento deve ser realizado sob regime ambulatorial, diretamente observado. Em todos os esquemas de tratamento, a medicação é de uso diário e deverá ser administrada em uma única tomada. O tratamento diretamente observado (TDO) visa ao aumento da adesão do paciente ao tratamento e à prevenção do aparecimento de cepas resistentes aos medicamentos, reduzindo os casos de abandono e aumentando a probabilidade de cura. O profissional treinado passa a observar a tomada da medicação do paciente, sendo que o doente pode ir ao serviço para receber a medicação, ou o profissional do serviço pode ir ao domicílio. É desejável que a tomada observada seja diária, de segunda à sexta-feira. No entanto, por impossibilidade do paciente, aceita-se a opção de 3×/semana, devendo ser explicada a necessidade da tomada diária, incluindo os dias em que o tratamento não será observado. O doente deverá ter tido no mínimo 24 tomadas observadas na fase de ataque e 48 tomadas observadas na fase de manutenção, para considerar que o tratamento foi diretamente observado.

EFEITOS ADVERSOS DOS TUBERCULOSTÁTICOS ▶

A maioria dos pacientes submetidos ao tratamento de tuberculose consegue completar o tempo recomendado sem sentir qualquer efeito colateral relevante. Os fatores determinantes dessas reações se referem à dose, aos horários de administração da medicação, à idade, ao estado nutricional, ao alcoolismo, às funções hepática e renal e à coinfecção pelo HIV. Intolerância gástrica, manifestações cutâneas variadas, icterícia e dores articulares são os efeitos mais descritos durante o tratamento com o esquema básico. Os pacientes devem ser advertidos sobre essas possibilidades e orientados a procurar imediatamente o médico na ocorrência de efeitos adversos. Os efeitos menores (5-20% dos casos) não implicam modificação imediata do esquema de tratamento. Nos efeitos maiores (2-8% dos casos) implicam interrupção ou alteração do tratamento (Quadros 22.23 e 22.25).

● **Tratamento da tuberculose latente:** a infecção latente por *Mycobacterium tuberculosis*, ou tuberculose latente (ILTB), é o período entre a penetração do bacilo no organismo e o aparecimento da doença tuberculose. Nesse período, existe a oportunidade para a adoção de medidas medicamentosas, que são denominadas atualmente de tratamento da ILTB, em substituição ao termo anteriormente utilizado, quimioprofilaxia. O tratamento da tuberculose latente está indicado para os grupos de pacientes apresentados no Quadro 22.26, que estejam assintomáticos e tenham radiografia de tórax normal. O medicamento utilizado é a isoniazida, 5 a 10 mg/kg de peso até 300 mg/dia, por 6 meses. A possibilidade do diagnóstico de tuberculose deve ser sempre afastada antes de ser iniciado o tratamento da ILTB.

▶ FÁRMACOS INALATÓRIOS

Há grande diversidade de dispositivos inalatórios e diferentes técnicas de uso, adequadas para cada um deles. As categorias

QUADRO 22.23 ▶ EFEITOS ADVERSOS MENORES

EFEITO	FÁRMACO	CONDUTA
Irritação gástrica (náusea, vômito), epigastralgia e dor abdominal	Rifampicina Isoniazida Pirazinamida	Reformular os horários de tomada da medicação Avaliar função hepática
Artralgia ou artrite	Pirazinamida Isoniazida	Medicar com AAS
Neuropatia periférica	Isoniazida Etambutol	Medicar com piridoxina (vitamina B_6)
Cefaleia e mudança de comportamento (euforia, insônia, ansiedade e sonolência)	Isoniazida	Orientar
Suor e urina cor de laranja	Rifampicina	Orientar
Prurido cutâneo	Isoniazida Rifampicina	Medicar com anti-histamínico
Hiperuricemia (com ou sem sintomas)	Pirazinamida Etambutol	Orientar (dieta hipopurínica)
Febre	Rifampicina Isoniazida	Orientar

Fonte: Sociedade Brasileira de Pneumologia e Tisiologia[11] e Brasil.[12]

QUADRO 22.24 ▶ EFEITOS ADVERSOS MAIORES

EFEITO	FÁRMACO	CONDUTA
Exantemas	Estreptomicina Rifampicina	Suspender o tratamento Reintroduzir o tratamento medicamento a medicamento após resolução Substituir o esquema nos casos graves ou reincidentes
Hipoacusia	Estreptomicina	Suspender o medicamento e substituí-lo pela melhor opção
Vertigem e nistagmo	Estreptomicina	Suspender o medicamento e substituí-lo pela melhor opção
Psicose, crise convulsiva, encefalopatia tóxica e coma	Isoniazida	Suspender o medicamento e substituí-lo pela melhor opção
Neurite óptica	Etambutol Isoniazida	Suspender o medicamento e substituí-lo pela melhor opção
Hepatotoxicidade (vômitos, alteração de provas de função hepática, hepatite)	Todos os medicamentos	Suspender o tratamento temporariamente até resolução (ver item específico)
Trombocitopenia, leucopenia, eosinofilia, anemia hemolítica, agranulocitose, vasculite	Rifampicina Isoniazida	Dependendo da gravidade, suspender o tratamento e reavaliar o esquema de tratamento
Nefrite intersticial	Rifampicina	Suspender o tratamento
Rabdomiólise com mioglobinúria e insuficiência renal	Pirazinamida	Suspender o tratamento

Fonte: Sociedade Brasileira de Pneumologia e Tisiologia[11] e Brasil.[12]

são os nebulímetros dosimetrados (*spray*), os inaladores de pó seco e as nebulizações. É fundamental que o médico tenha familiaridade com os dispositivos que prescreve, a fim de orientar o paciente para o uso correto, uma vez que o uso inadequado é causa frequente de dificuldade de controle da asma ou da DPOC. A técnica de inalação deve ser revisada com o paciente a cada consulta. Em geral, a sequência é o preparo da dose (agitar o *spray* ou preparar o pó conforme o tipo), seguido por uma expiração normal, uma inspiração profunda, uma apneia de 10 seg e uma expiração normal. A principal diferença entre

QUADRO 22.25 ▶ INDICAÇÕES PARA TRATAMENTO DA TUBERCULOSE LATENTE

CARACTERÍSTICA	GRUPO INDICADO
TT ≥ 5 mm	Infectados com HIV Contatos recentes (< 2 anos) de tuberculose pulmonar vacinados com a BCG há mais de 2 anos Indivíduos não tratados para tuberculose e portadores de lesões sequelares na radiografia de tórax Pacientes candidatos a transplantes ou transplantados Imunossuprimidos por outras razões (uso de prednisona ≥ 15 mg/dia ou equivalente por tempo superior a 1 mês ou candidatos ao uso de bloqueadores de TNF-α)
Viragem tuberculínica (aumento da enduração do TT ≥ 10 mm em relação a um TT realizado entre 2 semanas e 2 anos após TT anterior)	Trabalhadores do sistema prisional, cuidadores de idosos Pessoal de laboratórios de micobactérias Profissionais da área da saúde Contatos recentes de tuberculose pulmonar de qualquer idade
TT ≥ 10 mm	Contatos recentes (< 2 anos) de tuberculose pulmonar vacinados com a BCG há 2 anos ou menos Usuários de drogas injetáveis Pacientes com depressão da imunidade por DM insulino-dependente, silicose, linfomas, neoplasias de cabeça, pescoço e pulmão ou procedimentos como gastrectomia, hemodiálise, *bypass* gastrintestinal Populações indígenas
Independentemente do TT	Indivíduos HIV-positivos com história de contato recente (< 2 anos) com tuberculose pulmonar bacilífera ou apresentando imagem radiográfica de sequela de tuberculose pulmonar sem história prévia de tratamento para tuberculose, independentemente do valor do TT (mesmo com TT < 5 mm)

DM, diabetes melito; HIV, vírus da imunodeficiência humana; TNF-α, fator de necrose tumoral alfa; TT, teste tuberculínico.
Fonte: Sociedade Brasileira de Pneumologia e Tisiologia[11] e Brasil.[12]

spray e os inaladores de pó é que, no primeiro, a inspiração deve ser lenta e iniciada logo após o disparo do *spray* e, nos últimos, uma inspiração rápida é necessária para aspirar o pó. Lembrar que os jatos do *spray* devem ser usados com um disparo de cada vez (i.e, repetir toda a sequência para cada jato). Sempre que possível, o *spray* deve ser utilizado com espaçador de tamanho adequado (idealmente > 500 mL), que facilita a coordenação, diminui os efeitos adversos e aumenta a deposição pulmonar do fármaco. Em relação à nebulização, idealmente se devem utilizar equipamentos ultrassônicos. É importante lembrar que tanto espaçadores quanto nebulizadores necessitam higienização periódica. A Tabela 22.10 apresenta os fármacos inalatórios atualmente disponíveis no mercado brasileiro.

▶ DRENAGEM DE TÓRAX (DRENAGEM TUBULAR FECHADA, TORACOSTOMIA)

INDICAÇÃO DE DRENAGEM ▶ Ver Quadro 22.26.

SEM INDICAÇÃO DE DRENAGEM ▶ Transudato, derrame pleural parapneumônico típico de pequeno volume (pH > 7,2, glicose > 60 mg/dL, LDH < 1.000 U/l e bacteriologia negativa),

TABELA 22.10 ▶ MEDICAMENTOS INALATÓRIOS DISPONÍVEIS NO MERCADO BRASILEIRO PARA USO EM ADULTOS

FÁRMACO	APRESENTAÇÃO	DOSE E INTERVALO DE USO*/**
β₂-AGONISTAS DE CURTA AÇÃO		
Salbutamol (albuterol)	*Spray* 100 μg/jato	100-200 μg/dose, a cada 4-8 h
	Nebulização: solução a 5 mg/mL para diluição com SF	1,25-5 mg/dose, a cada 4-8 h
	Nebulização: ampolas prontas para uso com 2,5 mg/2,5 mL ou 5 mg/2,5 mL	1,25-5 mg/dose, a cada 4-8 h
Fenoterol	*Spray* 100 μg/jato	100-400 μg/dose, a cada 6-8 h
	Nebulização: 5 mg/mL	2,5-5 mg, a cada 6-8 h

(Continua)

TABELA 22.10 ▶ MEDICAMENTOS INALATÓRIOS DISPONÍVEIS NO MERCADO BRASILEIRO PARA USO EM ADULTOS
(Continuação)

FÁRMACO	APRESENTAÇÃO	DOSE E INTERVALO DE USO*/**
β_2-AGONISTAS DE LONGA AÇÃO		
Salmeterol	Ver Fármacos combinados adiante	
Formoterol	Inalador de cápsula 12 µg/dose	12 µg/dose, a cada 12 h
Indacaterol	Inalador de cápsula 150 ou 300 µg/dose	150-300 µg/dose, a cada 24 h
Vilanterol	Ver Fármacos combinados adiante	
Olodaterol	Solução para inalação 2,5 µg/dose	5 µg (= 2 inalações), a cada 24 h
ANTICOLINÉRGICOS DE CURTA AÇÃO		
Brometo de ipratrópio	*Spray* 20 µg/jato	40-80 µg/dose, a cada 4-8 h
	Nebulização 0,25 mg/mL	0,25-0,5 mg/dose, a cada 4-8 h
ANTICOLINÉRGICOS DE LONGA AÇÃO		
Tiotrópio	Solução para inalação 2,5 µg/dose	5 µg (= 2 inalações), a cada 24 h
Umeclidínio	Inalador pó seco 62,5 µg	62,5 µg, a cada 24 h
Glicopirrônio	Inalador de cápsula 50 µg	50 µg, a cada 24 h
ANTI-INFLAMATÓRIOS		
Beclometasona	*Spray* 50 µg/jato ou 250 µg/jato	B: 200-500 µg/dia, dividido a cada 6-12 h
	Nebulização 400 µg/mL	M: 500-1.000 µg/dia
	Inalador de cápsula 200 ou 400 µg/dose	A: 1.000-2.000 µg/dia
	Pó seco 100, 200 ou 400 µg/dose	
Budesonida	*Spray* 50 ou 200 µg/jato	B: 200-400 µg/dia, dividido a cada 12 h
	Inalador de cápsula 200 ou 400 µg/dose	M: 400-800 µg/dia
	Nebulização 0,25 ou 0,5 mg/mL	A: 800-1.600 µg/dia
Fluticasona	*Spray* 50 ou 250 µg/jato	B: 100-250 µg/dia, dividido a cada 12 h
	Accuhaler 50 ou 250 µg/dose	M: 250-500 µg/dia
	Inalador de cápsula 50 ou 250 µg/dose	A: 650-1.000 µg/dia
Ciclesonida	*Spray* 80 ou 160 µg/dose	B: 80-160 µg/dia, a cada 24 h M: 160-320 µg/dia A: 320-1.280 µg/dia
Mometasona	Inalador de cápsula 200 ou 400 µg	B: 200 µg/dia, a cada 12 h ou 24 h M: 400 µg/dia A: 800 µg/dia
FÁRMACOS COMBINADOS		
Fenoterol+ipratrópio	*Spray* 100 µg+40 µg por jato	1-2 jatos, a cada 6-8 h
Beclometasona+salbutamol	*Spray* 50 µg+100 µg por jato	1-2 jatos, a cada 4-8 h
	Nebulização 400+800 µg/mL	1 amp/dose (2 mL), a cada 12-24 h
Salmeterol+fluticasona	Accuhaler 50/100, 50/250, 50/500 µg/dose	1 dose, a cada 12 h
	Spray 25/50, 25/125, 25/250 µg/dose	1-2 doses, a cada 12 h

(Continua)

TABELA 22.10 ▶ MEDICAMENTOS INALATÓRIOS DISPONÍVEIS NO MERCADO BRASILEIRO PARA USO EM ADULTOS (Continuação)

FÁRMACO	APRESENTAÇÃO	DOSE E INTERVALO DE USO*/**
FÁRMACOS COMBINADOS		
Formoterol+budesonida	Inalador de cápsula 6/100, 6/200, 12/200 ou 12/400 µg/dose	1-2 doses, a cada 12 h
	Turbuhaler 6/100, 6/200 ou 12/400 µg/dose	1-2 doses, a cada 12 h
	Spray 6/100 ou 6/200 µg/jato	1-2 doses, a cada 12 h
Formoterol+beclometasona	Inalador de cápsula 12/250 µg/dose	1 dose, a cada 12 h
	Inalador pó seco 6/100 µg/dose	1-2 doses, a cada 12 h
Vilanterol+umeclidínio	Inalador pó seco 25/62,5 µg/dose	1 dose, a cada 24 h
Fluticasona+vilanterol	Inalador pó seco 100/25, 200/25 µg/dose	1 dose, a cada 24 h
Indacaterol+glicopirrônio	Inalador pó seco 110/50	1 dose, a cada 24 h

*Dose para uso de manutenção em adultos. A dose nas crises pode ser maior ou mais frequente.
**Para os corticosteroides inalatórios: B → dose baixa, M → dose média, A → dose alta.

hemotórax por trauma torácico fechado tardio (em geral, se depois de mais de 1 semana não for septado, responde bem à toracocentese terapêutica), pneumonectomia (exceto se houver presença de infecção, sangramento ou pressão pleural > −4 a −10 cmH_2O para evitar desvio do mediastino).

CUIDADOS NA INSERÇÃO ▶ A menos que seja de extrema urgência, são contraindicações para drenagem torácica coagulopatias não corrigidas, infecção no local da inserção, aderências pleurais significativas, bolhas gigantes (risco de ruptura), suspeita de lesão diafragmática homolateral, hidrotórax hepático (risco de significativa depleção hidreletrolítica pela grande drenagem) e desvio mediastinal por atelectasia pulmonar total homolateral. Após assepsia e anestesia locais, o espaço pleural deve ser puncionado previamente com uma agulha antes da inserção do dreno, sendo que a saída de ar ou líquido confirma a correta identificação do espaço pleural. Idealmente o procedimento é feito sob orientação de exame de imagem (p. ex., US). Para pneumotórax simples, são utilizados frequentemente drenos 16 a 28 F, e para hemotórax ou exsudatos, 28 a 40 F. O local de inserção é, em geral, o quinto espaço intercostal na linha axilar média, logo abaixo do músculo peitoral maior. O dreno pode ser colocado por via percutânea (método com punção e guia) ou aberta (por dissecção, mais comum). É importante uma fixação adequada para evitar a mobilização. O dreno pode ser colocado em selo d'água (1-2 frascos) ou com aspiração contínua (2 ou 3 frascos). O uso de um frasco coletor pode ser feito nesses dois sistemas, nos casos em que há grande quantidade de líquido drenado, evitando a alteração da pressão de drenagem (**Fig. 22.14**). Em geral, o sistema mais adequado é o selo d'água, reservando a aspiração contínua somente quando há espaço pleural residual, na tentativa de expansão pulmonar completa, já que a aspiração pode manter a fuga aérea. A colocação de um segundo dreno pode ser uma alternativa. A pressão de aspiração deve ser −20 cmH_2O (não olhar o vacuômetro da parede, mas a altura do nível no frasco de aspiração). Nos casos de pneumotórax simples, a colocação de uma válvula de Heimlich pode ser uma alternativa ao selo d'água. Uma analgesia adequada (bloqueio intercostal, AINEs e/ou opioides) é imperativa enquanto o dreno de tórax estiver presente, para evitar hipoventilação e pneumonia secundária. Deve-se sempre obter radiografia de tórax de controle após a inserção e, então, diariamente.

SEGUIMENTO ▶ A drenagem deve ser medida a cada 24 h (no primeiro dia, eventualmente, cada 6 h, se drenagem elevada). Observar o sincronismo entre os movimentos respiratórios e a movimentação do nível de líquido no frasco em selo d'água, além da presença de fuga aérea. Mesmo com fuga aérea, atentar para

QUADRO 22.26 ▶ INDICAÇÕES DE DRENAGEM DE TÓRAX

- Pneumotórax com comprometimento ventilatório e/ou que não responde à aspiração percutânea simples
- Pneumotórax em vigência de ventilação mecânica*
- Pneumotórax traumático**
- Empiema
- Quilotórax
- Hemotórax
- Hidropneumotórax
- Após ressecção pulmonar (lobectomia)
- Derrame pleural parapneumônico complicado

*Independentemente do tamanho, pelo risco de pneumotórax hipertensivo, exceto pneumotórax muito pequeno sem comprometimento da mecânica ventilatória, em que há disponibilidade para rápida drenagem, se necessário.
**Independentemente do tamanho, por desconhecer a magnitude das consequências do trauma.

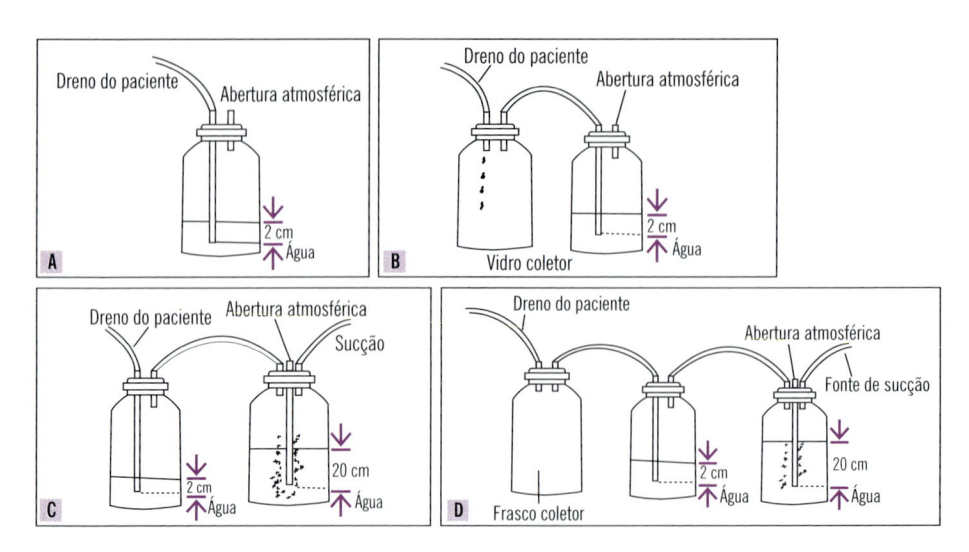

FIGURA 22.14 ▶ **SISTEMA DE ASPIRAÇÃO.** // **(A)** Sistema de drenagem subaquática. **(B)** Sistema de drenagem simples com frasco coletor. **(C)** Sistema de drenagem sob aspiração. **(D)** Sistema de drenagem sob aspiração com frasco coletor.

a possibilidade de entrada de ar pelas conexões do sistema ou por pertuitos do dreno que possam, por vezes, não ter ficado dentro da cavidade pleural. Se nenhum desses parâmetros estiver presente, suspeitar de obstrução do dreno e solicitar para o paciente inspirar profundamente, tossir e/ou fazer manobra de Valsalva. Em pacientes submetidos à aspiração contínua, esta deve ser interrompida brevemente para observar esses parâmetros. Caso haja obstrução, pode-se tentar desobstruir com massagem do dreno, instilação de SF estéril (30 mL) ou, em casos muito específicos, estreptoquinase intrapleural nos derrames parapneumônicos complicados; não sendo efetivo, o dreno deve ser trocado. Não se deve clampear o dreno pelo risco de pneumotórax hipertensivo ou obstrução do dreno. Deve-se verificar diariamente o curativo em relação a sinais de infecção. Para transporte do paciente, usa-se dreno em selo d'água. Nunca se eleva o frasco acima do nível de inserção no paciente, devendo-se ter muito cuidado quando passa o paciente da cama para a maca. Sangramento pelo dreno maior do que 200 mL/h, por 4 a 6 h, ou única drenagem > 1.500 mL na ausência de coagulopatia não corrigida requer reintervenção cirúrgica. A maioria dos escapes aéreos cessa no segundo ou terceiro pós-operatório, dificilmente ultrapassando 10 a 14 dias. Suspeita-se de fístula broncopleural pelo súbito início de febre, hemoptise e fuga aérea persistente.

CRITÉRIOS DE RETIRADA ▶ Fluxo de drenagem menor do que 75 mL/8 h (1-2 mL/kg/dia), parada de fuga aérea há 12 a 24 h, resolução da doença pleural e tempo médio máximo de 10 dias de drenagem (após esse período, outro procedimento geralmente é necessário, pois prolongar somente a drenagem não será resolutivo). Pacientes em ventilação mecânica que apresentarem esses critérios poderão ter o dreno retirado, mas se deve ter prudência naqueles com pneumopatia mais grave e idealmente aguardar o período de desmame.

▶ REFERÊNCIAS

1. Soares JLMF, Rosa DD, Leite VRS, Pasqualotto AC. Métodos diagnósticos: consulta rápida. 2. ed. Porto Alegre: Artmed; 2012.
2. Global Initiative for Asthma. Global strategy for asthma management and prevention (2018) [Internet]. 2018 [capturado em 01 dez. 2018]. Disponível em: https://ginasthma.org/2018-gina-report-global-strategy-for-asthma-management-and-prevention/.
3. 3. Bertolazi NA, Fagondes SC, Hoff LS, Pedro VD, Barreto SSm, Johns MW. Validação da escala de sonolência de Epworth em português para uso no Brasil. J Bras Pneumol. 2009;35(9):877-83.
4. Global Initiative for Chronic Obstructive Lung Disease. Global strategy for the diagnosis, management, and prevention of chronic obstructive pulmonary disease (2018 report) [Internet]. Wisconsin; 2018 [capturado em 01 dez. 2018]. Disponível em: https://goldcopd.org/wp-content/uploads/2017/11/GOLD-2018-v6.0-FINAL-revised--20-Nov_WMS.pdf
5. Celli BR, Cote CG, Marin JM, Casanova C, Montes de Oca M, Mendez RA, et al. The body-mass index, airflow obstruction, dyspnea, and exercise capacity index in chronic obstructive pulmonary disease. N Engl J Med 2004;350(10):1005-12.
6. Fletcher CM. Standardised questionnaire on respiratory symptoms: a statement prepared and approved by the MRC Committee on the Aetiology of Chronic Bronchitis (MRC breathlessness score). Br Med J. 1960;2(5213):1665.
7. Jones PW, Harding G, Berry P, Wiklund I, Chen WH, Kline Leidy N. Development and first validation of the COPD Assessment Test. Eur Respir J. 2009;34(3):648-54.
8. Simonneau G, Montani D, Celermajer DS, Denton CP, Gatzoulis MA, Krowka M, et al. Haemodynamic definitions and updated clinical classification of pulmonary hypertension. Eur Respir J. 2019;53(1). pii: 1801913.
9. American Psychiatric Association. Manual diagnóstico e estatístico: DSM-5. 5. ed. Porto Alegre: Artmed; 2014.
10. Fagerström KO. Measuring degree of physical dependence to tobacco smoking with reference to individualization of treatment. Addict Behav. 1978;3(3-4):235-41.

11. Sociedade Brasileira de Pneumologia e Tisiologia. III Brazilian Thoracic Association Guidelines on tuberculosis. J Bras Pneumol. 2009;35:1018-48.

12. Brasil, Ministério da Saúde. Programa nacional de controle da tuberculose: manual de recomendações para o controle da tuberculose no Brasil. Brasília; 2010.

▶ LEITURAS RECOMENDADAS

Albert RK, Connett J, Bailey WC, Casaburi R, Cooper JA Jr, Criner GJ, et al. Azithromycin for prevention of exacerbations of COPD. N Engl J Med. 2011;365(8):689-98.

Brasil, Ministério da Saúde. Tuberculose: guia de vigilância epidemiológica. Brasília; 2002.

British Thoracic Society. BTS pleural disease guideline 2010. Thorax. 2010;65(Suppl 2)1-76.

Broaddus VC, Mason RJ, Ernst JD, King Jr T, Lazarus SC, Murray JF, et al. Murray and Nadel's textbook of respiratory medicine. 6th ed. Philadelphia: W. B. Saunders; 2015.

Callister ME, Baldwin DR, Akram AR, Barnard S, Cane P, Draffan J, et al. British Thoracic Society guidelines for the investigation and management of pulmonary nodules. Thorax. 2015;70 Suppl 2:ii1-ii54.

Chan EY, Gaur P, Ge Y, Kopas L, Santacruz JF, Gupta NM, et al. Management of the Solitary Pulmonary Nodule. Arch Pathol Lab Med. 2017;141(7):927-31.

Dalcin PTR, Perin C, Barreto SSM. Diagnóstico e tratamento das bronquiectasias: uma atualização. Rev HCPA. 2007;27(1):51-60.

Du Rand IA, Blaikley J, Booton R, Chaudhuri N, Gupta V, Khalid S, et al. British Thoracic Society guideline for diagnostic flexible bronchoscopy in adults: accredited by NICE. Thorax. 2013;68 Suppl 1:i1-44.

Epstein LJ, Kristo D, Strollo PJ Jr, Friedman N, Malhotra A, Patil SP, et al. Clinical guideline for the evaluation, management and long-term care of obstructive sleep apnea in adults. J Clin Sleep Med. 2009;5(3):263-76.

Feller-Kopman D, Light R. Pleural disease. N Engl J Med. 2018;378(8):740-51.

Gay P, Weaver T, Loube D, Iber C; Positive Airway Pressure Task Force; Standards of Practice Committee; et al. Evaluation of positive airway pressure treatment for sleep related breathing disorders in adults. Sleep. 2006;29(3):381-401.

Gripi M, Elias J, Fishman J, Grippi M, Kotloff R, Pack A, et al. Fishman's pulmonary diseases and disorders. 5th ed. New York: McGraw-Hill Education; 2015.

Kapur VK, Auckley DH, Chowdhuri S, Kuhlmann DC, Mehra R, Ramar K, et al. Clinical Practice Guideline for Diagnostic Testing for adult obstructive sleep apnea: an American Academy of Sleep Medicine Clinical Practice Guideline. J Clin Sleep Med. 2017;13(3):479-504.

Kearon C, Akl EA, Ornelas J, Blaivas A, Jimenez D, Bounameaux H, et al. Antithrombotic therapy for VTE disease: CHEST guideline and expert panel report. Chest. 2016;149(2):315-52.

Laube BL, Janssens HM, de Jongh FH, Devadason SG, Dhand R, Diot P, et al. What the pulmonary specialist should know about the new inhalation therapies. Eur Respir J. 2011;37(6):1308-31.

Lichtenstein DA, Mezière GA. Relevance of lung ultrasound in the diagnosis of acute respiratory failure: the BLUE protocol. Chest. 2008;134(1):117-25.

Limper AH, Knox KS, Sarosi GA. An official American Thoracic Society Statement: treatment of fungal infections in adult pulmonary and critical care patients. Am J Respir Crit Care Med. 2011;183(1):96-128.

Lynch DA, Sverzellati N, Travis WD, Brown KK, Colby TV, Galvin JR, et al. Diagnostic criteria for idiopathic pulmonary fibrosis: a Fleischner Society White Paper. Lancet Respir Med. 2018;6(2):138-53.

Mandell LA, Wunderink RG, Anzueto A, Bartlett JG, Campbell GD, Dean NC, et al. Infectious Diseases Society of America/American Thoracic Society consensus guidelines on the management of community-acquired pneumonia in adults. Clin Infect Dis. 2007;44 Suppl 2:S27-72.

Miller MR, Crapo R, Hankinson J, Brusasco V, Burgos F, Casaburi R, et al. General considerations for lung function testing. Eur Respir J. 2005;26(1):153-61.

Miller RJ, Casal RF, Lazarus DR, Ost DE, Eapen GA. Flexible bronchoscopy. Clin Chest Med. 2018;39(1):1-16.

Morice AH, McGarvey L, Pavord I; British Thoracic Society Cough Guideline Group. Recommendations for the management of cough in adults. Thorax. 2006;61 Suppl 1:i1-24.

Olson AL, Zwillich C. The obesity hypoventilation syndrome. Am J Med. 2005;118(9):948-56.

Parshall MB, Schwartzstein RM, Adams L, Banzett RB, Manning HL, Bourbeau J, et al. An Official American Thoracic Society Statement: update on the mechanisms, assessment, and management of dyspnea. Am J Respir Crit Care Med. 2012;185(4):435-52.

Pasteur MC, Bilton D, Hill AT; British Thoracic Society Bronchiectasis non-CF Guideline Group. British Thoracic Society guideline for non-CF bronchiectasis. Thorax. 2010;65 Suppl 1:i1-58.

Putcha N, Wise PA. Asthma–chronic obstructive pulmonary disease overlap syndrome. nothing new under the Sun. Immunol Allergy Clin North Am. 2016;36(3):515-28.

Qaseem A, Wilt TJ, Weinberger SE, Hanania NA, Criner G, van der Molen T, et al. Diagnosis and management of stable chronic obstructive pulmonary disease: a clinical practice guideline update from the American College of Physicians, American College of Chest Physicians, American Thoracic Society, and European Respiratory Society. Ann Intern Med. 2011;155(3):179-91.

Raja AS, Greenberg JO, Qaseem A, Denberg TD, Fitterman N, Schuur JD. Evaluation of patients with suspected acute pulmonary embolism: best practice advice from the Clinical Guidelines Committee of the American College of Physicians. Ann Intern Med. 2015;163(9):701-11.

Raoof S, Feigin D, Sung A, Raoof S, Irugulpati L, Rosenow EC 3rd. Interpretation of Plain Chest Roentgenogram. Chest. 2012;141(2):545-58.

Sociedade Brasileira de Pneumologia e Tisiologia. Consenso brasileiro ilustrado sobre a terminologia dos descritores e padrões fundamentais da TC de tórax. J Bras Pneumol. 2010;36:99-123.

Sociedade Brasileira de Pneumologia e Tisiologia. Diretrizes brasileiras para pneumonia adquirida na comunidade em adultos imunocompetentes – 2009. J Bras Pneumol. 2009;35:574-601.

Sociedade Brasileira de Pneumologia e Tisiologia. Diretrizes da Sociedade Brasileira de Pneumologia e Tisiologia para o manejo da asma - 2012. J Bras Pneumol. 2012;38(Supl 1):S1-46.

Sociedade Brasileira de Pneumologia e Tisiologia. Diretrizes de doenças pulmonares intersticiais da Sociedade Brasileira de Pneumologia e Tisiologia. J Bras Pneumol. 2012;38(Supl 2):S1-133.

Sociedade Brasileira de Pneumologia e Tisiologia. Diretrizes para Cessação do Tabagismo. J Pneumol. 2008;34:845-80.

Sociedade Brasileira de Pneumologia e Tisiologia. Diretrizes para testes de função pulmonar. J Pneumol. 2002;28(Supl 3):S1-238.

Thenappan T, Ormiston ML, Ryan JJ, Archer SL. Pulmonary arterial hypertension: pathogenesis and clinical management. BMJ. 2018;360:j5492.

Woodhead M, Blasi F, Ewig S, Garau J, Huchon G, Ieven M, et al. Guidelines for the management of adult lower respiratory tract infections – summary. Clin Microbiol Infect. 2011;17 Suppl 6:1-24.

Xaubet A, Molina-Molina M, Acosta O, Bollo E, Castillo D, Fernández-Fabrellas E, et al. Guidelines for the medical treatment of idiopathic pulmonary fibrosis. Arch Bronconeumol. 2017;53(5):263-9.

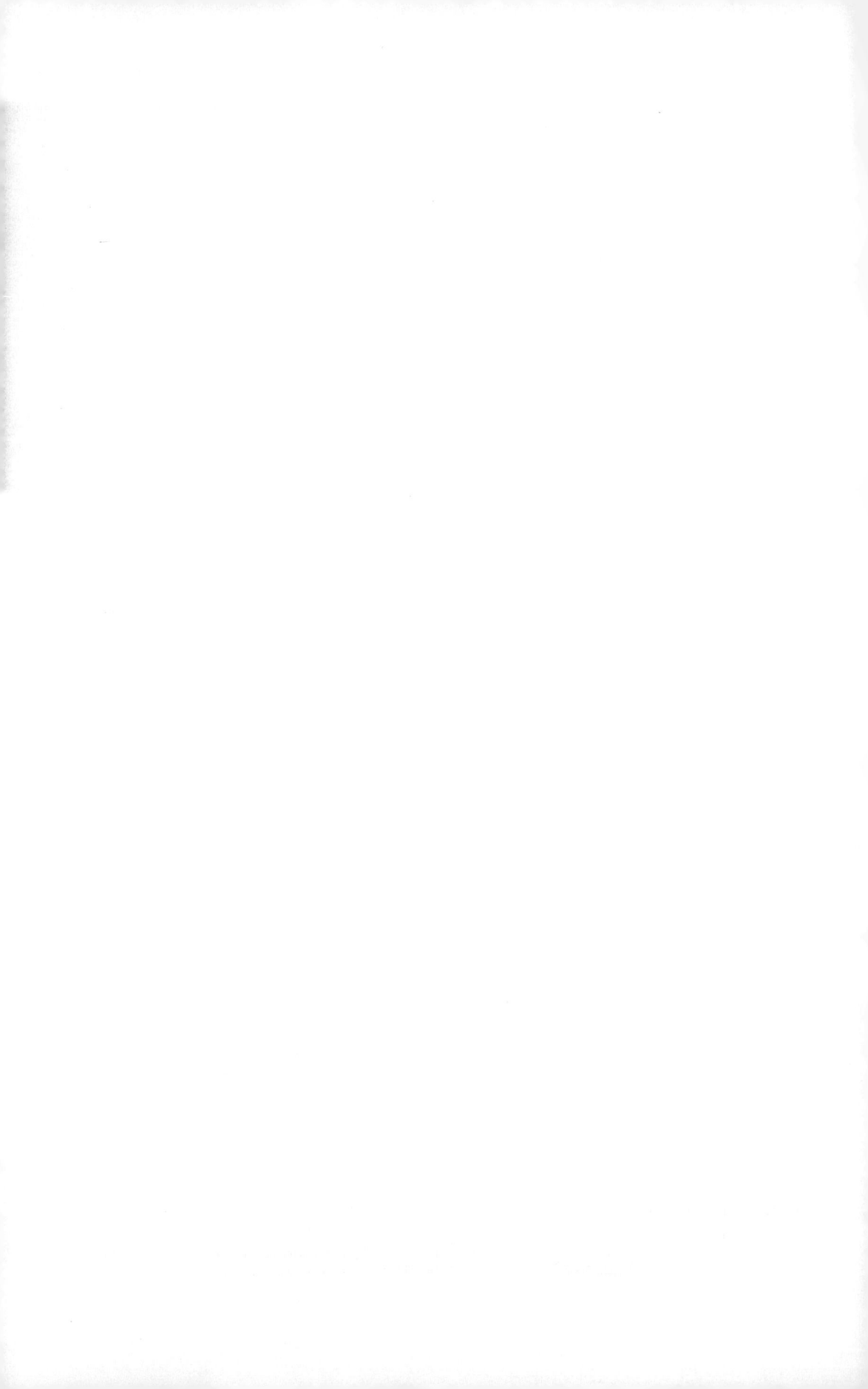

► CAPÍTULO 23 ◄

PERIOPERATÓRIO

LUCIANA CADORE STEFANI ◄
PATRICIA WAJNBERG GAMERMANN ◄
CARISI A. POLANCZYK ◄

- ► Avaliação do risco perioperatório 515
  - Consulta pré-operatória 515
  - O paciente cirúrgico de alto risco 515
  - Ferramentas de estratificação de risco 518
  - Estratificação de risco cardíaco 519
  - Avaliação suplementar cardiológica no pré-operatório 519
- ► Comorbidades no perioperatório................................. 522
  - Cardiopatia isquêmica 522
  - Insuficiência cardíaca congestiva 523
  - Hipertensão arterial sistêmica 523
  - Valvopatias 523
  - Prótese valvar 523
  - Arritmias... 523
  - Pneumopatias 524
  - Síndrome da apneia/hipopneia obstrutiva do sono ... 524
  - Doença renal crônica 524
  - Prevenção de insuficiência renal aguda 524
  - Diabetes melito.. 525
  - Anemia e estratégias de redução de sangramento no perioperatório 525
- ► Avaliação e orientação sobre os medicamentos em uso crônico 525
  - Anticoagulantes 526
  - Novos anticoagulantes orais 526
- ► Nutrição no perioperatório.. 526
- ► Profilaxia com antimicrobianos 528
  - Escolha e início da administração dos antimicrobianos 528
  - Doses 529
- ► Complicações comuns no pós-operatório imediato 529
  - Hipotensão... 529
  - Náuseas e vômitos no pós-operatório 530
  - Hipoxemia 530
  - Oligúria 530
  - *Delirium*.. 532
  - Dor aguda pós-operatória 532
- ► Reabilitação perioperatória 532

Os cuidados perioperatórios atuais englobam a implementação de linhas assistenciais multiprofissionais pré, trans e pós-operatórias, incluindo manejo pós-alta hospitalar. Busca-se individualizar desfechos por procedimentos, reduzir complicações e tempo de internação, possibilitando o retorno precoce à funcionalidade.

► AVALIAÇÃO DO RISCO PERIOPERATÓRIO

O risco global do perioperatório depende da interação entre as condições clínicas do paciente, a anestesia e a cirurgia. A estratificação pré-operatória compreende a identificação de riscos específicos, a compensação de situações clínicas e o adequado planejamento trans e pós-operatório, a fim de se reduzir complicações, como disfunção de órgãos, e acelerar a reabilitação. Isso leva à otimização do fluxo do paciente cirúrgico e consequente redução de custos.

■ CONSULTA PRÉ-OPERATÓRIA

A consulta pré-operatória (**Quadro 23.1**) visa reduzir complicações, atrasos, cancelamentos e custos desnecessários, assim como envolver o paciente no seu cuidado. Prioriza-se a comunicação com a equipe cirúrgica para conhecer mais profundamente a doença de base e traçar o plano de cuidados perioperatórios.

■ O PACIENTE CIRÚRGICO DE ALTO RISCO

Um pequeno grupo de pacientes de alto risco é responsável pela maior parte das mortes e hospitalizações longas. Identificá-los é fundamental, para adotar estratégias preventivas de complicações e para adequada alocação de recursos. A identificação do paciente de alto risco envolve 3 aspectos:

1. Identificação de descompensação clínica.
2. Perfil de risco para complicações.
3. Risco intrínseco do procedimento.

RISCO INTRÍNSECO DO PROCEDIMENTO ► Alto risco engloba procedimentos com > 5% de risco de complicações; risco intermediário, entre 1 e 5%; e baixo risco, < 1% (**Quadro 23.3**).

CIRURGIAS DE URGÊNCIA *VS.* CIRURGIAS ELETIVAS ► Cirurgias de urgência/emergência aumentam o risco de com-

QUADRO 23.1 ▶ COMPONENTES DA CONSULTA PRÉ-OPERATÓRIA		
Anamnese	Atenção aos sistemas cardíaco, respiratório, hematológico e neurológico. Observar a gravidade e o controle das condições clínicas, das exacerbações e dos tratamentos. Medicamentos em uso, alergias e histórico de cirurgias/anestesias. Possibilidade de gravidez. História prévia de intubação orotraqueal difícil.	
Exame físico focado	Sinais vitais, peso, avaliação pulmonar, cardíaca, via aérea, déficits neurológicos prévios, sistema venoso.	
Exame da via aérea: fundamental para identificar a possibilidade de dificuldade no manejo da via aérea. Se presentes algumas das alterações ao lado, sugere-se cautela no manejo da via aérea	Exame da via aérea	Considerar precaução no manejo da via aérea se houver alguma das alterações abaixo:
	Abertura bucal 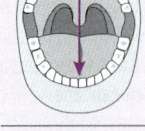	( ) ≤ 4 cm
	Distância entre a tireoide e o mento 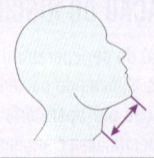	( ) < 6 cm
	Mallampati 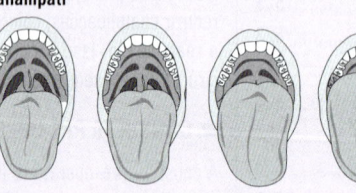	( ) III ( ) IV
	Mobilidade cervical 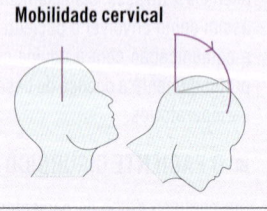	( ) < 80-90°
	Movimento de prognação 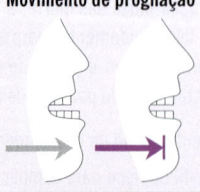	( ) Não realiza
Revisão de procedimentos passados	Revisar os procedimentos e as possíveis intercorrências anestésicas ou cirúrgicas. Por exemplo, história de náuseas ou vômitos, intercorrências como anafilaxia ou sangramentos.	
Exames pré-operatórios	Devem ser individualizados, com base nas comorbidades e no porte da cirurgia. Os exames laboratoriais sem indicação específica não apresentam benefício e podem provocar dano ao paciente, por gerar investigações adicionais de resultados falso-positivos, intervenções desnecessárias, atraso na cirurgia, ansiedade e tratamentos inapropriados. O Quadro 23.2 apresenta orientações em relação aos exames conforme as condições clínicas e cirúrgicas do paciente.	

QUADRO 23.2 ▶ SUGESTÃO DE SOLICITAÇÃO RACIONAL DE EXAMES PRÉ-OPERATÓRIOS

EXAME	INDICAÇÃO
Hemograma	Procedimentos com risco de sangramento, história de sangramento ou anemia, doença hematológica, renal ou hepática, quimioterapia recente, radioterapia, uso de corticosteroides ou anticoagulantes, pobre estado nutricional, trauma ou extremos de idade (Recomendação I - Nível de Evidência C)
Função renal	Idosos, doença cardiovascular, uso de contraste, diabetes, hipertensão arterial sistêmica, desidratação, anorexia, edema periférico, ascite, doença renal ou hepática, quimioterapia, doença renal crônica conhecida, pacientes com mais de 65 anos candidatos a procedimentos de risco intermediário-alto
Radiografia de tórax*	Anormalidades identificadas no exame cardiopulmonar ou na entrevista, como roncos, doença pulmonar obstrutiva crônica avançada, suspeita de lesão pulmonar ou mediastinal, aneurisma de aorta, cardiomegalia, hipertensão pulmonar, insuficiência cardíaca congestiva descompensada, infecção pulmonar ativa. Além disso, nos seguintes procedimentos (Recomendação IIa - Nível de Evidência C): ■ Cirurgia aórtica abdominal ■ Indivíduos com obesidade mórbida (IMC > 40) ■ Cirurgia torácica
Função pulmonar	Cirurgia torácica para redução pulmonar, ressecção pulmonar oncológica, cirurgia de correção de escoliose, doença neurológica com componente restritivo pulmonar, correção de aneurisma da aorta abdominal em pacientes com doença pulmonar obstrutiva crônica
ECG**	História de cardiopatia isquêmica, hipertensão arterial sistêmica, diabetes melito, doença renal crônica, história de arritmia, doença periférica vascular ou sintomas sugestivos de insuficiência cardíaca congestiva, doença cerebrovascular ou outras doenças cardíacas estruturais (Recomendação I - Nível de Evidência C) Pacientes submetidos a cirurgias intracavitárias, transplantes de órgãos sólidos, cirurgias ortopédicas de grande porte e vasculares arteriais (Recomendação I - Nível de Evidência C) Pacientes obesos (Recomendação IIa - Nível de Evidência C) Paciente com baixa capacidade funcional candidato a procedimento de risco intermediário ou alto Pacientes em uso de medicamentos que podem afetar o eletrocardiograma como antiarrítmicos, metadona, entre outros
Testes de coagulação***	Suspeita de coagulopatia, sangramento em procedimentos anteriores, doença hepática, pobre estado nutricional, uso de anticoagulantes ou outros medicamentos que afetem a coagulação (Recomendação I - nível de evidência C)
Glicemia	Pacientes com diabetes melito suspeito ou conhecido
Bioquímica sérica	Solicitar de acordo com a condição clínica do paciente. Doenças endócrinas, extremos de idade, disfunção renal e hepática e o uso de medicamentos
Potássio	Solicitar em casos de doença renal crônica em estágios avançados
Tipagem sanguínea	Previsão de transfusão sanguínea
Função hepática	História de hepatite, icterícia, cirrose, hipertensão porta, doença biliar, uso de medicamentos hepatotóxicos e distúrbios hemorrágicos
Teste de gestação	Pedido da paciente ou se houver suspeita de gestação
Urocultura	Pacientes sintomáticos, alguns procedimentos urológicos específicos, implantação de próteses

*O exame não deve ser solicitado em pacientes assintomáticos, já que a maioria dos achados radiológicos são crônicos, como sinais de doença pulmonar obstrutiva crônica e cardiomegalia.
**Eletrocardiografia (ECG) não está indicada para pessoas assintomáticas em procedimentos de baixo risco (cirurgias superficiais, endoscópicas, de catarata, de mama e procedimentos ambulatoriais).
***Estes testes não devem ser solicitados de rotina. Os testes anormais obtidos de pacientes sem história positiva de sangramento em geral são falsos-positivos e devem ser repetidos antes de iniciar-se qualquer outra investigação. O tipo de exame deve ser solicitado de acordo com a suspeita clínica.
Fonte: Elaborado com base em American Society of Anesthesiologists,[1] Gualandro e colaboradores.[2]

plicações, independentemente do *status* basal do paciente. A cirurgia de alto risco e a cirurgia de emergência estão associadas à maior mortalidade pós-operatória.

■ FERRAMENTAS DE ESTRATIFICAÇÃO DE RISCO

A estratificação de risco auxilia na predição de morbimortalidade e no planejamento perioperatório. Para isso, consideram-se variáveis relacionadas ao procedimento e ao paciente. Alguns instrumentos validados podem ser usados:

CLASSIFICAÇÃO ASA ▶ A classificação do estado físico, da American Society of Anesthesiologists (ASA), define a saúde geral do paciente. Apesar de ser subjetiva, um escore alto associa-se a complicações, aumento de custos, internação hospitalar não planejada após procedimentos ambulatoriais, necessidade de UTI no pós-operatório, aumento do tempo de permanência hospitalar e mortalidade (Quadro 23.4).

ACS NSQIP© ▶ Essa ferramenta desenvolvida pelo American College of Surgeons (ACS) utiliza 21 variáveis clínicas e fornece informações de vários desfechos associados a complicações em múltiplos órgãos. Acesse por meio do *QR Code* ao lado.

QUADRO 23.3 ▶ **RISCO RELACIONADO AOS PROCEDIMENTOS CIRÚRGICOS – INCIDÊNCIA COMBINADA DE MORTE POR CAUSA CARDÍACA E INFARTO AGUDO DO MIOCÁRDIO NÃO FATAL**

ALTO (RISCO > 5%)
- Cirurgias de grande porte de emergência, principalmente em idosos
- Cirurgia vascular da aorta
- Cirurgia vascular periférica
- Procedimentos associados a grandes mobilizações de líquidos

INTERMEDIÁRIO (RISCO 1-5%)
- Endoarterectomia carotídea
- Cabeça e pescoço
- Intraperitoneal e intratorácica
- Ortopédica
- Próstata

BAIXO (RISCO < 1%)
- Procedimentos endoscópicos
- Procedimentos superficiais
- Mama
- Catarata

Fonte: O'Neill e colaboradores.[3]

QUADRO 23.4 ▶ **CLASSIFICAÇÃO DO ESTADO FÍSICO PELA AMERICAN SOCIETY OF ANESTHESIOLOGISTS (ASA)**

CLASSIFICAÇÃO ASA PS	DEFINIÇÃO	EXEMPLOS, INCLUINDO, MAS NÃO LIMITADO A:
ASA I	Paciente normal e saudável	Saudável, não fumante, sem ou mínimo uso de bebida alcoólica
ASA II	Paciente com doença sistêmica leve	Doenças leves, sem limitações funcionais importantes. Por exemplo, fumante ativo, consumo social de álcool, gravidez, obesidade (30 < IMC < 40), DM/HAS bem controlada, doença pulmonar leve
ASA III	Paciente com doença sistêmica grave	Limitações funcionais importantes. Uma ou mais doenças moderadas a graves. Por exemplo, DM ou HAS mal controlada, DPOC, obesidade mórbida (IMC ≥ 40), hepatite ativa, história (> 3 meses) de IAM, AVC, AIT ou CI/*stents*
ASA IV	Paciente com doença sistêmica grave, implicando ameaça constante à vida	Ocorrência recente (< 3 meses) de IAM, AVC, AIT ou CI/*stents*, isquemia cardíaca contínua ou disfunção valvar grave, redução severa da fração de ejeção, sepse, CIVD, SARA ou DRC não submetida à diálise regular
ASA V	Paciente moribundo cuja expectativa de sobrevivência depende de cirurgia	Aneurisma abdominal/torácico rompido, trauma grave, sangramento intracraniano, disfunção de múltiplos órgãos/sistemas
ASA VI	Paciente com morte encefálica declarada cujos órgãos estão sendo removidos para doação	

A adição da letra "E" indica cirurgia de emergência: uma emergência é definida como existente quando o atraso no tratamento do paciente pode levar a um aumento significativo na ameaça à vida ou à parte do corpo.
AIT, ataque isquêmico transitório; AVC, acidente vascular cerebral; CI, cardiopatia isquêmica; CIVD, coagulação intravascular disseminada; DM, diabetes melito; DPOC, doença pulmonar obstrutiva crônica; DRC, doença renal crônica; HAS, hipertensão arterial sistêmica; IAM, infarto agudo do miocárdio; IMC, índice de massa corporal; SARA, síndrome da angústia respiratória aguda.
Fonte: American Society of Anesthesiologists.[4]

POSSUM ▶ Do inglês *physiological and operative severity score for the enumeration of mortality and morbidity*, o Possum constitui-se de 12 variáveis fisiológicas e 6 variáveis cirúrgicas que compõem duas equações para predizer a morbimortalidade perioperatória.[5]

MODELO SAMPE ▶ Modelo desenvolvido pelo Serviço de Anestesia e Medicina Perioperatória do Hospital de Clínicas de Porto Alegre (HCPA), com base em 13.525 procedimentos, visa refletir com mais precisão o risco de morte na internação por até 30 dias na população atendida pelo Sistema Único de Saúde (SUS). O modelo incorpora 4 variáveis do pré-operatório: idade, ASA, natureza da cirurgia – urgência ou eletiva e porte do procedimento.[6]

ESCORE *FRAILTY* (FRAGILIDADE) ▶ Idosos merecem atenção, pois, nesse grupo, há redução significativa das reservas fisiológicas. O escore *Frailty* leva em conta 5 critérios e está associado ao aumento de riscos de complicações pós-operatórias e ao tempo de internação, especialmente em cirurgias cardíacas e vasculares (Quadro 23.5).

■ **ESTRATIFICAÇÃO DE RISCO CARDÍACO**

Para mais informações, sugere-se a leitura completa da 3ª Diretriz de avaliação cardiovascular perioperatória da Sociedade Brasileira de Cardiologia[2] por meio do *QR Code* ao lado.

CONDIÇÕES CARDÍACAS ATIVAS GRAVES ▶ Existem circunstâncias clínicas em que o risco de complicações é muito alto, independentemente do procedimento cirúrgico, portanto, procedimentos eletivos não devem ser realizados (Quadro 23.6).

Após a exclusão de condições cardíacas graves, a estratificação de risco pode ser feita por meio de escores validados. São sugeridos algoritmos/fluxogramas para facilitar o processo de estratificação. O índice de risco cardíaco revisado (RCRI), de Lee et al., é a ferramenta mais utilizada. De acordo com o número de fatores presentes, a porcentagem de complicações é estimada (Tab. 23.1).

ÍNDICE ACP ▶ Desenvolvido pelo American College of Physicians (ACP), esse algoritmo prediz a ocorrência de infarto agudo do miocárdio (IAM) e óbito cardiovascular (Quadro 23.7).

CAPACIDADE FUNCIONAL ▶ A avaliação desse parâmetro pode ser feita por meio do autorrelato da atividade máxima que o paciente é capaz de realizar ou com exames como o teste da caminhada ou ergometria. Recomenda-se o uso de um questionário estruturado, como o Duke Activity Status Index (DASI) (Tab. 23.2).

FLUXOGRAMA DE AVALIAÇÃO CARDIOLÓGICA ▶ A Figura 23.1 detalha a condução da estratificação baseada no risco cardíaco para a tomada de decisão quanto à liberação do paciente, ao encaminhamento para o cardiologista, à solicitação de exames adicionais e à otimização perioperatória.

■ **AVALIAÇÃO SUPLEMENTAR CARDIOLÓGICA NO PRÉ-OPERATÓRIO**

ECOCARDIOGRAFIA ▶ Ver Tabela 23.3.

TESTES FUNCIONAIS ▶ As recomendações para os testes funcionais não invasivos (ergometria, cintilografia miocárdica ou ecocardiografia de estresse) estão na Tabela 23.4. Quando há eletrocardiograma (ECG) com alterações do segmento ST basais, bloqueio de ramo esquerdo (BRE) ou ritmos ventriculares de marca-passo, ou quando não há a possibilidade de realizar exercício físico, devem-se solicitar testes de imagem (cintilografia ou ecocardiografia de estresse) para detectar a isquemia.

QUADRO 23.5 ▶ **CRITÉRIOS DE FRAGILIDADE**

1. Emagrecimento (perda do peso não intencional no último ano > 4,5 kg)
2. Fraqueza (medida pela redução da força de preensão)
3. Exaustão (sentimento de que todas as suas atividades são feitas com muito esforço)
4. Baixa atividade (questionário sobre atividades físicas diárias)
5. Dificuldade de deambulação (lentificação na velocidade de deambulação)

Presença de 2-3 critérios: fragilidade intermediária.
Presença de 4-5 critérios: fragilidade estabelecida.

Fonte: Makary e colaboradores.[7]

QUADRO 23.6 ▶ **CONDIÇÕES CARDIOVASCULARES GRAVES NO PERIOPERATÓRIO**

- Síndrome coronariana aguda
- Doenças instáveis da aorta torácica
- Edema agudo dos pulmões
- Choque cardiogênico
- Insuficiência cardíaca – classe funcional III/IV da NYHA*
- Angina – classe funcional CCS III/IV
- Bradiarritmias ou taquiarritmias graves (BAVT, TV)
- HAS não controlada (PA > 180 × 110 mmHg)
- Fibrilação atrial de alta resposta ventricular (FC > 120 bpm)
- Hipertensão arterial pulmonar sintomática

*Pacientes com essas condições, e que se encontram estáveis e com tratamento otimizado, devem ter a relação risco *versus* benefício da intervenção cirúrgica analisada em virtude do risco de complicações. BAVT, bloqueio atrioventricular total; CCS, Canadian Cardiovascular Society; FC, frequência cardíaca; NYHA, New York Heart Association; PA, pressão arterial; TV, taquicardia ventricular.
Fonte: Gualandro e colaboradores.[2]

TABELA 23.1 ▶ AVALIAÇÃO DE RISCO PELO ÍNDICE DE RISCO CARDÍACO REVISADO

	PONTOS	RISCO ESTIMADO DE COMPLICAÇÕES CARDÍACAS MAIORES DE ACORDO COM A CLASSE DE RISCO
Cirurgia intraperitoneal, intratorácica ou vascular suprainguinal	1	**I - 0 variável:** risco de 0,4% **II - 1 variável:** risco de 0,9% **III - 2 variáveis:** risco de 7% **IV - > 3 variáveis:** risco de 11%
Doença arterial coronariana (ondas Q, sintomas de isquemia, testes funcionais não invasivos, uso de nitrato)	1	
Insuficiência cardíaca congestiva (clínica, radiografia de tórax com congestão)	1	
Doença cerebrovascular	1	
Diabetes com insulinoterapia	1	
Creatinina pré-operatória > 2,0 mg/dL	1	

Pacientes com risco acima de 1% são considerados como de não baixo-risco e merecem avaliação complementar.
Fonte: Adaptada de Lee e colaboradores.[8]

QUADRO 23.7 ▶ AVALIAÇÃO DE RISCO DE INFARTO AGUDO DO MIOCÁRDIO E ÓBITO CARDIOVASCULAR PELO ALGORITMO DO AMERICAN COLLEGE OF PHYSICIAN

- IAM < 6 meses (10 pontos)
- IAM > 6 meses (5 pontos)
- Angina classe III (10 pontos)
- Angina classe IV (20 pontos)
- EAP na última semana (10 pontos)
- EAP alguma vez na vida (5 pontos)
- Suspeita de EAO crítica (20 pontos)
- Ritmo não sinusal ou ritmo sinusal com ESSV no ECG (5 pontos)
- < 5 ESV no ECG (5 pontos)
- PaO_2 < 60; $PaCO_2$ > 50, K < 3, U > 107, Cr > 3,0 ou restrito ao leito (5 pontos)
- Idade > 70 anos (5 pontos)

Classes de risco:
> 20 pontos: alto risco, superior a 15%
0-15 pontos: avaliar número de variáveis de Eagle e Vanzetto, para discriminar entre risco baixo e intermediário

Variáveis de Eagle e Vanzetto:
- Idade > 70 anos
- História de angina
- Diabetes melito
- Ondas Q no ECG
- História de insuficiência cardíaca
- História de IAM
- Alterações isquêmicas no ST
- HAS com HVE importante

Classes de risco:
0-1 variável: baixo risco, < 3%
> 2 variáveis: risco intermediário, 3-15%

Cr, creatinina; EAO, estenose aórtica; EAP, edema agudo do pulmão; ECG, eletrocardiografia; ESSV, extrassístoles supraventriculares; HVE, hipertrofia do ventrículo esquerdo; IAM, infarto agudo do miocárdio; K, potássio; $PaCO_2$, pressão arterial de dióxido de carbono; PaO_2, pressão arterial de oxigênio; U, ureia.
Fonte: Elaborada com base em American College of Physicians[9] e Gualandro e colaboradores.[2]

TABELA 23.2 ▶ AVALIAÇÃO DA CAPACIDADE FUNCIONAL NO PRÉ-OPERATÓRIO PELO QUESTIONÁRIO DUKE ACTIVITY STATUS INDEX (DASI)

VOCÊ CONSEGUE	PESO (MET)	SIM	NÃO
Cuidar de si mesmo, isto é, comer, vestir-se, tomar banho ou ir ao banheiro?	2,75		
Caminhar em ambientes fechados, como em sua casa?	1,75		
Andar um quarteirão ou dois em terreno plano?	2,75		
Subir um lance de escadas ou subir um morro?	5,50		
Correr uma distância curta?	8,00		
Realizar tarefas domésticas leves, como tirar pó ou lavar a louça?	2,70		
Realizar tarefas domésticas moderadas, como passar o aspirador de pó, varrer o chão ou carregar as compras de supermercado?	3,50		
Realizar tarefas domésticas pesadas, como esfregar o chão com as mãos usando uma escova ou deslocar móveis pesados do lugar?	8,00		
Realizar trabalhos de jardinagem, como recolher folhas, capinar ou usar um cortador de grama elétrico?	4,5		
Ter relações sexuais?	5,25		
Participar de atividades recreativas moderadas, como voleibol, boliche, dança, tênis em dupla, andar de bicicleta ou fazer hidroginástica?	6,00		
Participar de esportes extenuantes, como natação, tênis individual, futebol, basquetebol ou corrida?	7,50		
Pontuação total:			

Pontuação DASI: os pontos das respostas positivas são somados para se obter a pontuação total, que varia de 0 a 58,2. Quanto maior a pontuação, maior a capacidade funcional.

Considera-se baixa capacidade funcional quando < 4 METs. Para cálculo exato dos METs, acesse o DASI por meio do QR Code ao lado.
MET, equivalente metabólico.
Fonte: Coutinho-Myrrha e colaboradores.[10]

Baixo risco
Lee: classe I e II
ACP: baixo risco
EMAPO: até 5 pontos

↓

Realizar cirurgia diretamente

Risco intermediário
Lee: classe III
ACP: risco intermediário
EMAPO: 6-10 pontos

Alto risco
Lee: classe IV
ACP: alto risco
EMAPO: ≥ 11 pontos

↓

Solicitar prova funcional se:
- Cirurgia vascular arterial (nível de evidência B)
- Cirurgias de risco intermediário e baixa capacidade funcional (nível de evidência C)

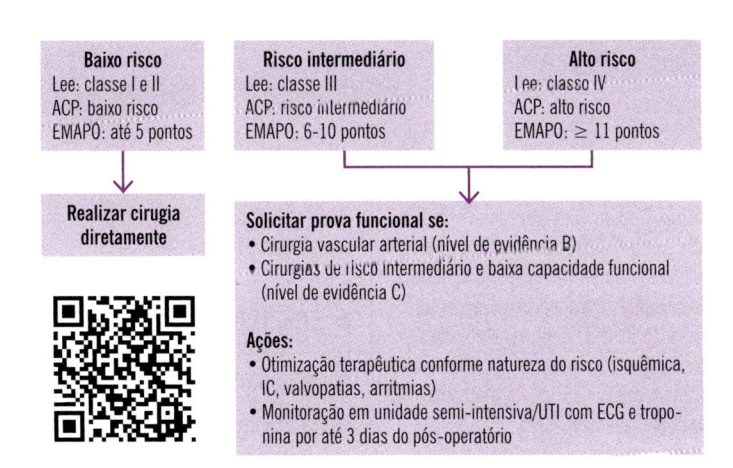

Ações:
- Otimização terapêutica conforme natureza do risco (isquêmica, IC, valvopatias, arritmias)
- Monitoração em unidade semi-intensiva/UTI com ECG e troponina por até 3 dias do pós-operatório

FIGURA 23.1 ▶ ESTRATIFICAÇÃO BASEADA NO RISCO CARDÍACO. // ACP, American College of Physicians; ECG, eletrocardiografia; EMAPO, Estudo Multicêntrico de Avaliação Perioperatória; IC, insuficiência cardíaca; UTI, unidade de terapia intensiva.
Fonte: Pinho e colaboradores.[11]

TABELA 23.3 ▶ RECOMENDAÇÕES DE SOLICITAÇÃO DE ECOCARDIOGRAFIA NO PRÉ-OPERATÓRIO

RECOMENDAÇÃO	GRAU DE RECOMENDAÇÃO	NÍVEL DE EVIDÊNCIA
Pacientes com insuficiência cardíaca ou sintomas sugestivos e que serão submetidos à cirurgia de risco intermediário ou alto, sem avaliação no último ano, ou que apresentaram piora clínica	I	A
Pacientes portadores ou com suspeita de alteração anatômica valvar moderada/importante e que serão submetidos à cirurgia de risco intermediário ou alto, sem avaliação no último ano, ou que apresentaram piora clínica	I	C
Pacientes que serão submetidos a transplante hepático	I	B
Pacientes portadores de prótese intracardíaca que serão submetidos à cirurgia de risco intermediário ou alto, sintomáticos ou sem avaliação no último ano	IIa	C
Pacientes assintomáticos que serão submetidos à cirurgia de alto risco	IIb	C
Rotina em indivíduos assintomáticos, sem suspeita clínica de insuficiência cardíaca ou doença valvar moderada a grave, submetidos à cirurgia de risco intermediário ou baixo	III	C

Fonte: Gualandro e colaboradores.[2]

TABELA 23.4 ▶ RECOMENDAÇÕES PARA A REALIZAÇÃO DE TESTES NÃO INVASIVOS NO PRÉ-OPERATÓRIO

RECOMENDAÇÃO	GRAU DE RECOMENDAÇÃO	NÍVEL DE EVIDÊNCIA
Paciente com estimativa de risco intermediário ou alto de complicações (sem condições cardiovasculares graves no perioperatório) e programação de cirurgia vascular arterial	IIa	B
Pacientes com estimativa de risco intermediário ou alto de complicações, programação de cirurgias de risco intermediário e baixa capacidade funcional	IIb	C
Pacientes que serão submetidos a cirurgias de baixo risco	III	C
Pacientes com baixo risco de complicações que serão submetidos à cirurgia de risco baixo ou intermediário	III	C

Fonte: Gualandro e colaboradores.[2]

BIOMARCADORES ▶ Os peptídeos natriuréticos são liberados pelo miocárdio em resposta a estímulos como estresse do miocárdio e isquemia. Níveis pré-operatórios elevados de peptídeo natriurético tipo B (BNP) são preditores de complicações cardiovasculares, podendo acrescentar informação prognóstica. Sua dosagem tem sido sugerida para aqueles que apresentam fatores de risco cardíaco (RCRI ≥ 1) em recentes *guidelines* de avaliação de risco cardíaco perioperatório. Devido ao alto custo no Brasil, não existem dados sobre custo-efetividade da incorporação dessa dosagem até o momento.

TROPONINA E LESÃO MIOCÁRDICA PERIOPERATÓRIA ▶ Elevação de troponinas está associada à lesão miocárdica perioperatória (LMP) de origem isquêmica em até 30 dias no pós-operatório, sendo associada ao aumento de mortalidade. A maioria dos pacientes não apresenta sintomas ou alterações no ECG, por isto tem sido recomendada a medida de troponina em pacientes de moderado e alto risco, mesmo que assintomáticos. Nesses casos, sugere-se a obtenção de uma medida de troponina antes do procedimento, de 6 a 12 h após e nos dias 1, 2 e 3 pós-operatórios. Deve-se também realizar ECG diariamente por 2 a 3 dias.

▶ COMORBIDADES NO PERIOPERATÓRIO

■ CARDIOPATIA ISQUÊMICA

Ver tópico Estratificação de risco cardíaco.

- As indicações de revascularização não se alteram por tratar-se de candidato a procedimento cirúrgico. Após a colocação de *stent* farmacológico, a terapia dupla antiplaquetária deve ser mantida por um período mínimo de 6 meses e idealmente por 1 ano. Por isso, cirurgias eletivas devem ser postergadas.
- Além do tempo após o evento isquêmico, considera-se presença de angina, IC, sinais eletrocardiográficos, exten-

são e limiar da isquemia, além da anatomia coronária, nos casos pertinentes.

- Não há benefício comprovado da realização rotineira e indiscriminada de exames subsidiários, como provas funcionais e cineangiocoronariografia.
- Cautelosa anamnese, exame físico voltado ao sistema circulatório e exames subsidiários básicos, como o ECG de repouso e a radiografia de tórax são, muitas vezes, suficientes para determinar o risco cirúrgico de pacientes coronariopatas.

INSUFICIÊNCIA CARDÍACA CONGESTIVA

- Quadros descompensados devem ser estabilizados antes da realização de qualquer procedimento eletivo.
- Fração de ejeção gravemente reduzida (< 30%) é fator independente para mortalidade.
- A elevação de peptídeos natriuréticos no pré-operatório está relacionada a pior prognóstico no perioperatório, uma vez que se relaciona com piora da função ventricular e com maior taxa de eventos cardiovasculares.
- O manejo de fluidos deve ser cuidadoso: evitar hipovolemia ou hipervolemia.
- O uso de diuréticos e vasodilatadores pode ser necessário, para evitar hipervolemia e elevação da pós-carga.

HIPERTENSÃO ARTERIAL SISTÊMICA

- Pacientes jovens com níveis pressóricos muito elevados ou hipertensão paradoxal devem ser investigados, para excluir coarctação aórtica, hipertireoidismo, feocromocitoma ou uso de drogas ilícitas.
- Para pacientes com HAS de longa data ou com mau controle, deve-se solicitar ECG e avaliação da função renal, dependendo do porte cirúrgico e eletrólitos, se houver uso de diuréticos espoliadores.
- Pressão sistólica > 180 mmHg ou diastólica > 110 mmHg deve ser controlada antes de procedimentos eletivos. Na presença de HAS leve ou moderada, não há evidência de benefício em retardar a cirurgia.
- É desejável manter níveis pressóricos em torno de 20% dos valores pré-operatórios.
- Os anti-hipertensivos devem ser mantidos, com exceção de inibidor da enzima de conversão da angiotensina (IECA) e dos bloqueadores dos receptores de angiotensina II (BRA II), que devem ser interrompidos 24 h antes de procedimentos de grande porte, pois podem aumentar a incidência do hipotensão no trans e pós-operatório, ocorrência que tem sido associada a complicações e mortalidade.

VALVOPATIAS

- Os sopros patológicos têm sua origem em doenças cardíacas estruturais com implicações anestésicas importantes.

A solicitação de ecocardiografia para a avaliação de sopros deve levar em consideração a idade, os fatores de risco e os achados anormais na história e no exame físico do paciente.

- As lesões estenóticas são mais graves do que as regurgitantes.
- Pacientes com critérios para intervenção valvar, especialmente casos de estenose mitral e estenose aórtica grave, devem realizar o reparo valvar antes da cirurgia eletiva de risco intermediário ou alto, mesmo que assintomáticos.
- Pacientes com lesões graves, porém assintomáticos, podem realizar procedimentos eletivos com monitoração hemodinâmica invasiva intra e pós-operatória.
- Quando pacientes portadores de estenose aórtica (EAo) grave são submetidos à cirurgia não cardíaca de urgência/emergência, recomendam-se compensação clínica pré-operatória com o uso de diuréticos, conforme necessidade, e pós-operatório em UTI, além de dosagem seriada de troponinas.
- O envolvimento de especialistas na área da cardiologia é altamente recomendável para as decisões e o manejo perioperatório.
- Atentar para profilaxia antimicrobiana.

PRÓTESE VALVAR

Pacientes portadores de prótese valvar normofuncionante e sem disfunção ventricular esquerda podem ser submetidos à cirurgia não cardíaca sem risco adicional. No caso de próteses mecânicas mitrais ou aórticas de alto risco, deve-se descontinuar a anticoagulação oral e realizar a ponte com heparina (geralmente de baixo peso molecular) no período perioperatório. O detalhamento de uso de ponte ou não de heparina pode ser consultado na Diretriz da Sociedade Brasileira de Cardiologia.[2]

ARRITMIAS

A identificação de arritmia no pré-operatório indica investigação de doença cardiopulmonar subjacente, cardiopatia isquêmica, infarto agudo do miocárdio (IAM), toxicidade por fármacos ou distúrbios metabólicos.

A fibrilação atrial (FA) é a arritmia mais comum, estando presente frequentemente em idosos. Pacientes com história de FA estável não precisam de modificação do manejo durante o perioperatório. Atentar para o ajuste da anticoagulação nesse grupo de pacientes.

É preciso controlar a frequência cardíaca (FC) na FA/*flutter* de alta resposta com digitálicos, β-bloqueadores ou bloqueadores de canais de cálcio (BCCs) não di-hidropiridínicos (verapamil ou diltiazem) antes de cirurgias.

O controle do ritmo, ou seja, a reversão da FA, pode ser uma opção antes do procedimento, entretanto, a necessidade de anticoagulação por pelo menos 4 semanas pode retardar a cirurgia, sendo que a chance de recorrência é alta.

◼ PNEUMOPATIAS

As complicações pulmonares são comuns, aumentam a morbidade, o tempo de internação e os custos hospitalares. A radiografia de tórax ou os testes de função pulmonar não devem ser realizados de rotina, pois raramente alteram o manejo perioperatório de cirurgias não torácicas. O escore ARISCAT (Tab. 23.5)[12] prevê a chance de complicações pulmonares e pode ser usado como indicativo de necessidade de estratégias ativas de prevenção, como:

- Treino da musculatura inspiratória no pré-operatório por 12 semanas reduz complicações e o tempo de internação (Nível de evidência 2A).
- Estimular a cessação do tabagismo, independentemente do intervalo de tempo até a cirurgia (nível de evidência IA).
- ⊖ Considerar intervenção terapêutica, que inclui abordagem cognitivo-comportamental associada ou não ao tratamento farmacológico (terapia de reposição de nicotina, bupropiona).

TABELA 23.5 ▶ ESCORE DE RISCO ARISCAT PARA PREDIÇÃO DE COMPLICAÇÕES PULMONARES NO PÓS-OPERATÓRIO

VARIÁVEL	PONTOS
IDADE, ANOS	
≤ 50	0
51-80	3
> 80	16
SATURAÇÃO ARTERIAL DE OXIGÊNIO PRÉ-OPERATÓRIA, %	
96	0
91-95	8
≤ 90	24
TIPOS DE CIRURGIA	
Abdominal alta	15
Intratorácica	24
DURAÇÃO DA CIRURGIA (H)	
≤ 2	0
2-3	16
> 3	23
OUTROS FATORES DE RISCO	
Infecção respiratória no último mês	17
Anemia pré-operatória com hemoglobina ≤ 10 g/dL	11
Cirurgia de emergência	8

Somam-se os pontos conforme a presença de fatores:
- **0-25 pontos:** baixo risco e 1,6% de taxa de complicações.
- **26-44 pontos:** risco intermediário e 13% de taxa de complicações.
- **45-123 pontos:** alto risco e 42% de taxa de complicações.

Fonte: Canet e colaboradores.[12]

◼ SÍNDROME DA APNEIA/HIPOPNEIA OBSTRUTIVA DO SONO

- A identificação de portadores de síndrome da apneia/hipopneia obstrutiva do sono (SAHOS) pré-operatória é importante devido ao risco de via aérea difícil, obstrução de via aérea, hipoxemia, atelectasia, isquemia, pneumonia e hospitalização prolongada. O uso do questionário STOP-BANG é recomendado (nível de evidência 1B).
- O uso de pressão positiva contínua na via aérea (CPAP, do inglês *continuous positive airway pressure*) durante 8 semanas antes da cirurgia pode reduzir complicações (hipóxia e eventos isquêmicos) em pacientes com SAHOS grave (nível de evidência 2B).
- Os pacientes que fazem uso de CPAP devem mantê-lo no pós-operatório imediato e devem ser instruídos a trazer seu aparelho para o hospital no dia da cirurgia.
- Ansiolíticos não são recomendados nesse grupo de pacientes.

◼ DOENÇA RENAL CRÔNICA (DRC)

Filtração glomerular estimada < 60 mL/min/1,73 m² é um fator de risco para complicações cardíacas e não cardíacas no pós-operatório. O manejo de pacientes dialíticos no perioperatório inclui:[10,13]

- Dialisar preferencialmente no dia anterior ao da cirurgia.
- Caso a diálise tenha de ser realizada no dia da cirurgia, optar por diálise sem heparina. Se for usada anticoagulação, esperar 4 h do término da infusão de heparina.
- É ideal que pacientes estejam no seu peso seco antes da cirurgia.
- Descontinuar IECA, BRA-II e diuréticos. Nos pacientes estáveis, essas medicações podem ser reiniciadas no primeiro dia pós-operatório.
- Solicitar hemograma, eletrólitos, glicemia, ureia, creatinina e albumina. Realizar testes adicionais individualizados para cada paciente.
- ⊖ Tratamento da anemia com eritropoetina.
- Risco de sangramento variável por plaquetopatia funcional.
- Após cirurgias maiores, a diálise com heparina deve ser evitada por 24-48 h, sobretudo se o sítio cirúrgico não for facilmente acessível ou se o sangramento resultar em prejuízos graves ao paciente.

◼ PREVENÇÃO DE INSUFICIÊNCIA RENAL AGUDA (IRA)

Identificar fatores de risco para seu desenvolvimento (principalmente insuficiência renal pré-operatória), evitar o uso de fármacos nefrotóxicos, manter hidratação adequada e evitar hipotensão em todo perioperatório. Mesmo períodos relativamente curtos de hipotensão intraoperatória (pressão arterial média inferior a 60 mmHg por mais de 20 minutos ou 55 mmHg por mais de 10 minutos) estão associados ao aumento do risco de IRA.

As tentativas de prevenção da IRA com o uso de medicamentos como diuréticos e aminas vasoativas não mostraram eficácia.

■ DIABETES MELITO

O DM relaciona-se com o aumento do risco perioperatório de infecção e morbimortalidade cardiovascular pós-operatória. O controle a longo prazo do DM é mais importante do que a coleta aleatória da glicemia sistêmica no dia da cirurgia. É prudente postergar procedimentos eletivos em pacientes com glicemia muito elevada (> 300 mg/dL), entretanto, há escassez de dados na literatura demonstrando o benefício da correção da hemoglobina glicada (HbA1c) pré-operatória. Inúmeros ensaios clínicos randomizados (ECRs) demonstraram a importância do controle glicêmico no peri e no pós-operatório de cirurgias, evitando hipoglicemia (< 70 mg/dL) e hiperglicemia (> 180 mg/dL).

■ ANEMIA E ESTRATÉGIAS DE REDUÇÃO DE SANGRAMENTO NO PERIOPERATÓRIO

- Anemia é um preditor de aumento de mortalidade perioperatória, assim como a transfusão. Por isso, deve ser avaliada se for sem causa estabelecida antes da realização de procedimentos eletivos, especialmente se anticoagulação ou grandes perdas volêmicas estiverem previstas.
- A transfusão não deve ser indicada com base apenas nos níveis de Hb. Deve-se levar em conta fatores individuais, incluindo idade, doença cardiovascular e dados fisiológicos, como sinais de hipoperfusão tecidual, e parâmetros hemodinâmicos.
- Há consenso que não há indicação de transfusão pré-operatória quando níveis de Hb > 10 g/dL. Porém, quase sempre é necessário quando Hb < 6 g/dL. Uma unidade de concentrado de hemácias (CHAD) aumenta a taxa de Hb em aproximadamente 1,0 g/dL e do hematócrito em 3%.
- Estratégia restritiva de transfusão (transfundir se Hb < 7 g/dL) *versus* liberal (transfundir se Hb < 9 Hb/dL) está associada a piores desfechos em pacientes submetidos a cirurgias cardíacas e vasculares e em idosos submetidos à prótese de quadril.
- Estratégias para redução de sangramento e transfusão devem ser adotadas sempre que possível no perioperatório. Antifibrinolíticos (ácido tranexâmico) são usados em cirurgias cardíacas e ortopédicas para reduzir sangramento.
- Monitoração *point-of-care* com tromboelastograma (ROTEM, do inglês *rotational thromboelastometry*) está indicada para guiar transfusão de hemocomponentes em situações críticas.

▶ AVALIAÇÃO E ORIENTAÇÃO SOBRE OS MEDICAMENTOS EM USO CRÔNICO

As recomendações para a suspensão ou não dos medicamentos deve basear-se na natureza do procedimento e nas comorbidades do paciente (Quadros 23.8 a 23.10).

QUADRO 23.8 ▶ MEDICAMENTOS DE USO CRÔNICO QUE DEVEM SER MANTIDOS ATÉ O DIA DA CIRURGIA

- Antiarrítmicos
- Anticonvulsivantes
- Ansiolíticos
- Antipsicóticos
- Antidepressivos
- Broncodilatadores
- Digoxina
- Estatinas
- Medicamentos para doenças da tireoide
- Medicamentos para refluxo gastresofágico

Anticoncepcionais e terapia de reposição hormonal: podem ser descontinuados por 4-6 semanas se o procedimento envolve alto risco de evento tromboembólico

Anti-hipertensivos: manter inclusive no dia da cirurgia (exceção: IECAs ou inibidores da enzima conversora do angiotensinogênio, é recomendável a interrupção 24 h antes nos candidatos a procedimentos de grande porte nos quais a hipotensão seja particularmente prejudicial

Uso crônico de corticosteroides: manter o uso. A supressão suprarrenal deve ser considerada em qualquer paciente que tenha feito uso de esteroides cronicamente em uma dose equivalente a 5 mg/dia por pelo menos 1 mês dentro de 6-12 meses antes da cirurgia proposta

Cirurgias de grande porte: manter dose habitual de corticosteroide + 100 mg de hidrocortisona, 8/8 h, nas 24 h do pós-operatório

IECAs, inibidores da enzima conversora da angiotensina.
Fonte: Elaborado com base em Wijeysundera e Sweitzer;[14] Bader.[15]

QUADRO 23.9 ▶ MEDICAMENTOS EM USO QUE DEVEM SER SUSPENSOS ANTES E NO DIA DA CIRURGIA

SUSPENDER 2 SEMANAS ANTES DA CIRURGIA:
- Medicamentos herbais
- IMAOs

SUSPENDER NO DIA DA CIRURGIA:
- Sildenafila (interromper 24 h antes)
- Hipoglicemiantes orais
- Insulina:
    - Regular: interromper no dia da cirurgia
    - DM 1: insulina intermediária ou lenta: aplicar ⅓ ou ½ da dose habitual matinal da insulina (intermediária ou lenta)
    - DM 2: suspender a insulina matinal ou aplicar ½ da dose da insulina (intermediária ou lenta)
    - Monitorar HGT de 4/4 h e suplementar insulina regular, se necessário. SG 5%, 100 mL/h desde a manhã da cirurgia até o término do NPO

DM1 e DM2, diabetes melito tipos 1 e 2; HGT, hemoglicoteste (teste de glicose capilar); IMAOs, inibidores da monoaminoxidase; NPO, nada por via oral.
Fonte: Elaborado com base em Wijeysundera e Sweitzer;[14] Bader.[15]

QUADRO 23.10 ▶ MANEJO DE MEDICAMENTOS PARA PREVENÇÃO DE EVENTOS CARDIOVASCULARES NO PERIOPERATÓRIO

AAS	▪ Se utilizado para prevenção primária: interromper entre 7-10 dias antes das cirurgias (Grau de Recomendação I - Nível de Evidência A) ▪ Se utilizado para prevenção secundária: manter na dose máxima de 100 mg ao dia (Grau de Recomendação I - Nível de Evidência B) ▪ Antes de neurocirurgias ou ressecção transuretral de próstata, pela técnica convencional: suspender 7 dias antes (Grau de Recomendação I - Nível de Evidência A) ▪ Descontinuar o uso quando for prevista dificuldade no controle de sangramento (Nível de Evidência 2B)
Dupla antiagregação plaquetária pós-angioplastia	▪ Cirurgias eletivas dentro período de duração ideal da dupla antiagregação plaquetária: [6 semanas após *stent* convencional (Nível de Evidência B), 6 meses após *stent* farmacológico (Nível de Evidência A), ou 1 ano após angioplastia no contexto de insuficiência coronariana aguda (Nível de Evidência B)] não devem ser realizadas ▪ Em cirurgias não eletivas antes do término previsto da dupla-agregação: manter o AAS 100 mg no perioperatório e suspender clopidogrel 5 dias e reintroduzir o mais precoce possível
Inibidores do receptor P2Y12 (clopidogrel e ticlopidina, ticagrelor)	▪ Quando usados após eventos isquêmicos cerebrovasculares ou após a implantação de *stents* coronarianos, devem ser descontinuados no pré-operatório, sendo necessários 5 dias para o ticagrelor, 7 dias para o clopidogrel 7 e 10 dias para a ticlopidina
β-bloqueadores	▪ Manter o medicamento em quem faz uso crônico (Recomendação I - Nível de Evidência B) ▪ Indicação de uso em isquemia sintomática ou evidenciada por prova funcional (Recomendação IIa - Nível de Evidência B) ▪ Nos casos em que se optar pela medicação, não iniciar no dia da cirurgia, principalmente se em altas doses ou se formulações de longa ação. Existe associação entre o início do uso no pré-operatório e a ocorrência de eventos adversos perioperatórios, como bradicardia e acidente vascular cerebral ▪ Se β-bloqueador for iniciado, manter alvo da FC entre 55-65 bpm e evitar hipotensão (Recomendação IIa - Nível de Evidência B)
Agonistas α_2-adrenérgicos	▪ Os que fazem uso dessas medicações devem mantê-las, pois a descontinuação abrupta está associada com hipertensão, cefaleia e tremores ▪ Não são recomendados para prevenção de eventos cardiovasculares no perioperatório. O uso de clonidina com esse objetivo aumentou o risco de hipotensão e parada cardíaca não fatal e não reduziu eventos cardíacos
Estatinas	▪ Exercem efeito protetor para eventos cardiovasculares no perioperatório, além de serem altamente efetivas na prevenção primária e secundária dos eventos cardíacos

Importante: β-bloqueadores, BCCs, AAS e α^2-agonistas não devem ser iniciados no pré-operatório para prevenção de eventos cardiovasculares. AAS, ácido acetilsalicílico; BCCs, bloqueadores dos canais de cálcio; bpm, batimentos por minuto; FC, frequência cardíaca.
Fonte: Gualandro e colaboradores.[2]

▪ ANTICOAGULANTES

De forma geral, a anticoagulação deve ser interrompida se o risco de sangramento cirúrgico é alto (Quadro 23.11).

Pacientes com alto risco em testes funcionais não invasivos devem suspender a anticoagulação pelo menor tempo possível, ou, em alguns casos, realizar a ponte de heparina (Quadro 23.12). Para pacientes com risco moderado em testes funcionais não invasivos, opta-se apenas pela interrupção da anticoagulação. A ponte frequentemente não é necessária para os pacientes que fazem uso dos novos coagulantes orais (NOACs) devido à curta meia-vida desses agentes.

Na Figura 23.2, é possível visualizar o manejo adequado de paciente anticoagulado que é candidato à cirurgia eletiva e de urgência.

▪ NOVOS ANTICOAGULANTES ORAIS

Os NOACs têm rápido início de ação, meia-vida mais curta e farmacocinética mais previsível. A decisão de parar os NOACs antes de cirurgias eletivas depende da avaliação do risco de sangramento em relação ao risco de complicações tromboembólicas. O potencial risco de sangramento em neuroeixo (hematoma epidural) deve ser prevenido, respeitando-se o intervalo entre a suspensão do medicamento e a realização da anestesia (Tab. 23.6).

▶ NUTRIÇÃO NO PERIOPERATÓRIO

O adequado manejo e a intervenção nutricional no perioperatório modificam desfechos e devem ser priorizados. Objetiva-se otimizar os pacientes em risco nutricional e reduzir os efeitos deletérios do estado catabólico no pós-operatório. Intervenções com benefício:

QUADRO 23.11 ▶ RISCO DE SANGRAMENTO CONFORME O TIPO DE CIRURGIA

RISCO DE SANGRAMENTO	TIPO DE CIRURGIAS
Baixo risco (Risco de sangramento maior em 2 dias entre 0-2%)	Pequenos procedimentos cutâneos, endoscopias, cirurgias oftalmológicas, cirurgias videolaparoscópicas menores, extração dentária, herniorrafias, ortopédicas menores, histerectomias, curetagem uterina, hemorroidectomia, correção de hidrocele
Alto risco (Risco de sangramento maior em 2 dias entre 2-4%)	Neurocirurgia intracraniana, laminectomia, cardíacas, urológicas (RTU, prostatectomia, biópsia renal), câmara posterior ocular, vasculares, intra-abdominais e intratorácicas maiores

RTU, ressecção transuretral de próstata.
Fonte: Spyropoulos e Douketis.[16]

QUADRO 23.12 ▶ INDICAÇÕES DA PONTE DE HEPARINA – PACIENTES DE ALTÍSSIMO RISCO QUE FICARÃO MUITO TEMPO SEM USAR O ANTICOAGULANTE ORAL

- AVC ou AIT recente (< 3 meses)
- Qualquer prótese mecânica mitral
- Prótese mecânica aórtica associada a fatores de risco adicionais para AVC
- Fibrilação atrial com risco muito alto para TE (escore $CHADS_2$ entre 5-6)
- Tromboembolia venosa nas últimas 12 semanas
- *Stent* coronariano recente
- Tromboembolia prévia durante a interrupção da anticoagulação crônica

AIT, ataque isquêmico transitório; AVC, acidente vascular cerebral; $CHADS_2$, escore utilizado para avaliação de risco de TE em pacientes com fibrilação atrial (*cardiac failure* [IC]; hipertensão; *age* [idade] ≥ 75 anos; diabetes *mellitus*; *stroke* [AVC] ou AIT); TE, teste de esforço.
Fonte: Spyropoulos e Douketis.[16]

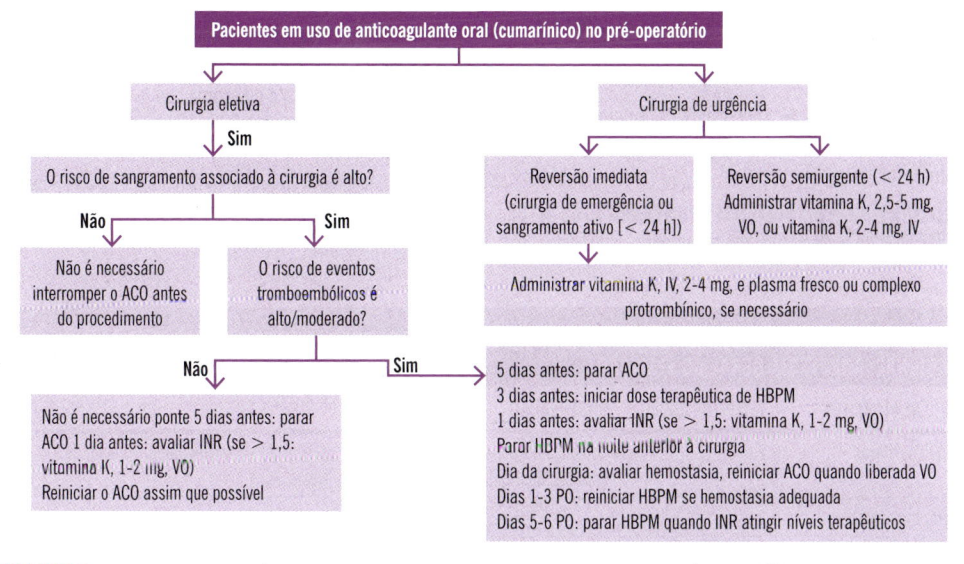

FIGURA 23.2 ▶ MANEJO PERIOPERATÓRIO DO PACIENTE EM USO DE ANTICOAGULANTE ORAL (CUMARÍNICO) // ACO, anticoagulante oral; HBPM, heparina de baixo peso molecular; INR, índice normalizado internacional (do inglês *international normalized ratio*); IV, intravenoso; PO, pós-operatório; VO, via oral.
Fonte: Gamermann e Stefani.[17]

- Realizar rastreamento nutricional e, se houver risco nutricional, utilizar suplementos 7 dias antes da cirurgia. Em caso de desnutrição, iniciar uso de suplementos 14 dias antes. Considerar nutrição parenteral se o aporte via enteral não atingir 60% da meta em 72 h.
- Ingesta de solução rica em carboidratos (água com maltodextrina 12%, 200 mL, 2 h antes do procedimento) para melhorar a sensibilidade à insulina.
- Abandonar a regra de jejum após meia-noite para todas as cirurgias do dia seguinte.

TABELA 23.6 ▶ USO DE ANTICOAGULANTES E INTERVALOS DE TEMPO RECOMENDADOS PARA REALIZAÇÃO DE CIRURGIA/ANESTESIA

TIPO	MEDICAMENTO	TEMPO APÓS ÚLTIMA DOSE PARA REALIZAR CIRURGIA/ANESTESIA REGIONAL
Novos anticoagulantes orais	Dabigatrana	Contraindicado de acordo com o fabricante
	Rivaroxabana	22-26 h
	Apixabana	26-30 h
	Fondaparinux sódico	36-42 h
	Argatrobana	4 h

Fonte: Horlocker e colaboradores.[18]

- Introduzir a realimentação precocemente no pós-operatório. Ver mais detalhes no Capítulo 18, Nutrição.

JEJUM PRÉ-OPERATÓRIO ▶ Na Tabela 23.7, são apresentadas as recomendações de jejum para a realização de procedimentos cirúrgicos.

▶ PROFILAXIA COM ANTIMICROBIANOS

Devem realizar profilaxia com antimicrobianos os pacientes que irão se submeter a procedimentos cirúrgicos contaminados, potencialmente contaminados, em cirurgias limpas, em que ocorra a colocação de prótese ou que a morbidade seja alta (cirurgias cardíacas e neurológicas). Para cirurgias infectadas, está indicado o tratamento com antimicrobianos em vez da profilaxia.

CIRURGIAS LIMPAS ▶ Sem sinais de inflamação e sem ter sido acessado o trato genital, urinário, respiratório e gastrintestinal.

CIRURGIAS POTENCIALMENTE CONTAMINADAS ▶ Cirurgias do trato respiratório, genital, urinário e gastrintestinal acessados de forma controlada, sem quebra da técnica cirúrgica e sem sinal maior de infecção. Cirurgias de trato biliar, apêndice, vaginal e de orofaringe são incluídas nesta categoria.

CIRURGIA CONTAMINADA ▶ Ferimentos abertos, acidentes, ocorrência de quebra da técnica cirúrgica, extravasamento de conteúdo gastrintestinal.

CIRURGIA INFECTADA ▶ Ferimentos traumáticos antigos, com tecido desvitalizado, perfuração de vísceras ou em situações clínicas que envolvem infecções.

■ ESCOLHA E INÍCIO DA ADMINISTRAÇÃO DOS ANTIMICROBIANOS

- O início da administração do antimicrobiano deve ocorrer no máximo 1 h antes da incisão.
- A dose deve ser alta e de acordo com o peso do paciente. Pacientes obesos com mais de 120 kg devem receber 3 g de cefazolina.
- Doses adicionais durante o procedimento cirúrgico devem ser realizadas quando o procedimento durar mais do que uma a duas vezes a meia-vida do medicamento escolhido.

TABELA 23.7 ▶ RECOMENDAÇÕES DE JEJUM PARA REALIZAÇÃO DE PROCEDIMENTOS COM ANESTESIA REGIONAL, ANESTESIA GERAL OU SEDAÇÃO

TIPO DE ALIMENTO	TEMPO DE JEJUM	OBSERVAÇÃO
Líquidos claros	2 h	São considerados líquidos claros: café preto, chá, suco sem polpa, solução de carboidratos. Bebidas alcoólicas estão excluídas
Leite materno	4 h	—
Fórmulas infantis	6 h	—
Refeição leve	6 h	São consideradas refeições leves alimentos como bolachas e torradas, não inclui alimentos fritos ou com alto teor de gordura
Refeição livre	8 h	Inclui alimentos fritos ou com alto teor de gordura
Mascar chicletes	Sem espera	—
Chupar balas	Sem espera	—

Obs.: Inclui cesarianas eletivas. As orientações não são válidas para gestantes em trabalho de parto. Essas recomendações não garantem o esvaziamento gástrico completo. Pacientes obesos, portadores de doença do refluxo gastresofágico, diabéticos e gestantes fora do trabalho de parto podem seguir as recomendações de forma segura.
Fonte: Anesthesiology.[19]

- Pacientes alérgicos a cefalosporinas devem utilizar clindamicina. Em cirurgias colorretais, a opção é a administração de aminoglicosídeo associado à clindamicina.
- Cefoxitina é o antimicrobiano de escolha nas cirurgias colorretais.
- Clindamicina é indicada para cirurgias de cabeça e pescoço com incisão pela boca ou mucosa faríngea.
- Cefazolina é indicada nos demais casos de cirurgias potencialmente contaminadas ou contaminadas.

■ DOSES

Cefazolina:
- **Crianças:** 30 mg/kg.
- **Adultos:** 2 g.
- **Obesos > 120 kg:** 3 g.
- **Dose inicial:** deve ser feita no máximo 60 min antes da incisão.
- **Repetir a cada 4 h** até o final do procedimento.

Cefoxitina:
- **Crianças:** 40 mg/kg.
- **Adultos:** 2 g.
- **Dose inicial:** deve ser feita no máximo 60 min antes da incisão.
- **Repetir a cada 2 h** até o final do procedimento.
- **Clindamicina:**
  - **Crianças:** 10 mg/kg.
  - **Adultos:** 900 mg.
  - **Dose inicial:** deve ser feita no máximo 60 min antes da incisão.
  - **Repetir a cada 6 h** até o final do procedimento.

Metronidazol:
- **Crianças:** 15 mg/kg.
- **Adultos:** 500 mg.
- **Dose única** 60 min antes da incisão

Gentamicina: 5 mg/kg.
- **Para pacientes obesos**, calcular a dose pelo peso ideal acrescidos de 40%.
- **Dose única** 60 min antes da incisão.

▶ COMPLICAÇÕES COMUNS NO PÓS-OPERATÓRIO IMEDIATO

■ HIPOTENSÃO

A manutenção de níveis pressóricos no transoperatório e pós-operatório em níveis próximos aos basais (≃ 10%) é desejável. Há piores desfechos em pacientes hipotensos, e, por isso, a manutenção da pressão, a monitoração hemodinâmica e da perfusão tecidual (lactato, gasometria venosa), além do uso de vasopressores, são recomendados. Considerar os sinais de choque, como taquipneia, redução do enchimento capilar, taquicardia, bradicardia, redução do débito urinário (< 0,5 mL/kg/h) e alteração do sensório. Sempre considerar a possibilidade de sangramento cirúrgico nos casos de hipotensão severa. Ver **Quadro 23.13** para diagnóstico diferencial.

QUADRO 23.13 ▶ DIAGNÓSTICO DIFERENCIAL DA HIPOTENSÃO NO PÓS-OPERATÓRIO IMEDIATO

MECANISMOS	CAUSAS POSSÍVEIS
Redução da pré-carga	- Reposição transoperatória insuficiente - Perdas não repostas: drenagens/diurese/preparo de cólon - Sangramento - Pneumotórax
Redução da pós-carga	- Perda do tônus simpático na anestesia neuroaxial. Se o nível for acima de T4, pode bloquear fibras cardioaceleradoras - No paciente crítico que mantém alto tônus simpático, mínimas doses de anestésicos sedativos/opioides causam hipotensão significativa - Sepse - Reações alérgicas - Insuficiência suprarrenal - Doença hepática
Redução do débito cardíaco	- Disfunção ventricular normalmente ocorre em pacientes com doença cardíaca de base, submetidos à sobrecarga de fluidos, isquemia miocárdica, aumento agudo da pós-carga ou arritmias - Isquemia, infarto agudo do miocárdio - Doença valvar - Induzido por medicamentos (β-bloqueadores, bloqueadores dos canais de cálcio) - Doença pericárdica

Fonte: Singh e Antognini.[20]

Manejo ▶ Inicialmente volume e, se persistente, devem-se considerar medicamentos vasoativos intravenosos em infusão contínua, sendo norepinefrina a primeira opção, até que se restaure o déficit de volume.

■ NÁUSEAS E VÔMITOS NO PÓS-OPERATÓRIO

Retardam a alta da sala de recuperação pós-anestésica (SRPA), causam desconforto significativo, aumentam a incidência de aspiração pulmonar e a chance de reinternação pós-alta de cirurgias ambulatoriais. Na perspectiva dos pacientes, essa complicação é tão desconfortável quanto a dor. Seu manejo deve ser imediato. Avaliar os possíveis fatores contribuintes para náuseas e vômitos no pós-operatório (NVPO), como uso de opioides, presença de sangue ou secreção nas vias aéreas ou, até mesmo, obstrução intestinal.

🔵 O uso da profilaxia é rotineiro no transoperatório, sendo que os medicamentos usados para o tratamento devem ser de classe diferente dos usados na profilaxia. A **Tabela 23.8** apresenta as opções de tratamento disponíveis, sendo que os medicamentos usados como primeira escolha reduzem o risco de NVPO em torno de 25%.

■ HIPOXEMIA

A hipoxemia é complicação comum no pós-operatório. O **Quadro 23.14** aborda suas principais causas e manejo.

HIPOTERMIA E TREMORES ▶ A hipotermia está associada a eventos adversos graves (aumento da incidência de infecção, sangramento e aumento do consumo de oxigênio pelo miocárdio) e por isso a temperatura corporal acima de 36 °C deve ser mantida durante todo o perioperatório. O uso de técnicas de aquecimento passivo (cobrir o paciente e manter a temperatura ambiente entre 22-24 °C) e ativo (mantas térmicas ou aquecimento com ar forçado e soluções aquecidas) normalizam a temperatura e previnem o surgimento de tremores.

O tremor é um mecanismo compensatório para aumentar a produção interna de calor. É comum no pós-operatório imediato. Deve ser tratado prontamente, pois é desconfortável, interfere na monitoração, aumenta o consumo de oxigênio e a produção de CO_2, levando ao aumento da demanda metabólica.

🔵 **MANEJO** ▶ o tratamento farmacológico é necessário quando há tremores intensos: Tramadol (0,5-3 mg/kg, IV) ou meperidina (20-50 mg, IV) são eficazes: ambos com número necessário para tratar (NNT) de 2,0 (1,8, 2,3).

■ OLIGÚRIA

Redução do débito urinário (< 0,5 mL/kg/h) em estágios progressivos que persiste por > 6 h (**Quadro 23.15**).

OLIGÚRIA E INSUFICIÊNCIA RENAL INICIAL NO PÓS-OPERATÓRIO ▶

- Uma vez detectada a oligúria, devem-se tratar possíveis causas reversíveis.
- Manter a pressão de perfusão renal com líquidos e medicamentos vasoativos. Excesso de líquido, com consequente

TABELA 23.8 ▶ OPÇÕES DE TRATAMENTO DE NÁUSEAS E VÔMITOS NO PÓS-OPERATÓRIO

MEDICAMENTO	DOSE	COMENTÁRIO
Ondansetrona	4 mg, IV	Primeira opção se não usado na profilaxia. Ausência de efeito sedativo
Droperidol	0,625-1,25 mg, IV	Evitar em pacientes com prolongamento do intervalo QT
Dexametasona	4 mg, IV	Deve ser usada no transoperatório para profilaxia
Metoclopramida	10-20 mg, IV	Pode causar sintomas extrapiramidais significativos, hipotensão, bradicardia ou taquicardia. Os estudos sobre sua eficácia no tratamento de NVPO são escassos
Prometazina	6,25-12,5 mg, IV	Possui potente poder sedativo
Dimenidrato	25 mg	Causa sedação, boca seca
Propofol	10-20 mg, IV	Terapia de resgate, quando outras opções falharem, pois possui efeito fugaz

IV, intravenoso; NVPO, náuseas e vômitos no pós-operatório.
Fonte: Gan e colaboradores.[21]

QUADRO 23.14 ▶ CAUSAS E MANEJO DA HIPOXEMIA NO PÓS-OPERATÓRIO

MECANISMO	POSSÍVEIS CAUSAS	DIAGNÓSTICO	MANEJO
Hipoventilação A redução do *drive* ventilatório ocasiona hipoxemia e hipercarbia	Efeito residual dos anestésicos hipnóticos, opioides ou bloqueio neuromuscular residual Causas mecânicas, como obstrução de via aérea pelo relaxamento da musculatura orofaríngea ou presença de secreção/sangramento	Redução da FR e do volume corrente Obstrução visível de via aérea Hipoxemia + hipercarbia Gradiente alveoloarterial* normal	Aumento da FiO_2, estímulo ao *drive* ventilatório, suporte ventilatório, se necessário Considerar reversão dos medicamentos opioides, benzodiazepínicos ou bloqueadores neuromusculares

(Continua)

QUADRO 23.14 ▶ CAUSAS E MANEJO DA HIPOXEMIA NO PÓS-OPERATÓRIO (Continuação)

MECANISMO	POSSÍVEIS CAUSAS	DIAGNÓSTICO	MANEJO
Desequilíbrio da ventilação-perfusão Impede a adequada troca gasosa	Atelectasia, aspiração, embolia, pneumonia, lesão pulmonar aguda (pode ocorrer secundária à transfusão), edema pulmonar (cardiogênico, por sobrecarga de volume ou associado à obstrução de via aérea – edema pós-obstrutivo ou por pressão negativa)	Ausência de obstrução de VA, achados do exame conforme a causa Há aumento do gradiente alveoloarterial PaO_2/FiO_2** podem diagnosticar lesão pulmonar	Manter posição de Trendelenburg reversa, analgesia eficiente para facilitar a expansão, fisioterapia, diuréticos conforme a causa e assistência ventilatória com CPAP ou intubação podem ser necessárias
Desequilíbrio DO_2/VO_2 (oferta)/(consumo) A redução da liberação de O_2 (DO_2) é acompanhada pelo aumento da extração periférica de O_2. O aumento da extração resulta em redução da pressão venosa de O_2	Condições que reduzem a DO_2: baixo débito cardíaco, sangramento, choque, anemia *ou* Condições que aumentam o VO_2: hipermetabolismo, sepse, tremores	Hipotensão persistente (pesquisar presença de anemia, acidose láctica e queda da saturação venosa central) Balanço hídrico negativo Oligúria Há aumento do gradiente alveoloarterial e PvO_2 reduzida (medida do acesso venoso central)	Identificar a causa e tratar Oxigênio suplementar reduz o impacto do aumento da extração de O_2 alveolar Considerar a necessidade de transfusão e/ou otimização do débito cardíaco. Portadores de doenças vasculares têm risco aumentado de isquemia em órgãos

*Gradiente alveoloarterial (normal 5-15 mmHg) = $P(A-a) O_2 = 149,7 - (PaCO_2 \times 1,25) - PaO_2$ (em ar ambiente). Assume-se que o gradiente aumenta 5-7 mmHg para cada 10% de aumento na FiO_2.
Na presença de hipoxemia, um alto valor representa uma alteração da relação V/Q, *shunt* direito-esquerdo ou anormalidades da difusão. Um gradiente normal (25-80 mmHg, se $FiO_2 = 1,0$) ou reduzido aponta para as síndromes de hipoventilação.
**PaO_2/FiO_2: é uma equação mais facilmente obtida, sendo um dos componentes do índice de lesão pulmonar. Valores inferiores a 300 são um sinal de alerta no manejo do paciente criticamente enfermo.
CPAP, pressão positiva contínua nas vias aéreas; FiO_2, fração inspirada de oxigênio; FR, frequência respiratória; $PaCO_2$, pressão parcial arterial de dióxido de carbono; PaO_2, pressão parcial arterial de oxigênio; PvO_2, pressão venosa de oxigênio; VAs, vias aéreas; V/Q, relação entre ventilação e perfusão.
Fonte: Elaborada com base em Fortis e Nora;[22] Marino;[23] Barash e colaboradores;[24] Stefani e colaboradores.[25]

QUADRO 23.15 ▶ CAUSAS DE OLIGÚRIA NO PERIOPERATÓRIO

MECANISMO	CAUSAS	COMENTÁRIOS
Pré-renal	Hipotensão (redução da perfusão renal)	Pode ser hipovolêmica ou euvolêmica, secundária à analgesia epidural ou sedação Considerar falha de bomba cardíaca A perfusão renal pode ser prejudicada em hipertensos que ficam hipotensos no pós-operatório
	Hipovolemia	Associada a perdas não repostas, sangramento e diurese osmótica
	Aumento da pressão intra-abdominal	Reduz a perfusão renal. Ocorre com valores acima de 12 mmHg (normal 5-7 mmHg). Resulta de acúmulo de líquido intra-abdominal (hemoperitônio, hemorragias retroperitoneais) e fechamento primário da parede abdominal sob tensão. Pode ser secundária à sepse, à politransfusão ou à hiper-hidratação
Renal	Necrose tubular aguda	Secundária a dano isquêmico por hipotensão, circulação extracorpórea, clampeamento de aorta. Exposição a nefrotoxinas, como contrastes A depleção de volume pode exacerbar a necrose tubular aguda associada à sepse
	Nefrite intersticial aguda	Causa menos comum: associação com o uso de AINEs, antimicrobianos e diuréticos
Pós-renal	Obstrução interna	Coágulos, debris na sonda urinária
	Obstrução externa	Hipertrofia prostática, obstrução da sonda urinária
	Obstrução funcional	Bexiga neuropática, espasmo de bexiga, retenção urinária secundária ao uso de opioides

AINEs, anti-inflamatórios não esteroides.
Fonte: Elaborado com base em Stefani e colaboradores;[25] Chenitz e Lane-Fall;[26] Sykes e Cosgrove.[27]

- ganho de peso no pós-operatório, contribui para complicações, assim como a reposição restritiva.
- Considerar monitoração hemodinâmica em casos refratários associados à hipotensão persistente. A avaliação do volume intravascular e da função cardíaca está indicada para diferenciar hipovolemia de estados de baixo débito ou sepse.
- A pressão intravesical é uma medida indireta da pressão intra-abdominal e está indicada na suspeita de hipertensão intra-abdominal.
- O uso de diuréticos, especialmente se houver hipovolemia, não está indicado.
- Quando se diagnosticar IRA e causas reversíveis forem tratadas, o manejo deve visar prevenir complicações: o balanço hídrico deve ser rígido, assim como o controle metabólico.
- Nefrologista deve estar envolvido. Se houver hipercalemia, acidose metabólica ou sobrecarga de volume, a terapia de reposição renal deve ser considerada.

■ *DELIRIUM*

É uma complicação comum no pós-operatório em idosos. Há declínio agudo da consciência com redução da capacidade de atenção, alteração na cognição (como déficit de memória, desorientação, distúrbio de linguagem) ou desenvolvimento de distúrbio sensorial não explicado por demência preexistente (**Quadro 23.16**).[28]

- Fatores predisponentes no pós-operatório: infecção, alterações metabólicas, anemia, desidratação, fármacos psicoativos (polimedicação), depressão, alterações cognitivas pré-operatórias e causas ambientais.

■ DOR AGUDA PÓS-OPERATÓRIA

A analgesia pós-operatória deve levar em conta a presença de comorbidades, tipo de cirurgia realizada e desfechos almejados, resposta prévia a agentes analgésicos e presença de contraindicações para seu uso. O adequado manejo da dor é o elemento fundamental para a reabilitação e está detalhado no Capítulo 8, Dor: diagnóstico e manejo nas situações agudas e crônicas.

▶ REABILITAÇÃO PERIOPERATÓRIA

Os programas de reabilitação precoce no perioperatório conhecidos como Enhanced Recovery after surgery (ERAS) – ou ACERTO no Brasil – consistem em um conjunto de medidas baseadas em evidências que objetivam otimizar desfechos e promover a recuperação precoce de pacientes submetidos a procedimentos de grande porte[29] (**Quadro 23.17**). A agilidade do tratamento cirúrgico leva à redução de complicações, permitindo a breve continuidade dos seus tratamentos, reduzindo complicações e tempo de internação, melhorando a qualidade de vida e impactando, assim, positivamente no sistema de saúde.

QUADRO 23.16 ▶ PREVENÇÃO E MANEJO DO *DELIRIUM* ESTABELECIDO

PREVENÇÃO	MANEJO DO *DELIRIUM* ESTABELECIDO
■ Manter parâmetros vitais: manter saturação, corrigir anemia, PAS > 90 mmHg, manter normotermia ■ Adequar fluidoterapia e nutrição ■ Tratar efetivamente a dor, evitando doses altas de opioides ■ Evitar atrasos e fluxos desnecessários ■ Aplicar escala de rastreamento de *delirium* diariamente ■ Evitar polimedicação	**Estratégias não farmacológicas:** evitar restrições físicas, evitar estímulos desnecessários e disponibilizar informações que orientem o paciente no tempo e no espaço ● **Estratégias farmacológicas:** não há evidência de benefício do tratamento com antipsicóticos em pacientes sem agitação. O uso de antipsicóticos deve ser em curto prazo, reservado para pacientes cujo quadro de agitação compromete sua segurança ou a de seus cuidadores. Haloperidol em baixas doses é o medicamento de escolha (0,5-1 mg, IM, podendo ser repetido após 30-60 min, se necessário)

IM, intramuscular; PAS, pressão arterial sistólica.
Fonte: The American Geriatrics Society Expert Panel on Postoperative Delirium in Older Adults.[28]

QUADRO 23.17 ▶ ELEMENTOS BÁSICOS DOS PROGRAMAS DE REABILITAÇÃO PRECOCE NO PERIOPERATÓRIO

ELEMENTOS	OBJETIVOS E COMENTÁRIOS
PRÉ-ADMISSÃO	
Orientação, avaliação e otimização de comorbidades Cessação de tabagismo e etilismo Avaliação do risco nutricional	Reduzir complicações Envolver o paciente e os familiares nos cuidados
PRÉ-OPERATÓRIO	
Evitar jejum prolongado e estimular ingesta de carboidratos (maltodextrina) até 2 h antes da cirurgia	Reduzir resistência à insulina, melhorar o bem-estar
Profilaxia para eventos trombóticos e infecção	Prevenção de complicações

(Continua)

QUADRO 23.17 ► ELEMENTOS BÁSICOS DOS PROGRAMAS DE REABILITAÇÃO PRECOCE NO PERIOPERATÓRIO
(Continuação)

ELEMENTOS	OBJETIVOS E COMENTÁRIOS
INTRAOPERATÓRIO	
Manutenção da normotermia por aquecimento ativo com ar forçado e infusão de líquidos aquecidos	Reduzir infecção, sangramento e complicações cardiovasculares
Técnicas cirúrgicas menos invasivas	Reduzir complicações, acelerar recuperação e reduzir a dor
Evitar opioides de longa ação e usar analgesia epidural	Reduzir íleo pós-operatório, otimizar analgesia, promover mobilização precoce e reduzir as complicações pulmonares
Evitar hiper ou hipo-hidratação	Reduzir complicações, evitar íleo e manter perfusão tecidual
Profilaxia de náuseas ou vômitos	Melhorar qualidade da reabilitação
PÓS-OPERATÓRIO	
Mobilização precoce (dia da cirurgia)	Acelerar reabilitação global
Ingesta precoce de dieta	Fornecer energia e suprimento proteico, reduzir jejum e resistência à insulina
Remoção precoce de cateter urinário e fluidoterapia intravenosa	Ajudar na mobilização
Prescrição de laxativo e goma de mascar	Auxiliar no retorno da função intestinal
Ingesta de suplementos nutricionais	Aumentar ingesta proteica e energética
Analgesia multimodal com redução de opioide e, se possível, analgesia epidural	Reduzir complicações relacionadas à dor aguda (íleo, atelectasias, imobilidade)
Plano de alta precoce	Evitar atrasos e fluxos desnecessários
Auditar processos e resultados	Fundamental para melhoria da qualidade assistencial

Fonte: Ljungqvist e colaboradores.[30]

► REFERÊNCIAS

1. Committee on Standards and Practice Parameters, Apfelbaum JL, Connis RT, Nickinovich DG; American Society of Anesthesiologists Task Force on Preanesthesia Evaluation, Pasternak LR, et al. Practice advisory for preanesthesia evaluation: an updated report by the American Society of Anesthesiologists Task Force on Preanesthesia Evaluation. Anesthesiology. 2012;116(3):522-38.
2. Gualandro DM, Ching Yu P, Caramelli B, Marques AC, Calderaro D, Fornari LS, et al. 3ª Diretriz de Avaliação Cardiovascular Perioperatória da Sociedade Brasileira de Cardiologia. Arq Bras Cardiol 2017;109(3 Supl.1):1-104.
3. O'Neill F, Carter F, Pink N, Smith I. Routine preoperative tests for elective surgery NICE guideline. BMJ. 2016;354:i3292.
4. American Society of Anesthesiologists. Anesthesiologists AS of ASA. Physical Status Classification System [Internet]. 2018. Disponível em: http://www.asahq.org/resources/clinical-information/asa-physical--status-classification-system
5. Copeland GP, Jones D, Walters M. POSSUM: a scoring system for surgical audit. Br J Surg. 1991;78(3):355-360.
6. Stefani LC, Gutierrez CS, Castro SMJ, Zimmer RL, Diehl FP, Meyer LE, et al. Derivation and validation of a preoperative risk model for postoperative mortality (SAMPE model): an approach to care stratification. PLoS One. 2017;12(10):e0187122.
7. Makary MA, Segev DL, Pronovost PJ, Syin D, Bandeen-Roche K, Patel P, et al. Frailty as a predictor of surgical outcomes in older patients. J Am Coll Surg. 2010;210(6):901-8.
8. Lee TH, Marcantonio ER, Mangione CM, Thomas EJ, Polanczyk CA, Cook EF, et al. Derivation and prospective validation of a simple index for prediction of cardiac risk of major noncardiac surgery. Circulation. 1999;100(10):1043-9.
9. American College of Physicians. Guidelines for Assessing and Managing the Perioperative Risk from Coronary Artery Disease Associated with Major Noncardiac Surgery. Ann Intern Med. 1997;127(4):309-12.
10. Coutinho-Myrrha MA, Dias RC, Fernandes AA, Araújo CG, Hlatky MA, Pereira DG, et al. Duke Activity Status Index em doenças cardiovasculares: validação da tradução em português. Arq Bras Cardiol. 2014;102(4):383-90.
11. Pinho C, Grandini PC, Gualandro DM, Calderaro D, Monachini M, Caramelli B. Multicenter study of perioperative evaluation for noncardiac surgeries in Brazil (EMAPO). Clinics (São Paulo). 2007;62(1):17-22.
12. Canet J, Gallart L, Gomar C, Paluzie G, Vallès J, Castillo J, Sabaté S, Mazo V, Briones Z, Sanchis J; ARISCAT Group: Prediction of postoperative pulmonary complications in a population-based surgical cohort. Anesthesiology. 2010;113(6):1338-50.
13. Miller RD, Pardo Jr. M. C. Basics of anesthesia. 7th. ed. New York: Elsevier; 2017.
14. Wijeysundera DN, Sweitzer BJ. Preoperative evaluation. In: Miller RD. Miller's anesthesia. 8th ed. New York: Elsevier/Saunders; 2015.
15. Bader AM. Update on preprocedure testing. In: Fleisher LA. Evidence-based practice of anesthesiology. 3rd. ed. Philadelphia: Elsevier/Saunders; 2013. p. 20-25.

16. Spyropoulos AC, Douketis JD. How I treat anticoagulated patients undergoing an elective procedure or surgery. Blood. 2012;120(15):2954-62.
17. Gamermann PW, Stefani LC. Manejo perioperatório de pacientes em uso de anticoagulantes. In: Gamermann PW, Stefani LC, Felix EA, organizadores. Rotinas em anestesiologia e medicina perioperatória. Porto Alegre: Artmed; 2017.
18. Horlocker TT, Vandermeuelen E, Kopp SL, Gogarten W, Leffert LR, Benzon HT. Regional Anesthesia in the Patient Receiving Antithrombotic or Thrombolytic Therapy: American Society of Regional Anesthesia and Pain Medicine Evidence-Based Guidelines (Fourth Edition). Reg Anesth Pain Med. 2018;43(3):263-309.
19. Practice guidelines for preoperative fasting and the use of pharmacologic agents to reduce the risk of pulmonary aspiration: application to healthy patients undergoing elective procedures: an updated report by the American Society of Anesthesiologists task force on preoperative fasting and the use of pharmacologic agents to reduce the risk of pulmonary aspiration. Anesthesiology. 2017;126(3):376-93.
20. Singh A, Antognini JF. Perioperative hypotension and myocardial ischemia: Diagnostic and therapeutic approaches. Annals of Cardiac Anaesthesia. 2011;4(2):127-33.
21. Gan TJ, Diemunsch P, Habib AS, Kovac A, Kranke P, Meyer TA, et al. Anesth Analg. 2014;118(1):85-113.
22. Fortis EA, Nora FS. Hipoxemia e hipóxia perioperatória: conceito, diagnóstico, mecanismos, causas e fluxograma de atendimento. Rev Bras Anestesiol. 2000;50(4):317-29.
23. Marino PL. Hipoxemia e hipercapnia. In: Marino PL. Compêndio de UTI. 4 ed. Porto Alegre: Artmed; 2015. p. 375-390.
24. Barash PG, Cullen BF, Stoelting RK, Cahalan MK, Stock MC, Ortega R. Manual de anestesiologia clínica. 7. ed. Porto Alegre: Artmed; 2014.
25. Stefani LC, Menezes LFR, Felix EA. Rotinas da sala de recuperação pós-anestésica. In: Gamermann PW, Stefani LC, Felix EA, organizadores. Rotinas em anestesiologia e medicina perioperatória. Porto Alegre: Artmed; 2017.
26. Chenitz KB, Lane-Fall MB. Decreased urine output and acute kidney injury in the postanesthesia care unit. Anes- thesiol Clin. 2012;30(3):513-26.
27. Sykes E, Cosgrove JF. Acute renal failure and the critically ill surgical patient. Ann R Coll Surg Engl. 2007;89(1): 22-9.
28. The American Geriatrics Society Expert Panel on Postoperative Delirium in Older Adults. Postoperative delirium in older adults: best practice statement from the American Geriatrics Society. J Am Coll Surg. 2015; 220(2):136-48.
29. Gustafsson UO, Scott MJ, Schwenk W, Demartines N, Roulin D, Francis N, et al. Guidelines for perioperative care in elective colonic surgery: Enhanced Recovery After Surgery (ERAS!) Society Recommendations. World J Surg. 2013;37(2):259-84.
30. Ljungqvist O, Scott M, Fearon KC. Enhanced recovery after surgery: a review. JAMA Surg. 2017;152(3):292-8.

▶ LEITURAS RECOMENDADAS

American Society of Anesthesiologists Task Force on Perioperative Management of patients with obstructive sleep apnea. Practice guidelines for the perioperative management of patients with obstructive sleep apnea: an updated report by the American Society of Anesthesiologists Task Force on Perioperative Management of patients with obstructive sleep apnea. Anesthesiology. 2014;120(2):268-86.

American Society of Anesthesiologists Task Force on Perioperative Blood Management. Practice guidelines for perioperative blood management: an updated report by the American Society of Anesthesiologists Task Force on Perioperative Blood Management. Anesthesiology. 2015;122(2):241-75.

Ankichetty S, Chung F. Considerations for patients with obstructive sleep apnea undergoing ambulatory surgery. Curr Opin Anaesthesiol. 2011;24(6):605-11.

Antoniou GA, Hajibandeh S, Vallabhaneni SR, Brennan JA, Torella F. Meta-analysis of the effects of statins on perioperative outcomes in vascular and endovascular surgery. J Vasc Surg. 2015;61(2):519-32.e1.

Association of Anaesthetists of Great Britain and Ireland. AAGBI safety guideline: preoperative assessment and patient preparation: the role of the anaesthetist. London; 2010.

Barash PG, Cullen BF, Stoelting RK, Cahalan MK, Stock C, Ortega R, Sharar SR, et al. Fundamentos de anestesiologia clínica. Porto Alegre: Artmed; 2017.

Barker P, Creasey PE, Dhatariya K1, Levy N, Lipp A, et al. Peri--operative management of the surgical patient with diabetes 2015: Association of Anaesthetists of Great Britain and Ireland. Anaesthesia. 2015;70(12):1427-40.

Beattie WS, Wijeysundera DN. Perioperative cardiac biomarkers: the utility and timing. Curr Opin Crit Care. 2013;19(4):334-41.

Björkelund KB, Hommel A, Thorngren KG, Gustafson L, Larsson S, Lundberg D. Reducing delirium in elderly patients with hip fracture: a multi-factorial intervention study. Acta Anaesthesiol Scand. 2010;54(6):678-88.

Botto F, Alonso-Coello P, Chan MT, Villar JC, Xavier D, Srinathan S, et al. Myocardial injury after noncardiac surgery: a large, international, prospective cohort study establishing diagnostic criteria, characteristics, predictors, and 30-day outcomes. Anesthesiology. 2014;120(3):564-78.

Chenitz KB, Lane-Fall MB. Decreased urine output and acute kidney injury in the postanesthesia. Anesthesiol Clin. 2012;30(3):513-26.

Chung F, Liao P, Elsaid H, Shapiro CM, Kang W. Factors associated with postoperative exacerbation of sleep-disordered breathing. Anesthesiology. 2014;120(2):299-311.

Committee on Standards and Practice Parameters, Apfelbaum JL, Connis RT, Nickinovich DG; American Society of Anesthesiologists Task Force on Preanesthesia Evaluation, Pasternak LR, et al. Practice advisory for preanesthesia evaluation: an updated report by the American Society of Anesthesiologists Task Force on Preanesthesia Evaluation. Anesthesiology. 2012;116(3):522-38.

De HertM S, Staender S, Fritsch G, et al. Pre-operative evaluation of adults undergoing elective noncardiac surgery Updated guideline from the European Society of Anaesthesiology. Eur J Anaesthesiol. 2018;35(6):407-65.

Duke JC, Keech BM. Anesthesia secrets: questions you will be asked. 5th ed. Philadelphia: Elsevier; 2016.

Fleisher LA, Fleischmann KE, Auerbach AD, Barnason SA, Beckman JA, Bozkurt B, et al. 2014 ACC/AHA guideline on perioperative cardiovascular evaluation and management of patients undergoing noncardiac surgery: executive summary: a report of the American College of Cardiology/American Heart Association Task Force on Practice Guidelines. Circulation. 2014;130(24):2215-45.

Fritz BA, Kalarickal PL, Maybrier HR, Muench MR, Dearth D, Chen Y, et al. Intraoperative electroencephalogram suppression predicts postoperative delirium. Anesth Analg. 2016;122(1):234-42.

Goodnough L, Shander A. Patient blood management. Anesthesiology. 2012;116(6):1367-76.

Hilditch WG, Asbury AJ, Jack E, McGrane S. Validation of a preanaesthetic screening questionnaire. Anaesthesia. 2003;58(9):874-7.

Hovaguimian F, Myles P. Restrictive versus liberal transfusion strategy in the perioperative and acute care settings. Anesthesiology. 2016;125(1):46-61.

Keeler BD, Simpson JA, Ng S, Tselepis C, Iqbal T, Brookes MJ, et al. The feasibility and clinical efficacy of intravenous iron administration for preoperative anaemia in patients with colorectal cancer. Colorectal Dis. 2014;16(10):794-800.

King AB, Alvis BD, McEvoy MD. Enhanced recovery after surgery, perioperative medicine, and the perioperative surgical home: current state and future implications for education and training. Curr Opin Anaesthesiol. 2016;29(6):727-32.

Mutter TC, Chateau D, Moffatt M, Ramsey C, Roos LL, Kryger M. A matched cohort study of postoperative outcomes in obstructive sleep apnea: could preoperative diagnosis and treatment prevent complications?. Anesthesiology. 2014;121(4):707-18.

Neary WD, Foy C, Heather BP, Earnshaw JJ. Identifying high-risk patients undergoing urgent and emergency surgery. Ann R Coll Surg Engl. 2006;88(2):151-6.

Poirier P, Alpert MA, Fleisher LA, Thompson PD, Sugerman HJ, Burke LE, et al. Cardiovascular evaluation and management of severely obese patients undergoing surgery: a science advisory from the American Heart Association. Circulation. 2009;120(1):86-95.

Poise Study Group, Devereaux PJ, Yang H, Yusuf S, Guyatt G, Leslie K, et al. Effects of extended-release metoprolol succinate in patients undergoing non-cardiac surgery (POISE trial): a randomised controlled trial. Lancet. 2008;371(9627):1839-47.

Reilly DF, McNeely MJ, Doerner D, Greenberg DL, Staiger TO, Geist MJ, et al. Self-reported exercise tolerance and the risk of serious perioperative complications. Arch Intern Med. 1999;159(18):2185-92.

Rodseth RN, Biccard BM, Le Manach Y, Sessler DI, Lurati Buse GA, Thabane L, et al. The prognostic value of preoperative and post-operative B-type natriuretic peptides in patients undergoing noncardiac surgery: B-type natriuretic peptide and N-terminal fragment of pro-B-type natriuretic peptide: a systematic review and individual patient data meta-analysis. J Am Coll Cardiol. 2014;63(2):170-80.

Samarendra P, Mangione MP. Aortic stenosis and perioperative risk with noncardiac surgery. J Am Coll Cardiol. 2015;65(3):295-302.

Scott MJ, Miller TE. Pathophysiology of major surgery and the role of enhanced recovery pathways and the anesthesiologist to improve outcomes. Anesthesiol Clin. 2015;33(1):79-91.

Smith I, Kranke P, Murat I, Smith A, O'Sullivan G, Søreide E, et al. Perioperative fasting in adults and children: Guidelines from the European Society of Anaesthesiology. Eur J Anaesthesiol. 2011;28(8):556-69.

Sun LY, Wijeysundera DN, Tait GA, Beattie WS. Association of intraoperative hypotension with acute kidney injury after elective noncardiac surgery. Anesthesiology. 2015;123(3):515-23.

Tøttrup A, Erichsen R, Sværke C, Laurberg S, Srensen HT. Thirty-day mortality after elective and emergency total colectomy in Danish patients with inflammatory bowel disease: a population-based nationwide cohort study. BMJ Open. 2012;2(2):e000823.

van Waes JA, Nathoe HM, de Graaff JC, Kemperman H, de Borst GJ, Peelen LM, et al. Myocardial injury after noncardiac surgery and its association with short-term mortality. Circulation. 2013;127(23):2264-71.

Wijeysundera DN, Pearse RM, Shulman MA, Abbott TEF, Torres E, Ambosta A, et al. Assessment of functional capacity before major non-cardiac surgery: an international, prospective cohort study. Lancet. 2018;391(10140):2631-40.

Wilson W, Taubert KA, Gewitz M, Lockhart PB, Baddour LM, Levison M, et al. Prevention of infective endocarditis: guidelines from the American Heart Association: a guideline from the American Heart Association Rheumatic Fever, Endocarditis, and Kawasaki Disease Committee, Council on Cardiovascular Disease in the Young, and the Council on Clinical Cardiology, Council on Cardiovascular Surgery and Anesthesia, and the Quality of Care and Outcomes Research Interdisciplinary Working Group. Circulation. 2007;116(15):1736-54.

▶ CAPÍTULO 24 ◀

PSIQUIATRIA

LUCAS LOVATO ◀
LUCAS PRIMO DE CARVALHO ALVES ◀
JOANA RODRIGUES MARCZYK ◀
MATHEUS XAVIER PROVIN ◀
PEDRO ANTÔNIO SCHMIDT DO PRADO LIMA ◀

- Álcool e outras substâncias que causam dependência (cocaína, maconha, benzodiazepínicos e opioides) 537
  - Conceitos gerais 537
    - *Continuum* no uso de substâncias 537
    - Transtorno por uso de substâncias 537
    - Intoxicação aguda 537
    - Abstinência 540
- Agitação psicomotora 545
- Ataque de pânico 546
- *Delirium* 548
- Insônia aguda 549
- Transtornos do humor: depressão unipolar e transtorno do humor bipolar 551
- Risco de suicídio 554

▶ ÁLCOOL E OUTRAS SUBSTÂNCIAS QUE CAUSAM DEPENDÊNCIA (COCAÍNA, MACONHA, BENZODIAZEPÍNICOS E OPIOIDES)

O uso de álcool e outras substâncias é um dos principais problemas de saúde pública no mundo, e suas consequências, agudas ou mesmo crônicas, não se restringem ao âmbito da psiquiatria. Além dos efeitos cognitivos e comportamentais, são relevantes as alterações fisiológicas e os prejuízos físicos associados, seja por uma toxicidade aguda ou pelo uso prolongado. A possibilidade de prevenção ou redução de complicações e a instituição de um tratamento eficaz tornam a identificação precoce deste problema uma prioridade em saúde pública.

■ CONCEITOS GERAIS

■ *Continuum* no uso de substâncias

Associa a intensidade e a frequência do uso aos malefícios decorrentes, na forma de uma progressão (não obrigatória) em cinco etapas:

1. **Experimental:** uso inicial, caracterizado pela infrequência e por ser esporádico.

2. **Recreativo:** uso em situações sociais ou na busca de relaxamento/bem-estar.
3. **Frequente:** uso regular, mas não compulsivo, que não ocasiona necessariamente prejuízos significativos.
4. **Nocivo/abuso**.
5. **Dependência:** na atualidade, descritos, em conjunto, como transtorno por uso de substâncias (ver a seguir).

■ Transtorno por uso de substâncias

O ponto fundamental deste conceito está na existência de um conjunto de sintomas cognitivos, comportamentais e fisiológicos que apontam no sentido de um uso contínuo (período de 12 meses) da(s) substância(s), mesmo com a evidência de prejuízos significativos relacionados. Os critérios diagnósticos podem ser agrupados da seguinte maneira:

- **Baixo controle:** aumento na frequência, na quantidade, no tempo gasto para obtenção, no uso e na recuperação dos efeitos da substância; desejo de diminuir ou parar o consumo; e desejo e necessidade intensos de usar a droga (fissura).
- **Deterioração social:** uso continuado, apesar de prejuízos em várias áreas da vida do usuário (familiar, escolar, laboral, recreativa, entre outras).
- **Uso arriscado:** uso recorrente mesmo em situações que envolvam risco à integridade física e/ou na presença de uma consequência física/psicológica provavelmente associada à substância.
- **Critérios farmacológicos:**
  - **Tolerância:** uma dose progressivamente maior da substância é necessária para se obter o efeito desejado, ou um efeito acentuadamente reduzido é obtido após o consumo da dose habitual.
  - **Abstinência:** descrita em maiores detalhes adiante.

■ Intoxicação aguda

Síndrome reversível específica decorrente do uso recente de determinada substância caracterizada por alterações psicofisiológicas, como perturbações no nível de consciência, na cognição, na percepção, no julgamento, no afeto e no comportamento. Em geral, é autolimitada, e a recuperação do indivíduo é completa, exceto se danos aos tecidos ou outras complicações acontecerem. É importante ter em mente que a intoxicação pode persistir além do período em que a substância é detectável no sangue, em vista dos efeitos muitas vezes prolongados no sistema nervoso central (SNC), que, além disso, tem uma recuperação mais tardia. Tais efeitos mais duradouros devem ser diferenciados da abstinência, cujos sintomas são iniciados por uma redução na concentração de uma substância no sangue e nos tecidos.

MANEJO ▶ O manejo (Quadro 24.1) da intoxicação aguda tem por objetivo retirar ou recuperar os efeitos provocados

QUADRO 24.1 ▶ SINTOMAS E CONDUTAS ESPECÍFICAS NA INTOXICAÇÃO

SUBSTÂNCIA	SINTOMAS DE INTOXICAÇÃO AGUDA	MANEJO	PARTICULARIDADES
Álcool	<ul><li>Fala pastosa</li><li>Odor de álcool no hálito</li><li>Dificuldade de atenção</li><li>Euforia, alterações comportamentais e mudanças de respostas emocionais (p. ex., agressividade e labilidade emocional)</li><li>Náuseas e vômitos</li><li>Prejuízos na coordenação motora (p. ex., ataxia e disartria), na atenção e no julgamento</li><li>Alteração da consciência</li><li>Anestesia</li><li>Reflexos diminuídos</li><li>Hipotermia</li></ul>	<ul><li>Medidas gerais de manejo</li><li>Reidratação IV para pacientes desidratados</li><li>Correção da glicemia, se necessário **Importante:** essa conduta deve ser concomitante à administração de tiamina, 250 mg, IV, em 100 mL de SF a 0,9%, por 30 min, diariamente, por 3-5 dias (se evidência de encefalopatia de Wernicke, ajustar o esquema de reposição de tiamina – Tab. 24.2); após, manter a reposição diária, VO, de tiamina, 300 mg</li><li>Transtornos do comportamento devem ser manejados preferencialmente com abordagens interpessoais (cuidar com o emprego de benzodiazepínicos, pelo acréscimo do efeito sedativo, e de antipsicóticos, pelos efeitos cardiovasculares e pelo risco de diminuição do limiar convulsivo)</li></ul>	<ul><li>Os efeitos dependem da tolerância individual</li><li>Pode resultar em morte por depressão respiratória</li><li>O álcool não é absorvido por carvão ativado</li></ul>**Valores de alcoolemia (mg/100 mL):**<ul><li>20-99: incoordenação motora e humor elevado</li><li>100-199: ataxia, labilidade emocional e memória prejudicada</li><li>200-299: marcante ataxia, fala arrastada, náuseas e vômitos</li><li>300-399: hipotermia, disartria, amnésia e sintomas iniciais de anestesia</li><li>> 400: coma, hipotermia, depressão respiratória, reflexos diminuídos e retenção ou incontinência urinária</li><li>600-800: morte</li></ul>
Cocaína	<ul><li>Hiperatividade</li><li>Euforia</li><li>Aumento da autoestima</li><li>Desinibição e estimulação sexual</li><li>Ansiedade e ataques de pânico</li><li>Paranoia e ideias de referência</li><li>Disforia e labilidade emocional</li><li>Ideias de grandeza, diminuição da necessidade de sono, impulsividade e excitação psicomotora (i.e., estados maniformes)</li><li>Descarga adrenérgica generalizada: taquicardia, taquipneia, aumento da pressão arterial</li><li>Dor torácica</li><li>Arritmias cardíacas</li><li>Convulsões</li></ul>	<ul><li>Medidas gerais de manejo</li><li>Hipertensão arterial, taquicardia e síndrome coronariana aguda: abordar conforme o tratamento clínico específico</li><li>Ansiedade intensa e/ou agitação e agressividade podem ser tratadas com benzodiazepínicos (p. ex., lorazepam, 1-2 mg, VO, ou clonazepam, 0,5-2 mg, VO) e/ou antipsicóticos (p. ex., haloperidol, 5 mg, VO)</li><li>Quadros graves de agitação podem requerer medicação parenteral – preferir a via IM, p. ex., haloperidol, 5 mg, IM</li></ul>	<ul><li>A meia-vida da cocaína é de cerca de 40-60 min</li><li>O uso concomitante com álcool está associado a quadros mais graves</li></ul>

(Continua)

QUADRO 24.1 ▶ SINTOMAS E CONDUTAS ESPECÍFICAS NA INTOXICAÇÃO (Continuação)

SUBSTÂNCIA	SINTOMAS DE INTOXICAÇÃO AGUDA	MANEJO	PARTICULARIDADES
Maconha	▪ Sensação de relaxamento e bem-estar ▪ Euforia leve ▪ Hiperemia conjuntival ▪ Apetite aumentado e boca seca ▪ Percepção sensorial e de tempo alterada ▪ Distúrbios da memória, do julgamento e da coordenação ▪ Hipervigilância ou paranoia ▪ Ansiedade ou ataques de pânico ▪ Hipotensão postural ▪ Taquicardia	▪ Medidas gerais de manejo ▪ Sintomas ansiosos são uma causa frequente de procura por atendimento médico → benzodiazepínicos (p. ex., lorazepam, 1-2 mg, VO, ou clonazepam, 0,5-2 mg, VO) são o tratamento de escolha ▪ Quadros psicóticos ou paranoides graves podem requerer a administração de antipsicóticos, VO ou IM (p. ex., haloperidol, 5 mg)	▪ É a droga ilícita mais consumida no mundo
Benzodiazepínicos	▪ Sonolência ▪ Prejuízos na cognição ▪ Apatia ▪ Fala arrastada ▪ Incoordenação e marcha instável ▪ Nistagmo ▪ Hipotensão ▪ Bradicardia ▪ Sinais de depressão do SNC ▪ Depressão respiratória ▪ Reações paradoxais de hiperexcitabilidade e desinibição	▪ Medidas gerais de manejo ▪ O uso de carvão ativado pode ser considerado ▪ Flumazenil pode ser empregado em casos graves, com depressão do SNC ou respiratória → A dose inicial é de 0,3 mg, IV, podendo ser seguida de outras doses, até o limite de 2 mg	▪ A não resposta ao flumazenil pode indicar outras causas de depressão do SNC ▪ O efeito do flumazenil é mais curto que o de muitos benzodiazepínicos, podendo cessar antes que os efeitos da intoxicação terminem ▪ Em pacientes que utilizam substâncias com risco de convulsão (cocaína, aminofilina, antidepressivos tricíclicos), o emprego do flumazenil deve ser criteriosamente avaliado ▪ O flumazenil deve ser utilizado com cuidado em pacientes com história de dependência e/ou uso crônico e prolongado de benzodiazepínicos, pois pode precipitar quadros graves de abstinência e convulsões
Opioides	▪ Euforia inicial seguida por apatia ▪ Distoria ▪ Agitação ou retardo psicomotor ▪ Miose (midríase, se anoxia por superdosagem) ▪ Torpor ou coma ▪ Fala arrastada ▪ Prejuízo na atenção e na memória ▪ Depressão respiratória ▪ Edema pulmonar não cardiogênico ▪ Hipomotilidade gastrintestinal ▪ Bradicardia ▪ Hipotermia	▪ Medidas gerais de manejo ▪ Sinais de depressão do SNC, miose/midríase, depressão respiratória e bradicardia devem alertar para a gravidade do caso ▪ Reversão da intoxicação aguda: naloxona, 0,4-2 mg, IV, a cada 2-3 min, até o máximo de 10 mg, conforme a resposta do *drive* respiratório (se ausência de via IV, a administração pode ser SC ou IM)	▪ A meia-vida do opioide utilizado deve ser verificada para uma estimativa da programação acerca dos cuidados indicados ▪ A naloxona atua por cerca de 40 min, sendo que alguns opioides atuam por períodos maiores. Dessa forma, uma dose de manutenção da naloxona deve ser planejada (p. ex., 2 mg de naloxona em 500 mL de SF a 0,9% a um fluxo estabelecido conforme a resposta do paciente) ▪ Diante da não resposta à naloxona, devem-se considerar causas alternativas para a superdosagem

IM, intramuscular; IV, intravenosa; SC, subcutânea; SF, solução fisiológica; SNC, sistema nervoso central; VO, via oral.
Fonte: Taylor e colaboradores.[1]

pela substância. Vale lembrar que essas alterações, em geral, tendem a se resolver com o tempo, com o completo retorno à homeostasia, mesmo que nenhuma terapêutica específica seja empregada. Contudo, devem-se levar em conta algumas diretrizes importantes:

- Para pacientes gravemente intoxicados, em um ambiente seguro e monitorado, instaurar medidas de reorientação e teste de realidade, bem como reduzir a exposição a estímulos externos.
- Determinar quais substâncias foram utilizadas, qual foi a via de administração, a dose, o tempo desde o último uso, o padrão de uso (agudo/crônico), se os sintomas de intoxicação estão aumentando ou diminuindo e se há alguma comorbidade psiquiátrica ou clínica.
- Considerar o emprego de medidas que visem à remoção com urgência da substância do corpo, como lavagem gástrica ou aumento da taxa de excreção.
- Avaliar a possibilidade de utilização de antagonistas específicos para a reversão dos efeitos da substância (p. ex., naloxona, no caso de intoxicação grave por opioide, ou flumazenil, se a substância for um benzodiazepínico).
- Controlar e manter as funções vitais e o nível de consciência (tratar conforme a indicação clínica; p. ex., intubar, para diminuir o risco de aspiração, e usar medicamentos, para manter a pressão sanguínea em níveis satisfatórios).
- Considerar a administração de benzodiazepínicos, preferencialmente pela via oral (VO), se sintomas ansiosos estiverem presentes.
- Considerar o emprego de benzodiazepínicos ou antipsicóticos, em caso de agitação psicomotora ou sintomas psicóticos.

Ao atender um paciente intoxicado, é possível que o médico se depare com três cenários que terão algumas especificidades na conduta a ser seguida:

- Paciente intoxicado sem história de dependência química ou doença psiquiátrica: abordar a intoxicação e promover orientações gerais.
- Paciente intoxicado com suspeita de dependência química e sem outro transtorno psiquiátrico: abordar a intoxicação, avaliar abuso/dependência de substâncias, sensibilizar o paciente e os familiares quanto ao problema e encaminhá-lo para tratamento.
- Paciente intoxicado com história de dependência química e/ou outro transtorno psiquiátrico: abordar a intoxicação, avaliar dependência e/ou outro transtorno psiquiátrico, sensibilizar o paciente e os familiares quanto ao(s) problema(s) e encaminhá-lo ao(s) tratamento(s).

As possibilidades/necessidades de tratamento após a desintoxicação são indicação de tratamento ambulatorial, indicação de tratamento em internação psiquiátrica e necessidade de internação médica clínica. Caso o paciente seja liberado do hospital, é importante certificar-se de que ele esteja livre dos efeitos da substância, de maneira que possa assumir suas responsabilidades. Havendo dúvida, faz-se necessária a presença de familiares ou outros responsáveis que entendam e assumam os cuidados e encaminhamentos indicados.

■ Abstinência

Síndrome específica causada pela interrupção ou redução do uso intenso e prolongado de determinada substância caracterizada pelo desenvolvimento de uma alteração comportamental prejudicial, associada a problemas fisiológicos e cognitivos concomitantes. Há evidência de sofrimento clinicamente significativo ou prejuízo no funcionamento social, profissional ou em outras áreas relevantes na vida do indivíduo. Além disso, a maioria dos usuários com essa síndrome sente a necessidade de utilizar a substância para aliviar os sintomas.

Manejo ▶ Ver **Quadro 24.2**.

QUADRO 24.2 ▶ SINTOMAS E CONDUTAS ESPECÍFICAS NA ABSTINÊNCIA

SUBSTÂNCIA	TEMPO DE ABSTINÊNCIA	SINTOMAS DE ABSTINÊNCIA	TRATAMENTO DA ABSTINÊNCIA
Álcool (síndrome de abstinência alcoólica [SAA])	■ A abstinência de álcool inicia entre 4-12 h da última ingestão ■ Atinge um pico em 24-48 h e tem uma duração habitual de 4-5 dias ■ Complicações graves podem ocorrer em até 14 dias	Os **sintomas somáticos** (a seguir relacionados) são os mais frequentes, ocorrem de 3-12 h da última ingestão e costumam ser autolimitados: ■ Tremores ■ Sudorese ■ Náuseas e vômitos ■ Taquicardia, hipertensão e hiperatividade autonômica ■ Cefaleia ■ Insônia ■ Ansiedade, agitação e irritabilidade	**Manejo geral:** ■ A escala CIWA-Ar (**Fig. 24.1**) é um instrumento interessante para monitorar os sintomas e guiar as tomadas de decisão ■ Reidratação IV e cuidados com distúrbios eletrolíticos, conforme indicado ■ Os benzodiazepínicos (diazepam ou lorazepam, no caso de comprometimento hepático), preferencialmente VO, são o tratamento de escolha

(Continua)

QUADRO 24.2 ▶ SINTOMAS E CONDUTAS ESPECÍFICAS NA ABSTINÊNCIA (Continuação)

SUBSTÂNCIA	TEMPO DE ABSTINÊNCIA	SINTOMAS DE ABSTINÊNCIA	TRATAMENTO DA ABSTINÊNCIA
Álcool (síndrome de abstinência alcoólica [SAA])		**Complicações da SAA:** ■ Convulsões: 12-18 h depois da última ingestão; em geral, tônico--clônicas ■ Alucinações: 12-18 h após o último consumo; geralmente visuais ■ *Delirium tremens*: 3-4 dias depois da última ingestão; 5% dos pacientes desenvolvem essa complicação; cursa com 10-20% de mortalidade se não tratada; a tríade clássica é caracterizada por confusão mental, alucinações vívidas (frequentemente visuais) e marcados tremores ■ Encefalopatia de Wernicke: condição causada pela deficiência de tiamina; suspeitar diante da evidência de carência nutricional, ataxia, nistagmo e alteração do *status* mental/confusão mental (a presença de qualquer um já indica a necessidade de tratamento)	■ Para estabelecimentos não especializados, recomenda-se o regime de dose fixa: diazepam, 10-20 mg, a cada 2-4 h; lorazepam, 1-4 mg, a cada 2-4 h (doses maiores ou menores podem se mostrar necessárias, conforme o padrão de consumo e a resposta à dose inicial empregada) ■ Tratamento profilático com tiamina para todos os pacientes, mesmo na ausência de diagnóstico presuntivo de encefalopatia de Wernicke: tiamina, 250 mg, IV, em 100 mL de SF a 0,9%, por 30 min, diariamente, por 3-5 dias; após, manter a reposição diária, VO, de tiamina, 300 mg ■ Correção da glicemia, se necessário (sempre concomitante ou após a profilaxia com tiamina) ■ Após a estabilização do quadro, os medicamentos utilizados para o controle dos sintomas devem ser retirados de forma lenta e gradual (geralmente em 5-10 dias) **Manejo das complicações:** ■ Convulsões: passíveis de prevenção com o emprego de benzodiazepínicos VO; se crise, diazepam 10 mg, IV; o emprego de anticonvulsivantes não se mostra necessário, exceto na comorbidade com quadros epiléticos; tratamentos de manutenção, em geral, não se mostram necessários ■ Alucinações: geralmente, respondem aos benzodiazepínicos VO; em casos mais graves, pode-se empregar haloperidol 5 mg, VO (cuidado com a possível diminuição do limiar convulsivo)

(Continua)

QUADRO 24.2 ▶ SINTOMAS E CONDUTAS ESPECÍFICAS NA ABSTINÊNCIA (Continuação)

SUBSTÂNCIA	TEMPO DE ABSTINÊNCIA	SINTOMAS DE ABSTINÊNCIA	TRATAMENTO DA ABSTINÊNCIA
Álcool (síndrome de abstinência alcoólica [SAA])			▪ *Delirium tremens*: o suporte clínico intensivo se mostra imperativo; pode haver necessidade de administração de benzodiazepínicos, IV, e antipsicóticos, conforme a apresentação do quadro e a resposta às medidas de "manejo geral" ▪ Encefalopatia de Wernicke: reposição de tiamina, 500 mg, IV, em 100 mL de SF a 0,9%, por 1 h, 3×/dia, por 3-5 dias. Se manutenção dos sintomas, manter esse esquema por mais 3-5 dias, passando, depois, para 250 mg, IV, em 100 mL de SF a 0,9%, por 30 min, diariamente, por 3-5 dias; após, manter a reposição diária, VO, de tiamina, 300 mg. Se após os primeiros 3-5 dias se identificar uma melhora do quadro, passar para 250 mg, IV, em 100 mL de SF a 0,9%, por 30 min, diariamente, por 3-5 dias; após, manter a reposição diária, VO, de tiamina, 300 mg
Cocaína	▪ Pode iniciar em horas, e sintomas residuais podem perdurar por várias semanas	▪ Humor disfórico ou deprimido ▪ Fadiga ▪ Sonhos vívidos e desagradáveis ▪ Insônia/hipersonia ▪ Apetite aumentado ▪ Agitação ou retardo psicomotor ▪ Fissura	▪ O quadro, em geral, é autolimitado; medidas de suporte podem ser empregadas ▪ Ansiedade e dificuldades de sono podem ser tratadas com benzodiazepínicos VO de curta duração (p. ex., lorazepam, 1-2 mg)
Maconha	▪ Inicia em 2-3 dias ▪ Duração variável, de alguns dias a poucos meses	▪ Fissura pela substância ▪ Ansiedade, inquietude, irritabilidade ▪ Insônia ▪ Alteração do apetite ▪ Tédio ▪ Tremor, sudorese, taquicardia ▪ Distúrbios gastrintestinais ▪ Sintomas depressivos	▪ Os sintomas são geralmente leves ▪ Não há tratamento medicamentoso específico ▪ O uso de outras drogas deve ser investigado ▪ O uso crônico da maconha está associado a sintomas paranoides, e há evidências de sua ligação com a ocorrência de psicose e esquizofrenia ▪ Os tratamentos mais efetivos são os psicoterápicos (não farmacológicos)

(*Continua*)

QUADRO 24.2 ▶ SINTOMAS E CONDUTAS ESPECÍFICAS NA ABSTINÊNCIA (Continuação)

SUBSTÂNCIA	TEMPO DE ABSTINÊNCIA	SINTOMAS DE ABSTINÊNCIA	TRATAMENTO DA ABSTINÊNCIA
Benzodiazepínicos	▪ Depende da meia-vida do medicamento: ▪ De curta ação: pico em 12-24 h ▪ De longa ação: pico em até 5-8 dias	▪ Hiperatividade autonômica (sudorese, taquicardia, elevação da pressão arterial, entre outros) ▪ Tremores ▪ Insônia ▪ Náuseas/vômitos ▪ Agitação psicomotora ▪ Ansiedade ▪ Alterações da sensopercepção ▪ Convulsões **Doses equivalentes a 10 mg de diazepam:** ▪ Midazolam: 15 mg ▪ Alprazolam: 1 mg ▪ Bromazepam: 6 mg ▪ Lorazepam: 1 mg ▪ Clonazepam: 1-2 mg	▪ Para evitar/tratar os sintomas de abstinência, pode-se realizar a retirada gradual do medicamento em uso ou substituí-lo por outro de longa ação (diazepam, mais comumente) e diminuí-lo de forma gradual ▪ Recomenda-se a redução progressiva da dose inicial do diazepam em 10%, diariamente, ou, em casos mais graves, em 20% semanalmente
Opioides	▪ Os sintomas de abstinência apresentam relação com a meia-vida do opioide que está sendo usado. Podem aparecer em 4-6 h (heroína) ou em 4-6 dias (metadona) ▪ Os sintomas mais agudos podem durar 2-3 semanas ▪ Uma síndrome de abstinência prolongada, com sintomas mais leves, pode se manter, após o período agudo, por 6-8 meses	▪ Anorexia ▪ Ansiedade ▪ Fissura ▪ Disforia/irritabilidade/inquietude ▪ Lacrimejamento/rinorreia ▪ Midríase, piloereção e/ou sudorese ▪ Náuseas, vômitos e/ou diarreia ▪ Ondas de calor e frio ▪ Hipertensão/taquicardia ▪ Febre ▪ Dores e espasmos musculares **Critérios de abstinência:** ▪ Midríase ▪ 10 mmHg de aumento na pressão arterial sistólica ▪ 10 bpm de aumento na frequência cardíaca ▪ Todo o conjunto: sudorese, calafrios, suspiros, dor no corpo, diarreia, rinorreia e lacrimejamento	▪ Deve fazer parte de um programa complexo e multidisciplinar, tendo como base um serviço especializado em adicções ▪ O tratamento baseia-se na substituição do opioide utilizado por uma dose equivalente de um opioide de ação mais longa (em geral, metadona) e gradual diminuição da dose após ▪ É importante ter em mente que o uso indiscriminado e a intoxicação por metadona podem ser fatais; a abstinência a opioides, não **Diretriz conforme os critérios de abstinência:** ▪ No 1º dia, se 2 ou + critérios → metadona, 5-10 mg ▪ Revisar a cada 2-4 h → se 2 ou + critérios, dar + 5-10 mg ▪ Definir a dose total administrada como a dose de estabilização (raramente > 30-40 mg) ▪ No 2º dia, dividir a dose de estabilização em duas tomadas ▪ Continuar monitorando os sintomas a cada 4 h → uma dose adicional de 5-10 mg, em 24 h, pode ser administrada ▪ Após, manter a dose de estabilização e contatar um serviço especializado em adicções para a definição de um plano de tratamento e seguimento

Escala CIWA-Ar para controle da síndrome de abstinência alcoólica ▶ Ver **Figura 24.1**.

Nome: _____ Data: _____
Pulso ou frequência cardíaca: _____ Pressão arterial:: _____ Hora: _____

1 - Você sente mal-estar no estômago (enjoo)? Você tem vomitado?
- 0 ☐ Não
- 1 ☐ Náusea leve e sem vômito
- 4 ☐ Náusea recorrente com ânsia de vômito
- 7 ☐ Náusea constante, ânsia de vômito e vômito

2 - Tremor com os braços estendidos e os dedos separados:
- 0 ☐ Não
- 1 ☐ Não visível, mas sente
- 4 ☐ Moderado, com os braços estendidos
- 7 ☐ Intenso, mesmo com os braços estendidos

3 - Sudorese:
- 0 ☐ Não
- 4 ☐ Facial
- 7 ☐ Profusa

4 - Tem sentido coceiras, sensação de insetos andando pelo corpo, formigamentos, pinicações?
- 0 ☐ Não
- 1 ☐ Muito leve
- 2 ☐ Leve
- 3 ☐ Moderado
- 4 ☐ Moderado/grave
- 5 ☐ Grave
- 6 ☐ Muito grave
- 7 ☐ Extremamente grave

5 - Você tem ouvido sons à sua volta? Algo perturbador, sem detectar nada por perto?
- 0 ☐ Não
- 1 ☐ Muito leve
- 2 ☐ Leve
- 3 ☐ Moderado
- 4 ☐ Moderado/grave
- 5 ☐ Grave
- 6 ☐ Muito grave
- 7 ☐ Extremamente grave

6 - As luzes têm parecido muito brilhantes? De cores diferentes? Incomodam os olhos? Você tem visto algo que o perturba? Você tem visto coisas que não estão presentes?
- 0 ☐ Não
- 1 ☐ Muito leve
- 2 ☐ Leve
- 3 ☐ Moderado
- 4 ☐ Alucinações moderadas
- 5 ☐ Alucinações graves
- 6 ☐ Extremamente graves
- 7 ☐ Contínua

7 - Você se sente nervoso(a)? (observação)
- 0 ☐ Não
- 1 ☐ Muito leve
- 3 ☐ Leve
- 7 ☐ Ansiedade grave, um estado de pânico, semelhante a um episódio psicótico agudo?

8 - Você sente algo na cabeça? Tontura, dor, apagamento?
- 0 ☐ Não
- 1 ☐ Muito leve
- 2 ☐ Leve
- 3 ☐ Moderado
- 4 ☐ Moderado/grave
- 5 ☐ Grave
- 6 ☐ Muito grave
- 7 ☐ Extremamente grave

9 - Agitação (observação):
- 0 ☐ Normal
- 1 ☐ Um pouco mais do que a atividade normal
- 4 ☐ Moderada
- 7 ☐ Constante

10 - Que dia é hoje? Onde você está? Quem sou eu?
- 0 ☐ Orientado
- 1 ☐ Incerto sobre a data, não responde seguramente
- 2 ☐ Desorientado com a data, mas não mais do que 2 dias
- 3 ☐ Desorientado com a data, com mais de 2 dias
- 4 ☐ Desorientado com o lugar e a pessoa

Escore: **0-9**, leve; **10-18**, moderada; **> 18**, grave.

FIGURA 24.1 ▶ ESCALA CIWA-Ar PARA O CONTROLE DA SÍNDROME DE ABSTINÊNCIA ALCOÓLICA.

▶ AGITAÇÃO PSICOMOTORA

Situações de agitação psicomotora são relativamente frequentes em internações psiquiátricas e em salas de emergência e, não raro, no ambiente do hospital geral. A agitação psicomotora pode ser definida por um estado de excitação mental, com desorganização do psiquismo e falta/dificuldade de crítica acerca da realidade. A atividade psicomotora mostra-se exacerbada e existe um significativo potencial de auto e heteroagressividade.

PRINCÍPIOS GERAIS ▶

- **Diferenciar causas orgânicas de agitação:**
- É necessário pensar em causas orgânicas diante de alguns sinais e sintomas, como sinais vitais fora da normalidade; sinais neurológicos focais; sinais de trauma; desorientação; dificuldades cognitivas; dificuldade de fala; alucinações não auditivas; sintomatologia flutuante.
- **Tentar identificar precocemente o paciente com risco de agitação psicomotora:**
    - Pacientes com transtornos psiquiátricos (esquizofrenia, transtorno bipolar na fase maníaca, transtorno delirante, psicose pós-parto, paciente que está sendo avaliado por tentativa de suicídio ou com história de agressividade).
    - Pacientes com transtornos mentais orgânicos (*delirium*, abstinência/intoxicação por substâncias ou álcool).
    - Pacientes com transtornos da personalidade (transtorno *borderline*).
    - Pacientes com transtornos neurológicos (trauma craniencefálico, epilepsia, tumor cerebral, alterações dos lobos frontais ou temporais, demências).
- **Ao avaliar o paciente/risco, estabelecer alguns cuidados/precauções:**
    - Tentar não manter o paciente em risco esperando por muito tempo.
    - Ter equipe de segurança alertada.
    - Achar um ambiente tranquilo para entrevista, mas não isolado.
    - Procurar ambiente "fixo" e "limpo" (sem objetos que possam ser usados para agredir ou que possam ser arremessados).
    - Estar em posição em que a "via de saída" seja facilitada.
    - Utilizar intervenções calmas e firmes, valorizar dados objetivos, ter atitudes tranquilas e claras e não ter posturas de confrontação ou desafio.
- **Priorizar:**
    - Segurança dos demais pacientes e da equipe.
    - Se possível, explorar o potencial colaborativo do paciente; fazer vínculo, promover tranquilidade e contorno, não utilizar posturas e tons desafiadores, oferecer escolhas, avisar a respeito de limites e consequências do comportamento agressivo de maneira objetiva e tranquila.
    - Segurança e contenção do paciente.
    - Investigação e tratamento da causa da agitação.

MEDICAÇÃO NA AGITAÇÃO PSICOMOTORA ▶

- Medicamentos são utilizados com o objetivo de diminuir os sintomas de agitação, protegendo o paciente e reduzindo seu sofrimento.
- Por vezes, na busca de tranquilização, acaba-se induzindo sono/sono profundo/sedação.
- Sedação excessiva também não é o objetivo, podendo dificultar as investigações subsequentes que serão necessárias ou aumentar o risco de efeitos colaterais/adversos do tratamento agudo.
- Em pacientes com transtorno psicótico e agitação, o uso de antipsicóticos já pode ser o início do tratamento do transtorno de base. Lembrar que a agitação piora a psicose e vice-versa.
- Havendo concordância com o uso de medicamentos, pode-se optar pelo uso VO ou IM. Se possível, é importante que o paciente possa participar da escolha.
- Ao se indicar um medicamento e a via a ser administrada, deve-se pensar nas consequências de seus possíveis efeitos e paraefeitos diante das especificidades do paciente (avaliar comorbidades; evitar benzodiazepínicos em pacientes com risco de insuficiência respiratória; ponderar sobre o uso de determinados antipsicóticos em pacientes com cardiopatia; prevenir quedas, etc.).
- Ser for necessária a contenção física para que o paciente seja medicado, é essencial ter uma equipe preparada e treinada.
- A via IM é mais rápida e necessita doses iniciais menores de medicação.
- Alguns medicamentos podem ser utilizados na forma IV; essa opção deve ser feita em locais nos quais haja suporte clínico adequado e treinado, com possibilidade de monitoração e ressuscitação.

● MEDICAMENTOS ▶

Antipsicóticos (APs) típicos ▶

- Embora todos os APs típicos tenham possibilidade de atuar na agitação, o uso de medicamentos de baixa potência (como a clorpromazina) pode apresentar maior potencial de efeitos adversos, como sedação excessiva, hipotensão ou arritmias cardíacas, devendo-se dar preferência aos típicos de alta potência.
- Todos os APs típicos apresentam risco de alteração do intervalo QT, com possibilidade de arritmias e diminuição do limiar convulsivo. O haloperidol possivelmente apresenta menor propensão a esses efeitos.
- Efeitos extrapiramidais, distonias e acatisia ocorrem com certa frequência; síndrome neuroléptica maligna é rara, mas pode ocorrer (em especial se foram administradas doses altas em curtos períodos de tempo).

Antipsicóticos atípicos ▶

- Eficazes no controle da agitação aguda.
- Têm possivelmente menos efeitos colaterais do que os típicos.

Benzodiazepínicos (BZDs) ▶

- Possuem efeitos ansiolíticos e sedativos que são efetivos em situações de agitação psicomotora.
- Não apresentam efeitos extrapiramidais significativos.
- Seus principais efeitos colaterais são sedação excessiva, depressão respiratória e ataxia. Uma síndrome "paradoxal" pode ocorrer, causando desinibição.
- Podem piorar o quadro respiratório de pacientes com doença pulmonar obstrutiva crônica (DPOC) idosos ou outras situações em que já há um *drive* respiratório prejudicado (p. ex., intoxicados agudamente por álcool ou opioides).
- O BZD com melhores evidências na agitação aguda é o lorazepam, nas formulações VO e IM (não disponível no Brasil).

Tratamentos combinados ▶

- Observar sinergismo de efeitos com o objetivo de controlar a agitação e o sinergismo de efeitos adversos.
- Alguns estudos mostram a possível superioridade da combinação haloperidol + lorazepam em relação ao uso de ambos isoladamente.
- Algumas possíveis vantagens: sedação mais rápida; necessidade de doses menores de medicação (em especial do AP); o BZD já preveniria os efeitos colaterais do AP.

Medicações intramusculares disponíveis no Brasil ▶

- **Haloperidol:** 5 mg/ampola.
- **Clorpromazina:** 25 mg/ampola. Deve ser utilizada com cautela devido aos importantes efeitos anticolinérgicos.

CONTENÇÃO FÍSICA/MECÂNICA ▶

- Contenção física ou mecânica pode ser uma opção/necessidade diante de um paciente agitado. Deve ser utilizada como último recurso, com intenção de proteção do paciente, dos outros pacientes e da equipe.
- Ter uma equipe treinada (cinco pessoas) para esse procedimento em cada turno de uma emergência, por exemplo, é uma boa conduta.
- Costuma ser realizada com faixas de contenção nos quatro membros e no tórax.
- O paciente deve ser avisado do procedimento e de sua intenção protetora (nunca punitiva).
- O decúbito dorsal com cabeça levemente elevada é preferencial.
- Monitorar o paciente com frequência enquanto estiver contido (sinais vitais, permanência de conduta agressiva, nível de consciência, perfusão dos membros contidos).
- Registrar motivos e procedimentos necessários em prontuário.
- Retirar a contenção assim que o paciente estiver mais tranquilo.

▶ ATAQUE DE PÂNICO

O ataque de pânico não é um transtorno mental específico, mas uma condição episódica que pode estar presente no contexto de diversos transtornos mentais, bem como de outras condições médicas. Caracteriza-se como um episódio abrupto de medo ou desconforto intenso, que atinge seu auge em poucos minutos, associado a sintomas físicos e cognitivos. É observado com frequência pelo clínico geral em ambulatórios especializados (cardiologistas), em emergências médicas ou no hospital geral (20-30% dos indivíduos apresentam ao menos um ataque de pânico ao longo da vida). Por ser uma manifestação frequente e de caráter agudo, presente em diversos transtornos psiquiátricos e com apresentação clínica semelhante a diversas condições clínicas graves, seu diagnóstico diferencial se torna fundamental. É objetivo deste tópico fornecer subsídios para que o clínico geral possa fazer uma hipótese diagnóstica e o manejo inicial.

DEFINIÇÕES ▶ Surto abrupto de medo ou desconforto intenso, com auge em cerca de 10 min. Durante esse período, ocorrem quatro ou mais dos seguintes sintomas:

- Palpitações ou taquicardia.
- Sudorese.
- Tremores ou abalos musculares.
- Sensação de falta de ar ou sufocamento.
- Sensações de asfixia.
- Dor ou desconforto torácico.
- Náusea ou desconforto abdominal.
- Sensação de tontura, instabilidade, vertigem ou desmaio.
- Calafrios ou ondas de calor.
- Parestesias.
- Desrealização (sensações de irrealidade) ou despersonalização (distanciamento de si mesmo).
- Medo de perder o controle ou enlouquecer.
- Medo de morrer.

CONDUTA ▶

- Empatizar com o paciente é fundamental (um ataque de pânico gera sofrimento intenso, e os sintomas não devem ser desvalorizados).
- Excluir doenças clínicas (diagnóstico diferencial) lembrando que pacientes com histórico prévio de ansiedade podem desenvolver um quadro clínico sobreposto.
- Associar o ataque de pânico à sua causa etiológica (transtorno psiquiátrico específico ou condição clínica).

- Fazer psicoeducação nos casos de etiologia específica psiquiátrica: esclarecer sobre a natureza do ataque de pânico e sobre a duração autolimitada da crise (cerca de 10-30 min).
- Orientar que o paciente respire pausadamente pelo nariz (respirar rápido pela boca pode piorar os sintomas).
- BZDs são eficazes no manejo agudo da ansiedade, mas não devem ser o tratamento definitivo, devido ao risco de tolerância, dependência e efeitos adversos a longo prazo.
- Encaminhar o paciente para tratamento da causa etiológica do ataque de pânico.

DOENÇAS CLÍNICAS QUE PODEM CURSAR COM SINTOMAS DE ANSIEDADE/PÂNICO OU QUE PODEM APRESENTAR SINTOMAS SEMELHANTES AOS DO ATAQUE DE PÂNICO ▶

- **Endócrinas:** hipo/hipertireoidismo, hipoglicemia, feocromocitoma.
- **Cardiovasculares:** arritmias, insuficiência cardíaca, angina, embolia, prolapso da valva mitral.
- **Pulmonares:** asma, DPOC, pneumonia.
- **Neurológicas:** enxaqueca, epilepsia, encefalite.
- **Hematológicas:** anemia, deficiências vitamínicas.
- **Gastrintestinais:** síndrome do intestino irritável, úlcera péptica.
- **Infecciosas:** infecções urinárias, bacteriemias.
- **Intoxicação:** por estimulantes do SNC (p. ex., cocaína, anfetaminas, cafeína, nicotina).
- **Abstinência:** de depressores do SNC (p. ex., álcool, BZDs, barbitúricos, opioides).

ATAQUE DE PÂNICO EM TRANSTORNOS PSIQUIÁTRICOS ▶

Transtorno de pânico
- Ataques de pânico recorrentes e inicialmente espontâneos (sem relação com fator desencadeante), acompanhados de preocupação persistente acerca da possibilidade de novos ataques e/ou de mudanças no comportamento, a fim de evitar novos ataques.
- Pode evoluir com ataques de pânico não espontâneos desencadeados por situações do dia a dia nas quais o paciente já tenha apresentado alguma crise prévia (memória associativa).
- Há sofrimento e mudança de hábitos em razão do medo.

Transtorno obsessivo-compulsivo (TOC)
- O ataque de pânico pode ser desencadeado por pensamentos obsessivos e/ou diante da impossibilidade de o paciente realizar seus comportamentos compulsivos.
- Obsessões (pensamentos obsessivos) são ideias repetitivas e persistentes, não desejadas, que invadem o pensamento e geram medo, ansiedade e angústia. Pode haver crítica sobre o "exagero" dos pensamentos, mas mesmo assim o paciente não consegue afastá-los. Frequentemente o conteúdo das obsessões envolve temas como limpeza e contaminação (p. ex., medo de contrair alguma doença), simetria (p. ex., organização), dúvidas (p. ex., se portas e janelas foram fechadas, se o gás foi desligado) e pensamentos de cunho agressivo ou sexual (p. ex., medo de ter determinada conduta agressiva ou sexual).
- Compulsões (rituais) são comportamentos ou atos mentais repetitivos realizados para aliviar a ansiedade gerada pelas obsessões (p. ex., lavar as mãos em excesso, rezar repetidamente para que algo de mau não ocorra, checar se portas foram fechadas). Por vezes, uma compulsão não é desencadeada por um pensamento, mas por uma "sensação ruim"/sentimento de "ter que". Isso costuma ocorrer com pessoas que apresentam necessidade de contar, alinhar objetos, colecionar.

Transtorno de estresse pós-traumático (TEPT)
- O ataque de pânico pode ocorrer quando o indivíduo é exposto a situações que relembram a situação traumática (locais, rostos parecidos, cheiros, sonhos).
- O TEPT caracteriza-se pelo desenvolvimento de sintomas específicos após a exposição a um evento traumático com ameaças de morte, agressão física, lesão grave e/ou violência sexual (vivenciado ou testemunhado).

Transtorno de ansiedade social
- Caracterizado por medo e ansiedade intensos (timidez/vergonha exagerada) em situações sociais em que o indivíduo pode vir a ser avaliado pelos outros (p. ex., falar com pessoas estranhas, falar em uma reunião, ser visto comendo).

Transtorno de ansiedade generalizada
- Caracterizado por ansiedade e preocupações excessivas sobre diversos aspectos da vida (p. ex., rotinas do dia a dia, responsabilidade do trabalho, estado de saúde, questões financeiras, possíveis acidentes), com caráter crônico e de difícil controle. Está associado a sintomas físicos, como fadiga, inquietação, dificuldade de concentração, irritabilidade, insônia, cefaleia e dores musculares.

Transtornos depressivos
- Sintomas ansiosos (incluindo ataques de pânico) estão frequentemente associados a quadros de transtorno depressivo maior e transtorno bipolar, devendo ser identificados para manejo adequado.

Dependência química
- Ataques de pânico podem estar presentes tanto na síndrome de intoxicação como na síndrome de abstinência.

Retirada abrupta de antidepressivos serotoninérgicos
- Ataques de pânico, assim como tontura, náusea, irritabilidade, labilidade, choro e sonhos vívidos podem manifestar-se na retirada abrupta de antidepressivos serotoninérgicos que estejam sendo usados cronicamente.

▶ *DELIRIUM*

O *delirium* é uma síndrome neuropsiquiátrica descrita desde a antiguidade em doentes com febre alta e trauma craniano. Uma de suas principais características é a disfunção cognitiva aguda, em geral flutuante. Embora descrito como transitório e reversível, dados atuais[2] apontam para a possibilidade de tornar-se crônico e deixar sequelas permanentes. Em populações especiais, como idosos em unidade de terapia intensiva (UTI), sua incidência pode estar entre 70 e 87%. Independentemente de onde ocorra, é sempre um marcador de aumento da mortalidade e de custos hospitalares. Medidas farmacológicas profiláticas não apresentam evidências consistentes; medidas não farmacológicas devem, sempre que possível, ser instituídas; quando há necessidade de uso de fámacos para o *delirium*, deve-se atentar para a relação risco-benefício das medidas, lembrando que sedação excessiva também é um fator de risco para a deterioração clínica.

FATORES DE RISCO ▶

- Demência ou prejuízo cognitivo (a relação próxima entre *delirium* e demência é bem estabelecida).
- Idade avançada (> 65 anos).
- História prévia de *delirium*, acidente vascular cerebral (AVC) ou outra doença neurológica.
- Comorbidades clínicas.
- Gênero masculino.
- Doença renal ou hepática crônica.
- Limitação sensorial (auditiva ou visual).
- Imobilização.
- Medicamentos/substâncias (sedativos, narcóticos, anticolinérgicos, corticoides, polifarmácia, abstinências de álcool, drogas ou medicamentos).
- Doenças neurológicas agudas.
- Complicações clínicas (infecção, anemia, desidratação, trauma, alterações de eletrólitos, hipóxia, hipoglicemia, etc.).
- Alterações metabólicas.
- Cirurgia.
- Dor.
- Restrição de sono.
- Estresse emocional.
- Ambiente (barulhos, movimento intenso).

CARACTERÍSTICAS CLÍNICAS ▶

- Atenção/vigilância deficientes.
- Prejuízo da memória.
- Embotamento da consciência.
- Desorientação.
- Início agudo e curso flutuante.
- Pensamento desorganizado.
- Prejuízo cognitivo difuso.
- Transtorno da linguagem.
- Perturbação do sono.
- Delírios.
- Labilidade de humor.
- Alterações psicomotoras.
- Alterações de sensopercepção/alucinações.

TIPOS DE *DELIRIUM* ▶

■ Hiperativo

- Inquietude.
- Agitação.
- Hipervigilância.
- Alucinações e delírios.

■ Hipoativo

- Letargia.
- Sedação.
- Raciocínio lentificado.
- Comportamento lentificado.
- Difícil de ser diagnosticado.
- Pode ser confundido com depressão ou demência.
- Pior prognóstico.

■ Misto

- Sintomas dos dois tipos.

CONDUTA GERAL ▶

- É importante lembrar que existem diversos fatores de risco modificáveis no *delirium*; logo, sempre é possível fazer certa **prevenção** dessa condição.
- Diante de um paciente com *delirium*, deve-se buscar seu desencadeante e abordá-lo do modo mais adequado. Nesse ponto, a revisão dos parâmetros/condições clínicas é muito importante.

ESTRATÉGIAS NÃO FARMACOLÓGICAS ▶

- Orientar os cuidadores a usar instruções claras e a fazer contato visual com o paciente.
- Reduzir o máximo possível as dificuldades sensoriais.
- Evitar restrições físicas.
- Manter um ambiente tranquilo/quieto/evitar estímulos desnecessários.
- Preservar um ambiente familiar (fotos, objetos pessoais, presença de familiares).
- Disponibilizar informações que orientem o paciente no tempo e no espaço (relógio, calendário).
- Baixar a luminosidade durante a noite (mas manter alguma luz)/tentar manter ritmo circadiano.

- Promover um ambiente seguro para o paciente.
- Orientar a família, explicar sobre o quadro, esclarecer dúvidas.
  - A mobilização precoce do leito parece ser uma medida importante na prevenção do *delirium* em pacientes de UTI.

ESTRATÉGIAS FARMACOLÓGICAS ▶

Estudos sobre a conduta medicamentosa em pacientes com *delirium* são relativamente escassos e reservados a pacientes com sintomas do tipo hiperativo. Os neurolépticos são os medicamentos de primeira escolha, devendo-se iniciá-los com a menor dose possível (**Tab. 24.1**). O haloperidol é o mais estudado, sendo eficaz, mas apresentando alguns efeitos colaterais significativos, como sintomas extrapiramidais e distonia aguda. Os atípicos apresentam eficácia comparada à do haloperidol, com a menor possibilidade de efeitos colaterais. De modo geral, não está definida a superioridade de um medicamento em relação a outro. Alteração do intervalo QT pode ocorrer com todos os antipsicóticos, exigindo cuidado em pacientes com risco de arritmia e monitoração. Abordagens do *delirium* hipoativo são ainda mais raras e controversas. É importante lembrar que boa parte dos pacientes com *delirium* apresenta patologias clínicas graves, o que sempre vai interferir na farmacocinética e farmacodinâmica dos medicamentos utilizados. Atenção especial deve ser dada aos efeitos colaterais e tempos de ação e eliminação dos medicamentos.

PRINCÍPIOS GERAIS DO TRATAMENTO FARMACOLÓGICO ▶

- Tentar manter os medicamentos utilizados para *delirium* nas menores doses possíveis/efetivas.
- Utilizar um medicamento de cada vez.
- Adequar doses conforme idade, grau de agitação, peso corporal.
- Adequar/aumentar dose conforme efeito/necessidade.
- Tentar iniciar com "se necessário".
- Titular a dose efetiva, avaliando o "se necessário" utilizado a cada 24 h.
- Manter a dose efetiva por 7 a 10 dias após a resolução dos sintomas.

- BZDs (o lorazepam é o mais estudado) são considerados agentes de segunda escolha. São utilizados em síndrome de abstinência de álcool ou sedativos, na doença de Parkinson e na síndrome neuroléptica maligna. Estão relacionados com depressão respiratória, possibilidade de sintomas paradoxais e risco de piora dos sintomas de *delirium*.

▶ INSÔNIA AGUDA

A insônia aguda é definida como uma condição de início recente (alguns dias ou semanas) que ocorre diante de um fator causal específico, claramente identificado como desencadeante do quadro. Pode envolver queixas de dificuldade para iniciar ou manter o sono e tem como período máximo de duração 1 mês. Não aparecem queixas prévias em relação ao sono.

Insônia que persiste por mais de 1 mês passa a ser classificada como breve, e mais de 3 meses, como crônica, ambas demandando avaliação mais rigorosa dos fatores etiológicos e mantenedores do quadro.

QUEIXAS ▶

- Dificuldade em iniciar o sono (queixa mais comum na insônia aguda).
- Despertares durante a noite com dificuldade de voltar a dormir.
- Acordar mais cedo do que o habitual e não conseguir voltar a dormir.
- Sonolência diurna.
- Sensação de sono não reparador.

ANTES DE PRESCREVER UM MEDICAMENTO PARA INSÔNIA, DEVE-SE CONSIDERAR ▶

- Existe uma causa subjacente a ser tratada (p. ex., depressão, mania, transtorno de ansiedade, dor, queixa respiratória, frequência urinária aumentada à noite)?
- Há alguma possível causa medicamentosa/substância ou dietética (p. ex., café, chá, drogas ilícitas ou outros estimulantes)?

TABELA 24.1 ▶ MEDICAMENTOS PARA *DELIRIUM*

MEDICAÇÃO	DOSE E DOSE MÁXIMA	OBSERVAÇÕES
Haloperidol	0,5-1 mg, VO, 2×/dia	Doses adicionais podem ser acrescentadas a cada 4 h, conforme a necessidade
	0,5-1 mg, IM	Pode ser repetida após 30-60 min, se necessário
Olanzapina	2,5-5 mg/dia, VO Dose máxima habitual de 20 mg/dia	Possui apresentação IM (mas não foi estudada para *delirium*)
Risperidona	0,5 mg, VO, 2×/dia Dose máxima habitual de 4 mg/dia	Doses adicionais podem ser acrescentadas a cada 4 h, conforme a necessidade
Quetiapina	12,5-50 mg, VO, 2×/dia	Pode ser aumentada gradualmente até 200 mg/dia

IM, intramuscular; VO, via oral.

- Os medicamentos em uso pelo paciente estão prescritos em horário adequado (p. ex., estimulantes e antidepressivos noradrenérgicos ou dopaminérgicos pela manhã)?
- As expectativas de sono do paciente são adequadas (p. ex., o paciente deseja dormir mais horas do que o fisiológico)?
- Há uma inversão do ciclo sono-vigília que possa estar sendo chamada de insônia?
- As medidas de "higiene do sono" já foram instituídas?

HIGIENE DO SONO ▶

- Praticar exercícios físicos regulares pela manhã (não à noite).
- Manter horário regular de dormir e acordar.
- Reduzir a iluminação do quarto (o ambiente deve ser escuro).
- Suspender os cochilos diurnos (evitar ficar deitado durante o dia).
- Não consumir cafeína ou outros estimulantes (p. ex., chá-preto, chocolate) até 6 h antes de dormir.
- Não ingerir álcool antes de dormir.
- Usar a cama somente para dormir.
- Evitar o uso de aparelhos eletrônicos (p. ex., televisão, computador, *smartphones*) antes de dormir.
- Utilizar técnicas de relaxamento e manejo da ansiedade.

⬤ **AO PRESCREVER MEDICAMENTOS PARA INSÔNIA, SEMPRE LEMBRAR** ▶ Ver também **Tabela 24.2**.

- Medicações hipnóticas podem ser uma boa opção para uso por curto período de tempo (não mais do que 4 semanas).
- Sempre utilizar a menor dose efetiva.
- Hipnóticos de ação curta são uma boa opção para insônia inicial (dificuldade em iniciar o sono), porém apresentam maior propensão à tolerância e à dependência.
- Hipnóticos de ação intermediária/longa são uma boa opção para insônia intermediária (dificuldade em manter o sono) e tardia (despertar mais cedo do que o habitual), mas esses medicamentos mantêm seu efeito ao longo do dia seguinte, o que ocasiona sonolência diurna como efeito colateral. (Advertir o paciente que ele não pode conduzir veículos ou manejar máquinas perigosas caso isso ocorra.)
- No Brasil, os hipnóticos disponíveis são os BZDs e os hipnóticos não BZDs (zolpidem e zolpiclona).
- Avisar o paciente sobre as interações com álcool ou outros sedativos (possibilidade de episódios de confusão mental).
- Sempre descontinuar gradualmente o uso das medicações.
- Estar atento para insônia de rebote, abstinência, tolerância ou dependência.
- Evitar hipnóticos em pacientes com doença pulmonar grave, doença hepática grave ou com propensão à adicção.
- Em idosos, a prescrição de hipnóticos deve ser ainda mais cautelosa.

TABELA 24.2 ▶ **MEDICAMENTOS NA INSÔNIA AGUDA**

HIPNÓTICO	PICO PLASMÁTICO	MEIA-VIDA	DOSE DE DISPONIBILIDADE
Alprazolam	0,7-2 h	6-20 h	0,25 mg, 0,5 mg, 1 mg, 2 mg
Alprazolam XR	Pico plasmático reduzido (em torno de 50%) e retardado (entre 5-12 h)		0,5 mg, 1 mg, 2 mg
Bromazepam	1-2 h	8-19 h	3 mg, 6 mg
Clonazepam	1-3 h	20-40 h	0,25 mg, 0,5 mg, 2 mg, 2,5 mg/mL (gotas)
Cloxazolam	1 h	20-90 h	1 mg, 2 mg, 4 mg
Diazepam	0,5-1,5 h	20-90 h	5 mg, 10 mg, ampolas de 2 mL (5 mg/mL)
Estazolam	1-6 h	8-31 h	2 mg
Flunitrazepam	1-4 h	25 h	1 mg, 2 mg
Lorazepam	2 h	8-16 h	1 mg, 2 mg
Midazolam	Muito rápido	1,5-2,5 h	7,5 mg, 15 mg, ampolas de 3 e 10 mL (5 mg/mL)
Triazolam	2 h	2-3 h	0,125 mg, 0,25 mg
Zolpidem	0,5-2,6 h	1,5-3,2 h	5 mg, 10 mg
Zolpidem CR (percentual do comprimido de liberação prolongada)	0,5-3 h (apresenta níveis plasmáticos sustentados em relação à sua apresentação-padrão)	0,7-3,5 h	6,25 mg, 12,5 mg
Zopiclona	Rápido	5-6 h	7,5 mg

- Na insônia aguda, não deixar de identificar e tratar o fator desencadeante.
- Na insônia crônica, encaminhar para investigação detalhada da etiologia e tratamento.

▶ TRANSTORNOS DO HUMOR: DEPRESSÃO UNIPOLAR E TRANSTORNO DO HUMOR BIPOLAR

Os transtornos do humor (depressão e transtorno de humor bipolar [THB]) estão entre as patologias psiquiátricas e médicas mais prevalentes na população em geral, em todas as idades. Além disso, os sintomas depressivos estão presentes em pacientes com doenças clínicas crônicas e sabidamente interferem de maneira negativa em seus desfechos. Logo, avaliar os sintomas depressivos sempre foi uma necessidade do médico clínico e, nesse ponto, os objetivos deste tópico são apresentar alguns cuidados que precisam ser observados diante do paciente com esse transtorno. Não há como exercer a medicina com contato com pacientes sem lidar com os transtornos de humor. Um episódio depressivo maior pode ser diagnosticado pelos critérios do *Manual diagnóstico e estatístico de transtornos mentais* (DSM-5), descritos no **Quadro 24.3**.

Ao diagnosticar um episódio depressivo, o clínico deve estar atento a duas questões essenciais:

1. O episódio depressivo pode ser causado por uso de alguma substância ou alguma condição médica geral?
2. Há história de mania ou hipomania na história médica pregressa do paciente? Nem todo episódio depressivo é unipolar! Lembre-se do diagnóstico diferencial com transtorno bipolar, pois são tratamentos diferentes! O uso do antidepressivo pode piorar o transtorno bipolar!

Quanto à primeira questão, nem sempre um episódio depressivo causado por uso de substância ou alguma condição médica geral excluirá o tratamento antidepressivo, especialmente em episódios de intensidade moderada a grave, ou quando há necessidade de hospitalização psiquiátrica. Entretanto, o clínico deve estar atento para a possibilidade de substituição do tratamento de base por algum alternativo com menor potencial de causar sintomas psiquiátricos. Além disso, cabe ressaltar que os episódios depressivos normalmente são desencadeados por algum estressor recente, como perdas (financeiras, do emprego, da saúde) e luto. No DSM-5,[3] o luto não exclui um episódio depressivo, desde que os sintomas sejam graves o suficiente, devendo ser realizado o julgamento clínico com base na história do indivíduo e nas normas culturais para expressão de sofrimento no contexto de uma perda. O clínico também pode deparar-se com a situação em que a doença física acarrete depressão, ou pela limitação que provoca, ou pelo sofrimento (p. ex., dor) ou por mecanismos biológicos (p. ex., alterações hormonais ou inflamação). Nesse caso, pode haver a necessidade do uso de antidepressivo, mas a resolução do problema clínico acarreta a melhora do quadro depressivo.

Em relação ao THB, cabe lembrar que esses pacientes passam cerca de três vezes mais tempo de suas vidas com sintomas depressivos do que com sintomas de mania, podendo alguns terem vários episódios de depressão antes da manifestação de (hipo)mania. Medicar o paciente bipolar com antidepressivos (tratamento de escolha na depressão unipolar) pode provocar uma série de complicações, como virada maníaca e sintomas disfóricos (irritabilidade). Para o diagnóstico de transtorno bipolar, é necessário pelo menos um episódio de mania ou hipomania durante a vida. Como, muitas vezes, é difícil a caracterização retrospectiva de episódios maníacos ou hipomaníacos (especialmente o último), com frequência o clínico se vale de fatores de risco para THB diante de um

---

QUADRO 24.3 ▶ CRITÉRIOS DIAGNÓSTICOS PARA EPISÓDIO DEPRESSIVO MAIOR

A. Cinco (ou mais) dos seguintes sintomas durante o período de 2 semanas, sendo que pelo menos um dos sintomas é (1) humor deprimido ou (2) perda de interesse ou prazer. **Nota:** Não incluir sintomas nitidamente devidos a outra condição médica.
  1. Humor deprimido na maior parte do dia, quase todos os dias
  2. Diminuição do interesse ou prazer em quase todas as atividades
  3. Perda ou ganho significativo de peso, ou redução ou aumento do apetite
  4. Insônia ou hipersonia quase todos os dias
  5. Agitação ou retardo psicomotor quase todos os dias
  6. Fadiga ou perda de energia quase todos os dias
  7. Sentimento de inutilidade ou culpa excessiva
  8. Diminuição da concentração ou indecisão quase todos os dias
  9. Pensamentos recorrentes de morte ou ideação suicida

B. Os sintomas causam sofrimento significativo ou prejuízo no funcionamento

C. Os sintomas não são atribuíveis aos efeitos fisiológicos de uma substância ou outra condição médica

Fonte: American Psychiatric Association.[3]

episódio depressivo. Na presença desses fatores de risco, recomenda-se que uma avaliação mais detalhada da história médica pregressa seja realizada, o que inclui anamnese junto com familiares. Esses conceitos estão resumidos no **Quadro 24.4**. O THB é uma condição clínica que exige manejo especializado.

Com base nas informações apresentadas, pode-se inferir o fluxograma apresentado na **Figura 24.2** para a avaliação de episódio depressivo.

CONDIÇÕES CLÍNICAS QUE PODEM CAUSAR DEPRESSÃO/MANIA ▶

- **Neurológicas:** AVC, demências, doenças degenerativas, epilepsias, Parkinson, trauma, esclerose múltipla.
- **Infecciosas:** sífilis, HIV/Aids.
- **Cardiopatias:** miocardiopatias, doença isquêmica, insuficiência cardíaca.
- **Metabólicas:** hipo/hipertireoidismo, diabetes, deficiência de vitaminas, distúrbios das paratireoides, aumento do cortisol.
- **Gastrintestinais:** doença hepática crônica, síndrome do intestino irritável.
- **Doenças inflamatórias:** doenças vasculares do colágeno.
- **Neoplasias:** síndromes paraneoplásicas, tumor do SNC.

MEDICAMENTOS/SUBSTÂNCIAS QUE PODEM CAUSAR DEPRESSÃO/MANIA ▶

- **Principais:** uso crônico de álcool, anfetaminas, anti-hipertensivos (β-bloqueadores, metildopa, clonidina), cocaína, bloqueadores dopaminérgicos, interferon-α, opiáceos, hipnóticos/sedativos (BZDs, barbitúricos), estimulantes (metilfenidato, anfetaminas, pseudoefedrina), glicocorticoides.
- **Outros:** anabolizantes, digoxina, diltiazem, isotretinoína, mefloquina, metoclopramida, quinolonas, reserpina, estatinas, tiazidas, vincristina, cloroquina, dapsona, isoniazida, teofilina.

⬤ TRATAMENTO PARA DEPRESSÃO UNIPOLAR NO ADULTO ▶

O tratamento para depressão unipolar no adulto tem como objetivo a remissão total dos sintomas, o que significa o ajuste do tratamento antidepressivo até a virtual ausência de sintomas. Uma maneira de avaliar essa condição é por meio de escalas de sintomas, podendo ser escalas autoaplicáveis ou pontuadas pelo clínico a cada consulta. Considera-se que o paciente está em remissão de sintomas quando apresenta uma pontuação abaixo de um ponto de corte de uma determinada escala. Essa abordagem, chamada *Measurement-Based Care*, tem-se mostrado superior nos ensaios clínicos randomizados (ECRs) em relação ao tratamento habitual, levando a maiores taxas de remissão e em menor tempo, além de menores taxas de recaídas. Devido à praticidade de administração pelo clínico e à não necessidade de treinamento prévio dos avaliadores, recomenda-se, em um contexto de clínica médica, a aplicação das escalas Beck de Depressão (2ª versão) ou PHQ-9, as quais são autoaplicáveis e possuem pontos de corte de remissão de 13 ou 5, respectivamente.

A evidência de eficácia do tratamento farmacológico para episódios depressivos leves (pontuação na escala Beck entre 0 e 18, ou PHQ-9 entre 1 e 9) é controversa. Sendo assim, é possível que esses pacientes sejam tratados com alguma abordagem psicoterápica, quando disponível. Além do tratamento

QUADRO 24.4 ▶ TRANSTORNO DE HUMOR BIPOLAR E FATORES DE RISCO		
CONCEITO	**PRINCIPAIS CARACTERÍSTICAS**	**OBSERVAÇÃO**
Mania	Humor persistentemente elevado, expansivo ou irritável e aumento anormal da atividade ou energia com duração de pelo menos 1 semana e pelo menos três dos seguintes sintomas (ou quatro, caso o humor seja apenas irritável): autoestima inflada ou grandiosa; redução da necessidade de sono; pressão para continuar falando; fuga de ideias, ou pensamento acelerado; distratibilidade; aumento da atividade dirigida a objetivos; envolvimento em atividades com elevado potencial para consequências dolorosas. Esses sintomas causam prejuízo acentuado, podem exigir hospitalização ou apresentar aspectos psicóticos.	A presença de pelo menos um episódio de mania ao longo da vida caracteriza o que se chama transtorno bipolar tipo I.
Hipomania	Os critérios são basicamente os mesmos da mania, porém a intensidade dos sintomas é menor, não apresenta aspectos psicóticos e não necessita de hospitalização. Os sintomas também podem durar menos tempo (ao menos, 4 dias).	A presença de um episódio hipomaníaco durante a vida, sem episódio maníaco atual ou prévio, caracteriza o que se chama transtorno bipolar tipo II.
Fatores de risco	História familiar de transtorno bipolar em familiares de 1º grau apresenta um alto valor preditivo; depressão com hipersonia ou lentificação psicomotora; depressão psicótica; início pós-parto; início antes dos 25 anos; história de resposta inicial, mas não posterior, aos antidepressivos.	A presença de fatores de risco não caracteriza o transtorno bipolar, porém indica a necessidade de anamnese mais detalhada acerca da história prévia, preferencialmente junto com familiares.

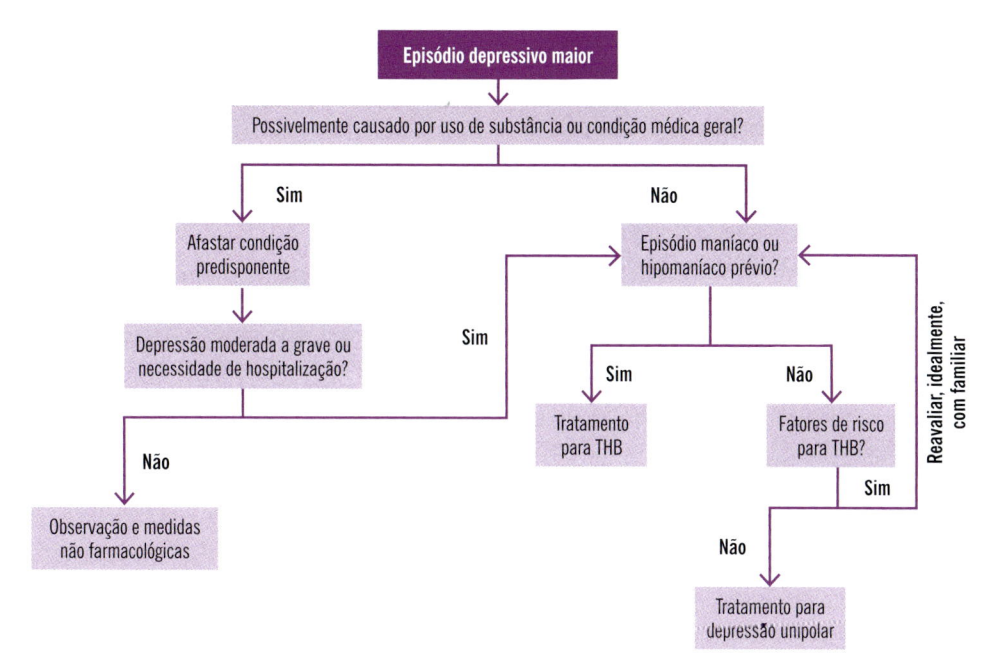

```
                    ┌─────────────────────────┐
                    │ Episódio depressivo maior│
                    └────────────┬────────────┘
                                 │
                ┌────────────────▼────────────────┐
                │ Possivelmente causado por uso de│
                │ substância ou condição médica   │
                │            geral?               │
                └────┬───────────────────────┬────┘
                    Sim                     Não
```

FIGURA 24.2 ▶ FLUXOGRAMA PARA AVALIAÇÃO INICIAL DE EPISÓDIO DEPRESSIVO MAIOR. // THB, transtorno de humor bipolar.

farmacológico e se possível psicoterápico, a adoção de um estilo de vida saudável (alimentação e exercícios) é recomendada.

No entanto, a prescrição de fármacos em depressão leve pode ser uma opção quando há impossibilidade de execução de outras estratégias não farmacológicas. Nesses casos, e naqueles de depressão moderada a grave, preferem-se, como fármacos de primeira escolha, os inibidores seletivos da recaptação de serotonina (ISRSs) devido à sua eficácia e segurança/tolerabilidade (Tab. 24.3). Recentes metanálises indicam que não há diferenças na eficácia entre os medicamentos dessa classe, devendo a escolha ser individualizada de acordo com perfil de efeitos adversos, comorbidades específicas, resposta prévia, preferência do paciente, familiaridade do médico com o medicamento, custos, etc. Devido à grande prevalência de disfunções sexuais como efeito adverso dos ISRSs, caso essa seja uma queixa importante do paciente, pode-se optar pelo uso de bupropiona (atentar para possível aumento de sintomas ansiosos e irritabilidade), desvenlafaxina (atentar para hipertensão), mirtazapina (bastante sedativa e provocando muito apetite), agomelatina (sempre devendo ser prescrita à noite) ou vortioxetina. Entretanto, os diferentes mecanismos de ação implicam diferentes efeitos desses medicamentos, com os quais o médico deve estar familiarizado.

Uma vez que o paciente atinja a remissão dos sintomas, inicia-se a fase de manutenção do tratamento, sendo indicado que o paciente permaneça com o esquema antidepressivo por, pelo menos, 1 ano após a remissão. Recomenda-se que, quando houver falha em remissão de pelo menos dois ISRSs

TABELA 24.3 ▶ INIBIDORES SELETIVOS DA RECAPTAÇÃO DE SEROTONINA

	CITALOPRAM	ESCITALOPRAM	FLUOXETINA	PAROXETINA	SERTRALINA
Dose habitual (mg)*	20-40	10	20-40	20-40	50-100
Dose máxima (mg)*	40	20	60	60	200
FREQUÊNCIA DE EFEITOS ADVERSOS					
Tontura	0	0	0	+	0
Insônia	+	+	++	+	++
Hipotensão	+	+	+	++	+
Aumento do QT	++	+	+	0 a +	0 a +
Gastrintestinal	+	+	+	+	++
Ganho de peso	++	++	+	+++	+
Disfunção sexual	+++	+++	+++	++++	+++

*Valores diários.

em dose máxima tolerada, ou presença de sintomas psicóticos, necessidade de hospitalização, ou episódio maníaco/hipomaníaco prévio (depressão bipolar), que o paciente seja encaminhado para atenção especializada. Uma vez prescrito um antidepressivo, a monitoração da ocorrência de (hipo)mania é imprescindível, pois antidepressivos podem piorar o THB.

FÁRMACOS UTILIZADOS EM TRANSTORNOS DE HUMOR E SUAS IMPLICAÇÕES NA CLÍNICA ▶

- Frequentemente, antidepressivos inibem diferentes citocromos, apresentando diversas interações farmacológicas. Por exemplo, o **tamoxifeno** é um fármaco inativo que se transforma por meio do citocromo 2D6 no fármaco ativo, e **fluoxetina**, **paroxetina** e **bupropiona** são potentes inibidores 2D6.

- **Lítio:** Cuidado especial no contexto clínico: possibilidade de intoxicação nos pacientes em uso de medicamentos que alterem a filtração renal (anti-hipertensivos, anti-inflamatórios); possibilidade de alterações nos níveis sanguíneos do lítio em situações de alterações na distribuição dos líquidos corporais/volumes (cirrose, edema, gestação); cuidados diante de pacientes com alteração na função renal por algum motivo (infecções agudas, idosos, doentes graves). É importante saber que diabetes insípido nefrogênico pode ser uma complicação do uso de lítio.

- Diante do uso de **antipsicóticos**, lembrar que há possibilidade de síndrome metabólica, alteração do intervalo QT, efeito hipotensor e sedativo (quedas).

- Caso o paciente apresente THB e esteja já em tratamento, lembrar-se das **interações dos anticonvulsivantes** utilizados no transtorno bipolar com os medicamentos clínicos e de seus potenciais efeitos colaterais em órgãos específicos (hepatite medicamentosa, plaquetopenia, alteração de eletrólitos, etc.).

TRATAMENTO DO THB ▶ Esta é uma condição que deve ser tratada preferencialmente por especialistas, visto que seu manejo é complexo, requerendo treinamento avançado na avaliação clínica, e o uso de medicamentos de manejo é mais complexo.

▶ RISCO DE SUICÍDIO

Avaliar e manejar situações relacionadas ao comportamento suicida são tarefas da prática psiquiátrica e também da prática médica de modo geral. Os comportamentos suicidas estão, em sua maioria, relacionados com transtornos do humor, uso de substâncias, esquizofrenia e transtornos da personalidade, mas também com situações clínicas específicas, como doenças neurológicas, dor crônica, HIV e neoplasias. Dessa forma, torna-se necessário que todo médico se capacite a identificar o risco de suicídio, a proteger o paciente e a adotar condutas necessárias para o tratamento.

EPIDEMIOLOGIA ▶ Os dados de mortalidade por suicídio, em geral, são subnotificados. Todavia, de acordo com o Ministério da Saúde, há uma taxa média de 5,5 mortes a cada 100.000 habitantes no Brasil,[4] prevalecendo esse desfecho em homens, com mais de 59 anos, com menor escolaridade. Em números absolutos, entretanto, a frequência de suicídio é maior em jovens. Além disso, de forma geral, as taxas de suicídio no Brasil são crescentes em quase todas as faixas etárias. Cerca de 95% dos pacientes que cometem suicídio têm algum transtorno mental, sendo que é importante avaliar alguns fatores de risco (Quadro 24.5). Entre os sintomas psiquiátricos, alguns sintomas são de especial interesse pelo elevado risco de suicídio, como desesperança, anedonia grave, ansiedade grave, ataques de pânico e psicose.

FATORES PRECIPITANTES DO COMPORTAMENTO SUICIDA ▶

- Separação conjugal/ruptura amorosa.
- Rejeição afetiva/social.
- Alta psiquiátrica recente.
- Perturbações familiares graves.
- Perda do emprego.
- Mudança do nível econômico/social.
- Gravidez indesejada (em especial, mulheres solteiras).
- Sentimento de vergonha.
- Medo de ser descoberto por algo socialmente indesejável.
  - Variações de fase de humor no THB, sobretudo da (hipo)mania para a depressão.
  - Estados mistos do THB, em que sintomas de depressão e (hipo)mania ocorrem ao mesmo tempo.
- Interrupção do uso de lítio.

COMO AVALIAR O PACIENTE COM RISCO DE SUICÍDIO ▶

- Lembrar/saber que perguntar sobre suicídio não induz ao comportamento; a maioria dos pacientes se sente aliviada por expor seus pensamentos. Além disso, a entrevista clínica é o meio objetivo de avaliar a possibilidade de conduta suicida.

- Embora, muitas vezes, a avaliação seja feita em situações de emergência/estresse, deve-se procurar estabelecer um bom relacionamento/vínculo com o paciente. Aguardar o momento em que ele se sinta confortável para falar, respeitar o processo de "expressão de sentimentos negativos" e tentar proporcionar um ambiente de entrevista o mais agradável/privado "possível" são sempre boas condutas.

- Perguntas sobre suicídio podem ser feitas de modo progressivo (passa-se à próxima à medida que se obtém um "sim"):
  - Tem pensado em morte ultimamente/mais do que de costume?
  - Tem pensado em morrer?
  - Tem pensado em acabar com a vida?
  - Tem feito planos para isso?
  - Pode falar mais sobre isso?

QUADRO 24.5 ▶ FATORES DE RISCO PARA TENTATIVA DE SUICÍDIO E SUICÍDIO

FATOR DE RISCO	COMENTÁRIO
Tentativa de suicídio prévia	É o fator preditivo mais forte para nova tentativa (risco aproximadamente 100 vezes maior do que na população geral)
Sexo	Tentativas são mais comuns em mulheres; suicídios completos são mais comuns em homens
História familiar de suicídio	A herdabilidade chega a 30-50%
Estado conjugal	O maior risco é para aqueles que nunca casaram, seguido por viúvos, separados (ou divorciados), casados sem filhos e casados com filhos
Doenças clínicas	■ HIV/Aids ■ Tumores malignos ■ Úlcera péptica ■ Lúpus ■ Doença renal crônica em hemodiálise ■ Cardiopatia ■ Doença pulmonar obstrutiva crônica ■ Doença prostática ■ Doença crônica (alto risco) ■ Dor (alto risco) ■ Comprometimento funcional (alto risco) ■ Perda da visão/audição (alto risco) ■ Desfiguração (alto risco) ■ Dependência de terceiros (alto risco)
Traumas psicológicos	Abuso sexual, físico ou emocional na infância; desemprego; perdas
Transtornos psiquiátricos	THB, depressão, transtornos de ansiedade, esquizofrenia, transtorno de personalidade *borderline*, TOC, TEPT, adicção a substâncias psicoativas

Aids, síndrome da imunideficiência adquirida; HIV, vírus da imunodeficiência adquirida; TEPT, transtorno de estresse pós-traumático; THB, transtorno de humor bipolar; TOC, transtorno obsessivo-compulsivo.

- Após confirmar a ideação suicida, é importante avaliar a gravidade da ideação (plano) e sua viabilidade:
    - Qual seu plano a respeito de morrer?
    - Os meios propostos são acessíveis?
    - Houve alguma ação no sentido de viabilizar o suicídio?
    - Houve alguma atitude preparatória para o suicídio?
- Diante de um paciente que está sendo avaliado pela "suspeita de uma tentativa" ou tentativa, verificar:
    - Método (letalidade).
    - Intenção (quanto maior a vontade de morrer e menor a ambivalência, maior o risco).
    - Circunstâncias (desencadeantes, medidas para impedir o socorro ou não ser encontrado).
    - Há arrependimento pela tentativa?
- Avaliar a situação "estatisticamente": fatores de risco + fatores precipitantes + gravidade do plano/tentativa.
- Embora alta intencionalidade com alta letalidade de método sejam sinais de gravidade mais evidentes, não se deve minimizar pacientes com métodos de baixa letalidade, mas com alta intencionalidade.
- Deve-se "suspeitar" de rápidas mudanças de comportamento e conduta, nas quais o paciente passa a negar a ideação ou a intenção suicida.
- O relato de familiares ou pessoas próximas é sempre de grande valia (porém, deve-se ter cautela diante do relato de acompanhantes que tenham relacionamento claramente conflituoso com o paciente; nesses casos, deve-se buscar a informação de uma pessoa mais "imparcial").

CONDUTA DIANTE DO PACIENTE COM RISCO DE SUICÍDIO OU COMPORTAMENTO SUICIDA ▶ Ver Figura 24.3.

ADAPTANDO UMA ENFERMARIA CLÍNICO-CIRÚRGICA PARA SER UM AMBIENTE MAIS SEGURO PARA O PACIENTE COM RISCO DE SUICÍDIO ▶

- Identificar o risco.
- Avisar a equipe (conversar com a equipe, anotar no prontuário médico e em registros da enfermagem).
- Discutir e esclarecer com a equipe as condutas instituídas.
- Remover do ambiente objetos que possam ser usados em uma tentativa de suicídio (perfurocortantes, cintos, medicamentos).
- Manter o leito próximo ao posto de enfermagem, em andar térreo, com janelas lacradas/grades.
- Deve-se supervisionar o acesso ao banheiro.
- Manter vigilância 24 h por membro da equipe ou por um familiar.

```
Avaliação de risco de suicídio
            │
            ▼
     Ideação suicida
            │
            ▼
Há um plano concreto ou alta ideação suicida?
       │            │
      Sim          Não
       │            │
       ▼            ▼
Encaminhamento  Avaliação de fatores de risco (Quadro A)
à emergência        │
psiquiátrica    Sim │ Não
       ◄────────┘   │
                    ▼
            Avaliação de fatores de risco (Quadro B)
                 │          │
                Sim         Não
                 ▼           ▼
        Avaliação caso    Possibilidade de fazer
        a caso (ponderar  "contrato antissuicídio"
        necessidade de         │
        internação)            ▼
                        Seguimento ambulatorial + suporte
                        familiar/rede de apoio
```

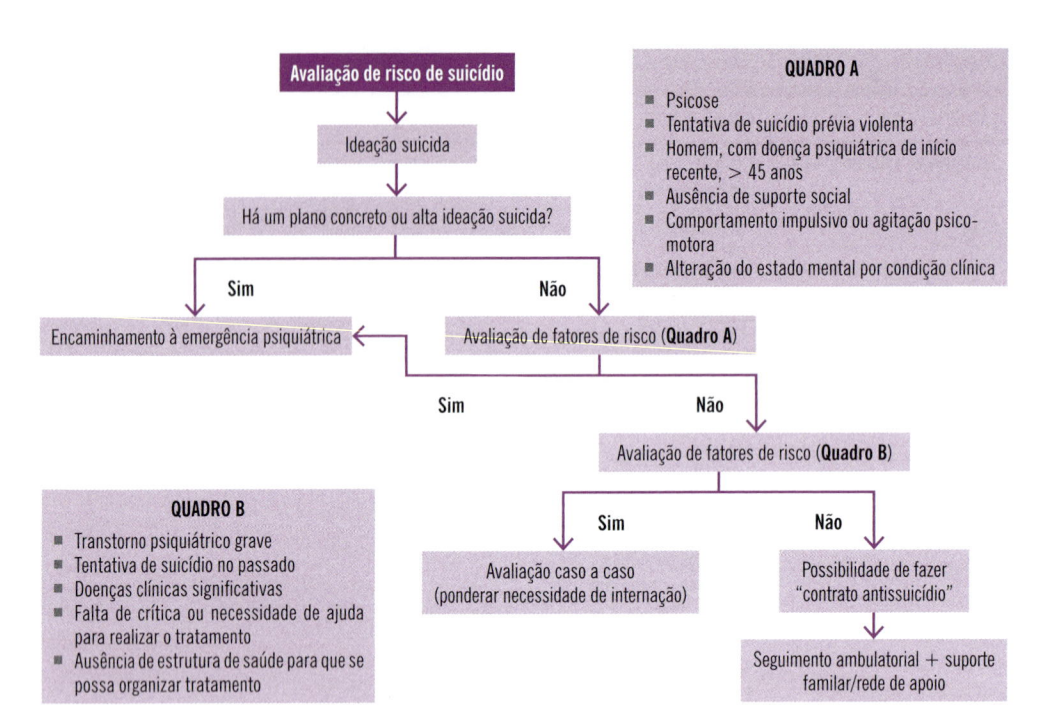

QUADRO A
- Psicose
- Tentativa de suicídio prévia violenta
- Homem, com doença psiquiátrica de início recente, > 45 anos
- Ausência de suporte social
- Comportamento impulsivo ou agitação psicomotora
- Alteração do estado mental por condição clínica

QUADRO B
- Transtorno psiquiátrico grave
- Tentativa de suicídio no passado
- Doenças clínicas significativas
- Falta de crítica ou necessidade de ajuda para realizar o tratamento
- Ausência de estrutura de saúde para que se possa organizar tratamento

FIGURA 24.3 ▶ FLUXOGRAMA PARA CONDUTA DIANTE DO PACIENTE COM RISCO DE SUICÍDIO OU COM COMPORTAMENTO SUICIDA.

- Ter cuidados especiais diante da necessidade de transporte para exames (risco de fuga, agitação ou tentativa de suicídio).
- O paciente em *delirium*, com alteração da consciência ou agitação psicomotora, deve ser avaliado para critérios de contenção medicamentosa ou física.
- Cuidar o tipo de medicamento psiquiátrico que está usando; por exemplo, caso o paciente esteja deprimido, antidepressivos que aumentam a ansiedade e diminuem a lentificação, como os noradrenérgicos, podem aumentar o risco de tentativa de suicídio.

▶ REFERÊNCIAS

1. Taylor DM, Barnes TRE, Young AH. The maudsley prescribing guidelines in psychiatry. 13th ed. New York: Wiley, 2018.
2. Quevedo JL, Carvalho AF, organizadores. Emergências psiquiátricas. 3. ed. Porto Alegre: Artmed; 2014.
3. American Psychiatric Association. Diagnostic and statistical manual of mental disorders: DSM-5. 5th ed. Washington: American Psychiatric Association; 2013.
4. Organização das Nações Unidas. [Internet]. Brasil tem nona maior taxa de homicídio das Américas, diz OMS. Brasília: ONU; 2017 [capturado em 17 dez. 2018] Disponível em: https://nacoesunidas.org/brasil-tem-nona-maior-taxa-de-homicidio-das-americas-diz-oms/

▶ LEITURA RECOMENDADA

Sullivan JT, Sykora K, Schneiderman J, Naranjo CA, Sellers EM. Assessment of alcohol withdrawal: the revised clinical institute withdrawal assessment for alcohol scale (CIWA-Ar). Br J Addict. 1989;84(11):1353-7.

► CAPÍTULO 25 ◄

REUMATOLOGIA

FERNANDO SCHMIDT FERNANDES ◄
GUILHERME LEVÍ TRES ◄
LUIZA ROSSI ◄
RAFAEL MENDONÇA DA SILVA CHAKR ◄
ODIRLEI ANDRE MONTICIELO ◄
CLAITON VIEGAS BRENOL ◄

► Proteínas de fase aguda... 557
► Artrite reumatoide 557
► Espondiloartrites 559
   ▪ Espondilite anquilosante 559
   ▪ Artrite reativa 562
   ▪ Artrite psoriásica 562
► Artrite séptica 563
► Artrose 563
► Bursites 564
► Condrocalcinose e pseudogota – doença do depósito de cristais de pirofosfato de cálcio............................. 564
► Dermatomiosite e polimiosite 564
► Esclerose sistêmica 565
► Fibromialgia 565
► Gota 566
► Lombalgia 568
► Lúpus eritematoso sistêmico 568
► Polimialgia reumática 573
► Síndrome antifosfolipídeo 573
► Síndrome de Sjögren 573
► Vasculites 574
► Artrocentese e infiltração intra-articular 575
► Medicamentos mais utilizados em reumatologia 581

► PROTEÍNAS DE FASE AGUDA

DEFINIÇÃO ► Nos estados inflamatórios, há uma resposta de fase aguda com síntese hepática de proteínas em resposta ao dano tecidual. Nas doenças reumatológicas, algumas proteínas podem ser utilizadas como biomarcadores inflamatórios, tanto para auxílio diagnóstico quanto para avaliação de atividade de doença.

▪ **Velocidade de sedimentação globular (VSG ou VHS [velocidade de hemossedimentação]):** medida indireta da elevação de proteínas de fase aguda, com valores alterados nos quadros em que há aumento do fibrinogênio, como gestação, diabetes, doença renal crônica, doença cardiovascular. Como depende da agregação das hemácias, a anemia, a gestação, a obesidade e o mieloma múltiplo são algumas das condições que podem interferir no resultado. Os valores variam conforme a idade e o gênero, podendo ser realizado um cálculo simples para avaliação de seus limites superiores de normalidade: em homens, divide-se a idade em anos por 2, e, em mulheres, soma-se 10 à idade em anos e divide-se o resultado por 2. Apesar das influências associadas aos seus resultados, é um exame barato, fácil e muito utilizado na prática clínica.

▪ **Proteína C-reativa:** sintetizada pelos hepatócitos, tem função pró e anti-inflamatória. Promove interação entre as imunidades inata e adaptativa com ativação do sistema complemento e de fagócitos, agindo como uma opsonina para eliminação de agentes patogênicos e células danificadas. Também auxilia na regulação da extensão da reação inflamatória. Tem meia-vida curta, com elevações persistentes em estados inflamatórios crônicos, como artrite reumatoide, mas não é sensível para avaliação de atividade no lúpus eritematoso sistêmico (LES). Reflete a extensão do processo inflamatório em infecções bacterianas, isquemia e necrose tecidual.

▪ **Outras:** procalcitonina, albumina, ferritina, sistema complemento, transferrina, citocinas. Alguns biomarcadores se elevam no processo inflamatório (proteínas positivas de fase aguda) e outros diminuem (proteínas negativas de fase aguda). Muitos têm seu uso clínico restrito devido às limitações de quantificação, à magnitude das alterações de suas concentrações e a uma resposta lenta ao dano tecidual.

► ARTRITE REUMATOIDE

PREVALÊNCIA ► A artrite reumatoide ocorre em cerca de 0,4 a 1% da população. O diagnóstico é clínico, laboratorial e radiológico e deve ser realizado assim que possível para o pronto início do tratamento, objetivando remissão clínica e inibição de dano estrutural irreversível.

DIAGNÓSTICO DIFERENCIAL ► Artrose, gota, LES, síndrome de Sjögren, espondiloartrites, vasculites, sarcoidose, doença de Still do adulto, febre reumática, artropatia associada a infecções bacterianas (endocardite, Lyme, hanseníase), artropatia associada a infecções virais (vírus da imunodeficiência humana [HIV], vírus da hepatite B [HBV], vírus da hepatite C [HCV], Chikungunya, entre outras), síndrome paraneoplásica e artrite infecciosa.

DIAGNÓSTICO ▶ A doença é caracterizada por rigidez matinal prolongada (maior do que 1 h de duração). Geralmente, ocorre artrite em três ou mais articulações (interfalangeanas proximais, metacarpofalangeanas, punhos, cotovelos, joelhos, tornozelos e metatarsofalangeanas), com padrão insidioso, aditivo e simétrico. A presença de manifestações extra-articulares, como vasculite e nódulos reumatoides, indicam mau prognóstico. Elevação de provas inflamatórias são frequentemente encontradas. O fator reumatoide está presente em aproximadamente 80% dos casos, bem como em outras doenças difusas do tecido conectivo. Falso-positivos podem ocorrer na população sadia (geralmente em baixos títulos) e em outras doenças, como infecções e neoplasias. Em caso de suspeita clínica com fator reumatoide negativo, pode-se solicitar o anticorpo antipeptídeo citrulinado cíclico (anti-CCP), cuja especificidade é superior a 95%. Destaca-se que um teste negativo para FR e anti-CCP não afasta o diagnóstico de artrite reumatoide, sobretudo nas fases iniciais.

A radiografia simples deve ser solicitada no início da doença e anualmente para monitorar dano estrutural, como osteopenia periarticular, erosões marginais e diminuição do espaço articular. A ultrassonografia (US) e a ressonância magnética (RM) podem ser úteis para documentar presença de sinovite e erosões. A US, em particular, é um exame mais acessível e que oferece informações complementares relevantes para o diagnóstico e a monitoração dos pacientes, como a presença de proliferação sinovial com aumento de vascularização vista pelo modo de Doppler (**Fig. 25.1**).

Em 2010, foram atualizados os critérios de classificação do American College of Rheumatology (ACR) e da European League Against Rheumatism (EULAR), a fim de aumentar a sensibilidade diagnóstica, principalmente para os casos de artrite reumatoide inicial.[1] Segundo esses critérios,[1] a classificação de artrite reumatoide é baseada na presença de sinovite em, pelo menos, uma articulação, ausência de diagnóstico alternativo que melhor explique essa sinovite e obtenção de um escore de pelo menos 6 pontos (de 10 possíveis) em 4 domínios (**Quadro 25.1**).

QUADRO 25.1 ▶ **CRITÉRIOS CLASSIFICATÓRIOS PARA ARTRITE REUMATOIDE DA ACR/EULAR, DE 2010**

POPULAÇÃO-ALVO (QUEM DEVE SER TESTADO?)	
Paciente com, pelo menos, uma articulação com sinovite clínica definida (edema)*	
Sinovite que não seja melhor explicada por outra doença	
A. ACOMETIMENTO ARTICULAR (0-5)	
1 grande articulação	0
2-10 grandes articulações	1
1-3 pequenas articulações (grandes não contadas)	2
4-10 pequenas articulações (grandes não contadas)	3
> 10 articulações (pelo menos, uma pequena)	5
B. SOROLOGIA (0-3)	
FR negativo *e* ACPA negativo	0
FR positivo *ou* ACPA positivo em baixos títulos	2
FR positivo *ou* ACPA positivo em altos títulos	3
C. PROVAS DE ATIVIDADE INFLAMATÓRIA (0-1)	
Proteína C-reativa normal *e* VSG normal	0
Proteína C-reativa anormal *ou* VSG anormal	1
D. DURAÇÃO DOS SINTOMAS (0-1)	
< 6 semanas	0
≥ 6 semanas	1
Pontuação ≥ 6 é necessária para a classificação definitiva de um paciente com artrite reumatoide.	

*Os diagnósticos diferenciais podem incluir condições como lúpus eritematoso sistêmico, artrite psoriásica e gota. Se houver dúvidas quanto aos diagnósticos diferenciais relevantes, um reumatologista deve ser consultado.
ACPA, anticorpo antiproteína citrulinada; FR, fator reumatoide; VSG, velocidade de sedimentação globular.
Fonte: Adaptado de Aletaha e colaboradores.[2]

Os seguintes cenários também são considerados definitivos de artrite reumatoide:

- Pacientes com doença erosiva típica de artrite reumatoide e com história clínica que previamente preencha os critérios.

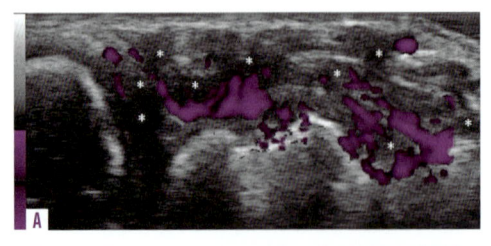

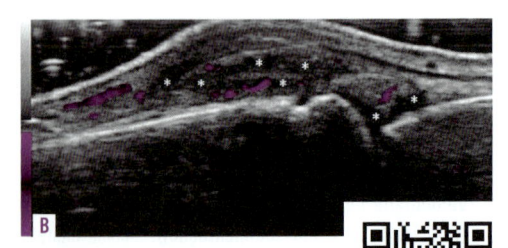

FIGURA 25.1 ▶ (A) IMAGEM DORSAL LONGITUDINAL DE PUNHO COM PROLIFERAÇÃO (*) E HIPERVASCULARIZAÇÃO SINOVIAL (DOPPLER COLORIDO). (B) IMAGEM DORSAL LONGITUDINAL DE METACARPOFALANGEANA COM PROLIFERAÇÃO (*) E HIPERVASCULARIZAÇÃO SINOVIAL (DOPPLER COLORIDO). //
Esta imagem está disponível em cores para *download* no *hotsite* da obra (apoio.grupoa.com.br/clinicamedica5ed).

- Pacientes com doença de longa data, incluindo aqueles cuja doença está inativa (com ou sem tratamento) e que já preencheram os critérios retrospectivamente, com base nos dados disponíveis.

TRATAMENTO ▶ Inclui educação dos pacientes e familiares quanto a mudanças no estilo de vida, discussão do quadro para a tomada de decisões compartilhadas, a busca ativa e o manejo adequado de comorbidades (p. ex., hipertensão arterial sistêmica, diabetes melito, dislipidemia, osteoporose, etc.), abordagem multidisciplinar, incluindo fisioterapia, apoio psicossocial, terapia ocupacional e terapia medicamentosa e eventuais abordagens cirúrgicas.

Abordagem medicamentosa ▶ As terapias medicamentosas incluem:

- Anti-inflamatórios não esteroides (AINEs).
- Corticosteroides: geralmente prednisona ou prednisolona em doses baixas ≤ 15 mg/dia.
- Medicamentos modificadores do curso da doença (MMCD): os MMCDs idealmente devem ser iniciados dentro dos primeiros meses do início dos sintomas, com preferência para o metotrexato (MTX). Antes de iniciar um medicamento MMCD, deve-se solicitar a atualização do cartão vacinal do paciente, e as vacinas indicadas devem ser administradas, de preferência, antes do tratamento com essas medicações, visto que a resposta vacinal pode ser diminuída.
  - Sintéticos convencionais (MMCDsc): incluem MTX, leflunomida, sulfassalazina e cloroquina/hidroxicloroquina.
  - Sintéticos alvo-específicos (MMCDsae): o tofacitinibe e o baricitinibe são inibidores seletivos da família JAK (Janus-cinases) e são indicados na falha a MMCDsc ou a MMCDb.
  - Biológicos (MMCDb): casos refratários devem receber tratamento com agentes biológicos, como infliximabe, adalimumabe, etanercepte, golimumabe e certolizumabe (inibidores do fator de necrose tumoral alfa [TNF-α]), abatacepte (bloqueador da coestimulação do linfócito T), rituximabe (anticorpo anti-CD20 – depletor de linfócito B), tocilizumabe (bloqueador do receptor de interleucina 6 [IL-6]), geralmente em associação a uma MMCDsc (preferencialmente, MTX), ou em monoterapia, conforme o caso.

Abordagem multidisciplinar ▶ Terapia física, reabilitação e terapia ocupacional são indicadas em casos específicos.

MONITORAMENTO DA DOENÇA ▶ A atividade da doença deve ser monitorada em cada consulta, utilizando-se instrumentos validados, como o DAS 28 (do inglês *disease activity score*), sendo o tratamento ajustado (aumento da dose, combinação ou troca de MMCD) até a obtenção de remissão ou pelo menos baixa atividade de doença (**Fig. 25.2**).

- **Avaliação laboratorial:** provas de atividade inflamatória, como VSG e proteína C-reativa bem como demais exames laboratoriais devem ser realizadas em cada consulta.
- **Avaliação por imagem:** radiografias convencionais (mãos e punhos, pés e tornozelos, coluna cervical e outras articulações acometidas) devem ser realizadas por ocasião do diagnóstico e, se possível, anualmente para seguimento da evolução da doença. RM ou US articular podem ser realizadas em caso de dúvida quanto à presença de sinovite subclínica.

COMPLICAÇÕES ▶ Vasculite sistêmica e síndrome de Felty são complicações cada vez mais raras, devido a estratégias de tratamento e ao controle rigoroso da doença.

▶ ESPONDILOARTRITES

AVALIAÇÃO ▶ As espondiloartrites formam um grupo de doenças que têm sobreposição de achados clínicos. Estas compreendem espondilite anquilosante, artrite reativa, artropatia enteropática (associada à doença de Crohn e à retocolite ulcerativa) e artrite psoriásica. Características comuns são envolvimento oligoarticular ou poliarticular assimétrico, com acometimento predominante dos membros inferiores, sacroileíte, entesite, tenossinovite, dactilite, uveíte anterior, associação a antígeno leucocitário humano B27 (HLA-B27) e agregação familiar. Nos casos de espondiloartrite indiferenciada, deve ser permanente a busca de achados na história e no exame físico que apontem para o diagnóstico diferencial (psoríase cutânea e/ou do couro cabeludo, distrofia ungueal, história familiar de psoríase e espondilite anquilosante, alterações do hábito intestinal, uretrite e conjuntivite).

DIAGNÓSTICO ▶ As espondiloartrites podem envolver ou não o esqueleto axial. Para classificar um indivíduo como portador de espondiloartrite, a Assessment of Spondyloarthritis International Society (ASAS) definiu critérios para doença axial e periférica (**Quadro 25.2**). Na avaliação diagnóstica complementar, proteína C-reativa, HLA-B27, radiografia simples ou RM podem ser solicitados. O achado que sugere atividade inflamatória na ressonância RM é o edema medular ósseo, que é caracterizado como área de hipossinal na sequência ponderada em T1 e hipersinal em *short tau inversion recovery* (STIR). Na radiografia simples, é possível identificar lesões estruturais, tais como erosões, esclerose subcondral e sindesmófitos.

■ ESPONDILITE ANQUILOSANTE

DIAGNÓSTICO ▶ Com maior incidência em homens jovens, a espondilite anquilosante apresenta comprometimento predominantemente axial, mas também pode acometer articulações periféricas. Associada ao HLA-B27 em mais de 90% dos pacientes brancos, seu diagnóstico é clínico e tem como critérios a presença de lombalgia por 3 meses ou mais,

Primeira escolha

1º esquema

MTX ou outro MMCDsc*
ou
Combinação de MMCDsc
(preferencialmente incluindo MTX)**

Se toxidade ao medicamento, ausência de resposta clínica em 3 meses de tratamento, ou se o objetivo terapêutico não for alcançado em 6 meses de tratamento***

2º esquema

Trocar o MMCDsc*
ou
Outra combinação de MMCDsc**
(preferencialmente incluindo MTX)

Se toxidade ao medicamento, ausência de resposta clínica em 3 meses de tratamento, ou se o objetivo terapêutico não for alcançado em 6 meses de tratamento***

> Em todas as fases: prednisona ou equivalente (usar a menor dose pelo menor tempo possível), corticosteroide intra-articular e/ou analgésicos e/ou AINEs podem ser usados

Segunda escolha

Preferencialmente

Iniciar tratamento com MMCDb:* anti-TNF
(adalimumabe, certolizumabe pegol, etanercepte, infliximabe ou golimumabe)
ou
Modulador da coestimulação de linfócitos T (abatacepte)
ou
Bloqueador do receptor de IL-6 (tocilizumabe)

*preferencialmente combinado com MMCDsc (preferencialmente MTX)

ou

Alternativamente

Iniciar tratamento com MMCDsae
(medicamentos modificadores do curso da doença sintéticos alvo-específicos)
preferencialmente combinado com MTX

Se toxidade à medicação, ausência de resposta clínica em 3 meses de tratamento, ou se o objetivo terapêutico não for alcançado em 6 meses de tratamento***

Terceira escolha

Trocar MMCDb para:* um segundo anti-TNF****
(adalimumabe, certolizumabe pegol, etanercepte, infliximabe ou golimumabe)
ou
Modulador da coestimulação de linfócitos T (abatacepte)
ou
Bloqueador do receptor de IL-6 (tociluzumabe)
ou
Anti-CD20 (rituximabe),*****

*Preferencialmente combinado com csDMARD (preferencialmente MTX)
ou
Iniciar tratamento com MMCDsae (tofacitinibe)
(preferencialmente combinado com MTX)

******

Trocar para MMCDb:*
anti-TNF (adalimumabe, certolizumabe pegol, etarnercepte, infliximabe ou golimumabe)
ou
Modulador da coestimulação de linfócitos T (abatacepte)
ou
Bloqueador do receptor de IL-6 (tocilizumabe)
ou
Anti-CD20 (rituximabe),*****

*Preferencialmente combinado com MMCDsc (preferencialmente MTX)

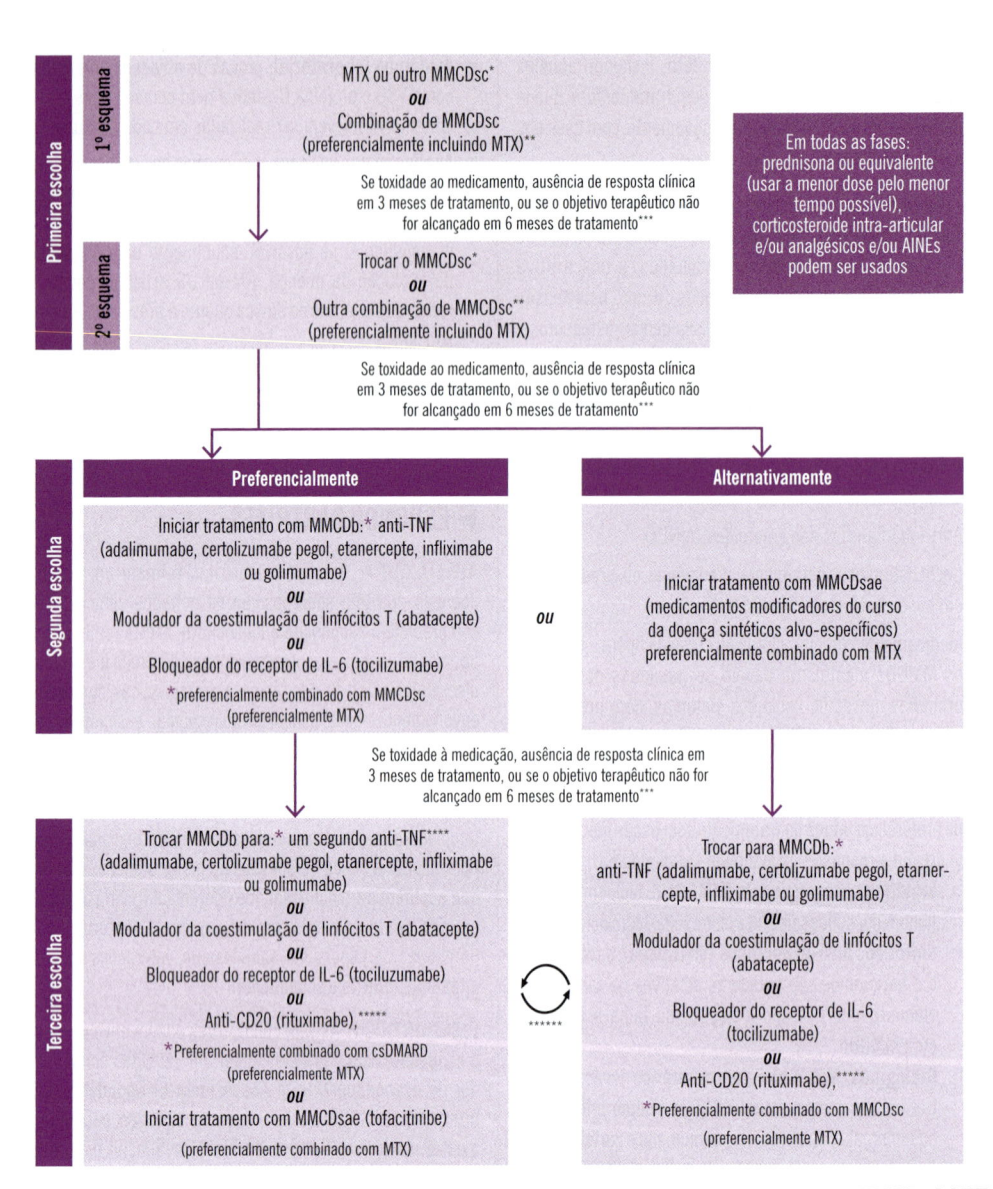

FIGURA 25.2 ▶ FLUXOGRAMA DE TRATAMENTO DA ARTRITE REUMATOIDE // *Havendo contraindicação ao MTX, a sulfassalazina ou a leflunomida podem ser empregadas. Antimaláricos (hidroxicloroquina/cloroquina) em monoterapia podem ser considerados em quadros com baixo potencial erosivo. **As combinações mais utilizadas no Brasil são: MTX + antimaláricos, MTX + leflunomida (com ou sem antimaláricos), MTX + sulfassalazin (com ou sem altimaláricos). ***A meta do tratamento deve ser alcançar a remissão, conforme critérios ACR/EULAR ou, quando não for possível, a baixa atividade da doença, avaliada por um dos índices compostos de atividade de doença conforme estabelecido no Consenso 2011 da Sociedade Brasileira de Reumatologia). ****Não é recomendado o uso de um 3º anti-TNF após falha a duas opções de anti-TNF. *****No Brasil, o rituximabe é recomendado, em combinação com MTX, para pacientes que tiveram resposta inadequada ou intolerância a um ou mais anti-TNF. ******No caso de falha ou toxicidade a um medicamento na terceira escolha de tratamento, o próximo passo será trocar para outro (MMCDb ou MMCDsae) listado nesse mesmo nível de complexidade, que não tenha sido previamente utilizado.
// Anti-TNF, fator de necrose tumoral; IL,interleucina; MMCDsae, medicamentos modificadores do curso da doença sintéticos alvo-específicos; MMCDsc, medicamentos modificadores do curso da doença sintéticos convencionais; MMCDb, medicamentos modificadores do curso da doença biológicos; MTX, metotrexato.
Fonte: Sociedade Brasileira de Reumatologia.[3]

QUADRO 25.2 ▶ CRITÉRIOS DE CLASSIFICAÇÃO DE ESPONDILOARTRITES, DA ASAS

ESPONDILOARTRITE AXIAL (COM OU SEM MANIFESTAÇÕES PERIFÉRICAS)	ESPONDILOARTRITE PERIFÉRICA (SEM LOMBALGIA)
■ Lombalgia ≥ 3 meses e idade de início < 45 anos + ■ Sacroileíte em exame de imagem + ≥ 1 característica clínica de espondiloartrite *ou* ■ HLA-B27 + ≥ 2 características de espondiloartrite: 　■ Lombalgia inflamatória 　■ Artrite 　■ Entesite (calcâneo) 　■ Uveíte 　■ Dactilite 　■ Psoríase 　■ Doença de Crohn ou retocolite ulcerativa 　■ Boa resposta a anti-inflamatórios 　■ História familiar de espondiloartrite 　■ HLA-B27 　■ Proteína C-reativa elevada	■ Artrite ou entesite, ou dactilite +: ■ ≥ 1 característica clínica de espondiloartrites: 　■ Uveíte 　■ Psoríase 　■ Doença de Crohn ou retocolite ulcerativa 　■ Infecção precedente 　■ HLA-B27 　■ Sacroileíte em imagem *ou* ■ ≥ 2 características de espondiloartrites: 　■ Artrite 　■ Entesite 　■ Dactilite 　■ Lombalgia inflamatória em qualquer momento 　■ História familiar de espondiloartrite

HLA-B27, antígeno leucocitário humano.

que melhora com exercício e piora com repouso (lombalgia com características inflamatórias), limitação funcional da coluna lombar no plano frontal (teste de Schober com variação < 5 cm) (**Fig. 25.3**), redução da expansão torácica e sacroileíte, raramente unilateral (moderada a grave), ou, com mais frequência, bilateral, que, nas fases mais iniciais, pode ser vista na RM. Uveíte anterior ocorre em 30% dos casos, estando associada ao HLA-B27. Deve ser incluída no diagnóstico diferencial de lombalgia crônica, principalmente no diagnóstico de pacientes com história familiar e de adultos jovens. Além da avaliação clínica com história e exame físico, os seguintes exames podem ser considerados para o diagnóstico: HLA-B27, proteína C-reativa, radiografia e RM de esqueleto axial.

TRATAMENTO ▶ Tem como base atividade física, AINEs e educação a respeito da doença. Tratamento não farmacológico deve ser realizado com orientação especializada. Medicamentos como sulfassalazina e MTX podem ser usados para quadro articular periférico. Dactilite e entesites podem responder ao uso de AINE. Infiltração com corticosteroides pode ser usada para quadros de oligoartrite e entesites, com ou sem uso prévio de AINE. Medicamentos que têm contribuído em larga escala para o tratamento de pacientes com espondilite anquilosante são os imunobiológicos, principalmente anti-TNFs (infliximabe, etanercepte, adalimumabe, golimumabe, certolizumabe) e anti-IL-17 (secuquinumabe). Essas medicações são especialmente interessantes para controle de lombalgia refratária a AINE, uma vez que medicamentos

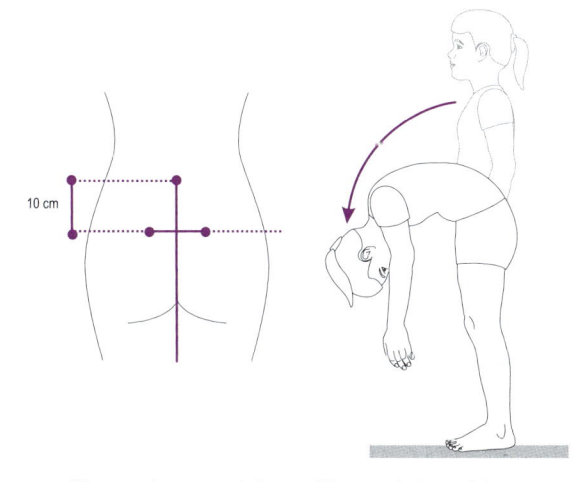

FIGURA 25.3 ▶ **TESTE DE SCHOBER.** // Com o paciente em posição ortostática, a partir de uma linha que passa sobre as espinhas ilíacas posterossuperiores, demarca-se um segmento de 10 cm cranialmente. O teste é anormal se, à máxima flexão anterior da coluna, com os joelhos estendidos, o segmento marcado medir menos de 15 cm.

sintéticos não se mostraram eficazes. Deve-se ter atenção para utilizar esses medicamentos em pacientes com sintomas atribuídos à artropatia inflamatória, e não a sintomas de origem mecânica ou musculares, considerando seu alto custo e importantes eventos adversos relacionados. Também é importante no manejo desses pacientes a realização de avaliação de atividade de doença por meio de algum dos escores padronizados, como ASDAS (do inglês *Ankylosing Spondylitis Disease Activity Score*) ou BASDAI (do inglês *Bath Ankylosing Spondylitis Disease Activity Index*), tanto para avaliar resposta terapêutica quanto para indicação de tratamento.

■ ARTRITE REATIVA

INTRODUÇÃO ▶ Artropatia inflamatória estéril que se desenvolve após infecção a distância, sobretudo por *Chlamydia*, *Salmonella*, *Shigella*, *Yersinia* e *Campylobacter*. Classicamente, é caracterizada pela tríade de artrite, conjuntivite e uretrite não gonocócica. São excluídas do diagnóstico outras espondiloartrites, como artrite psoriásica, espondilite anquilosante e artrite associada à doença inflamatória intestinal. Lesões cutâneas típicas são a balanite circinada e o ceratoderma blenorrágico. Deve-se sempre considerada a possibilidade de artrite séptica gonocócica.

DIAGNÓSTICO ▶ O diagnóstico é essencialmente clínico, não havendo achado de exame patognomônico. A investigação pode incluir pesquisa de clamídia em esfregaços uretrais e cervicais, sorologia para clamídia (IgG e IgM), coprocultura, mesmo em pacientes sem diarreia, hemograma, VSG, proteína C-reativa, HLA-B27, radiografias e RM das articulações sacroilíacas e das articulações envolvidas. Outros exames, como fator reumatoide, fator antinuclear (FAN), anti-HIV, veneral disease research laboratory (VDRL), são importantes para exclusão de outros diagnósticos diferenciais.

Achados indicativos de artrite reativa:

- Oligoartrite assimétrica (com predileção pelos membros inferiores).
- Dactilite (dedos em "salsicha").
- Fasceíte plantar ou outras entesites.
- Uretrite, cervicite ou gastrenterite prévias ou concomitantes.
- Conjuntivite ou uveíte anterior.
- Sacroileíte radiológica.
- Presença de HLA-B27.

TRATAMENTO ▶ Consiste no uso de AINE em doses elevadas. Pode ser feito uso de terapia antimicrobiana, quando for documentada a presença de infecção do trato urogenital ou quando a coprocultura for positiva na gastrenterite. Em casos de artrite persistente ou erosiva, podem ser considerados outros tratamentos de segunda escolha, como MTX, azatioprina ou sulfassalazina. O papel da terapia antimicrobiana na artrite crônica não está bem estabelecido. Medicamentos biológicos, tais como agentes anti-TNF, podem ser considerados nos casos refratários.

■ ARTRITE PSORIÁSICA

INTRODUÇÃO ▶ Das espondiloartrites, é a que possui maior heterogeneidade de apresentação clínica. Em geral, manifesta-se em pacientes com mais de 10 anos de história de psoríase, mas pode surgir concomitantemente ou mesmo antes da doença cutânea em uma minoria dos casos. O acometimento axial é semelhante às demais doenças do grupo, com algumas particularidades, sobretudo em relação a exames de imagem, sendo essa doença caracterizada por sindesmófitos mais grosseiros e assimétricos, assim como acometimento assimétrico de sacroilíacas. A artrite periférica tem apresentação variável, podendo existir nas formas de oligoartrite assimétrica de membros inferiores, poliartrite simétrica algo semelhante à artrite reumatoide, predominante em interfalangeanas distais, e mutilante, esta última caracterizada por importantes erosões ósseas, principalmente nos dedos, levando à deformidades expressivas. Fatores como erosões ósseas, provas inflamatórias elevadas e resistência a tratamento são indicativos de pior prognóstico. Além do quadro cutâneo e articular, características marcantes são a presença de dactilite e entesites, as quais podem trazer importante desconforto ao paciente, além de doença renal, geralmente por depósitos de IgA, e uveíte. Se não tratada, tem prognóstico, reservado, podendo resultar em limitação funcional marcada e redução de qualidade de vida.

DIAGNÓSTICO ▶ Como nas demais integrantes do grupo das espondiloartrites, seu diagnóstico é clínico. Manifestações cutâneas ou, em sua ausência, história familiar de psoríase, ausência de fator reumatoide nos casos poliarticulares, alterações características à radiografia de mãos, pés e coluna, como sinal do "lápis na taça", auxiliam no processo diagnóstico. Diversos critérios classificatórios existem, sendo os mais utilizados os critérios de CASPAR, de 2006, por sua maior especificidade e sensibilidade:

- Presença de inflamação musculesquelética (artrite inflamatória, entesite ou dor em coluna).
- Ao menos 3 pontos dos itens a seguir:
    □ Psoríase cutânea presente: 2 pontos, história prévia – 1 ponto, ou história familiar se o paciente não é afetado – 1 ponto.
    □ Lesões ungueais (onicólise, *pitting*): 1 ponto.
    □ Dactilite (presente ou história prévia documentada por um reumatologista): 1 ponto.
    □ Fator reumatoide negativo: 1 ponto.
    □ Formação óssea justa-articular em radiografia (distintas de osteófitos): 1 ponto.

TRATAMENTO ▶ Educação do paciente, manejo de comorbidades e fatores de risco cardiovasculares frequentemente presentes, orientação sobre curso e prognóstico, exercícios físicos e uso de AINE são a base do tratamento. Para quadro articular periférico mais expressivo, uso de fármacos, como MTX, sulfassalazina e leflunomida, podem ser usados na falha a AINE. Dessas opções, MTX apresenta melhor controle também das manifestações cutâneas. Artrite periférica refratária a essas medicações ou manifestações axiais e entesites não controladas com uso de AINE podem se beneficiar sobremaneira do uso de imunobiológicos, como os anti-TNF (etanercepte, infliximabe, adalimumabe, golimumabe, certolizumabe). Novas opções são os imunobiológicos anti-IL-17 (secuquinumabe e ixequizumabe) e anti-IL 12/23 (ustequinumabe) e medicamentos anti-fosfodiesterase 4 (apremilaste). É sempre importante documentar a atividade da doença antes e durante o tratamento com uso de escores padronizados, como o DAS 28.

▶ ARTRITE SÉPTICA

INTRODUÇÃO ▶ Artropatia rapidamente destrutiva que necessita de diagnóstico precoce e instituição imediata do tratamento. É uma emergência em reumatologia, podendo causar alta morbidade, incapacidade (perda de função articular em 25-50% dos pacientes) ou até morte (2-10% dos casos). Possui incidência de 2 a 6 casos por 100 mil pessoas/ano e é mais elevada em pacientes com artrite reumatoide. A doença se desenvolve com o agente patogênico na articulação sinovial, ocorrendo disseminação por via hematogênica na maior parte dos casos. Classicamente, há artrite de início súbito, com dor, calor, edema e, com frequência, eritema articular, havendo, em alguns casos, febre associada. O quadro geralmente é monoarticular (poliarticular em 10-20% dos casos), tendo como articulação mais acometida o joelho, em adultos, e o quadril, em crianças. Um quadro mais arrastado pode ocorrer quando há infecções por germes de baixa virulência, tuberculose, prótese infectada ou no paciente imunossuprimido.

AGENTE ▶ O principal agente causador de artrite séptica é o *Staphylococcus aureus* (37-56% dos casos). Os principais agentes gram-negativos são *Neisseria gonorrhoeae* e *Neisseria meningitides* (20% dos casos), porém o *Kingella kingae* é o principal germe gram-negativo em crianças entre 2 meses e 5 anos de idade. A artrite gonocócica pode apresentar-se com oligoartrite migratória, dermatite e tenossinovite (caracteristicamente nos tendões do punho), e apenas 25% dos pacientes têm história de uretrite gonocócica prévia.

AVALIAÇÃO ▶ Orienta-se solicitação de hemoculturas, hemograma, VSG, proteína C-reativa, e radiografia simples, para comparação com exames posteriores. O diagnóstico definitivo é realizado com a avaliação do líquido sinovial e o isolamento do germe pela coloração de Gram (50-70% de sensibilidade) ou na cultura (90% de sensibilidade nas artrites bacterianas não gonocócicas e 25-70% nas gonocócicas), sendo essencial a punção do líquido sinovial para o diagnóstico nos pacientes com monoartrite aguda. A contagem celular pode ser um indicador de artrite bacteriana quando mais de 50.000 leucócitos/mm^3 com 80% ou mais de neutrófilos (lembre-se de que, em 50% dos casos, há menos de 30.000 leucócitos/mm^3, principalmente em indivíduos imunossuprimidos). Orienta-se realização de cultura para gonococo do esfregaço da orofaringe, do colo uterino, da uretra masculina e da região anal. Outras artrites infecciosas menos comuns incluem tuberculose, brucelose e sífilis. Diagnóstico diferencial deve ser realizado com gota, condrocalcinose, artrite reativa, artrite reumatoide, artrite viral, doença de Lyme, entre outras.

TRATAMENTO ▶ O tratamento inclui terapia antimicrobiana intravenosa (IV) e drenagem do líquido sinovial via artrocentese, artroscopia ou drenagem cirúrgica. Não é indicada imobilização, mas orienta-se evitar sobrecarga articular. O tratamento antimicrobiano inicial se baseia na suspeita clínica do germe, conforme a faixa etária e a exposição ambiental do paciente, e posteriormente ajustado conforme resultado do Gram ou da cultura do líquido sinovial: na presença de cocos gram-positivos, pode ser iniciada oxacilina (2 g, IV, 4/4 h) ou vancomicina (15 mg/kg/dose, IV, 12/12 h); na presença de bacilos gram-negativos e nos pacientes adultos sem germe isolado no Gram, pode ser iniciada ceftriaxona (2 g, IV, 24/24 h). O antimicrobiano é mantido por via IV por, pelo menos, 14 dias e, então, passado para via oral (VO) por mais 14 dias. Na artrite gonocócica, o tratamento pode ser considerado como teste terapêutico quando há alta suspeita clínica e culturas negativas.

▶ ARTROSE

INTRODUÇÃO ▶ Doença articular caracterizada por desintegração da cartilagem articular, neoformação óssea marginal (osteófitos) e esclerose subcondral, em geral, ocorrendo em idosos, mas não sendo limitada a eles. Costuma acometer articulações dos dedos das mãos (principalmente interfalangeanas proximais, distais e primeira carpometacárpica – rizartrose), quadris, joelhos e coluna. Apresenta-se com dor crônica, exacerbada pela movimentação e aliviada por repouso, rigidez após repouso (protocinética), dificuldades na deambulação, nódulos de Heberden (interfalangeanas distais) e de Bouchard (interfalangeanas proximais), restrição ao movimento, crepitações e instabilidade articular (em casos avançados). Tem como fatores associados obesidade, trauma, atividades ocupacionais repetitivas e história familiar.

DIAGNÓSTICO ▶ Primariamente clínico, com base na história e no exame físico. À radiografia, observam-se estreitamento assimétrico do espaço articular, esclerose óssea subcondral, cistos subcondrais e osteófitos. É importante salientar a dissociação clínico-radiológica comum nesta doença, em que muitos pacientes assintomáticos apresentam alterações radiográficas características, e pacientes sintomáticos podem ter pouca alteração nos exames de imagem.

TRATAMENTO ▶ Abordagem holística é a mais adequada, compreendendo medidas como educação do paciente sobre a doença e os autocuidados, terapia física, perda de peso em pacientes com sobrepeso ou obesidade, órteses para realinhamento articular e manejo de comorbidades, como depressão.

O ganho de massa muscular parece estar associado à melhora funcional. Assim, exercício físico sob orientação profissional é uma medida não farmacológica interessante, pelo benefício na melhora da composição corporal e na funcionalidade. Além disso, o exercício regular também é benéfico no controle da dor crônica que muitos desses pacientes experimentam.

Fármacos indicados para analgesia são AINE (oral e tópico), capsaicina e duloxetina. Paracetamol, por pouca eficácia, vem sendo retirado das orientações de manejo de osteoartrose. Infiltração intra-articular de corticosteroides pode ter boa resposta em alguns casos, como artrose de joelhos com sinais inflamatórios, porém com duração de efeito limitada a poucas semanas. Infiltração de ácido hialurônico parece ter pouca superioridade a placebo. Abordagem cirúrgica com colocação de prótese total articular em casos mais graves de artrose de quadril e joelhos, como aqueles com dor persistente e incapacidade funcional significativa, independente da otimização do tratamento conservador, costuma trazer bons resultados. Abordagens como cirurgia videolaparoscópica com meniscectomia não parecem ser clinicamente relevantes. Medicações como sulfato de glicosamina em associação ou não a sulfato de condroitina apresentam resultados clinicamente controversos. É importante atentar para possíveis causas não articulares de dor, que podem vir associadas, como bursite anserina e bursite trocantérica, passíveis de fácil tratamento.

▶ BURSITES

INTRODUÇÃO ▶ As bursites são processos inflamatórios localizados nas bursas – estruturas periarticulares que contêm líquido sinovial e que facilitam a ação de músculos e tendões. Essa inflamação geralmente está relacionada a trauma repetitivo ou a doenças inflamatórias sistêmicas (gota, pseudogota, artrite reumatoide), mas pode ser também de origem infecciosa (bursite séptica).

DIAGNÓSTICO ▶ O diagnóstico é clínico, e os achados incluem dor de início súbito e piora com movimento sobre a estrutura comprometida, podendo haver restrição funcional. Aumento de volume pode ser evidente na bursite olecraniana ou pré-patelar, mas é incomum nas demais. As localizações mais comuns são subdeltoideana, olecraneana, isquiática, trocantérica e pré-patelar.

TRATAMENTO ▶ Inclui repouso, identificação e correção do fator desencadeante (desalinhamentos, traumas, atividade profissional, esportes, germes isolados), gelo (o calor pode ser agravante nas formas agudas), aspiração diagnóstica e de alívio da bursa com infiltração com glicocorticosteroides (uma vez excluída infecção) e AINE, cuja resposta ocorre em até 1 semana, porém devem ser mantidos por mais alguns dias para evitar recidivas. Fisioterapia motora pode ser necessária para recuperação funcional. Em casos de bursite séptica, além de terapia antimicrobiana, pode ser necessária bursectomia cirúrgica.

▶ CONDROCALCINOSE E PSEUDOGOTA – DOENÇA DO DEPÓSITO DE CRISTAIS DE PIROFOSFATO DE CÁLCIO

INTRODUÇÃO ▶ A doença do depósito de cristais de pirofosfato de cálcio (CPPD) é causada pelo depósito de cristais de pirofosfato de cálcio na matriz extracelular da cartilagem articular (condrocalcinose), sendo a causa mais comum de monoartrite aguda nos idosos. A maioria dos pacientes é assintomática, mas pode ocorrer quadro de monoartrite, oligoartrite, poliartrite migratória e poliartrite crônica, acometendo joelhos, punhos, metacarpofalangeanas, cotovelos e ombros. Quadro clínico muitas vezes indistinguível da artrite gotosa aguda ou da artrite séptica, podendo ocorrer sintomas sistêmicos, com febre e calafrios. Os episódios de artrite podem durar de semanas a meses, raramente afetando a primeira articulação metatarsofalangeana. Condrocalcinose e osteoartrose podem ser encontradas simultaneamente no mesmo paciente.

DIAGNÓSTICO ▶ O diagnóstico é realizado com a visualização de cristais de pirofosfato de cálcio com birrefringência positiva à luz polarizada no líquido sinovial e evidência de doença radiográfica pela presença de condrocalcinose predominantemente em joelhos, quadris, mãos, coluna e sínfise púbica. Devido à possibilidade de associação de diversas doenças, como hiperparatireoidismo, gota, hemocromatose, hipomagnesemia e hipofosfasia, orienta-se a dosagem de cálcio, magnésio, fósforo, fosfatase alcalina, paratormônio (PTH), ferritina, ferro, saturação de transferrina, tireotrofina (TSH), e ácido úrico na ocasião do diagnóstico. É sempre necessário excluir a possibilidade de artrite infecciosa associada.

TRATAMENTO ▶ O tratamento da monoartrite pode ser realizado com aspiração do líquido sinovial e infiltração articular com glicocorticosteroide (após descartado processo infeccioso). O tratamento sistêmico com AINE, glicocorticosteroide ou colchicina pode ser indicado na impossibilidade de infiltração articular, quadros poliarticulares ou crônicos.

▶ DERMATOMIOSITE E POLIMIOSITE

DIAGNÓSTICO ▶ A polimiosite e a dermatomiosite fazem parte do grupo das miopatias inflamatórias idiopáticas, que se caracterizam por fraqueza muscular proximal simétrica e progressiva, dor à palpação muscular, elevação de enzimas musculares, como creatinofosfocinase (CPK), aldolase, transaminase glutâmico oxalacética (TGO), transaminase glutâmico pirúvica (TGP) e desidrogenase láctica (LDH), achados patológicos na biópsia muscular (infiltrado inflamatório focal, endomisial e perivascular com áreas de necrose e regeneração) e alterações eletroneuromiográficas indicativas de padrão miopático. Na dermatomiosite, há acometimento cutâneo, com heliótropo, pápulas de Gottron, "mãos de mecânico" e fotossensibilidade (em "xale", no dorso, e em "V", na área do decote). Outras manifestações importantes são disfagia e outras decorrentes de acometimento de musculatura esofágica e de via aérea superior, doença intersticial pulmonar e possibilidade de miocardite. Entre os anticorpos miosite-específicos, estão anti-Jo-1, anti-SRP e anti-mi-2. É importante lembrar-se de que 20% dos casos estão associados a neoplasias (principalmente em dermatomiosite), sendo que destes um terço tem apresentação concomitante, um terço precede e um terço sucede os sinais e sintomas da neoplasia, e de que, quando associada à neoplasia, a miosite cursa mais frequentemente sem elevação de CPK. Devem-se excluir diagnósticos diferenciais, como miopatia associada a outras doenças difusas do tecido conectivo, miopatia paraneoplásica, miosite por corpúsculos de inclusão, miosite ossificante, infecções (p. ex., toxoplasmose e triquinose), miopatia por medicamentos (p. ex., estatinas) e alterações metabólicas.

TRATAMENTO ▶ Deve incluir repouso durante a fase aguda e fisioterapia na recuperação funcional. A escolha do tratamento medicamentoso é influenciada pelo perfil clínico e pela gravidade da doença. Corticosteroides podem ser usados para manejo inicial, visando ao controle rápido das manifestações clínicas, assim como dos episódios de recidiva. Também para indução de remissão de doença podem ser usados MTX, azatioprina, ciclofosfamida ou imunoglobulina IV, sendo as duas últimas opções reservadas para casos mais agressivos. Como tratamento de manutenção, em geral, opta-se por uso de MTX e azatioprina, em monoterapia ou combinados. Em casos graves, a manutenção de remissão também pode ser alcançada com uso frequente de imunoglobulina intravenosa (IGIV). Estudos apontam benefício do uso de rituximabe para indução de remissão em pacientes refratários a demais medicações. Recentemente, outras medicações, como abatacepte, têm sido alvo de ensaios clínicos, trazendo perspectivas de novas opções terapêuticas no futuro.

▶ ESCLEROSE SISTÊMICA

INTRODUÇÃO ▶ A esclerose sistêmica é uma doença caracterizada por vasculopatia, fibrose da pele (esclerodermia) e de órgãos internos e ativação do sistema imune, com produção de autoanticorpos. Pode ser difusa, envolvendo qualquer segmento cutâneo ou limitado, acometendo apenas região distal aos cotovelos e joelhos, além de face e região cervical, poupando regiões mais proximais dos membros e do tronco. A forma limitada é conhecida como CREST (acrônimo para **c**alcinose, fenômeno de **R**aynaud, dismotilidade **e**sofágica e **e**sclerodactilia e **t**elangiectasias). Os pacientes apresentam fenômeno de Raynaud em cerca de 95% dos casos, edema das mãos (*puffy hands*) nas fases iniciais, esclerodermia com redução das pregas na superfície extensora das interfalangeanas distais e do enrugamento facial, redução do rebaixamento palpebral e microstomia. Acomete qualquer órgão interno, podendo ser encontradas alterações das motilidades esofágica e intestinal, distúrbios de condução cardíacos, manifestações musculoesqueléticas, crise renal esclerodérmica (hipertensão arterial maligna, anemia microangiopática e perda rápida de função renal), bem como fibrose e hipertensão pulmonar.

DIAGNÓSTICO ▶ FAN positivo é encontrado em cerca de 90% dos casos, mas é pouco específico. Os padrões nucleolar (associado principalmente à forma difusa) e centromérico (associado principalmente à forma CREST) são os mais característicos da doença. Outros autoanticorpos incluem o anti-topoisomerase I (Scl-70), detectado em 20 a 45% dos casos, em geral associado à doença difusa, e outros menos comuns, tais como: anti-ácido ribonucleico (RNA) polimerase I, II e III, anti-fibrilarina, anti-fibrilina I e anti-PM-Scl. Para auxiliar na realização de ensaios clínicos, foram elaborados os critérios de classificação ACR/EULAR, em 2013 (**Tab. 25.1**). Exames para avaliar comprometimento orgânico podem auxiliar na delimitação da extensão do acometimento da doença, e alguns têm valor prognóstico, como a capilaroscopia para vasculopatia, provas de função pulmonar para pneumopatia, ecocardiografia para hipertensão pulmonar e esofagografia para a esofagopatia.

TRATAMENTO ▶ O tratamento volta-se, em grande parte, ao controle das manifestações determinadas pela vasculopatia e a fibrose. Recomenda-se proteção do frio e uso de bloqueadores dos canais de cálcio (BCCs) di-hidropiridínicos, para o fenômeno de Raynaud, emolientes para a pele seca, anti-histamínicos para o prurido, atividade física, para a prevenção de contraturas, inibidores da bomba de prótons e prócinéticos, para o refluxo gastresofágico, e uso cíclico de antimicrobianos, para quadros de diarreia e má absorção associados à hiperproliferação bacteriana. Sildenafila é uma alternativa em casos de fenômenos isquêmicos graves e refratários. Pacientes com elevação súbita e severa da pressão arterial, anemia hemolítica microangiopática, perda de função renal e/ou proteinúria devem ser acompanhados cuidadosamente devido à possibilidade de crise renal esclerodérmica, que ocorre principalmente nas fases iniciais da doença de apresentação difusa, e o tratamento com inibidores da enzima conversora da angiotensina (IECAs) é recomendado. Os glicocorticosteroides têm indicação no controle inflamatório articular ou na fase inflamatória precoce da doença pulmonar intersticial. Há evidências de que doses de prednisona acima de 15 mg/dia possam aumentar o risco de desenvolver crise renal esclerodérmica. A ciclofosfamida e o micofenolato mofetil mostraram benefício no controle da doença pulmonar intersticial. Hipertensão arterial pulmonar pode ser manejada com o uso de BCCs, sildenafila, análogos de prostaglandinas e prostaciclinas e antagonistas da endotelina. O MTX tem sido recomendado para o tratamento do espessamento da pele nas fases iniciais da doença difusa.

▶ FIBROMIALGIA

INTRODUÇÃO ▶ Condição clínica caracterizada por dor crônica difusa, associada à fadiga, sono não reparador e alterações cognitivas, além de outros sintomas somáticos. O fenômeno fisiopatológico principal é um distúrbio no processamento nociceptivo, levando à hiperalgesia e alodínea. Há associação com diversas síndromes clínicas, como depressão, ansiedade, cefaleia

TABELA 25.1 ▶ CRITÉRIOS DE CLASSIFICAÇÃO DIAGNÓSTICA DE ESCLEROSE SISTÊMICA, DA ACR/EULAR[2]

ITEM	SUBITEM	PONTUAÇÃO*
Espessamento cutâneo dos dedos de ambas as mãos com extensão proximal às articulações MCFs	–	9
Espessamento cutâneo dos dedos (contar apenas a pontuação maior)	*Puffy fingers* (edema das mãos)	2
	Todos os dedos, distal às articulações MCFs	4
Lesões da polpa digital (contar apenas a pontuação maior)	Úlceras digitais	2
	Pitting scars (cicatrizes puntiformes)	3
Telangiectasias	–	2
Capilaroscopia alterada	–	2
Hipertensão pulmonar e/ou pneumopatia intestical	–	2
Fenômeno de Raynaud	–	3
Anticorpos relacionados à esclerose sistêmica	Anticentrômero, anti-topoisomerase I [anti-ScL 70], anti-RNA polimerase III	3

*Pacientes (IBPs) com pontuação de 9 ou mais são classificados como portadores de esclerose sistêmica.
Tais critérios não são aplicáveis em pacientes portadores de síndromes esclerodérmicas que expliquem suas manifestações, como: fibrose sistêmica nefrogênica, *scleroderma diabeticorum*, escleromixedema, eritromialgia, porfiria, esclerose liquenoide, doença do enxerto contra hospedeiro e quiroartropatia diabética.
MCFs, metacarpofalangeanas; RNA, ácido ribonucleico.

tensional, enxaqueca, síndrome do intestino irritável, síndrome da fadiga crônica, síndrome da bexiga irritável. Fenômenos neurovegetativos são comuns (tontura, náusea, lipotimia), sobretudo pela manhã.

DIAGNÓSTICO ▶ O diagnóstico é exclusivamente clínico. Utiliza-se como principais parâmetros a dor com distribuição global, em ambos os lados e acima e abaixo da cintura pélvica, com duração superior a 3 meses, podendo-se avaliar a presença de pelo menos 11 de 18 pontos dolorosos pré-especificados (Fig. 25.4). Pode-se também utilizar a combinação de escores de dor e de sintomas de fadiga, sono não reparador e sintomas cognitivos para auxiliar no diagnóstico (Quadro 25.3). O exame clínico e uma história detalhada devem ser realizados para investigar outras causas de dor difusa crônica. Exames laboratoriais, como TSH, provas inflamatórias, exames do metabolismo ósseo e sorologias (sobretudo na suspeita de hepatite viral crônica pelo vírus C) podem ser úteis para o diagnóstico diferencial de outras causas de dor difusa, como hipertireoidismo, artropatias inflamatórias, hiperparatireoidismo e infecções crônicas. Outros exames podem ser realizados conforme achados na história clínica ou no exame físico.

TRATAMENTO ▶ Baseia-se principalmente em educação e suporte ao paciente no manejo dos sintomas. Os pilares do tratamento são exercícios, psicoterapia e medicamentos. Exercícios aeróbicos de baixo impacto regulares são um dos componentes mais importantes do tratamento. A psicoterapia (em particular a terapia cognitivo-comportamental [TCC]) pode melhorar diversos aspectos da fibromialgia, principalmente os transtornos de humor. Entre os medicamentos, destacam-se os antidepressivos tricíclicos em baixas dosagens (como amitriptilina ou nortriptilina [ISRSN]), a duloxetina (antidepressivo inibidor seletivo da recaptação de serotonina e de norepinefrina) e a pregabalina (anticonvulsivante). A dor não responde bem a AINE e a glicocorticosteroides, mas sim a analgésicos e a relaxantes musculares. Opioides devem ser evitados, podendo-se utilizar tramadol por períodos curtos no início do programa de exercícios físicos. A fisioterapia também deve ser utilizada como terapia adicional para reabilitação e prevenção de lesões. Inibidores seletivos da recaptação da serotonina (ISRSs) (p. ex., fluoxetina, sertralina, paroxetina) podem ser utilizados quando há predomínio dos sintomas de depressão e ansiedade. Causas de dor localizada, tais como artrite, periartrite e pontos-gatilho, devem ser sempre buscadas e tratadas. A resposta ao tratamento muitas vezes é lenta e de curso flutuante, alternando entre períodos de melhora e piora.

▶ GOTA

INTRODUÇÃO ▶ Doença por deposição de cristais de urato monossódico nas articulações, clinicamente caracterizada por hiperuricemia e artrite. Ocorre com mais frequência em homens, ao passo que as mulheres são mais acometidas no período pós-menopausa, e a prevalência relaciona-se com o aumento da idade. Entre os principais fatores associados destacam-se obesidade, hipertensão, dislipidemia, DM, doença renal crônica e consumo de álcool. A história natural envolve hiperuricemia assintomática,

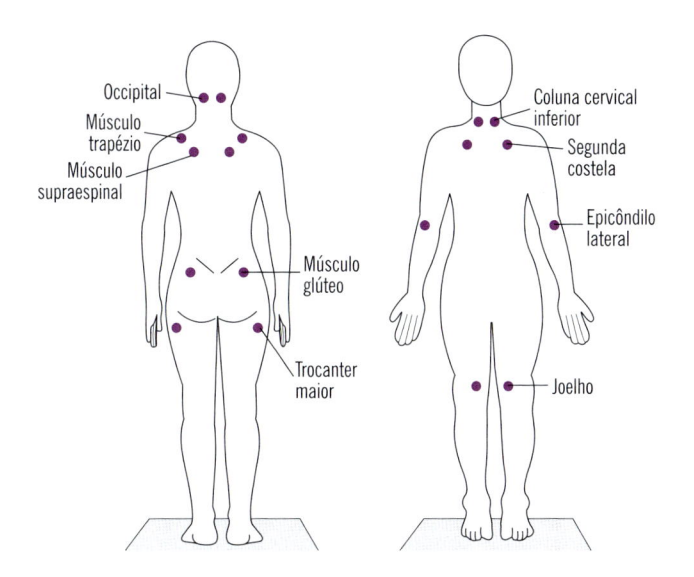

FIGURA 25.4 ▶ PONTOS DOLOROSOS DA FIBROMIALGIA. // Dezoito pontos dolorosos (todos bilateralmente): inserção dos músculos suboccipitais, na altura do espaço intertransversário C5 a C7, ponto médio da borda superior do trapézio, na porção medial da inserção escapular do supraespinoso, acima da segunda junção costocondral, ponto 2 cm distal ao epicôndilo lateral, quadrante glúteo súpero-externo, ponto posterior à proeminência do trocanter maior e junto ao coxim gorduroso medial do joelho.

QUADRO 25.3 ▶ CRITÉRIOS DIAGNÓSTICOS DE FIBROMIALGIA, DA ACR/EULAR DE 2018

NECESSÁRIOS TRÊS CRITÉRIOS PARA CLASSIFICAÇÃO
1. Índice de dor generalizada (WPI, do inglês *widespread pain index*) ≥ 7 e escala de gravidade de sintomas (SS, do inglês *symptom severity scale score*) ≥ 5 ou WPI 3 - 6 e SS escore ≥ 9
2. Sintomas presentes em nível semelhante por, pelo menos, 3 meses
3. Paciente sem outro distúrbio que explique a dor

ÍNDICE DE DOR GENERALIZADA
Avalia o número de áreas em que o paciente teve dor na última semana. O escore varia de 0 a 19 pontos pelo número de áreas acometidas, que são: pescoço, mandíbula (direita/esquerda), ombro (direito/esquerdo), braço (direito/esquerdo), antebraço (direito/esquerdo), tórax anterior, tórax posterior, abdome, região lombar, quadril (direito/esquerdo), coxa (direita/esquerda), perna (direita/esquerda)

ESCALA DE GRAVIDADE DE SINTOMAS
Para cada um dos sintomas a seguir, indica o nível da gravidade dos sintomas na última semana, com a seguinte escala:
0 = sem problema
1 = problema leve, geralmente leve ou intermitente
2 = problema moderado, geralmente presente e/ou em nível moderado
3 = problema grave, contínuo e que atrapalha a qualidade de vida

O escore varia de 0 a 12 pontos.
Os sintomas avaliados são: fadiga (0-3 pontos), sono não reparador (0-3 pontos), sintomas cognitivos (0-3 pontos) sintomas somáticos* em geral (0-3 pontos)

*Sintomas somáticos que podem ser considerados: dor muscular, síndrome do intestino irritável, fadiga/cansaço, pensamento ou lembrança do problema, fraqueza, cefaleia, dor ou cólica abdominal, parestesias, tontura, insônia, depressão, constipação, epigastralgia, náuseas, agitação, dor torácica, visão turva, febre, diarreia, xerostomia, prurido, tosse, fenômeno de Raynaud, urticária, zumbido, vômitos, pirose, úlceras orais, alterações de paladar, convulsões, xeroftalmia, dispneia, hiporexia, eritema cutâneo, fotossensibilidade, hipoacusia, pele frágil, alopecia, poliúria, odinúria, espasmos vesicais. Como alternativa à avaliação dos sintomas somáticos em geral, um ponto pode ser somado ao escore se cada um dos seguintes sintomas ocorreu nos últimos 6 meses: cefaleia, dor ou cólica abdominal e depressão (0-3 pontos).

artrite gotosa aguda, período intercrítico e gota tofácea crônica. A artrite gotosa aguda é caracteristicamente monoarticular, de forte intensidade, com envolvimento da primeira articulação metatarsofalangeana (podagra) na maioria das vezes. Os pacientes também podem apresentar crises poliarticulares, tofos de ácido úrico, urolitíase e acometimento parenquimatoso renal.

DIAGNÓSTICO ▶ O diagnóstico é sugestivo quando há presença de monoartrite aguda, hiperuricemia e alterações radiográficas. O diagnóstico de certeza ocorre quando há presença de cristais em forma de agulha com birrefringência negativa à luz polarizada no líquido sinovial. Os níveis séricos de ácido úrico podem estar normais na fase aguda da doença. Alterações características na radiografia demonstram lesões em saca-bocado, e, na US, evidenciam sinal do duplo contorno. É sempre necessária a exclusão de processo infeccioso associado.

TRATAMENTO ▶ A hiperuricemia assintomática isolada geralmente não requer tratamento, devendo ser consideradas situações como obesidade, psoríase, doença renal crônica, hipotireoidismo, uso de medicamentos (**Quadro 25.4**), tumores sólidos e neoplasias hematológicas em que o tratamento está indicado. Em alguns pacientes com hiperuricemia persistente, menos de 13 mg/dL nos homens e mais de 10 mg/dL nas mulheres, ou com uricosúria superior a 1.100 mg/dia, o tratamento também pode estar indicado. O manejo da crise aguda envolve repouso articular, e o tratamento medicamentoso inclui uso de AINE, glicocorticosteroide sistêmico ou intra-articular, colchicina e hormônio adrenocorticotrófico (ACTH, do inglês *adrenocorticotropic hormone*), considerando as comorbidades do paciente.

Na profilaxia das crises, está indicado o uso de colchicina de 0,6 mg, 1 ou 2 ×/dia, por 3 a 6 meses, após alcançado o alvo de ácido úrico desejado (< 6,0 mg/dL). O AINE é uma opção de tratamento profilático nos pacientes que não toleram a colchicina. Entre as medicações que reduzem o ácido úrico disponíveis no Brasil, há o alopurinol, a benzobromarona e a probenecida. Há outras medicações, como o febuxostate, a pegloticase, a sulfinpirazona e o canaquinumabe, este último um anticorpo monoclonal inibidor de IL-1, ainda não liberadas no país. Não é recomendável iniciar ou modificar as doses das medicações que reduzem o ácido úrico durante as crises agudas de gota. A modificação do estilo de vida e dos cuidados com a dieta deve sempre ser reforçada a cada avaliação.

QUADRO 25.4 ▶ **MEDICAMENTOS QUE ELEVAM A URICEMIA**

- Ácido nicotínico
- Agentes citotóxicos
- Ciclosporina
- Etambutol
- Levodopa
- Pirazinamida
- Salicilatos em baixas doses
- Tiazídicos e diuréticos de alça

▶ LOMBALGIA

INTRODUÇÃO ▶ Caracteriza-se por dor mecânica em região da coluna, geralmente desencadeada ou agravada por esforço físico ou posição ortostática prolongada e aliviada por repouso, posição supina ou flexão anterior da coluna. Pode manifestar-se desde à altura dos arcos costais inferiores até a região glútea. Acomete principalmente idosos, tem alta prevalência na população geral e é uma das principais razões para absenteísmo ao trabalho. Entre 65 e 80% da população apresentarão pelo menos um episódio de lombalgia aguda ao longo da vida, sendo que cerca de 90% destes apresentará melhora em até 8 semanas. Classificada como aguda quando com duração de até 3 meses, e como crônica se persistir além desse período. Fatores como ocupação, obesidade, sedentarismo, ansiedade, depressão, tabagismo, causas trabalhistas, gestação e má postura estão relacionados ao risco de desenvolvimento e cronificação. Pode também vir acompanhada de ciatalgia, caracterizada por dor neuropática com irradiação para membro inferior, geralmente unilateral, até abaixo do joelho, reproduzida por estresse sobre as raízes do nervo ciático com testes como o de Lasègue. Tem bom prognóstico na maioria dos casos.

DIAGNÓSTICO ▶ O diagnóstico é feito por avaliação clínica. Exames de imagem não são necessários na maioria dos pacientes durante a avaliação inicial, visto que, em até 85% dos casos, não se consegue definir associação causal clara entre alterações estruturais e sintomatologia. Em casos especiais, como na suspeita de fratura osteoporótica, infecção, neoplasia ou doença sistêmica, assim como em casos de trauma, pode-se lançar mão de investigação complementar com exames de imagem já na avaliação inicial. O **Quadro 25.5** traz algumas das principais causas e diagnósticos diferenciais de lombalgia a serem lembradas pelo médico.

TRATAMENTO ▶ O repouso prolongado não é recomendado para esses pacientes, devendo-se estimular o retorno às atividades usuais o mais rápido possível. O tratamento é feito com analgésicos, AINE e reabilitação, com reforço das musculaturas abdominal e paravertebral. Casos de compressão de raízes nervosas por hérnia discal podem ter pequeno benefício clínico com infiltração de corticosteroides. Em casos crônicos, TCC para manejo da dor pode trazer bons resultados. Tratamento cirúrgico encontra embasamento em casos de dano neurológico grave ou progressivo associado e em casos refratários ao tratamento conservador, evoluindo para cronicidade.

▶ LÚPUS ERITEMATOSO SISTÊMICO

INTRODUÇÃO ▶ Doença inflamatória crônica e multissistêmica, caracterizada por vasculite, produção de diversos autoanticorpos e deposição de imunocomplexos, com manifestações e cursos variados. Ocorre predominantemente em

QUADRO 25.5 ▶ CAUSAS DE LOMBALGIA

DIAGNÓSTICOS	SINAIS E SINTOMAS	INVESTIGAÇÃO E TRATAMENTO
Hérnia de disco lombar	Dor esclerotômica (ciática) que se agrava com manobras de estiramento (como Lasègue) e de aumento da pressão intradiscal (sentar, manobra de Valsalva)	TC, RM, eletroneuromiografia (se duração maior do que 8 semanas). Tratamento com AINE e outros analgésicos, infiltração epidural de corticosteroides, laminectomia (necessária em 5% dos casos), fisioterapia após melhora da dor
Estenose espinal (lombar e degenerativa)	Incomum antes dos 50 anos. Evolução para cronicidade. A dor piora com marcha (claudicação neurogênica) e melhora com flexão da coluna e ao sentar. Marcha alargada por acometimento de vias propioceptivas	Exames de imagem, evidenciando alterações degenerativas variadas (discopatia degenerativa, artrose zigoapofisiária, osteófitos, hérnia discal, espondilolistese, etc.), culminando em estreitamento de canal medular em uma ou mais regiões focais. Tratamento à base de analgesia, fisioterapia, perda de peso. Cirurgia considerada na minoria dos casos
Pós-traumática	Início agudo após evento traumático, com irradiação para musculatura paraespinal ipsolateral e glúteos e contratura paraespinal	Repouso breve (1-3 dias), AINE e miorrelaxantes, fisioterapia após a melhora da dor
Fratura vertebral	Dor localizada de início súbito. Risco aumentado em pacientes com osteoporose, paraproteinemias, como mileoma múltiplo, doença de Paget	Radiografia simples de coluna inicialmente. Tratamento analgésico, avaliação cirúrgica e tratamento da doença de base
Tumor espinal (metastático ou primário)	Dor em repouso e noturna, perda de peso, progressão rápida dos sintomas	Exames de imagem. Tratamento com radioterapia, quimioterapia, conforme histologia tumoral e estadiamento, e avaliação cirúrgica
Osteomielite vertebral aguda (p. ex., por Staphylococcus aureus) ou crônica (p. ex., por tuberculose)	Perda de peso, febre, dor em repouso e noturna, presença de fatores de risco (diabetes, imunossupressão, infecções em outros sítios, especialmente endocardite)	Provas inflamatórias, hemocultura, exames de imagem (maior ganho diagnóstico com RM), biópsia percutânea ou a céu aberto para aquisição de material para cultura. Tratamento com antimicrobianos por tempo prolongado e avaliação cirúrgica
Dor visceral referida	Sintomas viscerais específicos, compatíveis com aneurisma de aorta, cólica renal e biliar, pancreatite, endometriose, outros	Exames de imagem de tórax e abdome. Tratamento conforme a causa de base
Espondilite anquilosante	Dor lombar inflamatória e não mecânica. Presença de comemorativos extra-axiais, como oligoartrite assimétrica de membros inferiores, uveíte anterior, entesites, psoríase, doença inflamatória intestinal, etc.	Radiografia ou ressonância de articulações sacroilíacas e coluna lombossacra; HLA-B27. Tratamento inicialmente com atividade física orientada e AINEs
Síndrome da cauda equina	Paraparesia, dor ciática bilateral, anestesia em sela, incontinência esfincteriana. Causas possíveis: hérnia de disco, abscesso ou hematoma epidural, compressão tumoral)	Exames de imagem (preferencialmente RM) Descompressão cirúrgica emergencial

AINEs, anti-inflamatórios não esteroides; HLA-B27, antígeno leucocitário humano B27; RM, ressonância magnética; TC, tomografia computadorizada.

mulheres, pode apresentar desde sintomas constitucionais, queixas musculesqueléticas, alterações mucocutâneas, alterações hematológicas e serosites até manifestações graves, como glomerulonefrite, cardite, pneumonite e manifestações neurológicas. Algumas medicações (**Quadro 25.6**) podem desencadear produção de autoanticorpos com positivação do FAN e surgimento de achados clínicos compatíveis com lúpus induzido por fármaco (geralmente manifestações musculesqueléticas, hematológicas, mucocutâneas e serosites), cuja duração se dá por até 6 meses após a suspensão da medicação.

DIAGNÓSTICO ▶ O diagnóstico do LES pode ser um desafio, devido à ampla variedade de manifestações clínicas. O diagnóstico baseia-se no conjunto de sinais e sintomas clínicos associados a alterações laboratoriais e à presença de autoanticorpos. A positividade do FAN é quase universal nessa doença, geralmente em títulos elevados. Para padronização de estudos

QUADRO 25.6 ▶ MEDICAMENTOS MAIS FREQUENTEMENTE ASSOCIADAS AO LÚPUS ERITEMATOSO SISTÊMICO		
■ Hidralazina ■ Procainamida ■ Isoniazida ■ Metildopa ■ Clorpromazina ■ Quinidina	■ Minociclina ■ Sulfassalazina ■ Carbamazepina ■ Etossuximida ■ Fenitoína ■ Penicilamina	■ Anti-TNFs (etanercepte, adalimumabe, infliximabe, golimumabe, certolizumabe)

clínicos, foram criados critérios de classificação diagnóstica, listados no Quadro 25.7.

TRATAMENTO ▶ O manejo do LES depende fundamentalmente da manifestação clínica a ser tratada. Recomenda-se antimaláricos (hidroxicloroquina ou cloroquina) a todos os pacientes com LES, devido ao benefício quanto à redução do número de exacerbações da doença e melhora na sobrevida. É importante lembrar do risco de maculopatia pelos antimaláricos, havendo necessidade de avaliação oftalmológica anual e ajuste da dose pelo peso do paciente. O uso de filtro solar (fator de proteção solar 30 ou superior) é preconizado para todos os pacientes que apresentam fotossensibilidade. Para sintomas constitucionais, artrite, serosites e alterações cutâneas, podem-se utilizar analgésicos, AINE, corticosteroides tópicos ou sistêmicos, antimaláricos, MTX, leflunomida e imunobiológicos (belimumabe). Dapsona e talidomida podem ser utilizadas para manifestações cutâneas refratárias. Em situações de maior gravidade, como acometimento do sistema nervoso central (SNC), glomerulonefrite proliferativa, anemia hemolítica, trombocitopenia, vasculite, miocardite e pneumonite, é necessário o uso de imunossupressores, incluindo altas doses de corticosteroide, azatioprina, ciclofosfamida, micofenolato de mofetil ou de sódio, inibidores da calcineurina, plasmaférese, imunoglobulina e medicamentos imunobiológicos (rituximabe). Além do controle da atividade da doença, é preciso manejar fatores de risco para eventos cardiovasculares, tais como diabetes, HAS, tabagismo, obesidade e dislipidemia. Nos pacientes usando imunossupressores, deve-se estar atento para possibilidade de infecções, principalmente tuberculose, pneumonia e infecção urinária, fazer uso profilático de anti-

QUADRO 25.7 ▶ CRITÉRIOS DE CLASSIFICAÇÃO DIAGNÓSTICA DO LÚPUS ERITEMATOSO SISTÊMICO

CRITÉRIOS DO ACR DE 1982, REVISADOS EM 1997		CRITÉRIOS DE SLICC DE 2012	
Necessários 4 dos 11 critérios		Necessários 4 dos 17 critérios, com pelo menos 1 critério clínico e 1 critério imunológico ***ou*** nefrite lúpica confirmada por biópsia e FAN positivo	
CRITÉRIO	**DESCRIÇÃO**	**CRITÉRIO**	**DEFINIÇÃO**
1. *Rash* malar	Lesão eritematosa fixa em região malar, plana ou em relevo, que poupa o sulco nasolabial	1. Lúpus cutâneo agudo	Eritema malar (não conta se discoide malar) Lúpus bolhoso
2. Fotossensibilidade	Exantema cutâneo como reação não geral à exposição à luz solar de acordo com a história do paciente ou observado pelo médico		Variante de necrólise epidérmica tóxica do LES Eritema maculopapular do lúpus Eritema fotossensível do lúpus (na ausência de dermatomiosite) ***ou*** Lúpus cutâneo subagudo (lesão psoriasiforme não endurada e/ou lesão anular policíclica com resolução sem deixar cicatriz, embora ocasionalmente com despigmentação pós-inflamatória ou telangiectasia)
3. *Rash* discoide	Lesão eritematosa, infiltrada, com escamas queratóticas aderidas e tampões foliculares, que evolui com cicatriz atrófica e discromia	2. Lúpus cutâneo crônico	*Rash* discoide clássico Localizado (acima do pescoço) ou Generalizado (acima e abaixo do pescoço) Lúpus hipertrófico (ver rucoso) Paniculite lúpica (lúpus profundo) Lúpus mucoso Lúpus eritematoso túmido Lúpus pérnio Lúpus discoide/sobreposição com líquen plano

(Continua)

QUADRO 25.7 ▶ CRITÉRIOS DE CLASSIFICAÇÃO DIAGNÓSTICA DO LÚPUS ERITEMATOSO SISTÊMICO *(Continuação)*			
CRITÉRIOS DO ACR DE 1982, REVISADOS EM 1997		**CRITÉRIOS DE SLICC DE 2012**	
3. *Rash* discoide		3. Alopecia não cicatricial	Adelgaçamento difuso ou fragilidade do cabelo, com cabelos quebradiços visíveis (na ausência de outras causas, tais como: alopecia areata, medicamentos, deficiência de ferro e alopecia androgênica)
4. Úlceras mucosas (oral ou nasal)	Úlceras orais ou nasofaríngeas, geralmente pouco dolorosas, observadas pelo médico	4. Úlceras orais ou nasais	Úlceras no palato, na boca, na língua, nasais (na ausência de outras causas, tais como: vasculites, doença de Behçet, infecções [herpes vírus], doença inflamatória intestinal, artrite reativa e alimentos ácidos)
5. Artrite	Artrite não erosiva envolvendo duas ou mais articulações periféricas, caracterizadas por dor e edema ou derrame articular	5. Artrite ou artralgias	Sinovite envolvendo duas ou mais articulações, caracterizada por edema ou derrame *ou* Dor em duas ou mais articulações e, pelo menos, 30 min de rigidez matinal
6. Serosite (pleurite ou pericardite)	Pleurite (caracterizada por história convincente de dor pleurítica, atrito auscultado pelo médico ou evidência de derrame pleural) *ou* pericardite (documentado por ECG, atrito ou evidência de derrame pericárdico)	6. Serosite	Dor pleurítica típica por mais de 1 dia Derrame pleural Atrito pleural *ou* Dor pericárdica típica (dor com piora ao decúbito e melhora em posição de prece maometana) por mais de 1 dia Derrame pericárdico Atrito pericárdico ECG com sinais de pericardite (na ausência de outras causas, tais como infecção, uremia e síndrome de Dressler)
7. Doença renal	Proteinúria persistente (> 0,5 g/dia ou 3 +) *ou* Cilindrúria (cilindros granulares, hemáticos, hemoglobínicos, tubulares ou mistos)	7. Renal	Relação proteína/creatinina urinárias (ou proteinúria de 24 h) ≥ 500 mg/24 h Cilindros hemáticos
8. Doença neuropsiquiátrica	Convulsão (na ausência de outras causas) *ou* Psicose (na ausência de outras causas)	8. Nourológico	Convulsões Psicose Mononeurite múltipla (na ausência de outras causas conhecidas, tais como vasculite primária) Mielite Neuropatia periférica ou de nervos cranianos (na ausência de outras causas conhecidas, tais como vasculite primária, infecção e diabetes melito) Estado confusional agudo (na ausência de outras causas, tais como tóxicas/metabólicas, uremia e medicamentos)

(Continua)

QUADRO 25.7 ▶ CRITÉRIOS DE CLASSIFICAÇÃO DIAGNÓSTICA DO LÚPUS ERITEMATOSO SISTÊMICO (Continuação)

CRITÉRIOS DO ACR DE 1982, REVISADOS EM 1997		CRITÉRIOS DE SLICC DE 2012	
9. Doença hematológica	Anemia hemolítica com reticulócitos elevados *ou* Leucopenia (leucócitos < 4.000/m^3 em duas ou mais ocasiões) *ou* Linfopenia (linfócitos < 1.500/m^3 em duas ou mais ocasiões) *ou* Plaquetopenia (plaquetas < 100.000/m^3) (na ausência de outras causas)	9. Anemia Hemolítica	
		10. Leucopenia *ou* Linfopenia	Leucopenia (< 4.000/mm^3 pelo menos uma vez) (na ausência de outras causas conhecidas, tais como síndrome de Felty, fármacos/substâncias ilícitas e hipertensão portal) *ou* Linfopenia (< 1.000/mm^3 pelo menos uma vez) (na ausência de outras causas conhecidas, tais como corticosteroides, fármacos/substâncias ilícitas e infecção)
		11. Trombocitopenia	Trombocitopenia (< 100.000/mm^3 pelo menos uma vez) (na ausência de outras causas conhecidas, tais como fármacos/substâncias ilícitas, hipertensão portal e púrpura trombocitopênica trombótica)
10. Fator antinuclear	Em títulos anormais por imunofluorescência indireta ou método equivalente, em qualquer época, e na ausência de fármacos conhecidos por estarem associados ao lúpus induzido por fármacos	12. Fator antinuclear	Positivo (acima dos valores de referência)
11. Alterações imunológicas	Anti-DNA dupla-hélice *ou* Anti-Sm *ou* Anticorpos antifosfolipídeos: anticardiolipinas IgG ou IgM ou anticoagulante lúpico, ou VDRL falso-positivo	13. Anti-DNA dupla-hélice	Acima do valor de referência ou mais de dias × o valor de referência, se realizado pelo teste Elisa
		14. Anticorpo Anti-Sm	Positivo
		15. Anticorpos antifosfolipídeos	Anticoagulante lúpico VDRL falso-positivo Anticardiolipinas com títulos médios *ou* elevados (IgA, IgG ou IgM) Anti-β_2-glicoproteína I (IgA, IgG ou IgM)
		16. Redução do complemento	Redução do C3, C4 ou CH50
		17. Teste de Coombs	Positivo na ausência de anemia hemolítica

ECG, eletrocardiografia; Elisa, teste imunoenzimático; FAN, fator antinuclear; IgA, imunoglobulina A; IgG, imunoglobulina B; IgM, imunoglobulina M; LES, lúpus eritematoso sistêmico; VDRL, *veneral disease research laboratory*.
Fonte: Elaborado com base em Tan e colaboradores,[4] Hochberg[5] e Petri e colaboradores.[6]

-helmínticos de forma periódica, para diminuir a possibilidade de estrogiloidíase disseminada, atualizar vacinas e realizar exames preventivos, para o rastreamento de neoplasias, além de medidas para a prevenção de osteoporose.

▶ POLIMIALGIA REUMÁTICA

INDRODUÇÃO ▶ A polimialgia reumática (PMR) é uma doença que geralmente acomete pessoas com mais de 60 anos e se apresenta com um quadro de febrícula, perda de peso, artralgias, mialgias e rigidez. O acometimento predominante é sobre a musculatura das cinturas escapular e pélvica, com rigidez matinal muito acentuada, dor noturna e dificuldade para sair da cama. A PMR ocorre em até 50% dos casos de arterite temporal.

DIAGNÓSTICO ▶ Primariamente clínico. A maioria dos critérios de classificação baseia-se nas manifestações clínicas de (1) dor ou rigidez matinal com duração de mais de 30 min em região cervical, tronco, cintura escapular ou pélvica; (2) sintomas com duração de semanas ou mais; (3) idade maior ou igual a 50 anos; (4) hemossedimentação elevada, normalmente maior ou igual a 40 mm/h; (5) presença de tenossinovite de bíceps, bursite subdeltóidea ou trocantérica ou sinovite do ombro ou quadril evidenciada por US e (6) uma resposta rápida dos sintomas a pequenas doses de glicocorticosteroides. A presença de artrite reumatoide, infecção crônica, polimiosite ou neoplasia maligna exclui o diagnóstico de PMR.

TRATAMENTO ▶ Os sintomas melhoram rapidamente com a instituição de baixas doses de glicocorticosteroides (10-20 mg/dia de prednisona ou equivalente), que podem ser usadas como teste terapêutico. A maioria dos pacientes responde à dose de 15 a 20 mg/dia; embora poucos pacientes necessitem de uma dose de 30 mg/dia no manejo inicial, a ausência de melhora após 1 semana nesta dose leva a pensar em outro diagnóstico. Os glicocorticosteroides precisam ser mantidos por períodos prolongados e com redução lenta e gradual. Alguns estudos sugerem que o MTX pode ser usado como objetivo de atingir doses cumulativas menores de glicocorticosteroide.

▶ SÍNDROME ANTIFOSFOLIPÍDEO

INTRODUÇÃO ▶ Trata-se de uma doença que ocorre principalmente em mulheres jovens, com fenômenos tromboembólicos arteriais e venosos, abortamentos de repetição, livedo reticular, plaquetopenia, prolongamento de tempo de tromboplastina parcial ativada (TTPa) e presença de anticorpos antifosfolipídeos. Outros achados incluem vasculopatia livedoide, com ou sem necrose cutânea, e atrofia branca, fenômeno de Raynaud, alterações valvares, anormalidades neurológicas, como convulsões, disfunção cognitiva, perda auditiva neurossensorial e coreia, nefropatia trombótica, anemia hemolítica microangiopática e necrose óssea avascular. Pode haver acometimento de múltiplos órgãos de forma simultânea, o que caracteriza a forma catastrófica da doença, com alta mortalidade. Pode ser primária ou secundária, está mais frequentemente associada ao LES, mas também a outras doenças difusas do tecido conectivo, doença inflamatória intestinal, síndromes paraneoplásicas e infecções.

DIAGNÓSTICO ▶ O diagnóstico se baseia na presença de anticorpos antifosfolipídeos e suas manifestações clínicas. Para fins de pesquisa clínica, foram criados critérios de classificação de Sydney (**Quadro 25.8**). Certos fatores não são incluídos como critérios, mas podem ser úteis no diagnóstico, como presença de anticardiolipina IgA ou anti-β_2-glicoproteína I IgA, doença cardíaca valvar, nefropatia, trombocitopenia (normalmente > 50.000/mm³), livedo reticular, VDRL falso-positivo e prolongamento de TTPa.

TRATAMENTO ▶ Nos pacientes hígidos assintomáticos com anticorpos antifosfolipídeos positivos, sem evento tromboembólico prévio, não se recomenda qualquer tratamento, exceto nos casos de tripla positividade (anticardiolipina, anti-β_2-glicoproteína I e lúpus anticoagulante), quando antiplaquetário pode ser recomendado. Nos pacientes com LES e anticorpos antifosfolipídeos, sem eventos tromboembólicos, o uso de antimaláricos e ácido acetilsalicílico (AAS), de 81 a 325 mg/dia, pode ser recomendado. Nas gestantes que apresentaram morbidade obstétrica relacionada a essa síndrome, com a presença de anticorpos antifosfolipídeos, mas sem história de eventos tromboembólicos, empregam-se doses baixas diárias de AAS, associadas ou não com heparina em doses profiláticas até 6 a 12 semanas pós-parto. Pacientes que já tiveram eventos tromboembólicos necessitam de anticoagulação permanente com inibidores da vitamina K para manter o índice normalizado internacional (INR) entre 2,0 e 3,0, sendo que alguns autores preconizam níveis mais elevados, entre 3,0 e 4,0, sobretudo quando houver evento arterial ou trombose venosa em indivíduo plenamente anticoagulado. Nesses pacientes, durante a gestação, deve-se usar heparina de baixo peso molecular, devido ao potencial teratogênico da varfarina, principalmente no 1º trimestre. Alguns estudos sugerem que a hidroxicloroquina e as estatinas possam reduzir o número de eventos trombóticos. Em casos recidivantes, mesmo com anticoagulação adequada, considera-se a associação ao AAS. Fatores predisponentes para eventos trombóticos devem ser identificados e evitados, como tabagismo, uso de anticoncepcionais orais, sedentarismo e dislipidemias.

▶ SÍNDROME DE SJÖGREN

INTRODUÇÃO ▶ A síndrome de Sjögren (SS) é uma doença autoimune inflamatória crônica, caracterizada pela redução da função das glândulas salivar, lacrimal e de outras glândulas exócrinas, podendo acometer múltiplos órgãos e sistemas. É mais comum nas mulheres entre a 5ª e 6ª década de vida. Pode ocorrer de forma primária ou secundária quando associada a outras condições reumatológicas, sendo a artrite reumatoide e o LES as mais comuns. Entre os principais

QUADRO 25.8 ▶ CRITÉRIOS DE CLASSIFICAÇÃO DIAGNÓSTICA DA SÍNDROME DO ANTICORPO ANTIFOSFOLIPÍDEO

CRITÉRIOS CLÍNICOS	CRITÉRIOS LABORATORIAIS

1. Trombose vascular*
Um ou mais episódios de trombose arterial, venosa** ou de pequenos vasos em qualquer órgão ou tecido, confirmados por achados de exames de imagem ou biópsia, que deve excluir vasculite
2. Morbidade gestacional
   a. Uma ou mais mortes de feto normal com mais de 10 semanas de gestação, com morfologia fetal normal documentada por US ou exame direto do feto; *ou*
   b. Um ou mais nascimentos prematuros de feto morfologicamente normal com 34 semanas ou menos em virtude de eclâmpsia ou pré-eclâmpsia grave ou insuficiência placentária***; *ou*
   c. Três ou mais abortamentos espontâneos antes de 10 semanas de gestação, excluindo hormonais e anatômicas maternas, além de causas cromossômicas maternas ou paternas
	1. Lúpus anticoagulante presente no exame de sangue em duas ou mais ocasiões com intervalo de, no mínimo, 12 semanas, detectado de acordo com as recomendações da Sociedade Internacional de Trombose e Hemostasia
	2. Anticorpo anticardiolipina IgG e/ou IgM em títulos moderados a altos (> 40 GPL ou MPL), em duas ou mais ocasiões, com intervalo de, no mínimo, 12 semanas. Realizado por teste de Elisa padronizado
	3. Anticorpo anti-β_2-glicoproteína I, IgG ou IgM, em títulos maiores do que o percentil 99, detectado no exame de sangue em duas ou mais ocasiões, com intervalo de, no mínimo, 12 semanas. Realizado por teste de Elisa padronizado.

*Para a classificação diagnóstica da síndrome do anticorpo antifosfolipídeo há a necessidade de pelo menos 1 critério clínico e um critério laboratorial****

*Um episódio trombótico anterior pode ser considerado como 1 critério clínico, desde que a trombose seja comprovada por meios diagnósticos apropriados e que não seja encontrado nenhum diagnóstico alternativo ou causa de trombose.
**A trombose venosa superficial não está incluída nos critérios clínicos.
***Características geralmente aceitas de insuficiência placentária incluem: (a) teste(s) de vigilância fetal anormal ou não tranquilizante (p. ex., um teste não reativo não estressante, sugestivo de hipoxemia fetal); (b) análise de forma de onda de Dopplervelocimetria anormal sugestiva de hipoxemia fetal (p. ex., ausência de fluxo diastólico final na artéria umbilical); (c) oligodrâmnio (p. ex., um índice de líquido amniótico de 5 cm ou menos); ou (d) peso de nascimento pós-parto menor do que o percentil 10 para a idade gestacional.
****A classificação da síndrome do anticorpo antifosfolipídeo deve ser evitada se menos de 12 semanas ou mais de 5 anos separarem o teste do anticorpo antifosfolipídeo positivo e a manifestação clínica.
Elisa, teste imunoenzimático (do inglês *enzyme-linked immunosorbent assay*); Ig, imunoglobulina; US, ultrassonografia.

---

sinais e sintomas destacam-se xerostomia, xeroftalmia, xerodermia, fadiga, mialgia, poliartrite simétrica, disfunção cognitiva, aumento das glândulas parótidas, adenopatias, doença periodontal, nefropatia, púrpura palpável, pneumonite e neuropatia.

DIAGNÓSTICO ▶ O diagnóstico se baseia no quadro clínico, na avaliação da xerostomia e da xeroftalmia e na presença de autoanticorpos. Entre as principais alterações laboratoriais destacam-se citopenias, hipocomplementemia, hiperglobulinemia, presença de autoanticorpos, como anti-SSA (Ro), anti-SSB (La), FAN e fator reumatoide. O **Quadro 25.9** descreve os Critérios de Classificação de SS Primária ACR/EULAR, de 2017, com escore de pontuação maior ou igual a 4 dos 5 critérios propostos. Esses pacientes apresentam risco elevado de desenvolver acidose tubular renal distal e linfoma não Hodgkin.

TRATAMENTO ▶ O tratamento inclui mudanças no estilo de vida, como aumento da ingesta hídrica, evitar medicamentos com efeito anticolinérgico, suspensão do tabaco, acompanhamento regular com oftalmologista e dentista. Tratamento tópico com colírio lubrificante, lágrima e saliva artificial são uma opção para o alívio da xerostomia e da xeroftalmia. O tratamento sistêmico inclui agonistas muscarínicos, analgésicos, glicocorticosteroides e imunossupressores, conforme os sintomas sistêmicos predominantes.

▶ VASCULITES

INTRODUÇÃO ▶ Doenças sistêmicas caracterizadas por sinais e sintomas constitucionais e processos isquêmicos relacionados à inflamação destrutiva da parede dos vasos sanguíneos.

Podem ser primárias, quando ocorrem isoladamente, ou secundárias, quando associadas a doenças do tecido conectivo (p. ex., LES, artrite reumatoide, síndrome de Sjögren, miopatias inflamatórias), à doença inflamatória intestinal, a neoplasias, a infecções e a medicamentos. As vasculites primárias são subdivididas, de acordo com o calibre dos vasos predominantemente acometidos:

1. Vasculites de grandes vasos (arterite de Takayasu e arterite de células gigantes).
2. Vasculites de médios vasos (poliarterite nodosa e doença de Kawasaki).

QUADRO 25.9 ▶ CRITÉRIOS DE CLASSIFICAÇÃO DE SÍNDROME DE SJÖGREN PRIMÁRIA, DA ACR/EULAR DE 2017

ITEM	ESCORE
Glândula salivar labial com sialoadenite linfocítica focal e escore de foco ≥ 1 foco/4 mm^2	3
Anti-SSA/Ro positivo	3
Escore de coloração ocular ≥ 5 (ou escore de van Bijsterveld ≥ 4) em pelo menos um olho	1
Teste de Schirmer ≤ 5 mm/5 min em pelo menos um olho	1
Taxa de fluxo salivar total não estimulada ≤ 0,1 mL/min	1

Classificação de paciente com síndrome de Sjögren primária inclui pelo menos 1 sintoma de olho seco ou boca seca; exclusão de diagnósticos com características clínicas sobrepostas (p. ex., irradiação prévia de cabeça/pescoço; infecção por hepatite C ativa; HIV; sarcoidose, amiloidose, doença do enxerto contra hospedeiro, doença relacionada à IgG 4) e pontuação ≥ 4 dentre os 5 critérios acima.
Fonte: Adaptado de Shiboski e colaboradores.[1]

QUADRO 25.10 ▶ PRINCIPAIS MANIFESTAÇÕES DAS VASCULITES DE ACORDO COM O TAMANHO DO VASO ACOMETIDO

GRANDES VASOS
- Claudicação de membros ou mandíbula
- Assimetria da pressão arterial
- Ausência de pulsos
- Sopros
- Dilatação da aorta
- Hipertensão renovascular

MÉDIOS VASOS
- Nódulos cutâneos
- Úlceras
- Livedo reticular
- Gangrena digital
- Mononeurite múltipla
- Microaneurismas
- Hipertensão renovascular

PEQUENOS VASOS
- Púrpura
- Lesões vesicobolhosas
- Urticária
- Glomerulonefrite
- Hemorragia alveolar
- Granulomas extravasculares
- Uveíte/episclerite/esclerite
- Hemorragia em estilhas

PA, pressão arterial.

3. Vasculites de pequenos vasos associadas ao anticorpo anti-citoplasma de neutrófilos (ANCA) (poliangeíte microscópica, granulomatose eosinofílica com poliangeíte e granulomatose com poliangeíte).
4. Vasculites de pequenos vasos associadas à deposição de imunocomplexos (púrpura de Henoch-Schönlein, vasculite crioglobulinêmica, vasculite urticariforme hipocomplementêmica e síndrome de Goodpasture).
5. Vasculites de vasos de tamanho variado (doença de Behçet e síndrome de Cogan).

Algumas vasculites podem ser localizadas em algum orgão específico, não sendo classificadas como sistêmicas, como vasculite cutânea leucocitoclástica, vasculite primária do SNC e aortite isolada. As manifestações clínicas variam também conforme o tamanho do vaso acometido (Quadro 25.10).

DIAGNÓSTICO ▶ Como se tratam de doenças sistêmicas, a abordagem diagnóstica das vasculites deve ser a mais completa possível. A história e o exame físico detalhados, buscando inclusive lesões cutâneas e ungueais, alterações de sensibilidade e força, diminuição de pulsos ou interrupção de fluxo arterial, sopros e avaliação de fundo de olho, são imprescindíveis. Hemograma, provas de função hepática e renal, radiografia de tórax, ecocardiografia, ECG, exame de urina, FAN, anti-DNA de dupla-hélice, complementos, anticorpos anticitoplasma de neutrófilos (ANCA), anti-proteinase 3 (anti-PR3), antimieloperoxidase (antiMPO), fator reumatoide, anti-CCP, crioglobulinas, anticorpos antifosfolipídeos, anti-HIV, anti-HCV, antígeno de superfície do vírus da hepatite B (HBsAg), e, de acordo com a clínica, eletroneuromiografia, tomografia de crânio e análise do líquido cerebrospinal (LCS) devem ser considerados. Diante da possibilidade de endocardite infecciosa, hemoculturas e ecocardiografia transesofágica podem ser incluídos na avaliação do paciente com suspeita de vasculite. US com Doppler, arteriografia, angiotomografia ou angiorressonância podem evidenciar o local e o padrão de acometimento vascular, auxiliando na elucidação do diagnóstico. Achados histopatológicos obtidos por biópsia, quando possível, também devem ser considerados.

⊝ **TRATAMENTO** ▶ Baseia-se conforme a gravidade das manifestações e os órgãos acometidos. O Quadro 25.11 resume os principais achados e o tratamento da doença.

▶ ARTROCENTESE E INFILTRAÇÃO INTRA-ARTICULAR

A artrocentese deve ser realizada com cuidados de assepsia e está absolutamente contraindicada quando há infecção de partes moles adjacentes ao local de punção, bacteriemia, instabilidade articular e fratura intra-articular. Também deve ser evitada em pacientes com coagulopatias graves. A artrocentese pode ter fins diagnósticos e terapêuticos com administração de medicações (infiltração). A infiltração intra-articular tem as mesmas contraindicações que a artrocentese e não deve ser realizada quando houver possibilidade de artrite séptica.

QUADRO 25.11 ▶ VASCULITES PRIMÁRIAS

VASCULITE	EPIDEMIOLOGIA	LOCAL	DOENÇA	APRESENTAÇÕES CLÍNICAS	AVALIAÇÃO	CRITÉRIOS DE CLASSIFICAÇÃO	TRATAMENTO
Granulomatose com poliangeíte (granulomatose de Wegener)	5-10/milhão, brancos, 40-50 anos	Principalmente via aérea superior e inferior, rins, olhos e nervos	Vasculite necrosante das artérias e veias de pequeno e médio calibres com formação de granulomas na parede dos vasos ou nas áreas perivasculares, depósito de poucos imunocomplexos (paucimune)	Sintomas constitucionais, artralgias, mialgia, dor e corrimento nasal purulento ou sanguinolento com ou sem ulceração da mucosa nasal, otite, mastoidites crônicas, tosse, hemoptise, dispneia, estenose subglótica, massa retro-orbitária, esclerite, uveíte, glomerulonefrite, vasculite cutânea, mononeurite múltipla	Anemia Leucocitose Proteína C-reativa ↑ VSG ↑ c-ANCA (90%) Anti-PR3 Radiografia de tórax com infiltrados pulmonares, nódulos ou cavitações Biópsia com vasculite e formação de granulomas	1. Inflamação nasal ou oral 2. Radiografia de tórax alterado 3. Sedimento urinário alterado 4. Biópsia com inflamação granulomatosa (2 de 4)	Glicocorticosteroide, ciclofosfamida, azatioprina, MTX pode ser usado nas formas sem acometimento de órgãos vitais, rituximabe, plasmaférese, Ig
Granulomatose eosinofílica com poliangeíte (síndrome de Churg-Strauss)	0,5-7,0/milhão a 34-64/milhão (asmáticos), 40-50 anos	Principalmente via aérea superior e inferior, também nervos e rins	Vasculite granulomatosa necrosante de vasos de pequeno e médio calibres, infiltrado eosinofílico, depósito de poucos imunocomplexos (paucimune)	Febre, mal-estar, anorexia, perda ponderal, crises asmáticas, rinite e sinusite alérgicas, pólipos nasais, mononeurite múltipla, glomerulonefrite, vasculite cutânea urticariforme	Anemia eosinofilia acentuada Proteína C-reativa ↑ VSG ↑ p-ANCA (50%) AntiMPO Radiografia de tórax com infiltrados pulmonares não fixos Biópsia com infiltração eosinofílica	1. Asma 2. Eosinofilia 3. Mono ou polineuropatia 4. Infiltrado pulmonar migratório 5. Alterações dos seios paranasais 6. Eosinófilos extravasculares (4 de 6)	Glicocorticosteroide, ciclofosfamida, azatioprina, MTX, micofenolato, rituximabe, mepolizumabe (anti-IL-5)
Poliangeíte microscópica	1-11/milhão, homens, 55-60 anos	Principalmente rins, pulmões, pele e nervos	Vasculite necrosante de capilares e vênulas, além de artérias de médio e pequeno calibres, não tem granulomas; depósito de poucos imunocomplexos (paucimune)	Febre, perda ponderal, mialgias, artralgias, mononeurite múltipla, glomerulonefrite rapidamente progressiva, alveolite hemorrágica	Anemia Leucocitose Proteína C-reativa ↑ VSG ↑ ANCA-p (90%) AntiMPO Biópsia com vasculite sem granuloma	Inexistentes	Glicocorticosteroide, ciclofosfamida, azatioprina, MTX pode ser usado nas formas sem acometimento de órgãos vitais, rituximabe, plasmaférese, Ig

(Continua)

QUADRO 25.11 ▶ VASCULITES PRIMÁRIAS (Continuação)

VASCULITE	LOCAL	EPIDEMIOLOGIA	DOENÇA	APRESENTAÇÕES CLÍNICAS	AVALIAÇÃO	CRITÉRIOS DE CLASSIFICAÇÃO	TRATAMENTO
Poliarterite nodosa	Principalmente rins, pele, nervos, testículos, trato gastrintestinal e coração	7/milhão, 40-60 anos, associação com hepatite B	Vasculite necrosante de artérias de pequeno e médio calibres, trombose, aneurisma e hemorragia	Febre, perda ponderal, fraqueza; artralgia, mialgia; hipertensão e perda de função renal; neuropatia periférica, mononeurite múltipla; dor testicular; dor abdominal, angina mesentérica, infarto intestinal, infarto hepático, infarto pancreático; vasculite cutânea, isquemia de extremidades, livedo reticular, fenômeno de Raynaud. Sem envolvimento pulmonar e glomerulonefrite	Leucocitose com neutrofilia Anemia Proteína C-reativa ↑ VSG ↑ Sorologia para hepatite B ENMG Angiografia ou angio-RM (vasos mesentéricos) Biópsia com vasculite de médios vasos e formação de microaneurismas	1. Perda de peso ≥ 4 kg 2. Livedo reticular 3. Dor testicular 4. Mialgia, fraqueza 5. Mono ou polineuropatia 6. Pressão arterial diastólica > 90 mmHg 7. Elevação de ureia ou creatinina 8. Hepatite B 9. Alteração arteriográfica 10. Biópsia de vasos pequenos ou médios contendo polimorfonucleares (3 de 10)	Glicocorticosteroide, azatioprina, MTX, ciclofosfamida, tratamento da hepatite B
Arterite de células gigantes	Principalmente ramos extracranianos das carótidas, vertebrais, aorta e seus ramos em 10-15% dos casos	240/milhão, brancos, mulheres (3:1), 60-75 anos	Vasculite de grandes e médios vasos, infiltrado de células mononucleares, formação de células gigantes	Febre (FOO), perda ponderal, fadiga, mialgia, artralgia, artrite, cefaleia de início recente, dor na região temporal, amaurose fugaz, claudicação de mandíbula, necrose do escalpo, associação com polimialgia reumática: dor e rigidez das cinturas pélvica e escapular	Anemia Leucocitose Proteína C-reativa ↑ VSG ↑ US com Doppler de artérias temporais Biópsia com formação de células gigantes	1. Idade > 50 anos 2. Cefaleia nova 3. Anormalidades da artéria temporal 4. VSG aumentado 5. Biópsia de artéria temporal alterada (3 de 5)	Glicocorticosteroide, azatioprina, MTX, ciclofosfamida, tocilizumabe

(Continua)

QUADRO 25.11 ▶ VASCULITES PRIMÁRIAS (Continuação)

VASCULITE	LOCAL	EPIDEMIOLOGIA	DOENÇA	APRESENTAÇÕES CLÍNICAS	AVALIAÇÃO	CRITÉRIOS DE CLASSIFICAÇÃO	TRATAMENTO
Arterite de Takayasu	Aorta e seus ramos	3/milhão, mulheres (9:1) adultos jovens (≤ 40 anos), asiáticos	Vasculite de grandes vasos, com infiltrado de células mononucleares, formação de células gigantes e intensa fibrose	Febre, sudorese noturna, perda ponderal, mal-estar, fadiga, redução dos pulsos e sopros nas regiões acometidas, claudicação dos membros, hipertensão renovascular, síncope, síndrome coronariana, AVC, dor abdominal e distúrbios visuais	Anemia Leucocitose Proteína C-reativa ↑ VSG ↑ Angiografia ou angio-RM de aorta e seus ramos	Idade ≤ 40 anos 1. Claudicação de extremidades 2. Diminuição do pulso braquial 3. Diferença de PA entre os braços > 10 mmHg 4. Sopro nas artérias subclávias ou na aorta 5. Alteração arteriográfica (3 de 6)	Glicocorticosteroide, azatioprina, MTX, micofenolato, ciclofosfamida, angioplastia e cirurgia vascular
Púrpura de Henoch-Schönlein ou vasculite por IgA	Principalmente rins, intestino, pele, articulações	135-180/milhão, (crianças), pico aos 5 anos, meninos (1.5:1) 13/milhão (adultos), estes têm doença mais grave. Ocorre após infecções da via aérea superior	Vasculite de pequenos vasos, infiltrado granulocítico na parede do vaso, vasculite leucocitoclástica, deposição de imunocomplexos, principalmente IgA	Tétrade clínica: púrpura palpável, artrite, dor abdominal (mesenterite) e glomerulonefrite, intussuscepção	Leucocitose Proteína C-reativa ↑ VSG ↑ IgA ↑ Sedimento urinário Pesquisa de sangue oculto nas fezes Biópsia com vasculite leucocitoclástica com depósito de IgA	Púrpura palpável e: 1. Artrite ou artralgia 2. Dor abdominal difusa 3. Envolvimento renal 4. Biópsia com vasculite leucocitoclástica com depósito de IgA (2 de 4)	Geralmente autolimitada (2 semanas), AINE para artrite, glicocorticosteroide em casos muito sintomáticos ou acometimento renal ou gastrintestinal graves
Doença de Behçet	Multissistêmica	3/milhão a 3.000/milhão (Turquia), adultos jovens (20-35 anos)	Vasculite predominante de vênulas com tendência à formação de trombos	Ulcerações dolorosas recorrentes nas mucosas oral e genital, foliculite, eritema nodoso, exantema acneiforme, vasculite cutânea, artrite, panuveíte, vasculite retiniana, epididimite, tromboflebite, úlceras intestinais, envolvimento do SNC	Leucocitose Proteína C-reativa ↑ VSG ↑ Teste da patergia Radiografia ou TC de tórax (aneurismas vasculares)	**Pontuação** ■ Aftas orais (1) ■ Pseudofoliculite ou aftas cutâneas (1) ■ Lesões vasculares (1) ■ Patergia (1) ■ Aftas genitais (2) ■ Lesões oculares (2) (3 ou mais pontos)	Glicocorticosteroide, Colchicina para manifestações mucocutâneas, dapsona, ciclofosfamida, azatioprina, micofenolato, MTX, ciclosporina, talidomida, anti-TNF em casos refratários

(Continua)

QUADRO 25.11 ▶ VASCULITES PRIMÁRIAS (*Continuação*)

VASCULITE	LOCAL	EPIDEMIOLOGIA	DOENÇA	APRESENTAÇÕES CLÍNICAS	AVALIAÇÃO	CRITÉRIOS DE CLASSIFICAÇÃO	TRATAMENTO
Vasculite crioglobulinêmica	Multissistêmica	Rara, associada com condições sistêmicas (doenças autoimunes, infecções e neoplasias), mulheres (3:1), 5% dos pacientes com hepatite C crônica	Igs mono ou policlonais precipitadas pelo frio, associada à resposta imune anormal ao vírus C, vasculite leucocitoclástica na pele	Púrpura palpável, ulcerações cutâneas, livedo reticular, fenômeno de Raynaud, artralgia, artrite, fadiga, fraqueza, neuropatia, glomerulonefrite	Anemia Crioglobulinas circulantes Hipergamaglobulinemia Proteína C-reativa ↑ FR ↑ (altos títulos) VSG ↑ Complementos baixos (C4) Sorologias virais (hepatites B, C e anti-HIV) ENMG Biópsia com vasculite leucocitoclástica	Crioglobulinemia positiva 2× com 12 semanas de intervalo e: 1. Item questionário (2 de 3) ■ História de púrpura ■ História de cicatrizes por púrpura ■ História de hepatite viral 2. Item clínico (3 de 4) ■ Sintomas constitucionais ■ Envolvimento articular ■ Envolvimento vascular ■ Envolvimento neurológico 3. Item laboratorial (2 de 3) ■ C4 reduzido ■ FR positivo ■ Componente monoclonal	Tratamento da hepatite C ou da doença de base, glicocorticosteroide, rituximabe, ciclofosfamida, plasmaférese
Doença de Kawasaki	Multissistêmica	50-130/milhão a 2.180/milhão (Japão) em menores de 5 anos, 80% dos casos abaixo dos 5 anos, meninos (1,5:1)	Vasculite de pequenas e médias artérias, aneurismas coronarianos em até 25% dos casos	Febre alta por 5 ou mais dias, linfadenopatia cervical não supurativa, alterações na pele e nas mucosas (edema, eritema da cavidade oral e dos lábios, língua em "framboesa", congestão de conjuntivas, eritema cutâneo polimórfico, descamação da pele nas extremidades), alterações cardíacas precoces e tardias (ICC, pericardite, arritmias, infarto do miocárdio)	Leucocitose Anemia Trombocitose Albumina ↓ TGO (AST) ↑ Proteína C-reativa ↑ VSG ↑ Ecocardiografia ECG Angiografia coronariana	Febre por 5 dias e: 1. Alteração de extremidades ou períneo 2. Exantema polimórfico 3. Conjuntivite bilateral 4. Alteração de lábios ou mucosa oral 5. Adenopatia cervical (4 de 5)	AAS, glicocorticosteroides, Ig

(*Continua*)

QUADRO 25.11 ▶ VASCULITES PRIMÁRIAS (Continuação)

VASCULITE	LOCAL	EPIDEMIOLOGIA	DOENÇA	APRESENTAÇÕES CLÍNICAS	AVALIAÇÃO	CRITÉRIOS DE CLASSIFICAÇÃO	TRATAMENTO
Vasculite cutânea leucocitoclástica ou vasculite de hipersensibilidade	Pele	É o tipo mais frequente, pode ser idiopática ou associada a medicamentos, infecções ou doenças sistêmicas	Vasculite leucocitoclástica de arteríolas, capilares e vênulas com necrose fibrinoide, leucocitoclasia é a fragmentação dos neutrófilos na passagem pela parede vascular	Púrpura palpável, máculas, pápulas, vesículas, bolhas, nódulos subcutâneos, úlceras e urticária, principalmente nos membros inferiores	Leucocitose leve Proteína C-reativa ↑ VSG ↑ Biópsia	1. Idade ≥ 16 anos 2. Uso de medicação 3. Púrpura palpável 4. Eritema maculopapular 5. Biópsia alterada em arteríola ou vênula (3 de 5)	Remover agente causador, glicocorticosteroide
Vasculite primária do SNC	Vasos sanguíneos do SNC	2,4/milhão, predominante entre 40-50 anos	Vasculite de arteríolas vênulas nas meninges e no parênquima cerebral, infiltrado mononuclear, pode formar granulomas, infartos e hemorragias	Cefaleia grave, distúrbios da função mental, déficits neurológicos focais, em geral sem sintomas sistêmicos	Exames laboratoriais pouco alterados LCS (pleocitose discreta e proteínas↑) EEG (achados inespecíficos) Angiografia Angio-RM Biópsia cerebral com vasculite linfócitica e necrosante	1. Presença de déficit neurológico inexplicado após avaliação clínica e laboratorial 2. Documentação de vasculite por angiografia cerebral ou biópsia 3. Ausência de evidência de vasculite sistêmica ou qualquer outra causa para as alterações apresentadas	Glicocorticosteroide, ciclofosfamida, azatioprina, micofenolato

ANCA, anticorpo anticitoplasma de neutrófilo (c, padrão citoplasmático; p, padrão perinuclear); Anti-PR3, antiproteinase 3; AntiMPO, antimieloperoxidase; AVC, acidente vascular cerebral; ECG, eletrocardiografia; EEG, eletrencefalografia; ENMG, eletroneuromiografia; FOO, febre de origem obscura; FR, fator reumatoide; ICC, insuficiência cardíaca congestiva; Ig, imunoglobulina; IL, interleucina; LCS, líquido cerebrospinal; MTX, metrotrexato; RM, ressonância magnética; SNC, sistema nervoso central; TGO, transaminase glutâmico oxalacética; VSG, velocidade de sedimentação globular.

A técnica da artrocentese do joelho pode ser vista na **Figura 25.5**. Com o paciente posicionado em decúbito dorsal, o ponto de punção é determinado por palpação e marcado no terço superior da depressão femoropatelar, lateral ou medial. Feita a assepsia, enquanto se procede com a anestesia, a ponta da agulha é direcionada posterior e inferiormente, inclinada a 45°, e a aspiração contínua permite identificar sua introdução na cavidade sinovial. Sem retirar nem mover a agulha, a seringa é trocada, e o líquido sinovial é aspirado (para diagnóstico e/ou alívio). Quando o procedimento objetivar infiltração, injeta-se o medicamento de escolha no volume de 0,5 a 5 mL, conforme o tamanho da articulação comportar. É recomendada a imobilização com atadura por 24 a 48 h após o procedimento e o uso de analgésicos simples caso haja piora da dor neste período.

DIAGNÓSTICO ▶ Análise do líquido sinovial: exame microbiológico direto (Gram, pesquisa direta de fungos e Ziehl-Nielsen) e culturas (incluindo meio de Thayer-Martin ou ágar-chocolate), contagem de células e diferencial e microscopia direta em luz simples e polarizada para pesquisa de cristais. Também pode ser utilizada a reação em cadeia da polimerase (PCR) no líquido sinovial na busca de ácidos nucleicos de microrganismos específicos como método diagnóstico complementar.

TRATAMENTO ▶ Diferentes medicamentos podem ser administrados através da punção articular ou de estruturas periarticulares. Corticosteroides são os compostos mais utilizados. A duração de seu efeito depende da potência e da solubilidade. Quanto menos solúvel, mais tempo permanecerá dentro da cavidade articular. No entanto, preparados muito potentes e pouco solúveis não podem ser injetados em bainhas tendinosas, bursas ou subcutâneo, sob o risco de produzir atrofia subcutânea. Dá-se preferência para compostos menos solúveis nas injeções intra-articulares e para os mais solúveis nas injeções extra-articulares. Os corticosteroides mais utilizados são acetato de metilprednisolona (mais solúvel) e trincinolona hexacetonido (menos solúvel).

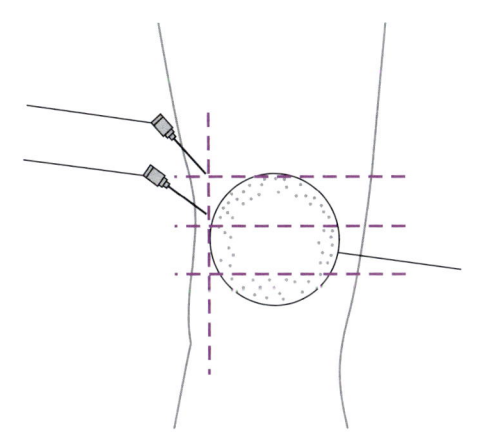

FIGURA 25.5 ▶ ARTROCENTESE DO JOELHO.

▶ MEDICAMENTOS MAIS UTILIZADOS EM REUMATOLOGIA

ALOPURINOL ▶ Inibe a enzima xantina oxidase, bloqueando a síntese de ácido úrico e reduzindo a uricemia. A dose deve ser corrigida de acordo com a função renal e é necessária monitoração laboratorial periódica, com hemograma, função renal e hepática.

ANTI-INFLAMATÓRIO NÃO ESTEROIDE (AINE) ▶ Utilizado por seus efeitos analgésico, antipirético e anti-inflamatório, tem eficácia similar na população em doses equivalentes, mas ocorre variabilidade interpessoal de resposta ao tratamento. Inibe a enzima ciclogenase (COX), que possui duas isoformas, COX-1 e COX-2, com importantes variações de expressão e regulação nos tecidos, levando a diferenças na ação e na toxicidade a partir do bloqueio das isoformas. Não é recomendada a associação de AINE por ausência de sinergismo e aumento da toxicidade. Os principais efeitos colaterais incluem hepatotoxicidade, nefrotoxicidade, broncoespasmo, mielotoxicidade, alterações no sistema circulatório, anafilaxia e alergia. Orienta-se evitar o uso desses medicamentos em pacientes idosos, com histórico de úlcera péptica, anticoagulados, com doença renal crônica ou portadores de doença sistêmica grave. Seu uso crônico geralmente deve ser associado a um IBP.

AZATIOPRINA ▶ Pró-fármaco que é convertido em 6-mercaptopurina, atuando como agente antimetabólico que interfere na síntese de nucleotídeos, inibindo a proliferação de linfócitos T e B e reduzindo a produção de anticorpos. É um fármaco imunossupressor muitas vezes utilizado como poupador de glicocorticosteroide, podendo ser prescrito para tratar vasculites sistêmicas, LES, miopatias e artropatias inflamatórias. As doses são gradualmente elevadas, conforme tolerância, chegando a 2 a 3 mg/kg/dia, e os principais efeitos adversos incluem intolerância gastrintestinal, hepatotoxicidade e síndrome de hipersensibilidade aguda. Apresenta interação com várias medicações, destacando-se que a associação com alopurinol pode levar à mielossupressão fatal. Orienta-se monitoração a cada 1 a 3 meses, com hemograma, função renal e hepática.

CICLOFOSFAMIDA ▶ Agente alquilante derivado da mostarda nitrogenada. É um pró-fármaco que requer bioativação enzimática pelo sistema hepático P450 e substitui radicais alquila no DNA, resultando em morte celular. O efeito imunossupressor inclui a depleção de linfócitos B e T, e seus efeitos não são exclusivamente limitados a células proliferativas. Pode ser administrada VO ou IV, resultando em concentrações plasmáticas semelhantes, mas em menor toxicidade hematológica por via IV. É geralmente utilizada no tratamento de doenças reumatológicas, de manifestações graves e com risco potencial de perda de função de órgão vital. Pode ser utilizada para tratar vasculites sistêmicas, LES, miopatias inflamatórias, esclerose sistêmica e manifestações extra-articulares graves da artrite reumatoide. Administração VO: comprimidos de

50 mg, 2 mg/kg/dia; ou IV: frascos, com 200 ou 1.000 mg, dose de 0,5 a 1 g/m², a cada 2 a 4 semanas, conforme protocolo de tratamento utilizado. Deve ser realizada monitoração com hemograma, função renal e hepática, tendo como principais complicações mielossupressão, infecções, cistite hemorrágica, neoplasias hematológica e vesical, infertilidade, reações de hipersensibilidade e efeitos gastrintestinais. Hidratação vigorosa e utilização concomitante de mesna pode reduzir o risco de cistite hemorrágica.

● **COLCHICINA** ▶ Altera as funções do citoesqueleto, prevenindo a ativação, a degranulação e a migração dos neutrófilos, diminuindo o depósito de cristais de urato e a resposta inflamatória resultante. Indicada no tratamento de gota e de outras artropatias microcristalinas, febre familiar do Mediterrâneo e doença de Behçet. Os principais efeitos adversos incluem diarreia, náuseas e vômitos, dor abdominal, infertilidade, depressão medular e hepatotoxicidade, necessitando de monitoração regular com hemograma, avaliação de função renal e hepática.

● **GLICOCORTICOSTEROIDES** ▶ Efeito anti-inflamatório e imunossupressor, dependendo da dose utilizada. Pode ser administrado VO, parenteral e IV, com as dosagens de acordo com a indicação do quadro clínico. São associados a diversos efeitos adversos, incluindo hipertensão, euforia, atrofia cutânea, síndrome de Cushing, DM, úlcera péptica, hepatotoxicidade, infecções, necrose asséptica, osteoporose, glaucoma e catarata.

● **HIDROXICLOROQUINA** ▶ Antimalárico mais seguro do que a cloroquina, com ação anti-inflamatória e imunomoduladora na dose de 5 mg/kg/dia de peso real. Indicada no tratamento de diversas doenças reumatológicas, principalmente artrite reumatoide e LES. Os principais efeitos adversos incluem alterações do trato gastrintestinal, hiperpigmentação da pele, eritema cutâneo, neuropatia, miopatia, retinopatia e despigmentação do epitélio retiniano, sendo recomendada avaliação oftalmológica regular.

● **LEFLUNOMIDA** ▶ Agente imunossupressor que inibe a síntese de DNA e RNA, a proliferação e a ativação dos linfócitos, resultando nos efeitos antiproliferativo e anti-inflamatório, na dose de 20 mg/dia. Indicada no tratamento de artrite reumatoide, espondiloartrites, artrite idiopática juvenil e LES. Os principais efeitos adversos incluem alterações do trato gastrintestinal, hipertensão, polineuropatia, eritema cutâneo e potencial teratogênico, sendo orientada monitoração com hemograma, função renal e hepática de forma regular.

● **METOTREXATO** ▶ Antimetabólito do folato que inibe a síntese de DNA, podendo ser utilizado VO ou parenteral na dose de até 25 mg por semana. Indicado para o tratamento de artrite reumatoide, artrite idiopática juvenil, artrite psoriásica, miopatia inflamatória, esclerose sistêmica, LES, vasculites sistêmicas, policondrite recidivante e sarcoidose. Entre os principais efeitos colaterais destacam-se intolerância gastrintestinal, hepatotoxicidade, mielotoxicidade, pneumonite e fibrose pulmonar, nodulose e potencial teratogênico. Orienta-se monitoração com hemograma, função renal e hepática regular e reposição de ácido fólico.

● **MICOFENOLATO DE MOFETILA** ▶ Pró-fármaco hidrolisado ao ácido micofenólico ativo com efeitos imunossupressores. Ocorre inibição do monofosfato de inosina desidrogenase, enzima necessária para a síntese de purinas, ocorrendo inibição da proliferação dos linfócitos T e B. Medicamento mais seguro do que os agentes citotóxicos, podendo ser utilizado para tratar LES, miopatias inflamatórias, esclerose sistêmica e vasculites sistêmicas. Geralmente bem tolerado, tendo entre os principais efeitos adversos diarreia, náusea e vômito, dor abdominal, elevação de enzimas hepáticas, infecções, leucopenia e linfopenia. O comprimido de micofenolato de mofetila é de 500 mg, e as doses recomendadas variam de 1 a 3 g/dia; o comprimido de micofenolato de sódio é de 360 mg, sendo equivalente ao comprimido de 500 mg de micofenolato de mofetila.

● **SULFASSALAZINA** ▶ Pró-fármaco composto do ácido 5-aminossalicílico ligado à sulfapiridina. Possui ação anti-inflamatória e imunomoduladora por meio da inibição na síntese de citocinas, prostaglandinas e leucotrienos, inibição da expansão clonal dos linfócitos B e T e redução da adesão e função de leucócitos. É indicado no tratamento de artrite reumatoide, artrite psoriásica e espondilite anquilosante, na dose de 2 a 3 g/dia. Os principais efeitos adversos incluem intolerância do trato gastrintestinal, lesões cutâneas, cefaleia, mielossupressão, nefrotoxicidade e hepatotoxicidade. Seu uso requer monitoração frequente, com hemograma, função renal e hepática, e é contraindicado em pacientes com deficiência da enzima glicose-6-fosfato desidrogenase (G6PD) devido ao risco de anemia hemolítica.

● **IMUNOBIOLÓGICOS** ▶ Geralmente utilizados para tratar doenças reumatológicas refratárias a outros medicamentos. Agentes que interferem na função ou produção de citocinas, inibição da ativação de células B e T e depleção de células B. São administrados por via subcutânea (SC) ou IV, sendo que a aplicação SC pode ser realizada pelo próprio paciente, e a IV, ambulatorialmente em centros de infusão especializados. O paciente deve ser informado sobre o adequado transporte e acondicionamento da medicação. Deve ser realizada monitoração regular de hemograma, função renal e hepática, perfil lipídico, avaliação de processos infecciosos, tuberculose latente, histórico vacinal e procedimentos cirúrgicos. Há várias medicações disponíveis para o tratamento das doenças reumatológicas (**Tab. 25.2**).

TABELA 25.2 ▶ IMUNOBIOLÓGICOS DISPONÍVEIS NO BRASIL PARA O TRATAMENTO DAS DOENÇAS REUMATOLÓGICAS

	INDICAÇÃO	APRESENTAÇÃO	DOSE
ANTI-TNF			
Adalimumabe (anticorpo monoclonal humano)	AR, APs, EA, AIJ, uveíte	Seringa preenchida com 40 mg	40 mg, SC, a cada 2 semanas
Etanercepte (proteína de fusão – receptor solúvel do TNF + porção FC da IgG)	AR, APs, EA, AIJ	Frascos com 25 e 50 mg	50 mg, SC, semanalmente
Infliximabe (anticorpo monoclonal quimérico)	AR, APs, EA AIJ	Frascos com 100 mg	3-10 mg/kg Inicial: 3 mg/kg, IV, nas semanas 0, 2 e 6 e, após, de 8/8 semanas
Golimumabe (anticorpo monoclonal humano)	AR, APs e EA	Caneta aplicadora preenchida com 50 mg	50 mg, SC, mensalmente
Certolizumabe (fragmento FAB peguilado de anticorpo monoclonal humanizado)	AR, APs e EA	Seringa preenchida com 200 mg	400 mg, SC, nas semanas 0, 2 e 4 e, após, 400 mg a cada 4 semanas ou 200 mg a cada 2 semanas
DEPLETOR DE LINFÓCITOS B			
Rituximabe (anticorpo monoclonal quimérico)	AR, GPA, PAMi, LES*	Frascos com 500 mg	1.000 mg, IV, nos dias 1 e 15, a cada 6 meses
Belimumabe (anticorpo monoclonal humano)	LES	Frascos com 120 mg ou 400 mg	10 mg/kg, IV, nas semanas 0, 2 e 4 e, após, a cada 4 semanas
MODULADOR DA COESTIMULAÇÃO DE LINFÓCITOS T			
Abatacepte (proteína de fusão – CTLA4 + porção FC da IgG)	AR, APs, AIJ	Frascos com 250 mg	500 mg, IV, nos pacientes com menos de 60 kg. 750 mg, IV, nos pacientes entre 60 e 100 kg. 1.000 mg, IV, nos pacientes com mais de 100 kg, nas semanas 0, 2 e 4 e, após, a cada 4 semanas
BLOQUEADOR DO RECEPTOR DE IL-6			
Tocilizumabe (anticorpo monoclonal humanizado)	AR, AIJ, ACG	Frascos com 80 ou 200 mg	8 mg/kg, IV, a cada 4 semanas
BLOQUEADOR DE IL-17			
Secuquinumabe (anticorpo monoclonal humano)	APs, EA	Caneta aplicadora preenchida com 150 mg	150 mg, SC, nas semanas 0, 1, 2, 3, 4 e, após, a cada 4 semanas. Pode ser utilizada dose de 300 mg, SC, na APs com uso prévio de anti-TNFα ou com concomitante psoríase moderada a grave
BLOQUEADOR DE IL 12/23			
Ustequinumabe (anticorpo monoclonal humano)	APs	Seringa com 45 e 90 mg	45 mg, SC, nas semanas 0 e 4 e, após, a cada 12 semanas. Dose de 90 mg, SC, pode ser usada em pacientes com mais de 100 kg

(Continua)

TABELA 25.2 ▶ IMUNOBIOLÓGICOS DISPONÍVEIS NO BRASIL PARA O TRATAMENTO DAS DOENÇAS REUMATOLÓGICAS (Continuação)

	INDICAÇÃO	APRESENTAÇÃO	DOSE
BLOQUEADOR DE IL-1			
Canaquinumabe (anticorpo monoclonal humano)	AIJS, DAI, Gota	Frasco com 150 mg	4 mg/kg a cada 4 semanas (máximo de 300 mg/dose) na AIJS 150 mg, SC, (> 40 kg) ou 2 mg/kg (< 40 kg) a cada 4 semanas nas DAIs 150 mg, SC, dose única na gota
IG HUMANA			
Imunoglobulina (medicamento derivado do sangue)	DK, DM/PM refratária*, LES refratário*, doenças reumatológicas com manifestações graves*	Frasco com 0,5 g, 1,0 g, 2,5 g, 3,0 g, 5,0 g e 10 g	2 g/kg de peso corporal, nos 10 primeiros dias do início dos sintomas na DK 1 g/kg/dia por 2 dias consecutivos, mensalmente, nas demais doenças descritas (considerar 3-6 meses de tratamento)

*Off label.
ACG, arterite de células gigantes; AIJ, artrite idiopática juvenil (S, sistêmica); anti-TNF-α, inibidores do fator de necrose tumoral alfa; APs, artrite psoriásica; AR, artrite reumatoide; DAIs, doenças autoinflamatórias; DK, doença de Kawasaki; DM/PM, dermatomiosite/polimiosite; EA, espondilite anquilosante; GPA, granulomatose com poliangeíte; Ig, imunoglobulina; IL, interleucina; IV, intravenosa; JAK, Janus cinase; LES, lúpus eritematoso sistêmico; PAMi, poliangeíte microscópica; SC, subcutânea.

▶ REFERÊNCIAS

1. Shiboski CH, Shiboski SC, Seror R, Criswell LA, Labetoulle M, Lietman TM, et al. 2016 American College of Rheumatology/European League Against Rheumatism Classification Criteria for Primary Sjögren's Syndrome: A Consensus and Data-Driven Methodology Involving Three International Patient Cohorts. Arthritis Rheumatol. 2017;69(1):35-45.
2. Aletaha D, Neogi T, Silman A, Funovits J, Felson DT, Bingham CO 3rd. 2010 rheumatoid arthritis classification criteria: an American College of Rheumatology/European League Against Rheumatism collaborative initiative. Ann Rheum Dis. 2010;69(9):1580-8.
3. Sociedade de Reumatologia Brasileira. Recomendações 2017 da Sociedade Brasileira de Reumatologia para o tratamento medicamentoso da artrite reumatoide [Internet]. Brasília; 2018 [capturado em 25 nov. 2018]. Disponível em: https://reumatodf.com.br/recomendacoes-2017-da-sociedade-brasileira-de-reumatologia-para-o-tratamento-medicamentoso-da-artrite-reumatoide/.
4. Tan EM, Cohen AS, Fries JF, Masi AT, McShane DJ, Rothfield NF, et al. The 1982 revised criteria for the classification of systemic lupus erythematosus. Arthritis Rheum. 1982;25(11):1271-7.
5. Hochberg MC. Updating the American College of Rheumatology revised criteria for the classification of systemic lupus erythematosus (letter). Arthritis Rheum. 1997;40(9):1725.
6. Petri M, Orbai AM, Alarcón GS, Gordon C, Merrill JT, Fortin PR, et al. Derivation and validation of the Systemic Lupus International Collaborating Clinics classification criteria for systemic lupus erythematosus. Arthritis Rheum. 2012;64(8):2677-86.

▶ LEITURAS RECOMENDADAS

Baeten D, Sieper J, Braun J, Baraliakos X, Dougados M, Emery P, et al. Secukinumab, an Interleukin-17A Inhibitor, in Ankylosing Spondylitis. N Engl J Med. 2015;373(26):2534-48.

Carneiro S, Azevedo VF, Bonfiglioli R, Ranza R, Gonçalves CR, Keiserman M, et al. Recomendações da Sociedade Brasileira de Reumatologia. Recomendações sobre diagnóstico e tratamento da artrite Psoriásica. Rev Bras Reumatol. 2013;53(3):227-41.

Danve A, Deodhar A. Treat to target in axial spondyloarthritis: what are the issues? Curr Rheumatol Rep. Curr Rheumatol Rep. 2017;19(5):22.

Firestein G, Budd R, Gabriel SE, McInnes IB, O'Dell J. Kelley and Firestein's textbook of rheumatology. 10th ed. Philadelphia: Elsevier; 2017.

Gossec L, Smolen JS, Ramiro S, de Wit M, Cutolo M, Dougados M, et al. European League Against Rheumatism (EULAR) recommendations for the management of psoriatic arthritis with pharmacological therapies: 2015 update. Ann Rheum Dis. 2016;75(3):499-510.

Hochberg M, Silman AJ, Smolen J, Weinblatt M, Weisman M. Rheumatology. 6th ed. Philadelphia: Elsevier; 2015.

Mariette X, Criswell Lindsey A. Primary Sjögren's syndrome. N Engl J Med. 2018;378(10):931-9.

Mathews CJ, Weston VC, Jones A, Field M, Coakley G. Bacterial septic arthritis in adults. Lancet. 2010;375(9717):846-55.

Mota LMH, Kakehasi AM, Gomides APM, Duarte ALBP, Cruz BA, Brenol CV, et al. 2017 Recommendations of the Brazilian Society of Rheumatology for the pharmacological treatment of rheumatoid arthritis. Advances in Rheumatology. 2018;58:2.

Neto NSR, Carvalho JF. O uso de provas de atividade inflamatória em reumatologia. Rev Bras Reumatol. 2009;49(4):413-30.

Oddis CV, Reed AM, Aggarwal R, Rider LG, Ascherman DP, Levesque MC, et al. Rituximab in the treatment of refractory adult and Juvenile dermatomyositis and adult polymyositis: a randomized, placebo-phase trial. Arthritis Rheum. 2013;65(2):314-24.

Ritchlin CT, Colbert RA, Gladman DD. Psoriatic Arthritis. N Engl J Med. 2017;376(10):957-70.

Rosenthal Ann K, Ryan Lawrence M. Calcium pyrophosphate deposition disease. N Engl J Med. 2016;374(26):2575-84.

Tjärnlund A, Tang Q, Wick C, Dastmalchi M, Mann H, Tomasová Studýnková J, et al. Abatacept in the treatment of adult dermatomyositis and polymyositis: a randomised, phase IIb treatment delayed-start trial. Ann Rheum Dis. 2018;77(1):55-62.

van der Heijde D, Ramiro S, Landewé R, Baraliakos X, Van den Bosch F, Sepriano A, et al. 2016 update of the ASAS-EULAR management recommendations for axial spondyloarthritis. Ann Rheum Dis. 2017;76(6):978-91.

► CAPÍTULO 26 ◄

TERAPIA INTENSIVA

EDINO PAROLO ◄
MÁRCIO MANOZZO BONIATTI ◄
RAFAEL BARBERENA MORAES ◄
THIAGO LISBOA ◄

- ► Abordagem do paciente utilizandoo pacote ABCDEF 585
- ► Analgesia e sedação 586
  - Avaliação da dor em pacientes na UTI...................... 586
    - Avaliação da sedação... 586
    - Escolha dos sedativos.. 586
  - Antimicrobianos – princípios para
    o uso em pacientes críticos...................................... 588
- ► Choque circulatório 590
- ► *Delirium* 593
- ► Infecções nosocomiais 594
  - Pneumonia associada à ventilação mecânica 594
- ► Insuficiência respiratória aguda 595
- ► Sepse e choque séptico.. 600

► ABORDAGEM DO PACIENTE UTILIZANDO O PACOTE ABCDEF

Há uma preocupação crescente com as consequências a longo prazo de uma internação na unidade de terapia intensivo (UTI), principalmente com relação à capacidade funcional e à cognição dos pacientes sobreviventes. As recomendações para otimizar a recuperação dos pacientes críticos podem ser implementadas usando-se uma abordagem interdependente, multicomponente, baseada em evidências – o pacote ABCDEF. Esse pacote inclui avaliar, prevenir e controlar a dor (A), combinação de despertar diário e teste de respiração espontânea (B), escolha de analgesia e sedação (C), *delirium*: avaliar, prevenir e manejar (D), mobilização precoce e exercício (E) e engajamento e empoderamento familiar (F) (Fig. 26.1).

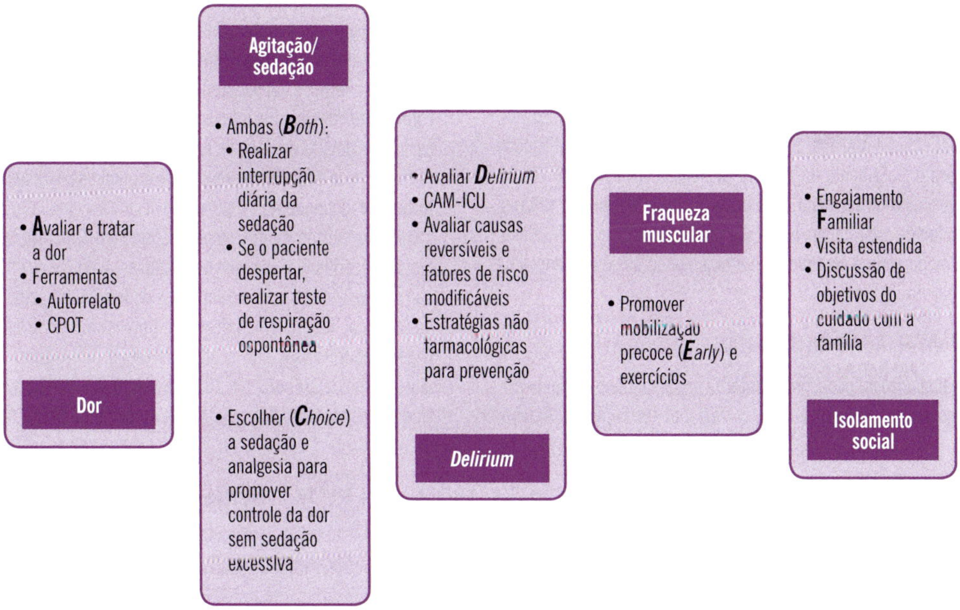

Dor
- Avaliar e tratar a dor
- Ferramentas
  - Autorrelato
  - CPOT

Agitação/sedação
- Ambas (**B**oth):
  - Realizar interrupção diária da sedação
  - Se o paciente despertar, realizar teste de respiração espontânea
- Escolher (**C**hoice) a sedação e analgesia para promover controle da dor sem sedação excessiva

Delirium
- Avaliar **D**elirium
- CAM-ICU
- Avaliar causas reversíveis e fatores de risco modificáveis
- Estratégias não farmacológicas para prevenção

Fraqueza muscular
- Promover mobilização precoce (**E**arly) e exercícios

Isolamento social
- Engajamento **F**amiliar
- Visita estendida
- Discussão de objetivos do cuidado com a família

FIGURA 26.1 ► **PROTOCOLO ABCDEF.** // CAM-ICU, Método de avaliação da confusão mental na UTI (do inglês *confusion-assessment method for the intensive care unit*); CPOT, ferramenta de observação de dor crítica (do inglês *critical-care pain observation tool*).
Fonte: Elaborada com base em Balas e colaboradores.[1]

▶ ANALGESIA E SEDAÇÃO

A International Association for the Study of Pain (IASP) redefiniu recentemente o conceito de dor como uma experiência angustiante associada a uma lesão tecidual real ou potencial, com componentes sensoriais, emocionais, cognitivos e sociais.[2] Essa definição destaca a natureza subjetiva da dor. A maioria dos pacientes críticos apresentará dor em algum momento durante a permanência na UTI, com possíveis consequências fisiológicas e psicológicas negativas.

■ AVALIAÇÃO DA DOR EM PACIENTES NA UTI

O autorrelato do paciente é considerado o "padrão-ouro" para a avaliação da dor nos pacientes capazes de se comunicar. A escala numérica é a mais utilizada entre as escalas de intensidade da dor para pacientes críticos. Nessa escala, o paciente tem de escolher o número que descreve a sua dor, entre 0 (ausência de dor) e 10 (a pior dor imaginável) (**Fig. 26.2**). Outra possibilidade é utilizar a escala visual analógica (**Fig. 26.3**).

Para os pacientes sem capacidade de comunicação, escalas baseadas em indicadores comportamentais de dor têm sido aplicadas para avaliar e documentar esse sintoma. As duas escalas mais utilizadas são a Escala Comportamental de Dor (BPS, do inglês *Behavioral Pain Scale*) e *Critical-Care Pain Observation Tool* (CPOT). A CPOT é composta por quatro domínios comportamentais: expressão facial, movimentos corporais, tensão muscular e conformidade com o ventilador mecânico, para pacientes intubados, ou vocalização, para pacientes extubados (**Quadro 26.1**). Cada domínio varia de 0 a 2 pontos, com o escore total podendo variar de 0 a 8 pontos. O ponto de corte mais aceito é > 3, com sensibilidade e especificidade de 66,7 e 83,3%, respectivamente.

● TRATAMENTO DA DOR ▶ Opioides, como fentanil, metadona e morfina, são os principais analgésicos utilizados para o tratamento da dor em pacientes críticos (**Tab. 26.1**). A escolha do fármaco e da dose depende de muitos fatores, incluindo a farmacocinética e a farmacodinâmica do fármaco. A meperidina é geralmente evitada devido ao seu potencial de neurotoxicidade.

■ AVALIAÇÃO DA SEDAÇÃO

A avaliação da sedação é bastante importante no paciente crítico, pois tanto sedação excessiva quanto sedação insuficiente são prejudiciais à sua evolução. Entre as escalas utilizadas com esse objetivo, a escala Richmond de agitação-sedação (RASS, do inglês *Richmond Agitation-Sedation Scale*) é a mais comum (**Quadro 26.2**). Em algumas situações, como hipertensão intracraniana e ventilação mecânica (VM) muito demandante, uma sedação profunda é necessária. Na maioria dos cenários, no entanto, o objetivo da sedação é um paciente calmo e que acorda facilmente, com ciclo sono-vigília preservado.

■ ● ESCOLHA DOS SEDATIVOS (Tab. 26.2)

- **Benzodiazepínicos:** têm efeitos ansiolítico, amnésico, sedativo, hipnótico e anticonvulsivante, mas sem atividade analgésica. O seu efeito amnésico estende-se além do efeito sedativo. Podem causar depressão respiratória e hipotensão, principalmente quando administrados em conjunto com outros fármacos cardiopulmonares depressores, sobretudo opioides. Todos os benzodiazepínicos são metabolizados pelo fígado. O diazepam tem duração de ação mais prolongada devido à saturação dos tecidos periféricos e seus metabólitos ativos, que podem se acumular, especialmente em pacientes com insuficiência renal. Tolerância aos benzodiazepínicos pode ocorrer em algumas horas ou dias de tratamento, sendo necessárias doses escalonadas. Seu uso está associado com maior incidência de *delirium*.

- **Propofol:** tem efeitos sedativo, hipnótico, ansiolítico, propriedades amnésicas, antieméticas e anticonvulsivas, mas sem efeito analgésico. É altamente lipossolúvel, o que possibilita atravessar rapidamente a barreira hematencefálica, resultando no rápido início da sedação. Devido à curta duração do efeito sedativo, pode ser útil em pacientes que precisam despertar frequentemente para avaliações neurológicas. Fornece 1,1 kcal/mL, devendo ser contabilizado como fonte calórica. Em infusão contínua, requer um cateter exclusivo, devido ao risco de incompatibilidade com outros fármacos e de infecção. O propofol causa depressão respiratória dose-dependente e hipotensão devido à vasodilatação sistêmica. Outros efeitos colaterais incluem pancreatite e hipertrigliceridemia. Também pode causar síndrome de infusão do propofol. Os sinais e sintomas podem incluir acidose metabólica, hipertrigliceridemia, hipotensão e arritmias. É geralmente associado à administração prolongada de altas doses de propofol (> 70 μg/kg/min). A incidência da síndrome de infusão do propofol é de aproximadamente 1%.

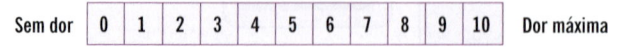

Sem dor	0	1	2	3	4	5	6	7	8	9	10	Dor máxima

FIGURA 26.2 ▶ ESCALA NUMÉRICA PARA AVALIAÇÃO DA DOR.

0 — Ausência
10 — Maior intensidade possível

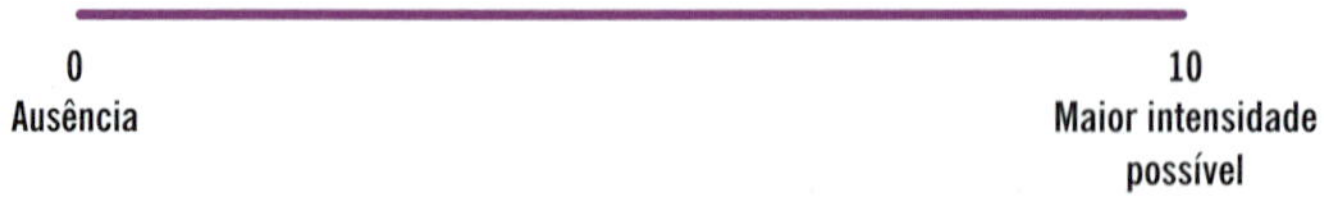

FIGURA 26.3 ▶ ESCALA VISUAL ANALÓGICA PARA AVALIAÇÃO DA DOR.

QUADRO 26.1 ▶ BRAZILIAN CRITICAL-CARE PAIN OBSERVATION TOOL (B-CPOT)

ESCORE	COMPORTAMENTO	DESCRIÇÃO
	EXPRESSÃO FACIAL	
0	Relaxada	Sem tensão muscular ou presença de mímica facial
1	Tensa	Testa franzida, abaixamento das sobrancelhas, órbitas apertadas ou lacrimejar
2	Mímica facial	Contração da face, olhos firmemente fechados, contração das bochechas, abre a boca ou morde o tubo
	MOVIMENTOS CORPORAIS	
0	Posição normal	Não realiza movimentos com propósito de proteção
1	Proteção	Tocando o local da dor com movimentos lentos e cautelosos
2	Inquietude/agitação	Movimentação intensa dos membros, tenta tirar o tubo, agride a equipe, tenta sentar ou sair do leito
	INTERAÇÃO COM RESPIRADOR – PACIENTE INTUBADO	
0	Ventilação fácil	Ventilação fácil
1	Interfere pouco	Interfere na ventilação mecânica por períodos breves
2	Assincronia	Assincronia com a ventilação mecânica
OU	**VOCALIZAÇÃO – PACIENTE EXTUBADO**	
0	Tom normal	Fala em tom normal ou não emite qualquer som
1	Suspira ou geme	Suspira, geme
2	Chora, grita	Grita, chora aos soluços, clama por ajuda
	TENSÃO MUSCULAR	
0	Relaxado	Sem resistência aos movimentos
1	Tenso, rígido	Resistência aos movimentos
2	Muito tenso	Forte resistência aos movimentos ou incapacidade de completá-los

Fonte: Klein.[3]

O reconhecimento precoce e a descontinuação do propofol são muito importantes na suspeita. O restante do manejo inclui medidas de suporte.

- **Dexmedetomidina:** é um agonista α_2-seletivo com efeito sedativo, analgésico e com propriedades simpatolíticas, mas sem propriedades anticonvulsivantes. A dexmedetomidina produz um padrão de sedação que difere consideravelmente de outros agentes sedativos. Os pacientes despertam e interagem mais facilmente, com mínima depressão respiratória ("sedação consciente"). Os pacientes com disfunção hepática grave têm depuração de dexmedetomidina prejudicada, podendo apresentar despertar mais lento e exigir doses menores. Os efeitos colaterais mais comuns são hipotensão e bradicardia. Embora tenha sido aprovada inicialmente para sedação de curta duração (< 24 h) com uma dose máxima de 0,7 μg/kg/h, vários estudos demonstram a segurança e a eficácia do uso mais prolongado (até 28 dias) e em doses mais altas (até 1,5 μg/kg/h).

TABELA 26.1 ▶ ANALGÉSICOS MAIS COMUNS USADOS NA MEDICINA INTENSIVA

	INÍCIO DE AÇÃO	MEIA--VIDA	DOSE INICIAL	DOSE DE MANUTENÇÃO	EFEITOS COLATERAIS E OUTRAS INFORMAÇÕES
Morfina	5-10 min	3-4 h	0,03-0,2 mg/kg	2-30 mg/h	Hipotensão, broncoespasmo, íleo adinâmico, depressão respiratória. Acúmulo em insuficiência renal ou hepática. Liberação de histamina
Fentanil	1-2 min	2-4 h	0,7-2,0 µg/kg	0,7-10 µg/kg/h	Bradicardia, íleo adinâmico, hipotensão, rigidez da musculatura torácica. Acúmulo com insuficiência hepática
Remifentanil	1-3 min	3-10 min	1,5 µg/kg	0,5-15 µg/kg/h	Sem acúmulo em insuficiência renal ou hepática
Metadona	1-3 dia	15-60 h	N/A	10-40 mg 6-12 h	Pode ser utilizada para retardar o desenvolvimento de tolerância a opioide. Farmacocinética e farmacodinâmica imprevisíveis. Monitorar intervalo QTcurto

QUADRO 26.2 ▶ ESCALA DE RICHMOND DE AGITAÇÃO-SEDAÇÃO (RASS)

PONTOS	TERMO	DESCRIÇÃO
+ 4	Combativo	Combativo, violento, representando risco para a equipe assistente
+ 3	Muito agitado	Tenta remover tubos ou cateter, verbalmente agressivo
+ 2	Agitado	Movimentos não intencionais frequentes, assincrônico com o ventilador
+ 1	Inquieto	Ansioso, mas sem movimentos agressivos ou vigorosos
0	Alerta e calmo	–
– 1	Sonolento	Acorda ao ser chamado e mantém contato visual por mais de 10 seg
– 2	Sedação leve	Acorda ao ser chamado, porém mantém contato visual por menos de 10 seg
– 3	Sedação moderada	Movimenta-se e tem abertura ocular, porém sem contato visual com o examinador
– 4	Sedação intensa	Abertura ocular apenas ao estímulo físico
– 5	Não desperta	Sem resposta ao estímulo verbal ou físico

Fonte: Ely e colaboradores.[4]

- **Cetamina:** é um agente anestésico dissociativo com propriedades analgésicas. Tem como vantagens não causar instabilidade hemodinâmica e menor risco de depressão respiratória. Tem efeitos psicomiméticos conhecidos, os quais se manifestam como alucinação e psicose. É um fármaco simpaticomimético, o que pode ser vantajoso para pacientes críticos com hipotensão que necessitam de analgossedação. Deve ser preferencialmente evitada em cardiopatia isquêmica ou em crise hipertensiva. Tem sido bastante utilizada como analgésico em pequenos procedimentos. As justificativas para uso prolongado, pouco estudado até o momento, são melhor perfil hemodinâmico, ausência de efeitos colaterais conhecidos dos opioides (p. ex., íleo, depressão respiratória) e potencial efeito broncodilatador, embora para este último não haja evidência consistente na literatura. Dose inicial: 1 a 2 mg/kg.

- **Clonidina:** é um agonista parcial α_2-adrenérgico com efeito sedativo, analgésico e ansiolítico. Possivelmente o principal da clonidina em paciente crítico seja de sedativo adjuvante ou poupador de outros agentes, sobretudo opioides. Os principais efeitos colaterais são hipotensão e bradicardia. Dose inicial: 0,5 µg/kg.

▶ ● ANTIMICROBIANOS – PRINCÍPIOS PARA O USO EM PACIENTES CRÍTICOS

Os passos para o uso racional de antimicrobianos na UTI, evitando os principais erros, estão listados no **Quadro 26.3**.

1º PASSO: INÍCIO RÁPIDO, ADEQUADO E OTIMIZADO
▶ Diversos estudos mostram o impacto negativo de um tratamento empírico inadequado nos resultados clínicos. Além disso, um atraso no início da terapia antimicrobiana

TABELA 26.2 ▶ SEDATIVOS USADOS EM MEDICINA INTENSIVA

	INÍCIO DE AÇÃO	MEIA-VIDA	DOSE INICIAL	INFUSÃO CONTÍNUA
Diazepam	2-5 min	20-120 h	0,03-0,3 mg/kg	Geralmente não utilizado
Midazolam	2-5 min	3-11 h	0,02-0,15 mg/kg	0,04-0,2 mg/kg/h
Propofol	1-2 min	26-32 h	0,5-3,0 mg/kg	5-80 µg/kg/min
Dexmedetomidina	< 5 min	2 h	1 µg/kg	0,2-0,7 µg/kg/h

também se associa com piores desfechos. A escolha do agente deve estar fundamentalmente baseada na situação clínica do paciente, nos fatores de risco dele para agentes patogênicos potencialmente resistentes, o que determinará um espectro de cobertura mais ou menos amplo, e na flora microbiológica local, em infecções nosocomiais ou associadas a cuidados de saúde.

2º PASSO: PRESCRIÇÃO ÓTIMA ▶ A maioria dos dados da literatura e das doses sugeridas para uso de antimicrobianos não foram desenhados ou testados em estudos que incluíssem pacientes criticamente doentes. Com isso, o risco de concentrações inadequadamente reduzidas, dadas as alterações de volume de distribuição presentes, em geral na fase inicial (primeiras 48-72 h) da sepse, é elevado. Devem-se utilizar não apenas doses, mas também regimes que permitam a máxima capacidade bactericida, com redução rápida da carga bacteriana, minimizando, assim, o tempo de exposição ao antimicrobiano e, consequentemente, reduzindo o risco de emergência de resistência. Para isso, devem-se considerar propriedades de PK/PD (do inglês *pharmacokinetic/pharmacodynamic*; [farmacocinética/farmacodinâmica]) dos antimicrobianos. A farmacodinâmica diz respeito ao metabolismo do fármaco no organismo, correlacionando a concentração com seu efeito farmacológico. A farmacocinética avalia o nível de absorção, a distribuição, o metabolismo e a excreção do fármaco, determinando a dose requerida para que seja atingida a concentração adequada no local da infecção.

Para aminoglicosídeos, o mais importante é a concentração sérica máxima acima da concentração inibitória mínima ($C_{máx}$/CIM) – fármaco concentração-dependente. No caso dos β-lactâmicos, o raciocínio se dá de uma maneira diferente, pois a capacidade bactericida desse grupo de fármacos relaciona-se com o tempo de exposição do agente patogênico a concentrações no sítio da infecção acima da concentração inibitória mínima (T > CIM), justificando a opção por estratégias de infusão prolongada ou contínua (**Fig. 26.4**) – fármaco tempo-dependente. Algumas alternativas de prescrição baseada nessa visão estão resumidas na **Tabela 26.3**

3º PASSO: DESCALONAMENTO E SUSPENSÃO PRECOCES
▶ Uma vez disponíveis os resultados das análises microbiológicas, é fundamental que haja a redução de espectro para cobrir de uma maneira específica o agente patogênico isolado e diminuir a exposição desnecessária a antimicrobianos de espectro mais amplo. Embora considerada como uma medida unicamente restritiva e que apenas importa no contexto de

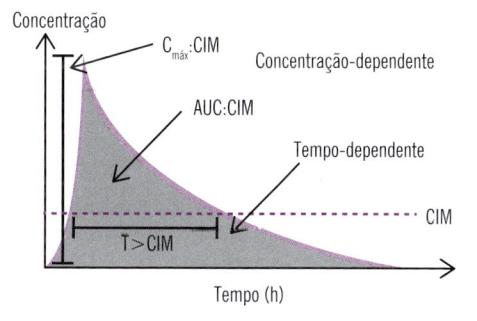

FIGURA 26.4 ▶ **FARMACODINÂMICA DOS ANTIMICROBIANOS.** // AUC, área sob a curva; CIM, concentração inibitória mínima; $C_{máx}$, concentração máxima; T > CIM, tempo acima da CIM.

QUADRO 26.3 ▶ PRINCIPAIS ERROS NO USO DE ANTIMICROBIANOS EM PACIENTES CRÍTICOS

- Administrar antimicrobiano de espectro estreito como terapia empírica
- Retardar a prescrição até a liberação dos resultados de culturas
- Escolher o antimicrobiano com base exclusivamente na sensibilidade *in vitro*
- Ignorar carcterísticas de PK/PD quando se define a dose e o esquema de administração
- Não considerar os níveis séricos de albumina quando se prescreve antimicrobianos com alta ligação a proteínas
- Desconsiderar os pacientes com alterações no volume de distribuição que possam levar a ajuste das doses
- Subestimar o *clearence* de creatinina quando se define a dose de antimicrobiano
- Não levar em conta o uso de doses e esquemas de administração-padrão que podem levar a concentrações subterapêuticas
- Desconsiderar os padrões de resistência locais
- Prolongar desnecessariamente o tratamento antimicrobiano

PK/PD, farmacocinética/farmacodinâmica (do inglês *pharmacokinetic/pharmacodynamic*).

TABELA 26.3 ▶ DOSES RECOMENDADAS DOS PRINCIPAIS ANTIMICROBIANOS

ANTIMICROBIANO	DOSE
Ampicilina+sulbactam	3 g, IV, 6/6 h
Cefepima	2 g, IV, 8/8 h, em infusão de 3 h
Piperacilina+tazobactam	4,5 g, IV, a cada 6 a 8 h, em infusão de 4 h
Meropeném	1-2 g, IV, 8/ 8 h, em infusão de 3 h
Vancomicina	Dose de ataque de 25-30 mg/kg, seguida de 15-20 mg/kg, 12/12 h, visando à manutenção do nível sérico pré-dose de 15-20 μg/mL
Amicacina	15 mg/kg, IV, em dose única diária

IV, intravenosa.

minimizar os riscos de emergência de resistência, dados clínicos sugerem melhores desfechos em pacientes nos quais o descalonamento foi realizado quando possível. Em relação à suspensão do tratamento, o uso de tempo-padrão para tratamento, como, por exemplo, 14 ou 21 dias, é uma estratégia que já se demonstrou inadequada. Uma abordagem mais racional inclui o uso de parâmetros de resposta clínica, como resolução da febre, leucocitose ou uso de biomarcadores que permitam avaliar a evolução clínica do paciente em estado grave.

▶ CHOQUE CIRCULATÓRIO

Choque é definido como falência circulatória aguda, uma situação na qual a circulação é incapaz de ofertar oxigênio suficiente para a demanda metabólica tecidual. Isso pode acontecer por oferta tecidual inadequada de oxigênio (DO_2, do inglês *delivery of oxygen*), como na anemia, no choque obstrutivo, na hipovolemia; ou por aumento no consumo tecidual de oxigênio (VO_2, do inglês *volume of oxygen*), como ocorre na sepse ou no hipertireoidismo. A discrepância entre DO_2 e VO_2 resulta em disóxia celular, hipoperfusão tecidual, disfunção da microcirculação e, se não corrigida agudamente, disfunção de múltiplos órgãos e óbito.

O DO_2 é dependente do conteúdo arterial de O_2 e do débito cardíaco. As variáveis que determinam DO_2 estão esquematizadas na **Figura 26.5**.

DIAGNÓSTICO ▶ Anamnese, exame físico e exames complementares de rápida obtenção geralmente indicam a etiologia do choque. Relatos de trauma são compatíveis com choque hemorrágico; diarreia e vômitos, com choque hipovolêmico; sintomas de infecção, com choque séptico; dor torácica, com infarto agudo do miocárdio (IAM) e choque cardiogênico; dispneia, com tromboembolia pulmonar (TEP) e choque obstrutivo, por exemplo. Marcadores inflamatórios (leucograma, proteína-C ativada) podem indicar sepse. Gasometria pode indicar hipoxemia, acidose respiratória (p. ex., TEP, narcose, etc.) ou metabólica. Avaliação toxicológica pode indicar ingestão de drogas. Exames de imagem podem indicar pneumotórax, derrames pleurais ou pericárdicos e pneumoperitônio. A ultrassonografia (US) realizada à beira do leito, com avaliação rápida e focada (POCUS, do inglês *point of care ultrasonography*) tem se mostrado particularmente útil na avaliação inicial do paciente em choque.

Choque circulatório é diagnosticado por meio das alterações fisiológicas compensatórias decorrentes do choque e dos seus efeitos sobre a perfusão tecidual. O **Quadro 26.4** apresenta uma lista de alterações clínicas e laboratoriais decorrentes do choque.

QUADRO 26.4 ▶ SINAIS, SINTOMAS E ALTERAÇÕES LABORATORIAIS NO CHOQUE

SINAIS CLÍNICOS DE CHOQUE

- Hipotensão, taquicardia, bradicardia
- Hipoperfusão cutânea: pele fria, moteada, enchimento capilar lentificado
- Hipoperfusão renal: oligúria (< 0,5 mL/kg/h), acidose metabólica
- Hipoperfusão cerebral: torpor, coma, agitação
- Hipoperfusão pulmonar: hipoxemia, taquipneia
- Hipoperfusão esplâncnica: íleo

ALTERAÇÕES LABORATORIAIS NO CHOQUE

- Hiperlactatemia (lactato > 2 mEq/L)
- $SVcO_2$ < 70%
- Diferença venoarterial de CO_2 (*Gap* CO_2) > 6 mmHg
- Hiperbilirrubinemia
- Elevação de transaminases (hepatite isquêmica)
- Elevação de creatinina, ureia
- Coagulopatia: plaquetopenia, elevação de TTPa e TP

$SVcO_2$, saturação venosa central de oxigênio; TP, tempo de protrombina; TTPa, tempo de tromboplastina parcialmente ativada.

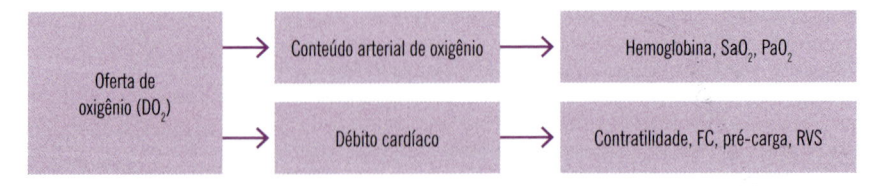

FIGURA 26.5 ▶ **DETERMINANTES DE DO_2.** // DO_2, oferta de O_2; FC, frequência cardíaca; PaO_2, pressão parcial arterial de oxigênio; RVS, resistência vascular sistêmica; SaO_2, saturação da hemoglobina arterial pelo oxigênio.

A principal alteração hemodinâmica presente no choque circulatório é a hipotensão arterial, definida como pressão arterial sistólica (PAS) inferior a 90 mmHg ou pressão arterial média (PAM) inferior a 65 mmHg (ou queda da PAM ≥ 40 mmHg em relação ao basal). A ausência de hipotensão não exclui a possibilidade de choque circulatório, uma vez que mecanismos compensatórios, como taquicardia e vasoconstrição, podem manter temporariamente a pressão em níveis normais. Outros sinais de choque podem estar presentes mais precocemente do que a hipotensão, como a hiperlactatemia.

O **lactato** sérico normal é inferior a 2 mEq/L. Sua elevação aguda geralmente reflete a necessidade de utilização de glicólise anaeróbia para a produção de energia em cenários de choque que impossibilitam a produção de energia por meio do metabolismo oxidativo (ciclo de Krebs). Dessa forma, a elevação de lactato é um marcador de disóxia, tendo valor diagnóstico e prognóstico. Particularmente, sua cinética relaciona-se com prognóstico, estando a elevação de lactato associada com maior mortalidade, e seu decaimento, com menor mortalidade no choque. Lembre-se de que o lactato pode elevar-se por outros mecanismos, além da glicólise anaeróbia, não sendo, portanto, hiperlactatemia sinônimo de choque. Por ter depuração hepática, doenças que causem disfunção hepática podem diminuir a depuração de lactato.

A saturação de oxigênio coletada no átrio direito ($SVcO_2$) pode ser indicadora de disóxia. Em situação de homeostasia, a saturação da hemoglobina arterial pelo oxigênio (SaO_2) é de 100%. Ao passar por tecidos, há extração tecidual de oxigênio proporcional à demanda metabólica tecidual (taxa de extração tecidual de oxigênio), gerando concentrações venosas de oxigênio de aproximadamente 75%. Em situações nas quais a oferta de oxigênio (DO_2) é insuficiente para compensar o aumento de demanda tecidual de O_2 ($\uparrow VO_2$), como choque séptico, poderá haver diminuição das concentrações de O_2 na circulação venosa a valores inferiores a 70%.

De forma análoga, a concentração arterial de CO_2 é menor do que sua concentração venosa, tendo em vista sua liberação pelos tecidos no leito venoso em decorrência do metabolismo celular. Dessa forma, com fluxo sanguíneo adequado, a diferença venoarterial de CO_2 (CO_2 gap) é inferior a 6 mmHg, mas, em situações de choque e hipofluxo tecidual, o CO_2 gap eleva-se para valores superiores a 6 mmHg.

Didaticamente, o choque é dividido em quatro tipos:

- **Choque distributivo:** esse tipo de choque é caracterizado pela vasodilatação secundária a um processo inflamatório e a uma consequente hipovolemia relativa. É o único tipo de choque com débito cardíaco aumentado. Além do choque séptico, outras etiologias podem causar choque distributivo, como pancreatite, anafilaxia, grandes queimados, politrauma, choque neurogênico e pós-operatório de cirurgias de grande porte. O choque séptico é a etiologia mais comum de choque circulatório, sendo responsável por até 60% dos casos.

- **Choque hipovolêmico:** é o choque secundário à perda de líquido intravascular, gerando compensatoriamente vasoconstrição, diminuição de retorno venoso e consequente comprometimento de débito cardíaco. Pode ser hemorrágico: quando há perda de sangue (p. ex., hemorragia digestiva, lesões vasculares, hemorragias obstétricas, etc.); ou não hemorrágico: diarreia, vômitos, desidratação. Seu manejo demanda correção da hipovolemia e abordagem da causa.

- **Choque cardiogênico:** ocorre devido à falha de bombeamento de sangue pelo coração, comprometendo o débito cardíaco, com consequente aumento das pressões de enchimento cardíacas e aumento de resistência periférica. A etiologia mais comum é o IAM. Outras causas são insuficiência cardíaca crônica descompensada, arritmias, miocardiopatias e valvopatias.

- **Choque obstrutivo:** ocorre por obstrução do fluxo sanguíneo por meio do coração, como observado em situações como TEP, hipertensão pulmonar, tamponamento cardíaco e pneumotórax hipertensivo.

Quando anamnese e exame físico não revelarem o tipo de choque, podem-se utilizar métodos de monitoração hemodinâmica para caracterização e manejo do choque. A Tabela 26.4 apresenta o perfil hemodinâmico conforme o tipo de choque.

TRATAMENTO ▶ Devem ser identificados pacientes com risco iminente de vida, avaliando-se a necessidade de suporte ventilatório e obtenção de via aérea, além de acessos venosos calibrosos. São necessários adequado manejo hemodinâmico e correção da causa do choque.

Manejo hemodinâmico: são necessárias medidas para restaurar a circulação e a perfusão tecidual. A medida inicial geralmente consiste em reposição volêmica, particularmente nos casos de choque distributivo e hipovolêmico. A quantidade de volume a ser reposto varia muito em cada caso. Atualmente, preconiza-se desafio hídrico inicial de 30 mL/kg nas primeiras horas e, após, guiar a ressuscitação hídrica, conforme avaliação clínico-laboratorial (pressão arterial, enchimento capilar, sensório, lactato) e métodos de responsividade a volume. Podem ser utilizadas, nos casos de hipotensão refratária à ressuscitação volêmica, fármacos vasoativos e inotrópicos, visando ao aumento de pressão de perfusão tecidual e ao aumento de débito cardíaco.

TABELA 26.4 ▶ PERFIL HEMODINÂMICO NO CHOQUE

	DC	POAP	RVS	PVC
Distributivo	↑	↓	↓	↓
Hipovolêmico	↓	↓	↑	↓
Cardiogênico	↓	↑	↑	↑
Obstrutivo	↓	↑ ou ↓	↑	↑

DC, débito cardíaco; POAP, pressão de oclusão da artéria pulmonar; PVC, pressão venosa central; RVS, resistência vascular sistêmica.

A correção da causa do choque deve ocorrer conforme a identificação da etiologia:

- **Choque distributivo:**
  - Choque séptico: identificação e erradicação do foco, uso de antimicrobianos.
  - Choque anafilático: remoção do agente causador de anafilaxia. Podem ser utilizados corticosterides, epinefrina, broncodilatadores e anti-histamínicos.
  - Crise adrenérgica: uso de corticosteroide.
- **Choque hipovolêmico:**
  - Hemorrágico: identificação e controle do foco de sangramento, podendo demandar intervenção cirúrgica.
- **Choque cardiogênico:**
  - IAM: reperfusão coronariana.
  - Arritmia: cardioversão elétrica, desfibrilação.
  - Insuficiência cardíaca (IC): vasodilatadores, diuréticos, inotrópicos.
- **Choque obstrutivo:**
  - Drenagem de pneumotórax, hidrotórax, tamponamento pericárdico.
  - Tromboembolia pulmonar (TEP): trombólise e/ou anticoagulação.

Reposição volêmica e responsividade a líquidos ▶ Ressuscitação volêmica é a medida inicial e fundamental para a recuperação de perfusão em portadores de choque circulatório.

Os cristaloides são as soluções de primeira escolha para a ressuscitação volêmica, apesar de efeitos colaterais, como grande extravasamento de líquido para o espaço extravascular e consequente edema intersticial e disfunção orgânica (p. ex., edema pulmonar ou síndrome compartimental abdominal). A solução salina (NaCl de 0,9% ou "solução fisiológica [SF]") é o cristaloide mais comumente utilizado. Tem como principal efeito colateral a indução de acidose hiperclorêmica, não sendo, portanto, uma SF. Isso tem levado ao uso crescente de soluções com constituições mais semelhantes ao soro humano. Essas soluções têm sido chamadas de cristaloides balanceados, como Ringer lactato ou PlasmaLyte®. Até o momento, não há evidência suficiente na literatura para sugerir o uso de soluções balanceadas sobre a salina, podendo, então, serem utilizadas simultaneamente soluções balanceadas e salina para ressuscitação volêmica. Como alternativa aos cristaloides, podem ser utilizadas soluções com albumina humana, um coloide natural, geralmente na diluição de 20%. A albumina apresenta maior poder oncótico do que os cristaloides, apresentando menor extravasamento para o interstício. Esta "vantagem" fisiológica não se traduz, à luz do conhecimento atual, em benefícios clínicos em comparação aos cristaloides. A ausência de superioridade aos cristaloides e seu maior custo fazem a infusão de albumina ser uma opção mais reservada para os pacientes que já receberam grandes volumes de cristaloides, hipoalbuminêmicos ou portadores de disfunção hepática. Os coloides sintéticos não devem mais ser empregados, sobretudo após estudos em pacientes sépticos demonstrarem aumento de mortalidade, coagulopatia e insuficiência renal com o uso dessas soluções.

Tanto a subressuscitação quanto a ressuscitação excessiva se correlacionam com maior mortalidade em pacientes críticos, portanto a monitoração de quanto volume deve ser infundido deve ser determinada da forma mais fidedigna possível. Para isso, a ressuscitação volêmica deve ser guiada por parâmetros clínicos (PA, FC, débito urinário), laboratoriais (lactato, acidose metabólica) e pela identificação de responsividade a volume. Um paciente é considerado respondedor a volume quando eleva o débito cardíaco em 15% em resposta à infusão volêmica (500 mL de cristaloide). É necessário o emprego de um método que afira o débito cardíaco ou medidas menos invasivas que atuem como substituto deste. O **Quadro 26.5** apresenta alguns métodos de avaliação de responsividade a volume.

Vasopressores ▶ Por vezes, a ressuscitação volêmica não é suficiente para atingir uma adequada pressão de perfusão tecidual, sendo necessário o uso de vasopressores.

- **Norepinefrina:** é o vasopressor de primeira escolha pela larga experiência com seu uso, sendo o vasopressor de referência contra o qual os demais são testados nos ensaios clínicos. É um potente agonista α-adrenérgico, podendo ser empregada em larga amplitude de dose.
- **Epinefrina:** potente agonista β_1-adrenérgico e moderado agonista β_2-adrenérgico e α_1-adrenérgico, tendo, portanto, efeito vasopressor e inotrópico. Induz intensa vasoconstrição esplâncnica, renal e efeitos metabólicos, como elevação de lactato. Em ensaios clínicos, não apresentou efeitos superiores à norepinefrina, constituindo-se como um fármaco que pode ser usado junto com a norepinefrina, ou como opção a esta.

QUADRO 26.5 ▶ MÉTODOS DE AFERIÇÃO DE RESPONSIVIDADE A VOLUME	
ESTÁTICOS	**DINÂMICOS**
PVC < 8 mmHg ou < 12 mmHg em VM	VPP > 13%
POAP < 18 mmHg	PLR ↑ 10-15% em DC
	Variação ultrassonográfica do diâmetro da veia cava > 12%

DC, débito cardíaco; PLR, proteína ligadora de retinol; POAP, pressão de oclusão da artéria pulmonar; PVC, pressão venosa central; VM, ventilação mecânica; VPP, ventilação com pressão positiva.

- **Vasopressina:** hormônio da neuro-hipófise com intenso efeito vasopressor e antidiurético, atuando por receptores específicos, não catecolaminérgicos. Também é considerada um vasopressor que pode ser utilizado junto com a norepinefrina (particularmente quando são necessárias altas doses de norepinefrina) ou como opção a esta. Por não atuar em receptores catecolaminérgicos, parece diminuir efeitos colaterais associados com altas doses de catecolaminas, como arritmias e vasoconstrição renal. Doses são consideradas seguras até 0,06 U/min. Doses maiores podem se associar com vasoconstrição esplâncnica.
- **Dopamina:** em doses < 10 µg/kg/min, predominam seus efeitos sobre receptores dopaminérgicos e β_1-adrenérgicos, com vasodilatação e taquicardia. Doses < 10 µg/kg/min ativam receptores α_1-adrenérgicos, gerando vasoconstrição. A associação de dopamina com taquicardias supraventriculares faz seu uso ficar restrito a pacientes em choque com bradicardia, absoluta ou relativa, e baixa probabilidade de taquiarritmias.

Inotrópicos ▶ O emprego de inotrópicos deve aumentar o débito cardíaco quando este se encontra insuficiente para a demanda tecidual após correção de volemia. Sua efetividade sobre o débito cardíaco pode ser inferida por meio de variáveis como PA, FC, lactato, SVcO$_2$ e CO$_2$gap; ou idealmente aferido por meio de métodos como cateter de artéria pulmonar, ecocardiografia, Vigileo®, LiDCO® ou PICCO®. A **dobutamina** é o medicamento de escolha com ação agonista sobre receptores β_1 e β_2-adrenérgicos, causando o aumento de inocronotropismo e vasodilatação. Em geral, é empregada em portadores de choque séptico com miocardiopatia séptica ou insuficiência cardíaca. Uma vez que aumenta o consumo cardíaco de oxigênio, deve ser utilizada com cautela em portadores de cardiopatia isquêmica. A **levosimendana** exerce efeito inotrópico por meio da sensibilização de canais de cálcio. Causa taquicardia e vasodilatação. Estudos não mostram benefício sobre a dobutamina, seja em choque séptico, seja em choque cardiogênico. A **Tabela 26.5** apresenta diluições e doses de vasopressores e inotrópicos.

▶ DELIRIUM

O *delirium* é uma síndrome caracterizada por início agudo de disfunção cerebral com mudança ou flutuação do estado mental basal, inatenção e pensamento desorganizado ou alteração do nível de consciência. As principais características do *delirium* são: 1) alteração do nível de consciência, com uma capacidade reduzida de manter a atenção e 2) uma alteração na cognição (i.e., déficit de memória, desorientação, distúrbio de linguagem), ou o desenvolvimento de um distúrbio de percepção, como alucinações. Outros sintomas comumente associados ao *delirium* incluem distúrbios do sono, atividade psicomotora anormal e distúrbios emocionais (i.e., medo, ansiedade, raiva, depressão, apatia, euforia). Pacientes com *delirium* podem ser agitados (*delirium* hiperativo), calmos ou letárgicos (*delirium* hipoativo), ou podem flutuar entre os dois subtipos (*delirium* misto).

O *delirium* tem consequências a curto e a longo prazo. As complicações a curto prazo incluem aumento no tempo de VM, na taxa de reintubação, na remoção acidental de tubos e cateteres e no tempo de internação na UTI e no hospital. O *delirium* adiciona aproximadamente 10 dias ao tempo médio de hospitalização do paciente. A associação entre *delirium* e mortalidade é menos clara; alguns estudos verificaram maior mortalidade em pacientes com *delirium*, ao passo que outros não encontraram tal associação. As consequências a longo prazo podem incluir diminuição da capacidade funcional, prejuízo cognitivo e diminuição de qualidade de vida. A incidência de *delirium* é frequentemente subestimada, uma vez que a sua principal forma de apresentação é hipoativa ou mista. Por isso, é muito importante o uso de ferramentas para a avaliação de *delirium*. A ferramenta mais utilizada no nosso meio é o CAM-ICU (**Quadro 26.6**). Os principais fatores de risco associados ao desenvolvimento de *delirium* são demência preexistente, história de hipertensão, alcoolismo, maior gravidade à admissão na UTI e idade. O uso de benzodiazepínico também parece ser um fator de risco para *delirium*.

As principais estratégias não farmacológicas para a prevenção de *delirium* são mobilização precoce, estratégias de reorientação (situar o paciente com relação ao ambiente espaço-temporal em

TABELA 26.5 ▶ DILUIÇÕES E DOSES DE VASOPRESSORES E INOTRÓPICOS

	NOREPINEFRINA	EPINEFRINA	VASOPRESSINA	DOPAMINA	DOBUTAMINA
Início de ação	1-2 min	3-10 min	6 min	5 min	2-3 min
Apresentação	2 mg/4 mL	1 mg/mL	20 U/1 mL	50 mg/10 mL	250 mg/20 mL
Diluição comum	8 mg/242 mL (32 µg/mL) 16 mg/234 mL (64 µg/mL)	10 mg/90 mL (0,1 mg/mL)	1 mL/50 mL (0,4 U/mL)	250 mg/200 mL (1.000 µg/mL)	250 mg/230 mL (1.000 µg/mL)
Dose inicial	0,01 µg/kg/min	0,005 µg/kg/min	0,01 U/min	2 µg/kg/min	2 µg/kg/min
Dose de manutenção		Até 0,1 µg/kg/min	0,01-0,06 U/min	Até 25 µg/kg/min	Até 30 µg/kg/min

QUADRO 26.6	AVALIAÇÃO DE *DELIRIUM*: CAM-ICU (CONFUSION ASSESSMENT METHOD-INTENSIVE CARE UNITE)
Achado 1	Início agudo ou curso flutuante do estado mental?
Achado 2	Desatenção • Orientar o paciente que será lida uma série de letras e que ele deverá apertar a mão do locutor toda vez que ouvir a letra A, considerando-se falta de atenção se ocorrerem três ou mais erros S A V E A H A A R T
Achado 3	Alteração do nível de consciência • Se RASS for diferente de zero, considera-se o achado positivo
Achado 4	Pensamento desorganizado • Uma pedra flutuará na água? • Existem peixes no mar? • 1 kg pesa mais do que 2 kg? • Você pode usar um martelo para bater em um prego? • Comando: apresentar dois dedos do examinador na frente do paciente e solicitar que ele repita a ação Se houver dois ou mais erros, considera-se o achado positivo
Para o diagnóstico, é necessária a presença dos achados 1 e 2 + os achados 3 ou 4.	

que ele se encontra, colocando calendários, relógios, rádio ou televisão perto de onde ele está) e estratégias em relação aos fatores ambientais e ao sono (redução do ruído, minimização à exposição à luz artificial no período noturno e limitação do isolamento social).

Não há recomendação para a prevenção farmacológica até o momento. Estudo com haloperidol com esse objetivo não demonstrou benefício. Mais recentemente, um estudo com dose baixa de dexmedetomidina à noite reduziu a incidência de *delirium*, embora outros estudos sejam necessários para recomendar essa medida.

Os antipsicóticos, em particular o haloperidol, são comumente administrados para o tratamento de *delirium* em pacientes críticos. Entretanto, ainda há poucas evidências para a segurança e a eficácia de antipsicóticos nessa população de pacientes. Além disso, as Diretrizes PAD 2013[5] não incluem recomendações específicas para o uso de qualquer medicação em particular. Antipsicóticos atípicos, como olanzapina, quetiapina e risperidona, também podem ser utilizados.

▶ INFECÇÕES NOSOCOMIAIS

Infecções causadas por agentes patogênicos potencialmente resistentes são um problema crescente. Seja pela complexidade dos pacientes críticos ou pelo alto consumo de antimicrobianos nestas unidades, o cenário onde esse problema é mais evidente é o ambiente de cuidados intensivos. Mais de 70% dos pacientes criticamente doentes internados em UTIs receberão algum antimicrobiano durante o seu período de permanência. Além disso, as infecções têm um peso importante na morbimortalidade dentro das unidades, e a prevalência de infecções causadas por agentes patogênicos, cujo tratamento é cada vez mais complexo, tem aumentado progressivamente ao longo dos últimos anos.

A exposição aos antimicrobianos e o seu consequente uso inadequado se constitui no principal fator associado ao risco de desenvolvimento de resistência. Dentro desse cenário, os principais agentes patogênicos associados à infecção nosocomial e que, ao mesmo tempo, representam os maiores riscos em relação aos padrões de resistência que limitam as alternativas terapêuticas foram agrupados em um acrônimo, sendo conhecidos como agentes patogênicos ESKAPE (**Quadro 26.7**). Apesar de não compartilharem os mesmos mecanismos de indução de resistência, todos têm em comum uma prevalência que vem crescendo progressivamente em virtude da pressão seletiva exercida pelas políticas (ou ausência delas) de uso de antimicrobianos, principalmente nas UTIs. Por outro lado, o desenvolvimento de novos medicamentos que pudessem ampliar o arsenal terapêutico, minimizando, assim, o impacto clínico do aumento da resistência, é extremamente restrito, não havendo, neste momento, medicamentos em desenvolvimento para a maioria dos agentes patogênicos incluídos no conceito ESKAPE, principalmente gram-negativos.

■ PNEUMONIA ASSOCIADA À VENTILAÇÃO MECÂNICA

A pneumonia associada à ventilação mecânica (PAVM) é aquela diagnosticada no período após 48 h de VM, até a sua suspensão.

QUADRO 26.7 ▶ AGENTES PATOGÊNICOS ESKAPE
E – *Enterococcus faecium* (VRE) **S** – *Staphylococcus aureus* (MRSA) **K** – *Klebsiella* e *E. coli* produtoras de BLEA **A** – *Acinetobacter baumannii* **P** – *Pseudomonas aeruginosa* **E** – Enterobacteriaceae resistente a carbapenêmicos
BLEA, β-lactamases de espectro ampliado; MRSA, Sthaphylococcus aureus resistente à meticilina (do inglês *methicillin-resistant staphylococcus aureus*); VRE, enterococo resistente à vancomicina (do inglês *vancomycin-resistant enterococci*). As infecções nosocomiais mais relevantes são aquelas de corrente sanguínea relacionada a cateter (ver Capítulo 15, Infectologia) e à PAVM associada à ventilação mecânica.

Vários estudos demonstram que a incidência dessa infecção aumenta com a duração da VM e apontam taxas de ataque de aproximadamente 3% por dia, durante os primeiros 5 dias de ventilação, e, depois, de 2% para cada dia subsequente.

A mortalidade global nos episódios de PAVM varia de 20 a 60%, refletindo, em grande parte, a gravidade da doença de base destes pacientes, a falência de órgãos e especificidades da população estudada e do agente etiológico envolvido.

DIAGNÓSTICO ▶ Nos pacientes com critérios de suspeita clínica (**Fig. 26.6**) de PAVM, deve-se solicitar culturas de secreção respiratória. Não há dados na literatura que demonstrem benefício em se utilizar uma abordagem diagnóstica baseada em fibrobroncoscopia (invasiva) ou aspirado traqueal (não invasiva). Do mesmo modo, não há um claro benefício demonstrado para que se utilizem culturas quantitativas em comparação com culturas qualitativas, embora as recomendações de consenso costumem preferir as primeiras.

TRATAMENTO ▶ As decisões terapêuticas no paciente com PAVM devem seguir os dados da flora microbiológica do local. Diversos estudos já demonstraram a diversidade de etiologia quando comparados diferentes centros e a incapacidade de diretrizes externas de melhorar o desfecho clínico. Além disso, dados do exame direto das secreções (Gram) podem colaborar na decisão a respeito da cobertura antimicrobiana.

A classificação dos episódios em precoces (< 5 dias em VM) e tardios (> 5 dias em VM) perdeu valor na sua capacidade de predizer a etiologia com o reconhecimento de fatores de risco para infecção por agentes patogênicos potencialmente resistentes – que incluem também o tempo. A presença de tais critérios é o que definirá a necessidade de uma terapia antimicrobiana empírica de espectro mais ou menos amplo (**Quadro 26.8**).

Na ausência dos fatores de risco para resistência bacteriana, o tratamento pode incluir opções de espectro menos amplo, considerando-se agentes patogênicos com menor potencial de resistência bacteriana, como *S. pneumoniae*, *H. influenzae* ou MRSA. Fármacos como ampicilina+sulbactam, cefuroxima, oxacilina ou mesmo levofloxacino podem ser utilizados, variando em função de dados da microbiologia local e de políticas de uso de antimicrobianos específicas de cada centro.

Na presença de fatores de risco para a resistência, a cobertura deve ser ampliada para agentes patogênicos com maior potencial para resistência bacteriana, como, por exemplo, *P. aeruginosa*, Enterobacteriaceae (incluindo produtores de β-lactamases de espectro ampliado), MRSA e *Acinetobacter* spp. O esquema deverá, então, incluir medicamentos como cefepima, piperacilina+tazobactam, carbapenêmicos, vancomicina e aminoglicosídeos, com combinações desses agentes em função dos padrões locais de resistência.

EVOLUÇÃO ▶ Dado o alto grau de incerteza associado ao diagnóstico, é fundamental a reavaliação dos pacientes após 72 h de tratamento. Essa reavaliação inclui rever os dados de microbiologia e ajustar a terapia antimicrobiana de acordo com os resultados. Estudos já demonstraram a segurança da política de descalonamento – redução de espectro do tratamento antimicrobiano quando há germe isolado sensível a uma opção de cobertura mais restrita. Além disso, o uso de biomarcadores, como proteína C-reativa ou procalcitonina (PCT), são estratégias úteis para prever a resposta clínica e tentar predizer a resolução clínica do episódio.

▶ INSUFICIÊNCIA RESPIRATÓRIA AGUDA

A insuficiência respiratória aguda (IRpA) é definida pela incapacidade da manutenção da ventilação alveolar e da troca gasosa com trabalho respiratório e custo metabólico aceitáveis. Pode

---

QUADRO 26.8 ▶ **FATORES DE RISCO PARA A RESISTÊNCIA BACTERIANA**

- Hospitalização ≥ 5 dias
- Internação prévia há menos de 90 dias
- Uso prévio de antimicrobianos por mais de 48 h nos últimos 90 dias
- Identificação prévia de germe multirresistente
- Hemodiálise nos últimos 30 dias
- Imunossupressão

Suspeita clínica: infiltrado pulmonar novo, iniciado há mais de 48 h após o início da VM, na presença de um ou mais dos seguintes achados:
- **Secreção traqueal purulenta**
- **Febre**
- **Leucocitose**

↓

Solicitar aspirado traqueal quantitativo e Gram, hemoculturas, hemograma, gasometria, proteína C-reativa e radiografia de tórax →

Resultado do aspirado traqueal quantitativo
- Ausência de crescimento bacteriano significativo (quando houver crescimento < 10^5 UFC/mL)
- ≥ 10^5 UFC por mL: crescimento bacteriano significativo. Consultar antibiograma

Resultado do lavado broncoalveolar
- Ausência de crescimento bacteriano significativo (quando houver crescimento < 10^4 UFC/mL)
- ≥ 10^4 UFC por mL: crescimento bacteriano significativo. Consultar antibiograma

FIGURA 26.6 ▶ **ABORDAGEM DIAGNÓSTICA EM PNEUMONIA ASSOCIADA À VENTILAÇÃO MECÂNICA.** // A interpretação dos dados de cultura quantitativa deve ser cuidadosa, pois eles indicam apenas maior ou menor probabilidade, não tendo capacidade para, isoladamente, excluir ou confirmar o diagnóstico. UFC, unidade formadora de colônias; VM, ventilação mecânica.

ocorrer devido a doenças e síndromes pulmonares (pneumonia, síndrome da angústia respiratória aguda [SARA]) ou extrapulmonares (choque, intoxicações, distúrbios musculares), e se esTabelece quando são exauridos os mecanismos fisiológicos de compensação respiratória (p. ex., taquipneia, taquicardia, aumento do volume por minuto e emprego dos músculos acessórios). A maioria das IRpAs pode ser classificada em hipoxêmicas (tipo 1) e hipercápnicas (tipo 2).

Hipoxemia ($PaO_2 < 60$ mmHg ou $SaO_2 < 90\%$ em ar ambiente) é a manifestação clínica mais importante da alteração da troca gasosa. Ao exame clínico, apresenta-se com dispneia, taquipneia e taquicardia, progredindo para diminuição do nível de consciência e alterações na perfusão sistêmica.

MECANISMOS DE HIPOXEMIA ▶

- Redução da PaO_2 inspirada (p. ex., altitude).
- Defeitos de difusão pulmonar.
- Distúrbios de ventilação/perfusão (V/Q) e *shunt* pulmonar.

Em relação às condições agudas, os mecanismos mais frequentes são distúrbio V/Q e *shunt* pulmonar. A gravidade da hipoxemia é proporcional ao volume de alvéolos pulmonares desarejados ou preenchidos por conteúdo patológico. Esses fenômenos são causados por diferentes doenças (p. ex., pneumonia e edema pulmonar cardiogênico). Inicialmente, com distúrbio V/Q menos extenso, a oxigenoterapia suplementar pode ser suficiente para reverter a hipoxemia. Entretanto, com extensas áreas comprometidas, aumenta a fração de *shunt* (áreas não ventiladas com perfusão mantida), causando hipoxemia refratária, mesmo com doses altas de O_2 (Fig. 26.7).

MECANISMO DE HIPERCAPNIA ▶

- Hipoventilação (depressão do sistema nervoso central, paralisia de musculatura ventilatória, doenças da caixa torácica).

A hipercapnia ($PaCO_2 > 60$ mmHg ou pH $< 7,30$) é resultado da redução global da ventilação pulmonar, com diminuição importante do volume corrente e/ou da frequência respiratória, impedindo a remoção do CO_2 excretado dos capilares para o espaço alveolar. Clinicamente, pode se manifestar por dispneia, sinais de esforço muscular ineficiente e diminuição do nível da consciência (narcose carbônica), e, quando grave, também hipoxemia.

SUPORTE VENTILATÓRIO ▶ O objetivo do suporte respiratório é melhorar a oxigenação, reduzir a acidose respiratória e diminuir o trabalho respiratório.

A resposta do paciente ao suporte é monitorada primariamente pelo exame clínico (redução dos sinais de hipoxemia, esforço) com dados suplementares da oximetria de pulso (SpO_2) e pela gasometria arterial.

Oxigênio suplementar (aumento da fração inspirada de oxigênio [FiO_2]) ▶

- **Cateteres nasais:** cânulas nasais podem ofertar oxigênio umidificado em fluxos de até 6 L/min, elevando a FiO_2 até 38% (Tab. 26.6).
- **Máscaras com tubos de Venturi:** permitem ofertar FiO_2 até 50%: cada "válvula de Venturi" tem a inscrição do fluxo de O_2 necessário para alcançar a FiO_2 determinada.
- **Máscara com reservatório (Hudson):** oferta até 100% de oxigênio (FiO_2 de 1,0).

Oxigenoterapia de alto fluxo por cânula nasal ▶ É executada por equipamentos específicos que ofertam ar oxigenado e aquecido em fluxos altos (até 60 L/min), os quais geram aumento discreto da pressão na via aérea, o que pode ser suficiente para diminuir o trabalho respiratório. É uma *interface* mais facilmente tolerada por boa parte dos pacientes. Há evidências de não inferioridade à ventilação não invasiva (VNI)

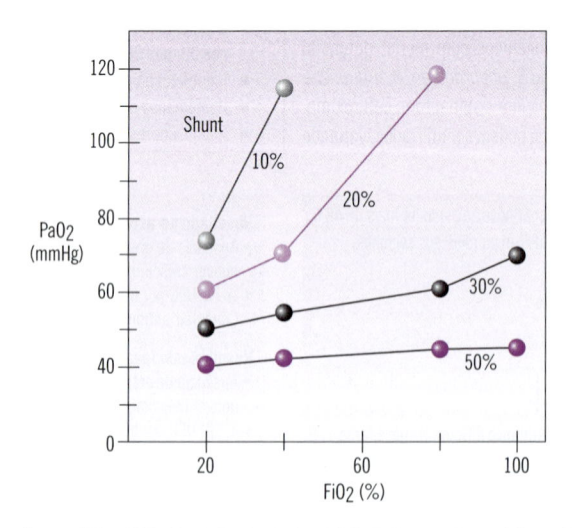

FIGURA 26.7 ▶ ***SHUNT* E RELAÇÃO PaO_2/FiO_2**. // FiO_2, fração inspirada de oxigênio; PaO_2, pressão parcial arterial de oxigênio.
Fonte: Marino.[6]

TABELA 26.6 ▶ RELAÇÃO ENTRE FLUXO DE O_2 E FRAÇÃO INSPIRADA DE O_2

FLUXO DE OXIGÊNIO	FiO_2
1 L/min	24%
2 L/min	27%
3 L/min	30%
4 L/min	33%
5 L/min	35%
6 L/min	38%

na redução de taxa de intubação na hipoxemia leve a moderada, na hipoxemia pós-extubação e na insuficiência cardíaca. Ainda é controverso o benefício em mortalidade.

Ventilação não invasiva (CPAP, BiPAP) ▶ A ventilação não invasiva (pressão contínua em vias aéreas [CPAP, do inglês *continuous positive airway pressure*] e a pressão positiva em vias aéreas em dois níveis [BiPAP, do inglês *bilevel positive airway pressure*]) utilizam máscara (nasal, oronasal, facial) ou capacete (*helmet*) para aplicação da VM. Deve ser executada com equipamento adequado e equipe multiprofissional treinada.

- **CPAP:** aplica pressão positiva constante (geralmente entre 5-10 cmH$_2$O), com o intuito de melhorar a relação V/Q e o débito cardíaco. Há evidência robusta de diminuição do número de intubações e de mortalidade em paciente com insuficiência cardíaca descompensada (mesmo em síndromes coronarianas agudas), além de benefício em pós-operatório de pacientes obesos graves.
- **BiPAP:** permite ajuste das pressões inspiratória (iPAP) e expiratória (ePAP), com ciclagem a fluxo. Tem benefício confirmado na redução da necessidade de intubação e na mortalidade em pacientes com insuficiência cardíaca e, principalmente, exacerbação aguda de doença pulmonar obstrutiva crônica (DPOC) com **hipercapnia**, sobretudo se aplicada precocemente.

Há também evidências menos conclusivas do benefício da VNI em pacientes com hipoxemia leve a moderada de outras causas, incluindo pacientes imunodeprimidos, ou como apoio no desmame da VM invasiva na UTI. Não tem benefício em situações de *shunt* pulmonar grave (p. ex., SARA moderada a grave). O Quadro 26.9 mostra as principais contraindicações à VNI.

Atenção: é imprescindível a monitoração clínica atenta à beira-leito para verificar resposta do paciente à VNI (diminuição do esforço ventilatório, melhora do nível da consciência, reversão da hipoxemia e redução da acidose hipercápnica) em 30 a 60 min.

Postergar a intubação de pacientes com sinais de falha à VNI aumenta sua mortalidade.

Ventilação com bolsa-válvula-máscara ("Ambu") ▶ É a ventilação de resgate com O_2 até 100% aplicada em pacientes com perda da consciência e hipoventilação grave até que se estabeleça a via aérea definitiva com tubo endotraqueal (TET) para administração de VM invasiva.

Ventilação mecânica invasiva (VM) ▶ É o suporte indicado para pacientes com IRpA sem resposta à oxigenoterapia ou sem capacidade de manutenção da via aérea e do controle ventilatório. Necessita de instalação de prótese na via aérea (TET), equipamento de controle sofisticado (ventilador mecânico) e profissionais treinados, sendo executado preferencialmente em UTI. Em geral, implica manter o paciente sob sedação e, por vezes, também sob bloqueio neuromuscular, além de monitoração multiparamétrica e cuidados intensivos. A VM permite aplicação de pressão positiva com oxigênio até 100% (FiO_2 de 1,0) com *controle e monitoração* de todos os parâmetros do ciclo ventilatório.

- **Principais modos ventilatórios em VM (Fig. 26.8):**
    - **Volume-controlado (ACV ou VCV, ventilação assisto-controlada a volume):** primariamente, garante o volume corrente administrado na inspiração, com fluxo inspiratório fixo. A pressão nas vias aéreas varia conforme a complacência do sistema respiratório.
    - **Pressão-controlada (PCV):** a pressão inspiratória é programada primariamente, e o volume corrente é variável conforme a complacência do sistema respiratório.
    - **Pressão-suporte a volume (PSV):** é um modo espontâneo com pressão inspiratória programada, porém com fluxo, frequência e volume corrente variáveis ciclo a ciclo.
- **Objetivos e riscos da VM:** os benefícios da VM invasiva são melhora da hipoxemia (relação V/Q), restabelecimento da acidose respiratória e redução do esforço muscular respiratório (Quadro 26.10). A monitoração da VM é multimodal, incluindo parâmetros gasométricos e mecânicos (medidas e gráficos). A avaliação da *mecânica do sistema respiratório* deve ser realizada em modo volume controlado com fluxo constante, com aplicação de pausa inspiratória, conforme ilustrado na Figura 26.9.

Os principais riscos da VM são lesão pulmonar induzida pela VM (VILI, do inglês *ventilation-induced lung injury*), disfunção neuromuscular do paciente grave, além de PAVM.

Ventilação protetora ▶ Visa evitar lesão secundária (VILI) de áreas pulmonares normais e complacentes com a estra-

QUADRO 26.9 ▶ PRINCIPAIS CONTRAINDICAÇÕES À VENTILAÇÃO NÃO INVASIVA

- Parada cardiorrespiratória
- Instabilidade hemodinâmica
- Falência multiorgânica
- Incapacidade de manter a via aérea pérvia ou controlar secreções
- Impossibilidade de ajuste da interface facial

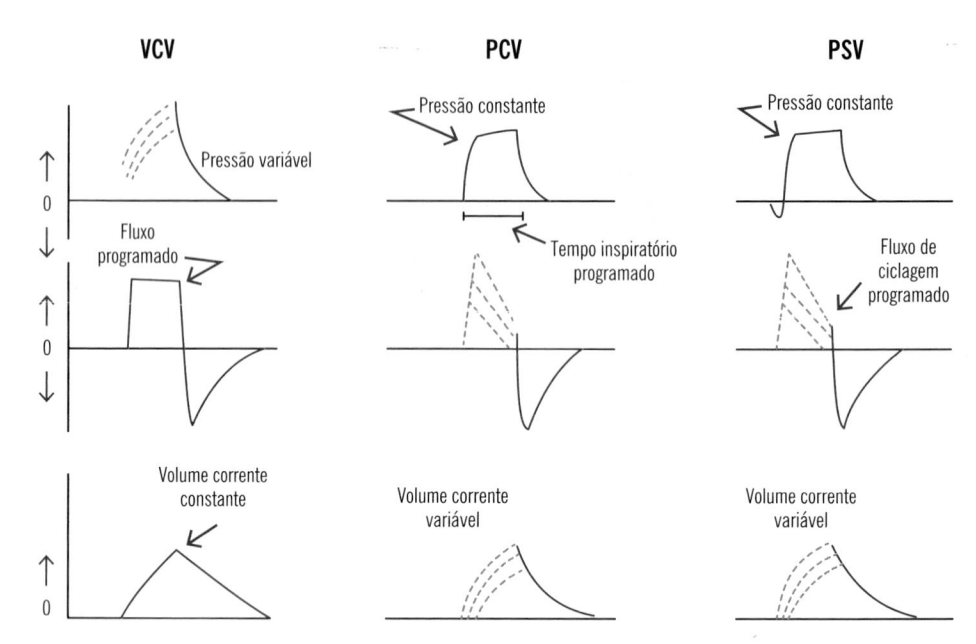

FIGURA 26.8 ▶ REPRESENTAÇÃO DAS CARACTERÍSTICAS DOS PRINCIPAIS MODOS VENTILATÓRIOS. // PCV, pressão-controlada a volume; PSV, pressão-suporte a volume; VCV, ventilação-controlada a volume.
Fonte: Adaptada de McIntyre.[7]

tégia de restrição dos volumes e das pressões inspiratórias (com hipercapnia permissiva), conforme resumido no **Quadro 26.10**. Há evidência suficiente para a aplicação desses princípios em todos os cenários, particularmente na SARA, em pneumonias e em pacientes com sepse.

Manejo inicial da VM nas doenças obstrutivas ▶ A DPOC exacerbada e a asma têm em comum obstrução dinâmica ao fluxo aéreo (broncoespasmo), hiperinsuflação pulmonar (auto-PEEP), esgotamento dos músculos respiratórios e eventual colapso circulatório.

O objetivo da VM, nesses casos, é primariamente reverter a hipoxemia e a hiperinsuflação pulmonar, promovendo repouso e recuperação da musculatura respiratória, enquanto se reduz a resistência das vias aéreas com a terapia farmacológica e o tratamento da causa da exacerbação (**Quadro 26.11**).

Na DPOC exacerbada hipercápnica, é evidente o benefício da VNI precocemente conforme descrito anteriormente. A VNI na asma grave deve ser usada com muita cautela.

A estratégia ventilatória até a reversão da PEEP-intrínseca inclui:

- Intensificação da terapia broncodilatadora inalatória.
- Sedação (bloqueio neuromuscular [BNM] em casos graves, principalmente na asma, menos de 48 h).
- Vc 6-8 mL/kg do peso predito.
- Volume minuto baixo (FR baixa).
- Hipercapnia permissiva (pH > 7,20).
- Tempo expiratório longo (relação I:E > 1:3).

Manejo inicial na SARA ▶ A SARA é definida pela instalação aguda (< 7 dias) de hipoxemia refratária à oxigenoterapia e infiltrado pulmonar difuso não atribuível à hipervolemia ou à insuficiência cardíaca. Pode ser causada por diferentes doenças pulmonares (p. ex., pneumonia) ou extrapulmonares (p. ex., sepse, trauma, pancreatite, entre outros). Fisiopatologicamente,

---

QUADRO 26.10 ▶ OBJETIVOS DA VENTILAÇÃO MECÂNICA E PARÂMETROS DE VENTILAÇÃO PROTETORA

OBJETIVOS DA VENTILAÇÃO MECÂNICA

- Adequação da oxigenação (SpO_2 ~ 93%)
- Correção da acidose respiratória (pHa > 7,30)
- Repouso da musculatura respiratória

PARÂMETROS DE VENTILAÇÃO PROTETORA

- Volume corrente 6-8 mL/kg do peso predito*
- Pressão platô < 30 cmH_2O ou *pressão de distensão* (platô – PEEP) < 15 cmH_2O
- Sincronia paciente-ventilador

*Peso predito pela altura:
Homens: 50 + 0,91 × (Altura em cm – 152,4)
Mulheres: 45 + 0,91 × (Altura em cm – 152,4)

PEEP, pressão positiva ao final da expiração (do inglês *positive end-expiratory pressure*); SpO_2, saturação da hemoglobina periférica pelo oxigênio.

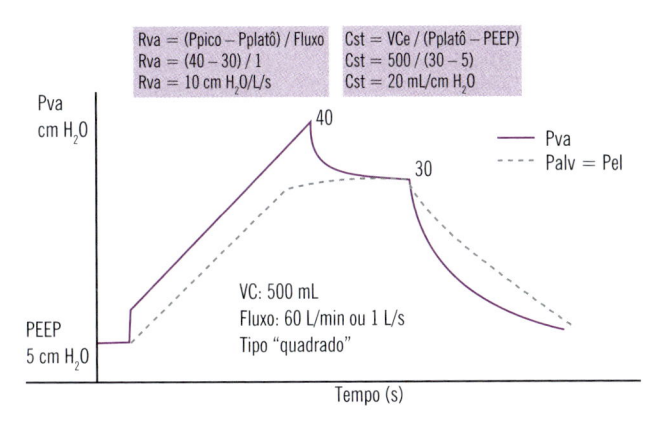

FIGURA 26.9 ▶ AVALIAÇÃO DA MECÂNICA DO SISTEMA RESPIRATÓRIO COM MANOBRA DE PAUSA INSPIRATÓRIA. // Cst, complacência estática do sistema respiratório; Palv, pressão alveolar; PEEP, pressão positiva ao final da expiração; Pel, pressão elástica do sistema respiratório; Pva, pressão nas vias aéreas; Rva, resistência das vias aéreas; VC, volume corrente; VCe, volume corrente expiratório.
Fonte: Associação de Medicina Intensiva Brasileira.[8]

QUADRO 26.11 ▶ PRINCIPAIS INDICAÇÕES DE INTUBAÇÃO NO BRONCOESPASMO GRAVE

- Parada cardiorrespiratória
- Perda da consciência (exceto narcose carbônica da DPOC)
- Alargamento do pulso paradoxal
- Instabilidade hemodinâmica
- Sinais de falha da VNI: hipoxemia, esforço, hipercapnia persistente

DPOC, doença pulmonar obstrutiva crônica; VNI, ventilação não invasiva.

---

caracteriza-se por aumento do *shunt* pulmonar e diminuição da complacência estática do sistema respiratório. É classificada de acordo com a gravidade da hipoxemia (avaliada pela razão PaO_2/FiO_2) (**Quadro 26.12**).

O suporte na SARA deve ser realizado na UTI e inclui:

- VM invasiva sob sedação (e BNM em casos moderados a graves nas primeiras 48 h).
- Estratégia protetora: VC 6 a 8 mL/kg, buscando *pressão de distensão* < 15 cmH_2O.
- Hipercapnia (permissiva) tolerada conforme pH (> 7,20), com ajuste da FR.
- PEEP titulada para se obter o melhor compromisso entre oxigenação (melhor V/Q), mecânica pulmonar (complacência estática, distensão pulmonar) e menor impacto hemodinâmico (hipotensão).
- Posição prona (precoce) em casos graves refratários à VM protetora.
- Oxigenação por membrana extracorpórea (ECMO, do inglês *extracorporeal membrane oxygenation*) em casos refratários às medidas anteriores.

Suporte respiratório extracorpóreo na IRpA: ▶ A ECMO é um procedimento complexo e de alto custo que tem sido empregado com segurança no manejo de pacientes com IRpA. Há evidência de benefício do ECMO-VV (venovenosa) na redução de morte e incapacidade em pacientes com SARA grave transferidos para centros de referência nesse suporte. É indicada precocemente em casos refratários à estratégia protetora, com impedimento ou má resposta à posição prona. Permite o manejo adequado dos gases respiratórios enquanto

---

QUADRO 26.12 ▶ DEFINIÇÃO E CLASSIFICAÇÃO DA SARA – CRITÉRIOS DE BERLIM, 2012

CRITÉRIO	LEVE	MODERADA	GRAVE
Tempo de início	Aparecimento súbito dentro de 1 semana após exposição a fator de risco, ou aparecimento ou piora de sintomas respiratórios		
Hipoxemia (PaO_2/FiO_2)	201-300 com PEEP/CPAP ≥ 5	101-200 com PEEP ≥ 5	≤ 100 com PEEP ≥ 5
Origem do edema	Insuficiência respiratória não claramente explicada por insuficiência cardíaca ou sobrecarga volêmica		
Anormalidades radiológicas	Opacidades bilaterais (não explicadas por nódulos, derrames, massas ou colapsos lobares/pulmonares)		

CPAP, pressão positiva contínua nas vias aéreas; FiO_2, fração inspirada de oxigênio; PaO_2, pressão parcial arterial de oxigênio; PEEP, pressão positiva ao final da expiração.
Fonte: ARDS Definition Task Force e colaboradores.[9]

o sistema respiratório é submetido a volume corrente inferior a 3 mL/kg ("ventilação superprotetora"), até que seja revertida a causa primária.

▶ SEPSE E CHOQUE SÉPTICO

A sepse tem alta incidência, alta letalidade e custos elevados, sendo a principal causa de mortalidade em UTI. Define-se como a presença de infecção, causando disfunção orgânica com ameaça à vida. Os conceitos relacionados à sepse estão descritos no Quadro 26.13.

Infecções não complicadas são identificadas pelos sinais do órgão acometido (p. ex., tosse produtiva, dor abdominal, disúria, piúria, secreção em cateteres, flogismo cutâneo, etc.) e achados sistêmicos (p. ex., febre, taquicardia, taquipneia, leucocitose com desvio, leucopenia, elevação de proteína C-reativa, hiperglicemia). Em geral, podem ser tratadas ambulatorialmente, com antimicrobianos orais. Sepse e choque séptico devem ser tratados como emergência médica, demandando hospitalização em sala de emergência ou, idealmente, em UTI.

A sepse é caracterizada pela disfunção orgânica causada por um agente patogênico. Há, atualmente, divergência sobre como caracterizar as disfunções orgânicas. Alguns autores defendem o uso de critérios clínicos laboratoriais identificáveis à beira do leito. Assim, sepse pode ser identificada pela presença de qualquer das seguintes alterações decorrentes de infecção:

- **Sistema nervoso central:** torpor, agitação, depressão sensorial.
- **Cardiovascular:** hipotensão, hiperlactatemia.
- **Respiratório:** hipoxemia, taquipneia.
- **Renal:** oligúria, elevação de creatinina.
- **Digestório:** elevação de bilirrubinas.
- **Coagulopatia:** plaquetopenia, elevação do índice normalizado internacional (INR, do inglês *international normalized ratio*) ou o TTPa.

Defendemos o uso desses critérios por julgarmos serem mais adequados à prática clínica e à maior experiência na sua aplicação.

Em 2016, um pequeno grupo de profissionais produziu um consenso (SEPSIS-3) que sugere que pacientes fora da UTI sejam diagnosticados quando apresentarem duas disfunções no escore Quick-SOFA (do inglês *Sequential Organ Failure Assessment Score*) (Quadro 26.14) ou aumentarem 2 pontos no escore SOFA, avaliado diariamente durante internação em UTI (Tab. 26.7). Esses critérios parecem ser menos sensíveis, fazendo com que não identifiquemos vários casos. Além disso, no SOFA, é pouco aplicável à beira do leito, por isso não recomendamos o seu uso.

O tratamento para a sepse deve ser ofertado tão rapidamente quanto possível, sendo preconizado um conjunto de medidas para erradicar o agente patogênico e manejo hemodinâmico visando à reperfusão orgânica nas primeiras 6 h.

ABORDAGEM DIAGNÓSTICA E TRATAMENTO ▶

- Coletar culturas: pelo menos duas hemoculturas periféricas (idealmente em menos de 45 minutos), e demais culturas conforme suspeita clínica (escarro para pneumonias, urocultura para infecções urinárias, secreção abdominal para sepse abdominal, hemoculturas ou ponta de cateteres para infecções de corrente sanguínea relacionadas a cateteres, LCS para meningite, etc.).
- Início da infusão da primeira dose de antimicrobiano tão breve quanto possível, idealmente na primeira hora, sendo esta uma medida comprovadamente relacionada com a diminuição de mortalidade na sepse. A coleta de culturas não deve postergar a primeira dose de antimicrobiano. A escolha do antimicrobiano dependerá do sítio acometido e dos protocolos locais.
- Identificação do foco séptico, a partir de exame físico ou, se necessário, de exames complementares, como radiografias, ultrassonografias e tomografias. Subsequentemente, avaliação da necessidade de erradicação do foco (remoção de dispositivos, punções, abordagem cirúrgica, etc.).
- Infusão inicial de volume: atualmente definido como 30 mL/kg, seguido por infusão guiada por responsividade a volume.
- Avaliar a necessidade de uso de vasopressores e inotrópicos, guiando a ressuscitação por marcadores clínicos e laboratoriais, como o lactato.

QUADRO 26.13 ▶ CONCEITOS IMPORTANTES EM INFECÇÃO

COLONIZAÇÃO
Refere-se à presença de microrganismos em um determinado local, sem que esteja ocorrendo dano ao hospedeiro

INFECÇÃO
Presença de um determinado agente que esteja causando dano ao hospedeiro (está presente uma resposta inflamatória ao microrganismo)

BACTERIEMIA
Ocorrência de bactérias viáveis no sangue, podendo ser transitória; por extensão, é possível caracterizar-se viremia, fungemia e parasitemia

SEPSE
Infecção que causa disfunção orgânica com ameaça à vida

CHOQUE SÉPTICO
Sepse, causando hipotensão + hiperlactatemia

QUADRO 26.14 ▶ ESCORE QUICK-SOFA

- Frequência respiratória ≥ 22 mpm
- Alteração do estado mental
- Pressão arterial sistólica ≤ 100 mmHg

TABELA 26.7 ▶ ESCORE SOFA

ESCORE SOFA	0	1	2	3	4
Respiração PaO_2/FiO_2 SaO_2/FiO_2	> 400	< 400 221-301	< 300 142-220	< 200 67-141	< 100 < 67
Coagulação Plaquetas $10^3/mm^3$	> 150	< 150	< 100	< 50	< 20
Fígado Bilirrubina (mg/dL)	< 1,2	1,2-1,9	2,0-5,9	6,0 – 11,9	> 12,0
Cardiovascular Hipotensão	Sem hipotensão	PAM < 70	Dopamina ≤ 5 ou dobutamina (qualquer dose)	Dopamina > 5 ou norepinefrina ≤ 0,1	Dopamina > 15 ou norepinefrina > 0,1
Sistema nervoso SNC Escala de coma de Glasgow	15	13-14	10-12	6-9	< 6
Renal Creatinina (mg/dL) ou débito urinário (mL/dia)	< 1,2	1,2-1,9	2,0-3,4	3,5-4,9 ou < 500	> 5,0 ou < 200

ECG, escala de coma de Glasgow; FiO_2, fração inspirada de oxigênio; PAM, pressão arterial média; PaO_2, pressão parcial arterial de oxigênio; SaO_2, saturação de oxigênio; SNC, sistema nervoso central; SOFA, do inglês *sequential organ failure assessment score*.

- Avaliar a necessidade de inserção de cateter venoso central, acesso arterial (monitoração pressórica contínua), aferição seriada de lactato, transfusão de hemácias, oferta de oxigênio com ou sem VM e transferência para UTI.

A **Figura 26.10** esquematiza a abordagem de pacientes com sepse ou choque séptico.

As medidas previamente descritas fazem parte do manejo inicial dos pacientes nas primeiras horas. Após essas condutas, uma

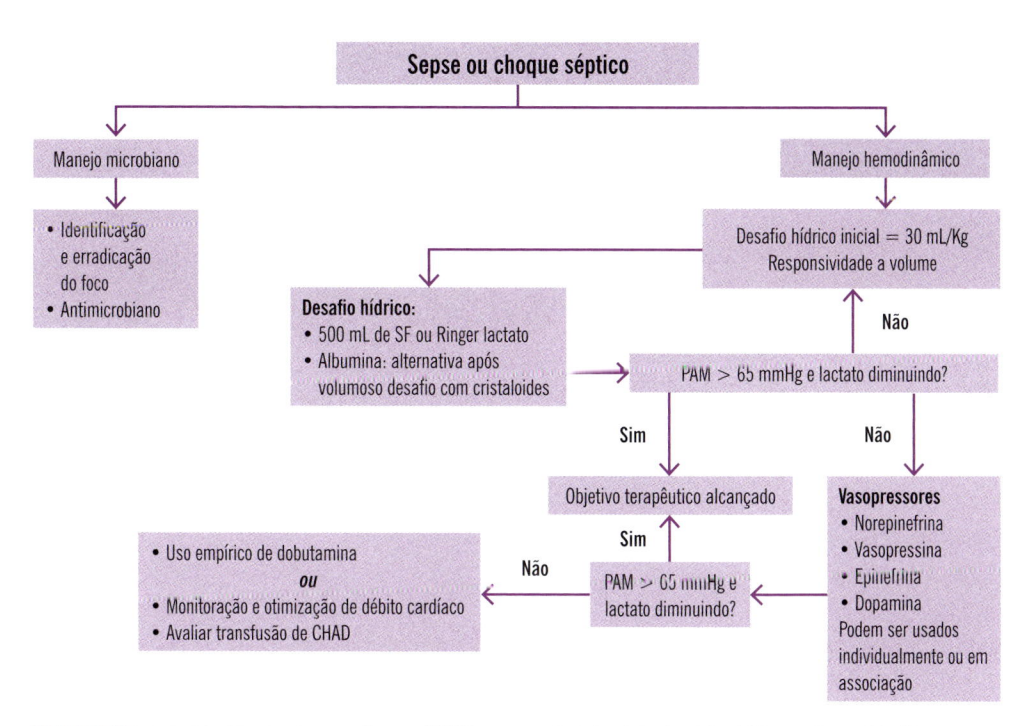

FIGURA 26.10 ▶ **MANEJO DE SEPSE E CHOQUE SÉPTICO.** // CHAD, concentrado de hemácias do adulto; PAM, pressão arterial média; SF, solução fisiológica.

série de medidas de suporte devem ser avaliadas quanto à sua implementação:

- Uso de corticosteroide (hidrocortisona, 200-300 mg/dia) em portadores de choque refratário.
- Controle glicêmico.
- VM protetora.
- Terapia dialítica.
- Terapia nutricional.

▶ REFERÊNCIAS

1. Balas MC, Devlin JW, Verceles AC, Morris P, Ely EW. Adapting the ABCDEF bundle to meet the needs of patients requiring prolonged mechanical ventilation in the long-term acute care hospital setting: historical perspectives and practical implications. Semin Respir Crit Care Med. 2016;37:119-35.
2. Williams AC, Craig KD. Updating the definition of pain. Pain. 2016;157(11):2420-3.
3. Klein C. Estímulo padrão para avaliação e validação das escalas Behavioral Pain Scale e Critical-Care Pain Observation Tool para uso no Brasil [tese]. Porto Alegre: Universidade Federal do Rio Grande do Sul; 2016.
4. Ely EW, Truman B, Shintani A, Thomason JWW, Wheeler AP, Gordon S et al. Monitoring sedation status over time in ICU patients: the reliability and validity of the Richmond Agitation Sedation Scale (RASS). JAMA. 2003; 289:2983-91.
5. Barr J, Fraser GL, Puntillo K, Ely EW, Gélinas C, Dast JF, et al. Clinical practice guidelines for the management of pain, agitation, and delirium in adult patients in the intensive care unit. Crit Care Med. 2013;41(1):263-306.
6. Marino PL. Compêndio de UTI. 4 ed. Porto Alegre: Artmed; 2015.
7. MacIntyre NR. Patient-ventilator interactions: optimizing conventional ventilation modes. Respir Care. 2011;56(1):73-84.
8. Associação de Medicina Intensiva Brasileira. Diretrizes brasileiras de ventilação mecânica: 2013. Rev Bras de Ter Intensiva. 2014;26:89-121.
9. ARDS Definition Task Force, Ranieri VM, Rubenfeld GD, Thompson BT, Ferguson ND, Caldwell E, Fan E, Camporota L, Slutsky AS, et al. Acute respiratory distress syndrome: the Berlin Definition. JAMA. 2012;307(23):2526-33.

▶ LEITURAS RECOMENDADAS

Cecconi M, De Backer D, Antonelli M, Beale R, Bakker J, Hofer C, et al. Consensus on circulatory shock and hemodynamic monitoring. Task force of the European Society of Intensive Care Medicine. Intensive Care Med. 2014;40(12):1795-815.

Helviz Y, Einav S. A Systematic review of the high-flow nasal cannula for adult patients. Crit Care. 2018;22(1):71.

Marra A, Ely EW, Pandharipande PP, Patel MB. The ABCDEF bundle in critical care. Crit Care Clin. 2017;33(2):225-43.

Monnet X, Marik PE, Teboul JL. Prediction of fluid responsiveness: an update. Ann Intensive Care. 2016;6(1):111.

Moraes RB, Boniatti MM, Cardoso PRC, Lisboa T. Medicina intensiva: consulta rápida. Porto Alegre: Artmed; 2014.

Moskowitz A, Patel PV, Grossestreuer AV, Chase M, Shapiro NI, Berg K, et al. Quick sequential organ failure assessment and systemic inflammatory response syndrome criteria as predictors of critical care intervention among patients with suspected infection. Crit Care Med. 2017;45(11):1813-9.

Rhodes A, Evans LE, Alhazzani W, Levy MM, Antonelli M, Ferrer R, et al. Surviving sepsis campaign: International Guidelines for Management of Sepsis and Septic Shock: 2016. Intensive Care Med. 2017;43(3):304-77.

Seymour CW, Gesten F, Prescott HC, Friedrich ME, Iwashyna TJ, Phillips GS, et al. Time to treatment and mortality during mandated emergency care for sepsis. N Engl J Med. 2017;376(23):2235-44.

Singer M, Deutschman CS, Seymour CW, Shankar-Hari M, Annane D, Bauer M, et al. The Third International Consensus Definitions for Sepsis and Septic Shock (Sepsis-3). JAMA. 2016;315(8):801-10.

Thompson BT., Chambers RC, Liu KD. Acute respiratory distress syndrome. N Engl J Med. 2017;377:1904-5.

▶ APÊNDICE 1 ◀

MEDICAMENTOS E DILUIÇÕES

LUCIANA CADORE STEFANI ◀
ROSÂNGELA MINUZZI ◀
GILBERTO BRAULIO ◀
ELVINO BARROS ◀

Tabela de conversões
1 mL = 20 gotas (gt) = 60 microgotas (µgt)
1 mL/h = 1 µgt/min

▶ ABCIXIMABE

Apresentação ▶ Frasco de 5 mL.

Concentração ▶ 2 mg/mL.

Dose ▶ 0,25 mg/kg em bólus, 10 a 60 min antes da intervenção, seguidos por infusão contínua de 0,125 µg/kg/min por 12 h.

Uso principal ▶ Inibidor da agregação plaquetária. Adjunto na prevenção de isquemia cardíaca em pacientes de alto risco na angioplastia e na colocação de *stent* coronariano. Prevenção de eventos isquêmicos em pacientes com angina instável que não respondem à terapia convencional.

Comentários ▶ É administrado com AAS e heparina pós-angioplastia para manter anticoagulação (tempo de coagulação ativado – TCA – entre 300 – 500 s).

▶ ACICLOVIR

Apresentação ▶ Frasco-ampola de 250 mg.

Diluição ▶ Diluir 250 mg em SG 5% ou SF 0,9% até completar 50 mL.

Concentração ▶ 5 mg/mL.

Dose ▶ 5 mg/kg, IV, 8/8 h, por 7 dias (herpes simples mucocutâneo em imunodeprimido), 10 mg/kg, 8/8 h, por 14 dias (varicela em imunodeprimido), 10 a 12 mg/kg, IV, 8/8 h, por 14 a 21 dias (encefalite por herpes simples).

Uso principal ▶ Antiviral utilizado em infecção herpética grave (mais de um dermátomo, trigeminal ou hospedeiro imunocomprometido).

Comentários ▶ Deve ser iniciado nas primeiras 72 h de evolução. Infusão mínima em 1 h.

▶ ÁCIDO AMINOCAPROICO

Apresentação ▶ Frasco com 20 mL (250 mg/mL).

Diluição ▶ Diluir 5 g em 250 mL de SF 0,9%.

Concentração ▶ 20 mg/mL.

Dose ▶ 5 g na primeira hora, seguidos por 1 a 1,25 g/h, por 8 h ou até parar o sangramento.

Uso principal ▶ Tratamento de sangramento excessivo resultante de fibrinólise.

Comentários ▶ Deve ser evitado na coagulação intravascular disseminada (CIVD), na hematúria ou na hipercalemia.

▶ ÁCIDO TRANEXÂMICO

Apresentação ▶ Ampola com 5 mL.

Diluição ▶ Não é necessária.

Concentração ▶ 50 mg/ml

Dose ▶ Dose única de 1.000 mg em bólus seguida de 1 mg/kg/h.

Uso principal ▶ Controle e prevenção de sangramento provocado por hiperfibrinólise.

Comentários ▶ É contraindicado em CIVD aguda e em vasculopatia oclusiva aguda.

▶ ADRENALINA (EPINEFRINA)

Apresentação ▶ Ampola de 1 mL (1 mg/mL).

Diluição ▶ Diluir 4 mg com SG 5% até completar 250 mL (para infusão contínua).

Concentração ▶ 16 µg/mL (= 0,26 µg/µgt).

Dose ▶ 0,01 a 1 µg/kg/min.

Uso principal ▶ Em parada cardiorrespiratória (qualquer tipo). Uso também nas reações anafiláticas intensas e no broncoespasmo grave com edema brônquico associado. Como vasopressor em choque refratário a outros fármacos.

Comentários ▶ O efeito clínico é dose-dependente. Pacientes sépticos requerem maior dose. Infusão contínua deve ser usada em cateter central. Pode reverter os efeitos da quinidina e da amiodarona.

▶ ALBUMINA HUMANA

Apresentação ▶ Frasco-ampola com 50 mL (200 mg/mL).

Diluição ▶ Depende do quadro clínico (pode ser diluído com SG 5% ou SF 0,9%).

Concentração ▶ Variável.

Dose ▶ A quantidade e a diluição dependem do quadro clínico.

Uso principal ▶ Correção da volemia e da pressão coloidosmótica. Tratamento de edema grave em pacientes nefróticos e hipoalbuminêmicos.

▶ ALPROSTADIL

Apresentação ▶ Ampola com 1 mL, contendo 500 μg/mL.

Diluição ▶ 1 mL (500 μg) em 250 mL de SF ou SG 5%.

Concentração ▶ 2 μg/mL.

Dose de manutenção ▶ 0,05 a 0,4 μg/kg/min.

Inicio de ação ▶ 5 a 10 min (cardiopatia cianótica), 1 a 3 h (cardiopatia acianótica).

Uso principal ▶ Manutenção da patência do canal arterial (*ductus arteriosus*) em neonato, hipertensão pulmonar grave com insuficiência de ventrículo direito.

Reações adversas ▶ Hipotensão arterial, bradicardia, broncoconstrição, inibição da agregação plaquetária, apneia, convulsão, hipotermia, diarreia.

▶ ALTEPLASE

Apresentação ▶ Pó liofilizado com 20 mg (1,6 milhão de unidades [20 mL]) e 50 mg (29 milhões de unidades [50 mL]).

Diluição ▶ Diluir 100 mg em 100 mL de SF (volume total de 200 mL).

Concentração ▶ 0,5 mg/mL.

Dose ▶ Trombo coronariano: 100 mg em 1,5 h (pacientes < 67 kg, 1,25 mg/kg de dose total). Infundir 15 mg (30 mL) em 1 a 2 min, 50 mg (100 mL), em 30 min, e o restante na próxima hora. Embolia pulmonar: 100 mg em 2 h.

Acidente vascular cerebral isquêmico (AVCi): 0,09 mg/kg em bólus e infusão contínua de 0,81 mg/kg em 60 min. Não exceder 90 mg.

Uso principal ▶ Manejo de infarto agudo do miocárdio (IAM) e embolia pulmonar maciça.

Comentários ▶ Monitorar sangramentos. Dose maior do que 150 mg é associada a hemorragia intracraniana.

▶ AMICACINA

Apresentação ▶ Frasco-ampola de 100 mg e 500 mg + diluente.

Diluição ▶ Diluir 500 mg com SG 5% ou SF 0,9% até completar 100 mL.

Concentração ▶ 5 mg/mL.

Dose de ataque ▶ 7,5 a 15 mg/kg.

Dose de manutenção ▶ 5 mg/kg (= 1 mL/kg) infundido em uma hora (1 mL/kg/h), repetido a cada 8 h, ou 7,5 mg/kg (= 1,5 mL/kg) infundido em 1 h (1,5 mL/kg/h), repetido a cada 12 h.

Uso principal ▶ Infecções graves por bactérias gram-negativas, principalmente em infecções renais, urinárias, abdominais e ginecológicas. Na sepse, é usada em associação a outros antibióticos. É o aminoglicosídeo de escolha quando há resistência à gentamicina.

Comentários ▶ Nível sérico terapêutico: 8 a 16 μg/mL.

▶ AMINOFILINA

Apresentação ▶ Ampola de 10 mL (24 mg/mL).

Diluição ▶ Diluir 1 g com SG 5% ou SF 0,9% até completar 250 mL.

Concentração ▶ 4 mg/mL.

Dose de ataque ▶ 5 a 6 mg/kg (= 1,25-1,5 mL/kg) em 20 min.

Dose de manutenção ▶ 0,2 a 0,9 mg/kg/h (= 0,05-0,225 mL/kg/h). Fumante: 0,8 mg/kg/h (= 0,2 mL/kg/h). DPOC: 0,3 mg/kg/h (= 0,075 mL/kg/h). ICC, hepatopatia: 0,1 a 0,2 mg/kg/h (= 0,025-0,05 mL/kg/h).

Uso principal ▶ Tratamento de broncoespasmo em DPOC descompensada e também como terapia adjunta na crise de asma aguda que não respondeu a β-simpaticomiméticos e a corticoides.

Comentários ▶ Nível sérico de 10 a 20 mg/mL. Cimetidina, propranolol e ciprofloxacina diminuem sua depuração hepática.

Pode exacerbar cardiopatia isquêmica. Pode antagonizar efeito do midazolam. Pode agir sinergicamente com furosemida.

▶ AMIODARONA

Apresentação ▶ Ampola de 3 mL (50 mg/mL).

Diluição ▶ Diluir 300 mg com SG 5% até completar 250 mL.

Concentração ▶ 1,2 mg/mL (= 20 μg/μgt).

Dose de ataque ▶ 5 a 10 mg/kg (= 4,16-8,33 mL/kg) em 5 min. Em parada cardiorrespiratória: 300 mg em infusão rápida. Se necessário, uma segunda dose de 150 mg, IV/IO, após 3 a 5 min.

Dose de manutenção ▶ 5 μg/kg/min (= 0,25 mL/kg/h).

Uso principal ▶ Usada em arritmias supraventriculares (*flutter*, fibrilação e arritmias ligadas a síndromes de pré-excitação) e em arritmias ventriculares. Em parada cardiorrespiratória com taquicardia/fibrilação ventricular persistente após desfibrilação e epinefrina.

Comentários ▶ Deve ser utilizada em cateter central. Infusão de epinefrina pode reverter efeito. Pode piorar broncoespasmo e bloqueios atrioventriculares (BAVs). Aumenta o efeito do digitálico e da varfarina.

▶ AMOXICILINA+ÁCIDO CLAVULÂNICO

Apresentação ▶ Frasco-ampola de 500 mg e 1.000 mg de amoxicilina.

Diluição ▶ Diluir 1 g de amoxicilina em SF 0,9% ou água destilada até completar 100 mL.

Concentração ▶ 10 mg/mL.

Dose ▶ 1 g reconstituído em 20 mL, IV, direto, em 3 a 4 min ou infusão de 100 mL da diluição em 30 min (= 200 mL/h), repetidos a cada 4 ou 8 h.

Uso principal ▶ Em infecções nas vias aéreas, inferior e superior, no trato urinário; em infecções cutâneas e intra-abdominais. Boa cobertura para bactérias gram-positivas e negativas e anaeróbios da comunidade.

Comentários ▶ Alopurinol aumenta a possibilidade de eritema cutâneo, principalmente em hiperuricêmicos.

▶ AMPICILINA

Apresentação ▶ Frasco-ampola com 250 mg, 500 mg e 1 g.

Diluição ▶ Diluir 500 mg com SG 5% ou SF 0,9% até completar 50 mL.

Concentração ▶ 10 mg/mL.

Dose ▶ 500 a 2.000 mg reconstituídos em 2 a 8 mL, IV, direto em 3 a 5 min, ou infusão de 50 mL da diluição em 30 min (= 100 mL/h), repetidos a cada 6 h.

Uso principal ▶ Infecções bacterianas, principalmente as causadas por bactérias aeróbias gram-negativas e *Haemophilus influenzae*, infecção urinária, respiratória e gastrenterite por *Shigella* sp.

Comentários ▶ Alopurinol aumenta a possibilidade de eritema cutâneo, sobretudo em hiperuricêmicos.

▶ AMPICILINA+SULBACTAM

Apresentação ▶ Frasco-ampola com 1,5 g (sulbactam 0,5 g e ampicilina 1,0 g) e frasco-ampola com 3,0 g (sulbactam 1,0 g e ampicilina 2,0 g).

Diluição ▶ Para administração IV, diluir em SF 0,9% ou SG 5% 100 mL e infundir em 15 a 30 min ou usar bólus em um período mínimo de 3 min. Dose bólus: apresentação de 1,5 g = 3,2 mL de água destilada (AD) e apresentação de 3,0 g = 6,4 mL AD.

Dose ▶ Infecções leves de 1,5 a 3,0 g/dia, moderadas até 6,0 g/dia e graves até 12,0 g/dia.

Uso principal ▶ As indicações mais comuns são as infecções nas vias aéreas, inferior e superior, incluindo sinusite, otite média e epiglotite; pneumonias bacterianas; infecções do trato urinário e pielonefrite; infecções intra-abdominais, incluindo peritonite, colecistite, endometrite e celulite pélvica; septicemia bacteriana; infecções da pele e dos tecidos moles, infecções do osso e das articulações e infecções gonocócicas.

Comentários ▶ Reações graves e ocasionalmente fatais de hipersensibilidade podem ocorrer em pacientes sob terapia com penicilina, incluindo Ampi/Sulbactam.

▶ ANFOTERICINA B

Apresentação ▶ Frasco de 50 mg de pó para infusão IV.

Diluição ▶ Reconstituir 50 mg com 10 mL e diluir com SG 5% até completar 500 mL. Mínimo de 1 mg para cada 10 mL.

Concentração ▶ 0,1 mg/mL.

Dose ▶ 0,3 a 1 mg/kg/dia ou até 1,5 mg/kg em dias alternados (até atingir 1-2 g), infundidos em 6 h (= 0,5-1,66 mL/kg/h ou 2,5 mL/kg/h em dias alternados).

Uso principal ▶ Infecções fúngicas graves, de qualquer localização.

Comentários ▶ A administração de anti-histamínico (prometazina 25 mg, IV, ou dexclorfeniramina 2 mg, VO), hidrocortisona (25-100 mg, IV) e paracetamol (500-1.000 mg, VO), 30 a 60 min antes da infusão de anfotericina B, reduz os sintomas. A nefrotoxicidade pode ser reduzida pelo emprego de suplementação de sódio (150-200 mEq/dia em adultos, isto é, SF 0,9% 500 mL, IV, 1 h antes e 1 h após a infusão de anfotericina B), conduta recomendada a todos os pacientes que podem tolerá-la, ou uso de manitol (20 g, IV).

▶ ANFOTERICINA B LIPOSSOMAL

Apresentação ▶ Frasco-ampola de 50 mg.

Diluição ▶ Reconstituir em 12 mL de água destilada. Diluir em SG 5% até 1 a 2 mg/mL. Infundir em 120 min.

Dose ▶ Terapia empírica: 3 mg/kg/dia. Infecções fúngicas sistêmicas: 3 a 5 mg/kg/dia.

Uso principal ▶ Infecções fúngicas sistêmicas graves em pacientes neutropênicos ou imunocomprometidos, leishmaniose visceral.

Comentários ▶ Em estudo randomizado, mostrou-se menos tóxica do que a anfotericina sem a formulação lipossomal.

▶ ANTICOAGULANTES (NOVOS ANTICOAGULANTES ORAIS [NOACS])

■ INIBIDORES DO FATOR XA (RIVAROXABANA E APIXABANA)

Agentes orais que proporcionam anticoagulação efetiva com regime simples de dose fixa, rápido início de ação e sem necessidade de monitoração laboratorial.

- **Rivaroxabana**
- Uso para prevenção de TEV em artroplastia de quadril e joelho.
  Dose de 10 mg, 1×/dia.
- Anticoagulação em fibrilação atrial.
  Dose de 20 mg, 1×/dia.

- **Apixabana**
- Uso para prevenção de TEV em artroplastia de quadril e joelho.
  Dose de 2,5 mg, 2×/dia.
- Anticoagulação em fibrilação atrial.
  Dose de 5 mg 2×/dia.

- **Fondaparinux sódico**
- Maior atividade pela antitrombina e maior atividade anti-Xa.
- Prevenção de TEV em cirurgia ortopédica e abdominal.
  Dose de 2,5 mg, 1×/dia, SC.

- **Inibidores diretos de trombina**

Uso oral (dabigatrana, ximelagatrana).

■ Dabigatrana

Usado para prevenção de TEV em próteses de joelho e prevenção de embolia sistêmica em pacientes com FA. Rápido início de ação e sem necessidade de monitorar a coagulação. Uso com cuidado em pacientes com função renal alterada.

Dose de 110 mg inicial, depois, 220 mg.

Uso parenteral (argatrabana, desirudina, bivalirudina):

■ Argatrobana

Aprovado pela FDA como alternativa a heparinas em caso de trombocitopenia induzida por heparina.

▶ ATROPINA

Apresentação ▶ Ampolas com 1 mL (0,25 mg/mL).

Diluição ▶ Não é necessária.

Concentração ▶ 0,25 mg/mL ou 0,5 mg/mL.

Dose ▶ Pré-medicação (antes da indução anestésica): usa-se 0,01 a 0,02 mg/kg. Bradicardia sinusal sintomática: 0,5 a 1,0 mg, IV, a cada 3 a 5 min.

Uso principal ▶ Tratamento de bradiarritmias.

Comentários ▶ Tem efeitos potentes sobre o coração e a musculatura lisa brônquica, sendo o anticolinérgico mais eficaz para o tratamento das bradiarritmias. Em doses baixas (< 0,5 mg), pode ter efeito parassimpaticomimético e lentificar a FC.

▶ AZTREONAM

Apresentação ▶ Pó para injeção de 500 mg, 1 e 2 g.

Diluição ▶ Não exceder 20 mg/mL, infundir em 3 a 5 min.

Dose ▶ Infecção urinária: 500 mg a 1 g, IV, a cada 8 a 12 h. Infecções sistêmicas moderadas: 1 g, IV, a cada 8 a 12 h. Infecções sistêmicas graves (*Pseudomonas aeruginosa*): 2 g, a cada 6 a 8 h (máximo 8 g/dia).

Uso principal ▶ Infecções por gram-negativos com contraindicação ao uso de β-lactâmicos, infecção urinária, via aérea inferior, septicemia, infecções intra-abdominais, ginecológicas.

Comentários ▶ Ajustar dose para função renal e monitorar função hepática.

▶ BICARBONATO DE SÓDIO

Apresentação ▶ Ampolas com 10 mL (3,5 e 8,4%); frascos de 250 mL (3; 5; 7,5; 8,4 e 10%).

Diluição ▶ Desnecessária ou feita com igual volume de solução compatível.

Concentração ▶ Variável conforme a apresentação.

Doses ▶ Alcalinização da urina: 0,5 a 1,5 mEq/kg infundidos em 4 a 8 h, repetidos a cada 6 h; nos demais casos, ver capítulos específicos.

Uso principal ▶ Reposição de bicarbonato em quadros de acidose metabólica por perda de bicarbonato (diarreia, fístulas gastrintestinais baixas). Tratamento da hipercalemia aguda. Alcalinização da urina.

Comentários ▶ 84 mg de bicarbonato de sódio (1 mL da solução a 8,4%) equivalem a 1 mEq de Na$^+$ ou 1 mEq de HCO$_3^-$. Cada 1 g de bicarbonato de sódio equivale a 12 mEq de Na$^+$ ou 12 mEq de HCO$_3^-$. Pode causar náuseas, desconforto abdominal, vômitos, sobrecarga de sódio, alcalose metabólica e hipertensão.

▶ BUMETANIDA

Apresentação ▶ Ampolas com 2 mL (0,25 mg/mL).

Diluição ▶ Desnecessária ou com SG 5%, SF 0,9% ou Ringer lactato.

Concentração ▶ 0,25 mg/mL.

Dose ▶ Dose inicial de 0,5 a 1 mg, IV ou IM, até 2 a 3 h; a administração IV deve ser lenta, gota a gota.

Uso principal ▶ Diurético para tratamento do edema de origem cardíaca, renal ou hepática. Anti-hipertensivo. Tratamento da hipercalcemia sintomática e hipercalemia.

Comentários ▶ Na insuficiência hepática, manter na dose mínima eficaz e realizar ajustes com cautela.

▶ CALCITONINA

Apresentação ▶ Ampolas com 1 mL (50 e 100 U).

Diluição ▶ Não é necessária.

Dose ▶ Hipercalcemia: 4 U/kg, IM, 12/12 h. Se, após 12 semanas, não apresentar resposta satisfatória, pode-se aumentar a dose para um máximo de 8 U/kg, 8/8 h, sendo que, em casos mais graves, pode-se chegar a 8 U/kg, 6/6 h; osteoporose: 50 U, 3×/semana até 100 U/dia, SC, dose única ou fracionada; doença de Paget: 50 a 200 U/dia, IM; 100 U/dia, SC. A resposta pode ser evidente em 1 a 3 meses ou demorar até 1 ano; havendo melhora significativa, deve-se considerar a redução da dose ou de sua frequência.

Uso principal ▶ Hipercalcemia, osteoporose, osteogênese imperfeita e doença de Paget.

Comentários ▶ Há menor incidência de efeitos adversos se usada a via intranasal.

▶ CEFALOTINA

Apresentação ▶ Frasco-ampola com 1 g + diluente.

Diluição ▶ Diluir 1 g com SG 5% ou SF 0,9% até completar 50 mL.

Concentração ▶ 20 mg/mL.

Uso principal ▶ Infecções por bactérias gram-positivas e algumas gram-negativas, sobretudo infecções cutâneas. Também para infecções urinárias, endocardite e algumas infecções respiratórias.

Dose ▶ 0,5 a 2 g, IV, em 30 min (∼ 50-200 mL/h), repetidos a cada 4 ou 6 h. Dose máxima de 12 g/dia.

▶ CEFAZOLINA

Apresentação ▶ Frasco-ampla de 0,5 g e 1 g.

Diluição ▶ Diluir 500 mg com SG 5% ou SF 0,9% até completar 50 mL.

Concentração ▶ 10 mg/mL.

Dose ▶ 0,5 a 1,5 g reconstituídos em 10 mL em água destilada, IV, direto em 3 a 5 min, ou infusão da diluição IV em 60 min (= 50-150 mL/h), repetidos a cada 6 ou 8 h. Dose máxima de 6 g/dia.

Uso principal ▶ Semelhante à cefalotina. Por sua baixa toxicidade, espectro de ação, baixo custo e meia-vida prolongada, é o antimicrobiano recomendado na profilaxia de infecção de sítio cirúrgico.

▶ CEFEPIMA

Apresentação ▶ Pó com 500 mg, 1 e 2 g.

Diluição ▶ Diluir dose desejada com SG 5% ou SF 0,9%.

Concentração ▶ Variável.

Dose ▶ 1 a 2 g, IV, com infusão da diluição em 30 min, repetidos a cada 12 h.

Uso principal ▶ Infecções por bactérias gram-negativas e gram-positivas hospitalares multirresistentes.

▶ CEFOXITINA

Apresentação ▶ Frasco-ampola com 1 e 2 g + diluente.

Diluição ▶ Diluir 1 g com SG 5% ou SF 0,9% até completar 100 mL.

Concentração ▶ 10 mg/mL.

Dose ▶ 1 a 2 g reconstituídos em 10 a 20 mL SG 5% ou SF 0,9%, IV direto em 3 a 5 min ou infusão da diluição em 30 min (200-400 mL/h), repetidos a cada 6 ou 8 h. Dose máxima de 12 g/dia.

Uso principal ▶ Infecção por bactérias gram-negativas e anaeróbios, sobretudo infecções intra-abdominais.

▶ CEFPIROMA

Apresentação ▶ Frasco-ampola com 1 ou 2 g.

Diluição ▶ Diluir 1 g com água destilada até completar 10 mL (2 g em 20 mL).

Concentração ▶ 100 mg/mL.

Dose ▶ 1 a 2 g, IV, em 30 min (= 20-40 mL/h), repetidos a cada 12 h.

Uso principal ▶ Infecções por bactérias gram-negativas e gram-positivas hospitalares multirresistentes.

▶ CEFTAZIDIMA

Apresentação ▶ Frasco-ampola com 1 g + diluente.

Diluição ▶ Diluir 1 g com SG 5% ou SF 0,9% até completar 50 mL.

Concentração ▶ 20 mg/mL.

Dose ▶ 0,5 a 2 g reconstituídos em 5 a 20 mL, IV, direto em 3 a 5 min, ou infusão da diluição em 30 min (= 50-200 mL/h), repetidos a cada 12 ou 8 h. Dose máxima de 6 g/dia.

Uso principal ▶ Infecções por bactérias gram-negativas, sobretudo *Pseudomonas aeruginosas*: em sepse, pneumonia e infecções urinárias.

▶ CEFTRIAXONA

Apresentação ▶ Frasco-ampola de 250, 500 e 1.000 mg + diluente.

Diluição ▶ Diluir 500 mg com SG 5% ou SF 0,9% até completar 50 mL.

Concentração ▶ 10 mg/mL.

Dose ▶ 0,5 a 2 g reconstituídos em 5 mL de água destilada (1 g em 10 mL), IV, direto em 2 a 4 min, ou infusão da diluição em 30 min (100-400 mL/h), repetidos a cada 12 ou 24 h. Dose máxima de 4 g/dia.

Uso principal ▶ Infecções por bactérias gram-negativas e algumas gram-positivas, na sepse, em infecções urinárias, respiratórias, do SNC e intra-abdominais.

▶ CEFUROXIMA

Apresentação ▶ Frasco com 750 mg.

Diluição ▶ Não é necessária.

Concentração ▶ Frasco-ampola com 750 mg + diluente.

Dose ▶ 750 mg, 3×/dia, IM ou IV. Em infecções mais graves, incrementar a dose a 1,5 g, 3×/dia. Meningite bacteriana: 3 g, IV, a cada 8 h.

Uso principal ▶ Tratamento de infecções respiratórias (pneumonia, abscessos, bronquiectasias), infecções de ouvido, nariz e garganta, infecções de tecidos moles, ossos e articulações, septicemia, meningite e peritonite, assim como infecções ginecológicas e obstétricas.

▶ CETOPROFENO

Apresentação ▶ Ampola de 100 mg para uso IM, ou frasco de 100 mg para uso IV.

Diluição ▶ Para administração IV, diluir em 100 a 150 mL de SF ou SG 5% e administrar em 20 min.

Dose ▶ 100 mg a cada 8 a 12 h. Dose máxima: 300 mg/dia.

Uso principal ▶ Anti-inflamatório.

Comentários ▶ Contraindicado em pacientes com história de doença péptica, gastrite, hipertensão arterial, insuficiência renal, disfunção plaquetária e intolerância ou reação aos AINEs. Pode causar edema periférico. Uso cauteloso em pacientes com insuficiência cardíaca.

▶ CETOROLACO

Apresentação ▶ Ampola de 30 mg.

Diluição ▶ Não é necessária. Administração IV ou IM.

Dose ▶ 30 mg a cada 8 h. Dose máxima: 300 mg/dia.

Uso principal ▶ Analgésico potente (equipotente com a morfina). Inibidor não seletivo da COX.

Doses ▶ Adultos < 65 anos: dose única de 10 a 30 mg, IV. Doses múltiplas, 10 a 30 mg, a cada 6 h. Dose máxima: 90 mg/dia. Adulto > 65 anos: dose única diária de 10 a 30 mg, IM, ou 10 a 15 mg, IV. Dose máxima: 60 mg/dia.

Comentários ▶ Tem rápido início de ação. Deve ser usado no máximo até 48 h. Contraindicado em pacientes com história de doença péptica, gastrite, hipertensão arterial, insuficiência renal, disfunção plaquetária e intolerância ou reação aos AINEs.

▶ CIANOCOBALAMINA (VITAMINA B_{12})

Apresentação ▶ Ampolas com 2 mL (1.000 μg/mL).

Dose ▶ Anemia perniciosa não complicada ou má absorção: 100 μg/dia, IM ou SC, por 5 a 10 dias, seguidos de 100 a 200 μg/mês, IM ou SC, até remissão completa. Anemia grave: prescrição semanal, 15 mg ácido fólico (IM) + 1.000 μg vitamina B_{12}, seguidos de 5 mg ácido fólico (VO) + 1.000 μg de vitamina B_{12}.

Uso principal ▶ Anemia perniciosa. Má absorção.

Comentários ▶ Não deve ser administrada IV.

▶ CICLOFOSFAMIDA

Apresentação ▶ Frasco-ampola com 10 mL (20 mg/mL).

Diluição ▶ Diluir 100 mg com SG 5% ou SF 0,9% até completar 250 mL.

Concentração ▶ 0,4 mg/mL.

Dose de ataque ▶ 40 a 50 mg/kg/dia, por 2 a 5 dias, em doses divididas.

Dose de manutenção ▶ 10 a 15 mg/kg (velocidade de 100 mg/min), a cada 7 a 10 dias, ou 3 a 5 mg/kg, a cada 3 a 5 dias.

Uso principal ▶ Imunossupressor; transplante de órgãos, glomerulopatias, doenças do colágeno, vasculites, neoplasias.

Comentários ▶ Doses maiores do que 10 mg/kg exigem o uso de Mesna®. As doses usadas em neoplasias são geralmente maiores e calculadas conforme a superfície corporal.

▶ CICLOSPORINA

Apresentação ▶ Ampolas com 1 e 5 mL (50 mg/mL).

Diluição ▶ Diluir 50 mg com SG 5% ou SF 0,9% até completar 100 mL.

Concentração ▶ 0,5 mg/mL.

Dose ▶ 5 a 6 mg/kg antes da cirurgia infundidos em 4 h (= 10-12 mL/kg/h).

Uso principal ▶ Imunossupressor, transplante de órgão e glomerulopatias.

Comentários ▶ Deve-se monitorar a função renal e hepática e os níveis séricos.

▶ CIPROFLOXACINO

Apresentação ▶ Frasco de 100 mL (2 mg/mL).

Diluição ▶ A apresentação já vem diluída.

Concentração ▶ 2 mg/mL.

Dose ▶ 200 a 400 mg em 60 min (= 100-200 mL/h), repetidos a cada 12 h.

Uso principal ▶ Infecção bacteriana por bactérias gram-negativas e algumas gram-positivas, sem espectro para anaeróbios; infecções urinárias complicadas ou recorrentes, pancreatite infectada, pneumonias hospitalares, gastrenterites.

Comentários ▶ Geralmente, é bem tolerada, mas podem ocorrer náuseas, diarreia, dispneia, anorexia, dor abdominal, tontura, cefaleia e confusão (idosos).

▶ CLINDAMICINA

Apresentação ▶ Ampola com 2 e 4 mL (150 mg/mL).

Diluição ▶ Diluir 300 mg com SG 5% ou SF 0,9% até completar 50 mL.

Concentração ▶ 6 mg/mL.

Dose ▶ 600 a 900 mg, IV (= 100-150 mL da diluição) infundidos em 1 a 1,5 h (100 mL/h), repetidos a cada 8 h.

Uso principal ▶ Infecções bacterianas por bactérias gram-positivas e anaeróbios. Abscessos em geral, pneumonias de aspiração, escaras do decúbito infectadas, osteomielite. Tratamento de toxoplasmose do SNC em pacientes alérgicos a sulfonamidas.

▶ CLORETO DE POTÁSSIO

Apresentação ▶ Ampola de 10 mL (1,34 mEq/mL).

Diluição ▶ Dose desejada + 100 mL de SG 5% ou SF 0,9% (observando-se as concentrações máximas).

Concentração ▶ Variável. De 30 a 60 mEq/L. Em situações extremas: 200 mEq/L.

Dose de ataque ▶ Correção rápida da hipocalemia: 2 mEq de KCl para cada 0,1 mEq a ser aumentado no nível sérico, infundido 0,5 mEq/min.

Dose de manutenção ▶ 10 a 40 mEq/h (a velocidade de infusão depende da concentração).

Uso principal ▶ Tratamento de hipocalemia.

Comentários ▶ Usar em cateter central. Taxa de infusão máxima: 40 mEq/h com diurese > 30 mL/h até, em situações extremas, 100 mEq/h. Controlar ECG e níveis séricos de potássio.

▶ DALTEPARINA SÓDICA

Apresentação ▶ Seringas pré-preenchidas com 2.500 e 5.000 U (0,2 mL).

Dose ▶ Via SC. Depende do tipo de procedimento cirúrgico e risco do paciente: baixo e moderado risco: 2.500 U 1×/dia; alto risco: 5.000 U 1×/dia, por 5 a 10 dias. Angina ou IAM não Q 120 U/kg, a cada 12 h, concomitante ao uso de AAS.

Uso principal ▶ Prevenção de TVP e TEP em pacientes de risco submetidos à cirurgia ou pacientes imobilizados, tratamento agudo de angina instável ou IAM não Q.

Comentários ▶ Respeitar intervalo de administração antes e após anestesia no neuroeixo e colocação e retirada de cateter peridural (12 h) devido ao risco de hematoma peridural. Uso concomitante de fármacos que afetam a função plaquetária pode potencializar o risco de hemorragia. Revertido parcialmente com protamina na ação antifator Xa.

▶ DEFERROXAMINA

Apresentação ▶ Frasco-ampola com 500 mg.

Diluição ▶ Diluir 500 mg com SG 5%, SF 0,9% ou Ringer lactato.

Doses ▶ Devem ser ajustadas individualmente. Tratamento do acúmulo de alumínio na insuficiência renal: 1 a 4 g/semana. Hemodiálise: 1 g, IV, nas últimas 2 h da segunda sessão da semana. CAPD: 1 a 1,5 g, SC, IM, IV, infusão lenta ou intraperitoneal, 1 a 2×/semana.

Uso principal ▶ Quelante para intoxicações ou doenças com acúmulo de ferro ou alumínio.

Comentários ▶ Há aumento na incidência de infecções nos pacientes com acúmulo de ferro tratados com o medicamento.

▶ DESLANOSÍDEO

Apresentação ▶ Ampola de 2 mL (0,2 mg/mL).

Dose ▶ Máximo de 2 mg/dia.

Uso principal ▶ Profilaxia e tratamento de arritmias cardíacas, tratamento de ICC e choque cardiogênico. É geralmente reservado para tratamento de emergências.

Comentários ▶ Provoca aumento da força e da velocidade de contração miocárdica (efeito inotrópico positivo). Decréscimo na velocidade de condução e aumento no período refratário efetivo do nó AV. Seu efeito ocorre em torno de 5 a 10 min após administração IV.

▶ DESMOPRESSINA

Apresentação ▶ Ampola de 4 µg.

Dose ▶ 0,3 µg/kg.

Diluição ▶ Para controle de sangramento ou profilaxia antes de procedimento invasivo: 0,3 µg/kg diluídos em 50 a 100 mL de SF em infusão durante 15 a 30 min. A dose pode ser repetida 1 a 2 vezes após 6 a 12 h se efeito positivo após a primeira administração.

Uso principal IV ▶ Teste da capacidade de concentração urinária. Hemofilia A ou doença de von Willebrand, diminuição ou normalização do tempo de sangramento antes de uma terapêutica invasiva.

Comentários ▶ Quando usado IV como hemostático, é contraindicado nos casos de angina instável, insuficiência cardíaca descompensada ou doença de von Willebrand tipo II.

▶ DEXAMETASONA

Apresentação ▶ Ampola de 2,5 mL (4 mg/mL).

Diluição ▶ Não é necessária.

Concentração ▶ 4 mg/mL.

Dose de ataque ▶ 10 mg (2,5 mL) em 1 min.

Dose de manutenção ▶ 4 mg (1 mL) a cada 6 h.

Uso principal ▶ Uso em edema cerebral circundando um tumor. Pode também ser efetivo em edema secundário a trauma ou a abscesso. Diminui sequelas em pacientes jovens com meningite por hemófilo. Ver Capítulo 17, Neurologia.

▶ DEXMEDETOMIDINA

Apresentação ▶ Frasco-ampola de 2 mL (100 μg/mL).

Diluição ▶ Diluir em 48 mL de SF 0,9%.

Concentração ▶ 4 μg/mL.

Dose de ataque ▶ 1 μg/kg em 10 min.

Dose de manutenção ▶ 0,2 a 0,7 μg/kg/h.

Uso principal ▶ Sedativo com propriedades analgésicas.

Comentários ▶ É um agonista α_2-adrenérgico. Pode causar alterações hemodinâmicas leves, mas possui a vantagem de não causar depressão respiratória e ser de fácil despertar. Não se recomenda infusão por mais de 24 h.

▶ DIAZEPAM

Apresentação ▶ Ampola de 2 mL (5 mg/mL).

Diluição ▶ Não é necessária.

Concentração ▶ 5 mg/mL.

Dose de ataque ▶ 10 mg (2 mL) em 2 min.

Dose de manutenção ▶ Infusão de 8 mg/h ou repetir dose a cada 5 a 10 min, máxima de 60 mg. No tétano, até 240 mg/dia.

Uso principal ▶ Anticonvulsivante, ansiolítico, miorrelaxante, sedativo-hipnótico. Tratamento da abstinência alcóolica. Uso em estado de mal epilético. Níveis séricos efetivos de 0,2 a 0,8 μg/mL.

Comentários ▶ Atentar para depressão respiratória e hipotensão.

▶ DIGOXINA

Apresentação ▶ Ampola de 2 mL (0,25 mg/mL).

Diluição ▶ Diluir a dose desejada com SF 0,9% até completar 10 mL.

Concentração ▶ Variável.

Dose de ataque ▶ 0,5 a 1 mg em 5 min (no primeiro dia, se o paciente não usava digitálicos).

Dose de manutenção ▶ 0,25 mg em 5 min 1×/dia (a partir do segundo dia).

Uso principal ▶ Insuficiência cardíaca com evidência de disfunção sistólica. *Flutter* e fibrilação atriais. Taquicardia supraventricular.

Comentários ▶ Níveis séricos terapêuticos: 0,8 a 2 ng/mL. Deve-se evitar hipopotassemia, hipocalcemia e hipomagnesemia, pois aumentam a possibilidade de intoxicação.

▶ DIPIRONA

Apresentação ▶ Ampola de 2 e 5 mL (500 mg/mL).

Diluição ▶ Não é necessária.

Concentração ▶ 500 mg/mL.

Dose ▶ 1.000 a 2.500 mg (2-5 mL) em uma velocidade de 1 mL/min, repetidas a cada 6 h, se necessário.

Uso principal ▶ Analgésico para dores leves a moderadas. Antitérmico potente.

Comentários ▶ Podem ocorrer reações de hipersensibilidade, manifestações cutâneas, granulocitopenia ou agranulocitose, hipotensão ou choque em caso de administração IV rápida. Surgindo manifestações cutâneas ou mucosas, a dipirona deve ser suspensa.

▶ DOBUTAMINA

Apresentação ▶ Ampola de 20 mL (12,5 mg/mL).

Diluição ▶ Diluir 250 mg com SG 5% até completar 250 mL.

Concentração ▶ 1 mg/mL (= 16,6 μg/μgt).

Dose de manutenção ▶ 2 a 20 μg/kg/min (= 0,12-1,2 mL/kg/h).

Uso principal ▶ Inotrópico positivo utilizado no choque cardiogênico e na insuficiência cardíaca. Adjuvante no tratamento do choque séptico.

Comentários ▶ Efeito inotrópico seletivo. Pode provocar hipotensão, taquicardia e arritmia. Contraindicado na estenose subaórtica hipertrófica idiopática. Uso cauteloso no IAM. Sempre que possível, deve ser acompanhado de monitoração invasiva.

▶ DOPAMINA

Apresentação ▶ Ampola de 10 mL (5 mg/mL).

Diluição ▶ Diluir cinco ampolas (250 mg) com SG 5% até completar 250 mL.

Concentração ▶ 1 mg/mL (= 16,6 μg/μgt).

Dose de manutenção ▶ 1 a 20 μg/kg/min.

Uso principal ▶ Inotrópico positivo e vasopressor utilizado em todos os tipos de choque, sobretudo na sepse.

Comentários ▶ A resposta é dose-dependente. Com doses entre 0,5 e 2 µg/kg/min, há aumento do fluxo renal (receptores dopaminérgicos). Doses entre 2 e 4 µg/kg/min aumentam a contratilidade e a FC (receptores β-adrenérgicos). Em doses acima de 10 µg/kg/min, predominam a vasoconstrição periférica e o aumento da pressão arterial (receptores α-adrenérgicos). Deve ser usada em cateter central.

▶ EFEDRINA

Apresentação ▶ Ampolas com 1 mL (25 ou 50 mg/mL).

Diluição ▶ Dilui-se uma ampola (50 mg) em 9 mL de água destilada (5 mg/mL).

Concentração ▶ 5 mg/mL.

Dose ▶ Bólus de 2,5 a 10 mg em adultos.

Uso principal ▶ Tratamento de hipotensão, principalmente durante anestesia.

Comentários ▶ Tem efeitos similares aos da epinefrina, aumentando a PA, a FC, a contratilidade e o débito cardíaco, mas é muito menos potente. Sua administração deve ser vista como uma medida temporária.

▶ ENOXAPARINA SÓDICA

Apresentação ▶ Seringas pré-preenchidas com 20 mg (0,2 mL), 40 mg (0,4 mL), 60 mg (0,6 mL), 80 mg (0,8 mL) e 100 mg (1 mL) de enoxaparina sódica.

Dose ▶ Via SC: profilaxia de TVP e TEP em pacientes cirúrgicos de risco moderado – 20 mg/dia; pacientes cirúrgicos de alto risco – 40 mg/dia. Tratamento da TVP: 1,5 mg/kg, 1×/dia, ou 1 mg/kg, 2×/dia. Angina instável ou IAM não Q: 1 mg/kg a cada 12 h.

Uso principal ▶ Anticoagulante. Tratamento e prevenção de TVP e TEP. Tratamento de angina instável e IAM sem onda Q.

Comentários ▶ Não deve ser administrada em pacientes com alto risco de sangramento, como hemorragia ativa ou AVC hemorrágico (AVCh) recente. Evitar quando em uso concomitante de salicilatos, AINE, dextran, ticlopidina, clopidogrel, corticoides ou outros antiplaquetários. Risco de trombocitopenia. Não influencia os testes de coagulação em doses usuais. Deve-se respeitar o intervalo de administração em pacientes que se submeterão a bloqueio no neuroeixo: mínimo de 12 h após a última administração de dose profilática. A retirada de cateter peridural requer os mesmos intervalos.

▶ ERITROPOIETINA

Apresentação ▶ Ampolas com 1 mL (2.000 U/mL, 4.000 U/mL e 10.000 U/mL).

Doses ▶ Em adultos, inicia-se com 50 a 150 U/kg, IV (1-2 min) ou SC, 3×/semana. A dose inicial pode ser aumentada em 25 U/kg de cada vez, em intervalos de 4 semanas, dependendo da resposta. Dose máxima de 200 U/kg, 3×/semana.

Uso principal ▶ Anemia por doença renal crônica.

Comentários ▶ Requer a presença de reservas adequadas de ferro. Avaliar ferro e ferritina sérica pré-tratamento e, conforme a necessidade, suplementar com sulfato ferroso oral ou venoso. Hematócrito deve ser determinado 1×/semana para avaliar a resposta inicial. A administração SC é preferível, pois aumenta a meia-vida e permite o uso de doses de manutenção menores.

▶ ESMOLOL

Apresentação ▶ Ampolas com 10 mg/mL (10 mL) e 250 mg/mL (10 mL).

Diluição ▶ 2,5 g em 250 mL de SF 0,9% ou SG 5%.

Concentração ▶ 10 mg/mL.

Dose ▶ Bólus de 0,25 a 0,5 mg/kg, em 1 min. Infusão contínua de 50 a 200 µg/kg/min.

Uso principal ▶ Hipertensão e taquicardia trans e pós-operatória. Taquicardia supraventricular.

Comentários ▶ β-bloqueador. Rápido início de ação (2-4 min) e curta duração (10-30 min). Contraindicações: bradicardia sinusal ou BAV, insuficiência cardíaca descompensada, choque cardiogênico. Manter precauções em pacientes diabéticos e asmáticos.

▶ ESTREPTOQUINASE

Apresentação ▶ Frasco-ampola com 250.000, 750.000 e 1.500.000 U em pó e 10 mL de água destilada.

Diluição ▶ Diluir 1,5 milhão U com SG 5% até completar 250 mL.

Concentração ▶ 6.000 U/mL (= 100 UI/µg).

Dose ▶ No IAM, 1,5 milhão U infundidas em 1 h. Na embolia pulmonar, 250.000 U em 30 min; após, 100.000 U/h (16,6 mL/h), por 24 a 72 h.

Uso principal ▶ No IAM (idealmente, até a 6ª hora). Também na embolia pulmonar com instabilidade hemodinâmica. Desobstrução de acessos venosos centrais.

▶ FENITOÍNA

Apresentação ▶ Ampolas com 5 mL (50 mg/mL).

Diluição ▶ Não deve ser diluída.

Concentração ▶ 50 mg/mL (= 0,83 mg/µgt).

Dose de ataque ▶ 18 a 20 mg/kg (infusão não deve exceder 50 mg/min).

Dose de manutenção ▶ 100 mg, IV, 8/8 a 6/6 h (conforme resposta clínica e/ou nível sérico).

Uso principal ▶ Antiepiléptico. Intoxicação digitálica.

Comentários ▶ Uso em estado de mal epilético. Monitorar ECG, sobretudo em idosos cardiopatas, devido a risco de hipotensão e arritmias.

▶ FENOBARBITAL

Apresentação ▶ Ampolas com 1 mL (200 mg/mL).

Diluição ▶ Não é necessária.

Concentração ▶ 200 mg/mL.

Dose de ataque ▶ 5 mg/kg repetidos, se necessário, até um total de 20 mg/kg.

Dose de manutenção ▶ 1 a 4 mg/kg/dia (em geral, 100-200 mg).

Uso principal ▶ Antiepiléptico.

Comentários ▶ Fármaco de escolha no estado de mal epilético resultante da retirada de barbitúricos ou quando há contraindicação ao diazepam e à fenitoína.

▶ FENTANIL

Apresentação ▶ Frasco-ampola com 10 mL (0,05 mg/mL).

Diluição ▶ Diluir quatro frascos-ampola (2 mg) com SG 5% até completar 250 mL.

Concentração ▶ 8 µg/mL (= 0,133 µg/µgt).

Dose de ataque ▶ 3 µg/kg (= 0,375 mL/kg) em 3 min.

Dose de manutenção ▶ 0,02 a 0,05 µg/kg/min (= 0,15-0,375 mL/kg/h).

Uso principal ▶ Opioide analgésico e sedativo. Adjuvante da anestesia geral.

Comentários ▶ Pode levar à depressão respiratória e a vômitos. Injeção rápida ocasiona rigidez da parede torácica. Antagonizado por naloxona.

▶ FLUCONAZOL

Apresentação ▶ Frasco com 100 mL (2 mg/mL).

Diluição ▶ Não é necessária. Infundir em 200 mg/h.

Concentração ▶ 2 mg/mL.

Dose ▶ Criptococose/candidemia: 400 mg no 1º dia, seguidos de 200 mg/dia. Candidíase orofaríngea/esofágica: 200 mg no 1º dia, seguidos de 100 mg/dia.

Uso principal ▶ Candidíase, infecções criptocócicas, profilaxia secundária para meningite criptocócica em pacientes com Aids e profilaxia antifúngica em transplante de medula óssea. Pacientes sem VO ou intolerantes à anfotericina B.

Comentários ▶ Ajustar dose para insuficiência renal. Toxicidade hepática.

▶ FLUMAZENIL

Apresentação ▶ Ampolas com 5 mL (0,1 mg/mL).

Diluição ▶ Não é necessária.

Concentração ▶ 0,1 mg/mL.

Dose ▶ 0,2 mg (= 2 mL) administrado em 60 seg, seguidos de 0,3 mg (= 3 mL) após 1 min e 0,5 mg (= 5 mL) após 2 min, repetindo 0,5 mg (= 5 mL) a cada minuto até dose máxima de 3 mg (= 30 mL = 6 ampolas).

Uso principal ▶ Reversão do efeito dos benzodiazepínicos. Encefalopatia hepática.

Comentários ▶ Se, após a dose mencionada, nenhuma resposta for observada, os benzodiazepínicos são improváveis causadores da sedação.

▶ FUROSEMIDA

Apresentação ▶ Ampola de 2 mL (10 mg/mL).

Diluição ▶ Diluir 250 mg com SF 0,9% ou Ringer lactato até completar 250 mL.

Concentração ▶ 1 mg/mL.

Dose de ataque ▶ 0,5 a 1,5 mg/kg (= 0,5-1,5 mL/kg) em 1 a 2 min.

Dose de manutenção ▶ 0,1 a 0,4 mg/kg/h (= 0,1-0,4 mL/kg/h); não exceder 4 mg/min (= 240 mL/h).

Uso principal ▶ Diurético no tratamento do edema de origem cardíaca, renal e hepática. Anti-hipertensivo. Tratamento da hipercalcemia sintomática e hipercalemia.

Comentários ▶ Pode interferir na mensuração colorimétrica da creatinina. Distúrbios hidreletrolíticos, oto e nefrotoxicidade. Precipita em soro glicosado. Recomenda-se proteção luminosa do frasco na infusão contínua.

▶ GANCICLOVIR

Apresentação ▶ Pó liofilizado de 500 mg (10 mL).

Diluição ▶ A concentração final não deve exceder 10 mg/mL. Deve ser infundido em 1 h.

Dose ▶ Retinite: 5 mg/kg/dose, a cada 12 h, por 14 a 21 dias seguidos por 5 mg/kg/dia. Prevenção de CMV em transplantados: 5 mg/kg/dose, a cada 12 h, por 7 a 14 dias seguidos por 5 mg/kg/dia.

Uso principal ▶ Tratamento de CMV em imunocomprometidos. Uso em transplantados de medula óssea combinado com imunoglobumina globulina hiperimune CMV.

Comentários ▶ Ajustar dose para função renal. Contraindicado se neutrófilos < 500/mm^3, plaquetas < 25.000/mm^3.

▶ GENTAMICINA

Apresentação ▶ Ampolas com 10, 20, 40, 60, 80, 120 e 160 mg.

Diluição ▶ Diluir 40 mg com 200 mL de SG 5% ou SF 0,9% até completar 200 mL.

Concentração ▶ 0,2 mg/mL.

Dose de ataque ▶ 2 mg/kg.

Dose de manutenção ▶ 3 a 5 mg/kg, IM ou IV, em dose única diária, em 2 h, ou 1 a 2 mg/kg, repetidos a cada 8 h.

Uso principal ▶ Infecções bacterianas por bactérias gram-negativas, principalmente trato urinário, respiratório, otites e osteomielite. Associada a penicilinas e cefalosporinas, para potencialização da ação sobre gram-positivos e gram-negativos (p. ex., endocardite).

Comentários ▶ Para ajuste adequado das doses, devem ser feitas determinações da concentração sérica do antibiótico (4-10 µg/mL). Pode causar ototoxicidade irreversível, nefrotoxicidade, exantema, febre, náuseas, vômitos e bloqueio neuromuscular.

▶ GLUCAGON

Apresentação ▶ Frasco-ampola com 1 mg.

Diluição ▶ Diluir 20 mg com SG 5% até completar 250 mL.

Concentração ▶ 0,08 mg/mL (= 1,33 µg/µgt).

Dose de ataque ▶ 1 a 5 mg (= 12,5-62,5 mL).

Dose de manutenção ▶ 1 a 10 mg/h (= 12,5-125 mL/h).

Uso principal ▶ Hipoglicemia refratária a outras medidas.

Comentários ▶ Monitorar níveis de glicose e potássio.

▶ GLICONATO DE CÁLCIO

Apresentação ▶ Ampolas com 10 mL (0,5 mEq/mL).

Diluição ▶ Diluir 5 mEq com SG 5% ou SF 0,9% até completar 250 mL.

Dose de ataque ▶ 20 mL da solução a 10% em 10 min (ampola não diluída).

Dose de manutenção ▶ 125 mL/h da diluição (= 125 µgt/min).

Uso principal ▶ Hipocalcemia. Hipercalemia ou hipermagnesemia com alterações eletrocardiográficas. Intoxicação por bloqueadores dos canais de cálcio. Mal convulsivo.

Comentários ▶ Não deve ser usado via IM devido ao risco de formação de abscesso no local da injeção.

▶ HEPARINA

Apresentação ▶ Frasco-ampola de 5 mL (5.000 U/mL).

Diluição ▶ Diluir 5.000 U com SG 5% até completar 100 mL.

Concentração ▶ 50 U/mL.

Dose de ataque ▶ 5.000 a 15.000 U ou 50 a 150 U/kg em bólus não dividido.

Dose de manutenção ▶ 700 a 1.500 U/h (= 14-30 mL/h) ou 10 a 20 U/kg/h (= 12-24 mL/kg/h).

Uso principal ▶ Anticoagulante. Tratamento e profilaxia de TVP e TEP. AVCi em evolução. IAM anterior extenso ou fibrilação atrial associada. Angina instável refratária a outra terapêutica.

Comentários ▶ O efeito clínico é dose-dependente. Pacientes sépticos requerem maior dose. Deve ser usada preferencialmente em cateter central. Pode reverter os efeitos da quinidina e da amiodarona. O controle da dose é feito com verificação do TTPa 4 h após a dose intermitente ou a qualquer hora em caso de infusão contínua.

▶ HIDRALAZINA

Apresentação ▶ Ampolas com 1 mL (20 mg/mL).

Diluição ▶ Não é necessária.

Concentração ▶ 20 mg/mL.

Dose ▶ 5 a 20 mg (em 2-4 min), IV, repetidos a cada 4 a 6 h.

Uso principal ▶ Crise hipertensiva. Pré-eclâmpsia. Adjuvante no tratamento da insuficiência cardíaca.

Comentários ▶ Pode induzir síndrome semelhante ao LES.

▶ IMIPENÉM+CILASTATINA

Apresentação ▶ Frasco de infusão de 120 mL com 500 mg de imipeném e 500 mg de cilastatina.

Diluição ▶ A apresentação já vem diluída.

Concentração ▶ 4,16 mg/mL.

Dose ▶ 0,5 a 1 g com infusão de 120 mL da diluição em 30 min (= 240 mL/h), repetidos a cada 6 a 8 h.

Uso principal ▶ Infecções por bactérias hospitalares multirresistentes. Amplo espectro contra bactérias gram-positivas e gram-negativas e anaeróbios.

Comentários ▶ Dose máxima de 50 mg/kg/dia. Devido ao seu potencial eliptogênico, não deve ser usado no tratamento de meningites e transplantados hepáticos.

▶ INSULINA

Apresentação ▶ Frasco-ampola com 10 mL (100 U/mL).

Diluição ▶ Diluir 25 U com SF 0,9% até completar 250 mL.

Concentração ▶ 0,1 U/mL.

Dose de ataque ▶ 0,1 a 0,4 U/kg (= 1-4 mL/kg).

Dose de manutenção ▶ 0,1 U/kg/h (= 1 mL/kg/h) ou 5 a 10 U/h (= 50-100 mL/h).

Uso principal ▶ Diabetes melito (DM) descompensado, principalmente na cetoacidose diabética ou na síndrome hiperosmolar não cetótica. Hiperglicemia grave em estado de estresse. Tratamento agudo da hipercalemia.

Comentários ▶ O objetivo do tratamento é normalizar a glicemia. Reduzir glicemia em 75 a 100 mg/dL/h. Fazer controle com HGT h/h, se utilizada em infusão contínua. Risco de hipoglicemia. Ver Capítulo 9, Endocrinologia.

▶ ISOSSORBIDA, MONONITRATO DE

Apresentação ▶ Ampolas com 10 mg/mL.

Diluição ▶ Diluir em 100 mL de SF ou SG, se usado em infusão contínua.

Concentração ▶ Ampola de 10 mg/mL.

Dose ▶ IV: bólus de 20 a 80 mg a cada 8 ou 12 h (média de 0,8 mg/kg).

Uso principal ▶ Tratamento de insuficiência coronariana e prevenção de crises anginosas. Tratamento da insuficiência cardíaca associada a diuréticos, cardiotônicos ou IECAs. Pode ser usado de modo IV para crises vasoespásticas.

Comentários ▶ Pode provocar cefaleia, náuseas e hipotensão.

▶ LEVOFLOXACINO

Apresentação ▶ Frasco-ampola de 20 mL com solução concentrada de 500 mg de levofloxacina ou bolsas contendo solução diluída pronta para uso com 250 ou 500 mg de levofloxacina.

Diluição ▶ Diluir 500 mg (20 mL), em 80 mL de SF ou SG 5%, e administrar em 60 min.

Concentração ▶ 100 mL da solução diluída equivalem a 500 mg (5 mg/mL).

Dose ▶ 500 mg a cada 24 h.

Uso principal ▶ Infecções nas vias aéreas, superior e inferior, infecções da pele e do trato urinário. Opção interessante em pneumonia aspirativa.

▶ LEVOSIMEDANA

Apresentação ▶ Ampolas com 5 e 10 mL de solução para infusão de 2,5 mg/mL.

Dose ▶ Dose inicial de 12 µg/kg a 24 µg/kg, durante 10 min, seguida por infusão contínua de 0,1 µg/kg/min.

Uso principal ▶ Suporte inotrópico em ICC aguda descompensada.

▶ LIDOCAÍNA

Apresentação ▶ Frasco-ampola com 20 mL (20 mg/mL) e solução a 2%.

Diluição ▶ Diluir 2 g com SG 5% ou SF 0,9% até completar 500 mL.

Concentração ▶ 5 mg/mL (= 83,3 µg/µgl).

Dose de ataque ▶ 1 mg/kg (= 0,2 mL/kg).

Dose de manutenção ▶ 1 a 4 mg/min (= 12-48 mL/h).

Uso principal ▶ Taquiarritmias ventriculares. Segunda escolha na parada cardiorrespiratória por FV/TV na indisponibilidade de Amiodarona.

Comentários ▶ Nível sérico de 2 a 6 μg/mL. Meia-vida prolongada por hepatopatia, ICC, choque e cimetidina. Infusão maior do que 5 mg/min pode provocar convulsão e inotropismo negativo.

▶ MANITOL

Apresentação ▶ Frascos com 250 e 500 mL (200 mg/mL).

Diluição ▶ Não é necessária.

Concentração ▶ 200 mg/mL.

Dose-teste ▶ 200 mg/kg (1 mL/kg), IV, em 3 a 5 min. Se essa dose não promover um fluxo urinário maior do que 30 mL/h durante 2 a 3 h, o estado do paciente deve ser avaliado antes de prosseguir a terapia. O volume plasmático deve ser avaliado, pois sua correção deve preceder ou acompanhar o uso do manitol na oligúria.

Dose de ataque ▶ 1 a 2 g/kg (5-10 mL/kg) em bólus.

Dose de manutenção ▶ 50 a 300 mg/kg em 60 min (0,25-1,5 mL/kg/h).

Uso principal ▶ Reações transfusionais. Tratamento do edema cerebral.

Comentários ▶ Seu uso deve ser precedido de dose-teste em pacientes com oligúria acentuada ou normalidade questionável da função renal. Causa expansão aguda do volume do líquido extracelular, sendo um risco para o paciente com descompensação cardíaca ou com insuficiência renal. Não utilizar se a osmolaridade plasmática for > 300 μOsm.

▶ MEPERIDINA (PETIDINA)

Apresentação ▶ Ampolas com 2 mL (50 mg/mL).

Diluição ▶ Diluir dose desejada em 5 mL ou mais de SG 5% ou SF 0,9%.

Concentração ▶ Variável.

Doses ▶ Dependem da intensidade da dor e da duração do tratamento. Dose comum de 30 mg, IV, até de 1/1 h (4-5 min); 50 a 75 mg, IM ou SC, 3/3 h.

Uso principal ▶ Analgésico para dores intensas. Terapia adjunta no EAP e no IAM. Reação à anfotericina B e a derivados do sangue.

Comentários ▶ Usar com extrema cautela em pacientes com reserva respiratória reduzida e naqueles com trauma craniano. Possui potencial efeito de adição, além de efeitos cardiovasculares como hipotensão, taquicardia e depressão da contratilidade miocárdica. Acúmulo de metabólito normoperidina na insuficiência renal.

▶ MEROPENÉM

Apresentação ▶ Frasco-ampola com 500 mg e 1 g.

Diluição ▶ Diluir 1 g com 20 mL de água destilada.

Concentração ▶ 50 mg/mL.

Dose ▶ 0,5 a 1 g, IV, em 30 min (= 20-40 mL/h = 20-40 μgt/min), a cada 8 h.

Uso principal ▶ Mesma indicação do imipeném. Menor relação com convulsões quando comparado ao imipeném.

▶ METILPREDNISOLONA

Apresentação ▶ Frasco-ampola de 125 e 500 mg + diluente.

Diluição ▶ A concentração final não deve exceder 10 mg/mL. Deve ser infundido em 1 h.

Dose ▶ 10 a 40 mg em infusão lenta repetida, conforme necessidade. Altas doses: 30 mg/kg, em 10 a 20 min, a cada 4 a 6 h, por 5 dias.

Uso principal ▶ Anti-inflamatório e imunossupressor.

Comentários ▶ Uso cuidadoso em idosos e pacientes com hipertireoidismo, colite ulcerativa, hipertensão, osteoporose, ICC e DM.

▶ METOPROLOL

Apresentação ▶ Ampolas com 5 mL (1 mg/mL).

Dose de ataque ▶ 5 mg, IV, a cada 2 a 10 min, até 3 doses (15 mg).

Dose de manutenção ▶ 50 a 100 mg, VO, de 12/12 h.

Uso principal ▶ Anti-hipertensivo. Antianginoso. Tratamento do IAM recente. Arritmias supraventriculares.

Comentários ▶ Contraindicado se FC < 50 bpm, PAS < 95 mmHg, BAVs, ou em caso de evidências de DPOC ou ICC.

▶ METRONIDAZOL

Apresentação ▶ Solução injetável com 0,5% de 100 mL.

Diluição ▶ A apresentação já vem diluída.

Dose de ataque ▶ 15 mg/kg em 1 h (= 3 mL/kg/h).

Dose de manutenção ▶ 7,5 mg/kg em 1 h (= 1,5 mL/kg/h), repetidos a cada 6 h.

Uso principal ▶ Infecções bacterianas por anaeróbios.

Comentários ▶ Pode causar intolerância digestiva, boca seca, gosto metálico, efeito similar ao do dissulfiram, cefaleia e neuropatia periférica.

▶ MIDAZOLAM

Apresentação ▶ Ampola com 3 mL ou frasco com 10 mL (5 mg/mL).

Diluição ▶ Para sedação em procedimentos: dilui-se uma ampola de 15 mg em 12 mL de água destilada (1 mg/mL). Para sedação prolongada (UTI): dilui-se 150 mg até completar 250 mL de SF 0,9% (0,6 mg/mL).

Concentração ▶ 0,6 mg/mL.

Dose de ataque ▶ Sedação: 0,01 a 0,1 mg/kg.

Dose de manutenção ▶ 0,03 a 0,13 mg/kg/h (= 0,05-0,216 mL/kg/h).

Uso principal ▶ Hipnótico e sedativo de curta duração.

Comentários ▶ Deprime a resposta ventilatória ao CO_2 e pode provocar parada respiratória. Monitorar a ventilação, quando usado IV, e ter à disposição material de reanimação.

▶ MILRINONA

Apresentação ▶ Frasco-ampola com 20 mL (1 mg/mL).

Diluição ▶ Diluir 20 mg com SG 5% até completar 80 mL.

Concentração ▶ 200 μg/mL (= 3,33 μg/μgt).

Dose de ataque ▶ 37,5 a 50 μg/kg.

Dose de manutenção ▶ 0,375 a 0,75 μg/kg/min.

Uso principal ▶ Inibidora da fosfodiesterase, inotrópica positiva e vasodilatadora arterial, tendo seu uso principal no choque cardiogênico.

Comentários ▶ Pode exacerbar arritmia ventricular ou angina.

▶ MORFINA

Apresentação ▶ Ampola com 1 mL (10 mg/mL).

Diluição ▶ 200 mg em 250 mL SG 5%.

Concentração ▶ 0,8 mg/mL.

Dose de ataque ▶ 0,03 a 0,2 mg/kg.

Dose de manutenção ▶ 0,05 a 0,3 mg/kg/h.

Uso principal ▶ Analgésico para dor intensa, sedativo, EAP.

Comentários ▶ Pode provocar depressão respiratória, hipotensão, cronotropismo negativo e distúrbios gastrintestinais.

▶ MUROMONABE CD3 (ANTICORPO MONOCLONAL ANTI CD-3)

Apresentação ▶ Ampolas com 5 mL (1 mg/mL).

Diluição ▶ Não é necessária.

Concentração ▶ 1 mg/mL.

Dose ▶ Profilaxia: 2,5 a 5 mg/dia, IV, por 10 a 14 dias, a primeira dose 12 h antes do transplante. Tratamento da rejeição aguda do transplante renal: 5 mg/dia, IV, por 10 a 14 dias; o tratamento deve iniciar assim que a rejeição celular aguda for diagnosticada por biópsia renal e não tenha respondido ao tratamento com metilprednisolona. A terapêutica imunossupressora convencional, usada simultaneamente, deve ser reduzida aos seguintes níveis: prednisona 0,5 mg/kg/dia; azatioprina 50 a 100 mg/dia; ciclosporina, interrupção ou redução para 2 a 4 mg/kg/dia.

Uso principal ▶ Imunossupressão, tratamento e prevenção da rejeição no transplante renal.

Comentários ▶ Administrar na forma de bólus, IV, em menos de 1 min. Não administrar junto com outros medicamentos. O produto não deve ser usado em pacientes com sobrecarga hídrica devido ao risco de edema pulmonar grave. A aplicação da primeira dose deve ser efetuada em instalações com recursos para eventual necessidade de reanimação cardiopulmonar.

▶ NALOXONA

Apresentação ▶ Ampolas com 1 mL (0,4 mg/mL).

Diluição ▶ 0,4 mg em 10 mL de água destilada.

Concentração ▶ 0,04 mg/mL.

Dose de ataque ▶ 40 a 100 μg (1 mL/min até reversão dos sintomas).

Dose de manutenção ▶ 2 a 5 μg/kg/h, se depressão respiratória persistente.

Uso principal ▶ Reversão do efeito dos opioides. Tratamento dos estados de coma sem causa definida.

Comentários ▶ Na ausência de acesso venoso, pode ser administrada por via sublingual (SL), ou através do tubo endotraqueal (TET). Pode provocar hipertensão, taquicardia, arritmias ventriculares, EAP.

▶ NITROGLICERINA

Apresentação ▶ Ampolas com 10 mL (5 mg/mL).

Diluição ▶ Diluir 1 ampola com SG 5% ou SF 0,9% até completar 250 mL.

Concentração ▶ 200 μg/mL (= 3,33 μg/μgt).

Dose de manutenção ▶ 0,1 a 7 μg/kg/min.

Uso principal ▶ Antianginoso potente. Útil no paciente com EAP e na crise hipertensiva.

Comentários ▶ Aumentar a dose 5 a 10 μg/min (0,75-1,5 μgt/min), a cada 5 a 10 min, até o efeito desejável. Provoca hipotensão e taquicardia.

▶ NITROPRUSSETO DE SÓDIO

Apresentação ▶ Frasco-ampola com 50 mg.

Diluição ▶ Diluir 50 mg com SG 5% até completar em 250 mL.

Concentração ▶ 200 μg/mL (= 3,33 μg/μgt).

Dose de manutenção ▶ 0,25 a 10 μg/kg/min (= 0,075-0,15 mL/kg/h).

Uso principal ▶ Na crise hipertensiva e na insuficiência cardíaca refratária. Hipotensão controlada no transoperatório.

Comentários ▶ A solução deve ser protegida da luz, para evitar precipitação. Indicada monitoração invasiva da PA. Uso prolongado pode acumular tiocianato, que é tóxico (10 mg/dL). Provoca disfunção plaquetária.

▶ NORADRENALINA (NOREPINEFRINA)

Apresentação ▶ Ampola com 4 mL (1 mg/mL).

Diluição ▶ Diluir 8 mg com SG 5% até completar 250 mL.

Concentração ▶ 32 μg/mL (= 0,53 μg/μgt).

Dose de manutenção ▶ 0,01 a 1μg/kg/min.

Uso principal ▶ No choque circulatório refratário, sobretudo séptico, neurogênico ou anafilático.

Comentários ▶ Dever ser usada em cateter central. Extravasamento causa necrose tecidual. Podem-se utilizar doses mais altas para atingir os efeitos hemodinâmicos desejados.

▶ OCTREOTIDA

Apresentação ▶ Ampola com 0,05 mg/mL, 0,1 mg/mL ou 0,5 mg/mL.

Diluição ▶ 0,5 mg em 60 mL de SF.

Concentração ▶ 8,33 μg/mL.

Dose de ataque ▶ 25 a 50 μg, com duração de 3-5 min.

Dose de manutenção ▶ 25 a 50 μg/h.

Duração de efeito ▶ 6 a 12 h.

Uso principal ▶ Derivado sintético da somatostatina. Inibe a liberação de serotonina, de gastrina e de peptídeo intestinal vasoativo em pacientes com síndrome carcinoide, tumor pancreático ou gastrinoma. Controle emergencial para estancar sangramento e proteger contra o ressangramento de varizes esofágicas.

Comentários ▶ Podem ocorrer náuseas, hiperglicemia e redução da motilidade gastrintestinal. Existe uma apresentação comercial que permite o uso a cada 28 dias.

▶ OMEPRAZOL

Apresentação ▶ Pó liofilizado de 40 mg.

Diluição ▶ Diluir em 10 mL de solvente.

Dose ▶ Injeção IV lenta de 40 mg, dose única diária. Na síndrome de Zollinger-Ellison, a dose inicial deve ser de 60 mg/dia.

Uso principal ▶ Tratamento de úlcera duodenal ativa, esofagite grave, doença do refluxo gastroesofágico, condições hipersecretórias patológicas, síndrome de Zollinger-Ellison, tratamento de manutenção para prevenção de recidivas em pacientes com úlcera duodenal ou gástrica pouco responsivos e manutenção de esofagite de refluxo cicatrizada. Utilizado também para pacientes com risco de aspiração durante anestesia geral e erradiacação do *H. pylori* associado à úlcera péptica.

▶ PAMIDRONATO DISSÓDICO

Apresentação ▶ Frasco com 30, 60 ou 90 mg.

Diluição ▶ Diluir em 500 mL de SF ou SG e infundir em 4 h.

Concentração ▶ 0,25 ou 0,5 mg/mL.

Dose ▶ Síndromes hipercalcêmicas: 60 a 90 mg, a cada 3 ou 4 semanas. Doença de Paget: 15 a 45 mg/dia, com intervalos semanais até totalizar, no máximo, 200 mg.

Uso principal ▶ Osteoporose, doença óssea de Paget, síndromes hipercalcêmicas associadas à osteólise maligna e ao hiperparatireoidismo, entre outros.

Comentários ▶ É contraindicado em pacientes com doença péptica ativa.

▶ PANCURÔNIO, BROMETO DE

Apresentação ▶ Ampola com 2 mL (2 mg/mL).

Diluição ▶ Diluir 25 mg com SG 5% ou SF 0,9% até completar 250 mL.

Concentração ▶ 100 µg/mL (= 1,66 µg/µgt).

Dose de ataque ▶ 0,06 a 0,1 mg/kg (= 0,6-1,0 mL/kg).

Dose de manutenção ▶ 0,02 a 0,04 µg/kg/min (= 0,012-0,024 mL/kg/h); até 0,6 µg/kg/min (0,036 µgt/kg/min).

Uso principal ▶ Bloqueador muscular, anestesia geral, crise tetânica, durante a intubação traqueal. Pacientes em VM que exijam ajustes minuciosos para manter ventilação adequada.

Comentários ▶ Pode causar taquicardia e hipotensão dose-dependente. Bloqueio neuromuscular potencializado por hipocalemia, hipocalcemia, clindamicina, hipnóticos e aminoglicosídeos. Reversão: neostigmina, 0,07 a 0,08 mg/kg, com atropina 15 µg/kg.

▶ PARECOXIBE

Apresentação ▶ Frasco com 40 mg para uso IM ou IV.

Diluição ▶ Para administração IV, diluir, no mínimo, em 10 mL de SF.

Dose ▶ 40 mg, 1×/dia. Dose máxima: 80 mg/dia.

Uso principal ▶ Anti-inflamatório.

Comentários ▶ Inibidor específico da COX-2. Precursor injetável do valdecoxibe. Associado a menor incidência de ulceração da mucosa gastroduodenal e hemorragia digestiva. As ações sobre o rim causam edema e hipertensão. O seu uso crônico foi associado a maior risco de trombose, hipertensão e aterogênese.

▶ PENICILINAS

■ BENZILPENICILINA BENZATINA

Apresentação ▶ Frasco-ampola com 600 mil, 1,2 milhão e 2,4 milhões U.

Dose ▶ 1,2 a 2,4 milhões de UI IM, dependendo da infecção.

Uso principal ▶ Infecções bacterianas, sobretudo por estreptococos. Amigdalites e infecções cutâneas.

Comentários ▶ É uma penicilina de depósito que mantém os níveis séricos baixos, mas relativamente estáveis, por 1 a 3 semanas.

■ BENZILPENICILINA POTÁSSICA

Apresentação ▶ Frasco-ampola com 1 milhão, 5 milhões e 10 milhões U + diluente.

Diluição ▶ Diluir 5 milhões U com SG 5% ou SF 0,9% até completar 100 mL.

Dose ▶ 6 a 20 milhões U/dia, divididos de 4/4 ou 6/6 h, em uma velocidade de infusão da diluição de 100 mL/h (= 100 µgt/min = 5 milhões U/h).

Uso principal ▶ Infecções por bactérias gram-positivas e por anaeróbios. Pneumonias, infecções intra-abdominais.

■ BENZILPENICILINA PROCAÍNA

Apresentação ▶ Frasco-ampola com 400 mil U.

Dose ▶ Pneumonia: 300 mil U, IM, de 12/12 h; uretrite gonocócica: 2,4 milhões U em cada nádega + 1 g de probenicida, VO.

Uso principal ▶ Principalmente para pneumonia pneumocócica comunitária.

■ PIPERACILINA+TAZOBACTAM

Apresentação ▶ Frasco-ampola com 2,25 g (piperacilina, 2 g, e tazobactam, 250 mg) e frasco-ampola com 4,5 g (piperacilina, 4 g, e tazobactam, 500 mg).

Diluição ▶ Apresentação de 4,5 g. Diluir em 20 mL AD e 2,25 g em 10 mL AD, em bólus, em 3 a 5 min. Diluição para infusão continua em 100 mL de SF 0,9% ou SG 5% em 30 min.

Dose ▶ Administrar 12 g de piperacilina e 1,5 g de tazobactam, divididos em doses a cada 6 ou 8 h.

Uso principal ▶ Infecções na via aérea inferior, infecções do trato urinário, infecções intra-abdominais, infecções da pele e suas estruturas, septicemia bacteriana, infecções ginecológicas, infecções neutropênicas febris em associação a um aminoglicosídeo, infecções dos ossos e das articulações, infecções polimicrobianas (mais de um microrganismo causador).

▶ POLIMIXINA B

Apresentação ▶ Pó liofilizado para solução injetável, 500.000 UI de sulfato de polimixina B. Embalagem com 5 frascos-ampola.

*Cada 50 mg de polimixina B equivalem a 500.000 UI.

Diluição ▶ Dissolver 1 frasco de polimixina B em 300 a 500 mL de dextrose 5% em água para infusão IV contínua.

Dose ▶ Uso em adultos e crianças, IV, 15.000 a 25.000 kg/dia em indivíduos com função renal normal. Essa quantidade deve ser reduzida em 15.000 UI/kg para indivíduos com comprometimento renal. Infusões podem ser dadas a cada 12 h; entretanto, a dose total diária não deve exceder 25.000 UI/kg/dia.

Uso principal ▶ Infecções agudas causadas por cepas suscetíveis de *Pseudomonas aeruginosa*. Infecções do trato urinário, meninges e sangue. Infecções causadas por cepas suscetíveis dos seguintes microrganismos, quando fármacos com menor potencial tóxico são ineficazes ou contraindicados: *H. influenza*, especificamente em infecções das meninges; *Escherichia coli*, especificamente em infecções do trato urinário; *Aerobacter aerogenes*, especificamente no caso de bacteremias; *Klebsiella pneumonia*, especificamente no caso de bacteremias.

▶ PROPOFOL

Apresentação ▶ Ampola com 20 mL (10 mg/mL) ou seringa de 50 mL (10 mg/mL), frasco-ampola com 50 mL e 100 mL.

Diluição ▶ Não é recomendada.

Concentração ▶ 10 mg/mL.

Dose ▶ Indução anestésica: 1 a 2,5 mg/kg em bólus. Manutenção anestésica em bomba de infusão: 50 a 200 µg/kg/min. Sedação: infusão contínua de 5 a 50 µg/kg/min (0,3-3 mg/kg/h).

Uso principal ▶ Hipnótico, sedativo.

Comentários ▶ Produz diminuição da PA e apneia em doses indutoras. Deprime a contratilidade miocárdica, reduz a pré e a pós-carga. Possui efeito antiemético. É de fácil contaminação, devendo ser usado dentro de 6 h após aberta a ampola. Pacientes alérgicos a ovo podem ter reação cruzada com o fármaco.

▶ PROPRANOLOL

Apresentação ▶ Ampola com 1 mL (1 mg/mL).

Diluição ▶ Diluir 20 mg com SG 5% até completar 250 mL.

Concentração ▶ 0,08 mg/mL (= 1,33 µg/µgt).

Dose de ataque ▶ 1 a 3 mg (12,5-37,5 mL).

Dose de manutenção ▶ 3 a 8 mg/h (37,5-100 mL/h).

Uso principal ▶ Anti-hipertensivo. Antianginoso. Antiarrítmico de classe II, para arritmias supraventriculares. Útil no IAM.

Comentários ▶ Cronotrópico negativo. Evitar em ICC, DPOC e asma. Pode mascarar sintomas de hipoglicemia e choque.

▶ PROTAMINA, CLORIDRATO DE

Apresentação ▶ Ampolas com 5 mL (10 mg/mL).

Diluição ▶ Não é necessária.

Concentração ▶ 10 mg/mL.

Dose ▶ Cada 1,3 mL inativa 1.000 U de heparina. Em caso de infusão contínua de heparina, usar dose para inativar a dose de heparina recebida na última hora. Infundir cada ampola em, no mínimo, 10 min.

Uso principal ▶ Na reversão dos efeitos da heparina.

Comentários ▶ Pode haver reação anafilática em 1% dos pacientes diabéticos que usam insulina que contém protamina. Raramente, ocorre vasoconstrição pulmonar, disfunção de ventrículo direito e neutropenia transitória.

▶ RANITIDINA

Apresentação ▶ Ampola de 2 mL (25 mg/mL).

Diluição ▶ Diluir 300 mg com SG 5% ou SF 0,9% até completar 250 mL.

Concentração ▶ 1,2 mg/mL (20 µg/µgt).

Dose de ataque ▶ 50 mg (41,66 mL).

Dose de manutenção ▶ 6,25 a 12,5 mg/h (= 5,2-10,4 mL/h).

Uso principal ▶ Redução da secreção gástrica; úlcera péptica, úlcera de estresse, refluxo gastresofágico.

Comentários ▶ Usar com cautela em função hepática prejudicada; pode induzir bradicardia. Na síndrome de Zollinger-Ellison, a dose deve ser aumentada para 0,5 a 1 mg/kg/h. Mantém pH gástrico > 4. Pode ser adicionada a solução de NPT; reduzir dose em doença renal. Menos interações medicamentosas do que a cimetidina.

▶ REMIFENTANIL

Apresentação ▶ Frascos de 1 mg, 2 mg e 5 mg.

Diluição ▶ SF 0,9% ou SG 5% 110 mL para cada 2 mg.

Concentração ▶ 18 µg/mL.

Dose ▶ Manutenção da anestesia: 0,2 a 1 µg/kg/min e analgesia/sedação: 0,025 a 2 µg/kg/min.

Uso principal ▶ Analgesia no perioperatório.

Comentários ▶ É o opioide de ação mais rápida disponível comercialmente. O volume do sistema de infusão, compreendido entre a entrada da solução de remifentanil no sistema e a veia do paciente, deve ser o menor possível para evitar o acúmulo do fármaco nesse espaço, se o fluxo de hidratação for muito lento ou inadvertidamente interrompido. Quando se reinicia ou se aumenta a infusão de líquidos, pode haver injeção inadvertida de um bólus de remifentanil acumulado nesse espaço. Esse mecanismo tem sido apontado como a causa de apneia pós-operatória e episódios de hipotensão arterial e bradicardia no intraoperatório.

▶ RIFAMICINA

Apresentação ▶ Cada mL contém 50 mg de rifamicina sódica.

Diluição ▶ A concentração final da solução não deve exceder 6 mg/mL. A infusão deve ser lenta (30 min-3 h).

Concentração ▶ 0,25 mg/mL ou 0,5 mg/mL.

Dose ▶ A dose IV é a mesma que a da VO: 10 mg/kg/dia.

Uso principal ▶ Tratamento de tuberculose ativa, eliminação de meningococo para carreadores assintomáticos, profilaxia para *Haemophylus influenzae* tipo B, usado em combinação com outros antibióticos para o tratamento de infecções por *Staphylococcus*.

▶ SULFATO DE MAGNÉSIO

Apresentação ▶ Ampola com 5 mL (4,05 mEq/mL).

Diluição ▶ Diluir 25 g (200 mEq) com SG 5% ou SF 0,9% até completar 250 mL.

Concentração ▶ 100 mg/mL (= 0,8 mEq/mL).

Dose de ataque ▶ 1 a 2 g (10-20 mL) em 15 min.

Dose de manutenção ▶ 1,2 a 2,5 g/h (= 12-25 mL/h); para pacientes com pré-eclâmpsia ou eclâmpsia.

Uso principal ▶ Hipomagnesemia. Mal convulsivo. O uso no broncoespasmo refratário e no IAM é controverso. Na abstinência alcóolica.

Comentários ▶ 1 g = 8 mEq. Seguir concentração sérica: > 4 mEq/L, depressão dos reflexos tendinosos profundos; 8 a 10 mEq/L, quadriparesia flácida, paralisia respiratória e hipotensão. Hipermagnesemia extrema pode causar BAV e parada cardíaca. Gluconato de cálcio IV pode reverter a depressão respiratória potencialmente letal.

▶ TERBUTALINA

Apresentação ▶ Ampola com 1 mg/mL.

Dose ▶ Injeção SC de 0,25 mg. Pode ser repetida em 15 a 30 min. Dose máxima de 0,5 mg/4 h.

Uso principal ▶ Tratamento de emergência da asma grave.

Comentários ▶ Por ter maior tempo de ação, pode ter efeito cumulativo após injeções SCs repetidas. Efeitos adversos incluem diaforese, taquicardia, hipertensão, tontura, arritmia, dor torácica, hipocalemia e broncoespasmo paradoxal.

▶ TENOXICAM

Apresentação ▶ Frasco de 20 e 40 mg.

Diluição ▶ Diluir com água destilada 5 a 10 mL. Infusão IV lenta.

Dose ▶ 20 a 40 mg/dia.

Uso principal ▶ Anti-inflamatório, analgésico e antipirético não esteroide. Não seletivo para COX-2.

Comentários ▶ Contraindicado em pacientes com história de doença péptica, gastrite, hipertensão arterial, insuficiência renal, disfunção plaquetária e intolerância ou reação aos AINEs. Deve ser evitado em pacientes com alteração pré-renal, visto que inibe prostaglandinas renais protetoras.

▶ TIOPENTAL

Apresentação ▶ Frascos de 500 ou 250 mg.

Diluição ▶ Diluir 500 mg em 20 mL de água destilada.

Concentração ▶ 25 mg/mL.

Dose ▶ Indução anestésica: 2 a 6 mg/kg. Anticonvulsivante: 75 a 250 mg/kg por dose. Hipertensão intracraniana: 1,5 a 5 mg/kg por dose. Infusão contínua: 4 a 8 mg/kg/h.

Uso principal ▶ Indução anestésica, anticonvulsivante eficaz e tratamento de pressão intracraniana elevada.

Comentários ▶ Produz diminuição da PA, taquicardia e apneia em doses indutoras. Causa vasoconstrição cerebral, diminuindo o fluxo e a pressão intracranianos.

▶ TRAMADOL

Apresentação ▶ Ampola de 100 mg/2 mL.

Diluição ▶ Não é necessária.

Dose ▶ 50 a 100 mg, a cada 8 h.

Uso principal ▶ Analgesia para dor moderada ou intensa.

Comentários ▶ Não deve ser prescrito em pacientes em uso de IMAO, ou em casos de intoxicação aguda por álcool ou opiáceos.

▶ VANCOMICINA

Apresentação ▶ Frasco-ampola de 500 mg.

Diluição ▶ Diluir 500 mg com SG 5% ou SF 0,9% até completar 100 mL.

Concentração ▶ 5 mg/mL.

Dose ▶ 1 g em 2 h (100 mL/h), repetidos a cada 12 h, ou 500 mg em 1 h (100 mL/h), repetidos a cada 6 h.

Uso principal ▶ Infecção por *Staphylococcus aureus* resistentes à oxacilina, *Enterococcus faecalis* resistentes à ampicilina e *Clostridium difficile*.

Comentários ▶ Efeitos adversos geralmente relacionados com a velocidade de infusão. Durante ou logo após infusão rápida, os pacientes podem desenvolver reações anafilactoides, hipotensão, dispneia com ou sem sibilos, urticária ou prurido e rubor facial. Na insuficiência renal, a dose é definida pelo nível sérico.

▶ VASOPRESSINA

Apresentação ▶ Ampola de 20 U/mL.

Diluição ▶ Para administração IV, diluir no mínimo em 10 mL de SF. Para uso contínuo, diluir em 500 mL de SG 5%. É compatível com SF.

Uso principal ▶ Tratamento e diagnóstico de diabetes insípido.

Outros usos ▶ Adjunto no tratamento de hemorragia TGI e varizes esofágicas, parada cardíaca, choque refratário. Para hemorragia do TGI, infusão contínua de 0,2 a 0,4 U/min até parar o sangramento e manutenção de 12 h.

Choque refratário ▶ 0,01 a 0,04 U/min.

Comentários ▶ Evitar extravasamento, devido ao risco de necrose tecidual. Uso cuidadoso em pacientes com doença vascular, renal, cardíaca. Infiltração local pode levar à necrose de extremidades. Idosos devem aumentar ingesta hídrica quando em uso da vasopressina.

Mecanismo de ação ▶ Aumenta AMPc, que incrementa a permeabilidade nos túbulos renais, resultando em diminuição do volume urinário e aumento da osmolalidade. Efeito vasoconstritor direto sem efeito inotrópico ou cronotrópico.

▶ VERAPAMIL

Apresentação ▶ Ampola de 2 mL (2,5 mg/mL).

Diluição ▶ Diluir 50 mg com SG 5% até completar 250 mL.

Concentração ▶ 200 µg/mL (= 3,33 µg/µgt).

Dose de ataque ▶ 0,075 a 0,15 mg/kg (= 0,375-0,75 mL/kg) ou 1 mg (5 mL), a cada min até 20 mg (100 mL).

Dose de manutenção ▶ 1 a 5 µg/kg/min (= 0,3-1,5 mL/kg/h).

Uso principal ▶ Anti-hipertensivo. Antianginoso. *Flutter* e FA e taquicardia supraventricular.

Comentários ▶ Pode causar hipotensão ou descompensar ICC. Não usar em taquicardia ventricular com complexo alargado ou em BAV.

TABELA A1.1 ▶ **COMPARAÇÃO ENTRE ANTIEMÉTICOS**

AGENTE	DOSE	DURAÇÃO	MECANISMO DE AÇÃO
Bromoprida	10-20 mg	12 h	Bloqueio direto da zona do gatilho + ação periférica
Dexametasona	8-20 mg	Desconhecida	Redução do *turnover* de serotonina, inibe síntese de prostaglandinas
Dolasetrona	12,5 mg	7 h	Antagonista de serotonina na zona do gatilho e nervo vago
Droperidol	0,625-1,25 mg	3-4 h	Antagonista dopaminérgico
Granisetrona	1-3 mg	24 h	Antagonista da serotonina na zona do gatilho e nervo vago
Metoclopramida	10 mg	1-4 h	Antagonista dopaminérgico, resposta à acetilcolina
Ondansetrona	4 mg	4-8 h	Antagonista da serotonina na zona do gatilho e nervo vago
Propofol	10-20 mg	Desconhecida	Modulação de vias subcorticais

TABELA A1.2 ▶ COMPARAÇÃO ENTRE OPIOIDES

FÁRMACO	INÍCIO DE AÇÃO	PICO DE AÇÃO	MEIA-VIDA	DOSE
Alfentanil	IV: imediato	1-2 min	1-2	Analgesia: 5-10 µg/kg Indução anestésica: 50-300 µg/kg
Codeína	VO: 30-60 min IM: 10-30 min	0,5-1 h	3-4	Analgesia: 15-60 mg, 4/4-6/6 h Antitussígeno: 10-20 mg por dose
Fentanil	IV: imediato Epidural: 4-10 min	IV: 5-15 min Epidural: 30 min	1,5-6	Analgesia: 25-100 µg, IV Indução anestésica: 5-40 µg/kg, IV Transdérmico: 12-18 h Transdérmico: cada aplicação provê 72 h de analgesia
Meperidina (Petidina)	IV: < 5 min VO/IM/SC: 10-15 min	0,5-1 h	3-4	Analgesia: VO/IM/SC: 50-150 mg IV: 25-100 mg (0,5-2 mg/kg/dose)
Metadona	VO: 30-60 min IV: 10-20 min	0,5-1 h	15-30	VO, IM, SC: 0,7 mg/kg/24 h, dividido a cada 4-6 h. Dose máxima: 10 mg/dose IV: 0,1 mg/kg, 4/4 h inicialmente por 2-3 doses; após, a cada 6-12 h, conforme necessário
Morfina	IV: < 5 min VO: 15-60 min	VO, IM, SC: 0,5-1 h	2-4	VO: 10-30 mg, 4/4 h IM, IV, SC: 2,5-15 mg/dose IV: 20 min (0,05-0,08 mg/kg/dose), 2/2-4/4 h
Remifentanil	1-3 min	< 0,3	0,15-0,3	Manutenção anestésica: 0,2-1 µg/kg/min Analgesia/sedação: 0,025-2 mg/kg/min
Sufentanil	1-3 min	Não descrito	2,3-3	Analgesia: 10-30 µg Indução anestésica: 0,5-5 µg/kg, em bólus Doses suplementares de 25-50 µg, se necessário

TABELA A1.3 ▶ COMPARAÇÃO ENTRE RELAXANTES MUSCULARES

AGENTE	FORMULAÇÃO	DOSE INICIAL (mg/kg)	PICO DE AÇÃO (MIN)	DURAÇÃO (MIN)
Atracúrio	10 mg/mL	0,5	2-3	20-45
Cisatracúrio	2 mg/mL	0,15-0,2	2-3	40-60
Mivacúrio	2 mg/mL	0,15-0,25	1,5-3	12-20
Pancurônio	2 mg/mL	0,08-0,1	3-5	60-100
Rocurônio	10 mg/ml	0,6-1,2	1-1,5	31-67
Succinilcolina	100 mg	1-1,5	0,5-1	4-8
Vecurônio	4 mg + solv	0,08-0,1	2-3	20-40

SITES RECOMENDADOS

Por meio dos *QR codes* ao lado, no site do MedicinaNET, pesquise bulas de medicamentos comerciais e acesse o Guia de medicamentos injetáveis.

▶ LEITURAS RECOMENDADAS

Amsden GW, Schentag JJ. Tables of antimicrobial agent pharmacology. In: Mandell GL, Dolin R, Bennett JE. Principles and pratice of infectious diseases. 8th ed. Amsterdam: Elsevier Saunders; 2015.

Barros E, Bittencourt H, Caramori ML, Machado ARL. Antimicrobianos: consulta rápida. 5. ed. Porto Alegre: Artmed; 2013.

Donnely AJ, Cunningham FE, Baughman VL. Anesthesiology and critical care drug handbook. 7th ed. Lexi-Comp.; 2011-2012.

Gilman AG, Rall T, Nies AS, Taylor P. The pharmacological basis of therapeutics. 13th ed. New York: Pergamon; 2017.

Informativo Comedi. Informativo da Comissão de Medicamentos do Hospital de Clínicas de Porto Alegre, 2012;5(1).

Marino PL. The ICU book. Philadelphia: Lea & Febiger; 2013.

Omogui, S. The anesthesia drugs handbook. 4th ed. Hoboken: Blackwell Scientific; 2012.

Patel P. The year in cardiothoracic and vascular anesthesia: select highlights from 2011. J Cardiothorac Vasc Anesth. 2012;26(1): 3-10.

Ripp JM, Irwin RS, Finf MP, Cerra FB. Intensive care medicine. 3th ed. Boston: Little, Brown and Company; 2014.

Roth LS. Mosby's nursing drug reference. 31st ed. Saint Louis: Mosby Year-Book; 2018.

Sanford JP, Gilbert DN, Sande MA. Guide to antimicrobial therapy. 46th ed. Dallas: Antimicrobial Therapy; 2016.

Trissel LA. Handbook on injectable drugs. 17th ed. New York: American Hospital of Hospital Pharmacists; 2012.

Trujillo MH, Arai K, Bellorin-Font E. Practical guide for drug administration by intravenous infusion intensive care unitis. Crit Care Med. 1994;22:1049.

▶ APÊNDICE 2 ◀

PRESCRIÇÃO DE MEDICAMENTOS PARA O PACIENTE COM DOENÇA RENAL CRÔNICA

VERÔNICA VERLEINE HÖRBE ANTUNES ◀
STEPHEN DORAL STEFANI ◀
ELVINO BARROS ◀

Os medicamentos usados em pacientes com doença renal crônica (DRC) fazem parte da rotina de médicos nefrologistas e de outras especialidades. A adequada prescrição desses medicamentos necessita do conhecimento da farmacocinética, da farmacodinâmica e também da função renal do paciente. A função renal varia conforme o estágio da DRC (Tab. A2.1).

▶ AJUSTE DA DOSE DO MEDICAMENTO PARA O PACIENTE COM DRC

A maioria das diretrizes tem proposto o ajuste das doses dos medicamentos usando uma dose fixa menor ou um intervalo entre doses habituais maiores, em uma faixa muito grande de variação da função renal. Para se obter a dosagem desejada e mais correta possível, devem-se seguir as seguintes recomendações (Tab. A2.2).

TABELA A2.1 ▶ CLASSIFICAÇÃO DA DOENÇA RENAL CRÔNICA CONFORME "K/DOQI" E "KDIGO"

ESTÁGIO	DESCRIÇÃO	TFG (mL/MIN/1,73 m^2)
1	Dano renal com TFG normal ou diminuída	≥ 90
2	Dano renal com leve diminuição na TFG	60-89
3a	Diminuição leve a moderada na TFG	45-59
3b	Diminuição moderada a severa na TFG	30-44
4	Diminuição severa na TFG	15-29
5	Falência renal	< 15 (ou diálise)

Nota: A DRC é definida como a presença de dano renal ou redução na TFG por um período de 3 meses ou mais.
DRC, doença renal crônica; TFG, taxa de filtração glomerular.
Fonte: National Kidney Foundation[1] e Kidney Disease.[2]

TABELA A2.2 ▶ ORIENTAÇÕES PARA O AJUSTE DA DOSE DE MEDICAMENTOS NO PACIENTE COM DOENÇA RENAL CRÔNICA

PASSOS	AVALIAÇÃO CLÍNICA/LABORATORIAL	OBSERVAÇÕES
1	Obter história completa e informações clínicas	Avaliar presença de doença renal prévia, alterações em exames laboratoriais prévios (p. ex., creatinina sérica, exame de urina, entre outros)
2	Determinar a TFGe	Calcular a filtração glomerular (usando os parâmetros creatinina, idade, peso, conforme a fórmula)
3	Revisar as medicações em uso	Examinar as interações medicamentosas que possam alterar a farmacocinética do medicamento que está sendo prescrito
4	Calcular a dose individualizada a ser administrada	Por meio da estimativa da função renal, mensurar a dose a ser usada e escolher o regime de administração, a diminuição da dose ou o aumento do intervalo
5	Fazer a monitoração	Monitorar níveis séricos do medicamento, se disponíveis. Avaliar resposta ao tratamento e a toxicidade
6	Verificar o regime prescrito	Ajustar a dose ou o intervalo, dependendo de resposta clínica, da toxicidade ou dos níveis séricos inadequados

TFGe, taxa de filtração glomerular estimada.

TABELA A2.3 ▶ AJUSTE NAS DOSES DE ANTI-HIPERTENSIVOS E MEDICAMENTOS CARDIOVASCULARES PARA PACIENTES COM DOENÇA RENAL CRÔNICA

MEDICAMENTO	DOSE NORMAL (INTERVALO)	AJUSTE	TFG (mL/MIN) > 50	TFG (mL/MIN) 10-50	TFG (mL/MIN) < 10	HD	DP	OBSERVAÇÕES/ INTERAÇÕES
Mediadores adrenérgicos								
Clonidina	0,1-0,6 mg (6-12 h)	I	(12 h)	(12-24 h)	(24 h)	Dose após diálise	Dose igual TFG < 10	Hipertensão rebote Sedação Aumento do risco de bradicardia
Metildopa	250-500 mg (8 h)	I	(8 h)	(8-12 h)	(12-24 h)	Dose após diálise	Dose igual TFG < 10	Hipotensão ortostática. Fibrose retroperitoneal. Elevação da creatinina sérica
Inibidores da enzima de conversão da angiotensina (IECA)								
Captopril	25-150 mg (8-12 h)	D, I	100% (8-12 h)	75% (12-18 h)	50% (24 h)	Dose após diálise	Dose igual TFG 10-50	Hipercalemia Acidose metabólica Tosse Proteinúria rara Leucopenia Anafilaxia
Bloqueadores dos receptores de angiotensina II (BRA II)								
Irbersatana	150-300 mg (24 h)	–	100%	100%	100%	Sem ajuste	Sem ajuste	Hipercalemia Acidose metabólica
Losartana	25-100 mg (24 h)	–	100%	100%	100%	Sem ajuste	Sem ajuste	Hipercalemia Acidose metabólica
Telmisartana	20-80 mg (24 h)	–	100%	100%	100%	Sem ajuste	Sem ajuste	Hipercalemia Acidose metabólica
Valsartana	80-320 mg (24 h)	–	100%	100%	100%	Sem ajuste	Sem ajuste	Hipercalemia Acidose metabólica

(Continua)

TABELA A2.3 ▶ AJUSTE NAS DOSES DE ANTI-HIPERTENSIVOS E MEDICAMENTOS CARDIOVASCULARES PARA PACIENTES COM DOENÇA RENAL CRÔNICA (Continua)

MEDICAMENTO	DOSE NORMAL (INTERVALO)	AJUSTE	TFG (mL/MIN) >50	TFG (mL/MIN) 10-50	TFG (mL/MIN) <10	HD	DP	OBSERVAÇÕES/ INTERAÇÕES
β-bloqueadores								
Atenolol	50-100 mg (24 h)	D	50-100 mg (24 h)	25-50 mg (24 h)	25 mg (24 h)	25-50 mg Após diálise	Dose igual TFG < 10	Acumula no paciente com DRC terminal
Carvedilol	3,125 mg-25 mg (12-24 h)	—	100%	100%	100%	Sem ajuste	Sem ajuste	Aumento da concentração sérica na disfunção renal
Metoprolol tartarato	50-400 mg (12-24 h)	—	100%	100%	100%	Sem ajuste	Sem ajuste	
Metoprolol succinato	25-200 mg (24 h)	—	100%	100%	100%	Sem ajuste	Sem ajuste	
Nadolol	40-240 mg (24 h)	I	(24 h)	(24-48 h)	(40-60 h)	Dose após diálise	Dose igual TFG < 10	Começar com intervalo prolongado e fazer ajuste
Propranolol	40-160 mg (12 h)	—	100%	100%	100%	Sem ajuste	Sem ajuste	Hipercalemia Hipoglicemia
Vasodilatadores								
Hidralazina	25-50 mg (8 h)	I	(8 h)	(8 h)	(8-16 h)	Dose após diálise	Dose igual TFG < 10	Pode causar síndrome semelhante ao lúpus
Minoxidil	5-30 mg (12 h)	—	100%	100%	100%	Dose após diálise	Sem ajuste	Edema Derrame pericárdico
Nitroprussiato	0,25-0,8 μg/kg/min	—	100%	100%	100%	Evitar	Evitar	Tiocianato: metabólito tóxico, acumula causando convulsões, coma. Medir níveis. É dialisável

(Continua)

TABELA A2.3 ▶ AJUSTE NAS DOSES DE ANTI-HIPERTENSIVOS E MEDICAMENTOS CARDIOVASCULARES PARA PACIENTES COM DOENÇA RENAL CRÔNICA (Continua)

MEDICAMENTO	DOSE NORMAL (INTERVALO)	AJUSTE	TFG (mL/MIN) >50	TFG (mL/MIN) 10-50	TFG (mL/MIN) <10	HD	DP	OBSERVAÇÕES/ INTERAÇÕES
Diuréticos								
Amilorida/ clortalidona	5 mg/25 mg (24 h)	D	100%	50%	Evitar	Evitar	Evitar	
Clortalidona	25 mg (24 h)	D	100%	50%	Evitar	Evitar	Evitar	
Espironolactona	25 mg (6-8 h)	I	(6-12 h)	(12-24 h)	Evitar	Evitar	Evitar	Hipercalemia Ginecomastia Acidose hiperclorêmica
Furosemida	20-320 mg (12-24 h)	–	100%	100%	100%	Sem ajuste	Sem ajuste	Risco de ototoxicidade, principalmente com aminoglicosídeos. Usar doses elevadas na DRC
Hidroclorotiazida	6,25-200 mg (12-24 h)	–	100%	100%	Ineficaz	Evitar	Evitar	
ANTIARRÍTMICOS								
Adenosina	3-6 mg (24 h)	–	100%	100%	100%	Sem ajuste	Sem ajuste	
Amiodarona	800-2.000 mg – dose de ataque 200-600 mg (24 h)	–	100%	100%	100%	Sem ajuste	Sem ajuste	Hepatotoxicidade, alteração tireoideana, neuropatia periférica, fibrose pulmonar Aumenta níveis de ciclosporina e digoxina no plasma
Lidocaína	50 mg – dose de ataque 1-4 mg/min	–	100%	100%	100%	Sem ajuste	Sem ajuste	
Procainamida	1.000-2.500 mg (12 h)	I	4 h	6-12 h	8-24 h	Medir níveis	Sem ajuste	Evitar o uso em pacientes com perda de função renal estágios 4 e 5

(Continua)

TABELA A2.3 ▶ AJUSTE NAS DOSES DE ANTI-HIPERTENSIVOS E MEDICAMENTOS CARDIOVASCULARES PARA PACIENTES COM DOENÇA RENAL CRÔNICA (Continua)

MEDICAMENTO	DOSE NORMAL (INTERVALO)	AJUSTE	TFG (mL/MIN) >50	TFG (mL/MIN) 10-50	TFG (mL/MIN) <10	HD	DP	OBSERVAÇÕES/ INTERAÇÕES
Antiarrítmicos								
Quinidina	300-600 mg (8-12 h)	D	100%	100%	75%	Dose após diálise	Sem ajuste	Evitar nos pacientes com perda de função renal
BLOQUEADORES DOS CANAIS DE CÁLCIO								
Anlodipino	2,5-10 mg (24 h)	–	100%	100%	100%	Sem ajuste	Sem ajuste	Edema, rubor facial, cefaleia, tonturas
Diltiazem	180-480 mg (24 h)	–	100%	100%	100%	Sem ajuste	Sem ajuste	Pode aumentar níveis de digoxina e ciclosporina. Hipercalemia
Nifedipino	10-20 mg (6-8 h)	–	100%	100%	100%	Sem ajuste	Sem ajuste	Evitar nifedipino de curta duração
Verapamil	180-480 mg (24 h)	–	100%	100%	100%	Sem ajuste	Sem ajuste	
DIGITÁLICO								
Digoxina	1,0-1,5 mg – dose de ataque; 0,25-0,5 mg (24 h)	I, D	100% 24 h	25-75% 36 h	10-25% 48 h	Sem ajuste	Sem ajuste	Hipomagnesemia aumenta a toxicidade

BCCs, bloqueadores dos canais de cálcio; BRAs II, bloqueadores dos receptores de angiotensina II; D, direto; DP, diálise peritoneal; DRC, doença renal crônica; HD, removida por hemodiálise; I, indireto; IECAs, inibidores da enzima conversora de angiotensina; TFG, taxa de filtração glomerular.

TABELA A2.4 ▶ HIPOGLICEMIANTES RECOMENDADOS PARA PACIENTES COM DOENÇA RENAL CRÔNICA

MEDICAMENTO	DOSE USUAL*	CONSIDERAÇÕES ESPECIAIS
Acarbose	Máximo: 50-100 mg, 3×/dia	Dados são insuficientes para o uso em pacientes com níveis de creatinina acima de 2 mg/dL Deve ser evitada nesses pacientes
Clorpropamida	100-500 mg/dia	Evitar em pacientes com TFG < 50 mL/min, devido ao risco de hipoglicemias
Glipizida	5 mg/dia	Não necessita ajuste de dose em paciente com DRC
Glibenclamida (hipoglicemia severa)	2,5-5 mg/dia	50% dos metabólitos ativos são excretados via renal, risco de hipoglicemia severa
Metformina	500 mg, 2-3×/dia	Evitar em pacientes com TFG < 30 mL/min
Metformina (liberação lenta)	500-750 mg/dia	Evitar em pacientes com TFG < 30 mL/min

TFG, taxa de filtração glomerular.

TABELA A2.5 ▶ ESTATINAS: DOSE RECOMENDADA PARA PACIENTES COM DOENÇA RENAL CRÔNICA

MEDICAMENTO DE FUNÇÃO RENAL	DOSE USUAL	AJUSTE DE DOSE BASEADO NO GRAU DE FUNÇÃO RENAL
Atorvastatina	10 mg/dia Dose máxima: 80 mg/dia	Sem ajuste
Fluvastatina	20-80 mg/dia	Reduzir 50% da dose em pacientes com TFG < 30 mL/min/1,73 m^2
Lovastatina	20-40 mg/dia Dose máxima: 80 mg/dia (liberação imediata) ou 60 mg/dia (liberação lenta)	Usar com cautela em pacientes com TFG < 30 mL/min/1,73 m^2
Prevastina	10-20 mg/dia Dose máxima: 40 mg/dia	Dose não deve exceder a 10 mg/dia em pacientes com TFG < 30 mL/min/1,73 m^2
Rosuvastatina	5-50 mg/dia	Pacientes com TFG < 30 mL/min/1,73 m^2 devem receber 5 mg/dia
Sinvastatina	10-20 mg/dia Dose máxima: 80 mg/dia	Pacientes com TFG < 10 mL/min/1,73 m^2 devem receber inicialmente 5 mg/dia

TFG, taxa de filtração glomerular.
*A Tabela fornece informações de dose geral; doses podem ser diferentes para indicações específicas.

TABELA A2.6 ▶ MEDICAMENTOS USADOS EM PACIENTES COM DOENÇA RENAL CRÔNICA				
MEDICAMENTO DE FUNÇÃO RENAL	DOSE USUAL	> 50	10-50	< 10
Alopurinol	300 mg/dia	75%	50%	25%
Paracetamol	500 mg 4/4 h	4/4 h	6/6 h	8/8 h
Ácido acetilsalicílico	500 mg 4/4 h	4/4 h	4-6 h	Evitar
Amitriptilina	25-300 mg ao deitar	100%	100%	100%
Bezafibrato	200-400 mg/dia	50-100%	25-50%	Evitar
Carbamazepina	200-1.200 mg/dia	100%	100%	100%
Cloroquina	1,5 g em 3 dias	100%	100%	50%
Clorpromazina	400-800 mg/dia	100%	100%	100%
Codeína	30-60 mg 6/6 h	100%	75%	50%
Colchicina	Crônica: 0,5-1 mg/dia Aguda: 0,5 mg 6/6 h	100%	100%	50%
Esomeprazol	20-40 mg/dia	Sem ajuste	Sem ajuste	Sem ajuste
Famotidina	20-40 mg à noite	50%	25%	10%
Gabapentina	300-1.800 mg/dia	400 8/8 h	300 mg 12-24 h	300 mg 24h
Ganciclovir	2,5mg/kg 8/8h	12 h	24 h	48-96 h
Genfibrozila	900-1.500 mg/dia	100%	50%	25%
Lansoprazol	15-30 mg/dia	Sem ajuste	Sem ajuste	Sem ajuste
Lítio (carbonato de)	0,9-1,2 g/dia	100%	50-75%	25-50%
Morfina	VO: 10-30 mg 4/4 h IV/SC/IM: 2,5-10 mg 4/4 h	100%	75%	50%
Petidina	50-100 mg 4/4 h	100%	75%	50%
Metoclopramida	10-15 mg 3x/dia	100%	75%	50%
Omeprazol	20 a 60 mg/dia	Sem ajuste	Sem ajuste	Sem ajuste
Ranitidina	150-300 mg à noite	75%	50%	25%
Vartarına	2,5-10 mg/dia	Sem ajuste	Sem ajuste	Sem ajuste

Notas: Ajuste de dose (% dose usual) com base na TFG (mL/min/1,73 m²).
A tabela fornece informações de dose geral; as doses podem ser diferentes para indicações específicas.
TFG, taxa de filtração glomerular.

▶ REFERÊNCIAS

1. National Kidney Foundation. K/DOQI clinical practice guidelines for chronic kidney disease: evaluation, classification and stratification. Am J Kidney Dis. 2002; 39 (suppl 2): S1-S266.
2. Kidney Disease: Improving Global Outcomes (KDIGO) CKD Work Group. KDIGO 2012 clinical practice guideline for the evaluation and management of chronic kidney disease. Kidney Int Suppl. 2013; 3: 1-150.

▶ LEITURAS RECOMENDADAS

Aronoff GR. Drug prescribing in renal failure: dosing guidelines for adults and children. 5th ed. Philadelphia: American College of Physicians; 2007.

Bertsche T, Fleischer M, Pfaff J, Encke J, Czock D, Haefeli WE. Pro-active provision of drug information as a technique to address overdosing in intensive-care patients with renal insufficiency. Eur J Clin Pharmacol 2009; 65(8): 823-9.

Broe ME, Porter GA. Clinical nephrotoxins: renal injury from drugs and chemicals. 3rd ed. Basel: Springer; 2008.

Brunton L, Chabner B, Knollman B, eds. Goodman and Gilman's the pharmacological basis of therapeutics. 13th ed. New York: McGraw-Hill; 2018.

Inker LA, Astor BC, Fox CH, Isakova T, Lash JP, Peralta CA. KDOQI US Commentary on the 2012 KDIGO Clinical Practice Guideline for the Evaluation and Management of CKD. Am J Kidney Dis. 2014; 63(5): 713-35.

Kasiske B.L., Eckardt K.U. Evidence and outcomes in CKD. Am J Kidney Dis. 2012; 59(4): 492-4.

Levey A.S. A decade after the KDOQI CKD guidelines. Am J Kidney Dis. 2012; 60(5): 683-5.

Matze GR, Aronoff GR, Atkinson AJ Jr, Bennett WM, Decker BS, Eckardt KU, et al. Drug dosing consideration in patients with acute and chronic kidney disease – a clinical update from kidney disease: Improving Global Outcomes (KDIGO). Kidney Int. 2011; 80(11):1122-37.

Mueller B.A., Scoville B.A. Adding to the armamentarium: antibiotic dosing in extended dialysis. Clin J Am Soc Nephrol. 2012; 7(3): 373-5.

National Kidney Foundation. K/DOQI clinical practice guidelines for chronic kidney disease: evaluation, classification and stratification. Am J Kidney Dis. 2002; 39 (suppl 2): S1-S266.

▶ APÊNDICE 3 ◀

ADMINISTRAÇÃO DE ANTIMICROBIANOS EM PACIENTES EM USO DE DIÁLISE

ELVINO BARROS ◀
STEPHEN DORAL STEFANI ◀

Os efeitos da hemodiálise intermitente, da diálise peritoneal e da hemodiálise contínua na eliminação dos fármacos são difíceis de se prever. Recomendações de doses para pacientes em terapia renal substitutiva (TRS) de alguns antibióticos frequentemente utilizados em situações críticas estão apresentadas na **Tabela A3.1**.

Fatores que afetam a velocidade e o grau de eliminação dos fármacos incluem a ligação às proteínas plasmáticas, o peso molecular, a solubilidade, as características da membrana, a taxa de fluxo sanguíneo e a taxa de fluxo do dialisado.

Fármacos ligados às proteínas plasmáticas ou hidrofílicos tendem a permanecer no espaço extracelular e possuem pequeno volume de distribuição. No entanto, fármacos lipossolúveis, que penetram nos tecidos corporais, possuem grande volume de distribuição. A insuficiência renal frequentemente altera o volume de distribuição dos fármacos. A afinidade proteica pode ser influenciada por alterações induzidas pela uremia ou por acúmulo de inibidores endógenos de ligação às proteínas plasmáticas, que competem com os fármacos pelos locais de ligação.

Edema e ascite podem aumentar o volume aparente de distribuição de fármacos altamente solúveis em água ou ligados às proteínas plasmáticas. Doses habituais administradas a pacientes edematosos podem resultar em níveis plasmáticos inadequados. Em contrapartida, desidratação ou perda de massa muscular diminuem o volume aparente de distribuição de fármacos hidrossolúveis. Nesses casos, doses habituais podem resultar em concentrações plasmáticas elevadas.

O tipo de membrana de diálise, as características de depuração do dialisador e a carga na membrana também podem afetar a remoção de fármacos durante a diálise. Essa remoção na hemodiálise é mais eficaz para fármacos com peso molecular menor do que 500 dáltons (D), sendo reforçada pelo aumento das taxas de fluxo sanguíneo e dialisado pela utilização de dialisadores de grande área de superfície. Ocorre uma depuração maior dos fármacos durante a hemodiálise de alto fluxo do que na de baixo fluxo, e quantidades significativas podem ser eliminadas se o fármaco for administrado durante a diálise de alto fluxo.

Algumas alterações fisiopatológicas que venham a ocorrer em pacientes críticos podem contribuir de forma relevante na farmacocinética dos antimicrobianos durante o tratamento de substituição da função renal por meio de métodos dialíticos, como a hipoalbuminemia, a expansão de líquido extracelular ou a presença de função renal residual. A utilização de métodos contínuos pode alterar significativamente o comportamento farmacocinético de alguns fármacos.

▶ REFERÊNCIA

1. Aronoff GR, Bennet WM, Berns JS, Golper TA, Morrison G, Singer I. et al. Drug prescribing in renal failure: dosing guidelines for adults and children. 5th ed. Philadelphia: ACP; 2007.

▶ LEITURAS RECOMENDADAS

Bertsche T, Fleischer M, Pfaff J, Encke J, Czock D, Haefeli WE. Pro-active provision of drug information as a technique to address overdosing in intensive-care patients with renal insufficiency. Eur J Clin Pharmacol. 2009;65(8):823-9.

Choi G, Gomersall CD, Tian Q, Joynt GM, Freebairn R, Lipman J. Principles of antibacterial dosing in continuous renal replacement therapy. Crit Care Med. 2009; 65(8):823-9

Lorenzen JM, Broll M, Kaever V, Burhenne H, Hafer C, Clajus C. et al. Pharmacokinetics of ampicillin/sulbactam in critically ill patients with acute kidney injury undergoing extended dialysis. Clin J Am Soc Nephrol. 2012;7(3):385-90.

Matzke GR, Aronoff GR, Atkinson Jr AJ, Bennett WM, Decker BS, Eckardt KU. et al. Drug dosing consideration in patients with acute and chronic kidney disease-a clinical update from Kidney Disease: Improving Global Outcomes (KDIGO). Kidney Int. 2011;80(11):1122-37.

Mueller BA, Scoville BA. Adding to the armamentarium: antibiotic dosing in extended dialysis. Clin J Am Soc Nephrol. 2012;7(3):373-5.

San Martin EC, Muner DS. Dosificacion de antibióticos antipseudomónicos en pacientes con disfuncion renal aguda sometidos a técnicas continuas de depuración extrarenal. Med Intensiva. 2012; 37(3):127-218.

Trotman RL, Williamson JC, Shoemaker M, Salzer WL. Antibiotic dosing in critically ill adult patients receiving continuous renal replacement therapy. Clin Infect Dis. 2005;41(8):1159-66.

TABELA A3.1 ▶ RECOMENDAÇÕES DE DOSES DE ANTIBIÓTICOS PARA PACIENTES EM USO DE DIÁLISE NA UNIDADE DE TERAPIA INTENSIVA

MEDICAMENTO	VD (L/KG)	MÉTODO DE AJUSTE	DOSE HABITUAL	HDI	PD	TRSC
Amicacina	0,22-0,29	D	7,5 mg/kg, 12/12 h, ou 15 mg/kg, 1×/dia	½ dose após diálise	15-20 mg/L/dia	100% da dose a cada 24-72 h; monitorar nível sérico
Cefepima	0,3	D, I	250-2.000 mg/kg, a cada 8-12 h	25-50%, 24/24 h	25-50%, 24/24 h	1-2 g, 12/12 h
Cefuroxima	0,13-1,8	I	0,75-1,5 g, 8/8 h	Dose após diálise	24/24 h	1 g, 12/12 h
Ciprofloxacino	2,5	D	500-750 mg (400 mg, IV, 12/12 h)	250 mg, 12/12 h	250 mg, 8/8 h	400 mg/24 h
Clindamicina	0,6-1,2	D	150-450 mg, 6/6 h	Nenhuma	Nenhuma	150-450 mg, 6/6 h
Gentamicina	0,23-0,26	I	1,7 mg/kg, 8/8 h ou 5-7 mg/kg, 1×/dia	½ dose após diálise	3-4 mg/L/dia	100%, 12-48 h, conforme nível sérico
Imipeném	0,17-0,3	D	0,25-1 g, 6/6 h	Dose após diálise	25%	500 mg, 6/6 h
Levofloxacino	1,1-1,7	I	250-750 mg, 12/12 h, ou 24 h	250 mg/48 h	125 mg/24 h	250 mg/24 h
Meropeném	0,35	D, I	1-2 g, 8/8 h	Dose após diálise	100%, 24/24 h	1-2 g, 8/8h
Sulfametoxazol	0,28-0,38	I	1 g, 8/8 h	1 g, após diálise	1 g/dia	2,5-5 mg/kg, 12/12 h para infecções moderadas, 10 mg/kg, 12/12 h para infecções graves
Metronidazol	0,25-0,85	D	250-500 mg, a cada 8-12 h	Dose após diálise	100%	100%
Piperacilina + tazobactam	0,3	D, I	3,375-4,5 g, a cada 6-8 h	2,25 g, 8/8 h 1,125 g, após diálise	4,5 g, 12/12 h	4,5 g, 8/8 h
Vancomicina	0,47-1,1	D, I	500 mg-1,25 g, 12/12 h	1 g, a cada 4-7 dias	1 g, 7/7 dias	1 g, 12/12 h

D, dose; HDI, hemodiálise intermitente; I, intervalo entre as doses; TRSC, terapia renal substitutiva contínua; VD, volume de distribuição.
Fonte: Elaborada com base em Aronoff e colaboradores.[1]

▶ APÊNDICE 4 ◀

CÓDIGOS DA CLASSIFICAÇÃO INTERNACIONAL DE DOENÇAS (CID)

CRISTIANO MACHADO DE OLIVEIRA ◀
MARCIO DEBIASI ◀
STEPHEN DORAL STEFANI ◀

A Classificação Estatística Internacional de Doenças e Problemas Relacionados com a Saúde, mais conhecida como **CID**, constitui uma das principais ferramentas epidemiológicas do cotidiano médico. A partir dessa classificação padronizada, é possível monitorar a incidência e a prevalência de doenças, mapeando, de forma precisa e objetiva, problemas de saúde pública e sinais e sintomas comuns nos pacientes, bem como causas externas e circunstâncias sociais de morbimortalidade.

A Organização Mundial da Saúde (OMS) publicou, em 18 de junho de 2018, uma nova revisão da classificação internacional de doenças, a CID-11.[1] Entre as novidades da publicação, estavam a inclusão do distúrbio de *games* como um dos problemas de saúde mental, além de capítulos inéditos sobre medicina tradicional e saúde sexual.

Segundo o *site* das Nações Unidas, essa revisão CID-11 é uma pré-visualização para que os países possam planejar seu uso, preparar traduções e treinar profissionais de saúde. A entrada em vigor está prevista para 2022. Por isso, nesta edição do *Clínica Médica*, apresentamos a classificação da CID-10 e no *hotsite* da obra (apoio.grupoa.com.br/clinicamedica5ed) este mesmo apêndice encontra-se disponível com uma coluna adicional com o correspondente do que se encontrava na versão em revisão da CID-11[1] por ocasião da publicação desta obra, lembrando, porém, que estes códigos podem sofrer alterações até a publicação definitiva da CID-11, os quais serão atualizados tão logo a CID-11 seja oficialmente publicada, desde que ocorra dentro do período de vigência desta edição.

▶ CAPÍTULO I

ALGUMAS DOENÇAS INFECCIOSAS E PARASITÁRIAS

Condição	CID-10[2]
Ascaridíase	B77
Bacteremia	A49.9
Candidíase	B37
Choque séptico	A41.9
Cisticercose	B69
Cólera	A00
Conjuntivite viral	B30
Dengue não especificada	A90
Dermatofitoses	B35
Diarreia infecciosa e gastrenterite infecciosa	A09
Doença de Chagas	78B57
Enterocolite por *Clostridium difficile*	A04.7
Enterite por rotavírus	A08.0
Erisipela	A46
Escabiose	B86
Esquistossomose	B65
Estrongiloidíase	B78
Febre amarela	A95
Gastrenterite aguda	A09
Gonorreia	A54.9
Hepatite aguda vírus A	B15
Hepatite aguda vírus B	B16
Hepatite aguda vírus C	B17.1
Hepatite crônica vírus B	B18.1
Hepatite crônica vírus C	B18.2
Herpes simples	B00
Herpes-zóster	B02
Histoplasmose	B39.9
HIV/Aids (ou síndrome da imunodeficiência adquirida) - Não Especificada	B24
HIV – infecção assintomática	Z21
Infecção intestinal bacteriana não especificada	A04.9
Infecção intestinal viral não especificada	A08.4
Infecção por citomegalovírus	B25.9
Infecção por *Cryptococcus*	B45.9
Infecção por *Pneumocystis carinii* (resultado de infecção pelo HIV)	B59
Infecção por toxoplasmose	B58

Condição	CID-10
Leptospirose	A27
Linfogranuloma venéreo	A55
Mal de Hansen	A30
Malária	B54
Meningite bacteriana	G00
Meningite viral	A87
Miíase não especificada	B87.9
Mononucleose infecciosa	B27
Parasitoses intestinais não especificadas	B82
Pediculose	B85
Pneumocistose	B59
Raiva	A82
Rubéola	B06.9
Sepse	A41.9
Shigelose	A03
Sífilis precoce	A51
Sífilis tardia	A52
Teníase	B68
Tétano	A35
Toxoplasmose	B58
Tuberculose miliar	A19
Tuberculose pulmonar	A15.3
Uretrite gonocócica	A54.0
Uretrite por clamídia	A56.0
Varicela	B01

▶ CAPÍTULO II

NEOPLASIAS (TUMORES)

Condição	CID-10
Leucemia linfoide	C91
Leucemia mieloide	C92
Linfoma de Hodgkin	C81
Linfoma não Hodgkin difuso	C83
Linfoma não Hodgking de células T (periféricas)	C84
Linfoma não Hodgking de células T (cutâneas)	C84
Linfoma não Hodgking de outros tipos não especificados	C85
Linfoma não Hodgking folicular	C82
Não melanoma	C43
Mieloma múltiplo	C90
Neoplasia maligna suprarrenal	C74.9
Neoplasia maligna da bexiga	C67
Neoplasia maligna da boca	C06.9
Neoplasia maligna do canal anal	C21
Neoplasia maligna do colo do útero	C53
Neoplasia maligna do cólon	C18
Neoplasia maligna do encéfalo	C71
Neoplasia maligna do endométrio	C54
Neoplasia maligna do esôfago	C15
Neoplasia maligna do estômago	C16
Neoplasia maligna da faringe	C14.0
Neoplasia maligna do fígado e ductos biliares	C22
Neoplasia maligna da laringe	C32
Neoplasia maligna da língua	C02.9
Neoplasia maligna da mama	C50
Neoplasia maligna de melanoma	C43
Neoplasia maligna de mesotelioma	C45
Neoplasia maligna do ovário	C56
Neoplasia maligna do pâncreas	C25
Neoplasia maligna de pele	C44.9
Neoplasia maligna do pênis	C60
Neoplasia maligna de próstata	C61
Neoplasia maligna de pulmão e brônquios	C34
Neoplasia maligna de reto	C20
Neoplasia maligna do rim	C64
Neoplasia maligna de sarcoma de Kaposi	C46
Neoplasia maligna de sarcoma de partes moles	C49
Neoplasia maligna de sarcomas ósseos	C41
Neoplasia maligna de testículo	C62
Neoplasia maligna de timo	C37
Neoplasia maligna da tireoide	C73
Neoplasia maligna sem especificação	C76

▶ CAPÍTULO III

DOENÇAS DO SANGUE E DOS ÓRGÃOS HEMATOPOÉTICOS E ALGUNS DISTÚRBIOS IMUNITÁRIOS

Condição	CID-10
Anemia aplásica	D61.9
Anemia falciforme	D57.1
Anemia ferropênica	D50
Anemia hemolítica	D58
Anemia por deficiência de vitamina B_{12}	D51
Anemia por doenças crônicas	D63
Anemia megaloblástica	D53.1

Condição	CID-10
Anemia não especificada	D64.9
CIVD	D65
Doença de von Willenbrand	D68.0
Hemofilia familiar	D66
Neoplasia benigna cardíaca	D15.1
Neutropenia	D70
Pancitopenia (adquirida)	D61.9
Púrpura de Henoch-Schönlein	D69.0
Sarcoidose	D86
Trombocitopenia	D69.6

▶ CAPÍTULO IV

DOENÇAS ENDÓCRINAS, NUTRICIONAIS E METABÓLICAS

Condição	CID-10
Acidose metabólica ou respiratória	E87.2
Acromegalia	E22.0
Alcalose metabólica ou respiratória	E87.3
Cetoacidose diabética (sem coma)	E10.1
Crise tireotóxica	E05.5
Deficiência de tiamina	E51
Desidratação	E86
Desnutrição	E46
Diabetes melito tipo I	E10
Diabetes melito tipo II	E11
Dislipidemia	E78.8
Doença de Fabry	E75.2
Doença de Graves (hipertireoidismo)	E05
Fenilcetonúria	E70.1
Fibrose cística	E84.9
Hiperaldosteronismo primário	E26.9
Hiperlipidemia mista	E78.2
Hiperparatireoidismo secundário	E25.8
Hiperparatireoidismo primário	E21.0
Hiperpolactinemia	E22.1
Hipoglicemia	E16
Hipoparatireoidismo	E20.9
Hipotireoidismo	E03.9
Insuficiência suprarrenal	E27.4
Intolerância à lactose	E73
Nódulo de tireoide	E04.9
Obesidade	E66
Síndrome da secreção inapropriada de ADH	E22.2
Síndrome de Cushing	E24
Síndrome dos ovários policísticos	E28.2
Tireoidite de Hashimoto	E06.3

▶ CAPÍTULO V

TRANSTORNOS MENTAIS E COMPORTAMENTAIS

Condição	CID-10
Alcoolismo não especificado	F10.9
Alcoolismo: abuso	F10.1
Alcoolismo: dependência	F10.2
Anorexia nervosa	F50.0
Ansiedade	F41.1
Bulimia nervosa	F50.2
Delirium não especificado	F05.9
Demência não especificada	F03
Demência vascular	F01
Demência na doença de Parkinson	F02.3
Depressão (episódio depressivo)	F32
Estado de abstinência de álcool	F10.3
Intoxicação alcoólica	F10
Somatização	F45.0
Transtorno bipolar NE	F31
Transtorno de ansiedade generalizada	F41.1
Transtorno de pânico	F41.0
Transtorno obsessivo-compulsivo	F42.9

▶ CAPÍTULO VI

DOENÇAS DO SISTEMA NERVOSO

Condição	CID-10
Acidente isquêmico transitório cerebral	G45
Alzheimer	G30
Apneia do sono	G47.3
Cefaleia tensional	G44.2
Encefalopatia não especificada	G93.4
Enxaqueca	G43
Epilepsia	G40
Esclerose múltipla	G35
Miastenia grave	G70
Neuralgia do trigêmio	G50.5
Neuralgia pós-herpética	G53.0
Paralisia cerebral infantil	G80.9

Condição	CID-10
Paralisia facial (paralisia de Bell)	G51.0
Paraplegia não especificada	G82.2
Parkinson	G20
Síndrome de Guillain-Barré	G61.0
Síndrome do membro fantasma	G54.6
Síndrome do túnel do carpo	G56.0

▶ CAPÍTULO VII

DOENÇAS DO OLHO E ANEXOS

Condição	CID-10
Cegueira e diminuição da visão	H54
Catarata	H25
Conjuntivite mucopurulenta	H10
Diplopia	H53.2
Glaucoma	H40
Retinopatia diabética	H36.0

▶ CAPÍTULO VIII

DOENÇAS DA ORELHA E DA APÓFISE MASTOIDE

Condição	CID-10
Labirintite	H83.0
Otite externa	H60
Otite média não supurativa	H65
Otite média supurativa	H66
Perda de audição	H91.9

▶ CAPITULO IX

DOENÇAS DO SISTEMA CIRCULATÓRIO

Condição	CID-10
Angina estável	I20.8
Angina instável	I20.0
Arritmia cardíaca	I49.9
Arritmia supraventricular	I47.1
Aterosclerose	I70
AVC (sequela de AVC)	I69
AVC isquêmico	I63
AVC não especificado	I64
Bloqueio atrioventricular	I44.3
Bloqueio cardíaco	I45.5
Miocardiopatia dilatada	I42.0
Miocardiopatia hipertrófica	I42.1
Cardiopatia isquêmica	I25
Cor pulmonale	I27.9
Doença vascular periférica	I73
Embolia pulmonar	I26
Endocardite aguda e subaguda	I33
Estenose aórtica	I35.0
Febre reumática	I00
Estenose de artéria renal	I70.1
Estenose mitral	I05.0
Fibrilação atrial	I48
Flutter atrial	I48
Fibrilação ventricular	I49
Feblite	I80
HAS essencial	I10
Hemorragia intracerebral	I61
Hemorragia subaracnoide	I60
Hipertensão arterial pulmonar	I27.0
Hipertensão renovascular	I15.0
Hipotensão	I95
Infarto agudo do miocárdio	I21
Insuficiência aórtica	I35.1
Insuficiência cardíaca congestiva	I50.0
Insuficiência mitral	I34.0
Isquemia miocárdica silenciosa	I25.6
Miocardite aguda	I40
Morte súbita de origem cardíaca	I46.1
Nefropatia hipertensiva	I12.9
Parada cardiorrespiratória com ressucitação	I46
Pericardite aguda	I30
Prolapso mitral	I34.1
Taquicardia atrial (supraventricular)	I47.1
Trombose venosa profunda	I80
Valvopatia mitral não reumática	I34
Valvopatia aórtica não reumática	I35
Varizes de esôfago (ulceradas)	I85.9
Vasculite	I77.6
Varizes de membros inferiores	I83

▶ CAPÍTULO X

DOENÇAS DO SISTEMA RESPIRATÓRIO

Condição	CID-10
Amigdalite	J03
Asma	J45
Bronquite crônica (DPOC)	J41.0

Condição	CID-10
Enfisema (DPOC)	J43
DPOC infectado	J44.0
Derrame pleural	J90
Edema agudo de pulmão	J81
Faringite	J02
Gripe (*influenza*)	J11
Infecção em vias aéreas superiores (IVAS)	J06
Insuficiência respiratória aguda	J96.0
Laringite aguda	J04.4
Pneumonia (agente não especificado)	J18
Pneumotórax	J93
Resfriado comum	J00
Rinite alérgica	J30
Sinusite aguda	J01

▶ CAPÍTULO XI

DOENÇAS DO SISTEMA DIGESTÓRIO

Condição	CID-10
Apendicite aguda	K35
Cirrose hepática	K74.6
Cirrose hepática secundária ao uso de álcool	K70
Colangite	K83
Colecistite	K81
Colelitíase	K80
Colite ulcerativa	K51
Constipação	K59
Doença diverticular	K57.9
Doença de Crohn	K50
Doença do refluxo gastresofágico	K21.9
Encefalopatia hepática	K72.9
Esofagite	K20
Gastrite	K29
Hemorragia digestiva alta	K92.0
Hérnia inguinal	K40
Íleo paralítico	K56
Insuficiência hepática	K72.9
Melena	K92.1
Pancreatite aguda	K85
Pancreatite crônica	K86
Peritonite	K65
Retocolite ulcerativa	K51
Síndrome do intestino irritável	K58
Úlcera duodenal	K26
Úlcera gástrica	K25
Úlcera péptica não especificada	K27

▶ CAPÍTULO XII

DOENÇAS DA PELE E DO TECIDO SUBCUTÂNEO

Condição	CID-10
Acne	L70
Celulite	L03
Cisto pilonidal	L05
Dermatite	L23
Dermatite atópica	L20
Escara (úlcera de decúbito)	L89
Hidradenite supurativa	L73.2
Hirsutismo	L68.0
Pênfigo	L10.9
Psoríase	L40.9
Úlcera de membros inferiores	L97
Unha encravada	L60.0
Urticária	L50
Vitiligo	L80

▶ CAPÍTULO XIII

DOENÇAS DO SISTEMA OSTEOMUSCULAR E DO TECIDO CONECTIVO

Condição	CID-10
Artrite piogênica	M00
Artrite reumatoide	M05
Artrose	M19.9
Bursite	M71.9
Dermatomiosite	M33.1
Esclerose sistêmica	M34
Fibromialgia	M79.0
Gota	M10
Granulomatose de Wegener (granulomatose com poliangeíte)	M31.3
Lombalgia	M54.5
Lúpus eritematoso sistêmico	M32
Osteomielite	M86
Osteoporose	M81
Polimiosite	M33.2

Síndrome de Sjögren	M35.0
Tenossinovite	M65
Torcicolo	M43.0
Vasculopatia necrosante	M31.9

▶ CAPÍTULO XIV

DOENÇAS DO SISTEMA UROGENITAL

Condição	CID-10
Acidose renal	N25.8
Amenorreia primária	N91.0
Amenorreia secundária	N91.1
Cólica renal	N23
Doença inflamatória pélvica	N73.0
Doença renal crônica	N18
Hiperplasia prostática benigna	N40
Infecção urinária (cisitite)	N30
Insuficiência renal aguda	N17
Litíase renal	N20
Nefrite tubulointersticial aguda	N10
Nefropatia diabética	N08.3
Pielonefrite aguda	N10
Pielonefrite crônica	N11
Prostatite	N41.9
Síndrome nefrítica	N00
Síndrome nefrótica	N04
Ulceração vaginal	N76.5
Uretrite não especificada	N34
Vulvovaginite	N77.1

▶ CAPÍTULO XV

GRAVIDEZ, PARTO E PUERPÉRIO

Condição	CID-10
Aborto não especificado	O06
Gravidez ectópica	O00
Mola hidatiforme	O01

▶ CAPÍTULO XVI

ALGUMAS AFECÇÕES ORIGINADAS NO PERÍODO PERINATAL

Condição	CID-10
Doença hemolítica do feto e do recém-nascido	P55
Kernicterus	P57

▶ CAPÍTULO XVII

MALFORMAÇÕES CONGÊNITAS, DEFORMIDADES E ANOMALIAS CROMOSSÔMICAS

Condição	CID-10
Coarctação aórtica	Q25.1
Síndrome de Down	Q90.9
Síndrome de Klinefelter	Q98.4
Síndrome de Turner	Q96.9

▶ CAPÍTULO XVIII

SINTOMAS, SINAIS E ACHADOS ANORMAIS DE EXAMES CLÍNICOS E DE LABORATÓRIO, NÃO CLASSIFICADOS EM OUTRA PARTE

Condição	CID-10
Abdome agudo	R10.0
Adenopatias	R60
Afasia e disfasia	R47
Agitação	R45.1
Ascite	R18
Bradicardia	R00.1
Caquexia	R64
Cefaleia	R51
Choque cardiogênico	R57.0
Choque hipovolêmico	R57.1
Choque não especificado	R57.9
Coma	R40.2
Convulsão	R56
Dispneia	R06.0
Dor abdominal	R10
Dor não classificada	R52
Dor torácica	R07.4
Edema	R60
Eritema cutâneo	R21
Febre de origem desconhecida	R50.9
Hiperidrose	R61.9
Icterícia	R18
Mal-estar	R53
Morte sem assistência	R98
Morte súbita	R96
Náuseas e vômitos	R11
Outros achados anormais em exames químicos do sangue	R79

Condição	CID-10
Outros achados anormais na urina	R82
Perda de peso anormal	R63.4
Resultado anormal de ECG	R94.3
Retenção urinária	R33
Senilidade	R54
Síncope	R55
Sopro cardíaco	R01
Tontura	R42
Tosse	R05
Tremor não especificado	R25.1

▶ CAPÍTULO XIX

LESÕES, ENVENENAMENTOS E ALGUMAS OUTRAS CONSEQUÊNCIAS DE CAUSAS EXTERNAS

Condição	CID-10
Alergia não especificada	T78.4
Queimadura ou corrosão não especificadas	T30
Tabagismo	T65.8
Traumatismo intracraniano	S06
Traumatismo de parte não especificada	T14

▶ CAPÍTULO XX

CAUSAS EXTERNAS DE MORBIDADE E DE MORTALIDADE

Condição	CID-10
Intoxicação não especificada	Y19
Queda	W19

▶ CAPÍTULO XXI

FATORES QUE INFLUENCIAM O ESTADO DE SAÚDE E O CONTATO COM OS SERVIÇOS DE SAÚDE

Condição	CID-10
Check-up	Z10
Exame médico geral	Z00
Gravidez	Z33

▶ CAPÍTULO XXII

CÓDIGOS PARA PROPÓSITOS ESPECIAIS

Condição	CID-10
Doença pelo vírus Zika	U06
Síndrome respiratória aguda grave (SARS, do inglês *severe acute respiratory syndrome*)	U04

▶ REFERÊNCIAS

1. ICD-11: Mortality and Morbidity Statistics. [Internet]. Genebra: WHO; 2018. [capturado em 29 jan. 2019]. Disponível em: https://icd.who.int/browse11/l-m/en
2. CID-10: revisão. São Paulo: Faculdade de Saúde Pública da Universidade de São Paulo; 1995.

▶ LEITURA RECOMENDADA

Centro Brasileiro de Classificação de Doenças. [Internet] Colaborador da OMS para a Classificação de Doenças em Português; c2015 [capturado em: 29 jan. 2019]. Disponível em: http://www.fsp.usp.br/cbcd/

Por meio do *Qr code* ao lado, no site do MedicinaNET, pesquise na CID-10 pelo código ou pelo nome da doença.

ÍNDICE

A
Abdome, 4
Abrasão corneana, 400
Acidose tubular renal, 322, 322t
    acidose tubular distal tipo IV, 323
        deficiência de aldosterona, 323
        mineralocorticoide, 323
        resistência à aldosterona, 323
    acidose tubular renal distal tipo I, 322
    acidose tubular renal proximal tipo II, 322
    acidose tubular renal tipo III, 323
    avaliação inicial na acidose metabólica, 322q
    fórmula para cálculo da fração de excreção de bicarbonato, 323q
    fórmula para cálculo do gradiente transtubular de potássio, 323q
Acidente vascular cerebral, 350
    acidente vascular cerebral hemorrágico, 355
        escore de AVCh, 355, 355f
        ICH score, 355, 355f
    acidente vascular cerebral isquêmico, 352, 353q
        aterosclerose de grandes artérias, 352
        cardioembolia, 352
        infartos de origem indeterminada, 355
        infartos por outras etiologias, 355
        oclusão de pequenas artérias, 355
    AVC hemorrágico, 351
    AVC isquêmico, 351
    escala de AVC do National Institute of Health (NIH), 352t
    fluxograma para centros de avc de menor complexidade, 351f
    sangramento pós-trombolítico, 354q
    terapia trombolítica, 353q
    tratamento endovascular, 354q
Acromegalia, 172, 172q, 173f
Adenopatias, 2
Agitação psicomotora, 545
Álcool, 537
    abstinência, 540, 540q
    continuum no uso de substâncias, 537
    escala CIWA-Ar, 544f
    intoxicação, 538q
    intoxicação aguda, 537
Alodínia, 131
Anafilaxia, 123
Analgesia, 131
Analgesia pós-operatória, 137
    analgesia neuroaxial, 139f
    dor pós-operatória, 138q
    técnicas analgésicas preconizadas no pós-operatório, 138
    uso de cetamina no perioperatório, 138
Anamnese, 1-5
    história da doença atual, 1
    história médica pregressa, 1
    identificação, 1
    internação hospitalar, 1
    queixa principal, 1
    revisão de sistemas, 1
        pele e anexos, 1
        sintomas gerais, 1
        sistema circulatório, 1
        sistema digestório, 1
        sistema genital, 1
        sistema locomotor, 1
        sistema nervoso
        sistema respiratório, 1
        sistema urinário, 1
Anemias, 525, 253, 254, 254f
    anemia aplásica, 256
    anemia de doença crônica, 256
    anemia de Fanconi, 255
    anemia falciforme, 256
    anemia por destruição de hemácias, 255
    anemia por perda sanguínea aguda, 255
    anemias hipoproliferativas, 254
    deficiência de ferro, 255
    deficiência de folato, 256
    deficiência de G6PD, 255q
    deficiência de G6PD, 256
    deficiência de vitamina B12, 256
    hemoglobina normal ao nível do mar, 253t
    hemólise autoimune, 256
    hipertensão maligna, 255q
    pré-eclâmpsia/eclâmpsia, 255q
    próteses valvares, 255q
    púrpura trombocitopênica trombótica, 255q
    síndrome hemolítico-urêmica, 255q
    talassemia, 256
Angioedema, 123
Angina estável, 88
    dor torácica, 88t
    estratificação de risco, 89, 89t
    graduação, 89q
    probabilidade pré-teste, 88t
    teste ergométrico, 89q
    testes não invasivos, 89, 89t
    tratamento, 89, 90q
Anticorpos antitireoperoxidase (anti-TPO), 152
Anti-histamínicos, 116
    Amitriptilina, 117q
    Astemizol, 117q
    Bilastina, 117q
    Cetotifeno, 117q
    Cetrizina, 117q
    Cimetidina, 117q
    Desloratadina, 117q
    Dexclorfeniramina, 117q
    Difenidramina, 117q
    Doxepina, 117q
    Epinastina, 117q

Fexofenadina, 117q
Hidroxizina, 117q
Levocetirizina, 117q
Loratadina, 117q
Prometazina, 117q
Ranitidina, 117q
Antirretrovirais, 271
  3TC+AZT, 272t
  abacavir, 272t
  antirretrovirais disponíveis, 272t
  atazanavir, 273t
  benefício coletivo, 271
  benefício individual, 271
  darunavir, 273t
  dolutegravir, 274t
  efavirenz, 272t
  enfuvirtida, 274t
  etravirina, 273t
  exceções, 271
  lamivudina, 272t
  maraviroque, 274t
  nevirapina, 272t
  raltegravir, 273t
  ritonavir, 273t
  TDF+3TC, 272t
  tenofovir, 272t
  tipranavir, 273t
  zidovudina, 272t
Apêndice cecal, 32f
Apendicite, 31
Arritmias, 84, 523
  bradiarritmias, 84, 84q
  extrassístoles, 84, 84q
  taquiarritmias, 84, 85q
Artrite psoriásica, 120, 562
  apremilaste, 120
  dedo de salsichas, 120
  psoríase em placas, 120
Artrite reativa, 562
Artrite reumatoide, 557, 558q, 560f
Artrite séptica, 563
Artrocentese do joelho, 581f
Artrocentese e infiltração intra-articular, 575
Artrose, 563
Ascite, 196
Asma, 463, 464f
  asma aguda, 466
  asma de difícil tratamento, 466
  avaliação do controle e do risco futuro, 465q
  controle ambiental, 464
  educação do paciente, 464
  gravidade da crise, 466
  monitoração do tratamento, 464
  níveis de tratamento, 465q
  tratamento farmacológico, 464
  tratamento, 466
  tratamento, 466q
  vacinas, 464
Ataque de pânico, 546
  antidepressivos serotoninérgicos, 547
  dependência química, 547
  transtorno de ansiedade generalizada, 547
  transtorno de ansiedade social, 547
  transtorno de estresse pós-traumático (TEPT), 547
  transtorno de pânico, 547
  transtorno obsessivo-compulsivo (TOC), 547
  transtornos depressivos, 547
Atestados médicos ver Receituários e atestados médicos, 13-20
Avaliação da medula óssea, 253
Avaliação de risco cardiovascular/prevenção primária, 83
  escore de cálcio, 84
  índice tornozelo-braquial (ITB), 83
  medida da espessura máxima da média-íntima da carótida, 84
  métodos complementares de avaliação, 83
  proteína C-reativa ultrassensível, 83
Avaliação diagnóstica por imagem, 21-65
  medicina nuclear – cintilografia, 45-57
  radiografia, 22-28
  ressonância magnética (RM), 57-65
  tomografia computadorizada (TC), 33-39
  tomografia computadorizada por emissão de pósitrons, 39-45
  ultrassonografia (US), 29-33
Avaliação do eletrocardiograma, 81
  aspectos básicos, 81
    ondas do complexo QRS, 82f
    ondas do eletrocardiograma (P-T), 82f
    posicionamento dos eletrodos para derivações direitas, 81f
    posicionamento dos eletrodos para derivações frontais, 81f
    posicionamento dos eletrodos para derivações posteriores, 81f
    relação anatômica no ECG de 12 derivações, 81
    ritmo sinusal (normal), 81
  bloqueios de ramo direito (BRD), 82
    critérios para identificação, 82q
    visualização das características nas derivações V1 e V6, 82f
  bloqueios de ramo esquerdo (BRE), 82
    critérios para identificação, 82q
    visualização das características nas derivações V1 e V6, 82f
  critérios de brugada, 82
    identificação de taquicardia supraventricular com aberrância, 83f
  critérios de sgarbossa, 82, 83f
Avaliação laboratorial inicial (HIV), 269
  anticorpo treponêmico fluorescente absorvido (FTA-ABS), 270
  anti-HAV total, 270
  anti-HBc total, 270
  anti-HBs, 270
  anti-HCV, 270
  bilirrubina total e frações, 270
  contagem de linfócitos CD4+, 269
  creatinina, 270
  exame qualitativo de urina (EQU), 270
  falha aos antirretrovirais (ARVs), 270
  glicemia de jejum, 270
  HBsAg, 270
  hemograma, 270
  perfil lipídico, 270
  plaquetas, 270
  quantificação da viremia do HIV no plasma, 270
  sorologia para doença de Chagas, 270
  sorologia para toxoplasmose, 270
  sorologia para vírus da leucemia de células T humanas I, 270
  sorologia para vírus da leucemia de células T humanas II, 270
  testes rápidos para HBV, 270
  testes rápidos para HCV, 270
  testes rápidos para sífilis, 270

transaminases, 270
ureia, 270
veneral disease research laboratory (VDRL), 270

B

Bioestatística, 67-70
   conceitos básicos, 67
      chances, 67
      coeficiente, 67
      parâmetro, 68
      probabilidade, 68
      proporção, 68
      razão, 68
      relação entre chance e probabilidade, 68q
      risco, 68
      taxa, 67
   distribuição normal, 68
   distribuição de Gauss, 68
   erros aleatórios, 68
      erro alfa (α) (tipo I), 68
      erro beta (β) (tipo II), 68
      poder, 68
   hipótese de nulidade, 68
   medidas de tendência central, 68
      média aritmética, 68
      mediana, 68
      moda, 68
   medidas de variabilidade ou de dispersão, 69
      amplitude interquartil (AIQ), 69
      desvio-padrão (DP ou "α", ou "S"), 69, 69f
      erro-padrão (EP), 69, 69f
      intervalo de confiança (IC), 69, 69f
      interpretação, 69
   múltiplos fatores em estudo, 70
      tipos de desfechos, 70q
   testes estatísticos, 69
   testes estatísticos, aplicação de, 69
Bócio multinodular tóxico, 188
   apresentações clínicas da tireotoxicose, 189q
   cálculo da dose de iodo radioativo (mCi), 190
   cirurgia, 190
   medicamentos antitireoideanos, 190, 190t
   sintomático, 190
Bronquiectasias, 467
Bursites, 564

C

Cálcio, 311, 311q
   hipercalcemia, 312, 312q
      bifosfonatos, 312
      calcitonina, 313
      cardiovasculares, 312
      clodronato, 312
      diálise, 313
      diuréticos de alça, 312
      gastrintestinais, 312
      glicocorticosteroide, 313
      hidratação vigorosa, 312
      músculoesqueléticas e cutâneas, 312
      neuropsiquiátricas, 312
      oculares, 312
      pamidronato, 312
      renais, 312
      zolendronato, 313
   hipocalcemia, 311, 312q
      cardiovasculares, 311
      cutâneas (hipocalcemia crônica), 311
      neuromusculares, 311
      ósseas, 311
Câncer de tireoide, 184, 187t
Candidíase superficial, 125
   balanite, 125
   Candida sp., 125
   candidíase, 125
   esporos, 125
   estomatite, 125
   exame de cultura, 125
   exame micológico direto, 125
   intertrigo, 125
   onicomicose, 125
   perioníquia, 125
   pseudo-hinfas, 125
   pseudomembranosa, 125
   vulvovaginite, 125
Carcinoma basocelular, 127, 127f
   5-fluorouracila tópico, 127
   carcinomas basocelulares recidivados, 127
   cirurgia micrográfica, 127
   crioterapia, 127
   curetagem, 127
   eletrocoagulação, 127
   excisão cirúrgica, 127
   imiquimode, 127
   ingenol mebutato, 127
   interferon intralesional, 127
   intralesional, 127
   radioterapia, 127
   terapia fotodinâmica, 127
   tumor epidérmico, 127
   vismodegibe, 127
Carcinoma de pulmão de pequenas células, 421
Carcinoma espinocelular, 127
   carcinoma epidermoide, 127
   carcinoma escamoso, 127
   ceratose actínica, 127
Carcinoma hepatocelular, 196
Cardiologia, 81-112
   angina estável, 88
   arritmias, 84
   avaliação de risco cardiovascular/prevenção primária, 83
   avaliação do eletrocardiograma, 81
   dislipidemias, 90
   endocardite infecciosa, 91
   fibrilação arterial, 85
   flutter atrial, 88
   hipertensão arterial sistêmica, 95
   insuficiência cardíaca (IA), 99
   miocardiopatias, 102
      miocardiopatia hipertrófica, 102
      miocardiopatia dilatada, 103
      miocardiopatia restritiva, 103
   pericardite aguda, 103
   síncope, 104
   síndrome coronariana aguda, 105
   valvopatias, 109

Cardiomegalia, 25
    área cardíaca aumentada, 25f
    índice cardio-torácico, 25
Cardiopatia isquêmica, 522
Cardiovascular (medicina nuclear), 45
    cintilografia de perfusão miocárdica, 46, 48f
    indicações e achados cintilográficos, 46
    leito coronariano, 48q
    miocárdio entre os sítios coronarianos típicos, 47f
    radiofármacos mais usados, 46
        traçador de metabolismo, 46
        traçadores de perfusão miocárdica, 46
        traçadores do pool sanguíneo cardíaco, 46
    ventriculografia radioisotópica, 48
Caxumba, 287
    paramixovírus, 287
Cefaleias, 356, 357q
    cefaleias primárias, 356
        cefaleia em salvas, 358
        cefaleia tipo tensional, 358
            tratamento profilático, 359t
        migrânea, 356
            tratamento na fase aguda, 358t
            tratamento profilático, 358t
    cefaleias secundárias, 359
        arterite temporal, 359
        cefaleia cervicogênica, 359
        cefaleia por abuso de medicação, 359
Celulite, 123
    intertrigo micótico, 123
    linfangite, 123
    úlcera de decúbito, 123
    úlceras diabéticas, 123
Choque circulatório, 590, 590q
    choque cardiogênico, 591, 592
    choque distributivo, 591, 592
    choque hipovolêmico, 591, 592
    choque obstrutivo, 591, 592
    determinantes de DO2, 590f
    inotrópicos, 593
    perfil hemodinâmico, 591t
    reposição volêmica, 592
    responsividade a líquidos, 592
    responsividade a volume, 592q
    vasopressores, 592
    vasopressores e inotrópicos, 593t
Choque séptico *ver* Sepse e choque séptico, 600, 601f
Cicatriz, 114
    atrófica, 114
    hipertrófica, 114
    queloidiana, 114
Cirrose descompensada, 195
Cirrose hepática, 195, 196
    model for end-stage liver disease, 195f
    cirrose descompensada, 195
    classificação de Child-Pugh, 195t
Cirurgia de cabeça e pescoço, 446
    massas cervicais, 446, 448q, 449f
Colangiografia endoscópica retrógrada, 194
Colangite, 198
Colecistite aguda, 198
Coledocolitíase, 199
Colelitíase, 30, 31f

Colite microscópica, 199
Colite pseudomembranosa (*clostridium difficile*), 199, 200t
Colo uterino (neoplasia maligna), 405, 408t
Cólon e reto (neoplasia maligna), 408, 409t
Colonoscopia, 194
Complicações oportunistas, 274
    candidíase mucocutânea, 274, 275
    citomegalovirose, 275
    criptococose, 275, 276
    desidrogenase láctica (LDH), 277
    histoplasmose, 276, 277
    intolerância a SMX/TMP, 278
    líquido cerebrospinal (LCS), 276
    pneumocistose, 277, 278
    pneumocystis jirovecii, 277
    toxoplasmose cerebral, 278, 279
    tuberculose, 279, 280, 280t, 281t
Compressas úmidas, 116
    adstringente, 117q
    anti-inflamatório, 117q
    antipruriginoso, 117q
    antisséptico, 117q
    descrostante, 117q
    exsudativas, 117q
Condrocalcinose, 564
Congestão pulmonar, 9
Conjuntivite, 400
    alérgica, 400
    bacteriana, 400
    colírios antimicrobianos, 400q
    lágrimas artificiais, 400q
    viral, 400
Coqueluche, 288
Coração, avaliação do, 10
    avaliação ultrassonográfica qualitativa, 10
        derrame pericárdico, 10f
        disfunção sistólica do ventrículo esquerdo, 10
        hipertrofia do ventrículo esquerdo, 10
        miocardiopatia hipertrófica, 10f
    disfunção diastólica, 11
        derrame pericárdico, 11
        tamponamento cardíaco, 11
    ultrassonografia *point of care*, 10
Corpo estranho, 400
Corrimento uretral, infecções manifestadas por, 299
    M. genitalium, 299
    Mycoplasma hominis, 299
    Neisseria, 299
Corticosteroides, 118
    betametasona, 118q
    cortisona, 118q
    dexametasona, 118q
    hidrocortisona, 118q
    metilprednisona, 118q
    prednisolona, 118q
    prednisona, 118q
    triancinolona, 118q
Corticosteroides tópicos, 116
    aceponato de metilprednisolona, 116q
    acetato de dexametasona, 116q
    acetato de hidrocortisona, 116q
    acetonido de fluocinolona, 116q
    acetonido de fluocinolona, 116q

desonida, 116q
desoximetasona, 116q
dipropionato de betametasona, 116q
fluocinolona, 116q
fluorandrenolida, 116q
furoato de mometasona, 116q
halcinonida, 116q
pivalato de flumetasona, 116q
prednicarbato, 116q
propionato de clobetasol, 116q
propionato de fluticasona, 116q
propionato de halobetasol, 116q
valerato de betametasona, 116q
Crise tireotóxica, 191, 191t
    escore clínico de Burch e Wartofsky, 191q
Critérios de West Haven, 197q

D

Delineamento e vieses, 70
    análise econômica em saúde, 72
        custo efetividade, 72
        custo minimização, 72
        custo *utility*, 72
        DALY, 72
        indicadores QALY, 72
    ensaio clínico randomizado, 72
        fases, 72
    estudo de caso-controle, 71
    estudo de coorte, 71, 71q
    estudo ecológico, 70
    estudo transversal, 70
    metanálise, 72
    revisão sistemática da literatura, 72
Delirium, 532, 532q, 548, 549t, 359, 360t, 593
    Confusion Assessment Method-Intensive Care Unite, 594q
    hiperativo, 548
    hipoativo, 548
    misto, 548
Demência, 360
    demência com corpos de Lewy, 361
    demência frontotemporal, 361
    demência vascular, 361
    doença de Alzheimer, 350
Dengue, 288, 289q
Dependência química, 547
Dermatofitoses, 125
    dermatófitos, 125
    Epidermophyton, 125
    hifas hialinas septadas, 125
    Microsporum, 125
    terbinafina, 125
    tinea barbae, 125
    tinea capitis, 125
    tinea corporis, 125
    tinea cruris, 125
    tinea faciei, 125
    tinea manuum, 125
    tinea pedis, 125
    tinea unguium, 125
    tinea, 125
    Trichophyton, 125
Dermatologia, 113-130
    dermatoses eczematosas, 114
    dermatoses papulodescamativas, 119
    farmacodermias, 120
    infecções bacterianas, 123
    infecções fúngicas superficiais, 125
    infecções virais, 126
    lesões elementares, 114
    morfofisiologia anexial. 114
    morfologia e formato das lesões e diagnósticos, 114, 115q
    neoplasias cutâneas malignas, 127
    pele normal, 113
    zoodermatoses, 128
Dermatomiosite, 654
Dermatopatia de graves, 188
Dermatoses eczematosas, 114
    eczema atópico, 114, 116f
    eczema de contato, 118
    eczema de estase, 118, 119f
    eczema seborreico, 119
Dermatoses papulodescamativas, 119
    artrite psoriásica, 120
    líquen plano, 119
    pitiríase rósea de Gibert, 119
    psoríase, 119
Derme, 113
    papilar, 113
    reticular, 113
Derrame pleural, 9, 23, 468
    à direita, 9, 24f
    artrite reumatoide, 469
    derrames pleurais parapneumônico/empiema, 469q
    diagnóstico ultrassonográfico, 9
    embolia pulmonar, 469
    exsudatos, 469
    hemotórax, 469
    líquido pleural, 469q
    lúpus eritematoso sistêmico (LES), 469
    neoplasias, 469
    outros exsudatos, 471
    parapneumônico, 469
    quilotórax, 469
    transudatos, 469
    tuberculose, 479
Diabetes *insipidus*, 174
    apresentações clínicas, 174q, 175
    definição, 174
    diagnóstico, 175
    etiologia, 174
    teste confirmatório, 175
    tratamento, 175
Diabetes melito, 151, 525
    cetoacidose diabética e estado hiperosmolar hiperglicêmico, 157
        apresentação clínica, 158
        diagnóstico, 158
        manejo, 158, 158f
    classificação, 152
        DM gestacional (DMG), 152
        DM tipo 1 (DM1), 152
        DM tipo 2 (DM2), 152
        outros tipos específicos, 152
    critérios diagnósticos, 152q
    definição, 151

monitoração glicêmica, 152
   adultos não gestantes, 153t
   glicemia capilar, 152
   glicemia de jejum, 152
   glicose capilar, 152
   HbA1c, 152
   hipoglicemia, 152
rastreamento de complicações macrovasculares, 152
rastreamento de complicações microvasculares, 152
rastreamento, 151
testes diagnósticos, 151
tratamento, 153
   das complicações, 153
   hiperglicemia, 153
   hiperglicemia intra-hospitalar, 157
   hipoglicemia, 153f
   insulina, uso de, 153
   insulinas, classificação das, 157q
      asparte, 157q
      degludeca, 157q
      detemir, 157q
      glargina, 157q
      glulisina, 157q
      lispro, 157q
      NPH, 157q
      regular, 157q
   medicamentos orais (DM2), 15qq
      acarbose, 155q
      canagliflozina, 156q
      dapagliflozina, 156q
      dulaglutida, 156q
      empagliflozina, 156q
      exenatida, 156q
      gilclazida, 154q
      gilmepirida, 154q
      gilpizida, 154q
      glibenclamida, 154q
      linagliptina, 155q
      liraglutida, 156q
      metformina, 154q
      nateglinida, 155q
      pioglitazona, 154q
      repaglinida, 155q
      saxagliptina, 155q
      sitagliptina, 155q
      vildagliptina, 155q
Diabetes melito gestacional, 160
   diabetes melito diagnosticado antes da gestação, 160
   diabetes melito diagnosticado na gestação, 160
   diabetes melito gestacional (DMG), 160
   diagnóstico, 160
   fatores de risco, 160
   modificações fisiológicas hormonais, 161q
      ACTH, 161q
      aldosterona, 161q
      catecolaminas, 161q
      cortisol, 161q
      FSH, 161q
      GH, 161q
      insulina, 161q
      LH, 161q
      metanefrinas, 161q
      ocitocina, 161q
      prolactina, 161q
      PTH, 161q
      SDHEA, 161q
      T4L, 161q
      T4T, 161q
      testosterona, 161q
      TSH, 161q
      vasopressina, 161q
   riscos, 161
   tratamento, 161
      fluxograma para diagnóstico, 165f
      medicamentoso, 161
Diabetes pré-gestacional, 165
   monitoração, 165
   parto, 165
   riscos, 165
   tratamento antes da gestação, 165
   tratamento durante a gestação, 165
Diarreia
   aguda, 200, 201q
   aguda (HIV), 282, 282t
   crônica (HIV), 282, 282t
   HIV, 281
Disfagia orofaríngea, 200, 201
Disfonias, 444
   funcionais, 444
   orgânicas, 444
   orgânicos-funcionais, 444
Dislipidemias, 90
   alvos terapêuticos, 92q
   avaliação de risco coronário sistemático, 91f
   categorias de risco, 90, 91
   estatinas, 93t
   monitoração de enzimas, 92q-93q
   monitoração de lipídeos, 92q-93q
   tratamento, 91, 92q
Dispepsia funcional, 201
   endoscopia digestiva alta, 201q
Distúrbios da coagulação, 256
   coagulação intravascular disseminada, 257
   hemoglobinúria paroxística noturna, 257
   púrpura trombocitopênica trombótica, 257
   tempo de protrombina (TP), 256
   tempo de sangramento (TS), 257
   tempo de trombina (TT), 257
   tromboelastografia (TEG), 257
   tromboembolia venosa, 258
      ação dos anticoagulantes, 258f
      anticoagulantes orais, 258
      comparação entre anticoagulantes orais, 259t
         apixabana, 259t
         betrixabana, 259t
         dabigatrana, 259t
         edoxabana, 259t
         rivaroxabana, 259t
      reversão de sangramento, 258
   trombofilias, 260, 260q, 261q
   TTPa, 256
Distúrbios respiratórios relacionados ao sono, 471
   escala de sonolência de Epworth, 471q
   obesidade simples, 473q
   síndrome da apneia-hipopneia obstrutiva do sono, 471
   síndrome da apneia-hipopneia obstrutiva do sono, 473q

síndrome da obesidade-hipoventilação, 472
síndrome da obesidade-hipoventilação, 473q
Diverticulite aguda, 201
Doença
  celíaca, 202
  de Chagas, 288
  de Cushing, 174
  de graves, 188
  hepática gordurosa não alcoólica, 203
  inflamatória pélvica (DIP), 295
  por vírus zika, 289q, 290
  pulmonar obstrutiva crônica, 25, 26f
  renal crônica, 524
  renal do diabetes (DRD), 152
  ulcerosa péptica, 205, 206
  autoimune, 152
  endócrina na gestação, 162t
Doença de Parkinson, 361
  diagnóstico diferencial, 362q
Doença do refluxo gastresofágico, 202
  endoscopia digestiva alta, 202q
  esôfago de Barret, 202q
  inibidorcs dc bomba de prótons, 203t
Doença inflamatória intestinal, 203, 204q
  doença de Crohn, 204q
  manifestações extraintestinais, 203
  retocolite ulcerativa, 205q
  vedolizumabe, 203
Doença mão-pé-boca, 289
  Coxsackie, 289
Doença óssea, 159
  osteoporose, 159
Doença por vírus chikungunya, 289q, 290
  Aedes aegypti, 290
  Aedes albopictus, 290
Doença pulmonar obstrutiva crônica, 473
  cirurgia redutora de volume pulmonar, 477
  cirurgia redutora de volume pulmonar, 477
  classificação espirométrica, 474t
  classificação gold ABCD de gravidade, 475f
  escala de dispneia – mMRC, 475q
  índice bode para avaliação prognóstica em DPOC (0-10), 475t
  reabilitação pulmonar, 477
  teste de avaliação, 476q
  transplante pulmonar, 477
  tratamento endoscópico, 477
Doença renal crônica, 325
  complicações infecciosas, 327
  complicações não infecciosas, 328
  diálise peritoneal ambulatorial contínua (capd), 327
  diálise peritoneal automatizada (apd), 327
  diálise peritoneal, 326
  estágios de acordo com a taxa de filtração glomerular, 326t
  fórmula para o cálculo da depuração da creatinina endógena, 325q
  fórmula para o cálculo da taxa de filtração glomerular, 325q
  peritonite, 327
  prescrição no tratamento, 326q
  relação albuminúria/proteinúria com creatininúria, 326q
Doenças desmielinizantes, 363
  esclerose múltipla, 363, 364q
    doenças infecciosas, 363

    doenças inflamatórias, 363
    esclerose múltipla progressiva, 363
    esclerose múltipla remitente recorrente, 363
    LCS, 363
    medicamentos, 364t
    primariamente progressiva, 364q
    RM de coluna, 363
    RM de crânio, 363
    síndrome clínica isolada, 363
  neuromielite óptica, 363
Doenças genéticas, 219
  cromossômicas, 220
  mendelianas, 219
  monogenéticas, 219
  multifatoriais, 2019
  poligênicas, 219
Doenças gênicas mais comuns, 224
  condições gênicas mais comuns, 224q
    anemia falciforme, 225q
    doença renal policística autossômica dominante, 225q
    fibrose cística, 225q
    hemofilia A, 225q
    neurofibromatose tipo I, 225q
    retinite pigmentosa não sindrômica, 225q
    síndrome de Marfan, 225q
    síndrome do QT longo, 225q
Doenças mieloproliferativas crônicas, 261
  mielofibrose, 261
  policitemia vera, 261
  trombocitose essencial, 261
Doenças neuromusculares, 365
  esclerose lateral amiotrófica, 366
  miastenia grave, 366, 367q
  miopatias, 367
  neuropatias, 368
    mononeuropatia múltipla, 368
    mononeuropatia, 368
    polineuropatia, 368
  síndrome de Guillain-Barré, 365, 366q
Doenças pulmonares parenquimatosas difusas, 478
  biópsia pulmonar cirúrgica, 480
  biópsia pulmonar transtorácica, 480
  diagnóstico definitivo, 480
  diagnóstico diferencial dos achados radiológicos, 479q
  endoscopia respiratória, 479
  etiologias específicas, 482
    adenocarcinoma de padrão lepídico, 482
    bronquiolites, 482
    doenças císticas, 482
    doenças difusas do tecido conectivo, 482
    doenças pulmonares eosinofílicas, 482
    edema pulmonar, 482
    fibrose pulmonar idiopática (fpi), 483
    hemorragia alveolar, 482
    linfangite carcinomatosa, 483
    micoses pulmonares, 483
    outras pneumonias intersticiais, 483
    pneumoconioses, 483
    pneumonite de hipersensibilidade (ph), 483
    pneumopatias por fármacos, 484
    sarcoidose, 484
    tuberculose miliar, 484
  exames de imagem, 479

fluxograma de investigação, 481
fluxograma para investigação, 481f
testes de função pulmonar, 479
Dor, 131-149
   aguda, 132, 134t, 532
      hiperalgesia induzida por opioides, 134
      titulação de morfina na dor aguda, 134, 134q
      tratamento da dor intensa, 137
      tratamento da dor leve, 134
      tratamento da dor moderada, 135
   alodínia, 131
   analgesia, 131
   analgesia pós-operatória, 137
   anatomia e processamento da dor, 131, 132f
   avaliação do paciente com dor, 132, 133q
      escada analgésica da OMS, 133f
      escalas da avaliação da dor, 133f
      instrumentos para avaliar e tratar a dor, 132
   crônica, 131, 139
      dor lombar aguda, 139
      dor lombar crônica, 139
      dor neuropática, 142
      dor oncológica, 143
      síndromes dolorosas crônicas, 140q
   hiperalgesia, 131
   intensa, 137
      analgésicos opioides fortes, 137
   leve, 134
      anti-inflamatórios não esteroides via intravenosa, 136t
      anti-inflamatórios não esteroides via oral, 135t
      dipirona, 135
      eficácia dos analgésicos em dose única, 136t
      paracetamol, 135
   lombar aguda, 139, 142q
   lombar crônica, 139, 142
   moderada, 135
      analgésicos opioides fracos, 135
      codeínas, 137, 137q
      tramadol, 137, 137q
   neuropáticas, 131
   neuropática, 131, 142, 143, 144t
      questionário DN4, 143t
   nocicepção, 131
   nociceptiva, 131
   oncológica, 143, 145, 146
      constipação, 148
      depressão respiratória, 147
      fármacos adjuvantes, 146t
      náusea e vômito, 147
      neurotoxicidade, 147
      opioides fortes, 146, 147t
      opioides fracos e associações disponíveis, 146t
      possíveis etiologias, 145t
      prevenção e manejo dos efeitos adversos dos opioides, 147
      sedação, 147
   rotações de opioides, 147
   torácica não cardíaca, 206
   total, 131
Drenagem de tórax (drenagem tubular fechada, toracostomia), 509
   cuidados na inserção, 511
   indicação de drenagem, 509
   indicações de drenagem de tórax, 51q
   sem indicação de drenagem, 509
   sistema de aspiração, 512f

E

Ectima, 124
Eczema atópico, 114, 116f
   atopia, 116
   ceratose pilar, 116
   eczema atópico, 116
   eczema crônico, 116
   herpes, 116
   infecções bacterianas, 116
   linhas de Dennie-Morgan, 116
   molusco contagioso, 116
   pele seca, 116
   pitiríase alba, 116
   placas liquenificadas, 116
   quelite, 116
   Staphylococcus aureus, 116
   tratamento, 116
      anti-histamínicos, 116
      azatioprina, 118
      ciclosporina, 118
      compressas úmidas, 116
      corticosteroides tópicos, 116
      corticosteroides, 118
      dupilumabe, 118
      fototerapia, 118
      imunomoduladores tópicos, 116
      imunossupressores sistêmicos, 118
      infecções secundárias, 118
      medicamentos biológicos, 118
      metotrexato, 118
      mofetil micofenolato, 118
      pimecrolimo, 116
      sedativo, 116
      tacrolimo, 116
   verrugas, 116
   xerodermia, 116
Eczema de contato, 118
   alérgicas (ECA), 118, 118f
   antissépticos e antibióticos tópicos, 118q
      ácido fusídico, 118q
      álccol, 118q
      bacitracina, 118q
      clorexidina, 118q
      iodo, 118q
      mupirocina, 118q
      neomicina, 118q
      polimixina B, 118q
      sulfadiazina de prata, 118q
   cromo, 118
   folmaldeído, 118
   irritativas, (ECI), 118
   neomicina, 118
   níquel, 118
   testes epicutâneos de contato, 118
   timerosal, 118
Eczema de estase, 118, 119f
   antimicrobianos tópicos, 119
   depósito de hemossiderina, 118
   eczema disseminado, 119

edema crônico, 118
insuficiência crônica venosa, 118
lipodermatosclerose, 118
úlcera de estase, 118
varicosidades, 118
xerodermia, 118
Eczema seborreico, 119
ácido salicílico, 119
antifúngicos tópicos, 119
caspa, 119
cetoconazol, 119
ciclopirox olamina, 119
coaltar, 119
crostas amareladas, 119
emolientes, 119
imidazólicos, 119
Malassezia furfur (*Pityrosporum ovale*), 119
pritionato de zinco, 119
queratolíticos, 119
sebo, 119
Eletrólitos, 311, 311t
Encefalopatia hepática, 196
Encefalopatia por tossistêmica, 196
Endocardite infecciosa, 91
critérios de Duke, 94q
Enterococcus, 94
HACEK, 94
profilaxia, 94
alérgicos à penicilina, 94
antimicrobiano de escolha, 94
condições cardíacas, 94
indicações cirúrgicas, 94
procedimentos, 94
Staphylococcus, 94
Streptococcus, 94
Endocrinologia, 49, 151-192
diabetes melito, 151
doença óssea, 159
gestação e endocrinopatias, 160
gônadas, 166
hipófise, 171
obesidade, 175
paratireoide, 176
suprarrenal, 178
tireoide, 184
Endoscopia digestiva, 194
colangiografia endoscópica retrógrada, 194
colonoscopia, 194
digestiva alta, 194
endoscopia digestiva alta, 194
ultrassonografia endoscópica, 195
Endoscopia respiratória, 452, 453q
atelectasia, 455
broncoscopia flexível, 452
broncoscopia rígida, 453
contraindicações, 453q
hemoptise, 454
intubação difícil, 455
obstrução de via aérea, 455
Enzimas hepáticas, 193, 194q
Epidemiologia clínica, 70-79
associação, 70
delineamento e vieses, 70

medicina baseada em evidência, 73
medidas de associação, 75
medidas de benefício, 76
medidas de efeito, 75
medidas de frequência, 75
medidas de impacto, 76
testes diagnósticos, 76
validade de um estudo, 73
Epiderme, 113
camadas celulares, 113
basal, 113
córnea, 113
espinhosa, 113
granulosa, 113
células de Langerhans, 113
células de Merkel, 113
ceratinócitos, 113
melanócitos, 113
Epididimite, 295
Epilepsia, 368
crise epiléptica, 369q
crises não epilépticas psicogênicas, 368
parassonia, 368
síncope, 368
Epistaxe, 440
tamponamento nasal anterior, 441, 441f
tamponamento nasal posterior, 441, 442f
Equilíbrio acidobásico, 318
acidose metabólica, 319, 320q
acidose metabólica com ânion *gap* elevado, 319
acidose metabólica com ânion *gap* normal, 320
alterações acidobásicas simples, 319t
diagnóstico diferencial do distúrbio acidobásicos, 319t
fórmula para cálculo da osmolaridade, 320q
fórmula para cálculo do ânion *gap*, 319q
fórmulas para cálculo do ânion *gap* urinário, 320q
acidose respiratória, 321, 321q
alcalose respiratória, 321, 322q
bicarbonato, 320
alcalose metabólica em situações especiais, 321
diuréticos, 321
hiperaldosteronismo, 321
alcalose metabólica, 321, 321q
complicações relacionadas, 321
fórmula para cálculo do déficit de HCO3, 320q
interpretação da gasometria arterial, 318
acidose metabólica, 318
alcalose metabólica, 318
renal, 318
respiratório, 318
valores normais do equilíbrio acidobásico, 319t
Erisipela, 124
Eritema multiforme, 120
Erros inatos do metabolismo, 228, 229, 229f, 230f
Erupção pigmentar fixa, 122
Escabiose, 128
ácaro *Sarcoptes scabiei*, 128
enxofre, 129t
escabicidas tópicos, 128
escabiosa crostosa, 128
ivermectina, 128
lindano, 129t
permetrina, 129t

sarna norueguesa, 128
túneis escabióticos, 128
Esclerose sistêmica, 565, 566t
Escore de risco ARISCAT, 524t
Esofagite eosinofílica, 206
Esôfago e junção esofagogástrica (neoplasia maligna), 410, 411f, 411t
Espondilite anquilosante, 559
Espondiloartrites, 559, 561q
Esquistossomose mansônica, 291
   Schistosoma mansoni, 291
Estômago (neoplasia maligna), 412
Exame de urina, 309
   bactérias, 310
   bilirrubina, 310
   células lipídicas, 310
   células tubulares renais, 310
   cetona, 310
   cilindros, 310, 310q
   cor, 309
   cristais, 310, 310q
   densidade, 309
   esterase leucocitária, 310
   fungos, 310
   glicose, 310
   hemácias, 310
   hemoglobina, 310
   leucócitos, 310
   nitrino, 310
   pH, 310
   proteínas, 310
   urobilinogênio, 310
Exame do escarro, 455
   escarro espontâneo, 455
   escarro induzido, 455
Exame físico, 1-5
   abdome, 4
   adenopatias, 2
   aspecto geral, 1
   cardiovascular, 2
      achados e possíveis causas, 2q-3q
      ausculta, 2
      íctus, 2
      pressão arterial, 2
      pulso, 2
   exame da pele, 2
   exame das mamas, 2
   exame neurológico, 4 *ver também* Geriatria
   extremidades, 4
   massa corporal, 2
   nível do sensório, 1
   oroscopia, 2
   respiratório, 2
      achados e suas possíveis causas, 4q
      descrição dos padrões respiratórios, 3q
   tireoide, 2
   toque retal, 4
Exame neurológico, 4, 347, 348q *ver também* Geriatria
   líquido cerebrospinal, 347, 348q
   motilidade extraocular, 349f
   punção lombar, 349f
Exame respiratório, 2
Exames de imagem em pneumologia, 455

radiografia de tórax, 455, 456f, 457f
ressonância magnética do tórax, 459
   arteriografias pulmonares e brônquicas, 460
   cintilografias pulmonares, 460
segmentos broncopulmonares, 457f
tomografia computadorizada do tórax, 458
tomografia por emissão de pósitrons, 460
ultrassonografia torácica, 458
Exantemas, 122
   escarlatiniformes, 122
   maculopapular morbiliforme, 122f
   morbiliformes, 122

F

Farmacodermias, 120
   anafilaxia, 123
   angioedema, 123
   eritema multiforme, 120
   erupção pigmentar fixa, 122
   exantemas, 122
   forma clínica e medicamentos mais associados, 121q
      acneiforme, 121q
      alterações dos cabelos, 121q
      alterações orais, 121q
      alterações pigmentares, 121q
      alterações ungueais, 121q
      bolhosa, 121q
      eczematosa, 121q
      eritema anular, 121q
      eritema pigmentar fixo, 121q
      esfoliativa, 121q
      exantemática, 121q
      ictiosiforme, 121q
      linfomatoide, 121q
      liquenoide, 121q
      lúpus eritematoso-símile, 121q
      psoriasiforme, 121q
      púrpura, 121q
      pustular, 121q
      vasculite, 121q
   necrólise epidérmica tóxica (NET), 122
   síndrome de Stevens-Johnson (SSJ), 122
   síndrome DRESS, 123
   urticária, 123
Faringotonsilites agudas, 444, 445f
   abscesso peritonsilar, 445
   faringotonsilite estreptocócica, 447t
   faringotonsilite pseudomembranosa, 446f
   mononucleose infecciosa, 446
Fármacos inalatórios, 507
   medicamentos inalatórios para adultos, 509t
Febre amarela, 291
   Haemagogus, 291
   Sabethes, 291
Febre de origem obscura, 291
   doenças inflamatórias, 291
   sem diagnóstico, 291
   neoplasias, 291
Febre tifoide, 292
Feocromocitoma e paraganglioma, 181
   apresentações clínicas, 181
   cuidados pré-operatórios, 182

definição, 1801
diagnóstico, 181
epidemiologia, 181
metanefrinas/catecolaminas, 182t
tratamento, 182
Fibrilação arterial, 85, 85q
   escore CHA2DS2-VASc, 86t
   novos anticoagulantes, 86q, 87t
   paroxística, 85
   permanente, 86
   persistente, 85
   varfarina, 87f
Fibromialgia, 565, 567f, 567q
Flutter atrial, 88, 88q
Foliculite, 124
   hordéolo, 124
   sicose de barba, 124
Folículo piloso, 113
Fósforo, 313, 313q
   hiperfosfatemia, 313, 314q
      aguda e sintomática, 313
      crônica, 314
   hipofosfatemia, 313, 313q
      assintomática, 313
      cardíacas, 313
      hematológicas, 313
      musculares, 313
      neurológicas, 313
      ósseas, 313
      renais, 313
      sintomática, 313
Ftiríase, 128
   ectoparasita, 128
   lêndeas, 128
   pediculose pubiana, 128
   Phthirus pubis, 128
Função tubular, 310
   acidificação renal, 310
   concentração renal, 310, 311t
   diluição renal, 310, 311t
Furúnculo, 124

G

Gastrenterologia, 50, 193-218
   cirrose hepática, 195
   colangite, 198
   colecistite aguda, 198
   coledocolitíase, 199
   colite microscópica, 199
   colite pseudomembranosa (*clostridium difficile*), 199
   diarreia aguda, 200
   disfagia orofaríngea, 200
   dispepsia funcional, 201
   diverticulite aguda, 201
   doença celíaca, 202
   doença do refluxo gastresofágico, 202
   doença hepática gordurosa não alcoólica, 203
   doença inflamatória intestinal, 203
   doença ulcerosa péptica, 205
   dor torácica não cardíaca, 206
   endoscopia digestiva, 194
   enzimas hepáticas, 193
   esofagite eosinofílica, 206
   helicobacter pylori, 206
   hemorragia digestiva alta, 206
   hemorragia digestiva baixa, 209
   hepatites virais, 210
      hepatite A, 210
      hepatite B, 211
      hepatite C, 211
   pancreatite aguda, 212
   pancreatite crônica, 214
   parasitoses, 214
   síndrome do intestino irritável, 214
Genética médica, 219-231
   aconselhamento genético, 222
   diagnóstico de uma doença genética, 220
   diagnóstico pré-implantacional, 222
   diagnóstico pré-natal, 222
   doenças genéticas, 219
   doenças gênicas mais comuns, 224
   erros inatos do metabolismo, 228
   medicina genômica e personalizada, 230
   principais padrões de herança monogênica, 220
   síndromes cromossômicas, 225
   síndromes de predisposição ao câncer, 226
   testes genéticos, 221
      detecção de portadores, 221
      diagnóstico pré-natal, 221
      diagnóstico/prognóstico, 221
      teste do pezinho, 221
      teste preditivo, 221
      triagem neonatal, 221
   tipos de testes genéticos, 221
      bioquímico, 221
      citogenética-molecular, 222
      citogenético, 221
      molecular, 222
Geriatria, 233-247
   Apgar Social, 236
   apolipoproteína variante ε4, 235
   avaliação geriátrica ampla, 233
   avaliação nutricional, 235
   cognição, 234
   déficit cognitivo leve, 235
   delirium, 236, 237, 237q
      afasia de Wernicke, 237q
      exames complementares, 237
      fatores de risco ou fatores predisponentes, 236
      ferramenta CAM, 237q
      haloperidol, 238t
      lorazepam, 238t
      olanzapina, 238t
      psicose de Korsakoff, 237q
      quetiapina, 238t
      risperidona, 238t
      ziprasidona, 238t
   demência, 235
   domínios cognitivos, 234
   escalas de atividades da vida diária, 234
   fragilidade, 238, 238q
   funcionalidade, 233
   humor, 235
   imobilidade, 239, 239q
   incontinência urinária, 239

lesões por pressão, 240
mini-avaliação nutricional (MAN), 235
prescrição medicamentosa, 245
   critérios de BEERS, 246
   critérios STOPP/START, 246
   instrumentos de avaliação, 246
   medicamentos de ação anticolinérgica, 246
   medicamentos de ação sedativa, 246
   prescrição potencialmente inapropriada, 246
   processo de prescrição apropriado, 246
   rastreamento para prescrição, 247q
   risco anticolinérgico, 246
quedas, 243
rastreamento cognitivo, 234
sarcopenia, 245
teste de força de preensão palmar, 234
teste de velocidade de marcha, 233
teste TUG, 234
transtorno neurocognitivo maior, 235
Gestação e endocrinopatias, 160
   diabetes melito gestacional, 160
   diabetes pré-gestacional, 165
   doenças endócrinas na gestação, 162t
Gilbert, 119
Glândulas sebáceas, 113
Glândulas sudoríparas, 113, 115q
   anidrose, 115q
   bromidrose, 115q
   cromidrose, 115q
   hiperidrose, 115q
   hipoidrose, 115q
Glaucoma agudo, 401
Glioblastoma, 423t
Glomerulonefrite rapidamente progressiva, 330, 331q
Glomerulopatias, 328
Gônadas, 166
   hiperandrogenismo, 169
   hipogonadismo feminino, 166
   hipogonadismo masculino, 168
Gota, 566, 568q

H

Helicobacter pylori, 206
   pacientes alérgicos à penicilina, 207t
   tratamentos de primeira escolha, 207t
   tratamentos de segunda e terceira escolhas, 207t
Hemácias, 252, 252q
   anisocitose, 252
   pecilocitose, 252
Hematologia, 249-268
   anemias, 253, 254, 254f
   avaliação da medula óssea, 253
   distúrbios da coagulação, 256
   doenças mieloproliferativas crônicas, 261
   hemácias, 252, 252q
   hemograma, 249
   leucemias, 262
   leucócitos, 252
   linfomas, 263
   mieloma múltiplo, 264, 266q
   plaquetas, 253
   síndromes mielodisplásicas, 266
   transfusão de hemocomponentes, 266
   transplante de células-tronco hematopoéticas, 267
Hematúria, 331, 333q
   glomerular, 332, 333q
   macroscópica, 332, 332f
   microscópica, 332
   não glomerular, 332
Hemoglobina glicada (HbA1c), 151
Hemograma, 249
   basófila, 250
   eosinofilia, 250
   eosinopenia, 250
   leucocitose, 249
   leucopenia, 250
   linfocitose, 250
   linfopenia, 250
   monocitopenia, 250
   monocitose, 250
   neutrofilia, 249
   neutropenia febril, 250
   neutropenia, 250
   plaquetopenia, 250
   púrpura trombocitopênica imune, 250
   reação leucemoide, 249
   trombocitopenia associada ao paciente crítico, 251
   trombocitopenia induzida por heparina, 251
   trombocitose reacional, 252
   trombocitose, 252
Hemorragia digestiva alta, 206, 207
   hemorragia digestiva alta não varicela, 208
   hemorragia digestiva alta variceal, 209
   perda sanguínea, 207t
Hemorragia digestiva alta não varicela, 208
   agentes antiplaquetários, 209f
   escala de Forrest, 208t
   escala de Glasgow-Blatchford, 208t
Hemorragia digestiva alta variceal, 209
   doses dos medicamentos vasoativos, 210t
      octreotide (análogo da somatostatina), 210t
      somatostatina, 210t
      terlipressina (análogo da vasopressina), 210t
Hemorragia digestiva baixa, 209, 210
Hemorragia digestiva varicela, 197
Hemorragia subaracnóidea, 356
   complicações da HSA, 357q
   escala de HESS, 356q
   escala de HUNT, 356q
Hemorragia subconjuntival, 401
Hepatite A, 210
Hepatite B, 211
Hepatite C, 211
Hepatite C crônica (HIV), 281
Hepatites virais, 210
Hepatocarcinoma (neoplasia maligna), 412, 413t
Hepatopatias, 51
   avaliação da obstrução do ducto biliar comum, 51
   avaliação da suspeita de colecistite aguda, 51
   avaliação das anormalidades congênitas da árvore biliar, 51
   avaliação dos distúrbios crônicos do trato biliar, 51
   detecção da fístula biliar, 51
   indicações mais comuns (medicina nuclear), 51
   radiofármacos, 51
Herança monogênica, principais padrões de, 220

autossômica dominante, 220
autossômica recessiva, 220
ligada ao X, 220
mitocondrial, 220
Herpes-zóster, 307
herpes-zóster em imunocomprometidos, 307
herpes-zóster oftálmico, 307
Hiperaldosteronismo primário, 179
apresentações clínicas, 180
definição, 179
diagnóstico, 180
epidemiologia, 180
etiologia, 180
tratamento, 181
Hiperalgesia, 131
Hiperandrogenismo, 169
avaliação, 171
causas, 170
escalas de Ferriman, 170, 171f
fluxograma da produção hormonal de androgênios, 170f
tratamento, 171
Hipercalcemia, 176
apresentações clínicas, 176
avaliação, 176
causas, 178q
etiologia, 176
tratamento, 176
Hiperparatireoidismo primário, 176
etiologia, 176
exames, 176
tratamento, 176
Hiperprolactinemia, 172
apresentações clinicas, 172
definição, 172
diagnóstico, 172
etiologia, 172
tratamento, 173
causas, 173q
medicamentos que causam aumento da prolactina, 174
prolactinoma, 173
tratamento cirúrgico, 174
tratamento medicamentoso, 173
Hipertensão arterial resistente, 333
Hipertensão arterial secundária, 333
causas renais, 333
coarctação da aorta, 334
doença hipertensiva relacionada à gestação, 334
endócrina, 334
medicamentosa, 334
renovascular, 333
teste de rastreamento, 334q
Hipertensão arterial sistêmica, 95, 96q, 523
aferição da pressão arterial (PA), 95, 96
agentes anti-hipertensivos orais primários, 97l-98t
agentes anti-hipertensivos orais secundários, 98t
alvo da pressão arterial, 96, 99q
diagnóstico, 95q, 99, 99f
emergência hipertensiva, 96
fatores de risco, 95, 95q
modificações no estilo de vida, 96
seguimento, 96, 97f
tamanho do esfigmomanômetro, 95, 95q
tratamento, 96, 97f, 99, 100t

variação estimada, 96
Hipertensão pulmonar, 484
classe funcional, 489q
classificação clínica, 485q
definições hemodinâmicas, 484q
fluxograma de investigação, 486f
tratamento da HP – grupo 1, 487
tratamento da HP – não grupo 1, 489
Hipertireoidismo, 188
definição, 188
etiologia, 188
Hipocalcemia, 176
Hipoderme, 113, 114
tecido gorduroso, 114
Hipófise, 171
acromegalia, 172
diabetes *insipidus*, 174
doença de Cushing, 174
hiperprolactinemia, 172
hipopituitarismo, 174
tumores de hipófise, 171
Hipogonadismo feminino, 166
amenorreia, 166
causas no eixo hipotálamo-hipófise-ovário, 167q
fluxograma de investigação, 167f
investigação da amenorreia primária, 166
investigação da amenorreia secundária, 166
primária, 166
principais causas, 166q
secundária, 166
sulfato de desidroepiandrosterona (SDHEA), 166
climatério, 168
avaliação, 168
clínica, 168
definição, 168
fisiologia, 168
tratamento, 168
Hipogonadismo masculino, 168
investigação, 169f
condições que afetam a SHBG, 169q
reposição da testosterona, 170q
Hipopituitarismo, 174
Hiposfagma, 401
Hipotensão, 529, 529q
Hipotireoidismo, 186, 187q
doses de reposição de levotiroxina, 188t
valores normais de TSH, 188q
Hipoxemia, 530, 530q
HIV, 269-285
anamnese, 269
antirretrovirais, 271
apresentações clínicas de imunodeficiência, 269q
avaliação laboratorial inicial, 269
coinfecção HIV com HCV/HBV, 280
coinfecção HIV/HBV, 281
coinfecção HIV/HCV, 281
complicações oportunistas, 274
diarreia aguda, 282, 282t
diarreia crônica, 282, 282t
diarreia, 281
exame físico, 269
hepatite C crônica, 281
pneumocystis jirovecii, 269q

profilaxias de doenças oportunistas, 284, 284t, 285t
rastreamento anal para HPV, 270
tuberculose em pacientes assintomáticos, 270
vacinas disponíveis no sistema público, 271q
HPV, rastreamento anal para (HIV), 270

I

Íctus, 2
Imagem à beira do leito, avaliação por, 7-11
    congestão pulmonar, 9
    coração, avaliação do, 10
    derrame pleural, 9
    pneumotórax, 8
    tórax, avaliação do, 8
    trato urinário, avaliação do, 7
Impetigo, 124
    crostas melicéricas, 124
    impetigo bolhoso, 124
Incidentaloma suprarrenal, 182, 183f
Incontinência urinária (idoso), 239, 240, 241q
    exercícios de Kegel, 241q
    tipos de incontinência urinária, 240
        IU de urgência, 240
        IU mista, 240
        IU por esforço, 240
        IU por transbordamento, 240
Índice de massa corporal (IMC), 151
Infecção do trato urinário, 334
    alta, 334
    assintomática, 334
    bacteriúria assintomática, 335
    baixa, 334
    candidúria ou fungúria, 336
    cistite em homens, 335
    complicada, 334
    episódios de recorrência relacionados com o ato sexual, 334
    EQU, 334
    infecção urinária de repetição, 334
    infecção urinária recorrente, 334
    ITU associada ao uso de sonda vesical de demora, 336
    ITU de repetição, 334
    ITU na gravidez, 335
    ITU não complicada, 334
    não complicada, 334
    pielonefrite aguda, 334, 335t
    profilaxia, 335t
    recidiva, 334
    sintomática, 334
    urocultura, 334
    uso de antimicrobiano oral, 335t
Infecções abdominais, 294
Infecções bacterianas, 123
    celulite, 123
    ectima, 124
    erisipela, 124
    foliculite, 124
    furúnculo, 124
    impetigo, 124
Infecções bacterianas da pele, tecidos moles e ossos, 292
    artrite séptica, 292
    doença da arranhadura do gato, 292
    fascite necrosante, 292

    infecções do pé diabético, 293
    osteomielite aguda hematogênica, 293
    osteomielite aguda, 293
    osteomielite crônica, 293
Infecções do sistema circulatório, 294
Infecções do sistema nervoso, 294
Infecções do sistema nervoso central, 369
    abscessos cerebrais bacterianos, 371
    encefalites infecciosas, 371
    líquido cerebrospinal em meningites, 370q
    meningite bacteriana, 370f, 371t, 371q
    meningites infecciosas agudas, 369
Infecções fúngicas superficiais, 125
    candidíase superficial, 125
    dermatofitoses, 125
    onicomicose, 125
    pitiríase versicolor, 125
Infecções nosocomiais, 594
    agentes patogênicos ESKAPE, 594q
    pneumonia, 594, 595f
    resistência bacteriana, 595q
Infecções relacionadas a acessos vasculares, 294
Infecções relacionadas à assistência em saúde, 294
Infecções sexualmente transmissíveis (ISTS) e genitais, 294
    agentes etiológicos, 295q
        corrimento uretral (uretri) ou vaginal, 295q
        doença inflamatória pélvica, 295q
        úlcera anogenital, 295q
        verrugas anogenitais, 295q
    doença inflamatória pélvica (DIP), 295
    epididimite, 295
    infecções manifestadas por corrimento uretral, 299
    infecções manifestadas por úlceras genitais, 296, 296f, 297q
    infecções vulvovaginais, 300
    profilaxia das ISTS não virais na violência sexual, 300
Infecções virais, 126
    vírus herpes simples, 126
    vírus varicela-zóster, 126
Infecções vulvovaginais, 300
    candidíase vulvovaginal, 300
    tricomoníase, 300
    vaginose bacteriana, 300
Infectologia, 51, 287-307
    caxumba, 287
    coqueluche, 288
    dengue, 288, 289q
    doença de Chagas, 288
    doença mão-pé-boca, 289
    doença por vírus chikungunya, 289q, 290
    doença por vírus zika, 289q, 290
    esquistossomose mansônica, 291
    febre amarela, 291
    febre de origem obscura, 291
    febre tifoide, 292
    indicações (medicina nuclear), 51
    infecções abdominais, 294
    infecções bacterianas da pele, tecidos moles e ossos, 292
    infecções do sistema circulatório, 294
    infecções do sistema nervoso, 294
    infecções relacionadas à assistência em saúde, 294
    infecções sexualmente transmissíveis (ISTS) e genitais, 294
    influenza, 300
    leishmaniose, 301

leptospirose, 301
malária, 302
micoses endêmicas pulmonares, 303
microbiologia, o clínico de, 287
microbiologia, o laboratório de, 287
mononucleose infecciosa, 304
neutropenia febril, 304
radiofármacos, 51
sarampo, 305
toxoplasmose, 306
varicela e herpes-zóster, 306
Influenza, 300
Insônia aguda, 549, 550t
Insuficiência cardíaca (IA), 99
    classificação funcional (NYHA), 99
    congestiva, 523
    manejo da IA agudamente descompensada, 100
    manejo do edema agudo de pulmão (EAP), 100
    manejo invasivo, 102
    perfil hemodinâmico, 101f
    tratamento crônico, 99, 100
Insuficiência renal aguda, 197, 336, 338q, 524
    critério AKIN, 336
    hemodiálise contínua, 338
    parâmetros do critério AKIN, 337t
    parâmetros do critério rifle, 336t
    pós-renal, 337
    pré-renal, 337
    renal, 337
    Status hemodinâmico, 338
    terapia renal substitutiva, 337, 339t
    teste de estresse com furosemida, 337
Insuficiência respiratória aguda, 595
    avaliação da mecânica do sistema respiratório, 599f
    intubação no broncoespasmo grave, 599q
    mecanismos de hipoxemia, 596
    modos ventilatórios, 598f
    oxigênio suplementar, 596
    oxigenioterapia de alto fluxo por cânula nasal, 596
    relação entre fluxo de O2 e fração inspirada de O2, 597t
    SARA, 599q
    shunt e relação PAO2/FIO2, 596f
    suporte respiratório extracorpóreo na IRPA, 599
    suporte ventilatório, 596
    ventilação com bolsa-válvula-máscara, 597
    ventilação mecânica, 598q
    ventilação mecânica invasiva, 597
    ventilação não invasiva, 597, 597q
    ventilação protetora, 598q
Insuficiência suprarrenal, 182, 182q, 183q, 184
Iridociclite, 401

L

Laringo/faringologia, 444
    disfonias, 444
    faringotonsilites agudas, 444, 445f
Larva migrans, 129
    albendazol, 129
    Ancylostoma, 129
    bicho geográfico, 129
    tiabendazol, 129
Leishmaniose, 301
    anfotericina B lipossomal, 301
    antimoniato de N-metilglucamina, 301
    leishmaniose tegumentar, 301
    leishmaniose visceral, 301
Leptospirose, 301
Lesões caducas, 114
    atrofia, 114
    cicatriz, 114
    crosta, 114
    escama, 114
    escara, 114
    sequelas, 114
Lesões de conteúdo líquido, 114
    abscesso, 114
    bolha, 114
    edema, 114
    pústula, 114
    urtica, 114
    vesícula, 114
Lesões elementares, 114
    alterações da cor, 114
    lesões caducas, 114
    lesões de conteúdo líquido, 114
    lesões hemáticas, 114
    lesões por solução de continuidade, 114
    lesões sólidas, 114
    mácula, 114
    mancha, 114
Lesões hemáticas, 114
    equimose, 114
    hematoma, 114
    petéquia, 114
    víbice, 114
Lesões por pressão (idoso), 240-243, 242q, 243q
Lesões por solução de continuidade, 114
    erosão, 114
    exulceração, 114
    físitula, 114
    fissura, 114
    rágade, 114
    ulceração, 114
Lesões sólidas, 114
    ceratose, 114
    esclerose, 114
    goma, 114
    hiperceratose, 114
    infiltração, 114
    liquenificação, 114
    nódulo, 114
    pápula, 114
    placa, 114
    tubérculo, 114
    tumoração, 114
    vegetação, 114
Leucemias, 262
    leucemia linfoblástica aguda, 263
    leucemia linfocítica crônica, 262
    leucemia mieloide aguda, 262, 263q
    leucemia mieloide crônica, 262
    leucemias agudas, 262
Leucócitos, 252
Linfomas, 263
    linfoma de Hodgkin, 263, 264t

linfoma não Hodgkin, 264
  neoplasia de Células B maduras, 265q
  neoplasia de células B, 265q
  neoplasia de células T precursoras, 265q
  neoplasias de células T maduras, 265q
  sistema ANN Arbor, 265q
Líquen plano, 119
  erupções liquenoides, 119
  estrias de Wickham, 119
  fenômeno de Köbner, 119
  folículos pilosos, 119
  tratamento, 119
    análogos de vitamina D tópicos, 119
    antimaláricos, 119
    calcipotriol, 119
    calcitriol, 119
    dapsona, 119
    fototerapia, 119
    griseofulvina, 119
    imunossupressores, 119
    itraconazol, 119
    metronidazol, 119
    retinoides orais, 119
    sulfassalazina, 119
Lombalgia, 568, 569q
Lúpus eritematoso sistêmico, 568, 570q

M

Magnésio, 314
  hipermagnesemia, 314, 314q
  hipomagnesemia, 314, 314q
    alterações eletrolíticas, 314
    cardiovasculares, 314
    hipomagnesemia assintomática, 314
    hipomagnesemia sintomática, 314
    neuromusculares, 314
Malária, 302
  p. ovale, 302
  plasmodium falciparum, 302
  plasmodium vivax, 302
Mama
  exame das, 2
  neoplasia maligna, 413
Massas
  cervicais, 446, 448q, 449f
  mediastinais, 490, 490q
Medicamentos antirretrovirais, 17
  formulário para solicitação de antirretrovirais, 19f
  prescrições de medicamentos controlados, 20t
  principais dados dos medicamentos sujeitos à receita de controle especial, 20t
Medicina baseada em evidência, 73
  força da recomendação e qualidade da evidência, 74q
  graus de recomendação no sistema grade, 74q
  guia básico para análise de um artigo científico, 74
  níveis de evidência no sistema grade, 73q
  passo a passo, 74
Medicina genômica e personalizada, 230
Medicina nuclear – cintilografia, 45-57
  cardiovascular, 45
  endocrinologia, 49
    paratireoides, 49
    tireoide, 49

gastrenterologia, 50
  patologias gastrintestinais, 50
  hepatopatias, 51
infectologia, 51
nefrologia/urologia, 51
neurologia, 54
  perfusão cerebral, 54
oncologia, 54
osteoarticular, 55
pneumologia, 56
Medidas de associação, 75
  cálculo das medidas de associação, 75q
  razão de chance (RC), 75
  razão de prevalências (RP), 75
  risco relativo (RR), 75
Medidas de benefício, 76
  benefício relativo ou redução relativa do risco (RRR), 76
  cálculo, 76q
  número necessário para tratar (NNT), 76
Medidas de efeito, 75
  contingência para resultados de pesquisas, 75q
Medidas de frequência, 75
  incidência, 75
  prevalência, 75
Medidas de impacto, 76
  fração atribuível na população (FAP), 76
  risco atribuível (RA), 76
  risco atribuível na população (RAP), 76
Melanoma (neoplasia maligna), 414, 415t, 416t
Melanoma cutâneo, 128, 128f
  manejo das lesões suspeitas, 128
    agentes imunobiolpogicos, 128
    biópsia excisional, 128
    terapias-alvo, 128
  melanoma de disseminação superficial, 128
  melanoma lentiginoso acral, 128
  melanoma lentigo maligno, 128
  melanoma nodular, 128
  nevos melanocíticos, 128
  regra do ABCD, 128
Micoses endêmicas pulmonares, 303
  criptococose, 303
  histoplasmose, 303
  paracoccidioidomicose, 303
Microbiologia, 287
Mieloma múltiplo, 264, 266q
  gamopatias monoclonais, 266f
  sistema internacional de estadiamento (ISS), 266q
Miocardiopatia, 102
  dilatada, 103
  hipertrófica, 102
  restritiva, 103
Mononucleose infecciosa, 304
  doença linfoproliferativa, 304
  neoplasias malignas, 304
Morfofisiologia anexial. 114
  glândulas sudoríparas, 115q
  pelos, 115q
  unhas, 115q
Morfologia e formato das lesões e diagnósticos, 114, 115q
  condiloma acuminado, 115q
  dermatofitose, 115q
  dermatofitose, 115q

eczema numular, 115q
elastose serpiginosa, 115q
eritema *gyratum repens*, 115q
eritema multiforme, 115q
eritema multiforme, 115q
eritemas figurados, 115q
eritemas figurados, 115q
eritemas figuras, 115q
granuloma anular, 115q
larvas migrans, 115q
líquen plano, 115q
lúpus eritematoso, 115q
lúpus vulgar, 115q
micose fungoide, 115q
molusco contagioso, 115q
neurodermite, 115q
neurofibroma, 115q
pênfigo foliáceo, 115q
pioderma gangrenoso, 115q
pioderma gangrenoso, 115q
psoríase, 115q
psoríase, 115q
púrpura de estase, 115q
sarcoidose, 115q
sarcoidose, 115q
sífilis terciária, 115q
urticária, 115q
verruga vulgar, 115q
Morte encefálica, 375
    determinação da, 375q
    procedimentos obrigatórios, 375
    registro e procedimentos legais, 375

N

Náuseas, 530, 530t
Necrólise epidérmica tóxica (NET), 122
Nefrite intersticial aguda, 341, 341q
Nefrolitíase, 339, 340q
    amostra de urina isolada, 340
    ATR, 341
    bioquímica sérica, 340
    cálculos de estruvita, 340
    clássico, 340
    cólica renal, 340
    dor (cólica renal), 340
    doses de bicarbonato de sódio, 341q
    doses de citrato de potássio, 341q
    exames de imagem, 340
    hematúria, 340
    hipercalciúria, 341
    hiperoxalúria, 341
    hiperuricosúria, 341
    hipocitratúria, 341
    IQU, 340
    mecanismos da formação dos cálculos renais, 340
    tratamento específico das alterações metabólicas, 340
    urina de 24 h, 340
Nefrologia/urologia, 51, 309-346
    acidose tubular renal, 322, 322t
        avaliação inicial na acidose metabólica, 322q
        acidose tubular renal distal tipo I, 322
        acidose tubular renal proximal tipo II, 322

        fórmula para cálculo da fração de excreção de bicarbonato, 323q
        fórmula para cálculo do gradiente transtubular de potássio, 323q
        acidose tubular renal tipo III, 323
        acidose tubular distal tipo IV, 323
    contraste radiológico e nefrotoxicidade, 324
        fórmula para cálculo da fração de excreção de sódio, 324q
    doença renal crônica, 325
    eletrólitos, 311, 311t
        cálcio, 311, 311q
        fósforo, 313, 313q
        magnésio, 314
        potássio, 315
        sódio, 316
    equilíbrio acidobásico, 318
        acidose metabólica, 319, 320q
        acidose respiratória, 321, 321q
        alcalose respiratória, 321, 322q
        bicarbonato, 320
        interpretação da gasometria arterial, 318
    exame de urina, 309
    função tubular, 310
    glomerulopatias, 328
    hematúria, 331, 333q
    hipertensão arterial resistente, 333
    hipertensão arterial secundária, 333
    indicações, traçadores mais usados e achados cintilográficos, 51
        alterações da curva do renograma, 53f
        anomalias no número ou na posição dos rins, 52
        anomalias no número ou no tecido renal ectópico, 52
        avaliação pós-operatória de um sistema previamente obstruído, 52
        cicatriz renal (pielonefrite crônica), 51
        detecção precoce das complicações dos transplantes renais, 54
        determinação da função renal absoluta e relativa, 52
        diagnóstico da hipertensão renovascular, 53
        diagnóstico do refluxo vesicoureteral, 53
        diagnóstico pré-natal de hidronefrose pela ultrassonografia, 52
        distensão do sistema calicinal como etiologia de dor lombar, 52
        obstrução da junção pieloureteral ou ureterovesical, 52
        padrões da curva do renograma, 52f
        pielonefrite aguda, 51
    infecção do trato urinário, 334
    insuficiência renal aguda, 336, 338q
    nefrite intersticial aguda, 341, 341q
    nefrolitíase, 339, 340q
    proteinúria, 342, 342f, 342q, 344q
    síndromes clínicas relacionadas à doença glomerular, 328
        alterações urinárias assintomáticas, 328
        glomerulonefrite rapidamente progressiva, 330, 331q
        síndrome nefrítica, 330, 330q
        síndrome nefrótica, 329, 329q
Neoplasias cutâneas malignas, 127
    carcinoma basocelular, 127, 127f
    carcinoma espinocelular, 127
    melanoma cutâneo, 128, 128f
Neurologia, 54, 347-376
    acidente vascular cerebral, 350

cefaleias, 356, 357q
delirium, 359, 360t
demência, 360
doença de Parkinson, 361
doenças desmielinizantes, 363
doenças neuromusculares, 365
epilepsia, 368
hemorragia subaracnóidea, 356
infecções do sistema nervoso central, 369
morte encefálica, 375
perfusão cerebral, 54
rotinas no exame neurológico do adulto, 347
síncope, 372, 372q
tontura, 373
vertigem, 373, 374q
Neuropatia diabética (ND), 152
Neutropenia febril, 304
    escore MASCC para classificação de risco, 305t
Nocicepção, 131
Nódulo pulmonar, 490
    causas principais de nódulo pulmonar solitário, 490q
    nódulos sólidos, 491
        fluxograma de avaliação, 492f
        fluxograma de seguimento, 492f
    nódulos subsólidos, 493
        fluxograma de avaliação, 493f
Nódulos de tireoide, 184, 184q
    achados ultrassonográficos, 184q
    classificação do Colégio Americano de Radiologia, 185f
    conduta conforme o resultado da citopatologia, 186f
    indicação de punção aspirativa com agulha fina, 185t
    investigação e conduta, 186f
Notificação de receita especial
    imunossupressores, 17
    substâncias retinoicas, 15, 16f
    talidomida, 18f
Notificações da receita, 13
    notificação de receita A, 14, 14f
    notificação de receita B, 14, 14f
    notificação de receita B2 (psicotrópicos anorexígenos), 15, 15f
Nutrição no paciente hospitalizado, 377-397
    composição corporal, 377
        avaliação antropométrica, 378
        avaliação subjetiva global, 377q
        bioimpedância e avaliação de dobras cutâneas, 379
        densitometria de corpo total, 380
        estimativa da altura por medidas antropométricas, 379q
        estimativa do peso por medidas antropométricas, 379q
        IMC em adultos, 378t
        IMC em idosos, 378t
        perda de peso e risco nutricional, 379t
        representação da medida da área seccional do reto femoral, 380f
        representação da medida da espessura do quadríceps, 380f
        tomografia computadorizada, 380
        ultrassonografia, 380
    equipe multiprofissional de terapia nutricional, 395
    monitoramento da terapia nutricional, 388, 388q
        força de preensão palmar direita para homens brasileiros, 389t
        força de preensão palmar direita para mulheres brasileiras, 389t
        utilização de substrato e quociente respiratório, 389t
    necessidades nutricionais, 380
        calorimetria indireta, 381q
        meta calórica por faixa de IMC, 381t
        obesos críticos, 381
        opções para tipo de nutrição especializada, 382q
        pacientes com fístulas digestivas, 382
        queimados, 381
        síndrome de realimentação, 381, 382q
        suplementação de oligoelementos, 382t
        suplementação de vitaminas, 382t
    nutrição enteral, 382
        complicações, 385q
        diarreia, 386q, 386f
        fórmulas enterais por sondas e ostomias, 384q
        vias de nutrição enteral, 384q
    nutrição oral, 382
        prescrição de dietas orais modificadas, 383q
        prescrição habitual de dietas, 383q
    nutrição parenteral, 385
        administração segura e eficaz, 387q
        contraindicações, 386q
        elaboração segura e eficaz, 387q
        indicações, 386q
        monitoramento específico, 387q
        necessidades básicas diárias de líquidos e eletrólitos, 387t
        valor calórico dos macronutrientes, 387t
    terapia nutricional em cenários específicos, 389
        alterações metabólicas no estresse, 390t
        alterações metabólicas no jejum, 390t
        aspectos relevantes da nutrição no projeto Acerto, 393q
        nutrição perioperatória, 392
        outros cenários especiais, 392
        projeto Acerto, 393f
        recomendações de diretrizes internacionais em doentes críticos, 390q
        recomendações de diretrizes nacionais em doentes críticos, 390q
        terapia nutricional em cenários específicos, 393q
        terapia nutricional no doente crítico, 389

O

Obesidade, 175, 175q
    circunferência abdominal em adultos, 175t
    IMC em adultos, 175t
    tratamento, 175
        atividade física, 175
        medicamentoso, 175, 177t
        reeducação alimentar, 175
        suplementação pós-operatório, 178q
        tratamento cirúrgico, 176
Oftalmologia, 399-401
    abrasão corneana, 400
    conjuntivite, 400
    corpo estranho, 400
    dor, 399f
    glaucoma agudo, 401
    hemorragia subconjuntival, 401
    hiposfagma, 401
    iridociclite, 401
    olho vermelho, 399f
    queimadura química, 401
Oftalmopatia de graves, 188, 190
    avaliação *Clinical Activity Score*, 189t

avaliação *Graves' Orbitopathy Severity Assessment*, 189t
Oligúria, 530, 531q
Oncologia, 54, 403-430
   avaliação inicial, 403
      desempenho funcional, 403
      escala de desempenhodo ECOG, 403q
      hábitos de vida, 403
      história familiar, 404
      história médica pregressa, 403
   geneticista, 404, 404q
      diagnóstico anatomopatológico, 405
      estadiamento, 405
      exames complementares, 405
      fatores de risco, 407
      marcadores tumorais séricos, 405
      marcadores tumorais séricos, 406q
      plano terapêutico, 405
      rastreamento, 405
      recomendações atuais para câncer colorretal, 407q
      recomendações atuais para câncer de colo uterino, 407q
      recomendações atuais para câncer de mama, 407q
      recomendações atuais para câncer de próstata, 407q
      survivorship, 405
   glioblastoma, 423t
   indicações (medicina nuclear), 55
      carcinoma de mama, 55
      carcinoma hepatocelular, 55
      carcinoma medular de tireoide e diferenciado de tireoide, 55
      doença de hodgkin, 55
      feocromocitoma suprarrenal e extrassuprarrenal, 55
      linfoma não hodgkin, 55
      linfomas, 55
      neuroblastoma, carcinoide e paragangliomas, 55
   interpretação, 55
   medicamentos, 427q
   neoplasia maligna
      carcinoma de pulmão de pequenas células, 421
      colo uterino, 405, 408t
      cólon e reto, 408, 409t
      esôfago e junção esofagogástrica, 410, 411f, 411t
      estômago, 412
      hepatocarcinoma, 412, 413t
      mama, 413
      melanoma, 414, 415t, 416t
      ovário, 415, 417t
      pâncreas, 417, 418t
      próstata, 418, 419q, 420q
      pulmão, 419, 421t
      rim, 421, 422t
      vias biliares, 422
   poliquimioterapia, 429q
   radiofármacos, 54
   radioterapia, 425
   síndromes paraneoplásicas, 425, 425q
   tumores cerebrais, 423
   urgências oncológicas, 423
      compressão medular, 423
      hipercalcemia da malignidade, 424
      hipertensão intracraniana, 424
      síndrome da lise tumoral, 424
      síndrome da veia cava superior, 425
Onicomicose, 125
   branca superficial, 125
   distal, 125
   distrófica total, 125
   lateral, 125
   leuconiquia, 125
   onicomicose branca superficial, 125
   paroníquia, 125
   subungueal proximal, 125
Osteoarticular, 55
   indicações, 55
   interpretação, 56
   radiofármacos, 55
Osteoporose, 159, 159q
   fármacos específicos, 160
      bisfosfonados, 160
      calcitonina, 160
      denosumabe, 160
      reposição hormonal, 160
      selective estrogen receptor modulator (SERM), 160
      teriparatida, 160
   fatores de risco, 159
   follow-up, 159
   fracture risk assessment tool (FRAX), 159
   massa óssea, 159t
   quantidade de cálcio, 160t
   rastreamento, 159
   tratamento, 160
      atividade física supervisionada, 160
      ingestão de cálcio, 160
      vitamina D, 160
Otite, 431
   otite externa difusa aguda, 431
   otite média aguda, 433
   otite média crônica, 433
Otite externa difusa aguda, 431
   edema e hiperemia leves, 431f
   edema intenso, 432f
   franco edema do meato acústico externo, 432f
   otite externa fúngica (ou otomicose), 432, 432f
   otite externa necrosante (ou maligna), 433
   principais sintomas, 432q
   síndrome de Ramsay Hunt (*herpes-zoster oticus*), 433, 433f
Otite média aguda, 433
   abaulamento e hiperemia da membrana timpânica, 434f
   agentes etiológicos, 433t
   fatores de risco, 433q
   otite média aguda (OMA), 433
   otite média aguda recorrente (OMR), 433
   otite média com efusão (OME), 433
Otite média crônica, 433
   colesteatoma da orelha média, 435f
   colesteatoma, 434
   mastoidite – um diagnóstico clínico, 435
   perfuração central da membrana do tímpano, 434f
   perfuração marginal, 434f
   perfuração timpânica, 433
   retração com erosão óssea, 434f
   retração sem erosão óssea, 434f
   retração timpânica, 434
   tomografia computadorizada de ouvidos, 435f
Otologia e otoneurologia, 431
   otites, 431
   paralisia facial periférica, 438
   surdez, 435

vertigem, 436, 437q
Otorrinolaringologia, 431-459
Ovário (neoplasia maligna), 415, 417t

P

Palmas, 113
Pâncreas (neoplasia maligna), 417, 418t
Pancreatite aguda, 212, 212q, 213
   coleções pancreáticas e pseudocisto, 213
   critérios de Ranson, 213t
   enzima lipase, 212q
   enzimas amilase, 2012q
   necrose infectada, 213
   necrose pancreática, 214
Pancreatite crônica, 214
Paralisia facial periférica, 438
   classificação de House-Brackmann, 438q
Parasitoses, 214
   ascaris lumbricoides, 215q
   ascaris lumbricoides, 216q
   entamoeba histolytica, 215q
   entamoeba histolytica, 216q
   enterobius vermicularis (oxiúrus), 215q
   enterobius vermicularis (oxiurus), 216q
   giardia lamblia, 215q
   giardia lamblia, 216q
   strongyloides stercoralis, 215q
   strongyloides stercoralis, 216q
   taenia, 215q
   taenia, 216q
   trichuris trichuria, 215q
   trichuris trichuria, 216q
Paratireoide, 49, 176
   achados cintilográficos, 49
   adenoma de paratireoides, 50f
   hipercalcemia, 176
   hiperparatireoidismo primário, 176
   hipocalcemia, 176
   radiofármacos mais usados, 49
Patologias gastrintestinais, 50
   adenoma hepático, 50
   asplenia funcional, 50
   avaliação do esvaziamento gástrico, 50
   cirrose hepática, 50
   hemangioma cavernoso, 50
   hiperplasia nodular focal, 50
   pesquisa de baço acessório (esplenose), 50
   pesquisa de divertículo de Meckel, 50
   pesquisa de refluxo gastresofágico, 50
   pesquisa de sangramento digestivo, 50
   pesquisa de trânsito esofágico, 50
Pediculose do couro cabeludo, 129, 129t
   ectoparasita, 129
   Pediculus humanus capitis, 129
Pele e anexos, 1
Pele, exame da 2
Pele normal, 113
   anexos, 113
   derme, 113
   epiderme, 113
   folículo piloso, 113
   glândulas sebáceas, 113
   glândulas sudoríparas, 113
   hipoderme, 113, 114
   palmas, 113
   pelos, 113
   plantas, 113
   unhas, 113
Pelos, 113, 115q
   alopecia, 115q
   atricose, 115q
   canície, 115q
   hipertricose, 115q
   hipotricose, 115q
   madarose, 115q
   tricorrexe, 115q
Perfusão cerebral, 54
Pericardite aguda, 103
Perioperatório, 515-535
   avaliação do risco, 515
      avaliação suplementar cardiológica no pré-operatório, 519
         biomarcadores, 522
         ecocardiografia no pré-operatório, 522t
         ecocardiografia, 519
         testes funcionais, 519
         testes não invasivos no pré-operatório, 522t
         troponina e lesão miocárdica perioperatória, 522
      classificação do estado físico, 518q
      consulta pré-operatória, 515, 516q
      estratificação de risco cardíaco, 519
         avaliação cardiológica, 519
         capacidade funcional, 519
         condições cardíacas ativas graves, 519
         condições cardiovasculares graves, 519q
         estratificação baseada no risco cardíaco, 521f
         índice ACP, 519
         índice de risco cardíaco revisado, 520t
         infarto agudo do miocárdio, 520q
         questionário Duke Activity Status Index (DASI), 521t
      exames pré-operatórios, 517q
      ferramentas de estratificação de risco, 518
         ACS NSQIP®, 518
         classificação ASA, 518
         critérios de fragilidade, 519q
         escore frailty, 519
         modelo sampe, 519
         possum, 519
      paciente cirúrgico de alto risco, 515
      procedimentos cirúrgicos, 518q
   comorbidades, 522
      anemias, 525
      arritmias, 523
      cardiopatia isquêmica, 522
      diabetes melito, 525
      doença renal crônica, 524
      escore de risco ARISCAT, 524t
      hipertensão arterial sistêmica, 523
      insuficiência cardíaca congestiva, 523
      insuficiência renal aguda, 524
      pneumopatias, 524
      prótese valvar, 523
      síndrome da apneia/hipopneia obstrutiva do sono, 524
      valvopatias, 523
   complicações comuns no pós-operatório imediato, 529
      delirium, 532, 532q

dor aguda, 532
   hipotensão, 529, 529q
   hipoxemia, 530, 530q
   náuseas, 530, 530t
   oligúria, 530, 531q
   vômitos, 530, 530t
medicamentos em uso crônico, 525
   anticoagulante oral, 527f
   anticoagulantes, 526
   anticoagulantes, 528t
   até o dia da cirurgia, 525q
   novos anticoagulantes orais, 526
   ponte de heparina, 527q
   prevenção de eventos cardiovasculares, 526q
   risco de sangramento, 527q
   suspensos antes e no dia da cirurgia, 525q
nutrição, 526
   jejum, 528, 528t
profilaxia com antimicrobianos, 528, 529
   cirurgia contaminada, 528
   cirurgia infectada, 528
   cirurgias limpas, 528
   cirurgias potencialmente contaminadas, 528
reabilitação, 532, 532q
Peritonite bacteriana espontânea, 198
Pitiríase rósea de Gibert, 119
   medalhão, 119
   placa mãe, 119
Pitiríase versicolor, 125
   fungo dimórfico, 125
   Malassezia, 125
   sinal de Zileri, 125
Plantas, 113
Plaquetas, 253
   aglutinação plaquetária, 253
   plaquetas gigantes, 253
Pneumologia, 56, 451-513
   asma, 463, 464f
   bronquiectasias, 467
   derrame pleural, 468
   distúrbios respiratórios relacionados ao sono, 471
   doença pulmonar obstrutiva crônica, 473
   doenças pulmonares parenquimatosas difusas, 478
   drenagem de tórax (drenagem tubular fechada, toracostomia), 509
   embolia pulmonar, 56f
   endoscopia respiratória, 452, 453q
   exame do escarro, 455
   exames de imagem em pneumologia, 455
   fármacos inalatórios, 507
   hipertensão pulmonar, 484
   massas mediastinais, 490, 490q
   nódulo pulmonar, 490
   pneumonias, 493
   pneumotórax, 496
   sinais e sintomas em pneumologia, 451
   tabagismo, 496
   testes de função pulmonar, 461
   tromboembolia pulmonar, 499
   tuberculose, 505, 505t
Pneumonias, 493, 594, 595f
   pneumonia adquirida na comunidade, 494, 494q
   pneumonia hospitalar (nosocomial), 495

Pneumopatias, 524
Pneumotórax, 8, 24, 25, 496
   espontâneo primário, 496
   espontâneo secundário, 496
   hipertensivo, 496
   iatrogênico, 496
Polimialgia reumática, 573
Polimiosite, 564
Poliquimioterapia, 429q
Potássio, 315
   hipercalemia, 316, 316q
      alterações no eletrocardiograma, 316f
      alternativas no manejo, 317t
      bicarbonato de sódio 8,4%, 316
      diálise, 316
      furosemida, 316
      glicoinsulina, 316
      gluconato de cálcio 10%, 316
      gluconato de cálcio, IV, 316
      poliestirenossulfonato de cálcio, 316
      β-adrenérgicos, 316
   hipocalemia, 315, 315q
      alterações do eletrocardiograma, 315f
      hipocalemia grave, 315
      hipocalemia leve/moderada, 315
Pré-natal, diagnóstico, 222, 223
   anomalias congênitas em recém-nascidos, 223t
   idade materna, 223t
   métodos de triagem e diagnóstico pré-natal, 223
   métodos invasivos, 224
      amniocentese, 224
      biópsia de vilos coriônicos, 224
      cordocentese, 224
      investigação laboratorial, 224t
   métodos não invasivos, 223
      pesquisa de DNA livre fetal no sangue materno, 223
      ultrassonográfico, 223
      α-fetoproteína sérica materna, 223
Pressão arterial, 2
Próstata (neoplasia maligna), 418, 419q, 420q
Proteínas de fase aguda, 557
Proteinúria, 342, 342f, 342q, 344q
   alterações urinárias assintomáticas, 344
   aumento na produção de proteínas anormais na circulação, 343
   causas comuns de resultados falsos, 345q
   classificação de acordo com a origem, 343q
   controle da PA, 346
   critérios de resposta ao tratamento, 346q
   detecção de albuminúria, 345
   GNRP, 344
   índice proteinúria/creatininúria e proteinúria de 24 h, 345
   medição da proteinúria, 344
   medida qualitativa da proteinúria por meio de fita, 345
   prognóstico de doença renal crônica, 343f
   proteinúria funcional, 344
   proteinúria glomerular, 343
   proteinúria intermitente, 344
   proteinúria ortostática, 344
   proteinúria persistente, 344
   proteinúria transitória idiopática, 344
   proteinúria tubular, 343
   síndrome nefrítica, 344
   síndrome nefrótica, 344

uso de fármacos antiproteinúricos, 346
valores na urina, 342t
Prótese valvar, 523
Pseudogota, 564
Psiquiatria, 537-556
    álcool, 537
    agitação psicomotora, 545
    ataque de pânico, 546
    delirium, 548, 549t
    insônia aguda, 549, 550t
    transtornos do humor, 551
    risco de suicídio, 554, 556f
Psoríase, 119
    Auspitz, 120
    eritodérmica, 120
    fenômeno de Köbner, 120
    gotas, 120
    invertida, 120
    plantar, 120f
    pustulosa, 120
    sinal da membrana derradeira, 120
    sinal da vela, 120
    sinal do orvalho sanguíneo, 120
    unha em dedal, 120
Pulmão (neoplasia maligna), 419, 421t
Pulso, 2

Q

Quedas (idoso), 243, 244
    classes de medicamentos, 244
    escala de Tinetti, 244
    síndrome de ansiedade pós-queda, 244
Queimadura química, 401

R

Radiografia, 22-28
    efeitos biológicos da radiação, 23
    efeitos cutâneos após uma única exposição à radiação, 23t
    física da formação da imagem, 22
    fluoroscopia, 28
    indicações de radiografias, 23
        principais indicações de radiografias com contraste, 24q
        principais indicações de realização de radiografias, 24q
        radiografia de abdome, 25, 27f, 28f
        radiografia de crânio, 25
        radiografia de tórax, 23
    princípios de radioproteção, 22
    radiografia digital, 22f
Radiografia de abdome, 25, 27f, 28f
    fecaloma, 28, 28f
    ingestão de corpo estranho, 28, 28f
    obstrução intestinal, 26
    pneumoperitônio, 27
    suboclusão intestinal, 27f
Radiografia de crânio, 25
    espessamento do revestimento mucoso de aspecto lobulado, 26f
    espessamento do revestimento mucoso, 26f
    opacificação completa do seio maxilar, 27f
    seios da face, 25
Radiografia de tórax, 23
    cardiomegalia, 25

derrame pleural, 23
doença pulmonar obstrutiva crônica, 25, 26f
pneumotórax, 24
Receita de controle especial, 15, 16f
Receituários e atestados médicos, 13-20
    tipos, 13
        medicamentos antirretrovirais, 17
        notificação de receita especial – imunossupressores, 17
        notificação de receita especial – substâncias retinoicas, 15, 16f
        notificação de receita especial para talidomida, 18f
        notificações da receita, 13
        receita de controle especial, 15, 16f
        receituários simples – situações especiais, 13
Receituários simples – situações especiais, 13
Ressonância magnética (RM), 57-65
    avaliação de situações potencialmente de risco, 58q
    classficação dos equipamentos em contato com o magneto, 58q
    critérios de rastreamento para administração de gadolínio, 59q
    indicações de ressonância magnética, 59
        colangiorressonância, 65f
        enterorressonância, 64f
        glossário de termos, 60q
        principais indicações, 59q
        RM da perna, 63f
        RM de coluna, 62f
        RM de crânio, 61f
        RM de próstata, 63f
        RM lombar, 62f
    intensidade de sinal dos tecidos, 57t
    princípios da formação da imagem, 57
    segurança na ressonância magnética, 58
    uso de contraste e suas reações adversas, 58
Retinopatia diabética (RD), 152
Reumatologia, 557-584
    artrite psoriásica, 562
    artrite reativa, 562
    artrite reumatoide, 557, 558q, 560f
    artrite séptica, 563
    artrocentese do joelho, 581f
    artrocentese e infiltração intra-articular, 575
    artrose, 563
    bursites, 564
    condrocalcinose, 564
    dermatomiosite, 654
    esclerose sistêmica, 565, 566t
    espondilite anquilosante, 559
    espondiloartrites, 559, 561q
    fibromialgia, 565, 567f, 567q
    gota, 566, 568q
    lombalgia, 568, 569q
    lúpus eritematoso sistêmico, 568, 570q
    medicamentos, 581
        alopurinol, 581
        anti-inflamatório não esteroide (AINE), 581
        azatioprina, 581
        ciclofosfamida, 581
        colchicina, 582
        glicocorticosteroides, 582
        hidroxicloroquina, 582
        imunobiológicos disponíveis no brasil, 583t
        imunobiológicos, 582

    leflunomida, 582
    metotrexato, 582
    micofenolato de mofetila, 582
    sulfassalazina, 582
  polimialgia reumática, 573
  polimiosite, 564
  proteínas de fase aguda, 557
  pseudogota, 564
  síndrome antifosfolipídeo, 573, 574q
  síndrome de Sjögren, 573, 575q
  vasculites, 574, 575q, 576q
Rim (neoplasia maligna), 421, 422t
Rinite alérgica, 439
  classificação segundo a iniciativa aria, 440f
  corticosteroides de uso tópico nasal, 441t
Rinologia, 439
  epistaxe, 440
  rinite alérgica, 439
  rinossinusite, 442
  tumores malignos nasossinusais, 443
Rinossinusite, 442
  aguda (RSA), 442
  crônica (RSC), 442
  recorrente (RSR), 442
RM *ver* Ressonância magnética, 57-65

S

Sarampo, 305
Síncope, 104, 105f, 372, 372q
  AVC/ataque isquêmico transitório (AIT), 372
  crise epiléptica, 372
  de origem cardíaca, 104
  devida à hipotensão ortostática, 104
  distúrbios psicogênicos, 372
  eletrocardiograma, 104
  evento sincopal, 104
  história médica pregressa, 104
  perda de consciência, 373q
  reflexa (neuromediada), 104
Sarcopenia (idoso), 245, 245q, 245f
Sepse e choque séptico, 600, 601f
  cardiovascular, 600
  coagulopatia, 600
  digestório, 600
  escore Quick-Sofa, 600q
  escore Sofa, 601t
  infecção, 600q
  renal, 600
  respiratório, 600
  sistema nervoso central, 600
Sinais e sintomas em pneumologia, 451
  dispneia aguda, 451
  dispneia crônica, 452
  dor torácica (outras causas), 452
  dor torácica pleurítica, 452
  hemoptise, 452
  hipocratismo digital, 452
  sibilância, 452
  sintomas relacionados ao sono, 452
  sintomas relacionados ao sono, 452
  tipo de expectoração, 452
  tosse aguda, 452
  tosse crônica (> 8 semanas), 452
Síndrome antifosfolipídeo, 573, 574q
Síndrome coronariana aguda, 105, 106q, 106f
  angina instável, 107
  escala TIMI, 109q
  IAM sem supradesnivelamento do segmento ST, 108
  sem supradesnivelamento do segmento ST, 107
  supradesnivelamento do segmento ST, 105
    angioplastia coronariana primária, 105
    avaliação da reperfusão, 105
    classificação de Killip-Kimball, 106t
    contraindicações, 107q
    critérios de reperfusão, 107
    escala TIMI, 108q
    falha na reperfusão, 107
    manejo, 107f
    tratamento, 106t
    tratamento medicamentoso, 107, 108q
    trombolíticos, 105
Síndrome da apneia/hipopneia obstrutiva do sono, 524
Síndrome de Cushing, 178, 178t, 179, 179t
Síndrome de Sjögren, 573, 575q
Síndrome de Stevens-Johnson (SSJ), 122
Síndrome do intestino irritável, 214, 217
Síndrome DRESS, 123
  exantema morbiliforme, 123
  síndrome hipersensibilidade, 123
Síndrome hepatorrenal, 197
Síndrome nefrítica, 330, 330q
  diferenciação entre síndrome nefrótica e síndrome nefrítica, 331q
  glomerulonefrite pós-estreptocócica (gnpe), 330
  indicação de biópsia renal, 330q
  infecções não estreptocócicas, 330
Síndrome nefrótica, 329, 329q
  alérgenos, venenos e imunizações, 330
  causas circulatórias, 329
  causas mecânicas, 329
  doenças hereditárias, 329
  doenças metabólicas, 329
  doenças sistêmicas, 329
  infecções, 329
  medicamentos, 329
  neoplasias, 329
Síndromes clínicas relacionadas à doença glomerular, 328
  alterações urinárias assintomáticas, 328
  glomerulonefrite rapidamente progressiva, 330, 331q
  síndrome nefrítica, 330, 330q
  síndrome nefrótica, 329, 329q
Síndromes cromossômicas, 225
  outras condições cromossômicas, 226
  síndrome de Down, 226
  síndrome de Klinefelter, 226
  síndrome de Turner (monossomia do X), 226
  trissomia do 21 (síndrome de down), 225
Síndromes de predisposição ao câncer, 226
  avaliação oncogenética, 228q
  principais síndromes de predisposição ao câncer, 227q
  tipos de câncer mais comuns, 228q
Síndromes mielodisplásicas, 266
Síndromes paraneoplásicas, 425, 425q
Sistema
  circulatório, 1

digestório, 1
genital, 1
locomotor, 1
nervoso
respiratório, 1
urinário, 1
Sódio, 316
   concentração de sódio em cada solução, 318t
   hipernatremia, 317, 317q
      euvolemia, 318
      fórmula s para correção, 318q
      hipervolemia, 318
      hipovolemia, 318
   hiponatremia, 316, 317q
      euvolemia e hipervolemia, 317
      fórmula s para correção, 318q
      hiponatremia aguda, 317
      hiponatremia hipertônica, 316
      hiponatremia hipotônica, 316
      hiponatremia isotônica, 316
      hipovolemia, 317
Suicídio, risco de, 554, 556f
   comportamento suicida, 556f
   suicídio, 555q
   tentativa de suicídio, 555q
Suprarrenal, 178
   feocromocitoma, 181
   hiperaldosteronismo primário, 179
   incidentaloma suprarrenal, 182
   insuficiência suprarrenal, 182
   paraganglioma, 181
   síndrome de Cushing, 178
Surdez, 435
   perda auditiva, 436q
   surdez súbita, 436

T

Tabagismo, 496
   critérios diagnósticos para transtorno por uso do tabaco, 497q
   teste de Fagerström para avaliar o grau de dependência à nicotina, 497q
   tratamento farmacológico, 498
TC ver Tomografia computadorizada 33-39
Terapia intensiva, 585-602
   analgesia e sedação, 586
      analgésicos mais comuns, 588q
      antimicrobianos, 588
      antimicrobianos, 589f, 598q, 590q
      avaliação da dor, 586, 586f
      avaliação da sedação, 586
      Brazilian Critical-Care Pain Observation Tool (B-CPOT), 587q
      escala de Richmond de agitação-sedação (RASS), 588q
      sedativos, 586, 589q
   choque circulatório, 590, 590q
   delirium, 593
   infecções nosocomiais, 594
   insuficiência respiratória aguda, 595
   pacote ABCDEF, 585
   protocolo ABCDEF, 585f
   sepse e choque séptico, 600, 601f
Teste oral de tolerância à glicose (TOTG), 151
Testes de função pulmonar, 461
   capacidade de difusão pulmonar, 462
   espirometria, 461
   outras provas de função pulmonar, 462
      broncoprovocação, 462
      ergoespirometria, 463
      gasometria com oxigênio a 100%, 463
      medida da fração de óxido nítrico exalado, 463
      pressões respiratórias máximas, 462
      resistência das vias aéreas, 462
      teste da caminhada, 463
      ventilação voluntária máxima, 463
   padrões de curvas espirométricas fluxo-volume, 461f
   volume e capacidade pulmonares, 462
Testes diagnósticos, 76
   acurácia, 76
   curva ROC, 77, 77f
   especificidade, 77
   métodos de cálculo de PPP e PPN, 78q
   precisão, 76, 77f
   probabilidade pós-teste negativo (PPN), 78
   probabilidade pós-teste positivo (PPP), 78
   probabilidade pós-teste, 78
   probabilidade pré-teste, 78
   razões de verossimilhança, 78
   sensibilidade, 76
   tabela de contingência, 76
   validade, 77f
   valor preditivo, 78
   valor preditivo negativo (VPN), 78
   valor preditivo positivo (VPP), 78
Testes estatísticos, 69
   definição e tipos de variáveis, 69
      qualitativas (categóricas), 69
      quantitativas (numéricas), 69
Testes estatísticos, aplicação de, 69
   amostras independentes, 69
      qui-quadrado, 69
      teste exato de Fisher, 69
   amostras relacionadas, 69
      teste "Q" de Cochran, 69
      teste de McNemar, 69
   categórico – desfecho "tempo até o vento", 70
   categórico – desfecho categórico, 69
   categórico dicotômico – desfecho quantitativo, 70
   categórico politômico – desfecho quantitativo, 70
   quantitativo – desfecho quantitativo, 70
Tireoide, 2, 49t, 184, 184q
   bócio multinodular tóxico, 188
   câncer de tireoide, 184
   crise tireotóxica, 191
   dermatopatia de graves, 188
   doença de graves, 188
   hipertireoidismo, 188
   hipotireoidismo, 186
   nódulos de tireoide, 184
   oftalmopatia de graves, 188
   tireoidites, 191
Tireoidites, 191, 192t
Tireotrofina (TSH), 152
Tomografia computadorizada (TC), 33-39
   física da formação da imagem, 33
      densidade dos tecidos normais, 34t
      diferentes janelas de exibição da imagem tomográfica, 34f
      representação do feixe de raio X em um corte axial, 34f

indicações da TC, 37
  outras aplicações da TC, 38
  principais indicações de realização, 37q
  TC de abdome total, 37
    cálculo obstrutivo no terço médio do ureter esquerdo, 37f
    nefrolitíase, 37
    pneumoperitônio, 38
    presença de pequenas bolhas de gás fora das alças intestinais, 38f
  TC de crânio, 38
    acidente vascular cerebral isquêmico, 38
    AVC hemorrágico é facilmente reconhecível, 38f
    AVC isquêmico no núcleo caudado à esquerda, 38f
    pneumoencéfalo, 38
    presença de pequenas bolhas de ar, 39f
  meios de contraste, 34
    contraste endovenoso (EV), 35, 35f
    contraste via oral (VO), 35, 35f
    contraste via retal (VR), 35, 35f
    reações adversas aos meios de contraste, 36
      antecedentes de reação prévia, 36
      asma, 36
      classificação das reações adversas, 36q
      diabetes, 35
      dosagem de creatinina plasmática basal, 36q
      função renal, 35
      hipertireoidismo, 36
      tratamento de reações adversas, 37q
  planos de corte para obtenção de imagens
    eixos axial, 33f
    eixos coronal, 33f
    eixos sagital, 33f
  segurança radiológica, 34
Tomografia computadorizada por emissão de pósitrons, 39-45
  física da formação da imagem, 39
    scanner híbrido PET-CT, 39f
  indicações de PET-CT, 40, 42q
    captação fisiológica do 18f-fdg no miocárdio vista no PET, 44f
    captação neurológica normal nos planos axial, coronal e sagital, 42f
    cardíaco, 42
    estudo por PET-CT com PSMA, 44f
    imagem da fusão com tomografia computadorizada tipo PET-CT, 44f
    imagens da fusão de PET-CT mostrando lesões ósseas, 45f
    investigação de linfonodos, 43f
    neurológico, 42
    oncológico, 40
    PET-CT neurológico, 42
    PET-CT oncológico, 42
      abdome/pelve, 43
      cabeça e pescoço, 42
      musculoesquelético, 43
      tórax, 43
  limitações do método de imagem, 40
    artefatos, 40
    implantes e próteses, 40
    respiração, 40
    truncagem, 40
  radiofármacos utilizados em PET-CT, 40
    exemplos e suas indicações, 41t
Tontura, 373

Toque retal, 4
Tórax, avaliação do, 8
  linhas B, 9
  ultrassonografia *point of care*, 8
Toxoplasmose, 306
Transfusão de hemocomponentes, 266
  concentrado de hemácias de adulto, 266, 267
  crioprecipitado, 267
  filtro de leucócitos, 267
  irradiação de hemocomponentes, 267
  plaquetas, 267
  plasma fresco congelado, 267
Transplante de células-tronco hematopoéticas, 267
  alogênico, 267
  autólogo, 267
Transtorno de ansiedade generalizada, 547
Transtorno de ansiedade social, 547
Transtorno de estresse pós-traumático (TEPT), 547
Transtorno de humor bipolar, 552q
Transtorno de pânico, 547
Transtorno obsessivo-compulsivo (TOC), 547
Transtorno por uso de substâncias, 537
Transtornos depressivos, 547
Transtornos do humor, 551
  episódio depressivo maior, 551q, 553f
  serotonina, 553t
  transtorno de humor bipolar, 552q
Trato urinário, avaliação do, 7
  hidronefrose, 8f
  ultrassonografia *point of care*, 7
Tromboembolia pulmonar, 499
  estratificação de risco e correspondentes medidas profiláticas para TEV, 504q
  fatores de risco, 499q
  fluxograma de tratamento, 502f
  fluxograma para diagnóstico, 501f
  modelo de predição clínica, 500t
Tuberculose, 505, 505t, 270
  alterações hepáticas, 507t
  efeitos adversos maiores, 508q
  efeitos adversos menores, 508q
  HIV, 270
  intolerância medicamentosa grave, 506t
  latente, 509q
  meningoencefalite, 506t
  monorresistência à isoniazida, 506q
  monorresistência à rifampicina, 506q
  multirresistência, 506t
  prova tuberculínica (PT), 270
  radiografia de tórax, 270
  reação de Mantoux, 270
  sensibilidade da PT, 270
Tumores cerebrais, 423
Tumores de hipófise, 171
  definição, 171
  epidemiologia, 171
  insulina-símile I, 172
Tumores malignos nasossinusais, 443

U

Úlceras genitais, infecções manifestadas por, 296, 296f, 297q
  cancroide (cancro mole), 296
  donovanose, 296

Elisa, 299
EQL, 299
FTA-ABS, 299
herpes genital, 297
linfogranuloma venéreo, 298
neurossífilis, 299
sífilis, 298
sífilis cardiovascular, 299
testes não treponêmicos (VDRL), 299
testes rápidos por imunocromato-grafia, 299
testes treponêmicos, 299
TPHA, 299
Ultrassonografia (US), 29-33
    física da formação da imagem, 29
        inserção das fibras do tendão de Aquiles no calcâneo, 30f
        saltos de impedância, 29f
    indicações de US, 30, 31f
        outras indicações de US, 32
        US de abdome, 30
            apêndice cecal, 32f
            apendicite, 31
            colelitíase, 30, 31f
            vesícula biliar, 32f
        US de bolsa escrotal, 31
            torção de testículo, 31, 32f
    riscos da US, 30
        US obstétrica, 30
    uso do Doppler, 30, 30f
Ultrassonografia endoscópica, 195
Unhas, 113, 115q
    anoníquia, 115q
    coiloníquia, 115q
    distrofia mediana canaliforme, 116q
    hipocráticas, 116q
    leuconiquia, 116q
    linhas de Beaus, 116q
    onicogrifose, 116q
    onicólise, 116q
    onicomadese, 116q
    onicorrexe, 116q
    paquioníquia, 115q
Urologia ver nefrologia/urologia, 51
Urticária, 123
    hipersensibilidade imediata, 123
    ponfos, 123
US ver Ultrassonografia, 29-33

V

Validade de um estudo, 73
Valvopatias, 109, 523
    anticoagulação oral, 111
    aórticas, 109, 109q, 110q
    mitrais, 109, 110q
    tratamento cirúrgico, 109
Varicela, 306
    varicela em imunocomprometidos, 307
Varizes esofagogástricas, 198
Vasculites, 574, 575q, 576q
Vertigem, 373, 374q, 436, 437q
    de origem central, 373q
    de origem periférica, 373q
    doença de Ménière, 438
    medicamentos, 437t
    mnemônico hints, 437q
    síndrome vestibular aguda, 437
    vertigem posicional paroxística benigna (VPPB), 437
    vestibulopatia periférica, 274q
Vesícula biliar, 32f
Vias biliares (neoplasia maligna), 422
Vírus herpes simples, 126, 126q
    HSV-1, 126
    HSV-2, 126
    infecção recorrente, 126
    primoinfecção herpética, 126
Vírus varicela-zóster, 126, 126q
    catapora, 126
    cicatrizes, 127
    cobreiro, 126
    erupção cutânea maculopapular, 127
    herpes-zóster, 127
    infecção bacteriana secundária, 127
    neuralgia pós-herpética, 127
    síndrome de Reye, 127
    úlceras córneas, 127
    varicela, 126
    vesículas disseminadas, 127
Vômitos, 530, 530t

Z

Zoodermatoses, 128
    escabiose, 128
    ftiríase, 128
    larva migrans, 129
    pediculose do couro cabeludo, 129